Die Praxis der Chinesischen Medizin

Die Behandlung von Erkrankungen
mit Akupunktur und chinesischer Arzneimitteltherapie

Die Praxis der Chinesischen Medizin

中藥鍼灸治療學

Die Behandlung von Erkrankungen mit Akupunktur und chinesischer Arzneimitteltherapie

Giovanni Maciocia CAc (Nanjing)
Gastprofessor an der Nanjing University of Traditional Chinese Medicine, Nanjing, Volksrepublik China

Geleitwort von
Professor Zhou Zhong Ying
Emeritierter Präsident des Nanjing College of Traditional Chinese Medicine, Nanjing

Übersetzung von
Dr. Andreas Höll

VGM
Verlag für Ganzheitliche Medizin Dr. Erich Wühr GmbH

Die Deutsche Bibliothek – CIP-Einheitsaufnahme

Maciocia, Giovanni:

Die Praxis der chinesischen Medizin : die Behandlung von Erkrankungen mit Akupunktur und chinesischer Arzneimitteltherapie / Giovanni Maciocia. Geleitw. von Zhou Zhong Ying. Übers. von Andreas Höll. – Kötzting/Bayer. Wald : Verl. für Ganzheitliche Medizin Wühr, 1997

Einheitssacht.: The practice of Chinese medicine <dt.>
Parallelsacht. in chines. Schr.

ISBN 3-927344-17-6

Haftung: Sämtliche Angaben in diesem Buch sind nach bestem wissenschaftlichen Können des Autors gemacht. Eine Gewähr übernehmen der Verlag und der Autor nicht, insbesondere die Behandlung betreffend. Es bleibt in der alleinigen Verantwortung des Lesers, diese Angaben einer eigenen Prüfung zu unterziehen. Wenn er die Methoden, die in diesem Buch beschrieben sind, an Patienten anwenden will, so tut er dies auf eigene Verantwortung und Haftung.

ISBN 3-927344-17-6

Layout und Satz: Satz & Grafik Ritter, Frühlingstraße 25, 92711 Parkstein

Druck: Druckhaus Oberpfalz, Wernher-von-Braun-Straße 1, 92224 Amberg

Inhaltsverzeichnis

1. Kopfschmerz ... 1

Ätiologie ... 1

Konstitution; Emotionen; Überarbeitung; Übermäßige sexuelle Aktivität; Ernährung; Unfälle; Niederkunft; Äußere pathogene Faktoren

Leitbahnen ... 5

Diagnose ... 6

Diagnose gemäß den Leitbahnen; Diagnose gemäß dem Schmerzcharakter; Diagnose gemäß den Modalitäten

Differenzierung und Behandlung ... 12

Allgemeine Prinzipien; Äußere Kopfschmerzen; Innere Kopfschmerzen

Prognose und Prävention ... 50

Differentialdiagnose gemäß der Westlichen Medizin ... 51

Zusammenfassung der Ätiologie; Symptomatologie

2. Schwindelgefühl ... 57

Ätiologie und Pathologie ... 57

Emotionale Belastung; Überarbeitung, übermäßige sexuelle Aktivität; Ernährung

Differenzierung und Behandlung ... 58

Fülle-Muster; Leere-Muster

Differentialdiagnose gemäß der Westlichen Medizin ... 63

Ohr; Nervus vestibulocochlearis; Hirnstamm

3. Atemnot („Chuan“) ... 65

Ätiologie ... 65

Äußere pathogene Faktoren; Ernährung; Emotionale Probleme; Erschöpfung, chronische Krankheit

Pathologie ... 67

Differenzierung und Behandlung ... 67

Fülle; Leere

Prognose und Prävention ... 84

Ernährung; Lebensgewohnheiten

Präventivbehandlung ... 85

Differentialdiagnose gemäß der Westlichen Medizin ... 86

Pulmonale Ursachen; Kardiale Ursachen; Systemische Ursachen

4. Keuchen („Xiao“) ... 89

Ätiologie ... 90

Äußere pathogene Faktoren; Ernährung; Schwache Konstitution des Körpers

Pathologie ... 90

Differenzierung und Behandlung ... 91

Akute Phase; Chronische Phase

Prognose und Prävention ... 98

Differentialdiagnose gemäß der Westlichen Medizin ... 99

Akute Bronchitis; Chronische Bronchitis; Asthma

5. Asthma ... 101

Pathologie und Ätiologie des allergischen Asthma gemäß der Westlichen Medizin 102

Pathologie; Ätiologie; Klinische Manifestationen; Differentialdiagnose

Gemeinsamkeiten und Unterschiede von Asthma und xiao chuan ... 105

Early-onset-Asthma; late-onset-Asthma

Eine neue Theorie des Asthma ... 107

Ätiologie und Pathologie; Differenzierung und Behandlung; Akutphase; Leber und Asthma; Ekzem

Prognose und Prävention ... 134

Westliche Pharmakotherapie ... 136

Anti-allergische Pharmaka; Bronchodilatatoren; Kortikosteroide

6. Allergische Rhinitis ... 139

Die allergische Rhinitis gemäß der Westlichen Medizin ... 139

Ätiologie; Pathologie

Die Chinesische Theorie von bi yuan ... 141

Ätiologie und Pathologie

Unterschiede zwischen allergischer Rhinitis und bi yuan ... 142

Eine neue Theorie der allergischen Rhinitis ... 142

Ätiologie; Pathologie; Therapie

7. Sinusitis ... 157

Ätiologie und Pathologie ... 158

Wiederholtes Eindringen von Wind-Hitze oder Wind-Kälte; Ernährung

Differenzierung und Behandlung ... 159

Wind-Hitze; Lungen-Hitze; Leber- und Gallenblasen-Feuer; Nässe-Hitze von Magen und Milz

Prognose ... 162

8. Husten ... 163

Ätiologie und Pathologie ... 164

Äußere pathogene Faktoren; Emotionaler Streß; Ernährung; Chronische Erkrankung

Diagnose ... 166

Geräusch; Tageszeit; Sputum

Differenzierung und Behandlung ... 166

Akuter Husten; Chronischer Husten

Prognose ... 184

Differentialdiagnose gemäß der Westlichen Medizin ... 184

Tracheitis; Akute Bronchitis; Chronische Bronchitis; Keuchhusten; Pleuritis; Pneumonie; Bronchuskarzinom; Lungentuberkulose; Bronchiektasien; Herzerkrankungen

9. Mentale und emotionale Störungen ... 187

Das Wesen des Geistes in der Chinesischen Medizin ... 187

Die fünf mentalen und spirituellen Aspekte ... 190

Die Wanderseele-hun; Die Körperseele-po; Der Intellekt; Die Willenskraft

Die Wirkung der Emotionen auf Geist und Psyche ... 199

Zorn; Freude; Sorge; Grübeln; Trauer; Angst; Schock; Liebe; Haß; Begierde; Schuldgefühle

Die Ätiologie mentaler und emotionaler Störungen ... 207

Konstitution; Ernährung; Übermäßige sexuelle Aktivität, Überarbeitung; Drogen

Diagnose mentaler und emotionaler Störungen ... 208

Antlitz; Augen; Puls; Zunge

Pathologie und Therapie mentaler und emotionaler Probleme ... 212

Wirkungen auf das Qi; Wirkungen auf das Blut; Wirkungen auf das Yin; Schleim; Schleim-Feuer; Leere-Hitze; Innerer Wind; Die äußeren Blasen-Punkte; Herz-, Perikard-, Nieren-, Dünndarm-, Gallenblasen-, Lungen-Meridian; Konzeptions-, Lenkergefäß; Blockierung des Geistes; Beunruhigung des Geistes; Schwächung des Geistes

Prävention mentaler und emotionaler Störungen ... 268

10. Schlafstörungen, Somnolenz, Gedächtnisstörungen ... 271

Ätiologie und Pathologie ... 272

Überanstrengung, Sorge; Überarbeitung; Zorn; „Die Gallenblase ist ängstlich“; Unregelmäßiges Essen; Geburt; Rest-Hitze

Diagnose ... 273

Schlafpositionen, Schnarchen

Differenzierung und Behandlung ... 275

Fülle; Leere

Anhang 1 ... 286

Somnolenz

Anhang 2 ... 289

Gedächtnisstörungen

11. Tinnitus ... 293

Ätiologie und Pathologie ... 293

Emotionale Belastung; Übermäßige sexuelle Aktivität, Überarbeitung; Alter; Ernährung; Schalltrauma

Differenzierung und Behandlung ... 294

Fülle; Leere

Prognose ... 302

12. Müdigkeit 303

Ätiologie 304

Schwache Konstitution; Überarbeitung; Physische Überbeanspruchung; Ernährung; Schwere Krankheit; Übermäßige sexuelle Aktivität; Niederkunft; Drogen

Pathologie 307

Differenzierung und Behandlung 308

Leere; Fülle

Differentialdiagnose gemäß der Westlichen Medizin 342

Chronische Nephritis; Mononukleose; Myalgische Enzephalitis; Karzinome; Morbus Addison; Hypothyreoidismus; Diabetes mellitus; Anämie

13. Schmerzhaftes Obstruktions-Syndrom des Thorax 345

Ätiologie und Pathologie 346

Äußere pathogene Faktoren; Ernährung; Emotionale Probleme; Alter

Differentialdiagnose 348

Schleim-Flüssigkeiten in Thorax und Hypochondrium; Epigastrischer Schmerz; Richtiger Herz-Schmerz

Therapie 349

Fülle-Muster; Leere-Muster

Prognose und Prävention 363

Differentialdiagnose gemäß der Westlichen Medizin 364

Pleuritis; Pulmonalembolie; Bronchuskarzinom; Koronare Herzkrankheit; Angina pectoris; Myokardinfarkt; Hiatushernie; Ösophaguskarzinom

14. Epigastrischer Schmerz 367

Ätiologie und Pathologie 367

Äußere pathogene Faktoren; Ernährung; Emotionale Probleme; Überanstrengung; Überarbeitung; Konstitutionelle Schwäche; Therapiefehler

Diagnose 371

Schmerzcharakter; Zeit des Auftretens; Modalitäten; Durst; Mundgeschmack; Aufstoßen; Reflux; Übelkeit, Erbrechen; Distension, Druck, Dumpfheit, Völle

Differenzierung und Behandlung 373

Fülle; Leere

Prognose und Prävention 396

Differentialdiagnose gemäß der Westlichen Medizin 397

Ösophagus; Magen; Duodenum; Pankreas; Dickdarm; Gallenblase

15. Schmerz im Hypochondrium 399

Ätiologie und Pathologie 399

Emotionale Belastungen; Äußere Nässe-Hitze; Ernährung; Überarbeitung, übermäßige sexuelle Aktivität

Differenzierung und Behandlung 400

Fülle-Muster; Leere-Muster

Anhang 404

Cholecystolithiasis

Differentialdiagnose gemäß der Westlichen Medizin 407

Rechter hypochondrischer Schmerz; linker hypochondrischer Schmerz

16. Bauchschmerz 409

Ätiologie und Pathologie 410

Äußere pathogene Faktoren; Emotionale Belastungen; Falsche Ernährung

Diagnose 411

Schmerzcharakter; Reaktion auf Druck; Reaktion auf Essen oder Trinken; Reaktion auf Stuhlgang; Reaktion auf Aktivität bzw. Ruhe; Reaktion auf Hitze; Zungenbefund; Pulsbefund

Differenzierung und Behandlung 413

Fülle-Muster; Leere-Muster

Prognose und Prävention 423

Differentialdiagnose gemäß der Westlichen Medizin 423

Niere; Appendix; Dickdarm; Dünndarm

17. Abdominale Resistenzen 427

Ätiologie und Pathologie 428

Emotionale Belastungen; Ernährung; Äußere pathogene Faktoren

Differenzierung und Behandlung 428

Qi-Resistenzen; Blut-Resistenzen

Prognose und Prävention 436

Differentialdiagnose gemäß der Westlichen Medizin 437

18. Diarrhö 439

Ätiologie und Pathologie 439

Eindringen äußerer pathogener Faktoren; Ernährungsfehler; Emotionale Belastungen; Überarbeitung, chronische Krankheit; Überarbeitung, übermäßige sexuelle Aktivität

Diagnose 440

Differenzierung und Behandlung 441

Fülle-Muster; Leere-Muster

Prognose 449

Differentialdiagnose gemäß der Westlichen Medizin 449
Entzündliche Ursachen chronischer Diarrhö; Nicht-entzündliche Ursachen chronischer Diarrhö

19. Obstipation 451
Ätiologie 451
Ernährung; Emotionale Belastungen; Mangelnde körperliche Betätigung; Überarbeitung, Niederkunft; Fieberhafte Erkrankungen
Pathologie 453
Magen; Dickdarm; Milz; Leber; Niere
Diagnose 454
Form des Stuhls; Feuchtigkeitsgehalt des Stuhls; Schmerz; Kraftaufwand bei der Defäkation; Farbe
Differenzierung und Behandlung 454
Hitze; Qi; Leere; Kälte
Prognose 466
Differentialdiagnose gemäß der Westlichen Medizin 466
Akute Appendizitis; Darmverschluß (Ileus)

20. Syndrom der schmerzhaften Miktion (Dysurie) 467
Pathologie 467
Nässe; Qi-Stagnation; Qi-Mangel; Nieren-Schwäche; Milz; Niere; Lunge; Blase; Leber; Dreifacher Erwärmer; Dünndarm
Ätiologie 471
Äußere Nässe; Ernährung; Übermäßige sexuelle Aktivität; Hohes Alter, chronische Krankheit; Emotionaler Streß; Übermäßiges Heben oder Stehen
Diagnose 472
Häufigkeit der Miktion; Beschwerden bei der Miktion; Farbe des Harns; Schmerz; Empfindungen im Hypogastrium; Zunge; Puls
Differenzierung und Behandlung 473
Hitze-Dysurie; Stein-Dysurie; Qi-Dysurie; Blut-Dysurie; Trübe Dysurie; Erschöpfungs-Dysurie
Anhang: Steine der Harnwege (Urolithiasis) 490
Ätiologie; Pathologie; Klinische Manifestationen; Therapie
Prognose und Prävention 493
Differentialdiagnose gemäß der Westlichen Medizin 494
Zystitis; Urethritis; Prostatitis, Prostatahypertrophie; Urolithiasis; Nierentuberkulose

21. Enuresis und Inkontinenz, Harnretention, Hämaturie 497
Ätiologie und Pathologie 497
Schwache Konstitution; Schock; Hohes Alter; Übermäßige sexuelle Betätigung; Chronischer Husten; Niederkunft
Differenzierung und Behandlung 498
Leere; Fülle
Prognose 505
Anhang 505
Harnretention, Hämaturie

22. Ödeme, Nephritis 507
Ätiologie 507
Äußerer Wind; Äußere Nässe; Ernährung; Überarbeitung, übermäßige sexuelle Aktivität; Feuer-Toxin aus Ulzera oder Karbunkeln
Pathologie 508
Differenzierung und Behandlung 508
Yang-Ödem; Yin-Ödem
Prognose 515
Differentialdiagnose gemäß der Westlichen Medizin 515
Anhang: Akute Nephritis 516
Ätiologie und Pathologie; Differenzierung und Behandlung
Chronische Nephritis 519
Therapie
Vorbeugung 528
Ernährung; Ruhe

23. Schmerzhaftes Obstruktions-Syndrom (Bi) 529
Ätiologie 531
Differenzierung 532
Therapie 534
Akupunktur; Arzneimitteltherapie
Die Behandlung spezifischer Körperregionen 554
Nacken, obere Schulterpartie; Schultergelenk; Ellenbogen; Handgelenk; Finger; Hüfte; Knie; Knöchel; Zehen
Prognose und Prävention 567
Körperliche Bewegung; Ernährung; Akupunktur

24. Lumbalgie und Ischialgie 571
Ätiologie 573
Übermäßige körperliche Arbeit; Übermäßige sexuelle Betätigung; Schwangerschaft, Niederkunft; Eindringen von äußerer Kälte und Nässe; Überarbeitung; Unzureichende körperliche Aktivität

Pathologie 574
Anhäufung von Nässe-Kälte; Qi- und Blut-Stagnation; Nieren-Schwäche
Diagnose 575
Beobachtung; Befragung; Palpation; Puls
Differenzierung und Behandlung 577
Akupunktur; Arzneimitteltherapie
Prognose und Prävention 589
Differentialdiagnose gemäß der Westlichen Medizin 591
Chronische Überlastung der unteren lumbalen Bänder; Spondylarthropathie; Spondylopathie; Lumbaler Diskusprolaps

25. Myalgische Enzephalomyelitis 597
Pathogener Rest-Faktor 598
Latente Hitze 599
Shao Yang-Muster 600
Therapie 601
Fülle; Leere

26. Parkinsonsche Krankheit 621
Ätiologie und Pathologie 622
Überarbeitung, übermäßige sexuelle Aktivität; Ernährung; Emotionaler Streß
Differenzierung und Behandlung 622
Akupunktur; Akupunktur und Arzneimitteltherapie
Prognose und Prävention 626

27. Wind-Schlaganfall 629
Ätiologie und Pathologie 629
Überarbeitung, emotionaler Streß, übermäßige sexuelle Aktivität; Unregelmäßiges Essen, körperliche Überarbeitung; Übermäßige sexuelle Aktivität, unzureichende Ruhephasen; Physische Überarbeitung, unzureichende Ruhephasen
Differenzierung 631
Befall der inneren Organe; Angriff auf die Leitbahnen
Behandlung 633
Angriff auf die inneren Organe; Angriff auf die Leitbahnen; Muster des Folgestadiums
Prognose und Behandlungsfrequenz 646
Weitere Therapiemethoden 646
Elektroakupunktur; Schädelakupunktur; Punktinjektionstherapie; Physiotherapie
Prävention 647

28. Atrophie-Syndrom 649
Ätiologie und Pathologie 649
Wind-Hitze bei einer fieberhaften Wärme-Erkrankung; Äußere Nässe; Ernährung; Übermäßige sexuelle Aktivität und Überarbeitung; Traumen; Schock
Differenzierung und Behandlung 652
Fülle; Hitze in der Lunge verletzt die Yin-Flüssigkeiten; Eindringen von Nässe-Hitze; Eindringen von Nässe-Kälte; Leere; Schwäche von Magen und Milz; Kollaps von Milz und Herz; Nieren- und Leber-Schwäche; Blut-Stase in den Leitbahnen
Prognose und Differentialdiagnose gemäß der Westlichen Medizin 661
Poliomyelitis; Myasthenia gravis; Amyotrophe Lateralsklerose (ALS); Multiple Sklerose; Muskeldystrophien

29. Multiple Sklerose 663
Ätiologie und Pathologie 663
Eindringen äußerer Nässe; Ernährung; Übermäßige sexuelle Aktivität; Schock
Differenzierung und Behandlung 664
Nässe-Schleim mit Milz-Schwäche; Leber- und Nieren-Schwäche; Akupunktur
Prognose 668

30. Blutungen 669
Ätiologie 669
Äußere pathogene Faktoren; Ernährung; Emotionale Belastungen; Überarbeitung; Chronische Erkrankungen; Niederkunft; Restzustand nach einer Hitze-Erkrankung
Pathologie 670
Qi-Mangel; Hitze; Leere-Hitze; Blut-Stase
Behandlung 671
Das Blut harmonisieren; Die Wurzelursache der Blutungen behandeln; Adstringieren; Das Qi behandeln; Hämoptysen; Meläna; Hämaturie; Petechien; Zahnfleischbluten
Prognose und Prävention 691

31. Dysmenorrhö 693
Ätiologie und Pathologie 693
Emotionale Belastungen; Kälte, Nässe; Überarbeitung, chronische Erkrankungen; Übermäßige sexuelle Aktivität, Niederkunft
Diagnose 695
Zeitpunkt; Druck; Hitze - Kälte; Schmerzcharakter; Schmerzlokalisation; Zyklus
Differenzierung und Behandlung 695
Fülle; Leere
Prognose 704
Differenzierung gemäß der Westlichen Medizin 704
Endometriose; Myome; Mittelschmerz

32. Menorrhagie, Metrorrhagie 707

Ätiologie und Pathologie 707

Emotionale Belastungen; Überarbeitung, übermäßige sexuelle Aktivität; Körperliche Überarbeitung, chronische Erkrankungen; Niederkunft

Differenzierung und Behandlung 708

Das Blut harmonisieren; Die Wurzelursache der Blutung behandeln; Adstringieren; Das Qi behandeln; Fülle; Leere

Prognose und Prävention 721

Differenzierung gemäß der Westlichen Medizin 721

Zervixkarzinom; Endometriose; Endometriumkarzninom; Myome; Endometriumpolypen

33. Prämenstruelles Syndrom 723

Ätiologie und Pathologie 723

Emotionale Belastungen; Ernährung; Überarbeitung und übermäßige sexuelle Aktivität

Differenzierung und Behandlung 724

Fülle; Leere

Prognose 733

34. Erkältung, Influenza 735

Ätiologie und Pathologie 737

Die Sechs Schichten; Die Vier Schichten

Differenzierung und Behandlung 742

Abwehr-Qi-Schicht; Qi-Schicht

Prognose und Prävention 761

Anhang 1
Die Kombination von Akupunkturpunkten 763

Die Dynamik des Qi-Flusses in den Leitbahnen 766

Stichreihenfolge; Reihenfolge der Nadelentfernung; Distale und lokale Punkte; Auf- und Absteigen des Qi; Arm- und Bein-Leitbahnen

Zielareale von Punkten 770

Lunge; Dickdarm; Magen; Milz; Herz; Dünndarm; Blase; Milz; Niere; Perikard (KS); Dreifacher Erwärmer; Gallenblase; Leber

Punktekombination 775

Der Ausgleich von Oben und Unten; Der Ausgleich von Yin und Yang; Der Ausgleich von Hinten und Vorne; Der Ausgleich von Links und Rechts

Anhang 2
Syndrom-Identifizierung nach dem Sechs Schichten-Konzept 803

Tai Yang-Stadium 803

Tai Yang-Leitbahn-Syndrom; Tai Yang-Organ-Syndrom

Yang Ming-Stadium 804

Shao Yang-Stadium 804

Tai Yin-Stadium 804

Shao Yin-Stadium 804

Jue Yin-Stadium 804

Anhang 3
Syndrom-Identifizierung gemäß dem Vier Schichten-Konzept 805

Abwehr-Qi-Stadium 805

Wind-Hitze; Sommer-Hitze; Nässe-Hitze; Trockene Hitze

Qi-Stadium 805

Lungen-Hitze; Magen-Hitze; Trockene Hitze des Darms; Gallenblasen-Hitze; Nässe-Hitze von Magen und Milz

Nähr-Qi-Stadium 806

Hitze im Nähr-Qi-Anteil; Hitze im Perikard

Blut-Stadium 806

Siegreiche Hitze bewegt das Blut; Siegreiche Hitze erregt Wind; Leere-Wind beunruhigt das Körperinnere; Yin-Kollaps; Yang-Kollaps

Anhang 4
Rezepturen 807

Anhang 5
Fertigarzneien 841

Anhang 6
Wichtige Begriffe der Chinesischen Medizin 861

Anhang 7
Zur Aussprache der Chinesischen Begriffe 863

Anhang 8
Wichtige Perioden der chinesischen Geschichte 865

Anhang 9
Tabellarische Übersicht der Arzneien 867

Anhang 10

Übersetzung von Rezepturnamen 879

Bibliographie 893

Index 897

Querverweise: Erkrankungen – Muster

1. Kopfschmerz 1

Äußerer Kopfschmerz 13

Wind-Kälte; Wind-Hitze; Wind-Nässe

Innerer Kopfschmerz 19

Fülle 19

Aufsteigendes Leber-Yang; Leber-Feuer; Leber-Wind; Leber-Qi-Stagnation; Kälte-Stagnation in der Leber-Leitbahn; Nässe; Trüber Schleim; Trüber Schleim-Wind; Nahrungsstagnation; Blut-Stagnation; Magen-Hitze

Leere 45

Qi-Mangel; Blut-Mangel; Nieren-Schwäche

2. Schwindelgefühl 57

Fülle 58

Aufsteigen von Leber-Yang, Leber-Feuer oder Leber-Wind; Trüber Schleim im Kopf

Leere 61

Qi- und Blut-Mangel; Nieren-Essenz-Mangel

3. Atemnot 65

Fülle 68

Wind-Kälte befällt die Lunge; Wind-Kälte an der Oberfläche, Schleim-Flüssigkeiten im Inneren; Kälte an der Oberfläche, Hitze im Inneren; Schleim-Hitze der Lunge; Trüber Schleim der Lunge; Behinderung des Lungen-Qi; Leber-Feuer dringt in die Lunge ein

Leere 75

Lungen-Qi-Mangel; Lungen-Yin-Mangel; Lungen- und Nieren-Schwäche; Lungen- und Nieren-Yin-Mangel; Lungen- und Nieren-Yang-Mangel; Flüssigkeiten überfluten Herz und Lunge

4. Keuchen 89

Akute Phase 91

Kalter Schleim; Heißer Schleim

Chronische Phase 94

Lungen-Schwäche; Milz-Schwäche; Nieren-Schwäche

5. Asthma 101

Akutphase 112

Wind-Kälte (ohne Schwitzen); Wind-Kälte (mit Schwitzen); Wind-Hitze

Im Intervall 116

Lungen-Qi-Mangel; Lungen-Qi- und Lungen-Yin-Mangel; Lungen-Qi- und Nieren-Yang-Mangel; Lungen-Yin-Mangel; Lungen- und Nieren-Yin-Mangel

Ekzem 126

6. Allergische Rhinitis 139

Saisonale allergische Rhinitis 143

Therapie der Manifestation 143

Wind-Kälte; Wind-Hitze

Therapie der Wurzel 147
Schwäche der Abwehr-Qi-Systeme von Lunge und Niere, Schwäche des Lenkergefäßes
Perennische allergische Rhinitis 150

7. Sinusitis 157
Wind-Hitze; Lungen-Hitze; Leber- und Gallenblasen-Feuer; Nässe-Hitze von Magen und Milz

8. Husten 163
Akut 166
Muster der Oberfläche 167
Eindringen von Wind-Kälte; Eindringen von Wind-Hitze; Eindringen von Wind-Nässe
Muster des Körperinneren 171
Lungen-Hitze; Schleim-Hitze der Lunge
Chronisch 174
Fülle 174
Nässe-Schleim; Schleim-Hitze; Schleim-Flüssigkeiten; Leber-Feuer
Leere 180
Lungen-Qi-Mangel; Lungen-Yin-Mangel; Trockenheit der Lunge

9. Mentale und emotionale Störungen 187
Blockierung des Geistes 222
Qi-Stagnation 223
Leber-Qi-Stagnation; Stagnation von Herz- und Lungen-Qi
Blut-Stase 227
Herz-Blut-Stase; Leber-Blut-Stase; Blut-Stase im Unteren Erwärmer
Schleim benebelt den Geist 230
Schleim-Hitze attackiert den Geist
Beunruhigung des Geistes 234
Blut-Mangel 234
Herz-Blut-Mangel
Yin-Mangel 236
Herz-Yin-Mangel; Leber-Yin-Mangel; Nieren-Yin-Mangel
Yin-Mangel mit Leere-Hitze 241
Herz- und Nieren-Yin-Mangel mit Leere-Hitze des Herzens; Leber-Yin-Mangel mit Leere-Hitze
Qi-Stagnation 246
Blut-Stase 246
Feuer 247
Herz-Feuer; Leber-Feuer
Schleim-Feuer 251
Schleim-Feuer von Magen und Herz
Schwächung des Geistes 252
Qi- und Blut-Mangel 253
Qi-Mangel; Qi- und Blut-Mangel
Yang-Mangel 258
Nieren-Yang-Mangel
Blut-Mangel 260
Yin-Mangel 260
Nieren-Yin-Mangel; Lungen- und Nieren-Yin-Mangel; Nieren- und Leber-Yin-Mangel; Nieren-Essenz-Mangel

10. Schlafstörungen, Somnolenz, Gedächtnisstörungen 271
Fülle 275
Emporloderndes Leber-Feuer; Emporloderndes Herz-Feuer; Schleim-Hitze bedrängt den Geist; Rest-Hitze im Zwerchfell
Leere 280
Herz- und Milz-Blut-Mangel; Herz-Yin-Mangel; Herz und Niere harmonieren nicht; Herz- und Gallenblasen-Schwäche; Leber-Yin-Mangel

11. Tinnitus 293
Fülle 294
Aufsteigen von Leber- und Gallenblasen-Feuer; Emporlodern von Schleim-Feuer
Leere 297
Nieren-Essenz-Mangel; Schwäche des Qi des Oberen Erwärmers; Herz-Blut-Mangel

12. Müdigkeit 303
Leere 309
Lungen-Qi-Mangel; Milz-Qi-Mangel; Herz-Qi-Mangel; Herz-Yang-Mangel; Milz-Yang-Mangel; Nieren-Yang-Mangel; Herz-Blut-Mangel; Leber-Blut-Mangel; Milz-Blut-Mangel; Lungen-Yin-Mangel; Herz-Yin-Mangel; Magen- und Milz-Yin-Mangel; Leber-Yin-Mangel; Nieren-Yin-Mangel
Fülle 326
Leber-Qi-Stagnation; Aufsteigendes Leber-Yang; Emporloderndes Leber-Feuer; Leber-Wind; Schleim; Nässe

13. Schmerzhaftes Obstruktions-Syndrom des Thorax 345
Fülle 350
Qi-Stagnation im Thorax; Herz-Blut-Stase; Trüber Schleim stagniert im Thorax; Kälte-Stagnation im Thorax
Leere 360
Herz- und Nieren-Yin-Mangel; Qi- und Yin-Mangel; Milz- und Herz-Yang-Mangel

14. Epigastrischer Schmerz 367

Fülle 373

Kälte befällt den Magen; Nahrungsstagnation; Leber-Qi attackiert den Magen; Magen-Hitze, Magen-Feuer; Magen-Schleim-Feuer; Magen-Nässe-Hitze; Magen- und Leber-Hitze; Blut-Stase im Magen; Schleim-Flüssigkeiten im Magen

Leere 391

Leere und Kälte von Magen und Milz, Magen-Yin-Magel

15. Schmerz im Hypochondrium 399

Fülle 400

Leber-Qi-Stagnation; Leber-Blut-Stase; Nässe-Hitze in Leber und Gallenblase

Leere 403

Leber-Blut-Mangel; Leber-Yin-Mangel

16. Bauchschmerz 409

Fülle 413

Kälte im Darm; Nässe-Hitze im Darm; Nahrungsstagnation; Qi-Stagnation; Blut-Stase

Leere 422

Qi-Mangel und Leere-Kälte im Abdomen

17. Abdominale Resistenzen 427

Qi-Resistenzen 429

Leber-Qi-Stagnation; Nahrungs- und Schleim-Stagnation

Blut-Resistenzen 431

Qi- und Blut-Stagnation; Blut-Stase ist im Inneren gebunden; Schwäche des Aufrechten Qi und Blut-Stase

18. Diarrhö 439

Fülle 441

Ansammlung von Kälte-Nässe; Ansammlung von Nässe-Hitze; Nahrungsstagnation; Leber-Qi-Stagnation

Leere 447

Milz- und Magen-Schwäche; Nieren-Yang-Mangel

19. Obstipation 451

Hitze 455

Chronische Hitze des Inneren; Akute Hitze bei fieberhaften Erkrankungen

Qi 459

Leber-Qi-Stagnation

Leere 460

Qi-Mangel; Blut-Mangel; Yang-Mangel; Yin-Mangel

Kälte 464

20. Syndrom der schmerzhaften Miktion (Dysurie) 467

Hitze-Dysurie; Stein-Dysurie; Qi-Dysurie; Blut-Dysurie; Trübe Dysurie; Erschöpfungs-Dysurie

21. Enuresis und Inkontinenz, Harnretention, Hämaturie 497

Leere 498

Lungen-Qi-Mangel; Milz-Qi-Mangel; Nieren-Yang-Mangel; Nieren-Yin-Mangel

Fülle 502

Leber-Feuer ergießt sich abwärts

22. Ödeme, Nephritis 507

Yang-Ödeme 509

Wind-Wasser dringt in die Abwehr-Qi-Schicht ein; Feuer-Toxin; Nässe; Nässe-Hitze

Yin-Ödeme 512

Milz-Yang-Mangel; Nieren-Yang-Mangel

Akute Nephritis 516

Eindringen von äußerem Wind-Wasser; Nässe; Feuer-Toxin

Chronische Nephritis 519

Milz- und Nieren-Yang-Mangel; Milz- und Nieren-Yang-Mangel, Wasser tritt über die Ufer; Milz- und Nieren-Yang-Mangel, Yin rebelliert aufwärts; Milz- und Nieren-Schwäche, Essenz tritt aus; Nieren- und Herz-Yang-Mangel, Stagnation von Qi und Blut

23. Schmerzhaftes Obstruktions-Syndrom (Bi) 529

Wind-Bi 541

Kälte-Bi 542

Nässe-Bi 544

Hitze-Bi 545

Chronisches Bi 548

Qi- und Blut-Mangel, Leber- und Nieren-Schwäche; Schleim stagniert in den Gelenken; Blut-Stase in den Gelenken; Sehnen-Knochen-Bi

24. Lumbalgie und Ischialgie 571

Nässe-Kälte befällt die Leitbahnen des Rückens; Nässe-Hitze befällt die Leitbahnen des Rückens; Qi- und Blut-Stagnation; Nieren-Schwäche

25. Myalgische Enzephalomyelitis 597
Fülle 601
Nässe-Hitze in den Muskeln;
Hitze lauert im Inneren; Shao Yang-Muster
Leere 613
Qi-Mangel; Yin-Mangel; Yang-Mangel

26. Parkinsonsche Krankheit 621
Qi- und Blut-Mangel; Schleim-Hitze erregt Wind;
Leber- und Nieren-Yin-Mangel

27. Wind-Schlaganfall 629
Angriff auf die inneren Organe 633
Angespannter Typ; Schlaffer Typ
Angriff auf die Leitbahnen 635
Hemiplegie; Aphasie oder Dysphasie;
Hypertonie; Fazialisparese;
Stuhl- und Harninkontinenz; Schwindelgefühl;
Steifheit und Kontrakturen der Muskeln
Muster des Folgestadiums 644
Wind-Schleim; Nässe-Schleim; Qi- und Blut-Stagnation; Yin-Mangel mit Leere-Hitze

28. Atrophie-Syndrom 649
Fülle 654
Hitze in der Lunge verletzt die Yin-Flüssigkeiten;
Eindringen von Nässe-Hitze; Eindringen von
Nässe-Kälte
Leere 657
Schwäche von Magen und Milz; Kollaps von
Milz und Herz; Nieren-Schwäche;
Blut-Stase in den Leitbahnen

29. Multiple Sklerose 663
Nässe-Schleim mit Milz-Schwäche;
Leber- und Nieren-Schwäche

30. Blutungen 669
Hämoptysen 677
Wind-Hitze-Trockenheit; Leber-Feuer verletzt
die Lunge; Lungen-Yin-Mangel mit Leere-Hitze
Meläna 680
Nässe-Hitze des Darms; Magen- und Milz-Schwäche
Hämaturie 682
Blasen-Hitze; Nieren-Yin-Mangel mit Leere-Hitze; Milz-Schwäche, die Milz kann das Blut
nicht kontrollieren; Mangelnde Festigkeit des
Nieren-Qi
Subkutane Blutungen (Petechien) 686
Blut-Hitze; Yin-Mangel mit Leere-Hitze;
Qi-Schwäche, das Qi kann das Blut nicht halten
Zahnfleischbluten 689
Magen-Hitze; Magen-Yin-Mangel mit Leere-Hitze; Magen- und Milz-Schwäche

31. Dysmenorrhö 693
Fülle 696
Qi- und Blut-Stagnation; Kälte-Stagnation;
Nässe-Hitze
Leere 701
Qi- und Blut-Mangel;
Yin-Mangel von Niere und Leber

32. Menorrhagie, Metrorrhagie 707
Fülle 710
Blut-Hitze; Leere-Hitze des Blutes; Blut-Stase;
Nässe-Hitze im Uterus
Leere 715
Die Milz kann das Blut nicht halten;
Nieren-Yang-Mangel; Nieren-Yin-Mangel

33. Prämenstruelles Syndrom 723
Fülle 724
Leber-Qi-Stagnation; Schleim-Feuer stürmt
nach oben
Leere 728
Leber-Blut-Mangel; Leber- und Nieren-Yin-Mangel; Milz- und Nieren-Yang-Mangel

34. Erkältung, Influenza 735
Abwehr-Qi-Schicht 743
Wind-Kälte, Kälte überwiegt; Wind-Kälte, Wind
überwiegt; Wind-Hitze; Wind-Nässe-Hitze;
Wind-Trockenheit-Hitze
Qi-Schicht 753
Lungen-Hitze; Schleim-Hitze der Lunge; Magen-Hitze; Trockene Hitze von Magen und Darm;
Gallenblasen-Hitze; Shao Yang-Muster;
Nässe-Hitze von Magen und Milz

Querverweise: Muster – Erkrankungen

Leber

Leber-Qi-Stagnation

Kopfschmerz 1
Mentale und emotionale Störungen 187
Müdigkeit 303
Schmerz im Hypochondrium 399
Bauchschmerz 409
Abdominale Resistenzen 427
Diarrhö 439
Obstipation 451
Dysurie 467
Dysmenorrhö 693
Prämenstruelles Syndrom 723

Stagnierendes Leber-Qi attackiert den Magen

Epigastrischer Schmerz 367

Stagnierendes Leber-Qi attackiert die Lunge

Asthma 101

Aufsteigendes Leber-Yang

Kopfschmerz 1
Schwindelgefühl 57
Müdigkeit 303

Emporloderndes Leber-Feuer

Kopfschmerz 1
Schwindelgefühl 57
Atemnot 65
Asthma 101
Husten 163
Mentale und emotionale Störungen 187
Schlafstörungen 271
Müdigkeit 303
Dysurie 467
Enuresis und Inkontinenz 497
Blutungen 669

Leber-Wind

Kopfschmerz 1
Schwindelgefühl 57
Müdigkeit 303

Kälte-Stagnation in der Leber-Leitbahn

Kopfschmerz 1

Leber-Blut-Mangel

Kopfschmerz 1
Mentale und emotionale Störungen 187
Müdigkeit 303
Schmerz im Hypochondrium 399
Obstipation 451
Parkinsonsche Krankheit 621
Prämenstruelles Syndrom 723

Leber-Yin-Mangel

Asthma 101
Mentale und emotionale Störungen 187
Schlafstörungen 271
Müdigkeit 303

Schmerz im Hypochondrium 399
Parkinsonsche Krankheit 621

Leber-Yin-Mangel mit Leere-Hitze

Mentale und emotionale Störungen 187

Leber-Blut-Stase

Kopfschmerz 1
Mentale und emotionale Störungen 187
Schmerz im Hypochondrium 399
Bauchschmerz 409
Dysmenorrhö 693

Herz

Herz-Qi-Mangel

Müdigkeit 303

Herz-Yang-Mangel

Müdigkeit 303
Ödeme 507

Herz-Blut-Mangel

Kopfschmerz 1
Mentale und emotionale Störungen 187
Tinnitus 293
Müdigkeit 303

Herz-Blut-Stase

Mentale und emotionale Störungen 187
Schmerzhaftes Obstruktions-Syndrom des Thorax 345

Herz-Yin-Mangel

Mentale und emotionale Störungen 187
Schlafstörungen 271
Müdigkeit 303

Herz-Feuer

Mentale und emotionale Störungen 187

Schlafstörungen

Dysurie 467

Schleim-Hitze attackiert den Geist (Herz)

Mentale und emotionale Störungen 187
Schlafstörungen 271

Lunge

Wind-Kälte befällt die Lunge

Kopfschmerz 1
Atemnot 65
Asthma 101
Allergische Rhinitis 139
Husten 163
Erkältung, Influenza 735

Wind-Hitze befällt die Lunge

Kopfschmerz 1
Asthma 101
Allergische Rhinitis 139
Sinusitis 157
Husten 163
Erkältung, Influenza 735

Wind-Nässe

Kopfschmerz 1
Erkältung, Influenza 735

Wind-Trockenheit

Husten 163
Blutungen 669
Erkältung, Influenza 735

Lungen-Hitze

Sinusitis 157
Husten 163
Atrophie-Syndrom 649
Erkältung, Influenza 735

Schleim-Hitze der Lunge

Atemnot 65
Husten 163
Erkältung, Influenza 735

Nässe-Schleim (oder Kälte-Schleim) in der Lunge

Atemnot 65
Keuchen 89
Husten 163

Schleim-Flüssigkeiten (oder Trüber Schleim) in der Lunge

Atemnot 65

Husten

Lungen-Qi-Mangel
Atemnot 65
Keuchen 89
Asthma 101
Allergische Rhinitis 139
Husten 163
Müdigkeit 303
Enuresis und Inkontinenz 497

Behinderung des Lungen-Qi

Atemnot 65

Lungen-Yin-Mangel

Atemnot 65
Asthma 101
Husten 163
Müdigkeit 303

Trockenheit der Lunge

Husten ... 163

Lungen-Yin-Mangel mit Leere-Hitze

Blutungen ... 669

Milz

Milz-Qi-Mangel

Keuchen ... 89
Müdigkeit ... 303
Bauchschmerz ... 409
Diarrhö ... 439
Obstipation ... 451
Dysurie ... 467
Enuresis und Inkontinenz ... 497
Myalgische Enzephalomyelitis ... 597
Blutungen ... 669
Menorrhagie, Metrorrhagie ... 707

Milz-Yang-Mangel

Müdigkeit ... 303
Ödeme ... 507

Milz-Blut-Mangel

Müdigkeit ... 303

Milz-Yin-Mangel

Müdigkeit ... 303

Nässe-Hitze der Milz

Sinusitis ... 157
Ödeme ... 507
Erkältung, Influenza ... 735

Nässe der Milz

Müdigkeit ... 303
Diarrhö ... 439
Ödeme ... 507
Wind-Schlaganfall ... 629
Multiple Sklerose ... 663

Niere

Nieren-Yang-Mangel

Kopfschmerz ... 1
Atemnot ... 65
Keuchen ... 89
Asthma ... 101
Mentale und emotionale Störungen ... 187
Müdigkeit ... 303
Diarrhö ... 439
Obstipation ... 451
Dysurie ... 467
Enuresis und Inkontinenz ... 497
Ödeme ... 507
Lumbalgie ... 571
Myalgische Enzephalomyelitis ... 597
Menorrhagie, Metrorrhagie ... 707
Prämenstruelles Syndrom ... 723

Nieren-Yin-Mangel

Kopfschmerz ... 1
Atemnot ... 65
Asthma ... 101
Mentale und emotionale Störungen ... 187
Müdigkeit ... 303
Schmerzhaftes Obstruktions-Syndrom des Thorax ... 345
Obstipation ... 451
Enuresis und Inkontinenz ... 497
Lumbalgie ... 571
Myalgische Enzephalomyelitis ... 597
Parkinsonsche Krankheit ... 621
Blutungen ... 669
Menorrhagie, Metrorrhagie ... 707
Prämenstruelles Syndrom ... 723

Nieren-Essenz-Mangel

Schwindelgefühl ... 57
Mentale und emotionale Störungen ... 187
Tinnitus ... 293

Nässe

Kopfschmerz ... 1
Müdigkeit ... 303
Schmerzhaftes Obstruktions-Syndrom ... 529
Ödeme ... 507
Lumbalgie ... 571
Myalgische Enzephalomyelitis ... 597
Wind-Schlaganfall ... 629
Atrophie-Syndrom ... 649
Multiple Sklerose ... 663

Schleim

Trüber Schleim (Wind-Schleim, Schleim-Flüssigkeiten)

Kopfschmerz ... 1
Schwindelgefühl ... 57
Atemnot ... 65
Müdigkeit ... 303
Schmerzhaftes Obstruktions-Syndrom des Thorax ... 345
Abdominale Resistenzen ... 427
Schmerzhaftes Obstruktions-Syndrom ... 529
Wind-Schlaganfall ... 629
Multiple Sklerose ... 663

Schleim-Feuer
Keuchen 89
Tinnitus 293
Parkinsonsche Krankheit 621
Prämenstruelles Syndrom 723

Kälte-Schleim
Keuchen 89

Darm

Kälte im Darm
Bauchschmerz 409
Diarrhö 439
Obstipation 451

Nässe-Hitze im Darm
Bauchschmerz 409
Diarrhö 439

Blutungen 669

Nahrungsstagnation
Bauchschmerz 409

Diarrhö 439

Qi-Stagnation
Bauchschmerz 409

Blut-Stase
Bauchschmerz 409

Qi-Mangel und Leere-Kälte im Abdomen
Bauchschmerz 409

Hitze im Darm
Obstipation 451

Magen

Magen-Hitze
Epigastrischer Schmerz 367
Blutungen 669

Magen-Feuer
Epigastrischer Schmerz 367

Erkältung, Influenza

Nässe-Hitze des Magens
Sinusitis 157
Epigastrischer Schmerz 367

Schleim-Feuer des Magens
Mentale und emotionale Störungen 187
Epigastrischer Schmerz 367

Magen-Schwäche
Epigastrischer Schmerz 367
Diarrhö 439
Atrophie-Syndrom 649
Blutungen 669

Magen-Yin-Mangel
Müdigkeit 303
Epigastrischer Schmerz 367
Blutungen 669

Kälte befällt den Magen
Epigastrischer Schmerz 367

Blut-Stase im Magen
Epigastrischer Schmerz 367

Schleim-Flüssigkeiten im Magen
Epigastrischer Schmerz 367

Nahrungsstagnation
Epigastrischer Schmerz 367

Gallenblase

Gallenblasen-Hitze (oder -Feuer)
Sinusitis 157
Tinnitus 293

Nässe-Hitze der Gallenblase
Schmerz im Hypochondrium 399

Gallenblasen-Schwäche
Schlafstörungen 271

Blase

Blasen-Hitze (oder -Nässe-Hitze)
Dysurie 467
Blutungen 669

Uterus

Nässe-Hitze
Dysmenorrhö 693
Menorrhagie, Metrorrhagie 707

Blut-Hitze
Menorrhagie, Metrorrhagie 707

Blut-Stase
Menorrhagie, Metrorrhagie 707

Kombinierte Muster

Lungen- und Nieren-Schwäche

Atemnot 65

Yin-Mangel von Lunge und Niere

Atemnot 65
Asthma 101
Mentale und emotionale Störungen 187

Yang-Mangel von Lunge und Niere

Atemnot 65
Asthma 101

Yang-Mangel von Lunge, Herz und Niere

Atemnot 65

Yang-Mangel von Herz und Niere

Ödeme (Nephritis) 507

Qi- und Yin-Mangel der Lunge

Asthma 101

Schwäche der Abwehr-Qi-Systeme von Lunge und Niere

Asthma 101
Allergische Rhinitis 139

Leber- und Gallenblasen-Feuer

Sinusitis 157
Tinnitus 293

Nässe-Hitze von Leber und Gallenblase

Schmerz im Hypochondrium 399

Nässe-Hitze von Magen und Milz

Sinusitis 157
Erkältung, Influenza 735

Qi-Stagnation von Herz und Lunge

Mentale und emotionale Störungen 187

Yin-Mangel von Herz und Niere mit Leere-Hitze

Mentale und emotionale Störungen 187
Schlafstörungen 271
Schmerzhaftes Obstruktions-Syndrom des Thorax 345

Schleim-Feuer von Magen und Herz

Mentale und emotionale Störungen 187

Yin-Mangel von Niere und Leber

Mentale und emotionale Störungen 187
Parkinsonsche Krankheit 621
Atrophie-Syndrom 649
Myalgische Enzephalomyelitis 597
Dysmenorrhö 693
Prämenstruelles Syndrom 723

Blut-Mangel von Herz und Milz

Schlafstörungen 271

Schwäche von Herz und Gallenblase

Schlafstörungen 271

Yang-Mangel von Milz und Herz

Schmerzhaftes Obstruktions-Syndrom des Thorax 345

Schwäche und Kälte von Magen und Milz

Epigastrischer Schmerz 367
Blutungen 669

Yang-Mangel von Milz und Niere

Ödeme (Nephritis) 507
Prämenstruelles Syndrom 723

Magen- und Leber-Hitze

Epigastrischer Schmerz 367

Kollaps von Milz und Herz

Atrophie-Syndrom 649

Zum Geleit

Die Innere Medizin ist die Grundlage aller Fachgebiete der Chinesischen Medizin. Ihre Systematik spiegelt am besten den Ansatz der Chinesischen Medizin wider, die Therapie auf der Grundlage der Unterscheidung der Muster zu planen. Ärztinnen und Ärzte aller Fachrichtungen der Chinesischen Medizin benötigen ein solides Grundwissen der Inneren Medizin.

Das vorliegende Werk von Giovanni Maciocia befaßt sich mit den grundlegenden Theorien der Inneren Medizin und der Therapie 34 häufiger Erkrankungen mit Akupunktur und Arzneimitteltherapie. Das Buch beschreibt die gebräuchlichen Methoden, mit denen man die Syndrome differenziert und die Therapie der Krankheiten plant. Es erörtert systematisch Ätiologie, Pathologie, Therapieprinzipien, Akupunkturpunkte und chinesische Arzneimitteltherapie. Hinzu kommt, daß der Autor seine eigene klinische Erfahrung mit den traditionellen Theorien kombiniert. Giovanni Maciocia stellt seine eigenen Ansichten zu einigen Erkrankungen vor, etwa zu Asthma, atopischem Ekzem und chronic fatigue-Syndrom, die in dieser Form nicht nur für China, sondern auch für den Westen neu sind.

Während der letzten Jahrzehnte stieg das weltweite Interesse an chinesischer Akupunktur und Arzneimitteltherapie stark an. Viele Menschen in den verschiedenen Teilen unserer Erde begannen mit dem Studium der Chinesischen Medizin. Die Veröffentlichung dieses Buches wird sicher die Integration zwischen Westlicher und Chinesischer Medizin fördern, einer Therapieform, die keine Nebenwirkungen hat und den Menschen im Westen viel Nutzen bringen wird.

Giovanni Maciocia studierte dreimal an meinem College, er ist also ein Absolvent unserer Schule und ein Fachkollege. Während seiner Aufenthalte in China studierte er gewissenhaft, er zollte seinen Lehrern und Praxisbegleitern stets hohen Respekt. Es gelang ihm, das in China Erlernte flexibel an die Bedingungen im Westen anzupassen, weshalb er auch eine große Zahl von Patienten erfolgreich behandeln konnte. Studenten und Ausübende der Chinesischen Medizin inner- und außerhalb Chinas sprechen mit Hochachtung von seinem Beitrag zur Verbreitung der Chinesischen Medizin im Westen.

Dieses Buch ist mehr als ein Lehrbuch für Studierende der Chinesischen Medizin, es ist auch ein Nachschlagewerk für jene, die im Westen mit Chinesischer Medizin arbeiten. Ich bin sicher, daß dieses Werk einen großen Einfluß auf die weltweite Verbreitung der Chinesischen Medizin haben wird.

Zhou Zhong Ying

Vorwort

Dieses Buch ist die Ergänzung zu „Die Grundlagen der Chinesischen Medizin“. Sein Ziel ist es, die Anwendung der Theorie der Chinesischen Medizin auf die Behandlung einzelner Erkrankungen mit Akupunktur und Chinesischer Arzneimitteltherapie darzulegen.

Der Aufbau des Buches konzentriert sich auf die alten chinesischen Krankheitssymptome, z. B. „Kopfschmerz“, „Schwindelgefühl“, „Bauchschmerzen“, usw. Sie werden in der Chinesischen Medizin zwar meist als „Erkrankungen“ bezeichnet, aus Sicht der Westlichen Medizin handelt es sich dabei aber eher um Symptome als um richtige Krankheiten. In einigen wenigen Fällen bespreche ich aber auch Bilder, die richtige Krankheiten im westlichen Sinne sind: Asthma, allergische Rhinitis, Sinusitis, Nephritis, Myalgische Enzephalitis, Morbus Parkinson, Multiple Sklerose, Erkältungen und Influenza gehören dazu.

Dieses Lehrbuch befaßt sich mit der Therapie von 34 häufigen Erkrankungen. Mit vier Ausnahmen (Asthma, allergische Rhinitis, Myalgische Enzephalitis und Multiple Sklerose) erscheinen alle auch in herkömmlichen Lehrbüchern der Chinesischen Medizin.

Die Theorien über allergisches Asthma und allergische Rhinitis, die in diesem Buch vorgestellt werden, sind zur Gänze neu. Sie sind selbstverständlich weit davon entfernt, vollkommen zu sein, sie werden vielmehr abhängig von klinischer Erfahrung und neuer Forschung ständiger Erneuerung bedürfen. Die Theorie über Myalgische Enzephalitis fußt auf meiner klinischen Erfahrung, wenngleich die Konzepte von „pathogenem Rest-Faktor“ und „Latenter Hitze“, welche die Basis meiner Überlegungen darstellen, schon sehr alt sind.

Neu ist auch meine Theorie bezüglich der Multiplen Sklerose, sie basiert aber zum größten Teil auf Pathologie und Symptomenbild des Atrophie-Syndroms.

Das Kapitel über „Müdigkeit“ geht auf das schon in alten Werken beschriebene Symptom „Xu lao“ zurück, was soviel wie „Erschöpfung“ bedeutet. Ich habe mich insofern vom traditionellen Zugang entfernt, als ich auch die Fülle-Ursachen von Müdigkeit bespreche, was in den chinesischen Texten über „Xu lao“ nicht gemacht wird.

Ein Abschnitt mit Querverweisen nach dem Inhaltsverzeichnis führt die Muster an, die bei jeder Erkrankung besprochen werden. Für jene, die mehr auf Basis der Muster als der Erkrankungen arbeiten, habe ich eine weitere Übersicht angeschlossen, in der jene Erkrankungen angeführt werden, die bei einem bestimmten Muster vorkommen.

Die Chinesische Medizin behandelt lieber jeden Menschen als Ganzes, als die „Krankheit“ zu therapieren, an der der Patient leidet, sie erforscht die Disharmonie-Muster, Lebensstil und Umfeld des

Patienten, seine Familiensituation, sein Seelenleben, seine Ernährung, Sexualgewohnheiten, seinen Beruf und seine sportlichen Aktivitäten. Es ist aber auf jeden Fall wichtig, auch die Therapie einzelner Krankheiten zu besprechen, da die Behandlungstechniken eine sehr große Bandbreite aufweisen. Beispielsweise sind die spezifischen Techniken und Zugänge zur Therapie beim Wind-Schlaganfall notwendigerweise ganz andere als jene bei Schlafstörungen. Wenn wir diese Techniken einsetzen, begeben wir uns keinesfalls in einen Widerspruch zu einer anderen Zugangsart oder Philosophie, die ein bestimmter Therapeut bevorzugt. Ich hoffe daher, daß dieses Lehrbuch für Ausübende der Chinesischen Medizin vieler verschiedener Orientierungen von Nutzen sein wird.

Ein anderer wichtiger Grund, weshalb ich einzelne Erkrankungen bespreche, ist ihre spezifische Pathologie und Ätiologie. Nur wenn wir die individuelle Pathologie und Ätiologie der Krankheit kennen, können wir dem Patienten Hinweise zu Lebensstil, Arbeit, Umgang mit den Emotionen, Sexualleben, Ernährung und Sport geben. Die Erziehung der Patienten bezüglich dieser Fragen ist genauso wichtig wie die von uns angewandte unmittelbare Therapie, denn die Patienten bekommen auf diese Weise Verantwortung für ihre Gesundheit auferlegt und können das Wiederauftreten der gesundheitlichen Probleme verhindern.

Die Akupunkturpunkte, die bei jedem Muster angeführt werden, sind keine Rezepturen, sondern bloß die möglichen Punkte, aus denen der Therapeut wählen kann, wenn er eine Akupunkturbehandlung zusammenstellt. Es gibt einige wenige Ausnahmen, die mit den Begriffen „Allgemeine Punktekombination“, „Klassische Punktekombination“ oder „Empirische Punktekombination“ gekennzeichnet sind. Die Prinzipien der Punktekombination werden in Anhang 1 besprochen. Ich rate dem geschätzten Leser, diesen Abschnitt auf jeden Fall zu lesen, da er sich damit beschäftigt, wie man eine harmonische Punktekombination zusammenstellt, die Yin und Yang, Vorne und Hinten, Oben und Unten sowie Links und Rechts ausgleicht. Ein prächtiges Gemälde bedarf kräftiger Farben, einer meisterhaften Maltechnik und eier ausgewogenen Farbzusammenstellung – eine gute Akupunkturbehandlung braucht eine gute Nadeltechnik, eine geschickte Auswahl der Punkte nach ihren Wirkungen sowie eine harmonische Zusammenstellung dieser Punkte. Den letzten Aspekt behandle ich in Anhang 1.

Die Arzneimitteltherapie jeder Erkrankung basiert auf mehreren modernen chinesischen Lehrbüchern. Ich arbeite auch jeweils Therapieansätze aus alten, klassischen Texten ein (siehe Bibliographie). Das wichtigste Lehrbuch, an dem ich mich orientiere, ist jenes, das an allen Hochschulen für Chinesische Medizin in China verwendet wird, nämlich „Chinesische innere Medizin“ (Zhong Yi Nei Ke Xue) von Zhang Bo-Yu aus dem Jahr 1986.

Ich will nun einige Bemerkungen zur Dosierung der chinesischen Arzneimittelverschreibungen machen. Die angegebenen Dosierungen entstammen zum größten Teil neuzeitlicher und alter chinesischer Literatur. In meiner Praxis verwende ich viel niedrigere Dosierungen, wie man auch in den Fallbeschreibungen sehen kann. Die durchschnittliche Tagesdosis liegt bei etwa 4 Gramm pro Arznei. Die niedrigeren Dosierungen wirken auch sehr gut. Was die Verabreichung der Arzneien anlangt, so verwende ich fast ausschließlich Dekokte. Nach meiner Erfahrung bringen Abkochungen die besten therapeutischen Ergebnisse. In meiner Praxis in England ist die Compliance der Patienten sehr gut (etwa 95%), sogar die meisten Kinder nehmen die Dekokte ein – wenngleich diese manchmal auf verschiedenste Art „verkleidet“ sein müssen. Bei Kindern unter 3 Jahren kann man die Abkochung stark verdünnen und über den Tag verteilt verabreichen. Bei Kindern über 3 Jahre kann man Honig zum Dekokt hinzufügen. Streng genommen, ändert der Honig zwar den Geschmack des Dekokts und bringt seine eigenen Wirkungen in die Rezeptur ein, ich denke aber, in der Praxis ist es besser, das Kind nimmt die Kräuter mit Honig ein als gar nicht. Andere Tricks, das Kind zur Einnahme zu bewegen, beinhalten das Anbieten eines Keks oder seines Lieblingsgetränks, das es gleich nach dem Dekokt bekommt. Ich sehe aber immer wieder, daß eine der besten Methoden, Kinder über 3 Jahren zur Einnahme der Abkochung zu bewegen, ihre Einbeziehung in die Abgabe und Zubereitung ist. Das Kind ist vom verschiedenen Aussehen und Geruch der Arzneien fasziniert und hilft sehr gerne mit, sie abzuwiegen und in die Tüten zu verpacken. Wenn der kleine Patient an diesem Vorgang teilhat, so ist das fertige Dekokt für das Kind nicht etwas Fremdes, sondern etwas, mit dem es schon zu tun gehabt hat. Diese Methode ist zwar für Therapeut oder Apotheker etwas zeitraubender, macht aber auch viel Spaß.

Wann immer es möglich ist, gebe ich auch Fertigpräparate an, die bei jedem Muster verwendet werden können. Dieser Teil der Kapitel ist vor allem für jene Akupunkteure gedacht, die in der chinesischen Arzneimitteltherapie nicht erfahren sind und daher nicht die Möglichkeit haben, die Präparate frei auszuwählen. Ich analysiere dabei die therapeutische Wirkung der Fertigarzneien nach ihren Zutaten. Dabei weichen die von mir empfohlenen Indikationen gelegentlich von den vom Hersteller gegebenen Wirkungen und Empfehlungen ab. Daher mag es auch vorkommen, daß ich ein Fertigpräparat für eine ganz andere Störung empfehle, als es dessen üblicher Verwendung entspräche. Um dem Akupunkteur bei der Auswahl des passenden Präparates zu helfen, gebe ich jeweils den Zungen-, gelegentlich auch den Pulsbefund, der zu dem entsprechenden Mittel paßt, an. Diese Befunde sind eine wichtige Richtlinie für die Auswahl des richtigen Präparates, weshalb der Leser ihnen die entsprechende Aufmerksamkeit zuteil widmen möge. Es sei auch erwähnt, daß manche Fertigpräparate Substanzen enthalten können, deren Verwendung in manchen Ländern gesetzwidrig ist – entweder aufgrund ihrer Toxizität, wie bei Zhu sha (Zinnober), oder weil es sich um tierische Arzneien von geschützten Arten handelt. Die Erwähnung solcher Präparate im vorliegenden Buch bedeutet nicht, daß seine Verwendung unbedingt empfohlen wird. Es liegt in der Verantwortung des Therapeuten, sich der Gesetzeslage bezüglich der Verwendung bestimmter Arzneien in seinem Land zu vergewissern. Alle, die mit chinesischer Arzneimitteltherapie auf der Basis von Fertigpräparaten arbeiten, sollten sich selbst die Eignung eines zu verschreibenden Mittels genau überlegen.

Ich gebe keine Dosierungen bei den Fertigpräparaten an, da sie in verschiedenen Darreichungsformen verfügbar sind. Dosierung und Kontraindikationen kann man in Nachschlagewerken zu den Fertigarzneien nachlesen, etwa in Fratkins „Chinese Herbal Patent Formulas" oder Zhus „Chinese Prepared Medicines" (siehe Bibliographie).

Alle Fallbeschreibungen entstammen meiner eigenen Praxis. Der Leser ist eingeladen, sie durchzuarbeiten, da sie vermitteln, wie man die Grundrezepturen an die spezielle Disharmonie des Individuums anpassen bzw. wie man Akupunkturpunkte auswählen und miteinander kombinieren kann.

Aus Platzgründen werden Haut- und Kinderkrankheiten in diesem Buch nicht besprochen, die Behandlung gynäkologischer Leiden ist auf Dysmenorrhö, Menorrhagie und prämenstruelles Syndrom beschränkt. Die Gynäkologie wird, so hoffe ich, das Thema eines künftigen Buchs von mir sein.

Schließlich enthält jedes Kapitel die westlichen Differentialdiagnosen zu jedem Symptom, beispielsweise die Ursachen von Kopfschmerzen aus Sicht der Westlichen Medizin. Selbstverständlich können diese kurzen Abschnitte kein gutes Buch über westliche klinische Medizin ersetzen (einige von ihnen sind in der Bibliographie angeführt); sie dienen einfach dazu, den Therapeuten in der Praxis mit einer kurzen Checkliste der möglichen Ursachen eines bestimmten Symptoms aus westlichem Blickwinkel zu versorgen. Das ist wichtig, denn wir sollten wissen, wann wir einen Patienten zu einem westlich geschulten Allgemein- oder Facharzt zur weiteren Diagnostik überweisen sollten. Beispielsweise kann ein Patient mit Miktionsbeschwerden zu uns kommen, und wir sollten wissen, wann wir an ein Prostatakarzinom als deren Ursache denken sollten. Der zweite Grund, weshalb wir uns auch die westliche Differentialdiagnostik aneignen sollten, ist die Prognose. Die Chinesische Medizin ist zwar nicht nur beim Erstellen einer Diagnose sehr gut, sondern auch bei treffsicheren Aussagen zur Prognose einer Erkrankung, die auf einer gewissenhaften Untersuchung von Symptomen, Krankheitszeichen, Zunge und Puls basieren, in vielen Fällen hängt aber die Prognose selbstverständlich auch von der westlichen Diagnose ab. Beispielsweise macht es einen großen Unterschied hinsichtlich der Prognose, ob Kribbeln in einem Bein durch einen „einfachen" Leber-Blut-Mangel oder aber durch Multiple Sklerose im Anfangsstadium verursacht wird.

Ich hoffe sehr, daß dieses Buch für Therapeutinnen und Therapeuten in verschiedenen Ländern von praktischem Nutzen sein wird und daß es dazu beitragen wird, der Chinesischen Medizin zu einem weiteren Aufschwung zu verhelfen und ihr den ihr gebührenden Platz in der modernen Medizin zu verschaffen.

Amersham, 1994

Giovanni Maciocia

Danksagungen

Ich danke zutiefst den vielen Menschen, die mir auf die eine oder andere Weise geholfen haben, dieses Buch zu schreiben.

Die wichtigste Phase meiner beruflichen Ausbildung verbrachte ich am Nanjing College of Traditional Chinese Medicine. Ich bin seinen Direktoren, Lehrern und den weiteren Mitarbeitern großen Dank dafür schuldig, daß sie so fürsorglich und geduldig ihr umfangreiches Wissen mit mir teilten. Ich danke auch dem Lehrkörper des Jiangsu Province Hospital for Traditional Chinese Medicine, wo ich meine praktische klinische Ausbildung absolvierte.

Dr. J. H. F. Shen war und ist eine ständige Quelle der Inspiration. Ich bin ihm großen Dank dafür schuldig, daß er mir seine diagnostischen Fähigkeiten vermittelt hat.

Auch Frau Dr. Chen Jing-Hua danke ich. Ihre Überlegungen zum Asthma waren der Zündfunke zu meiner neuen Theorie zu dieser Erkrankung – alle Fehler in meinem Konzept gehen aber selbstverständlich nur zu meinen Lasten.

Dr. Ted Kaptchuk vermittelte mir die erste Einführung in die chinesische Arzneimitteltherapie, wofür ich ihm sehr danke.

Ich möchte Herrn You Ben-Ling vom Nanjing College of Traditional Chinese Medicine dafür danken, daß er die Kalligraphie für den Umschlag mit großer Fertigkeit und Eleganz erstellte. Ich danke auch Herrn Huang Zi-Qiang, der die Schriftzeichen am Beginn jedes Kapitels malte.

Ich bin Francesca Diebschlag zu Dank für das Erstellen und Korrekturlesen meines Manuskripts verpflichtet. Sie legte große Sorgfalt an den Tag und machte viele nützliche Vorschläge.

Alan Papier und Peter Deadman danke ich für das Lesen einiger Kapitel und für ihre nützlichen Vorschläge.

Ich danke auch dem Team des Verlags Churchill Livingstone für seine Professionalität, seinen Fleiß und sein Zuvorkommen. Besonders Mary Law, Inta Ozols und Dinah Thom danke ich für ihre Hilfe und Unterstützung bei diesem Vorhaben.

Dieses Buchprojekt wäre ohne die beständige Unterstützung, die Vorschläge und die Inspiration meiner Frau nie entstanden, geschweige denn erfolgreich abgeschlossen worden.

Giovanni Maciocia

Note on the translation of Chinese medical terms[1]

The terminology used in this book generally follows that used in the „Foundations of Chinese Medicine". As in this book, I have opted for translating all Chinese medical terms with the exception of Yin, Yang and Qi. I have also continued using capitals for the terms which are specific to Chinese medicine. For example, „Blood" indicates one of the vital substances of Chinese medicine, whereas „blood" denotes the liquid flowing in the blood vessels; e. g. „In Blood deficiency the menstrual blood may be pale".

I have changed a few of the terms appearing in the „Foundations of Chinese Medicine". I now translate „men" as „a feeling of oppression" (previously translated as „a feeling of stuffiness") and „pi" as „a feeling of stuffiness". These terms and their diagnostic significance are explained in detail in chapter 14. I translate „lin" disease as „Painful-Urination Syndrome" rather than „Difficult Urination Syndrome".

The translation of „Shen" deserves a special mention. I still translate that as „Mind" when it refers to the mental and psychological faculties pertaining to the Heart, but as „Spirit" when it indicates the complex of the mental-spiritual aspects of all the five Yin Organs (i. e. the Etheral Soul, Corporeal Soul, Intellect, Will-Power and the Mind itself). This is explained in detail in chapter 9.

A glossary with Chinese characters, pinyin names and English translation appears at the end of this book.

Fußnoten

1 Wir haben uns entschlossen, wie bei „Grundlagen der Chinesischen Medizin" die Bemerkungen des Autors zur Übersetzung chinesischer Medizinterminologie in der Originalsprache zu übernehmen. Dieser Abschnitt liefert interessierten Lesern Einblick in die schwierige Aufgabe, eine fremde Terminologie genau, aber doch praktisch anwendbar zu übersetzen. Einige Änderungen, die er anspricht, spiegeln sich auch in der deutschen Übersetzung wider. So wird beispielsweise der Begriff „lin" mit „Dysurie" oder „Syndrom der schmerzhaften Miktion" übersetzt, nicht mehr mit „Syndrom der schwierigen Miktion" wie in „Die Grundlagen der Chinesischen Medizin". (Anmerkung des Übersetzers der deutschen Ausgabe).

Zur deutschen Übersetzung

War schon die Übersetzung von „The Foundations of Chinese Medicine“ ins Deutsche für mich die Erfüllung eines Traums, so war die Arbeit an der deutschen Ausgabe von „The Practice of Chinese Medicine“ erst recht eine große Freude. Was ich für meine tägliche Arbeit mit Chinesischer Medizin daraus lernen konnte, wog die Mühen der Übersetzungsarbeit bei weitem auf.

Ich habe mich wiederum bemüht, den pragmatischen Zugang des Autors, der trotz seiner sprachlichen Präzision gute Lesbarkeit über sinologische Akribie stellt, auch in die deutsche Übersetzung einfließen zu lassen. Meine prinzipiellen Überlegungen zur Terminologie habe ich schon in meinen Bemerkungen in „Die Grundlagen der Chinesischen Medizin“ dargelegt.

Die Namen der Rezepturen sind, soweit möglich, die gleichen wie jene, die im Standardwerk zur Rezepturenlehre, nämlich „Chinesische Arzneimittelrezepte und Behandlungsstrategien“[1], verwendet werden. Gemeinsamkeiten und Unterschiede sind Anhang 10 zu entnehmen.

Ich habe mir erlaubt, der reinen Übersetzung noch drei Anhänge hinzuzufügen, die für das Erlernen und die praktische Anwendung von Nutzen sein können: eine Kurzanleitung zur Aussprache der chinesischen Begriffe, eine Übersicht über wichtige Perioden der chinesischen Geschichte, sowie eine Übersicht zur pharmazeutischen Terminologie. Besonders letztere liegt mir im Sinne der Arzneimittelsicherheit am Herzen.

Zu den im Buch erwähnten chinesischen Arzneimitteln und Fertigpräparaten sei aus meiner Sicht als praktischer Anwender noch vermerkt, daß der Leser sich neben dem Studium der chinesischen Arzneimitteltherapie sowohl das pharmakologisch-toxikologische Grundwissen über die verwendeten Substanzen aneignen als sich auch über die Rechtslage in seinem Land informieren sollte. Dies betrifft beispielsweise Einzeldrogen aus den Gruppen der Aristolochiaceae und der Gattung Aconitum (Toxizität) und Arzneien tierischer Herkunft wie Rhinozeros- oder Antilopenhorn (Artenschutz). Chinesische Fertigpräparate sind in manchen Ländern erlaubt, in anderen verboten – Qualität und gewissenhafte Deklaration der Inhaltsstoffe variieren bei diesen Arzneimitteln jedenfalls beträchtlich. Daß eine Arznei oder ein Präparat in diesem Buch erwähnt ist, sagt noch nichts über Sicherheit und die Möglichkeit der legalen Anwendung aus. Es wäre aber unsinnig, in einem Lehrbuch möglicherweise problematische Arzneien zu „zensieren“, da sonst das therapeutische Konzept vieler Rezepturen nicht mehr verständlich wäre und die Didaktik leiden würde.

Ich möchte meine Zeilen mit einigen Danksagungen abschließen. Dank gebührt zunächst all jenen zahlreichen Leserinnen und Lesern von „Die Grundlagen der Chinesischen Medizin“, die mich immer wieder auf kleine Fehler aufmerksam und Verbesserungsvorschläge machen. Das positive Echo all dieser Menschen hat mir Mut gegeben, auch diese große Übersetzungsarbeit in Angriff zu nehmen. Ein „Danke" auch Dr. Erich Wühr und Christoph Blaß vom Verlag für Ganzheitliche Medizin in Kötzting für ihre Unterstützung und Geduld, besonders beim Ausmerzen der von mir mit großer Beständigkeit in den Text geschmuggelten „Austriazismen". Mag. Erich Stöger hat mir mit seinem pharmazeutischen und sinologischen Wissen immer wieder geduldig aus terminologischen Fallgruben geholfen. Danken möchte ich nicht zuletzt auch Dr. Helga Pichl und Wilhelm Höll für die umfangreichen und mühevollen Korrekturarbeiten an meinem Manuskript.

Wien, im Juli 1996

Dr. Andreas Höll

Fußnoten

1 Bensky D., Barolet R.: Chinesische Arzneimittelrezepte und Behandlungsstrategien; Verlag für Ganzheitliche Medizin Dr. Erich Wühr; Kötzting, 1996.

Farbabbildungen

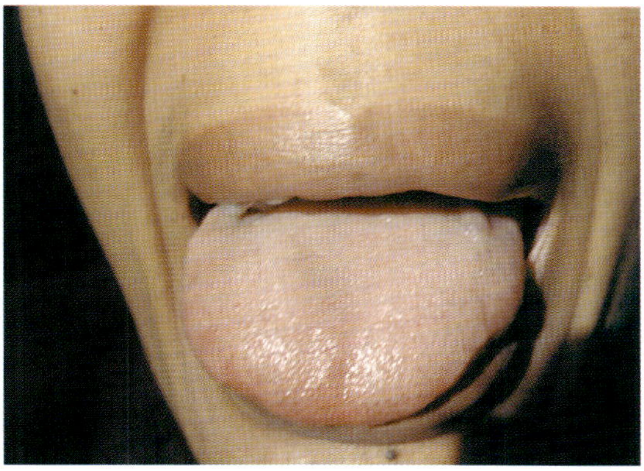

Bild 3.1: Frau, 48, Dyspnoe, S. 78

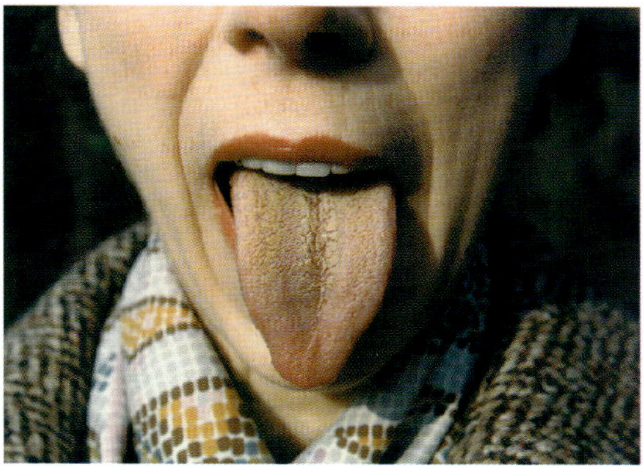

Bild 3.2: Frau, 42, Dyspnoe, S. 79

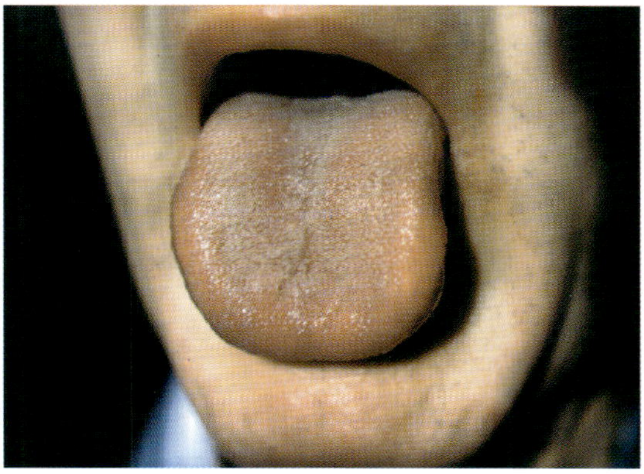

Bild 4.1: Mann, 58, Asthma, S. 93

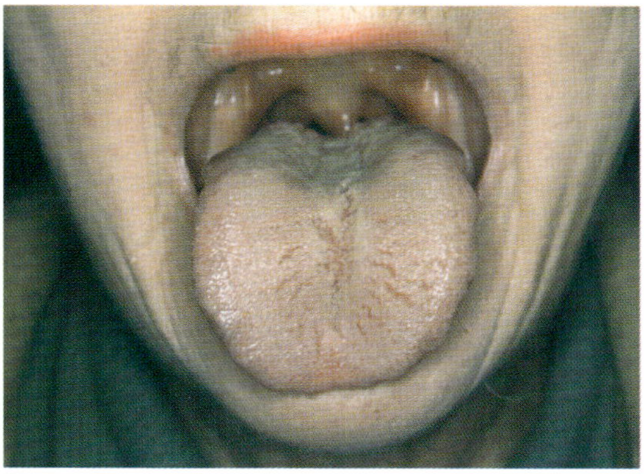

Bild 4.2: Frau, 45, Asthma, S. 95

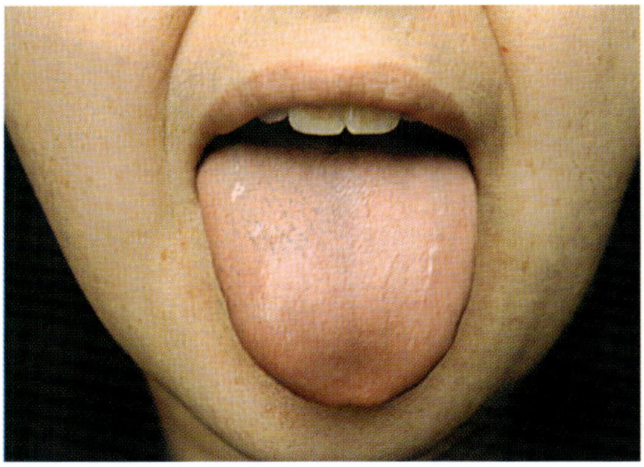

Bild 5.1: Frau, 35, Ekzem, S. 130

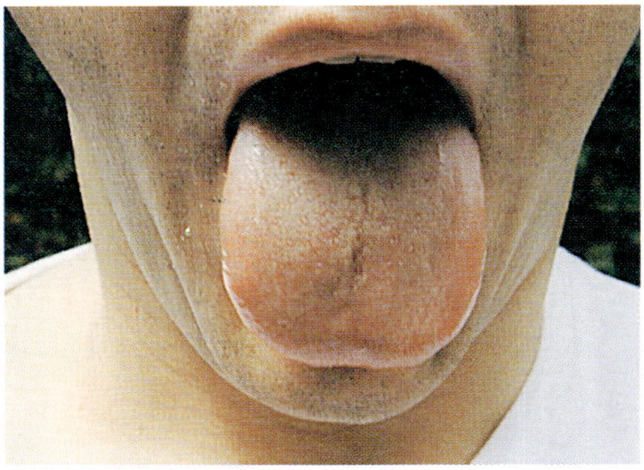

Bild 5.2: Mann, 33, Asthma, S. 134

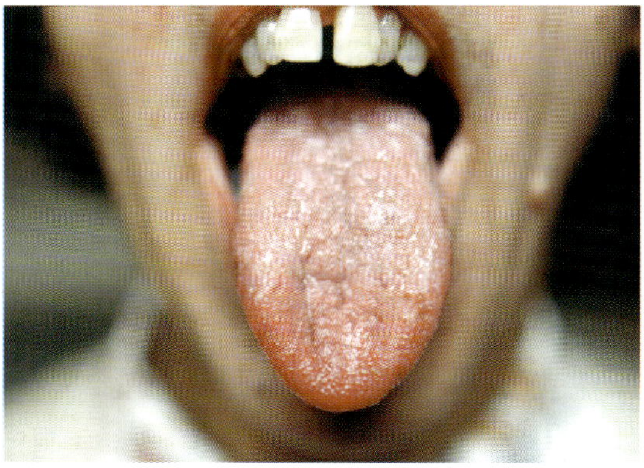

Bild 8.1: Frau, 80, Husten, S. 177

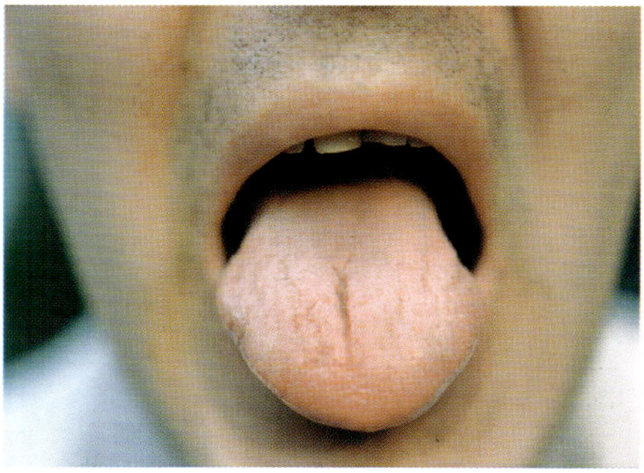

Bild 9.1: Mentale und emotionale Störungen: Zungenform bei ausgeprägter psychischer Erkrankung, S. 211

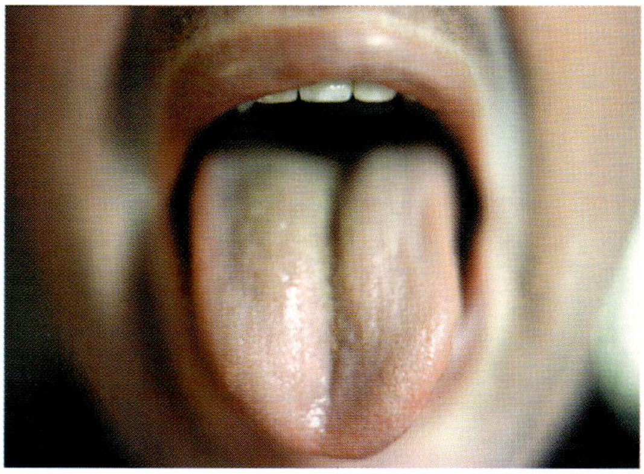

Bild 9.2: Mann, 51, mentale und emotionale Störungen, S. 217

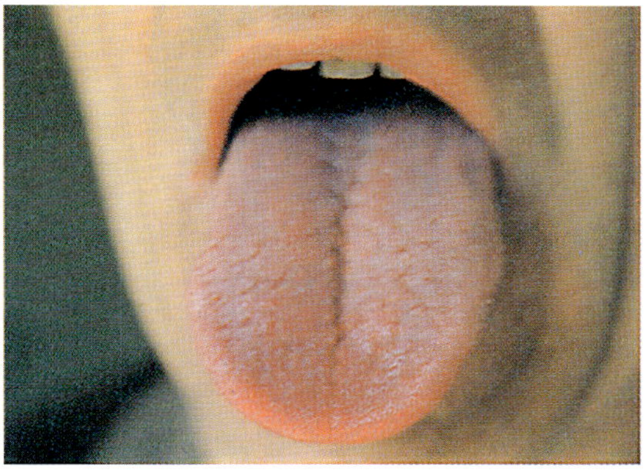

Bild 9.3: Mann, 39, mentale und emotionale Störungen, S. 232

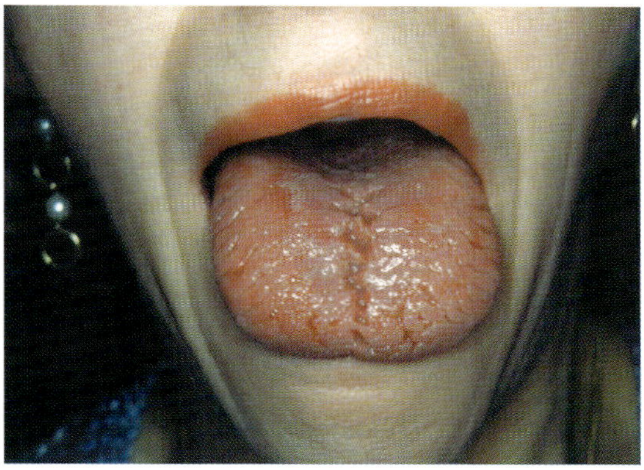

Bild 9.4: Frau, 52, mentale und emotionale Störungen, S. 243

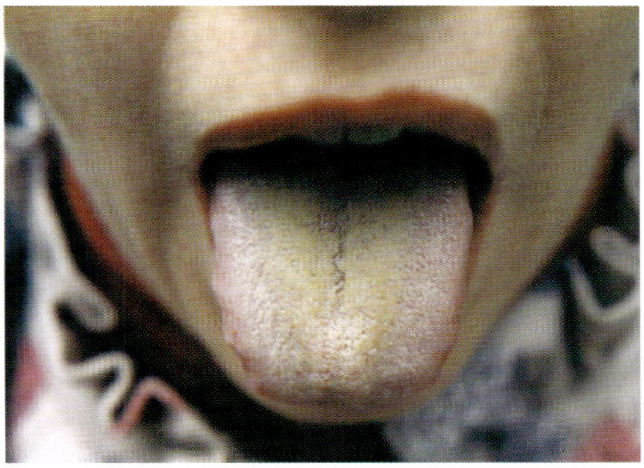

Bild 9.5: Frau, 40, mentale und emotionale Störungen, S. 250

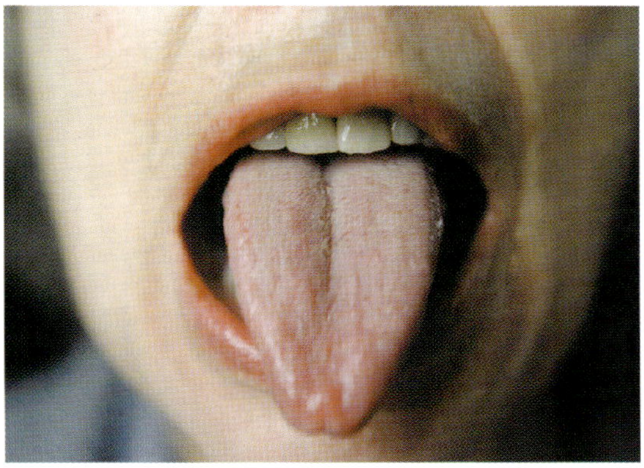

Bild 9.6: Frau, 54, mentale und emotionale Störungen, S. 252

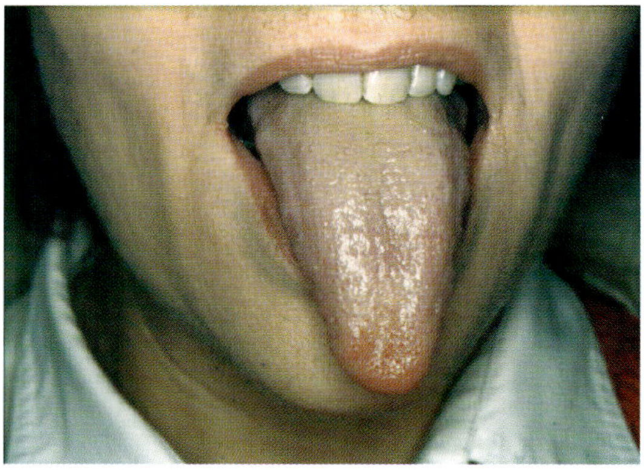

Bild 9.7: Frau, 46, mentale und emotionale Störungen, S. 259

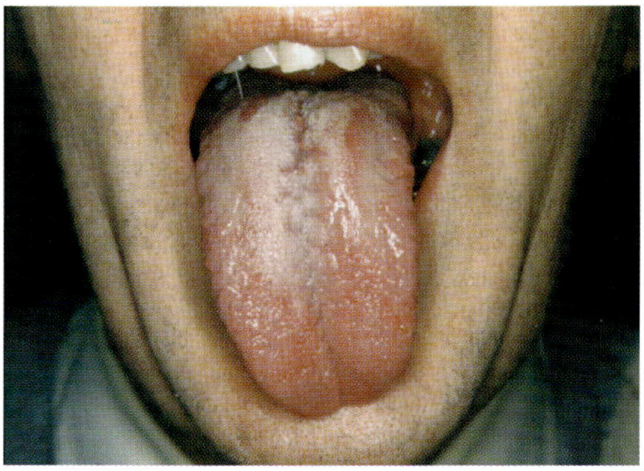

Bild 9.8: Mann, 35, mentale und emotionale Störungen, S. 262

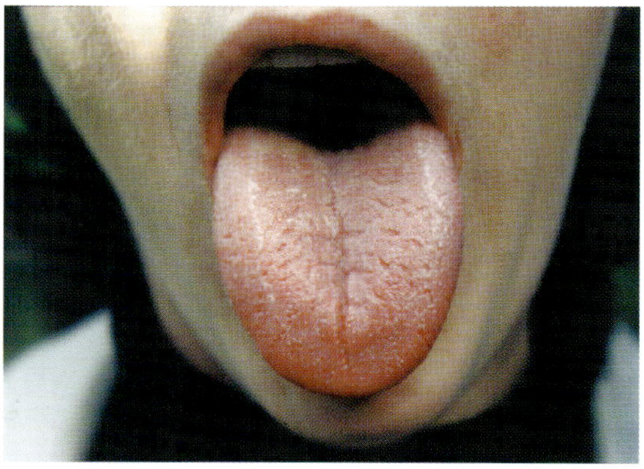

Bild 9.9: Frau, 39, mentale und emotionale Störungen, S. 264

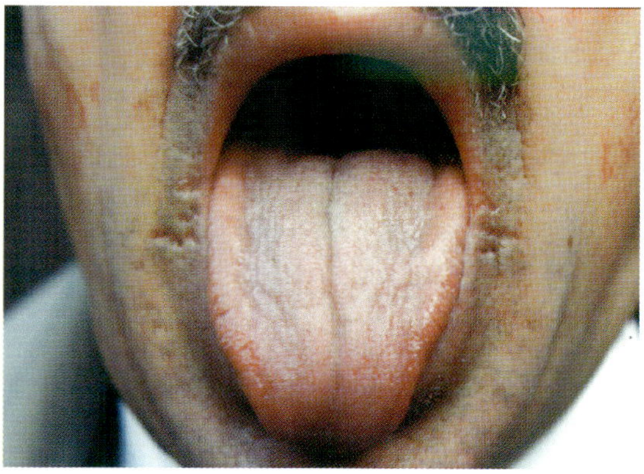

Bild 10.1: Mann, 61, Schlafstörungen, S. 286

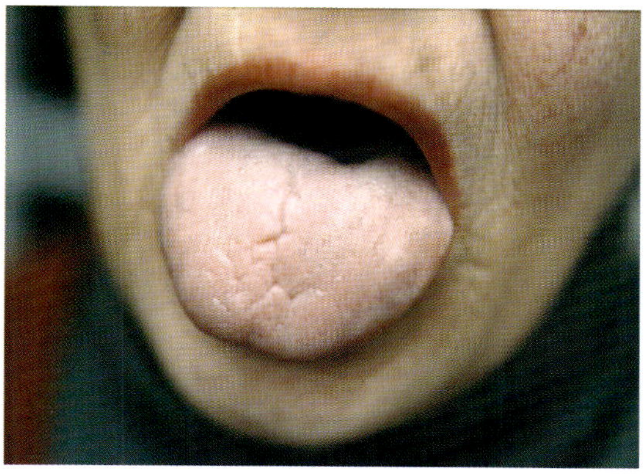

Bild 12.1: Frau, 61, Müdigkeit, S. 316

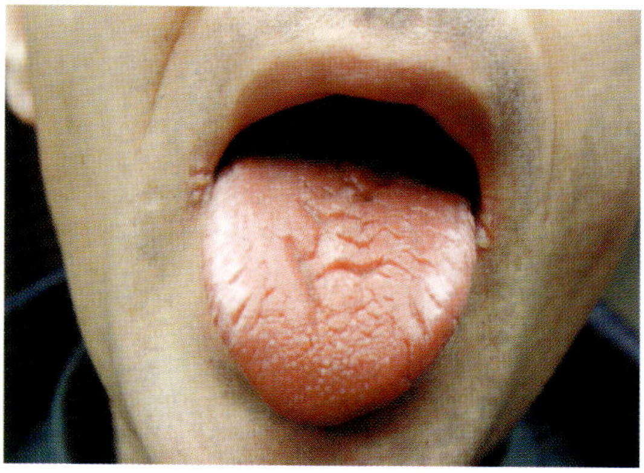

Bild 12.2: Mann, 37, Erschöpfung, S. 323

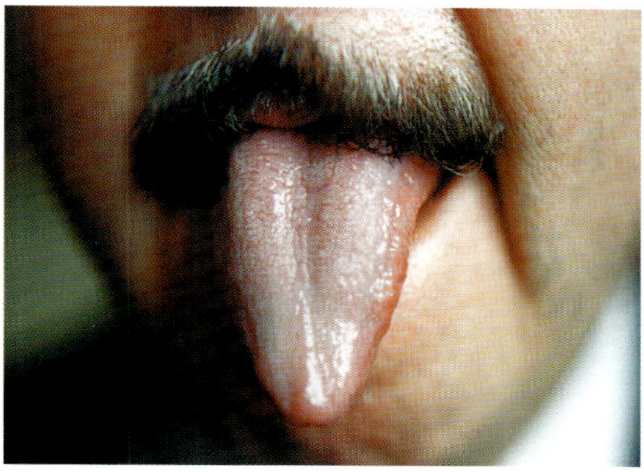

Bild 12.3: Mann, 28, Erschöpfung, S. 330

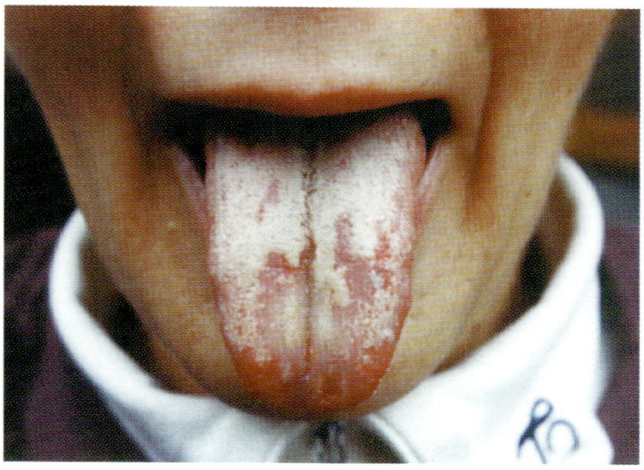

Bild 12.4: Frau, 42, Erschöpfung, S. 341

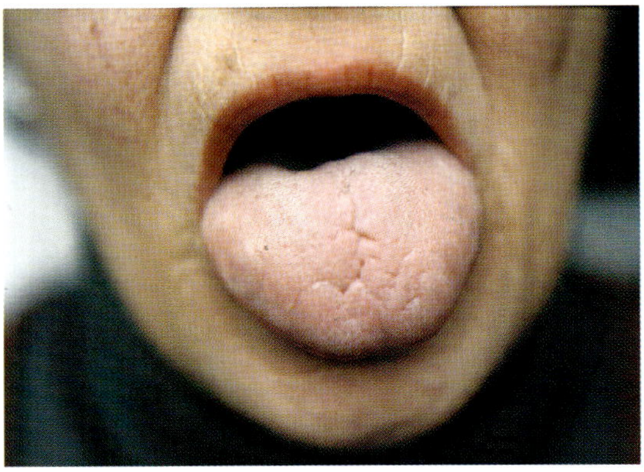

Bild 13.1: Frau, 59, Schmerzhaftes Obstruktions-Syndrom des Thorax, S. 355

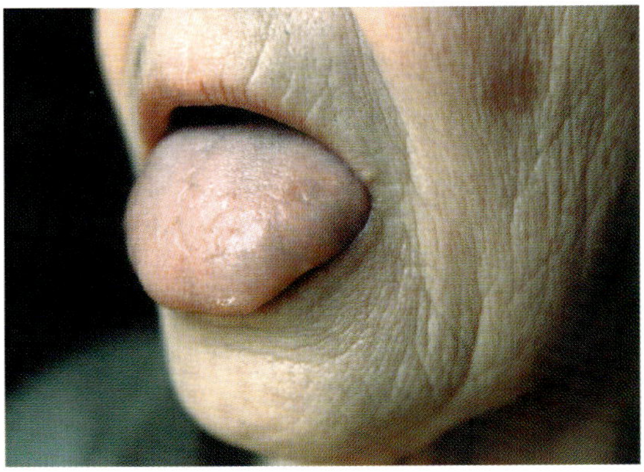

Bild 13.2: Frau, 70, Schmerzhaftes Obstruktions-Syndrom des Thorax, S. 359

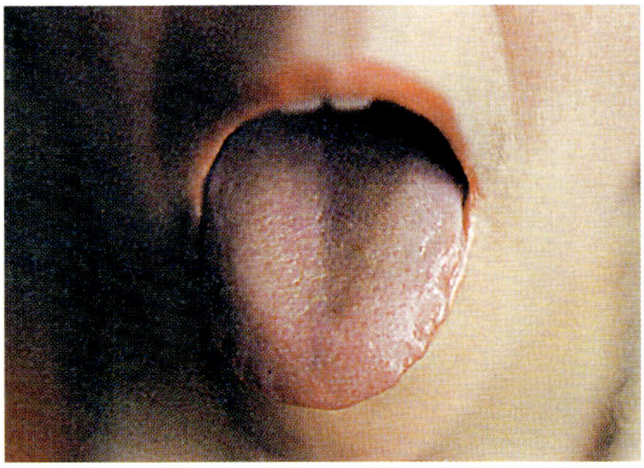

Bild 14.1: Frau, 45, epigastrischer Schmerz, S. 377

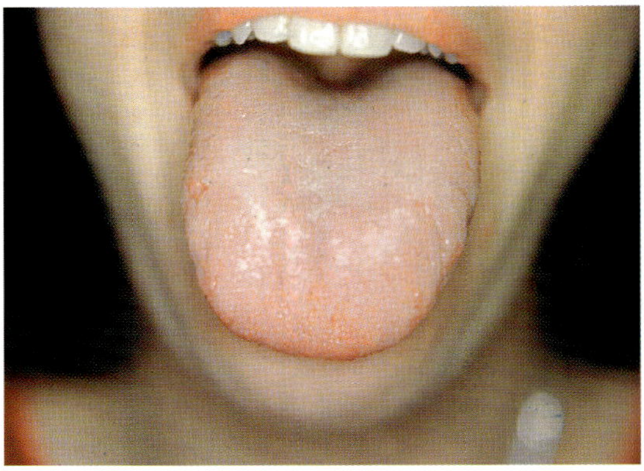

Bild 14.2: Frau, 47, epigastrischer Schmerz, S. 394

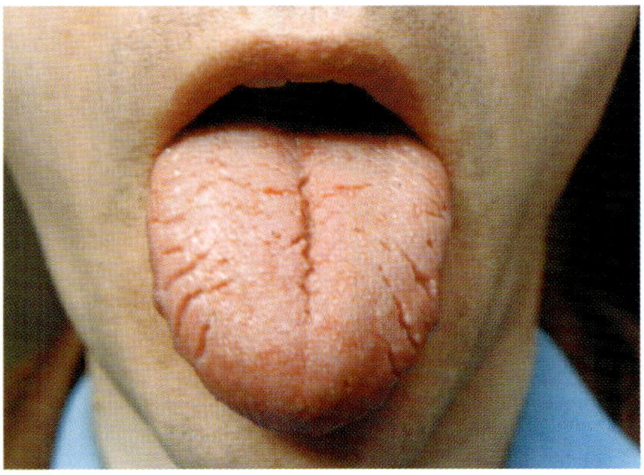

Bild 14.3: Mann, 37, epigastrischer Schmerz, S. 396

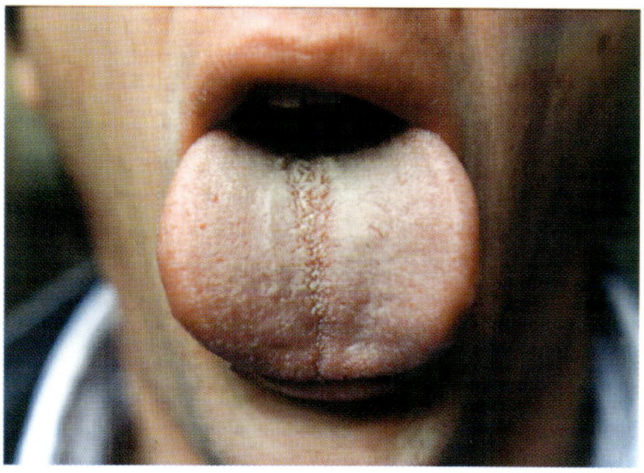

Bild 16.1: Mann, 40, Schmerzen des Abdomens, S. 420

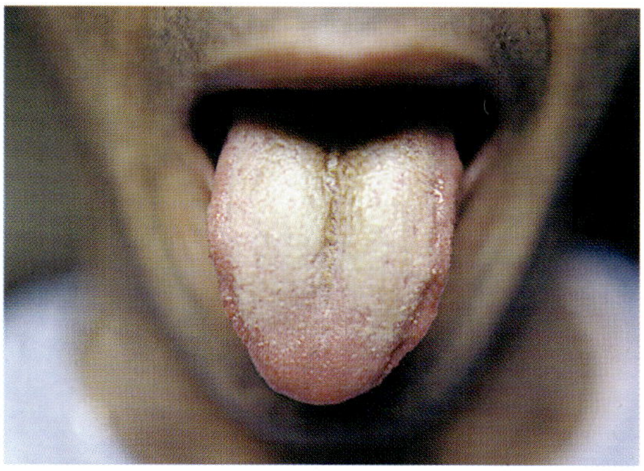

Bild 18.1: Mann, 37, Diarrhö, S. 443

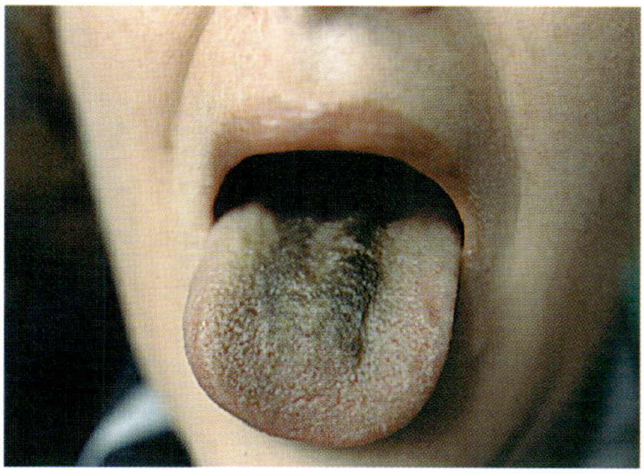

Bild 19.1: Frau, 62, Obstipation, S. 457

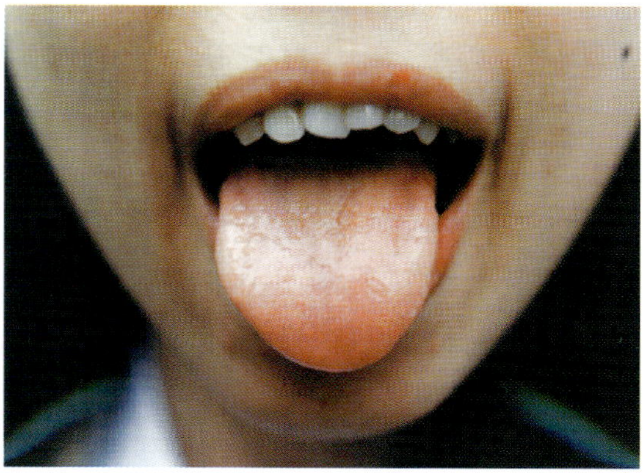

Bild 19.2: Frau, 39, Obstipation, S. 462

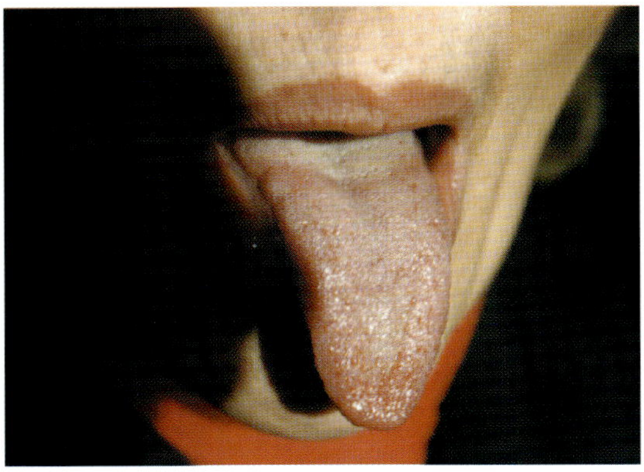

Bild 20.1: Frau, 30, Dysurie, S. 476

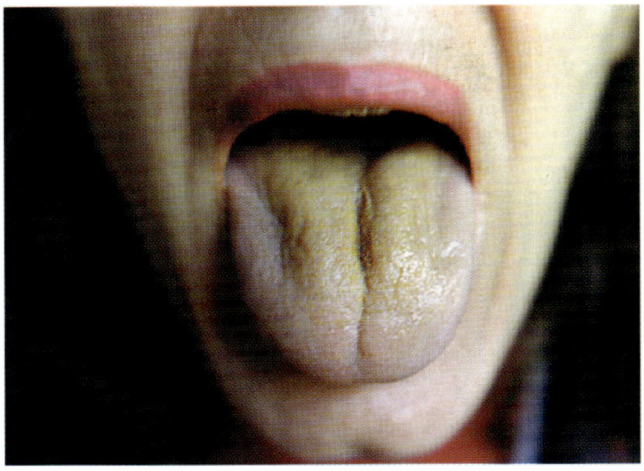

Bild 20.2: Frau, 47, Dysurie, S. 483

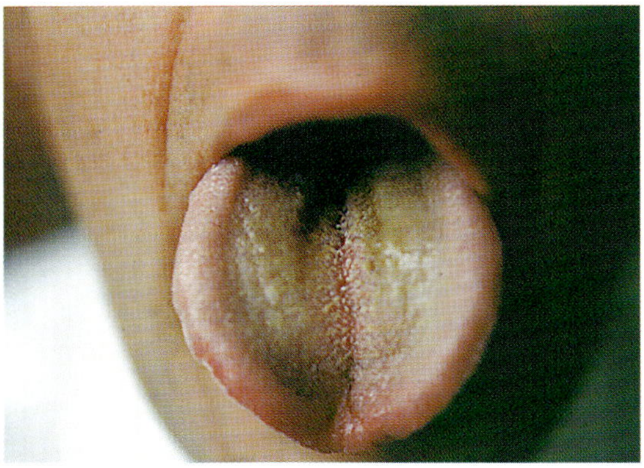

Bild 25.1: Mann, 33, Myalgische Enzephalomyelitis, S. 605

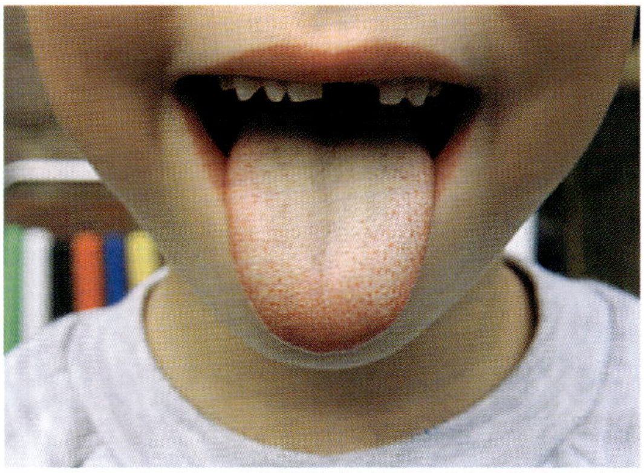

Bild 34.1: Knabe, 6, Erkältung, S. 749

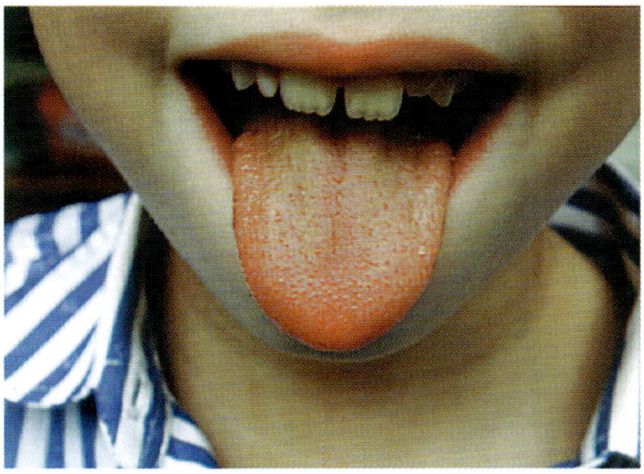

Bild 34.2: Knabe, 7, Erkältung, S. 755

Kapitel 1

Kopfschmerz

头痛

Kopfschmerzen gehören zu den häufigsten Beschwerden, auf die wir in der klinischen Tätigkeit treffen. Es gibt wenige Menschen, die niemals in ihrem Leben an Kopfschmerz gelitten haben. Die Besprechung der Behandlung des Kopfschmerzes wird auch die Migräne mit einbeziehen. Wir werden uns folgender Struktur bedienen:

- Ätiologie
- Leitbahnen
- Diagnose
- Identifizierung der Muster
- Behandlung

Ätiologie

Jede der Krankheitsursachen, die man in der Chinesischen Medizin kennt, kann in der Entstehung von Kopfschmerzen eine Rolle spielen.

1. Konstitution

Der konstitutionelle Zustand des Körpers, den wir von unseren Eltern geerbt haben, hängt von drei Faktoren ab:

1. vom allgemeinen Gesundheitszustand der Eltern
2. vom Gesundheitszustand der Eltern zum Zeitpunkt der Empfängnis
3. von der Schwangerschaft der Mutter.

Jeder dieser drei Faktoren kann den Körperzustand beeinträchtigen und zu einer Ursache für Kopfschmerzen werden, die später im Leben auftreten. Chronische und rezidivierende Kopfschmerzen, die in der Kindheit (meist zwischen dem 7. und dem 10. Lebensjahr) beginnen, weisen deutlich auf einen konstitutionellen Krankheitsfaktor hin. Sind Qi und Essenz der Eltern schwach, so ist folglich auch die Vor-Himmels-Essenz des Kindes geschwächt. Analoges gilt, wenn die Eltern zum Zeitpunkt der Empfängnis zu alt sind. Dies kann zu Kopfschmerzen führen, die während des Kindesalters aufgrund einer Schwäche von Niere und Leber entstehen. Eine ererbte Schwäche von Niere und Leber zeigt sich in Enuresis oder häufigem Harndrang, mangelnder Vitalität, dumpfen Kopfschmerzen und häufig auch in Myopie.

Wenn auch der allgemeine Gesundheitszustand der Eltern gut ist, so wird doch seine Schwächung zum Zeitpunkt der Empfängnis zu einer schwachen Konstitution des Kindes und zu möglichen Kopfschmerzen führen. Diese beschriebene Schwächung kann etwa bei Überarbeitung, übermäßiger sexueller Betätigung, Alkoholabusus oder dem Konsum bestimmter Medikamente oder auch Drogen wie Cannabis oder Kokain auftreten. In diesem Fall beeinträchtigt die Schwäche nicht Niere oder Leber, sondern ein anderes Organ, also Milz, Lunge oder Herz, abhängig vom entsprechenden pathologischen Zustand, der zu diesem Zeitpunkt die Gesundheit der Eltern negativ beeinflußt. Wenn beispielsweise zum Zeitpunkt der Empfängnis die Gesundheit der Eltern durch Überarbeitung geschwächt ist, so kann dies ein Grund für eine angeborene Milz-Schwäche beim Kind sein. Übermäßiges Trinken von Alkohol oder der Gebrauch verschiedener Medikamente und Drogen kann zu einer ererbten Schwäche von Herz oder Lunge des Kindes führen. Eine angeborene Milz-Schwäche kann sich beim Kind in schlechtem Muskeltonus, physischer Schwäche, Verdauungsproblemen bzw. in ausgeprägten Fällen in Gedeihstörungen (Gan) äußern. Hier liegen die Kopfschmerzen auf der Stirn und stehen in Zusammenhang mit Nahrungsaufnahme.

Eine ererbte Lungen-Schwäche kann sich in Erkältlichkeit besonders der Atemwege, Keuchhusten, Asthma, Ekzem, blassem Teint, einem dünnen Thorax und einem Puls manifestieren, den man an beiden distalen Positionen medialer palpiert und der nach distal zum Thenar hin verläuft (Abb. 1.1).

Eine angeborene Schwäche des Herzens bei einem Kind kann sich in durch Träume, gestörtem Schlaf, Nervosität und einem relativ tiefen medianen Riß an der Zunge zeigen. Kleinkinder unter 3 Jahren können in der Nacht weinend aufwachen. In solchen Fällen sind die Kopfschmerzen üblicherweise auf der Stirn oder im ganzen Kopf.

Der Zustand der Mutter während der Schwangerschaft kann den Fötus beeinträchtigen. Beispielsweise kann ein Unfall, der der Mutter widerfährt, beim Kind Kopfschmerzen verursachen. Auch ein Schock während der Schwangerschaft kann dazu

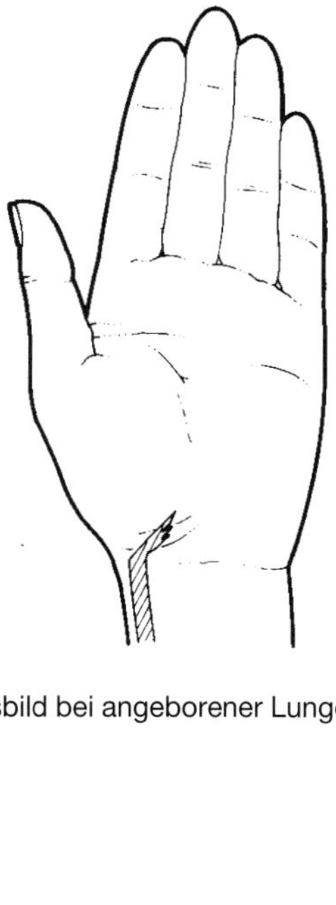

Abb. 1.1: Pulsbild bei angeborener Lungen-Schwäche

führen, daß das Kind an Kopfschmerzen aufgrund von Herz-Schwäche leidet. Dies zeigt sich ebenfalls an einer bläulichen Verfärbung an Stirn und Kinn des Kindes.

2. Emotionen

Selbstverständlich sind emotionale Krankheitsursachen beim Kopfschmerz äußerst häufig.

Zorn

Viele verschiedene Emotionen fallen in der Chinesischen Medizin unter den weitgefaßten Begriff „Zorn". Es handelt sich um Frustration, Verbitterung und aufgestauten Groll. Alle diese Zustände können zum Aufsteigen von Leber-Yang oder Leber-Feuer führen. Zorn ist weitaus die häufigste emotionale Kopfschmerzursache. Er führt zu Kopfschmerzen aufgrund von aufsteigendem Leber-Yang oder emporloderndem Leber-Feuer. Diese Schmerzen liegen typischerweise auf der Gallenblasen-Leitbahn an der Schläfe oder anderen seitlichen Regionen des Kopfes.

Sorge

Diese Emotion bindet das Qi, vor allem jenes von Lunge und Herz. Dies ist ein häufig eine indirekte Ursache von Kopfschmerzen, da die Schwäche des Lungen-Qi (Metall gemäß dem Konzept der Fünf Elemente) dazu führen kann, daß das Leber-Yang (Holz nach den Fünf Elementen) aufsteigt und zu Kopfschmerzen Anlaß gibt.

Sorge kann aber auch eine direkte Kopfschmerzursache sein. Hier sind die Schmerzen üblicherweise von dumpfem Charakter und auf der Stirn oder auf der Spitze des Kopfes situiert.

Angst

Ein chronischer Zustand von Unruhe und Angst entleert die Niere und verursacht Kopfschmerzen, entweder durch Nieren-Schwäche (in diesem Fall ist der ganze Kopf betroffen) oder aber indirekt, indem die Nieren-Schwäche zum Aufsteigen des Leber-Yang führt.

Schock

Er führt zum „Festhaken" des Qi, was das Qi von Herz, Lunge und Milz beeinträchtigt. Üblicherweise verursacht das Schmerzen im ganzen Kopf.

Übermäßige mentale Arbeit

Wenngleich das natürlich keine Emotion ist, so wird dieser Faktor üblicherweise anläßlich der emotionalen Krankheitsursachen besprochen. Es handelt sich um einen häufigen Grund für chronische Kopfschmerzen bei Kindern. Das mag auf den ersten Blick seltsam erscheinen, kommt aber häufig vor, wenn ein intelligentes Kind eine sehr anspruchsvolle Schule besucht und unter einem hohen Erwartungsdruck der Eltern steht. Es etabliert sich hier schon früh im Leben ein Muster von vielen Stunden geistiger Arbeit, begleitet von der Sorge zu bestehen, das zu schweren Kopfschmerzen oder Migräne Anlaß geben kann. Allein schon die vielen Stunden des Lesens (bzw. des Arbeitens am Computerbildschirm) belasten die Augen und ziehen Kopfschmerzen nach sich.

3. Überarbeitung

Arbeitet man lange Stunden ohne angemessene Pause, so schwächt man das Milz-Qi und auf lange Sicht auch das Nieren-Yin. In den westlichen Industriegesellschaften ist dies der häufigste Grund für Yin-Mangel. Der Nieren-Yin-Mangel läßt Schmerzen im ganzen Kopf entstehen, oder er führt zu Aufsteigen von Leber-Yang, das migräneartige Schmerzen auf einer Seite des Kopfes im Bereich der Gallenblasen-Leitbahn verursacht.

4. Übermäßige sexuelle Aktivität

Dies ist ein häufiger Kopfschmerzgrund, vor allem beim Mann. Unter normalen Umständen wird der durch sexuelle Betätigung verursachte Verlust von Nieren-Essenz rasch ergänzt, weshalb sexuelle Aktivität nicht zu Krankheit führt. Ist die Frequenz der geschlechtlichen Aktivität allerdings zu hoch, so hat die Nieren-Essenz keine Zeit sich zu erholen, es kommt zu einer Schwäche der Nieren-Energie – ob Yin- oder Yang-Leere, hängt von der Konstitution des Menschen ab. Ein altes taoistisches Wort zu diesem Thema: „Allein zu schlafen, ist besser, als hundert Tonika einzunehmen."

Männer werden durch übermäßige sexuelle Aktivität mehr als Frauen beeinträchtigt. Bei Frauen führen zu viele Niederkünfte innerhalb eines zu kurzen Zeitraums zu einer Schwächung des Uterus und der Niere. Dies ist eine wichtige Ursache für die Leerung der Nieren-Essenz bei der Frau, sie ist in gewisser Weise der übermäßigen sexuellen Aktivität des Mannes ebenbürtig.

Über die Schwächung der Niere ist also die ausschweifende geschlechtliche Betätigung ein häufiger Grund für Kopfschmerzen, die entweder im Hinterkopf oder im ganzen Schädel auftreten. Wenn jemand nach dem Geschlechtsverkehr Kopfschmerzen und Schwindelgefühl empfindet, so ist dies ein sicheres Zeichen dafür, daß sein sexueller Aktivitätspegel zu hoch ist und gemäßigt werden sollte.

Selbstverständlich ist es unmöglich zu definieren, ab wann sexuelle Aktivität „übermäßig" ist, denn dies ist relativ und hängt gänzlich von der Konstitution des Menschen und der Stärke seiner Essenz ab.[1]

5. Ernährung

Sie hat einen direkten und tiefgreifenden Einfluß auf die Ätiologie von Kopfschmerzen. Unregelmäßigkeiten in der Ernährung können über die Beeinträchtigung verschiedener Organe zu Kopfschmerzen führen. Zunächst führt mangelnde Nahrungsaufnahme zu Kopfschmerzen aufgrund eines allgemeinen Mangels an Qi und Blut. Hier treten die Schmerzen üblicherweise an der Spitze des Kopfes auf. Diese Situation tritt ein, wenn Menschen einer zu strengen Diät anhängen, die auf starren „Regeln" basiert und essentieller Nahrungsbestandteile ermangelt. Das andere Extrem ist das Überessen, das das Magen-Qi am Fließen hindert, die Milz schwächt und zu üblicherweise stechenden Kopfschmerzen auf der Stirn führt.

Übermäßiger Verzehr energetisch heißer Speisen wie Curries, Gewürzen, Pfeffer (schwarz, weiß oder rot), rotem Fleisch und Alkohol führt zu Leber-Feuer und/oder Magen-Hitze. Leber-Feuer zieht seitliche, Magen-Hitze frontale Kopfschmerzen nach sich. Beide Schmerztypen sind von durchdringendem, stechendem Charakter.

Überreichliche Einnahme Nässe-bildender Nahrungsmittel beeinträchtigt die Milz und führt zu Nässe, die zu dumpfen Schmerzen auf der Stirn und zu einem typischen Schweregefühl im Kopf führen kann. Zu den Nässe-verursachenden Nahrungsmitteln gehören alle fetten und gebackenen Speisen, Milch, Käse, Butter, Sahne, Eiskrem, Bananen, Erdnüsse, Süßigkeiten und weißer Zucker.

Zuviel Salz in der Nahrung verursacht eine Nieren-Schwäche und kann zu dumpfen Schmerzen im ganzen Kopf oder okzipital führen. Eine Ernährung, die auf konservierten oder vorab zubereiteten Speisen beruht, enthält häufig viel Salz, das diesen

Nahrungsmitteln zugefügt wird, etwa Speck, Wurst, Nudeln, Konservensuppen, geräucherter Fisch und viele mehr.

Übermäßiges Essen saurer Nahrungsmittel beeinträchtigt die Leber und ist ein häufiger Grund für Kopfschmerzen. Dazu gehören Joghurt, Grapefruits und ihr Saft, Äpfel, eingelegtes Gemüse, Essig, Spinat, Rhabarber, Stachelbeeren und rote Johannisbeeren, usw.

Auch die Art und Weise, wie man die Nahrung zu sich nimmt, beeinflußt die Energie der inneren Organe. Ißt man zu schnell oder diskutiert man Arbeitsangelegenheiten während der Nahrungsaufnahme, so kommt es zu einer Retention der Nahrung im Magen und in der Folge zu stechenden Stirnkopfschmerzen. Ißt man unregelmäßig oder zu spät am Abend, so verursacht man eine Schwäche des Magen-Yin und in der Folge mögliche dumpfe Stirnkopfschmerzen (siehe auch Kapitel 14).

Wir sollten uns dessen bewußt sein, daß die Prinzipien der chinesischen Ernährung vor mehr als 2000 Jahren entwickelt wurden. Sie beziehen nicht die modernen Erkenntnisse über Ernährung mit ein, und sie kümmern sich vor allem nicht um die Rolle von Chemikalien im Essen. Noch nie wurde die Ernährung einer solchen chemischen Manipulation wie in den letzten 30 Jahren unterworfen. Was Kopfschmerzen betrifft, so können diese sehr stark durch Chemikalien im Essen verursacht werden. Beispielsweise ist es weithin bekannt, daß Natriumglutamat (etwa in Speisen gewisser Chinarestaurants) zu Kopfschmerzen führen kann. Wir sollten also stets an die Möglichkeit einer Sensibilität gegenüber bestimmten Chemikalien denken, wenn wir die Ätiologie von Kopfschmerzen untersuchen.

Überdies sind einige Nahrungsmittel, die wir zu uns nehmen, überhaupt in der chinesischen Ernährung nicht bekannt und werden deshalb in den Ernährungsfachbüchern auch gar nicht erwähnt. Denken wir etwa an Kakao, Schokolade und Kaffee. Alle drei können Kopfschmerzen verstärken oder eine Migräneattacke auslösen. Vor allem der übermäßige Genuß von Kaffee ist in unserer Gesellschaft eine häufige Ursache chronischer Kopfschmerzen. Nach meiner Erfahrung tut es jedem, der an chronischen Kopfschmerzen leidet, sehr gut, gänzlich auf Kaffee zu verzichten.[2]

6. Unfälle

Schwere Unfälle und Stürze, die den Kopf betreffen, können zu einer Blut-Stagnation in einem bestimmten Gebiet des Schädels führen. Dies ist eine häufige Ursache chronischer Kopfschmerzen. Wenn die Schmerzen eines Patienten immer im gleichen Areal des Kopfes auftreten und auf ein kleines Gebiet beschränkt sind, so sollten wir immer an die Möglichkeit eines alten Kopftraumas denken. Der Patient mag sich eines alten Sturzes oder Unfalls gar nicht bewußt gewesen sein oder sich nicht daran erinnern, weshalb er ihn nicht in Beziehung zu den Kopfschmerzen setzt. Ein einzelstehender, großer purpurner Fleck in Nähe der Zungenspitze kann auf ein altes Schädeltrauma hinweisen.

Ein Schädeltrauma muß nicht unmittelbar danach Kopfschmerzen auslösen, die se können jedoch Jahre später beginnen, wenn eine neuerliche Krankheitsursache hinzutritt. Beispielsweise kann ein Kind auf den Schädel fallen und eine leichte Gehirnerschütterung erleiden. Viele Jahre später verspürt er oder sie emotionale Probleme im Zusammenhang mit Ärger oder Frustration, wodurch das Leber-Yang aufsteigt. In einem solchen Fall setzen sich die Kopfschmerzen aufgrund des aufsteigenden Leber-Yang in jenem Gebiet fest, wo das damalige Trauma aufgetreten ist.

7. Niederkunft

Zu viele Geburten in zu kurzer Abfolge führen zu tiefgreifender Schwäche von Leber, Niere und Konzeptionsgefäß einer Frau. Eine Schwäche von Leber und Niere kann zu Kopfschmerzen vom Leere-Typ Anlaß geben, weil die Nieren-Essenz den Kopf nicht erreicht. Der Mangelzustand von Leber und Niere kann auch das Leber-Yang zum Aufsteigen bewegen und somit zu Schmerzen des entsprechenden Typs führen.

Wir müssen uns daran erinnern, daß hinsichtlich der Krankheitsursachen auch eine Fehlgeburt als „Niederkunft" zählt. Ein Abortus schwächt genauso wie eine Geburt. Einige chinesische Ärzte meinen gar, daß eine Fehlgeburt mehr als eine Niederkunft schwächt. Die möglichen Ursachen dafür: bei einem Abortus kann der Blutverlust größer als bei einer normalen Geburt sein; bei einem Abortus kommt es zu einer abrupten Änderung der Hormonspiegel; und zuletzt ist eine Fehlgeburt (vor allem in der späten Schwangerschaft) für die Frau emotional sehr belastend, die Mutter empfindet häufig tiefgreifende Gefühle von Verlust und auch Versagen.

8. Äußere pathogene Faktoren

Die wichtigsten äußeren Einflüsse, die zu Kopfschmerzen führen, sind Wind und Nässe.

Wind beeinträchtigt den oberen Teil des Körpers. Er ist ein sehr häufiger Grund für akute Kopfschmerzen, die entweder unabhängig ohne andere Symptome auftreten können, oder gemeinsam mit Symptomen, die auf das Eindringen äußerer Wind-Kälte zurückzuführen sind. Äußerer Wind beeinträchtigt auch die Nackenmuskulatur, wo er zu ausgeprägter Steifigkeit führt. Wind ist üblicherweise die Ursache akuten Kopfschmerzes, wiederholtes Eindringen von Wind kann aber auch zu chronischen Kopfschmerzen und Steifigkeit von Nacken- und Schulterpartie Anlaß geben (der sogenannte „Kopf-Wind").

Auch äußere Nässe kann den Kopf negativ beeinflussen, wenngleich gerade dieser pathogene Faktor üblicherweise die unteren Körperpartien befällt. Allerdings kann das akute Eindringen von Nässe sehr leicht den Mittleren Erwärmer stören, von wo die Nässe zum Kopf emporsteigt und das klare Yang daran hindert, den Schädel zu erreichen und die Öffnungen des Kopfes freizumachen.

Leitbahnen

In „Das korrekte Siegel der medizinischen Kreise" lesen wir:

„Der Kopf ist wie der Himmel [er liegt ganz oben]: das klare Qi der drei Yang-Leitbahnen [Großes Yang, Kleines Yang und Helles Yang] und die sechs Yang-Organe ebenso wie Blut und Essenz der drei Yin-Leitbahnen [Großes Yin, Kleines Yin und Umkehr-Yin] sowie die fünf Yin-Organe, alle erreichen sie den Kopf. Er wird durch die sechs äußeren pathogenen Klimaeinflüsse und durch die inneren pathogenen Faktoren beeinträchtigt."[3]

Der Kopf ist der oberste Teil des Körpers, und zwar nicht bloß im anatomischen Sinn, sondern auch energetisch, was den Fluß des Qi in den zwölf Leitbahnen anbelangt. Der Kopf ist in der Tat das Areal des maximalen Energiepotentials in der Zirkulation des Qi in den Meridianen. Das Qi zirkuliert in den Leitbahnen, weil zwischen Brust und Kopf ein Potentialunterschied besteht. Wenn wir beispielsweise die ersten vier Gefäße betrachten, so sehen wir, daß das Qi im Thoraxbereich beginnt, und zwar im Lungen-Meridian. Dies ist die Gegend des kleinsten energetischen Potentials. Um dies zu verstehen, können wir uns eine gewisse Menge von Wasser am Fuße eines Hügels vorstellen, wo sein Potential zur Energieerzeugung minimal ist. Tragen wir dieses Wasser langsam den Hügel hinauf, so wissen wir, daß wir damit seine potentielle Energie erhöhen. Erreicht das Wasser die Spitze des Hügels, so ist sein Potential zur Erzeugung von hydroelektrischer Energie am größten. Der Fuß des Hügels entspricht dem Thorax, die halbe Höhe ist mit den Händen (oder Füßen) äquivalent, die Spitze des Hügels mit dem Kopf. Von der Lungen-Leitbahn im Thorax ausgehend, beginnt also das Qi seine Bewegung nach oben Richtung Kopf. An den Fingerspitzen wechselt das Qi seine Polarität, es fließt von Lungen-Meridian (Yin) zur Dickdarm-Leitbahn (Yang). Es verläuft hier aber immer noch Richtung Kopf, wodurch sich sein Potential erhöht. Erreicht das Qi den Kopf, so ist seine potentielle Energie am größten. Danach beginnt es abzunehmen, indem es zu den Füßen hinabfließt. An den Füßen wechselt das Qi wieder seine Polarität, es verläuft vom Magen-Meridian (Yang) zur Milz-Leitbahn (Yin). Sein Potential nimmt kontinuierlich ab, während es sich dem Thorax nähert. Erreicht es den Brustkorb, so ist seine potentielle Energie auf einem Minimum (das Wasser hat wieder den Fuß des Hügels erreicht). Das Qi aus der Milz-Leitbahn verbindet sich sodann innerlich mit dem Herz-Meridian, ein neuer 4 Meridiane-Zyklus beginnt in genau der gleichen Weise. Der Zyklus des Qi in den ersten vier Leitbahnen ist in Abb. 1.2 dargestellt.

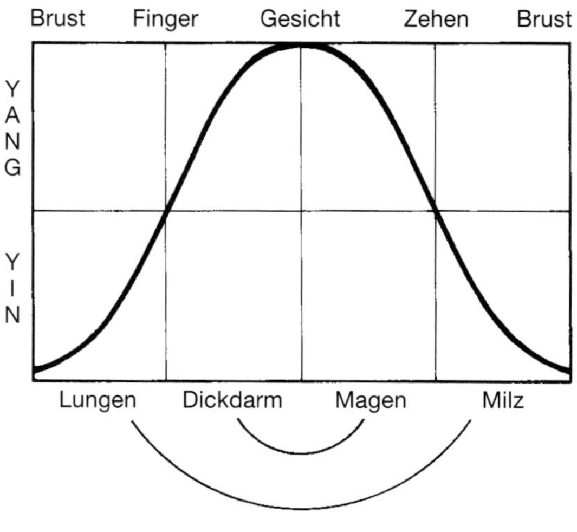

Abb. 1.2: Qi-Zirkulation in den ersten 4 Leitbahnen

Abb. 1.3 zeigt die Zirkulation des Qi in den 12 Meridianen.

All dies impliziert, daß der Kopf das Areal des maximalen Qi-Potentials ist, weshalb er von seinem Wesen her für das Aufsteigen von Energie oder pathogenen Faktoren besonders empfänglich ist, beispielsweise für das Aufsteigen von Leber-Yang, Leber-Feuer, Leber-Wind oder Herz-Feuer. Umgekehrt kann das Versagen des Yang Qi, zum Kopf emporzusteigen, dazu führen, daß der Schädel durch Schleim oder Nässe verlegt wird.

Der Kopf ist auch das Gebiet der Konzentration der Yang-Energie, da alle Yang-Meridiane einander direkt im Kopf treffen und sich dort miteinander verbinden. Was die oberflächlichen Verläufe anbelangt, so erreichen nur die Yang-Meridiane den Kopf. Aus diesem Grund wird er häufig mit Begriffen wie „Konfluenz des Yang", „Palast des Yang" oder „Palast des klaren Yang" bedacht.[4]

Auch Yin-Qi erreicht den Kopf, aber nur auf inneren Verläufen. Unter den Yin-Leitbahnen führen nur jene des Herzens und der Leber über tiefe innere Verläufe zum Kopf. Alle anderen Yin-Meridiane erreichen den Kopf indirekt, und zwar über ihre Nebenverläufe. Jeder Nebenverlauf eines Yin-Meridians verbindet sich nämlich in der Nackenregion mit dem Nebenverlauf des gekoppelten Yang-Meridians (Abb. 1.4). Auf diese Weise erreichen sowohl das klare Yang der Yang-Organe als auch die reinen Essenzen der Yin-Organe den Kopf.

Was nun den Kopfschmerz betrifft, so sind die am häufigsten involvierten Yang-Leitbahnen jene der Gallenblase und der Blase, die am häufigsten betroffenen Yin-Meridiane jene von Leber und Niere.

Diagnose

Wir können Kopfschmerzen aus zwei Blickwinkeln diagnostizieren, nämlich ausgehend von den Leitbahnen oder von den inneren Organen. Beide sind in der klinischen Praxis von gleicher Bedeutung, besonders aus Sicht des Akupunkteurs. Wir werden die wichtigsten diagnostischen Hinweise hinsichtlich der folgenden drei Kriterien besprechen.

1. Diagnose gemäß den Leitbahnen
2. Diagnose gemäß dem Schmerzcharakter
3. Diagnose gemäß den Modalitäten (Besserung, Verschlechterung).

Die Diagnose gemäß den inneren Organen wird im nächsten Abschnitt „Identifizierung der Muster" abgehandelt.

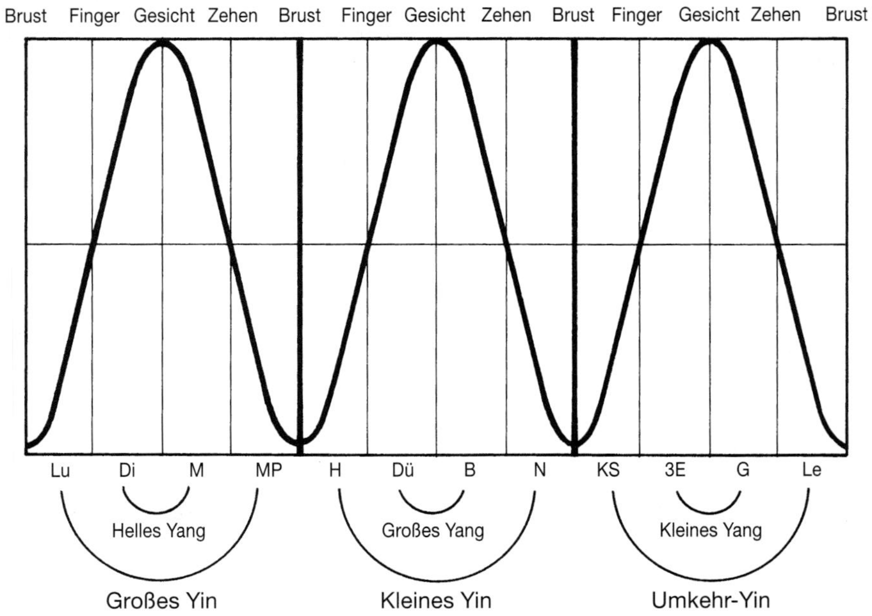

Abb. 1.3: Qi-Zirkulation in den 12 Leitbahnen

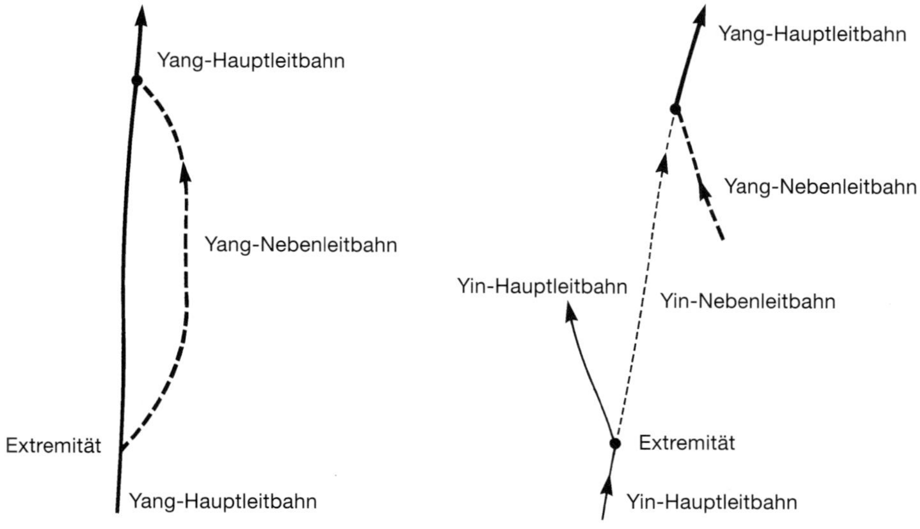

Abb. 1.4: Verbindungen zwischen den Nebenverläufen der Yin- und Yang-Meridiane

Diagnose gemäß den Leitbahnen

In „Medizinische Gespräche aus der verlassenen Hütte" ist zu lesen:

„Der Kopfschmerz vom Typ des Großen Yang beeinträchtigt das Okziput, jener vom Typ des Hellen Yang die Stirn, jener des Kleinen Yang die Kopfseiten ... der Typ des Umkehr-Yin geht zur Spitze des Kopfes ... das Große und das Kleine Yin steigen nicht zum Kopf empor, aber Schleim kann das Qi beim Absteigen und das reine Yang beim ungehinderten Aufsteigen zum Kopf stören."[5]

Diese Klassifikation liefert uns eine wertvolle Richtlinie für die klinische Praxis, da sie eine schnelle Identifikation des betroffenen Meridians bei einem bestimmten Kopfschmerz ermöglicht (Abb. 1.5).

Es handelt sich allerdings bloß um eine grobe Richtlinie, die wir zunächst weiter verfeinern müssen. Wir müssen sie auch mit der Identifizierung von Syndromen der inneren Organe in Übereinstimmung bringen. Wenn beispielsweise ein Kopfschmerz am Scheitel des Kopfes häufig die Umkehr-Yin-Leitbahn, also den Leber-Meridian, involviert, so kann er doch durch Aufsteigen von Leber-Yang oder durch Leber-Blut-Mangel hervorge-

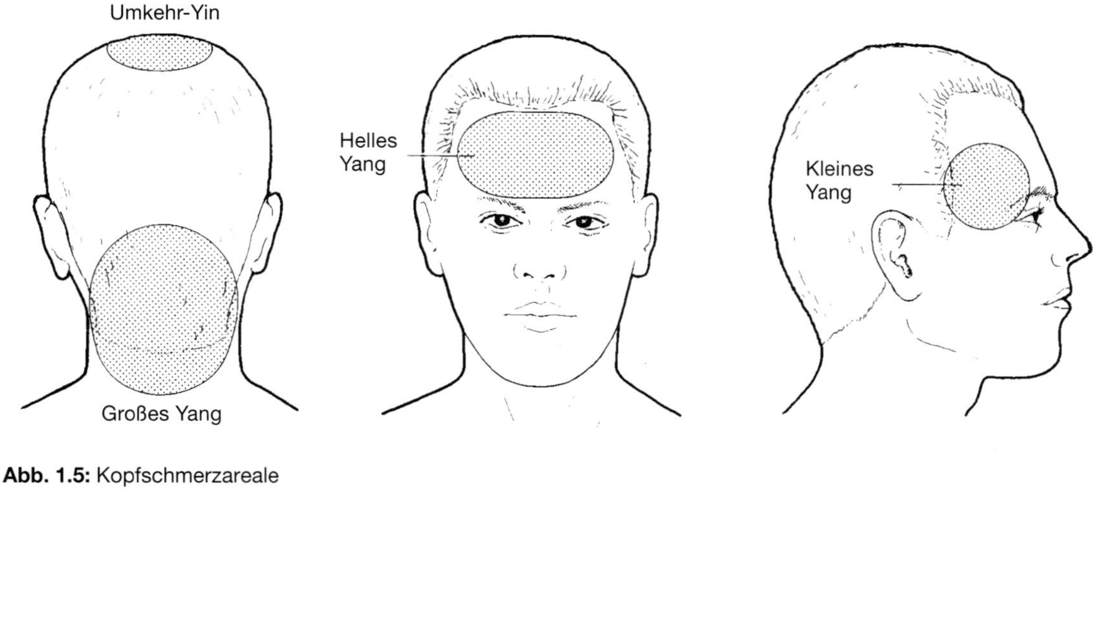

Abb. 1.5: Kopfschmerzareale

rufen sein. Außerdem kann ein Kopfschmerz in dieser Region auch dadurch zustande kommen, daß geschwächtes Qi und/oder Blut nicht in der Lage ist, den Kopf zu erreichen. Es muß also der Leber-Meridian nicht notwendigerweise in das Geschehen einbezogen sein.

Nun zu einer weitergehenden Analyse der Meridiane hinsichtlich ihrer Beeinflussung verschiedener Kopfareale beim Kopfschmerz.

Scheitel

Der Leber-Meridian erreicht über einen inneren Verlauf die Spitze des Kopfes. Er ist dort die häufigste Kopfschmerzursache (Abb. 1.6).

Scheitelkopfschmerz ist am häufigsten auf eine Schwächung des Leber-Blutes zurückzuführen, das dieses Gebiet nicht erreichen kann. Der Kopfschmerz bessert sich beim Niederlegen, er ist von dumpfem Charakter. In einigen Fällen kann ein Schmerz in dieser Gegend auch durch Aufsteigen von Leber-Yang entstehen, hier ist er aber von scharfem Charakter.

Es gibt weitere Schmerzursachen, die dieses Gebiet betreffen, die nicht in Zusammenhang mit der Leber-Leitbahn stehen, etwa einen Mangel an Qi und Blut, die den Scheitel nicht erreichen können, oder Herz-Blut-Mangel.

Ein ausschließlicher Scheitelkopfschmerz sollte nicht mit einem Schmerz verwechselt werden, der auch den Scheitel betrifft, aber an der Basis des Okziput beginnt. Diese Art von Schmerz hat ihre Ursache in der Blasen-Leitbahn.

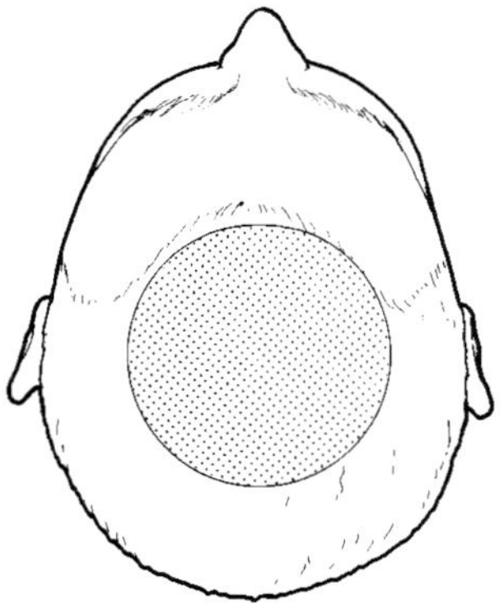

Abb. 1.6: Schmerzareal der Leber-Leitbahn

Seite des Kopfes

Dieses Gebiet entspricht dem Gallenblasen-Meridian, Schmerzen in diesem Areal sind meist auf das Aufsteigen von Yang, Feuer oder Wind der Leber zurückzuführen (Abb. 1.7). Der Schmerz ist von scharfem und pochendem Charakter.

Unilateral

Dieses Gebiet entspricht ebenfalls der Gallenblasen-Leitbahn, auch hier sind die Ursachen für Schmerzen im Aufsteigen von Leber-Yang oder -Feuer zu suchen. In der Chinesischen Medizin sagt man, daß ein Schmerz auf der linken Seite eher durch Leere, jener auf der rechten Seite eher durch Fülle entsteht. Diese Regel ist aber keinesfalls von uneingeschränkter Gültigkeit.

Schläfen

Auch dieses Areal gehört zum Meridian der Gallenblase, Schmerzen sind meist nur auf einer Seite vorhanden. Diese Art von Kopfschmerz entsteht üblicherweise durch das Aufsteigen von Yang, Feuer oder Wind der Leber, er ist pochend (Abb. 1.8).

Hinter den Augen

Das ist eine häufige Lokalisation von Migräneschmerzen. Ist der Schmerz dumpf, so ist er auf Leber-Blut-Mangel zurückzuführen. Scharfe, starke Schmerzen entstehen bei Aufsteigen von Leber-Yang.

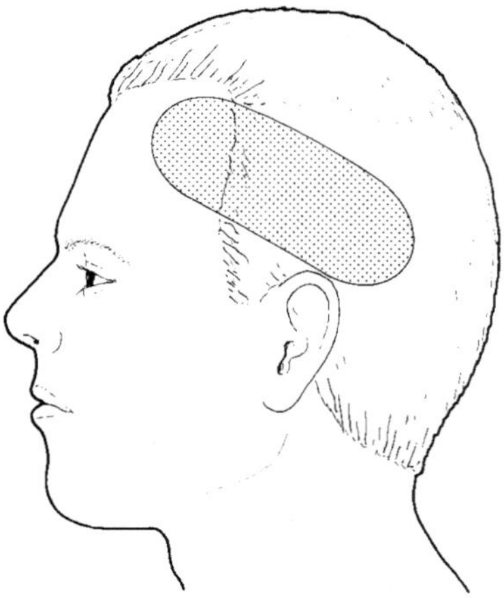

Abb. 1.7: Areal des Seitenkopfschmerzes

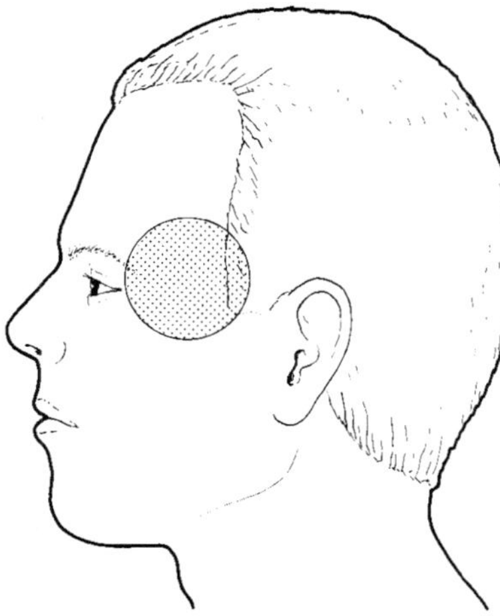

Abb. 1.8: Schläfenareal

Stirn

Kopfschmerzen in diesem Bereich stehen üblicherweise in Zusammenhang mit dem Magen. Ist der Schmerz dumpf, so spricht er für Leere des Magens, bei einem scharfen Schmerz denken wir an Magen-Hitze.

Eine sehr häufige Ursache für Stirnkopfschmerzen ist entweder Nässe oder Schleim, die im Kopf zurückgehalten werden und das klare Yang daran hindern, zum Kopf emporzusteigen und die Sinnesöffnungen zu erhellen. Aus diesem Grund ist diese Art von Kopfschmerz mit einem Schwere- und Benommenheitsgefühl des Kopfes verbunden, ebenso mit Konzentrationsmangel. Ist Schleim der Grund für den Schmerz, so leidet der Mensch auch an Schwindelgefühl und verschwommenem Sehen.

In einigen Fällen können Stirnkopfschmerzen auch durch einen pathogenen Restfaktor bedingt sein, etwa durch äußeren Wind, der nach einem Eindringen äußerer Wind-Kälte oder Wind-Hitze nicht vertrieben werden konnte.

Hinterkopf (Okziput)

Chronische Kopfschmerzen in diesem Gebiet sind meist auf eine Nieren-Schwäche zurückzuführen, die sich im Blasen-Meridian manifestiert.

Akute Kopfschmerzen im Okzipitalbereich werden durch das Eindringen äußeren Winds (meist Wind-Kälte) hervorgerufen, sie sind ein typisches Merkmal des Großes Yang-Stadiums innerhalb des Sechs Schichten-Konzepts der Syndrom-Differenzierung (siehe Anhang 2). Diese Art von Schmerz wird von ausgeprägter Nackensteifheit begleitet.

In einigen Fällen kann ein okzipitaler Kopfschmerz auch mit einem Blasen-Muster zusammenhängen wie etwa Nässe-Hitze der Blase. Hier ist der Schmerz scharf.

Gesamter Kopf

Hier sind chronische Kopfschmerzen auf Nieren-Essenz-Mangel zurückzuführen. Die Nieren-Essenz nährt das Gehirn, bei einer Schwäche der Essenz fehlt es dem Gehirn an Nahrung. Es können in der Folge dumpfe Schmerzen im ganzen Kopf entstehen, die von einem Leeregefühl im Schädel begleitet werden.

Akute Kopfschmerzen, die den ganzen Kopf betreffen, treten beim Eindringen äußeren Windes auf (entweder Wind-Kälte oder Wind-Hitze). Sie sind stark und von scharfem Charakter, gelegentlich werden sie von einer ziehenden Empfindung begleitet.

Es besteht also im allgemeinen ein Zusammenhang zwischen dem Syndrom, das zu einer gewissen Kopfschmerzart gehört, und dem beteiligten Meridian. Beispielsweise führt das Muster des Aufsteigens von Leber-Yang zu Kopfschmerzen in der Gallenblasen-Leitbahn, Nieren-Schwäche zieht Kopfschmerzen im Verlauf des Blasen-Meridians nach sich. Es gibt allerdings Ausnahmen, vor allem, wenn mehr als ein Muster beteiligt ist. Ein Beispiel: ein Mensch leidet an chronischer Schwäche der Niere, die zum Aufsteigen von Leber-Yang führt. Besteht die Nieren-Schwäche sehr lange, und der Kopfschmerz manifestiert sich im kranialen Anteil des Blasen-Meridians, so kann es vorkommen, daß sich dort am Okziput im Verlauf der Blasen-Leitbahn auch Schmerzen vom Leber-Yang-Typ zeigen, also solche von sehr scharfem und pochendem Charakter.

Wir sollten daran denken, daß häufig auch Kopfschmerzen zu verschiedenen Zeitpunkten in verschiedenen Kopfregionen auftreten. Das ist nicht außergewöhnlich und einfach auf die Tatsache zurückzuführen, daß es zur gleichen Zeit zwei verschiedene Syndrome gibt, die zu Kopfschmerzen führen. Beispielsweise kann ein Leber-Blut-Mangel zum Aufsteigen des Leber-Yang führen. Hier kann der Patient an dumpfen Scheitelkopfschmerzen leiden, was den Leber-Blut-Mangel widerspiegelt. Die Schmerzen können sich aber gelegentlich in temporale, einseitige stechende und pochende Sensationen verwandeln, was durch das Aufsteigen des Leber-Yang hervorgerufen wird.

Wechselt die Lokalisation des Kopfschmerzes ständig und wird der Schmerz zu verschiedenen Zeitpunkten an verschiedenen Stellen empfunden, so spricht dies entweder für Leber-Wind, wobei der Schmerz von einer ziehenden Sensation begleitet wird, oder für die Anwesenheit von Schleim – hier gesellt sich zum Schmerz ein Schweregefühl im Kopf.

Diagnose gemäß dem Schmerzcharakter

Im allgemeinen spricht gemäß den Acht Prinzipien ein dumpfer Schmerz für einen Leere-Zustand, ein stechender hingegen für eine Fülle. Plötzlicher Beginn zeigt eher das Eindringen eines äußeren Faktors, langsamer Beginn spricht für einen inneren Zustand. Zu den Leere-Zuständen, die zu dumpfem Kopfschmerz führen, gehören Mangel an Qi und/oder Blut, Leber-Blut-Mangel und Nieren-Schwäche. Die Fülle-Zustände beinhalten das Aufsteigen von Leber-Yang, Emporlodern von Leber-Feuer, Leber-Wind, Schleim, Blut-Stagnation und Magen-Hitze.

Dumpf

Dumpfe Kopfschmerzen sind auf einen der oben erwähnten Leere-Zustände zurückzuführen.

Schweregefühl

Dieses ist charakteristisch für Nässe oder Schleim, die den Kopf verlegen und das klare Yang-Qi daran hindern, zum Kopf emporzusteigen. Das trübe Yin-Qi hingegen wird beim Absteigen gestört. Der Kopf fühlt sich typischerweise schwer, benommen und wie in ein Tuch gehüllt an. Der Patient kann sich auch schwer konzentrieren und klar denken, vor allem morgens.

Sowohl Nässe als auch Schleim können zu den oben erwähnten Empfindungen führen, Schleim hat aber eine stärkere obstruktive Wirkung, er benebelt die „Öffnungen“ und Sinnesorgane, was zu Schwindelgefühl und verschwommenem Sehen führt. Die letzten beiden Symptome dienen der Unterscheidung zwischen Schleim und Nässe im Kopf.

Distensionsschmerz

Es handelt sich um einen typisch chinesischen Ausdruck, der in dieser Form von westlichen Patienten selten gebraucht wird. Die häufigsten Worte, die wir bezüglich dieser Schmerzart hören, sind „pochend“, „berstend“ und „pulsierend“, allesamt Begriffe, die mit „distendierend“ korrespondieren. Diese Empfindung ist jedenfalls typisch für einen Kopfschmerz mit Leber-Bezug, beispielsweise durch Leber-Yang oder Leber-Feuer hervorgerufen.

Ein Distensionsschmerz kann allerdings auch durch äußere Wind-Hitze entstehen. In diesem Fall betrifft er den gesamten Kopf; bei Leber-Yang oder Leber-Feuer ist er am wahrscheinlichsten uni- oder bilateral am Kopf zu finden.

Steifigkeit

Ein Gefühl der Steifigkeit des Okziput spricht üblicherweise für das Eindringen äußerer Wind-Kälte. Chronischer Kopfschmerz mit steifen oberen Schulter- und Nackenpartien spricht für das Aufsteigen von Leber-Yang.

Ziehen

Ein ziehender Schmerz deutet auf inneren Leber-Wind hin.

Durchdringend, bohrend

Diese Empfindung ist äußerst intensiv. Man empfindet sie an einer fixen Stelle. Sie spricht für Blut-Stagnation und tritt nur bei chronischen Kopfschmerzen auf. Manche Menschen beschreiben in diesem Zusammenhang eine Empfindung, „als ob der Kopf entzweigespalten würde“.

Leereempfindung

Sie spricht für Nieren-Schwäche, entweder im Yin- oder im Yang-Bereich.

Wir können nunmehr die verschiedenen Kopfschmerzarten entsprechend den Syndromen folgendermaßen zusammenfassen:

- Wind-Kälte: stark, okzipital, ausgeprägte Steifigkeit
- Wind-Hitze: stark, distendierend, im ganzen Kopf
- Wind-Nässe: Schweregefühl, als ob der Kopf eingepackt wäre
- Leber-Yang, Leber-Feuer: distendierend

- Leber-Wind: ziehend
- Blut-Stagnation: durchdringend, bohrend, Empfindung, als ob der Kopf gespalten würde
- Schleim: Schweregefühl, als ob der Kopf eingepackt wäre, Schwindelgefühl
- Nässe: Schweregefühl, als ob der Kopf eingepackt wäre
- Qi-/Blut-Mangel: dumpf
- Nieren-Schwäche: Leereempfindung.

Diagnose gemäß den Modalitäten (Besserung, Verschlechterung)

Jene Umstände, die Kopfschmerzen verbessern oder aggravieren, geben uns einen Hinweis auf den Zustand, der den Schmerz verursacht.

Tageszeit

Chronische Kopfschmerzen, die untertags schlimmer sind, sprechen entweder für eine Qi- bzw. Yang-Schwäche oder für Nässe.

Chronische Kopfschmerzen, die abends oder während der Nacht schlechter werden, weisen auf eine Schwäche von Blut oder Yin hin (was zum Aufsteigen des Yang führen kann).

Aktivität – Ruhe

Kopfschmerzen, die bei Aktivität schlechter werden, sprechen für einen Mangel an Qi oder Blut, wohingegen jene Schmerzen, die bei leichter Belastung besser werden, auf das Aufsteigen von Leber-Yang oder auf Schleim zurückgehen können.

Kopfschmerzen, die durch Ruhe und Niederlegen leichter werden, sind durch eine Leere an Qi oder Blut verursacht, Schmerzen, die jedoch durch Niederlegen verschlimmert werden, sind entweder auf Nässe oder auf Schleim zurückzuführen.

Wetter

Werden Kopfschmerzen durch Hitze schlechter, so kann das auf das Aufsteigen von Leber-Yang oder Leber-Feuer zurückzuführen sein. Schmerzen, die bei Kälte ausgeprägter werden, können ihre Ursache in einem Yang-Mangel haben. Eine Verschlimmerung bei feuchter Witterung spricht ganz klar für Nässe oder Schleim als Ursache.

Kopfschmerzen, die durch Kälteanwendung vorübergehend besser werden, können ihre Ursache in Leber-Yang oder Leber-Feuer haben.

Emotionen

Werden Kopfschmerzen durch Zorn schlimmer, so ist ihre Ursache in Leber-Yang oder Leber-Feuer zu suchen. Werden die Schmerzen jedoch schlechter, wenn sich der Mensch plötzlich entspannt (typischer Wochenendkopfschmerz), so haben wir aufsteigendes Leber-Yang vor uns. Auch Schmerzen, die durch plötzliche Erregung schlimmer werden, können auf das Aufsteigen von Leber-Yang zurückgehen.

Sexuelle Aktivität

Chronische Kopfschmerzen, die nach sexueller Betätigung schlimmer werden, die beim Mann in der Ejakulation bzw. bei der Frau im Orgasmus kulminiert, sprechen deutlich für eine Nieren-Schwäche.

In seltenen Fällen bessern sich auch Kopfschmerzen durch geschlechtliche Aktivität, was auf Leber-Feuer hinweist.

Ernährung

Abgesehen vom weiten Feld der Nahrungsintoleranzen sind Kopfschmerzen, die nach dem Essen schlechter werden, typisch für Nässe, Schleim, Nahrungsstagnation oder Magen-Hitze.

Werden Kopfschmerzen durch Nahrungsaufnahme gebessert, so denken wir an Mangel von Qi oder Blut. Verschlimmerung durch den Konsum saurer Nahrungsmittel (Orangen, Grapefruits, Essig, usw.) sind auf das Aufsteigen von Leber-Yang zurückzuführen.

Körperstellung

Besserung beim Hinlegen ist ein Hinweis auf Leere. Verschlechterung beim Niederlegen und Besserung durch Sitzen spricht für Fülle. Beispielsweise werden starke Kopfschmerzen aufgrund von Aufsteigen des Leber-Yang besser, wenn man sich aufsetzt, weshalb der Patient sich nicht gerne niederlegen möchte.

Menstruation

Viele Kopfschmerzarten werden unmittelbar durch die Menstruationsfunktion beeinflußt. Prämenstruelle Kopfschmerzen sind üblicherweise auf das Aufsteigen von Leber-Yang zurückzuführen. Verschlimmerung während der Regel spricht für Leber-Feuer oder Blut-Stagnation. Treten sie gegen Ende der Periode auf, so läßt uns das an Blut-Mangel denken.

Druck

Lehnt der Mensch eine Druckausübung auf den Ort des Kopfschmerzes ab, so weist das auf einen Fülle-Zustand hin. Wird der Schmerz hingegen durch Druck besser, so haben wir ein Indiz für eine Leere.

Differenzierung und Behandlung

Wollen wir zum Zweck der Behandlung die Muster voneinander abgrenzen, so müssen wir zunächst eine Unterscheidung zwischen äußeren und inneren Kopfschmerzen treffen. Aus Sicht der Acht Prinzipien sind äußere Kopfschmerzen per definitionem vom Fülle-Typus. Bei den inneren Kopfschmerzen ist es wichtig, zwischen Leere- und Fülle-Arten zu unterscheiden. Zhang Jie-Bin schreibt in seinem „Klassiker der Kategorien", daß alle Kopfschmerzen einfach entweder auf zuviel oder zuwenig Qi im Kopf zurückgehen – im ersten Fall haben wir einen Fülle-, im zweiten Fall einen Leere-Typ vor uns. Er sagt: „Schmerzt der Kopf, so weist das auf eine Leere unten und eine Fülle oben hin ... Kann das Qi nicht aufsteigen, so schmerzt der Kopf ... wenn das Qi nicht emporsteigt, so ist das Gehirn leer."[6]

Wir werden folgende Muster besprechen:

1. Außen

1.1 Wind-Kälte
1.2 Wind-Hitze
1.3 Wind-Nässe

2. Innener Fülle-Typ

2.1 Leber-Yang
2.2 Leber-Feuer
2.3 Leber-Wind
2.4 Leber-Qi-Stagnation
2.5 Kälte-Stagnation in der Leber-Leitbahn
2.6 Nässe
2.7 Trüber Schleim
2.8 Trüber Schleim-Wind
2.9 Nahrungsstagnation
2.10 Blut-Stagnation
2.11 Magen-Hitze

3. Innerer Leere-Typ

3.1 Qi-Mangel
3.2 Blut-Mangel
3.3 Nieren-Schwäche

Allgemeine Prinzipien

Behandlung der Wurzel oder der Manifestation

Gerade in der Therapie von Kopfschmerzen ist diese Frage von besonderem Interesse. Es gibt drei Möglichkeiten des Vorgehens.

1. Behandlung sowohl der Wurzel als auch der Manifestation

Dies ist das häufigste Herangehen an das Problem, denn in den meisten Fällen ist es nötig, sowohl Wurzel als auch Manifestation gleichzeitig zu behandeln. Ist beispielsweise ein Kopfschmerz auf das Aufsteigen von Leber-Yang zurückzuführen, das durch einen Nieren-Yin-Mangel entsteht, so liegt es auf der Hand, gleichzeitig die Niere zu tonisieren und das Leber-Yang zu unterdrücken.

Aber auch wenn wir Wurzel und Manifestation gleichzeitig behandeln, so müssen wir doch häufig eine Betonung auf den einen oder anderen Zustand legen. Sind die Kopfschmerzen sehr stark und herrschen sehr häufige Anfälle vor, so müssen wir unsere Aufmerksamkeit auf die Behandlung der Manifestation und weniger der Wurzel lenken. Um beim obigen Beispiel zu bleiben: wenn die Kopfschmerzen, die durch das aufsteigende Leber-Yang hervorgerufen werden, sehr schwer und häufig sind, so wird es wichtig sein, daß wir uns zunächst auf die Therapie der Manifestation konzentrieren, wir werden also das Leber-Yang unterdrücken.

Wenn andererseits die Manifestation keine sehr ausgeprägten Schmerzen verursacht, so kann es ausreichen, das Hauptaugenmerk auf die Behandlung der Wurzel zu richten. Leidet ein Mensch beispielsweise an leichten Kopfschmerzen aufgrund eines Qi-Mangels, so werden wir uns auf die Behandlung der Wurzel konzentrieren, also das Qi tonisieren.

2. Primäre Behandlung der Manifestation, sekundäre Behandlung der Wurzel

Dieser Zugang ist nötig, wenn die durch die Manifestation ausgelösten Kopfschmerzen außerordentlich stark sind, so daß sie jegliches normales Leben verhindern. Wenn beispielsweise die Leber-Yang-bedingten Kopfschmerzen von solch geschilderter Intensität und Frequenz sind, werden wir unsere Aufmerksamkeit zunächst auf die alleinige Therapie der Manifestation richten, also auf das Unterdrücken des Leber-Yang. Haben wir einmal Stärke und Häufigkeit der Kopfschmerzen vermindert, so können wir uns auch der Behandlung der Wurzel zuwenden.

3. Alleinige Behandlung der Wurzel

Das ist möglich, wenn die Kopfschmerzen leicht und selten sind. Sie sind üblicherweise vom Leere-Typus, beispielsweise harmlose Kopfschmerzen aufgrund von Qi- oder Blut-Mangel. In diesen Fällen könnte es ausreichend sein, einfach nur Qi oder Blut zu tonisieren, so daß die Kopfschmerzen nach und nach verschwinden.

Punkteauswahl

Bei der Kopfschmerztherapie ist es von grundlegender Bedeutung, Nah- und Fernpunkte zu kombinieren. Je chronischer oder intensiver der Schmerz ist, desto mehr lokale Punkte brauchen wir. Nahpunkte sind auch dann sehr wichtig, wenn ein chronischer Kopfschmerz immer am gleichen Ort auftritt. Dies spricht nämlich für eine lokale Blut-Stagnation, die immer nach dem Einsatz von Nahpunkten zum Auflösen der Stase verlangt.

Allgemein ausgedrückt, wählen wir Fernpunkte entsprechend jenem Syndrom, das für den Kopfschmerz charakteristisch ist, und entsprechend dem beteiligten Meridian. Diese beiden Faktoren müssen nicht unbedingt zusammenfallen. Beispielsweise manifestiert sich ein Leber-Yang-Kopfschmerz nahezu ausnahmslos auf der Gallenblasen-Leitbahn. Wir könnten daher als Fernpunkte Le 3 (dem Syndrom entsprechend) und G 43 (der Leitbahn entsprechend) wählen.

Nahpunkte suchen wir meist gemäß der betroffenen Leitbahn aus. Bei Kopfschmerzen auf dem Gallenblasen-Meridian könnten wir zum Beispiel G 6-xuanli als den lokalen Punkt auswählen. Einige lokale Punkte kann man entsprechend der Lokalisation des Kopfschmerzes, unabhängig vom Muster, zur Behandlung heranziehen. Einige Beispiele:

- Stirnkopfschmerz: LG 23-shangxing, G 14-yangbai
- Scheitelkopfschmerz: LG 20-baihui, LG 21-qianding
- Okzipitalkopfschmerz: B 10, LG 19-houding
- Temporaler Kopfschmerz: G 8-shuaigu, Taiyang.

Man kann aber lokale Punkte auch gemäß dem Muster auswählen. Um beim obigen Beispiel zu bleiben: wenn der Schmerz im Verlauf des Gallenblasen-Meridians durch das Aufsteigen von Leber-Yang hervorgerufen wird, so könnten wir zusätzlich zu Punkten auf der Gallenblasen-Leitbahn auch LG 20 einsetzen, da der innere Verlauf des Leber-Meridians bis zu diesem Punkt reicht.

Für die Arzneimitteltherapie gelten die gleichen Prinzipien. Die „lokalen" Arzneien, also jene, die spezifisch auf den Kopf wirken, werden gemäß der betroffenen Leitbahn ausgewählt, in gewissem Maß aber auch entsprechend dem Muster, die „distalen" Arzneien, also jene, die den Zustand behandeln sollen, der den Kopfschmerzen zugrunde liegt, werden gemäß dem Syndrom ausgesucht. Beispielsweise kann man bei Stirnkopfschmerzen aufgrund von Leber-Qi-Stagnation und Milz-Schwäche Radix Angelicae dahuricae (Bai zhi) geben, um die Stirn zu beeinflussen, während als Hauptverschreibung Xiao yao san (Modifiziertes Pulver des freien und entspannten Wanderers) ausgewählt wird, um das Muster zu behandeln, das die Kopfschmerzen hervorruft, nämlich die Stagnation des Leber-Qi.

1. Äußere Kopfschmerzen

Kopfschmerzen äußerer Herkunft werden durch das Eindringen äußeren Winds hervorgerufen. Wind wirkt auf die oberen Körperpartien, Kopfschmerz ist eine seiner Hauptmanifestationen. Kopfschmerzen durch äußeren Wind sind per definitionem vom Fülle-Typ, da sie durch die Anwesenheit von Wind gekennzeichnet sind. Äußerer Wind paart sich häufig mit anderen pathogenen Faktoren, um sodann Wind-Kälte, Wind-Hitze oder Wind-Nässe zu bilden.

1.1 Wind-Kälte

Sie dringt zunächst in die Leitbahnen des Großen Yang ein und äußert sich in Kopfschmerzen und Steife im Okzipitalbereich, wo eben diese Meridiane verlaufen. Kälte zieht die Sehnen zusammen und spannt sie an, auch die Zirkulation des Abwehr-Qi wird verzögert, weshalb es zum typischen Steifigkeitsgefühl im Nacken kommt.

Dieser Kopfschmerz ist natürlich von akutem Beginn. Er kann sehr stark sein, dauert aber bloß kurz an, nämlich über jene Zeitdauer, während der die Wind-Kälte an der Oberfläche sitzt. Dringt der pathogene Faktor in das Innere ein, so verschwindet diese Art von Kopfschmerz. Es gibt aber Ausnahmen, denn in einigen Fällen kann die äußere Wind-Kälte nicht vertrieben werden, läßt sich in den Muskeln nieder und gibt Anlaß zu chronischen Kopfschmerzen.

In akuten Fällen kommt es abgesehen vom Kopfschmerz auch zu generalisierten Körperschmerzen, da die äußere Wind-Kälte die freie Zirkulation des Abwehr-Qi in der Muskulatur behindert.

Weitere Symptome und Krankheitszeichen: Abneigung gegen Kälte, Frösteln, gelegentlich Fieber, steife und schmerzende Schultern, Fehlen von Durst, etwas Dyspnoe, Husten, Niesen, rinnende Nase mit weißem Sekret oder verstopfte Nase, blasser Harn, oberflächlicher und gespannter Puls.

Therapieprinzip

Die Oberfläche befreien, Wind und Kälte vertreiben, Obstruktionen der Leitbahnen beseitigen.

Akupunktur

Punktauswahl

Allgemeine Verschreibung: Lu 7, G 20, LG 16-fengfu, B 10. Alle sedieren.

Erläuterung

Diese Punkte werden wegen ihrer Wirkung beim Vertreiben von Wind-Kälte ausgewählt, in spezieller Hinsicht auf den Kopfschmerz aufgrund von Wind-Kälte. Wir hätten auch einige andere Punkte zum Befreien der Oberfläche aussuchen können, die keine spezifische Wirkung auf Kopfschmerzen haben, wie etwa B 12 und B 13 (siehe dazu auch Kapitel 34).

- Lu 7 ist der Hauptpunkt zum Befreien der Körperoberfläche und zum Vertreiben von Wind-Kälte. Zusätzlich beeinflußt der Punkt besonders den Kopf und erleichtert Kopfschmerzen. Aus diesem Grund können wir ihn auch bei Kopfschmerzen aufgrund von Wind-Kälte, Wind-Hitze und auch trübem Schleim einsetzen.
- G 20 vertreibt Wind im Bereich des Kopfes.
- LG 16 vertreibt Wind im Kopfbereich und behandelt das Areal der Meridiane des Großen Yang.
- B 10 wird als lokaler Punkt verwendet, da er zum Bereich der Meridiane des Großen Yang gehört, der üblicherweise beim Eindringen von Wind-Kälte betroffen ist.

Andere Punkte

- LG 20-baihui kann verwendet werden, wenn der Kopfschmerz nicht auf das Okziput beschränkt ist, sondern den ganzen Kopf betrifft.
- Dü 3 eliminiert Wind und beeinflußt das Areal des Großen Yang.
- Die Kombination Dü 3 und B 62 öffnet das Lenkergefäß, eliminiert Wind und beeinflußt das Gebiet des Großen Yang.
- B 67-zhi yin und B 66-tong gu können ausgewählt werden, um bei okzipitalem Kopfschmerz das Große Yang zu beeinflussen. Diese beiden Punkte sind der Jing-Brunnen- und der Ying-Quellen-Punkt. Sie sind deshalb bei Fülle-Mustern gut geeignet, pathogene Faktoren zu eliminieren. Da sie an der Spitze des Fußes liegen, beeinflussen sie den Kopf, entsprechend dem Prinzip, daß Punkte an einem Ende das andere Ende beeinflussen.
- B 60 wird verwendet, wenn der Kopfschmerz auch den unteren Nackenanteil und die Schulterhöhe betrifft.
- LG 8-jinsuo eliminiert sowohl inneren als auch äußeren Wind und entspannt Muskulatur sowie Sehnen auf der Schulterhöhe. Dies wird schon durch den Punktnamen angedeutet: „Sehnenkrampf“.

Arzneimitteltherapie

Rezeptur

Chuan xiong cha tiao san

Regulierendes Pulver mit Rhizoma Chuanxiong, mit grünem Tee einzunehmen

Rhizoma Chuanxiong Rhizoma seu	Chuan xiong	6.0 g
Radix Notopterygii	Qiang huo	6.0 g
Radix Angelicae dahuricae	Bai zhi	6.0 g
Herba Schizonepetae	Jing jie	6.0 g
Herba Asari	Xi xin	3.0 g
Radix Saposhnikoviae	Fang feng	6.0 g
Herba Menthae	Bo he	3.0 g
Radix Glycyrrhizae	Gan cao	3.0 g
Folium Camelliae	Cha ye	

Erläuterung

Diese Rezeptur zielt darauf ab, spezifisch Kopfschmerzen aufgrund von Wind-Kälte zu behandeln. Die Wirkung des Befreiens der Oberfläche ist nicht sehr groß, wenngleich vorhanden.

- Chuan xiong, Qiang huo und Bai zhi zielen auf die Behandlung des Areals des Großen Yang ab und vertreiben Wind.

- Jing jie, Xi xin und Fang feng vertreiben Wind-Kälte.
- Bo he vertreibt Wind-Hitze und wird hier eingesetzt, um zunächst Wind zu vertreiben, aber auch, weil die Arznei den Kopf beeinflußt und Kopfschmerzen lindert.
- Gan cao harmonisiert und gleicht die anderen Arzneien aus.
- Grüner Tee (Folium Camelliae) ist ein wichtiger Teil der Rezeptur. Er wirkt klärend nach oben in Richtung von Augen und Kopf und lindert somit Kopfschmerzen. Der grüne Tee wird auch hinzugefügt, weil er von kühler Natur ist und somit die Mehrheit der anderen Zutaten ausgleicht, die ziemlich warm sind.

Variationen

Bei ausgeprägten Symptomen und Krankheitszeichen eines Eindringens von Wind-Kälte in die Schichte des Abwehr-Qi (Niesen, Husten, Dyspnoe) kann man die Rezeptur Ma huang tang (Dekokt mit Herba Ephedrae) unter Hinzufügung geeigneter Arzneien einsetzen, um den Kopfschmerz zu beeinflussen.

Einzelne Arzneien

Es kommen hier mehrere in Frage. Wir können sie entsprechend dem betroffenen Areal klassifizieren, also gemäß Großem Yang, Kleinem Yang und Hellem Yang.

- Großes Yang: Du huo (Radix Angelicae pubescentis), Qiang huo (Rhizoma seu Radix Notopterygii), Chuan xiong (Rhizoma Chuanxiong) und Gao ben (Rhizoma Ligustici).
- Kleines Yang: Chai hu (Radix Bupleuri), Huang qin (Radix Scutellariae) und Qing hao (Herba Artemisiae annuae).
- Helles Yang: Sheng ma (Rhizoma Cimicifugae), Ge gen (Radix Puerariae) und Bai zhi (Radix Angelicae dahuricae).

Fertigarznei 1

Chuan xiong cha tiao wan

Regulierende Pille mit Rhizoma Chuanxiong, mit grünem Tee einzunehmen

Rhizoma Chuanxiong	Chuan xiong
Rhizoma seu Radix Notopterygii	Qiang huo
Radix Angelicae dahuricae	Bai zhi
Herba Schizonepetae	Jing jie
Herba Asari	Xi xin
Radix Saposhnikoviae	Fang feng
Herba Menthae	Bo he
Radix Glycyrrhizae	Gan cao
Folium Camelliae	Cha ye

Erläuterung

Diese Pillen haben dieselben Zutaten und Funktionen wie die oben besprochene Rezeptur. Sie sind geeignet, akute Kopfschmerzen aufgrund des Eindringens äußerer Wind-Kälte zu behandeln. Für optimale Resultate sollten die Pillen mit einer heißen Abkochung aus frischem Ingwer eingenommen werden.

Fertigarznei 2

Tong xuan li fei wan

Pille zum Verteilen, Absenken und Regulieren des Lungen-Qi

Herba Ephedrae	Ma huang
Fructus Aurantii	Zhi qiao
Radix Platycodi	Jie geng
Poria	Fu ling
Radix Peucedani	Qian hu
Radix Scutellariae	Huang qin
Pericarpium Citri reticulatae	Chen pi
Radix Glycyrrhizae	Gan cao
Rhizoma Pinelliae	Ban xia
Semen Armeniacae	Xing ren
Folium Perillae	Zi su ye

Erläuterung

Dieses Medikament kann eingesetzt werden, um Kopfschmerzen zu behandeln, die durch das Eindringen äußerer Wind-Kälte verursacht werden. Die Hauptverwendung ist allerdings das Wiederherstellen der verteilenden und absteigenden Funktion des Lungen-Qi und das Auflösen von Schleim. Wird das Präparat bei Kopfschmerzen eingesetzt, so erreicht man die beste Wirkung mit den großen, weichen Pillen, die man kauen sollte.

1.2 Wind-Hitze

Sie verlegt die klaren Öffnungen des Kopfes. Sie führt zu einem Kopfschmerz, der tief im Kopf empfunden wird und von distendierendem Charakter ist. Der Schmerz kann sehr stark sein und das Gefühl vermitteln, daß der Kopf „zerspringt".

Auch diese Art von Kopfschmerz hat wie jene aufgrund von Wind-Kälte einen akuten Beginn. Der Schmerz dauert nur so lange an, wie der pathogene Faktor an der Oberfläche sitzt.

Andere Symptome und Krankheitszeichen: Abneigung gegen Kälte, Frösteln, Fieber, leichter Durst, rinnende Nase mit gelbem Sekret, Halsschmerzen, eventuell geschwollene Tonsillen, rote Augen, etwas dunklerer Harn, leichte Rötung von seitlichen Rändern oder Spitze der Zunge, oberflächlicher und schneller Puls. Die Abneigung gegen Kälte und das Frösteln sind weniger ausgeprägt als bei Wind-Kälte, das Fieber tritt hingegen deutlicher hervor.

Therapieprinzip

Die Oberfläche befreien, Hitze beseitigen, Wind vertreiben, Obstruktionen der Leitbahnen beseitigen.

Akupunktur

Allgemeine Punktekombination

Di 4, G 20, LG 16-fengfu, LG 14-dazhui, 3E 5. Alle Punkte sedieren.

Erläuterung

- Di 4 befreit die Oberfläche, vertreibt Wind-Hitze und hat eine spezielle Wirkung auf Kopf und Gesicht.
- G 20 und LG 16 vertreiben Wind aus dem Kopfbereich.
- LG 14 vertreibt Wind, beseitigt Hitze und lindert Kopfschmerzen.
- 3E 5 vertreibt Wind-Hitze und lindert Kopfschmerzen.

Weitere Punkte

- LG 20 vertreibt Wind und lindert Kopfschmerzen. Der Punkt wird vor allem bei diffusen Kopfschmerzen des gesamten Schädels eingesetzt.
- Di 11 vertreibt Wind-Hitze. Wir geben diesen Punkt, wenn Symptome und Krankheitszeichen der Hitze ausgeprägt sind.
- 3E 16 vertreibt Wind-Hitze. Im besonderen lindert dieser Punkt auch Kopfschmerzen.

Arzneimitteltherapie

Rezeptur 1

Sang ju yin

Dekokt mit Folium Mori und Flos Chrysanthemi

Folium Mori	Sang ye	6.0 g
Flos Chrysanthemi	Ju hua	3.0 g
Herba Menthae	Bo he	3.0 g
Semen Armeniacae	Xing ren	6.0 g
Radix Platycodi	Jie geng	6.0 g
Fructus Forsythiae	Lian qiao	6.0 g
Rhizoma Phragmitis	Lu gen	6.0 g
Radix Glycyrrhizae	Gan cao	3.0 g

Erläuterung

Dies ist die Hauptrezeptur zum Vertreiben von Wind-Hitze in leichten Fällen. Ist Kopfschmerz das herausragende Symptom, so müssen wir die Mischung anpassen, indem wir aus untenstehender Liste einige Arzneien hinzufügen, die spezifisch auf Kopfschmerzen wirken.

- Sang ye und Ju hua vertreiben Wind-Hitze. Beide sind leichte Arzneien, die in Richtung des Oberen Erwärmers emportreiben. Vor allem Ju hua wirkt auf jegliche Kopfschmerzen.
- Bo he, Jie geng und Xing ren unterstützen die beiden Hauptarzneien beim Vertreiben von Wind-Hitze, außerdem stimulieren sie das Absteigen des Lungen-Qi. Jie geng und Bo he lindern den Kopfschmerz.
- Lian qiao und Lu gen vertreiben Wind-Hitze, sie unterstützen auch die Flüssigkeiten, um Durst zu lindern.
- Gan cao harmonisiert.

Rezeptur 2

Ju hua cha tiao san

Regulierendes Pulver mit Flos Chrysanthemi, mit grünem Tee einzunehmen

Chuan xiong cha tiao san plus:

Flos Chrysanthemi	Ju hua	6.0 g
Bombyx batryticatus	Jiang can	6.0 g

Erläuterung

Diese Rezeptur kombiniert Chuan xiong chatiao wan (Regulierende Pille mit Rhizoma Chuanxiong, mit grünem Tee einzunehmen), eine Rezeptur zum Vertreiben von Wind-Kälte, mit zwei Arzneien, die Wind-Hitze beseitigen und bei Kopfschmerzen wirksam sind.

- Ju hua vertreibt Wind-Hitze und lindert Kopfschmerz.
- Jiang can vertreibt Wind-Hitze und wirkt spezifisch auf Kopfschmerzen ein, die durch das Eindringen von Wind-Hitze entstehen.

Weitere Arzneien

- Fructus Viticis (Man jing zi) vertreibt Wind-Hitze und wirkt bei Kopfschmerzen.
- Radix Puerariae (Ge gen) vertreibt Wind-Hitze, löst Muskeln und Sehnen und lindert auf diese Weise Schmerzen und Steife von Nacken- und Schulterpartie, die durch das Eindringen äußeren Windes hervorgerufen werden.
- Herba Menthae (Bo he) und Flos Chrysanthemi (Ju hua) vertreiben Wind-Hitze. Sie sind leichte,

aromatische Arzneien, die im besonderen den Kopf beeinflussen. Sie erleichtern auch Kopfschmerzen durch Aufsteigen von Leber-Yang. Ju hua wirkt zusätzlich auf die Augen, weshalb wir die Arzneien vor allem einsetzen, wenn der Kopfschmerz periokulär gelegen ist oder die Augen gerötet sind.

Fertigarznei 1

Sang ju gan mao pian

Erkältungstablette mit Folium Mori und Flos Chrysanthemi

Folium Mori	Sang ye
Flos Chrysanthemi	Ju hua
Herba Menthae	Bo he
Semen Armeniacae	Xing ren
Radix Platycodi	Jie geng
Fructus Forsythiae	Lian qiao
Rhizoma Phragmitis	Lu gen
Radix Glycyrrhizae	Gan cao

Erläuterung

Diese Tabletten haben gleiche Zutaten und Funktionen wie die Rezeptur Sang ju yin. Die Kombination von Sang ye, Ju hua und Bo he, also Arzneien, die den Kopf beeinflussen, machen sie geeignet zur Behandlung von Kopfschmerzen, die durch Wind-Hitze hervorgerufen werden.

Diese Mischung ist von ziemlich milder Wirkung, weshalb sie nur in leichten Fällen einzusetzen ist.

Fertigarznei 2

Yin qiao jie du wan (oder pian)

Pille (oder Tablette) mit Flos Lonicerae und Fructus Forsythiae zum Vertreiben von Gift

Flos Lonicerae	Jin yin hua
Fructus Forsythiae	Lian qiao
Radix Platycodi	Jie geng
Fructus Arctii	Niu bang zi
Herba Menthae	Bo he
Herba Schizonepetae	Jing jie
Herba Lophatheri	Dan zhu ye
Semen Sojae praeparatum	Dan dou chi
Radix Glycyrrhizae	Gan cao

Erläuterung

Diese bekannten Tabletten können bei Kopfschmerzen aufgrund von Wind-Hitze verwendet werden, denn sie enthalten Bo he und Jing jie. Diese Rezeptur wirkt stärker als Sang ju yin und ist deshalb für stärkere Fälle von Wind-Hitze geeignet.

Fertigarznei 3

Ling yang shang feng ling

Gripperezeptur mit Cornu Saigae tataricae

Cornu Saigae tataricae	Ling yang jiao
Radix Trichosanthis	Tian hua fen
Fructus Forsythiae	Lian qiao
Herba Lophatheri	Dan zhu ye
Herba Schizonepetae	Jing jie
Radix Puerariae	Ge gen
Radix Glycyrrhizae	Gan cao
Flos Lonicerae	Jin yin hua
Fructus Arctii	Niu bang zi
Herba Menthae	Bo he

Erläuterung

Diese Mischung ist dem vorangegangenen Präparat Yin qiao jie du pian in der Zusammensetzung ähnlich, ist jedoch speziell für Kopfschmerzen bei Wind-Hitze geeignet. Die Mischung enthält nämlich Ling yang jiao zum Vertreiben von Wind sowie Ge gen zum Entspannen der Sehnen. Das Präparat ist deshalb bei schweren Kopfschmerzen und Steife des Nackens nach dem Eindringen von Wind-Hitze außerordentlich gut geeignet.

1.3 Wind-Nässe

Es handelt sich hier um einen Fall von Wind-Kälte, kombiniert mit Nässe. Nässe verlegt die klaren Öffnungen des Kopfes und läßt Kopfschmerzen mit einem typischen Schweregefühl entstehen. Man fühlt sich benommen im Kopf, als ob er in ein Tuch eingehüllt wäre. Diese Empfindung wird durch feuchtes Wetter verstärkt. Nässe hindert das klare Yang daran, den Kopf zu erreichen und die Öffnungen zu erhellen, desweiteren wird das trübe Yin beim Absteigen behindert. All dies führt zum typischen benommenen Gefühl, zu einem schweren Kopf, schlechter Konzentration und schweren Augen.

Andere Symptome und Krankheitszeichen bei Nässe: Abneigung gegen Kälte, Frösteln, gelegentlich Fieber, Druckgefühl in Brustkorb und Epigastrium, Schweregefühl im ganzen Körper, rinnende Nase mit weißem Sekret, klebriger Zungenbelag, oberflächlicher und schlüpfriger Puls.

Therapieprinzip

Die Oberfläche befreien, Wind vertreiben, Nässe auflösen, Obstruktionen der Leitbahnen beseitigen.

Akupunktur

Allgemeine Punktekombination

Lu 7, Di 6, MP 6, M 8, LG 23-shangxing. Alle Punkte sedieren.

Erläuterung

- Lu 7 befreit die Oberfläche und fördert das Verteilen und Hinabsenden der Flüssigkeiten durch die Lunge. Die Nadelung dieses Punktes vertreibt also gleichzeitig Wind und löst Nässe der Oberfläche auf. Er wirkt außerdem spezifisch bei Kopfschmerzen.
- Di 6 befreit die Oberfläche, der Punkt stimuliert auch die Lungen-Funktion des Hinabsendens der Flüssigkeiten aus dem Oberen Erwärmer. Es ist der Luo-Passagepunkt des Verbindungsgefäßes der Dickdarm-Leitbahn, das zu Unterkiefer und Ohr hinaufläuft und somit Kopfschmerzen dieser Region vermindert.
- MP 6 löst Nässe auf.
- M 8 ist der wichtigste lokale Punkt auf dem Kopf, um Nässe, die den Kopf beeinträchtigt aufzulösen. Der Punkt wirkt spezifisch bei dumpfen Kopfschmerzen mit einer Empfindung, als wäre der Kopf eingehüllt.
- LG 23 lindert Kopfschmerzen im Stirn- und Augenbereich.

Arzneimitteltherapie

Rezeptur

Qiang huo sheng shi tang

Dekokt mit Rhizoma seu Radix Notopterygii zum Vertreiben von Nässe

Rhizoma seu Radix Notopterygii	Qiang huo	6.0 g
Radix Angelicae pubescentis	Du huo	6.0 g
Radix Saposhnikoviae	Fang feng	6.0 g
Rhizoma Ligustici	Gao ben	6.0 g
Rhizoma Chuanxiong	Chuan xiong	3.0 g
Fructus Viticis	Man jing zi	6.0 g
Radix Glycyrrhizae tosta	Zhi gan cao	3.0 g

Erläuterung

- Qiang huo ist die Hauptarznei; sie befreit die Oberfläche, vertreibt Wind-Kälte sowie Nässe und wirkt spezifisch auf die Leitbahnen des oberen Rücken- und Nackenbereichs.
- Du huo unterstützt Qiang huo beim Vertreiben von Wind-Nässe.
- Fang feng und Gao ben vertreiben beide Wind-Kälte. Fang feng wirkt auch gegen Nässe und lindert Kopfschmerzen, während Gao ben auf die Leitbahnen des Rückens wirkt und auf diese Weise Qiang huo beim Lindern der Kopfschmerzen unterstützt.
- Chuan xiong vertreibt Wind und hilft beim Erleichtern der Kopfschmerzen mit.
- Man jing zi vertreibt Wind-Hitze und wirkt spezifisch bei äußeren Kopfschmerzen.
- Gan cao harmonisiert.

Weitere Arzneien

- Radix Angelicae dahuricae (Bai zhi) vertreibt Wind aus dem Kopf- und Gesichtsbereich, weshalb diese Arznei vor allem bei solchen Kopfschmerzen eingesetzt wird.
- Herba Agastachis rugosae (Huo xiang) ist eine aromatische Arznei zum Auflösen äußerer Nässe. Aufgrund ihres aromatischen und leichten Charakters beeinflußt sie den Kopf.
- Rhizoma Atractylodis (Cang zhu) ist ebenfalls eine aromatische Arznei zum Auflösen von Nässe, die vor allem bei Kopfschmerzen eingesetzt wird.

Fertigarznei

Huo xiang zheng qi wan

Pille mit Herba Agastachis rugosae für das Aufrechte Qi

Herba Agastachis rugosae	Huo xiang
Folium Perillae	Zi su ye
Radix Angelicae dahuricae	Bai zhi
Rhizoma Pinelliae	Ban xia
Pericarpium Citri reticulatae	Chen pi
Rhizoma Atractylodis macrocephalae	Bai zhu
Poria	Fu ling
Cortex Magnoliae officinalis	Hou po
Pericarpium Arecae	Da fu pi
Radix Platycodi	Jie geng
Rhizoma Zingiberis recens	Sheng jiang
Fructus Jujubae	Da zao
Radix Glycyrrhizae tosta	Zhi gan cao

Erläuterung

Diese Pillen sind zur Behandlung von Kopfschmerzen geeignet, die durch äußere Nässe entstehen (sowohl durch Kälte-Nässe als auch durch Nässe-Hitze). Diese Art von Kopfschmerzen tritt im Stirnbereich auf und wird von einem Schweregefühl des Kopfes begleitet.

Dieses Präparat können wir auch bei Kopfschmerzen vom Nässe-Typ anderer Ätiologie, etwa aufgrund von Lebensmittelvergiftungen, einsetzen.

Der entsprechende Zungenbefund: klebriger, weißer Belag.

Innere Kopfschmerzen

Sie können aufgrund einer Vielzahl von Ursachen entstehen. Die wichtigste zu treffende Unterscheidung ist jene zwischen Kopfschmerzen vom Leere- und vom Fülle-Typ. Nach dieser Differenzierung muß man herausfinden, welche Organe und welche Leitbahnen involviert sind. Wir sollten dabei gewahr sein, daß Organ und Meridian in der Pathogenese des Kopfschmerzes nicht immer zusammen fallen müssen. Beispielsweise zeigen sich die meisten Kopfschmerzen aufgrund von aufsteigendem Leber-Yang in der Gallenblasen-Leitbahn, einige tun das aber wiederum nicht. Dieser Punkt wird in Kürze anläßlich der Besprechung der Therapiemethoden näher erläutert werden.

Die vier Organe, die am unmittelbarsten in die Pathogenese von Kopfschmerzen einbezogen sind, sind Milz, Magen, Leber und Niere. Ätiologie und Pathologie innerer Kopfschmerzen sind in Abb. 1.9 dargestellt.

2. Innere Fülle-Kopfschmerzen

Sie werden alle durch die Anwesenheit von Fülle im Kopf charakterisiert, die zur Obstruktion der Qi-Zirkulation und zu lokaler Blut-Stagnation im Kopf und in weiterer Folge zu Kopfschmerzen führt. Diese Fülle kann die Form von Leber-Yang oder Leber-Feuer annehmen, oder von Schleim, Nässe und Blut-Stagnation. Da der Schmerz auf Fülle zurückzuführen ist, ist er im Vergleich zu Leere-Kopfschmerzen sehr stark.

2.1 Aufsteigendes Leber-Yang

Wir haben hier wahrscheinlich den häufigsten inneren Kopfschmerz-Typus vor uns. Er entsteht, wenn das Yang der Leber „rebellierend" aufwärts steigt und eine Yang-Fülle im Kopf verursacht. Es liegt in der Natur von Leber-Qi und -Yang, frei emporzufließen, unter pathologischen Umständen kann jedoch diese Bewegung übermäßig stark werden und zu Kopfschmerzen Anlaß geben. Wie wir gesehen haben, ist die Hauptleitbahn der Leber einer von nur zwei Meridianen (der zweite ist der Herz-Meridian), die innerlich zum Kopf hin verlaufen. Alle anderen Yin-Leitbahnen erreichen den Kopf über ihre Nebenverläufe.

Der häufigste Grund für Kopfschmerzen dieser Art ist ein emotionaler. Emotionen wie Zorn (geäußert oder unterdrückt), Frustration und lange gehegter Groll können zum übermäßigen Emporsteigen des Leber-Yang führen.

Das Aufsteigen von Leber-Yang entspringt üblicherweise einer der vier folgenden Situationen:

a) Leber-Blut-Mangel
b) Leber-Yin-Mangel
c) Leber- und Nieren-Yin-Mangel
d) Leber-/Nieren-Yin-Mangel sowie Nieren-Yang-Mangel.

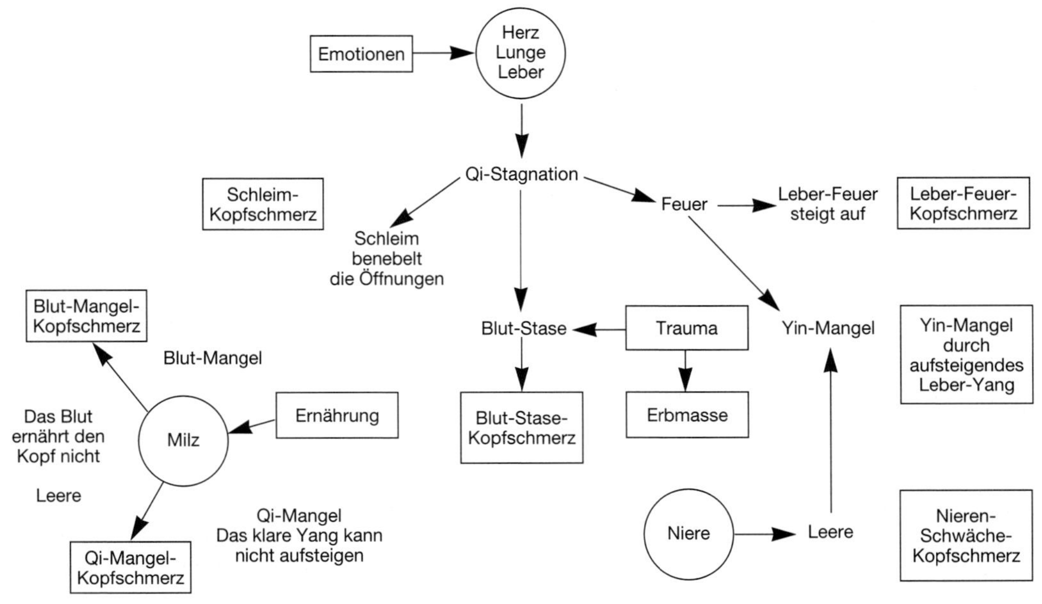

Abb. 1.9: Ätiologie und Pathologie innerer Kopfschmerzen

Leber-Blut-Mangel ist eine häufige Ursache für das Aufsteigen von Leber-Yang. Blut ist ein Teil des Yin, es wird in der Leber gespeichert. Das Blut der Leber verwurzelt und verankert das Yang der Leber. Ist also das Leber-Blut geschwächt, so kann das Leber-Yang nach oben „entkommen“ und den Kopf stören.

Leber-Yin-Mangel ist in der Praxis dem Leber-Blut-Mangel nahezu gleich. Eines der Hauptzeichen zur Unterscheidung vom Leber-Blut-Mangel sind trockene Augen.

Leber und Niere haben eine gemeinsame Wurzel, weshalb eine Schwäche des einen Organs das andere beeinträchtigt. Leber-Blut-Schwäche führt auf lange Sicht zu einer mangelnden Nährung der Nieren-Essenz, die in der Folge in Leere gerät. Umgekehrt kann ein Mangel an Nieren-Essenz zu mangelhafter Blut-Bildung und damit zu einem Leber-Blut-Mangel führen. Sowohl Blut als auch Essenz gehören dem Yin an, daher führt auch Leber- und Nieren-Yin-Mangel zu einem übermäßigen Aufsteigen des Leber-Yang.

In einigen wenigen Fällen kann das Aufsteigen des Leber-Yang aber auch durch einen Nieren-Yang-Mangel ausgelöst werden. Das wirkt nur auf den ersten Blick paradox. Die Niere ist die Quelle der gesamten Yin- und Yang-Energie des menschlichen Körpers. Es gibt eine enge Interaktion zwischen dem Yin und dem Yang der Niere, die beiden können nicht voneinander getrennt werden. Daher tritt auch eine Schwäche des Nieren-Yin und des Nieren-Yang häufig gemeinsam auf. Selbstverständlich stehen ein Yin- und ein Yang-Mangel der Niere nie einem 1:1 Verhältnis zueinander, einer der beiden Mangelzustände herrscht immer vor. Die Farbe des Zungenkörpers zeigt immer die überwiegende Schwäche. Ist er schwach, so weist daß auf ein Übergewicht des Nieren-Yang-Mangels hin, ein roter Zungenkörper spricht für ein Überwiegen der Nieren-Yin-Schwäche.

Besteht eine Nieren-Yang-Schwäche über längere Zeit, so kann sie eine (allerdings geringere) Schwäche des Nieren-Yin nach sich ziehen, die in der Folge zum Aufsteigen von Leber-Yang Anlaß gibt. Damit wird uns klar, weshalb ein Mensch einige Symptome und Zeichen einer Nieren-Yang-Schwäche bieten kann, wie etwa häufigen, hellen Harnfluß, Frösteln, eine blasse, gedunsene Zunge und einen tiefen und langsamen Puls, gleichzeitig nur ein Symptom eines Nieren-Yin-Mangels zeigt, etwa Nachtschweiß und mehrere Symptome aufsteigenden Leber-Yangs, z. B. Kopfschmerzen, Reizbarkeit und Schwindelgefühl.

Der Kopfschmerz durch Aufsteigen des Leber-Yang ist intensiv, schwer, pulsierend oder distendierend. Einige Patienten beschreiben ihn auch als pulsierend, mahlend oder berstend. Üblicherweise betrifft er eine oder beide Seiten des Kopfes entlang der Gallenblasen-Leitbahn oder Schläfe und Augenbrauen. Häufig verspürt man ihn auch hinter einem oder beiden Augen (Abb. 1.10). Er kann auch in einem kleinen Areal rund um den Punkt G 14 auftreten.

Der Kopfschmerz bei aufsteigendem Leber-Yang wird häufig von Übelkeit oder Erbrechen begleitet. Dazu kommt es, weil das Leber-Qi den Magen attackiert und somit das Magen-Qi am Absteigen hindert. In einigen wenigen Fällen tritt auch Diarrhö hinzu, da das Leber-Qi die Milz attackiert und ihre Funktion des Transformierens und Transportierens stört.

Der Leber-Yang-Kopfschmerz bessert sich üblicherweise durch Aufsetzen. Häufig sitzt der Patient durch einige Kissen gestützt im Bett.

Andere häufige Symptome bei Kopfschmerzen aufgrund von Leber-Yang sind Sehstörungen. Der Patient sieht Blitze, hat eine visuelle Aura oder unscharfes Sehen.

Diese Art von Kopfschmerzen steckt häufig hinter den „Wochenend-Kopfschmerzen“. Diese treten bei Menschen auf, die während der Woche übermäßig viel und unter starkem Druck arbeiten, wodurch der Leber-Yang-Zustand in gewisser Weise

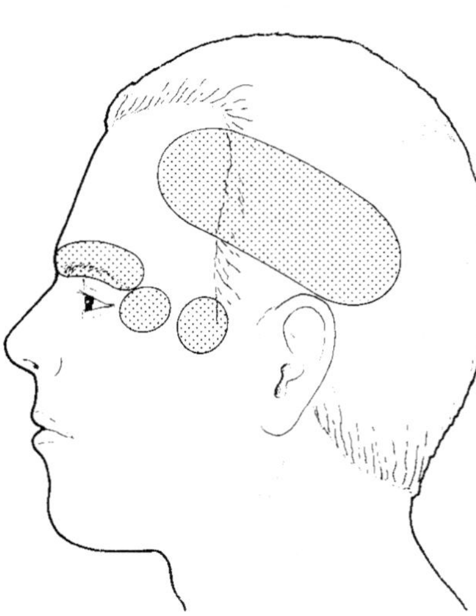

Abb. 1.10: Areal des Leber-Yang-Kopfschmerzes

„versteckt“ wird. Pausieren sie während des Wochenendes plötzlich mit der Arbeit, so läßt die Inaktivität das Leber-Yang emporschnellen und die Kopfschmerzen verursachen.

Andere Manifestation von aufsteigendem Leber-Yang sind Schwindelgefühl, Tinnitus, Schwerhörigkeit, trockene Kehle, Schlafstörungen, Reizbarkeit, roter Zungenbelag und saitenförmiger Puls. Der Puls kann entweder bloß auf der linken Seite oder auch nur an der linken mittleren Position saitenförmig sein. Wichtig zu verstehen ist, daß Zunge und Puls voneinander abweichen können, je nachdem, ob der Kopfschmerz auf einem Mangel an Leber-Blut oder an Nieren-/Leber-Yin-Mangel fußt. Basiert er auf einem Leber-Blut-Mangel, so ist der Zungenkörper blaß und dünn, ist hingegen eine Schwäche des Nieren- und Leber-Yin die Ursache, so ist der Zungenkörper rot und belaglos. In den wenigen Fällen, wo das Aufsteigen des Leber-Yang durch eine Schwäche des Nieren-Yang bedingt ist, ist der Zungenkörper blaß und gedunsen, der Puls tief und langsam.

Therapieprinzip

Die Leber beruhigen, rebellierendes Yang unterdrücken, je nach der Situation das Leber-Blut, Leber-Yin und/oder Nieren-Yin stärken.

Akupunktur

Allgemeine Punktekombination

Le 3, Le 8, MP 6, 3E 5, G 20, Extrapunkt Taiyang. Leber- und Nieren-Yin-Mangel: plus N 3-taixi.

Le 3, 3E 5, G 20 sedieren, Le 8, MP 6 und N 3 tonisieren. Taiyang neutral nadeln. Bei sehr chronischen Zuständen können die üblicherweise zu sedierenden Punkte ebenfalls neutral gestochen werden.

Erläuterung

- Le 3 ist der wichtigste Fernpunkt zum Beruhigen der Leber und zum Unterdrücken von aufsteigendem Yang. Es handelt sich auch um den wichtigsten Fernpunkt bei dieser Art von Kopfschmerz. Er sollte entsprechend tief genadelt werden (üblicherweise mindestens 0.5 cun), meist wird er sediert. In akuten Fällen sollte man ihn ziemlich stark sedieren oder zumindest während der Behandlung wiederholt stimulieren, etwa 4- bis 5mal während 20 Minuten. Bei äußerst starken akuten Kopfschmerzen, wenn der Puls sehr saitenförmig ist, sollte man die Nadeln recht lange belassen, jedenfalls länger als 20 Minuten, bis zu einer Stunde. Viele Patienten mit dieser Kopfschmerz-Art wollen sich während einer akuten Attacke nicht niederlegen, weshalb wir sie in einer bequemen, aufrechten Haltung nadeln sollten.
- Je chronischer der Zustand ist, desto weniger muß man diesen Punkte sedieren. In sehr chronischen Fällen ist es sogar ausreichend, neutral zu stimulieren.
- Le 3 wirkt auf Leber-Yang-Kopfschmerzen unabhängig von ihrer Lokalisation.
- Le 8 wird tonisiert, um Leber-Blut und/oder Leber-Yin zu nähren. Das Aufsteigen des Leber-Yang entstammt immer einer Schwäche des Leber-Blutes oder des Leber-Yin und/oder einem Nieren-Yin-Mangel. Aus diesem Grund müssen wir Punkte einsetzen, die das Leber-Blut stärken und/oder das Nieren-Yin aufbauen.
- MP 6 wird tonisiert, um das Leber-Blut zu nähren. MP 6 ist der Jiaohui-Kreuzungspunkt der Leitbahnen von Leber, Milz und Niere, weshalb er auch das Beruhigen der Leber unterstützt. Er beruhigt auch den Geist und fördert den Schlaf. Das ist vor allem bei chronischen Kopfschmerzen wichtig, denn wenn der Patient nicht gut schlafen kann, ist die Heilung der Kopfschmerzen viel schwieriger.
- 3E 5 wird sediert, um das Leber-Yang zu unterdrücken und die lateralen Kopfanteile zu beeinflussen. Die Verwendung dieses Punktes basiert auf der Beziehung zwischen den Leitbahnen des Dreifachen Erwärmers und der Gallenblase – sie gehören dem Meridiansystem des Kleinen Yang an. Die Beziehung zwischen den Yang-Leitbahnen des Arms und des Beins ist in der Tat sehr eng, denn sie treffen einander an der Oberfläche im Kopfbereich und gehen ineinander über. Deshalb sind sie in der Praxis nahezu untereinander austauschbar. Hier wählen wir 3E 5, um das Areal des Kleinen Yang am Kopf zu beeinflussen (das Gebiet der Gallenblasen-Leitbahn ist hier mit eingeschlossen), wo die Leber-Yang-Kopfschmerzen zumeist auftreten.
  Warum aber wählen wir den Meridian des Dreifachen Erwärmers statt jenen der Gallenblase, und weshalb ziehen wir 3E 5 anderen 3E-Punkten vor? Wenn man die (häufige) Wahl zwischen Yang-Leitbahnen des Arms und des Beins hat, um das Gebiet ihrer gemeinsamen Einflußnahme zu behandeln, so haben die Punkte auf dem Arm eine gemäßigtere Wirkung als jene auf den Bein-Meridianen. Somit hat 3E 5 eine mildere

Wirkung als etwa G 43. Man kann sich bei der Wahl von Punkten auf dem Arm oder dem Bein daher von der Schwere der Symptome leiten lassen – in schweren Fällen entscheidet man sich für Punkte auf den Yang-Meridianen des Beins. Selbstverständlich kann man auch gleichzeitig Punkte auf Armen und Beinen geben, um einen noch stärkeren Effekt zu erzielen.

Wir ziehen in diesem Fall 3E 5 den anderen Punkten der gleichen Leitbahn vor, weil er der Luo-Passagepunkt ist und daher speziell zur Behandlung von Meridian-Störungen geeignet ist. Wir verwenden diesen Punkt daher nicht so sehr, um das Leber-Yang auf der Ebene der inneren Organe zu unterdrücken, sondern dazu, um rebellierendes Yang im Bereich der Leitbahnen des Kleinen Yang zu befrieden. 3E5 wirkt spezifisch auf Kopfschmerzen im Schläfenbereich.

G 20 wird als nahegelegener Punkt eingesetzt, um Leber-Yang zu unterdrücken. Er zähmt Leber-Yang und Leber-Wind und wirkt spezifisch auf Kopfschmerzen dieser Genese. Er entspannt auch die Muskulatur des oberen Nackens und klärt die Augen – beide Wirkungen unterstützen beim chronischen Kopfschmerz.

Dieser Punkt wird zumindest 0.5 cun tief gestochen, die Nadeln weisen zum jeweils gegenüberliegenden Auge. Diese Richtung kann allerdings auch geändert werden, indem man zur Behandlung eines einseitigen, ipsilateralen Kopfschmerzes die Nadel in Richtung des gleichseitigen Auges sticht. Im Unterschied zu anderen Punkten, die weiter kranial an Nacken und Kopf liegen, kann G 20 sediert werden. Er kann am liegenden Patienten gestochen werden, dieser muß sich dazu nicht aufsetzen.

Taiyang ist ein Extrapunkt an der Schläfe. Er wirkt spezifisch zum Bezähmen des Leber-Yang, wenn es zu Schläfenkopfschmerzen führt. Wir verwenden ihn nur, wenn der Schmerz tatsächlich an der Schläfe sitzt, andernfalls werden verschiedene andere lokale Punkte ausgewählt. Er wird neutral genadelt.

Andere Punkte

In Abhängigkeit von der Lokalisation des Kopfschmerzes können wir viele andere Punkte auswählen.

Fernpunkte

- KS 7 wird aus verschiedenen Gründen als Fernpunkt eingesetzt. Zunächst hat der Perikard-Meridian innerhalb des Umkehr-Yin eine Verbindung zum Leber-Meridian. KS 6 hilft somit indirekt mit, das Leber-Yang zu bezähmen, er beruhigt den Geist und die Wanderseele. KS 6 ist der Luo-Passagepunkt der Perikard-Leitbahn und hat somit eine Verbindung zum Meridian des Dreifachen Erwärmers. Aus diesem Grund beeinflußt er die Dreifacher Erwärmer-Leitbahn am Kopf und kann somit zum Unterdrücken des Aufsteigens von Leber-Yang beitragen, das die Leitbahnen des Kleinen Yang beeinträchtigt. Zu diesem Zweck kann KS 6 mit 3E 4 kombiniert werden – ein sehr wirksames Paar speziell bei Kopfschmerzen im Bereich des Kleinen Yang (Schläfe, laterale Anteile von Kopf und Nacken), vor allem bei Frauen. Aufsteigendes Leber-Yang ist häufig mit Streß und einer Neigung zu innerer Spannung gepaart. KS 6 hilft beim Harmonisieren der Leber und beim Beruhigen des Geistes und der Wanderseele-hun, vornehmlich bei Frauen.
- Lu 7 ist ein spezieller Punkt bei Kopfschmerzen. Er wird nicht im besonderen bei Leber-Yang-Kopfschmerzen verwendet, kann aber hier aus zwei Gründen eingesetzt werden. Zunächst wirkt er auf jegliche Art von Kopfschmerzen, desweiteren kann er die Lunge tonisieren, wenn ein Lungen-Qi-Mangel zum rebellierenden Aufsteigen des Leber-Yang beiträgt. Gemäß der Lehre der Fünf Elemente ausgedrückt, entspricht dies der Situation „Metall kann Holz nicht kontrollieren". Diese Situation ist ziemlich häufig und spiegelt sich im Puls wider: die rechte distale Position ist sehr schwächlich, die linke mittlere Taststelle bietet einen saitenförmigen Puls. Oft findet man abgesehen vom Pulsbefund keine weiteren Symptome und Krankheitszeichen.
- G 43 ist der Ying-Quellen-Punkt der Gallenblasen-Leitbahn. In dieser Funktion wird er bei Fülle-Mustern zum Eliminieren pathogener Faktoren verwendet. Hier können wir ihn nadeln, um das Leber-Yang zu bezähmen und Obstruktionen der Kopfanteile des Gallenblasen-Meridians zu beseitigen. Da er auf dem Fuß liegt, kann er zur Behandlung des anderen Endes des Körpers, hier also des Kopfes, gegeben werden. Er wirkt spezifisch auf Schläfen- und Augenregion.

Lokale Punkte

- G 4-hanyan, G 5-xuanlu und G 6-xuanli sind allesamt sehr wichtige lokale Punkte bei Kopfschmerzen an der Schädelseite im Bereich des

Gallenblasen-Meridians, hervorgerufen durch aufsteigendes Leber-Yang. Sie werden horizontal genadelt, also praktisch subkutan mit einem Winkel von etwa 15°, die Spitze der Nadel weist üblicherweise nach okzipital. Diese lokalen Punkte sollten wir immer bei Gelegenheit im Laufe einer Behandlung einsetzen, wenn der Kopfschmerz sehr chronisch ist und immer im gleichen Gebiet auftritt.

- G 8-shuaigu ist ein wirksamer lokaler Punkt bei Kopfschmerzen rund um das Ohr und im Bereich des oberen, lateralen Nackens. Er wird horizontal und Richtung okzipital gestochen.
- G 9-tianchong ist ein sehr wichtiger lokaler Punkt bei Seitenkopfschmerzen. Zusätzlich hat er auch einen allgemeinen Effekt, indem er Geist und Wanderseele beruhigt sowie Leber-Yang zähmt. Diesen Punkt nehmen wir, wenn der Patient sehr angespannt ist und durch langfristige emotionale Probleme beunruhigt wird.
- G 13-benshen wird gegeben, wenn der Kopfschmerz unilateral frontal liegt, üblicherweise rund um G 14. Einerseits unterdrückt er Leber-Yang, andererseits hat er aber auch einen starken Effekt auf das Beruhigen von Geist und Wanderseele, überdies fördert er den Schlaf. Der Unterschied zwischen G 9 und G 13 liegt darin, daß ersterer Punkt bei emotionalen Problemen aufgrund von Groll und Frustration wirkt, letzterer aber besser beruhigend auf den Geist wirkt, wenn der Mensch sehr angespannt ist und nicht schlafen kann.
- G 14-yangbai wird einfach gegeben, wenn der Kopfschmerz rund um diesen Punkt liegt. Einige Kopfschmerzen aufgrund von aufsteigendem Leber-Yang liegen unilateral an der Stirn rund um diesen Punkt, der Schmerz fühlt sich an, als ob ein Nagel an dieser Stelle eingeschlagen würde.
- G 21 wird als Hilfspunkt eingesetzt, wenn die Schulterhöhe sehr gespannt und steif ist – dies kommt häufig bei Patienten mit chronischen Kopfschmerzen vor. Die wiederholte Anwendung dieses Punktes unterstützt wirksam die Entspannung der Nackenmuskulatur.
- B 2-zanzhu geben wir, wenn der Kopfschmerz um die Augen herum auftritt, oder aber an der Stirn mit Ausstrahlung zu den Augen.
- Yuyao ist ein Extrapunkt in der Mitte der Augenbraue. Wir nadeln ihn, wenn der Kopfschmerz rund um die oder hinter den Augen verspürt ist, im besonderen, wenn das Aufsteigen des Leber-Yang durch einen Leber-Blut-Mangel bedingt ist.
- G 1-tongziliao wird eingesetzt, wenn der Kopfschmerz im Schläfenbereich und an den äußeren Augenwinkeln situiert ist.

Alte, klassische Punktekombination

LG 20-baihui, LG 21-qianting, LG 24-shenting, LG 23-shangxing, 3E 23-sizhukong, G 20, Di 4, B 2, M 8-touwei (aus „Großes Kompendium der Akupunktur").[7]

Arzneimitteltherapie

Rezeptur 1

Tian ma gou teng yin

Dekokt mit Rhizoma Gastrodiae und Ramulus cum Uncis Uncariae

Rhizoma Gastrodiae	Tian ma	9.0 g
Ramulus cum Uncis Uncariae	Gou teng	9.0 g
Concha Haliotidis	Shi jue ming	6.0 g
Ramulus Taxilli	Sang ji sheng	9.0 g
Cortex Eucommiae	Du zhong	9.0 g
Radix Cyathulae	Chuan niu xi	9.0 g
Fructus Gardeniae	Zhi zi	6.0 g
Radix Scutellariae	Huang qin	9.0 g
Herba Leonuri	Yi mu cao	9.0 g
Caulis Polygoni	Shou wu teng	9.0 g
Sclerotium Poriae pararadicis	Fu shen	6.0 g

Erläuterung

Diese Rezeptur wird sehr häufig bei Kopfschmerzen durch aufsteigendes Leber-Yang eingesetzt.

- Tian ma, Gou teng und Shi jue ming bezähmen Leber-Yang und Leber-Wind. Alle drei Arzneien wirken spezifisch bei Kopfschmerzen, die durch das Aufsteigen von Leber-Yang hervorgerufen werden.
- Sang ji sheng nährt das Leber-Blut. Das ist nötig, da aufsteigendes Leber-Yang häufig einem Leber-Blut-Mangel entspringt.
- Du zhong tonisiert die Niere, denn aufsteigendes Leber-Yang kommt häufig bei Nieren-Schwäche zustande.
- Chuan niu xi nährt Leber und Niere. Hier wird die Arznei wegen der oben angeführten Gründe verwendet.
- Zhi zi und Huang qin werden hinzugefügt, um jegliches Leber-Feuer, das entstehen könnte, zu beseitigen. Im besonderen Huang qin wirkt klärend im oberen Bereich und mildert jegliche

Symptome von Leber-Feuer im Oberen Erwärmer, wie etwa rote, schmerzhafte Augen und Kopfschmerzen.

- Yi mu cao bewegt und harmonisiert das Leber-Blut. Auf diesem Weg beruhigt die Arznei auch rebellierendes Leber-Qi.
- Shou wu teng und Fu shen werden beigefügt, um Geist und Wanderseele zu beruhigen sowie den Schlaf zu fördern. Das ist nötig, um die Reizbarkeit zu behandeln, die häufig das aufsteigende Leber-Yang begleitet. Es ist auch ein allgemeiner Grundsatz, daß es nützlich ist, bei Menschen mit chronischen Kopfschmerzen den Schlaf zu fördern, da Schlafmangel den Behandlungsfortschritt bremst.

Rezeptur 2

Zhen gan xi feng tang

Dekokt zum Besänftigen der Leber und zum Bezähmen von Wind

Radix Achyranthis bidentatae	Niu xi	15.0 g
Haematitum	Zhe shi	15.0 g
Fossilia ossis Mastodi	Long gu	12.0 g
Concha Ostreae	Mu li	12.0 g
Plastrum Testudinis	Gui ban	12.0 g
Radix Scrophulariae	Xuan shen	12.0 g
Radix Asparagi	Tian dong	12.0 g
Radix Paeoniae alba	Bai shao	12.0 g
Herba Artemisiae scopariae	Yin chen hao	6.0 g
Fructus Toosendan	Chuan lian zi	6.0 g
Fructus Hordei germinatus	Mai ya	6.0 g
Radix Glycyrrhizae	Gan cao	6.0 g

Erläuterung

- Niu xi nährt Leber und Niere. Somit wird die „Wurzel" gestärkt, um das Yang zu bezähmen.
- Zhe shi, Long gu, Mu li und Gui ban sind allesamt absenkende Substanzen zum Bezähmen des Leber-Yang. Zusätzlich baut Gui ban auch stark das Yin auf.
- Xuan shen, Tian dong und Bai shao nähren das Yin. Bai shao beruhigt auch die Leber und wirkt gegen Schmerzen.
- Yin chen hao und Chuan lian zi leiten die Wirkung der Arznei in die Leber-Leitbahn.
- Mai ya unterstützt den Magen. Die Rezeptur enthält nämlich mineralische Substanzen wie Zhe shi, die schwer verdaulich sind.
- Gan cao harmonisiert.

Der Hauptunterschied zwischen dieser und der vorangegangenen Rezeptur liegt darin, daß die letztere mehr das Yin stärkt und daher geeignet ist, wenn eine deutliche Leber- und Nieren-Yin-Schwäche vorliegt. Es sei hier bemerkt, daß Zhe shi nicht für die Langzeitanwendung geeignet und in der Schwangerschaft kontraindiziert ist. Man kann die Substanz gegebenenfalls weglassen oder sie durch Concha Margaritiferae (Zhen zhu mu) ersetzen, eine Arznei, die auch absenkend und unterdrückend auf das Leber-Yang wirkt.

Rezeptur 3

Ling jiao gou teng tang

Dekokt mit Cornu Saigae tataricae und Ramulus cum Uncis Uncariae

Cornu Saigae tataricae	Ling yang jiao	4.5 g
Ramulus cum Uncis Uncariae	Gou teng	9.0 g
Folium Mori	Sang ye	6.0 g
Flos Chrysanthemi	Ju hua	9.0 g
Radix Paeoniae alba	Bai shao	9.0 g
Radix Rehmanniae	Sheng di huang	15.0 g
Sclerotium Poriae pararadicis	Fu shen	9.0 g
Bulbus Fritillariae cirrhosae	Chuan bei mu	12.0 g
Caulis Bambusae in taeniam	Zhu ru	15.0 g
Radix Glycyrrhizae	Gan cao	2.5 g

Erläuterung

- Ling yang jiao und Gou teng unterdrücken Leber-Yang und Leber-Wind. Sie sind die Herrscherarzneien dieser Rezeptur.
- Sang ye und Ju hua sind die Ministerarzneien, sie unterstützen die ersten beiden Zutaten beim Unterdrücken des Leber-Yang.
- Sheng di huang und Bai shao sind die Assistentenarzneien. Sie nähren das Yin, da das Leber-Yang auf dem Boden einer Schwäche des Leber-Yin oder Leber-Blutes entsteht.
- Chuan bei mu und Zhu ru sind ebenfalls Assistentenarzneien. Sie sollen jegliche Schleim-Hitze beseitigen, die durch Leber-Feuer entstehen könnte, das die Körperflüssigkeiten verbrennt.
- Fu shen beruhigt den Geist.
- Gan cao harmonisiert.

Falls das aufsteigende Leber-Yang einem Leber-Blut-Mangel entspringt, so kann man jeder der obigen Rezepturen Si wu tang (Dekokt aus vier Zutaten) hinzufügen. Ist Leber-Yin-Mangel die Ursache, könnte man Yi guan jian (Verbindungsdekokt) hinzugeben. Bei zugrundeliegendem Nieren-Yin-Mangel könnte man Liu wei di huang wan (Pille aus sechs Bestandteilen mit Radix Rehmanniae praeparata) oder Zuo gui wan (Pille, die die Linke [Niere] wiederherstellt) beigeben.

Einzelne Arzneien

- Tian ma (Rhizoma Gastrodiae) ist die Hauptarznei beim Leber-Yang-Kopfschmerz. Sie unterdrückt Leber-Yang und Leber-Wind und behandelt spezifisch Kopfschmerzen.
- Gou teng (Ramulus cum Uncis Uncariae) bezähmt ebenfalls Leber-Yang und Leber-Wind und behandelt Kopfschmerzen. Zusätzlich und im Unterschied zu Tian ma ist die Arznei kühl und beseitigt Leber-Hitze.
- Ji li (Fructus Tribuli) unterdrückt Leber-Yang und Leber-Wind. Die Arznei wirkt spezifisch auf Kopfschmerzen rund um die Augen. Sie ist warm, bitter und scharf. Deshalb sollte man sie bei Yin-Schwäche nur mit Vorsicht einsetzen.
- Ju hua (Flos Chrysanthemi) zähmt das Leber-Yang und ist eines der am häufigsten verwendeten Mittel bei dieser Art von Kopfschmerzen, besonders bei periokulären. Die Arznei wird häufig zu Rezepturen gegen andere Arten von Kopfschmerzen gegeben, um deren Wirkung in Richtung des Kopfes zu lenken.
- Shi jue ming (Concha Haliotidis) zügelt Leber-Yang und Leber-Wind, daher die spezifische Wirkung gegen Kopfschmerzen. Die Arznei ist auch kalt, weshalb sie ebenfalls gegen Leber-Feuer wirksam ist.
- Ling yang jiao (Cornu Saigae tataricae) bezähmt Wind und Yang der Leber, die Arznei kann bei chronischen Kopfschmerzen eingesetzt werden.
- Bai shao (Radix Paeoniae alba) harmonisiert die Leber und ist deshalb eine sehr wichtige Pflanze bei Schmerzen aufgrund vieler verschiedener Leber-Disharmonien. Sie fördert den geschmeidigen Fluß des Leber-Qi, zügelt aber auch das Leber-Yang, weshalb sie auch bei Kopfschmerzen gegeben werden kann. Im allgemeinen besänftigt und harmonisiert Bai shao, denn auch Blut und Yin werden genährt. Daher wirkt die Arznei schmerzstillend, vor allem in Kombination mit Gan cao (Radix Glycyrrhizae).
- Gan cao (Radix Glycyrrhizae) kann abgesehen von den anderen Funktionen wegen des süßen Geschmacks auch bei chronischen Kopfschmerzen aufgrund von Leber-Yang eingesetzt werden. Der süße Geschmack harmonisiert und beruhigt die Leber, daher die unterstützende Wirkung zum Bekämpfen von Schmerz, vor allem in der Paarung mit Bai shao. „Reine Fragen" sagt in Kapitel 22: „Bei Schmerzen, die der Leber entstammen, sollten [Arzneien mit] süßem Geschmack verwendet werden, um die Leber zu beruhigen."[8]
- Long gu (Fossilia Ossis Mastodi) senkt das Leber-Yang ab, beruhigt den Geist und die Wanderseele.
- Mu li (Concha Ostreae) senkt das Leber-Yang ab, beruhigt Geist und Wanderseele und ist zur Behandlung von Leber-Yang-Kopfschmerzen geeignet. Diese Substanz nährt ebenso wie Long gu auch das Yin.
- Suan zao ren (Semen Ziziphi spinosae) ist eine wichtige Erweiterung von Rezepturen gegen Leber-Yang-Kopfschmerzen. Die Arznei bezähmt das Leber-Yang und ist hervorragend für das Beruhigen des Geistes geeignet, sie beruhigt die Wanderseele und besänftigt die Reizbarkeit, die typisch für das Aufsteigen von Leber-Yang ist. Suan zao ren ist im besonderen angezeigt, wenn Kopfschmerzen dadurch entstehen, daß das Leber-Yang in Leber- und Gallenblasen-Leitbahn eindringt. Überdies wissen wir, daß Schlafstörungen bei Patienten mit chronischen Kopfschmerzen ein Therapiehindernis darstellen – diese Arznei ist in diesem Zusammenhang wichtig, denn sie fördert auch den Schlaf.

Fertigarznei 1

Jiang ya wan

Pille zum Absenken des Blutdrucks

Herba Leonuri	Yi mu cao
Radix Achyranthis bidentatae	Niu xi
Radix Rehmanniae	Sheng di huang
Colla Corii Asini	E jiao
Radix Angelicae sinensis	Dang gui
Ramulus cum Uncis Uncariae	Gou teng
Lignum Aquilariae resinatum	Chen xiang
Rhizoma Chuanxiong	Chuan xiong
Spica Prunellae	Xia ku cao
Cortex Moutan	Mu dan pi
Rhizoma Gastrodiae	Tian ma
Radix et Rhizoma Rhei	Da huang
Succinum	Hu po
Rhizoma Coptidis	Huang lian
Cornu Saigae tataricae	Ling yang jiao

Erläuterung

Dieses Präparat ist bei Kopfschmerzen geeignet, die durch aufsteigendes Leber-Yang bei zugrundeliegendem Leber-Yin-Mangel auftreten.

Der entsprechende Zungenbefund bietet einen roten Zungenkörper mit wurzellosem Belag.

Da diese Fertigarznei Da huang enthält, sollte man sie nicht zu lange, also nicht mehr als einige Wochen in einem Stück, anwenden.

Fertigarznei 2

Tian ma shou wu pian

Pille mit Rhizoma Gastrodiae und Radix Polygoni multiflori

Rhizoma Gastrodiae	Tian ma
Radix Polygoni multiflori	He shou wu
Herba Epimedii	Yin yang huo
Radix Ginseng	Ren shen

Erläuterung

Diese Mischung ist für Kopfschmerzen gedacht, die aufgrund von aufsteigendem Leber-Yang vor einem Hintergrund eines Qi- und Blut-Mangels entstehen.

Zungenbefund: blasser, dünner Zungenkörper.

Fertigarznei 3

Tian ma qu feng bu pian

Tablette mit Rhizoma Gastrodiae zum Vertreiben von Wind und zum Tonisieren

Rhizoma Gastrodiae	Tian ma
Radix Angelicae sinensis	Dang gui
Radix Rehmanniae	Sheng di huang
Cortex Cinnamomi	Rou gui
Radix Achyranthis bidentatae	Niu xi
Cortex Eucommiae	Du zhong
Rhizoma seu Radix Notopterygii	Qiang huo
Rhizoma Typhonii	Bai fu zi

Erläuterung

Diese Tabletten wirken bei Kopfschmerzen, die aufgrund von aufsteigendem Leber-Yang bei Nieren-Yin- und Nieren-Yang-Schwäche auftreten. Diese Situation ist alles andere als selten und kommt häufiger bei Frauen vor. Wenn eine Schwäche sowohl des Nieren-Yin als auch des Nieren-Yang vorliegt, so ist es der Mangel an Nieren-Yin, der das Leber-Yang aufsteigen läßt.

Zungenbefund: blasser, gedunsener, nasser Zungenkörper.

Kasuistik

Eine 32jährige Frau leidet seit 8 Jahren an Migräne. Die Schmerzen treten am Scheitel und hinter den Augen auf, sie beginnen dumpf und steigern sich dann bis zu einer starken Intensität. Begleitet werden sie von Übelkeit, Erbrechen und Durchfall. Beim Niederlegen tritt eine Besserung ein. Als sie zur Behandlung kommt, treten die Schmerzen nahezu täglich auf. Ihre Zunge ist blaß und dünn, der Puls ist rechts schwächlich und links etwas saitenförmig.

Diagnose

Aufsteigendes Leber-Yang aufgrund eines Leber-Blut-Mangels. Der Leber-Blut-Mangel ist angesichts der blassen, dünnen Zunge und des schwächlichen Pulses klar. Der zeitweise dumpfe Schmerzcharakter und die Besserung durch das Niederlegen sprechen für eine Schwäche, in diesem Fall des Leber-Bluts. Die Lokalisation der Schmerzen am Scheitel weisen auch auf eine Leber-Blut-Schwäche hin. Für die stärkeren Schmerzen ist das aufsteigende Leber-Yang verantwortlich, Erbrechen und Diarrhö gehen darauf zurück, daß das Leber-Qi Magen und Milz attackiert, das Magen-Qi am Absteigen (Erbrechen) sowie das Milz-Qi am Aufsteigen (Durchfall) hindert.

Behandlungsprinzip

Das Leber-Blut nähren, das Leber-Yang unterwerfen. In diesem Fall sind zwar die schweren Kopfschmerzen auf aufsteigendes Leber-Yang zurückzuführen, das Syndrom ist aber vorrangig doch eines der Leere, wie die Zunge beweist. Aus diesem Grund zielt die Behandlung primär auf das Nähren des Leber-Blutes ab.

Akupunktur

Die wichtigsten verwendeten Punkte: KS 6, 3E 4, M 46, Le 8, MP 6 und Le 3.

Die ersten beiden Punkte werden neutral genadelt, Le 3 sediert, die anderen tonisiert. Bei M 36 wird die Nadel erwärmt.

Erläuterung

- KS 6 reguliert das Leber-Blut und beruhigt Geist und Körperseele.
- 3E 4 in Kombination mit KS 6 bildet eine Paarung zwischen Luo-Passage- und Yuan-Quellpunkt. Diese Kombination verstärkt die Wirkung von KS 6, reguliert aber auch die Leitbahnen des Kleinen Yang. Zusätzlich wirkt 3E 4 allgemein tonisierend.
- M 36 und MP 6 nähren das Blut.
- Le 8 nährt das Leber-Blut.
- Le 3 bezähmt das Leber-Yang.

Arzneimitteltherapie

Ich verwende eine Variation von Si wu tang (Dekokt aus vier Zutaten), um das Leber-Blut zu nähren. Diese Rezeptur bekommt den Vorzug vor jenen, die das Leber-Yang unterdrücken sollen, weil nach meiner Einschätzung eine primäre Leere-Situation vorliegt, nämlich eine Schwäche des Leber-Bluts. Es werden aber Arzneien hinzugefügt, um das Leber-Yang zu zähmen.

Radix Angelicae sinensis	Dang gui	9.0 g
Radix Paeoniae alba	Bai shao	6.0 g
Rhizoma Chuanxiong	Chuan xiong	6.0 g
Radix Rehmanniae praeparata	Shu di huang	6.0 g
Concha Haliotidis	Shi jue ming	9.0 g
Ramulus cum Uncis Uncariae	Gou teng	6.0 g
Fructus Viticis	Man jing zi	4.0 g
Flos Chrysanthemi	Ju hua	3.0 g

Erläuterung

- Die ersten vier Arzneien bilden die Rezeptur Si wu tang zum Nähren des Leber-Bluts.
- Shi jue ming, Ju hua und Gou teng unterdrücken das Leber-Yang.
- Man jing zi wirkt gegen die Kopfschmerzen.

Es tritt eine bemerkenswerte Besserung schon nach der ersten Behandlung ein. Der Kopfschmerz verschwindet nahezu gänzlich nach drei Akupunkturen und drei mal zehn Dekoktverabreichungen.

2.2 Leber-Feuer

Leber-Feuer unterscheidet sich von Leber-Yang dadurch, daß tatsächlich ein pathogener Faktor anwesend ist, nämlich Feuer. Leber-Yang ist durch ein Ungleichgewicht zwischen Yin und Yang charakterisiert, ohne Vorhandensein eines pathogenen Faktors. Viele der Symptome und Krankheitszeichen, die wir vom aufsteigenden Leber-Yang kennen, finden wir auch beim Leber-Feuer: Schwindelgefühl, Tinnitus, Schwerhörigkeit, Reizbarkeit, Kopfschmerzen, trockener Rachen, Schlafstörungen, saitenförmiger Puls. Leber-Feuer ist durch folgende zusätzliche Symptome und Zeichen charakterisiert: Durst, bitterer Mundgeschmack, Oligurie, dunkler Harn, Obstipation mit trockenem Stuhl, rote Augen, rote Zunge mit gelbem Belag. Leber-Feuer ist ein reines Fülle-Muster, aufsteigendes Leber-Yang hingegen ist ein kombiniertes Fülle-Leere-Syndrom. Die Kopfschmerzen aufgrund von Leber-Feuer sind denen bei Leber-Yang ähnlich, nämlich pochend, distendierend, pulsierend oder berstend. Der Schmerz ist allerdings intensiver, ist eher auf eine bestimmte Stelle beschränkt und wird häufiger von Übelkeit oder Erbrechen begleitet.

Therapieprinzip

Die Leber befrieden, Feuer beseitigen.

Akupunktur

Allgemeine Punktekombination

Le 2, MP 6, 3E 5, G 38, G 20, Taiyang. Die Fernpunkte werden sedierend, die lokalen neutral genadelt.

Erläuterung

- Le 2 ist der wichtigste Fernpunkt, um Leber-Feuer zu beseitigen. Nachdem er der Ying-Quellen-Punkt ist, beseitigt er Hitze.
- MP 6 nährt das Yin, um eine Verletzung des Yin durch das Leber-Feuer zu verhindern.
- 3E 5 wird als Fernpunkt verwendet, der die Leitbahnen des Kleinen Yang beeinflußt. Eine nähere Erläuterung findet sich im Abschnitt über das aufsteigende Leber-Yang.
- G 38 beseitigt Feuer der Leber und der Gallenblase. Er ist für unilaterale Kopfschmerzen gut geeignet, besonders, wenn sie periokulär liegen. Auch bei chronischer Migräne ist er sehr bewährt.
- G 20 vertreibt Wind aus dem Kopfbereich und unterdrückt Leber-Feuer. Nähere Informationen finden sich im Abschnitt über das Aufsteigen des Leber-Yang.
- Taiyang: siehe Erläuterung bei der Besprechung des Leber-Yang.

Weitere Punkte

- G 43: als Ying-Quellen-Punkt beseitigt er Hitze der Gallenblase. Er ist geeignet, wenn der Kopfschmerz periokulär oder hinter einem Auge gelegen ist.
- G 44 beseitigt Hitze der Gallenblase. Man gibt ihn, wenn der Kopfschmerz lateral gelegen ist.
- Di 11 wird genadelt, wenn deutliche Hitze-Zeichen vorliegen, wie etwa Durst, bitterer Mundgeschmack, Hitzegefühl, dunkelroter Zungenkörper mit gelbem Belag und schneller Puls.

Auch alle lokalen Punkte, die wir bei der Besprechung des aufsteigenden Leber-Yang besprochen haben, sind in gleicher Weise bei der Behandlung von Leber-Feuer-Kopfschmerzen anwendbar.

Arzneimitteltherapie

Rezeptur

Long dan xie gan tang

Dekokt zum Entlasten der Leber mit Radix Gentianae

Radix Gentianae	Long dan	6.0 g
Radix Scutellariae	Huang qin	9.0 g
Fructus Gardeniae	Zhi zi	9.0 g
Rhizoma Alismatis	Ze xie	9.0 g
Caulis Akebiae	Mu tong	9.0 g
Semen Plantaginis	Che qian zi	9.0 g
Radix Rehmanniae	Sheng di huang	12.0 g
Radix Angelicae sinensis	Dang gui	9.0 g
Radix Bupleuri	Chai hu	9.0 g
Radix Glycyrrhizae	Gan cao	3.0 g

Erläuterung

- Long dan ist in dieser Rezeptur die Herrscherarznei, denn sie beseitigt Leber-Feuer. Diese Wirkung entfaltet sich besonders gut im Kopf-

und Ohrenbereich, daher die Eignung für die Therapie von Kopfschmerzen. Auch Nässe-Hitze des Unteren Erwärmers wird beseitigt, das ist eine weitere Indikation der Rezeptur.

- Huang qin und Zhi zi beseitigen Leber-Hitze. Sie sind die Ministerarzneien und unterstützen Long dan. Auch sie beseitigen Nässe-Hitze.
- Ze xie, Mu tong und Che qian zi sind Assistenarzneien. Sie sind kühl und haben eine diuretische Wirkung zum Ausscheiden von Nässe-Hitze. Abgesehen vom Beseitigen von Nässe-Hitze aus dem Unteren Erwärmer leiten sie Feuer über den Harn aus.
- Sheng di huang und Dang gui nähren das Yin, damit dieses durch das Feuer nicht verletzt wird.
- Chai hu ist eine Botenarznei, um die Wirkung der Rezeptur auf den Leber-Meridian zu konzentrieren.
- Gan cao harmonisiert.

Einzelne Arzneien

- Long dan (Radix Gentianae) ist die wichtigste Arznei zum Beseitigen von Leber-Feuer. Sie ist besonders zur Therapie von Kopfschmerzen geeignet, denn sie wirkt auf das Gebiet rund um Ohren und Augen.
- Xia ku cao (Spica Prunellae) beseitigt Leber-Feuer, ebenfalls mit einer Wirkung auf den Schädel.
- Jue ming zi (Semen Cassiae) beseitigt Leber-Feuer und wirkt auf die Augen. Daher setzt man die Arznei bei Leber-Feuer-Kopfschmerzen rund um ein Auge ein.

Fertigarznei 1

Long dan xie gan wan

Pille zum Entlasten der Leber mit Radix Gentianae

Zutaten und Wirkungen sind die gleichen wie bei der oben erläuterten Rezeptur.

Der Zungenbefund: rote Zunge mit zusätzlicher Rötung an den Rändern, gelber Belag.

Fertigarznei 2

Huang lian yang gan wan

Pille mit Rhizoma Coptidis und Ziegenleber

Rhizoma Coptidis	Huang lian
Flos Buddlejae	Mi meng hua
Semen Cassiae	Jue ming zi
Concha Haliotidis	Shi jue ming
Fructus Leonuri	Chong wei zi
Faeces Vespertilionis	Ye ming sha
Radix Gentianae	Long dan
Cortex Phellodendri	Huang bai
Radix Scutellariae	Huang qin
Rhizoma Picrorhizae	Hu huang lian
Radix Bupleuri	Chai hu
Pericarpium Citri reticulatae viride	Qing pi
Herba Equiseti hiemalis	Mu zei
Frische Schafs- oder Ziegenleber	Yang gan

Erläuterung

Diese Pille ist für die Konstellation Leber-Feuer-Kopfschmerz plus Obstipation geeignet, besonders wenn die Schmerzen hinter den Augen verspürt werden.

Der entsprechende Zungenbefund ist nahezu der gleiche wie oben, allerdings ist der Belag hier viel trockener.

Kasuistik

Eine 33jährige Frau leidet seit mehreren Jahren an Migräne. Die Schmerzen sind häufig und intensiv, sie treten oberhalb des rechten Auges auf. Der Schmerz pulsiert und wird durch Niederlegen verschlimmert. Begleitet wird der Schmerz von Übelkeit, Hitzegefühl, Durst und einem bitteren Mundgeschmack. Während der Schwangerschaft waren die Kopfschmerzen besser, nach der Niederkunft aber schlimmer.

Der Zyklus ist regelmäßig und normal, sie klagt aber über prämenstruelle Spannung mit Reizbarkeit, Stimmungsschwankungen und Weinen.

Im Alter von 7, 14 und 21 litt sie an Alopezie, damals fiel das Haar büschelweise aus, wuchs aber jedesmal wieder nach. Sie litt früher auch an schweren Depressionen.

Der Puls ist saitenförmig, die Zunge etwas rot, trocken, im Zentrum eher belaglos und weist in der Mitte Risse auf.

Diagnose

Der aktuelle Zustand ist jener von Leber-Feuer, das aufsteigt und die Migräne verursacht. Dafür sprechen die rote und trockene Zunge, der saitenförmige Puls, das Hitzegefühl sowie Durst und bitterer Mundgeschmack. Wäre die Zunge nicht trocken und rot und beschriebe sie nicht Durst und bitteren Mundgeschmack, so wäre die Diagnose aufsteigendes Leber-Yang. Hier beginnt aber das Leber-Feuer das Magen-Yin zu verletzen, wie aus dem belaglosen und rissigen zentralen Areal auf der Zunge ersichtlich ist.

Sie litt offensichtlich auch schon an Leber-Qi-Stagnation, bevor sich das Leber-Feuer entwickelte, wie die Phasen von Depression und prämenstrueller Spannung zeigen.

Die Alopezie ist auf Leber-Wind, der aus dem Leber-Feuer entsteht, zurückzuführen. Fällt das Haar plötzlich und in Büscheln aus, so spricht das für Leber-Wind. Es ist interessant, daß die Alopezie in regelmäßigen Intervallen von 7 Jahren auftrat, was exakt mit den Entwicklungszyklen der Frau zusammenfällt, wie sie in Kapitel 1 von „Reine Fragen" beschrieben sind. Die Tatsache, daß die Migräne während der Schwangerschaft besser, nach der Geburt aber schlechter war, spricht für eine Nieren-Schwäche, wenngleich das hier der einzige diagnostische Hinweis ist.

Behandlungsprinzip

Leber-Feuer beseitigen, Leber-Wind unterdrücken, das Yin von Magen und Niere nähren, den Geist und die Wanderseele-hun beruhigen.

Therapie

Sie erfolgt ausschließlich mit Akupunktur. Die wichtigsten verwendeten Punkte:

3E 5, KS 6, M 36, MP 6, N 3-taixi, Le 2.

Es wurden außerdem gelegentlich noch folgende Punkte genadelt:

KG 12, Lu 7 in Kombination mit N 6, G 43, N 9-zhubin, G 20, Yuyao und G 1.

Erläuterung

- 3E 5 wird auf der rechten Seite als Fernpunkt genadelt, um die Leitbahnen des Kleinen Yang zu beeinflussen, wo der Kopfschmerz sich manifestiert.
- KS 6 wird links gegeben, um 3E 5 auszugleichen. Damit soll die Leber reguliert werden, und zwar aufgrund der Verbindung zwischen Perikard und Leber innerhalb des Umkehr-Yin. Außerdem wird der Geist beruhigt und die Wanderseele zum Verweilen gebracht. Die Kombination dieser beiden Punkte ist sehr wirksam zur Beeinflussung des Kopfschmerzgebiets, zum Regulieren der Leber und zur Beruhigung des Geistes, wenn chronische Kopfschmerzen der Kleines Yang-Leitbahnen aufgrund von aufsteigendem Leber-Yang oder Leber-Feuer vorliegen. 3E 5 reguliert außerdem die Gallenblase, KS 6 die Leber. Da der Dreifache Erwärmer zum Kleinen Yang, dem „Scharnier" der Yang-Meridiane, gehört, und das Perikard zum Umkehr-Yin, dem „Scharnier" der Yin-Gefäße, regulieren diese beiden Punkte auch Yin und Yang, Abwehr- und Nähr-Qi, Oberfläche und Inneres des Körpers, sowie das Yin- und das Yang-Verbindungsgefäß.
- M 36 und MP 6 nähren das Magen-Yin. MP 6 reguliert außerdem die Leber und beruhigt den Geist.
- N 3 wird verwendet, um die Niere und das Leber-Yin zu nähren. Wenngleich in diesem Fall das Leber-Feuer das Yin verletzt und nicht umgekehrt, ist es doch wichtig, die Niere zu nähren, da Leber und Niere eine „gemeinsame Quelle" haben. Das Tonisieren der Nieren-Punkte hilft mit, die Leber zu regulieren.
- Le 2 wird sediert, um Leber-Feuer zu beseitigen.
- KG 12 nährt das Magen-Yin.
- Die Kombination von Lu 7 und N 6 öffnet das Konzeptionsgefäß, damit die Niere genährt und der Uterus reguliert wird.
- G 43 wird sediert, um den Gallenblasen-Meridian, wo die Kopfschmerzen auftreten, zu klären.
- N 9 nährt die Niere und beruhigt den Geist – letztere Wirkung ist sehr ausgeprägt.
- G 20 ist ein in der Nähe liegender Punkt zum Bezähmen von Leber-Feuer und -Wind.
- Yuyao ist der Extrapunkt in der Mitte der Augenbraue, er kommt als lokaler Punkt zum Einsatz.
- G 1 wird auch als lokaler Punkt eingesetzt, um den Gallenblasen-Meridian zu klären.

2.3 Leber-Wind

Der Kopfschmerz bei Leber-Wind ist von ziehendem Charakter, er betrifft den ganzen Kopf statt nur die lateralen Anteile, er wird von starker Benommenheit begleitet.

Zu anderen möglichen Symptomen gehören leichtes Schwanken des Kopfes, Taubheitsgefühl oder Tremor der Extremitäten. Puls- und Zungenbefund variieren, je nachdem, ob der Leber-Wind aufgrund von Leber-Feuer oder von Leber-Blut-Mangel entstanden ist.

Therapieprinzip

Die Leber befrieden, Wind auslöschen.

Akupunktur

Allgemeine Punktekombination

Le 3, MP 6, G 20, LG 16-fengfu, LG 20-baihui. Sedieren, nur MP 6 tonisieren.

Erläuterung

- Le 3 bezähmt Leber-Wind.
- MP 6 wird tonisiert, um Yin und Blut zu nähren. Das ist nötig, um inneren Wind zu unterdrücken.
- G 20 unterdrückt sowohl inneren als auch äußeren Wind.
- LG 16 und LG 20 unterdrücken inneren Wind und lindern Kopfschmerzen.

Weitere Punkte

- Dü 3 und B 62 öffnen bei kombinierter Anwendung das Lenkergefäß und unterdrücken inneren Wind, der in dieser Leitbahn Unruhe stiftet und zu Kopfschmerzen führt. Bei Männern findet man mit diesen beiden Punkten das Auslangen, bei Frauen sollte man sie am besten mit jenen Punkten kombinieren, die das Konzeptionsgefäß öffnen, nämlich Lu 7 und N 6-zhaohai.

Jeder der lokalen Punkte, die wir anläßlich des Leber-Yang-Typus von Kopfschmerzen besprochen haben, kann auch beim Leber-Wind-Kopfschmerz eingesetzt werden.

Arzneimitteltherapie

Rezeptur 1

Tian ma gou teng yin

Dekokt mit Rhizoma Gastrodiae und Ramulus cum Uncis Uncariae

Rezeptur 2

Zhen gan xi feng tang

Dekokt zum Besänftigen der Leber und zum Bezähmen von Wind.

Beide Rezepturen wurden im Abschnitt über das Aufsteigen des Leber-Yang diskutiert.

Einzelne Arzneien

- Ji li (Fructus Tribuli) löscht inneren Wind aus und dient zur Behandlung von Kopfschmerzen, vor allem von solchen periokulärer Lokalisation.
- Di long (Lumbricus) unterdrückt inneren Wind. Wir wenden die Arznei bei chronischen Kopfschmerzen dieses Typus an, vor allem bei älteren Patienten.
- Quan xie (Scorpio) wird bei schweren und chronischen Kopfschmerzen aufgrund von innerem Wind verwendet.

Fertigarzneien

Alle Präparate, die wir bei Kopfschmerzen aufgrund von aufsteigendem Leber-Yang besprochen haben, sind auch bei durch Leber-Wind verursachten Schmerzen passend.

2.4 Leber-Qi-Stagnation

Diese Art von Kopfschmerz tritt üblicherweise an Stirn oder Schläfen auf. Sie ist häufig mit Magen-Disharmonien wie etwa Nahrungsretention im Magen verbunden. Die Schmerzart ist jener bei Magen-Schwäche ähnlich, aber deutlicher ausgeprägt. Der Schmerz ist allerdings nicht so pochend wie beim aufsteigenden Leber-Yang. Ein weiteres Charakteristikum: er wandert von einer Seite zur anderen.

Der Kopfschmerz bei Leber-Qi-Stagnation wird typischerweise durch Ängstlichkeit und Streß hervorgerufen. Weitere Symptome sind Schmerz oder Distension unter den Rippenbögen, nervöse Anspannung, Verdauungsstörungen, Aufstoßen, Flatulenz, Distension des Abdomens, kleinknollige Stühle, Seufzen und ein saitenförmiger Puls.

Therapieprinzip

Die Leber beruhigen, Stagnation beseitigen, den Geist beruhigen, die Wanderseele verankern.

Akupunktur

Allgemeine Punktekombination

Le 3, G 34, Di 4, M 36, LG 24-shenting, Taiyang. Le 3, G 34 und Di 4 werden sediert, M 36 wird tonisiert, die lokalen Punkte werden neutral genadelt.

Erläuterung

- Le 3 befriedet die Leber und beseitigt Stagnation. Wir ziehen ihn hier allen anderen Leber-Punkten vor, weil er am besten den Kopf beeinflußt.
- G 34 beseitigt Stagnation des Leber-Qi. In Kombination mit LG 24 wirkt er gegen Stagnationen des Leber-Qi im Kopfbereich.
- Di 4 wird gegeben, weil er in Kombination mit Le 3 eine Stagnation des Leber-Qi im Kopf beseitigt. Er beruhigt auch den Geist. Dies ist wichtig, da eine Leber-Qi-Stagnation üblicherweise durch emotionale Probleme verursacht wird.
- M 36 verwenden wir, weil der Kopfschmerz auch durch den Einfluß der Leber-Qi-Stagnation auf die Kopfanteile der Magen-Leitbahn verursacht wird.
- LG 24 und Taiyang vermindern in Kombination mit G 34 die Stagnation des Leber-Qi im Kopfbereich. LG 24 beruhigt zusätzlich auch den Geist.

Weitere Punkte

- Le 14 kann hinzugefügt werden, um das Eliminieren der Leber-Qi-Stagnation zu unterstützen.
- Yintang ist ein Extra-Punkt, der als lokaler Punkt bei Stirnkopfschmerzen genadelt werden kann. Er beruhigt auch den Geist und fördert den Schlaf.

Arzneimitteltherapie

Rezeptur

Xiao yao san

Pulver des freien und entspannten Wanderers

Herba Menthae	Bo he	3.0 g
Radix Bupleuri	Chai hu	9.0 g
Radix Angelicae sinensis	Dang gui	9.0 g
Radix Paeoniae alba	Bai shao	12.0 g
Rhizoma Atractylodis macrocephalae	Bai zhu	9.0 g

Poria	Fu ling	15.0 g
Radix Glycyrrhizae	Gan cao	6.0 g
Rhizoma Zingiberis recens	Sheng jiang	3 Scheiben

Erläuterung

- Bo he und Chai hu eliminieren die Stagnation des Leber-Qi. Wenngleich strenggenommen Chai hu bei Kopfschmerzen kontraindiziert ist, so ist doch der Gesamteffekt so ausgerichtet, daß man die Rezeptur bei Kopfschmerzen aufgrund von Leber-Qi-Stagnation geben kann, vor allem, wenn man weitere Arzneien zum Absenken des Qi hinzufügt wie etwa Lignum Aquilariae resinatum (Chen xiang).
- Dang gui und Bai shao nähren das Leber-Blut, was zum Befrieden des Leber-Qi beiträgt. Bai shao beruhigt und harmonisiert auch direkt die Leber.
- Bai zhu und Fu ling tonisieren das Milz-Qi und eliminieren Nässe.
- Gan cao und Sheng jiang harmonisieren.

Einzelne Arzneien

- Mu xiang (Radix Aucklandiae) bewegt das Qi in Magen, Milz, Darm und Gallenblase. Da die Arznei in die Gallenblase eintritt, kann sie auch Kopfschmerzen aufgrund von Leber-Qi-Stagnation erleichtern.
- Ju hua (Flos Chrysanthemi) unterdrückt das Leber-Yang. Diese Arznei kann symptomatisch zur Linderung des Kopfschmerzes hinzugefügt werden.
- Sang ye (Folium Mori) hat die gleiche Wirkung wie Ju hua.
- Zhi shi (Fructus Aurantii immaturus) bewegt das Qi und senkt es ab. Aus diesem Grund ist die Arznei eine passende Hinzufügung, wenn man durch Leber-Qi-Stagnation verursachte Kopfschmerzen behandeln will.
- Yan hu suo (Rhizoma Corydalis) bewegt Qi und Blut von Magen und Leber. Die Arznei hat eine sehr gute analgetische Wirkung.
- Chen xiang (Lignum Aquilariae resinatum) bewegt das Qi. Die Arznei hat eine starke Wirkung im Bezähmen von rebellierendem Qi, weshalb sie zur Therapie von Kopfschmerzen geeignet ist.

Fertigarznei

Shu gan wan

Pille zum Besänftigen der Leber

Fructus Toosendan	Chuan lian zi
Rhizoma Curcumae Longae	Jiang huang
Lignum Aquilariae resinatum	Chen xiang
Rhizoma Corydalis	Yan hu suo
Radix Aucklandiae	Mu xiang
Fructus Amomi cardamomi	Bai dou kou
Radix Paeoniae alba	Bai shao
Poria	Fu ling
Fructus Aurantii	Zhi qiao
Pericarpium Citri reticulatae	Chen pi
Fructus Amomi	Sha ren
Cortex Magnoliae officinalis	Hou po

Erläuterung

Dieses Präparat kann bei Kopfschmerzen aufgrund von Leber-Qi-Stagnation gegeben werden. Es enthält auch Chen xiang zum Absenken des Qi.

Es sei hier bemerkt, daß es eine andere Version dieser Pillen mit dem gleichen Namen gibt; hier werden Chuan lian zi und Fu ling weggelassen und folgende Arzneien hinzugefügt: Rhizoma Cyperi (Xiang fu), Radix Glycyrrhizae (Gan cao), Cortex Moutan (Mu dan pi), Radix Bupleuri (Chai hu), Fructus Citri sarcodactylis (Fo shou), Pericarpium viride Citri reticulatae (Qing pi), Fructus Citri (Xiang yuan) und Lignum Santali albi (Tan xiang). Auch diese Mischung kann bei Kopfschmerzen verwendet werden, sie paßt aber etwas weniger als die erste Version, da sie Chai hu enthält, eine Arznei also, die bei Kopfschmerzen kontraindiziert ist.

2.5 Kälte-Stagnation in der Leber-Leitbahn

Dies ist ein eher seltener Typ von Kopfschmerzen. Er wird dadurch verursacht, daß Kälte im Leber-Meridian rebellierend zum Kopf emporsteigt. Dieser Zustand wird auch als „Umkehr-Yin-Kopfschmerz" bezeichnet. Der Schmerz ist intensiv, er wird am Scheitel empfunden und ist mit Kältegefühl, Erbrechen, kalten Extremitäten und einem saitenförmigen Puls gekoppelt.

Therapieprinzip

Die Leber befrieden und wärmen, Kälte vertreiben, rebellierendes Qi zähmen.

Akupunktur

Allgemeine Punktekombination

Le 3, LG 20-baihui. Le 3 zunächst sedieren, dann Moxa auf die Nadel setzen. LG 20 neutral nadeln.

Erläuterung

- Le 3 beruhigt die Leber und unterdrückt rebellierendes Leber-Qi. Es ist ein wichtiger Fern-

punkt bei Kopfschmerzen aufgrund von Leber-Disharmonien.
- LG 20 wird als lokaler Punkt genadelt, um eine Leber-Qi-Stagnation des Scheitels zu zerstreuen.

Arzneimitteltherapie

Rezeptur 1

Wu zhu yu tang

Dekokt mit Fructus Evodiae

Fructus Evodiae	Wu zhu yu	3.0 g
Radix Ginseng	Ren shen	6.0 g
oder Radix Codonopsis pilosulae	Dang shen	12.0 g
Rhizoma Zingiberis recens	Sheng jiang	3 Scheiben
Fructus Jujubae	Da zao	4 Stück

Erläuterung

- Wu zhu yu wärmt die Leber und bezähmt rebellierend aufsteigendes Qi. Diese Arznei ist die wichtigste in der Rezeptur.
- Ren shen oder Dang shen tonisiert den Magen.
- Sheng jiang unterstützt das Vertreiben von Kälte und beendet Erbrechen.
- Da zao harmonisiert und hilft auch Ren shen beim Tonisieren des Magens.

Rezeptur 2

Chen xiang jiang qi san

Pulver mit Lignum Aquilariae zum Bezähmen des Qi

Lignum resinatum Aquilariae	Chen xiang	3.0 g
Fructus Amomi	Sha ren	4.0 g
Rhizoma Cyperi	Xiang fu	6.0 g
Radix Glycyrrhizae tosta	Zhi gan cao	3.0 g
Rhizoma Zingiberis recens	Sheng jiang	3 Scheiben

Erläuterung

- Chen xiang ist die Hauptarznei, sie unterdrückt rebellierendes Qi.
- Sha ren und Xiang fu bewegen das Qi und unterstützen Chen xiang dabei, das Qi zu bezähmen.
- Zhi gan cao reguliert und wärmt.
- Sheng jiang wärmt.

Weitere Arzneien

- Rhizoma Chuanxiong (Chuan xiong) tritt in die Leber ein und therapiert auf diese Weise Kopfschmerzen.
- Radix Angelicae sinensis (Dang gui) tritt in die Leber-Leitbahn ein.
- Cortex Cinnamomi (Rou gui) ist sehr warm und vertreibt Kälte.
- Ramulus Cinnamomi (Gui zhi) wärmt. Die Arznei tritt in die Leitbahnen und Blutgefäße ein.

Kasuistik

Ein 38jähriger Mann leidet seit fünf Jahren an Migränekopfschmerzen. Die Schmerzen treten am ganzen Kopf auf. Sie sind dumpf, aber von intensivem Charakter. Beim Niederlegen bessern sie sich, durch Streß und Lichtexposition werden sie schlechter. Sie sind von Übelkeit und Erbrechen begleitet, wobei wenig Nahrung hochgewürgt wird, und von einem Kältegefühl.

Er empfindet auch einigen Schmerz im Hypochondrium, der sich zum Rücken hin erstreckt und durch die Einnahme fetten Essens ausgelöst wird. Er neigt auch zu Aufstoßen und Verstopfung.

Seine Zunge hat eine normale Farbe, ist aber gedunsen und hat einen schmutzigen Belag. Sein Puls ist saitenförmig und langsam.

Diagnose

Die Kopfschmerzen sind ganz offensichtlich auf eine Stagnation von Kälte im Leber-Meridian zurückzuführen. Dafür spricht das Kältegefühl, die Lokalisation der Schmerzen, das trockene Erbrechen und der saitenförmige, langsame Puls. Der Schmerz im Hypochondrium, das Aufstoßen sowie die Obstipation gehen auf eine Leber-Qi-Stagnation zurück. Es besteht auch eine zusätzlich Milz-Qi-Schwäche mit Schleim-Ansammlung, was man an der gedunsenen Zunge und dem schmutzigen Belag erkennt.

Therapieprinzip

Das Leber-Qi bewegen, Kälte eliminieren.

Akupunktur

Die wichtigsten Punkte, die verwendet werden:

Lu 7, M 40, G 34, Le 3. Die ersten beiden Punkte werden neutral, die anderen beiden sedierend genadelt. Le 3 wird auch gemoxt. Um die Anzahl der Nadeln zu reduzieren und eine ausgeglichene sowie dynamische Punktekombination zu erreichen, wird Lu 7 rechts, M 40 links, G 34 rechts und Le 3 links gestochen. Man könnte die Seiten auch vertauschen, hier entscheide ich mich für G 34 auf der rechten Seite, um den ipsilateralen Schmerz im Hypochondrium zu beeinflussen.

Erläuterung

- Lu 7 begünstigt den Fluß des klaren Qi empor zum Kopf.
- M 40 stärkt die Milz und beseitigt Schleim.
- G 34 bewegt das Leber-Qi und beseitigt Stagnation.
- Le 3 bewegt das Leber-Qi. Wird der Punkt gemoxt, so vertreibt man auch Kälte aus der Leber-Leitbahn.

Arzneimitteltherapie

Die verwendete Rezeptur ist eine Variation von Wu zhu yu tang

Dekokt mit Fructus Evodiae

Fructus Evodiae	Wu zhu yu	3.0 g
Radix Codonopsis pilosulae	Dang shen	6.0 g
Rhizoma Zingiberis recens	Sheng jiang	3 Scheiben
Radix Glycyrrhizae	Gan cao	3.0 g
Ramulus Cinnamomi	Gui zhi	3.0 g
Pericarpium Citri reticulatae	Chen pi	3.0 g
Herba Artemisiae scopariae	Yin chen hao	3.0 g
Fructus Jujubae	Da zao	3 Stück

Erläuterung

Wu zhu yu, Dang shen, Sheng jiang und Da zao gehören alle zur Grundrezeptur Wu zhu yu tang.

- Gui zhi unterstützt das Vertreiben von Kälte. Die Arznei tritt auch in die Blutgefäße und Leitbahnen ein, was die Kopfschmerzen lindert.
- Chen pi unterstützt das Beseitigen von Schleim.
- Yin chen hao wird als Botenarznei verwendet, um die Rezepturwirkung in die Leber-Leitbahn zu dirigieren.
- Gan cao harmonisiert die Rezeptur.

Der Kopfschmerz dieses Patienten sistiert nach drei Monaten gänzlich.

2.6 Nässe

Nässe des Körperinneren ist eine sehr häufige Ursache von Kopfschmerzen, vor allem in feuchten Klimaten wie etwa dem Großbritanniens. Wenngleich Nässe eine natürliche Tendenz dazu hat, sich aufgrund ihrer Schwere im Unteren Erwärmer niederzulassen, so kann sie doch auch den Kopf beeinträchtigen. Dies geschieht in chronischen Fällen, wenn Nässe den Mittleren Erwärmer verlegt, das Magen-Qi beim Absteigen behindert und mit der normalen Qi-Bewegung der Mitte interferiert. Aufgrund dieser langfristigen Nässe-Stagnation der Mitte breitet sich die Obstruktion mit der Zeit auch nach oben hin aus und füllt den Kopf.

Einmal im Kopf angelangt, hindert die Nässe das klare Yang am Aufsteigen und am Erhellen der Sinnesöffnungen, das trübe Yin kann nicht aus dem Kopf absteigen. Die Folge: die Sinnesöffnungen werden durch die Nässe benebelt, es kommt zu einem dumpfen Kopfschmerz, als ob der Schädel in ein Tuch gepackt oder mit Watte gefüllt wäre.

Es tritt auch ein Schweregefühl im Kopf mit Schwierigkeiten auf, klar zu denken. Diese Symptome sind morgens ausgeprägter. Der Kopfschmerz kann entweder den ganzen Kopf befallen oder aber auf die Stirn beschränkt sein. In einigen wenigen Fällen kann Nässe den Gallenblasen-Meridian beeinträchtigen, dann sind die Schmerzen an der Schläfe oder anderen lateralen Kopfanteilen zu verspüren.

Zu den weiteren Symptomen gehören ein chronischer Katarrh, gelegentlich Sinusitis, Übelkeit, Appetitmangel, Völlegefühl in Thorax und Epigastrium, ein klebriger und dicker Zungenbelag sowie ein schlüpfriger Puls. Bei sehr chronischen Nässe-Zuständen und ausgeprägter Milz-Schwäche kann der Puls auch schwächlich und oberflächlich sein, das heißt er ist vor allem an der rechten mittleren Taststelle oberflächlich und insgesamt sanft.

Innere Nässe entsteht durch eine Schwäche des Milz-Qi, das beim Umwandeln und Transportieren der Flüssigkeiten versagt, die sich folglich zu Nässe anhäufen. Innere Nässe kann auch durch die langfristige Ansammlung äußerer Nässe gebildet werden.

Therapieprinzip

Nässe auflösen, das Aufsteigen des klaren Yang fördern, Magen und Milz stärken.

Akupunktur

Allgemeine Punktekombination

MP 3, Di 4, Lu 7, KG 12, B 20, M 8-touwei. MP 3 und Di 4 sedieren, M 8 neutral nadeln, Lu 7, B 20 und KG 12 tonisieren.

Erläuterung

- MP 3 ist ein allgemeiner Punkt zum Beseitigen von Nässe in allen Körperregionen. Da der Punkt nahe der Spitze einer Extremität liegt, beeinflußt er vor allem den Kopf.
- Di 4 kann pathogene Faktoren aus Gesichts- und Stirnbereich entfernen.
- Lu 7 wirkt spezifisch auf Kopfschmerzen, der Punkt stimuliert das Aufsteigen des klaren Yang zum Kopf.
- KG 12 und B 20 tonisieren die Milz und beseitigen auf diese Weise Nässe.
- M 8 ist der wichtigste lokale Punkt, um Nässe aus dem Kopfbereich zu beseitigen, er wirkt spezifisch auf die Art von Kopfschmerz.

Weitere Punkte

- LG 20-baihui wird genadelt, wenn der Kopfschmerz von einer deutlichen Benebelung im Kopf verbunden ist. Er stimuliert das Emporsteigen des klaren Yang zum Kopf.
- LG 24-shenting kann als lokaler Punkt gegeben werden, um Nässe aus dem Stirnbereich zu beseitigen.

- LG 23-shangxing kann verwendet werden, wenn der Kopfschmerz periokulär liegt.
- Yintang wird als lokaler Punkt genadelt, wenn der Kopfschmerz auf der Stirn sitzt.
- MP 6 und MP 9 können als distale Punkte zum Beseitigen von Nässe hinzugefügt werden.
- B 21 stärkt Magen und Milz mit dem Ziel des Nässe-Beseitigens. Der Punkt ist vor allem wirksam, wenn der Mensch an chronischer Müdigkeit leidet.

Arzneimitteltherapie

Rezeptur 1

Qiang huo sheng shi tang

Dekokt mit Rhizoma seu Radix Notopterygii zum Vertreiben von Nässe

Rhizoma seu Radix Notopterygii	Qiang huo	6.0 g
Radix Angelicae pubescentis	Du huo	6.0 g
Radix Saposhnikoviae	Fang feng	6.0 g
Rhizoma Ligustici	Gao ben	6.0 g
Rhizoma Chuanxiong	Chuan xiong	3.0 g
Fructus Viticis	Man jing zi	6.0 g
Radix Glycyrrhizae tosta	Zhi gan cao	3.0 g

Erläuterung

- Qiang huo und Du huo sind die Hauptarzneien. Beide eliminieren Nässe, Qiang huo aus den oberen, Du huo aus den unteren Körperregionen. Sie potenzieren einander in der Wirkung. Hier ist Qiang huo die wichtigere Arznei, um die oberen Anteile der Großen Yang-Meridiane zu erreichen und den Kopfschmerz zu behandeln. Man kann deshalb die Dosierung von Qiang huo im Verhältnis zu Du huo auch erhöhen.
- Fang feng und Gao ben sind die Minister-Arzneien. Beide beseitigen Wind und Nässe aus den Leitbahnen des Großen Yang. Vor allem Gao ben wirkt spezifisch auf die oberen Regionen des Körpers und auf den Kopf.
- Chuan xiong und Man jing zi beseitigen Wind aus dem Kopf und beenden Kopfschmerzen.
- Gan cao harmonisiert.

Rezeptur 2

Yin chen wu ling san

Pulver aus fünf Bestandteilen mit Poria plus Herba Artemisiae scopariae

Pulver aus fünf Bestandteilen mit Poria plus		5.0 g
Herba Artemisiae scopariae	Yin chen hao	10.0 g

Erläuterung

Es handelt sich um eine Variation von Wu ling san (Five „Ling“ Powder). Die Dosierungen gelten für die Darreichung als Pulver. Bei der Verabreichung als Dekokt wäre die Dosierung von Yin chen hao deutlich höher als jene der anderen Zutaten.

- Yin chen hao ist die Hauptarznei der Rezeptur, sie tritt in die Gallenblase ein und löst dort Nässe auf. Im Falle von Kopfschmerzen leitet die Arznei die Rezepturwirkung auf die Gallenblasen-Leitbahn.
- Wu ling san: die ganze Rezeptur beseitigt Nässe und löst Ödeme auf.

Diese Rezeptur ist geeignet, wenn die Kopfschmerzen auf Nässe zurückzuführen sind, die mehr die Gallenblase als Magen und Milz beeinträchtigt. Daher wird die Mischung bei intensiveren Kopfschmerzen an den Schläfen oder der anderen lateralen Kopfanteile eingesetzt. Die vorangegangene Rezeptur behandelte eher Stirnkopfschmerzen.

Es sei bemerkt, daß diese beiden Rezepturen kaum Arzneien zum Stärken der Milz enthalten. Bei chronischen Nässe-Kopfschmerzen sollte man daher die Rezepturen mit einer weiteren zum Tonisieren der Milz kombinieren, etwa mit Si jun zi tang (Dekokt der vier Edlen). In ausgeprägten Fällen kann man zunächst eine der beiden oben erwähnten Mischungen allein zum Eliminieren der Nässe einsetzen und sie danach mittels Hinzufügung bzw. Dosiserhöhung von Milz-stärkenden Arzneien adaptieren, etwa von Rhizoma Atractylodis macrocephalae (Bai zhu).

Fertigarznei

Huo xiang zheng qi wan

Pille mit Herba Agastachis rugosae für das Aufrechte Qi

Erläuterung

Zutaten und Funktionen dieser Pillen wurden schon im Abschnitt über Nässe im Zusammenhang mit äußeren Kopfschmerzen besprochen.

Kasuistik

Eine 52jährige Frau leidet seit drei Jahren an Kopfschmerzen. Die Schmerzen treten vor allem im Stirn- und Gesichtsbereich, aber auch auf dem Scheitel auf. Sie traten erstmals nach einer Fastenkur auf, tagsüber sind sie schlechter, sie werden von einem Benommenheitsgefühl begleitet. Es liegt Schwindelgefühl vor.

Seit 25 Jahren leidet sie auch an einem chronischen Katarrh und einer Rhinitis. Sie hat einen chronischen Kreuzschmerz im Lumbalbereich, sie hat zu häufigen Harnfluß. Sie fühlt sich müde und neigt zu Obstipation, sie hat nicht jeden Tag Stuhlgang. Der Stuhl ist gelegentlich weich. Sie fühlt sich allgemein kalt, der Puls ist insgesamt tief und schwächlich, auf der rechten Seite etwas schlüpfrig. Ihre Zunge ist blaß und gedunsen und weist einen klebrigen, gelben Belag auf.

Die Diagnose ist Yang-Mangel von Milz und Niere, der zu Nässe führt, die den Kopf verlegt. Die Kopfschmerzen weisen alle typischen Merkmale von Nässe auf: sie sind dumpf, der Kopf ist benommen, die Hauptlokalisation ist die Stirn. Das Fehlen von Schwindelgefühl spricht für Nässe im Unterschied zu Schleim. Auch chronischer Katarrh und Rhinitis sprechen für Nässe, in die gleiche Richtung gehen die schlüpfrige Pulsqualität und der klebrige Zungenbelag. Der Nieren-Yang-Mangel zeigt sich in der Lumbalgie, dem häufigen Harnfluß, dem Kältegefühl und dem tiefen Puls. Der Milz-Yang-Mangel äußert sich in Müdigkeit, Kältegefühl, blasser Zunge und schwächlichem Puls. Die Obstipation geht auf das schwache Nieren-Yang zurück, das den Stuhl nicht bewegen kann. Dafür spricht auch, daß der Stuhl selbst nicht trocken, ja sogar gelegentlich weich ist.

Es ist interessant, daß die Kopfschmerzen nach einer Fastenkur begannen. Die Patientin litt offensichtlich schon lange an Nässe, wenn wir an die Chronizität des Katarrhs und der Rhinitis denken. Das Fasten schwächte die Milz, die jetzt noch weniger in der Lage war, umzuwandeln und zu transportieren – es kam zu noch mehr Nässe. Ein Mensch mit Milz-Schwäche sollte nur unter genauer Beobachtung fasten und jedenfalls nur nach und nach die Nahrungsmenge reduzieren. Ebenso sollte man das Fasten nur in kleinen Schritten brechen. Nur unter diesen Bedingungen kann man vom Fasten profitieren. Die Therapie unserer Patientin basiert auf Akupunktur und Arzneimitteln.

Therapieprinzip

Das Yang von Milz und Niere tonisieren, Nässe auflösen.

Akupunktur

Die wichtigsten verwendeten Punkte:
Lu 7, Di 4, KG 12, M 36, MP 3, N 7-fuliu. Lu 7, Di 4 und MP 3 werden neutral genadelt, alle anderen Punkte werden tonisiert. Moxa wird auf M 36 und N 7 angewendet.

Folgende weitere Punkte werden gegeben: KG 9, MP 6, B 20, B 23, M 8-touwei.

Erläuterung

- Lu 7 und Di 4 öffnen die Leitbahnen von Kopf und Gesicht, wo sie Obstruktionen beseitigen. Sie fördern auch das Aufsteigen des klaren Yang zum Kopf.
- KG 12, M 36 und B 20 stärken die Milz.
- B 23 und N 7 tonisieren die Niere.
- MP 3, MP 6 und KG 9 lösen Nässe auf.
- M 8 wird als lokaler Punkt eingesetzt. Er ist der beste Nahpunkt zum Auflösen von Nässe im Kopfbereich.

Arzneimitteltherapie

Die Rezeptur basiert auf einer Variation von Qiang huo sheng shi tang unter Hinzufügung von:

Herba Agastachis rugosae	Huo xiang	3.0 g
Herba Eupatorii	Pei lan	3.0 g
Pericarpium Citri reticulatae	Chen pi	3.0 g
Rhizoma Atractylodis macrocephalae	Bai zhu	6.0 g
Cortex Eucommiae	Du zhong	6.0 g
Rhizoma Atractylodis	Cang zhu	3.0 g

Erläuterung

- Huo xiang und Pei lan werden als aromatische Arzneien zum Auflösen von Nässe hinzugefügt. Aufgrund ihres wohlriechenden und leichten Charakters wirken sie auf Kopf und Gesicht und lindern Kopfschmerzen.
- Cang zhu ist eine weitere aromatische Arznei, um Nässe aufzulösen, weshalb sie häufig bei Kopfschmerzen gegeben wird.
- Chen pi unterstützt das Auflösen von Nässe und bewegt das Qi. Das Bewegen des Qi ist nahezu immer nötig, um beim Auflösen von Nässe zu helfen.
- Bai zhu tonisiert die Milz.
- Du zhong stärkt das Nieren-Yang. Die Arznei ist etwas scharf, was die Linderung der Lumbalgie unterstützt.

Die Kopfschmerzen dieser Patientin sind nach sechsmonatiger Behandlung geheilt.

2.7 Trüber Schleim

Das Wesen des Schleims ist der Nässe ähnlich, auch er entsteht aufgrund einer Milz-Qi-Schwäche. Der Schleim-Kopfschmerz ist dem Nässe-bedingten ähnlich, er ist also dumpf und wird von einer Empfindung der Schwere und Benommenheit begleitet. Schleim ist allerdings obstruktiver als Nässe, er benebelt die Sinnesöffnungen mehr. Dadurch kommt es zu unscharfem Sehen und zu Schwindelgefühl. Diese beiden Symptome finden wir bei Nässe nicht.

Weitere Symptome: Bronchitis, Völle- und Druckgefühl im Thorax, klebriger Zungenbelag, schlüpfriger Puls.

Therapieprinzip

Schleim auflösen, die Mitte harmonisieren.

Akupunktur

Allgemeine Punktekombination

M 40, Di 4, Lu 7, M 8-touwei, LG 20-baihui. M 40 und Di 4 sedieren, Lu 7 tonisieren, M 8 und LG 20 neutral stimulieren.

Erläuterung

- M 40 ist der Hauptpunkt zum Auflösen von Schleim.

- Di 4 wird als Fernpunkt zum Eliminieren pathogener Faktoren aus Gesicht und Kopf verwendet.
- Lu 7 wird als distaler Punkt gegeben, um das Aufsteigen des klaren Yang zum Kopf zu fördern.
- M 8 ist ein lokaler Punkt bei Schleim- oder Nässe-Kopfschmerz.
- LG 20 stimuliert das Emporsteigen des klaren Yang zum Kopf.

Weitere Punkte

- M 36 kann als Fernpunkt hinzugefügt werden, um die Milz zu tonisieren und Schleim aufzulösen. Es ist wichtig, ihn zu verwenden, wenn der Patient sich müde fühlt.
- MP 6 beseitigt Nässe und unterstützt das Auflösen von Schleim.
- MP 3 beseitigt Nässe und hilft beim Auflösen von Schleim. Da er nahe dem Ende der Leitbahn liegt, beeinflußt er den Kopf.
- Di 11 kann gegeben werden, wenn der Schleim von Hitze begleitet ist.
- LG 23-shangxing wird als lokaler Punkt gegeben, vor allem, wenn die Augen betroffen sind.
- Yintang wird als lokaler Punkt beim Stirnkopfschmerz verwendet.

Arzneimitteltherapie

Rezeptur

Ban xia bai zhu tian ma tang

Dekokt mit Rhizoma Pinelliae, Rhizoma Atractylodis macrocephalae und Rhizoma Gastrodiae

Rhizoma Pinelliae	Ban xia	9.0 g
Rhizoma Gastrodiae	Tian ma	6.0 g
Rhizoma Atractylodis macrocephalae	Bai zhu	15.0 g
Poria	Fu ling	6.0 g
Pericarpium Citri reticulatae	Chen pi	6.0 g
Radix Glycyrrhizae	Gan cao	4.0 g
Rhizoma Zingiberis recens	Sheng jiang	1 Scheibe
Fructus Jujubae	Da zao	2 Stück

Erläuterung

- Ban xia löst Schleim auf, läßt das Qi absteigen und beendet Erbrechen.
- Tian ma unterdrückt inneren Wind und beendet Kopfschmerzen. Die beiden Zutaten sind die Herrscher-Arzneien, die eine löst Schleim auf, die andere bezähmt Wind. Auf diese Weise behandeln sie also Wind-Schleim, der zu Kopfschmerzen und Schwindelgefühl führt. Li Dong Yuan schreibt in „Abhandlung über Magen und Milz“: „Schleim-Kopfschmerzen können nicht ohne Ban xia, Wind-Kopfschmerzen mit Schwindelgefühl können nicht ohne Tian ma behandelt werden.“[9] Obwohl die Rezeptur eigentlich für Wind-Schleim gedacht ist, ist sie hier die Verschreibung der Wahl, weil sie Tian ma enthält, eine wichtige Kopfschmerz-Arznei.
- Bai zhu stärkt die Milz und trocknet Nässe. Das hilft Ban xia beim Auflösen von Schleim. Bai zhu ist die Minister-Arznei.
- Fu ling und Chen pi lösen Nässe auf. Damit unterstützen sie ebenfalls Ban xia beim Auflösen von Schleim. Sie sind die Assistenten-Arzneien.
- Gan cao harmonisiert.
- Da zao und Sheng jiang harmonisieren die Mitte. Sie stärken auch etwas die Milz und helfen so beim Auflösen von Schleim mit.

Weitere Arzneien

- Rhizoma Arisaematis cum Bile (Dan nan xing) ist eine warme Arznei zum Auflösen von Schleim und zum Bezähmen inneren Winds. Deshalb ist sie für diese Art von Kopfschmerzen geeignet, besonders wenn der Schmerz sich von einer Seite zur anderen bewegt.
- Rhizoma Typhonii (Bai fu zi) ist eine weitere warme Arznei, die Schleim auflöst. Sie kann dann hinzugefügt werden, wenn Schleim mit Kälte kombiniert und daher schwierig zu eliminieren ist.
- Bombyx batryticatus (Jiang can) bezähmt Wind und behandelt Kopfschmerzen. Die Arznei ist vor allem bei sehr chronischen Wind-Schleim-Kopfschmerzen alter Menschen wirksam.
- Scorpio (Quan xie) ist bei Wind-Schleim-Kopfschmerzen indiziert. Vor allem bei chronischen Schmerzen dieses Typus bei alten Patienten ist die Arznei von großem Wert.

Fertigarznei

Er chen wan

Pille der zwei alten Arzneien

Rhizoma Pinelliae	Ban xia
Pericarpium Citri reticulatae	Chen pi
Poria	Fu ling
Radix Glycyrrhizae tosta	Zhi gan cao
Rhizoma Zingiberis recens	Sheng jiang
Fructus Mume	Wu mei

Erläuterung

Diese Pillen sind nicht spezifisch für Schleim-Kopfschmerzen gedacht, sondern sind ein Präparat für Schleim im allgemeinen. Somit kann man es zusätzlich zu einer Akupunkturbehandlung verwenden.

Der Zungenbefund: gedunsener Zungenkörper, klebriger, weißer Belag.

Kasuistik

Ein 48jähriger Mann leidet seit 10 Jahren an Kopfschmerzen. Sie sind dumpf und in der Stirngegend lokalisiert, sie werden von einem Gefühl der Benebelung und Schwere sowie von Schwindelgefühl begleitet. Er berichtet auch über extreme Müdigkeit und einen Mangel an sexuellem Antrieb. Er friert auch leicht. Sein Puls ist tief und schlüpfrig, seine Zunge blaß mit gedunsenen Rändern und einem sehr dicken, klebrigen, gelben Zungenbelag.

Diagnose

Die Kopfschmerzen werden offensichtlich durch trüben Schleim verursacht, der die Öffnungen des Kopfes verlegt und das klare Yang am Emporsteigen hindert. Dies verursacht das typische Gefühl von Benebelung, Schwere und Schwindel. Vor allem das Schwindelgefühl unterscheidet die Symptomatik von jener bei Nässe. Der Schleim entspringt einem Milz-Yang-Mangel (blasse Zunge, gedunsene Ränder, tiefer Puls, Kälteempfindung, Müdigkeit, mangelnde Libido). Verminderter sexueller Antrieb muß nicht immer auf Nieren-Schwäche zurückgehen, in diesem Fall ist eine Schwäche der Milz die Ursache dafür.

Therapieprinzip

Aufgrund des chronischen Geschehens legen wir hier Wert auf eine gleichzeitige Behandlung von Wurzel und Manifestation. Das bedeutet, daß wir sowohl das Qi des Körpers tonisieren als auch pathogene Faktoren, hier den Schleim, beseitigen müssen. Der Patient wird ausschließlich mit Akupunktur behandelt.

Akupunktur

Die wichtigsten verwendeten Punkte sind KG 12, M 8-touwei, Lu 7, Di 4, M 36, B 20, M 40 und MP 3.

M 40 und M 8 werden neutral genadelt, alle anderen Punkte werden tonisiert.

Erläuterung

- KG 12, M 36, B 20 und MP 3 werden tonisiert, um die Milz zu stärken. M 36 wird gemoxt, um das Milz-Yang aufzubauen.
- Lu 7 und Di 4 stimulieren das Aufsteigen des klaren Yang zum Kopf und machen die Öffnungen des Kopfes frei.
- M 8 ist der wichtigste lokale Punkt bei Schleim- und Nässe-Kopfschmerzen.
- M 40 wird neutral stimuliert, um Schleim aufzulösen.

2.8 Trüber Schleim-Wind

Dieses Syndrom ist dem zuvor besprochenen ähnlich. Es entspricht einer Kombination aus Schleim und innerem Wind. Man sieht es nur bei alten Menschen, es deutet die Gefahr eines möglichen Schlaganfalls an.

Therapieprinzip

Schleim auflösen, Wind unterdrücken, die Leber befrieden.

Akupunktur

Allgemeine Punktekombination

M 40, Di 4, Le 3, Dü 3, B 62, M 8-touwei, LG 20-baihui, G 20. M 40, Di 4, Le 3 und G 20 sedieren. Dü 3, B 62, M 8 und LG 20 neutral stimulieren.

Erläuterung

- M 40, Di 4, M 8 und LG 20: wir haben diese Punkte schon anläßlich des Kopfschmerzes vom Schleim-Typ besprochen.
- Le 3 bezähmt Wind und ist ein wichtiger Punkt zur Linderung solcher Kopfschmerzen. Die Kombination von Le 3 und Di 4 unterdrückt Wind im Gesichts- und Kopfbereich.
- Die Kombination Dü 3 – B 62 öffnet das Lenkergefäß und unterdrückt Wind. Durch das Öffnen des Lenkergefäßes werden Kopfschmerzen gelindert.
- G 20 unterdrückt Wind und vermindert Kopfschmerzen.

Weitere Punkte

- G 39 unterdrückt inneren Wind. Er erleichtert Kopfschmerzen dieses Typus entlang der Gallenblasen-Leitbahn.
- LG 16-fengfu unterdrückt inneren Wind. Der Punkt beseitigt Obstruktionen des Lenkergefäßes.

Alle anderen Punkte, die beim Trüben Schleim besprochen wurden, lassen sich auch hier anwenden.

Arzneimitteltherapie

Die gleiche Verschreibung wie beim zuvor besprochenen Kopfschmerz-Typus ist geeignet, nämlich Ban xia bai zhu tian ma tang (Dekokt mit Rhizoma Pinelliae, Rhizoma Atractylodis macrocephalae und Rhizoma Gastrodiae). Es sollten unbedingt Arzneien hinzugefügt werden, die inneren Wind unterdrücken, wie etwa Scorpio (Quan xie) und Bombyx batryticatus (Jiang can). Man kann auch diese Rezeptur mit einer anderen zum Unterdrücken von Leber-Wind kombinieren, zum Beispiel mit Tian ma gou teng yin (Gastrodia – Uncaria Decoction) oder Zhen gan xi feng tang (Dekokt zum Besänftigen der Leber und zum Bezähmen von Wind).

Weitere Arzneien

- Lumbricus (Di long) bezähmt Wind und beseitigt Obstruktionen der Meridiane. Die Arznei ist besonders bei chronischem Wind-Schleim alter Menschen nützlich.

Alle anderen Arzneien, die beim Trüben Schleim besprochen wurden, sind auch hier anwendbar.

Fertigarznei

Niu huang jiang ya wan

Calculus Bovis Pille zum Absenken des Blutdrucks

Cornu Saigae tataricae	Ling yang jiao
Calculus Bovis	Niu huang
Margarita	Zhen zhu
Borneolum syntheticum	Bing pian
Radix Curcumae	Yu jin
Radix Astragali	Huang qi

Erläuterung

Wenngleich diese Rezeptur nicht Schleim auflöst, so macht sie doch die Öffnungen frei und unterdrückt inneren Wind. Das Freimachen der Öffnungen ist eine Therapiemethode, die häufig in Verbindung mit dem Auflösen von Schleim verwendet wird, um die oberen Öffnungen freizumachen und Kopfschmerz sowie Schwindelgefühl zu lindern. Auch das Unterdrücken inneren Winds mildert die Kopfschmerzen.

Der entsprechende Zungenbefund: gedunsener Zungenkörper, schmutziger, klebriger Belag.

2.9 Nahrungsstagnation

Diese Art von Kopfschmerzen verspürt man auf der Stirn, die Beschwerden können sehr stark sein. Es besteht ein Zusammenhang mit der Nahrungsaufnahme, durch Essen wird der Schmerz schlimmer. Man findet ihn häufig als akuten Kopfschmerz nach Diätfehlern.

Weitere Symptome: Völlegefühl im Epigastrium, saurer Reflux, Aufstoßen, schlechter Mundgeruch, dicker und klebriger Zungenbelag, schlüpfriger Puls.

Therapieprinzip

Nahrungsstagnation auflösen, das Absteigen des Magen-Qi fördern, die Verdauung fördern, die Mitte harmonisieren.

Akupunktur

Allgemeine Punktekombination

KG 10, M 21, KS 6, M 34, M 45, Di 4, M 8-touwei. KG 10, M 21 und M 8 neutral, alle anderen sedierend nadeln.

Erläuterung

- KG 10 fördert das Absteigen des Magen-Qi sowie die Bewegung des Nahrungsbreis vom Magen abwärts.
- M 21 löst Nahrungsstagnation auf und beendet epigastrischen Schmerz.
- KS 6 fördert das Absteigen des Magen-Qi.
- M 34 erleichtert Nahrungsstagnation und beendet Schmerzen.
- M 45 erleichtert Nahrungsstagnation. Er wird auch ausgewählt, weil er am Ende des Meridians liegt und damit den Kopf beeinflußt.
- Di 4 beseitigt Obstruktionen im Gesichts- und Kopfbereich.
- M 8 behandelt als lokaler Punkt Störungen der Magen-Leitbahn im Kopfbereich.

Weitere Punkte

- M 44 wird als distaler Punkt zur Beseitigung von Obstruktionen des Magens ausgewählt, wenn die Nahrungsstagnation mit Hitze gekoppelt ist. Auch hier gilt, daß der Punkt aufgrund seiner Lage am Ende der Leitbahn auch den Kopf beeinflußt.
- MP 4 mildert Nahrungsstagnation.
- KG 13 wird genadelt, wenn ausgeprägte Symptome von aufsteigendem Magen-Qi bestehen, wie etwa Aufstoßen, saurer Reflux, Übelkeit oder Erbrechen.
- M 36 wird verwendet, wenn die Nahrungsstagnation mit einem Leere-Zustand des Magens verbunden ist.
- M 40 wird bei ausgeprägter und lange andauernder Nahrungsstagnation gegeben, die Zunge hat dann einen sehr dicken und klebrigen Belag.

Arzneimitteltherapie

Rezeptur 1

Bao he wan

Pille, die die Harmonie erhält

Fructus Crataegi	Shan zha	9.0 g
Massa medicata fermentata	Shen qu	6.0 g
Semen Raphani	Lai fu zi	6.0 g
Rhizoma Pinelliae	Ban xia	6.0 g

Pericarpium Citri reticulatae	Chen pi	3.0 g
Poria	Fu ling	6.0 g
Fructus Forsythiae	Lian qiao	6.0 g

Erläuterung

- Shan zha fördert die Verdauung und löst Nahrungsstagnation auf, v.a. jene, die durch Fleisch und fette Speisen verursacht wird.
- Shen qu stärkt die Milz und fördert die Verdauung (v.a. von Alkohol und fermentierten Speisen).
- Lai fu zi läßt das Qi absteigen und fördert die Verdauung (v.a. von Kohlenhydraten).
- Ban xia und Chen pi bewegen das Qi, lösen Stagnationen auf, harmonisieren den Magen und beenden Erbrechen.
- Fu ling löst Nässe auf und stärkt die Milz.
- Lian qiao beseitigt Hitze, denn Nahrungsstagnation im Magen kann häufig zu Hitze Anlaß geben.

Rezeptur 2

Xiang sha zhi zhu wan

Pille mit Radix Aucklandiae, Fructus Amomi, Fructus Aurantii immaturus und Rhizoma Atractylodis macrocephalae

Radix Aucklandiae	Mu xiang	4.5 g
Fructus Amomi	Sha ren	4.5 g
Fructus Aurantii immaturus	Zhi shi	4.5 g
Pericarpium Citri reticulatae	Chen pi	3.0 g
Rhizoma Pinelliae	Ban xia	6.0 g
Rhizoma Atractylodis macrocephalae	Bai zhu	6.0 g
Herba Menthae	Bo he	3.0 g

Erläuterung

- Mu xiang, Sha ren und Zhi shi bewegen das Qi und unterstützen auf diese Weise das Auflösen von Nahrungsstagnation. Zhi shi hat eine absteigende Wirkrichtung, die Arznei hilft somit beim Weitertransport des Nahrungsbreis mit.
- Chen pi löst Nässe auf und bewegt das Qi.
- Ban xia löst Schleim auf, sie hilft Chen pi beim Auflösen von Nässe. Sie harmonisiert auch den Magen, unterdrückt rebellierendes Magen-Qi und beendet Übelkeit sowie Erbrechen.
- Bai zhu tonisiert das Magen-Qi und löst Nässe auf.
- Bo he, eine aromatische Arznei, unterstützt das Auflösen von Nahrungsstagnation.

Diese Rezeptur wird der vorangegangenen vorgezogen, wenn ausgeprägte Symptome von rebellierendem Magen-Qi bestehen, wie Aufstoßen, Übelkeit oder Erbrechen.

Weitere Arzneien

- Radix et Rhizoma Rhei (Da huang) wird verwendet, wenn die Nahrungsstagnation von Obstipation begleitet ist.
- Herba Agastachis rugosae (Huo xiang) wandelt Nässe der Mitte um. Die leichte und aromatische Arznei hilft bei Kopfschmerzen aufgrund von Nahrungsstagnation.
- Rhizoma Atractylodis (Cang zhu) ist eine weitere Arznei zum Umwandeln von Nässe und zum Erleichtern von Kopfschmerzen.
- Folium Perillae (Zi su ye) harmonisiert die Mitte. Die Wirkung der Arznei treibt nach oben, weshalb dadurch Kopfschmerzen aufgrund von Nahrungsstagnation gemildert werden.
- Radix Saposhnikoviae (Fang feng) vertreibt Wind und Nässe. Auch die Wirkung dieser Arznei schwebt nach oben – daher der Einsatz beim Kopfschmerz.
- Herba Menthae (Bo he) befreit den Kopf, ist leicht und aromatisch und lindert diese Art von Kopfschmerz, vor allem, wenn die Nahrungsstagnation mit Hitze gekoppelt ist.

Fertigarznei

Bao he wan

Pille, die die Harmonie erhält

Fructus Crataegi	Shan zha
Massa medicata fermentata	Shen qu
Semen Raphani	Lai fu zi
Rhizoma Pinelliae	Ban xia
Pericarpium Citri reticulatae	Chen pi
Poria	Fu ling
Fructus Forsythiae	Lian qiao

Erläuterung

Diese Pille hat die selben Zutaten und Funktionen wie die gleichnamige Rezeptur.

Der entsprechende Zungenbefund: dicker, klebriger Zungenbelag von weißer oder gelber Farbe.

2.10 Blut-Stagnation

Dieses Syndrom sieht man nur bei sehr chronischen Kopfschmerzen. Blut-Stase entsteht durch lange andauernde Leber-Qi-Stagnation. Bei Kopfschmerzen liegt häufig auch eine lokalisierte Blut-Stase im Kopf vor, die durch ein Trauma verursacht wurde. Es kann sich um einen lange zurückliegenden Sturz oder Unfall handeln, häufig hat ihn der Patient schon vergessen. Wenn ein Kopfschmerz ausnahmslos immer an der gleichen

Stelle auftritt, so sollte man eine traumatisch bedingte Blut-Stagnation als Ursache vermuten.

Dieser Kopfschmerz ist sehr schwer und intensiv. Er ist von stechendem, bohrendem Charakter, die Patienten beschreiben ihn oft, „als würde ein Nagel in den Kopf eingeschlagen." Die Lokalisation des Schmerzes ist fixiert.

Diese Kopfschmerzen treten häufiger bei alten Menschen und Frauen auf, wo die Blut-Stase mit Schwäche und Trockenheit des Blutes einhergeht. Weitere Symptome: dunkler Teint, Schmerz im Hypochondrium oder im Abdomen, bei Frauen schmerzhafte Regel mit dunklem, klumpigem Blut. Der Puls ist haftend, saitenförmig oder rauh, die Zunge ist von purpurner Farbe. Besteht ein Zustand nach einem lange zurückliegenden Trauma des Schädels, so kann der Puls auch an beiden distalen Taststellen sehr schwächlich sein, die Zunge kann an der Spitze einen purpurnen Fleck aufweisen, während der Rest des Zungenkörpers eine normale Farbe hat. Die Ursache dafür ist die Tatsache, daß der Zungenkörper nicht nur die inneren Organe, sondern Körperareale allgemein repräsentiert. Somit entspricht die Zungenspitze dem Kopf. Ein isolierter purpurner Fleck an dieser Stelle kann somit einer früheren Kopfverletzung entsprechen, während uns die normale Farbe des restlichen Zungenkörpers zeigt, daß keine generalisierte Blut-Stagnation vorliegt.

Therapieprinzip

Blut beugen, die Öffnungen freimachen.

Akupunktur

Allgemeine Punktekombination

Di 11, Di 4, MP 6, Le 3, A Shi-Punkte. Alle Punkte werden sedierend oder neutral gestochen.

Erläuterung

- Di 11 kühlt und bewegt das Blut und unterstützt die Sehnen.
- Die Kombination von Di 4 mit Le 3 vertreibt pathogene Faktoren im Kopfbereich und bewegt das Blut.
- MP 7 bewegt das Blut.
- Le 3 bewegt das Blut und lindert Kopfschmerzen.
- A Shi-Punkte des Kopfes sind ein wichtiger und essentieller Teil der Therapie. Die Auswahl der lokalen Punkte erfolgt einfach nach der Lokalisation und einer klaren Unterscheidung, die Leitbahn betroffen ist.

Weitere Punkte

- 3E 5 bewegt das Qi. Der Punkt ist vor allem bei lateral gelegenen Kopfschmerzen indiziert.
- MP 10 wird bei generalisierter Blut-Stagnation genadelt.
- B 18 wird bei ausgeprägten Zeichen von Leber-Blut-Stagnation verwendet.
- B 2 gibt man bei Blut-Stase im Auge.
- Taiyang wird bei Blut-Stagnation im Schläfenbereich gestochen.
- 3E 18-qimai wirkt gegen okzipitale Blut-Stagnation.
- Der Extrapunkt Sishencong wird bei Blut-Stase auf dem Scheitel verwendet.

Wir müssen betonen, daß eine Blut-Stagnation nicht unabhängig von anderen Faktoren entsteht. Vielmehr fußt sie auf verschiedenen Störungen wie Qi-Stagnation, Blut-Mangel, Blut-Hitze, Kälte des Inneren und Qi-Mangel. Die Behandlung soll klarerweise auf jenes Syndrom abzielen, das der Blut-Stase zugrunde liegt.

Arzneimitteltherapie

Rezeptur 1

Tong qiao huo xue tang

Dekokt zum Freimachen der Öffnungen und zum Bewegen des Blutes

Radix Paeoniae rubra	Chi shao	3.0 g
Rhizoma Chuanxiong	Chuan xiong	3.0 g
Semen Persicae	Tao ren	9.0 g
Flos Carthami	Hong hua	9.0 g
Moschus	She xiang	0.15 g
Bulbus Allii fistulosi	Cong bai	3.0 g
Fructus Jujubae	Da zao	7 Stück
Rhizoma Zingiberis recens	Sheng jiang	3 Scheiben
Weißwein		

Erläuterung

- Chi shao, Chuan xiong, Tao ren und Hong hua bewegen das Blut. Chuan xiong bewegt Blut, vertreibt Wind und ist daher eine der wichtigsten Arzneien gegen Kopfschmerzen.
- She xiang macht die Öffnungen frei. Diese Arznei ist äußerst kostspielig, weshalb man sie durch die viel billigere Arznei Rhizoma Acori tatarinowii (Shi chang pu) ersetzen kann. Shi chang pu würde man dann höher, nämlich im Bereich von 6.0–9.0 g, dosieren.
- Cong bai, Sheng jiang und Reiswein dringen ins Yang vor und unterstützen das Freimachen der

Öffner. Sie streben auch nach oben und helfen mit, die Kopfschmerzen zu lindern.
- Da zao nährt das Blut und harmonisiert.

Diese Rezeptur wirkt sehr gut bei chronischen Kopfschmerzen aufgrund von Blut-Stase, hauptsächlich – aber nicht ausschließlich – bei alten Menschen mit einem dunklen Teint. Auch bei Frauen mit Blut-Störungen in Richtung Leere, Trockenheit und Stagnation sowie bei Kindern mit Gedeihstörungen (gan) ist sie angezeigt.

Rezeptur 2

Tao hong si wu tang

Dekokt aus vier Zutaten mit Flos Carthami und Semen Persicae

Radix Angelicae sinensis	Dang gui	10.0 g
Rhizoma Chuanxiong	Chuan xiong	8.0 g
Radix Rehmanniae praeparata	Shu di huang	12.0 g
Radix Paeoniae alba	Bai shao	12.0 g
Semen Persicae	Tao ren	6.0 g
Flos Carthami	Hong hua	6.0 g

Erläuterung

- Si wu tang nährt und bewegt das Blut.
- Tao ren und Hong hua bewegen das Blut. Diese beiden Arzneien werden häufig zur Blut-Bewegung kombiniert, denn die eine ist ein Samen und wirkt deshalb absenkend, während die andere eine leichte Blüte und somit eine aufsteigende, nach oben strebende Wirkung hat. Diese polare Kombination aus Absenken und Aufsteigen setzt das Blut in Bewegung.

Weitere Arzneien

- Rhizoma Chuanxiong (Chuan xiong) bewegt das Blut, genauer ausgedrückt den Qi-Anteil des Blutes. Es handelt sich um eine wichtige Arznei gegen Kopfschmerzen.
- Flos Carthami (Hong hua) bewegt das Blut. Da die Arznei aus sehr leichten Blütenfäden besteht, hat sie eine nach oben schwebende Wirkung und beeindruckt die oberen Körperanteile.
- Radix Notoginseng (San qi) bewegt abgesehen von der hämostyptischen Wirkung auch das Blut. Die Arznei wird häufig bei chronischen Kopfschmerzen rezeptiert, hauptsächlich in Kombination mit Rhizoma Gastrodiae (Tian ma).
- Rhizoma Corydalis (Yan hu suo) bewegt Qi und Blut. Es handelt sich um eine wichtige analgetische Arznei.

Fertigarznei 1

Yan hu suo zhi tong pian

Schmerzstillende Tablette mit Rhizoma Corydalis

Rhizoma Corydalis	Yan hu suo

Erläuterung

Dieses Präparat besteht bloß aus einer Arznei. Es kann bei chronischen, durch Blut-Stase bedingten Kopfschmerzen verwendet werden. Yan hu suo bewegt das Blut und hat außerordentliche analgetische Eigenschaften.

Zungenbefund: leicht purpurner Zungenkörper.

Fertigarznei 2

Wu jin wan

Pille des schwarzen Golds

Herba Leonuri	Yi mu cao
Rhizoma Sparganii	San leng
Rhizoma Curcumae	E zhu
Rhizoma Cyperi	Xiang fu
Rhizoma Corydalis	Yan hu suo
Fructus Evodiae	Wu zhu yu
Fructus Foeniculi	Xiao hui xiang
Radix Aucklandiae	Mu xiang
Radix Paeoniae alba	Bai shao
Rhizoma Chuanxiong	Chuan xiong
Radix Angelicae sinensis	Dang gui
Radix Rehmanniae praeparata	Shu di huang
Fructus Psoraleae	Bu gu zhi
Pollen Typhae	Pu huang
Folium Artemisiae Argyi carbonisatum	Hei ai ye

Erläuterung

Dieses Präparat ist bei Kopfschmerzen geeignet, die durch Blut-Stagnation bei Blut-Mangel und innerer Kälte entstehen. Es ist vor allem bei Frauen indiziert, denn es enthält die Rezeptur Yi mu si wu tang (Dekokt aus vier Zutaten mit Herba Leonuri).

Es ist zu bemerken, daß dieses Präparat Arzneien wie San leng und E zhu enthält, die das Blut sehr stark bewegen. Sie gehören zu den „Blut aufbrechenden" Arzneien. Will man diese Pillen verwenden, so muß man sich der Diagnose absolut sicher sein. Es muß also eine sehr starke und chronische Blut-Stagnation vorliegen, die sich in einer sehr purpurnen (blau-purpurnen) Zunge und einem dunklen, purpurnen Teint äußert.

Fertigarznei 3

Jin gu die shang wan

Pille bei Traumen von Muskeln und Knochen

Radix Notoginseng	San qi
Sanguis Draconis	Xue jie
Radix Angelicae sinensis	Dang gui
Olibanum	Ru xiang
Myrrha	Mo yao
Flos Carthami	Hong hua

Erläuterung

Wenngleich dieses Präparat hauptsächlich für Traumen der Sehnen und Knochen wie etwa bei Sportunfällen gedacht ist, so kann es auch zur Behandlung von Kopfschmerzen bei Blut-Stagnation verwendet werden. Die Hauptzutat, San qi, ist besonders gut bei Kopfschmerzen geeignet.

Der entsprechende Zungenbefund bietet einen purpurnen Zungenkörper.

Fertigarznei 4

Yunnan te chan tian qi pian

Besonders zubereitete Tablette aus Yunnan mit Radix Notoginseng

Radix Notoginseng	San qi

Erläuterung

Diese Tabletten können bei Kopfschmerzen durch Blut-Stase gegeben werden. San qi, die einzige Zutat, bewegt Blut und wirkt gegen Kopfschmerzen.

Diese Fertigarznei ist auch als Pulver unter dem Namen Sheng tian qi fen (Frisches Radix Notoginseng-Pulver) erhältlich.

Der Zungenbefund zeigt uns einen leicht purpurnen Zungenkörper.

Fertigarznei

Tong jing wan

Pille zum Durchdringen der Menses

Rhizoma Curcumae	E zhu
Rhizoma Sparganii	San leng
Radix Paeoniae rubra	Chi shao
Flos Carthami	Hong hua
Rhizoma Chuanxiong	Chuan xiong
Radix Angelicae sinensis	Dang gui
Radix Salviae miltiorrhizae	Dan shen

Erläuterung

Diese Pillen werden zwar primär zum Bewegen des Blutes und zum Regulieren der Menstruation verwendet, aufgrund zweier Zutaten, nämlich Chuan xiong und Hong hua, die Kopfschmerzen erleichtern, können wir sie auch bei dieser Indikation verwenden.

Es ist wichtig zu erwähnen, daß es zwei Fertigarzneien der gleichen pinyin-Schreibweise gibt, deren chinesische Schriftzeichen aber unterschiedliche Bedeutungen haben und deren Zutaten verschieden sind. Die zweite Fertigarznei namens „Tong jing wan" heißt auf Deutsch „Dysmenorrhö-Pille".

Zungenbefund: rot-purpurner Zungenkörper.

Tabelle 1.1 bietet einen Vergleich und die Unterschiede zwischen den oben beschriebenen fünf Arzneien hinsichtlich ihres Einsatzes bei Kopfschmerzen.

Tabelle 1.1: Vergleich von Fertigarzneien bei Kopfschmerzen durch Blut-Stase

Fertigarznei	Syndrom	Symptome	Zunge
Yan hu suo zhi tong pian	Blut-Stase	allgemeine Symptome der Blut-Stagnation	purpur
Wu jin wan	Blut-Stagnation, -Mangel	innere Kälte, unregelmäßige, schmerzhafte, klumpige Regel, Kältegefühl, Müdigkeit, trockene Haut, prämenstruelle Kopfschmerzen	purpur
Jin gu die shang wan	Blut-Stase in Meridianen und Extremitäten	Schmerzen der Extremitäten	violett, steif
Yunnan te chan tian qi pian	Blut-Stase	allgemeine Symptome von Blut-Stagnation	purpur
Tong jing wan	Blut-Stase im Uterus	unregelmäßige, schmerzhafte und klumpige Regelblutung, prämenstruelle Kopfschmerzen	rot-purpur

Kasuistik

Eine 31jährige Frau leidet seit ihrer Kindheit an chronischen Kopfschmerzen. Die Schmerzen treten auf beiden Seiten des Kopfes entlang des Gallenblasen-Meridians auf und konzentrieren sich dann hinter einen Augapfel. Der Schmerz ist sehr schwer und von stechendem Charakter, er wird von Erbrechen und Diarrhö begleitet. Die Regelblutungen sind schwach. Die Zunge ist blaß, etwas bläulich-violett, mit dunklen, gestauten Zungengrundvenen. Der Puls ist tief und verschwindend.

Diagnose

Wir sehen hier eine Kombination von aufsteigendem Leber-Yang und Blut-Stagnation im Kopf. Die Schmerzen entlang der Gallenblasen-Leitbahn sind eine Manifestation des aufsteigenden Leber-Yang. Erbrechen und Diarrhö treten auf, weil das stagnierende Leber-Qi Magen und Milz attackiert. Dadurch behindert es den Magen bei seiner hinabsendenden Funktion (deshalb das Erbrechen), die Milz aber bei ihrer Aufgabe des Hinaufsendens (daher der Durchfall).

In diesem Fall entsteht das Aufsteigen des Leber-Yang durch Blut-Mangel, wie man der schwachen Regel, der blassen Zunge und dem verschwindenden Puls entnehmen kann.

Die lange bestehenden Kopfschmerzen führen zusätzlich noch zu einer Blut-Stagnation im Schädel, wodurch der stechende Schmerz und die blau-purpurne Zunge mit gestauten Zungengrundvenen zustande kommen.

Therapieprinzip

Hier können wir sowohl die Wurzel (Leber-Blut-Mangel) als auch die Manifestation (Blut-Stagnation im Kopf, Aufsteigen von Leber-Yang) behandeln. Deshalb ist es nötig, das Leber-Blut zu nähren, das Blut zu bewegen und das Leber-Yang zu bezähmen.

Akupunktur

Die wichtigsten verwendeten Punkte: 3E 5, KS 6, KG 4, Le 8, Le 3, MP 6, G 1, MP 10.

KG 4, Le 8 und MP 6 werden tonisierend genadelt, um das Leber-Blut zu stärken. Die anderen werden neutral gestochen, um Blut zu bewegen und das Leber-Yang zu unterdrücken.

Erläuterung

- KG 4, Le 8 und MP 6 werden tonisiert, um das Leber-Blut zu nähren.
- 3E 5 wird als Fernpunkt ausgewählt, um den Gallenblasen-Meridian am Kopf zu beeinflussen und das Leber-Yang zu bändigen.
- KS 6 bewegt Blut im Kopf.
- G 1 wird als lokaler Punkt gegeben, um Blut im Kopf zu bewegen.
- Le 3 unterdrückt das Leber-Yang.
- MP 10 bewegt Blut.

Arzneimitteltherapie

Die ausgewählte Rezeptur ist eine Variation von Tao hong si wu tang (Dekokt aus vier Zutaten mit Flos Carthami und Semen Persicae), die wir weiter oben besprochen haben.

Wir nehmen folgende Abänderungen vor: die Dosis von Rhizoma Chuanxiong (Chuan xiong) wird erhöht, Rhizoma Gastrodiae (Tian ma) wird hinzugefügt, um das Leber-Yang zu zähmen.

Die Patientin erfährt innerhalb eines Jahres eine vollständige Heilung ihrer Kopfschmerzen. Sie wird einmal pro Monat akupunktiert, und sie nimmt die Kräuterabkochung mit gelegentlichen Pausen über sechs Monate.

2.11 Magen-Hitze

Dieser Kopfschmerz kann akut oder chronisch auf der Stirn auftreten. Im Rahmen einer fieberhaften Erkrankung gehört er zum Stadium des Hellen Yang innerhalb des Sechs Schichten-Konzepts der durch äußere Kälte verursachten Erkrankungen. Das Helles Yang-Stadium ist durch Magen-Hitze charakterisiert, die intensive Schmerzen auf der Stirn verursachen kann. Zu den weiteren Symptomen gehören reichliches Schwitzen, starker Durst, Fieber sowie ein überflutender und schneller Puls.

In chronischen Fällen ist diese Art von Kopfschmerz auf lange bestehende Hitze des Magens zurückzuführen. Diese Hitze wird üblicherweise durch den übermäßigen Verzehr von energetisch heißen Speisen wie Fleisch, Gewürzen, Gebackenem und Alkohol hervorgerufen. Der Kopfschmerz ist intensiv, man verspürt ihn auf der Stirn. Man kann ihn durch das Essen zu scharfer Speisen oder auch einfach durch Überessen auslösen. Zu den weiteren Symptomen und Zeichen gehören Durst mit Verlangen nach kaltem Wasser, trockener Stuhl, gelegentlich Schmerzen im Epigastrium, ein dicker, gelber Zungenbelag sowie ein schlüpfriger und überflutender Puls an der rechten mittleren Taststelle.

Therapieprinzip

Hitze beseitigen, den Magen klären, rebellierendes Qi bezähmen.

Akupunktur

Allgemeine Punktekombination

M 44, Di 4, Extra-Punkt Yintang. M 44 und Di 4 sedieren, Yintang neutral nadeln.

Erläuterung

- M 44 ist der Hauptpunkt zum Beseitigen von Magen-Hitze. Da er auch nahe dem unteren

Ende der Leitbahn liegt, beeinflußt er das andere Ende, also den Kopf.
- Di 4 beseitigt Hitze. Der Punkt wirkt auf Kopf und Stirn.
- Yintang ist ein lokaler Punkt bei Stirnkopfschmerzen.

Weitere Punkte

- M 34 ist der Xi-Grenzpunkt der Magen-Leitbahn, weshalb er schmerzstillend wirkt.
- LG 23-shangxing kann als lokaler Punkt für Stirn und Augen verwendet werden.
- M 8-touwei kann als lokaler Punkt bei Stirnkopfschmerzen gegeben werden.

Arzneimitteltherapie

Rezeptur

Qing wei san

Pulver, das den Magen klärt

Rhizoma Coptidis	Huang lian	5.0 g
Radix Rehmanniae	Sheng di huang	12.0 g
Cortex Moutan	Mu dan pi	9.0 g
Radix Angelicae sinensis	Dang gui	6.0 g
Rhizoma Cimicifugae	Sheng ma	6.0 g

Erläuterung

- Huang lian beseitigt Magen-Hitze.
- Sheng di huang kühlt das Blut und nährt das Yin.
- Mu dan pi kühlt das Blut und beseitigt Hitze.
- Dang gui nährt und harmonisiert das Blut.
- Sheng ma beseitigt Magen-Hitze.

Weitere Arzneien

- Gypsum fibrosum (Shi gao) beseitigt Magen-Hitze auf der Qi-Ebene.
- Rhizoma Anemarrhenae (Zhi mu) beseitigt Magen-Hitze und nährt das Yin.
- Herba Lophatheri (Dan zhu ye) beseitigt Magen-Hitze, vor allem, wenn sie sich im Gesichtsbereich manifestiert.
- Rhizoma Phragmitis (Lu gen) beseitigt Magen-Hitze und unterstützt die Flüssigkeiten. Vor allem bei ausgeprägtem Durst ist die Arznei indiziert. Sie ist leicht und nach oben strebend, weshalb sie den Kopf beeinflußt.

Fertigarznei 1

Huang lian shang qing wan (pian)

Pille (Tablette) mit Rhizoma Coptidis, die nach oben hin klärt

Rhizoma Coptidis	Huang lian
Rhizoma Chuanxiong	Chuan xiong
Herba Schizonepetae	Jing jie
Radix Saposhnikoviae	Fang feng
Radix Scutellariae	Huang qin
Radix Platycodi	Jie geng
Gypsum fibrosum	Shi gao
Flos Chrysanthemi	Ju hua
Radix Angelicae dahuricae	Bai zhi
Radix Glycyrrhizae	Gan cao
Radix et Rhizoma Rhei	Da huang
Fructus Viticis	Man jing zi
Fructus Forsythiae	Lian qiao
Flos Inulae	Xuan fu hua
Cortex Phellodendri	Huang bai
Herba Menthae	Bo he
Fructus Gardeniae	Zhi zi

Erläuterung

Diese Pillen sind eher für Feuer als für bloße Hitze des Magens gedacht. Die Mischung leitet Magen-Feuer aus, indem sie nach unten bewegt (mittels Da huang). Sie wird bei Symptomen von toxischer Hitze des Kopfes aufgrund von Magen-Feuer gegeben: Ulzera der Mundschleimhaut, Parotitis, Fieber, Kopfschmerz, geschwollenes, rotes und schmerzhaftes Zahnfleisch, Tonsillitis, Konjunktivitis, usw.

Dieses Präparat kann bei Magen-Feuer-Kopfschmerzen eingesetzt werden, da es einige Arzneien enthält, die gegen Kopfschmerzen wirksam sind: Chuan xiong, Jing jie, Fang feng, Ju hua, Bai zhi, Man jing zi und Bo he.

Vor der Anwendung dieses Präparats muß man sich seines Konzepts und seiner Wirkung bewußt sein. Es bewegt vor allem nach unten. Deshalb sollte man es bloß einsetzen, wenn die Zunge rot ist und einen dicken, gelben, trockenen Belag hat. Zweitens sollte man es absetzen, wenn Durchfall auftritt. Drittens ist es nur für akute Kopfschmerzen gedacht, es ist keinesfalls zur Langzeitanwendung geeignet. Viertens ist es besser für Magen-Feuer als für Magen-Hitze geeignet. Deshalb sollten Symptome wie Obstipation oder trockener Stuhl, ein trockener Zungenbelag, dunkler Harn, ein rotes Gesicht, Durst und ein tiefer, voller Puls vorliegen.

Fertigarznei 2

Shuang liao hou feng san

Pulver aus doppelten Zutaten bei Rachen-Wind

Calculus Bovis	Niu huang
Borneolum syntheticum	Bing pian
Radix Glycyrrhizae	Gan cao
Indigo naturalis	Qing dai
Margarita	Zhen zhu

Rhizoma Coptidis	Huang lian
Radix Sophorae tonkinensis	Shan dou gen

Erläuterung

Wenngleich diese Arznei vor allem für Racheninfektionen vor dem Hintergrund einer Magen-Hitze gedacht ist, so kann sich auch bei Magen-Hitze-Kopfschmerzen, vor allem bei Nasennebenhöhlenschmerzen, gegeben werden.

Zungenbelag: klebriger, gelber Belag.

3. Kopfschmerzen vom Leere-Typ

Sie liegen darin begründet, daß nicht ausreichend Qi oder Blut den Kopf erreicht. Im Fall von Qi-Schwäche kann das Qi denn Kopf nicht erreichen, um die Öffnungen zu erhellen, bei Blut-Schwäche kann das Blut das Gehirn nicht nähren.

Alle Leere-Kopfschmerzen sind durch ihren dumpfen Charakter und durch das periodische Auftreten gekennzeichnet. Sie bessern sich bei Ruhe, bei übermäßiger Arbeit werden sie schlimmer.

Die drei wichtigsten Arten von Leere-Kopfschmerzen sind jene bei:
- Qi-Mangel
- Blut-Mangel
- Nieren-Schwäche.

3.1 Qi-Mangel

Hier kann das geschwächte Qi nicht zum Kopf emporsteigen, um die Öffnungen zu erhellen. Die Qi-Schwäche kann im Magen, der Milz, der Lunge oder dem Herzen liegen. Sie kann sich im ganzen Kopf äußern, häufig aber bloß an der Stirn, vor allem bei Magen-Qi-Mangel.

Der Kopfschmerz kommt periodenweise, ist dumpf und bessert sich bei Ruhe, eine Verschlimmerung tritt durch übermäßiges Arbeiten ein. Er wird durch Niederlegen besser, morgens ist er schlechter.

Weitere Symptome: Appetitmangel, Müdigkeit, weiche Stühle, leichte Dyspnoe, leerer Puls. Im Fall von Herz-Qi-Mangel kommt es auch zu leichten Palpitationen und zu Belastungsdyspnoe. In Kapitel 18 von „Reine Fragen" ist zu lesen, daß bei Qi-Schwäche von Herz oder Lunge die beiden distalen Taststellen einen kurzen Puls bieten können, also den Eindruck vermitteln, daß der Puls nicht wirklich die Höhe der Taststelle erreicht.[10]

Therapieprinzip

Das Qi stärken und heben.

Akupunktur

Allgemeine Punktekombination

M 36, KG 6, MP 6, LG 20-baihui. Alle Punkte tonisieren, LG 20 mit direkter Moxibustion behandeln.

Erläuterung

- Die Paarung von M 36 und MP 6 wirkt stark tonisierend auf das Qi.
- KG 6 tonisiert und hebt das Qi.
- LG 20 hebt das Yang.

Weitere Punkte

- Di 4 kann, wenn er tonisiert und in Kombination mit M 36 genadelt wird, das Qi stärken und heben. Aus diesem Grund ist er vor allem bei Stirnkopfschmerzen geeignet, denn er beeinflußt noch dazu dieses Areal.
- B 7-tongtian kann als lokaler Punkt zum Heben des Qi gegeben werden, vor allem bei einer gewissen Nieren-Schwäche.
- B 20 tonisiert und hebt das Qi, denn das ist ja die Funktion der Milz.

Arzneimitteltherapie

Rezeptur

Bu zhong yi qi tang

Dekokt, das die Mitte tonisiert und das Qi vermehrt

Radix Astragali	Huang qi	12.0 g
Radix Ginseng	Ren shen	9.0 g
Rhizoma Atractylodis macrocephalae	Bai zhu	9.0 g
Radix Angelicae sinensis	Dang gui	6.0 g
Pericarpium Citri reticulatae	Chen pi	6.0 g
Rhizoma Cimicifugae	Sheng ma	3.0 g
Radix Bupleuri	Chai hu	3.0 g

Erläuterung

- Huang qi, Dang shen, Bai zhu und Zhi gan cao tonisieren und heben das Qi.
- Chen pi reguliert das Qi. Das ist nötig, um Stagnation aufgrund übermäßigen Tonisierens zu vermeiden.
- Dang gui stärkt das Blut und unterstützt das Tonisieren des Qi.
- Sheng ma und Chai hu heben das Qi.

Weitere Arzneien

- Radix Ginseng (Ren shen) wirkt stärker als Radix Codonopsis pilosulae (Dang shen) beim Tonisieren und Heben des Qi. In der Originalrezeptur ist deswegen Ren shen vorgeschrieben, diese Arznei wird aus Kostengründen aber häufig durch Dang shen ersetzt.

Fertigarznei

Bu zhong yi qi wan

Pille, die die Mitte tonisiert und das Qi vermehrt

Diese Pillen haben nahezu die gleichen Zutaten und Funktionen wie das gleichnamige Dekokt.

Zungenbefund: leicht blasser Kopf.

3.2 Blut-Mangel

Hier kann das geschwächte Blut nicht den Kopf erreichen und das Gehirn nähren. Der Schmerz ist etwas stärker als jener beim Qi-Mangel. Er tritt typischerweise am Kopf auf, er wird durch Blut-Mangel von Leber oder Herz verursacht. Er ist häufig nachmittags oder abends stärker, Begleitsymptome sind schlechtes Gedächtnis und Konzentrationsmangel. Bei Frauen tritt er häufig gegen Ende der Blutung auf, da der vorübergehende Blutverlust den Blut-Mangel verschlimmert. Auch dieser Kopfschmerz wird beim Niederlegen besser.

Therapieprinzip

Das Blut nähren, das Qi tonisieren und heben.

Akupunktur

Allgemeine Punktekombination

M 36, MP 6, B 20, Le 8, KG 4, LG 20-baihui, B 15. Alle Punkte tonisieren.

Erläuterung

- M 36, MP 6 und B 20 nähren Blut und Qi.
- Le 8 tonisiert das Leber-Blut.
- KG 4 nährt das Blut.
- LG 20 hebt das Qi.
- H 5 nährt das Herz-Blut. Dies ist nötig, denn häufig kann bei dieser Art von Kopfschmerz das geschwächte Herz-Blut den Kopf nicht erreichen.

Weitere Punkte

- B 20 und B 18: diese Kombination nährt das Leber-Blut.
- Yuyao ist ein lokaler Punkt, wenn die Kopfschmerzen hinter den Augen zu verspüren sind.

Arzneimitteltherapie

Rezeptur 1

Ba zhen tang
Acht Schätze-Dekokt

Radix Angelicae sinensis	Dang gui	10.0 g
Rhizoma Chuanxiong	Chuan xiong	5.0 g
Radix Paeoniae alba	Bai shao	8.0 g
Radix Rehmanniae praeparata	Shu di huang	15.0 g
Radix Ginseng	Ren shen	3.0 g
Rhizoma Atractylodis macrocephalae	Bai zhu	10.0 g
Poria	Fu ling	8.0 g
Radix Glycyrrhizae tosta	Zhi gan cao	5.0 g

Erläuterung

Die ersten vier Arzneien bilden die Rezeptur Si wu tang (Dekokt aus vier Zutaten) zum Nähren des Blutes, die zweite Vierergruppe ist die Rezeptur Si jun zi tang (Dekokt der vier Edlen) zum Tonisieren des Qi.

Rezeptur 2

Shi quan da bu tang

Umfassendes, großes Dekokt zum Tonisieren mit zehn Zutaten

Ba zhen tang (Acht Schätze-Dekokt)

plus

Radix Astragali	Huang qi	8.0 g
Cortex Cinnamomi	Rou gui	4.0 g

Erläuterung

- Ba zhen tang tonisiert Qi und Blut.
- Huang qi stärkt und hebt das Qi.
- Rou gui wärmt das Yang und tonisiert das Ursprungs-Qi.

Diese Rezeptur ist bei Kopfschmerzen dieses Typs besser geeignet als Ba zhen tang, da sie Huang qi enthält, eine Arznei, die das Qi tonisiert und hebt. Da aber auch die sehr heiße Arznei Rou gui enthalten ist, ist die Rezeptur nur angezeigt, wenn Symptome innerer Kälte bestehen.

Weitere Arzneien

- Ramulus Taxilli (Sang ji sheng) nährt das Leber-Blut.
- Radix Polygoni multiflori (He shou wu) nährt das Blut. Es ist vor allem bei chronischer Blut-Schwäche mit Trockenheits-Zeichen indiziert, z. B. bei trockener Haut, trockenem Haar und trockenen Augen.
- Fructus Lycii (Gou qi zi) nährt das Blut und unterstützt die Augen. Die Arznei ist vor allem angezeigt, wenn die Kopfschmerzen hinter den Augen auftreten.

- Arillus Longan (Long yan rou) nährt das Blut und fördert den Schlaf. Die Arznei ist bei Blut-Mangel angezeigt, der zu Schlafstörungen führt.
- Rhizoma Chuanxiong (Chuan xiong): diese Arznei ist in den beiden oben erwähnten Rezepturen zwar schon enthalten, man kann aber seine Dosierung gegebenenfalls erhöhen, denn es handelt sich um eine wichtige und spezifische Kopfschmerzarznei.

Fertigarznei 1

Ba zhen wan

Acht Schätze-Pille

Diese bekannten Pillen haben die gleichen Zutaten und Indikationen wie die gleichnamige Dekoktrezeptur.

Zungenbefund: blasser, dünner Zungenkörper.

Fertigarznei 2

Shi quan da bu wan

Umfassende, große Pille zum Tonisieren mit zehn Zutaten

Acht Schätze-Pille	Ba zhen wan
plus	
Radix Astragali	Huang qi
Cortex Cinnamomi	Rou gui

Auch hier sind Zutaten und Indikationen die gleichen wie bei der Dekoktrezeptur.

Zungenbefund: blasser, dünner, etwas nasser Körper.

3.3 Nieren-Schwäche

Hier kann die geschwächte Nieren-Essenz den Kopf nicht erreichen und das Gehirn nicht ernähren. Es kann sich sowohl eine Nieren-Yin- als auch eine Nieren-Yang-Schwäche zeigen, da die Essenz einen Yin- und einen Yang-Aspekt hat. Der Kopfschmerz wird innerhalb des Gehirns verspürt, wobei keine bestimmte Lokalisation auszumachen ist, begleitet wird er von Schwindelgefühl und einer Empfindung von Leere im Gehirn. Wenn die Nieren-Schwäche auch die Blasen-Leitbahn betrifft, so kann man den Schmerz auch okzipital verspüren.

Der Kopfschmerz bei Nieren-Yang-Schwäche ist etwas milder und den Beschwerden bei Qi-Schwäche ähnlicher, der Schmerz bei Nieren-Yin-Schwäche ist hingegen ausgeprägter und ist tiefer im Kopf zu verspüren. In beiden Fällen kann der Schmerz nach sexueller Betätigung auftreten.

Die weiteren Symptome hängen davon ab, ob ein Nieren-Yin- oder ein Nieren-Yang-Mangel vorliegt. Im Falle einer Nieren-Yin-Schwäche verspürt man abendliche Hitze, es kommt zu Oligurie, Schwindelgefühl, Tinnitus, Lumbalgie, leichter Verstopfung, einer roten, belaglosen Zunge und zu einem tiefen, schwächlichen Puls.

Therapieprinzip

Die Niere tonisieren, das Mark nähren.

Akupunktur

Allgemeine Punktekombination

N 3-taixi, M 36, MP 6, LG 20-baihui, G 19-naokong. Bei Nieren-Yin-Schwäche: KG 4. Bei Nieren-Yang-Schwäche: B 23.

Alle Punkte sollten tonisiert werden. N 3 kann gemoxt werden, außer bei ausgeprägten Symptomen von Leere-Hitze. Bei Nieren-Yang-Schwäche muß unbedingt Moxa auf B 23 angewendet werden. LG 20 kann auch direkt gemoxt werden.

Erläuterung

- N 3 tonisiert sowohl Yin als auch Yang der Niere sowie das Ursprungs-Qi.
- M 36 und MP 6 tonisieren Qi und Blut. Das wiederum unterstützt das Stärken des Yin. MP 6 tonisiert auch direkt das Yin.
- LG 20 zieht das Qi nach oben zum Kopf und nährt das Mark.
- G 19 zieht die Nieren-Essenz in Richtung des Gehirns, fühlt das Mark und ist ein wichtiger lokaler Punkt bei Nieren-Schwäche-Kopfschmerzen. Der Punktname bedeutet „Leeres Gehirn".
- KG 4 nährt das Nieren-Yin.
- B 23 stärkt das Nieren-Yang.

Weitere Punkte

- B 60 kann als Fernpunkt zur Beeinflussung des Blasen-Meridians verwendet werden, vor allem bei Kopfschmerz entlang des okzipitalen Anteils der Blasen-Leitbahn.
- B 10 ist ein in der Nähe liegender Punkt, wenn die Schmerzen entlang des Blasen-Meridians am Okziput auftreten.
- B 7-tonglian kann als lokaler Punkt genadelt werden.
- LG 17-naohu ist ein benachbarter Punkt zum Nähren des Marks.

Alte, klassische Punktekombination

LG 23-shangxing, G 20, G 19, B 10, H 3. Sie stammt aus dem Werk „Großes Kompendium der Akupunktur".[11]

Arzneimitteltherapie

Die Therapieunterschiede bei Nieren-Yin- und Nieren-Yang-Schwäche sind in der Arzneimitteltherapie ausgeprägter als in der Akupunktur.

Nieren-Yang-Mangel

Rezeptur 1

You gui wan

Pille, die die Rechte (Niere) wiederherstellt

Radix lateralis Aconiti praeparata	Fu zi	3.0 g
Cortex Cinnamomi	Rou gui	3.0 g
Cortex Eucommiae	Du zhong	6.0 g
Fructus Corni	Shan zhu yu	4.5 g
Semen Cuscutae	Tu si zi	6.0 g
Colla Cornus Cervi	Lu jiao jiao	6.0 g
Radix Rehmanniae praeparata	Shu di huang	12.0 g
Rhizoma Dioscoreae	Shan yao	6.0 g
Fructus Lycii	Gou qi zi	6.0 g
Radix Angelicae sinensis	Dang gui	4.5 g

Erläuterung

- Shu di huang, Shan yao und Shan zhu yu nähren Niere, Magen und Leber. Sie stellen eine kleine Ausgabe der Rezeptur Liu wei di huang wan (Pille aus sechs Bestandteilen mit Radix Rehmanniae praeparata) zum Nähren des Nieren-Yin dar.
- Tu si zi, Lu jiao jiao und Du zhong tonisieren das Nieren-Yang. Lu jiao jiao nährt auch das Blut.
- Gou qi zi und Dang gui nähren das Blut.
- Rou gui und Fu zi tonisieren das Nieren-Yang und das Feuer der Vitalität, sie vertreiben auch innere Kälte.

Diese Rezeptur ist vor allem für Frauen gut geeignet.

Rezeptur 2

Jin gui shen qi wan

Pille für das Nieren-Qi aus „Abriß des Wichtigsten aus Goldtruhe und Jadekasten"

Radix lateralis Aconiti praeparata	Fu zi	3.0 g
Ramulus Cinnamomi	Gui zhi	3.0 g
Radix Rehmanniae praeparata	Shu di huang	24.0 g
Fructus Corni	Shan zhu yu	12.0 g
Rhizoma Dioscoreae	Shan yao	12.0 g
Rhizoma Alismatis	Ze xie	9.0 g
Cortex Moutan	Mu dan pi	9.0 g
Poria	Fu ling	9.0 g

Erläuterung

Diese Rezeptur besteht aus Liu wei di huang wan (Pille aus sechs Bestandteilen mit Radix Rehmanniae praeparata), die das Nieren-Yin aufbaut, unter Hinzufügung von:

- Fu zi und Gui zhi, die das Nieren-Yang sowie das Feuer des Tors der Vitalität stark aufbauen und wärmen.

Nieren-Yin-Mangel

Rezeptur 1

Zuo gui wan

Pille, die die Linke (Niere) wiederherstellt

Radix Rehmanniae praeparata	Shu di huang	15.0 g
Rhizoma Dioscoreae	Shan yao	9.0 g
Fructus Corni	Shan zhu yu	9.0 g
Fructus Lycii	Gou qi zi	9.0 g
Radix Cyathulae	Chuan niu xi	6.0 g
Semen Cuscutae	Tu si zi	9.0 g
Cornu Cervi	Lu jiao	9.0 g
Colla Plastri Testudinis	Gui ban jiao	9.0 g

Erläuterung

- Shu di huang, Shan yao, Shan zhu yu und Gui ban jiao nähren das Nieren-Yin.
- Gou qi zi nährt Blut und Yin.
- Niu xi bewegt Blut und nährt Leber sowie Niere.
- Tu si zi und Lu jiao tonisieren das Nieren-Yang.

Diese Rezeptur ist vornehmlich für Frauen sehr gut geeignet.

Rezeptur 2

Liu wei di huang wan

Pille aus sechs Bestandteilen mit Radix Rehmanniae praeparata

Radix Rehmanniae praeparata	Shu di huang	24.0 g
Fructus Corni	Shan zhu yu	12.0 g
Rhizoma Dioscoreae	Shan yao	12.0 g
Rhizoma Alismatis	Ze xie	9.0 g
Cortex Moutan	Mu dan pi	9.0 g
Poria	Fu ling	9.0 g

Erläuterung

- Shu di huang nährt die Niere.
- Shan zhu yu nährt die Leber.
- Shan yao nährt Magen und Niere.
- Ze xie beseitigt Leere-Hitze der Niere.
- Mu dan pi beseitigt Leber-Hitze.
- Fu ling beseitigt Nässe des Magens.

Weitere Arzneien

- Semen Sesami nigrum (Hei zhi ma) nährt das Yin von Leber und Niere und vertreibt Wind. Die Arznei wird vor allem bei Kopfschmerzen aufgrund von Leber- und Nieren-Yin-Mangel gegeben.
- Radix Angelicae pubescentis (Du huo) vertreibt Wind-Nässe und tritt in den Blasen-Meridian am Rücken ein. Die Arznei ist bei Kopfschmerzen aufgrund von Nieren-Yang-Mangel angezeigt.
- Rhizoma seu Radix Notopterygii (Qiang huo) vertreibt Wind-Nässe. Die Arznei tritt in den Schulter- und Nackenanteil der Blasen-Leitbahn ein, sie ist bei Nieren-Yang-Schwäche-Kopfschmerzen indiziert.
- Cortex Eucommiae (Du zhong) tonisiert die Niere und vertreibt Wind-Nässe des Blasen-Meridians. Sie ist bei Nieren-Yang-Mangel-Kopfschmerzen zu verwenden.
- Rhizoma Polygonati odorati (Yu zhu) nährt das Magen-Yin. Außerdem beseitigt die Arznei Wind und erweicht und entspannt die Sehnen. Sie wirkt deshalb unterstützend bei Nieren-Yin-Schwäche-Kopfschmerzen.
- Ramulus Taxilli (Sang ji sheng) nährt Leber und Niere und vertreibt Wind-Nässe. Die Arznei geben wir bei Kopfschmerzen aufgrund einer Nieren- und Leber-Yin-Schwäche.

Rezeptur 3

Qi ju di huang wan

Pille mit Fructus Lycii, Flos Chrysanthemi und Radix Rehmanniae praeparata

Fructus Lycii	Gou qi zi	9.0 g
Flos Chrysanthemi	Ju hua	6.0 g
Radix Rehmanniae praeparata	Shu di huang	24.0 g
Fructus Corni	Shan zhu yu	12.0 g
Rhizoma Dioscoreae	Shan yao	12.0 g
Rhizoma Alismatis	Ze xie	9.0 g
Cortex Moutan	Mu dan pi	9.0 g
Poria	Fu ling	9.0 g

Erläuterung

- Gou qi zi nährt Blut und Yin der Leber und erhellt die Augen.
- Ju hua erhellt die Augen, unterdrückt Leber-Yang und lindert Kopfschmerzen.
- Die restlichen sechs Arzneien gehören zur Rezeptur Liu wei di huang wan.

Diese Rezeptur nährt das Yin von Leber und Niere, bezähmt Leber-Yang, erhellt die Augen und ist aufgrund der Beifügung von Ju hua vor allem bei Kopfschmerzen indiziert.

Fertigarznei 1

Jin gui shen qi wan

Pille für das Nieren-Qi aus „Abriß des Wichtigsten aus Goldtruhe und Jadekasten“

Zutaten und Indikationen sind die gleichen wie bei Dekoktrezeptur.

Zungenbefund: blasser, nasser Zungenkörper.

Fertigarznei 2

Qi ju di huang wan

Pille mit Fructus Lycii, Flos Chrysanthemi und Radix Rehmanniae praeparata

Auch hier sind Zutaten und Funktionen die gleichen wie bei der Dekoktrezeptur. Das Präparat ist vor allem bei Leber-Yang-Kopfschmerzen wirksam, die vor einem Hintergrund von Leber- und/oder Nieren-Yin-Schwäche auftreten.

Der entsprechende Zungenbefund: roter, belaglose oder mit einem wurzellosen Belag versehene Zunge.

Kasuistik

Eine 45jährige Frau klagt über ständige Kopfschmerzen, die sich vom Nacken über den Scheitel bis zu den Augen hin erstrecken. Sie leidet auch an einer Lumbalgie. Sie hat die Beschwerden seit 2 Jahren, sie traten erstmals nach einer Pyelonephritis auf, die mit Antibiotika behandelt wurde. Sie hat auch eine Neigung zu Obstipation, gelegentlich ist der Harn spärlich und dunkel. Meist hat sie Nachtschweiß. Ihre Zunge ist etwas rot, man findet einen gelben Belag, der an der Wurzel dick ist, im Zentrum aber eher wurzellos. Der Puls ist dünn und ganz wenig saitenförmig an beiden proximalen Taststellen.

Diagnose

Es handelt sich um Leere-Kopfschmerzen aufgrund einer Nieren-Yin-Schwäche. Sie treten eindeutig entlang der Blasen-Leitbahn auf. Die Hauptstörung ist eine Nieren-Yin-Schwäche (Lumbalgie, Nachtschweiß, Oligurie mit dunklem Harn, Obstipation, dünner Puls, rote Zunge) mit

Nässe-Hitze der Blase (dicker, gelber Belag an der Zungenwurzel, etwas saitenförmiger Puls an beiden proximalen Palpationsstellen). Zusätzlich besteht eine gewisse Magen-Yin-Schwäche (etwas wurzelloser Zungenbelag).

Therapieprinzip

Zunächst Nässe-Hitze der Blase beseitigen, danach das Nieren-Yin nähren.

Akupunktur

Die wichtigsten verwendeten Punkte: Lu 7 und N 6-zhaohai (Konzeptionsgefäß), MP 6 und MP 9. Nach einigen Wochen werden weitere Punkte hinzugefügt, wie etwa KG 12, M 36, B 10, B 60 und N 3-taixi.

Erläuterung

- Lu 7 und N 6 öffnen das Konzeptionsgefäß und nähren das Yin der Niere.
- MP 6 und MP 9 beseitigen Nässe-Hitze des Unteren Erwärmers.
- KG 12 und M 36 nähren das Magen-Yin.
- B 10 lindert als lokaler Punkt die Kopfschmerzen entlang der Blasen-Leitbahn.
- B 60 als Fernpunkt öffnet den Blasen-Meridian und lindert Kopfschmerzen.
- N 3 nährt das Nieren-Yin.

Arzneimitteltherapie

Ich verwende zwei Rezepturen, indem ich das Prinzip verfolge, die Manifestation vor der Wurzel zu behandeln. Zunächst gebe ich über einige Wochen eine Variation von Ba zheng san (Acht Arzneien-Pulver zur Korrektur), um Nässe-Hitze der Blase aufzulösen. Danach kommt eine Variation von Zhi bo ba wei wan (Pille aus acht Zutaten mit Rhizoma Anemarrhenae und Cortex Phellodendri), um das Nieren-Yin zu nähren und gleichzeitig Nässe-Hitze zu beseitigen.

Die Variation von Ba zheng san besteht aus:

Semen Plantaginis	Che qian zi	6.0 g
Fructus Gardeniae	Zhi zi	4.0 g
Caulis Akebiae	Mu tong	3.0 g
Radix et Rhizoma Rhei	Da huang	3.0 g
Herba Polygoni avicularis	Bian xu	4.0 g
Poria	Fu ling	6.0 g
Polyporus	Zhu ling	6.0 g
Ramulus Cinnamomi	Gui zhi	2.0 g
Semen Coicis	Yi yi ren	6.0 g
Rhizoma Atractylodis macrocephalae	Bai zhu	4.0 g

Und die Variation von Zhi bo ba wei wan:

Rhizoma Anemarrhenae	Zhi mu	3.0 g
Cortex Phellodendri	Huang bai	6.0 g
Radix Rehmanniae praeparata	Shu di huang	9.0 g
Rhizoma Alismatis	Ze xie	3.0 g
Rhizoma Dioscoreae	Shan yao	6.0 g
Poria	Fu ling	6.0 g
Fructus Corni	Shan zhu yu	4.0 g
Cortex Moutan	Mu dan pi	3.0 g
Rhizoma Atractylodis macrocephalae	Bai zhu	6.0 g
Radix Codonopsis pilosulae	Dang shen	6.0 g
Ramulus Taxilli	Sang ji sheng	6.0 g

Erläuterung

Die erste Rezeptur dient zum Auflösen von Nässe-Hitze im Unteren Erwärmer. Herba Dianthi (Qu mai), Talcum (Hua shi), Medulla Junci (Deng xin cao) sowie Radix Glycyrrhizae (Gan cao) werden weggelassen, weil kein Brennen beim Urinieren zu erheben ist. Fu ling, Zhu ling und Yi yi ren werden hinzugefügt, um das Beseitigen von Nässe zu unterstützen. Bai zhu soll die Milz tonisieren und beim Ausleiden von Nässe helfen.

Die zweite Rezeptur nährt das Nieren-Yin, beseitigt aber gleichzeitig Nässe-Hitze aus dem Unteren Erwärmer.

Bai zhu und Dang shen werden hinzugefügt, um die Milz zu stärken, Sang ji sheng nährt Leber und Niere und beseitigt Wind-Nässe. Die letzte Arznei wirkt auch gegen Rückenschmerzen.

Nach sechsmonatiger Behandlung verschwinden die Beschwerden vollständig.

Prognose und Prävention

Sowohl Akupunktur als auch chinesische Arzneimittel sind bei Kopfschmerzen und Migräne sehr wirksam. Die Resultate sind allerdings nicht immer rasch zu erreichen. Je länger ein Mensch schon an Kopfschmerzen leidet, desto länger wird auch die Therapie dauern. Häufig sehen wir Patienten, die zwanzig oder mehr Jahre an Kopfschmerzen leiden. In solchen Fällen wird die Therapie Monate oder auch ein Jahr in Anspruch nehmen.

Die drei am schwierigsten zu behandelnden Kopfschmerzformen sind jene aufgrund von Schleim, Wind-Schleim und Blut-Stagnation.

Was die Vorbeugung anbelangt, so läßt sie sich logisch aus der Ätiologie ableiten. Jemand, der zu Kopfschmerzen neigt oder gerade erfolgreich dagegen behandelt wurde, sollte sich vor übermäßiger sexueller Aktivität und Überarbeitung hüten. Er sollte genug Ruhe und Schlaf bekommen und er sollte saure Nahrungsmittel (wie weiter oben ausgeführt) und Kaffee meiden. Bei Leere-Zuständen sollte er ausreichende Ruhepausen einschieben, vor allem nach dem Mittagessen ist eine kurze Ruhephase zu empfehlen.

Wurde jemand schon erfolgreich gegen Kopfschmerzen bei Leber-Yang, Leber-Feuer, Leber-Qi-Stagnation oder Leber-Wind behandelt, so sollte er auf seinen emotionalen Zustand achten und Zornesausbrüche vermeiden.

Differentialdiagnose gemäß der Westlichen Medizin

Zusammenfassung der Ätiologie

1. intrakraniale Ursachen

1.1 a) entzündlich
Meningitis

1.2 b) nicht-entzündlich

1.2.1 ba) Vaskulär
Migräne, zerebrale Hämorrhagie

1.2.2 bb) Neoplastisch
Hirntumor

1.2.3 bc) Hypertensiv
Primäre Hypertonie, sekundäre Hypertonie (Glomerulonephritis)

2. kraniale Ursachen
Sinusitis, Otitis media, Glaukom

3. extrakraniale Ursachen
Zervikale Spondylose, Trigeminusneuralgie

Symptomatologie

1. intrakranial, entzündlich

Meningitis

Es handelt sich um eine Entzündung der Gehirnhäute, die während einer fieberhaften Erkrankung auftritt. Sie tritt vor allem bei Säuglingen, Kindern oder Adoleszenten auf. Zwei Drittel aller Fälle findet man vor dem fünften Lebensjahr.

Meningitiden beginnen häufig während viraler Infekte wie Influenza, oder während bakterieller Infektionen, zum Beispiel des Atemtraktes oder des Ohrs.

intrakranial
- entzündlich: Meningitis
- nicht-entzündlich
  - vaskulär: Migräne, zerebrale Hämorrhagie
  - neoplastisch: Hirntumor
  - hypertensiv: primäre, sekundäre Hypertonie (Nephritis)

kranial: Sinusitis, Otitis media, Glaukom

extrakranial: Zervikale Spondylose, Trigeminusneuralgie

Abb. 1.11: Zusammenfassung von Kopfschmerzursachen

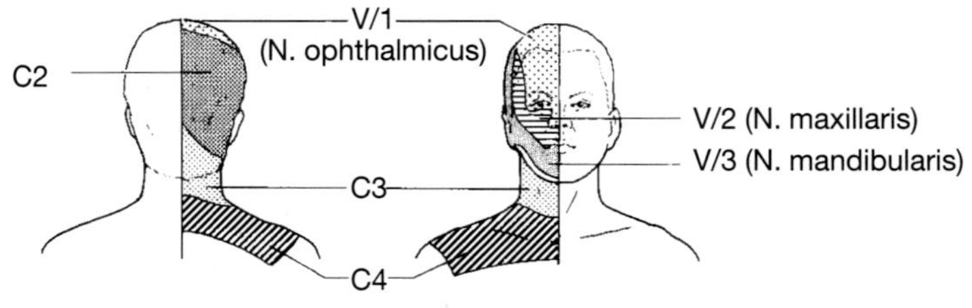

Abb. 1.12: Sensible Versorgung des Kopfes

Die Hauptmanifestationen: starker Kopfschmerz, Fieber, Erbrechen, Nackensteifigkeit und in schweren Fällen auch geistige Verwirrung.

Das Brudzinski-Zeichen ist positiv: der Patient liegt auf dem Rücken, der Thorax wird gegen die Unterlage gehalten. Hebt man nun den Kopf, so kommt es zu einer unwillkürlichen Beugung in der Hüfte (Abb. 1.13).

Die Diagnose eines Kopfschmerzes aufgrund von Meningitis gründet sich auf den akuten Beginn, das Alter des Patienten, auf Fieber und Nackensteifigkeit. Der Kopfschmerz ist generalisiert und strahlt zum Nacken hin aus (Abb. 1.14).

2. intrakranial, nicht entzündlich

2.1 Vaskulär

Migräne

Sie stellt den häufigsten Grund rezidivierender Kopfschmerzen dar. Es kommt zu einer anfänglich Konstriktion der Schädelarterien, wodurch Prodromalsymptome auftreten. Darauf folgt eine Vasodilatation mit pochendem Schmerz. Die wichtigsten Symptome: unilateraler, schwerer, pulsierender Schmerz, Photophobie, Übelkeit, gelegentlich Erbrechen.

Die Anfälle werden durch Streß, Käse, Schokolade, Rotwein und orale Kontrazeptiva („Pille") ausgelöst.

Der Kopfschmerz ist periokulär lokalisiert, er strahlt an der Seite des Kopfes aus. Er ist uni- oder bilateral gelegen (Abb. 1.15).

Zerebrale (subarachnoidale) Blutung

Diese Blutungen treten häufiger bei Männern über 40 auf. Die wichtigsten Symptome sind ein intensiver Kopfschmerz, Nackensteifigkeit und Erbrechen, gefolgt von Bewußtlosigkeit.

2.2 Neoplastisch

Hirntumor

Es handelt sich hier um eine eher seltene Ursache von Kopfschmerzen. Wenn aber ein Mensch Kopfschmerzen bekommt, die fortschreitend schlimmer werden, was Häufigkeit, Dauer und Intensität anlangt, wenn sie von Vertigo, Erbrechen und intellektueller Beeinträchtigung begleitet werden, so sollten wir an einen Hirntumor denken. Mit der Zeit wird der Kopfschmerz dann kontinuierlich (Abb. 1.16).

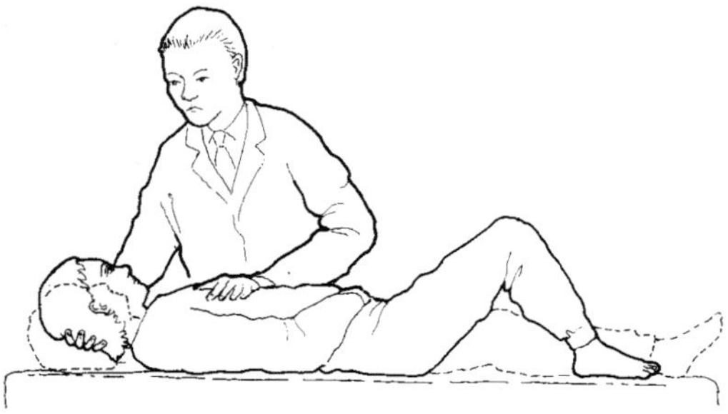

Abb. 1.13: Brudzinski-Zeichen

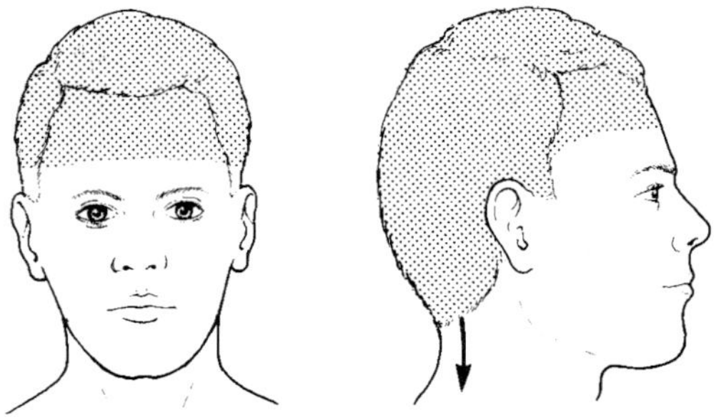

Abb. 1.14: Kopfschmerzlokalisation bei Meningitis

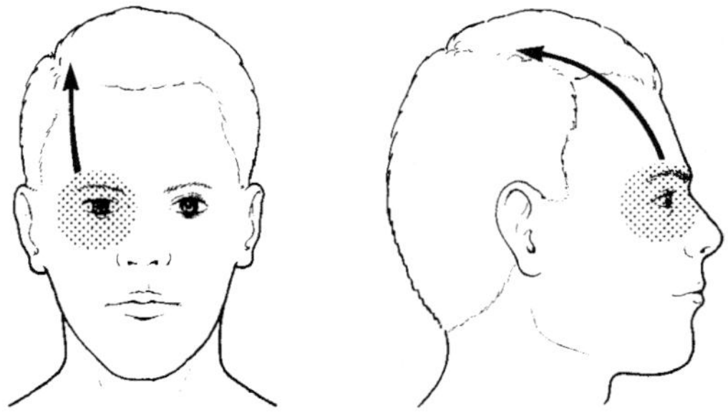

Abb. 1.15: Kopfschmerzlokalisation bei Migräne

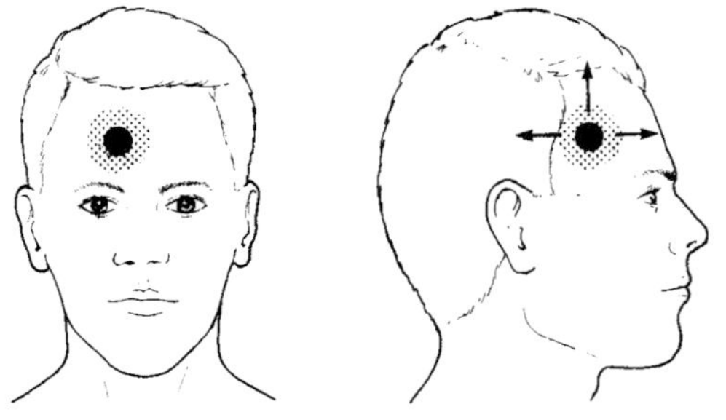

Abb. 1.16: Kopfschmerzlokalisation bei Hirntumoren

Man kann gelegentlich den Greifreflex beobachten: legt man einen Gegenstand auf die Handfläche zwischen Daumen und Zeigefinger, so greift der Patient automatisch zu. Dieser Reflex tritt nur einseitig auf, auf der kontralateralen Seite des Hirntumors.

2.3 Hypertensiv

Primäre Hypertonie

Man findet einen ständig erhöhten Blutdruck ohne offensichtlichen Grund. Die primäre Hypertonie tritt häufiger bei Menschen zwischen 40 und 70 auf.

Die wichtigsten Symptome sind ein Scheitel- oder Okzipitalkopfschmerz, Steifigkeitsempfindung am Okziput, Schwindel, Tinnitus, Reizbarkeit und in wenigen Fällen auch Nasenbluten. Das Hauptsymptom ist selbstverständlich ein erhöhter diastolischer und/oder systolischer Blutdruck. Häufig sieht man aber auch hypertone Patienten ohne ein einziges der geschilderten Symptome. Der Hypertonie-Kopfschmerz kann entweder am Scheitel oder am Okziput auftreten. Er wird von einer ausgeprägten Anspannung der Nackenmuskulatur begleitet (Abb. 1.17).

Sekundäre Hypertonie

Hier finden wir einen erhöhten Blutdruck, der auf anderen Störungen beruht, am häufigsten auf einer chronischen Glomerulonephritis (siehe Kapitel 22).

Die wichtigsten Symptome sind abgesehen von der Hypertonie und den Kopfschmerzen lumbale Schmerzen, Müdigkeit, Ödeme und Proteinurie.

3. kraniale Ursachen

Sinusitis

In den Industrieländern ist diese Erkrankung häufig. Sie zeichnet sich durch eine Entzündung der Nasennebenhöhlen aus.

Der Sinusitis-Kopfschmerz läßt sich von anderen Formen aufgrund seiner eindeutigen Lokalisation leicht unterscheiden. Er liegt im Gesicht, anatomisch übereinstimmend mit Sinus frontalis, ethmoidalis bzw. maxillaris (Abb. 1.18).

Zu den weiteren Symptomen gehören eine rinnende Nase, Herunterrinnen von Schleim hinten am Rachen und das charakteristische Benommenheitsgefühl im Gesichtsbereich.

Otitis media

Eine Mittelohrentzündung kann beim Kleinkind zu Kopfschmerzen führen. Sehr häufig kann das Kind den Ursprung der Schmerzen nicht genau lokalisieren und spricht von einem „Kopfschmerz", obwohl es sich um Schmerzen im Ohr handelt.

Die Diagnose ist meist einfach, da diese Art von Kopfschmerz bei Kleinkindern während fieberhafter Erkrankungen auftritt und eine Sekretion aus dem Ohr bestehen kann (Abb. 1.19).

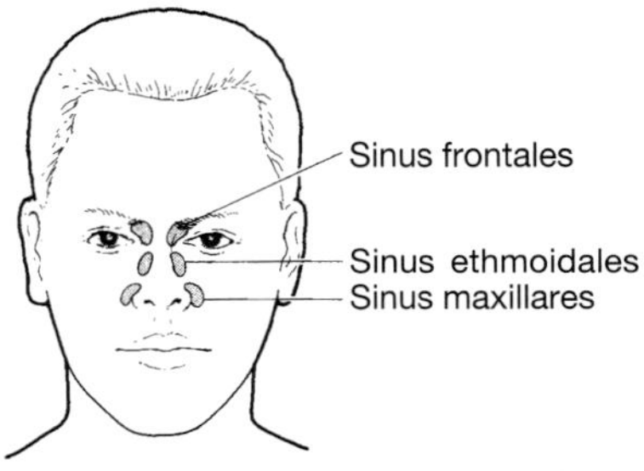

Abb. 1.18: Kopfschmerzlokalisation bei Sinusitis

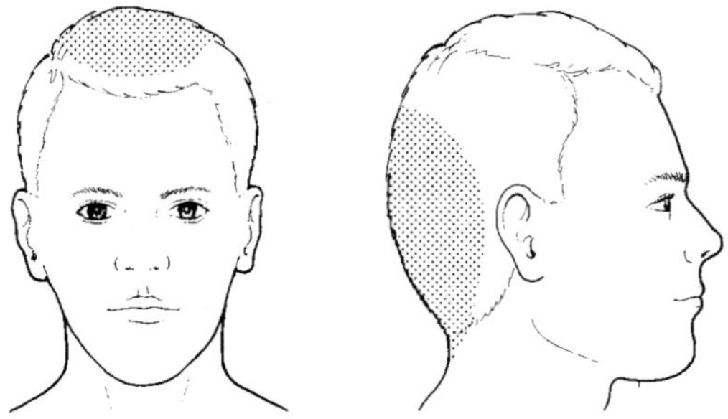

Abb. 1.17: Kopfschmerzlokalisation bei Hypertonie

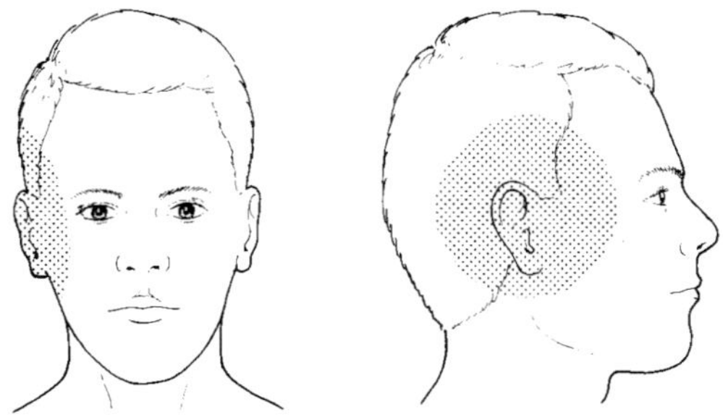

Abb. 1.19: Kopfschmerzlokalisation bei Otitis media

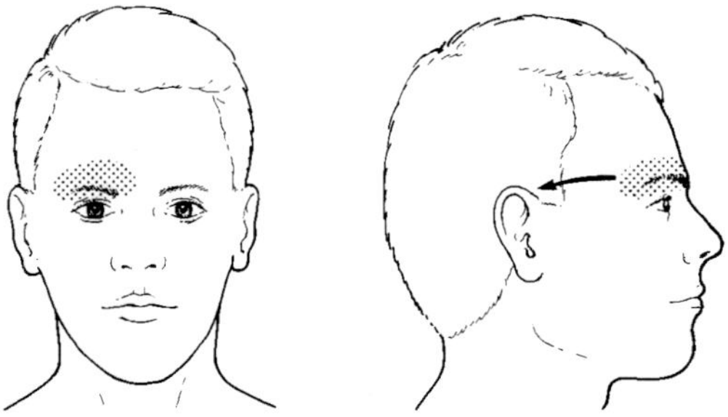

Abb. 1.20: Kopfschmerzlokalisation bei Glaukom

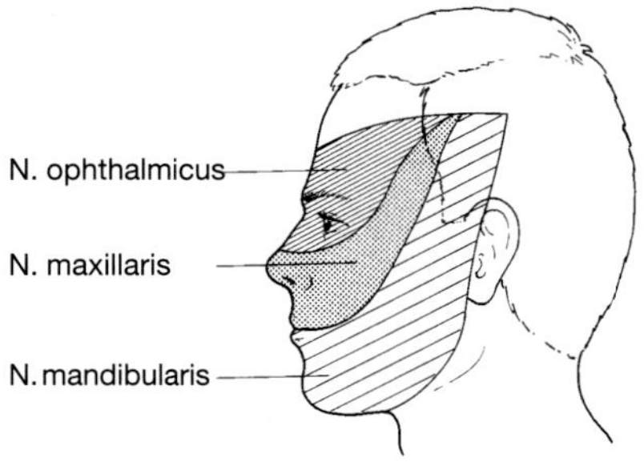

Abb. 1.22: Lokalisation der Trigeminusneuralgie

4. extrakraniale Ursachen

Glaukom

Bei dieser Erkrankung ist der intraokuläre Flüssigkeitsdruck erhöht. In jungen Jahren tritt die Erkrankung selten auf. Sie kann einen Kopfschmerz rund um die oder hinter den Augen verursachen, den man leicht mit Migräne verwechseln kann. Der Schmerz ist üblicherweise abends stärker, der Patient sieht „Halos" rund um Lichtquellen, er sieht auch unscharf (Abb. 1.20).

Zervikale Spondylose

Dazu gehören entzündliche und nicht-entzündliche Veränderungen der Zwischenwirbelgelenke und Bandscheibenschäden im Halswirbelsäulenbereich. Es kommt zu okzipitalen Kopfschmerzen, die in Richtung der Schultern und des Nackens ausstrahlen (Abb. 1.21). Nacken- und Schultermuskulatur ist ausgesprochen druckempfindlich.

Röntgenaufnahmen der Halswirbelsäule zeigen üblicherweise eine Verengung der Intervertebralräume und die Ausbildung von Osteophyten.

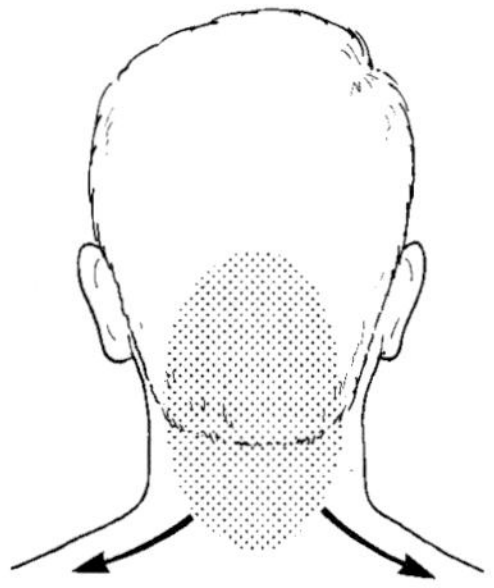

Abb. 1.21: Kopfschmerzlokalisation bei zervikaler Spondylose

Trigeminusneuralgie

Es handelt sich um entzündliche und nicht-entzündliche Veränderungen eines oder mehrerer der drei Trigeminusäste. Der Nervus trigeminus ist ein Hirnnerv. Wir sehen die Krankheit häufiger bei alten Menschen. Der Schmerz ist einseitig, von kurzer Dauer und hoher Intensität. Er kann auf der Stirn und im Augenbereich, an Wange oder Schläfe bzw. am Kiefer auftreten, je nach Befall der Trigeminusäste (Abb. 1.22).

Abschließend noch einige Bemerkungen zur herkömmlichen westlichen Medikation bei Kopfschmerzen. Von allen Medikamenten, die vor allem bei der Migräne gegeben werden, ist meiner Ansicht nach Ergotamintartrat das schädlichste. Gemäß meiner Erfahrung verursacht es nicht nur Nebenwirkungen wie Übelkeit und Kribbeln der Extremitäten, sondern sein Langzeitgebrauch erhöht auch die Frequenz der Kopfschmerzen. Es gibt hierfür zwei Ursachen: zunächst ist Ergotamintartrat, das übrigens eine dem LSD ähnliche chemische Struktur hat, ein potenter Vasokonstriktor. Die Vasokonstriktion beendet den akuten Schmerz, die Konstriktion ist aber unweigerlich von einer reaktiven Dilatation gefolgt, die den nächsten Schmerzanfall bewirkt. Zweitens enthalten die meisten Präparate neben Ergotamintartrat auch Koffein. Dieses ist ebenfalls ein Vasokonstriktor, auch hier kommt es nach der Konstriktion wieder zu einer Dilatation. Die Bedeutung des Koffeins bei Kopfschmerzen haben wir weiter oben schon diskutiert (siehe Fußnote 2). Aus diesen Gründen rate ich Patienten, die solche Medikamente nehmen, darauf zu verzichten, wenn das nur irgendwie möglich ist. Es besteht kein Risiko, wenn man diese Art der Medikation abrupt beendet.

Tabelle 1.2: Zusammenfassung der Kopfschmerzursachen

Erkrankung	Pathologie	Symptome	Befunde
Meningitis Migräne	Entzündung der Hirnhäute zunächst Konstriktion, dann Dilatation der Arterien	starker Kopfschmerz, Erbrechen, einseitiger Kopfschmerz, Photophobie, Erbrechen	Nackensteifigkeit, Fieber, rote Augen
Subarachnoidalblutung	Blutung aus einem Aneurysma zwischen Pia und Arachnoidea	plötzlicher, heftiger, peitschenschlagartiger Kopfschmerz, Erbrechen, Verwirrung	Bewußtlosigkeit, Nackensteifigkeit, Mydriasis, Tachykardie, Hemiplegie
Hirntumor	Neoplasma des Gehirns	Kopfschmerzen, Vertigo, Gedächtnisstörungen, Erbrechen	Bradykardie, Greifreflex
Primäre Hypertonie	erhöhter Blutdruck	Schmerz am Scheitel oder okzipital, Benommenheit, Tinnitus	Steifigkeit im Okzipitalbereich, Veränderungen der Netzhautarterien
Sekundäre Hypertonie bei Nephritis	Entzündung des Nierenparenchyms	Kopfschmerz	Ödeme, Oligurie, Proteinurie, blasses Gesicht, Hypertonie
Sinusitis	Entzündung der Nebenhöhlen	Gesichtsschmerz	Nasensekretion
Otitis media	Infektion des Mittelohrs	Schmerz im Augen- und Mastoidbereich	Sekretion aus dem Ohr
Glaukom	erhöhter Augeninnendruck	unscharfes Sehen, Halos rund um Lichtquellen,	periokuläre Kopfschmerzen
Zervikale Spondylose	Arthritis/Arthrose der HWS, oder Degeneration der HWS-Bandscheiben	Kopfschmerzen, Schmerzen der Nackenmuskulatur, Steifigkeit	Druckdolenz der Nackenmuskulatur, „Krachen“ im Nacken
Trigeminusneuralgie	entzündliche bzw. nichtentzündliche Veränderungen des Nervus trigeminus	intensiver Gesichtsschmerz, in kurzen Attacken auftretend	

Fußnoten

1 Eine eingehendere Erörterung dieses Themas ist zu finden in: Maciocia G., die Grundlagen der Chinesischen Medizin, S. 146; Verlag für Ganzheitliche Medizin Dr. Erich Wühr, Kötzting 1996.

2 Journal of the American Medical Association, 213:628, 1970. Dieser Artikel stellt fest, daß Koffein eine der häufigeren Ursachen für chronischen Kopfschmerz ist.

3 Wu Zhan-Ren, Yu Zhi-Gao: Correct Seal of Medical Circles (Yi Lin Zheng Yin); Jiangsu Science Publishing House, Nanjing 1987. Das Buch wurde von Ma Zhao-Sheng verfaßt und erstmals 1605 veröffentlicht.

4 The Yellow Emperor's Classic of Internal Medicine – Simple Questions (Huang Di Nei Jing Su Wen), S. 98; People's Health Publishing House, Beijing 1979. Dieses Werk erschien erstmals etwa 100 v.Chr.

5 Lu Yi-Hua: Medical Talk from the Deserted Cottage (Leng Hu Yi Hua), erschienen 1897; zitiert in: Differentiation of Diseases and Patterns in Internal Medicine, S. 331; Heilongjiang People's Publishing House, 1981.

6 Zhang Jie-Bin, Classic of Categories (Lei Jing), S. 325; People's Publishing House, Beijing 1983. Erstmals 1624 erschienen.

7 Zitiert in: Yang Jia-San, Acupuncture (Zhen Jiu Xue), S. 614; People's Health Publishing House, Beijing 1989.

8 Simple Questions, S. 141.

9 Li Dong-Yuan, Discussion on Stomach and Spleen (Pi Wei Lun), S. 362; People's Publishing House, 1976. Das Werk erschien erstmals 1249.

10 Simple Questions, Kapitel 18, S. 111.

11 Zitiert in: Acupuncture, S. 614 (siehe Fußnote 7).

Kapitel 2

Schwindelgefühl

眩暈

Schwindelgefühl heißt in der Chinesischen Medizin „Xuan yun". „Xuan" bedeutet „verschwommenes Sehen", „yun" steht für „Schwindelgefühl". Dieses Symptom kann sich von einem sehr leichten Schwindelgefühl, das gelegentlich bloß bei Lagewechsel auftritt, bis zu schwerem Vertigo erstrecken, der mit Gleichgewichtsverlust einhergeht und dem Patienten den Eindruck vermittelt, seine Umgebung drehe sich im Kreise. Der Begriff „Schwindelgefühl" umfaßt auch sehr häufige Empfindungen wie „Dumpfsein" und „Verschwommensein" sowie ein Schweregefühl des Kopfes, als ob er mit Watte gefüllt wäre, einhergehend mit einer Unfähigkeit zu klarem, konzentriertem Denken.

Die erste Erwähnung von Schwindelgefühl finden wir in „Des Gelben Kaisers Klassiker des Inneren", wo es mit verschiedenen Mustern in Zusammenhang gebracht wird. „Reine Fragen" ordnet es in Kapitel 74 dem Leber-Wind zu: „Wind verursacht Schwindelgefühl, dieses gehört zur Leber."[1] Kapitel 28 „Das Zentrum des Wirkvermögens" führt Schwindelgefühl darauf zurück, daß das Qi den Kopf nicht erreicht: „Bei einer Qi-Leere im Oberen Erwärmer ist das Hirn nicht gefüllt ... (dies verursacht) Schwindelgefühl und verschwommenes Sehen."[2] Kapitel 33 stellt einen Zusammenhang zu Leere im Meer des Marks her: „Ist das Meer das Marks leer ... so kommt es zu Schwindelgefühl."[3]

Zhu Dan-Xi schreibt in „Wesentliche Verfahren des Dan-Xi" (1347), daß ein Zusammenhang zwischen Schleim und Schwindelgefühl besteht, ja er geht soweit festzustellen: „Es gibt kein Schwindelgefühl ohne Schleim."[4] Er rät deshalb zum Auflösen des Schleims als der Hauptbehandlungsmethode des Schwindelgefühls. Im Unterschied zu ihm ordnet Zhang Jing-Yue in seinem Werk „Das vollständige Buch des Jing-Yue" (1634) das Schwindelgefühl einem Leere-Muster zu, indem er sagt: „Oben angesiedelte Leere führt zu Schwindelgefühl" und „Es gibt kein Schwindelgefühl ohne Leere."[5] Er ist deshalb für das Stärken als das Hauptverfahren zur Therapie von Schwindelgefühl.

Die Überlegungen zu Differenzierung und Behandlung von Schwindelgefühl können gemeinsam mit jenen, die wir beim Kopfschmerz angestellt haben, zur Behandlung der Hypertonie eingesetzt werden.

Ätiologie und Pathologie

Emotionale Belastung

Zorn, Frustration, Groll, aufgestauter Haß und alle anderen Emotionen mit Leber-Bezug können das Leber-Yang zum Aufsteigen veranlassen. Hier handelt es sich um eine häufige Ursache für Schwindelgefühl vom Fülle-Typ.

Andererseits führt eine lange andauernde Qi-Stagnation durch emotionale Belastungen auch häufig zu Feuer, in unserem Fall zu Leber-Feuer, das auch Schwindelgefühl hervorrufen kann. Leber-Feuer kann überdies zu Wind führen, der ein noch stärkeres Schwindelgefühl verursacht, bis hin zu Gleichgewichtsstörungen.

Überarbeitung, übermäßige sexuelle Aktivität

Wenn einer dieser beiden Faktoren über lange Jahre besteht und man dem Körper keine angemessene Ruhe gönnt, so wird die Niere geschwächt. Sie produziert in der Folge nicht ausreichend Mark zur Nährung des Gehirns, was Schwindelgefühl nach sich zieht. Hier haben wir also Schwindelgefühl vom Leere-Typ vor uns.

Ernährung

Übermäßiger Verzehr von fetten Speisen oder Milchprodukten sowie unregelmäßiges Essen können die Milz schwächen und zu Nässe und Schleim führen. Tritt dies gemeinsam mit einer Qi-Leere im Oberen Erwärmer auf, so kann das klare Qi nicht zum Kopf emporsteigen, folglich stagniert dort trüber Schleim und führt zu Schwindelgefühl, unscharfem Sehen sowie einer verschwommenen und schweren Empfindung im Kopf.

Die wichtigste Unterscheidung, die wir in bezug auf die Pathologie treffen müssen, ist jene zwischen Leere und Fülle. Das Schwindelgefühl entsteht einfach dadurch, daß nicht ausreichend Qi den Kopf erreicht (Leere-Typ), oder weil sich im Kopf ein pathogener Faktor befindet, der das klare Yang daran hindert, den Schädel zu erreichen (Fülle-Typ).

Die wichtigsten Leere-Zustände, die Schwindelgefühl nach sich ziehen, sind jene des Qi, des Blutes und der Nieren-Essenz. Die häufigsten pathogenen Einflüsse als Ursache von Schwindelgefühl sind Leber-Yang, Leber-Feuer, Leber-Wind und Schleim.

Entspringt Schwindelgefühl einer Leere, so ist es schwach und mit unscharfem Sehen verbunden, manchmal tritt es bloß bei Lagewechsel auf. Ist ein Fülle-Zustand die Ursache, so ist das Schwindelgefühl intensiver und kann bis zum Gleichgewichtsverlust führen. Wenn Schleim dem Schwindelgefühl zugrundeliegt, so ist es mit unscharfem Sehen, einem verschwommenen und schweren Gefühl des Kopfes und einer Unfähigkeit zur Konzentration verbunden.

Differenzierung und Behandlung

Die vier wichtigsten Muster, die zu Schwindelgefühl führen, sind:

1. Fülle-Muster

1.1 Aufsteigen von Leber-Yang, Leber-Feuer oder Leber-Wind

1.2 Trüber Schleim im Kopf

2. Leere-Muster

2.1 Qi- und Blut-Mangel

2.2 Nieren-Essenz-Mangel

1. Fülle-Muster

1.1 Aufsteigen von Leber-Yang, Leber-Feuer oder Leber-Wind

Klinische Manifestationen

Leber-Yang

Recht starkes Schwindelgefühl, Tinnitus, rotes Gesicht, Reizbarkeit, Neigung zu Zornesausbrüchen, Kopfschmerz. Zungenränder etwas gerötet, Puls saitenförmig.

Leber-Feuer

Rotes Gesicht, Durst, bitterer Mundgeschmack, trockener Stuhl, spärlicher, dunkler Harn, rote Zunge mit trockenem gelbem Belag, schneller, voller, saitenförmiger Puls.

Leber-Wind

Stärkeres Schwindelgefühl, Vertigo, Gleichgewichtsverlust, Tremor.

Therapieprinzip

Bei Leber-Yang: Das Leber-Yang unterdrücken, das Leber-Yin oder Leber-Blut, gegebenenfalls auch das Nieren-Yin nähren.

Bei Leber-Feuer: Leber-Feuer ableiten.

Bei Leber-Wind: Leber-Wind unterdrücken.

Akupunktur

Punktauswahl

Le 3, G 20, 3E 5, LG 16-fengfu, Dü 3, Le 2, KS 6, Le 8, MP 6, N 3-taixi. Alle Punkte werden sediert, mit Ausnahme von Le 8 und N 3, die man tonisieren sollte.

Erläuterung

- Le 3 und G 20 unterdrücken das Leber-Yang. G 20 ist ein spezifischer Punkt bei Schwindelgefühl.
- 3E 5 unterstützt das Unterdrücken des Leber-Yang.
- LG 16 und Dü 3 unterdrücken Leber-Wind.
- Le 2 klärt Leber-Feuer.
- KS 6 hilft indirekt dabei, das Leber-Yang zu unterdrücken, er beruhigt den Geist und besänftigt die Wanderseele-hun.
- Le 8 und MP 6 nähren das Leber-Blut.
- N 3 nährt das Nieren-Yin.

Arzneimitteltherapie

Rezeptur

Tian ma gou teng yin

Dekokt mit Rhizoma Gastrodiae und Ramulus cum Uncis Uncariae

Rhizoma Gastrodiae	Tian ma	9.0 g
Ramulus cum Uncis Uncariae	Gou teng	9.0 g
Concha Haliotidis	Shi jue ming	6.0 g
Ramulus Taxilli	Sang ji sheng	9.0 g
Cortex Eucommiae	Du zhong	9.0 g
Radix Cyathulae	Chuan niu xi	9.0 g
Fructus Gardeniae	Zhi zi	6.0 g
Radix Scutellariae	Huang qin	9.0 g
Herba Leonuri	Yi mu cao	9.0 g
Caulis Polygoni	Shou wu teng	9.0 g
Sclerotium Poriae pararadicis	Fu shen	6.0 g

Erläuterung

Diese Rezeptur, die wir bereits im Kapitel über den Kopfschmerz diskutierten, unterdrückt das Leber-Yang und nährt Leber sowie Niere. Sie wird in breitem Rahmen bei Schwindelgefühl eingesetzt, das einem Emporsteigen von Leber-Yang oder Leber-Wind entspringt.

Variationen

- Bei Symptomen und Zeichen von Leber-Feuer (s.o.): plus Long dan (Radix Gentianae); oder statt der obigen Rezeptur Long dan xie gan tang (Dekokt zum Entlasten der Leber mit Radix Gentianae) verwenden, plus Tian ma (Rhizoma Gastrodiae), Gou teng (Ramulus cum Uncis Uncariae) und Shi jue ming (Concha Haliotidis).
- Bei Leber-Wind: plus Di long (Lumbricus), Zhen zhu mu (Concha Margaritiferae), Mu li (Concha Ostreae).

Kasuistik

Ein 70jähriger Mann leidet seit mehreren Jahren an Vertigo. Er steht sehr unsicher auf den Beinen und benutzt häufig einen Einkaufswagen, um sich darauf während des Gehens zu stützen. Sein Blutdruck ist erhöht, gelegentlich leidet er unter verschwommenem Sehen. Seine Fingernägel sind sehr trocken und spröde, seine Haut ist dunkel und trocken. Seine Zunge ist von rötlich-purpurner Farbe, bis auf einen dünnen gelben Belag im Zentrum belaglos. Die Zunge ist auch steif und trocken, sein Puls ist sehr voll und saitenförmig.

Diagnose

Der Zustand des Patienten geht ganz offensichtlich auf das Emporsteigen von Leber-Yang bei zugrundeliegendem Leber-Yin-Mangel zurück. Der Vertigo entspringt dem Aufsteigen des Leber-Yang, für den Leber-Yin-Mangel sprechen verschwommenes Sehen, trockene Haut, trockene und spröde Nägel sowie die steife Zunge.

Therapieprinzip

Daraus ergibt sich das Behandlungsprinzip: das Leber-Yin nähren, das Leber-Yang unterdrücken.

Akupunktur

Die Hauptpunkte, die verwendet werden, sind G 20, 3E 5, Di 4, Le 3 (alle mit neutraler Stimulation), Le 8, MP 6 und N 3-taixi (alle mit tonisierender Stimulation).

Erläuterung

- G 20 unterdrückt das Leber-Yang und erleichtert Schwindelgefühl.
- 3E 5 unterdrückt das Leber-Yang.
- Di 4 in Kombination mit Le 3 drückt das Leber-Yang aus dem Kopfbereich hinab.
- Le 3 unterdrückt Leber-Yang und -Wind.
- Le 8, MP 6 und N 3 nähren das Leber-Yin.

Arzneimitteltherapie

Es wird keine magistrale Rezeptur verschrieben, sondern bloß die Fertigarznei Jiang ya wan (Pille zum Absenken des Blutdrucks), die Leber-Yang und -Wind unterdrückt und gleichzeitig Leber- und Nieren-Yin stärkt.

Nach sechs Behandlungen normalisiert sich der Blutdruck des Patienten, sein Schwindelgefühl nimmt deutlich ab. Aufgrund seines Alters und des chronischen Zustandes bekommt er weiterhin eine Behandlung pro Monat.

1.2 Trüber Schleim im Kopf

Klinische Manifestationen

Schwindelgefühl, ein verschwommenes und schweres Gefühl im Kopf, als ob dieser mit Watte gefüllt wäre, Schwierigkeiten, klar zu denken und sich zu konzentrieren, vor allem morgens, ein Völle- und Druckgefühl im Thorax, Übelkeit, schlechter Appetit, ein „klebriger" Mundgeschmack. Die Zunge ist geschwollen und hat einen klebrigen Belag, der Puls ist schlüpfrig.

Dieser Zustand entsteht durch Schleim, der den Kopf verlegt, weshalb das klare Yang nicht zum Schädel empor- und trübes Qi nicht hinabsteigen kann. Die beschriebenen Manifestationen sind ausschließlich auf Schleim zurückzuführen. Selbstverständlich treten mit zunehmender Chronizität des Zustands auch mehr und mehr Zeichen von Milz-Schwäche hinzu.

Therapieprinzip

Nässe trocknen, Schleim auflösen, die Milz stärken und den Magen harmonisieren.

Akupunktur

Punktauswahl

KG 12, M 36, MP 3, B 20, B 21, KG 9, MP 9, M 40, M 41, Di 4, M 8-touwei, LG 20-baihui. KG 12, M 36, MP 3, B 20 und B 21 tonisierend nadeln, die anderen sedierend oder neutral stimulieren.

Erläuterung

- KG 12, M 36, MP 3, B 20 und B 21 tonisieren Magen und Milz in Hinblick auf das Auflösen von Schleim.
- KG 9, MP 9, M 40 und M 41 lösen Nässe und Schleim auf.
- Di 4 wird hier eingesetzt, um die Magen-Leitbahnen des Gesichts zu beeinflussen und damit das Aufsteigen und klaren Yang und das Absteigen des trüben Qi zu regulieren.
- M 8 ist ein spezifischer lokaler Punkt zum Auflösen von Schleim im Kopfbereich.
- LG 20 unterstützt das Aufsteigen des klaren Yang zum Schädel.

Arzneimitteltherapie

Rezeptur

Ban xia bai zhu tian ma tang

Dekokt mit Rhizoma Pinelliae, Rhizoma Atractylodis macrocephalae und Rhizoma Gastrodiae

Rhizoma Pinelliae	Ban xia	9.0 g
Rhizoma Gastrodiae	Tian ma	6.0 g
Rhizoma Atractylodis macrocephalae	Bai zhu	15.0 g
Poria	Fu ling	6.0 g
Pericarpium Citri reticulatae	Chen pi	6.0 g
Radix Glycyrrhizae	Gan cao	4.0 g
Rhizoma Zingiberis recens	Sheng jiang	1 Scheibe
Fructus Jujubae	Da zao	2 Stück

Erläuterung

Diese Rezeptur, die wir schon im Kapitel über den Kopfschmerz besprochen haben, wirkt spezifisch in Richtung des Auflösens von Schleim im Kopfbereich.

Variationen

- Um die Schleim im Kopf lösende Wirkung dieser Rezeptur zu erhöhen: plus Shi chang pu (Rhizoma Acori tatarinowii), das die Sinnesöffnungen freimacht und beim Absteigen des trüben Qi hilft.
- Bei ausgeprägter Übelkeit: plus Zhu ru (Caulis Bambusae in taeniam).
- Völlegefühl im Epigastrium: plus Bai dou kou (Fructus Amomi cardamomi), Sha ren (Fructus Amomi).
- Bei Schleim und Hitze (psychische Unruhe, Kopfschmerz, bitterer Mundgeschmack, schneller, saitenförmiger Puls): plus Zhu ru (Caulis Bambusae in taeniam), Gua lou zi (Semen Trichosanthis), Huang qin (Radix Scutellariae), minus Bai zhu.
- Als Alternative kann man Wen dan tang (Dekokt, das die Gallenblase wärmt) einsetzen, besonders dann, wenn die Zunge im Zentrum einen Riß im Magen-Bereich aufweist, in dem ein grober, gelber Belag zu finden ist, und wenn der Zungenkörper selbst rot ist. Bei Verwendung dieser Rezeptur sind folgende Arzneien hinzu-

zufügen: Huang qin (Radix Scutellariae), Huang lian (Rhizoma Coptidis), Shi chang pu (Rhizoma Acori tatarinowii).

2. Leere-Muster

2.1 Qi- und Blut-Mangel

Klinische Manifestationen

Leichtes Schwindelgefühl, manchmal nur bei Lagewechsel auftretend, Müdigkeit, blasses, stumpfes Gesicht, schlechtes Gedächtnis, Schlaflosigkeit, Palpitationen, Depression, schlechter Appetit. Die Zunge ist blaß und dünn, der Puls rauh oder dünn.

Es handelt sich im wesentlichen um einen Mangel an Milz- und Herz-Blut.

Therapieprinzip

Qi und Blut nähren, Magen und Milz stärken.

Akupunktur

Punktauswahl

M 36, MP 6, KG 12, B 20, B 21, LG 20-baihu KG 6, B 15. Tonisierend nadeln, man sollte auch Moxa einsetzen.

Erläuterung

- M 36, MP 6, KG 12, B 20 und B 21 stärken Magen und Milz und nähren das Blut.
- LG 20 unterstützt das Aufsteigen des klaren Qi zum Kopf und vermindert Schwindelgefühl.
- KG 6 stärkt das Qi im allgemeinen.
- B 15 nährt das Herz-Blut.

Arzneimitteltherapie

Rezeptur 1

Gui pi tang

Dekokt zum Stärken der Milz

Radix Ginseng	Ren shen	6.0 g
oder		
Radix Codonopsis pilosulae	Dang shen	12.0 g
Radix Astragali	Huang qi	15.0 g
Rhizoma Atractylodis macrocephalae	Bai zhu	12.0 g
Radix Angelicae sinensis	Dang gui	6.0 g
Sclerotium Poriae pararadicis	Fu shen	9.0 g
Semen Ziziphi spinosae	Suan zao ren	9.0 g
Arillus Longan	Long yan rou	12.0 g
Radix Polygalae	Yuan zhi	9.0 g
Radix Aucklandiae	Mu xiang	3.0 g
Radix Glycyrrhizae tosta	Zhi gan cao	4.0 g
Rhizoma Zingiberis recens	Sheng jiang	3 Scheiben
Fructus Jujubae	Da zao	5 Stück

Erläuterung

Diese Rezeptur stärkt Qi und Blut, tonisiert Milz und Herz und nährt das Gehirn.

- Ren shen, Huang qi und Bai zhu tonisieren das Qi.
- Dang gui nährt das Blut.
- Fu shen unterstützt die Qi-stärkenden Arzneien bei der Vermeidung von Nässe und beruhigt auch den Geist.
- Suan zao ren, Long yan rou und Yuan zhi nähren das Herz und beruhigen den Geist.
- Mu xiang bewegt das Qi, es wird hier eingesetzt, um der übersättigenden Wirkung der Qi- und Blut-Stärker entgegenzuarbeiten.
- Zhi gan cao hilft den Qi-stärkenden Arzneien beim Tonisieren des Qi, es harmonisiert auch.
- Sheng jiang und Da zao harmonisieren die Rezeptur sowie das Abwehr- und Nähr-Qi, sie helfen überdies beim Stärken des Milz-Qi.

Variationen

- Wenn die Schwäche von Milz und Magen beim Produzieren von Blut mehr hervortritt als ein Leber-Blut-Mangel: die Dosierung von Dang gui reduzieren, jene von Mu xiang erhöhen, plus Fu ling (Poria), Yi yi ren (Semen Coicis) und Sha ren (Fructus Amomi).
- Bei Symptomen von Kälte und bei Schmerz im Epigastrium: plus Gui zhi (Ramulus Cinnamomi) und Bai shao (Radix Paeoniae alba).
- Bei ausgeprägtem Blut-Mangel: plus Shu di huang (Radix Rehmanniae praeparata).
- Bei ausgeprägterem Qi-Mangel: minus Dang gui, Long yan rou, die Dosierung von Huang qi erhöhen. Als Alternative kann man hier auch statt Gui pi tang folgende Rezeptur einsetzen: Bu zhong yi qi tang (Dekokt, das die Mitte tonisiert und das Qi vermehrt).

2.2 Nieren-Essenz-Mangel

Klinische Manifestationen

Fortwährendes Schwindelgefühl mit einer Empfindung von Leere im Gehirn, Tinnitus, Depression, Erschöpfung, Durchschlafstörungen, Gedächtnisstörungen, Schmerzen von Kreuzbereich und Knien.

Zunge: blaß bei Yang-Leere, rot und belaglos bei Yin-Leere.

Puls: tief und schwächlich bei Yang-Leere, oberflächlich und leer bei Yin-Mangel.

Wir haben hier im wesentlichen einen Mangel an Nieren-Essenz vor uns. Die Essenz kann das Mark und das Gehirn nicht nähren. Dies führt zu einem Mangelzustand im Meer des Marks und zu einem seiner Hauptsymptome, dem Schwindelgefühl. Da die Essenz sowohl einen Yin- als auch einen Yang-Aspekt hat, kann sich ihre Leere sowohl in Nieren-Yang- als auch Nieren-Yin-Mangel-Symptomen äußern.

Therapieprinzip

Nieren-Yang oder -Yin tonisieren, die Essenz stärken, das Meer des Marks nähren.

Akupunktur

Punktauswahl

KG 4, N 3-taixi, B 23, B 52-zhishi, Dü 3, B 62-shenmai, LG 16-fengfu, LG 17-naohu, LG 20-baihui, G 39-xuanzhong. Tonisierend nadeln, bei Nieren-Yang-Mangel Moxa einsetzen.

Erläuterung

- KG 4, N 3, B 23 und B 52 stärken Nieren-Yang oder -Yin (abhängig von der Verwendung von Moxa) und nähren die Essenz.
- Dü 3 und B 62 – sie sind besser für Nieren-Yang-Schwäche – stärken das Lenkergefäß und nähren Mark und Gehirn.
- LG 16 und LG 20 sind gemäß Kapitel 33 „Das Zentrum des Wirkvermögens“ Punkte des Meeres des Marks.[6] Sie stimulieren das Aufsteigen des Qi zum Gehirn und nähren das Mark.
- LG 17, „Fenster des Gehirns“ genannt, nährt das Mark und beseitigt Schwindel.
- G 39 ist der Hui-Einflußreiche Punkt des Marks. Er nährt daher das Mark und mindert Schwindelgefühl aufgrund von Nieren-Schwäche.

Arzneimitteltherapie

Rezeptur 1

Zuo gui wan

Pille, die die Linke (Niere) wiederherstellt

Radix Rehmanniae praeparata	Shu di huang	15.0 g
Rhizoma Dioscoreae	Shan yao	9.0 g
Fructus Corni	Shan zhu yu	9.0 g
Fructus Lycii	Gou qi zi	9.0 g
Radix Cyathulae	Chuan niu xi	6.0 g
Semen Cuscutae	Tu si zi	6.0 g
Cornu Cervi	Lu jiao	9.0 g
Colla Plastri Testudinis	Gui ban jiao	9.0 g

Erläuterung

Diese Rezeptur – sie wurde bereits im Kapitel über Kopfschmerz erläutert – tonisiert das Nieren-Yin und nährt Essenz und Mark. Vor allem Lu jiao (siehe unten) nähren Mark und Gehirn. Die Rezeptur ist vor allem für Frauen hervorragend geeignet.

Variationen

Bei Symptomen von Leere-Hitze: plus Zhi mu (Rhizoma Anemarrhenae), Huang bai (Cortex Phellodendri).

Rezeptur 2

You gui wan

Pille, die die Rechte (Niere) wiederherstellt

Radix lateralis Aconiti praeparata	Fu zi	3.0 g
Cortex Cinnamomi	Rou gui	3.0 g
Cortex Eucommiae	Du zhong	6.0 g
Fructus Corni	Shan zhu yu	4.5 g
Semen Cuscutae	Tu si zi	6.0 g
Colla Cornus Cervi	Lu jiao jiao	6.0 g
Radix Rehmanniae praeparata	Shu di huang	12.0 g
Rhizoma Dioscoreae	Shan yao	6.0 g
Fructus Lycii	Gou qi zi	6.0 g
Radix Angelicae sinensis	Dang gui	4.5 g

Erläuterung

Diese Rezeptur wurde bereits im Kapitel über Kopfschmerz diskutiert. Sie stärkt das Nieren-Yang. Besonders Lu jiao jiao nährt das Mark.

Kasuistik

Ein 31jähriger Mann leidet seit einem Jahr an schwerem Schwindel, geringer Schwerhörigkeit und Tinnitus, es wurde daher bei ihm ein Morbus Menière diagnostiziert. Gelegentlich schwitzt er in der Nacht, er fühlt sich insgesamt erschöpft. Schon zehn Jahre zuvor hat er einen Schwindelanfall erlitten. Er klagt auch über klopfende Schläfenkopfschmerzen mit begleitendem Augenflimmern.

Seine Zunge ist etwas gerötet, der Belag ist zu dünn. Sein Puls ist in der Tiefe leer und saitenförmig an beiden hinteren (proximalen) Taststellen.

Diagnose

Es handelt sich hier um einen klaren Fall von Nieren-Yin-Mangel (Nachtschweiß, Erschöpfung, Zunge mit unzureichendem Belag, leerer Puls auf der tiefen Ebene) und Aufsteigen von Leber-Yang (klopfender Kopfschmerz, Augenflimmern, saitenförmiger Puls). Wir sehen also eine Kombination von Leere (des Nieren-Yin) und Fülle (Aufsteigen des Leber-Yang). Schwindelgefühl und Tinnitus können wir sowohl dem Nieren-Yin-Mangel als auch dem Emporsteigen des Leber-Yang zuordnen.

Therapieprinzip

Das Nieren-Yin nähren, das Leber-Yang unterdrücken.

Arzneimitteltherapie

Der Patient wird von seinem Akupunkteur zur Arzneimitteltherapie überwiesen. Es kommt eine Variation von Liu wei di huang wan (Pille aus sechs Bestandteilen mit Radix Rehmanniae praeparata) zum Einsatz:

Radix Rehmanniae praeparata	Shu di huang	9.0 g
Fructus Corni	Shan zhu yu	4.5 g
Rhizoma Dioscoreae	Shan yao	6.0 g
Rhizoma Alismatis	Ze xie	4.0 g
Cortex Moutan	Mu dan pi	4.0 g
Poria	Fu ling	4.5 g
Concha Haliotidis	Shi jue ming	12.0 g
Ramulus cum Uncis Uncariae	Gou teng	6.0 g
Rhizoma Gastrodiae	Tian ma	6.0 g
Radix Glycyrrhizae tosta	Zhi gan cao	3.0 g

Erläuterung

- Die ersten sechs Arzneien formen die Rezeptur Liu wei di huang wan, die das Nieren-Yin nährt.
- Shi jue ming, Gou teng and Tian ma unterdrücken das Leber-Yang.
- Gan cao harmonisiert.

Differentialdiagnose gemäß der Westlichen Medizin

Die Ursachen für Vertigo werden hier den Lokalisationen des pathologischen Geschehens zugeordnet:

- Ohr
- 8. Hirnnerv (N. vestibulocochlearis)
- Hirnstamm

Ohr

Hier können die Ursachen in Cerumen, Otitis media, akuter Labyrinthitis, Morbus Menière und posturalem Vertigo liegen.

Die beiden häufigsten Ursachen für schweren Vertigo sind die akute Labyrinthitis und die Menière'sche Krankheit.

Akute Labyrinthitis

Sie kann während einer akuten fieberhaften Erkrankung, etwa einer Influenza, auftreten. Der Patient entwickelt plötzlich beginnenden Drehschwindel, Übelkeit und Erbrechen können hinzutreten. Das zwingt den Patienten zum flachen Liegen, die leiseste Bewegung löst Vertigo aus. Die Symptome nehmen langsam ab und verschwinden innerhalb von drei bis sechs Wochen. Es kommt zu keinem begleitenden Tinnitus oder Hörverlust.

Morbus Menière

Diese Erkrankung ist durch rezidivierende Anfälle von plötzlichem Vertigo, Tinnitus und Hörverlust gekennzeichnet. Im Intervall ist der Patient völlig schwindelfrei, Tinnitus und Schwerhörigkeit persistieren jedoch.

Der 8. Hirnnerv (Nervus vestibulocochlearis)

Dieser kann durch akute Meningitis, Traumata und Tumore beeinträchtigt werden. Ein Schaden des N. vestibulocochlearis führt zu Vertigo, Nystagmus (willentlich nicht steuerbare schnelle Bewegung des Augapfels) und Hörverlust.

Hirnstamm

Er kann durch Infektionen (Enzephalitis, Meningitis), Trauma, eine Thrombose der Arteria cerebelli posterior inferior und durch Multiple Sklerose affiziert werden.

Bei Hirnstammschädigung kommt es zu Vertigo und Nystagmus, nicht jedoch zu Beeinträchtigungen des Gehörs.

Flüchtiger Vertigo kann durch vaskuläre Spasmen ausgelöst werden.

Fußnoten

1 The Yellow Emperor's Classic of Internal Medicine – Simple Questions (Huang Di Nei Jing Su Wen), S. 538; People's Health Publishing House, Beijing 1979. Dieses Werk erschien erstmals etwa 100 v. Chr.

2 Spiritual Axis (Ling Shu Jing), S. 68, People's Health Publishing House, Beijing 1981. Dieses Werk erschien erstmals etwa 100 v. Chr.

3 Spiritual Axis, S. 72.

4 Zhu Dan-Xi, Essential Methods of Dan Xi (Dan Xi Xin Fa), zitiert in: Internal Medicine, S. 204. Zhu Dan-Xis Werk erschien erstmals 1347.

5 Zhang Jing-Yue, The Complete Book of Jing Yue (Jing Yue Quan Shu), S. 320, Shanghai Science Publishing House, Shanghai 1959. Zhang Jing-Yues Werk erschien erstmals 1624.

6 Spiritual Axis, S. 73.

Kapitel 3

Atemnot („Chuan")

喘证

In der Chinesischen Medizin wird Atemnot (Dyspnoe) mit „chuan" bezeichnet. „Chuan" bedeutet „nach Luft ringen". Die Symptome und Krankheitszeichen wurden in „Des Gelben Kaisers Klassiker des Inneren" beschrieben. In Kapitel 22 von „Reine Fragen" ist zu lesen: „Bei einer Erkrankung der Lunge kommt es zu Ringen nach Luft, zu Husten, Atemnot, Schmerzen der Schultern und des Rückens sowie zu Schwitzen ..."[1] Aus Kapitel 62: „Bei einer Fülle des Qi (im Thorax, Anmerkung des Übersetzers) treten Ringen nach Luft, Husten und Atemnot auf; bei einer Leere des Qi kommt es zu Atemschwierigkeiten mit flacher Atmung."[2] In Kapitel 20 von „Das Zentrum des Wirkvermögens" lesen wir: „Sitzt der pathogene Faktor in der Lunge, so schmerzt die Haut, es kommt zu Hitze- und Kälteempfindungen, Schnappen nach Luft, Schwitzen, Husten und Schulterschmerzen."[3]

Das Werk „Abriß des Wichtigsten aus Goldtruhe und Jadekasten" (220 v. Chr.) bezeichnet in Kapitel 7 „Schnappen nach Luft" als eine Atemnot, die in Ruhe auftritt und das Niederlegen unmöglich macht. Sie beinhaltet auch ein „Geräusch in der Kehle, das jenem eines Teichhuhns ähnelt."[4]

Somit steht der Begriff „nach Luft ringen" in der Chinesischen Medizin für Schwierigkeiten beim Atmen, Atmen mit offenem Mund, Heben des Schultergürtels beim Atmen und für die Unmöglichkeit, sich flach hinzulegen. Dieser Zustand kann akut oder chronisch auftreten.

Ätiologie

Äußere pathogene Faktoren

Das Eindringen von Wind-Kälte oder Wind-Hitze ist auf mannigfache Weise ein wichtiger kausaler Faktor für Atemnot. Zunächst können beide Faktoren akute Dyspnoe verursachen. Wind-Kälte oder -Hitze verlegen die Lunge und hindern sie daran, das Qi zu verteilen und hinabzusenden, was zu einer Qi-Anhäufung im Brustkorb und eben zu Atemnot führt.

Zweitens kann das Eindringen von Wind-Kälte oder -Hitze bei Patienten mit chronischer Dyspnoe zu einem akuten Anfall von Atemnot führen.

Zum dritten ist der äußere Wind selbst ein häufiger erster Faktor für den Beginn einer möglicherweise sich chronisch weiterentwickelnden Atemnot. Dies trifft vornehmlich auf Kinder zu. Erleidet ein Kind das akute einmalige oder wiederholte Eindringen von Wind-Kälte oder Wind-Hitze, die nicht ausreichend beseitigt werden kann (dies mag durch Fehlen einer Therapie oder durch eine falsche Behandlung wie nicht indizierte Antibiotikagabe bedingt sein), so nistet sich der pathogene Faktor im Körperinneren ein, er behindert in weiterer Folge das Absteigen des Lungen-Qi und führt zu chronischer Dyspnoe.

Eine häufige Folge des Eindringens von Wind ist innere Lungen-Hitze oder Schleim-Hitze. Wind-Hitze neigt stark dazu, schon im Anfangsstadium durch ihre trocknende Natur innere Hitze hervorzurufen. Auch Wind-Kälte kann sich, wenn sie einmal ins Innere gelangt, in Hitze verwandeln. Wenn ein Lungen-Hitze-Zustand vorbesteht, so kann Wind-Kälte die Hitze in der Lunge „einsperren" und Atemnot nach sich ziehen. Vermag das Lungen-Qi nicht abzusteigen, so können die Flüssigkeiten nicht umgewandelt werden und sammeln sich in Form von Schleim an. Selbstverständlich ist Schleim an sich schon ein mächtiger kausaler Faktor für Dyspnoe, da er ja das Hinabsteigen des Lungen-Qi im Brustkorb noch weiter behindert.

Schleim-Hitze im Inneren behindert auch das Aufsteigen des Milz-Qi und das Absteigen des Magen-Qi; deshalb können die Flüssigkeiten nicht richtig transformiert werden. Auch dieser Umstand trägt zur Bildung von Schleim oder Nässe bei. Aus diesen Gründen sind Nässe oder Schleim sehr häufige Konsequenzen aus jeglicher akuter Erkrankung, die prolongiert verläuft.

Die Tatsache, daß Atemnot sich aus wiederholtem Eindringen von äußerem Wind (häufig, aber nicht ausschließlich bei Kindern vorkommend) entwickeln kann, ist ein weiterer Anlaß, alle solche Affektionen ernstzunehmen und den pathogenen Faktor aktiv zu beseitigen, solange er noch an der Körperoberfläche sitzt.

Ernährung

Übermäßiger Verzehr von Fett, Milchprodukten, Süßigkeiten und rohen, kalten Nahrungsmitteln beeinträchtigt Umwandlung und Transport der Nahrungsessenzen und der Flüssigkeiten durch die Milz. Die fehlende Transformation der Flüssigkeiten führt mit der Zeit zur Bildung von Schleim, der sich in der Lunge absetzt, dort das Absteigen des Qi behindert und zu Atemnot führt.

Dies ist in der westlichen Zivilisation ein überaus häufiger ätiologischer Faktor für Atemnot, vor allem was die allzu reichliche Einnahme von Milchprodukten, wie Milch, Käse, Butter und Sahne betrifft.

Bei Babies kann Dyspnoe durch zu frühes Abstillen und die Verabreichung von schweren Nahrungsmitteln entstehen, die das sehr junge Verdauungssystem des Kindes noch nicht verarbeiten kann. Auch dies führt sehr leicht zur Ansammlung von Schleim.

Emotionale Probleme

Sich über lange Zeit Sorgen zu machen, übermäßig nachzudenken und zu grübeln, schwächt Lunge und Milz. Das Lungen-Qi wird in seinem Fließen behindert, es kommt zu Atemnot. Das geschwächte Milz-Qi kann die Flüssigkeiten nicht richtig umwandeln, Schleim entsteht, der ein Zusatzfaktor bei chronischer Dyspnoe ist.

Zorn, Frustration, Reizbarkeit und Groll können, so sie lange fortbestehen, das Leber-Yang oder Leber-Feuer zum Aufsteigen bringen. In weiterer Folge attackiert dieses die Lunge und behindert das Hinabsteigen des Lungen-Qi. In der Terminologie der Fünf Elemente wird dies so bezeichnet: „Holz verachtet Metall." Es ist dies eine ziemlich häufige Ursache von Atemnot, vor allem bei angespannten Jugendlichen und Kindern, die in einer gespannten familiären Situation aufwachsen.

Erschöpfung, chronische Krankheit

Langfristige Überarbeitung schädigt das Nieren-Yin, es kommt zur Schwächung verschiedener Funktionen der Niere, in diesem Falle jener des Empfangens des Qi. Die schwache Niere kann das Qi nicht empfangen und ergreifen, das Qi fließt rebellierend aufwärts und behindert das Hinabsteigen des Lungen-Qi. Es kommt also zu einer Fülle-Situation oben und zu Leere unten sowie zu chronischer Dyspnoe.

Längere körperliche Überanstrengung oder zu langes Stehen schwächt das Nieren-Yang, dieses kann in der Folge das Qi nicht empfangen und unten halten. Die Konsequenz daraus ist chronische Atemnot mit der gleichen Pathogenese wie oben beschrieben. Eine Nieren-Schwäche (entweder des Yin oder des Yang) ist deshalb bei chronischer Dyspnoe fast immer zu erheben.

Aus diesem Grund schrieb Ye Tian-Shi (1667-1746) über Dyspnoe: „Wenn die Lunge die Ursache ist, so handelt es sich um einen Fülle-Typ der Erkrankung. Ist die Niere die Ursache, so handelt es sich um einen Leere-Typ."[5]

Auch ein chronischer Mangel an Lungen-Qi oder -Yin, etwa nach dem Eindringen äußeren Winds, hindert das Lungen-Qi am Absteigen und führt auf diesem Weg zu chronischem Husten und Atemnot.

Pathologie

Wie oben ausgeführt, kreisen die Ursachen für Atemnot hauptsächlich um Lunge und Niere. Die Lunge, die das Qi regiert, ist immer einbezogen, da bei Dyspnoe das Lungen-Qi nicht absteigen kann. Diese Störung des Lungen-Qi tritt ein, wenn es durch äußeren Wind oder durch Schleim behindert wird, oder aber, wenn es sich in einem Leere-Zustand befindet.

Die Niere ist die Wurzel des Qi, sie empfängt es und hält es unten. Lunge und Niere arbeiten zur Gewährleistung des physiologischen Atemvorgangs zusammen, wobei das Lungen-Qi zur Niere hinabsteigt und von der Niere festgehalten wird. Die Lunge kontrolliert die Aus-, die Niere die Einatmung. Deshalb spricht eine Inspirationsstörung im Rahmen chronischer Dyspnoe für eine Nieren-Schwäche, Schwierigkeiten während des Ausatmungsvorgangs weisen hingegen auf eine Lungen-Schwäche hin. Wenngleich das für chronische Dyspnoe typische Muster „Unfähigkeit der Niere, das Qi zu empfangen" ein Yang-Mangel-Muster ist, so können sowohl Nieren-Yin als auch Nieren-Yang zu chronischer Atemnot führen.

Auch andere Organe sind in chronische Dyspnoe einbezogen. Eine Milz-Schwäche führt zu Bildung von Schleim, der das Absteigen des Lungen-Qi behindert. Schleim ist häufig zu finden, im besonderen bei bronchitischer Dyspnoe.

Das Aufsteigen von Leber-Yang oder -Feuer kann das Absteigen des Lungen-Qi behindern und zu chronischer Dyspnoe Anlaß geben.

Bei alten Patienten mit sehr chronischen Beschwerden kann auch das Herz auf zweierlei Arten involviert sein. Zunächst füllen die Gefäße des Herzens die Lunge, das Lungen-Qi wiederum bewegt das Blut. Bei Lungen-Qi-Leere wird das Blut nicht bewegt, es stagniert in der Lunge. In der Folge kommt es durch die Anhäufung von Flüssigkeiten in der Lunge zu Rechtsherzversagen. Desweiteren ist das Yang der Niere die Grundlage für jenes des Herzens. Wenn das Nieren-Yang leer ist, so kann das Mingmen-Feuer das Herz nicht wärmen, die Flüssigkeiten werden nicht umgewandelt und sammeln sich in Lunge und Herz an. Dies äußert sich in reichlicher Expektoration weißen, wäßrig-dünnen und schaumigen Sputums sowie in einem ausgeprägten Beengungsgefühl des Thorax und in Palpitationen. Dieses Muster heißt „Nieren-Yang-Schwäche mit Überfließen von Wasser auf Lunge und Herz." In noch chronischeren Fällen kann das schwache Herz-Yang das Blut im Brustkorb nicht bewegen, das Blut wird noch zusätzlich durch die im Thorax stagnierenden Flüssigkeiten behindert. Es kommt zu Blut-Stagnation im Brustkorb mit Thoraxschmerz, Lippenzyanose, dunklen Nägeln sowie einer bläulichen und geschwollenen Zunge.

Wir können Ätiologie und Pathologie chronischer Atemnot in einem Diagramm zusammenfassen (Abb. 3.1).

Differenzierung und Behandlung

Für die Therapie der Dyspnoe ist die Unterscheidung zwischen Fülle und Leere von herausragender Bedeutung. Beim Fülle-Typ der Atemnot ist die Atmung oberflächlich und lang, der Patient atmet schnell und mit einem lauten Geräusch aus, das Keuchen ist laut, die Beschwerden können von Husten begleitet sein, der Puls ist schlüpfrig oder gespannt und voll. Beim Leere-Typus der Dyspnoe hingegen ist die Atmung kurz und schnell, der Patient atmet schnell und mit wenig Begleitgeräusch ein, der Puls ist schwächlich.

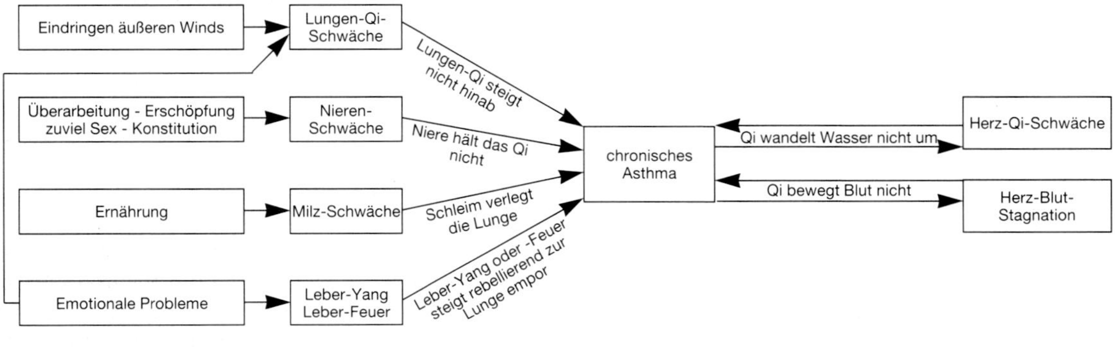

Abb. 3.1: Ätiologie und Pathologie chronischer Atemnot

Wir lesen in „Das vollständige Buch des Jing-Yue" (1624): „Bei Fülle-Atemnot ist die Atmung lang, es gibt eine beengende Empfindung in der Brust, die Atemgeräusche sind laut, der Mensch kann den Atem nicht in sich behalten und atmet schnell wieder aus. Bei Leere-Atemnot ist die Atmung kurz, der Mensch verstört, das Qi ist schwach, die Atemgeräusche sind leise, die Atmung wird immer wieder unterbrochen und verschlimmert sich bei Anstrengung ...."[6]

Bei der Behandlung von Fülle-Zuständen konzentrieren wir uns auf die Therapie der Manifestation und das Vertreiben pathogener Faktoren. Bei der Therapie von Leere-Fällen richten wir unser Augenmerk auf die Behandlung der Wurzel und das Tonisieren des Körper-Qi. Ein Beispiel: obwohl Dyspnoe aufgrund von Schleim-Hitze (Manifestation) durch eine Milz-Schwäche (Wurzel) bedingt ist, die zu Schleim führt, hat das Auflösen von Schleim und Klären von Hitze Vorrang gegenüber dem Stärken der Milz. Anders bei chronischer Atemnot aufgrund von Schwäche der Lunge und Niere (Wurzel): hier ist die primäre Aufgabe das Tonisieren von Lunge und Niere, das Vermindern der Atemnot und möglicherweise das Auflösen von Schleim (Manifestation) ist sekundär.

Wir analysieren nun folgende Muster:

1. Fülle

1.1 Wind-Kälte befällt die Lunge
1.2 Wind-Kälte an der Oberfläche, Schleim-Flüssigkeiten im Inneren
1.3 Kälte an der Oberfläche, Hitze im Inneren
1.4 Schleim-Hitze der Lunge
1.5 Trüber Schleim der Lunge
1.6 Behinderung des Lungen-Qi
1.7 Leber-Feuer dringt in die Lunge ein

2. Leere

2.1 Lungen-Qi-Mangel
2.2 Lungen-Yin-Mangel
2.3 Lungen- und Nieren-Schwäche
2.4 Lungen- und Nieren-Yin-Mangel
2.5 Lungen- und Nieren-Yang-Mangel
2.6 Lungen-, Herz- und Nieren-Yang-Mangel

1. Fülle

1.1 Wind-Kälte befällt die Lunge

Klinische Manifestationen

Abneigung gegen Kälte, Frösteln, Fieber, Husten, Atemnot, Engegefühl des Thorax, dünner, weißer Schleim, Kopfschmerz, kein Schwitzen. Der Puls ist oberflächlich und gespannt.

Äußere Wind-Kälte befällt die energetische Schichte der Lunge, das Abwehr-Qi, und behindert die Verteilung und das Absteigen des Lungen-Qi, was zu Atemnot und Husten führt.

Diese Situation tritt entweder bei einer akuten Dyspnoe-Attacke oder einer akuten Exazerbation chronischer Atemnot ein. In diesem akuten Stadium müssen wir die Behandlung immer auf das Befreien der Oberfläche und das Vertreiben von Wind-Kälte richten, auch wenn chronische Dyspnoe vorliegt.

Therapieprinzip

Die Oberfläche befreien, Verteilung und Absteigen des Lungen-Qi wiederherstellen, Wind-Kälte vertreiben.

Akupunktur

Punktauswahl

Lu 7, Lu 6, B 12, B 13, Extra-Punkt dingchuan. Alle werden sedierend genadelt, Schröpfköpfe auf B 12 und B 13. Nach dem Nadeln und Schröpfen kann man auf B 12 direkte Moxibustion mit Moxakegelchen anwenden.

Erläuterung

- Lu 7 befreit die Oberfläche, vertreibt Wind-Kälte und stellt das Absteigen des Lungen-Qi wieder her.
- Lu 6, der Xi-Grenzpunkt, wird bei akuten Lungen-Mustern eingesetzt, er beendet Atemnot.
- B 12 und B 13 befreien, wenn sie geschröpft werden, die Oberfläche und stellen die Verteilung und das Hinabsteigen des Lungen-Qi wieder her. Wenn Kälte betont ist, so kann man nach dem Nadeln und Schröpfen Moxa applizieren.
- Dingchuan (0.5 cun lateral von LG 14-dazhui) beendet akute Atemnot.

Arzneimitteltherapie

Rezeptur

Ma huang tang

Dekokt mit Herba Ephedrae

Herba Ephedrae	Ma huang	6.0 g
Ramulus Cinnamomi	Gui zhi	4.0 g
Semen Armeniacae	Xing ren	9.0 g
Radix Glycyrrhizae tosta	Zhi gan cao	3.0 g

Erläuterung

Dies ist die Rezeptur zur Befreiung der Oberfläche und zur Vertreibung von Wind-Kälte. Sie hat eine starke zerstreuende Wirkung, sie verteilt das Lungen-Qi und führt es hinab. Sie ist besonders bei akuter Dyspnoe angezeigt.

Diese Rezeptur ist von deutlich warmem Energieverhalten. Deshalb sollte man sich bei ihrer Verwendung absolut sicher sein, daß es sich beim pathogenen Faktor um Wind-Kälte und nicht um Wind-Hitze handelt.

Variationen

- bei Kälte-Schleim der Lunge: plus Ban xia (Rhizoma Pinelliae), Chen pi (Pericarpium Citri reticulatae), Zi su zi (Fructus Perillae), Zi wan (Radix Asteris), Bai qian (Rhizoma Cynanchi stauntonii).
- bei Schwitzen, was für das Überwiegen von Wind innerhalb des Wind-Kälte-Komplexes spricht, ist folgende Rezeptur einzusetzen:

Gui zhi jia hou po xing zi tang

Dekokt mit Ramulus Cinnamomi plus Cortex Magnoliae officinalis und Semen Armeniacae

Ramulus Cinnamomi	Gui zhi	9.0 g
Radix Paeoniae alba	Bai shao	9.0 g
Radix Glycyrrhizae tosta	Zhi gan cao	6.0 g
Rhizoma Zingiberis recens	Sheng jiang	9.0 g
Fructus Jujubae	Da zao	3 Stück
Cortex Magnoliae officinalis	Hou po	4.0 g
Semen Armeniacae	Xing ren	6.0 g

Diese Rezeptur befreit die Oberfläche, indem sie Abwehr- und Nähr-Qi harmonisiert, sie erleichtert Völle des Brustkorbs und beendet Atemnot.

1.2 Wind-Kälte an der Oberfläche, Schleim-Flüssigkeiten im Inneren

Klinische Manifestationen

Abneigung gegen Kälte, Fieber, Frösteln, Kopfschmerz, kein Schwitzen, Atemnot, Husten mit reichlich weißem, wäßrigem Sputum, kann sich nicht hinlegen, Schwellung der Extremitäten.

Zunge: klebriger, weißer Belag

Puls: oberflächlich

Dieses Bild entspricht einem Eindringen äußerer Wind-Kälte bei einem Patienten mit vorbestehenden Schleim-Flüssigkeiten im Inneren. Diese Lage tritt häufig bei einer akuten Verschlimmerung chronischer Dyspnoe ein.

Abgesehen von den typischen Symptomen und Zeichen eines Befalls der Oberfläche (Abneigung gegen Kälte, Frösteln, Fieber, Kopfschmerz, kein Schwitzen, oberflächlicher Puls), finden wir hier Symptome der Ansammlung von Schleim-Flüssigkeiten im Inneren, nämlich Atemnot, Husten mit Expektoration reichlichen weiß-wäßrigen Sputums und einen klebrigen Zungenbelag. Die Schwellung der Extremitäten ist auf Schleim-Flüssigkeiten zurückzuführen, die sich subkutan anhäufen. Der Patient kann sich schlecht hinlegen, da die Schleim-Flüssigkeiten auch im Thorax stagnieren.

Therapieprinzip

Die Oberfläche befreien, Wind-Kälte vertreiben, das Absteigen des Lungen-Qi wiederherstellen, Schleim auflösen.

Akupunktur

Punktauswahl

Lu 7, Lu 6, Lu 5, B 12, B 13, Extra-Punkt Dingchuan, KS 6, M 40, KG 22-tiantu. Alle werden neutral oder sedierend stimuliert.

Erläuterung

- Lu 7 befreit die Oberfläche und vertreibt Wind-Kälte.
- Lu 6, der Xi-Grenzpunkt, erleichtert Atemnot.
- Lu 5 löst Schleim in der Lunge.
- B 12 und B 13 (Schröpfen mit oder ohne Nadeln) befreien die Oberfläche.
- Dingchuan beendet akute Dyspnoe.
- KS 6 öffnet den Brustkorb, erleichtert Völlegefühl des Thorax und unterstützt die Atmung.
- M 40 löst Schleim und öffnet den Brustkorb.

- KG 22 stimuliert das Absteigen des Lungen-Qi und löst Schleim.

Arzneimitteltherapie

Rezeptur

Xiao qing long tang

Kleineres Dekokt des Blaugrünen Drachens

Herba Ephedrae	Ma huang	9.0 g
Ramulus Cinnamomi	Gui zhi	6.0 g
Herba Asari	Xi xin	3.0 g
Rhizoma Zingiberis	Gan jiang	3.0 g
Rhizoma Pinelliae	Ban xia	9.0 g
Radix Paeoniae alba	Bai shao	9.0 g
Fructus Schisandrae	Wu wei zi	3.0 g
Radix Glycyrrhizae tosta	Zhi gan cao	6.0 g

Erläuterung

Diese Abkochung befreit gleichzeitig die Oberfläche und löst Schleim-Flüssigkeiten des Inneren.

- Ma huang und Gui zhi befreien die Oberfläche und vertreiben Wind-Kälte.
- Xi xin and Gan jiang haben sehr warme und trocknende Eigenschaften, weshalb sie Schleim-Flüssigkeiten und Kälte-Schleim lösen.
- Ban xia löst Schleim.
- Bai shao und Wu wei zi wirken adstringierend und zusammenziehend und werden hier eingesetzt, um die zerstreuenden und trocknenden Eigenschaften der anderen Zutaten zu mäßigen und auszugleichen.
- Gan cao harmonisiert.

1.3 Kälte an der Oberfläche, Hitze im Inneren

Klinische Manifestationen

Atemnot, Distension oder Thoraxschmerz, rauhe Atmung, Nasenrinnen, Husten, Erbrechen klebrigen Schleims, Hitzegefühl, kalte Extremitäten, Reizbarkeit, Gliederschmerzen, Durst.

Zunge: rot, weißer oder gelber Belag.

Puls: schlüpfrig, schnell.

Diese Situation entspricht dem zweiten Stadium des Eindringens von Wind-Kälte, wenn dieser pathogene Faktor nämlich noch an der Oberfläche sitzt, sich aber auch schon innere Hitze gebildet hat. Diese Lage kann auch durch das Eindringen von Wind-Kälte bei einem Menschen mit vorbestehender innerer Hitze eintreten. Es kann sich also entweder um eine akute Attacke von Dyspnoe handeln, oder um die akute Exazerbation chronischer Dyspnoe, hervorgerufen durch das Eindringen von Wind-Kälte vor dem Hintergrund innerer Lungen-Hitze.

Wir finden dementsprechend auch einige Kälte-Symptome der Oberfläche wie kalte Extremitäten, Gliederschmerzen und Nasenrinnen sowie einige Symptome von innerer Hitze (der Lunge), wie etwa Reizbarkeit, Hitzegefühl, rauhe Atmung, Durst, schneller Puls und rote Zunge.

Therapieprinzip

Hitze klären, das Absteigen des Lungen-Qi wiederherstellen.

Akupunktur

Punktauswahl

Lu 7, Lu 6, Lu 10, Di 11, Lu 1. Neutral oder sedierend stimulieren.

Erläuterung

- Lu 7 stellt das Absteigen des Lungen-Qi wieder her.
- Lu 6 erleichtert akute Dyspnoe.
- Lu 10 klärt Lungen-Hitze.
- Lu 1, der Mu-Alarmpunkt, klärt Lungen-Hitze, beseitigt Völle des Brustkorbs und beendet Atemnot.
- Di 11 klärt Hitze.

Arzneimitteltherapie

Rezeptur

Ma xing shi gan tang

Dekokt mit Herba Ephedrae, Semen Armeniacae, Gypsum fibrosum und Radix Glycyrrhizae

Herba Ephedrae	Ma huang	5.0 g
Semen Armeniacae	Xing ren	9.0 g
Gypsum fibrosum	Shi gao	18.0 g
Radix Glycyrrhizae tosta	Zhi gan cao	6.0 g

Erläuterung

- Ma huang und Xing ren stellen das Absteigen des Lungen-Qi wieder her, beenden Atemnot und vertreiben Wind-Kälte.
- Shi gao klärt innere Lungen-Hitze.
- Gan cao harmonisiert.

Variationen

- Bei reichlichem Schleim: plus Huang qin (Radix Scutellariae), Sang bai pi (Cortex Mori), Gua lou zi (Semen Trichosanthis).

Fertigarznei

Zhi sou ding chuan wan

Pille zum Beenden von Husten und zum Beruhigen von Atemnot

Herba Ephedrae	Ma huang
Semen Armeniacae	Xing ren
Gypsum fibrosum	Shi gao
Radix Glycyrrhizae tosta	Zhi gan cao

Erläuterung

Dieses Medikament hat die gleichen Zutaten und Funktionen wie die oben besprochene Rezeptur.

Der zu dieser Arznei passende Zungenbefund: roter Zungenkörper, gelber Belag.

1.4 Schleim-Hitze der Lunge

Klinische Manifestationen

Husten, Atemnot, Thoraxschmerz, reichlich gelbes und klebriges oder blutig tingiertes Sputum, Reizbarkeit, unangenehmes Gefühl im Thorax, Hitzegefühl, Schwitzen, Durst, rotes Gesicht, trockene Hitze, dunkler Harn, Obstipation.

Zunge: rot, klebriger, gelber Belag.

Puls: schlüpfrig, schnell

Dies entspricht jenem Stadium, das dem Eindringen von Wind-Kälte oder Wind-Hitze folgt, wenn sich nämlich der pathogene Faktor in Hitze umwandelt und sich in der Lunge niederläßt. Alle oben geschilderten Symptome weisen in Richtung der Lungen-Hitze.

Therapieprinzip

Hitze klären, Schleim auflösen, die Lunge klären.

Akupunktur

Punktauswahl

Lu 5, Lu 1, Di 11, M 40, LG 14-dazhui. Sedierend nadeln, keine Moxibustion.

Erläuterung

- Lu 5 klärt Lungen-Hitze.
- Lu 1 klärt Lungen-Hitze und mildert Völle und Schmerz des Thorax.
- Di 11 beseitigt Hitze.
- M 40 löst Schleim auf.
- LG 14 beseitigt Hitze.

Arzneimitteltherapie

Rezeptur

Sang bai pi tang

Dekokt mit Cortex Mori

Cortex Mori	Sang bai pi	9.0 g
Radix Scutellariae	Huang qin	6.0 g
Rhizoma Coptidis	Huang lian	3.0 g
Fructus Gardeniae	Zhi zi	4.0 g
Bulbus Fritillariae cirrhosae	Chuan bei mu	4.0 g
Semen Armeniacae	Xing ren	6.0 g
Fructus Perillae	Zi su zi	6.0 g
Rhizoma Pinelliae	Ban xia	6.0 g

Erläuterung

- Sang bai pi, Huang qin, Huang lian und Zhi zi beseitigen Hitze, klären die Lunge und stellen das Absteigen des Lungen-Qi wieder her.
- Chuan bei mu, Xing ren, Zi su zi und Ban xia lösen Schleim auf, stellen das Absteigen des Lungen-Qi wieder her und beenden Atemnot.

Variationen

- Bei hohem Fieber: plus Shi gao (Gypsum fibrosum) und Zhi mu (Rhizoma Anemarrhenae).
- Bei reichlichem Schleim: plus Ge qiao (Concha Meretricis seu Cyclinae).
- Bei starkem Durst: plus Tian hua fen (Radix Trichosanthis).
- Im Falle schwerer Dyspnoe mit der Unmöglichkeit, sich niederzulegen, und mit klebrigem Schleim: plus Da huang (Radix et Rhizoma Rhei) und Mang xiao (Natrii Sulfas).
- Wenn das Sputum gallig schmeckt: plus Yu xing cao (Herba Houttuyniae), Dong gua zi (Semen Benincasae), Yi yi ren (Semen Coicis) und Lu gen (Rhizoma Phragmitis).

Fertigarznei

Qing qi hua tan wan

Pille zum Klären des Qi und zum Auflösen von Schleim

Rhizoma Arisaematis cum Bile	Dan nan xing
Fructus Trichosanthis	Gua lou
Radix Scutellariae	Huang qin
Fructus Aurantii immaturus	Zhi shi
Pericarpium Citri reticulatae	Chen pi
Poria	Fu ling
Semen Armeniacae	Xing ren
Rhizoma Pinelliae	Ban xia

Erläuterung

Diese Fertigarznei löst Schleim, beseitigt Lungen-Hitze und stellt das Absteigen des Lungen-Qi wieder her.

Der Zungenbefund, der den Einsatz dieses Medikaments rechtfertigt: roter Zungenkörper, klebriger, gelber Belag.

1.5 Trüber Schleim der Lunge

Klinische Manifestationen

Atemnot, behinderte Exspiration, Beklemmungs- und Völleempfindung des Thorax, Husten mit reichlich weißem, klebrigem Sputum, Erbrechen oder Übelkeit, klebriger Mundgeschmack, kein Durst.

Zunge: dicker, weißer, klebriger Belag.

Puls: schlüpfrig, voll.

Dieser Zustand ist durch die Anhäufung von Nässe-Schleim in der Lunge charakterisiert. Nässe-Schleim behindert massiv das Absteigen des Lungen-Qi, was zu Husten und Atemnot führt. Schleim beeinträchtigt auch das Fließen des Qi im Thorax, was ein Beklemmungs- und Völlegefühl des Thorax nach sich zieht, ebenso wie Übelkeit oder Erbrechen, denn auch das Absteigen des Magen-Qi wird verhindert.

Therapieprinzip

Schleim auflösen, das Absteigen des Lungen-Qi wiederherstellen.

Akupunktur

Punktauswahl

Lu 5, Lu 7, Lu 1, KS 6, M 40, B 13, B 20. Sedierende oder neutrale Nadeltechnik.

Erläuterung

- Lu 5 und Lu 7 beseitigen Nässe-Schleim aus der Lunge und stellt das Hinabsteigen des Lungen-Qi wieder her.
- Lu 1 erleichtert das Beklemmungsgefühl des Thorax.
- KS 6 vermindert Völle des Brustkorbs, beendet Übelkeit oder Erbrechen und öffnet den Thorax, wodurch das Ausstoßen von Schleim erleichtert wird.

Arzneimitteltherapie

Rezeptur

Er chen tang und San zi yang qin tang

Dekokt der zwei alten Arzneien und Dekokt aus drei Samen zum Nähren der Eltern

Rhizoma Pinelliae	Ban xia	15.0 g
Pericarpium Citri reticulatae	Chen pi	15.0 g
Poria	Fu ling	9.0 g
Radix Glycyrrhizae tosta	Zhi gan cao	5.0 g
Rhizoma Zingiberis recens	Sheng jiang	3.0 g
Fructus Mume	Wu mei	1 Stück
Fructus Perillae	Zi su zi	9.0 g
Semen Sinapis albae	Bai jie zi	6.0 g
Semen Raphani	Lai fu zi	9.0 g

Erläuterung

Die ersten sechs Arzneien bilden die Rezeptur. Er chen tang (Dekokt der zwei alten Arzneien), die Nässe-Schleim löst. Die letzten drei Arzneien bilden den San zi yang qin tang (Dekokt aus drei Samen zum Nähren der Eltern). Diese Rezeptur wurde speziell für chronische Nässe-Schleim des Thorax bei alten Menschen zusammengestellt – daher auch ihr Name. Innerhalb dieser Mischung läßt Zi su zi das Lungen-Qi absteigen und wirkt gegen Husten und Dyspnoe, Bai jie zi ist warm und löst Kälte-Schleim der Lunge, Lai fu zi ist eine verdauungsfördernde Zutat, die das Auflösen von Schleim unterstützt.

Variationen

- In Fällen schwerer Dyspnoe: plus andere Arzneien, die das Lungen-Qi absteigen lassen, wie etwa Xing ren (Semen Armeniacae).
- Bei reichlichem Sputum: plus Cang zhu (Rhizoma Atractylodis) und Hou po (Cortex Magnoliae officinalis).

Fertigarznei

Er chen wan

Dekokt der zwei alten Arzneien

Rhizoma Pinelliae	Ban xia
Pericarpium Citri reticulatae	Chen pi
Poria	Fu ling
Radix Glycyrrhizae tosta	Zhi gan cao
Rhizoma Zingiberis recens	Sheng jiang
Fructus Mume	Wu mei

Erläuterung

Dieses Medikament löst Nässe-Schleim auf. Der entsprechende Zungenbefund bietet einen unsauberen, klebrigen Belag.

1.6 Behinderung des Lungen-Qi

Klinische Manifestationen

Plötzliche Dyspnoeattacken, die durch emotionale Probleme ausgelöst werden, kein Keuchen, Erstickungs- bzw. Einschnürungsgefühl in der Kehle, Palpitationen, unruhiger Schlaf.

Zunge: rote Ränder.

Puls: saitenförmig.

Dieser Zustand ist auf stagnierendes Leber-Qi zurückzuführen, das rebellierend zum Thorax emporsteigt. Dieses rebellierende Leber-Qi behindert das Absteigen des Lungen-Qi und verursacht damit Atemnot. Die typische Ursache dafür sind emotionale Probleme, die Attacken werden durch streßbehaftete Situationen herbeigeführt. Die Empfindung von Einschnürung und Ersticken in der Kehle ist auf die Stauung des Leber-Qi zurückzuführen sowie auf eine Verlegung der Kehle durch Qi-Schleim, eine derart verfeinerte Art von Schleim, daß dieser schon beinahe schon Qi-ähnlich ist.

Therapieprinzip

Die Leber beruhigen, das Qi bewegen, die absteigende Funktion des Lungen-Qi wiederherstellen, Atemnot beenden.

Akupunktur

Punktauswahl

Le 3, Le 14-qimen, MP 4, KS 6, Lu 1, KG 17-shanzhong, Lu 7, H 7, M 40.

Erläuterung

- Le 3 und Le 14 beruhigen die Leber und mindern Stagnation. Besonders Le 14 reduziert eine Qi-Stagnation im Thorax.
- Die Kombination von MP 4 und KS 6 öffnet das Durchdringungsgefäß-chongmai, befreit den Brustkorb und unterdrückt rebellierendes Qi im Thorax.
- Lu 1, KG 17 und Lu 7 stellen das Absteigen des Lungen-Qi wieder her, befreien den Thorax und mildern Völle.
- M 40 wird zum Auflösen von Qi-Schleim eingesetzt.
- H 7 beruhigt den Geist.

Arzneimitteltherapie

Rezeptur

Wu mo yin zi

Dekokt aus fünf zermahlenen Zutaten

Lignum Aquilariae	Chen xiang	6.0 g
Radix Aucklandiae	Mu xiang	3.0 g
Semen Arecae	Bing lang	6.0 g
Radix Linderae	Wu yao	6.0 g
Fructus Aurantii immaturus	Zhi shi	6.0 g
Weißwein		
Bulbus Lilii	Bai he	6.0 g
Cortex Albiziae	He huan pi	6.0 g
Semen Ziziphi spinosae	Suan zao ren	6.0 g
Radix Polygalae	Yuan zhi	6.0 g

Erläuterung

- Chen xiang, Mu xiang, Bing lang, Wu yao, Zhi shi und Weißwein mildern Stagnation, stellen das Absteigen des Qi wieder her und beenden Atemnot.
- Bai he, He huan pi, Suan zao ren und Yuan zhi beruhigen den Geist und besänftigen die Leber.

1.7 Leber-Feuer dringt in die Lunge ein

Klinische Manifestationen

Anfälle von Atemnot, die durch emotionale Belastung ausgelöst werden, Druckgefühl des Thorax, Thoraxschmerz, durch unruhige Träume gestörter Schlaf, Reizbarkeit, Durst, bitterer Mundgeschmack, dunkler Harn, Obstipation, Kopfschmerz, rote Augen, rotes Gesicht.

Zunge: rot, zusätzliche Rötung und Schwellung der Ränder, gelber Belag.

Puls: saitenförmig, schnell.

Dieser Zustand beinhaltet einzelne Aspekte des oben beschriebenen Musters, nämlich das rebellierende Leber-Qi, das in den Thorax eindringt und das Absteigen des Lungen-Qi behindert. In diesem Fall ist es allerdings das Leber-Feuer, das das Leber-Qi zur Brust emporträgt. Da Feuer die Körperflüssigkeiten austrocknet, kommt es zu Durst, dunklem Harn und Obstipation. Feuer beeinträchtigt auch den Geist, deshalb wird der Schlaf durch Träume gestört.

Diese Art von Dyspnoe ist bei Kindern recht häufig zu beobachten.

Therapieprinzip

Die Leber besänftigen, Feuer ausleiten, das Hinabsteigen des Lungen-Qi wiederherstellen.

Akupunktur

Punktauswahl

Le 2, Le 14-qimen, Lu 7, KG 17-shanzhong, Lu 1, B 18, B 13. Sedierende oder neutrale Stimulationsmethode.

Erläuterung

- Le 2 beseitigt Leber-Feuer.
- Le 14 besänftigt die Leber und mildert Qi-Stagnation der Brust und der Rippen.
- Lu 7, B 13 und KG 17 bringen das Lungen-Qi wieder zum Absteigen.
- Lu 1 mildert Völle und Schmerz im Thorax.
- B 18 klärt Leber-Feuer.

Arzneimitteltherapie

Rezeptur

Variation von
Long dan xie gan tang

Dekokt zum Entlasten der Leber mit Radix Gentianae

Radix Gentianae	Long dan	9.0 g
Radix Scutellariae	Huang qin	4.0 g
Fructus Gardeniae	Zhi zi	4.0 g
Rhizoma Alismatis	Ze xie	6.0 g
Caulis Akebiae	Mu tong	3.0 g
Radix Rehmanniae	Sheng di huang	6.0 g
Radix Bupleuri	Chai hu	6.0 g
Semen Ziziphi spinosae	Suan zao ren	6.0 g
Cortex Mori	Sang bai pi	6.0 g
Cortex Lycii	Di gu pi	6.0 g
Fructus Perillae	Zi su zi	6.0 g
Radix Glycyrrhizae tosta	Zhi gan cao	3.0 g

Erläuterung

Dies ist eine Variation von Long dan xie gan tang (Dekokt zum Entlasten der Leber mit Radix Gentianae), einer Rezeptur, die Leber-Feuer beseitigt.

Sang bai pi, Di gu pi und Zi su zi lassen das Lungen-Qi wieder hinabsteigen und beseitigen Hitze des Thorax.

Fertigarznei

Qing fei yi huo pian

Tablette zum Klären der Lunge und zum Beseitigen von Feuer

Radix Scutellariae	Huang qin
Fructus Gardeniae	Zhi zi
Radix et Rhizoma Rhei	Da huang
Radix Peucedani	Qian hu
Radix Sophorae flavescentis	Ku shen
Radix Trichosanthis	Tian hua fen
Radix Platycodi	Jie geng
Rhizoma Anemarrhenae	Zhi mu

Erläuterung

Diese Mischung beseitigt Lungen-Hitze und leitet Leber-Feuer über Purgieren aus. Sie darf ausschließlich bei Feuer verwendet werden, nicht bei Hitze; die Symptome sind starker Durst, starke Erregbarkeit, Obstipation mit trockenem Stuhl und dunkler Harn. Es kann auch blutig tingiertes Sputum auftreten.

Der passende Zungenbefund: roter Zungenkörper, sehr trockener, dunkelgelber oder brauner Belag.

Kasuistik

Eine 33jährige Frau leidet seit zwei Jahren an Dyspnoe. Die Exspiration ist gestört, die Anfälle werden durch emotionale Belastungen begünstigt. Sie bekommt auch leicht Durst und verspürt gelegentlich einen bitteren Mundgeschmack. Sie klagt häufig über pochende Schläfenkopfschmerzen, insgesamt fühlt sie sich erregt und frustriert. Sie bekommt auch leicht Hitzeempfindungen und gelegentlich Palpitationen. Ihr Puls ist saitenförmig, ihre Zunge ist rot, mit Rötung der Ränder und der Spitze, mit einem seichten medianen Riß im Herz-Bereich. An den Rändern sieht man auch rote Punkte.

Diagnose

Ein sehr klarer Fall von Dyspnoe aufgrund von Leber-Feuer, das rebellierend nach oben zum Thorax strebt und die Lunge verlegt. Es ist ebenso eindeutig auf emotionale Spannungen zurückzuführen, die hauptsächlich in der Beziehung der Patientin zu ihrem Vater wurzeln. Wenngleich Leber-Feuer das Hauptproblem ist, finden wir auch etwas Herz-Feuer, erkennbar am seichten Riß im Herz-Bereich, der roten Zungenspitze und den Palpitationen.

Therapie

Die Patientin wird ausschließlich mit Arzneien behandelt, und zwar mit folgender Variation von Long dan xie gan tang (Dekokt zum Entlasten der Leber mit Radix Gentianae):

Radix Gentianae	Long dan	6.0 g
Radix Scutellariae	Huang qin	4.0 g
Fructus Gardeniae	Zhi zi	4.0 g
Rhizoma Alismatis	Ze xie	6.0 g
Caulis Akebiae	Mu tong	3.0 g
Radix Rehmanniae	Sheng di huang	6.0 g
Radix Bupleuri	Chai hu	6.0 g
Semen Ziziphi spinosae	Suan zao ren	6.0 g
Cortex Albiziae	He huan pi	6.0 g
Cortex Magnoliae officinalis	Hou po	3.0 g
Fructus Perillae	Zi su zi	6.0 g
Radix Glycyrrhizae tosta	Zhi gan cao	3.0 g

Es handelt sich im wesentlichen um das ursprüngliche Dekokt, unter Hinzufügung von Suan zao ren und He huan pi, um den Geist zu beruhigen, sowie von Hou po, um Völle des Brustkorbs zu beseitigen und ebenfalls den Geist zu beruhigen.

Die Behandlung befreit die Patientin von der Dyspnoe und hilft ihr, sich zu beruhigen und ein ausgeglicheneres emotionales Leben zu führen.

2. Leere

Dyspnoe vom Leere-Typ ist durch eine Lungen- und Nieren-Schwäche charakterisiert, da die Lunge das Qi regiert und die Niere die Wurzel des Qi ist. Die Lunge kontrolliert die Ausatmung, die Niere die Inspiration.

Zusätzlich zu diesen beiden Organen kann auch eine Milz-Schwäche häufig zur Bildung von die Lunge verlegendem Schleim führen. In sehr chronischen Fällen wird das Herz-Qi schwach, weil das Lungen-Qi das Blut nicht bewegen kann. Die Folge davon ist eine Blut-Stagnation im Thorax, die sich in Lippenzyanose, Thoraxschmerz und einer purpurnen Zungenfarbe äußert.

Alle Leere-Typen von Atemnot treten in chronischen Fällen auf.

2.1 Lungen-Qi-Mangel

Klinische Manifestationen

Atemnot, schwaches Atemgeräusch, leichtes Rasseln in der Kehle, Schwitzen, Frösteln, blasses Gesicht, schwache Stimme, Expektoration spärlichen Sputums.

Zunge: blaß

Puls: schwächlich, vor allem an der vorderen (distalen) rechten Taststelle.

Therapieprinzip

Die Lunge tonisieren, das Qi stärken, das Absteigen des Lungen-Qi wiederherstellen.

Akupunktur

Punktauswahl

Lu 7, Lu 9, B 13, LG 12-shenzhu, KG 12, KG 6, M 36. Tonisieren.

Erläuterung

- Lu 9 und Lu 7 tonisieren die Lunge und stellen das Hinabsteigen des Lungen-Qi wieder her.
- B 13 und LG 12 stärken das Lungen-Qi. Hier kann direkte Moxibustion angewandt werden.
- KG 12 und KG 6 tonisieren das Qi im allgemeinen. Überdies sind sie Konzentrationspunkte entlang der Lungen-Leitbahn, die oberhalb von KG 12 ihren Ursprung nimmt und zu KG 6 hinabläuft, bevor sie sich wieder nach kranial wendet.
- M 36 tonisiert Magen und Milz; dies unterstützt die Lunge gemäß dem Prinzip „Erde stärken, um Metall zu tonisieren."

Arzneimitteltherapie

Rezeptur

Bu fei tang

Dekokt, das die Lunge tonisiert

Radix Ginseng	Ren shen	9.0 g
Radix Astragali	Huang qi	12.0 g
Radix Rehmanniae praeparata	Shu di huang	12.0 g
Fructus Schisandrae	Wu wei zi	6.0 g
Radix Asteris	Zi wan	9.0 g
Cortex Mori	Sang bai pi	6.0 g

Erläuterung

- Ren shen und Huang qi sind die Hauptzutaten, um das Lungen-Qi zu stärken und das Abwehr-Qi zu festigen.
- Shu di huang nährt das Blut und tonisiert die Niere, damit diese das Qi ergreifen kann.
- Wu wei zi tonisiert die Lunge und unterstützt ebenfalls die Niere beim Ergreifen des Qi.
- Zi wan und Sang bai pi bringen das Lungen-Qi wieder zum Absteigen und beenden Husten und Atemnot.

Fertigarznei

Ping chuan wan

Pille zum Beruhigen von Atemnot

Radix Codonopsis pilosulae	Dang shen
Cordyceps	Dong chong xia cao
Gecko	Ge jie

Semen Armeniacae	Xing ren
Pericarpium Citri reticulatae	Chen pi
Radix Glycyrrhizae	Gan cao
Cortex Mori	Sang bai pi
Rhizoma Cynanchi stauntonii	Bai qian
Lapis Chloriti	Qing meng shi
Radix Fici	Wu zhi mao tao
Semen Eleagni glabrae	Man hu tui zi

Erläuterung

Diese Arznei tonisiert im wesentlichen das Qi von Lunge und Milz und stellt das Hinabsteigen des Lungen-Qi wieder her. Sie hat aber darüber hinausgehend eine große Wirkungsbreite, da sie auch das Ergreifen des Qi durch die Niere unterstützt und das Lungen-Yin etwas nährt.

Die zu dieser Mischung passende Zunge ist blaß.

2.2 Lungen-Yin-Mangel

Klinische Manifestationen

Kurzer Atem, chronische Dyspnoe, Nachtschweiß, Hitze der „Fünf Herzen", trockene Kehle, trockener Husten mit spärlichem Expektorat, flushartige Gesichtsrötung.

Zunge: rot, trocken belaglos, oder rot mit einem Belag und queren Rissen im Lungen-Areal.

Puls: oberflächlich und leer, oder dünn, schnell und schwächlich an der rechten vorderen (distalen) Taststelle.

Lungen-Yin-Mangel kann in Kombination mit Lungen-Qi-Mangel auftreten. Yin-Mangel tritt häufiger bei alten Menschen auf. Nur in sehr fortgeschrittenen Fällen sehen wir eine gänzlich belaglose Zunge. Sonst beobachtet man einen wurzellosen Belag oder das Fehlen eines Belags ausschließlich im vorderen Zungenanteil.

Therapieprinzip

Das Lungen-Yin nähren, das Absteigen des Lungen-Qi wiederherstellen.

Akupunktur

Punktauswahl

Kombination von Lu 9, Lu 7 und N 6-zhaohai, B 43-gaohuangshu, KG 4, B 13, LG 12-shenzhu. Tonisieren.

Erläuterung

- Lu 9 tonisiert das Lungen-Yin.
- Lu 7 und N 6 öffnen das Konzeptionsgefäß, nähren das Yin, stellen das Absteigen des Lungen-Qi wieder her und unterstützen die Kehle. Die Kombination dieser Punkte wirkt hervorragend in Fällen von chronischer Dyspnoe aufgrund Lungen-Yin- oder kombinierten Lungen- und Nieren-Yin-Mangels.
- B 43 nährt das Lungen-Yin, dieser Punkt ist vor allem bei sehr chronischen Verläufen wirksam.
- B 13 und LG 12 tonisieren das Lungen-Qi.
- KG 4 nährt das Yin im allgemeinen und stärkt das Ergreifen des Qi durch die Niere.

Arzneimitteltherapie

Rezeptur

Sheng mai san

Pulver, das den Puls erzeugt

Radix Ginseng	Ren shen	9.0 g
Radix Ophiopogonis	Mai dong	9.0 g
Fructus Schisandrae	Wu wei zi	3.0 g

Erläuterung

- Ren shen tonisiert das Lungen-Qi.
- Mai dong nährt das Lungen-Yin.
- Wu wei zi nährt das Lungen-Yin und absorbiert Auslaufen (wie etwa Nachtschweiß).

Dies ist die beste Rezeptur zur Stärkung des Lungen-Yin. In Fällen chronischer Atemnot sollte man allerdings auch Arzneien hinzufügen, die das Absteigen des Lungen-Qi fördern, wie etwa Semen Armeniacae (Xing ren) oder Fructus Perillae (Zi su zi). Eine andere Möglichkeit ist die Kombination dieser Rezeptur mit der zuvor erörterten. Sie eignen sich besonders gut zur Zusammenfügung, da sie zwei Arzneien gemeinsam haben: Ren shen und Wu wei zi.

Fertigarznei

Li fei wan

Pille zum Unterstützen der Lunge

Cordyceps	Dong chong xia cao
Gecko	Ge jie
Bulbus Lilii	Bai he
Fructus Schisandrae	Wu wei zi
Rhizoma Bletillae	Bai ji
Radix Stemonae	Bai bu
Concha Ostreae	Mu li
Folium Eriobotryae	Pi pa ye
Radix Glycyrrhizae	Gan cao

Erläuterung

Diese Arznei nährt das Lungen-Yin und begünstigt die Körperflüssigkeiten. Der passende Zungenbefund: roter Körper im vorderen Bereich, kein Belag.

2.3 Lungen- und Nieren-Schwäche

Klinische Manifestationen

Chronische Atemnot, Dyspnoe-Anfälle werden durch Anstrengung ausgelöst, Schwierigkeiten beim Einatmen, Gewichtsverlust, Depression, Knöchelödeme, kalte Extremitäten, Lumbalgie, Schwindelgefühl, schwache Knie.

Zunge: blaß, geschwollen.

Puls: tief, schwächlich, langsam.

Dieses Bild entspricht einem Yang-Mangel sowohl der Lunge als auch der Niere, wobei die Niere das Qi nicht ergreifen kann. Die Folge ist ein Zustand, der in der Chinesischen Medizin als „Fülle oben, Leere unten“ bezeichnet wird, also eine Nieren-Schwäche mit relativer Fülle der Lunge.

Die Ursache dieses Musters ist die Nieren-Yang-Schwäche, daher auch die Knöchelödeme, die kalten Extremitäten, schwachen Knie, Depression, Schwindelgefühl, blasse und geschwollene Zunge sowie der tiefe und schwächliche Puls. Da die Niere die Inspiration kontrolliert, kann der Patient bei diesem Muster typischerweise schlecht einatmen.

Therapieprinzip

Die Niere tonisieren und wärmen, das Absteigen des Lungen-Qi fördern.

Akupunktur

Punktauswahl

B 213, B 13, LG 4-mingmen, N 7-fuliu, N 25-shencang, N 3-taixi, Lu 7. Tonisieren, Moxibustion.

Erläuterung

- B 23 und N 7 tonisieren das Nieren-Yang.
- LG 4 stärkt das Feuer des Tors der Vitalität. Wendet man Moxibustion an, so wird über diesen Punkt das Yang stark tonisiert.
- N 3, der Yuan-Quellpunkt, stärkt die Niere.
- N 25 ist ein wichtiger lokaler Punkt, um Völle des Brustkorbs und Atemnot zu mindern, die durch Nieren-Schwäche hervorgerufen werden.
- Lu 7 stimuliert das Hinabsteigen des Lungen-Qi.

Arzneimitteltherapie

Rezeptur 1

Jin gui shen qi wan

Pille für das Nieren-Qi aus „Abriß des Wichtigsten aus Goldtruhe und Jadekasten“

Radix lateralis Aconiti praeparata	Fu zi	3.0 g
Ramulus Cinnamomi	Gui zhi	3.0 g
Radix Rehmanniae praeparata	Shu di huang	24.0 g
Fructus Corni	Shan zhu yu	12.0 g
Rhizoma Dioscoreae	Shan yao	12.0 g
Rhizoma Alismatis	Ze xie	9.0 g
Cortex Moutan	Mu dan pi	9.0 g
Poria	Fu ling	9.0 g

Erläuterung

Dies ist die bekannteste klassische Rezeptur zur Stärkung und Wärmung des Nieren-Yang. Sie hat ihren Ursprung in Zhang Zhong-Jings Werk „Über kälteverursachte Schäden“ aus der Han-Dynastie. Spätere Versionen dieser Rezeptur ersetzen Ramulus Cinnamomi (Gui zhi) durch Cortex Cinnamomi (Rou gui).

Variationen

Bei Verwendung zur Therapie chronischer Nieren-bedingter Atemnot sollte man einige Arzneien beigeben, die das Absteigen des Lungen-Qi fördern, wie etwa Zi su zi (Fructus Perillae) oder Xing ren (Semen Armeniacae).

Rezeptur 2

Shen ge san

Pulver mit Radix Ginseng und Gecko

Radix Ginseng	Ren shen	12.0 g
Gecko	Ge jie	12.0 g

Erläuterung

- Ren shen tonisiert das Ursprungs-Qi.
- Ge jie stärkt das Nieren-Yang und fördert insbesondere die Funktion der Niere, das Qi zu ergreifen.

Diese Rezeptur ist anzuwenden, wenn die Symptome des Nieren-Yang-Mangels nicht sehr stark ausgeprägt sind.

Rezeptur 3

Su zi jiang qi tang

Dekokt mit Fructus Perillae, das das Qi nach unten leitet

Fructus Perillae	Zi su zi	9.0 g
Rhizoma Pinelliae	Ban xia	9.0 g
Cortex Magnoliae officinalis	Hou po	6.0 g
Radix Peucedani	Qian hu	6.0 g
Cortex Cinnamomi	Rou gui	3.0 g
Radix Angelicae sinensis	Dang gui	6.0 g
Rhizoma Zingiberis recens	Sheng jiang	2 Scheiben
Folium Perillae	Su ye	5 Blätter
Radix Glycyrrhizae tosta	Zhi gan cao	6.0 g
Fructus Jujubae	Da zao	1 Stück

Erläuterung

- Zi su zi ist die Herrscher-Arznei dieser Rezeptur, sie fördert das Absteigen des Lungen-Qi und beendet Atemnot.
- Ban xia, Qian hu und Hou po lösen Schleim auf, beruhigen Atemnot und mindern Völle des Brustkorbs. Sie sind die Minister-Arzneien und behandeln gemeinsam mit der Herrscher-Arznei „Fülle oben".
- Rou gui wärmt die Niere, vertreibt Kälte, stimuliert die Aufgabe der Niere, das Qi zu ergreifen und beruhigt dadurch Atemnot.
- Dang gui nährt das Blut und stärkt die Leber. Gemeinsam mit Rou gui, das die Niere tonisiert, stärkt es bei „Leere unten". Es beendet auch Husten und unterdrückt rebellierendes Qi.
- Sheng jiang und Su ye sind die Assistenten-Drogen; sie vertreiben Kälte und helfen mit, Atemnot zu beruhigen, indem sie rebellierendes Qi unterdrücken.
- Zhi gan cao und Da zao, die Boten-Arzneien, harmonisieren die Mitte.

Diese Rezeptur unterscheidet sich von den beiden vorangegangenen insofern, als sie sowohl die „Leere unten" als auch die „Fülle oben" anspricht. Sie ist daher besser angezeigt, wenn wir eine ausgeprägte Völle des Brustkorbs mit Expektoration weißen Schleims und mit Husten vorfinden. Diese Mischung behandelt sowohl die Manifestation (Anhäufung des Qi in der Lunge) als auch die Wurzel (Nieren-Schwäche).

Variationen

- Wenn das Qi nach oben rebelliert und die Empfindung einer Bewegung unterhalb des Nabels vorhanden ist: plus Chen xiang (Lignum Aquilariae resinatum).

Fertigarznei

Su zi jiang qi wan

Pille mit Fructus Perillae, die das Qi nach unten leitet

Fructus Perillae	Zi su zi
Rhizoma Pinelliae	Ban xia
Cortex Magnoliae officinalis	Hou po
Radix Peucedani	Qian hu
Pericarpium Citri reticulatae	Chen pi
Lignum Aquilariae resinatum	Chen xiang
Radix Angelicae sinensis	Dang gui
Rhizoma Zingiberis recens	Sheng jiang
Fructus Jujubae	Da zao
Radix Glycyrrhizae	Gan cao

Erläuterung

Diese Fertigarznei ist in der Zusammensetzung der gleichnamigen klassischen Rezeptur ähnlich. Sie stellt das Absteigen des Lungen-Qi wieder her und tonisiert das Nieren-Yang.

Der entsprechende Zungenbefund: blasser und gedunsener Zungenkörper.

Kasuistik

Eine 48jährige Frau leidet seit 10 Jahren an Dyspnoe. Die Inspiration ist behindert, der Zustand ist in der Nacht schlimmer. Die Atemnot scheint begonnen zu haben, nachdem sie im Mittleren Osten in einem Sandsturm eingeschlossen worden war und danach eine Bronchopneumonie entwickelt hatte. Auch als Kind hatte sie eine Pneumonie. Seit 10 Jahren bemerkt sie auch eine Flüssigkeitsansammlung im Abdomen und im Knöchelbereich. Sie ist oft obstipiert und fühlt sich kalt, vor allem in den Beinen.

Ihr Puls ist dünn, tief und an beiden hinteren (proximalen) Positionen ausgesprochen schwächlich. Die Zunge ist blaß und gedunsen und weist einen klebrigen, weißen Belag auf (Farbabbildung 3.1).

Diagnose

Es handelt sich um einen klaren Zustand von Atemnot aufgrund einer Lungen- und Nieren-Yang-Schwäche. Die Patientin scheint von Kindheit an eine Schwäche der Lunge gehabt zu haben, die durch die Pneumonie entstand und durch die Bronchopneumonie vor 10 Jahren verschlimmert wurde. Aufgrund ihres Alters beginnt die Nieren-Energie abzunehmen, dies bringt im Verbund mit der Lungen-Schwäche die Dyspnoe zum Ausbruch. Die Nieren-Yang-Schwäche läßt sich durch die Flüssigkeitsretention, die Obstipation, das Kältegefühl der Beine und die sehr schwächlichen Pulse an beiden hinteren Positionen bestätigen.

Behandlung

Die Patientin wird sowohl mittels Akupunktur als auch Arzneimitteltherapie behandelt. Die Akupunktur ist sehr einfach und zielt im Prinzip auf eine Tonisierung von Lunge und Niere ab: M 36, MP 6, B 13, LG 12-shenzhu, B 23. Zusätzlich werden die Schlüsselpunkte des Konzeptionsgefäßes bei jeder Sitzung genadelt, also Lu 7 auf der rechten und N 6 auf der linken Seite, um Lunge und Niere zu stärken.

Die Arzneiverschreibung ist eine Variation von Su zi jiang qi tang (Dekokt mit Fructus Perillae, das das Qi nach unten leitet):

Fructus Perillae	Zi su zi	6.0 g
Rhizoma Pinelliae	Ban xia	6.0 g
Cortex Magnoliae officinalis	Hou po	4.0 g
Radix Peucedani	Qian hu	4.0 g
Cortex Cinnamomi	Rou gui	1.5 g
Radix Angelicae sinensis	Dang gui	6.0 g
Herba Cistanchis	Rou cong rong	6.0 g
Radix Glycyrrhizae tosta	Zhi gan cao	3.0 g

Die Kombination von Akupunktur und Chinesischer Arzneimitteltherapie führt zu einer unmittelbaren Verbesserung, die stetig zunimmt, bis nach wenigen Monaten die meisten Symptome verschwunden sind.

Kasuistik

Eine 42jährige Frau leidet seit dem siebenten Lebensjahr an Dyspnoe. Die Atemnot verschlechterte sich, als sie vor 13 Jahren in ein altes, staubiges Haus übersiedelte. Die Einatmung ist behindert, die Nachtstunden sind schlechter, auch Kälte und Staub verschlimmern die Beschwerden. Sie leidet auch an Lumbalgie und Schwindelgefühl. Sie hat zwei Kinder, während beider Schwangerschaften war ihre Dyspnoe besser. Sie hat schnell ein Kältegefühl, ihre Knöchel sind häufig geschwollen.

Im Alter von sechs Monaten hatte sie Keuchhusten, der lange Zeit andauerte.

Ihr Puls ist tief und schwächlich, vor allem an beiden hinteren, der Niere zugehörigen Positionen. Ihre Zunge ist rot, steif, sie weist einen seichten Riß im Magenbereich auf, der Belag ist gelb (s. Farbabbildung 3.2).

Diagnose

Die Ursache für die Atemnot ist eine Yang-Schwäche sowohl der Lunge als auch der Niere. Ursprünglich mag es sich bloß um eine Lungen-Schwäche gehandelt haben, die auf die Schwächung durch den Keuchhusten folgte. Später trug der Beginn der Nieren-Schwäche zur Dyspnoe bei. Schwierigkeiten beim Einatmen, Kälteempfindungen, Lumbalgie, geschwollene Knöchel, Schwindelgefühl und schwächliche Pulse an den hinteren Positionen sind allesamt Symptome, die auf eine Nieren-Yang-Schwäche hinweisen. Auch die Tatsache, daß es ihr während der Schwangerschaften besser ging, bekräftigt diese Annahme. Allerdings spricht ihre Zunge auch für einen gleichzeitig bestehenden Hitze- und Schleimzustand. Aufgrund der Lungen- und Nieren-Schwäche werden die Flüssigkeiten nicht transformiert, was zur Bildung von Schleim Anlaß gibt, der die Atemnot weiter verschlimmert. Nach langem Bestehen führt Schleim leicht zur Bildung von Hitze. Bei dieser Patientin liegt also ganz offensichtlich eine Kombination von Leere (der Lunge und Niere) und Fülle (Schleim-Hitze der Lunge) vor, ebenfalls von Kälte (durch den Nieren-Yang-Mangel) und Hitze (der Lunge). Die Wurzel des Geschehens ist die Leere des Lungen- und Nieren-Yang, die Manifestation stellt die Schleim-Hitze der Lunge dar.

Behandlung

Da es sich um eine Störung des Inneren handelt, können wir Wurzel und Manifestation gleichzeitig behandeln, also Lungen- und Nieren-Yang stärken, das Absteigen des Lungen-Qi wiederherstellen sowie Schleim auflösen und Hitze beseitigen. Da der pathogene Faktor im Inneren liegt, können wir gleichzeitig das Qi des Körpers (also Lungen- und Nieren-Yang) stärken und den pathogenen Faktor, in diesem Fall Schleim-Hitze, vertreiben.

Die Patientin wird ausschließlich mit Akupunktur behandelt, sie wird im Zeitraum von zwölf Monaten mehrfach an folgenden Punkten behandelt:

- KG 12, KG 9 und M 40 werden zum Auflösen von Schleim eingesetzt. Zusätzlich öffnet M 40 in Kombination mit KS 6 den Thorax und hilft beim Atmen.
- KS 6 öffnet den Brustkorb und mindert Atemnot.
- Das Konzeptionsgefäß-renmai wird einige Male eingesetzt, und zwar über seine Schlüsselpunkte Lu 7 rechts und N 6-zhaohai links. Es stellt das Absteigen des Lungen-Qi wieder her und stimuliert das Ergreifen des Qi durch die Niere. Dieses außerordentliche Gefäß ist für die Therapie chronischer Dyspnoe aufgrund von Lungen- und Nieren-Schwäche sehr wichtig.
- B 13, B 20 und B 23 kommen zur Stärkung und Wärmung von Lunge, Milz und Niere zum Einsatz, und zwar mittels Nadeln und Moxibustion.
- Lu 5 beseitigt Hitze und löst Schleim der Lunge auf.
- N 7-fuliu und MP 6 tonisieren das Milz- und Nieren-Yang und lösen Ödeme auf. Die Punkte werden sowohl genadelt als auch gemoxt.

Die Dyspnoe-Anfälle der Patientin nehmen innerhalb der zwölfmonatigen Behandlungsdauer sowohl an Intensität als auch Häufigkeit drastisch ab.

Kasuistik

Eine 39jährige Frau leidet seit dem vierten Lebensjahr an Atemnot. Die Einatmung ist behindert, sie schwitzt tagsüber sehr schnell und fühlt sich üblicherweise kalt. Sie ist frühzeitig erschöpft und leidet auch an einem Zustand, der als allergische Rhinitis diagnostiziert wurde. Aus ihrer Nase fließt nahezu pausenlos weißer Schleim, bei Exposition gegenüber Staub, Hunden oder Katzen niest sie häufig. Sie hat Uterusmyome, die gelegentlich Zwischenblutungen verursachen. Dieses Blut ist weder klumpig noch dunkel.

Ihr Puls ist im allgemeinen schwächlich, ihre Zunge ist blaß, mit gedunsenen Rändern vom Milz-Typ, einem schmutzigen Belag über der ganzen Fläche und zwei tiefen querliegenden Rissen im Lungen-Areal.

Diagnose

Diese Dyspnoe ist auf Lungen- und Nieren-Yang-Mangel zurückzuführen. Sie begann in der Kindheit mit einer Lungen-Schwäche, wahrscheinlich aufgrund wiederholten Eindringens von Wind, das nicht regelrecht behandelt wurde – darauf weisen die queren Lungen-Risse der Zunge hin. Die Lungen-Schwäche beeinträchtigte später auch die Niere, die somit die Fähigkeit verlor, das Qi zu ergreifen. Auch die Milz weist eine Schwäche auf, was durch die Erschöpfbarkeit, die gedunsenen Zungenränder und den schwächlichen Puls erhärtet wird. Die Atemschwierigkeiten gehen auf die Nieren-Schwäche zurück. Abgesehen davon liegt auch Schleim vor, der durch die Schwäche von Milz, Lunge und Niere entsteht. Er spiegelt sich in der Schwellung der Zunge, dem schmutzigen Zungenbelag und den Uterusmyomen wider. Myome können zwar auch durch eine Blut-Stagnation entstehen, dieser Fall liegt hier aber nicht vor, da das Blut weder dunkel noch klumpig ist.

Behandlung

Wie im vorangegangenen Fall ist dies ein Zustand des Körperinneren, weshalb wir sowohl die Wurzel (die Schwäche von Milz, Lunge und Niere) als auch die Manifestation, den Schleim, behandeln können. Einerseits können wir also das Qi des Körpers stärken, andererseits Schleim auflösen.

Die Patientin wird über acht Monate ausschließlich über folgende Akupunkturpunkte behandelt:

- Einsatz des Konzeptionsgefäßes-renmai (also Lu 7 auf der rechten, N 6-zhaohai auf der linken Seite). Diese Punktekombination öffnet das Konzeptionsgefäß, stellt das Absteigen des Lungen-Qi wieder her und fördert das Ergreifen des Qi durch die Niere.
- KG 12, KG 9 und M 40, um Schleim aufzulösen.
- M 36 und B 20 (Nadeln und Moxibustion), um die Milz zu stärken und zu wärmen.
- B 13 und LG 12-shenzhu zur Tonisierung und Wärmung der Lunge.
- B 23 und N 7-fuliu zur Tonisierung und Wärmung der Niere.
- Di 20, um Wind zu vertreiben und Niesen zu beenden.

2.4 Lungen- und Nieren-Yin-Mangel

Klinische Manifestationen

Chronische Dyspnoe, Schwierigkeiten beim Einatmen, trockene Kehle, trockener Husten, Nachtschweiß, Hitze der fünf Herzen, flushartige Gesichtsrötung.

Zunge: rot, belaglos, Risse im Lungen-Areal, trocken.

Puls: oberflächlich, leer

Allgemein ausgedrückt, ist das Ergreifen des Qi durch die Niere eine Yang-Funktion. Allerdings führt auch eine Schwäche des Nieren-Yin zu einer Insuffizienz dieser Funktion und somit zu Atemnot.

Therapieprinzip

Das Yin nähren, Lunge und Niere stärken, Atemnot beruhigen.

Akupunktur

Punktauswahl

Lu 9, KG 17, M 36, MP 6, KG 12, KG 4, N 3-taixi, Lu 7 zusammen mit N 6-zhaohai, N 25-shencang.

Erläuterung

- Lu 9 und KG 17 tonisieren die Lunge und fördern das Absteigen des Lungen-Qi.
- M 36 und KG 12 tonisieren Erde, um Metall zu stärken.
- MP 6 und KG 4 nähren das Yin.
- N 3 nährt die Niere.
- Lu 7 und N 6 nähren das Nieren-Yin, stellen das Absteigen des Lungen-Qi wieder her und unterstützen die Kehle. Sie öffnen das Konzeptionsgefäß-renmai und sind für diese Dyspnoe-Art eine ideale Kombination.
- N 25 ist ein lokaler Punkt, der das Ergreifen des Qi durch die Niere fördert, und zwar in Fällen chronischer Atemnot aufgrund von Nieren-Schwäche.

Arzneimitteltherapie

Rezeptur 1

Mai wei di huang wan (Ba xian chang shou wan) Pille mit Radix Ophiopogonis, Fructus Schisandrae und Radix Rehmanniae praeparata (Pille der Acht Unsterblichen für langes Leben)

Radix Rehmanniae praeparata	Shu di huang	24.0 g
Fructus Corni officinalis	Shan zhu yu	12.0 g
Rhizoma Dioscoreae	Shan yao	12.0 g
Rhizoma Alismatis	Ze xie	9.0 g
Cortex Moutan	Mu dan pi	9.0 g
Poria	Fu ling	9.0 g
Radix Ophiopogonis	Mai dong	9.0 g
Fructus Schisandrae	Wu wei zi	6.0 g

Erläuterung

Das ist die Hauptrezeptur bei Yin-Mangel sowohl der Niere als auch der Lunge. Es handelt sich um eine Variation von Liu wei di huang wan (Pille aus sechs Bestandteilen mit Radix Rehmanniae praeparata), einer Mischung, die das Leber- und Nieren-Yin nährt. Hier werden der Grundrezeptur Mai dong und Wu wei zi hinzugefügt, um das Lungen-Yin zu stärken und Säfte-Verlust wie etwa Nachtschweiß einzuschränken.

Variationen

Bei der Behandlung chronischer Dyspnoe sollten ein bis zwei Arzneien hinzugefügt werden, die das Absteigen des Lungen-Qi fördern – ähnlich wie bei den weiter oben besprochenen Rezepturen.

- Bei Symptomen von aufsteigendem Yang wie Schwindelgefühl und Kopfschmerzen: plus Long gu (Fossilia ossis Mastodi) und Mu li (Concha Ostreae).

Rezeptur 2

Empirische Rezeptur von Dr. Dong Jian-Hua[7]

Cordyceps	Dong chong xia cao	5.0 g
Radix Rehmanniae	Sheng di huang	12.0 g
Radix Rehmanniae praeparata	Shou di huang	12.0 g
Fructus Corni	Shan zhu yu	6.0 g
Fluoritum	Zi shi ying	15.0 g
Lignum Aquilariae resinatum	Chen xiang	0.9 g
Rhizoma Chuanxiong	Chuan xiong	6.0 g
Fructus Schisandrae	Wu wei zi	6.0 g
Semen Armeniacae	Xing ren	6.0 g
Fructus Amomi	Sha ren	3.0 g

Erläuterung

- Dong chong xia cao tonisiert Nieren-Yin und -Yang sowie das Lungen-Yin.
- Sheng di huang, Shou di huang und Shan zhu yu stärken Niere und Leber.
- Zi shi ying und Chen xiang fördern sehr stark das Absteigen des Lungen-Qi und beenden auf diese Weise Atemnot.
- Chuan xiong wirkt auf die Blut-Ebene, um die Qi-Wege für das Absteigen des Qi zu öffnen.
- Wu wei zi tonisiert die Lungen.
- Xing ren hilft mit, das Hinabsteigen des Lungen-Qi zu fördern.
- Sha ren löst Nässe auf, es wird hier eingesetzt, um den „klebrigen" Charakter der Leber- und Nieren-Tonika in dieser Rezeptur auszugleichen.

Fertigarznei

Ba xian chang shou wan

Pille der Acht Unsterblichen für langes Leben

Radix Ophiopogonis	Mai dong
Fructus Schisandrae	Wu wei zi
Radix Rehmanniae praeparata	Shou di huang
Rhizoma Dioscoreae	Shan yao
Fructus Corni	Shan zhu yu
Rhizoma Alismatis	Ze xie
Poria	Fu ling
Cortex Moutan	Mu dan pi

Erläuterung

Diese Mischung hat dieselben Zutaten und Wirkungen wie die gleichnamige, oben beschriebene Rezeptur.

Der entsprechende Zungenbefund: rote, belaglose Zunge.

Kasuistik

Ein 43jähriger Mann klagt über Heuschnupfen und Atemnot seit 18 Jahren. Die Inspiration ist behindert, häufig tritt Nachtschweiß auf. Der untere Rückenbereich schmerzt, in einem Ohr leidet er an leichtem Tinnitus. Seine Kehle ist trocken. Sein Puls ist generell etwas oberflächlich und leer und schwächlich an der rechten vorderen Taststelle. Seine Zunge ist etwas rot, trocken und hat einen wurzellosen Belag.

Diagnose

Diese Dyspnoe ist auf Lungen- und Nieren-Yin-Mangel zurückzuführen. Die Nieren-Yin-Schwäche ist für Lumbalgie, Tinnitus, Inspirationsprobleme, Nachtschweiß und oberflächlichen, leeren Puls verantwortlich.

Behandlung

Es kommt eine Variation von Mai wei di huang wan (Ba xian chang shou wan; Pille mit Radix Ophiopogonis, Fructus Schisandrae und Radix Rehmanniae praeparata bzw. Pille der Acht Unsterblichen für langes Leben) zum Einsatz:

Radix Rehmanniae praeparata	Shu di huang	12.0 g
Fructus Corni officinalis	Shan zhu yu	4.0 g
Rhizoma Dioscoreae	Shan yao	6.0 g
Rhizoma Alismatis	Ze xie	4.0 g
Cortex Moutan	Mu dan pi	4.0 g
Poria	Fu ling	6.0 g
Radix Ophiopogonis	Mai dong	6.0 g
Fructus Schisandrae	Wu wei zi	4.0 g
Semen Armeniacae	Xing ren	4.0 g
Fructus Perillae	Zi su zi	6.0 g
Radix Glycyrrhizae tosta	Zhi gan cao	3.0 g

2.5 Lungen- und Nieren-Yang-Mangel, Flüssigkeiten überfluten Herz und Lunge

Klinische Manifestationen

Chronische Dyspnoe, Husten mit weißem, wäßrigem Sputum, Beengungsgefühl des Thorax, Palpitationen, Ödeme, Oligurie, Kälteempfindungen.

Zunge: blaß, gedunsen, naß.

Puls: tief, schwächlich, langsam.

Wir sehen hier eine Schwäche des Yang von Lunge und Niere, die zur Ansammlung von Schleim-Flüssigkeiten in Lunge und Herz führt. Die Expektoration wäßrigen, weißen Sputums ist typisch für Schleim-Flüssigkeiten.

Therapieprinzip

Lunge und Niere stärken und wärmen, Schleim-Flüssigkeiten auflösen, das Absteigen des Lungen-Qi fördern.

Akupunktur

Punktauswahl

Lu 7, Di 6, KG 17, KG 12, KG 9, N 7-fuliu, KG 6, MP 6, M 40, KS 6, B 20, B 23, B 22, B 13, B 15. Neutrale Stimulationsmethode für Lu 7, Di 6 und KG 9, alle anderen tonisieren. Moxibustion.

Erläuterung

- Lu 7, Di 6 und KG 17 stimulieren das Absteigen des Lungen-Qi und öffnen die Wasserwege, um Ödeme aufzulösen.
- KG 12, KG 9 und KG 6 stärken das Qi und lösen Ödeme auf.
- N 7 und MP 6 stärken die Niere und lösen Ödeme auf.
- M 40 löst Schleim auf.
- KS 6 öffnet den Thorax und mildert dadurch das Engegefühl. Dieser Punkt tonisiert auch das Herz-Yang.
- B 20, B 23 und B 22 tonisieren das Yang von Milz und Niere, sie stimulieren auch die Umwandlung der Flüssigkeiten im Unteren Erwärmer, um auf diesem Wege Ödeme aufzulösen.
- B 13 und B 15 tonisieren Lungen- und Herz-Yang.

Arzneimitteltherapie

Rezeptur

Variation von
Zhen wu tang

Dekokt des Wahren Kriegers

Radix lateralis Aconiti praeparata	Fu zi	10.0 g
Rhizoma Atractylodis macrocephalae	Bai zhu	12.0 g
Poria	Fu ling	15.0 g
Radix Paeoniae alba	Bai shao	6.0 g
Rhizoma Zingiberis recens	Sheng jiang	3 Scheiben
Ramulus Cinnamomi	Gui zhi	6.0 g
Radix Astragali	Huang qi	12.0 g
Radix Stephaniae tetrandrae	Fang ji	9.0 g
Semen Armeniacae	Xing ren	6.0 g

Erläuterung

- Die Rezeptur Zhen wu tang (Dekokt des Wahren Kriegers) stärkt und wärmt das Yang von Milz und Niere und löst Schleim-Flüssigkeiten auf.
- Gui zhi wärmt das Yang, um Flüssigkeiten zu bewegen und Ödeme aufzulösen.
- Huang qi tonisiert das Lungen-Qi und stimuliert die Lunge beim Verteilen und Hinabführen der Flüssigkeiten. Es öffnet auch die Wasserwege der Lunge und löst Ödeme auf.
- Fang ji löst Ödeme auf.
- Xing ren stimuliert das Absteigen des Lungen-Qi und mildert Dyspnoe.

Variationen

- Bei gleichzeitiger Herz-Yang-Schwäche und Schleim-Flüssigkeiten des Herzens mit konsekutiver Blut-Stagnation (Zyanose von Gesicht, Lippen, Nägeln und Zunge): plus Dan shen (Radix Salviae miltiorrhizae), Hong hua (Flos Carthami), Tao ren (Semen Persicae) und Chuan xiong (Rhizoma Chuanxiong).

Fertigarznei

Jin gui shen qi wan

Pille für das Nieren-Qi aus „Abriß des Wichtigsten aus Goldtruhe und Jadekasten"

Ramulus Cinnamomi	Gui zhi
oder	
Cortex Cinnamomi	Rou gui
Radix lateralis Aconiti praeparata	Fu zi
Radix Rehmanniae praeparata	Shu di huang

Rhizoma Dioscoreae	Shan yao
Fructus Corni	Shan zhu yu
Rhizoma Alismatis	Ze xie
Poria	Fu ling
Cortex Moutan	Mu dan pi

Erläuterung

Diese Rezeptur behandelt bloß die Wurzel, tonisiert also das Nieren-Yang, und wendet sich nicht an die Manifestation, nämlich das Überfluten von Wasser auf Herz und Lunge.

Der entsprechende Zungenbefund: blasser, nasser Zungenkörper.

2.6 Lungen-, Herz- und Nieren-Yang-Mangel

Klinische Manifestationen

Chronische Dyspnoe, Enge- und Schmerzempfindungen des Thorax, Übelkeit, Zyanose von Lippen, Gesicht und Nägeln, weißes und wäßriges Sputum, Verschlechterung beim Niederlegen, Ödeme, Kälteempfindungen, Lumbalgie, schwache Knie, spärlicher, aber blasser Harn.

Zunge: bläulich-purpurne Farbe, gedunsen.

Puls: tief, langsam, hängend.

Dieser Zustand tritt bloß bei alten Menschen auf, die an chronischer Dyspnoe leiden. Die Charakteristika sind Yang-Schwäche von Lunge, Niere und Herz sowie daraus resultierende Schleim-Flüssigkeiten, die sich in weißem, wäßrigem Sputum äußern. Die Schleim-Flüssigkeiten überfluten Lunge und Herz. In der Lunge behindern sie zusätzlich das Absteigen des Lungen-Qi und verschlimmern die Atemnot. Im Herzen verlegen sie die Blut-Zirkulation des Thorax, was zu Schmerzen im Brustkorb sowie Zyanose von Gesicht, Nägeln, Lippen und Zunge Anlaß gibt. Der Nieren-Yang-Mangel verursacht Lumbalgie, schwache Knie und Oligurie.

Therapieprinzip

Lunge, Herz und Niere tonisieren und wärmen, Schleim auflösen, das Absteigen des Lungen-Qi fördern, Blut bewegen und Stagnation beseitigen.

Akupunktur

Punktauswahl

Lu 7, Di 6, KG 17, KG 12, KG 9, N 7-fuliu, KG 6, MP 6, M 40, KS 6, B 20, B 23, B 22, B 13, B 15, B 17, MP 10.

Neutrale Stimulation von Lu 7, Di 6, KG 9, MP 6 und M 40, Tonisierung der restlichen Punkte. Moxibustion.

Erläuterung

- Lu 7, Di 6 und KG 17 stimulieren das Absteigen des Lungen-Qi und öffnen die Wasserwege der Lunge, um Ödeme aufzulösen.
- KG 12, KG 9 und KG 6 stärken das Qi und lösen Ödeme auf.
- N 7 und MP 6 stärken die Niere und lösen Ödeme auf.
- M 40 löst Schleim auf.
- KS 6 öffnet den Thorax, erleichtert dadurch das Enge- und Druckgefühl und stärkt das Herz-Yang.
- B 20, B 23 und B 22 tonisieren Milz und Nieren-Yang und fördern die Umwandlung der Flüssigkeiten im Unteren Erwärmer, um auf diesem Wege Ödeme aufzulösen.
- B 13 und B 15 tonisieren Lunge und Herz-Yang.
- B 17 und MP 10 bewegen Blut und beseitigen Stagnation.

Arzneimitteltherapie

Rezeptur

Variation von

Ling gui zhu gan tang (Poria – Ramulus Cinnamomi – Atractylodes – Dekokt mit Radix Glycyrrhizae), Ling gan wu wei jiang xin tang, Zhen wu tang (Dekokt des Wahren Kriegers)

Poria	Fu ling	15.0 g
Ramulus Cinnamomi	Gui zhi	9.0 g
Rhizoma Atractylodis macrocephalae	Bai zhu	9.0 g
Radix Glycyrrhizae tosta	Zhi gan cao	6.0 g
Fructus Schisandrae	Wu wei zi	6.0 g
Rhizoma Zingiberis	Gan jiang	3.0 g
Herba Asari	Xi xin	1.5 g
Radix Aconiti lateralis praeparata	Fu zi	6.0 g
Radix Paeoniae alba	Bai shao	6.0 g
Radix Salviae miltiorrhizae	Dan shen	6.0 g
Rhizoma Chuanxiong	Chuan xiong	6.0 g
Cortex Mori	Sang bai pi	6.0 g
Fructus Perillae	Zi su zi	6.0 g

Erläuterung

Obwohl diese Mischung eine Variation von drei Einzelrezepturen ist, überschneiden einander mehrere Zutaten, so daß die Gesamtzahl der Einzelarzneien nicht allzu groß ist.

- Die erste Rezeptur, Ling gui zhu gan tang (Poria – Ramulus Cinnamomi – Atractylodes – Dekokt mit Radix Glycyrrhizae), tonisiert das Milz-Yang und löst Schleim-Flüssigkeiten des Thorax auf. Sie erleichtert Übelkeit, Enge- und Druckgefühl des Brustkorbs und Atemnot.
- Die zweite Rezeptur, Ling gan wu wei jiang xin tang (Dekokt mit Poria, Radix Clycyrrhizae, Fructus Schisandrae, Rhizoma Zingiberis und Herba Asari), wärmt die Lunge, löst Schleim-Flüssigkeiten auf und erleichtert Dyspnoe und Engegefühl des Thorax.
- Die dritte Rezeptur, die wir beim vorangegangenen Muster eingesetzt und besprochen haben, stärkt das Yang von Milz und Niere und löst Ödeme auf.
- Diesen drei Rezepturen werden Chuan xiong und Dan shen hinzugefügt, um das Blut im Thorax zu bewegen und Stagnation zu beseitigen. Sang bai pi und Zi su zi stellen das Absteigen des Lungen-Qi wieder her.

Fertigarznei

Jin gui shen qi wan

Pille für das Nieren-Qi aus „Abriß des Wichtigsten aus Goldtruhe und Jadekasten"

Zusammensetzung: s.o.

Erläuterung

Wie oben angeführt, behandelt diese Mischung bloß die Wurzel, oder genauer gesagt einen Teil der Wurzel, nämlich die Nieren-Yang-Schwäche. Sie dient nicht zur Therapie der Manifestation.

Kasuistik

Eine 75jährige Frau leidet seit vierzig Jahren an Dyspnoe, die nach zweimaliger Pneumonie und der Atelektase eines Lungenflügels begann. Sie wird seit vielen Jahren mit einem Kortikoid behandelt. Sowohl In- als auch Exspiration sind behindert, sie verspürt einen Druck auf dem Thorax und leichte Übelkeit. Ihre Lippen sind leicht zyanotisch, sie hustet wäßriges, weißes Sputum ab. Sie ist kälteempfindlich, ihr Kreuz und ihre Knie schmerzen. Gelegentlich verspürt sie Palpitationen.

Ihre Zunge ist sehr blaß, aber auch bläulich in den Randbereichen (Thorax-Areal) und stark gedunsen. Ihr Puls ist tief, schwächlich und langsam, besonders beide hinteren Taststellen bieten einen äußerst schwächlichen Befund.

Diagnose

Es handelt sich um einen extremen Mangel des Yang von Lunge, Herz, Milz und Niere, mit konsekutiven Schleim-Flüssigkeiten in Lunge und Herz.

Behandlung

Angesichts des Alters und der langfristigen Kortikoideinnahme kann ihr Zustand nur verbessert, nicht aber geheilt werden. Sie wird mit Arzneimitteltherapie behandelt, und zwar mit einer Variation von

Ling gui zhu gan tang (Poria – Ramulus Cinnamomi – Atractylodes – Dekokt mit Radix Glycyrrhizae), Ling gan wu wei jiang xin tang (Dekokt mit Poria, Radix Clycyrrhizae, Fructus Schisandrae, Rhizoma Zingiberis und Herba Asari), Zhen wu tang (Dekokt des Wahren Kriegers)

Poria	Fu ling	10.0 g
Ramulus Cinnamomi	Gui zhi	3.0 g
Rhizoma Atractylodis macrocephalae	Bai zhu	9.0 g
Radix Glycyrrhizae tosta	Zhi gan cao	3.0 g
Fructus Schisandrae	Wu wei zi	4.0 g
Rhizoma Zingiberis	Gan jiang	1.5 g
Radix Aconiti lateralis praeparata	Fu zi	3.0 g
Radix Paeoniae alba	Bai shao	6.0 g
Radix Salviae miltiorrhizae	Dan shen	4.0 g
Rhizoma Chuanxiong	Chuan xiong	4.0 g
Cortex Mori	Sang bai pi	6.0 g
Fructus Perillae	Zi su zi	6.0 g
Semen Armeniacae	Xing ren	4.0 g

Prognose und Prävention

Sowohl Akupunktur als auch Arzneimitteltherapie sind in der Therapie der Dyspnoe wirksam. Der Therapieerfolg ist von der Dauer der Erkrankung und dem Zustand des Patienten abhängig. Im allgemeinen sprechen akute Muster sehr schnell auf eine Behandlung an, chronische Zustände verständlicherweise langsamer.

Beispielsweise sind die ersten vier beschriebenen Muster akute Zustände, nämlich: Wind-Kälte befällt die Lunge, Wind-Kälte an der Oberfläche, Schleim-Flüssigkeiten im Inneren sowie Kälte an der Oberfläche, Hitze im Inneren. Sie sprechen daher auf einige Akupunktursitzungen in Kombination mit Arzneimitteltherapie gut an. Eine längere Therapiedauer, zwischen einigen Wochen und Monaten, je nach der Schwere des Zustands, ist für die Fülle-Muster nötig: Schleim-Hitze der Lunge, Trüber Schleim der Lunge, Behinderung des Lungen-Qi, Leber-Feuer dringt in die Lunge ein.

Das am schwierigsten zu behandelnde Leere-Muster ist jenes des Lungen-, Herz- und Nieren-Yang-Mangels. Dies ist ein sehr chronischer Zustand, der bloß bei alten Menschen vorkommt und durch das Vorhandensein von Schleim-Flüssigkeiten gekennzeichnet ist, die sowohl Herz als auch Lunge beeinträchtigen. Schleim-Flüssigkeiten sind eine Schleim-Art, die stets sehr schwierig zu therapieren ist.

Was die relative Bedeutung von Akupunktur und Arzneimittelbehandlung betrifft, so sind im allgemeinen Arzneien vonnöten, wenn Schleim vorhanden ist. Arzneien sind beim Auflösen von Schleim effizienter als Akupunktur. Eine alleinige Akupunkturbehandlung verspricht vor allem bei den beiden Mustern mit Leber-Bezug guten Erfolg: Behinderung des Lungen-Qi, Leber-Feuer dringt in die Lunge ein.

Nach einer erfolgreichen Behandlung ist es wichtig, durch geeignete präventive Maßnahmen ein Wiederauftreten der Atemnot hintanzuhalten.

Ernährung

Ein Patient, dessen Dyspnoe mit Erfolg therapiert wurde, sollte Milchprodukte (Milch, Käse, Sahne, Joghurt, Eiskrem) meiden, weil diese zur Bildung von Schleim neigen, der sich sehr leicht in der Lunge festsetzt und die Atmung behindert. Aus dem gleichen Grund sollte die Zufuhr fetten und gebratenen Essens minimiert werden.

Man sollte den Patienten auch anweisen, nicht zuviel rohes Obst und Gemüse einzunehmen. Wenngleich diese Nahrungsmittel in mäßigem Quantum begrüßenswert sind, neigen sie bei überreichlicher Zufuhr zur Bildung von Schleim und zum Verletzen des Yang. Dieser Ratschlag ist besonders für jene Menschen wichtig, der en Dyspnoe durch einen Yang-Mangel bedingt ist.

Lebensgewohnheiten

Personen, die an Dyspnoe litten, sollten sorgfältig auf angemessenen Schutz vor Wind und Kälte achten. Allzu häufig steht allerdings das Diktat der Mode im Widerspruch zu vernünftiger Kleidung. Die Patienten sollten vor allem den Brustkorb und die oberen Rückenpartien schützen.

Präventivbehandlung

Sowohl Moxa als auch Arzneien können zur Vorbeugung eines Dyspnoe-Rezidivs eingesetzt werden.

Im Sommer kann indirekte Moxibustion mit Knoblauch angewandt werden, und zwar in 10 Tage-Intervallen an folgenden drei Punkte-Gruppen:

Erste Gruppe

- Extra-Punkt balao (am Okziput, ein cun unterhalb des Haaransatzes, ein cun lateral der Medianen).
- B 13
- B 43-gaohuangshu

Zweite Gruppe

- LG 14-dazhui
- B 12
- B 20

Dritte Gruppe

- B 11
- B 13
- B 23

Statt der Moxibustion kann in den gleichen Intervallen während des Sommers auch ein Arzneipflaster appliziert werden. Es besteht aus:

Semen Sinapis	Jie zi
Herba Asari	Xi xin
Radix Kansui	Gan sui
Moschus	She xiang
Rhizoma Corydalis	Yan hu suo

Die Arzneien (She xiang kann wegen des hohen Preises ausgelassen werden) werden in einer Kaffeemühle zu einem Pulver vermahlen, dann werden Ingwersaft und Honig beigegeben und kleine Stücke, etwa von der Größe eines „O", geformt, auf ein Heftpflaster gegeben und so auf den Akupunkturpunkt geklebt. Die Pflaster sollten nicht länger als 2 Stunden auf den Punkten belassen werden, da es sonst zu Blasenbildung kommt.

Patienten mit einer Neigung zu Lungen-Qi-Schwäche können jeweils Ende August eine Kur mit Yu ping feng san (Pulver des Jade-Windschilds) machen.

Patienten mit einer Neigung zu Nieren-Schwäche können Jin gui shen qi wan (Pille für das Nieren-Qi aus „Abriß des Wichtigsten aus Goldtruhe und Jadekasten") in Pillenform während der Wintermonate einnehmen. Im Falle von Nieren-Yin-Mangel sollten die Patienten stattdessen Liu wei di huang wan (Pille aus sechs Bestandteilen mit Radix Rehmanniae praeparata) einnehmen.

Differentialdiagnose gemäß der Westlichen Medizin

Dyspnoe (Atemnot) kann gemäß der Westlichen Medizin viele verschiedene Ursachen haben. Abgesehen von systemischen Erkrankungen wie etwa Anämie beziehen sie sich aber allesamt auf Lunge oder Herz.

Atemnot kann entweder von einer Erkrankung der Lunge selbst herrühren, wie Asthma, Bronchitis oder Emphysem, oder von einem Herzleiden, das die Lunge einbezieht, wie etwa Linksherzinsuffizienz.

Die wichtigsten Ursachen chronischer Dyspnoe sind im Diagramm in Abb. 3.2 zusammengefaßt.

Pulmonale Ursachen

Asthma

Dieses besteht in einer Konstriktion der Bronchien während der Exspiration. Es kann bei atopischen Individuen während der Kindheit auftreten, also bei Menschen, die sehr leicht Antikörper gegen häufige Allergene wie Hausstaub, Hausstaubmilben oder Blütenpollen ausbilden. Solche Patienten leiden häufig auch an anderen allergischen Erkrankungen wie allergischer Rhinitis oder atopischem Ekzem. Diese Art von Asthma wird als „early onset"-Asthma oder „extrinsic"-Asthma bezeichnet; es wird in Kapitel 5 getrennt behandelt werden. In anderen Fällen kann das Asthma im späteren Leben bei nicht-atopischen Individuen auftreten, es wird dann „late-onset"-Asthma oder „intrinsic"-Asthma genannt. Diese Art von Asthma entspringt keiner allergischen Reaktion.

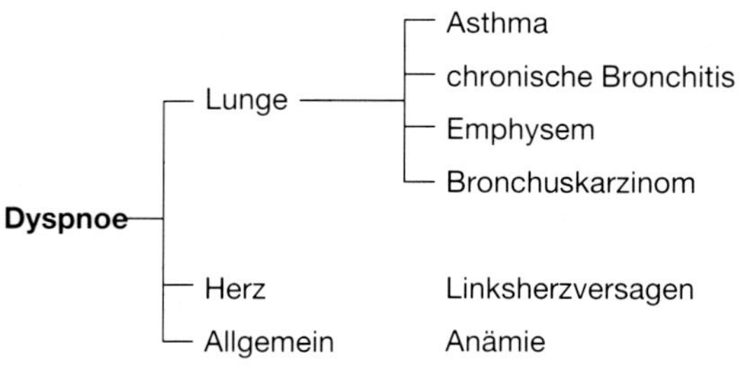

Abb. 3.2

Bei beiden Untergruppen bestehen die Hauptmanifestationen in Belastungsdyspnoe sowie Keuchen und Husten, der in der Nacht schlimmer sein kann.

Chronische Bronchitis

Diese ist durch eine Bronchioleneinengung durch Schleim und durch ein Ödem der Schleimhäute der Lunge gekennzeichnet. Die Einengung verursacht in diesem Fall die Dyspnoe.

Dieser Zustand tritt bei Patienten mittleren oder höheren Alters auf. Das Hauptunterscheidungsmerkmal zum Asthma ist der chronische, produktive Husten mit reichlicher Expektoration. Die chronische Bronchitis ist vom Asthma auch insofern differenzierbar, als die Dyspnoe hier häufiger morgens schlechter ist (beim Asthma meist in der Nacht). Ein weiteres Merkmal der chronischen Bronchitis ist die Neigung zu pulmonalen Infektionen.

Mit der Zeit kann die chronische Bronchitis zum Emphysem, also einer Überdehnung der Lungenalveolen, führen.

Emphysem

Hier ist eine permanente und irreversible Überdehnung der Alveolen zu finden, die häufig, wie oben erwähnt, aus einer chronischen Bronchitis entsteht. Nach Jahren der Überdehnung zerfällt ein immer größerer Teil der Alveolarwand, die Lungenstrombahn wird zusehends obliteriert. Dies ist die häufigste Ursache des Rechtsherzversagens, das per se wiederum Dyspnoe verursacht.

Das wichtigste klinische Merkmal ist die Dyspnoe, zunächst nur bei Belastung, später auch in Ruhe. In schweren Fällen ist die Atemnot konstant, die Thoraxbewegungen sind eingeschränkt, das Atemgeräusch ist nicht hörbar, es kann zu Zyanose kommen.

Emphysem ist von Asthma klar zu unterscheiden, da beim Emphysem die Dyspnoe konstant ist, beim Asthma jedoch anfallsweise auftritt. Die Unterscheidung zwischen Emphysem und chronischer Bronchitis ist dadurch gegeben, daß bei ersterem weder Husten noch reichliches Sputum auftreten.

Die Differenzierung zwischen Asthma, chronischer Bronchitis und Emphysem ist wichtig für die Prognose: die ersten beiden Erkrankungen sprechen

Tabelle 3.1: Vergleich von Asthma, chronischer Bronchitis und Emphysem

	Asthma	chronische Bronchitis	Emphysem
Häufigkeit	Dyspnoe-Anfälle	Dyspnoe-Anfälle mit pulmonalen Infektionen	konstante Dyspnoe
Zeit	schlechter in der Nacht	schlechter am Morgen	konstant schlecht
Sputum	nein	ja	ja
Allergien	ja	nein	nein

gut auf Akupunktur und Arzneimitteltherapie an, das Emphysem jedoch schlechter (Tabelle 3.1).

Bronchuskarzinom

Es ist statistisch gesehen die häufigste aller Karzinomarten, es ist für 40% aller Todesfälle durch maligne Erkrankungen beim Mann verantwortlich. Diese wichtigsten klinischen Hinweise für ein Bronchuskarzinom: Husten mit spärlichem Sputum, das blutig tingiert sein kann, Thoraxschmerz und Atemnot (wenngleich die beiden letzten Symptome häufig erst in Spätstadien der Erkrankung auftreten).

Kardiale Ursachen

Linksherzinsuffizienz

Wenn die Kontraktionsstärke der linken Herzkammer nachläßt, so staut sich hinter dem linken Ventrikel Blut an, und zwar in den Pulmonalvenen und den Lungen. Die daraus resultierende pulmonale Stauung vermindert die Sauerstoffversorgung der Alveolen und führt zu Dyspnoe.

Ursachen für Linksherzinsuffizienz:

- Myokardinfarkt
- Erkrankungen der Aorta und der Aortenklappe
- Erkrankungen der Mitralklappe
- essentielle Hypertonie.

Der Patient ist schwer dyspnoisch, vor allem bei Belastung, er sitzt nach Luft schnappend aufrecht im Bett. Er wacht häufig plötzlich mit einem Hitzegefühl auf. Die Atemnot geht mit zunehmender Verschlimmerung in eine Ruhedyspnoe über. Es kann auch zu nächtlichem Husten mit wäßrig-schaumigem Sputum, Palpitationen, Schwindel, Übelkeit, Erbrechen, Diarrhö und abdominalen Schmerzen kommen. Bei der Blutdruckmessung kann das Phänomen des „Pulsus alternans" auffallen: an der

Tabelle 3.2: Zusammenfassung der Dyspnoe-Ursachen

Erkrankung	Pathologie	Symptome	Befunde
Asthma	Bronchospasmus	Dyspnoe-Anfälle	Keuchen
chronische Bronchitis	Einengung der Bronchien durch Schleim	Dyspnoe, thorakales Engegefühl	Husten mit reichlich Sputum
Emphysem	Dehnung der Alveolen	konstante Dyspnoe	schlanker Thorax
Bronchuskarzinom	Bronchienverlegung durch Tumor	Thoraxschmerz, Husten, Dyspnoe, Müdigkeit, Appetitlosigkeit	blutig tingiertes Sputum, Gewichtsverlust
Linksherzinsuffizienz	Blutstauung in Lungen und Pulmonalvenen	Belastungsdyspnoe, Schnappen nach Luft, Palpitationen, Schwindel, Übelkeit, Erbrechen	wäßrig-schaumiges Sputum, 20–30 Sekunden dauernde Apnö-Phasen, „Pulsus alternans"
Anämie	reduzierte Erythrozytenzahl	Dyspnoe, Müdigkeit	Blässe

oberen Grenze kommt nur etwa die Hälfte der Herzschläge durch, bei Druckerniedrigung um 10 mm Hg oder mehr werden jedoch alle Schläge hörbar. Beispielsweise kann bei 180 mm Hg Manschettendruck die hörbare Pulsfrequenz etwa bei 50 liegen, bei 160 mm Hg aber bei 100.

Systemische Ursachen

Anämie

Bei Anämie tritt eine Belastungsdyspnoe auf.

Die Ursachen für Dyspnoe sind nochmals in Tabelle 3.2 zusammengefaßt.

Fußnoten

1 The Yellow Emperor's Classic of Internal Medicine – Simple Questions (Huang Di Nei Jing Su Wen), S. 147; People's Health Publishing House, Beijing 1979. Dieses Werk erschien erstmals etwa 100 v. Chr.

2 The Yellow Emperor's Classic of Internal Medicine – Simple Questions, S. 336.

3 Spiritual Axis (Ling Shu Jing), S. 55; People's Health Publishing House, Beijing 1981. Das Werk erschien erstmals etwa 100 v. Chr.

4 He Ren, A Popular Guide to the Essential Prescriptions of the Golden Chest (Jin Gui Yao Lue Tong Su Jiang Hua), S. 46; Shanghai Science Publishing House, Shanghai 1979. Das ursprüngliche Werk, „Abriß des Wichtigsten aus Goldtruhe und Jadekasten" von Zhang Zhong-Jing erschien erstmals etwa 200 n. Chr.

5 Zitiert in: Zhang Bo-Yu, Internal Medicine (Zhong Yi Nei Ke Xue), S. 66; Shanghai Science Publishing House, Shanghai 1986.

6 Zhang Jing-Yue, The Complete Book of Jing Yue (Jing Yue Quan Shu), S. 345, Shanghai Science Publishing House, Shanghai 1959. Zhang Jing-Yues Werk erschien erstmals 1624.

7 Tian Hai-He, Dr. Dong Jian-Hua's Experience in Treating Asthma; Journal of Traditional Chinese Medicine (Zhong Yi Za Zhi), All-China Association of Traditional Chinese Medicine, 1990, Band 31, Nr. 6, S. 18.

Kapitel 4

Keuchen („Xiao")

哮证

„Xiao" steht für ein keuchendes Geräusch, das einem Pfeifen, Schnarchen oder Sägen ähneln kann. Üblicherweise wird es von Atemnot begleitet, die das Atmen im Liegen unmöglich macht.

Zhang Zhong-Jings „Abriß des Wichtigsten aus Goldtruhe und Jadekasten" ist das erste Werk, in dem Keuchen erwähnt wird: „Bei Husten mit einem dem Teichhuhn ähnlichen Geräusch in der Kehle ist Belamcanda – Dekokt mit Herba Ephedrae zu verwenden."[1] Beim „dem Teichhuhn ähnlichen Geräusch" handelt es sich um Keuchen. Später wurde das Keuchen auch verschiedentlich mit Begriffen wie „verstecktes Yin", „schlückchenweiser Husten", „brüllendes Keuchen" und „schnarchendes Keuchen" bezeichnet.

In späteren Dynastien traf man keine Unterscheidung zwischen den Symptomen des Keuchens (xiao) und der Atemnot (chuan). Zhu Dan-Xi (1281-1358) verwendete als erster den Terminus „xiao chuan", als Ursache dieses Zustandes erachtete er Schleim. Folglich gab er an, das wichtigste Behandlungsprinzip sei hier das Stärken des Qi des Körpers und in akuten Fällen das Vertreiben pathogener Faktoren.

Das Buch „Orthodoxe medizinische Aufzeichnung" von Yu Tuan aus dem Jahr 1515 unterscheidet erstmals wieder zwischen Keuchen (xiao) und Atemnot (chuan): „Wir benennen Keuchen aufgrund seines Geräusches und Atemnot aufgrund der Atmung. Ist die Atmung schnell und vom Geräusch eines Teichhuhns in der Kehle begleitet, so liegt Keuchen (xiao) vor. Ist die Atmung ständig schnell und von Dyspnoe begleitet, so nennen wir den Zustand Atemnot (chuan)."[2]

Ye Gui unterscheidet in seinem Werk „Kasuistiken für die klinische Praxis" (1766) die zwei Zustände auf folgende Weise: „Vertreibt man den pathogenen Faktor, so endet die Atemnot (chuan) und kehrt nicht wieder ... Beim Keuchen (xiao) versteckt sich der pathogene Faktor im Körperinneren und in der Lunge, er ist bisweilen aktiv und dann wieder im Ruhezustand, wodurch über viele Jahre häufige Rezidive auftreten."[3]

Ärzte späterer Dynastien kehrten wieder dazu zurück, Keuchen und Atemnot als denselben Zustand anzusehen.

Im modernen China werden sie ebenfalls zusammen gesehen, die heutigen Bücher sagen meist, daß es sich um zwei getrennte Zustände handelt, nämlich „Bronchialasthma" und „spastische Bronchitis" (im letzteren Falle entsteht Atemnot aus chronischer Bronchitis).

Die verschiedenen Arten von Asthma können in drei Gruppen eingeteilt werden:

1. Allergisches (atopisches) Asthma, das im frühen Kindesalter einsetzt und häufig von Ekzem begleitet ist. Diese Gruppe werden wir in Kapitel 5 besprechen.

2. Asthma, das ebenfalls in der frühen Kindheit aufgrund wiederholten Eindringens äußeren Windes mit daraus folgenden Infektionen beginnt.
3. Asthma, das im Erwachsenenalter einsetzt, und zwar als Folge wiederholten Befalls durch äußeren Wind, unregelmäßiger Ernährung, emotionaler Belastungen, Überarbeitung und übermäßiger sexueller Aktivität.

Die Symptome des „Keuchens", um das es in diesem Kapitel geht, entsprechen den obigen Punkten 2 und 3.

Ätiologie

Äußere pathogene Faktoren

Äußere Wind-Kälte oder Wind-Hitze kann in den Körper eintreten, tiefer vordringen und sich in der Lunge festsetzen. Hier behindert sie das Lungen-Qi, das in der Folge die Flüssigkeit nicht umwandeln kann. Die Flüssigkeiten sammeln sich an und bilden Schleim.

Ernährung

Übermäßige Einnahme kalter, saurer oder süßer und fettiger Nahrung verletzt die Milz, so daß sie die Nahrungsessenzen nicht umwandeln und transportieren kann. Dadurch bildet sich Schleim, der sich in der Lunge ansammelt, das Lungen-Qi behindert und Keuchen herbeiführt. Alte Werke unterscheiden den verantwortlichen Nahrungsmitteln entsprechend zwischen „Nahrungs-Keuchen", „Zucker-Keuchen" und „Keuchen durch Saures".

Schwache Konstitution des Körpers

Eine Schwächung des Körpers nach einer langen Krankheit (die bei Kindern etwa durch Masern oder Keuchhusten eintreten kann) kann das Qi von Lunge und Milz leeren. Dadurch werden die Flüssigkeiten nicht richtig umgewandelt, Schleim entsteht.

Bei einer Erschöpfung des Yin des Körpers bildet sich Leere-Hitze, die die Flüssigkeiten verdampft und zu Schleim verdichtet.

Pathologie

Der wichtigste pathologische Faktor beim Keuchen ist der „versteckte Schleim", der in der Lunge gelagert wird. Das Aufwärtssteigen des Schleims, vorangetrieben durch rebellierendes Qi, verengt die Atemwege und verursacht Keuchen. Li Yong-Cui schreibt 1687 in seinem Buch „Ergänzung zu Diagnose und Therapie": „Chronisches Keuchen und Atemnot sind auf folgende drei Faktoren zurückzuführen: 1. Behinderung des Qi im Inneren; 2. Angriff eines äußeren pathogenen Faktors; 3. zäher Schleim im Zwerchfell. Diese drei Faktoren vereinen sich und verlegen die Wege des Qi. Atmet man mit Kraft aus, so kommt es zu einem keuchenden Geräusch."[4]

Auslösende Faktoren für das Aufsteigen von rebellierendem Qi und Schleim können Wetterveränderungen, Ernährung, emotionaler Streß und Überarbeitung sein.

Schleim kann kalt oder heiß sein. Kalter Schleim kann durch häufige Exposition gegenüber Kälte entstehen, die die Lunge verletzt, oder durch übermäßigen Verzehr kalter Nahrungsmittel, die das Milz-Yang schädigen. Kalter Schleim entsteht häufiger durch äußere pathogene Faktoren. Yang-Mangel kann sowohl seine Ursache als auch seine Folge sein.

Heißer Schleim kann durch reichliches Essen saurer, süßer oder fetter Nahrung gebildet werden. Yin-Mangel kann zur Bildung von Schleim-Hitze beitragen.

In chronischen Fällen verletzt kalter Schleim das Milz-Yang, heißer Schleim hingegen das Lungen-Yin. Die Erkrankung bekommt dadurch die Charakteristika sowohl von Fülle (Schleim) als auch Leere (von Lunge, Milz oder Niere). Lungen-, Milz- oder Qi-Schwäche können allesamt zu Schleim führen. Vor allem bei Nieren-Yang-Schwäche beobachten wir kalten Schleim; bei Nieren-Yin-Schwäche kommt es zu Schleim-Hitze.

In schweren und chronischen Fällen kann die geschwächte Lunge die Blutgefäße nicht mehr kontrollieren und die Leitbahnen nicht mehr harmonisieren. Dadurch kann das Herz-Blut nicht richtig zirkulieren, das Feuer des Tores der Vitalität vermag nicht zum Herzen emporzusteigen. Die Folge davon ist ein Herz-Yang-Mangel.

Differenzierung und Behandlung

Um das richtige Therapieprinzip anwenden zu können, müssen wir klar zwischen der akuten und der chronischen Phase des Geschehens unterscheiden. Im allgemeinen verwenden wir im akuten Geschehen das Prinzip der Behandlung der Manifestation, beim chronischen hingegen das Prinzip der Therapie der Wurzel. Das bedeutet, daß wir in der akuten Phase die pathogenen Faktoren vertreiben, Schleim auflösen und das Absteigen des Lungen-Qi wiederherstellen müssen; in der chronischen Phase sollten wir unsere Aufmerksamkeit dem Stärken des körpereigenen Qi, vor allem jenes der Lunge, der Milz oder Niere, widmen.

In einigen chronischen Fällen kann auch die gleichzeitige Behandlung von Manifestation und Wurzel nötig sein.

Wir wollen folgende Muster besprechen:

1. Akute Phase

1.1 Kalter Schleim
1.2 Heißer Schleim

2. Chronische Phase

2.1 Lungen-Schwäche
2.2 Milz-Schwäche
2.3 Nieren-Schwäche

1. Akute Phase

Hier geht es nicht bloß um die Therapie während der eigentlichen akuten Attacke, sondern auch um eine längerfristige Behandlung während häufiger Attacken. Die Hauptunterscheidung müssen wir hier zwischen kaltem und heißem Schleim treffen, das Hauptbehandlungsprinzip ist das Auflösen von Schleim und das Wiederherstellen des Absteigens des Lungen-Qi.

1.1 Kalter Schleim

Klinische Manifestationen

Schnelle Atmung, Keuchen, Völle- und Engeempfindung im Thorax, Husten, spärlicher Schleim, bläulich-weiße Gesichtsfarbe, kein Durst oder aber Verlangen nach warmen Getränken, Frösteln, Verschlimmerung durch kaltes Wetter.

Zunge: geschwollen, klebriger, weißer Belag.
Puls: gespannt, schlüpfrig.

Therapieprinzip

Die Lunge wärmen, Kälte zerstreuen, Schleim auflösen, Atemnot lindern.

Akupunktur

Punktauswahl

Lu 7, B 13, Lu 1, Lu 6, KG 22, KG 17, M 40, KS 6. Alle Punkte werden sedierend oder neutral genadelt. Moxa kann angewandt werden.

Erläuterung

- Lu 7, B 13 und Lu 1 stellen das Absteigen des Lungen-Qi wieder her und beenden Keuchen.
- Lu 6, der Xi-Grenzpunkt, beendet akutes Keuchen und Atemnot.
- KG 22 stellt das Absteigen des Lungen-Qi wieder her und löst Schleim auf.
- KG 17 bewegt das Qi im Thorax und beeinflußt die Lungen-Leitbahn. Mit direkter Moxibustion des Punktes kann man Kälte aus der Lunge vertreiben.
- M 40 und KS 6 öffnen den Brustkorb, lindern Atemnot und lösen Schleim auf.

Arzneimitteltherapie

Rezeptur

She gan ma huang tang

Dekokt mit Rhizoma Belamcandae und Herba Asari

Rhizoma Belamcandae	She gan	6.0 g
Herba Ephedrae	Ma huang	9.0 g
Rhizoma Zingiberis	Gan jiang	3.0 g
Herba Asari	Xi xin	3.0 g
Rhizoma Pinelliae	Ban xia	9.0 g
Radix Asteris	Zi wan	6.0 g
Flos Farfarae	Kuan dong hua	6.0 g
Radix Glycyrrhizae	Gan cao	3.0 g
Fructus Schisandrae	Wu wei zi	3.0 g
Fructus Jujubae	Da zao	3 Stück

Erläuterung

- She gan und Ma huang stellen das Absteigen des Lungen-Qi wieder her, beenden Keuchen, lösen Schleim auf, beruhigen Atemnot und unterstützen die Kehle.
- Gan jiang, Xi xin und Ban xia wärmen die Lunge und lösen kalten Schleim auf.

- Zi wan, Kuan dong hua und Gan cao lösen Schleim auf und beenden Husten.
- Wu wei zi hält das Lungen-Qi zurück und mildert den zerstreuenden Effekt der anderen Arzneien, v. a. von Ma huang und Xi xin.
- Da zao harmonisiert.

Variationen

- Bei Symptomen äußerer Kälte und innerer Schleim-Flüssigkeiten: statt dieser Rezeptur Xiao qing long tang (Kleineres Dekokt des Blaugrünen Drachens) verwenden.
- Bei chronischen Fällen mit Yang-Mangel und häufigen Keuchanfällen, die wie leises Schnarchen klingen, normaler Atemfrequenz, wäßrigem Sputum, einem stumpfen und blassen Teint, kaltem Schweiß, einem tiefen Puls und einer blassen Zunge muß man gleichzeitig Manifestation und Wurzel behandeln. Man muß einerseits Schleim auflösen und das Absteigen des Lungen-Qi wieder gewährleisten und andererseits das Nieren-Yang stärken. Dieses Therapieziel kann durch den Einsatz von Su zi jiang qi tang (Dekokt mit Fructus Perillae, das das Qi nach unten leitet) erreicht werden. Zu dieser Rezeptur sind hinzuzufügen: zur Stärkung von Milz und Niere Dang shen (Radix Codonopsis pilosulae), He tao ren (Semen Juglandis) und Qi dai (Chorda umbilicalis) und zum Wiederherstellen des Absteigens des Lungen-Qi Chen xiang (Lignum Aquilariae resinatum).
- Bei sehr starken Yang-Mangel-Symptomen, wie starkem Frösteln und einer sehr blassen und nassen Zunge: plus Fu zi (Radix Aconiti lateralis praeparata).

1.2 Heißer Schleim

Klinische Manifestationen

Lautes Keuchen, Dyspnoe, aufgetriebener Thorax, Husten, gelbes, klebriges Sputum, Reizbarkeit, Schwitzen, rotes Gesicht, bitterer Mundgeschmack, Durst, Hitzeempfindung.

Zunge: rot, gelber, klebriger Belag.

Puls: schlüpfrig, schnell.

Therapieprinzip

Hitze beseitigen, das Absteigen des Lungen-Qi wiederherstellen, Schleim auflösen, Keuchen beenden.

Akupunktur

Punktauswahl

Lu 5, Lu 10, Lu 6, B 13, Lu 1, Di 11, KS 5, M 40, KG 22.

Erläuterung

- Lu 5 löst Schleim-Hitze der Lunge auf.
- Lu 10 beseitigt Lungen-Hitze.
- Lu 6, der Xi-Grenzpunkt, beendet akutes Keuchen und Dyspnoe.
- Lu 1 und B13, der Mu-Alarmpunkt und der Zustimmungspunkt der Lunge, beseitigen Lungen-Hitze und stellen vor allem in akuten Fällen das Absteigen des Lungen-Qi wieder her.
- Di 11 beseitigt Hitze.
- KS 5 und M 40 lösen Schleim auf und öffnen den Brustkorb.
- KG 22 löst Schleim auf, stellt das Absteigen des Lungen-Qi wieder her und unterstützt die Kehle.

Arzneimitteltherapie

Rezeptur

Ding chuan tang

Dekokt, das dem Keuchen Einhalt gebietet

Herba Ephedrae	Ma huang	9.0 g
Radix Scutellariae	Huang qin	6.0 g
Cortex Mori	Sang bai pi	9.0 g
Semen Armeniacae	Xing ren	9.0 g
Rhizoma Pinelliae	Ban xia	9.0 g
Flos Farfarae	Kuan dong hua	9.0 g
Fructus Perillae	Zi su zi	6.0 g
Semen Ginkgo	Bai guo	9.0 g
Radix Glycyrrhizae	Gan cao	3.0 g

Erläuterung

- Ma huang und Bai guo sind ein Arzneipaar: die eine zerstreut, die andere ist sauer und zusammenziehend. Im Verbund stellen die beiden die verteilende und absteigende Funktion des Lungen-Qi wieder her und beenden Keuchen.
- Huang qin und Sang bai pi beseitigen Lungen-Hitze, sie stellen auch das Absteigen des Qi der Lunge wieder her.
- Xing ren und Zi su zi stellen des Absteigen des Lungen-Qi wieder her und beenden Keuchen.
- Ban xia löst Schleim auf und unterdrückt rebellierendes Qi.
- Kuan dong hua beendet Husten und Keuchen.
- Gan cao harmonisiert die Wirkung aller Arzneien.

Variationen

- Bei gleichzeitigen Symptomen äußerer Kälte: plus Gui zhi (Ramulus Cinnamomi) und Sheng jiang (Rhizoma Zingiberis recens).
- Bei Symptomen von Feuer (im Unterschied zu Hitze) wie Obstipation, dunklem Harn, trockenem Stuhl, trockenem Mund und einem trockenen, gelben Zungenbelag: plus Da huang (Radix et Rhizoma Rhei), Mang xiao (Natrii Sulfas).
- Bei Erbrechen klebrigen, gelben Schleims: plus Zhi mu (Rhizoma Anemarrhenae), Ge qiao (Concha Meretricis) und She gan (Rhizoma Belamcandae).
- Wenn Hitze das Yin verletzt hat: plus Mai dong tang (Dekokt mit Radix Ophiopogonis).
- Wenn Schleim das Hauptproblem ausmacht, aber keine deutlichen Kälte- oder Hitzesymptome zu erheben sind: San zi yang qin tang (Dekokt aus drei Samen zum Nähren der Eltern).

Fertigarznei

Zhi sou ding chuan wan

Pille zum Beenden von Husten und zum Beruhigen von Atemnot

Herba Ephedrae	Ma huang
Semen Armeniacae	Xing ren
Gypsum fibrosum	Shi gao
Radix Glycyrrhizae tosta	Zhi gan cao

Erläuterung

Diese Fertigarznei entspricht jener Rezeptur, die im Werk „Über kälteverursachte Schäden" für die Behandlung eines kombinierten Tai Yang- und Yang Ming-Musters erläutert wird. Die Hauptwirkung ist aber auf jeden Fall das Beseitigen von Lungen-Hitze und das Wiederherstellen des Absteigens des Lungen-Qi.

Der entsprechende Zungenbefund: roter Zungenkörper im vorderen Abschnitt.

Kasuistik

Ein 58jähriger Patient leidet seit 6 Jahren an Asthma. Zum Zeitpunkt der Konsultation ist das Asthma sehr schwer, er erleidet mehrere Anfälle pro Tag. Er verwendet ein Betasympathomimetikum und ein Kortikosteroid zum Inhalieren und nimmt auch ein Kortikosteroid oral ein. Sein Brustkorb fühlt sich sehr starr und eng an, er kann sich nicht niederlegen. Er neigt zu pulmonalen Infektionen, wobei er gelbes Sputum entwickelt. Er empfindet auch ein Völlegefühl und Distension im Epigastrium. Seine Zunge ist leicht rot, die Ränder geschwollen (die Schwellung vom Milz-Typ), der Belag ist klebrig (s. Farbabbildung 4.1). Sein Puls ist schnell, voll und schlüpfrig.

Diagnose

Es handelt sich um ein nicht allergisches Asthma vom late-onset-Typ (Auftreten erst im Erwachsenenalter) aufgrund heißen Schleims vor einem Hintergrund von Milz-Schwäche.

Behandlungsprinzip

Nachdem die Anfälle schwer und häufig sind, erfolgt die Behandlung wie bei einem akuten Fall, die Aufmerksamkeit wird auf die Therapie der Manifestation gerichtet, also auf das Auflösen von Schleim, das Beseitigen von Hitze und das Wiederherstellen des Absteigens des Lungen-Qi.

Therapie

Dieser Patient wird ausschließlich mit Akupunktur behandelt. Anfangs sind Sitzungen in zweitägigen Intervallen nötig, danach werden die Abstände vergrößert. Die wichtigsten Punkte, die zum Einsatz kommen:

- MP 4 und KS 6 öffnen das Durchdringungsgefäß-chongmai, entspannen den Thorax und unterdrücken rebellierendes Magen-Qi. Die Leitbahnen von Lunge und Magen haben eine enge Beziehung zueinander, weshalb rebellierendes Magen-Qi das Lungen-Qi beeinträchtigt.

- Lu 5, Lu 7 und Lu 6 stellen das Absteigen des Lungen-Qi wieder her. Lu 6, der Xi-Grenzpunkt, findet in akuten Fällen seine spezifische Verwendung. Lu 5 beseitigt auch Schleim aus der Lunge.

- Lu 1 und B 13, der Mu-Alarm- und der Zustimmungspunkt, beseitigen Lungen-Hitze und stellen das Absteigen des Lungen-Qi wieder her.

- M 40 und MP 6 lösen Schleim auf; M 40 öffnet auch den Thorax und erleichtert die Atmung.

- Dingchuan, ein Extra-Punkt 0.5 cun lateral von LG 14-dazhui, ist ein empirisch bewährter Punkt bei akutem Asthma.

Unter der Behandlung an jedem zweiten Tag beginnt er sich langsam zu erholen, wobei der Therapiefortschritt durch seine Einnahme von Kortikosteroiden verzögert wird. Diese Medikation kann er langsam reduzieren und nach 3 Monaten absetzen. Als sich sein Zustand verbessert, wird nach 3 Monaten auch eine gewisse Stärkung der Milz miteinbezogen (über KG 12, B 20 und M 36), auch die Fertigarznei Ping chuan wan (Pille zum Beruhigen von Atemnot), die Milz und Niere tonisiert sowie das Absteigen des Lungen-Qi wiederherstellt, kommt zum Einsatz.

2. Chronische Phase

Während der chronischen Phase liegt das Augenmerk auf dem Stärken von Lunge, Milz oder Niere.

2.1 Lungen-Schwäche

Klinische Manifestationen

Schwitzen, Frösteln, Erkältlichkeit, Niesen, Rinnen der Nase, Kurzatmigkeit, leichtes, leises Keuchen, leichter Husten.

Zunge: blaß.

Puls: schwächlich.

Therapieprinzip

Die Lunge stärken, die Körperoberfläche befestigen.

Akupunktur

Punktauswahl

Lu 9, M 36, KG 6, B 13, LG 12-shenzhu, Lu 7. Alle Punkte tonisierend nadeln.

Erläuterung

- Lu 9, B 13 und LG 12 tonisieren das Lungen-Qi und festigen die Oberfläche.
- M 36 und KG 6 tonisieren das Qi im allgemeinen.
- Lu 7 stellt das Absteigen des Lungen-Qi wieder her und beendet dadurch Keuchen und Husten.

Arzneimitteltherapie

Rezeptur

Yu ping feng san

Pulver des Jade-Windschilds

Radix Astragali	Huang qi	30.0 g
Rhizoma Atractylodis macrocephalae	Bai zhu	60.0 g
Radix Saposhnikoviae	Fang feng	30.0 g

Erläuterung

- Huang qi und Bai zhu tonisieren das Qi der Lunge und befestigen die Oberfläche.
- Fang feng in Kombination mit den beiden anderen Arzneien festigt die Oberfläche und verhindert das Eindringen äußeren Windes.

Bemerkung: Die oben angegebenen Dosierungen beziehen sich auf die Anfertigung mehrerer Tagesdosierungen eines Pulvers, nicht eines Dekokts.

Variationen

- Bei Kälte-Symptomen: plus Gui zhi (Ramulus Cinnamomi), Bai shao (Radix Paeoniae alba), Sheng jiang (Rhizoma Zingiberis recens) und Da zao (Fructus Jujubae).
- Bei gleichzeitigem Mangel an Qi und Yin: plus Sheng mai san (Pulver, das den Puls erzeugt).

2.2 Milz-Schwäche

Klinische Manifestationen

Leichtes, leises Keuchen, schlechter Appetit, leichte Distension des Abdomens, Unverträglichkeit gewisser Nahrungsmittel, Müdigkeit, Kurzatmigkeit, Abneigung gegen Sprechen, Verlangen, sich hinzulegen, Antriebsschwäche.

Zunge: blaß.

Puls: schwächlich.

Therapieprinzip

Die Milz stärken und Schleim auflösen.

Akupunktur

Punktauswahl

M 36, MP 3, B 20, B 21, KG 12, M 40, Lu 7, Lu 9, B 13, KG 6. Alle tonisierend nadeln, auch Moxibustion kann angewendet werden.

Erläuterung

- M 36, MP 3, B 20, B 21 und KG 12 tonisieren Magen und Milz.
- M 40 löst Schleim auf.
- Lu 7 stellt das Absteigen des Lungen-Qi wieder her.
- Lu 9 und B 13 stärken das Lungen-Qi.
- KG 6 tonisiert das Qi im allgemeinen.

Arzneimitteltherapie

Rezeptur

Liu jun zi tang

Dekokt der sechs Edlen

Radix Ginseng	Ren shen	10.0 g
Rhizoma Atractylodis macrocephalae	Bai zhu	9.0 g
Poria	Fu ling	9.0 g
Radix Glycyrrhizae tosta	Zhi gan cao	6.0 g
Pericarpium Citri reticulatae	Chen pi	9.0 g
Rhizoma Pinelliae	Ban xia	12.0 g

Erläuterung

- Ren shen, Bai zhu, Fu ling und Gan cao tonisieren das Qi.
- Chen pi und Ban xia lösen Nässe auf.

Variationen

- Bei ausgeprägten Kälte-Symptomen: plus Gui zhi (Ramulus Cinnamomi) und Gan jiang (Rhizoma Zingiberis).

Fertigarznei

Qi guan yan ke sou tan chuan wan

Pille gegen Husten, Schleim und Atemnot

Radix Peucedani	Qian hu
Semen Armeniacae	Xing ren
Radix Polygalae	Yuan zhi
Folium Mori	Sang ye
Bulbus Fritillariae cirrhosae	Chuan bei mu
Pericarpium Citri reticulatae	Chen pi
Folium Eriobotryae	Pi pa ye
Flos Farfarae	Kuan dong hua
Radix Codonopsis pilosulae	Dang shen
Fructus Aristolochiae[5]	Ma dou ling
Fructus Schisandrae	Wu wei zi
Rhizoma Zingiberis recens	Sheng jiang
Fructus Jujubae	Da zao

Erläuterung

Diese Pille tonisiert das Milz-Qi, löst Schleim auf und regt das Absteigen des Lungen-Qi an. Sie ist bei chronischem Keuchen aufgrund von Milz-Schwäche und Schleim angezeigt. Sie ist sowohl für Kälte- als auch für Hitze-Schleim geeignet.

Kasuistik

Eine 45jährige Patientin leidet seit 8 Jahren, als sie zu rauchen aufhörte, an Asthma. Die Inspiration ist behindert, ihre Nase rinnt ständig. Sie spürt auch andauernd einen Katarrh des Rachens und der Bronchien, gelegentlich hustet sie klebriges, gelbes Sputum ab. Häufig fühlt sie eine Beengung des Thorax und leichte Übelkeit. Sie hat eine einseitige leichte Hörschwäche, der Harn ist ziemlich blaß. Häufig leidet sie an schlechter Verdauung, leichtem Durst und saurem Reflux. Über lange Strecken hat sie Schluckauf.

Sie ist übergewichtig, vor allem im Abdominalbereich. Ihr Zungenkörper weist eine normale Farbe auf, ist allerdings an den Rändern leicht purpurn verfärbt, er ist stark gedunsen, man sieht einen Riß in der Mitte im Magen-Areal und in ihm einen rauhen, schmutziggelben Belag (s. Farbabbildung 4.2). Ihr Puls ist ganz allgemein eindeutig schlüpfrig, auf der rechten Seite etwas schwächlich.

Diagnose

Wir haben einen klaren Fall vor uns: Anhäufung von Schleim-Hitze vor einem Hintergrund von Milz-Schwäche. Die Symptome der Schleim-Hitze: Expektoration klebrigen, gelben Sputums, Sekret aus der Nase, Druckgefühl im Thorax, Übelkeit, Übergewicht, gedunsener Zungenkörper, schlüpfriger Puls. Wenngleich es sich um Schleim-Hitze handelt, da der Schleim gelb ist, so ist die Hitze doch nur gering. Der herausragende Befund ist also eher Schleim als Hitze.

Es besteht auch ein leichter, sekundärer Nieren-Yang-Mangel, der sich in leichter Hörschwäche und blassem Urin äußert.

Ein dritter pathologischer Zustand ist die Anhäufung von Schleim-Hitze im Magen, die wir am sauren Reflux, der schlechten Verdauung und dem Riß im Magen-Areal der Zunge mit rauhem und gelbem Belag erkennen. Die Schleim-Hitze läßt das Magen-Qi nach oben rebellieren, was häufigen Schluckauf mit sich bringt, aber auch zum Asthma beiträgt.

Die Tatsache, daß das Asthma erstmals auftrat, als sie mit dem Rauchen aufhörte, ist zunächst verwirrend, aber interessant. Eine mögliche Erklärung: die prädisponierenden Faktoren für das Asthma waren schon vorgegeben, aber der heiße und trocknende Tabak trocknete den Schleim ständig auf und verzögerte somit den Ausbruch der Erkrankung. Das plötzliche Sistieren des Rauchens bedeutet einen plötzlichen Entzug der trocknenden Tabakwirkung und damit ein Überfluten des Schleims.

Behandlungsprinzip

Da es sich um einen chronischen Zustand handelt, liegt das Therapieprinzip in der gleichzeitigen Behandlung von Wurzel und Manifestation, also im Stärken des Qi des Körpers und im Vertreiben der pathogenen Faktoren. Die Behandlung der Wurzel bezieht sich primär auf das Tonisieren des Milz-Qi und sekundär auf die Stärkung des Nieren-Yang. Die Therapie der Manifestation bedeutet hier das Auflösen von Schleim der Lunge, das Wiederherstellen des Absteigens des Lungen-Qi, das Auflösen von Schleim-Hitze des Magens und das Unterdrücken von rebellierendem Magen-Qi.

Therapie

Die Patientin wird sowohl mit Akupunktur als auch mit Arzneimitteltherapie behandelt. Die Akupunktur ist auf die Stärkung der Milz, das Wiederherstellen des Absteigens des Lungen-Qi und das Unterdrücken des Magen-Qi ausgerichtet.

Die Hauptpunkte, die bei verschiedenen Sitzungen genadelt werden, sind:

- MP 4 rechts und KS 6 links, um das Durchdringungsgefäß zu öffnen und rebellierendes Magen-Qi zu bändigen. Die Lungen- und die Magen-Leitbahn sind eng miteinander verbunden, weshalb nach oben rebellierendes Qi des einen Meridians den anderen bald beeinträchtigt. In diesem Fall ist es daher wichtig, sowohl das Magen-Qi zu zähmen als auch das Absteigen des Lungen-Qi zu fördern. Das Durchdringungsgefäß

eignet sich hervorragend zum Unterdrücken von rebellierendem Magen-Qi, vor allem bei übergewichtigen Menschen.
- M 40 löst Schleim auf und öffnet den Thorax.
- KG 12, B 20 und KG 9 stärken die Milz und lösen Schleim auf.
- Lu 7, KG 22 und Lu 5 stellen das Absteigen des Lungen-Qi wieder her.
- B 23 und N 7-fuliu stärken das Nieren-Yang.

Da die Akupunktur hier auf die Behandlung der Wurzel über das Stärken von Milz und Niere abzielt, werden die Arzneien in der Hauptsache zur Therapie der Manifestation eingesetzt, also zum Auflösen von Schleim. Arzneien sind hierzu besser geeignet als die Akupunktur. Die Hauptrezeptur, die zum Einsatz kommt, ist eine Variation von Wen dan tang (Dekokt, das die Gallenblase wärmt), einer Mischung, die Schleim-Hitze sowohl der Lunge als auch des Magens beseitigt.

Rhizoma Pinelliae	Ban xia	6.0 g
Poria	Fu ling	6.0 g
Pericarpium Citri reticulatae	Chen pi	4.0 g
Caulis Bambusae in taeniam	Zhu ru	6.0 g
Fructus Aurantii immaturus	Zhi shi	6.0 g
Rhizoma Zingiberis recens	Sheng jiang	3 Scheiben
Fructus Jujubae	Da zao	3 Stück
Semen Armeniacae amarum	Ku xing ren	4.0 g
Fructus Perillae	Zi su zi	6.0 g
Cortex Magnoliae officinalis	Hou po	4.0 g

Erläuterung

- Die ersten sieben Arzneien bilden die Rezeptur Wen dan tang, die Schleim-Hitze auflöst.
- Xing ren und Zi su zi stellen das Absteigen des Lungen-Qi wieder her.
- Hou po bewegt das Qi und mindert das Völle- sowie Druckgefühl des Thorax.
- Mit dem Fortschreiten der Behandlung und der Besserung ihres Zustandes werden einige Arzneien zur Stärkung der Milz hinzugefügt, wie etwa Bai zhu (Rhizoma Atractylodis macrocephalae). Die Dosierung von Fu ling wird erhöht.
- Der Zustand dieser Patientin bessert sich nach neun Monaten Behandlungsdauer bedeutend.

2.3 Nieren-Schwäche

Klinische Manifestationen

Kurzatmigkeit, leichtes, leises Keuchen, Schwierigkeiten vornehmlich beim Einatmen, geistige Abwesenheit, schlechtes Gedächtnis, Tinnitus, Schwäche und Schmerzen der unteren Wirbelsäulenpartie, Belastungsdyspnoe.

Nieren-Yang-Mangel: Kältegefühl, blasse Zunge, tiefer, schwächlicher Puls.

Nieren-Yin-Mangel: Hitzegefühl, rote, belaglose Zunge, oberflächlicher und leerer Puls.

Therapieprinzip

Die Niere stärken, die Nieren-Funktion des Empfangens des Qi tonisieren.

Akupunktur

Punktauswahl

N 3-taixi, MP 6, KG 4, B 23, B 13, LG 12-shenzhu, N 25-shencang. Alle tonisierend nadeln. Bei Nieren-Yang-Mangel Moxibustion einsetzen.

Erläuterung

- N 3, MP 6, KG 4 und B 23 stärken die Niere.
- B 13 und LG 12 stärken die Lunge.
- N 25 ist ein wichtiger lokaler Punkt zur Erleichterung des Keuchens aufgrund einer Nieren-Schwäche.

Arzneimitteltherapie

Nieren-Yang-Mangel

Rezeptur

Jin gui shen qi wan

Pille für das Nieren-Qi aus „Abriß des Wichtigsten aus Goldtruhe und Jadekasten"

Radix lateralis Aconiti praeparata	Fu zi	3.0 g
Ramulus Cinnamomi	Gui zhi	3.0 g
Radix Rehmanniae praeparata	Shu di huang	24.0 g
Fructus Corni	Shan zhu yu	12.0 g
Rhizoma Dioscoreae	Shan yao	12.0 g
Rhizoma Alismatis	Ze xie	9.0 g
Cortex Moutan	Mu dan pi	9.0 g
Poria	Fu ling	9.0 g

Variationen

- Bei schwerem Yang-Mangel: plus Bu gu zhi (Fructus Psoraleae) und Lu jiao (Cornu Cervi).
- Zur Stärkung des Qi-Empfangens durch die Niere: plus He tao ren (Semen Juglandis).

Nieren-Yin-Mangel

Rezeptur

Mai wei di huang wan (Ba xian chang shou wan)

Pille mit Radix Ophiopogonis, Fructus Schisandrae und Radix Rehmanniae praeparata (Pille der Acht Unsterblichen für langes Leben)

Radix Rehmanniae praeparata	Shu di huang	24.0 g
Fructus Corni officinalis	Shan zhu yu	12.0 g

Rhizoma Dioscoreae	Shan yao	12.0 g
Rhizoma Alismatis	Ze xie	9.0 g
Cortex Moutan	Mu dan pi	9.0 g
Poria	Fu ling	9.0 g
Radix Ophiopogonis	Mai dong	6.0 g
Fructus Schisandrae	Wu wei zi	6.0 g

Zur Stärkung des Qi-Empfangens durch die Niere: plus He tao ren (Semen Juglandis) und Zi he che (Placenta Hominis).

Fertigarznei 1

Ba xian chang shou wan

Pille der Acht Unsterblichen für langes Leben

Erläuterung

Diese Pille hat die gleichen Zutaten und Indikationen wie die oben angeführte Rezeptur.

Der entsprechende Zungenbefund: roter, im vorderen Anteil belagloser Körper.

Fertigarznei 2

Li fei wan (oder Li fei tang yi pian)

Pille zum Unterstützen der Lunge (Zuckerummantelte Tablette zum Unterstützen der Lunge)

Cordyceps	Dong chong xia cao
Gecko	Ge jie
Bulbus Lilii	Bai he
Fructus Schisandrae	Wu wei zi
Rhizoma Bletillae	Bai ji
Radix Stemonae	Bai bu
Concha Ostreae	Mu li
Folium Eriobotryae	Pi pa ye
Radix Glycyrrhizae	Gan cao

Erläuterung

Diese Pille nährt das Yin von Lunge und Niere und fördert das Absteigen des Lungen-Qi.

Sie ist für das chronische Stadium des Keuchens geeignet, wenn die Anfälle leicht und weniger häufig sind und ein Nieren-Yin-Mangel dahintersteckt.

Der entsprechende Zungenbefund: roter Körper ohne Belag oder mit wurzellosem Belag.

Fertigarznei 3

Ping chuan wan

Pille zum Beruhigen von Atemnot

Radix Codonopsis pilosulae	Dang shen
Cordyceps	Dong chong xia cao
Gecko	Ge jie
Semen Armeniacae	Xing ren
Pericarpium Citri reticulatae	Chen pi
Radix Glycyrrhizae	Gan cao
Cortex Mori	Sang bai pi
Rhizoma Cynanchi stauntonii	Bai qian
Lapis Chloriti	Qing meng shi
Radix Fici	Wu zhi mao tao
Semen Eleagni glabrae	Man hu tui zi

Erläuterung

Diese Fertigarznei tonisiert Nieren-Yang und Milz-Qi, gleichzeitig stimuliert sie das Absteigen des Lungen-Qi. Sie ist bei chronischem Keuchen aufgrund von Nieren-Yang-Mangel angezeigt.

Der passende Zungenbefund: blasser Zungenkörper.

Kasuistik

Eine 42jährige Frau leidet seit 10 Jahren an Asthma, das nach der Geburt ihres zweiten Kindes begann. Sie empfindet einen Druck auf dem Thorax, gelegentlich hustet sie etwas gelben Schleim ab.

Sie leidet auch an Schmerzen im unteren Wirbelsäulenbereich und häufigem Schwindelgefühl. Gelegentlich hat sie einen Tinnitus, bei häufigem Harndrang produziert sie blassen Urin. Sie fühlt sich sehr müde.

Ihre Zunge ist etwas blaß, weist aber einen gelben Belag auf. Ihr Puls ist tief und schwächlich, vor allem an beiden Nieren-Positionen.

Diagnose

Es handelt sich um einen klaren Asthmafall aufgrund von Nieren-Yang-Mangel, wobei die Niere das Qi nicht empfängt. Auch etwas Schleim-Hitze ist erkennbar (gelbes Sputum, gelber Zungenbelag), wenngleich nicht in signifikantem Ausmaß.

Therapieprinzip

Primäre Stärkung des Nieren-Yang, sekundäre Stärkung der Milz und Auflösen von Schleim.

Therapie

Diese Patientin wird nur mittels Akupunktur behandelt. Die wichtigsten Punkte:

- B 23, KG 4, N 3-taixi, alle mit Moxa, um das Nieren-Yang zu tonisieren.
- Lu 7 rechts und N 6-zhaohai links, um das Konzeptionsgefäß zu öffnen, die Niere zu stärken und das Absteigen des Lungen-Qi wiederherzustellen.
- Lu 5 und KG 22, um das Absteigen des Lungen-Qi wiederherzustellen.
- B 20 und KG 12, um die Milz zu stärken.
- M 40 und MP 6, um Schleim aufzulösen.
- KS 6, um den Thorax zu öffnen und Atemnot zu lindern.

Da sie weit entfernt wohnt, wird die Patientin über 18 Monate in zweiwöchentlichen Abständen behandelt. Nach dieser Zeit stellt sich eine 80%ige Verbesserung ihres Zustandes ein, sie leidet nur noch gelegentlich an Atemnot.

Prognose und Prävention

Abgesehen von der selbstverständlichen Beurteilung von Zunge und Puls muß die Beurteilung der Prognose des Symptoms „Keuchen" auf einer Differenzierung gemäß der Westlichen Medizin fußen. Die wichtigsten Zustände, die zum Keuchen führen, sind akute und chronische Bronchitis sowie Asthma (s.u.). Die Prognose variiert zwischen diesen einzelnen Erkrankungen beträchtlich.

Akute Bronchitis ist am einfachsten zu behandeln. Sie äußert sich üblicherweise in Symptomen von heißem Schleim, wie wir sie oben diskutiert haben. Sie entspricht der Qi-Ebene des Vier-Schichten-Konzepts, daher die Beeinträchtigung der Lunge. Die Behandlung dieses Zustandes werden wir in Kapitel 34 noch eingehend besprechen.

Allgemein gesagt spricht dieses Muster sehr gut auf Akupunktur und Chinesische Arzneimitteltherapie an. Diese Methoden bringen innerhalb weniger Tage eine Besserung, üblicherweise muß man nicht auf Antibiotika zurückgreifen. Antibiotika schädigen das Magen-Yin und führen häufig zu einer in der Lunge verbleibenden Rest-Hitze, die den Patienten zu erneutem Eindringen von Wind prädisponiert. Etabliert sich einmal ein solcher Teufelskreis von Eindringen äußeren Winds, pulmonalen Infektionen, Antibiotikaeinsatz, Rest-Hitze der Lunge und weiterem Eindringen von Wind, so kann das Keuchen chronifizieren.

Auch chronische Bronchitis spricht sehr gut auf Akupunktur und Chinesische Arzneimitteltherapie an, ihre Behandlung dauert aber naturgemäß viel länger. Die Therapiedauer hängt vom Alter des Patienten sowie der Dauer und Schwere der Erkrankung ab, aber sie braucht zweifellos Monate und nicht bloß Wochen. Die chronische Bronchitis sollten wir behandeln, indem wir zugleich die Wurzel und die Manifestation therapieren, also das Qi des Körpers stärken und pathogene Faktoren vertreiben. Das Tonisieren des Körper-Qi beinhaltet die Stärkung von Lunge, Milz oder Niere oder eine Kombination dieser Komponenten. Das Vertreiben pathogener Faktoren bedeutet das Auflösen von Schleim sowie das Zerstreuen von Kälte oder Beseitigen von Hitze, abhängig davon, ob heißer oder kalter Schleim vorliegt. Differenzierung und Therapie dieser Zustände werden in den Kapiteln 8 und 34 näher besprochen.

Die Prognose des Asthma hängt vom Alter des Patienten und vom Asthmatyp ab. Das allergische early-onset-Asthma im Verein mit Ekzem ist die am schwierigsten zu behandelnde Kategorie, da sie einer angeborenen Schwäche in den Systemen des Abwehr-Qi von Lunge und Niere entspringt (s. Kapitel 5). Aus Sicht der westlichen Medizin ist es auf einen angeborenen, erhöhten Pegel von IgE-Antikörpern zurückzuführen. Die Behandlung dieser Störungen dauert mindestens einige Monate, abhängig vom Schweregrad aber auch Jahre.

Das nicht-allergische early-onset-Asthma ist einfacher zu therapieren, vor allem bei Kindern. In den meisten Fällen braucht man zur Behandlung nicht mehr als einige wenige Wochen. Dieser Zustand ist auf wiederholtes Eindringen von Wind zurückzuführen, das zur Anhäufung von Schleim in der Lunge führt. In der Folge behindert der Schleim die verteilende und absteigende Funktion des Lungen-Qi. Das wichtigste Behandlungsprinzip bei diesen Kindern ist das Auflösen von Schleim, das Gewährleisten des Absteigens des Lungen-Qi und das Vermindern von Nahrungsstagnation. Nahrungsanhäufung ist bei Kindern sehr weit verbreitet, die Stagnation im Mittleren Erwärmer macht das Kind anfällig für eine Schleim-Anhäufung im Oberen Erwärmer. Daher ist es sinnvoll, eine Nahrungsstagnation mit verdauungsfördernden Arzneien zu verhindern, wie etwa Mai ya (Fructus Hordei germinatus), Gu ya (Fructus Oryzae germinatus), Lai fu zi (Semen Raphani), Shan zha (Fructus Crataegi), Shen qu (Massa medicata fermentata) und Ji nei jin (Endothelium corneum Gigeriae galli).

Die Prognose des late-onset-Asthma beim Erwachsenen steht zwischen den Werten der beiden oben besprochenen Typen. Es ist einfacher zu therapieren als das allergische Asthma, aber schwieriger als das nicht-allergische early-onset-Asthma des Kindes. Late-onset-Asthma bei Erwachsenen bietet meist eine Schwäche von Lunge, Milz oder Niere bzw. eine Kombination daraus und eine Anhäufung von Schleim. Das Behandlungsprinzip fußt dementsprechend auf der gleichzeitigen Therapie der Wurzel (das Qi des Körpers stärken) und der Manifestation (Schleim lösen und das Absteigen des Lungen-Qi wiederherstellen). Die Behandlung nimmt zumindest einige Monate in Anspruch. In manchen Fällen wird das Asthma durch eine Stagnation des Leber-Qi oder Leber-Feuer aufgrund emotionaler Belastungen hervorgerufen, was das Absteigen des Lungen-Qi behindert. Dieser Asthmatyp ist üblicherweise einfacher zu behandeln, wir erörtern ihn in Kapitel 5.

Auch bei den vorbeugenden Maßnahmen müssen wir die Ursachen in Betracht ziehen.

Eine akute Bronchitis kann nicht wirklich verhindert werden, da sie auf das Eindringen äußeren Windes zurückzuführen ist.

Die Hauptmaßnahme zur Vermeidung chronischer Bronchitis ist es, der Kombination belastender Umstände auszuweichen, die wir oben umrissen haben. Konkret bedeutet es, daß kein akutes Eindringen äußeren Windes unterschätzt werden soll. Eine unverzügliche Behandlung ist nötig, auf den Einsatz von Antibiotika sollten wir möglichst verzichten. Der Patient soll auch Milchprodukte und fette Nahrungsmittel vermeiden, die zur Schleim-Bildung führen können. Er sollte auch auf seine Eßgewohnheiten achten und die Mahlzeiten zu geregelten Zeiten einnehmen.

Die Vorbeugemaßnahmen für allergisches Asthma werden wir in Kapitel 5 erörtern; sie treffen auch auf alle anderen Arten von Asthma zu.

Differentialdiagnose gemäß der Westlichen Medizin

Ein keuchendes Geräusch ist ein Zeichen für eine Verengung der Bronchiolen, die durch Spasmus der Muskulatur, ein Ödem des Epithels, angesammelten Schleim oder eine Kombination dieser Faktoren bedingt ist. Die keuchenden oder pfeifenden Geräusche entstehen also ähnlich den Tönen eines Blasinstruments, hier durch die schnelle Luftpassage durch einen verengten Bronchus.

Diese Geräusche treten bei obstruktiven Lungenerkrankungen auf, üblicherweise bei Exspiration, gelegentlich auch während der Einatmung. Der Grad der Bronchioleneinengung während der Ausatmung kann mittels des maximalen Luftvolumens gemessen werden, das der Patient innerhalb einer Sekunde ausatmen kann. Es wird als „maximales Atemsekundenvolumen" bezeichnet und dient zur Messung der Atmungsbeeinträchtigung bei Erkrankungen wie Asthma, Emphysem oder chronischer Bronchitis. Ist kein Peak-Flow-Meter zu dessen Messung verfügbar, so kann man einen einfacheren Test durchführen: wir bitten den Patienten, ein Streichholz auszublasen, ohne dabei die Lippen zu spitzen. Ein Patient, der dies nicht vermag und während des Versuchs hörbar keucht bzw. pfeift, leidet an einer obstruktiven Atemwegerkrankung. Eine andere Möglichkeit, die se Geräusche deutlicher zu machen, ist es, während der Ausatemphase des Patienten auf sein Brustbein zu drücken.

Ein Geräusch wird als „polyphon" bezeichnet, wenn es aus verschiedenen Geräuschen unterschiedlicher Tonhöhe zusammengesetzt ist, die alle zur gleichen Zeit beginnen und enden. Ein monophones Geräusch ist aus einzelnen Tönen zusammengesetzt, der en jeder seine eigene Höhe aufweist. Ein persistierendes, einzelnes und monophones Keuchen kann die Verlegung eines Bronchus durch einen Tumor anzeigen.

Die wichtigsten Erkrankungen, die Keuchen hervorrufen können, sind akute und chronische Bronchitis sowie Asthma.

Akute Bronchitis

Es handelt sich um eine Entzündung der Trachea und der Bronchien, die meist durch verschiedene pyogene Bakterien wie Streptococcus pneumoniae, Haemophilus influenzae oder Staphylococcus pyogenes hervorgerufen werden.

Die bedeutendsten klinischen Hinweise: produktiver Husten mit anfangs zähem, klarem Sputum, das dann reichlicher und eitrig wird, Dyspnoe, Keuchen, Druckgefühl über dem Thorax, Fieber, Leukozytose.

Chronische Bronchitis

Dieser Zustand ist durch wiederholte Hustenanfälle im Winter gekennzeichnet, der en Frequenz allmählich zunimmt, bis der Husten nahezu konstant ist. Andere klinische Manifestationen: Keuchen, Druckgefühl des Thorax, zähes, schleimiges und purulentes Sputum sowie Dyspnoe.

Asthma

Pathologie und Klinik dieser Erkrankungen werden wir im Kapitel 5 über allergisches Asthma besprechen.

Fußnoten

1 Duan Guang-Zhou et al, A Manual of the Essential Prescriptions of the Golden Chest (Jin Gui Yao Lue Shou Ce), S. 21; Science Publishing House, 1986. Das Originalwerk „Abriß des Wichtigsten aus Goldtruhe und Jadekasten" erschien erstmals etwa 220 n. Chr.

2 Zitiert in: Zhang Bo-Yu, Internal Medicine (Zhong Yi Nei Ke Xue), S. 59; Shanghai Science Publishing House, Shanghai 1986.

3 Zitiert in: Zhang Bo-Yu, Internal Medicine (Zhong Yi Nei Ke Xue), S. 59; Shanghai Science Publishing House, Shanghai 1986.

4 Zitiert in: Zhang Bo-Yu, Internal Medicine (Zhong Yi Nei Ke Xue), S. 59; Shanghai Science Publishing House, Shanghai 1986.

5 Die in dieser Arznei enthaltene Aristolochiasäure ist nierentoxisch, im Tierversuch sicher, beim Menschen vermutlich karzinogen; deshalb ist die Anwendung von Pflanzen, die Aristolochiasäure enthalten, u.a. in der BRD verboten. Das betrifft u.a. folgende Pflanzen der chinesischen Pharmakopö: Radix Aristolochiae fangchi (Guang fang ji), Fructus Aristolochiae (Ma dou ling), Herba Aristolochiae (Tian xian teng), Caulis Aristolochiae manshurensis (Guan mu tong), Herba Aristolochiae mollissimae (Xun gu feng) und Radix Aristolochiae (Qing mu xiang). Da statt Radix Stephaniae tetrandrae (Fang ji) gelegentlich Radix Aristolochiae fangchi (Guang fang ji) geliefert wird, ist auch bei der Anwendung von Radix Stephaniae tetrandrae Vorsicht geboten und besonderes Augenmerk auf eine genaue Identifikation zu legen. Analoges gilt für Caulis Akebiae (Mu tong): unter diesem Namen läuft einerseits Caulis Clematidis Armandii (Chuan mu tong), andererseits aber Caulis Aristolochiae manshurensis (Guan mu tong). (Anmerkung des Übersetzers der deutschen Ausgabe, gemäß persönlichen Informationen von Mag. pharm. et phil. Erich Stöger, Laufen, 1995.)

Kapitel 5

Asthma

哮喘

In diesem Kapitel werde ich mich auf die Behandlung des allergischen oder atopischen Asthma konzentrieren, das auch als early-onset-Asthma oder extrinsisches Asthma bezeichnet wird. Das Vorkommen des atopischen Asthma – und des mit ihm assoziierten Ekzems – hat sich in den letzten Jahrzehnten in den Industrieländern ständig erhöht. Trotz der Einführung mehrerer neuer Medikamente zur Behandlung der Erkrankung ist das schwere Asthma nach wie vor das häufigste schwere chronische Leiden des Kindesalters.

Seine Mortalitätsrate hat sich nicht reduziert, ja einige Forscher untersuchen sogar die Möglichkeit, daß der Langzeitgebrauch mancher antiasthmatisch wirksamer Medikamente wie etwa der Bronchodilatatoren schädlich sein kann und möglicherweise die Mortalitätsrate des Asthma gesteigert hat. In den USA nahm die Sterblichkeitsrate in den letzten zehn Jahren um 45% zu.

Das theoretische Netzwerk der Chinesischen Medizin und ihr Zugang zur Therapie konzentrieren sich mehr auf Symptome als auf Erkrankungen. Beispielsweise beschäftigen sich chinesische Lehrbücher der Inneren Medizin mit der Behandlung von „Schmerz im Epigastrium", „Thoraxschmerz", „Obstipation" usw. Die westliche Innere Medizin diskutiert im Unterschied dazu bloß die Therapie anerkannter Erkrankungen, wie etwa „Magengeschwür", „koronare Herzkrankheit", „Divertikulitis" usw.

Im allgemeinen behandeln wir spezifische nach der westlichen Medizin definierte Erkrankungen, indem wir uns auf ein entsprechendes „chinesisches" Symptom beziehen. Ein Beispiel: um einen Menschen mit einem Magengeschwür zu behandeln, können wir die Differenzierung und Therapie von „Schmerz im Epigastrium" gemäß der Chinesischen Medizin anwenden. In anderen Fällen ist die Übereinstimmung weniger ersichtlich: um beispielsweise Hypertonie zu differenzieren und dann zu behandeln, müssen wir uns im allgemeinen der Differenzierungs- und Behandlungsstrategien für „Kopfschmerz" und „Schwindelgefühl" der Chinesischen Medizin bedienen.

Asthma ist eine klar umrissene Krankheit mit einer sehr spezifischen und charakteristischen Ätiologie und Pathologie. Um dieses Leiden mittels Chinesischer Medizin fachgerecht zu diagnostizieren und zu behandeln, müssen wir jenes Symptom identifizieren, das einem im Netzwerk der Chinesischen Medizin definierten am nächsten kommt. Alle Lehrbücher der Chinesischen Medizin, gleich, ob sie aus China oder dem Westen stammen, sagen, daß Asthma dem in der Chinesischen Medizin definierten Symptom „xiao chuan" entspricht. Eine Ursache dafür mag eine semantische sein, da das chinesische Wort für „Asthma" „xiao chuan" ist und man in der Terminologie nicht weiter zwischen allergischem Asthma und chronischer Atemnot aufgrund anderer Ursachen unterscheidet. Ich schlage folgendes vor:

1. Xiao (Keuchen) und chuan (Atemnot) sind zwei verschiedene Symptome.
2. Das allergische Asthma korrespondiert mit keinem der beiden Begriffe (wenngleich es „xiao“ etwas näher kommt als „chuan“). Die Differenzierung und Behandlung von xiao oder chuan kann nicht auf das Asthma angewandt werden.

Um Übereinstimmungen sowie Unterschiede zwischen xiao chuan und Asthma herauszuarbeiten, müssen wir folgende drei Aspekte diskutieren:

1. Pathologie und Ätiologie des allergischen Asthma gemäß der Westlichen Medizin.
2. Übereinstimmungen und Unterschiede zwischen xiao chuan und allergischem Asthma.
3. Eine neue Theorie der Chinesischen Medizin zum allergischen Asthma.

Pathologie und Ätiologie des allergischen Asthma gemäß der Westlichen Medizin

Pathologie

Die Pathologie des Asthma ist durch eine partielle Obstruktion des Luftflusses in den Atemwegen gekennzeichnet. Sie wird durch eine vorübergehende Verengung der Bronchien durch einen muskulären Spasmus und in der Folge durch eine Schleimhautschwellung verursacht. Die bronchiale Einengung behindert die Ventilation und hebt den Widerstand für den Luftdurchfluß in den Bronchien. Dies tritt während der Exspiration deutlicher in Erscheinung, Luft wird in der Lunge zurückgehalten. Die verengten Bronchien werden nicht länger durch Husten wirksam von Schleim gereinigt.

Beim allergischen Asthma verursacht eine allergische Reaktion aufgrund einer Hypersensitivität den Bronchospasmus. Eine andere Bezeichnung dafür ist „anaphylaktische“ oder „Typ 1-Reaktion“. Einzig Antikörper vom IgE-Typ verursachen Typ 1-Reaktionen. Da diese Antikörper stark an Gewebe (und hier speziell an die Mastzellen) gebunden sind, werden sie auch häufig als Gewebe-Antikörper bezeichnet. Anaphylaktische Krisen beim Asthma treten durch eine Antigen-Antikörper-Reaktion an der Oberfläche der Mastzellen in den Bronchien ein. Dies führt zu einer Aktivierung ganzer Enzymgruppen, die den Ausstoß bestimmter chemischer Substanzen aus den Mastzellen bewirken, etwa von Histamin, Serotonin, Bradykinin und Prostaglandinen. Die IgE-abhängige Abgabe von Stoffen der Mastzellen provoziert nicht bloß einen akuten Bronchospasmus, sondern trägt auch zur Entwicklung einer asthmatischen Reaktion der Spätphase bei (Abbildung 5.1).

Die Antikörper vom IgG-Typ machen 73% der Ig-Antikörper im Serum aus. Sie können IgE-vermittelte allergische Reaktionen verhindern. Sie sind die einzigen Antikörper, die über die Plazenta den fetalen Kreislauf erreichen. Dieser Faktor ist ziemlich wichtig, will man die Ätiologie des allergischen Asthma aus der Perspektive der Chinesischen Medizin erklären, wie wir später noch erörtern werden.

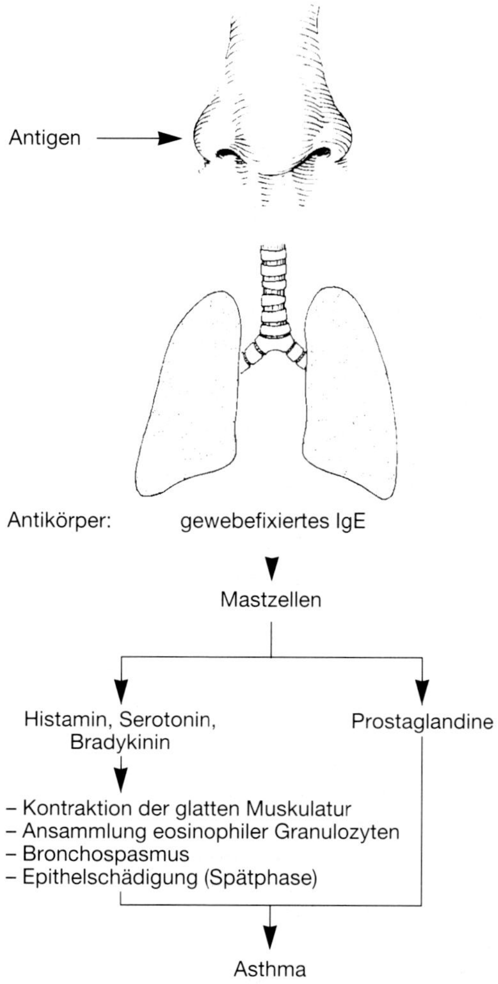

Abb. 5.1: Pathologie des allergischen Asthma

Der Bronchospasmus aufgrund einer allergischen Reaktion ist allerdings nur einer der Aspekte der Asthmapathologie – die chronische Entzündung der Bronchialmukosa ist der zweite. Die Schleimhaut ist entzündet und ödematös gequollen, überdies finden wir infiltrierende Entzündungszellen. Wir sehen einen Überschuß eosinophiler Granulozyten, die eine Zerstörung von Epithelzellen bewirken und in der Folge irritable Rezeptoren der Basalmembran freilegen. Das wiederum führt zu einer Absenkung der bronchialen Reizschwelle gegenüber einer allergischen Stimulation.[1]

Ätiologie

Es gibt zwei Arten von Asthma: den early-onset-Typ, der auch als extrinsisches oder atopisches Asthma bezeichnet wird, und das late-onset- oder intrinsische Asthma. Wie die Namen schon andeuten, beginnt das early-onset-Asthma üblicherweise in der Kindheit, wohingegen der late-onset-Typ im späteren Leben erstmals auftritt. Unsere Erörterung wird sich vor allem auf den allergischen early-onset-Typus konzentrieren.

Wir sehen beim early-onset-Asthma folgende Charakteristika:

1. Beginn in der frühen Kindheit.
2. Offensichtlich erbliche Belastung.
3. Häufige Assoziation mit Ekzem von der Geburt an.
4. Menschen mit dieser Asthmaart bekommen auf übliche Allergene erythematöse, infiltrative oder vesikuläre Hautreaktionen.
5. Ihr Serum weist Antikörper auf, die nach Übertragung auf die Haut nicht sensibilisierter Probanden bei diesen die gleichen Hautreaktionen hervorrufen.

Menschen, die an allergischem Asthma leiden und die obigen Charakteristika aufweisen, werden „Atopiker" genannt. Ihre IgE-Spiegel sind bis zu sechsmal höher als jene bei Patienten, die an nicht-atopischem Asthma leiden. Atopiker haben eine erbliche Prädisposition zu anaphylaktischen Typ 1-Reaktionen.

Es handelt sich um viele verschiedene Allergene, die wichtigsten davon sind Fäkalienpartikel der Hausstaubmilbe, Pollen, Pilzsporen, Federn, Tierhaare und Katzenspeichel. Sobald die Mastzellen einmal durch eine Exposition gegenüber diesen Allergenen aktiviert wurden und große Mengen von IgE-Immunglobulinen an ihrer Oberfläche sitzen, werden sie auch überempfindlich gegenüber anderen unspezifischen Allergenen wie Rauch, Tabakrauch, organischen Lösungsmitteln, Staub, atmosphärischer Verschmutzung, Duftstoffen, usw. Gelegentlich kann auch eine allergische Bronchialreaktion durch orale Einnahme von Allergenen ausgelöst werden, die die Bronchien über den Blutweg erreichen, wie Krustentiere, Fisch, Eier, Milch, Hefe oder Weizen.

Ich möchte an dieser Stelle betonen, daß im frühen Kindesalter beginnendes Asthma nicht notwendigerweise auch atopisches Asthma sein muß. Anders ausgedrückt, ist das frühe Einsetzen nicht das einzige Kriterium zur Feststellung, das Asthma sei atopisch oder allergisch. Die Familienanamnese, die Verbindung mit einem Ekzem und die typischen Hautreaktionen bei Einatmung von Allergenen sind andere wichtige Diagnosefaktoren.

Es gibt in der Tat Asthmafälle mit Beginn in der Kindheit, die einer allergischen Grundlage entbehren. Es kann vor allem vorkommen, wenn ein Kleinkind an der Infektion der oberen Atemwege leidet, also einem Eindringen von Wind-Kälte oder Wind-Hitze, die entweder nicht richtig oder mit Antibiotika behandelt wird. Wird der Wind nicht gut vertrieben, so setzt er sich in der Lunge fest, wo er die verteilende und absteigende Wirkung des Lungen-Qi behindert und so zu Atemnot und Schleim führt. Die Anwesenheit von Wind und Schleim in der Lunge prädisponiert das Kind auch zu erneutem Eindringen äußeren Windes, die Situation wird schlimmer. Ein Teufelskreis etabliert sich, indem das Kind zunehmend geschwächt und empfänglicher für neue Attacken durch äußeren Wind wird, die Atemnot nimmt langsam zu. In diesem Kapitel wollen wir uns aber jedenfalls primär mit dem typischen allergischen Asthma beschäftigen. Diagnose und Therapie des nicht-allergischen Asthma sind nämlich zum Großteil gemäß den in Kapitel 4 gegebenen Richtlinien durchzuführen.

Late-onset-Asthma, das auch als intrinsisches Asthma bezeichnet wird, beginnt üblicherweise später im Leben und basiert auf einer bronchialen Hyperreaktivität. Wir finden hier keine entsprechende Familienanamnese und kein Ekzem. Late-onset-Asthma tritt bei nicht-atopischen Menschen auf. Obwohl es gelegentlich durch bestimmte Allergene ausgelöst werden kann, weist es nicht alle typischen Merkmale des atopischen Asthma auf. In vielen Fällen spielen nämlich äußere Allergene keine ätiologische Rolle bei dieser Erkrankung.

Folgende diagnostische Maßnahmen auf Basis der Lungenfunktionsprüfung sind zur Diagnose von Asthma üblich: Sekundenstoßvolumen, Peak Flow-Messung, Belastungstests, Histaminprovokationstests und Hauttests (Inhalation eines Allergens, die zu großflächigen Hautreaktionen und auch zu einem Asthmaanfall führen kann). Sputum- und Blutuntersuchungen werden zum Ausschluß einer Bronchitis eingesetzt, auf die etwa große Mengen eosinophiler Granulozyten im Sputum hinweisen. Röntgenbilder haben beim Asthma keinen diagnostischen Wert, da sie hier unauffällig sind.

Klinische Manifestationen

Das Charakteristikum von Asthma sind die von spastischen Geräuschen begleiteten Attacken von Atemnot, die üblicherweise in der Nacht schlimmer werden. Gelegentlich finden wir einen ebenfalls in der Nacht stärkeren trockenen Husten. Der Beginn ist jeweils plötzlich, als erstes Symptom tritt ein Beengungsgefühl des Thorax auf. Dyspnoe und Keuchen treten hauptsächlich während der Ausatemphase auf, der Patient fixiert den Schultergürtel, um die auxiliären Atemmuskeln zu aktivieren und bevorzugt eine sitzende Stellung.

Differentialdiagnose

Asthmapatienten können ähnliche Symptome wie bei einer Beeinträchtigung des Luftflusses durch chronische Bronchitis oder Emphysem bieten. In Tabelle 5.1 sind deshalb die gemeinsamen und unterscheidenden Merkmale zusammengestellt.

Chronische Bronchitis

Sie ist durch eine Hypertrophie der schleimproduzierenden Drüsen im Bronchialbaum charakterisiert. In fortgeschrittenen Fällen entzünden sich die Bronchien, wir finden purulente Infektionen.

Die klinischen Symptome: Atemnot, fast ständiger Husten, Keuchen, produktiver Husten mit reichlich Sputum, das gelegentlich eitrig werden kann. Solche bakteriellen Superinfektionen sind bei der chronischen Bronchitis recht häufig.

Emphysem

Typisch für diese Erkrankung ist die Überdehnung und Beschädigung der Bronchiolen und/oder Lungenbläschen.

Wir finden Belastungsdyspnoe und nahezu ständiges Keuchen.

Tabelle 5.1: Differenzierung von Asthma, chronischer Bronchitis und Emphysem

	Asthma	chronische Bronchitis	Emphysem
Pathologie	Bronchospasmus	Bronchieneinengung durch Schleim	Erweiterung der Alveolen und/oder Bronchiolen
Symptome, Befunde	Keuchen, spastische Anfälle von Dyspnoe	produktiver Husten mit reichlich Sputum, Dyspnoe, Engegefühl im Thorax	dünner Thorax, ständige Dyspnoe
Häufigkeit	Dyspnoe-Anfälle	Dyspnoe, Beengungsgefühl im Thorax	ständige Dyspnoe
Zeit	schlimmer in der Nacht	schlimmer am Morgen	ständig
Allergien	ja	nein	nein
Sputum	nein	ja, reichlich	ja
Ekzem	ja	nein	nein

Bronchiektasien

Es handelt sich um eine Erweiterung der Bronchien mit der Bildung großer Mengen an Sputum, es treten rezidivierende fiebrige Zustände oder auch Pneumonien auf.

Bronchiektasien können durch eine Pneumonie oder auf Basis eines Keuchhustens entstehen.

Gemeinsamkeiten und Unterschiede von Asthma und xiao chuan

Early-onset-Asthma

Wir wollen zunächst die Mängel in der chinesischen Sicht von der Beziehung zwischen xiao chuan und Asthma aufzeigen, und zwar anhand der Ätiologie, der Pathologie und des Bereichs Differenzierung – Therapie.

Ätiologie

Wir erinnern uns, daß die wichtigsten ätiologischen Faktoren in der Theorie zum Keuchen und zur Atemnot die folgenden sind:

- Äußere pathogene Faktoren
- Ernährung
- Emotionale Probleme
- Erschöpfung, chronische Krankheit, übermäßige sexuelle Betätigung.

Wir sehen uns nun jeden dieser ätiologischen Faktoren in Beziehung zum Asthma an, um Mängel in der traditionellen Sichtweise herauszufinden.

Ein grundlegender Mangel der traditionellen Theorie von xiao chuan ist, daß sie kein Konzept einer Allergie als eines ätiologischen Faktors beim Asthma bieten kann. Das early-onset-Asthma ist aber ganz eindeutig mit einer allergischen Hypersensibilität verbunden. Einige wenige moderne chinesische Bücher beziehen sich kurz auf die allergische Genese des Asthma, wenden aber trotzdem noch immer die Theorie von xiao chuan auf die Therapie an.

Die meisten Bücher sagen, daß die Asthmaanfälle durch das Eindringen äußerer pathogener Faktoren wie Wind-Kälte oder Wind-Hitze ausgelöst werden. Das mag auf einige Fälle zutreffen, bei weitem aber nicht auf alle.

Die Theorie von xiao chuan nennt den übermäßigen Verzehr von saurer, fetter oder kalter Nahrung als ätiologischen Faktor. Das trifft zweifellos auf late-onset-Asthma zu, kann aber nicht stimmen, wenn das Asthma schon beim Kleinkind beginnt. Wenn überhaupt, dann essen nur sehr wenige Kinder solche Nahrungsmittel im Übermaß.

Milchprodukte, die eindeutig ein möglicher ätiologischer Faktor beim Asthma sind, werden in der Ätiologie von xiao chuan nicht erwähnt, und zwar einfach deshalb, weil die Chinesen keine Milchprodukte essen. Milchunverträglichkeit ist aber ein wichtiger ätiologischer Faktor beim Asthma.

Überarbeitung und überreichliche sexuelle Aktivität können natürlich keine ätiologischen Faktoren bei Kindern mit Asthma sein, wenngleich sie eine Rolle bei Erwachsenen mit late-onset-Asthma spielen können.

Emotionaler Streß wie Sorgen, Bangen oder Grübeln, die in der Theorie von xiao chuan angeführt werden, ist sicher kein auslösender Faktor bei sehr kleinen Kindern mit early-onset-Asthma. Selbstverständlich können auch Kinder in frühem Alter schon emotionalem Streß ausgesetzt sein, aber nicht in gleicher Weise wie Erwachsene.

Einer der ätiologischen Faktoren im xiao chuan-Konzept, der auf early-onset-Asthma zutrifft, ist eine schwache Körperkonstitution. Bei Kleinkindern kann dafür ein starker Ausbruch von Masern, Keuchhusten oder eine Pneumonie verantwortlich sein.

Pathologie

Schleim ist ein zentraler Punkt in der Pathologie von xiao und von chuan. Bei beiden Zuständen werden Keuchen und Atemnot durch Schleim ausgelöst, der die Atemwege verlegt. Das keuchende Geräusch geht auf rebellierendes Qi zurück, das entlang der durch Schleim verlegten Atemwege emporsteigt.

Schleim ist allerdings nicht der wichtigste pathogene Faktor beim Asthma. Bei dieser Erkrankung gehen Keuchen und Atemnot auf eine Verengung der Luftwege durch einen Bronchospasmus aufgrund einer allergischen Reaktion zurück. Die verengten Bronchien lassen sich durch Husten nicht ausreichend von Schleim reinigen. Aus dieser Sicht ist also der Schleim eher die Folge als die Ursache des krankhaften Zustandes.

Die alten chinesischen Ärzte mußten die Einengung der Atemwege Schleim zuschreiben, weil sie den Mechanismus der Bronchienkonstriktion durch parasympathische Stimulation nicht kennen konnten. Interessanterweise schrieb auch die alte westliche Medizin das Asthma einer Einengung der Luftwege durch Schleim zu. John Miller schrieb 1769: „Das überflüssige Serum, das durch die Ausatmung hinausgeworfen werden sollte, sammelt sich an: ... die Atemorgane werden geschwächt."[2] Robert Bree sah 1807 Asthma als „... eine außerordentliche Anstrengung, sich einer schlechten und irritierenden Masse in den Luftröhren zu entledigen."[3] Andere Ärzte verstanden allerdings schon 1868, daß das Keuchen und die Atemnot beim Asthma eher auf einen Bronchospasmus als auf Verlegung durch Schleim zurückgehen, daß der Schleim also vielmehr eine Folge als eine Ursache ist. Dr. Henry Hyde Salter drückte das sogar folgendermaßen aus: „Es ist eine Tatsache, daß Dr. Bree die Folge (also den Schleim) mit der Ursache verwechselte."[4] Schon 1786 erahnten einige Ärzte die allergische Natur des Asthma, wenngleich sie sie nicht völlig erklären konnten. Dr. William Withering, der Pionier der Anwendung von Fingerhutextrakt beim Stauungsherzen, schrieb 1786, daß Asthma geheilt werden könne, wenn der Patient in großen Räumen lebe, aus denen Vorhänge und Federbetten entfernt werden.[5]

Zwei weitere Punkte, die gegen Schleim als den Hauptfaktor beim Asthma sprechen, sind Zungen- und Pulsbefund. Wäre Schleim der wichtigste pathologische Faktor beim Asthma, dann sollte die Zunge gedunsen sein und einen klebrigen Belag aufweisen, der Puls müßte schlüpfrig sein. Das ist aber sehr häufig nicht der Fall. Beim early-onset-Asthma ist die Zunge meist nicht gedunsen, sondern häufig dünn, und der Puls ist nicht schlüpfrig, sondern vielmehr gespannt.

Ein weiterer Punkt, der Schleim als den pathogenen Faktor beim Asthma ausschließt ist die Tatsache, daß ein Asthmapatient zwischen den Anfällen häufig ganz normal ist. Es gibt beispielsweise einige asthmatische Spitzensportler. Wenn aber Schleim die Lunge verlegt, so sind Keuchen und Atemnot konstant und halten bis zur vollständigen Elimination des Schleims an. Daher sagt Ye Gui 1766 in seinem Werk „Kasuistiken für die klinische Praxis": „Vertreibt man den pathogenen Faktor, so endet die Atemnot (chuan) und kehrt nicht wieder ... Beim Keuchen (xiao) versteckt sich der pathogene Faktor im Körperinneren und in der Lunge, er ist bisweilen aktiv und dann wieder im Ruhezustand, wodurch über viele Jahre häufige Rezidive auftreten."[6] Diese Aussage bestätigt, daß Schleim der hauptverursachende Faktor bei Atemnot (chuan) ist: eliminiert man einmal den Schleim, so schwindet die Atemnot vollständig. Beim Keuchen (xiao), das dem Asthma näher ist, versteckt sich der pathogene Faktor in der Lunge und wird anfallsweise aktiv, was zu Asthmaattacken führt.

Was ist nun aber der pathogene Faktor beim Asthma? Es handelt sich im Grunde um Wind, allerdings weder um äußeren Wind, der in die Lunge eindringt, noch um inneren Wind, sondern um eine Art chronischen (äußeren) Windes, der in den Bronchien sitzt und in Abständen zu einem Bronchospasmus führt. Die Anfälle werden durch Exposition gegenüber Allergenen oder kaltem Wetter oder durch emotionalen Streß ausgelöst. Wir werden in Kürze das Wesen dieses Windes als eines pathogenen Faktors näher erläutern.

Es ist auch interessant, daß Röntgenaufnahmen beim Asthma keinerlei diagnostischen Wert haben. Dies scheint dafür zu sprechen, daß Wind und nicht Schleim der pathogene Hauptfaktor beim Asthma ist. Wind ist ein nicht-substantieller pathogener Faktor, weshalb er auch auf einem Röntgenbild nicht zu sehen ist, wohingegen Schleim, ein substantieller pathogener Faktor, natürlich zu erkennen wäre.

Selbstverständlich wird bei einem Menschen mit early-onset-Asthma die Pathologie nach vielen Jahren komplizierter, andere Faktoren, Schleim eingeschlossen, können dann eine Rolle spielen. Dies geschieht dann unter dem Einfluß mehrerer ätiologischer Faktoren, wozu Überarbeitung, emotionaler Streß, übermäßige sexuelle Aktivität und unregelmäßiges Essen führen. All dies sind Faktoren, die in der Kindheit nicht vorhanden sind.

Die Pathologie von xiao chuan zieht das kindliche Ekzem nicht in Betracht, eine Erkrankung, die außerordentlich häufig early-onset-Asthma begleitet oder ihm vorangeht. Die Beziehung zwischen Ekzem und early-onset-Asthma ist aber sehr eng und im klinischen Alltag äußerst häufig anzutreffen. Die Theorie der Chinesischen Medizin könnte diesen Zusammenhang sehr einfach über die Lunge erklären, die einerseits für die Atmung wichtig ist und andererseits die Haut kontrolliert. Seltsamerweise scheint aber diese Beziehung in Diagnostik und Therapie des kindlichen Ekzems nicht eingesetzt zu werden.

Die Beziehung zwischen Asthma und Ekzem können wir auch anhand der Hautreaktion beobachten, die bei atopischen Patienten nach der Inhalation von Allergenen eintritt.

Differenzierung und Behandlung

Um Unterschiede und Gemeinsamkeiten zwischen Asthma und xiao chuan diskutieren zu können, empfiehlt es sich, xiao und chuan getrennt zu behandeln.

Xiao

Wir erinnern uns, daß die wichtigsten Muster bei xiao die folgenden sind:

Während der Anfälle:	*Zwischen den Anfällen:*
Kalter Schleim	Lungen-Schwäche
Heißer Schleim	Milz-Schwäche
	Nieren-Schwäche

Die Unterscheidung zwischen akuter und Intervall-Phase ist wichtig und auf die Therapie des Asthma anzuwenden.

Die Unterscheidung zwischen kaltem und heißem Schleim ist für die Asthmabehandlung nützlich. Wir können zwischen den zwei Grundtypen (kalt und heiß) unterscheiden, wenngleich kein Schleim vorhanden ist.

Chuan

Die Hauptmuster bei chuan sind:

Fülle:	*Leere:*
Eindringen von Wind-Kälte	Lungen-Schwäche
Wind-Kälte der Oberfläche, Schleim-Flüssigkeiten im Inneren	Nieren-Schwäche
Kälte an der Oberfläche, Hitze im Inneren	
Schleim-Hitze der Lunge	
Trüber Schleim der Lunge	
Behinderung des Lungen-Qi	

Äußere Wind-Kälte kann einen akuten Asthmaanfall auslösen. Aus westlicher Sicht wissen wir auch, daß ein viraler Infekt bei sensibilisierten Menschen eine Asthmaattacke triggern kann.[7] Die Aktivierung von Mastzellen, die zu einer Bronchokonstriktion führt, kann nicht nur durch Allergene, sondern auch durch körperliche Anstrengung, kalte Luft und Hyperventilation ausgelöst werden.[8]

Das Eindringen äußeren Windes, der nicht adäquat vertrieben oder mit Antibiotika unterdrückt wird, kann auch bei nicht-atopischen Kindern Asthma nach sich ziehen.

Äußere Wind-Kälte mit inneren Schleim-Flüssigkeiten tritt üblicherweise bloß bei Erwachsenen auf. Schleim-Flüssigkeiten sind nämlich ein chronischer Zustand, der sich über viele Jahre entwickeln muß.

Das Muster von Kälte der Oberfläche und Hitze des Inneren korrespondiert nicht mit Asthma, sondern mit einer akuten pulmonalen Infektion.

Schleim-Hitze der Lunge gehört auch nicht zum Asthma, sondern zu akuter Bronchitis, Pneumonie oder fieberhaften Phasen im Rahmen von Bronchiektasien.

Trüber Schleim korrespondiert nicht mit Asthma, sondern mit einer schweren, durch Sepsis komplizierten pulmonalen Infektion.

Eine Behinderung des Lungen-Qi ist die Ursache akuter Asthmaanfälle beim Erwachsenen aufgrund von emotionalem Streß, der die Leber beeinträchtigt. Dieses Muster bezieht sich aber nicht auf early-onset-Asthma.

Chuan aufgrund einer Lungen-Schwäche bezieht sich auf chronisches Asthma.

Chuan bei Nieren-Schwäche korrespondiert mit Asthma oder Emphysem bei alten Menschen, nicht aber mit early-onset-Asthma.

Late-onset-Asthma

Diese Form ist nicht allergischer Genese und tritt auch ohne Ekzem auf. Wie der Name andeutet, beginnt dieses Asthma im späteren Leben, meistens zwischen dem dreißigsten und vierzigsten Lebensjahr.

Die Theorie von xiao chuan kann auf die Behandlung dieser Erkrankung gut angewandt werden. Late-onset-Asthma ist häufiger durch eine Milz-Schwäche charakterisiert, die sich auch an einer gedunsenen Zunge erkennen läßt.

Eine neue Theorie des Asthma

Wie wir gesehen haben, ist die Theorie von xiao chuan nicht geeignet, allergisches Asthma (und Ekzem) zu diagnostizieren und zu behandeln. Wir müssen daher versuchen, eine neue Theorie des Asthma gemäß der Chinesischen Medizin zu entwickeln. Es sei an dieser Stelle betont, daß die folgenden Ausführungen keineswegs eine endgültige neue Theorie des Asthma darstellen sollen, vielmehr wird einiges an Verfeinerung und Überprüfung gemäß der klinischen Erfahrung nötig sein.

Meine Diskussion wird sich auf Diagnose und Therapie des early-onset-Asthma konzentrieren, also jener Form, die auch als extrinsisches oder atopisches Asthma bezeichnet wird. Eine der Gründe, weshalb die Theorie von xiao chuan auf dieses Asthma nicht gut anwendbar ist, mag sein, daß das atopische Asthma im alten China wahrscheinlich einfach nicht existierte. Selbst heutzutage ist es in China und im Fernen Osten überhaupt relativ selten, das Vorkommen ist in den westlichen Ländern weitaus höher. Die Entwicklung des allergischen Asthma müssen wir offensichtlich mit dem westlichen Lebensstil in Verbindung bringen, denn bei Chinesen, die im Westen leben und unseren Lebensstil annehmen, ist sein Vorkommen gleich hoch wie bei der westlichen Bevölkerung.[9]

Ätiologie und Pathologie

Zwei Hauptfaktoren spielen eine pathogenetische Rolle beim Asthma: erstens eine Schwäche der Abwehr-Qi-Systeme sowohl der Lunge als auch der Niere, und zweitens Wind. Der erste Punkt stellt die Wurzel der Erkrankung dar, der zweite die Manifestation.

Schwäche der Abwehr-Qi-Systeme von Lunge und Niere

Die Lunge verteilt das Abwehr-Qi in Richtung Haut und Muskulatur, die Niere ist die Wurzel des Abwehr-Qi. Das Abwehr-Qi ist vom Wesen her Yang, es wärmt Haut und Muskeln. Das Nieren-Yang ist die Wurzel aller Yang-Energien des Körpers, in diesem Sinne ist es also die Wurzel des Abwehr-Qi. Die Niere hängt mit der Harnblase zusammen. Das Nieren-Yang stellt der Blase jenes Qi zur Verfügung, das sie zur Umwandlung der Flüssigkeiten benötigt. Im Ablauf dieser Transformation fließt der klare Anteil der Flüssigkeiten aufwärts, und zwar entlang der Blasen-Leitbahn auf dem Rücken, bis zu Haut und Muskulatur, wo sie sich mit dem Abwehr-Qi vermengen. Dies ist also ein zweiter, indirekter Weg, auf dem das Nieren-Yang die Wurzel des Abwehr-Qi darstellt.

Abgesehen davon haben sowohl der Blasen-Meridian als auch das Lenkergefäß, die beide das Abwehr-Qi über den ganzen Rücken im Tai Yang-Bereich verteilen, eine Beziehung zur Niere. Wir erinnern uns, daß das Lenkergefäß-dumai aus der Niere selbst entspringt. Außerdem lesen wir in Kapitel 71 „Das Zentrum des Wirkvermögens": „Das Abwehr-Qi fließt tagsüber im Yang und während der Nacht im Yin. Sein Fluß beginnt im Muskelanteil der Nieren-Leitbahn und setzt sich zu den fünf Yin- und den sechs Yang-Organen fort."[10] Interessanterweise finden wir im Werk „Berichtigung von Irrtümern der Medizin" von Wang Qing-Ren aus dem Jahr 1831 Abbildungen, die „Sammelgefäße für das Abwehr-Qi" zeigen, die aus der Niere entspringen.[11] Somit hängt also die Abwehrkraft gegenüber pathogenen Faktoren (Allergene eingeschlossen) nicht nur von der Lunge, sondern in beträchtlichem Ausmaß auch von der Niere ab.

Allerdings ist die Art der Schwäche, die beim allergischen Asthma eine Rolle spielt, eine Schwäche bloß eines Anteils der Nieren-Funktionen, nämlich ihrer Verbindung mit dem Abwehr-Qi. Man könnte sie also als eine Schwäche des Abwehr-Qi-Systems der Niere bezeichnen, analog zum Abwehr-Qi-System der Lunge. Die Schwäche der Niere beinhaltet nur einen Aspekt ihrer Funktion, weshalb nicht viele andere Symptome und Krankheitszeichen erkennbar sind. Beispielsweise wird ein Kind oder ein Jugendlicher mit allergischem Asthma kein Schwindelgefühl, keine Schwerhörigkeit, Tinnitus, Kreuzschmerzen, schwache Knie oder Nachtschweiß bieten.

Die traditionellen Theorien über das Keuchen (xiao) und die Atemnot (chuan) erwähnen auch eine Nieren-Schwäche als pathogenetischen Faktor beim Asthma, aber bloß für seine späten Stadien in chronischen Fällen. Beim allergischen Asthma liegt allerdings von Beginn an eine Schwäche des Abwehr-Qi-Systems der Niere vor. Auch beim Kind kann zwar protrahiertes Keuchen oder Husten eine Nieren-Schwäche hervorrufen, die hier die Folge einer Lungen-Pathologie ist. Beim atopischen Asthma ist allerdings die Nieren-Schwäche die Ursache der Erkrankung und des chronischen Wind-Befalls des Brustkorbs.

Es ist interessant festzustellen, daß atopisches Asthma sich häufig während der Schwangerschaft bessert.[12] Diese Tatsache bestätigt die Einbeziehung der Niere in das Geschehen beim atopischen Asthma, da eine Nieren-Schwäche sich während der Schwangerschaft gelegentlich bessert.

So ist also die Hyperreaktivität des Immunsystems, die dem Asthma zugrundeliegt, auf eine Schwäche der Abwehr-Qi-Systeme sowohl von Lunge als auch Niere zurückzuführen. Die Niere beeinflußt das Immunsystem nicht bloß über die

Verbindung zwischen Nieren-Yang und Abwehr-Qi, sondern auch dadurch, daß die Nieren-Essenz über Vermittlung des Lenker-, Durchdringungs- und Konzeptionsgefäßes teilweise für die Abwehr äußerer pathogener Faktoren verantwortlich ist. Die westliche Physiologie bestätigt diese Bedeutung der Niere für die Immunabwehr, da alle in die Abwehr involvierten Zellen von einer gemeinsamen Stammzelle des Knochenmarks abstammen; das Knochenmark wiederum ist ein Produkt der Nieren-Essenz. Dieser Zusammenhang ist in Abbildung 5.2 bildlich dargestellt.

Wie entsteht eine Schwäche des Abwehr-Qi-Systems der Niere? Folgende Ursachen sind möglich:

a) Ererbte konstitutionelle Schwäche
b) Schädigungen der Mutter während der Schwangerschaft, wie Schock, Rauchen, Alkohol- oder Medikamentenkonsum
c) Probleme während der Geburt, wie fetal distress (intrauterine Asphyxie) oder Wehenauslösung
d) Impfungen.

Es konnte vor kurzem gezeigt werden, daß das Rauchen der Mutter während der Schwangerschaft zu erhöhten Spiegeln von IgE-Antikörpern im Nabelschnurblut des Neugeborenen führt.[13] Auch einigen Pharmaka konnte eine prädisponierende Wirkung für atopische Erkrankungen beim Kleinkind nachgewiesen werden. Beispielsweise zeigte eine plazebokontrollierte Doppelblindstudie, daß Kinder, die in utero Betarezeptorenblockern ausgesetzt waren, die die Mutter wegen einer Gestose erhielt, erhöhte IgE-Spiegel im Nabelschnurblut aufweisen und signifikant häufiger klinisch manifeste Allergien während der ersten vier Lebensjahre entwickeln als die Kontrollgruppe.[14]

Abgesehen von der konstitutionellen Schwäche des Abwehr-Qi-Systems der Niere, das ererbt sein oder sich in utero entwickeln kann (s. Punkte a. und b.) hat auch die tatsächliche Dauer des Geburtsvorganges einen Einfluß auf die Entwicklung der Abwehr-Qi-Systeme von Lunge und Niere. Studien haben erwiesen, daß Streß während der Neonatalperiode das Risiko für die Entwicklung von Allergien im späteren Leben erhöhen kann.[15]

Besonders die vorzeitige Durchtrennung der Nabelschnur kann den lebenswichtigen Fluß von Hormonen und Immunzellen von der Plazenta zum Neugeborenen und die Ausscheidung von Abfallprodukten des Babys über die Plazenta unterbrechen. Wie ich schon oben erwähnt habe, sind die IgG-Immunglobuline, die IgE-vermittelte allergische Reaktionen verhindern, die einzigen Immunglobuline, die die Plazentaschranke passieren und den fetalen Kreislauf erreichen. Daher ist es durchaus möglich, daß ein zu frühes Durchschneiden der Nabelschnur zu einem Mangel an IgG-Immunglobulinen im Baby führen und auf diesem Wege eine Prädisposition zu IgE-mediierten allergischen Reaktionen im späteren Leben entstehen kann. Tatsächlich sind die Konzentrationen an IgE-Antikörpern bei Kindern, die später eine atopische Erkrankung entwickeln, schon zum Zeitpunkt der Geburt erhöht.[16] Da IgE-Antikörper die Plazentaschranke nicht passieren, müssen sie fetalen Ursprungs sein. Ihre erhöhten Pegel lassen eine spontane Antikörperbildung vermuten, die nicht ausreichend durch IgG-Immunglobuline verhindert wird.

Es gibt hier einen interessanten Bezug zum traditionellen chinesischen Gebrauch von Plazenta und

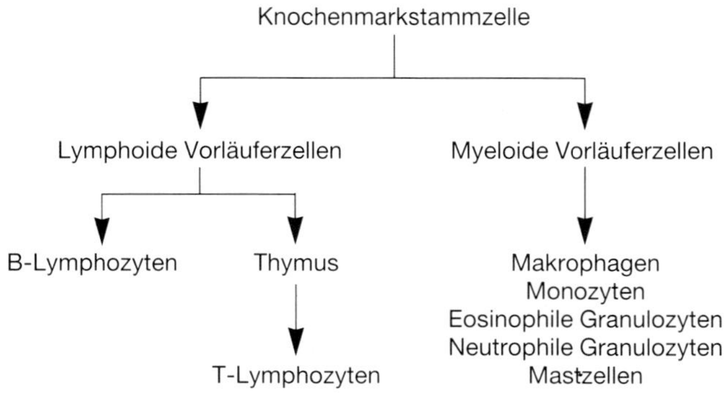

Abb. 5.2: Knochenmarkstammzellen und Zellen der Immunabwehr

Nabelschnur zur Behandlung des kindlichen Asthma. Im heutigen China injizieren einige Ärzte Plazentaextrakt in die Punkte Lu 6, M 40 und B 23, um allergisches Asthma zu behandeln. All dies scheint zu bestätigen, daß eine Unterbrechung des bidirektionalen Flusses von Hormonen, Immunzellen und Abfallprodukten zwischen Plazenta und Baby während der Geburt einer der Gründe für die Schwäche des Abwehr-Qi-Systems der Niere ist. Dr. Kiiko Matsumoto führt ebenso Allergien und Asthma auf vorzeitiges Durchtrennen der Nabelschnur zurück.[17] Das allerletzte Entwicklungsstadium von Lunge und Niere läuft im Geburtskanal ab. Bei Babies, die durch einen Kaiserschnitt zur Welt kamen, fällt eine höhere Inzidenz von allergischem Asthma auf.

Impfungen können gelegentlich atopisches Asthma und/oder Ekzem bei empfänglichen Menschen auslösen. Tierversuche haben gezeigt, daß Bordetella pertussis, das für den Keuchhusten verantwortliche Bakterium, die Bildung von IgE-Antikörpern induziert. Daher ist es möglich, daß die Keuchhustenimpfung zu übermäßigen Spiegeln von IgE-Antikörpern führen kann. Dieser Effekt könnte noch verstärkt werden, wenn während der Pollenflugsaison geimpft wird.[18]

Es wird auch berichtet, daß eine Allgemeinnarkose bei Kindern mit dem späteren Auftreten von Allergien der Atemwege in Zusammenhang stehen könnte.[19]

Kinder, die von der Mutter gestillt werden, können auch durch winzige Anteile an Fremdproteinen (etwa aus Kuhmilch, Eiern und Fisch) in der Muttermilch sensibilisiert werden. Studien haben erwiesen, daß die atopische Dermatitis bei jenen Säuglingen signifikant geringer ist, deren Mütter diese Nahrungsmittel während der ersten sechs Monate des Stillens meiden.[20]

Die Schwäche der Abwehr-Qi-Systeme von Lunge und Niere kann auch eine Rolle in der Pathogenese des Ekzems bei Säuglingen und Kleinkindern spielen. Die Beziehung zwischen Lunge und Haut ist zwar in der Chinesischen Medizin gut bekannt, aber wie ich oben schon ausgeführt habe, wird sie selten verwendet, um die Verbindung zwischen Asthma und atopischem Ekzem bei Kindern zu erklären. Die Niere beeinflußt ebenfalls die Haut. Die Lunge beeinflußt die Haut, indem sie das Abwehr-Qi und die Flüssigkeiten in Richtung Haut verteilt und die Poren kontrolliert. Die Niere kontrolliert Zustand und Glanz der Haut. Die gleiche Schwäche des Abwehr-Systems der Niere, die zu IgE-mediiertem allergischem Asthma führt, verursacht auch ekzematische Läsionen der Haut. Aus einem chinesischen Blickwinkel versagt die Niere hier beim Nähren der Haut, was entweder zu Wind-Hitze oder zu Nässe-Hitze führt.

Desweiteren existiert eine enge Beziehung zwischen Nieren-Essenz und Körperseele-po. Die Körperseele ist intensiv mit der Essenz verbunden, was in Kapitel 8 „Das Zentrum des Wirkvermögens" als „Austreten und Eintreten der Essenz" bezeichnet wird.[21] Die Körperseele-po entspringt der Mutter und trifft kurz nach der Bildung der vorgeburtlichen Essenz eines gerade empfangenen Lebewesens ein. Man könnte sie als die Manifestation der Essenz in der Sphäre der Empfindungen und Gefühle beschreiben. Die Körperseele erfüllt die Essenz mit Bewegung, das heißt sie bringt die Essenz in allen physiologischen Vorgängen des Körpers ins Spiel. Die Körperseele ist der Essenz am nächsten, weshalb sie auch für die ersten physiologischen Abläufe unmittelbar nach der Geburt verantwortlich ist. Zhang Jie-Bin sagt: „Am Beginn des Lebens nehmen Ohren, Augen und Herz wahr, Hände und Füße bewegen sich, die Atmung beginnt. All dies ist dem Scharfsinn der Körperseele zu verdanken."[22] Er schreibt weiter: „Die Körperseele kann sich bewegen und Dinge verrichten. (Wenn sie aktiv ist), kann man Schmerz und Jucken verspüren." Dies zeigt, daß die Körperseele für Körperempfindungen und Jucken verantwortlich ist. Daher ihr enger Bezug zur Haut, über die solche Empfindungen erfahren werden. Es erklärt auch den körperlichen Ausdruck von emotionalen Spannungen auf der Haut, die die Körperseele-po über den Geist-shen und die Verbindung zwischen Körperseele, Lunge und Haut bewegen.

Die Beziehung zwischen Körperseele und Essenz kann daher den Ausbruch von atopischem Ekzem und Asthma bei Säuglingen erklären. Aus Sicht der Chinesischen Medizin kommt ein Ekzem bei Babies dadurch zustande, daß toxische Hitze aus dem Uterus an die Oberfläche gelangt; daher ist es eng mit der vorgeburtlichen Essenz des Kindes verbunden. Da die Essenz ein Verhältnis zur Körperseele hat, die sich wiederum an der Haut über Jucken und Schmerz manifestiert, bricht die toxische Hitze aus dem Uterus an der Haut des Säuglings in der Form eines Ekzems durch. Asthma kann auf die gleiche Weise erklärt werden, da die schwache Essenz des Kindes die Körperseele und damit die Lunge nicht zu verwurzeln vermag.

Wind als der pathogene Hauptfaktor beim Asthma

Nach der Diskussion der Rolle der Abwehr-Qi-Systeme von Lunge und Niere als der Wurzel des Asthma können wir unsere Aufmerksamkeit nun dem Wind als der Hauptmanifestation der Erkrankung zuwenden.

Wind ist der wichtigste pathogene Faktor beim Asthma, nicht im Sinne des Eindringens äußeren Windes, sondern als eine Art chronischen äußeren Windes, der in den Bronchien eingesperrt ist. Die Lunge ist das am oberflächlichsten gelegene Yin-Organ, da sie ja die Haut kontrolliert. Die Bronchialmukosa können wir als eine Erweiterung der Haut verstehen. Deshalb kann Wind in der gleichen Weise, wie er in die Haut eindringt, auch die Bronchien befallen, sich dort festsetzen und einen Bronchospasmus hervorrufen. Sogar aus Sicht der westlichen Medizin legen Tierversuche den Schluß nahe, daß die pathologischen Abläufe in Haut und Lunge einander sehr ähneln.[23]

Dies kann nur vor dem Hintergrund einer Schwäche der Abwehr-Qi-Systeme von Lunge und Niere ablaufen, die es dem Wind gestattet, sich über längere Zeit in den Bronchien festzusetzen. Asthma ist daher durch Wind, einen nicht-substantiellen pathogenen Faktor, gekennzeichnet. Das mag erklären, weshalb Röntgenaufnahmen beim Asthma keinen diagnostischen Wert haben, da sie zwar Schleim, aber keinen Wind anzeigen. Wir verstehen nun auch, weshalb bei asthmatischen Kindern oder Jugendlichen die Zunge kaum jemals geschwollen und der Puls nicht so schlüpfrig ist, wie man erwarten würde, wäre Schleim der pathogene Hauptfaktor. Stattdessen ist die Zunge häufig dünn und der Puls gespannt.

Die chinesische Vorstellung von Wind kann mit dem westlichen Konzept des Allergens verglichen werden. Die Inhalation von Staub, Ausscheidungsprodukten der Hausstaubmilbe, von Pollen und Tierhaaren könnten wir mit dem Eindringen von „Wind“ gemäß der Chinesischen Medizin vergleichen. In der Tat enthält das chinesische Schriftzeichen für „Wind“ das Wurzelzeichen für „Insekt“ oder „Wurm“, daher der Vergleich mit vom Wind transportierten Allergenen und Keimen.

Das Hauptproblem beim Asthma ist also eine Schwäche der Abwehr-Qi-Systeme von Lunge und Niere, die es zuläßt, daß Wind eindringt, sich in den Bronchien niederläßt und zu Anfällen von Bronchospasmus führt. Wenn Ye Gui 1766, wie oben schon zitiert, schreibt: „Vertreibt man den pathogenen Faktor, so endet die Atemnot (chuan) und kehrt nicht wieder ... Beim Keuchen (xiao) versteckt sich der pathogene Faktor im Körperinneren und in der Lunge, er ist bisweilen aktiv und dann wieder im Ruhezustand, wodurch über viele Jahre häufige Rezidive auftreten“, so hebt er richtigerweise den Unterschied zwischen Keuchen (xiao) und Atemnot (chuan) hervor. Atemnot ist auf Schleim zurückzuführen. Ist dieser einmal beseitigt, so ist der Zustand auf Dauer geheilt. Allergisches Asthma ist aber auf Wind in den Bronchien zurückzuführen, der periodische Anfälle von Keuchen hervorruft. Der Grund, warum dieser pathogene Faktor so schwierig zu vertreiben ist, liegt nicht darin, daß er etwa besonders tief im Körperinneren läge, sondern darin, daß er mit einer Schwäche des Abwehr-Qi-Systems von Lunge und Niere gekoppelt ist. Kümmert man sich um diese Schwäche nicht, so kann man den Wind nicht vertreiben.

Ein weiteres Phänomen, das mehr auf den Wind als den Schleim als den pathogenen Hauptfaktor beim Asthma hinweist, ist die bemerkenswerte Wirksamkeit, mit der Akupunktur einen akuten Asthmaanfall beenden kann. Dies kommt daher, daß der Wind ein nicht-substantieller pathogener Faktor ist und daher besser auf eine Akupunkturbehandlung anspricht. Wenn bei einer chronischen Bronchitis Schleim der Hauptfaktor ist, so hat die Akupunktur nur eine begrenzte Wirksamkeit im kurzfristigen Beseitigen der Dyspnoe, weil es verständlicherweise lange Zeit braucht, Schleim aufzulösen.

Was das late-onset-Asthma betrifft, so ist seine Pathologie, wenngleich es üblicherweise nicht allergischer Herkunft ist, ähnlich. Auch hier liegt die Wurzel in der Schwäche der Abwehr-Qi-Systeme von Lunge und Niere und die Manifestation in Wind, der in den Bronchien steckt. Die Ätiologie ist allerdings unterschiedlich, denn hier wurde die Nierenschwäche durch Überarbeitung, übermäßige sexuelle Aktivität oder eine natürliche altersbedingte Abnahme des Nieren-Qi hervorgerufen. Die Schwäche ist hier eher nicht angeboren. Das Abwehr-Qi-System der Niere ist hier also nicht von Geburt an beeinträchtigt, sondern durch die Lebensweise. Viele Patienten mit late-onset-Asthma, vor allem Männer, bemerken eine Verschlechterung ihres pulmonalen Befindens nach sexueller Betätigung.

Beim late-onset-Asthma ist auch häufig eine durch unregelmäßiges Essen bedingte Milz-Schwäche zu finden, und in der Folge auch etwas Schleim, der sich in einer gedunsenen Zunge äußert.

Late-onset-Asthma ist durch eine häufigere Mitbeteiligung der Leber an der Pathogenese der Erkrankung charakterisiert, hervorgerufen durch emotionalen Streß.

Differenzierung und Behandlung

Die Unterscheidung, die wir beim Keuchen getroffen haben (s. Kapitel 4), was die Behandlung in Akut- und Intervallphase betrifft, ist auch auf das Asthma anwendbar. Die Unterscheidung in Kapitel 3 über Atemnot zwischen Leere- und Fülle-Zuständen können wir hier nicht gebrauchen, da Asthma immer durch gleichzeitige Leere (der Abwehr-Qi-Systeme von Lunge und Niere) und Fülle (Wind) gekennzeichnet ist.

Die wichtigsten Muster, die wir beim Asthma beobachten, sind die folgenden:

während der Attacke:	*im Intervall:*
Wind-Kälte	Schwäche der Abwehr-Qi-Systeme von Lunge und Niere
Wind-Hitze	

Bei der Therapie von Asthma ist es besonders im Akutfall wichtig, den Geist-shen zu beruhigen. Dies ist ein nützliches Behandlungsprinzip, da akutes Asthma auf einen Bronchospasmus zurückzuführen ist, der durch eine Überstimulation des parasympathischen Nervensystems entsteht. Arzneien und Akupunkturpunkte, die „den Geist beruhigen", haben auch einen regulierenden Einfluß auf das Nervensystem. Beispielsweise wird der Punkt LG 24-shenting, der den Geist besänftigt, zur Beruhigung beim Asthma häufig eingesetzt.

1. Akutphase

Die Behandlungsmaßnahmen, die wir in der Folge besprechen, sind nicht nur auf die akute Asthmaattacke selbst anzuwenden, sondern auch auf längere Zeiträume einer Häufung von Anfällen.

Die zwei Muster von Wind-Kälte und Wind-Hitze können einem Asthmaanfall entsprechen, der durch das tatsächliche Eindringen von Wind mit all den relevanten Begleitsymptomen ausgelöst wird, oder einem Symptomen- und Krankheitszeichenbild, das aufgrund vorbestehenden Windes in den Bronchien das akute Eindringen von Wind imitiert.

Läge eine tatsächliche Attacke äußeren Windes vor, so fänden wir eine Abneigung gegen Kälte, Frösteln und möglicherweise auch Fieber, vor allem bei Wind-Hitze. Der Puls wäre oberflächlich. Die unten beschriebenen Syndrome beinhalten einen akuten Asthmaanfall mit gewissen Wind-Symptomen, aber ohne den tatsächlichen Angriff äußeren Windes.

Selbst wenn kein tatsächliches Eindringen von äußerem Wind vorliegt, so ist doch das Behandlungsprinzip das „Befreien der Körperoberfläche", denn jene Arzneien, die die Oberfläche befreien, vertreiben auch beim allergischen Asthma Wind aus den Lungen.

Die Muster, die während der Anfälle auftreten, sind:

1.1 Wind-Kälte (ohne Schwitzen)
1.2 Wind-Kälte (mit Schwitzen)
1.3 Wind-Hitze

1.1 Wind-Kälte (ohne Schwitzen)

Klinische Manifestationen

Plötzliches Keuchen und Atemnot mit Exspirationsbehinderung, kein Schwitzen, Engegefühl der Brust, blasses Gesicht, Kältegefühl, Niesen, Husten, kein Durst, der Anfall wird durch kaltes Wetter ausgelöst, Steifigkeit von Schultern und Nacken.

Puls: gespannt.

Therapieprinzip

Die Oberfläche befreien, Wind-Kälte vertreiben, Asthma beruhigen, den Geist besänftigen.

Akupunktur

Punktauswahl

Dingchuan, B 12, B 13, KG 22, Lu 7, Lu 6, H 7, KG 15, G 20, G 21. Sedierende Nadeltechnik. Schröpfen ist bei B 12 und B 13 anwendbar.

Erläuterung

- Dingchuan beendet akutes Asthma.
- B 12 vertreibt Wind.
- B 13, KG 22 und Lu 7 stellen das Absteigen des Lungen-Qi wieder her.

- Lu 6, der Xi-Grenzpunkt, beendet akutes Asthma.
- H 7 und KG 15 beruhigen den Geist-shen. H 7 läßt auch das Qi absteigen, KG 15 mindert Völlegefühl im Thorax.
- G 20 und G 21 entspannen Nacken und Schultern. Dies ist wichtig, damit der Schultergürtel absinken und die Atmung unterstützen kann.
- G 21 läßt ebenfalls das Qi absteigen.

Arzneimitteltherapie

Rezeptur 1

Ma huang tang

Dekokt mit Herba Ephedrae

Herba Ephedrae	Ma huang	6.0 g
Ramulus Cinnamomi	Gui zhi	4.0 g
Semen Armeniacae	Xing ren	9.0 g
Radix Glycyrrhizae tosta	Zhi gan cao	3.0 g

Erläuterung

Es handelt sich hier um die Standardrezeptur bei Wind-Kälte und für das Tai Yang-Stadium, entsprechend den Sechs Schichten aus dem Werk „Über kälteverursachte Schäden".

- Ma huang befreit die Oberfläche, zerstreut Kälte, stellt die verteilende und absteigende Funktion des Lungen-Qi wieder her und beendet Asthma.
- Gui zhi hilft Ma huang beim Befreien der Oberfläche und beim Zerstreuen von Kälte.
- Xing ren unterstützt Ma huang beim Wiederherstellen des Absteigens des Lungen-Qi.
- Zhi gan cao harmonisiert die Rezeptur und dämpft den zerstreuenden Effekt von Ma huang.

Rezeptur 2

Hua gai san

Pulver des ruhmvollen Baldachins

Herba Ephedrae	Ma huang	6.0 g
Semen Armeniacae	Xing ren	9.0 g
Fructus Perillae	Zi su zi	9.0 g
Cortex Mori	Sang bai pi	6.0 g
Pericarpium Citri reticulatae	Chen pi	6.0 g
Poria	Fu ling	9.0 g
Radix Glycyrrhizae	Gan cao	3.0 g

Erläuterung

- Ma huang befreit die Oberfläche, zerstreut Kälte und stellt die verteilende und absteigende Funktion des Lungen-Qi wieder her; die Arznei beendet auch Asthma.
- Xing ren, Zi su zi und Sang bai pi stellen das Absteigen des Lungen-Qi wieder her, indem sie Völle der Mitte beseitigen.
- Chen pi und Fu ling lösen Nässe auf und harmonisieren die Mitte.
- Gan cao harmonisiert.
- Diese Rezeptur ist besser für Asthma geeignet als Ma huang tang, da sie eine stärkere Qi-absenkende Wirkung aufweist.

Variationen

- Akutes Asthma: die Dosis von Zi su zi erhöhen, plus Xuan fu hua (Flos Inulae), um das Absteigen des Lungen-Qi wiederherzustellen.
- Wenn eine tatsächliche Attacke von äußerer Wind-Kälte vorliegt: plus Fang feng (Radix Saposhnikoviae), Jing jie (Herba Schizonepetae).

1.2 Wind-Kälte (mit Schwitzen)

Klinische Manifestationen

Leichtes Schwitzen, Asthmaanfälle mit Atemnot und Keuchen, allerdings weniger geräuschvoll als im vorangegangenen Falle, weniger starkes Kältegefühl, Engegefühl des Thorax, blasses Gesicht.

Puls: gespannt, langsam.

Therapieprinzip

Die Oberfläche befreien, Nähr- und Abwehr-Qi harmonisieren, das Asthma und den Geist beruhigen.

Akupunktur

Punktauswahl

Dingchuan, B 12, B 13, KG 22, Lu 6, M 36, MP 6, H 7, KG 15. Sedierend nadeln, außer bei M 36 und MP 6, die neutral stimuliert werden, um das Nähr- und das Abwehr-Qi zu harmonisieren. B 12 kann geschröpft werden.

Erläuterung

- Dingchuan beendet akutes Asthma.
- B 12 und B 13 vertreiben Wind und stellen das Verteilen und Absteigen des Lungen-Qi wieder her.
- KG 22 stellt das Absteigen des Lungen-Qi wieder her und beendet Asthma.
- Lu 6, der Xi-Grenzpunkt, beendet akutes Asthma.
- M 36 und MP 6 harmonisieren das Nähr- und das Abwehr-Qi.

- H 7 und KG 15 beruhigen den Geist. H 7 gewährleistet ebenfalls das Absteigen des Qi, denn ähnlich dem Lungen-Qi hat auch das Herz-Qi eine absteigende Bewegungstendenz. Das Absteigen des Herz-Qi hilft auch beim Atmen. KG 15 beseitigt auch Fülle im Thorax.

Arzneimitteltherapie

Rezeptur

Gui zhi jia hou po xing zi tang

Dekokt mit Ramulus Cinnamomi plus Cortex Magnoliae officinalis und Semen Armeniacae

Ramulus Cinnamomi	Gui zhi	9.0 g
Radix Paeoniae alba	Bai shao	9.0 g
Radix Glycyrrhizae tosta	Zhi gan cao	6.0 g
Rhizoma Zingiberis recens	Sheng jiang	9.0 g
Fructus Jujubae	Da zao	3 Stück
Cortex Magnoliae officinalis	Hou po	6.0 g
Semen Armeniacae	Xing ren	6.0 g

Erläuterung

- Die ersten fünf Arzneien bilden die Rezeptur Gui zhi tang (Dekokt mit Ramulus Cinnamomi), die Standardabkochung, um Wind-Kälte zu vertreiben, indem man Nähr- und Abwehr-Qi harmonisiert. Gui zhi Tang wird statt Ma huang tang (Dekokt mit Herba Ephedrae) eingesetzt, wenn der Patient leicht schwitzt – ein Hinweis auf einen Nähr-Qi-Mangel.
- Hou po und Xing ren werden hinzugefügt, um das Absteigen des Lungen-Qi zu gewährleisten.

Variationen

- Bei einem akuten Eindringen äußerer Wind-Kälte: plus Fang feng (Radix Saposhnikoviae) und Jing jie (Herba Schizonepetae).
- Um die absteigende Funktion des Lungen-Qi zu stärken: plus Zi su zi (Fructus Perillae) und Xuan fu hua (Flos Inulae).
- Beim Vorliegen einiger Symptome gerade beginnender innerer Hitze: plus Shi gao (Gypsum fibrosum).

Fertigarznei

Qi guan yan ke sou tan chuan wan

Pille gegen Husten, Schleim und Atemnot

Radix Peucedani	Qian hu
Semen Armeniacae	Xing ren
Radix Polygalae	Yuan zhi
Folium Mori	Sang ye
Bulbus Fritillariae cirrhosae	Chuan bei mu
Pericarpium Citri reticulatae	Chen pi
Folium Eriobotryae	Pi pa ye
Flos Farfarae	Kuan dong hua
Radix Codonopsis pilosulae	Dang shen
Fructus Aristolochiae[24]	Ma dou ling
Fructus Schisandrae	Wu wei zi
Rhizoma Zingiberis recens	Sheng jiang
Fructus Jujubae	Da zao

Erläuterung

Diese Pille harmonisiert Nähr- und Abwehr-Qi, stellt das Absteigen des Lungen-Qi wieder her, beendet Husten und lindert Asthma.

1.3 Wind-Hitze

Klinische Manifestationen

Fieber und Abneigung gegen Kälte (bei einem tatsächlichen Eindringen eines äußeren Faktors, sonst Hitzegefühl), Kopfschmerz, Engegefühl des Thorax, lautes Keuchen, bellender Husten, Asthma, psychische Unruhe, leichter Durst.

Zunge: rote Ränder zur Spitze hin.

Puls: schnell

Therapieprinzip

Die Oberfläche befreien, das Absteigen des Lungen-Qi wiederherstellen, Wind-Hitze vertreiben, Asthma beruhigen, den Geist beruhigen.

Akupunktur

Punktauswahl

Lu 5, Lu 7, Lu 1, B 13, Lu 6, Lu 11, Dingchuan, H 7, KG 15. Sedierend nadeln, keine Moxibustion.

Erläuterung

- Lu 5 beseitigt Lungen-Hitze.
- Lu 7, Lu 1 und B 13 stellen das Absteigen des Lungen-Qi wieder her.
- Lu 6, der Xi-Grenzpunkt, beendet akutes Asthma.
- Lu 11 vertreibt Wind-Hitze und beruhigt den Rachen.
- Dingchuan beendet akutes Asthma.
- H 7 und KG 15 beruhigen den Geist.

Arzneimitteltherapie

Rezeptur 1

Sang ju yin

Dekokt mit Folium Mori und Flos Chrysanthemi

Folium Mori	Sang ye	7.5 g
Flos Chrysanthemi	Ju hua	3.0 g
Herba Menthae	Bo he	2.5 g
Semen Armeniacae	Xing ren	6.0 g
Radix Platycodi	Jie geng	6.0 g
Fructus Forsythiae	Lian qiao	5.0 g
Rhizoma Phragmitis	Lu gen	6.0 g
Radix Glycyrrhizae	Gan cao	2.5 g

Erläuterung

- Sang ye und Ju hua stellen das Absteigen des Lungen-Qi wieder her, vertreiben Wind-Hitze und klären den Oberen Erwärmer.
- Bo he hilft beim Klären des Oberen Erwärmers mit und vertreibt Wind-Hitze.
- Jie geng und Xing ren arbeiten zusammen. Die eine Arznei bringt das Lungen-Qi zum Zirkulieren, die andere läßt es absteigen. In Kombination regulieren sie das Lungen-Qi und beenden Husten und Asthma.
- Lian qiao beseitigt Hitze oberhalb des Zwerchfells.
- Lu gen beseitigt Hitze und fördert die Flüssigkeiten.
- Gan cao harmonisiert und beseitigt Toxine.

Rezeptur 2

Ding chuan tang

Dekokt, das dem Keuchen Einhalt gebietet

Herba Ephedrae	Ma huang	9.0 g
Radix Scutellariae	Huang qin	6.0 g
Cortex Mori	Sang bai pi	9.0 g
Semen Armeniacae	Xing ren	9.0 g
Rhizoma Pinelliae	Ban xia	9.0 g
Flos Farfarae	Kuan dong hua	9.0 g
Fructus Perillae	Zi su zi	6.0 g
Semen Ginkgo	Bai guo	9.0 g
Radix Glycyrrhizae	Gan cao	3.0 g

Erläuterung

- Diese Verschreibung ist stärker als die erste. Sie wird eingesetzt, wenn Hitze vorherrscht, sie hat auch einen stärkeren Effekt auf das Beruhigen von Asthma.
- Ma huang und Bai guo werden kombiniert, um das Absteigen des Lungen-Qi wiederherzustellen und Asthma zu beenden. Sie kooperieren, indem die erste Arznei verteilt und die zweite sammelt.
- Huang qin und Sang bai pi beseitigen Lungen-Hitze und stellen das Absteigen des Lungen-Qi wieder her.
- Xing ren, Ban xia, Kuan dong hua und Zi su zi stellen das Absteigen des Lungen-Qi wieder her, unterdrücken rebellierendes Qi und beruhigen Husten und Asthma.

Variationen

- Eine kleine Dosis von Ma huang (Herba Ephedrae) kann hinzugefügt werden. Die Arznei ist zwar von heißer Natur, beruhigt aber das Asthma.
- Bei ausgeprägter Reizbarkeit: die Dosis von Huang qin erhöhen, plus Dan dou chi (Semen Sojae praeparatum).
- Wenn sich Symptome innerer Hitze ankündigen: plus Shi gao (Gypsum fibrosum).

Fertigarznei 1

Zhi sou ding chuan wan

Pille zum Beenden von Husten und zum Beruhigen von Atemnot

Herba Ephedrae	Ma huang
Semen Armeniacae	Xing ren
Gypsum fibrosum	Shi gao
Radix Glycyrrhizae tosta	Zhi gan cao

Erläuterung

Diese Pille entspricht der Rezeptur Ma xing shi gan tang (Dekokt mit Herba Ephedrae, Semen Armeniacae, Gypsum fibrosum und Radix Glycyrrhizae) aus dem Buch „Über kälteverursachte Schäden". Sie ist zur Behandlung der Kombination aus Tai Yang- und Yang Ming-Muster entsprechend dem Sechs Schichten-Modell geeignet. Sie kann aber auch beim Eindringen von Wind-Hitze eingesetzt werden, sofern die Hitze ausgeprägt ist. In diesem Fall erleichtern Ma huang und Xing ren das Asthma.

Fertigrezeptur 2

Xiao chuan chong ji

Asthmagranulat

Folium Isatidis	Da qing ye
Herba Ardisiae japonicae	Zi jin niu
Radix Peucedani	Qian hu
Cortex Mori	Sang bai pi

Rhizoma Pinelliae	Ban xia
Flos Inulae	Xuan fu hua
Radix Glycyrrhizae tosta	Zhi gan cao
Herba Ephedrae	Ma huang
Semen Ginkgo	Bai guo

Erläuterung

Dieses Arzneigranulat (es wird in heißem Wasser aufgelöst) ist für akute Asthmaanfälle geeignet, die dem Eindringen äußerer Wind-Hitze folgen, insbesondere bei einer viralen Genese, denn Da qing ye hat antivirale Eigenschaften. Ma huang hilft beim Erleichtern des Asthma; diese Arznei ist hier bei Wind-Hitze angezeigt, obwohl sie warm ist, weil ihre anteilige Dosierung in der Rezeptur sehr klein ist.

Diese Fertigrezeptur ist besser als die oben beschriebene zum Erleichtern von Asthma, aber auch bei akuten viralen Infekten geeignet.

Bemerkung

Akupunktur ist wegen ihrer üblicherweise großen Wirksamkeit beim akuten Asthmaanfall sehr wichtig. Was die Arzneien betrifft, so benutzen einige Ärzte eine kleine Dosis von Ma huang (Herba Ephedrae) aufgrund ihrer adrenergen Eigenschaften, auch wenn einige Hitze-Zeichen beim entsprechenden Syndrom zu bemerken sind.

Ma huang enthält viele verschiedene Alkaloide, unter ihnen Ephedrin und Pseudo-Ephedrin. Ephedrin ist alpha-adrenerg, Pseudo-Ephedrin hingegen beta-adrenerg. Eine alpha-adrenerge Wirkung zieht eine Vasokonstriktion und eine Erhöhung des Blutdrucks nach sich, eine beta-adrenerge Wirkung hingegen eine Erweiterung der Bronchien, außerdem noch eine Erhöhung von Atem-, Herzfrequenz und kardialer Pumpleistung.

Das Gleichgewicht der Alkaloide in der Pflanze ist so ausgewogen, daß keiner der unerwünschten Nebeneffekte der isolierten Alkaloide bei der Anwendung der Pflanze Ephedra sinensis selbst zu bemerken ist.

Aus diesem Grund verwenden viele Ärzte eine kleine Dosis von Ma huang bei jeglicher akuter Asthmaattacke. Ma huang kann mit vielen verschiedenen Arzneien kombiniert werden, um die Wirkung den unterschiedlichen Gegebenheiten anzupassen. Hier eine kleine Liste von Arzneien, mit denen Ma huang gemischt werden kann.

- Kälte: Gui zhi (Ramulus Cinnamomi)
- Hitze: Shi gao (Gypsum fibrosum)
- Lungen-Hitze: Sang bai pi (Cortex Mori)
- Rebellierendes Qi: Xing ren (Semen Armeniacae)
- Schleim: She gan (Rhizoma Belamcandae)
- Qi-Stagnation im Brustkorb: Hou po (Cortex Magnoliae officinalis)
- Qi-Mangel: Dang shen (Radix Codonopsis pilosulae)
- Nieren-Schwäche: Shu di huang (Radix Rehmanniae praeparata)
- Lungen-Yin-Mangel: Bei sha shen (Radix Glehniae) oder Wu wei zi (Fructus Schisandrae).
- Nieren-Yang-Mangel: Fu zi (Radix lateralis Aconiti praeparata).

2. Im Intervall

Dies bezieht sich auf jene Zeiten, in denen entweder die Asthmaanfälle sehr selten sind oder das Asthma mittels gelegentlicher Verwendung von Dosieraerosolen unter Kontrolle gehalten werden kann. In diesem Stadium werden Asthmaanfälle typischerweise durch Exposition gegenüber Katzen, Hunden, Pollen oder Staub ausgelöst, es kommt zu spastischen Atemgeräuschen, Dyspnoe und Engegefühl des Thorax.

Auch wenn der Patient Dosieraerosole verwendet, so besteht kein Konflikt mit der Anwendung von Akupunktur oder Chinesischer Arzneimitteltherapie – beide Methoden können parallel verwendet werden. In der Praxis kann die Häufigkeit, mit der der Patient die Aerosole anwenden muß, ein nützlicher Maßstab für die Effizienz der chinesischen Therapie sein.

Das Hauptaugenmerk der Intervallbehandlung liegt auf der Therapie der Wurzel, in unserem Falle also auf dem Stärken der Abwehr-Qi-Systeme von Lunge und Niere. Gleichzeitig sollten wir aber nicht die Manifestation, also den Wind in den Bronchien, der das Absteigen des Lungen-Qi behindert, übersehen. Jede Rezeptur sollte deshalb einige Arzneien zum Vertreiben von Wind und zum Absenken des Lungen-Qi beinhalten.

Im breiten Spektrum der Lungen- und Nieren-Schwäche kann es viele Varianten geben, mit unterschiedlicher Schwäche-Verteilung zwischen Lunge und Niere und verschiedener Gewichtung des Mangels an Yang oder Yin innerhalb der Niere.

Einige chinesische Ärzte behandeln das chronische Asthma im Intervall ganz einfach, indem sie Lunge, Milz, Niere oder eine Kombination der drei Organe tonisieren und kleine Dosen von Ma huang (Herba Ephedrae) oder Xing ren (Semen Armeniacae) hinzufügen.[25] Dies widerspricht der traditionellen Theorie, der zufolge Ma huang ausschließlich für Fülle-Zustände eingesetzt werden sollte, da die Arznei eine zerstreuende Wirkung hat. In kleinen Dosierungen (3 Gramm) und in Kombination mit stärkenden Arzneien kann Ma huang allerdings dank seiner starken adrenergen Eigenschaften auch beim chronischen Leere-Asthma gegeben werden. Außerdem kann man, um den zerstreuenden Effekt zu vermindern, auch in Honig geröstetes Ma huang einsetzen.

Einige Ärzte verwenden auch Dan shen (Radix Salviae miltiorrhizae), um bei chronischen Asthmafällen das Blut im Brustkorb zu bewegen. Interessanterweise zeigen moderne Forschungen, daß Dan shen die Spiegel jener IgE-Immunglobuline senkt, die für die Antigen-Antikörper-Reaktion verantwortlich sind, die einen Asthmaanfall letztlich auslöst.[26]

Die folgenden Rezepturen zielen alle auf eine Stärkung der Abwehr-Qi-Systeme von Lunge und Niere ab. Die verschiedenen Variationen nehmen auf den wechselnden Anteil der Lunge und Niere beziehungsweise auf den Mangel an Yin oder Yang Rücksicht. Alle Rezepturen sollten ausnahmslos unter Bedachtnahme auf diese Ziele modifiziert werden:

Stärke das Abwehr-Qi-System der Niere mit Arzneien wie Tu si zi (Semen Cuscutae), Du zhong (Cortex Eucommiae), Bu gu zhi (Fructus Psoraleae), He tao ren (Semen Juglandis) oder Shu di huang (Radix Rehmanniae praeparata). Eine kleine Menge von Nieren-Yang-stärkenden Arzneien kann zum Aufbau des Abwehr-Qi-Systems der Niere hinzugefügt werden, selbst wenn ein Yin-Mangel zu erkennen ist.

Stimuliere das Absteigen des Lungen-Qi, vertreibe Wind mit Arzneien wie Xing ren (Semen Armeniacae), Zi su zi (Fructus Perillae), Xuan fu hua (Flos Inulae) und Fang feng (Radix Saposhnikoviae).

Verwende anti-allergische Arzneien wie Wu wei zi (Fructus Schisandrae) und Wu mei (Fructus Mume).

Diese Modifikationen sind auf alle unten angeführten Rezepturen anwendbar und werden deshalb nicht in jedem einzelnen Fall wiederholt.

Wir führen für jede Rezeptur das entsprechende Syndrom und seine klinischen Manifestationen an. Diese Angaben sind in Ergänzung zum Muster und den klinischen Äußerungen der Schwäche des Abwehr-Qi-Systems von Lunge und Niere gedacht, die in allen Fällen zu finden sind und im wesentlichen das Asthma ausmachen, nämlich Keuchen und spastische Atemgeräusche, Engegefühl des Thorax und in einigen Fällen Ekzem.

Akupunktur

Die Ziele der Akupunkturtherapie sind:

a) Die Abwehr-Qi-Systeme von Lunge und Niere stärken
b) Das Absteigen des Lungen-Qi wiederherstellen
c) Den Geist beruhigen
d) Beim late-onset-Asthma: die Milz stärken.

Die entsprechende Punkte sind:

a) B 23, KG 4, B 52-zhishi, KG 8 (mit Moxakegelchen auf Salz), N 16-huangshu, Lu 9 und B 13: zum Stärken der Abwehr-Qi-Systeme der Lunge und der Niere.
b) Lu 7, Lu 5, KG 17, B13: um das Absteigen des Lungen-Qi wieder zu gewährleisten.
c) LG 24-shenting, H 7, LG 19-houding, KG 15: um den Geist zu beruhigen.
d) M 36, M 40, KG 12, B 20 und B 21: zum Stärken der Milz.

Die Syndrome, die wir anhand der verschiedenen Rezepturen in diesem Abschnitt behandeln, sind:

Lungen-Qi-Mangel
Lungen-Qi- und Lungen-Yin-Mangel
Lungen-Qi- und Nieren-Yang-Mangel
Lungen-Yin-Mangel
Lungen- und Nieren-Yin-Mangel

Arzneimitteltherapie

Rezeptur 1

Yu ping feng san

Pulver des Jade-Windschilds

Radix Astragali	Huang qi	9.0 g
Rhizoma Atractylodis macrocephalae	Bai zhu	12.0 g
Radix Saposhnikoviae	Fang feng	9.0 g

Syndrom

Lungen-Qi-Mangel

Klinische Manifestationen

Schwitzen, blasses Gesicht, schwache Stimme, Erkältlichkeit, Niesen, rinnende Nase, Kurzatmigkeit, Asthmaanfälle, die durch Pollen oder Staub ausgelöst werden, Rhinitis allergica.

Puls: leer.

Erläuterung

- Huang qi tonisiert das Lungen-Qi und befestigt die Oberfläche.
- Fang feng vertreibt Wind. In Kombination mit Huang qi befestigt diese Arznei die Oberfläche, um einem Eindringen von Wind vorzubeugen.
- Bai zhu unterstützt Huang qi beim Stärken des Lungen-Qi

Rezeptur 2

Sheng mai san

Pulver, das den Puls erzeugt

Radix Ginseng	Ren shen	10.0 g
Radix Ophiopogonis	Mai dong	15.0 g
Fructus Schisandrae	Wu wei zi	6.0 g

Syndrom

Lungen-Qi- und Lungen-Yin-Mangel.

Klinische Manifestationen

Nächtliche Asthmaanfälle, Engegefühl des Brustkorbs, Keuchen, trockener Husten, trockene Kehle, schwache Stimme, Nachtschweiß, Müdigkeit, Erkältlichkeit, blasses Gesicht, Palpitationen.

Zunge: trocken, etwas rot im Lungen-Areal.

Puls: oberflächlich, leer

Erläuterung

- Ren shen tonisiert das Lungen-Qi.
- Mai dong und Wu wei zi nähren das Lungen-Yin und fördern die Flüssigkeiten.

Rezeptur 3

Ren shen ge jie san

Pulver mit Radix Ginseng und Gecko

Gecko	Ge jie	9.0 g
Radix Glycyrrhizae tosta	Zhi gan cao	9.0 g
Radix Ginseng	Ren shen	6.0 g
Poria	Fu ling	6.0 g
Bulbus Fritillariae cirrhosae	Chuan bei mu	6.0 g
Cortex Mori	Sang bai pi	6.0 g
Semen Armeniacae	Xing ren	9.0 g
Rhizoma Anemarrhenae	Zhi mu	6.0 g

Syndrom

Lungen-Qi- und Nieren-Yang-Mangel.

Klinische Manifestationen

Asthmaanfälle, schlimmer während der Nacht, Beklommenheitsgefühl des Thorax, Kältegefühl, Gesichtsödem, Müdigkeit, Rückenschmerzen, Depression, heisere Stimme.

Zunge: blaß

Puls: schwächlich, tief, langsam.

Erläuterung

- Ge jie tonisiert die Abwehr-Qi-Systeme von Lunge und Niere, stärkt die Nieren-Funktion des Qi-Empfangens und beendet Asthma.
- Zhi gan cao tonisiert das Qi.
- Ren shen und Fu ling tonisieren das Lungen-Qi.
- Chuan bei mu, Sang bai pi und Xing ren fördern das Absteigen des Lungen-Qi.
- Zhi mu beseitigt jegliche Hitze, die durch eine übermäßige Tonisierung des Yang entstehen könnte. Die Arznei stärkt auch die Nieren-Funktion des Qi-Empfangens.

Variationen

Wenn der Patient sehr schlank ist, kann man Plazenta-Pillen hinzufügen.

Rezeptur 4

Ren shen hu tao tang

Dekokt mit Radix Ginseng und Semen Juglandis

Radix Ginseng	Ren shen	4.5 g
Semen Juglandis	He tao ren	5 Stück
Rhizoma Zingiberis recens	Sheng jiang	5 Scheiben

Syndrom

Lungen-Qi- und Nieren-Yang-Mangel.

Klinische Manifestationen

Schwitzen tagsüber, seltene Asthmaanfälle, Kältegefühl, Kreuzschmerzen, häufiger, heller Harnfluß, blasses Gesicht, Müdigkeit.

Zunge: blaß

Puls: tief, schwächlich.

Erläuterung

- Ren shen tonisiert das Lungen-Qi.
- He tao ren tonisiert das Nieren-Yang und stärkt die Nieren-Funktion des Qi-Empfangens.
- Sheng jiang wärmt die Leitbahnen.

Rezeptur 5

Ding chuan san

Pulver, das dem Keuchen Einhalt gebietet

Radix Ginseng	Hong shen	6.0 g
Gecko	Ge jie	6.0 g
Radix Glehniae	Bei sha shen	6.0 g
Fructus Schisandrae	Wu wei zi	4.0 g
Radix Ophiopogonis	Mai dong	6.0 g
Pericarpium Citri reticulatae	Chen pi	3.0 g
Placenta hominis	Zi he che	9.0 g

Syndrom

Lungen-Qi- und Nieren-Yang-Mangel mit Kälte-Betonung.

Klinische Manifestationen

Seltene Asthmaanfälle, die durch Kälteexposition ausgelöst werden, spastische Atemgeräusche, Kältegefühl, häufiger und blasser Harnfluß, Müdigkeit, Depression.

Zunge: blaß, naß.

Puls: tief, schwächlich, langsam.

Erläuterung

- Hong shen (roter Ginseng) tonisiert das Yang, die Lunge und das Ursprungs-Qi.
- Ge jie stärkt das Nieren-Yang und die Nieren-Funktion des Qi-Empfangens.
- Bei sha shen, Wu wei zi und Mai dong nähren das Yin und adstringieren die Flüssigkeiten, um den hitzenden Einfluß der beiden ersten Arzneien zu dämpfen.
- Chen pi verhindert zusammen mit Hong shen Nässe.
- Zi he che tonisiert die Essenz und stärkt die Nieren-Funktion des Qi-Empfangens.

Rezeptur 6

Sha shen mai dong tang

Glehniae – Dekokt mit Radix Ophiopogonis

Radix Glehniae	Bei sha shen	9.0 g
Radix Ophiopogonis	Mai dong	9.0 g
Rhizoma Polygonati odorati	Yu zhu	12.0 g
Radix Trichosanthis	Tian hua fen	9.0 g
Folium Mori	Sang ye	9.0 g
Semen Lablab album	Bai bian dou	9.0 g
Radix Glycyrrhizae	Gan cao	3.0 g

Syndrom

Lungen-Yin- und Magen-Yin-Mangel mit Trockenheit und etwas Leere-Hitze.

Klinische Manifestationen

Leichte nächtliche Asthmaanfälle, trockener Husten, trockene Kehle, Belastungsdyspnoe, leichter Nachtschweiß.

Zunge: rot, im vorderen Anteil belaglos.

Puls: oberflächlich, leer an der rechten vorderen (distalen) Position.

Erläuterung

- Bei sha shen und Mai dong nähren das Lungen-Yin.
- Tian hua fen fördert die Flüssigkeiten und beseitigt Trockenheit.
- Sang ye fördert das Absteigen des Lungen-Qi und kommt der Kehle zugute.
- Bai bian dou stärkt die Milz. Die Arznei wird hier nach dem Prinzip angewandt, das Element Erde zu stärken, um Metall zu tonisieren.
- Yu zhu beseitigt Leere-Hitze und unterstützt die Flüssigkeiten.
- Gan cao harmonisiert.

Diese Rezeptur ist auch dazu geeignet, entweder late-onset-Asthma mit Lungen-Yin-Mangel oder aber Asthmaanfälle bei Kindern aufgrund einer Verletzung des Lungen-Yin nach einer fieberhaften Wärme-Erkrankung zu behandeln.

Rezeptur 7

Mai dong tang

Dekokt mit Radix Ophiopogonis

Radix Ophiopogonis	Mai dong	15.0 g
Rhizoma Pinelliae	Ban xia	6.0 g
Radix Codonopsis pilosulae	Dang shen	12.0 g
Radix Glycyrrhizae	Gan cao	3.0 g
Semen Oryzae	Jing mi	15.0 g
Fructus Jujubae	Da zao	4 Stück

Syndrom

Lungen-Yin-Mangel ohne Trockenheit und ohne Leere-Hitze.

Klinische Manifestationen

Wie oben, allerdings mit weniger Trockenheits-Symptomen.

Erläuterung

- Mai dong nährt das Lungen-Yin.
- Dang shen tonisiert die Milz, dem Prinzip entsprechend, Erde zu stärken, um Metall aufzubauen.

- Ban xia wirkt gegen jegliche Schleim- oder Nässe-Bildung durch die Yin-Tonisierung.
- Gan cao, Jing mi und Da zao tonisieren das Qi und harmonisieren.

Variationen

Wenn die Asthmaanfälle relativ selten sind: plus Xuan fu hua (Flos Inulae) und Sang bai pi (Cortex Mori), um das Absteigen des Lungen-Qi wiederherzustellen.

Fertigarznei

Li fei wan

Pille zum Unterstützen der Lunge

Cordyceps	Dong chong xia cao
Gecko	Ge jie
Bulbus Lilii	Bai he
Fructus Schisandrae	Wu wei zi
Rhizoma Bletillae	Bai ji
Radix Stemonae	Bai bu
Concha Ostreae	Mu li
Folium Eriobotryae	Pi pa ye
Radix Glycyrrhizae	Gan cao

Erläuterung

- Diese Pille, die gelegentlich auch Li fei tang oder bloß Li fei genannt wird, nährt das Lungen-Yin und stärkt die Abwehr-Qi-Systeme von Lunge und Niere. Sie wirkt adstringierend und ist daher gut bei Nachtschweiß aufgrund eines Lungen-Yin-Mangels anzuwenden. Sie enthält auch blutstillende Arzneien wie Bai ji und kann daher eingesetzt werden, wenn eine Expektoration spärlichen, blutig tingierten Sputums vorhanden ist.
- Der entsprechende Zungenbefund: roter Zungenkörper im vorderen Anteil.

Rezeptur 8

Bai he gu jin tang

Dekokt zum Festigen des Metalls mit Bulbus Lilii

Bulbus Lilii	Bai he	15.0 g
Radix Ophiopogonis	Mai dong	9.0 g
Radix Scrophulariae	Xuan shen	9.0 g
Radix Rehmanniae	Sheng di huang	9.0 g
Radix Rehmanniae praeparata	Shu di huang	9.0 g
Radix Angelicae sinensis	Dang gui	6.0 g
Radix Paeoniae alba	Bai shao	9.0 g
Radix Platycodi	Jie geng	6.0 g
Bulbus Fritillariae cirrhosae	Chuan bei mu	6.0 g
Radix Glycyrrhizae	Gan cao	3.0 g

Syndrom

Lungen- und Nieren-Yin-Mangel.

Klinische Manifestationen

Chronisches Asthma mit vereinzelten vorwiegend nächtlichen Anfällen, Keuchen, Belastungsdyspnoe, trockene Kehle, Nachtschweiß, Kreuzschmerzen, Tinnitus, trockener Husten, Hitze der Fünf Flächen.

Zunge: rot, im vorderen Anteil belaglos.

Puls: oberflächlich, leer.

Erläuterung

- Bai he und Mai dong nähren das Lungen-Yin.
- Xuan shen, Sheng di huang und Shu di huang nähren das Nieren-Yin und beseitigen jegliche Leere-Hitze.
- Dang gui und Bai shao nähren das Blut, um auf diesem Wege das Yin zu stärken. Dang gui wirkt auch gegen Husten.
- Jie geng stellt das Absteigen des Lungen-Qi wieder her, kommt der Kehle zugute und beendet Husten.
- Chuan bei mu beseitigt Lungen-Hitze, stellt das Absteigen des Lungen-Qi wieder her und beruhigt Husten sowie Asthma.
- Gan cao harmonisiert.

Fertigarznei 1

Bai he gu jin wan

Pille zum Festigen des Metalls mit Bulbus Lilii

Sie enthält die gleichen Zutaten und erfüllt dieselben Funktionen wie die oben beschriebene Abkochung.

Fertigarznei 2

Ping chuan wan

Pille zum Beruhigen von Atemnot

Radix Codonopsis pilosulae	Dang shen
Cordyceps	Dong chong xia cao
Gecko	Ge jie
Semen Armeniacae	Xing ren
Pericarpium Citri reticulatae	Chen pi
Radix Glycyrrhizae	Gan cao
Cortex Mori	Sang bai pi
Rhizoma Cynanchi stauntonii	Bai qian
Lapis Chloriti	Qing meng shi
Radix Fici	Wu zhi mao tao
Semen Eleagni glabrae	Man hu tui zi

Erläuterung

Diese Pille tonisiert das Qi, stärkt die Abwehr-Qi-Systeme von Lunge und Niere, nährt das Lungen-Yin und stellt das Absteigen des Lungen-Qi wieder her. Sie ist in der Wirkung der vorangegangenen sehr ähnlich. Der Unterschied liegt darin, daß Bai he gu jin wan mehr befeuchtet, aber etwas weniger tonisiert als Ping chuan wan. Die zweite Fertigrezeptur ist auch spezifischer für Asthma geeignet, da sie Ge jie enthält, sie stärkt auch durch die beinhaltete Arznei Dang shen das Milz-Qi.

Der passende Zungenbefund: blasser Zungenkörper.

Rezeptur 9

Su zi jiang qi tang

Dekokt mit Fructus Perillae, das das Qi nach unten leitet

Fructus Perillae	Su zi	9.0 g
Rhizoma Pinelliae	Ban xia	9.0 g
Cortex Magnoliae officinalis	Hou po	6.0 g
Radix Peucedani	Qian hu	6.0 g
Cortex Cinnamomi	Rou gui	3.0 g
Radix Angelicae sinensis	Dang gui	6.0 g
Rhizoma Zingiberis recens	Sheng jiang	2 Scheiben
Folium Perillae	Su ye	5 Blätter
Radix Glycyrrhizae tosta	Zhi gan cao	3.0 g
Fructus Jujubae	Da zao	3 Stück

Syndrom

Lungen-Qi- und Nieren-Yang-Mangel mit innerer Kälte.

Klinische Manifestationen

Chronisches Asthma mit gelegentlichen Anfällen, vorwiegend übertags, Kältegefühl, Keuchen, Kreuzschmerzen, häufiger und blasser Harnfluß, Knöchelödeme.

Zunge: blaß, naß.

Puls: tief, schwächlich, langsam.

Erläuterung

- Zi su zi stellt das Absteigen des Lungen-Qi wieder her und beruhigt Asthma.
- Ban xia, Hou po und Qian hu stellen das Absteigen des Lungen-Qi wieder her, lösen Schleim auf und beseitigen Völlegefühl des Brustkorbs.
- Rou gui wärmt die Niere und tonisiert das Feuer des Tores der Vitalität, um das Qi-Empfangen der Niere zu stärken.
- Dang gui tonisiert das Leber-Blut, um das Ursprungs-Qi zu stärken.
- Sheng jiang und Zi su ye helfen mit, das Lungen-Qi zum Absteigen zu bringen, und harmonisieren den Magen.
- Da zao und Gan cao harmonisieren.

3. Leber und Asthma

Auch die Leber ist an der Pathogenese des Asthma beteiligt, vor allem des late-onset-Typus. Aber auch beim early-onset-Asthma kann emotionaler Streß, der die Leber beeinträchtigt, häufig ein anfallauslösender Faktor sein.

Die Leber kann auf drei möglichen Wegen eine Rolle in der Asthmapathologie spielen:

Stagnierendes Leber-Qi kann rebellierend im Thorax emporsteigen und das Absteigen des Lungen-Qi behindern. Aus Sicht der Fünf Wandlungsphasen wird dieser Vorgang so bezeichnet: „Holz verachtet Metall."

Auch Leber-Feuer kann rebellierend im Brustkorb aufwärtssteigen und auf ähnliche Weise das Absteigen des Lungen-Qi behindern. Auch das wird „Holz verachtet Metall" genannt. Zusätzlich kann das Leber-Feuer auch die Lungen-Flüssigkeiten auftrocknen.

Ein schwaches Leber-Yin kann die Niere nicht ausreichend nähren, was zur Folge haben kann, daß die Niere das Qi nicht empfängt. Außerdem kann ein Mangel des Nieren-Yin auch zu einer Trockenheit in der Lunge führen.

Eine Stagnation des Leber-Qi entsteht durch langfristige emotionale Probleme wie unterdrückten Zorn, Frustration und Groll. Nach einigen Jahren kann sich stagnierendes Leber-Qi leicht in Leber-Feuer umwandeln. Eine Leber-Yin-Schwäche kann ebenfalls durch psychische Probleme, wie Kummer, ausgelöst werden. Bei Frauen kann sie auch durch eine Geburt und durch Überarbeitung ausgelöst werden.

Die drei wichtigsten Leber-Muster, die das Asthma beeinflussen, sind also:

Stagnierendes Leber-Qi verletzt die Lunge

Leber-Feuer verletzt die Lunge

Leber-Yin-Mangel

3.1 Stagnierendes Leber-Qi verletzt die Lunge

Klinische Manifestationen

Asthmaanfälle, die durch emotionalen Streß ausgelöst werden, Druck- und Spannungsgefühl des Brustkorbs und des Hypochondriums.

Zunge: die Farbe des Zungenkörpers muß sich nicht immer verändern, außer in chronischen Fällen, wo die Ränder gerötet sein können.

Puls: saitenförmig.

Therapieprinzip

Die Leber besänftigen, das Qi regulieren, das Absteigen des Lungen-Qi wiederherstellen, den Geist beruhigen.

Akupunktur

Punktauswahl

MP 4, KS 6, Le 14, KG 17, B 18. Alle Punkte sedierend oder neutral nadeln. Diese Punkte sind als Zusatz zu jenen gedacht, die wir weiter oben bei den verschiedenen Typen von Schwäche der Abwehr-Qi-Systeme von Lunge und Niere besprochen haben.

Erläuterung

- Die Kombination von MP 4 und KS 6 öffnet das Durchdringungsgefäß-chongmai, erleichtert Völle im Thorax und unterdrückt rebellierendes Qi des Thorax. Außerdem beruhigt KS 6 den Geist und bewegt indirekt auch das Leber-Qi, da der KS- und der Leber-Meridian innerhalb des Jue Yin-Leitbahn-Paares eine Beziehung zueinander haben.
- Le 14 und B 18, der Mu-Alarm- und der Zustimmungspunkt der Leber, bewegen das Leber-Qi.
- KG 17 bewegt das Qi im Brustkorb und setzt das Absteigen des Lungen-Qi wieder instand.

Arzneimitteltherapie

Rezeptur

Chen xiang jiang qi san

Pulver mit Lignum Aquilariae zum Bezähmen des Qi

Lignum resinatum Aquilariae	Chen xiang	3.0 g
Fructus Amomi	Sha ren	4.0 g
Rhizoma Cyperi	Xiang fu	6.0 g
Radix Glycyrrhizae tosta	Zhi gan cao	3.0 g
Rhizoma Zingiberis recens	Sheng jiang	3 Scheiben

Erläuterung

- Chen xiang stellt das Absteigen des Lungen-Qi wieder her.
- Sha ren und Xiang fu bewegen das Leber-Qi.
- Zhi gan cao und Sheng jiang harmonisieren.

Andere Arzneien

Wenn Leber-Qi-Stagnation eine Rolle beim jeweiligen Asthmafall spielt, so kann jede der oben angeführten Rezepturen für Schwäche der Abwehr-Qi-Systeme von Lunge und Niere durch Hinzufügung folgender Arzneien modifiziert werden: Qing pi (Pericarpium viride Citri reticulatae), Mu xiang (Radix Aucklandiae), Yu jin (Radix Curcumae), Zhi qiao (Fructus Aurantii), He huan pi (Cortex Albiziae).

3.2 Leber-Feuer verletzt die Lunge

Klinische Manifestationen

Lautes Keuchen, Asthmaanfälle, die durch emotionale Belastung ausgelöst werden, Reizbarkeit, Neigung zu Zornesausbrüchen, Völle- und Spannungsgefühl in Brustkorb und Hypochondrium, bitterer Mundgeschmack, Durst.

Zunge: rot, Ränder zusätzlich gerötet, gelber Belag.

Puls: saitenförmig, schnell.

Therapieprinzip

Die Leber befreien, Feuer beseitigen, rebellierendes Qi unterdrücken, das Absteigen des Lungen-Qi wieder instand setzen, den Geist beruhigen.

Akupunktur

Punktauswahl

Le 2, Le 14, B 18, KS 6, Lu 7. Sedierende oder neutrale Nadeltechnik. Diese Punkte sollten zusätzlich zu jenen eingesetzt werden, die wir weiter oben für die verschiedenen Asthma-Muster besprochen haben.

Erläuterung

- Le 2 ist der wichtigste Punkt, um Leber-Feuer zu beseitigen.
- Le 14 und B 18 beseitigen Leber-Feuer und bewegen das Leber-Qi.
- KS 6 reguliert die Leber, öffnet den Thorax, erleichtert das Atmen und beruhigt den Geist.
- Lu 7 stellt das Absteigen des Lungen-Qi wieder her.

Arzneimitteltherapie

Rezeptur 1

Long dan xie gan tang

Dekokt zum Entlasten der Leber mit Radix Gentianae

Radix Gentianae	Long dan	6.0 g
Radix Scutellariae	Huang qin	9.0 g
Fructus Gardeniae	Zhi zi	9.0 g
Rhizoma Alismatis	Ze xie	9.0 g
Caulis Akebiae	Mu tong	9.0 g
Semen Plantaginis	Che qian zi	9.0 g
Radix Rehmanniae	Sheng di huang	12.0 g
Radix Angelicae sinensis	Dang gui	9.0 g
Radix Bupleuri	Chai hu	9.0 g
Radix Glycyrrhizae	Gan cao	3.0 g

Erläuterung

Wir haben hier die wichtigste Rezeptur zum Beseitigen von Leber-Feuer vor uns, sie wurde schon in Kapitel 1 eingehend besprochen.

Variationen

Setzt man Long dan xie gan tang bei Leber-Feuer ein, das die Lunge verletzt und damit zu Asthma führt, so soll man einige Arzneien hinzufügen, die das Absteigen des Lungen-Qi wieder herbeiführen. In Frage kommen etwa Xuan fu hua (Flos Inulae), Xing ren (Semen Armeniacae) und Zi su zi (Fructus Perillae).

Rezeptur 2

Empirische Rezeptur[27]

Herba Ephedrae	Ma huang	3.0 g
Radix Asteris	Zi wan	9.0 g
Folium Eriobotryae	Pi pa ye	9.0 g
Bulbus Fritillariae Thunbergii	Zhe bei mu	9.0 g
Semen Armeniacae	Xing ren	6.0 g
Radix Peucedani	Qian hu	9.0 g
Cortex Mori	Sang bai pi	6.0 g
Rhizoma Pinelliae	Ban xia	6.0 g
Pericarpium Citri reticulatae	Chen pi	4.5 g
Radix Curcumae	Yu jin	6.0 g
Fructus Gardeniae	Zhi zi	6.0 g
Fructus Forsythiae	Lian qiao	6.0 g

Erläuterung

- Ma huang stellt die verteilende und absteigende Funktion des Lungen-Qi wieder her und beruhigt damit Asthma. Wenngleich es sich um eine warme Arznei handelt, so wird sie hier in einer kleinen Dosierung zum Beruhigen des Asthma verwendet.
- Zi wan, Pi pa ye, Zhe bei mu, Xing ren, Qian hu und Sang bai pi stellen das Absteigen des Lungen-Qi wieder her, lösen Schleim auf und besänftigen Asthma.
- Ban xia löst Schleim auf und unterdrückt rebellierendes Qi.
- Chen pi und Yu jin bewegen Qi und regulieren die Leber.
- Zhi zi und Lian qiao beseitigen Leber-Hitze.

Andere Arzneien

Wenn man eine der Rezepturen für Schwäche der Abwehr-Qi-Systeme von Lunge und Niere verwendet, so sollte man einige Arzneien zur Beseitigung von Leber-Feuer hinzufügen, wie etwa Long dan (Radix Gentianae).

3.3 Leber-Yin-Mangel

Klinische Manifestationen

Gelegentliche nächtliche Asthmaanfälle, trockene Kehle, trockener Husten, unscharfes Sehen, trockene Augen, Distension von Hypochondrium und Thorax. Oberflächlicher, leerer Puls, rote und belaglose Zunge.

Therapieprinzip

Das Leber-Yin nähren, das Leber-Qi bewegen, das Absteigen des Lungen-Qi wiederherstellen, den Geist beruhigen.

Akupunktur

Punktauswahl

Le 8, MP 6, N 3-taixi, KG 4, KS 6 und MP 4. Tonisierend nadeln. Diese Punkte werden als Zusatz zu jenen eingesetzt, die wir weiter oben bei der Schwäche der Abwehr-Qi-Systeme von Lunge und Niere besprochen haben.

Erläuterung

- Le 8 und KG 4 nähren das Leber-Yin.
- MP 6 und N 3 nähren das Nieren-Yin, das wiederum das Leber-Yin stärkt.
- KS 6 und MP 4 öffnen die Yin-Verbindungsgefäße-yinweimai, nähren das Leber-Blut, öffnen den Brustkorb und beruhigen den Geist.

Arzneimitteltherapie

Rezeptur 1

Yi guan jian

Verbindungsdekokt

Radix Glehniae	Bei sha shen	10.0 g
Radix Ophiopogonis	Mai dong	10.0 g
Radix Angelicae sinensis	Dang gui	10.0 g
Radix Rehmanniae	Sheng di huang	30.0 g
Fructus Lycii	Gou qi zi	12.0 g
Fructus Toosendan	Chuan lian zi	5.0 g

Erläuterung

- Bei sha shen und Mai dong nähren das Lungen-Yin.
- Dang gui, Sheng di huang und Gou qi zi nähren das Leber-Yin.
- Chuan lian zi bewegt das Leber-Qi. Es ist eine der wenigen kalten Qi-bewegenden Arzneien.

Variationen

Wenn man diese Rezeptur beim chronischen Asthma einsetzt, so sollte man Arzneien hinzufügen, die das Absteigen des Lungen-Qi wieder gewährleisten, wie etwa Xuan fu hua (Flos Inulae), Xing ren (Semen Armeniacae) und Zi su zi (Fructus Perillae).

Andere Arzneien

Wenn man von einer der Rezepturen ausgeht, die wir bei einer Schwäche der Abwehr-Qi-Systeme von Lunge und Niere verwenden, so sollte man einige Arzneien zum Nähren des Leber-Yin hinzufügen. Dazu zählen Sheng di huang (Radix Rehmanniae), Gou qi zi (Fructus Lycii), Nü zhen zi (Fructus Ligustri lucidi) und Sang ji sheng (Ramulus Taxilli).

4. Ekzem

Ein Ekzem, das im frühen Kindesalter beginnt oder sogar schon von der Geburt an besteht, begleitet häufig die Ausbildung von allergischem Asthma oder geht ihr voran. Ekzem und Asthma haben dabei die gleiche allergische Wurzel. Dies kann man einfach an den allergischen Hautreaktionen zeigen, die nach Inhalation von Allergenen durch Menschen mit extrinsischem Asthma auftreten.

Die Pathogenese aus Sicht der Chinesischen Medizin liegt in einer angeborenen Schwäche der Abwehr-Qi-Systeme von Lunge und Niere. Die Beziehung zwischen Lunge und Haut ist bekannt, allerdings betonen die chinesischen Bücher zum Thema immer die Rolle des Blutes-xue und der Leber in bezug auf die Haut. Gerade im Falle von atopischem Ekzem und Asthma könnte die Verbindung Haut – Lunge aber wohl nicht offensichtlicher sein. Diese beiden Symptome sind miteinander eng verwandt, häufig tritt das eine in der Vordergrund, sobald sich das andere bessert. Ein Beispiel: häufig tritt ein Ekzem erstmals in einem sehr frühen Alter oder gar von Geburt an auf, um später im Alter von vier bis fünf Jahren von Asthma gefolgt zu werden. Dieses Muster tritt mit größerer Wahrscheinlichkeit auf, wenn das Ekzem mittels äußerer Anwendung von Kortikoiden unterdrückt wird. Auch der umgekehrte Weg kann beschritten werden, indem zunächst Asthma auftritt, sich dann scheinbar bessert, bloß um von einem Ekzem abgelöst zu werden.

Den Zusammenhang zwischen Hauterkrankungen und Lunge können wir auch bei der Wirkung vieler Arzneien beobachten, die eingesetzt werden, um bei Hauterkrankungen Wind zu vertreiben. Dieselben Kräuter, die bei Ekzemen oder Ausschlägen Wind von der Haut entfernen, stimulieren auch die verteilende und absteigende Funktion des Lungen-Qi bei Syndromen der Körperoberfläche. Es folgen einige Beispiele:

- Radix Saposhnikoviae (Fang feng): beseitigt Wind-Nässe.
- Herba Schizonepetae (Jing jie): beseitigt Wind.
- Periostracum Cicadae (Chan tui): beseitigt Wind-Hitze.
- Radix Puerariae (Ge gen): bringt Ausschläge zum Ausbrechen.
- Herba Ephedrae (Ma huang): beseitigt Wind-Kälte.
- Radix Angelicae dahuricae (Bai zhi): bringt eitrige Sekretion an die Oberfläche der Haut.
- Fructus Xanthii (Cang er zi): beseitigt Wind.
- Herba Menthae (Bo he): bringt Ausschläge zum Ausbrechen.
- Fructus Arctii (Niu bang zi): bringt Ausschläge zum Ausbrechen, vermindert Erytheme.

- Herba Spirodelae (Fu ping): bringt Ausschläge zum Ausbrechen.
- Rhizoma Cimicifugae (Sheng ma): bringt Ausschläge zum Ausbrechen.

Es gibt auch andere Arzneien, die auf die Lunge einwirken und damit ebenfalls die Haut beeinflussen:

- Bei sha shen (Radix Glehniae): tonisiert das Lungen-Yin und wird für viele chronische Hauterkrankungen eingesetzt, vor allem beim Vorhandensein von Trockenheit.
- Fructus Schisandrae (Wu wei zi): tonisiert das Lungen-Yin und fördert die Flüssigkeiten der Lunge. Wird auch häufig bei chronischen Hauterkrankungen mit Trockenheit verwendet.
- Cortex Mori (Sang bai pi): stellt das Absteigen des Lungen-Qi wieder instand und löst Schleim-Hitze der Lunge auf. Die Arznei wird auch bei chronischen Hauterkrankungen mit Nässe-Hitze gegeben.

Es besteht also eine sehr enge Beziehung zwischen der Lunge, vor allem ihrem Abwehr-Qi-System, und der Haut.

Auch die Niere spielt eine Rolle in der Pathogenese des Ekzems. Zunächst nährt und befeuchtet die Niere die Haut; die Lunge hingegen kontrolliert die Haut über ihre Verbindung zu den Poren. Zweitens steht die Nieren-Essenz, wie schon oben besprochen, in engem Kontakt zur Körperseele-po der Lunge, die sich an der Haut äußert und für Empfindungen wie Jucken und Schmerz an der Haut verantwortlich ist. Ein angeborener Defekt der Nieren-Essenz, wie wir ihn bei atopischem Asthma und Ekzem finden, kann daher die Körperseele und die Haut beeinträchtigen. Drittens nähren die Außerordentlichen Meridiane, vor allem das Durchdringungs- und das Konzeptionsgefäß, über ein Netzwerk sekundärer Leitbahnen am ganzen Körper die Haut. Da diese beiden Meridiane aus der Niere entspringen und die Nieren-Essenz an der Haut verteilen, stellen sie eine weitere Verbindung zwischen Niere und Haut dar. Li Shi-Zhen schreibt 1578 in seinem Werk „Eine Untersuchung der Acht Außerordentlichen Gefäße": „... wenn das Qi der Leitbahnen ausufert, so fließt es in die Außerordentlichen Meridiane ... es wärmt im Körperinneren die Organe, an der Oberfläche bewässert es den Raum zwischen Haut und Muskeln."[28] Das Durchdringungsgefäß-chongmai befeuchtet auch die Haut. In Kapitel 65 „Das Zentrum des Wirkvermögens" lesen wir: „... wenn das Blut (des Durchdringungsgefäßes) reichlich vorhanden ist, so ist die Haut feucht..."[29] Auch die Pigmentierung der Haut steht in Zusammenhang mit den Außerordentlichen Gefäßen. Deshalb finden wir eine dunklere Färbung entlang des Verlaufs der Außerordentlichen Meridiane (vor allem des Konzeptions- und des Durchdringungsgefäßes), etwa an den Genitalien, der Mittellinie zwischen Schambein und Nabel und an den Brustwarzen. Die mediane Pigmentierung zwischen Os pubis und Nabel, dem Konzeptionsgefäß-renmai entsprechend, wird während der Schwangerschaft häufig dunkler.[30]

Ein weiteres Beispiel für die Verbindung Niere – Haut ist die Entwicklung einer Nephritis über eine Sepsis nach Hauterkrankungen.

Es gibt bei Säuglingen zwei Grundtypen des Ekzems. Der eine ist durch Wind-Hitze gekennzeichnet und wird als „trockener Fetus" bezeichnet, der andere ist durch Nässe-Hitze charakterisiert, weshalb er auch „nasser Fetus" heißt. Beide gehen auf eine Schwäche der Abwehr-Qi-Systeme von Lunge und Niere zurück, wobei allerdings der Anteil der Lungen- oder Nieren-Beteiligung variiert. Der Wind-Hitze-Typus geht mehr auf die Lunge zurück, der Nässe-Hitze-Typus mehr auf die Niere.

Was die Therapie anlangt, so hängt das Behandlungsziel davon ab, ob das Asthma oder das Ekzem das herausragende Problem ist. Sticht das Asthma hervor, so verwendet man einfach eine der oben angeführten Rezepturen und fügt Arzneien hinein, um das Ekzem gemäß seinem Typus mitzubehandeln:

Wind-Hitze	Nässe-Hitze
Jing jie	Fang feng
Chan tui	Bai xian pi
Bo he	Ge gen
Bai xian pi	Bai zhi Niu bang zi Sheng ma

Alle diese Arzneien sind für Säuglinge und Kleinkinder geeignet. Ekzeme aufgrund von Wind-Hitze bieten sehr trockene Hautläsionen, die rot sind und jucken, wobei das Jucken sich über den ganzen Körper ausbreitet und ständig seine Lokalisation wechselt. Ein Ekzem bei Nässe-Hitze führt zu feuchten Hautläsionen, die Flüssigkeit absondern, rot und juckend sind, wobei das Jucken aber auf einzelne Körperregionen beschränkt ist, häufig auf Unterarm und Bein.

Ist hingegen das Ekzem das primäre Problem, so müssen wir eine der folgenden Rezepturen auswählen und sie durch Hinzufügen von Arzneien modifizieren, die das Absteigen des Lungen-Qi wiederherstellen. In Frage kommen: Zi su zi (Fructus Perillae), Xing ren (Semen Armeniacae), Sang bai pi (Cortex Mori), Pi pa ye (Folium Eriobotryae) oder Xuan fu hua (Flos Inulae). Besonders Pi pa ye und Sang bai pi sind geeignet, das Lungen-Qi wieder zum Absteigen zu veranlassen, desweiteren beseitigen sie auch Nässe-Hitze der Haut.

4.1 Akutes Ekzem

4.1.1 Wind-Hitze

Akupunktur

Punktauswahl

3E 6, G 31-fengshi, B 12, Di 11, Di 4, LG 14-dazhui, MP 10, MP 6, Le 2, H 8, H 7, KS 4, Extrapunkt zhiyangxue, Lu 7, N 6-zhaohai, Lu 9, N 3-taixi, sifeng. Sedierende Nadeltechnik an allen Punkten außer MP 6, Lu 7, N 6, Lu 9, N 3, die man tonisieren sollte. Keine Moxibustion.

Erläuterung

- 3E 6 und G 31 sind die Hauptpunkte, um Wind-Hitze der Haut zu vertreiben.
- B 12 hilft beim Vertreiben von Wind.
- Di 11 und Di 4 vertreiben Wind-Hitze und kühlen das Blut.
- LG 14 kommt bei ausgeprägter Hitze zum Einsatz.
- MP 10 und MP 6 kühlen und nähren das Blut. Diese Maßnahme ist nötig, um dem Prinzip gerecht zu werden, „das Blut zu harmonisieren, um Wind zu vertreiben."
- Le 2 wird bei Anzeichen von Leber-Hitze gegeben. Er hilft auch beim Vertreiben von Wind.
- H 8, H 7 und KS 4 beenden Jucken. Bei ausgeprägtem Jucken kommt einer dieser Punkte zum Einsatz.
- Zhiyangxue, ein Extrapunkt, beendet Jucken. Seine Lokalisation: auf dem Dickdarm-Meridian, 2 cun proximal von Di 11.
- Die Kombination von Lu 7 und N 6 öffnet das Konzeptionsgefäß, tonisiert die Abwehr-Qi-Systeme von Lunge und Niere, nährt die Essenz und unterstützt die Haut. Diese beiden Punkte werden bei Frauen verwendet. Bei Männern verwendet man:
- Lu 9 und N 3. Sie stärken die Abwehr-Qi-Systeme von Lunge und Niere und kommen der Haut zugute.
- Sifeng, „ein" Extrapunkt, kann bei Kleinkindern mittels Mikroaderlaß behandelt werden, um akute Wind-Hitze zu bekämpfen. Die sifeng-Punkte liegen palmar, in der Mitte der Falten der proximalen Interphalangealgelenke der Finger 2 bis 5.

Arzneimitteltherapie

Rezeptur

Xiao feng san

Pulver, das Wind eliminiert

Herba Schizonepetae	Jing jie	3.0 g
Radix Saposhnikoviae	Fang feng	3.0 g
Periostracum Cicadae	Chan tui	3.0 g
Fructus Arctii	Niu bang zi	3.0 g
Radix Sophorae flavescentis	Ku shen	3.0 g
Caulis Akebiae	Mu tong	1.5 g
Rhizoma Atractylodis	Cang zhu	3.0 g
Radix Rehmanniae	Sheng di huang	5.0 g
Gypsum fibrosum	Shi gao	10.0 g
Rhizoma Anemarrhenae	Zhi mu	3.0 g
Radix Angelicae sinensis	Dang gui	3.0 g
Semen Sesami nigrum	Hei zhi ma	3.0 g
Radix Glycyrrhizae	Gan cao	3.0 g

Erläuterung

- Jing jie, Fang feng, Chan tui und Niu bang zi beseitigen Wind-Hitze der Lunge und befreien die Oberfläche.
- Ku shen, Mu tong und Cang zhu lösen Nässe-Hitze auf.
- Sheng di huang, Shi gao und Zhi mu beseitigen Hitze und kühlen das Blut.
- Dang gui tritt in das Blut ein. Die Arznei leitet daher alle anderen Zutaten zur Blut-Ebene, damit das Blut in der Haut gekühlt werden kann.
- Hei zhi ma nährt das Blut und befeuchtet die Haut.
- Gan cao harmonisiert.

Variationen

Bei sehr chronischem Verlauf kann es zu einem ausgeprägten Mangel an Blut und zu Trockenheit des Blutes kommen. In diesen Fällen kann man die Arzneien zum Auflösen von Nässe (Ku shen, Mu tong, Cang zhu) weglassen oder ihre Dosis reduzieren. Jene Zutaten, die das Blut nähren, sollten hingegen höher dosiert werden: Sheng di huang, Dang gui. Außerdem sollte man He shou wu (Radix Polygoni multiflori) hinzufügen.

4.1.2 Nässe-Hitze

Akupunktur

Punktauswahl

Di 11, MP 9, MP 6, LG 14-dazhui, MP 10, KG 12, B 20, Lu 7 und N 6-zhaohai, Lu 9, N 3-taixi, sifeng. Sedierende Technik an allen Punkten außer den folgenden, die man tonisieren sollte: KG 12, B 20, Lu 7, N 6, Lu 9 und N 3. Keine Moxibustion.

Erläuterung

- Di 11, MP 9 und MP 6 lösen Nässe-Hitze auf.
- LG 14 und MP 10 beseitigen Hitze und Kühlen das Blut.
- KG 12 und B 20 tonisieren die Milz, um Nässe aufzulösen.
- Die Kombination von Lu 7 und N 6 öffnet das Konzeptionsgefäß, tonisiert die Abwehr-Qi-Systeme von Lunge und Niere, nährt die Essenz und unterstützt die Haut. Diese Punkte werden bei Frauen genadelt. Bei Männern verwenden wir:
- Lu 9 und N 3. Sie stärken die Abwehr-Qi-Systeme von Lunge und Niere und kommen der Haut zugute.
- Sifeng: diese Extrapunkte vertreiben bei Kleinkindern Nässe-Hitze.

Arzneimitteltherapie

Rezeptur 1

Bi xie shen shi tang

Dekokt mit Rhizoma Dioscoreae hypoglaucae zum Ausleiten von Nässe

Rhizoma Dioscoreae hypoglaucae	Bi xie	9.0 g
Semen Coicis	Yi yi ren	15.0 g
Cortex Phellodendri	Huang bai	6.0 g
Poria	Fu ling	9.0 g
Cortex Moutan	Mu dan pi	6.0 g
Rhizoma Alismatis	Ze xie	6.0 g
Talcum	Hua shi	9.0 g
Caulis Akebiae	Mu tong	3.0 g

Erläuterung

- Mu dan pi kühlt das Blut.
- Alle anderen Zutaten leiten Nässe-Hitze aus.

Rezeptur 2

Chu shi wei ling tang

Nässe-beseitigende Kombination aus dem Pulver zum Beruhigen des Magens und dem Pulver aus fünf Bestandteilen mit Poria

Rhizoma Atractylodis	Cang zhu	6.0 g
Cortex Magnoliae officinalis	Hou po	4.0 g
Caulis Akebiae	Mu tong	2.0 g
Polyporus	Zhu ling	6.0 g
Rhizoma Alismatis	Ze xie	6.0 g
Talcum	Hua shi	6.0 g
Semen Coicis	Yi yi ren	12.0 g
Fructus Gardeniae	Zhi zi	4.0 g

Erläuterung

- Cang zhu und Hou po lösen mittels ihrer aromatischen Wirkung Nässe auf.
- Mu tong, Zhu ling, Ze xie, Hua shi und Yi yi ren leiten Nässe aus und beseitigen Hitze.
- Zhi zi beseitigt Nässe-Hitze.

Rezeptur 3

Qing re shen shi tang

Dekokt zum Beseitigen von Hitze und Ausleiten von Nässe

Radix Scutellariae	Huang qin	3.0 g
Cortex Phellodendri	Huang bai	3.0 g
Radix Sophorae flavescentis	Ku shen	3.0 g
Cortex Dictamni	Bai xian pi	3.0 g
Radix Isatidis	Ban lan gen	5.0 g
Radix Rehmanniae	Sheng di huang	5.0 g
Poria	Fu ling	3.0 g
Talcum	Hua shi	5.0 g
Herba Lophatheri	Dan zhu ye	3.0 g

Erläuterung

- Huang qin, Huang bai und Ku shen leiten Nässe-Hitze aus.
- Bai xian pi und Ban lan gen beseitigen Nässe-Hitze und toxische Hitze.
- Sheng di huang kühlt das Blut.
- Fu ling und Hua shi leiten Nässe aus.
- Dan zhu ye beseitigt Hitze.

Tabelle 5.2: Differenzierung von Rezepturen bei akutem Ekzem

	Bi xie shen shi tang	Chu shi wei ling tang	Qing re shen shi tang
Wirkung	leitet Nässe-Hitze über den Harn aus	Leitet Nässe-Hitze über den Harn aus, vermindert epigastrisches Völlegefühl	leitet Nässe Hitze und toxische Hitze aus
Haut	feuchte, rote Läsionen	feuchte, rote Läsionen, beinbetont	pustulöse, rote Läsionen

Eine Differenzierung dieser drei Rezepturen zum Einsatz beim akuten Ekzem nehmen wir in Tabelle 5.2 vor.

4.2 Chronisches Ekzem

4.2.1 Wind-Hitze (mit Blut-Mangel)

Akupunktur

Punktauswahl

3E 6, G 31, B 12, Di 11, Di 4, LG 14-dazhui, MP 10, MP 6, Le 2, H 8, Extrapunkt zhiyangxue, Lu 7 und N 6-zhaohai, Lu 9, N 3-taixi, M 36, B 17, Le 8, KG 4. Neutrale Nadelung aller Punkte außer MP 6, Lu 7, N 6, Lu 9, N 3, M 36, B 17, Le 8 und KG 4: hier tonisierend nadeln. Keine Moxibustion.

Erläuterung

- 3E 6 und G 31 sind die Hauptpunkte, um Wind-Hitze von der Haut zu vertreiben.
- B 12 hilft mit, Wind zu vertreiben.
- Di 11 und Di 4 vertreiben Wind-Hitze und kühlen das Blut.
- LG 14 wird bei ausgeprägter Hitze eingesetzt.
- MP 10 und MP 6 kühlen und nähren das Blut. Das ist entsprechend dem Prinzip: „Das Blut harmonisieren, um Wind zu vertreiben" nötig.
- Le 2 wird bei Anzeichen von Leber-Hitze gegeben. Der Punkt hilft auch beim Vertreiben von Wind.
- H 8 beendet Jucken. Er wird bei ausgeprägtem Jucken gegeben.
- Zhiyangxue, ein Extrapunkt, beendet Jucken. Er liegt auf der Dickdarm-Leitbahn, 2 cun proximal von Di 11.
- Die Kombination von Lu 7 und N 6 öffnet das Konzeptionsgefäß, tonisiert die Abwehr-Qi-Systeme von Lunge und Niere, nährt die Essenz und unterstützt die Haut. Diese Punkte werden bei Frauen angewandt.
- Lu 9 und N 3 stärken die Abwehr-Qi-Systeme von Lunge und Niere und unterstützen die Haut. Sie werden bei Männern genadelt.
- M 36 und B 17 nähren das Blut.
- Le 8 und KG 4 werden tonisierend genadelt, wenn man Symptome von Leber-Blut-Mangel findet.

Arzneimitteltherapie

Rezeptur 1

Yang xue ding feng tang

Dekokt zum Nähren des Blutes und zum Beseitigen von Wind

Radix Rehmanniae	Sheng di huang	12.0 g
Radix Angelicae sinensis	Dang gui	9.0 g
Radix Paeoniae rubra	Chi shao	6.0 g
Rhizoma Chuanxiong	Chuan xiong	4.0 g
Radix Asparagi	Tian dong	6.0 g
Radix Ophiopogonis	Mai dong	6.0 g
Bombyx batryticatus	Jiang can	3.0 g
Radix Polygoni multiflori	He shou wu	9.0 g
Fructus Gardeniae	Zhi zi	4.0 g
Cortex Moutan	Mu dan pi	4.0 g

Erläuterung

- Sheng di huang, Dang gui und He shou wu nähren das Blut.
- Tian dong und Mai dong nähren das Yin und unterstützen damit das Nähren des Blutes.
- Chi shao, Chuan xiong und Mu dan pi bewegen und kühlen das Blut.
- Jiang can beseitigt Wind.
- Zhi zi beseitigt Hitze.

Diese Rezeptur ist für chronische Ekzeme geeignet, bei denen vor einem Hintergrund von Blut-Mangel Wind-Hitze im Blut entsteht und die Haut beeinträchtigt. Die Hautläsionen sind nicht besonders rot, die Haut ist aber sehr trocken und juckt stark.

Rezeptur 2

Xiao feng chong ji

Dekokt zum Beseitigen von Wind

Herba Schizonepetae	Jing jie	6.0 g
Periostracum Cicadae	Chan tui	6.0 g
Fructus Arctii	Niu bang zi	4.0 g
Radix Angelicae sinensis	Dang gui	9.0 g
Semen Sesami nigrum	Hei zhi ma	6.0 g
Radix Rehmanniae	Sheng di huang	9.0 g
Radix Sophorae flavescentis	Ku shen	9.0 g
Rhizoma Atractylodis	Cang zhu	4.0 g
Caulis Akebiae	Mu tong	2.0 g
Rhizoma Anemarrhenae	Zhi mu	4.0 g
Gypsum fibrosum	Shi gao	12.0 g
Radix Glycyrrhizae	Gan cao	3.0 g

Erläuterung

- Jing jie, Chan tui und Niu bang zi beseitigen Wind-Hitze der Haut.
- Dang gui, Sheng di huang und Hei zhi ma nähren das Blut.
- Ku shen, Cang zhu und Mu tong leiten Nässe aus.
- Zhi mu und Shi gao beseitigen Hitze und kühlen das Blut.
- Gan cao harmonisiert.

Diese Rezeptur ist für eine komplexere Situation gedacht als die erste Mischung. Hier haben wir als Grundlage einen Blut-Mangel mit etwas Blut-Hitze, darauf aufgesetzt Wind-Hitze und etwas Nässe-Hitze. Die Hautveränderungen sind ziemlich rot, jucken nicht besonders stark, sie sind üblicherweise trocken, nässen aber auch häufig.

4.2.2 Nässe-Hitze

Akupunktur

Punktauswahl

Di 11, MP 9, MP 6, LG 14-dazhui, MP 10, Zhiyangxue, KG 12, B 20, Lu 7 und N 6-zhaohai, Lu 9, N 3-taixi. Sedierend nadeln, außer an KG 12, B 20, Lu 7, N 6, Lu 9 und N 3 – hier Tonisierung. Keine Moxibustion.

Erläuterung

- Di 11, MP 9 und MP 6 lösen Nässe-Hitze auf.
- LG 14 und MP 10 beseitigen Hitze und kühlen das Blut.
- Zhiyangxue, ein Extrapunkt zwei cun oberhalb von Di 11, wirkt gegen Jucken.
- KG 12 und B 20 tonisieren die Milz, um Nässe aufzulösen.
- Die Kombination von Lu 7 und N 6 öffnet das Konzeptionsgefäß, stärkt die Abwehr-Qi-Systeme von Lunge und Niere, nährt die Essenz und unterstützt die Haut. Diese Punkte werden bei Frauen gegeben. Bei Männern kommen folgende Punkte zum Einsatz:
- Lu 9 und N 3. Sie tonisieren die Abwehr-Qi-Systeme von Lunge und Niere und unterstützen die Haut.

Arzneimitteltherapie

Rezeptur

San feng chu shi tang

Dekokt zum Vertreiben von Wind und Beseitigen von Nässe

Cortex Phellodendri	Huang bai	6.0 g
Rhizoma Atractylodis	Cang zhu	6.0 g
Radix Saposhnikoviae	Fang feng	6.0 g
Herba Siegesbeckiae	Xi xian cao	4.0 g
Fructus Xanthii	Cang er zi	4.0 g
Herba Spirodelae	Fu ping	4.0 g
Cortex Dictamni	Bai xian pi	6.0 g
Semen Cnidii	She chuang zi	4.0 g

Erläuterung

- Huang bai und Cang zhu leiten Nässe aus.
- Fang feng, Xi xian cao, Cang er zi, Fu ping und Bai xian pi beseitigen Wind von der Haut und lösen Nässe auf.
- She chuang zi leitet Nässe aus und beseitigt Hitze. Diese Arznei ist spezifisch für chronische Hauterkrankungen geeignet.

Diese Rezeptur ist für chronische Ekzeme aufgrund von Nässe-Hitze geeignet. Wir finden dunkle Hautveränderungen, üblicherweise auf ein begrenztes Gebiet beschränkt, mit Flüssigkeitsabsonderung und einer dicken, rauhen Haut.

5. Äußere Behandlung

Die äußere Anwendung von Arzneien ist beim chronischen Ekzem sehr nützlich. Die Heilkräuter können auf die übliche Art abgekocht werden, allerdings in einer viel größeren Wassermenge.

Die Flüssigkeit wird dann abgegossen und in eine flache Badewanne gegeben. Der Patient badet dann in dem Wasser.

Eine gebräuchliche Mischung zur äußeren Anwendung:

Rhizoma Rhei	Da huang
Radix Scutellariae	Huang qin
Cortex Phellodendri	Huang bai
Radix Sophorae flavescentis	Ku shen
Flos Chrysanthemi	Ju hua
Herba Violae	Zi hua di ding

Kasuistik

Eine 35jährige Frau leidet seit ihrem dritten Lebensmonat an einem Ekzem. Über die Jahre hat sie alle möglichen kortikoidhaltigen Externa angewandt. Sie brachte drei Kinder zur Welt. Das Ekzem war jeweils in den ersten drei Monaten der Schwangerschaft schlechter, in den nächsten sechs Monaten besser und nach der Geburt wieder schlechter. Es erstreckt sich auf Extremitäten und Gesicht (perioral). Es besteht aus Papeln (roten Punkten), die stark jucken. Die Papeln wandeln sich immer in Pusteln um und sondern Flüssigkeit ab.

Sie leidet auch seit dem dritten Lebensjahr nach einer Pneumonie an Asthma. Ihre Anfälle werden durch Staub, Hausstaubmilbe, Tierhaare, Milchprodukte und Krustentiere ausgelöst. Sie hat auch Heuschnupfen, also eine saisonale Rhinitis allergica.

Gelegentlich verspürt sie leichten Tinnitus. Ihr Puls ist unauffällig, bloß an der rechten distalen und der linken proximalen Taststelle ist er etwas schwächlich. Auch ihre Zunge ist nicht besonders bemerkenswert, bis auf leicht geschwollene Ränder (s. Farbabbildung 5.1). Es handelt sich um ein gutes Beispiel dafür, daß bei Patienten mit atopischem Asthma die Zunge häufig wenig zu bieten hat – dies scheint zu bestätigen, daß Wind und nicht Schleim der pathogene Hauptfaktor ist.

Diagnose

Es handelt sich um Asthma, Rhinitis allergica und Ekzem aufgrund einer von Geburt an bestehenden Schwäche der Abwehr-Qi-Systeme von Lunge und Niere. Über die Nieren-Essenz werden Lunge und Körperseele-po beeinträchtigt, die wiederum die Haut beeinflussen. Die Nieren-Schwäche erkennen wir auch deutlich an der Verschlimmerung während der ersten drei Schwangerschaftsmonate, der Verbesserung in den nächsten sechs Monaten und der postpartalen Verschärfung der Zustände. Der relativ normale Puls- und Zungenbefund zeigt, daß die Nieren-Schwäche nur das Abwehr-Qi-System der Niere und keine anderen Funktionen dieses Organs betrifft. Das Ekzem ist vom chronischen Nässe-Hitze-Typus. Die Auslösung von Asthmaanfällen durch bestimmte Nahrungsmittel gibt uns einen Hinweis auf Hitze des Dickdarms.

Therapieprinzip

Zum Zeitpunkt der Konsultation ist das Ekzem für die Patientin das größere Problem als das Asthma, das nur gelegentliche Anfälle bietet. Das Behandlungsprinzip besteht deshalb im Beseitigen des Windes von der Haut, dem Auflösen von Nässe-Hitze, dem Kühlen von Blut, dem Tonisieren der Abwehr-Qi-Systeme von Lunge und Niere und dem Fördern des Absteigens des Lungen-Qi.

Arzneimitteltherapie

Die ausgewählten Rezepturen entsprechen jenen bei chronische Nässe-Hitze, bereichert um Arzneien, die das Abwehr-Qi-System der Niere stärken. Die Mischung ist eine Variante von San feng chu shi tang (Dekokt zum Vertreiben von Wind und Beseitigen von Nässe) und Chu shi wei ling tang (Nässe-beseitigende Kombination aus dem Pulver zum Beruhigen des Magens und dem Pulver aus fünf Bestandteilen mit Poria) unter Hinzufügung von Arzneien, um die Abwehr-Qi-Systeme von Lunge und Niere zu tonisieren und das Absteigen des Lungen-Qi anzuregen.

Cortex Phellodendri	Huang bai	4.0 g
Rhizoma Atractylodis	Cang zhu	4.0 g
Radix Saposhnikoviae	Fang feng	4.0 g
Cortex Dictamni	Bai xian pi	6.0 g
Semen Cnidii	She chuang zi	4.0 g
Polyporus	Zhu ling	4.0 g
Poria	Fu ling	6.0 g
Semen Coicis	Yi yi ren	9.0 g
Pericarpium Citri reticulatae	Chen pi	3.0 g
Rhizoma Alismatis	Ze xie	4.0 g
Radix Polygoni multiflori	He shou wu	9.0 g
Radix Rehmanniae	Sheng di huang	9.0 g
Semen Cuscutae	Tu si zi	6.0 g
Fructus Psoraleae	Bu gu zhi	4.0 g
Radix Ophiopogonis	Mai dong	6.0 g
Bulbus Lilii	Bai he	6.0 g
Cortex Mori	Sang bai pi	4.0 g
Radix Glycyrrhizae	Gan cao	3.0 g

Erläuterung

- Huang bai und Cang zhu lösen Nässe-Hitze auf.
- Fang feng löst Nässe auf und vertreibt Wind.
- Bai xian pi und She chuang zi vertreiben Wind und lösen Nässe sowie toxische Hitze auf. Beide sind äußerst wichtige Arzneien bei Hauterkrankungen.
- Zhu ling, Fu ling, Yi yi ren, Chen pi und Ze xie leiten Nässe über den Harn aus.
- He shou wu und Sheng di huang nähren und kühlen das Blut.
- Tu si zi und Bu gu zhi stärken das Abwehr-Qi-System der Niere.
- Mai dong und Bai he tonisieren das Abwehr-Qi-System der Lunge und helfen auch bei der regenerativen Neubildung der Haut.
- Sang bai pi stellt das Absteigen des Lungen-Qi wieder her. Die Arznei unterstützt ebenfalls die Haut.
- Gan cao harmonisiert.

Akupunktur

Lu 7 und N 6-zhaohai, N 16-huangshu, N 3-taixi, B 23, Di 11, MP 10, MP 9, B 13, LG 12-shenzhu.

Erläuterung

- Lu 7 und N 6 tonisieren Lunge und Niere, unterstützen Essenz und Körperseele, nähren die Haut und regen das Absteigen des Lungen-Qi an.
- N 16, N 3 und B 23 tonisieren das Abwehr-Qi-System der Niere. N 16 unterstützt auch die Essenz und wirkt deshalb auf einer tiefen Ebene, indem der angeborene Schwächezustand des Abwehr-Qi-Systems der Niere behoben wird. Man könnte sogar sagen, daß dies das Akupunktur-Äquivalent zum Gebrauch von Plazenta und Nabelschnur beim Asthma in der Arzneimitteltherapie ist.
- Di 11 und MP 10 kühlen das Blut und beseitigen Hitze von der Haut.
- MP 9 löst Nässe-Hitze auf.
- B 13 und LG 12 stärken das Abwehr-Qi-System der Lunge.

Das Ekzem der Patientin verschwindet nahezu vollkommen nach einer Behandlungsdauer von neun Monaten. Die Therapie erfolgt hauptsächlich mittels Arzneimitteln, gelegentlich kommt Akupunktur zum Einsatz.

Kasuistik

Eine 19jährige Patientin leidet seit ihrem zweiten Lebensjahr an Ekzem und Asthma. Zum Zeitpunkt der Konsultation sind sowohl Ekzem als auch Asthma sehr ausgeprägt. Sie braucht jeden Tag Dosieraerosole mit Betasympathomimetika und Kortikoiden wegen ihres Asthma, in der Vergangenheit verwendete sie kortikoidhaltige Externa. Ihre Asthmaanfälle werden durch Exposition gegenüber Katzen und Hausstaubmilben ausgelöst. Sie leidet an Nachtschweiß und hat nur jeden zweiten Tag Stuhlgang. Sonst bietet sie keinerlei Symptome. Sie ist sehr dünn und schüchtern. Ihre Haut ist sehr trocken, rot und juckend. Puls- und Zungenbefund sind unauffällig, wie so häufig beim atopischen Asthma.

Diagnose

Wir haben einen typischen Fall von atopischem Asthma und Ekzem aufgrund einer Schwäche der Abwehr-Qi-Systeme von Lunge und Niere bei einem hochgradig allergischen Menschen vor uns. Auch ein gewisser Lungen-Yin-Mangel ist zu bemerken, wie wir am Nachtschweiß und der Obstipation erkennen.

Therapieprinzip

Die Abwehr-Qi-Systeme von Lunge und Niere stärken, Lungen-Yin und Blut nähren, die Haut befeuchten, Wind von der Haut und dem Thorax vertreiben. Diese Patientin wird ausschließlich mit Arzneimitteln behandelt. Hier ist die Anfangsrezeptur:

Radix Ophiopogonis	Mai dong	6.0 g
Bulbus Lilii	Bai he	6.0 g
Fructus Perillae	Zi su zi	4.0 g
Semen Armeniacae	Xing ren	4.0 g
Radix Saposhnikoviae	Fang feng	4.0 g
Semen Cuscutae	Tu si zi	6.0 g
Cortex Eucommiae	Du zhong	4.0 g
Fructus Ligustri lucidi	Nü zhen zi	4.0 g
Radix Polygoni multiflori	He shou wu	9.0 g
Radix Angelicae sinensis	Dang gui	6.0 g
Cortex Dictamni	Bai xian pi	6.0 g
Periostracum Cicadae	Chan tui	4.0 g
Radix Adenophorae	Nan sha shen	4.0 g
Semen Cannabis	Huo ma ren	4.0 g
Semen Sesami nigrum	Hei zhi ma	6.0 g
Flos Carthami	Hong hua	3.0 g
Radix Glycyrrhizae	Gan cao	3.0 g

Erläuterung

- Mai dong und Bai he nähren das Lungen-Yin und nähren die Abwehr-Qi-Systeme von Lunge und Niere.
- Zi su zi und Xing ren stellen das Absteigen des Lungen-Qi wieder her.
- Fang feng vertreibt Wind des Thorax.
- Tu si zi und Du zhong stärken das Abwehr-Qi-System der Niere.
- Nü zhen zi, He shou wu und Dang gui nähren Blut und Haut.
- Bai xian pi und Chan tui beseitigen Wind-Hitze von der Haut.
- Nan sha shen, Huo ma ren und Hei zhi ma befeuchten die Haut und fördern die Peristaltik.
- Hong hua bewegt das Blut. Bei dieser Arznei handelt es sich um eine leichte Blüte, der en Wirkung an die Oberfläche strebt und somit die Wirkung der anderen Zutaten an die Haut trägt.
- Gan cao harmonisiert und entgiftet.

Die Patientin steht noch in Behandlung. Ekzem und Asthma bessern sich langsam.

Kasuistik

Eine 23jährige Patientin leidet seit ihrem vierten Lebensjahr an Asthma. Sie verwendet Dosieraerosole mit Betasympathomimetika und Kortikoiden. Ihre Anfälle werden durch Exposition gegenüber Hunden, Katzen und Hausstaubmilben ausgelöst. Sie leidet auch an einem mäßigen Ekzem, allerdings bloß nach Inhalation oder Einnahme bestimmter Allergene. Üblicherweise fühlt sie sich müde, sie hat Schmerzen im unteren Wirbelsäulenbereich, Stuhlgang hat sie alle zwei bis drei Tage. Sie klagt über Durchschlafstörungen. Ihre Regel dauert sieben bis acht Tage, prämenstruell leidet sie an Spannungszuständen. Ihr Puls: etwas schwächlich an der linken proximalen Position, etwas saitenförmig links an der mittleren Taststelle. Ihre Zunge ist an Rändern und Spitze gerötet.

Diagnose

Ein klarer Fall einer Schwäche der Abwehr-Qi-Systeme von Lunge und Niere, die von Geburt an in einem Mangelzustand sind. Wir sehen allerdings noch andere Faktoren: aufsteigendes Leber-Yang (rote Zungenränder, prämenstruelle Spannung) und etwas Nieren-Yin-Mangel (Obstipation, Kreuzschmerz, Schlafstörungen).

Therapieprinzip

Die Abwehr-Qi-Systeme von Lunge und Niere stärken, das Nieren-Yin nähren, das Absteigen des Lungen-Qi wiederherstellen, Wind vertreiben, das Leber-Yang unterdrücken.

Arzneimitteltherapie

Es kommt eine Variation von Bai he gu jin tang (Dekokt zum Festigen des Metalls mit Bulbus Lilii) zum Einsatz.

Bulbus Lilii	Bai he	15.0 g
Radix Ophiopogonis	Mai dong	9.0 g
Radix Rehmanniae praeparata	Shu di huang	9.0 g
Radix Angelicae sinensis	Dang gui	6.0 g
Radix Paeoniae alba	Bai shao	9.0 g
Radix Platycodi	Jie geng	6.0 g
Bulbus Fritillariae cirrhosae	Chuan bei mu	6.0 g
Radix Saposhnikoviae	Fang feng	4.0 g
Semen Cuscutae	Tu si zi	6.0 g
Fructus Psoraleae	Bu gu zhi	4.0 g
Semen Armeniacae	Xing ren	3.0 g
Fructus Perillae	Zi su zi	4.0 g
Semen Ziziphi	Suan zao ren	4.0 g
Radix Glycyrrhizae	Gan cao	3.0 g

Erläuterung

- Bai he und Mai dong nähren das Lungen Yin und stärken das Abwehr-Qi-System der Lunge.
- Shu di huang tonisiert die Nieren-Funktion des Qi-Empfangens.
- Dang gui, Bai shao und Suan zao ren harmonisieren die Leber, unterdrücken Leber-Yang und beruhigen den Geist.
- Jie geng, Chuan bei mu, Xing ren und Zi su zi gewährleisten das Absteigen des Lungen-Qi und besänftigen Asthma.
- Fang feng vertreibt Wind.
- Tu si zi und Bu gu zhi stärken das Abwehr-Qi-System der Niere.
- Gan cao harmonisiert.

Kasuistik

Eine 30jährige Patientin leidet seit ihrer Geburt an Ekzem und Asthma. Sie verwendet täglich Dosieraerosole mit Betasympathomimetika und Kortikoiden, sie steht auch unter oraler Kortikoidmedikation. Als sie noch ein Säugling war, bekam sie wegen des Asthma Steroide, was aber das Ekzem verschlechterte. Seit ihrem siebenten Lebensjahr verwendet sie Kortikoidexterna wegen ihres Ekzems. Während ihrer Schulzeit scheint das Ekzem zu verschwinden, kehrte aber mit etwa zwanzig umso schlimmer zurück. Als sie zur Behandlung kommt, ist das Ekzem gerade in voller Blüte, es bedeckt nahezu den ganzen Körper, es ist an Gesicht, Brustkorb und Extremitäten besonders schlecht. Die Haut ist sehr rot, trocken, dick, grobstrukturiert und juckend. Wenngleich die Haut trocken ist, nässen die ekzematischen Läsionen gelegentlich. Die Patientin leidet auch an einer Rhinitis allergica, ihr Mund fühlt sich häufig trocken an. Es sind keine weiteren auffälligen Symptome und Krankheitszeichen zu finden, ihr Harn und Stuhl ist normal. Ihre Zunge ist etwas blaß, dünn und trocken. Ihr Puls ist schwächlich und rauh. Beide proximalen Positionen, der Niere entsprechend, sind ausnehmend schwächlich.

Diagnose

Auch hier sehen wir einen klaren Fall einer angeborenen Schwäche der Abwehr-Qi-Systeme von Lunge und Niere. Der Pulsbefund bestätigt die Nieren-Schwäche. Aufgrund der langen Krankheitsdauer sehen wir auch einen gewissen Blut-Mangel, da die Niere auch zur Bildung des Blutes beiträgt. Der Blut-Mangel führt zur Entwicklung von Wind-Hitze der Haut, was das Ekzem verschlechtert. Die Schwäche des Blutes ist an der blassen, dünnen und trockenen Zunge gut zu erkennen. Das Ekzem selbst ist hauptsächlich dem Wind-Hitze-Typus zuzuordnen, wenngleich wir auch aufgrund des gelegentlichen Nässens etwas Nässe-Hitze erkennen.

Therapieprinzip

Da das Ekzem zum Behandlungsbeginn das herausragende Problem ist, behandeln wir es vorrangig. Das Behandlungsziel ist es, die Abwehr-Qi-Systeme von Lunge und Niere zu stärken, Wind aus dem Brustkorb zu vertreiben, das Blut zu nähren, Wind-Hitze der Haut zu beseitigen und das Absteigen des Lungen-Qi wiederherzustellen. Die verwendete Rezeptur ist eine Variation von Yang xue ding feng tang (Dekokt zum Nähren des Blutes und zum Beseitigen von Wind):

Radix Rehmanniae	Sheng di huang	12.0 g
Radix Angelicae sinensis	Dang gui	9.0 g
Radix Polygoni multiflori	He shou wu	9.0 g
Radix Asparagi	Tian dong	9.0 g
Radix Ophiopogonis	Mai dong	6.0 g
Radix Paeoniae rubra	Chi shao	6.0 g
Cortex Moutan	Mu dan pi	4.0 g
Fructus Gardeniae	Zhi zi	4.0 g
Periostracum Cicadae	Chan tui	6.0 g
Herba Schizonepetae	Jing jie	4.0 g
Radix Saposhnikoviae	Fang feng	4.0 g
Semen Cuscutae	Tu si zi	6.0 g
Fructus Psoraleae	Bu gu zhi	4.0 g
Semen Armeniacae	Xing ren	4.0 g
Fructus Perillae	Zi su zi	4.0 g
Radix Glycyrrhizae	Gan cao	4.0 g

Erläuterung

- Sheng di huang, Dang gui und He shou wu nähren das Blut. Sheng di huang kühlt auch das Blut.
- Tian dong und Mai dong nähren das Yin, um das Blut zu unterstützen, und sie befeuchten. Mai dong stärkt auch die Lunge. Alle diese Arzneien stärken das Abwehr-Qi-System der Lunge.
- Chi shao, Mu dan pi und Zhi zi beseitigen Hitze und kühlen das Blut, um das Entfernen der Hitze von der Haut zu unterstützen.
- Jing jie und Chan tui beseitigen Wind-Hitze der Haut.
- Fang feng vertreibt Wind aus dem Thorax.
- Tu si zi und Bu gu zhi stärken das Abwehr-Qi-System der Niere.

- Zi su zi und Xing ren gewährleisten das Absteigen des Lungen-Qi.
- Gan cao harmonisiert und entgiftet.

Der Zustand der Patientin bessert sich langsam, die Therapie läuft noch.

Kasuistik

Eine 28jährige Patientin leidet seit ihrem 7. Lebensjahr an Asthma. Die Anfälle sind in der Nacht schlimmer und werden durch Exposition gegenüber Kälte, Hunden, Katzen oder Pferden ausgelöst. Sie muß täglich ein Dosieraerosol mit einem Betasympathomimetikum verwenden. Sie leidet auch an Rhinitis allergica. Im allgemeinen verspürt sie ein Kältegefühl, besonders an Händen und Füßen. Ihre Zunge ist etwas blaß, ihr Puls ist langsam und schwächlich, vor allem an der rechten proximalen Taststelle.

Diagnose

Es handelt sich um einen weiteren Fall einer Schwäche der Abwehr-Qi-Systeme von Lunge und Niere. Wir erkennen diese Konstellation am allgemeinen Kältegefühl, der blassen Zunge und am schwächlichen Puls an der rechten hinteren Taststelle.

Therapieprinzip

Die Abwehr-Qi-Systeme von Lunge und Niere stärken, das Nieren-Yang tonisieren, Wind vertreiben, das Absteigen des Lungen-Qi wiederherstellen. Die verwendete Rezeptur ist eine Variation von Su zi jiang qi tang (Dekokt mit Fructus Perillae, das das Qi nach unten leitet)

Fructus Perillae	Zi su zi	9.0 g
Folium Perillae	Zi su ye	5 Blätter
Rhizoma Pinelliae	Ban xia	9.0 g
Cortex Magnoliae officinalis	Hou po	6.0 g
Radix Saposhnikoviae	Fang feng	4.0 g
Cortex Cinnamomi	Rou gui	3.0 g
Radix Angelicae sinensis	Dang gui	6.0 g
Semen Cuscutae	Tu si zi	6.0 g
Radix Dipsaci	Xu duan	4.0 g
Rhizoma Zingiberis recens	Sheng jiang	2 Scheiben
Radix Glycyrrhizae tosta	Zhi gan cao	6.0 g
Fructus Jujubae	Da zao	1 Stück

Erläuterung

- Zi su zi und Zi su ye stellen das Absteigen des Lungen-Qi wieder her.
- Ban xia und Hou po unterdrücken rebellierendes Qi und mindern Völle im Brustkorb.
- Fang feng vertreibt Wind aus dem Thorax.
- Rou gui und Dang gui tonisieren das Nieren-Yang und die Leber, um den Unteren Erwärmer zu stärken.
- Tu si zi und Xu duan stärken das Abwehr-Qi-System der Niere sowie das Nieren-Yang.
- Sheng jiang, Gan cao und Da zao harmonisieren.

Kasuistik

Eine 40jährige Patientin leidet ungefähr seit ihrem zwanzigsten Lebensjahr an Asthma. Die Anfälle begannen nach einem tiefgreifenden emotionalen Trauma. Sie verwendet viermal täglich Dosieraerosole mit Betasympathomimetika und Kortikoiden. Zum Zeitpunkt der Konsultation nimmt sie auch Kortikoide oral ein. Es sind keine Allergien zu erheben, sie leidet auch nicht an Rhinitis allergica.

Zusätzlich zum Asthma berichtet sie über häufige Katarrhe mit reichlich klebrigem, gelbem Nasensekret.

Unter Streß spannt sie sich sehr an und wird gleichzeitig schwach, ihre Hände werden kalt, sie fühlt sich der Situation nicht gewachsen. Sie klagt auch über prämenstruelle Spannung sowie über Distension im Hypochondrium und im abdominellen Bereich.

Ihre Zunge ist rot, an den Rändern und der Spitze etwas mehr gerötet, es ist ein gelber Belag zu sehen. Ihr Puls ist an der linken Hand saitenförmig.

Diagnose

Wir haben hier kein allergisches Asthma vor uns, sondern eines vom late-onset-Typus, das einen klaren Bezug zu einer Leber-Disharmonie aufweist. Hier hat sich eine lange andauernde Stagnation des Leber-Qi in Leber-Feuer umgewandelt. Das Leber-Feuer behindert das Absteigen des Lungen-Qi im Thorax, was zu Asthma führt. Das Leber-Feuer erkennen wir am roten Zungenkörper mit zusätzlich geröteten Rändern.

Der dickflüssige, gelbe Nasenschleim ist ein Fall von Nasensekretion (bi yuan) aufgrund von Leber- und Gallenblasen-Feuer, das zur Nase emporsteigt.

Therapieprinzip

Das Leber-Qi bewegen, Leber-Feuer beseitigen, das Absteigen des Lungen-Qi gewährleisten, den Geist-shen besänftigen und die Wanderseele-hun beruhigen.

Arzneimitteltherapie

Diese Patientin bekommt eine ausschließliche Behandlung mit Arzneimitteln. Die verwendete Rezeptur ist eine Variation von Si ni san (Pulver für kalte Extremitäten), einer Mischung, die das Leber-Qi bewegt, und Xie bai san (Pulver, das das Weiße abfließen läßt), das Lungen-Hitze beseitigt und das Absteigen das Lungen-Qi instandsetzt. Si ni san wird ausgewählt, weil es eine Leber-Qi-Stagnation war, die zum Leber-Feuer führte. Die anzuwendende Methode ist es deshalb nicht, das Leber-Feuer mit bitteren und kalten Arzneien auszuleiten, sondern das Leber-Feuer zu klären, und zwar mit scharfen Arzneien, die den Qi-Fluß öffnen, und mit bitteren, die ausleiten. Ein weiterer Grund für die Auswahl von Si ni san ist die Tatsache, daß die Patientin unter Streß kalte Hände bekommt. Das ist eines der Leitsymptome für die Rezeptur.

Nun zur eingesetzten Rezeptur:

Radix Bupleuri	Chai hu	6.0 g
Radix Paeoniae alba	Bai shao	9.0 g
Radix Glycyrrhizae	Gan cao	4.5 g

Fructus Aurantii immaturus	Zhi shi	6.0 g
Cortex Magnoliae officinalis	Hou po	4.5 g
Fructus Gardeniae	Zhi zi	4.0 g
Cortex Mori	Sang bai pi	6.0 g
Cortex Lycii	Di gu pi	4.0 g
Fructus Perillae	Zi su zi	6.0 g
Semen Armeniacae	Xing ren	6.0 g
Semen Ziziphi	Suan zao ren	4.0 g
Radix Polygalae	Yuan zhi	4.0 g

Erläuterung

- Chai hu, Bai shao, Gan cao und Zhi shi bilden die Rezeptur Si ni san, die das Leber-Qi bewegt und den Geist beruhigt.
- Hou po, eine scharfe Arznei, wird hinzugefügt, um das Qi zu bewegen und den Brustkorb zu öffnen. Sie unterstützt dadurch die Atmung und hat einen deutlich beruhigenden Effekt auf den Geist.
- Zhi zi, eine bittere Arznei, wird hinzugefügt, um Leber-Feuer zu klären.
- Sang bai pi und Di gu pi sind in Xie bai san enthalten, einer Rezeptur, die Lungen-Hitze beseitigt und das Absteigen des Lungen-Qi wiederherstellt.
- Zi su zi und Xing ren gewährleisten das Absteigen des Lungen-Qi und erleichtern Asthma.
- Suan zao ren und Yuan zhi beruhigen den Geist und besänftigen die Wanderseele.

Die Patientin wird mit dieser Grundrezeptur und einigen Variationen davon über neun Monate behandelt, wodurch sich eine fast vollständige Heilung einstellt.

Kasuistik

Ein 33jähriger Patient leidet seit seinem ersten Lebensjahr an Asthma. Es wurde während seiner Jugendjahre besser, verschlimmerte sich aber wieder nach dem zwanzigsten Lebensjahr. Seine Anfälle werden durch Exposition gegenüber Staub, Hausstaubmilben und Katzen ausgelöst. Er benötigt täglich ein Dosieraerosol mit einem Betasympathomimetikum. Abgesehen vom Asthma weist er kaum irgendwelche Symptome auf. Es fällt bloß eine Nykturie auf.

Die Farbe seines Zungenbelags ist fast normal, minimal blaß, der Zungenkörper ist gedunsen und weist einen Riß im Magenareal auf (Farbabbildung 5.2). Der Puls ist auf der rechten Seite etwas schwächlich.

Diagnose

Ein weiterer Fall von Schwäche der Abwehr-Qi-Systeme von Lunge und Niere, vor allem jenes der Lunge. Zusätzlich finden wir eine Schwäche von Magen und Milz, was wir am schwächlichen Puls auf der rechten Seite sowie dem Magen-Riß auf der Zunge und dem gedunsenen Zungenkörper erkennen.

Therapieprinzip

Die Abwehr-Qi-Systeme von Lunge und Niere tonisieren, die Milz stärken.

Arzneimitteltherapie

Dieser Patient wird ausschließlich mit Arzneien behandelt, und zwar mit einer Variation von Ren shen ge jie san (Pulver mit Radix Ginseng und Gecko):

Gecko (pulverisiert)	Ge jie	4.0 g
Radix Glycyrrhizae tosta	Zhi gan cao	4.0 g
Radix Ginseng	Ren shen	6.0 g
Poria	Fu ling	6.0 g
Bulbus Fritillariae cirrhosae	Chuan bei mu	6.0 g
Cortex Mori	Sang bai pi	6.0 g
Semen Armeniacae	Xing ren	9.0 g
Radix Astragali	Huang qi	6.0 g
Radix Ophiopogonis	Mai dong	3.0 g

Erläuterung

- Diese Rezeptur tonisiert die Abwehr-Qi-Systeme von Lunge und Niere, stärkt die Milz und stellt das Absteigen des Lungen-Qi wieder her.
- Die ersten sieben Arzneien gehören zur ursprünglichen Mischung.
- Zhi mu wird aus der Originalrezeptur entfernt, weil keine Hitze-Zeichen vorliegen.
- Huang qi und Mai dong werden hinzugefügt, um die Abwehr-Qi-System der Lunge zusätzlich zu stärken.

Der Patient seht noch in Behandlung, er kann nach und nach den Gebrauch des Dosieraerosols reduzieren.

Prognose und Prävention

Die Behandlung des allergischen Asthma braucht viel Zeit, da die Erkrankung, wie wir ausgeführt haben, auf einer angeborenen Schwäche der Abwehr-Qi-Systeme von Lunge und Niere fußt. In den meisten Fällen braucht die Therapie viele Monate, wenn nicht Jahre, um bleibende Erfolge zu gewährleisten. Sowohl Akupunktur als auch Chinesische Arzneimitteltherapie sind in isoliert oder kombiniert angewandt in gleichem Maße wirksam. Können Kindern recht bald nach Ausbruch der Erkrankung behandelt werden, so ist die Behandlungsdauer um vieles kürzer. Gebraucht der Patient bronchodilatatorische Dosieraerosole, so braucht man diese nicht mit Gewalt abzusetzen, vielmehr wird der Bedarf an deren Einsatz mit Fortschreiten der Therapie abnehmen. Was die orale Verabreichung von Kortikosteroiden betrifft, so ist es vorteilhaft, wenn der Patient sie so bald wie möglich ganz langsam reduzieren kann. Sie haben nämlich viele Nebenwirkungen, vor allem rufen sie auf lange Sicht eine Schwäche der Niere hervor. Da das allergische Asthma aber auf eine Schwäche des Abwehr-Qi-Systems der Niere zurückgeht, kann der Zustand durch orale Kortikosteroide nur verschlimmert werden, wenngleich sie kurzfristige Erleichterung bringen.

Wird Asthma von Ekzem begleitet, und der Patient verwendet externe Kortikosteroide, so sollten diese abgesetzt werden. Das bedeutet natürlich, und diesbezüglich müssen wir den Patienten informieren, daß das Ekzem vorübergehend schlechter wird. Dieser Verschlimmerung können und sollen wir aber mittels äußerer Anwendung von Arzneien entgegenwirken, wie wir sie oben besprochen haben. Das ist eine wichtige Maßnahme, um ein Vertrauen des Patienten zur Therapie aufzubauen.

Haben wir einmal den Patienten wegen seines Asthma erfolgreich behandelt, so ist es wichtig, Vorbeugungsmaßnahmen gegen ein Rezidiv zu setzen.

Erwachsene müssen darauf achten, ausreichend Ruhe zu bekommen, sie sollen übermäßige sexuelle Betätigung vermeiden. Kinder (eigentlich vor allem ihre Eltern) sollten angewiesen werden, große Mengen an Milchprodukten, Süßigkeiten und fetten, gebratenen Speisen zu vermeiden. Sie müssen sich auch davor hüten, sich ohne ausreichenden Kleidungsschutz Kälte und Wind auszusetzen.

Sowohl Erwachsene als auch Kinder sollten sofort bei den ersten Zeichen eines Eindringens von äußerem Wind behandelt werden. Dieser Zustand kann bei empfänglichen Individuen nämlich sehr schnell zu einem Asthmaanfall führen.

Liegt ein Ekzem vor, so sollte der Patient Krustentiere wie Shrimps, Garnelen, Krabben und Hummer vermeiden. Auch Spinat, Pilze, Milchprodukte, gebratene und fette Speisen, scharfes Essen und Alkohol sollte man aus dem Wege gehen.

Bestimmte Rezepturen kann man auch präventiv einsetzen, vor allem im frühen Herbst. Unter „Herbst" ist jene Periode gemeint, die der chinesische Kalender bezeichnet. Nach diesem System bezeichnen Tagundnachtgleichen und Sonnenwenden nicht den Beginn, sondern etwa die Mitte einer Jahreszeit. Demzufolge ist der frühe „Herbst" etwa Ende August.

Im folgenden einige dieser Rezepturen:

Rezeptur 1

Radix Codonopsis pilosulae	Dang shen	60.0 g
Gecko	Ge jie	2 Stück
Herba Ephedrae	Ma huang	30.0 g
Semen Armeniacae	Xing ren	100.0 g
Radix Glycyrrhizae	Gan cao	50.0 g
Rhizoma Zingiberis recens	Sheng jiang	60.0 g
Fructus Jujubae	Da zao	120.0 g

Diese Zutaten ergeben, nachdem sie in einer Kaffeemühle sehr fein zermahlen werden, etwa 500 Gramm Arzneipulver, von dem pro Tag ein Teelöffel jeweils nach einer Mahlzeit mit etwas heißem Wasser eingenommen werden soll.

Rezeptur 2

Man kann vor allem bei dünnen Kindern Plazenta-Pillen verwenden, am besten in Verbindung mit einer der folgenden Fertigarzneien:

- Yu ping feng san (Pulver des Jade-Windschilds): bei Schwäche des Abwehr-Qi-Systems der Lunge.
- Liu jun zi wan (Pille der sechs Edlen): bei Milz-Schwäche.
- Jin gui shen qi wan (Pille für das Nieren-Qi aus „Abriß des Wichtigsten aus Goldtruhe und Jadekasten"): bei Schwäche des Abwehr-Qi-Systems der Niere vor einem Hintergrund von Yang-Mangel.
- Mai wei di huang wan (Pille mit Radix Ophiopogonis, Fructus Schisandrae und Radix Rehmanniae praeparata): bei Schwäche des Abwehr-Qi-Systems der Niere vor einem Hintergrund von Yin-Mangel.

Rezeptur 3

Radix Ginseng	Ren shen
Gecko	Ge jie

In gleichen Mengen zu einem Pulver verarbeiten. Nach dem Frühstück einen Teelöffel mit heißem Wasser einnehmen.

Rezeptur zur äußeren Anwendung 4

Semen Sinapis	Jie zi	12.0 g
Rhizoma Corydalis	Yan hu suo	12.0 g
Herba Asari	Xi xin	21.0 g
Radix Kansui	Gan sui	12.0 g
Moschus	She xiang	0.15 g

Die Zutaten zu einem feinen Pulver vermahlen, mit frischem Ingwersaft mischen und zu kleinen Kegeln formen, die an den folgenden Punkten mit Pflastern fixiert werden: B 13, B 43-gaohuangshu, LG 14-dazhui. Zwei Stunden auf den Punkten belassen. Zwei- bis dreimal im August anwenden, aus dem oben angeführten saisonalen Grund.

Akupunktur

Die folgenden Punkte mit Moxibustion stärken (außer bei Yin-Mangel):

- B 13, LG 12-shenzhu, B 43-gaohuangshu: zum Stärken des Abwehr-Qi-Systems der Lunge. Diese Punkte werden im späten August stimuliert.
- B 23, KG 4 und N 16-huangshu: zum Stärken des Abwehr-Qi-Systems der Niere. Diese Punkte werden im späten Oktober eingesetzt.

Westliche Pharmakotherapie

Da die meisten Asthmapatienten, die wir behandeln, unter irgendeiner Medikation stehen, ist es wichtig, die Wirkungsweise westlicher Arzneien und deren Einfluß auf unsere Behandlungsmethoden zu verstehen.

Die drei Hauptrichtungen westlicher Pharmaka in der Behandlung des Asthma sind:

1. Anti-allergische Pharmaka
2. Bronchodilatatoren
3. Kortikosteroide

Jede dieser Substanzgruppen setzt in einem bestimmten Stadium des pathogenetischen Vorganges an, der zum Asthma führt.

Anti-allergische Pharmaka

Sie wirken über eine Stabilisierung der in den Bronchien beheimateten Mastzellen, indem sie deren Sensitivität auf Stimulation durch Allergene herabsetzen. Diese Pharmaka werden bloß zur Prophylaxe und nicht zur eigentlichen Therapie gegeben. Sie scheinen bei Kindern wirksamer als bei Erwachsenen zu sein.

Sie beeinflussen die Behandlung mit Akupunktur oder Chinesischer Arzneimitteltherapie nicht, sie führen zu keinen nennenswerten Veränderungen an Puls oder Zunge.

Bronchodilatatoren

Sie stimulieren die adrenergen Rezeptoren des sympathischen Nervensystems der Bronchien und führen dadurch zu einer Erweiterung. Die am häufigsten verwendeten Substanzen sind jene, die die Beta 2-adrenergen Rezeptoren aktivieren, denn sie sind selektiver und führen zu weniger Nebenwirkungen als Adrenalin oder Theophyllin, die sowohl Alpha- als auch Beta-Rezeptoren stimulieren. Aber auch die jetzt gebräuchlichen Arzneien haben Nebenwirkungen, vor allem führen sie zu Tachykardien.

Aus Sicht der Chinesischen Diagnostik beeinflussen selektive Bronchodilatatoren wie Salbutamol nicht die Zunge, wenngleich sie gelegentlich einen etwas überflutenden Herz-Puls bewirken. Andere Bronchodilatatoren wie Isoprenalin und Orciprenalin haben mehr Nebenwirkungen Richtung Herz: neben einem überflutenden Herz-Puls sehen wir auch eine Rötung der Zungenspitze.

Der Gebrauch von Bronchodilatatoren, die über Dosieraerosole zugeführt werden, läßt sich mit Akupunktur und Chinesischer Arzneimitteltherapie vereinbaren. Diese Substanzen können sogar als nützlicher Indikator der Wirksamkeit unserer Behandlung dienen, wenn der Patient nach und nach weniger von diesen Medikamenten benötigt.

Kortikosteroide

Sie vermindern die Entzündung und Schleimüberproduktion der entzündeten Bronchialschleimhaut. Sie werden entweder oral gegeben, wie zum Beispiel Prednisolon, oder über Inhalation verabreicht, wie etwa Beclomethason. Bei oraler Einnahme führen sie zu deutlich mehr Nebenwirkungen.

Aus Sicht der Chinesischen Medizin bewirken Kortikosteroide Hitze und schwächen die Niere. Sie wirken sich deutlich auf die Zunge aus, indem sie zu einer Rötung und zu Gedunsenheit des Zungenkörpers führen. Sie beeinflussen auch den Puls: die Nieren-Position wird schwächlich, der Puls ist im allgemeinen schneller als normal. Wenngleich man Kortikosteroide mit Akupunktur und Chinesischer Arzneimitteltherapie kombinieren kann, so verzögern Steroide die Wirkung unserer Behandlung doch einigermaßen. Wir müssen daher im Laufe unserer Therapie die Niere umso mehr stärken, indem wir Punkte wie B 23 oder Arzneien wie Radix Rehmanniae praeparata (Shu Di Huang) und Radix Rehmanniae (Sheng Di Huang) verwenden.

Wirkungsweise und -ort der drei oben angeführten Substanzgruppen sind in Abbildung 5.3 zusammengefaßt.

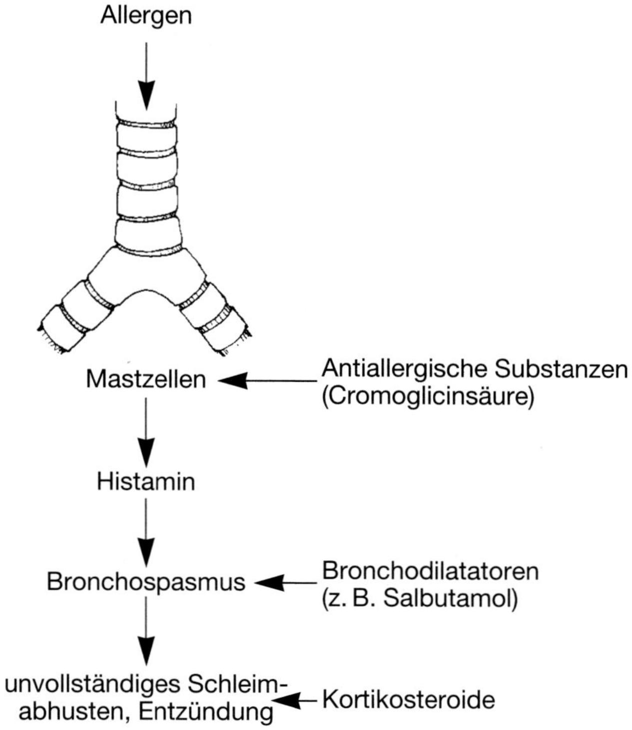

Abb. 5.3: Wirkweise und -ort antiallergischer und bronchodilatatorischer Substanzen und von Kortikosteroiden

Fußnoten

1 Kay AB, Allergy and Asthma, S. 153; Blackwell Scientific Publications, Oxford 1989.

2 Niels Mygind, Rhinitis and Asthma, S. 10; Munksgaard, 1990.

3 Niels Mygind, Rhinitis and Asthma, S. 10; Munksgaard, 1990.

4 Niels Mygind, Rhinitis and Asthma, S. 10; Munksgaard, 1990.

5 Niels Mygind, Rhinitis and Asthma, S. 14; Munksgaard, 1990. Dr. Withering riet auch zur Einnahme „sehr stark zubereiteten Kaffees" als dem besten Mittel zur Erleichterung des Asthma. Dies stimmt mit der modernen Verwendung von Sympathomimetika überein, um eine Bronchodilatation herbeizuführen. Koffein ist ja ein Xanthinderivat mit sympathomimetischer Wirkung.

6 Zitiert in: Zhang Bo-Yu, Internal Medicine (Zhong Yi Nei Ke Xue), S. 59; Shanghai Science Publishing House, Shanghai 1986.

7 Kay AB, Allergy and Asthma, S. 104; Blackwell Scientific Publications, Oxford 1989.

8 Kay AB, Allergy and Asthma, S. 159; Blackwell Scientific Publications, Oxford 1989.

9 Kumar PJ, Clark ML, Clinical Medicine, S. 586; Bailliere Tindal, London 1987.

10 Spiritual Axis (Ling Shu Jing), S. 126; People´s Publishing House, Beijing 1981. Erstmals etwa 100 v. Chr. erschienen.

11 Andrews BJ in: Journal of Chinese Medicine, S. 31; 35 (1991).

12 Niels Mygind, Rhinitis and Asthma, S. 252; Munksgaard, 1990.

13 Niels Mygind, Rhinitis and Asthma, S. 113; Munksgaard, 1990.

14 Kay AB, Allergy and Asthma, S. 107; Blackwell Scientific Publications, Oxford 1989.

15 Kay AB, Allergy and Asthma, S. 114; Blackwell Scientific Publications, Oxford 1989.

16 Niels Mygind, Rhinitis and Asthma, S. 102; Munksgaard, 1990.

17 Matsumoto K: Vortrag beim Pacific Symposium of Oriental Medicine, 1990.

18 Niels Mygind, Rhinitis and Asthma, S. 112; Munksgaard, 1990.

19 Kay AB, Allergy and Asthma, S. 107; Blackwell Scientific Publications, Oxford 1989.

20 Kay AB, Allergy and Asthma, S. 108; Blackwell Scientific Publications, Oxford 1989.

21 Spiritual Axis (Ling Shu Jing), S. 23; People's Publishing House, Beijing 1981.

22 Zhang Jie-Bin, Classic of Categories (Lei Jing), S. 63; People´s Publishing House, Beijing 1983. Erstmals 1624 erschienen.

23 Kay AB, Allergy and Asthma, S. 162; Blackwell Scientific Publications, Oxford 1989.

24 Siehe Kapitel 4, Fußnote 5. (Anmerkung des Übersetzers der deutschen Ausgabe).

25 Shi Zi-Guang, Essential Clinical Experience of Famous Modern Doctors – Asthma (Dang Dai Ming Yi Ling Zhen Jing Hua), S. 96; Ancient Chinese Medical Texts Publishing House, 1988.

26 Journal of Chinese Medicine (Zhong Yi Za Zhi); 32:12, S.4.

27 Shi Zi-Guang, Essential Clinical Experience of Famous Modern Doctors – Asthma (Dang Dai Ming Yi Ling Zhen Jing Hua), S. 180; Ancient Chinese Medical Texts Publishing House, 1988.

28 Wang Luo-Zhen, A Compilation of the „Study of the Eight Extraordinary Vessels" (Qi Jing Ba Mai Kao Jiao Zhu), S.1; Shanghai Science Publishing House, Shanghai 1985. Li Shi Zhens Buch „Eine Untersuchung der Acht Außerordentlichen Gefäße" kam erstmals 1578 heraus.

29 Spiritual Axis (Ling Shu Jing), S. 120; People´s Health Publishing House, Beijing 1981.

30 De Giacomo E in: Rivista Italiana di Medicina Tradizionale Cinese (Italienische Zeitschrift für Traditionelle Chinesische Medizin).1991; 3:10.

Kapitel 6

Allergische Rhinitis

过敏性鼻炎

An Diagnose und Therapie der allergischen Rhinitis heranzugehen, führt zu ähnlichen Problemen wie beim Asthma. „Allergische Rhinitis" ist nun einmal eine Erkrankung, die gemäß der Westlichen Medizin definiert ist, wir aber müssen herausfinden, zu welchem Symptom der Chinesischen Medizinliteratur dieser Zustand entspricht.

In den meisten chinesischen oder auch englischsprachigen Werken wird die allergische Rhinitis mit dem chinesischen Symptom „bi yuan" korreliert, was wörtlich soviel wie „Nasenpfütze" heißt. Wir müssen zunächst herausfinden, ob diese Korrespondenz zutrifft, und ob die Theorie von bi yuan eingesetzt werden kann, um allergische Rhinitis zu differenzieren und zu behandeln. Wie beim Asthma wollen wir daher die folgenden Punkte diskutieren:

- die allergische Rhinitis gemäß der Westlichen Medizin
- die Theorie von bi yuan in der Chinesischen Medizin
- Unterschiede zwischen allergischer Rhinitis und bi yuan
- eine neue Theorie der allergischen Rhinitis aus Sicht der Chinesischen Medizin.

Die allergische Rhinitis gemäß der Westlichen Medizin

Die wichtigsten klinischen Manifestationen der allergischen Rhinitis sind verstopfte Nase, wäßriges Nasensekret und Niesen. In einigen Fällen sind auch die Augen betroffen, die Bindehaut kann rot werden und jucken. In 20% der Fälle steht auch Asthma in Verbindung mit der Rhinitis.

Ätiologie

Die allergische Rhinitis beruht auf einer Antigen-Antikörper-Reaktion in der Nasenschleimhaut. Wenn es sich bei den verantwortlichen Antigenen bloß um Pollenpartikel handelt, so wird die Erkrankung auch als saisonale allergische Rhinitis oder als Heuschnupfen bezeichnet. Wenn die Antigene aber Staub, Fäkalien von Hausstaubmilben, Pilzsporen und Tierhaare sind, so sprechen wir von einer perennischen, also das ganze Jahr über bestehenden, allergischen Rhinitis. Bei Pelztieren wie Hunden oder Katzen sind die am meisten allergenen Substanzen Eiweißstoffe von Haut, Harn und Speichel. Bei der perennischen Rhinitis wird die Nase reaktiver gegenüber unspezifischen Stimuli wie Zigarettenrauch, Benzindämpfen, Parfüms und – im Falle von Akupunkteuren – gegenüber Moxarauch.

Pathologie

Die Erkrankung entwickelt sich als Folge einer Interaktion zwischen inhaliertem Allergen und sich an den Mastzellenoberflächen anlagernden IgE-Antikörpermolekülen. Die Mastzellen liegen in der Nasenschleimhaut, sie werden bei erster Exposition gegenüber dem verantwortlichen Allergen „bereitgemacht“, das heißt hohe Konzentrationen von IgE-Antikörpern binden sich an ihre Oberfläche. Bei späterer Exposition gegenüber Allergenen provozieren diese IgE-Antikörper eine „Explosion“ der Mastzellen und eine massive Histaminausschüttung. Histamin selbst verursacht eine Erhöhung der Durchlässigkeit des Epithels, was wiederum zuläßt, daß weitere Allergene die mit IgE „startklar gemachten“ Mastzellen erreichen. Das Niesen resultiert aus einer Überstimulation afferenter Nervenendigungen, es beginnt innerhalb von Minuten, nachdem die Allergene in die Nase eingedrungen sind. In der Folge kommt es zu einer massiv gesteigerten Nasensekretion und auch Blockierung der Nasenatmung, etwa 15 bis 20 Minuten nach dem Allergenkontakt.

Dieser pathologische Ablauf ist ähnlich jenem beim Asthma, der Hauptunterschied liegt darin, daß das Histamin bei der Entwicklung der allergischen Rhinitis eine entscheidendere Rolle spielt als beim Asthma. Deshalb sind auch Antihistaminika bei der allergischen Rhinitis sehr wirksam, beim Asthma aber von geringem Wert.

Bei Menschen mit Rhinitis beobachtet man eine größere Anhäufung von Mastzellen in der Nasenschleimhaut, wahrscheinlich nimmt ihre Zahl mit der Allergenstimulation zu. Das würde erklären, weshalb die Reaktionsfähigkeit der Nase auch für immer niedrigere Allergenexpositionen zunimmt.

Die stark geschwollene Mukosa bei der allergischen Rhinitis kann den Abfluß aus den Nasennebenhöhlen verlegen, was zu Sinusitis bei der Hälfte der Patienten führt. Nebenhöhleninfektionen sind eine häufige Komplikation und Folge der allergischen Rhinitis. Diesen wichtigen Punkt müssen wir uns vor Augen halten, wenn wir die Unter-

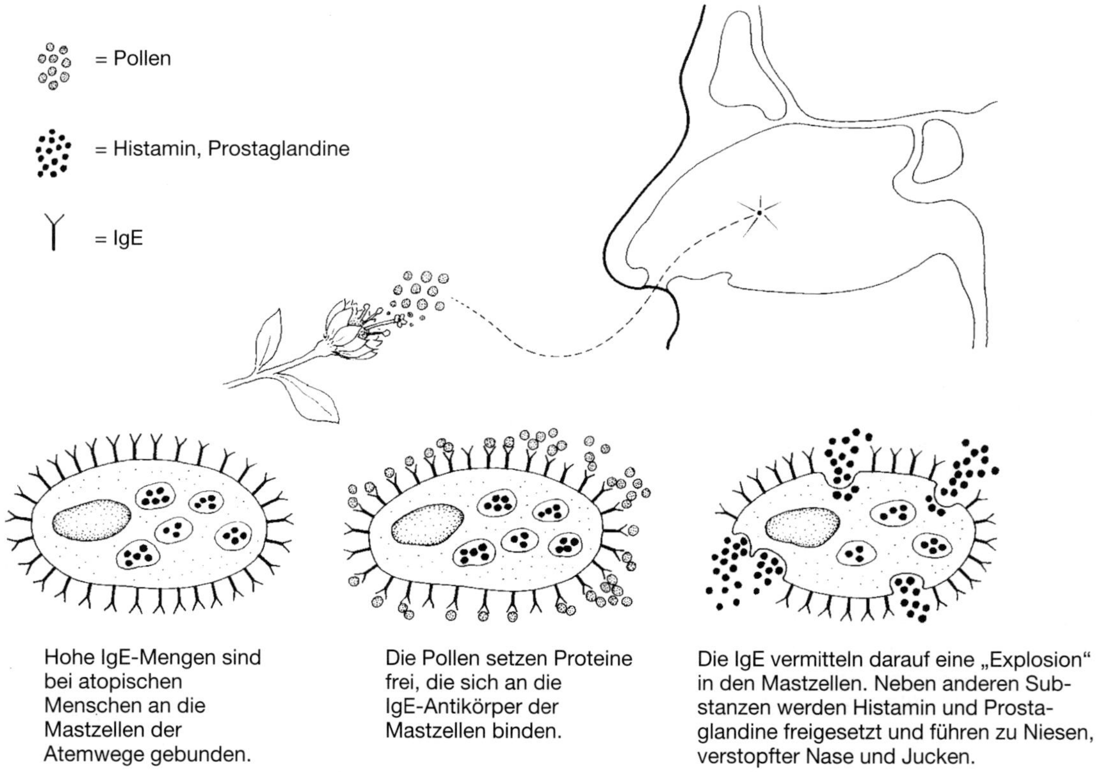

Abb. 6.1: Antigen-Antikörperreaktion bei der allergischen Rhinitis.

schiede zwischen allergischer Rhinitis und bi yuan diskutieren. Einige Menschen verlieren auch Geschmack- und Geruchsinn.

Die Antigen-Antikörperreaktion ist in Abbildung 6.1 anhand von Blütenpollen illustriert.

Die westliche Behandlung der allergischen Rhinitis setzt hauptsächlich auf Antihistaminika. Sie wirken, indem sie das Histamin daran hindern, seinen Wirkort zu erreichen, nämlich die H1-Rezeptoren. Deshalb werden diese Substanzen auch H1-Rezeptoren-Blocker genannt. Unter ihren Nebenwirkungen finden wir Sedierung, Schwindelgefühl, Müdigkeit, Schlafstörungen, Nervosität und gastrointestinale Störungen. Therapieversager von Antihistaminika werden darauf zurückgeführt, daß bei Allergien auch andere aktive Substanzen als bloß Histamin freigesetzt werden.

Auch Kortikosteroide zur Naseninhalation werden bei der allergischen Rhinitis eingesetzt. Sie scheinen keine systemischen Steroidnebenwirkungen zu verursachen.

Die Chinesische Theorie von bi yuan

Die wichtigsten klinischen Äußerungen, die meist in Zusammenhang mit bi yuan genannt werden, sind eine eitrige Nasensekretion mit üblem Geruch, eine verstopfte Nase, eine rinnende Nase, Kopfschmerzen und Niesen.[1]

Ätiologie und Pathologie

Bi yuan ist auf wiederholtes Eindringen von Wind-Kälte in den Lungen-Meridian und insuffiziente Therapie desselben zurückzuführen. Nach einiger Zeit verwandelt sich die Kälte in Hitze, die Lunge kann das Qi nicht mehr verteilen und absenken, es entwickelt sich eine lokale Stagnation von Qi und Blut in der Nase. Alle diese Faktoren führen zu einer Sekretion aus der Nase. Die Gallenblasen-Leitbahn trägt Hitze empor zum Gehirn, ebenso das Lenkergefäß, das sich auch ins Gehirn und in die Nase verzweigt. Dies führt zu einer eitrigen, gelben Sekretion aus der Nase. In der Chinesischen Medizin wird dieser Vorgang auch als „Überströmen des Gehirns" oder „Ausscheidung des Gehirns" bezeichnet.

Es sind also zwei Leitbahnen und Organe in den Zustand einbezogen: Lunge und Gallenblase. Nach einigen Jahren wird auch die Milz involviert, eine Milz-Schwäche, die zu Nässe führt, verschlimmert damit die Lage noch weiter.

Die Manifestation dieser Erkrankung besteht in Symptomen von Wind-Kälte oder Wind-Hitze. Die Wurzel des Zustandes ist eine Schwäche der Lunge beim Verteilen und Hinabführen des Qi, in einigen Fällen auch Hitze der Gallenblase.

Die Behandlung zielt auf das Vertreiben von Wind-Kälte ab, desweiteren auf das Beseitigen von Gallenblasen-Hitze oder Milz-Hitze, in Abhängigkeit vom vorherrschenden Muster.

Die Haupt-Syndrome, die man bei bi yuan antrifft:

- Eindringen von Wind-Kälte in die Lunge
- Eindringen von Wind-Hitze in die Lunge
- Leber- und Gallenblasen-Hitze
- Lungen-Hitze
- Milz-Hitze

1. Eindringen von Wind-Kälte in die Lunge

Verstopfte Nase, Nasenrinnen mit klarem Sekret, leichter Kopfschmerz, Niesen.

2. Eindringen von Wind-Hitze in die Lunge

Niesen, verstopfte Nase, Nasenrinnen mit dickem, gelbem Sekret, Jucken von Nase und Rachen, Rötung und Schwellung rund um die Nase, Augenjucken.

3. Leber- und Gallenblasen-Hitze

Trockene Nase, oder Nasenrinnen mit klebrigem, gelbem, purulentem und übelriechendem Sekret, verminderter Geruchsinn, bitterer Mundgeschmack, trockener Rachen, Kopfschmerz.

4. Lungen-Hitze

Verstopfte Nase, Nasenrinnen mit gelbem, übel riechendem Sekret, das auch Blut beinhalten kann, trockener Mund, Hitzeempfindung.

5. Milz-Hitze

Verstopfte Nase, Nasenrinnen mit gelbem, übel riechendem Sekret, verminderter Geruchsinn, Schwereempfindung des Kopfes, Kopfschmerz, bitterer, klebriger Mundgeschmack.

Unterschiede zwischen allergischer Rhinitis und bi yuan

Will man die Theorie von bi yuan einsetzen, um allergische Rhinitis zu behandeln, so stößt man auf einige Probleme.

Die Theorie von bi yuan bietet uns keine klare Erläuterung der allergischen Natur der Rhinitis, wir finden auch keine Erklärung für ihre Ätiologie.

Einige der Muster, die bei bi yuan beschrieben werden, betreffen nicht allergische Rhinitis, sondern Sinusitis. Tatsächlich beinhalten alle außer dem Eindringen von Wind-Kälte in die Lunge ein Nasenrinnen mit gelbem, klebrigem, eitrigem und übel riechendem Sekret. Das ist aber eindeutig ein Sinusitissymptom und kein Zeichen für Rhinitis. Gelbes, eitriges Sekret tritt bei Nebenhöhleninfektionen, nicht bei der Rhinitis auf.

Eine neue Theorie der allergischen Rhinitis

Die allergische Rhinitis ist durch eine gesteigerte Reagibilität des Immunsystems auf gewisse Allergene bedingt. Wie beim Asthma ist das aus Sicht der Chinesischen Medizin auf eine Schwäche der Abwehr-Qi-Systeme von Lunge und Niere zurückzuführen, sowie auf die chronische Anhäufung von Wind in der Nase.

Ätiologie

Die Schwäche der Abwehr-Qi-Systeme von Lunge und Niere ist entweder angeboren oder auf Probleme während Schwangerschaft oder Geburt zurückzuführen. Die ätiologischen Faktoren sind genau die gleichen wie beim Asthma (siehe Kapitel 5).

Wiederholtes Eindringen von Wind, das nicht adäquat therapiert wird, führt in Kombination mit einer vorbestehenden Schwäche der Abwehr-Qi-Systeme von Lunge und Niere zu einem Zustand, den man als chronische Ansammlung von Wind in der Nase bezeichnen könnte, ähnlich dem Vorgang bei Asthma, wenn sich Wind im Brustkorb ansammelt.

Pathologie

Die allergische Rhinitis wird also durch zwei Faktoren charakterisiert: erstens durch eine Schwäche der Abwehr-Qi-Systeme von Lunge und Niere, und zweitens durch die Ansammlung von Wind in der Nase. Wie beim Asthma erwähnt, betrifft die Schwäche des Abwehr-Qi-Systems der Niere nur diesen einen Aspekt ihrer Funktion, nicht aber andere Aufgaben. Wir erwarten also nicht, andere Symptome von Nieren-Schwäche zu finden, wie etwa Tinnitus, Schwindelgefühl, Nachtschweiß, Schwäche von Kreuz und Beinen, usw. Die allergische Rhinitis ist noch viel mehr als das Asthma auf eine Nieren-Schwäche zurückzuführen. Der Grund dafür: bei der allergischen Rhinitis hat die Niere nicht bloß für die Wurzel der Erkrankung eine Bedeutung, sondern über das Lenkergefäß auch für die Manifestation. Das Lenkergefäß entspringt zwischen den Nieren, verläuft entlang der Wirbelsäule zum höchsten Punkt des Kopfes empor und geht dann weiter zu Nase und Lippe. Diese Leitbahn stellt daher die Meridianverbindung zwischen Niere und Nase dar. Aus diesem Grund ist die Niere also nicht nur für das Atmen zuständig (aufgrund ihrer Funktion des Qi-Empfangens), sondern auch für das Niesen.

Die Hyperreaktivität der Immunantwort bei der allergischen Rhinitis ist also auf eine Schwäche des Abwehr-Qi-Systems der Niere und des Lenkergefäßes zurückzuführen. Hinsichtlich der Rolle des Lenkergefäßes bei der allergischen Rhinitis ist es interessant zu erwähnen, daß einige der Arzneien, die Li Shi-Zhen in bezug auf diesen Meridian erwähnt, Wind vertreiben und besonders auf die Nase einwirken: Fang feng (Radix Saposhnikoviae), Cang er zi (Fructus Xanthii), Jing jie (Herba Schizonepetae), Qiang huo (Rhizoma seu Radix Notopterygii), Xi xin (Herba Asari) und Gao ben (Rhizoma Ligustici).[2]

Die Symptome und Krankheitszeichen der allergischen Rhinitis sind jene von Wind-Kälte, da das Nasensekret immer weiß und wäßrig ist. Dies geht in Richtung einer Schwäche des Abwehr-Qi, das von der Lunge verteilt wird, seine Wurzeln aber in der Niere hat.[3] Wenn auch einige Bücher eine Nieren-Schwäche als die Wurzel der allergischen Rhinitis bezeichnen, so ist die Niere nicht nur für die Wurzel zuständig (aufgrund der Schwäche des Abwehr-Qi-Systems der Niere), sondern auch für die Manifestation, weil sie direkt mit dem Abwehr-Qi und dem Niesen verbunden ist.

Die allergische Rhinitis beginnt häufig in der frühen Kindheit, kann aber auch im späteren Leben ihren Anfang nehmen, in Verbindung mit einer zunehmende Schwäche des Nieren-Qi, möglicherweise aufgrund des Beginns der sexuellen Aktivität. In der Tat ist bei Männern über vierzig, die an allergischer Rhinitis leiden, häufig ein direkter Zusammenhang zwischen sexueller Betätigung und einem Rhinitis-Anfall zu bemerken. Obwohl also die Rhinitis offensichtlich eine viel harmlosere Erkrankung als Asthma ist, so deutet sie doch auf eine ausgeprägtere Nieren-Schwäche hin.

Zum Unterschied zwischen saisonaler und perennischer allergischer Rhinitis: letztere Form tritt einfach bei schwerwiegenderer Nieren-Schwäche auf.

Klarerweise ist bei Patienten über fünfzig die Pathologie häufig durch andere Faktoren kompliziert, der en häufigster eine Schwäche der Milz ist, die zu mehr Schleim-Produktion und dadurch zu Nasenrinnen Anlaß gibt.

Bei der Manifestation ist der wichtigste pathogene Faktor Wind, der den Lungen-Meridian der Nase befällt. Dies geht aber nicht nur auf wiederholtes Eindringen von Wind zurück, wie es die Theorie von bi yuan vertritt, sondern primär auf die vorbestehende Schwäche des Abwehr-Qi-Systems der Niere und die Schwäche des Lenkergefäßes in der Nase. Diese beiden Zustände „imitieren" ein Eindringen von Wind-Kälte. Auch das Niesen selbst ist auf ein Nieren-Problem zurückzuführen, und nicht notwendigerweise auf Wind.

Therapie

Hier ist es wichtig, zwischen saisonaler und perennischer Rhinitis zu unterscheiden. Bei der saisonalen Form sollten wir verschiedene Behandlungsprinzipien in Abhängigkeit von der Jahreszeit anwenden, bei der perennischen Form ist das Therapieprinzip hingegen unabhängig von der Jahreszeit.

Wir wollen deshalb die Besprechung der Therapie auf folgende Weise strukturieren:

1. Saisonale allergische Rhinitis

1.1 Therapie der Manifestation

1.1.1 Wind-Kälte

1.1.2 Wind-Hitze

1.2 Therapie der Wurzel

Schwäche der Abwehr-Qi-Systeme von Lunge und Niere und des Lenkergefäßes.

2. Perennische allergische Rhinitis

Schwäche der Abwehr-Qi-Systeme von Lunge und Niere und des Lenkergefäßes.

1. Saisonale allergische Rhinitis

Hier müssen wir die Behandlung der Jahreszeit anpassen. Während der Pollensaison wenden wir unsere Aufmerksamkeit der Therapie der Manifestation zu, wir vertreiben also Wind-Kälte oder Wind-Hitze. Außerhalb des Frühjahrs und Sommers konzentrieren wir uns auf die Behandlung der Wurzel, also auf das Stärken der Abwehr-Qi-Systeme von Lunge und Niere und das Tonisieren des Lenkergefäßes.

1.1 Therapie der Manifestation

1.1.1 Wind-Kälte

Klinische Manifestationen

Niesen, starkes Nasenrinnen mit weißem, wäßrigem Sekret, blasses Gesicht, verstopfte Nase, leichter Kopfschmerz, kein Durst.

Therapieprinzip

Wind-Kälte vertreiben, die verteilende und absteigende Funktion des Lungen-Qi wieder instand setzen.

Akupunktur

Punktauswahl

B 12, B 13, Lu 7, Di 20, bitong, LG 23-shangxing, G 20, yintang. Sedierende oder neutrale Nadelung. An B 12 und B 13 kann geschröpft werden.

Erläuterung

- B 12, B 13 und Lu 7 stellen das Verteilen und Absteigen des Lungen-Qi wieder her und vertreiben Wind. B 12 ist besonders effizient, wenn man den Punkt schröpft.
- Di 20, bitong und yintang sind lokale Punkte zum Vertreiben von Wind aus der Nase, und um Jucken und Niesen zu beenden.

- LG 23 und G 20 sind nahegelegene Punkte, um Wind aus dem Kopf zu vertreiben. Vornehmlich LG 23 vertreibt Wind aus der Nase und beendet Nasenrinnen.

Arzneimitteltherapie

Rezeptur 1

Xiao qing long tang

Kleineres Dekokt des Blaugrünen Drachens

Herba Ephedrae	Ma huang	9.0 g
Ramulus Cinnamomi	Gui zhi	6.0 g
Herba Asari	Xi xin	3.0 g
Rhizoma Zingiberis	Gan jiang	3.0 g
Rhizoma Pinelliae	Ban xia	9.0 g
Radix Paeoniae alba	Bai shao	9.0 g
Fructus Schisandrae	Wu wei zi	3.0 g
Radix Glycyrrhizae tosta	Zhi gan cao	6.0 g

Erläuterung

- Ma huang und Gui zhi befreien die Oberfläche, vertreiben Wind-Kälte und beenden Niesen.
- Xi xin, Gan jiang und Ban xia lösen Schleim auf, vor allem, wenn er sich in weißem, wäßrigem Sekret manifestiert.
- Bai shao und Wu wei zi, zwei saure und adstringierende Arzneien, wirken als Gegengewicht zum scharfen und zerstreuenden Geschmack von Ma huang und Gui zhi. Sie verhindern auf diese Weise eine Verletzung des Yin.
- Gan cao harmonisiert.

Variationen

Im Falle einer sehr juckenden und rinnenden Nase: plus Xin yi (Flos Magnoliae), Cang er zi (Fructus Xanthii) und Bai zhi (Radix Angelicae dahuricae).

Rezeptur 2

Cang er zi san

Fructus Xanthii-Pulver

Fructus Xanthii	Cang er zi	7.5 g
Flos Magnoliae	Xin yi	15.0 g
Radix Angelicae dahuricae	Bai zhi	30.0 g
Herba Menthae	Bo he	1.5 g

Erläuterung

- Cang er zi und Xin yi sind spezifische Arzneien zum Vertreiben von Wind aus der Nase. Sie beenden das Jucken in der Nase und das Niesen.
- Bai zhi hilft ebenfalls mit, Wind und Nässe aus der Nase zu vertreiben.
- Bo he ist eine leichte und aromatische Arznei, die emporsteigt, um Wind zu vertreiben.

Diese Rezeptur ist anzuwenden, wenn mehr das Niesen als die rinnende Nase das Hauptproblem ist. Da sie aus bloß vier Arzneien zusammengesetzt ist, können wir sie auch als Ganzes zu anderen Rezepturen hinzufügen, wenn Niesen das Hauptsymptom ist.

Rezeptur 3

Ma huang tang

Dekokt mit Herba Ephedrae

Herba Ephedrae	Ma huang	6.0 g
Ramulus Cinnamomi	Gui zhi	4.0 g
Semen Armeniacae	Xing ren	9.0 g
Radix Glycyrrhizae tosta	Zhi gan cao	3.0 g

Erläuterung

Diese Rezeptur wird am besten verwendet, wenn wir ausgeprägte Wind-Kälte-Symptome finden, wie Kältegefühl, Fehlen von Schweiß und einen oberflächlichen, gespannten Puls.

Rezeptur 4

Gui zhi tang

Dekokt mit Ramulus Cinnamomi

Ramulus Cinnamomi	Gui zhi	9.0 g
Radix Paeoniae alba	Bai shao	9.0 g
Rhizoma Zingiberis recens	Sheng jiang	9.0 g
Fructus Jujubae	Da zao	3 Stück
Radix Glycyrrhizae tosta	Zhi gan cao	6.0 g

Erläuterung

- Gui zhi ist scharf, befreit also die Oberfläche.
- Bai shao ist sauer, adstringiert deshalb und unterstützt das Nähr-Qi. Die Kombination von Gui zhi und Bai shao vertreibt Wind, indem sie das Abwehr- und das Nähr-Qi harmonisiert. Leichtes Schwitzen ist ein Symptom für einen Mangel an Nähr-Qi.
- Sheng jiang und Da zao haben in Kombination die gleiche Wirkung wie Gui zhi und Bai shao, sie unterstützen daher das erste Arzneimittelpaar beim Harmonisieren von Abwehr- und Nähr-Qi.
- Gan cao harmonisiert.

Diese Mischung wird verwendet, wenn es Symptome von Wind-Kälte mit leichtem Schwitzen gibt.

Rezeptur 5

Tong xuan li fei tang

Dekokt zum Verteilen, Absenken und Regulieren des Lungen-Qi

Folium Perillae	Zi su ye	6.0 g
Herba Ephedrae	Ma huang	6.0 g
Semen Armeniacae	Xing ren	6.0 g
Fructus Aurantii	Zhi qiao	6.0 g
Radix Platycodi	Jie geng	4.0 g
Radix Peucedani	Quian hu	4.0 g
Pericarpium Citri reticulatae	Chen pi	3.0 g
Poria	Fu ling	6.0 g
Rhizoma Pinelliae	Ban xia	6.0 g
Radix Scutellariae	Huang qin	3.0 g
Radix Glycyrrhizae	Gan cao	3.0 g

Erläuterung

- Zi su ye und Ma huang vertreiben Wind-Kälte, befreien die Oberfläche und fördern das Verteilen des Lungen-Qi.
- Xing ren, Zhi qiao und Jie geng stellen das Absteigen des Lungen-Qi wieder her.
- Qian hu, Chen pi, Fu ling und Ban xia lösen Schleim auf.
- Huang qin klärt die Lunge.
- Gan cao harmonisiert.

Diese Rezeptur wird verwendet, wenn wir eine reichliche Nasensekretion, Niesen, Husten und möglicherweise auch Kopfschmerz beobachten.

Rezeptur 6

Jia wei xiang su san

Modifiziertes Pulver mit Rhizoma Cyperi und Folium Perillae

Folium Perillae	Zi su ye	5.0 g
Herba Schizonepetae	Jing jie	3.0 g
Radix Saposhnikoviae	Fang feng	3.0 g
Radix Gentianae macrophyllae	Qin jiao	3.0 g
Fructus Viticis	Man jing zi	3.0 g
Rhizoma Cyperi	Xiang fu	4.0 g
Rhizoma Chuanxiong	Chuan xiong	1.5 g
Pericarpium Citri reticulatae	Chen pi	4.0 g
Radix Glycyrrhizae	Gan cao	2.5 g

Erläuterung

- Zi su ye und Jing jie vertreiben Wind und befreien die Oberfläche.
- Fang feng und Qin jiao entspannen Muskeln und Sehnen.
- Man jing zi vertreibt Wind und beendet Kopfschmerz.
- Xiang fu und Chen pi bewegen das Qi.
- Chuan xiong bewegt Blut und vertreibt Wind.
- Gan cao harmonisiert.

Diese Mischung setzen wir ein, wenn Schultersteifigkeit, Kopfschmerz und Niesen zu beobachten ist. Sie ist für chronischere Zustände geeignet, bei denen es zu einer Stagnation von Qi und Blut in Kopf und Schultern gekommen ist.

Fertigarznei 1

Tong xuan li fei wan

Pille zum Verteilen, Absenken und Regulieren des Lungen-Qi

Herba Ephedrae	Ma huang
Fructus Aurantii	Zhi qiao
Radix Platycodi	Jie geng
Poria	Fu ling
Radix Peucedani	Qian hu
Radix Scutellariae	Huang qin
Pericarpium Citri reticulatae	Chen pi
Radix Glycyrrhizae	Gan cao
Rhizoma Pinelliae	Ban xia
Semen Armeniacae	Xing ren
Folium Perillae	Zi su ye

Erläuterung

Diese Fertigarznei hat die gleichen Zutaten und Funktionen wie die oben besprochene Rezeptur. Sie ist sehr wirksam in der Behandlung von Symptomen des Heuschnupfens, vor allem, wenn die Nase stark rinnt und reichlichen weiß-wäßrigen Schleim absondert.

Der entsprechende Zungenbefund zeigt einen weißen Belag.

Fertigarznei 2

Wu shi cha

Mittagstee

Herba Agastachis rugosae	Huo xiang
Radix Angelicae dahuricae	Bai zhi
Folium Perillae	Zi su ye
Radix Saposhnikoviae	Fang feng
Rhizoma seu Radix Notopterygii	Qiang huo
Radix Bupleuri	Chai hu
Fructus Aurantii immaturus	Zhi shi
Pericarpium Citri reticulatae	Chen pi
Fructus Crataegi	Shan zha
Fructus Hordei germinatus	Mai ya
Massa medicata fermentata	Shen qu
Cortex Magnoliae officinalis	Hou po
Rhizoma Atractylodis	Cang zhu
Radix Peucedani	Qian hu

Radix Platycodi	Jie geng
Radix Glycyrrhizae	Gan cao
Folium Camelliae fermentatum	Hong cha

Erläuterung

Dieser Tee behandelt ebenfalls die Symptome von Heuschnupfen, wie Niesen und reichliche, weißwäßrige Nasensekretion, vor allem, wenn diese Zustände mit einem epigastrischen Völlegefühl gekoppelt sind.

Zungenbefund: dicker, klebriger Belag.

Fertigarznei 3

Chuan xiong cha tiao wan

Regulierende Pille mit Rhizoma Chuanxiong, mit grünem Tee einzunehmen

Rhizoma Chuanxiong	Chuan xiong
Rhizoma seu Radix Notopterygii	Qiang huo
Radix Angelicae dahuricae	Bai zhi
Herba Schizonepetae	Jing jie
Herba Asari	Xi xin
Radix Saposhnikoviae	Fang feng
Herba Menthae	Bo he
Radix Glycyrrhizae	Gan cao
Folium Camelliae	Cha ye

Erläuterung

Diese Pille behandelt vor allem den Kopfschmerz, der durch Wind-Kälte entsteht. Es werden aber auch die Manifestationen von Heuschnupfen abgedeckt, wie etwa das Niesen und eine stark fließende Nase mit weißem, wäßrigem Sekret.

1.1.2 Wind-Hitze

Klinische Manifestationen

Niesen, fließende Nase mit weißem und wäßrigem Sekret, Jucken im Rachen, juckende und rote Augen, leichter Durst.

Therapieprinzip

Wind vertreiben, Hitze beseitigen, das Verteilen und Absteigen des Lungen-Qi wiederherstellen.

Akupunktur

Punktauswahl

B 12, B 13, Di 4, Di 11, Di 20, bitong, yintang. Sedierende oder neutrale Nadeltechnik. An B 12 und B 13 ist auch Schröpfen anwendbar.

Erläuterung

- B 12 und B 13 stellen das Verteilen und Absteigen des Lungen-Qi wieder her.
- Di 4 und Di 11 vertreiben Wind und beseitigen Hitze.
- Di 20, bitong und yintang sind lokale Punkte, um Wind aus der Nase zu vertreiben.

Arzneimitteltherapie

Rezeptur 1

Sang ju yin

Dekokt mit Folium Mori und Flos Chrysanthemi

Folium Mori	Sang ye	6.0 g
Flos Chrysanthemi	Ju hua	3.0 g
Herba Menthae	Bo he	3.0 g
Semen Armeniacae	Xing ren	6.0 g
Radix Platycodi	Jie geng	6.0 g
Fructus Forsythiae	Lian qiao	6.0 g
Rhizoma Phragmitis	Lu gen	6.0 g
Radix Glycyrrhizae	Gan cao	3.0 g

Erläuterung

- Sang ye und Ju hua vertreiben Wind-Hitze und stellen das Absteigen des Lungen-Qi wieder her.
- Bo he vertreibt Wind-Hitze.
- Xing ren und Jie geng stellen das Absteigen des Lungen-Qi wieder her.
- Lian qiao und Lu gen beseitigen Hitze.
- Gan cao harmonisiert.

Es handelt sich um eine allgemeine Rezeptur für Wind-Hitze, vor allem, wenn der Rachen betroffen ist und ein Jucken in der Kehle sowie Husten auftritt.

Variationen

Bei ausgeprägtem Niesen: plus Cang er zi (Fructus Xanthii), Xin yi (Flos Magnoliae) und Bai zhi (Radix Angelicae dahuricae).

Rezeptur 2

Chai ge jie ji tang

Dekokt mit Radix Bupleuri und Radix Puerariae zur Entlastung der Muskulatur

Radix Puerariae	Ge gen	9.0 g
Radix Bupleuri	Chai hu	6.0 g
Rhizoma seu Radix Notopterygii	Qiang huo	3.0 g
Radix Angelicae dahuricae	Bai zhi	3.0 g
Radix Scutellariae	Huang qin	6.0 g

Gypsum fibrosum	Shi gao	5.0 g
Radix Platycodi	Jie geng	3.0 g
Radix Paeoniae alba	Bai shao	6.0 g
Radix Glycyrrhizae	Gan cao	3.0 g

Erläuterung

- Ge gen und Chai hu vertreiben Wind-Hitze und entspannen die Sehnen.
- Qiang huo und Bai zhi vertreiben Wind und befreien die Oberfläche. Vornehmlich Bai zhi erreicht die Nase, um den Wind zu vertreiben und Schleim aufzulösen.
- Huang qin und Shi gao beseitigen Hitze.
- Jie geng stellt das Absteigen des Lungen-Qi wieder her.
- Bai shao und Gan cao harmonisieren das Nähr-Qi.

Diese Rezeptur kommt bei Niesen mit Symptomen von Wind-Hitze und etwas innerer Hitze zum Einsatz.

Fertigarznei 1

Sang ju gan mao pian

Erkältungstablette mit Folium Mori und Flos Chrysanthemi

Folium Mori	Sang ye
Flos Chrysanthemi	Ju hua
Herba Menthae	Bo he
Semen Armeniacae	Xing ren
Radix Platycodi	Jie geng
Fructus Forsythiae	Lian qiao
Rhizoma Phragmitis	Lu gen
Radix Glycyrrhizae	Gan cao

Erläuterung

Diese Tablette hat die gleichen Zutaten und Funktionen wie die oben erwähnte Rezeptur. Vor allem zur Behandlung von Manifestationen des Heuschnupfens wie Jucken des Rachens und der Augen ist sie geeignet.

Fertigarznei 2

Yin qiao jie du wan (oder pian)

Pille (Tablette) mit Flos Lonicaerae und Fructus Forsythiae zum Vertreiben von Gift

Flos Lonicerae	Jin yin hua
Fructus Forsythiae	Lian qiao
Radix Platycodi	Jie geng
Fructus Arctii	Niu bang zi
Herba Menthae	Bo he
Herba Schizonepetae	Jing jie
Herba Lophatheri	Dan zhu ye
Semen Sojae praeparatum	Dan dou chi
Radix Glycyrrhizae	Gan cao

Erläuterung

Diese sehr bekannte Pille ist für eines weites Spektrum von Heuschnupfensymptomen geeignet, die mit Wind-Hitze gekoppelt sind: juckender Rachen, juckende und wäßrige Augen, Niesen. Es ist hier hervorzuheben, daß die Rhinitis allergica üblicherweise weißes und wäßriges Sekret aufweist, auch wenn sie mit Wind-Hitze assoziiert ist.

Der passende Zungenbefund: leicht gerötete Ränder und/oder vorderer Anteil.

Fertigrezeptur 3

Gan mao dan

Pille gegen Erkältung

Flos Lonicerae	Jin yin hua
Fructus Forsythiae	Lian qiao
Fructus Gardeniae	Zhi zi
Rhizoma Phragmitis	Lu gen
Radix Paeoniae rubra	Chi shao
Rhizoma Imperatae	Bai mao gen
Semen Sojae praeparatum	Dan dou chi
Herba Menthae	Bo he
Folium Mori	Sang ye
Herba Schizonepetae	Jing jie
Radix Asteris	Zi wan
Radix Platycodi	Jie geng
Pericarpium Citri reticulatae	Chen pi

Erläuterung

Diese Pille ist Yin qiao jie du wan ähnlich. Der Unterschied: Gan mao dan hat ein größeres Wirkungsspektrum, den Rachen einbeziehend, und ist stärker kühlend. Sie ist deshalb geeignet, wenn Symptome und Krankheitszeichen von Hitze ausgeprägter sind, wie etwa rote Ränder der Zunge und Durst.

1.2 Therapie der Wurzel

Bei der saisonalen Rhinitis müssen wir außerhalb der Pollenzeit unsere Aufmerksamkeit auf die Behandlung der Wurzel der Erkrankung richten. Die beste Zeit dafür sind das Sommerende und der Herbstbeginn, also August bis Oktober.

Bei der Therapie der Wurzel liegt das Ziel im Tonisieren der Abwehr-Qi-Systeme von Lunge und Niere und im Stärken des Lenkergefäßes. Da die Rhinitis bloß saisonal auftritt, braucht man die Manifestation nicht zu behandeln.

Einige Arzneien, die das Lenkergefäß stärken: Cornu Cervi pentotrichum (Lu rong), Cornu Cervi (Lu jiao), Colla Cornus Cervi (Lu jiao jiao) und Plastrum Testudinis (Gui ban). Lu rong, Lu jiao und Lu jiao jiao sind für die Behandlung von allergischer Rhinitis besonders wichtig, da sie das Nieren-Yang stärken, ohne übermäßig Hitze zu produzieren, das Lenkergefäß tonisieren und die Abwehr-Qi-Systeme von Lunge und Niere unterstützen. Indem die Arzneien in das Lenkergefäß eintreten und die Niere tonisieren, therapieren sie sowohl die Wurzel als auch die Manifestation der Erkrankung. Lu jiao jiao ist vor allem für Frauen gut geeignet, da es zusätzlich das Blut nährt. Lu rong stärkt im besonderen das Lenkergefäß, tonisiert das Yang, ohne zu trocknen, nährt Essenz und Mark und baut Sehnen und Knochen auf. Anders ausgedrückt, stärkt es sowohl die Yin- als auch die Yang-Aspekte von Lenkergefäß und Essenz. Lu rong und Lu jiao sind in Pillenform in der Fertigarznei Quan lu wan (Pille aus einem ganzen Hirschen) verfügbar.

Gui ban nährt das Konzeptionsgefäß, weshalb es vor allem bei Frauen eingesetzt wird, und zwar in Kombination mit Lu jiao oder Lu jiao jiao, um sowohl Lenker- als auch Konzeptionsgefäß aufzubauen. Wenn wir Frauen akupunktieren, erreichen wir diese Wirkung, indem wir die Schlüsselpunkte von Lenker- und Konzeptionsgefäß nadeln. Bei einer Frau würden wir daher Dü 3 auf der rechten, B 62 auf der linken, Lu 7 auf der linken und N 6-zhaohai auf der rechten Seite stechen, und zwar in dieser Reihenfolge.

Li Shi-Zhen gibt die folgenden Arzneien mit Wirksamkeit auf das Lenkergefäß an:

Cortex Cinnamomi	Rou gui
Ramulus Cinnamomi	Gui zhi
Radix lateralis Aconiti praeparata	Fu zi
Radix Angelicae pubescentis	Du huo
Rhizoma seu Radix Notopterygii	Qiang huo
Radix Saposhnikoviae	Fang feng
Herba Schizonepetae	Jing jie
Herba Asari	Xi xin
Rhizoma Ligustici	Gao ben
Fructus Xanthii	Cang er zi[4]

Die ersten drei Arzneien tonisieren das Ursprungs-Qi, aus dem das Lenker-Gefäß entspringt, und sie stärken das Feuer des Tores der Vitalität. Du huo stärkt den Rücken und vertreibt Wind-Nässe aus dem unteren Lumbalbereich. Alle anderen Arzneien beeinflussen den oberen, entlang der Nase verlaufenden Anteil des Lenkergefäßes. In der Tat vertreiben alle diese Arzneien Wind aus der Nase und stellen des Verteilen des Lungen-Qi wieder her.

Schwäche der Abwehr-Qi-Systeme von Lunge und Niere und des Lenkergefäßes

Klinische Manifestationen

Blasses Gesicht, schwacher Rücken, Erkältlichkeit, blasse Zunge, schwächlicher und tiefer Puls.

Therapieprinzip

Die Abwehr-Qi-Systeme von Lunge und Niere tonisieren, das Lenkergefäß stärken.

Akupunktur

Punktauswahl

LG 4, KG 4 (Moxibustion), B 23, N 3-taixi, B 13, LG 12, LG 24-shenting, LG 23-shangxing, G 20, LG 14-dazhui (Moxibustion), Dü 3 und B 62 (bei Frauen zusammen mit Lu 7 und N 6-zhaohai). Tonisierend nadeln, ausgenommen an den auf dem Kopf gelegenen Punkten, die neutral genadelt werden sollten.

Erläuterung

- Die Kombination von LG 4 und KG 4 stärkt bei Anwendung von Moxa das Lenkergefäß. KG 4 kann verwendet werden, weil der innere Verlauf des Lenkergefäßes entlang der vorderen Medianen unterhalb des Konzeptionsgefäßes verläuft. Die Verwendung von LG 4 und KG 4 tonisiert sowohl Yang- als auch Yin-Aspekte des Lenkergefäßes.
- B 23, N 3, B 13 und LG 12 tonisieren die Abwehr-Qi-Systeme von Lunge und Niere.
- LG 24 und LG 23 vertreiben Wind aus der Nase, stärken lokal das Lenkergefäß und beenden Nasensekretion.
- G 20 ist ein nahegelegener Punkt zum Vertreiben von Wind. Um die Wirkung in die Nase zu bringen, sollte man ihn stechen, indem man die Nadelspitze in Richtung des gleichseitigen Nasenlochs lenkt.
- LG 14 stärkt bei Moxa-Anwendung den oberen Anteil des Lenkergefäßes.
- Dü 3 und B 62 öffnen das Lenkergefäß. Die Seiten, an denen genadelt wird, sind für Frauen und Männer entgegengesetzt. Bei Männern gibt man Dü 3 auf der linken Seite, bei Frauen auf der rechten, B 62 bei Männern auf der rechten,

bei Frauen auf der linken Seite. Bei Frauen sollte man außerdem das Lenker- mit dem Konzeptionsgefäß kombinieren. Man sticht deshalb Dü 3 rechts, B 62 links, Lu 7 links und N 6 rechts.

Arzneimitteltherapie

Rezeptur

Yi du yang yuan tang

Dekokt zum Unterstützen des Lenkergefäßes und zum Nähren des Ursprungs-Qi

Plastrum Testudinis	Gui ban	15.0 g
Radix Rehmanniae praeparata	Shu di huang	9.0 g
Herba Cistanchis	Rou cong rong	9.0 g
Fructus Psoraleae	Bu gu zhi	6.0 g
Colla Cornus Cervi	Lu jiao jiao	3.0 g
Fructus Schisandrae	Wu wei zi	3.0 g
Rhizoma Anemarrhenae	Zhi mu	3.0 g
Cortex Phellodendri	Huang bai	3.0 g

Erläuterung

- Gui ban und Shu di huang nähren das Konzeptions- und das Lenkergefäß und stärken die Niere. Sie nähren auch die Nieren-Essenz, die substantielle Grundlage des Nieren-Yang.
- Rou cong rong, Bu gu zhi und Lu jiao jiao tonisieren das Nieren-Yang und stärken die Abwehr-Qi-Systeme von Lunge und Niere. Lu jiao jiao unterstützt auch das Lenkergefäß.
- Wu wei zi nährt die Essenz und stärkt die Lunge.
- Zhi mu und Huang bai werden hinzugefügt, um jegliche übermäßige Hitze zu vermeiden, die durch die Yang-Stärkung, die die anderen Arzneien bewirken, hervorgerufen werden könnte.

Variationen

- Bei ausgeprägten Symptomen von Kälte und Nieren-Yang-Schwäche: plus Rou gui (Cortex Cinnamomi).
- Bei Erkältlichkeit: plus Huang qi (Radix Astragali), Bai zhu (Rhizoma Atractylodis macrocephalae), Fang feng (Radix Saposhnikoviae).
- Bei Nasensekretion und klebrigem Zungenbelag: plus Bai zhu (Rhizoma Atractylodis macrocephalae), Ban xia (Rhizoma Pinelliae), Fu ling (Poria).

Die obige Rezeptur ist vor allem für Rhinitis allergica geeignet, weil sie die Abwehr-Qi-Systeme von Lunge und Niere tonisiert, das Lenkergefäß stärkt und die Essenz nährt. Man kann allerdings jede Rezeptur zur Stärkung des Nieren-Yang einsetzen, indem man sie durch Hinzufügen folgender Zutaten modifiziert:

Arzneien, die das Lenkergefäß stärken, wie Lu rong (Cornu Cervi pentotrichum), Lu jiao (Cornu Cervi) oder Lu jiao jiao (Colla Cornus Cervi) bei Frauen.

Arzneien zum Nähren von Essenz und Mark, wie Gui ban (Plastrum Testudinis), Tu si zi (Semen Cuscutae), Gou qi zi (Fructus Lycii), Zi he che (Placenta Hominis) oder Wu wei zi (Fructus Schisandrae).

Arzneien zum Tonisieren des Abwehr-Qi-Systems der Lunge, wie Huang qi (Radix Astragali), Mai dong (Radix Ophiopogonis) und Bei sha shen (Radix Glehniae).

Wenn nötig, ein oder zwei Arzneien in niedriger Dosierung hinzufügen, um eine Überhitzung durch heiße, das Nieren-Yang tonisierende Zutaten zu verhindern. Beispiele dafür: Zhi mu (Rhizoma Anemarrhenae) und Huang bai (Cortex Phellodendri).

Bei Frauen müssen wir nicht nur das Lenker-, sondern auch das Konzeptionsgefäß stärken, und zwar mit Arzneien wie Sheng di huang (Radix Rehmanniae), Gui ban (Plastrum Testudinis), Bie jia (Carapax Trionycis) oder E jiao (Colla Corii Asini).

Obwohl die allergische Rhinitis auf eine Schwäche der Abwehr-Qi-Systeme von Lunge und Niere hinweist, vor allem bei Menschen über vierzig, kann sie auch mit einer Nieren-Yin-Schwäche kombiniert sein. In solchen Fällen ist es besser, von einer Rezeptur zum Nähren des Nieren-Yin auszugehen, wie etwa Liu wei di huang wan (Pille aus sechs Bestandteilen mit Radix Rehmanniae praeparata), und Arzneien hinzuzufügen, um die Abwehr-Qi-Systeme von Lunge und Niere sowie das Lenkergefäß zu stärken, wie weiter oben ausgeführt wurde.

Findet man schließlich Symptome und Krankheitszeichen von Milz-Schwäche, so fügt man einfach folgende Arzneien hinzu: Bai zhu (Rhizoma Atractylodis macrocephalae), Huang qi (Radix Astragali) und Fu ling (Poria).

Viele andere Rezepturen können der Körperkonstitution des Patienten entsprechend eingesetzt werden. Wir werden sie anläßlich der Diskussion der Therapie der perennischen Rhinitis erörtern.

Fertigarznei

Quan lu wan

Pille aus einem ganzen Hirschen

Caro Cervi	Lu rou
Cornu Cervi pentotrichum	Lu rong
Penis et testis Cervi	Lu wei
Ren Cervi	Lu shen
Colla cornus Cervi	Lu jiao jiao
Radix Ginseng	Ren shen
Rhizoma Atractylodis macrocephalae	Bai zhu
Poria	Fu ling
Radix Glycyrrhizae	Gan cao
Radix Angelicae sinensis	Dang gui
Rhizoma Chuanxiong	Chuan xiong
Radix Rehmanniae praeparata	Shu di huang
Radix Astragali	Huang qi
Fructus Lycii	Gou qi zi
Cortex Eucommiae	Du zhong
Radix Achyranthis bidentatae	Niu xi
Radix Dipsaci	Xu duan
Herba Cistanchis	Rou cong rong
Herba Cynomorii	Suo yang
Radix Morindae officinalis	Ba ji tian
Radix Asparagi	Tian dong
Radix Ophiopogonis	Mai dong
Fructus Schisandrae	Wu wei zi
Pericarpium Citri reticulatae	Chen pi
Lignum Aquilariae resinatum	Chen xiang

Erläuterung

Diese Pille ist außerordentlich gut dazu geeignet, das Nieren-Yang zu stärken und die Abwehr-Qi-Systeme von Lunge und Niere zu tonisieren. Sie kann gegeben werden, um die Wurzel-Ursache der saisonalen allergischen Rhinitis zu behandeln. Wir sollten aber daran denken, daß die Mischung eine heiße Energie aufweist und deswegen vorsichtig eingesetzt werden sollte, wenn im Körper etwas Hitze zu finden ist, beispielsweise Nässe-Hitze der Blase.

Desweiteren ist Vorsicht geboten, wenn zusätzlich zum Nieren-Yang-Mangel auch eine Yin-Schwäche der Niere imponiert. In diesem Fall kann man die Fertigarznei mit einer kleinen Dosis einer Rezeptur zum Nähren des Nieren-Yin einsetzen. Beispielsweise können wir die Hauptmischung Quan Lu Wan morgens und mittags verabreichen (jeweils acht Pillen) und Liu wei di huang wan (Pille aus sechs Bestandteilen mit Radix Rehmanniae praeparata) abends in einer niedrigeren Dosis von sechs Pillen geben.

2. Perennische allergische Rhinitis

Hier müssen wir gleichzeitig die Wurzel und die Manifestation behandeln, denn die Symptome sind das ganze Jahr über präsent, wie auch der Name sagt.

Therapieprinzip

Die Abwehr-Qi-Systeme von Lunge und Niere von Lunge und Niere stärken, das Lenkergefäß stärken, die Oberfläche befestigen und Wind vertreiben.

Akupunktur

Punktauswahl

B 13, LG 12, KG 12, M 36, Lu 7, Lu 9. Alle tonisieren, um das Abwehr-Qi-System der Lunge zu stärken.

Di 4, Di 20, bitong, LG 23-shangxing. Neutrale Nadeltechnik. Die Punkte dienen zum Vertreiben von Wind aus der Nase.

Alle anderen Nieren- und Lenkergefäß-Punkte, wie wir sie weiter oben anläßlich der Therapie der Wurzel der saisonalen Rhinitis besprochen haben.

Arzneimitteltherapie

Es gibt hier viele geeignete Rezepturen. Sie sollten alle unter Hinzufügung folgender Arzneigruppen modifiziert werden:

Arzneien zum Tonisieren der Abwehr-Qi-Systeme von Lunge und Niere, wie etwa Cortex Eucommiae (Du zhong), Radix Dipsaci (Xu duan) oder Fructus Psoraleae (Bu gu zhi).

Arzneien zum Stärken des Lenkergefäßes, wie zum Beispiel Cornu Cervi pentotrichum (Lu rong), Cornu Cervi (Lu jiao) oder Colla Cornus Cervi (Lu jiao jiao) bei Frauen.

Arzneien zum Tonisieren des Abwehr-Qi-Systems der Lunge, wie Radix Astragali (Huang qi), Radix Ophiopogonis (Mai dong) und Radix Glehniae (Bei sha shen).

Arzneien zum Vertreiben von Wind aus der Nase und zum Beenden von Nasensekretion, wie Radix Saposhnikoviae (Fang feng), Herba Schizonepetae (Jing jie), Fructus Xanthii (Cang er zi), Flos Magnoliae (Xin yi) und Herba Asari (Xi xin).

Arzneien zum Nähren von Essenz und Mark, wie Plastrum Testudinis (Gui ban), Semen Cuscutae (Tu si zi), Fructus Lycii (Gou qi zi), Placenta Hominis (Zi he che) oder Fructus Schisandrae (Wu wei zi).

Wenn nötig, ein oder zwei Arzneien in niedriger Dosierung hinzufügen, um eine Überhitzung durch die heißen, das Nieren-Yang stärkenden Arzneien zu verhindern: Rhizoma Anemarrhenae (Zhi mu) und Cortex Phellodendri (Huang bai).

Die obigen Ausführungen zur Behandlung der Wurzel der saisonalen allergischen Rhinitis treffen auch auf die Therapie der perennischen Rhinitis zu:

Bei Frauen ist es nötig, neben dem Lenker- auch das Konzeptionsgefäß zu stärken. Wir verwenden hierzu Arzneien wie Radix Rehmanniae (Sheng di huang), Plastrum Testudinis (Gui ban), Carapax Trionycis (Bie jia) oder Colla Corii Asini (E jiao).

Bei einem Hintergrund von Nieren-Yin-Mangel oder einer Schwäche von Nieren-Yang und -Yin ist es besser, von einer Rezeptur zur Stärkung des Nieren-Yin auszugehen, wie etwa Liu wei di huang wan (Pille aus sechs Bestandteilen mit Radix Rehmanniae praeparata), und sie unter Hinzufügen von Arzneien zu modifizieren, die die Abwehr-Qi-Systeme von Lunge und Niere tonisieren und das Lenkergefäß stärken, wie wir oben erörtert haben.

Bei Symptomen und Zeichen von Milz-Schwäche einfach Bai zhu (Rhizoma Atractylodis macrocephalae), Huang qi (Radix Astragali) und Fu ling Poria) beigeben.

Rezeptur 1

Yu ping feng san

Pulver des Jade-Windschilds

Radix Astragali	Huang qi	30.0 g
Rhizoma Atractylodis macrocephalae	Bai zhu	60.0 g
Radix Saposhnikoviae	Fang feng	30.0 g

Erläuterung

Dies ist eine sehr einfache und wirksame Rezeptur, um das Lungen-Qi zu stärken und die Oberfläche zu befestigen (letztere Wirkung wird durch Fang feng erzielt).

Rezeptur 2

Shen su yin

Dekokt mit Radix Ginseng und Folium Perillae

Radix Ginseng	Ren shen	9.0 g
Folium Perillae	Zi su ye	3.0 g
Radix Puerariae	Ge gen	9.0 g
Radix Peucedani	Qian hu	3.0 g
Rhizoma Pinelliae	Ban xia	6.0 g
Poria	Fu ling	9.0 g
Pericarpium Citri reticulatae	Chen pi	3.0 g
Fructus Aurantii	Zhi qiao	6.0 g
Radix Platycodi	Jie geng	6.0 g
Radix Glycyrrhizae tosta	Zhi gan cao	3.0 g
Rhizoma Zingiberis recens	Sheng jiang	3.0 g
Fructus Jujubae	Da zao	4 Stück

Erläuterung

- Ren shen tonisiert das Qi von Lunge und Milz.
- Zi su ye stellt das Verteilen und Absteigen des Lungen-Qi wieder her.
- Ge gen vertreibt Wind.
- Qian hu, Ban xia, Fu ling und Chen pi lösen Schleim auf.
- Jie geng und Zhi qiao gewährleisten das Absteigen des Lungen-Qi.
- Sheng jiang vertreibt Wind.
- Da zao unterstützt Ren shen beim Tonisieren des Qi.
- Gan cao harmonisiert.

Diese Rezeptur ist auch bei begleitender leichter Milz-Schwäche geeignet, ebenso bei Schleim mit reichlicher Nasensekretion.

Rezeptur 3

Ren shen bai du san

Pulver mit Radix Ginseng zum Vertreiben von Giften

Radix Ginseng	Ren shen	9.0 g
Poria	Fu ling	9.0 g
Radix Glycyrrhizae tosta	Zhi gan cao	3.0 g
Rhizoma seu Radix Notopterygii	Qiang huo	3.0 g
Radix Angelicae pubescentis	Du huo	6.0 g
Rhizoma Chuanxiong	Chuan xiong	6.0 g
Rhizoma Zingiberis recens	Sheng jiang	3 Scheiben
Radix Bupleuri	Chai hu	6.0 g
Herba Menthae	Bo he	3.0 g
Radix Peucedani	Qian hu	9.0 g
Fructus Aurantii	Zhi qiao	6.0 g
Radix Platycodi	Jie geng	4.0 g

Erläuterung

- Ren shen, Fu ling und Gan cao tonisieren das Qi und stärken Lunge und Milz.
- Qiang huo, Du huo, Chuan xiong und Sheng jiang vertreiben Wind und Nässe und beseitigen Wind aus dem Lenkergefäß. Qiang huo und Chuan xiong lenken die Arzneien zum Kopf empor. Qiang huo und Du huo treten in das Lenkergefäß ein.

- Chai hu und Bo he vertreiben Wind und leiten ebenfalls die Arzneien aufwärts zum Kopf.
- Qian hu, Zhi qiao und Jie geng stellen das Absteigen des Lungen-Qi wieder her und lösen Schleim auf.

Diese Rezeptur ist gut geeignet, wenn etwas Milz-Schwäche mit Schleim sowie eine ausgeprägte Muskelsteifigkeit im Schulter- und Nackenbereich vorhanden ist.

Rezeptur 4

Jia jian yu zhu tang

Variation des Dekokts mit Rhizoma Polygonati odorati

Rhizoma Polygonati odorati	Yu zhu	12.0 g
Semen Sojae praeparatum	Dan dou chi	9.0 g
Herba Allii fistulosi	Cong bai	15.0 g
Herba Menthae	Bo he	6.0 g
Radix Platycodi	Jie geng	6.0 g
Radix Cynanchi	Bai wei	6.0 g
Radix Glycyrrhizae	Gan cao	3.0 g
Fructus Jujubae	Da zao	3 Stück

Erläuterung

- Yu zhu und Bai wei nähren das Yin des Magens und beseitigen Leere-Hitze des Magens.
- Dan dou chi und Cong bai befreien die Oberfläche und beenden Niesen.
- Bo he und Jie geng befreien die Oberfläche und stellen die verteilende sowie absteigende Funktion des Lungen-Qi wieder her.
- Gan cao und Da zao tonisieren das Qi und harmonisieren.

Diese Rezeptur geben wir, wenn im Hintergrund ein Magen-Yin-Mangel vorliegt.

Rezeptur 5

Wu ji san

Pulver der fünf Anhäufungen

Herba Ephedrae	Ma huang	4.0 g
Radix Angelicae dahuricae	Bai zhi	3.0 g
Bulbus Allii fistulosi	Cong bai	4.0 g
Rhizoma Zingiberis recens	Sheng jiang	3 Scheiben
Rhizoma Atractylodis	Cang zhu	12.0 g
Cortex Magnoliae officinalis	Hou po	3.0 g
Pericarpium Citri reticulatae	Chen pi	4.0 g
Radix Glycyrrhizae	Gan cao	3.0 g
Rhizoma Pinelliae	Ban xia	3.0 g
Poria	Fu ling	3.0 g
Radix Platycodi	Jie geng	6.0 g
Fructus Aurantii	Zhi qiao	4.0 g
Rhizoma Zingiberis	Gan jiang	2.0 g
Cortex Cinnamomi	Rou gui	2.0 g
Radix Angelicae sinensis	Dang gui	3.0 g
Radix Paeoniae alba	Bai shao	3.0 g
Rhizoma Chuanxiong	Chuan xiong	3.0 g

Erläuterung

- Ma huang, Bai zhi, Cong bai und Sheng jiang befreien die Oberfläche, vertreiben Wind, stellen das Verteilen des Lungen-Qi wieder her und beenden Nasensekretion sowie Jucken.
- Cang zhu, Hou po, Chen pi und Gan cao tonisieren den Magen und trocknen Nässe. Diese Arzneien bilden die Rezeptur Ping wei san (Pulver zum Beruhigen des Magens).
- Ban xia und Fu ling trocknen Nässe und lösen Schleim auf. Zusammen mit Chen pi und Gan cao bilden sie die Rezeptur Er chen tang (Dekokt der zwei alten Arzneien).
- Jie geng und Zhi qiao stellen das Absteigen des Lungen-Qi wieder her.
- Gan jiang und Rou gui wärmen die Mitte und trocknen wäßrigen Schleim sowie Nasensekretion.
- Dang gui, Bai shao und Chuan xiong, eine verkleinerte Version von Si wu tang (Dekokt aus vier Zutaten), harmonisieren das Blut.

Diese Rezeptur ist bei sehr chronifizierter allergischer Rhinitis geeignet, wenn auch ein Yang-Mangel von Milz und Magen sowie eine gewisse Blut-Stagnation vorliegt. Die Mischung ist vor allem bei Frauen angezeigt.

Rezeptur 6

Gui zhi ren shen tang

Dekokt mit Ramulus Cinnamomi und Radix Ginseng

Ramulus Cinnamomi	Gui zhi	12.0 g
Radix Glycyrrhizae tosta	Zhi gan cao	12.0 g
Radix Ginseng	Ren shen	15.0 g
Rhizoma Atractylodis macrocephalae	Bai zhu	9.0 g
Rhizoma Zingiberis	Gan jiang	9.0 g

Erläuterung

- Gui zhi und Gan jiang lösen Kälte-Schleim auf und beenden Nasensekretion. Gui zhi hilft auch beim Vertreiben von Wind.
- Zhi gan cao, Ren shen und Bai zhu tonisieren das Qi von Milz und Lunge.

Diese Rezeptur geben wir bei Schwäche von Lungen- und Milz-Yang mit Schleim und reichlichem Nasenfließen sehr wäßrigen und weißen Schleims.

Rezeptur 7

Ma huang fu zi xi xin tang

Dekokt mit Herbae Ephedrae, Radix lateralis Aconiti praeparata und Herba Asari

Herba Ephedrae	Ma huang	6.0 g
Radix lateralis Aconiti praeparata	Fu zi	9.0 g
Herba Asari	Xi xin	6.0 g

Erläuterung

- Ma huang und Xi xin befreien die Oberfläche, vertreiben Wind-Kälte, stellen das Verteilen und Absteigen des Lungen-Qi wieder her und lösen Kälte-Schleim auf.
- Fu zi tonisiert das Nieren-Yang und vertreibt innere Kälte.

Diese Rezeptur ist geeignet, wenn ein schwerer Nieren-Yang-Mangel und innere Kälte mit reichlicher weißer, wäßriger Sekretion aus der Nasen vorliegen. Sie kann in Fällen von Yang-Mangel als Block anderen Rezepturen hinzugefügt werden.

In diesem Falle sollte man aber eine deutlich kleinere Dosierung verwenden, die Mengen sollten auf ein Drittel vermindert werden.

Rezeptur 8

Zai zao san

Erneuerungspulver

Radix Codonopsis pilosulae	Dang shen	12.0 g
Radix Astragali	Huang qi	15.0 g
Radix lateralis Aconiti praeparata	Fu zi	6.0 g
Rhizoma seu Radix Notopterygii	Qiang huo	6.0 g
Radix Saposhnikoviae	Fang feng	6.0 g
Rhizoma Chuanxiong	Chuan xiong	6.0 g
Herba Asari	Xi xin	3.0 g
Ramulus Cinnamomi	Gui zhi	6.0 g
Radix Paeoniae alba	Bai shao	6.0 g
Radix Glycyrrhizae	Gan cao	3.0 g
Rhizoma Zingiberis recens	Sheng jiang	6.0 g
Fructus Jujubae	Da zao	3 Stück

Erläuterung

- Dang shen, Huang qi und Fu zi tonisieren das Yang, befestigen die Oberfläche und beenden Schwitzen.
- Qiang huo, Fang feng, Chuan xiong und Xi xin vertreiben Wind und beenden Nasensekretion sowie Jucken.
- Gui zhi und Bai shao harmonisieren das Nähr- und das Abwehr-Qi und beenden Schwitzen.
- Sheng jiang und Da zao unterstützen Gui zhi und Bai shao beim Harmonisieren von Nähr- und Abwehr-Qi.
- Gan cao harmonisiert.

Diese Rezeptur wird bei Yang-Mangel von Milz, Lunge und Niere gegeben. Es liegt eine reichliche Nasensekretion und Schwitzen vor.

Rezeptur 9

Yi du yang yuan tang

Dekokt zum Unterstützen des Lenkergefäßes und zum Nähren des Ursprungs-Qi

Plastrum Testudinis	Gui ban	15.0 g
Radix Rehmanniae praeparata	Shu di huang	9.0 g
Herba Cistanchis	Rou cong rong	9.0 g
Fructus Psoraleae	Bu gu zhi	6.0 g
Colla Cornus Cervi	Lu jiao jiao	3.0 g
Fructus Schisandrae	Wu wei zi	3.0 g
Rhizoma Anemarrhenae	Zhi mu	3.0 g
Cortex Phellodendri	Huang bai	3.0 g

Erläuterung

Diese Rezeptur stärkt das Lenkergefäß und tonisiert das Abwehr-Qi-System der Niere. Sie wurde schon weiter oben in Zusammenhang mit der Therapie der Wurzel der saisonalen Rhinitis besprochen.

Variationen

Diese Modifikationen beziehen sich auf alle oben angeführten Rezepturen.

- Starkes Niesen und Nasensekretion: plus Fang feng (Radix Saposhnikoviae), Cang er zi (Fructus Xanthii) und Xi xin (Herba Asari). Die letzte Arznei wird in sehr niedriger Dosierung gegeben, etwa 1.5 Gramm.
- Reichliche Nasensekretion: plus Bai zhi (Radix Angelicae dahuricae), Xi xin (Herba Asari) und Gan jiang (Rhizoma Zingiberis).
- Bei Symptomen von Wind-Hitze: plus Ju hua (Flos Chrysanthemi) und Chan tui (Periostracum Cicadae).
- Bei Kopfschmerzen: plus Ju hua (Flos Chrysanthemi), Ge gen (Radix Puerariae) und Man jing zi (Fructus Viticis).

- Bei Schwitzen: plus Gui zhi tang (Dekokt mit Ramulus Cinnamomi).
- Bei Milz-Schwäche und Schleim: plus Bai zhu (Rhizoma Atractylodis macrocephalae), Fu ling (Poria) und Ban xia (Rhizoma Pinelliae).

Fertigarznei 1

Ge jie da bu wan

Große tonisierende Pille mit Gecko

Gecko	Ge jie
Radix Codonopsis pilosulae	Dang shen
Radix Astragali	Huang qi
Fructus Lycii	Gou qi zi
Radix Angelicae sinensis	Dang gui
Poria	Fu ling
Radix Rehmanniae praeparata huang	Shu di
Fructus Ligustri lucidi	Nü zhen zi
Radix Glycyrrhizae	Gan cao
Rhizoma Dioscoreae	Shan yao
Fructus Chaenomelis	Mu gua
Fructus Lycii	Gou qi zi
Radix Morindae officinalis	Ba ji tian
Radix Angelicae dahuricae	Bai zhi
Radix Dipsaci	Xu duan
Cortex Eucommiae	Du zhong
Rhizoma Polygonati	Huang jing
Rhizoma Drynariae	Gu sui bu

Erläuterung

Diese Pille tonisiert Qi und Blut und stärkt das Yang der Niere sowie die Lunge. Sie kann eingesetzt werden, um die Abwehr-Qi-Systeme von Lunge und Niere im Falle perennischer Rhinitis zu stärken.

Der entsprechende Zungenbefund: blasser, nasser Zungenkörper.

Fertigarznei 2

He che da zao wan

Stark aufbauende Pille mit Placenta hominis

Plastrum Testudinis	Gui ban
Radix Rehmanniae praeparata	Shu di huang
Radix Codonopsis pilosulae	Dang shen
Cortex Phellodendri	Huang bai
Cortex Eucommiae	Du zhong
Placenta Hominis	Zi he che
Radix Achyranthis bidentatae	Niu xi
Radix Asparagi	Tian dong
Radix Ophiopogonis	Mai dong
Poria	Fu ling
Fructus Amomi	Sha ren

Erläuterung

Diese Pille nährt Blut und Yin, tonisiert die Nieren-Essenz und stärkt das Abwehr-Qi-System der Lunge.

Wir können sie bei perennischer allergischer Rhinitis anwenden, die durch eine Schwäche der Abwehr-Qi-Systeme von Lunge und Niere vor einem Hintergrund von Blut- und Yin-Mangel gekennzeichnet ist. Tierische Zutaten wie Gui ban und Zi he che sind besonders geeignet, das Abwehr-Qi-System der Niere zu tonisieren.

Der entsprechende Zungenbefund zeigt einen roten, belaglosen Körper.

Fertigarznei 3

Ren shen lu rong wan

Pille mit Radix Ginseng und Cornu Cervi pentotrichum

Radix Ginseng	Ren shen
Cortex Eucommiae	Du zhong
Radix Morindae officinalis	Ba ji tian
Radix Astragali	Huang qi
Cornu Cervi pentotrichum	Lu rong
Radix Angelicae sinensis	Dang gui
Radix Achyranthis bidentatae	Niu xi
Arillus Longan	Long yan rou

Erläuterung

Diese Pille stärkt das Lungen-Qi und das Nieren-Yang. Sie unterstützt überdies die Abwehr-Qi-Systeme von Lunge und Niere.

Der passende Zungenbefund: blasser Zungenkörper.

Fertigarznei 4

Ge jie bu shen wan

Pille zum Tonisieren der Niere mit Gecko

Gecko	Ge jie
Cornu Cervi pentotrichum	Lu rong
Radix Ginseng	Ren shen
Radix Astragali	Huang qi
Cortex Eucommiae	Du zhong
Testis et Penis Canis	Gou shen
Cordyceps	Dong chong xia cao
Fructus Lycii	Gou qi zi
Poria	Fu ling
Rhizoma Atractylodis macrocephalae	Bai zhu

Erläuterung

Diese Pille tonisiert Lungen-Qi, Nieren-Yang und die Abwehr-Qi-Systeme von Lunge und Niere. Sie nährt auch etwas das Lungen-Yin.

Der entsprechende Zungenbefund: blasser Zungenkörper.

Kasuistik

Eine 33jährige Frau leidet seit ihrem achtzehnten Lebensjahr an allergischer Rhinitis. Bei Exposition gegenüber Staub, Katzen und Hunden niest sie, ihre Nase gibt wäßriges, weißes Sekret ab. Sie niest auch und „bekommt Flecken", wenn sie Tee, Kaffee, Wein und Schnaps trinkt oder gewisse Nahrungsmittel wie Käse, Butter, Schokolade, Fette und Gewürze zu sich nimmt.

Sie leidet auch an Pollakisurie, gelegentlich ist ihr Drang zum Urinieren sehr stark. Sie beschreibt es zwar als „Blasenentzündung"; aber sie verspürt kein Brennen, und der Harn ist hell. Dieses Symptom hat sie erst seit einigen wenigen Monaten. In den letzten sechs Jahren leidet sie auch an Kreuzschmerzen.

Ihr Puls ist schwächlich und tief, beide proximale Taststellen sind schwächlich. Ihre Zunge ist blaß, leicht bläulich, mit Zahneindrücken und einem gelben Belag über der Wurzel.

Diagnose

Perennische Rhinitis aufgrund einer Schwäche der Abwehr-Qi-Systeme von Lunge und Niere, vor allem der Niere und hier spezifisch des Nieren-Yang – daher die Kreuzschmerzen, der häufige und starke Harndrang und die blasse, bläuliche Zunge. Daß sie auf Einnahme gewisser Nahrungsmittel niest, weist auf etwas Hitze im Dickdarm hin, daher der gelbe Zungenbelag über der Wurzel.

Die Patientin weist offensichtlich eine Schwäche der Abwehr-Qi-Systeme von Lunge und Niere auf. Die Kreuzschmerzen und der häufige Harnfluß treten später im Rahmen der physiologischen Abnahme des Nieren-Qi auf.

Therapie

Es handelt sich um perennische Rhinitis, weshalb sowohl die Wurzel als auch die Manifestation gleichzeitig mittels einer Rezeptur zum Tonisieren des Nieren-Yang therapiert werden müssen. Zunächst wird die Patientin allerdings mit Akupunktur behandelt:

- Lu 7 und N 6-zhaohai, um das Konzeptionsgefäß zu öffnen und Lunge und Niere zu tonisieren.
- M 36 und MP 6, um das Qi im allgemeinen zu tonisieren.
- B 23, N 7-fuliu, KG 4 und N 16-huangshu, um das Nieren-Yang und die Nieren-Essenz zu stärken.
- B 13 und LG 12, um das Abwehr-Qi-System der Lunge zu tonisieren.
- MP 9 und B 25, um Hitze des Dickdarms zu beseitigen.
- LG 23-shangxing und Di 20, um Wind von der Nase zu vertreiben.

Zusätzlich erhält sie die Fertigarznei Quan lu wan (Pille aus einem ganzen Hirschen). Die Kombination aus Akupunktur und der Fertigarznei führen zu einer völligen Heilung der Erkrankung.

Kasuistik

Eine 25jährige Frau leidet, „solange sie denken kann", an Heuschnupfen, also saisonaler allergischer Rhinitis. Während des Sommers niest sie und hat Jucken der Augen und des Rachens.

Sie leidet auch an einem Ekzem beiderseits der Nase und am Kinn. Die Effloreszenzen sind anfangs papulös und werden nach einigen Wochen trocken und schuppend. Die Flecken sind rot, jucken und verschlimmern sich durch Sonnenexposition.

Ihr Puls ist nur leicht schwächlich, die linke proximale Taststelle ist etwas schwächlicher. Die Zunge weist eine normale Farbe auf, mit einem leicht klebrigen Belag.

Diagnose

Saisonale Rhinitis allergica aufgrund einer Schwäche der Abwehr-Qi-Systeme von Lunge und Niere. Das Ekzem hat dieselbe Ursache.

Therapie

Das Behandlungsziel ist das Tonisieren der Abwehr-Qi-Systeme von Lunge und Niere und das Beseitigen von Wind-Hitze aus dem Abwehr-Qi-System der Lunge, also der Haut. Die gewählte Rezeptur ist eine Variation von Yi du yang yuan tang (Dekokt zum Unterstützen des Lenkergefäßes und zum Nähren des Ursprungs-Qi)

Plastrum Testudinis	Gui ban	15.0 g
Radix Rehmanniae praeparata	Shu di huang	9.0 g
Fructus Psoraleae	Bu gu zhi	6.0 g
Colla Cornus Cervi	Lu jiao jiao	4.0 g
Fructus Schisandrae	Wu wei zi	3.0 g
Rhizoma Anemarrhenae	Zhi mu	3.0 g
Radix Saposhnikoviae	Fang feng	4.0 g
Periostracum Cicadae	Chan tui	4.0 g
Cortex Dictamni	Bai xian pi	6.0 g

Erläuterung

- Gui ban und Shu di huang nähren die Nieren-Essenz und stärken das Konzeptionsgefäß.
- Bu gu zhi und Lu jiao jiao tonisieren das Abwehr-Qi-System der Niere und stärken das Lenkergefäß.
- Wu wei zi tonisiert das Abwehr-Qi-System der Lunge.
- Zhi mu beseitigt Hitze.
- Fang feng, Chan tui und Bai xian pi beseitigen Wind-Hitze von der Haut.

Diese Rezeptur und einige in der Folge verschriebene Modifikationen davon bessern innerhalb von sechs Monaten den Zustand beträchtlich.

Kasuistik

Ein 44jähriger Patient leidet seit seinem zweiundzwanzigsten Lebensjahr an saisonaler Rhinitis allergica. Die Hauptsymptome sind Niesen, empfindliche Augen und Nasenfließen mit weißem, wäßrigem Sekret, außer am Morgen, wo die Nasenabsonderung gelb und dickflüssig ist.

Sein Puls ist nur etwas schwächlich, die linke proximale Taststelle ist schwächlicher. Seine Zunge ist blaß und gedunsen.

Diagnose

Saisonale allergische Rhinitis mit Schwäche der Abwehr-Qi-Systeme von Lunge und Niere. Die blasse und gedunsene Zunge weist auch auf eine Schwäche des Milz-Yang hin, ein Zustand, der bei solchen Patienten über vierzig zu bemerken ist. Der klebrige, gelbe Schleim am Morgen zeigt eine Mitbeteiligung der Nasennebenhöhlen, der en Abfluß durch die Schwellung der Nasenschleimhaut beeinträchtigt ist.

Therapie

Das Hauptziel (außerhalb der Saison der Hauptbeschwerden) ist es, die Abwehr-Qi-Systeme von Lunge und Niere sowie das Milz-Yang zu tonisieren. Die Rezeptur, die zum Einsatz kommt, ist eine Variation von Yi du yang yuan tang (Dekokt zum Unterstützen des Lenkergefäßes und zum Nähren des Ursprungs-Qi)

Plastrum Testudinis	Gui ban	15.0 g
Radix Rehmanniae praeparata	Shu di huang	9.0 g
Fructus Psoraleae	Bu gu zhi	6.0 g
Cornu Cervi	Lu jiao	9.0 g
Fructus Schisandrae	Wu wei zi	3.0 g
Rhizoma Anemarrhenae	Zhi mu	3.0 g
Radix Astragali	Huang qi	9.0 g
Radix Saposhnikoviae	Fang feng	4.0 g
Rhizoma Atractylodis macrocephalae	Bai zhu	6.0 g
Poria	Fu ling	6.0 g

Erläuterung

- Shu di huang und Gui ban nähren die Nieren-Essenz.
- Bu gu zhi und Lu jiao stärken das Abwehr-System der Niere und das Lenkergefäß.
- Wu wei zi und Huang qi stärken das Abwehr-Qi-System der Lunge.
- Zhi mu beseitigt Hitze.
- Fang feng vertreibt Wind aus der Nase.
- Bai zhu und Fu ling tonisieren die Milz und leiten Nässe aus.

Diese Rezeptur führt nach kurzer Einnahme zu einer Verbesserung. Der Patient steht noch in Behandlung.

Fußnote

1 Wenngleich die meisten westlichen Publikationen die allergische Rhinitis mit bi yuan korrelieren, so gibt es in der Chinesischen Medizin doch ein weiteres Krankheits-Symptom namens bi qiu, das besser mit der allergischen Rhinitis in Deckung zu bringen ist. Qiu bedeutet „dünnes, klares Nasensekret". Die Hauptsymptome von bi qiu sind Niesen, Nasenjucken und weißes, wäßriges Nasensekret; die dahinterstehenden Syndrome sind Lungen-Qi-, Milz-Qi- oder Nieren-Yang-Mangel.

2 Wang Lu-Zhen: A Compilation of the „Study of the Eight Extraordinary Vessels" (Qi Jing Ba Mai Kao Jiao Zhu), S. 89; Shanghai Science Publishing House, Shanghai 1985. Das Werk „Study of the Eight Extraordinary Vessels" (Eine Untersuchung der acht Außerordentlichen Meridiane) wurde von Li Shi-Zhen verfaßt und erstmals 1578 veröffentlicht.

3 Eine weitere interessante Verbindung zwischen Niere und Rhinitis könnte es sein, daß manche chinesische Ärzte die Injektion von Kortikosteroiden in den Punkt B 12 vornehmen, weil hier deutlich weniger Nebenwirkungen als bei systemischer Anwendung zu befürchten sind. Wenn wir Kortikosteroide als eine Art „Nieren-Stärker" sehen, so macht die Injektion in B 12 durchaus Sinn, weil dieser Punkt Wind zerstreut und Abwehr-Qi an der Oberfläche verteilt.

4 Wang Lu-Zhen: A Compilation of the „Study of the Eight Extraordinary Vessels" (Qi Jing Ba Mai Kao Jiao Zhu), S. 89; Shanghai Science Publishing House, Shanghai 1985.

Kapitel 7

Sinusitis

鼻窦炎

Die Sinus (Nasennebenhöhlen) sind schleimhautüberzogene Hohlräume im Schädel, die mit den Nasenhöhlen kommunizieren. Es gibt vier paarig angelegte Sinus, nämlich Sinus ethmoidalis (Siebbeinhöhle), Sinus frontalis (Stirnhöhle), Sinus maxillaris (Kieferhöhle) und Sinus sphenoidalis (Keilbeinhöhle). Die Sinus maxillaris und frontalis, vor allem aber die Kieferhöhle neigen zu Infektionen und Entzündungen. Die Abbildungen 7.1 und 7.2 zeigen die Lokalisation des Sinus frontalis und maxillaris im Verhältnis zur Nasenhöhle, Abbildung 7.3 veranschaulicht die Areale, die über den Sinus liegen und für die klinische Untersuchung von Bedeutung sind.

Die Sinusitis entspricht im großen und ganzen der Kategorie von „bi yuan“ gemäß der alten Chinesischen Medizin. Bi yuan bedeutet soviel wie „Nasenteich“. Wie wir im Kapitel über allergische Rhinitis gesehen haben, wird die Differenzierung und Therapie von bi yuan häufig benutzt, um allergische Rhinitis zu diagnostizieren und zu behandeln. Das ist allerdings ein Fehler, denn bi yuan entspricht mehr der Sinusitis.

Bi yuan wird auch gelegentlich als „nao lou“ bezeichnet, was „Gehirnausfluß“ bedeutet – man dachte, das reichliche eitrige Sekret aus der Nase käme vom Gehirn. Interessanterweise dachten auch Hippokrates und seine Schüler, daß die

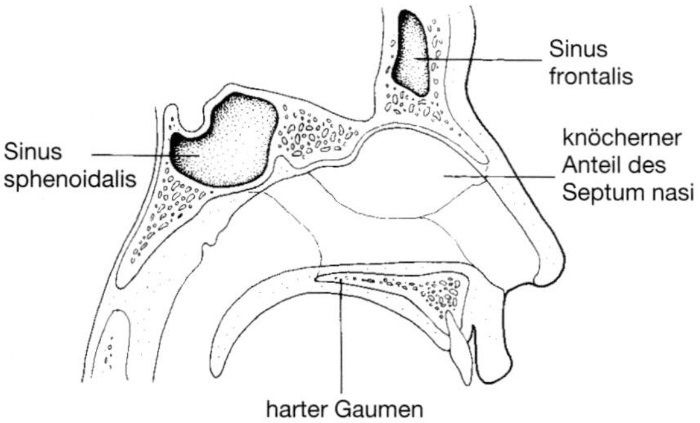

Abb. 7.1: Sinus frontalis und sphenoidalis

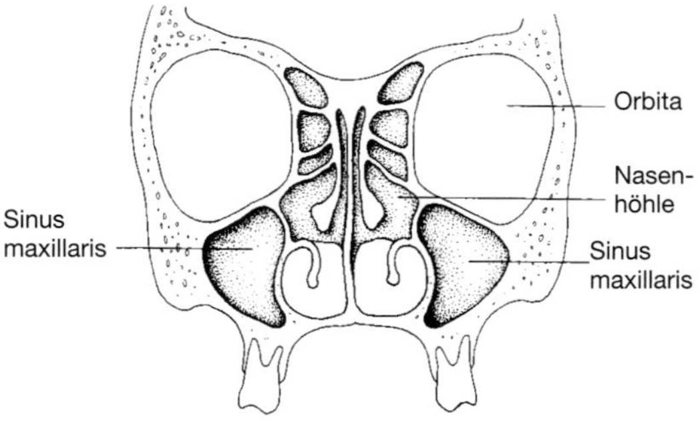

Abb. 7.2: Sinus maxillares (Schnitt in der Frontalebene)

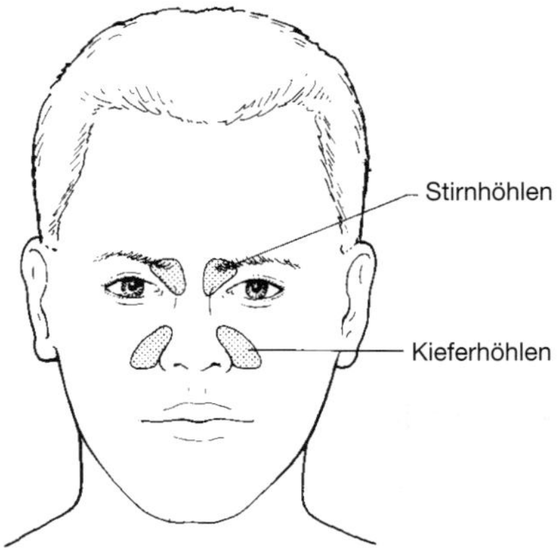

Abb. 7.3: Lokalisation der Sinus frontales und maxillares

schlechte Körperflüssigkeit (der Sinusitis) dem Gehirn entspringe und von dort in die Nasenhöhle absteige.[1] Erst 1672 zeigte Richard Lower in seinem Buch „De Catarrhis", daß es anatomisch unmöglich ist, daß ein respiratorischer Katarrh im Gehirn entstehen könne: „... da im allgemeinen unter den gelehrten Doktoren von überall die Meinung vorherrscht, daß der Katarrh ... aus dem Gehirn kommt ... werde ich versuchen, das Gegenteil zu beweisen. Die Menschen behaupten, daß die Flüssigkeit, die sich in den Gehirnventrikeln ansammelt, nach unten in die Nasenhöhle sickert, und zwar ausschließlich über die Lamina cribrosa des Siebbeins, und in den Gaumen über die Hirnanhangsdrüse [wörtlich: Glandula pituitaria, also Schleimdrüse; Anmerkung des Übersetzers der deutschen Ausgabe]; ich werde aber beweisen, daß aufgrund der Struktur dieser Teile dieser Vorgang nicht möglich ist."[2]

Es ist interessant, daß auch aus Sicht der Chinesischen Medizin die Annahme, das Nasensekret käme aus dem Gehirn, zwar offensichtlich anatomisch falsch, aber physiologisch durchaus möglich ist, da die Gallenblasen-Leitbahn durch das Gehirn verläuft.

Die Hauptsymptome der Sinusitis sind eitriges, gelbes Nasensekret, das über die Nasenlöcher und über den Rachen abrinnt, verstopfte Nase, Stirnkopfschmerz, Gesichtsschmerz und eine Empfindung von Schwere und Benommenheit im Kopf. Es kann auch ein lokaler Spontan- oder Druckschmerz über den Kiefer- oder Stirnhöhlen vorliegen.

Ätiologie und Pathologie

1. Wiederholtes Eindringen von Wind-Hitze oder Wind-Kälte

Wiederholter Befall durch äußeren Wind, sei es nun Wind-Hitze oder Wind-Kälte (häufiger aber Wind-Hitze), behindert die verteilende und absteigende Funktion des Lungen-Qi in den Nasenhöhlen, so daß es zu einer Stagnation von Flüssigkeiten in Nase und Nebenhöhlen kommt. Langfristige Stagnation führt zu Schleim und Hitze, die sich in einem gelben, eitrigen Nasensekret äußern.

Wiederholter Befall durch äußeren Wind ist der Hauptgrund für Sinusitis, vor allem, wenn der Patient solche Attacken nicht ernst nimmt und sich nicht schont.

Aus Sicht der Westlichen Medizin verursachen Infektionen durch banale Erkältungs- oder Influenzaviren häufig Sekundärinfektionen in den Sinus, vor allem in den Kieferhöhlen. Aus anatomischen Gründen neigen Nebenhöhleninfektionen zu Chronifizierung. Die Öffnungen, über die die Kieferhöhlen mit der Nasenhöhle kommunizieren, sind eng, weshalb ein entzündliches Ödem ihrer Schleimhaut häufig eine adäquate Drainage der infizierten Sinus verhindert. In der Folge löst sich eine Sinusinfektion häufig nur schleppend und unvollständig. Dadurch werden bei der nächsten viralen Infektion im Rahmen einer Verkühlung oder einer Influenza die schon infizierten und entzündeten Nebenhöhlen gleich wieder befallen. Auf diesem Wege führen wiederholte Infektionen durch Viren, die banale Infekte oder Influenza hervorrufen, zu chronischer Sinusitis.

2. Ernährung

Übermäßiger Verzehr von fetten, heißen Nahrungsmitteln, die zu Schleim und Hitze führen, können einen Menschen für Sinusitis prädisponieren. Diese Art von Essen kann zur Bildung von Nässe-Hitze in Magen und Milz Anlaß geben, die dann über den Magen-Meridian zu den Sinus emporgetragen wird.

Die Ernährung kann allerdings nur ein zusätzlicher Faktor in der Entwicklung von Sinusitis sein, die wiederholten Attacken durch äußeren Wind sind die unabdingbare Voraussetzung.

Differenzierung und Behandlung

Die zu besprechenden Syndrome:

1. Wind-Hitze
2. Lungen-Hitze
3. Leber- und Gallenblasen-Feuer
4. Nässe-Hitze von Magen und Milz

Wir sollten uns daran erinnern, daß alle diese Muster Fülle-Syndrome sind. Deshalb zielen die verwendeten Rezepturen auf das Vertreiben der pathogenen Faktoren ab. In chronischen Fällen finden wir allerdings stets eine zugrundeliegende Schwäche, vor allem der Milz, der wir uns widmen müssen. In solchen Fällen müssen wir die unten angegebenen Rezepturen modifizieren, indem wir Arzneien hinzufügen, die das Milz-Qi stärken, wie etwa Bai zhu (Rhizoma Atractylodis macrocephalae), Dang shen (Radix Codonopsis pilosulae) oder Huang qi (Radix Astragali).

In der Akupunktur werden wir in einem solchen Fall die unten angeführten Punkte um solche zur Stärkung der Milz ergänzen, wie zum Beispiel M 36 und B 20.

1. Wind-Hitze

Klinische Manifestationen

Verstopfte Nase, gelbes, klebriges oder purulentes Nasensekret, Kopfschmerz, verminderter Geruchsinn, Abneigung gegen Kälte, Fieber.

Zunge: rote Ränder und/oder vordere Partie.

Puls: oberflächlich, schnell.

Die Befunde entsprechen einer akuten Sinusitisattacke aufgrund des Eindringens von Wind-Hitze.

Therapieprinzip

Die Oberfläche befreien, Wind-Hitze vertreiben, das Verteilen und Absteigen des Lungen-Qi wiederherstellen.

Akupunktur

Punktauswahl

Di 11, Di 4, Di 20, bitong, LG 23-shangxing, B 12. Sedierend nadeln.

Erläuterung

- Di 11 vertreibt Wind-Hitze und beseitigt Hitze.
- Di 4 vertreibt Wind-Hitze und öffnet die Nase.
- Di 20 und bitong (ein Extrapunkt) vertreiben Wind und reinigen Nase und Nebenhöhlen.
- LG 23 öffnet die Nase und vertreibt Wind. Die Nadelrichtung ist horizontal nach vorne.
- B 12 vertreibt Wind (schröpfen).

Arzneimitteltherapie

Empirische Rezeptur 1

Folium Nelumbinis	He ye	6.0 g
Fructus Arctii	Niu bang zi	6.0 g
Herba Menthae	Bo he	6.0 g
Rhizoma Acori tatarinowii	Shi chang pu	6.0 g
Gypsum fibrosum	Shi gao	12.0 g
Fructus Forsythiae	Lian qiao	6.0 g
Radix Scrophulariae	Xuan shen	4.5 g
Radix Platycodi	Jie geng	4.5 g
Flos Magnoliae	Xin yi	4.5 g

Erläuterung

- He ye, Niu bang zi und Bo he vertreiben Wind-Hitze.
- Shi chang pu macht die Nasenöffnung frei und trennt das Trübe vom Klaren.
- Shi gao, Lian qiao und Xuan shen beseitigen Hitze. Xuan shen wird auch hinzugefügt, um eine Verletzung des Yin durch die Hitze zu vermeiden.
- Jie geng stellt das Absteigen des Lungen-Qi wieder her.
- Xin yi vertreibt Wind und öffnet die Nase.

Empirische Rezeptur 2

Flos Magnoliae	Xin yi	9.0 g
Radix Angelicae dahuricae	Bai zhi	9.0 g
Radix Bupleuri	Chai hu	6.0 g
Herba Schizonepetae	Jing jie	4.5 g
Herba Menthae	Bo he	6.0 g
Radix Platycodi	Jie geng	6.0 g
Herba Ephedrae	Ma huang	6.0 g
Radix Scutellariae	Huang qin	6.0 g
Fructus Gardeniae	Zhi zi	6.0 g
Radix Gentianae	Long dan	6.0 g
Herba Houttuyniae	Yu xing cao	9.0 g
Flos Lonicerae	Jin yin hua	9.0 g
Semen Trichosanthis	Gua lou zi	6.0 g
Rhizoma Chuanxiong	Chuan xiong	4.5 g

Erläuterung

Die Wirkung dieser Rezeptur ist stärker als jene der vorangegangenen in bezug auf das Beseitigen von Nässe-Hitze und toxischer Hitze. Sie wird daher eingesetzt, wenn reichlich klebrige, gelbe oder purulente Sekretion aus der Nase zu erheben ist.

- Xin yi und Bai zhi lenken die Rezepturwirkung zu Nase und Nebenhöhlen. Sie vertreiben auch Wind.
- Chai hu, Jing jie, Bo he, Jie geng und Ma huang vertreiben Wind und stellen das Verteilen und Absteigen des Lungen-Qi wieder her. Chai hu und Jie geng lenken ebenfalls die anderen Arzneien aufwärts.
- Huang qin, Zhi zi und Long dan lösen Nässe-Hitze auf.
- Yu xing cao und Jin yin hua beseitigen toxische Hitze.
- Gua lou zi löst Schleim-Hitze auf.
- Chuan xiong vertreibt Wind.

2. Lungen-Hitze

Klinische Manifestationen

Klebriges, gelbes oder eitriges Nasensekret, Empfindlichkeit über den Kieferhöhlen, rotes Gesicht, Hitzegefühl, Durst, Kopfschmerz.

Zunge: roter Zungenkörper, klebriger, gelber Belag.

Puls: schlüpfrig, voll. Gelegentlich ist dieser Befund nur an der rechten distalen Taststelle zu finden.

Es handelt sich um einen Zustand von chronischer Sinusitis, wobei wiederholte Attacken von Wind-Hitze die verteilende und absteigende Funktion der Lunge beeinträchtigen, so daß Flüssigkeiten in den Nebenhöhlen stagnieren und Schleim-Hitze entstehen lassen.

Therapieprinzip

Das Verteilen und Absteigen des Lungen-Qi wieder gewährleisten, Lungen-Hitze beseitigen.

Akupunktur

Punktauswahl

Di 11, Di 4, Lu 10, Lu 7, Di 20, bitong, LG 15-dazhui. Sedierend nadeln.

Erläuterung

- Di 11 beseitigt Hitze.
- Di 4 öffnet die Nase.
- Lu 10 beseitigt Lungen-Hitze und öffnet die Nase.
- Lu 7 stellt das Verteilen und Absteigen des Lungen-Qi wieder her.
- Di 20 und bitong öffnen die Nase und vertreiben Wind.
- LG 14 wird bei ausgeprägten Hitze-Symptomen hinzugefügt.

Arzneimitteltherapie

Rezeptur

Xin yi qing fei yin

Dekokt mit Flos Magnoliae zum Klären der Lunge

Flos Magnoliae	Xin yi hua	9.0 g
Radix Scutellariae	Huang qin	9.0 g
Fructus Gardeniae	Zhi zi	6.0 g
Gypsum fibrosum	Shi gao	12.0 g
Rhizoma Anemarrhenae	Zhi mu	6.0 g
Flos Lonicerae	Jin yin hua	6.0 g
Herba Houttuyniae	Yu xing cao	6.0 g
Radix Ophiopogonis	Mai dong	6.0 g

Erläuterung

- Xin yi lenkt die Rezepturwirkung zu Nase und Nebenhöhlen.
- Huang qin, Zhi zi, Shi gao und Zhi mu beseitigen Lungen-Hitze.
- Jin yin hua und Yu xing cao lösen toxische Hitze auf. Ihre Dosierung wird erhöht, wenn man reichliche eitrige Sekretion aus der Nase findet.
- Mai dong verhindert eine Verletzung des Lungen-Yin durch die Hitze.

3. Leber- und Gallenblasen-Feuer

Klinische Manifestationen

Gelbe, eitrige Sekretion aus der Nase, blutunterlaufene Augen, rotes Gesicht, Kopfschmerzen im Schläfen- und Wangenbereich, Schwindelgefühl, bitterer Mundgeschmack, trockener Stuhl, Reizbarkeit.

Zunge: rot, Ränder zusätzlich gerötet, gelber, klebriger Belag.

Puls: saitenförmig, schlüpfrig, schnell.

Dieser Zustand entsteht durch Feuer in Leber und Gallenblase, dies zu Nase und Gehirn emporsteigt. Das Feuer dickt die Flüssigkeiten der Nase ein, was zu Schleim-Hitze führt. Die Gallenblasen-Leitbahn verläuft durch das Gehirn. Gallenblasen-

Feuer verursacht deshalb einen Zustand, der traditionell als Absonderung eitriger Flüssigkeiten aus dem Gehirn erachtet wird.

Therapieprinzip

Das Feuer von Leber und Gallenblase beseitigen, das absteigen des Lungen-Qi wiederherstellen.

Akupunktur

Punktauswahl

Le 2, G 43, Lu 7, Di 4, bitong, G 15. Sedierend nadeln.

Erläuterung

- Le 2 beseitigt Leber-Feuer.
- G 43 beseitigt Gallenblasen-Feuer.
- Lu 7 stellt das Absteigen des Lungen-Qi wieder her.
- Di 4 und bitong öffnen Nase und Nebenhöhlen.
- G 15 ist ein lokaler Punkt, um den Gallenblasen-Meridian zu klären. Er wirkt auf Augen und Sinus.

Arzneimitteltherapie

Rezeptur 1

Qing gan tou ding tang

Dekokt zum Klären der Leber und zum Durchdringen der Krone (des Kopfes)

Cornu Saigae tataricae	Ling yang jiao	4.5 g
Concha Haliotidis	Shi jue ming	12.0 g
Periostracum Cicadae	Chan tui	4.5 g
Folium Mori	Sang ye	6.0 g
Herba Menthae	Bo he	3.0 g
Spica Prunellae	Xia ku cao	6.0 g
Cortex Moutan	Mu dan pi	4.5 g
Radix Scrophulariae	Xuan shen	3.0 g
Radix Platycodi	Jie geng	3.0 g
Pericarpium Citri reticulatae	Chen pi	3.0 g

Erläuterung

- Ling yang jiao, Shi jue ming, Chan tui, Sang ye und Bo he unterdrücken das Leber-Yang und vertreiben Wind.
- Xia ku cao klärt Leber-Feuer.
- Mu dan pi und Xuan shen beseitigen Hitze und kühlen das Blut. Xuan shen verhindert auch eine Schädigung des Yin durch die Hitze.
- Jie geng stellt das Absteigen des Lungen-Qi wieder her und lenkt die anderen Arzneien nach oben.
- Chen pi hilft bei der Verdauung und Aufnahme der anderen Rezepturbestandteile mit.

Rezeptur 2

Long dan bi yuan fang

Rezeptur für den „Nasenbereich" mit Radix Gentiana

Radix Gentianae	Long dan	6.0 g
Radix Scutellariae	Huang qin	6.0 g
Spica Prunellae	Xia ku cao	6.0 g
Herba Houttuyniae	Yu xing cao	9.0 g
Flos Chrysanthemi	Ju hua	6.0 g
Radix Angelicae dahuricae	Bai zhi	6.0 g
Fructus Xanthii	Cang er zi	6.0 g
Herba Agastachis rugosae	Huo xiang	4.5 g
Semen Coicis	Yi yi ren	15.0 g
Semen Plantaginis	Che qian zi	6.0 g
Radix Platycodi	Jie geng	6.0 g

Erläuterung

- Long dan, Huang qin und Xia ku cao leiten Leber-Feuer aus.
- Yu xing cao löst toxische Hitze auf und öffnet die Nebenhöhlen.
- Ju hua, Bai zhi, Cang er zi und Huo xiang vertreiben Wind. Cang er zi und Bai zhi öffnen Nase und Sinus.
- Yi yi ren und Che qian zi leiten Hitze über den Harn aus.
- Jie geng stellt das Absteigen des Lungen-Qi wieder her und lenkt die Wirkung der anderen Bestandteile nach oben.

4. Nässe-Hitze von Magen und Milz

Klinische Manifestationen

Klebriges, gelbes Nasensekret, rote Wangen, Durst, trockene Lippen, verminderter Geruchsinn, Schwere- und Benommenheitsempfindung im Kopf, Stirnkopfschmerz, klebriger Mundgeschmack, Druckgefühl über Thorax und Epigastrium.

Zunge: klebriger, gelber Belag im Zentrum.

Puls: schlüpfrig

Therapieprinzip

Hitze beseitigen, Nässe auflösen, den Magen harmonisieren, die Milz tonisieren.

Akupunktur

Punktauswahl

KG 12, B 20, KG 9, MP 9, B 22, Di 11, Di 4, KG 13, bitong. Neutrale Stimulation, nur an den ersten beiden Punkten tonisierende Nadelung anwenden.

Erläuterung

- KG 12 und B 20 stärken die Milz, um Nässe aufzulösen.
- KG 9, MP 9 und B 22 lösen Nässe auf.
- Di 11 löst Nässe-Hitze auf.
- Di 4 öffnet die Nase und harmonisiert den Magen.
- KG 13 harmonisiert den Magen und reguliert den Oberen Erwärmer.
- Bitong öffnet Nase und Nebenhöhlen.

Arzneimitteltherapie

Rezeptur

Cang er bi dou yan fang

Sinusitis-Rezeptur mit Fructus Xanthii

Fructus Xanthii	Cang er zi	9.0 g
Radix Scutellariae	Huang qin	9.0 g
Herba Taraxaci	Pu gong ying	6.0 g
Radix Puerariae	Ge gen	9.0 g
Radix Platycodi	Jie geng	6.0 g
Radix Angelicae dahuricae	Bai zhi	3.0 g
Semen Plantaginis	Che qian zi	9.0 g
Radix Glycyrrhizae	Gan cao	3.0 g

Erläuterung

- Cang er zi lenkt die Rezepturwirkung zu Nase und Sinus.
- Huang qin und Pu gong ying beseitigen Nässe-Hitze und harmonisieren den Magen.
- Ge gen beseitigt Magen-Hitze.
- Jie geng stellt das Absteigen des Lungen-Qi wieder her.
- Bai zhi öffnet Nase und Nebenhöhlen.
- Che qian zi leitet Nässe über den Harn aus.
- Gan cao harmonisiert.

Variationen

Magen-Feuer mit Obstipation oder trockenem Stuhl: plus Da huang (Radix et Rhizoma Rhei).

Fertigarznei 1

Huo dan wan

Pille mit Herba Agastachis rugosae und Galle

Herba Agastachis rugosae	Huo xiang
Fel Suis	Zhu dan

Diese Rezeptur ist in Kombination mit Akupunktur für die meisten Arten von Sinusitis geeignet.

Fertigarznei 2

Bi yan pian

Rhinitis-Tablette

Fructus Xanthii	Cang er zi
Flos Magnoliae	Xin yi
Radix Glycyrrhizae	Gan cao
Cortex Phellodendri	Huang bai
Radix Platycodi	Jie geng
Fructus Schisandrae	Wu wei zi
Fructus Forsythiae	Lian qiao
Radix Angelicae dahuricae	Bai zhi
Rhizoma Anemarrhenae	Zhi mu
Flos Chrysanthemi	Ju hua
Radix Saposhnikoviae	Fang feng
Herba Schizonepetae	Jing jie

Obwohl diese Arznei als „Rhinitis-Tablette" bezeichnet wird, ist sie bei einer Sinusitis besser angezeigt als bei Rhinitis. Man sollte sie bloß verwenden, wenn Hitze-Zeichen mit einem gelben, klebrigen Nasensekret vorhanden sind. Ist die Absonderung aus der Nase aber weiß und wäßrig, so handelt es sich um eine Rhinitis, nicht um eine Nebenhöhlenentzündung, und diese Mischung wird wenig helfen.

Prognose

Bei der Sinusitis haben wir eine hartnäckige, chronische Erkrankung vor uns, die einer langfristigen Therapie bedarf. Je offensichtlicher die Anzeichen für toxische Hitze sind, desto länger wird die Behandlung dauern. Es ist wichtig, daß wir uns um jegliche tieferliegende Schwäche kümmern, ebenso wie um das Beseitigen von Hitze, das Auflösen von Nässe-Hitze oder von toxischer Hitze. Die wahrscheinlichsten Mangel-Zustände sind Schwäche von Lungen-, Magen- und Milz-Qi. Werden sowohl Akupunktur als auch Arzneimitteltherapie eingesetzt, so ist es möglich, die Nadeln zum Stärken von Schwäche-Zuständen einzusetzen, und die Arzneien zum Beseitigen pathogener Faktoren wie Hitze, Nässe-Hitze oder toxischer Hitze.

Fußnoten

1 Mygind N. et al.: Rhinitis and Asthma: Similarities and Differences, S. 10; Munksgaard, Lund, Schweden 1990.

2 Mygind N. et al.: Rhinitis and Asthma: Similarities and Differences, S. 10; Munksgaard, Lund, Schweden 1990.

Kapitel 8

Husten

咳嗽

Husten wird schon in „Des Gelben Kaisers Klassiker des Inneren“ erwähnt, wo ihm ein ganzes Kapitel gewidmet ist. Die zwei Schriftzeichen der chinesischen Bezeichnung, „ke sou“, bezogen sich ursprünglich auf zwei verschiedene Arten von Husten. Im Werk „Sammlung lebensrettender Pathologien aus Reine Fragen“ (1186) lesen wir:

„Ke bezeichnet Husten mit einem Geräusch, aber ohne Schleim. Dies spricht für eine Schädigung der Lunge. Sou steht für Husten mit Schleim, aber ohne Geräusch. Dies zeigt eine Verlegung der Milz durch Schleim an. Ke sou bezeichnet demnach einen Husten mit Geräusch und Schleim, der auf einer Schädigung der Lunge und auf von der Milz stammendem Schleim fußt.“[1]

Kapitel 23 von „Reine Fragen“ korreliert verschiedene Geräusche zu entsprechenden Organen: „Erkrankungen des Qi manifestieren sich … in der Lunge mit Husten …“[2]

Das Kapitel 38 von „Reine Fragen“, das sich gänzlich dem Husten widmet, sagt, daß Husten nicht ausschließlich von der Lunge abhängt, sondern von jedem der fünf Yin-Organe hervorgerufen werden kann:

„Lungen-Husten [wird begleitet von] Atemnot und Bluthusten; Herz-Husten von Schmerz in der Herz-Region und einem Gefühl, daß die Kehle verlegt ist; Leber-Husten von Völle und Schmerz im Hypochondrium … Nieren-Husten durch Kreuzschmerz … Milz-Husten durch Schmerz im rechten Hypochondrium …“[3]

Das Buch setzt dann fort, indem es angibt, fortgesetzter Husten könne von den Yin- zu den entsprechenden Yang-Organen übergehen:

„Besteht der Husten der fünf Yin-Organe über lange Zeit, so wird er auf die sechs Yang-Organe übertragen. Besteht ein Milz-Husten über lange Zeit, so wird er auf den Magen übertragen … [und verursacht] Erbrechen beim Husten … Besteht ein Leber-Husten über lange Zeit, so wird er sich auf die Gallenblase übertragen … [und er verursacht] Heraufhusten von Galle. Besteht ein Lungen-Husten über lange Zeit, so überträgt er sich auf den Dickdarm … [und verursacht] Stuhlinkontinenz beim Husten. Besteht ein Herz-Husten über lange Zeit, so überträgt er sich auf den Dünndarm [und verursacht] Flatulenz beim Husten. Besteht ein Nieren-Husten über lange Zeit, so überträgt er sich auf die Blase … [und verursacht] Harninkontinenz beim Husten. Jeglicher chronische Husten beeinflußt den Dreifachen Erwärmer … [und verursacht] Husten mit abdominaler Völle und Abneigung gegen Essen oder Trinken.“[4]

Im gleichen Kapitel wird Husten eindeutig einer Kombination aus dem Eindringen eines äußeren pathogenen Faktors und ungeeigneter Ernährung zugeschrieben: „Die Haut steht in Verbindung mit der Lunge. Dringt ein äußerer pathogener Faktor [Wind-Kälte] in die Haut ein, so schreitet er zur

Lunge fort. Wenn kalte Nahrung und Getränke zum Magen kommen, so steigen sie über den Lungen-Meridian [der im Mittleren Erwärmer entspringt] zur Lunge empor, wo sie Kälte verursachen. Die Kombination aus äußerer und innerer Kälte verursacht Husten in der Lunge."[5]

Der Abschnitt über Husten endet, indem er Behandlungshinweise gibt: „Bei Husten der Yin-Organe nadle die Zustimmungspunkte; bei Husten der Yang-Organe nadle die He-Meer-Punkte, bei Husten mit Ödem verwende die Jing-Fluß-Punkte."[6] Das Werk „Das vollständige Buch des Jing-Yue" aus dem Jahr 1624 unterscheidet zwischen Husten, der durch das Eindringen eines äußeren pathogenen Faktors hervorgerufen wird, und einem solchen, der durch eine innere Disharmonie entsteht.[7]

Ätiologie und Pathologie

1. Äußere pathogene Faktoren

Äußerer Wind ist die häufigste Ursache von Husten, der durch äußere Faktoren hervorgerufen wird. Wind durchdringt die Haut und die Abwehr-Qi-Schicht, die durch die Lunge kontrolliert wird. Dadurch beeinträchtigt er das Absteigen des Lungen-Qi und verursacht Husten. Es handelt sich um einen Husten vom äußeren Typus, der mit geeigneter Behandlung recht schnell wieder verschwindet, ohne Langzeitfolgen zu hinterlassen.

Wind vereint sich mit anderen pathogenen Faktoren. Die häufigsten Kombinationen, die zu Husten führen, sind Wind-Kälte, Wind-Hitze und Wind-Trockenheit.

Wind-Kälte befällt die Haut und die Abwehr-Qi-Schicht und behindert das Absteigen des Lungen-Qi, was zu Husten führt.

Wind-Hitze tritt über Nase und Mund ein und befällt den Rachen. Dieser pathogene Faktor verursacht Husten, indem er die Lungen-Leitbahn im Rachen befällt und dort das Absteigen des Lungen-Qi verhindert. Der Husten, der durch Wind-Hitze hervorgerufen wird, ist trockener als jener aufgrund von Wind-Kälte.

Wind-Trockenheit, ein Faktor, der in England selten, im nordamerikanischen Südwesten aber ziemlich verbreitet ist, dringt auch in den Lungen-Meridian der Kehle ein und verursacht einen sehr trockenen, kitzelnden Husten. Abgesehen davon, daß Wind-Trockenheit das Absteigen des Lungen-Qi behindert, trocknet sie auch die Flüssigkeiten der Lunge aus. Der daraus resultierende Husten ist beständiger als jener aufgrund von Wind-Kälte oder Wind-Hitze.

2. Emotionaler Streß

Besorgtheit ist ein häufiger emotionaler Grund für Husten. Sie greift die Lunge direkt an, schnürt das Qi ein und hindert dadurch das Lungen-Qi am Absteigen. Der entsprechende Reizhusten ist trocken.

Lange bestehender Groll, Frustration oder Verbitterung führen zu einer Stagnation des Leber-Qi und über lange Zeit auch zu Leber-Feuer, dies die Lunge befallen und das Absteigen des Lungen-Qi behindern kann, was zu Husten führt.

3. Ernährung

Übermäßiger Konsum von Süßigkeiten, fetten Nahrungsmitteln und Milchprodukten kann zur Bildung von Schleim Anlaß geben, der sich in der Lunge festsetzt und das Lungen-Qi am Absteigen hindert. Es kommt zu einem Husten mit reichlicher Expektoration.

Zuviel Einnahme heißer, gebratener und fetter Speisen und von Alkohol läßt Hitze und Schleim entstehen. Schleim setzt sich in der Lunge fest und behindert das Absteigen des Lungen-Qi, Hitze trocknet die Flüssigkeiten der Lunge aus. Beide Vorgänge führen zu Husten.

4. Chronische Erkrankung

Chronische Krankheiten, die die Lunge beeinträchtigen, schwächen das Qi und/oder Yin der Lunge. Das geschwächte Lungen-Qi kann nicht absteigen und verursacht einen chronischen Husten vom Leere-Typ.

Die Pathologie des Hustens ist also immer durch das Versagen des Absteigens des Lungen-Qi gekennzeichnet. Das kann entweder eintreten, wenn die Lunge durch einen äußeren oder inneren pathogenen Faktor besetzt ist (Fülle-Typ), oder weil das Lungen-Qi zu schwach ist und nicht richtig absteigen kann (Leere-Typ). Pathogene Faktoren in der Lunge, die das Absteigen des Qi behindern, sind äußerer Wind, Hitze, Schleim, Qi-Stagnation und Leber-Feuer. Wenn in solchen Fällen aufgrund eines pathogenen Faktors das Qi nicht absteigen kann, spricht man davon, daß es „aufwärts rebelliert". Alle klassischen Werke vertreten die Vorstellung, daß Husten durch rebellierendes Qi verursacht wird. „Reine Fragen" sagt in Kapitel 10: „Husten besteht aus aufwärts rebellierendem Qi."[8] In „Abriß des Wichtigsten aus Goldtruhe und Jadekasten" von Zhang Zhong-Jing lesen wir: „Husten entsteht durch nach oben rebellierendes Qi."[9] Äußerer Husten ist also per definitionem ein Fülle-Zustand.

Innerer Husten kann entweder vom Leere- oder vom Fülle-Typus sein. Die wichtigste Pathologie beim Fülle-Typ ist Schleim oder Feuer. Schleim vereint sich mit Hitze oder Kälte; Feuer kann vom Fülle- oder Leere-Typ sein.

Die verschiedenen Hustenarten können also unterschiedlich klassifiziert werden. Wenn wir Fülle und Leere als Kriterien nehmen, können wir sie folgendermaßen klassifizieren:

Fülle-Typ	Leere-Typ
Außen	
Wind-Kälte	Lungen-Qi-Mangel
Wind-Hitze	Lungen-Yin-Mangel
Wind-Trockenheit	
Innen	
Nässe-Schleim	
Schleim-Hitze	
Feuer	
Schleim-Flüssigkeiten	

Wenn wir nach Außen und Innen einteilen, sieht die Klassifikation von Husten folgendermaßen aus:

Außen	Innen
Wind-Kälte	Fülle
Wind-Hitze	Nässe-Schleim
Wind-Trockenheit	Schleim-Hitze
	Feuer
	Schleim-Flüssigkeiten
	Leere
	Lungen-Qi-Mangel
	Lungen-Yin-Mangel

Ich persönlich ziehe eine Einteilung der Hustenarten nach akut und chronisch vor, da dieser Faktor größere klinische Bedeutung hat. Wenn wir einen Patienten bekommen, der an Husten leidet, ist ja zunächst die wichtigste Frage, ob der Zustand akut oder chronisch ist. Hat man das einmal erhoben, so muß man herausfinden, ob der Husten vom äußeren oder inneren Typ ist. Ein akuter Husten kann ein äußerer oder innerer sein, ist aber immer ein Fülle-Zustand. Ein chronischer Husten hingegen kann vom Fülle- oder Leere-Typ sein.

Das diagnostische und anamnestische Procedere ist in Abbildung 8.1 dargestellt.

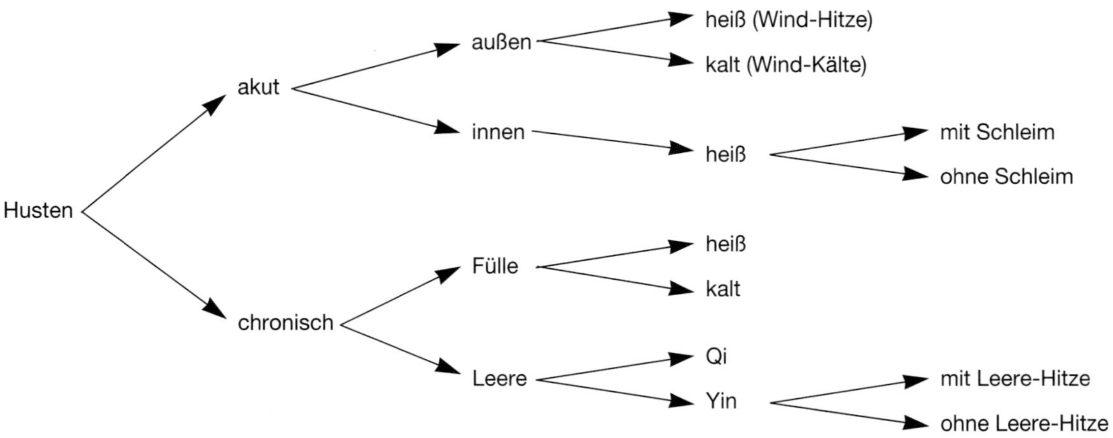

Abb. 8.1: Klassifikation von Husten, Richtlinien für die Anamneseerhebung

Diagnose

Wir können Husten anhand seines Geräuschs, der Zeit des Auftretens und der Art des Sputums unterscheiden und diagnostizieren.

Geräusch

Allgemein gesprochen, weist ein Husten mit schwachem Geräusch auf einen Schwäche-Zustand hin, ein lauter Husten hingegen auf Fülle.

Bellender Husten weist auf Hitze hin, lockerer, rasselnder hingegen auf die Anwesenheit von Schleim.

Tageszeit

Husten, der nur am späten Nachmittag oder Abend auftritt, weist auf Yin-Mangel hin.

Husten, der morgens schlechter ist, wird üblicherweise durch Schleim hervorgerufen.

Sputum

Husten ohne Sputum spricht entweder für Leere oder Hitze.

Reichliches Sputum wird durch Schleim hervorgerufen. Gelbes Sputum spricht für Hitze, weißes für Kälte. Weißes Sputum kann klebrig oder dünn sein. Im ersten Fall spricht es für das Überwiegen von Nässe und Schleim gegenüber der Kälte. Ist es dünn, so ist der Anteil von Kälte höher als jener von Nässe oder Schleim.

Blutig tingiertes Sputum spricht entweder für Fülle- oder für Leere-Hitze. Grünliches Sputum ist ein Hinweise für Hitze, wohingegen weißes, sehr wäßriges und lockeres Sputum für Schleim-Flüssigkeiten spricht.

Differenzierung und Behandlung

Wie oben erwähnt, unterscheiden wir Husten am besten nach „akut" und „chronisch". Akute Fälle sind üblicherweise durch Fülle gekennzeichnet, chronische können vom Fülle- oder auch Leere-Typus sein. Fülle und Leere sind aber auch miteinander kombiniert. Zhang Jing-Yue schreibt 1634 in seinem Werk „Das vollständige Buch des Jing-Yue": „Husten äußerer Herkunft ist sehr häufig [und ist charakterisiert durch] etwas Leere innerhalb der Fülle. Deshalb muß man auch neben dem Vertreiben [pathogener Faktoren] etwas stärken. Bei Husten innerer Herkunft besteht einige Fülle innerhalb der Leere, deshalb muß man hier beseitigen und gleichzeitig befeuchten."[10]

1. Akuter Husten

„Akut" bedeutet hier, daß der Husten einige wenige Tage oder maximal einige Wochen besteht. Die wichtigste Tatsache, die man herausfinden muß, wenn man einen Patienten mit akutem Husten untersucht, ist es, ob der Husten äußerer oder innerer Herkunft ist. Alle akuten Hustenarten werden ursprünglich durch das Eindringen äußeren Windes hervorgerufen, aber der äußere pathogene Faktor kann in nur wenigen Tagen schon zu einem inneren Faktor werden, während der Husten selbst noch im akuten Stadium ist.

Die Differenzierung der Syndrome gemäß dem Vier-Schichten-Konzept liefert uns den klinischen Rahmen für die Symptome, die auftreten, wenn sich eingedrungener äußerer Wind in innere Hitze umwandelt. Gemäß den Vier Schichten kann beispielsweise das Eindringen von Wind-Hitze Husten verursachen, verbunden mit Frösteln, Fieber, Abneigung gegen Kälte, Gliederschmerzen und einem oberflächlichen, schnellen Puls. Dringt Wind-Hitze ins Innere ein, so läßt sie dort das Muster von Lungen-Hitze entstehen, mit bellendem Husten, hohem Fieber, Durst, Schwitzen und einem großen[11] Puls. Innerhalb der Syndrome des Sechs-Schichten-Modells wird zwar ein Wechsel von Wind-Kälte zu innerer Lungen-Hitze nicht in Betracht gezogen, er kommt aber im klinischen Alltag durchaus vor. Akute Lungen-Hitze mit Husten im Verlauf einer fieberhaften Erkrankung kann also entweder durch Wind-Hitze oder durch Wind-Kälte entstehen, wenngleich die erste Ursache die wahrscheinlichere ist.

Wenn wir einen Patienten mit akutem Husten untersuchen, so müssen wir zuallererst zwischen äußerem und innerem Husten unterscheiden. Abgesehen von vielen anderen Symptomen, können wir diese Differenzierung ganz einfach auf Basis der Kälte- oder Hitzeempfindungen des Patienten vornehmen. Fröstelt der Patient und hat er eine Abneigung gegen Kälte, die durch Zudecken nicht erleichtert wird, so spricht dies für ein äußeres Muster, bei dem also der pathogene Faktor noch an der Oberfläche sitzt.

Empfindet der Patient eine Abneigung gegen Hitze und fühlt sich insgesamt heiß an, ist sehr durstig und unruhig, so weist dies auf ein inneres Hitze-Muster hin, das heißt der pathogene Faktor ist schon im Inneren und hat sich in Hitze umgewandelt. Das Vorhandensein von Husten, Atemnot, etwas Thoraxschmerz und eventuell Nasenflügelatmung spricht für eine Lokalisation der Hitze in der Lunge.

Nachdem wir festgestellt haben, ob es ein äußerer oder innerer Husten ist, müssen wir weiter differenzieren. Handelt es sich um ein äußeres Muster, so ist die nächste Frage: „Wind-Kälte oder Wind-Hitze?" Ist es ein innerer Husten, so ist er auf Lungen-Hitze zurückzuführen. Wir müssen herausfinden, ob es eine einfache Lungen-Hitze oder Schleim-Hitze der Lunge ist (siehe Abbildung 8.2).

Wir wollen folgende akute Muster besprechen:

1.1 Außen

1.1.1 Eindringen von Wind-Kälte
1.1.2 Eindringen von Wind-Hitze
1.1.3 Eindringen von Wind-Trockenheit

1.2 Innen

1.2.1 Lungen-Hitze
1.2.2 Schleim-Hitze der Lunge

1.1 Außen

1.1.1 Eindringen von Wind-Kälte

Klinische Manifestationen

Husten, leichte Atemnot, Niesen, rinnende Nase mit weißem Sekret, Abneigung gegen Kälte, Frösteln, keine oder nur leicht erhöhte Temperatur, kein Schwitzen, Gliederschmerzen, steifer Nacken, Kopfschmerz, heller Urin.

Zunge: häufig keine erkennbare Veränderung.

Puls: oberflächlich, gespannt.

Das ist die typische Konstellation beim Eindringen von Wind-Kälte mit Überwiegen von Kälte. Dieses Bild entspricht dem Tai Yang-Stadium mit Vorherrschen von Kälte innerhalb der Sechs Schichten.

Therapieprinzip

Die Oberfläche befreien, das Verteilen und Absteigen des Lungen-Qi wiederherstellen, Wind vertreiben, Kälte durch Fördern von Schwitzen zerstreuen und Husten beenden.

Akupunktur

Punktauswahl

Lu 7, B 12, B 13, Di 4, N 7-fuliu, Lu 6. Sedierende Nadelung außer an N 7, an B 12 und B 13 kann geschröpft werden.

Erläuterung

- Lu 7 befreit die Oberfläche, stellt das Absteigen des Lungen-Qi wieder her und beendet den Husten.
- B 12 vertreibt äußeren Wind und befreit die Oberfläche. Dieser Punkt ist sehr wirksam, wenn er geschröpft wird.
- B 13 befreit die Oberfläche, stellt das Absteigen des Lungen-Qi wieder her und beendet Husten. Auch hier kann man schröpfen.
- Die Kombination von Di 4 (sedieren) und N 7 (tonisieren) fördert Schwitzen, um die Oberfläche zu befreien.
- Lu 6, der Xi-Grenzpunkt, beendet den akuten Husten.

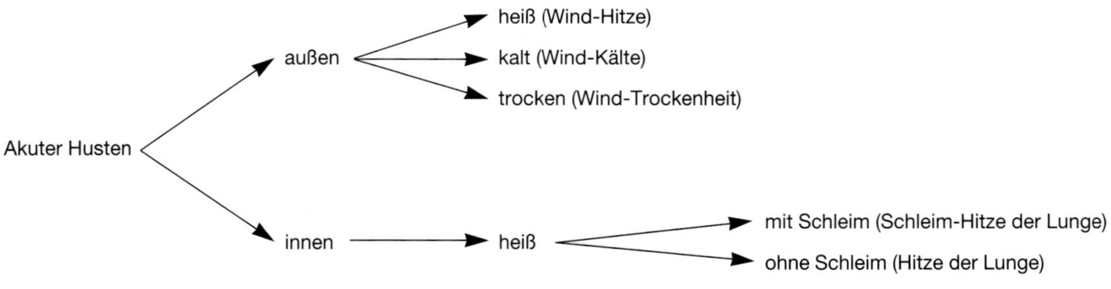

Abb. 8.2: Muster bei akutem Husten

Arzneimitteltherapie

Rezeptur 1

Ma huang tang

Dekokt mit Herba Ephedrae

Herba Ephedrae	Ma huang	6.0 g
Ramulus Cinnamomi	Gui zhi	4.0 g
Semen Armeniacae	Xing ren	9.0 g
Radix Glycyrrhizae tosta	Zhi gan cao	3.0 g

Erläuterung

- Ma huang, die Herrscherarznei dieser Rezeptur, vertreibt Wind, zerstreut Kälte, fördert Schwitzen, befreit die Oberfläche, stellt das Verteilen und Absteigen des Lungen-Qi wieder her und beendet Husten sowie Atemnot.
- Gui zhi, die Ministerarznei, unterstützt Ma huang beim Zerstreuen von Kälte und Vertreiben von Wind.
- Xing ren, die Assistentenarznei, bringt spezifisch das Lungen-Qi wieder zum Absteigen und beendet Husten.
- Zhi gan cao, die Botenarznei, harmonisiert und mildert die zerstreuende Wirkung von Ma huang.

Variationen

Um den antitussiven Effekt zu verstärken: plus Kuan dong hua (Flos Farfarae), insbesondere die mit Honig verarbeitete Arznei. Außerdem die Dosis von Xing ren erhöhen.

Rezeptur 2

San ao tang (Dekokt der drei Durchbrüche) und Zhi sou san (Pulver, das den Husten stoppt)

Herba Ephedrae	Ma huang	6.0 g
Semen Armeniacae	Xing ren	9.0 g
Radix Glycyrrhizae tosta	Zhi gan cao	3.0 g
Herba Schizonepetae	Jing jie	6.0 g
Radix Platycodi	Jie geng	4.5 g
Rhizoma Cynanchi stauntonii	Bai qian	6.0 g
Pericarpium Citri reticulatae	Chen pi	3.0 g
Radix Stemonae	Bai bu	6.0 g
Radix Asteris	Zi wan	6.0 g

Erläuterung

- Die ersten drei Arzneien bilden die Rezeptur San ao tang, eine einfache Variation von Ma huang tang ohne Gui zhi (Ramulus Cinnamomi). Diese Rezeptur befreit die Oberfläche, vertreibt Wind, zerstreut Kälte, stellt das Absteigen des Lungen-Qi wieder her und beendet Husten.
- Jing jie und Jie geng befreien die Oberfläche und setzen das Absteigen des Lungen-Qi instand. Jie geng beendet Husten.
- Bai qian und Chen pi lösen Schleim auf.
- Bai bu und Zi wan beenden Husten.

Variationen

Bei reichlichem Sputum, Engegefühl der Brust und einem klebrigen Zungenbelag (alles Zeichen von Schleim): plus Ban xia (Rhizoma Pinelliae), Hou po (Cortex Magnoliae officinalis), Fu ling (Poria).

Bei Hitze-Zeichen wie Durst und roten Zungenrändern: plus Shi gao (Gypsum fibrosum), Sang bai pi (Cortex Mori) und Huang qin (Radix Scutellariae).

Fertigarznei 1

Ma xing zhi ke pian

Hustentablette mit Herba Ephedrae und Semen Armeniacae

Herba Ephedrae	Ma huang
Semen Armeniacae	Xing ren
Gypsum fibrosum	Shi gao
Radix Glycyrrhizae	Gan cao
Radix Platycodi	Jie geng
Pericarpium Citri reticulatae	Chen pi
Talcum	Hua shi
Honig (Mel)	Feng mi

Erläuterung

Diese Tabletten vertreiben Wind-Kälte und stellen das Absteigen des Lungen-Qi wieder her. Sie können bei akutem Husten aufgrund von Wind-Kälte verwendet werden. Sie enthalten aber auch kalte Arzneien wie Shi gao und Hua shi, weshalb sie auch für Husten eingesetzt werden können, der durch Wind-Hitze entstand.

Fertigarznei 2

Tong xuan li fei wan

Pille zum Verteilen, Absenken und Regulieren des Lungen-Qi

Herba Ephedrae	Ma huang
Fructus Aurantii	Zhi qiao
Radix Platycodi	Jie geng
Poria	Fu ling
Radix Peucedani	Qian hu
Radix Scutellariae	Huang qin
Pericarpium Citri reticulatae	Chen pi
Radix Glycyrrhizae	Gan cao
Rhizoma Pinelliae	Ban xia
Semen Armeniacae	Xing ren
Folium Perillae	Zi su ye

Erläuterung

Auch diese Pille vertreibt Wind-Kälte und stellt das Absteigen des Lungen-Qi wieder her. Während die oben besprochene Fertigarznei bloß das Absteigen des Lungen-Qi wieder gewährleistet, befreit diese hier auch die Oberfläche. Sie ist bei akutem Husten durch Wind-Kälte angezeigt, vor allem bei Bildung weißen Sputums.

1.1.2 Eindringen von Wind-Hitze

Klinische Manifestationen

Trockener Husten mit Kitzeln im Rachen, Abneigung gegen Kälte, Frösteln, Fieber, Halsschmerzen, leichtes Schwitzen, Gliederschmerzen, Kopfschmerz, fließende Nase mit gelbem Sekret, Niesen, leichter Durst und etwas dunklerer Harn.

Zunge: etwas gerötete Ränder und/oder vorderer Anteil.

Puls: oberflächlich, schnell.

Therapieprinzip

Die Oberfläche befreien, Wind vertreiben, Hitze beseitigen, das Absteigen des Lungen-Qi wiederherstellen, Husten beenden.

Akupunktur

Punktauswahl

Lu 7, Di 4, B 12, B 13, Di 11, Lu 11, LG 14-dazhui, Lu 6. Alle sedierend nadeln. An B 12 und B 13 kann geschröpft werden.

Erläuterung

- Lu 7 und B 13 befreien die Oberfläche, vertreiben Wind, stellen das Absteigen des Lungen-Qi wieder her und beenden Husten.
- Di 4 vertreibt Wind-Hitze.
- B 12 befreit die Oberfläche.
- Di 11 vertreibt Wind-Hitze.
- Lu 11 vertreibt Wind-Hitze. Dieser Punkt wird bei Halsschmerzen und geschwollenen Tonsillen verwendet.
- LG 14 wird bei ausgeprägten Hitze-Symptomen gegeben.
- Lu 6, der Xi-Grenzpunkt, beendet akuten Husten.

Arzneimitteltherapie

Rezeptur

Sang ju yin

Dekokt mit Folium Mori und Flos Chrysanthemi

Folium Mori	Sang ye	6.0 g
Flos Chrysanthemi	Ju hua	3.0 g
Herba Menthae	Bo he	3.0 g
Semen Armeniacae	Xing ren	6.0 g
Radix Platycodi	Jie geng	6.0 g
Fructus Forsythiae	Lian qiao	6.0 g
Rhizoma Phragmitis	Lu gen	6.0 g
Radix Glycyrrhizae	Gan cao	3.0 g

Erläuterung

- Sang ye, Ju hua und Bo he befreien die Oberfläche und vertreiben Wind-Hitze. Vor allem Sang ye setzt das Absteigen des Lungen-Qi wieder instand und beendet Husten.
- Xing ren und Jie geng stellen das Absteigen des Lungen-Qi wieder her und beenden Husten.
- Lian qiao und Lu gen beseitigen Hitze und Durst.
- Gan cao harmonisiert und beseitigt toxische Hitze, vor allem im Falle starker Pharyngitis und geschwollener, entzündeter Tonsillen.

Variationen

- Bei ausgeprägter Hitze: plus Huang qin (Radix Scutellariae) und Zhi mu (Rhizoma Anemarrhenae).
- Bei starkem Halsschmerz und Heiserkeit: plus She gan (Rhizoma Belamcandae) und Chi shao (Radix Paeoniae rubra).
- Wenn Hitze beginnt, die Lungen-Flüssigkeiten zu schädigen, was an Trockenheit von Mund und Rachen zu erkennen ist: plus Nan sha shen (Radix Adenophorae) und Tian hua fen (Radix Trichosanthis).

Fertigarznei

Sang ju gan mao pian

Erkältungstablette mit Folium Mori und Flos Chrysanthemi

Folium Mori	Sang ye
Flos Chrysanthemi	Ju hua
Herba Menthae	Bo he
Semen Armeniacae	Xing ren
Radix Platycodi	Jie geng
Fructus Forsythiae	Lian qiao
Rhizoma Phragmitis	Lu gen
Radix Glycyrrhizae	Gan cao

Erläuterung

Diese Tabletten befreien die Oberfläche, vertreiben Wind-Hitze und setzen das Absteigen des Lungen-Qi instand. Sie können bei akutem Husten aufgrund von Wind-Hitze verwendet werden.

1.1.3 Eindringen von Wind-Trockenheit

Klinische Manifestationen

Trockener, kitzelnder Husten, trockener, juckender und schmerzender Rachen, Schmerz im oberen, der Trachea entsprechenden, Brustbereich, trockene Lippen, trockener Mund, verstopfte Nase, Kopfschmerz, leichte Abneigung gegen Kälte, leichtes Frösteln.

Zunge: leichte Rötung von Rändern und/oder vorderem Anteil.

Puls oberflächlich.

Therapieprinzip

Die Oberfläche befreien, das Lungen-Qi wieder zum Absteigen bringen, die Flüssigkeiten unterstützen, Husten beenden.

Akupunktur

Punktauswahl

Lu 7, Lu 9, KG 12, N 6-zhaohai, MP 6. Alle tonisierend nadeln, außer Lu 7, wo sedierend stimuliert werden sollte.

Erläuterung

- Lu 7 befreit die Oberfläche und stellt das Absteigen des Lungen-Qi wieder her, um Husten zu beenden.
- Lu 9 nährt die Flüssigkeiten der Lunge.
- KG 12, der Anfangspunkt des inneren Verlaufs der Lungen-Leitbahn, fördert die Flüssigkeiten.
- N 6 unterstützt die Flüssigkeiten und unterstützt und befeuchtet die Kehle.
- MP 6 fördert die Flüssigkeiten.

Arzneimitteltherapie

Rezeptur

Sang xing tang

Dekokt mit Folium Mori und Semen Armeniacae

Folium Mori	Sang ye	9.0 g
Semen Armeniacae	Xing ren	9.0 g
Semen Sojae praeparatum	Dan dou chi	9.0 g
Fructus Gardeniae	Zhi zi	6.0 g
Bulbus Fritillariae Thunbergii	Zhe bei mu	6.0 g
Radix Adenophorae	Nan sha shen	6.0 g
Pericarpium Fructi Pyri	Li pi	6.0 g

Erläuterung

- Sang ye und Xing ren bringen das Lungen-Qi wieder zum Absteigen und beenden Husten.
- Dan dou chi und Zhi zi beseitigen Hitze und beenden Reizbarkeit, die durch Hitze entsteht.
- Zhe bei mu löst Schleim auf und beendet Husten.
- Nan sha shen und Li pi (Birnenschale) unterstützen die Flüssigkeiten.

Variationen

- Bei starker Schädigung der Flüssigkeiten: plus Mai dong (Radix Ophiopogonis) und Yu zhu (Rhizoma Polygonati).
- Bei ausgeprägten Hitze-Symptomen: plus Shi gao (Gypsum fibrosum) und Zhi mu (Rhizoma Anemarrhenae).
- Bei spärlichem, blutig tingiertem Sputum: plus Bai mao gen (Rhizoma Imperatae).
- Wenn die Trockenheit von Symptomen von Wind-Kälte begleitet wird (üblicherweise ist Trockenheit mit Wind-Hitze gekoppelt), so ist folgende Rezeptur zu verwenden:

Xing su san

Pulver mit Semen Armeniacae und Folium Perillae

Semen Armeniacae	Xing ren	9.0 g
Folium Perillae	Zi su ye	6.0 g
Radix Platycodi	Jie geng	4.5 g
Pericarpium Citri reticulatae	Chen pi	3.0 g
Rhizoma Pinelliae	Ban xia	6.0 g
Poria	Fu ling	6.0 g
Fructus Aurantii	Zhi ke	6.0 g
Radix Peucedani	Qian hu	6.0 g
Rhizoma Zingiberis recens	Sheng jiang	3 Scheiben
Radix Glycyrrhizae	Gan cao	3.0 g
Fructus Jujubae	Da zao	3 Stück

Kasuistik

Ein 41jähriger Patient zog sich während eines Sommerurlaubs in den Rocky Mountains eine Infektion der oberen Atemwege zu. Derzeit bietet er Symptome von Wind-Hitze und Trockenheit: Abneigung gegen Kälte, leichte Temperatur, trockener Husten, Trockenheit und Jucken des Rachens, Kopfschmerz. Er kommt nach seinem Urlaub zur Behandlung, er hat immer noch einen trockenen, beständigen, kitzelnden Husten, der ihn vom Schlafen abhält.

Diagnose

Es handelte sich ursprünglich um eine Attacke von Wind-Hitze-Trockenheit, die dann die Flüssigkeiten der Lunge getrocknet und einige Trockenheit zurückgelassen hat.

Therapie

Das Therapieprinzip, dem wir folgen, ist das Befeuchten der Lunge, das Fördern der Flüssigkeiten und das Wiederherstellen des Lungen-Qi. Wenngleich es sich nicht mehr um ein äußeres Syndrom handelt, setze ich eine Variation von Sang xing tang (Dekokt mit Folium Mori und Semen Armeniacae) ein, denn diese Rezeptur enthält nicht viele Arzneien, die die Oberfläche befreien:

Folium Mori	Sang ye	6.0 g
Semen Armeniacae	Xing ren	6.0 g
Semen Sojae praeparatum	Dan dou chi	4.0 g
Fructus Gardeniae	Zhi zi	3.0 g
Bulbus Fritillariae Thunbergii	Zhe bei mu	6.0 g
Radix Adenophorae	Nan sha shen	6.0 g
Pericarpium Fructi Pyri	Li pi	6.0 g
Radix Trichosanthis	Tian hua fen	6.0 g
Rhizoma Polygonati odorati	Yu zhu	6.0 g
Flos Farfarae (mit Honig behandelt)	Kuan dong hua	9.0 g

Erläuterung

- Sang ye und Xing ren sind die beiden Hauptarzneien zum Wiederherstellen des Absteigens des Lungen-Qi.
- Dan dou chi und Zhi zi beseitigen jegliche Rest-Hitze. Ihre Dosierung wird reduziert, da es keine Zeichen für große Residuen an Hitze gibt. Sie werden zur Verhinderung der Bildung von verbleibender Hitze in der Rezeptur belassen.
- Zhe bei mu hilft mit, das Absteigen des Lungen-Qi zu gewährleisten und Husten zu beenden.
- Nan sha shen, Li pi, Tian hua fen und Yu zhu fördern die Flüssigkeiten und befeuchten Lunge sowie Rachen.
- Kuan dong hua setzt das Absteigen des Lungen-Qi wieder instand und beendet Husten. Die antitussive Wirkung dieser Heilpflanze wird durch Rösten mit Honig verstärkt.

Drei Dosen dieses Dekokts reichen, um den Husten gänzlich zu heilen.

1.2 Innen

1.2.1 Lungen-Hitze

Klinische Manifestationen

Bellender Husten, Thoraxschmerz, Atemnot, Fieber, Durst, Schwitzen, Nasenflügelatmung, Unruhe, Hitzegefühl.

Zunge: rot, gelber Belag.
Puls: schnell, überflutend.

Dies entspricht dem Muster „Hitze im Zwerchfell“ innerhalb des Qi-Stadiums gemäß dem Vier-Schichten-Konzept.

Therapieprinzip

Lungen-Hitze beseitigen, das Absteigen des Lungen-Qi wiederherstellen, Husten beenden.

Akupunktur

Punktauswahl

Lu 5, Lu 1, LG 14-dazhui, Lu 6, Di 11. Sedierend nadeln.

Erläuterung

- Lu 5 beseitigt Lungen-Hitze und stellt das Absteigen des Lungen-Qi wieder her.
- Lu 1 beseitigt Lungen-Hitze und behandelt akute Syndrome der Lunge.
- LG 14 beseitigt Hitze.
- Lu 6, der Xi-Grenzpunkt, behandelt akute Syndrome der Lunge und beendet Husten.
- Di 11 beseitigt Hitze.

Arzneimitteltherapie

Rezeptur

Ma xing shi gan tang

Dekokt mit Herba Ephedrae, Semen Armeniacae, Gypsum fibrosum und Radix Glycyrrhizae

Herba Ephedrae	Ma huang	5.0 g
Semen Armeniacae	Xing ren	9.0 g
Gypsum fibrosum	Shi gao	18.0 g
Radix Glycyrrhizae tosta	Zhi gan cao	6.0 g

Erläuterung

- Ma huang stellt das Absteigen des Lungen-Qi wieder her und beendet Husten und Atemnot. Da es eine heiße Arznei ist, wird sie hier in Kombination mit der sehr kalten Arznei Shi gao verwendet.
- Xing ren gewährleistet das Absteigen des Lungen-Qi und beendet Husten.
- Shi gao beseitigt Hitze der Qi-Ebene. Die Arznei beseitigt Hitze von Lunge und Magen.
- Zhi gan cao harmonisiert und mildert den zerstreuenden Effekt von Ma huang.

Variationen

- Zur Verstärkung des antitussiven Effekts der Rezeptur: plus Sang bai pi (Cortex Mori), Pi pa ye (Folium Eriobotryae) und Kuan dong hua (Flos Farfarae).
- Zur Verstärkung der Lungen-reinigenden Wirkung: plus Huang qin (Radix Scutellariae).

Fertigarznei 1

Zhi sou ding chuan wan

Pille zum Beenden von Husten und zum Beruhigen von Atemnot

Herba Ephedrae	Ma huang
Semen Armeniacae	Xing ren
Gypsum fibrosum	Shi gao
Radix Glycyrrhizae tosta	Zhi gan cao

Erläuterung

Diese Pille hat die gleichen Zutaten und Funktionen wie die oben besprochene Rezeptur.

Fertigarznei 2

Ma xing zhi ke pian

Hustentablette mit Herba Ephedrae und Semen Armeniacae

Herba Ephedrae	Ma huang
Semen Armeniacae	Xing ren
Gypsum fibrosum	Shi gao
Radix Glycyrrhizae	Gan cao
Radix Platycodi	Jie geng
Pericarpium Citri reticulatae	Chen pi
Talcum	Hua shi
Honig (Mel)	Feng mi

Erläuterung

Diese Tabletten, die wir schon oben bei Wind-Kälte erwähnt haben, können auch bei Lungen-Hitze eingesetzt werden. Der Grund dafür: Ma huang zum Wiederherstellen des Absteigens des Lungen-Qi wird mit Shi gao zum Beseitigen von Lungen-Hitze kombiniert.

1.2.2 Schleim-Hitze der Lunge

Klinische Manifestationen

Bellender Husten mit Expektoration reichlichen, klebrigen, gelben Sputums, Fieber, Rastlosigkeit, Durst, Hitzegefühl, Druckgefühl im Brustkorb.

Zunge: rot, gelber, klebriger Belag.

Puls: schnell, schlüpfrig.

Dieses Bild entspricht der Lungen-Hitze auf der Qi-Ebene gemäß dem Vier-Schichten-Konzept, hier finden wir aber zusätzlich zur Hitze noch Schleim. Wind-Hitze führt leicht zu Schleim, denn sie trocknet die Körperflüssigkeiten auf, die somit zu Schleim kondensieren.

Therapieprinzip

Lungen-Hitze beseitigen, Schleim auflösen, das Absteigen des Lungen-Qi wiederherstellen, Husten beseitigen.

Akupunktur

Punktauswahl

Lu 5, Lu 1, KG 12, KG 9, M 40, MP 6, Lu 6, LG 14-dazhui, Di 11, 3E 6, MP 15. Alle werden sedierend genadelt, außer KG 12, der tonisiert wird.

Erläuterung

- Lu 5 vertreibt Schleim und beseitigt Hitze aus der Lunge.
- Lu 1 und Lu 6, der Mu-Alarm- und der Xi-Grenzpunkt der Lunge, werden in akuten Fällen eingesetzt. Sie beseitigen Lungen-Hitze und beenden den Husten.
- KG 12, KG 9, M 40 und MP 6 lösen Schleim auf.
- LG 14 und Di 11 beseitigen Hitze.
- 3E 6 und MP 15 beseitigen Hitze und senken ab.

Arzneimitteltherapie

Rezeptur 1

Qing qi hua tan tang

Pille zum Klären des Qi und zum Auflösen von Schleim

Rhizoma Arisaematis cum bile	Dan nan xing	12.0 g
Semen Trichosanthis	Gua lou zi	9.0 g
Radix Scutellariae	Huang qin	9.0 g
Fructus Aurantii immaturus	Zhi shi	9.0 g
Pericarpium Citri reticulatae	Chen pi	9.0 g
Poria	Fu ling	9.0 g
Semen Armeniacae	Xing ren	9.0 g
Rhizoma Pinelliae	Ban xia	12.0 g

Erläuterung

- Dan nan xing, Gua lou zi und Ban xia lösen Schleim auf.
- Huang qin beseitigt Lungen-Hitze.
- Zhi shi bewegt Qi im Brustkorb und hilft beim Auflösen von Schleim.
- Chen pi und Fu ling lösen Nässe auf, was das Auflösen von Schleim unterstützt. Zusammen mit Ban xia bilden diese Arznei die Rezeptur Er chen tang (Dekokt der zwei alten Arzneien).
- Xing ren stellt das Absteigen des Lungen-Qi wieder her und beendet Husten.

Rezeptur 2

Xiao xian xiong tang

Kleineres Dekokt, das in den Thorax sinkt

Rhizoma Coptidis	Huang lian	6.0 g
Rhizoma Pinelliae	Ban xia	12.0 g
Fructus Trichosanthis	Gua lou	30.0 g

Erläuterung

- Huang lian ist bitter, beseitigt Hitze und bringt das Qi zum Absteigen.
- Ban xia ist scharf und löst Schleim auf. Diese beiden Arzneien werden nach dem Prinzip kombiniert, mit bitteren Arzneien das Qi abzusenken und mit scharfen Arzneien zu öffnen. Das Zusammenwirken dieser beiden Geschmacksrichtungen beseitigen Hitze auf der Qi-Ebene.
- Gua lou löst Schleim-Hitze auf.

Der Hauptunterschied zwischen diesen beiden Rezepturen ist folgender: die erste Mischung ist besser zum Auflösen von Schleim und wird deshalb bei reichlicher Expektoration eingesetzt. Die zweite Rezeptur ist geeigneter, das Qi im Thorax zum Absteigen zu bringen, sie wird deshalb bei Druck- und Beengungsgefühl im Brustkorb gegeben.

Rezeptur 3

Gun tan wan

Pille zum Vertreiben von Schleim

Radix et Rhizoma Rhei	Da huang	15.0 g
Natrii Sulfas	Mang xiao	3.0 g
Radix Scutellariae	Huang qin	15.0 g
Lignum Aquilariae resinatum	Chen xiang	3.0 g

Erläuterung

- Da huang und Mang xiao leitet Feuer durch Bewegen nach unten aus.
- Huang qin leitet Lungen-Feuer aus.
- Chen xiang hat eine stark absenkende Bewegungstendenz und bringt das Lungen-Qi zum Absteigen.

Dies ist eine sehr stark wirksame Rezeptur bei Lungen-Feuer, im Unterschied zu Lungen-Hitze. Wenngleich Hitze und Feuer das gleiche Wesen haben, so gibt es Unterschiede zwischen ihnen, vor allem die Tatsache, daß Hitze oberflächlicher und weniger intensiv als Feuer ist. Diese Unterscheidung ist für die Akupunktur nicht sehr wesentlich oder bedeutsam, sie ist aber grundlegend, wenn wir Arzneimitteltherapie anwenden. Bei Hitze verwendet man scharfe, kalte Arzneien wie Shi gao (Gypsum fibrosum), um die Hitze zu klären, indem man sie nach außen treibt. Feuer ist intensiver und ist tief im Inneren des Körpers gebunden. Deshalb müssen wir Feuer mit bitteren und kalten Arzneien ausleiten – hierzu gehören Huang qin (Radix Scutellariae) oder Long dan (Radix Gentianae) – und bei trockenen Stühlen auch stark nach unten bewegende Arzneien einsetzen, wie etwa Da huang (Radix et Rhizoma Rhei). Einige der klinischen Äußerungen von Hitze und Feuer überlappen, wie zum Beispiel Hitzegefühl, Durst, Schwitzen, rotes Gesicht, rote Zunge und schneller Puls. Feuer trocknet aber mehr, beeinträchtigt den Geist schwerer und kann zu Blutungen führen. Daher verursacht Feuer zusätzlich zu den oben angeführten Symptomen und Zeichen auch geistige Unruhe, dunklen Harn, trockenen Stuhl, einen sehr trockenen Zungenbelag, einen bitteren Mundgeschmack, trockenen Mund und einen tieferen Puls.

In unserem Fall handelt es sich um Lungen-Feuer im Unterschied zu Lungen-Hitze. Die entsprechenden Manifestationen: bellender Husten mit reichlichem gelbem, purulentem oder blutig tingiertem Expektorat, Fieber, Obstipation oder trockener Stuhl, dunkler Harn, rotes Gesicht, trockener Mund, geistige Unruhe, rote Zunge mit dickem, trockenem und gelbem Belag oder dunkelbrauner, eventuell sogar schwarzer Belag, tiefer, voller und schneller Puls. In solchen Fällen ist das Klären von Hitze nicht ausreichend. Wir müssen hier das Feuer durch Bewegen nach unten ausleiten. Dieses Ziel verfolgt die Rezeptur.

Variationen

Zur Verstärkung des antitussiven Effekts: plus Kuan dong hua (Flos Farfarae), Sang bai pi (Cortex Mori) und Xing ren (Semen Armeniacae).

Fertigarznei 1

Qing qi hua tan wan

Pille zum Klären des Qi und zum Auflösen von Schleim

Rhizoma Arisaematis cum Bile	Dan nan xing
Semen Trichosanthis	Gua lou zi
Radix Scutellariae	Huang qin
Fructus Aurantii immaturus	Zhi shi
Pericarpium Citri reticulatae	Chen pi
Poria	Fu ling
Semen Armeniacae	Xing ren
Rhizoma Pinelliae	Ban xia

Erläuterung

Diese Pille hat die gleichen Zutaten und Funktionen wie die gleichnamige Rezeptur. Sie beseitigt Lungen-Hitze und löst Schleim auf. Sie ist sehr gut für akute Schleim-Hitze der Lunge nach dem Eindringen von Wind-Hitze geeignet.

Der entsprechende Zungenbefund: roter Zungenkörper, gelber, klebriger Belag. Eine Rötung des Zungenkörpers ist möglicherweise nur im vorderen Anteil zu bemerken.

Fertigarznei 2

Qing fei yi huo pian

Tablette zum Klären der Lunge und zum Beseitigen von Feuer

Radix Scutellariae	Huang qin
Fructus Gardeniae	Zhi zi
Radix et Rhizoma Rhei	Da huang
Radix Peucedani	Qian hu
Radix Sophorae flavescentis	Ku shen
Radix Trichosanthis	Tian hua fen
Radix Platycodi	Jie geng
Rhizoma Anemarrhenae	Zhi mu

Erläuterung

Diese Tablette leitet Lungen-Feuer aus (im Unterschied zum Klären von Lungen-Hitze) und ist geeignet, akuten Husten nach einem Eindringen von Wind-Kälte zu behandeln, wenn es Feuer-Symptome gibt, wie etwa sehr trockenen Zungenbelag, trockenen Stuhl oder Obstipation, und einen vollen, tiefen und schnellen Puls.

Eine nähere Erläuterung des Unterschieds zwischen Hitze und Feuer der Lunge ist unter der Diskussion der Rezeptur Gun tan wan weiter oben zu finden.

Kasuistik

Ein 2jähriges Mädchen zog sich eine Infektion des oberen Respirationstraktes zu, die mit Antibiotika behandelt wurde. Ihre Mutter bringt sie nach etwa einer Woche der Antibiotikaeinnahme zu mir, da sich ihr Zustand nicht bessert. Obwohl das anfängliche Fieber verschwunden ist, hat sie nun einen bellenden produktiven Husten mit gelbem Sputum. Sie ist auch leicht spastisch, unruhig und schläft schlecht. Ihre Zunge weist einen gelben, klebrigen Belag auf und ist im vorderen Anteil gerötet.

Diagnose

Es ist dies ein typisches Beispiel für das Fortschreiten eines äußeren pathogenen Faktors in das Körperinnere, und zwar aufgrund einer antibiotischen Therapie (siehe auch Kapitel 34). Beim pathogenen Faktor handelt es sich nun um innere Schleim-Hitze, die die Lunge verlegt.

Therapie

Das Behandlungsziel: Schleim auflösen, Lungen-Hitze beseitigen, das Absteigen des Lungen-Qi wiederherstellen, Husten und Keuchen beenden. Die kleine Patientin wird nur mit einem Kräuterdekokt behandelt, die verwendete Rezeptur ist eine Variation von Qing qi hua tan tang (Pille zum Klären des Qi und zum Auflösen von Schleim):

Rhizoma Arisaematis cum Bile	Dan nan xing	3.0 g
Semen Trichosanthis	Gua lou zi	6.0 g
Radix Scutellariae	Huang qin	4.0 g
Fructus Aurantii immaturus	Zhi shi	3.0 g
Pericarpium Citri reticulatae	Chen pi	3.0 g
Poria	Fu ling	6.0 g
Semen Armeniacae	Xing ren	4.0 g
Rhizoma Pinelliae	Ban xia	6.0 g
Fructus Perillae	Zi su zi	4.0 g
Cortex Mori	Sang bai pi	4.0 g
Flos Farfarae (in Honig geröstet)	Kuan dong hua	6.0 g

Erläuterung

Die ersten acht Arzneien bilden Qing qi hua tan tang, eine Rezeptur, die Schleim auflöst und Lungen-Hitze beseitigt.

Zi su zi und Sang bai pi werden hinzugefügt, um das Absteigen des Lungen-Qi wiederherzustellen.

Kuan dong hua, hier besonders wirksam durch die Behandlung mit Honig, gewährleistet das Absteigen des Lungen-Qi und beendet Husten.

Das Dekokt wird dem Mädchen stark mit Wasser verdünnt und mit etwas Honig gesüßt den Tag über in kleinen Portionen verabreicht. Nach einer Woche ist sie wieder gesund. Die Behandlung wird noch mit einer Abkochung zur Stärkung der Milz und zum Auflösen von Schleim fortgesetzt, um jegliches Rezidiv zu verhindern: Liu jun zi tang (Dekokt der sechs Edlen).

2. Chronischer Husten

Chronischer Husten kann vom Fülle- oder Leere-Typ sein. Die Hauptmuster sind:

2.1 Fülle-Muster

2.1.1 Nässe-Schleim der Lunge
2.1.2 Schleim-Hitze der Lunge
2.1.3 Schleim-Flüssigkeiten der Lunge
2.1.4 Leber-Feuer attackiert die Lunge

2.2 Leere-Muster

2.2.1 Lungen-Qi-Mangel
2.2.2 Lungen-Yin-Mangel
2.2.3 Trockenheit der Lunge

Die Pathologie chronischen Hustens ist durch die Einbeziehung anderer Organe, abgesehen von der Lunge, gekennzeichnet. Für jedes Muster sind hier die involvierten Organe angeführt:

- Nässe-Schleim: Milz-Qi- oder Milz-Yang-Mangel
- Schleim-Hitze: Milz-Qi-Mangel
- Schleim-Flüssigkeiten: Milz- und Nieren-Yang-Mangel
- Leber-Feuer attackiert die Lunge: Leber-Feuer
- Lungen-Qi-Mangel: Milz-Qi-Schwäche
- Lungen-Yin-Mangel: Nieren-Yin-Schwäche
- Trockenheit der Lunge: Magen-Yin-Schwäche

2.1 Fülle-Muster

2.1.1 Nässe-Schleim der Lunge

Klinische Manifestationen

Wiederholte Hustenanfälle, reichliche Expektoration weißen, klebrigen Sputums, Atemnot, die morgens und nach Mahlzeiten schlimmer wird, Beklemmungsgefühl im Thorax, epigastrisches Völlegefühl, Übelkeit, schlechter Appetit, Müdigkeit, Schweregefühl, weicher Stuhl.

Zunge: blaß oder normal, klebriger, dicker, weißer Belag.

Puls: schlüpfrig.

Therapieprinzip

Nässe trocknen, Schleim auflösen, die Milz stärken, das Absteigen des Lungen-Qi wieder gewährleisten, Husten beenden.

Akupunktur

Punktauswahl

Lu 5, KG 12, KG 9, M 40, MP 6, B 20, M 36, B 13. Tonisieren bei M 36, KG 12 und B 20, sedieren bei den anderen Punkten. Moxibustion kann eingesetzt werden.

Erläuterung

- Lu 5 löst Schleim in der Lunge und setzt das Absteigen des Lungen-Qi wieder instand.
- KG 12, KG 9, M 40 und MP 6 lösen Nässe und Schleim auf.
- B 20 und M 36 tonisieren die Milz, um Schleim aufzulösen.
- B 13, der Zustimmungspunkt der Lunge, wird bei chronischen Syndromen verwendet, um das Absteigen des Lungen-Qi wieder zu gewährleisten.

Arzneimitteltherapie

Rezeptur

Er chen tang (Dekokt der zwei alten Arzneien) und Dekokt aus drei Samen zum Nähren der Eltern

Rhizoma Pinelliae	Ban xia	15.0 g
Pericarpium Citri reticulatae	Chen pi	15.0 g
Poria	Fu ling	9.0 g
Radix Glycyrrhizae tosta	Zhi gan cao	5.0 g
Rhizoma Zingiberis recens	Sheng jiang	3.0 g
Fructus Mume	Wu mei	1 Stück
Fructus Perillae	Su zi	9.0 g
Semen Sinapis albae	Bai jie zi	6.0 g
Semen Raphani	Lai fu zi	9.0 g

Erläuterung

- Er chen tang wird zum Auflösen von Nässe-Schleim eingesetzt. Nässe-Schleim ist durch reichliches, klebriges Sputum sowie ein Beengungs- und Schweregefühl des Brustkorbs charakterisiert.
- Die Rezeptur San zi yang qin tang wird verwendet, um Kälte-Schleim aufzulösen, der von einer Nahrungsstagnation begleitet wird. Kälte-Schleim ist durch wäßriges, weißes Sputum und ein ausgeprägtes Kältegefühl gekennzeichnet. Innerhalb dieser Rezeptur stellt Zi su zi das Absteigen des Lungen-Qi wieder her und beendet Husten.

Dieses Muster etabliert sich nahezu ausnahmslos vor dem Hintergrund einer Schwäche des Milz-Qi oder -Yang. In solchen Fällen ist es nötig, einige Milz-stärkende Arzneien hinzuzufügen, wie etwa Bai zhu (Rhizoma Atractylodis macrocephalae) und bei Yang-Mangel der Milz Gan jiang (Rhizoma Zingiberis).

Variationen

- Zur Verstärkung der antitussiven Wirkung: plus Kuan dong hua (Flos Farfarae) und Xing ren (Semen Armeniacae).
- In Fällen ausgeprägter Nässe: plus Cang zhu (Rhizoma Atractylodis) und Hou po (Cortex Magnoliae officinalis).
- Bei Symptomen von Kälte-Schleim (siehe oben): plus Gan jiang (Rhizoma Zingiberis) und Xi xin (Herba Asari).
- Bei ausgeprägter Milz-Schwäche: plus Bai zhu (Rhizoma Atractylodis macrocephalae) und Dang shen (Radix Codonopsis pilosulae).

- Nachdem man den Schleim erfolgreich aufgelöst hat, sollte man Liu jun zi tang (Dekokt der sechs Edlen) verwenden, um das Stärken der Milz den Therapieerfolg zu festigen.
- Wenn die Hustenattacken durch häufige Verkühlungen ausgelöst werden: plus Huang qi (Radix Astragali) und Fang feng (Radix Saposhnikoviae).

Fertigarznei

Er chen wan

Pille der zwei alten Arzneien

Rhizoma Pinelliae	Ban xia
Pericarpium Citri reticulatae	Chen pi
Poria	Fu ling
Radix Glycyrrhizae tosta	Zhi gan cao
Rhizoma Zingiberis recens	Sheng jiang
Fructus Mume	Wu mei

Erläuterung

Diese sehr bekannte Fertigarznei löst Nässe-Schleim auf, also Schleim, der durch Expektoration reichlichen weißen, klebrigen Sputums gekennzeichnet ist.

Es ist zu bemerken, daß diese Mischung bloß die Manifestation, also chronischen Schleim, behandelt, nicht aber die Wurzel, nämlich die Milz-Schwäche. Um auch die Wurzel zu behandeln, läßt sich diese Rezeptur gut mit Liu jun zi wan (Pille der sechs Edlen) kombinieren, einer Mischung, die das Milz-Qi tonisiert und Nässe auflöst.

Der passende Zungenbefund: weißer, klebriger Belag.

2.1.2 Schleim-Hitze der Lunge

Klinische Manifestationen

Wiederholte bellende Hustenanfälle, mit reichlichem Auswurf gelben oder blutig tingierten purulenten Sputums, Atemnot, Rasseln in der Kehle, beengendes Druckgefühl auf der Brust, rotes Gesicht, Müdigkeit, schlechter Appetit, Hitzegefühl, trockener Mund, Durst.

Zunge: rot, mit gelbem, klebrigem Belag.

Puls: schlüpfrig und schnell oder sanft, etwas schlüpfrig und schnell.

Dieser Zustand ist ähnlich einem Schleim-Hitze-Husten im akuten Stadium. Der Unterschied ist, daß wir hier ein chronisches Geschehen vor dem Hintergrund von Milz-Schwäche vor uns haben.

Therapieprinzip

Hitze beseitigen, Schleim auflösen, die Milz tonisieren, das Absteigen des Lungen-Qi wiederherstellen, Husten beenden.

Akupunktur

Punktauswahl

Lu 5, KG 12, KG 9, M 40, MP 6, B 20, M 36, B 13, LG 14-dazhui, Di 11. KG 12, B 20 und M 36 tonisieren, alle anderen Punkte sedierend nadeln. Keine Moxibustion.

Erläuterung

- LG 14 und Di 11 beseitigen Hitze.
- Alle anderen Punkte sind die gleichen wie bei Nässe-Schleim und wurden bereits erläutert.

Arzneimitteltherapie

Rezeptur

Qing jin hua tan tang

Dekokt zum Klären des Metalls und zum Auflösen von Schleim

Radix Scutellariae	Huang qin	9.0 g
Fructus Gardeniae	Zhi zi	6.0 g
Radix Anemarrhenae	Zhi mu	6.0 g
Bulbus Fritillariae Thunbergii	Zhe bei mu	6.0 g
Fructus Trichosanthis	Gua lou	9.0 g
Cortex Mori	Sang bai pi	6.0 g
Pericarpium Citri reticulatae	Chen pi	4.5 g
Poria	Fu ling	6.0 g
Radix Platycodi	Jie geng	4.5 g
Radix Ophiopogonis	Mai dong	6.0 g
Radix Glycyrrhizae	Gan cao	3.0 g

Erläuterung

- Huang qin, Zhi zi und Zhi mu beseitigen Lungen-Hitze.
- Zhe bei mu, Gua lou und Sang bai pi lösen Schleim-Hitze der Lunge auf und stellen das Absteigen des Lungen-Qi wieder her.
- Chen pi und Fu ling beseitigen Nässe, was beim Auflösen von Schleim hilft.
- Jie geng stellt das Absteigen des Lungen-Qi wieder her und beendet Husten.
- Mai dong nährt das Lungen-Yin, um eine Schädigung der Lungen-Flüssigkeiten durch die Hitze zu verhindern.
- Gan cao harmonisiert.

Variationen

- Da beinahe immer eine Milz-Schwäche mit der Produktion von Schleim besteht: plus Bai zhu (Rhizoma Atractylodis macrocephalae) und Dang shen (Radix Codonopsis pilosulae).
- Bei purulentem Sputum: plus Dan nan xing (Rhizoma Arisaematis cum Bile), Yi yi ren (Semen Coicis) und Dong gua zi (Semen Benincasae).
- Bei ausgeprägtem Druckgefühl des Thorax und bei Obstipation: plus Da huang (Radix et Rhizoma Rhei).
- Wenn der Hitze-Anteil der Schleim-Hitze beginnt, die Flüssigkeiten anzugreifen: plus Nan sha shen (Radix Adenophorae), Tian dong (Radix Asparagi) und Tian hua fen (Radix Trichosanthis).

Kasuistik

Eine 80jährige Patientin leidet seit fünf Jahren an ständigem Husten. Er ist produktiv, mit spärlichem, klebrigem, gelbem Sputum, sie empfindet ein beengendes Druckgefühl des Thorax. Sonst erfreut sie sich sehr guter Gesundheit, sie praktiziert und unterrichtet begeistert Yoga. Ihr Körper ist dünn, ihre Haut trocken. Der Puls ist im allgemeinen etwas sanft, etwas schlüpfrig an der Lungen-Position. Ihre Zunge ist rot, trocken und im vorderen Anteil belaglos (siehe Farbabbildung 8.1).

Diagnose

Es handelt sich um einen klaren Fall von Ansammlung von Schleim-Hitze in der Lunge vor dem Hintergrund eines Lungen-Yin-Mangels. Die Schleim-Hitze erkennen wir am klebrigen, gelben Auswurf und am schlüpfrigen Puls an der Lungen-Taststelle. Der Lungen-Yin-Mangel zeigt sich am dünnen Körper, der dünnen Haut, dem sanften Puls und der roten Zunge, die im vorderen Anteil (Lungen-Areal) belaglos ist.

Therapie

Das zur Anwendung kommende Therapieprinzip: Schleim auflösen, Hitze beseitigen, das Lungen-Yin nähren und Leere-Hitze der Lunge beseitigen. Sie wird ausschließlich mit Arzneimitteltherapie behandelt, und zwar mit einer Variation der Rezeptur Qing jin hua tan tang (Dekokt zum Klären des Metalls und zum Auflösen von Schleim):

Radix Scutellariae	Huang qin	6.0 g
Fructus Gardeniae	Zhi zi	4.0 g
Radix Anemarrhenae	Zhi mu	6.0 g
Bulbus Fritillariae Thunbergii	Zhe bei mu	6.0 g
Fructus Trichosanthis	Gua lou	9.0 g
Cortex Mori	Sang bai pi	4.0 g
Pericarpium Citri reticulatae	Chen pi	4.5 g
Poria	Fu ling	6.0 g
Radix Platycodi	Jie geng	4.5 g
Radix Ophiopogonis	Mai dong	6.0 g
Radix Glycyrrhizae	Gan cao	3.0 g
Radix Asparagi	Tian dong	6.0 g
Flos Farfarae (mit Honig behandelt)	Kuan dong hua	9.0 g
Cortex Lycii	Di gu pi	4.0 g

Erläuterung

Die ursprüngliche Rezeptur kommt im Block zum Einsatz, weil sie das Behandlungsziel gut erfüllt, Schleim aufzulösen, Hitze zu beseitigen und das Absteigen des Lungen-Qi zu gewährleisten.

- Tian dong wird zur Nährung des Lungen-Yin hinzugefügt.
- Kuan dong hua wird hinzugefügt, um das Absteigen des Lungen-Qi wiederherzustellen und Husten zu beenden.
- Di gu pi beseitigt Leere-Hitze der Lunge.

Nach dreimonatiger Einnahme von dieser und ähnlichen Rezepturen ist die Patientin geheilt.

Fertigarznei 1

Qing qi hua tan wan (Pille zum Klären des Qi und zum Auflösen von Schleim)

Rhizoma Arisaematis cum Bile	Dan nan xing
Semen Trichosanthis	Gua lou zi
Radix Scutellariae	Huang qin
Fructus Aurantii immaturus	Zhi shi
Pericarpium Citri reticulatae	Chen pi
Poria	Fu ling
Semen Armeniacae	Xing ren
Rhizoma Pinelliae	Ban xia

Erläuterung

Diese Pille wurde schon bei der Besprechung des akuten Hustens aufgrund von Schleim-Hitze erörtert. Sie kann aber auch bei chronischem Husten mit der gleichen Ursache gegeben werden.

Diese Mischung behandelt nur die Manifestation (Schleim-Hitze) und nicht die Wurzel, nämlich den Milz-Qi-Mangel.

Der entsprechende Zungenbefund: roter Zungenkörper, gelber, klebriger Belag.

Fertigarznei 2

Chuan bei pi pa gao

Sirup mit Bulbus Fritillariae cirrhosae und Folium Eriobotryae

Folium Eriobotryae	Pi pa ye
Bulbus Fritillariae cirrhosae	Chuan bei mu
Radix Adenophorae	Nan sha shen
Fructus Schisandrae	Wu wei zi
Pericarpium Citri reticulatae	Chen pi
Radix Platycodi	Jie geng

Rhizoma Pinelliae	Ban xia
Herba Menthae	Bo he
Flos Farfarae	Kuan dong hua
Semen Armeniacae	Xing ren
Honig (Mel)	Feng mi

Erläuterung

Der Sirup kann bei chronischem Husten aufgrund von Schleim-Hitze eingesetzt werden. Er ist süß und wird von daher von Kindern gerne angenommen.

Fertigarznei 3

Qi guan yan ke sou tan chuan wan

Pille gegen Husten, Schleim und Atemnot

Radix Peucedani	Qian hu
Semen Armeniacae	Xing ren
Radix Polygalae	Yuan zhi
Folium Mori	Sang ye
Bulbus Fritillariae cirrhosae	Chuan bei mu
Pericarpium Citri reticulatae	Chen pi
Folium Eriobotryae	Pi pa ye
Flos Farfarae	Kuan dong hua
Radix Codonopsis pilosulae	Dang shen
Fructus Aristolochiae[12]	Ma dou ling
Fructus Schisandrae	Wu wei zi
Rhizoma Zingiberis recens	Sheng jiang
Fructus Jujubae	Da zao

Erläuterung

Auch diese Pille wird bei chronischem Husten aufgrund von Schleim-Hitze verwendet, sie ist für die meisten chronischen Zustände geeignet.

2.1.3 Schleim-Flüssigkeiten der Lunge

Klinische Manifestationen

Leiser Husten, Expektoration weißen, wäßrigen, dünnen Sputums, Kältegefühl, Beengung des Brustkorbs, Müdigkeit, schlechter Appetit, depressive Stimmung.

Zunge: blaß, klebriger, weißer Belag.
Puls: sanft, etwas schlüpfrig.

Therapieprinzip

Nässe ausleiten, Schleim auflösen, Kälte zerstreuen, die Milz und Niere tonisieren, Husten beenden.

Akupunktur

Punktauswahl

Lu 5, KG 12, KG 9, M 40, MP 6, B 20, M 36, B 13, LG 4, B 23, B 22. M 36, KG 12, B 20, LG 4 und B 23 tonisieren, die anderen sedieren. Moxibustion kann verwendet werden.

Erläuterung

Die Akupunkturbehandlung von Schleim-Flüssigkeiten unterscheidet sich nicht wesentlich von jener bei Nässe-Schleim, die oben ausgeführt wurde.

- LG 4 und B 23 werden mit Moxa tonisiert, wenn ein Nieren-Yang-Mangel vorliegt.
- B 22 wird sediert, um die Umwandlung von Flüssigkeiten zu fördern und damit Schleim aufzulösen.
- Alle anderen Punkte wurden unter „Nässe-Schleim" erörtert.

Arzneimitteltherapie

Rezeptur

Ling gan wu wei jiang xin tang

Dekokt mit Poria, Radix Glycyrrhizae, Fructus Schisandrae, Rhizoma Zingiberis und Herba Asari

Poria	Fu ling	12.0 g
Radix Glycyrrhizae	Gan cao	3.0 g
Rhizoma Zingiberis	Gan jiang	9.0 g
Herba Asari	Xi xin	6.0 g
Fructus Schisandrae	Wu wei zi	6.0 g

Erläuterung

- Fu ling, Gan jiang und Xi xin lösen Kälte-Schleim und Schleim-Flüssigkeiten auf.
- Wu wei zi ist sauer und adstringierend. Die Arznei mildert die zerstreuende Wirkung von Gan jiang und Xi xin.
- Gan cao harmonisiert und dämpft ebenfalls die zerstreuende Wirkung von Gan jiang und Xi xin.

Variationen

- Dieser Zustand ist sehr chronisch. Er tritt vor dem Hintergrund eines Yang-Mangels der Milz und häufig auch der Niere auf. In solchen Fällen sollte man Milz- und Nieren-Yang-stärkende Arzneien dazugeben, wie etwa Bai zhu (Rhizoma Atractylodis macrocephalae), Huang qi (Radix Astragali), Yin yang huo (Herba Epimedii) und Du zhong (Cortex Eucommiae).

- Bei ausgeprägten Kälte-Symptomen: plus Fu zi (Radix lateralis Aconiti praeparata). Hier müssen wir aber ganz sicher sein, daß nirgendwo im Körper Hitze versteckt ist, denn die Arzneien Gan jiang, Xi xin und Fu zi sind sehr heiß, scharf und zerstreuend.
- Zur Verstärkung des antitussiven Effekts: plus Zi su zi (Fructus Perillae), Xuan fu hua (Flos Inulae) und Xing ren (Semen Armeniacae).

2.1.4 Leber-Feuer attackiert die Lunge

Klinische Manifestationen

Plötzliche Hustenanfälle mit rotem Gesicht, häufig durch emotionalen Streß ausgelöst, trockener Rachen, Gefühl von Schleim in der Kehle, Expektoration spärlichen Sputums, Schmerz und Distension im Hypochondrium, Schmerzen beim Husten, bitterer Mundgeschmack, dunkler Harn, trockener Stuhl, Reizbarkeit, trockener Mund.

Zunge: rot, Ränder zusätzlich gerötet, trockener, gelber Belag.

Puls: saitenförmig, schnell.

Therapieprinzip

Die Lunge klären, Leber-Feuer beseitigen, das Absteigen des Lungen-Qi wiederherstellen, Husten beenden.

Akupunktur

Punktauswahl

Le 2, G 34, Di 11, Lu 5, Lu 1, KG 17, G 21.

Erläuterung

- Le 2 beseitigt Leber-Feuer.
- G 34 beruhigt die Leber und beseitigt Stagnationen aus dem Hypochondrium und dem Thorax.
- Di 11 beseitigt Hitze.
- Lu 5 und Lu 1 beseitigen Lungen-Hitze und setzen das Absteigen des Lungen-Qi wieder instand.
- KG 17 unterdrückt rebellierendes Qi im Brustkorb und stellt das Absteigen des Lungen-Qi wieder her.
- G 21 unterdrückt rebellierendes Qi und bringt das Qi wieder zum Absteigen.

Arzneimitteltherapie

Rezeptur

Variation von Xie bai san (Pulver, das das Weiße abfließen läßt) und Dai ge san (Pulver mit Indigo naturalis und Concha Cyclinae)

Cortex Mori	Sang bai pi	9.0 g
Cortex Lycii	Di gu pi	6.0 g
Rhizoma Anemarrhenae	Zhi mu	6.0 g
Radix Scutellariae	Huang qin	6.0 g
Radix Glycyrrhizae	Gan cao	3.0 g
Radix Platycodi	Jie geng	4.5 g
Pericarpium Citri reticulatae viride	Qing pi	4.5 g
Pericarpium Citri	Chen pi	4.5 g
Indigo naturalis	Qing dai	6.0 g
Concha Meretricis seu Cyclinae	Ge qiao	12.0 g
Radix Gentianae	Long dan	6.0 g

Erläuterung

- Sang bai pi, Di gu pi, Zhi mu, Huang qin und Gan cao beseitigen Lungen-Hitze, stellen das Absteigen des Lungen-Qi wieder her und beenden Husten.
- Jie geng, Qing pi und Chen pi lösen Schleim auf und unterdrücken rebellierendes Qi.
- Qing dai, Ge qiao und Long dan lösen Schleim-Hitze auf und beseitigen Leber-Feuer.

Variationen

- Bei ausgeprägten Hitze-Symptomen: plus Zhi zi (Fructus Gardeniae) und Mu dan pi (Cortex Moutan).
- Bei viel Schleim und starkem Husten: plus Zhu ru (Caulis Bambusae in taeniam), Zi su zi (Fructus Perillae) und Pi pa ye (Folium Eriobotryae).
- Bei starkem Husten und anderen Symptomen von rebellierendem Qi (z.B. Völle des Thorax): plus Zhi shi (Fructus Aurantii immaturus) und Xuan fu hua (Flos Inulae).
- Bei Thoraxschmerz: plus Yu jin (Radix Curcumae).
- Wenn das Feuer beginnt, die Flüssigkeiten zu verletzen: plus Nan sha shen (Radix Adenophorae), Mai dong (Radix Ophiopogonis) und Tian hua fen (Radix Trichosanthis).

Fertigarznei 1

Qing fei yi huo pian

Tablette zum Klären der Lunge und zum Beseitigen von Feuer

Radix Scutellariae	Huang qin
Fructus Gardeniae	Zhi zi
Radix et Rhizoma Rhei	Da huang
Radix Peucedani	Qian hu
Radix Sophorae flavescentis	Ku shen
Radix Trichosanthis	Tian hua fen
Radix Platycodi	Jie geng
Rhizoma Anemarrhenae	Zhi mu

Erläuterung

Diese Mischung wurde schon anläßlich des Lungen-Feuers erörtert. Sie kann bei chronischem Husten verwendet werden, der aus Leber-Feuer entsteht, dies die Lunge attackiert. Deshalb enthält die Rezeptur einige Arzneien, die die Leber beeinflussen.

Es sei daran erinnert, daß wir diese Arznei ausschließlich für Lungen-Feuer, nicht aber für Lungen-Hitze anwenden sollten. Die entsprechenden Symptome beinhalten einen sehr trockenen, gelben Zungenbelag, trockenen Stuhl oder Obstipation, starken Durst, dunklen Harn und einen tiefen, vollen und schnellen Puls.

Fertigarznei 2

Long dan xie gan wan

Pille zum Entlasten der Leber mit Radix Gentianae

Radix Gentianae	Long dan
Radix Scutellariae	Huang qin
Fructus Gardeniae	Zhi zi
Rhizoma Alismatis	Ze xie
Caulis Akebiae	Mu tong
Semen Plantaginis	Che qian zi
Radix Rehmanniae	Sheng di huang
Radix Angelicae sinensis	Dang gui
Radix Bupleuri	Chai hu
Radix Glycyrrhizae	Gan cao

Erläuterung

Diese Pille können wir bei chronischem Husten aufgrund von Leber-Feuer verwenden, das die Lunge attackiert. Es sei jedoch erwähnt, daß nur ein Teil des Zustandes angesprochen wird, nämlich Leber-Feuer, und daß die Rezeptur keinerlei Arzneien enthält, die das Hinabsteigen des Lungen-Qi wiederherstellen oder Husten beenden.

Der entsprechende Zungenbefund: roter Körper mit geröteten, geschwollenen Rändern und einem gelben, klebrigen Belag. Wir können gelegentlich auch rote Punkte an den Rändern beobachten.

2.2 Leere-Muster

2.2.1 Lungen-Qi-Mangel

Klinische Manifestationen

Leichter, leiser Husten, kein Schleim, spontanes Schwitzen, Erkältlichkeit, leise Stimme, Müdigkeit, blasses Gesicht.

Zunge: blaß

Puls: leer.

Therapieprinzip

Das Lungen-Qi tonisieren, das Absteigen des Lungen-Qi wiederherstellen.

Akupunktur

Punktauswahl

Lu 9, B 13, B 43-gaohuangshu, KG 12, M 36, MP 6. Tonisierend nadeln, Moxibustion kann angewendet werden.

Erläuterung

- Lu 9 und B 13 tonisieren das Lungen-Qi und beenden Husten.
- B 43 nährt das Lungen-Yin; es ist dies ein spezifischer Punkt für Lungen-Störungen.
- KG 12, M 36 und MP 6 stärken sowohl Magen als auch Lunge, da die Lungen-Leitbahn im Mittleren Erwärmer beginnt.

Arzneimitteltherapie

Rezeptur

Bu fei tang

Dekokt, das die Lunge tonisiert

Radix Ginseng	Ren shen	9.0 g
Radix Astragali	Huang qi	12.0 g
Radix Rehmanniae praeparata	Shu di huang	12.0 g
Fructus Schisandrae	Wu wei zi	6.0 g
Radix Asteris	Zi wan	9.0 g
Cortex Mori	Sang bai pi	6.0 g

Erläuterung

- Ren shen, Huang qi, Shu di huang und Wu wei zi stärken das Lungen-Qi.
- Zi wan und Sang bai pi stellen das Absteigen des Lungen-Qi wieder her und beenden Husten.

Fertigarznei

Ping chuan wan

Pille zum Beruhigen von Atemnot

Radix Codonopsis pilosulae	Dang shen
Cordyceps	Dong chong xia cao
Gecko	Ge jie
Semen Armeniacae	Xing ren
Pericarpium Citri reticulatae	Chen pi
Radix Glycyrrhizae	Gan cao
Cortex Mori	Sang bai pi
Rhizoma Cynanchi stauntonii	Bai qian
Lapis Chloriti	Qing meng shi
Radix Fici	Wu zhi mao tao
Semen Eleagni glabrae	Man hu tui zi

Erläuterung

Diese Pille stärkt Lungen- und Milz-Qi sowie das Nieren-Yang und stellt das Absteigen des Lungen-Qi wieder her.

Deshalb kann diese Mischung als Langzeitbehandlung chronischen Hustens bei Lungen- und Milz-Qi-Schwäche eingesetzt werden, und zwar über einige Monate. Bei Vorhandensein von Schleim kann diese Fertigarznei mit Er chen wan (Pille der zwei alten Arzneien) kombiniert werden.

2.2.2 Lungen-Yin-Mangel

Klinische Manifestationen

Trockener, leiser Husten, der in kurzen Anfällen kommt. Kein oder spärliches Sputum, blutig tingiertes Sputum, trockener Rachen, Hitzegefühl am Abend, Hitze der Fünf Flächen, Nachtschweiß, hagerer Körper, sehr starke Müdigkeit.

Zunge: rot, belaglos, trocken, Risse im Lungen-Areal.

Puls: oberflächlich, leer.

Therapieprinzip

Das Lungen-Yin nähren, die Lunge befeuchten, wenn nötig Leere-Hitze beseitigen, das Absteigen des Lungen-Qi wiederherstellen, Husten beenden.

Akupunktur

Punktauswahl

Lu 9, Lu 10, KG 12, Lu 1, M 36, MP 6, Lu 7, N 6-zhaohai. Alle tonisierend nadeln, außer Lu 10 – hier sedieren. Keine Moxibustion anwenden.

Erläuterung

- Lu 9 und Lu 1 nähren das Lungen-Yin.
- Lu 10 beseitigt Leere-Hitze der Lunge.
- KG 12, M 36 und MP 6 tonisieren die Milz, um die Lunge zu nähren.
- Die Kombination von Lu 7 und N 6 öffnet das Konzeptionsgefäß, unterstützt die Kehle, nährt das Lungen-Yin, bringt das Lungen-Qi wieder zum Absteigen und beendet Husten aufgrund von Lungen-Yin-Schwäche.

Arzneimitteltherapie

Rezeptur

Sha shen mai dong tang

Dekokt mit Radix Glehniae und Radix Ophiopogonis

Radix Glehniae	Bei sha shen	9.0 g
Radix Ophiopogonis	Mai dong	9.0 g
Rhizoma Polygonati odorati	Yu zhu	6.0 g
Radix Trichosanthis	Tian hua fen	4.5 g
Folium Mori	Sang ye	4.5 g
Semen Lablab album	Bai bian dou	4.5 g
Radix Glycyrrhizae	Gan cao	3.0 g

Erläuterung

- Bei sha shen und Mai dong nähren das Lungen-Yin.
- Yu zhu und Tian hua fen nähren die Flüssigkeiten und beseitigen Leere-Hitze.
- Sang ye unterstützt die Kehle, stellt das Absteigen des Lungen-Qi wieder her und beendet Husten.
- Bai bian dou stärkt das Milz-Yin, um das Lungen-Yin zu stärken, nach dem Prinzip, das Element Erde zu stärken, um Metall aufzubauen.
- Gan cao harmonisiert.

Variationen

- Um den antitussiven Effekt zu vergrößern: plus Zhe bei mu (Bulbus Fritillariae Thunbergii) und Xing ren (Semen Armeniacae).
- Bei ausgeprägten Symptomen von Leere-Hitze der Lunge: plus Di gu pi (Cortex Lycii) und Qing hao (Herba Artemisiae annuae).

- Bei Nachtschweiß: plus Wu mei (Fructus Mume) und Fu xiao mai (Fructus Tritici levis).
- Bei spärlichem, gelben Sputum: plus Ge qiao (Concha Meretricis seu Cyclinae) und Huang qin (Radix Scutellariae).
- Bei Blutbeimengung zum Sputum: plus Zhi zi (Fructus Gardeniae, hier die verkohlte Arznei verwenden), Mu dan pi (Cortex Moutan) und Bai mao gen (Rhizoma Imperatae).

Fertigarznei 1

Li fei wan

Pille zum Unterstützen der Lunge

Cordyceps	Dong chong xia cao
Gecko	Ge jie
Bulbus Lilii	Bai he
Fructus Schisandrae	Wu wei zi
Rhizoma Bletillae	Bai ji
Radix Stemonae	Bai bu
Concha Ostreae	Mu li
Folium Eriobotryae	Pi pa ye
Radix Glycyrrhizae	Gan cao

Erläuterung

Diese Pille tonisiert Lungen-Yin und Lungen-Qi und fördert das Ergreifen des Qi durch die Niere. Sie ist für chronischen Husten aufgrund von Lungen-Yin-Schwäche geeignet, wenn auch die Niere geschwächt ist und das Qi nicht ergreifen kann.

Der entsprechende Zungenbefund: leicht geröteter Zungenkörper im vorderen Anteil, aber belaglos.

Fertigarznei 2

Yang yin qing fei tang jiang

Sirup zum Nähren des Yin und zum Klären der Lunge

Cortex Moutan	Mu dan pi
Bulbus Fritillariae Thunbergii	Zhe bei mu
Radix Paeoniae alba	Bai shao
Radix Scrophulariae	Xuan shen
Radix Rehmanniae	Sheng di huang
Radix Ophiopogonis	Mai dong
Radix Glycyrrhizae	Gan cao
Herba Menthae	Bo he

Erläuterung

Dieser Sirup stärkt das Yin stärker als die oben besprochene Fertigarznei. Er nährt das Lungen-Yin und beseitigt Leere-Hitze der Lunge. Das wichtigste Krankheitszeichen, dies auf diese Arznei hinweist, ist abgesehen vom chronischen Husten aufgrund von Lungen-Yin-Mangel und Leere-Hitze der Zungenbefund: sie ist rot, trocken und belaglos im vorderen Anteil.

Fertigarznei 3

Ba xian chang shou wan

Pille der Acht Unsterblichen für langes Leben

Radix Ophiopogonis	Mai dong
Fructus Schisandrae	Wu wei zi
Radix Rehmanniae praeparata	Shu di huang
Rhizoma Dioscoreae	Shan yao
Fructus Corni	Shan zhu yu
Rhizoma Alismatis	Ze xie
Poria	Fu ling
Cortex Moutan	Mu dan pi

Erläuterung

Diese bekannte Pille nährt das Yin von Lunge und Niere. Sie ist deshalb bei chronischem Husten aufgrund einer Leere sowohl von Lungen- als auch Nieren-Yin geeignet, vornehmlich bei alten Menschen. Der Zungenbefund: roter, trockener, rissiger und belagloser Körper.

2.2.3 Trockenheit der Lunge

Klinische Manifestationen

Trockener, leiser Husten, trockener Rachen und Mund.

Zunge: trocken.

Puls: oberflächlich, leer.

Wir sehen hier also eine Trockenheit der Lunge, allerdings ohne jegliches Zeichen von Yin-Mangel. Es ist dies häufig das Stadium, das dem Yin-Mangel vorangeht. Es kommt auch häufig bei Menschen vor, die eine Neigung zu Lungen-Schwäche aufweisen, und die aufgrund ihres Berufs ihre Stimme viel gebrauchen müssen, wie etwa Lehrer. In solchen Fällen ist die Trockenheit der Lunge üblicherweise mit einer Schwäche des Magen-Yin gekoppelt, da der Magen die Quelle der Körper-Flüssigkeiten ist.

Dieses Muster kann auch nach Eindringen von Wind-Hitze entstehen, die die Lungen-Flüssigkeiten trocknet und zu Trockenheit führt, gekoppelt mit etwas restlicher Hitze oder Schleim-Hitze der Lunge. Das Muster äußert sich in einem sehr trockenen, kitzelndem Husten unmittelbar nach dem Eindringen von Wind-Hitze. Der Husten ist sehr hartnäckig, abends ist er schlechter.

Therapieprinzip

Die Lunge befeuchten, das Absteigen des Lungen-Qi wiederherstellen und Husten beenden.

Akupunktur

Punktauswahl

Lu 9, Lu 10, KG 12, LU 1, M 36, MP 6, Lu 7 und N 6-zhaohai. Alle tonisieren, bis auf Lu 10 – hier sedieren. Keine Moxibustion.

Erläuterung

Diese Punkte sind die gleichen wie beim Lungen-Yin-Mangel. Sie wurden weiter oben schon erörtert.

Arzneimitteltherapie

Rezeptur 1

Sha shen mai dong tang
Dekokt mit Radix Glehniae und Radix Ophiopogonis

Erläuterung

Diese Rezeptur wurde schon weiter oben besprochen.

Rezeptur 2

Sheng mai san

Pulver, das den Puls erzeugt

Radix Ginseng	Ren shen	9.0 g
Radix Ophiopogonis	Mai dong	9.0 g
Fructus Schisandrae	Wu wei zi	3.0 g

Erläuterung

- Diese Rezeptur ist für Qi- und Yin-Mangel der Lunge geeignet.
- Ren shen tonisiert das Lungen-Qi und fördert die Bildung von Flüssigkeiten.
- Mai dong und Wu wei zi nähren das Lungen-Yin und fördern ebenfalls die Säfte.

Variationen

Um den antitussiven Effekt zu erhöhen: plus Sang bai pi (Cortex Mori) und Zi wan (Radix Asteris).

Rezeptur 3

Qing zao jiu fei tang

Dekokt, das Trockenheit eliminiert und die Lunge rettet

Folium Mori	Sang ye	9.0 g
Gypsum fibrosum	Shi gao	7.5 g
Radix Ophiopogonis	Mai dong	3.6 g
Radix Ginseng	Ren shen	2.0 g
Semen Sesami	Hu ma ren	3.0 g
oder		
Semen Sesami nigrum	Hei zhi ma	3.0 g
Colla corii Asini	E jiao	2.4 g
Semen Armeniacae	Xing ren	2.0 g
Folium Eriobotryae	Pi pa ye	3.0 g
Radix Glycyrrhizae	Gan cao	3.0 g

Erläuterung

- Sang ye stellt das Absteigen des Lungen-Qi wieder her und beendet Husten.
- Shi gao beseitigt jegliche restliche Lungen-Hitze.
- Mai dong nährt und befeuchtet das Lungen-Yin.
- Die ersten drei Arzneien „klären, während sie absenken“ (Shi gao und Sang ye) und „befeuchten, während sie klären“ (Mai dong und Shi gao).
- Ren shen tonisiert das Lungen-Qi und fördert die Säfte-Produktion.
- Hei zhi ma bzw. Hu ma ren und E jiao unterstützen Mai dong beim Befeuchten von Trockenheit.
- Xing ren und Pi pa ye helfen Sang ye dabei, das Absteigen des Lungen-Qi wiederherzustellen. Pi pa ye beseitigt auch etwaige restliche Lungen-Hitze.
- Gan cao harmonisiert.

Diese Rezeptur ist für Trockenheit und restliche Hitze der Lunge geeignet, die dem Eindringen von Wind-Hitze folgt. Der Husten ist ganz trocken, ohne Auswurf.

Rezeptur 4

Bei mu gua lou san

Pulver mit Bulbus Fritillariae und Fructus Trichosanthis

Bulbus Fritillariae cirrhosae	Chuan bei mu	5.0 g
Fructus Trichosanthis	Gua lou	3.0 g
Radix Trichosanthis	Tian hua fen	2.5 g
Poria	Fu ling	2.5 g
Pericarpium Citri reticulatae	Chen pi	2.5 g
Radix Platycodi	Jie geng	2.5 g

Erläuterung

- Chuan bei mu stellt das Absteigen des Lungen-Qi wieder her, beendet Husten und löst Schleim-Hitze auf.

- Gua lou löst Schleim-Hitze auf und erleichtert Völle des Brustkorbs.
- Tian hua fen fördert die Flüssigkeiten und befeuchtet Trockenheit.
- Fu ling und Chen pi unterstützen das Auflösen von Schleim.
- Jie geng stellt das Absteigen des Lungen-Qi wieder her und beendet Husten.

Diese Rezeptur ist ebenfalls für Trockenheit und Rest-Hitze der Lunge nach einem Befall durch Wind-Hitze geeignet, hier liegt aber auch etwas Schleim vor. Der Husten ist demnach trocken, weist allerdings auch spärliches, klebriges, schwer zu expektorierendes Sputum auf. Zu dieser Situation kommt es, weil Wind-Hitze einerseits die Flüssigkeiten trocknen und damit zu Trockenheit führen kann, andererseits aber auch Flüssigkeiten zu Schleim verdichten kann.

Fertigarznei

Qiu li gao

Sirup aus Herbstbirnen

Fructus Pyri	Qiu li
Radix Ophiopogonis	Mai dong
Bulbus Fritillariae Thunbergii	Zhe bei mu
Nodus Nelumbinis rhizomatis	Ou jie
Kohlrübe	Qing luo bo

Erläuterung

Dieser Sirup nährt und befeuchtet die Lunge. Er wird spezifisch bei Lungen-Trockenheit mit daraus resultierendem chronischem Husten eingesetzt. Er enthält Birnensaft, der die Lunge befeuchtet. Auch das Trinken einer Abkochung von Birnenschalen (aus biologischer Produktion) befeuchtet die Lunge und besänftigt Trockenheits-Husten.

Prognose

Sowohl Akupunktur als auch Chinesische Arzneimitteltherapie liefern in der Behandlung von Husten exzellente Resultate. Selbstverständlich ist akuter Husten, sei er äußerer oder innerer Genese, einfacher und schneller zu behandeln. Hustenzustände aufgrund akuter Atemwegsinfektionen können auf der Abwehr-Qi- oder Qi-Ebene innerhalb einiger weniger Tage beseitigt werden, es ist nicht nötig, Antibiotika zu nehmen, die häufig bloß zu Rest-Hitze der Lunge führen.

Chronischer Husten ist auch relativ einfach zu behandeln. Der schwierigste ist hier jener aufgrund von Lungen-Yin-Schwäche – hier kann die Therapie einige Monate in Anspruch nehmen. Wenn wir alle Syndrome betrachten, die zu chronischem Husten führen, so führt die Chinesische Arzneimitteltherapie bei Nässe-Schleim, Schleim-Hitze, Schleim-Flüssigkeiten und Yin-Mangel der Lunge zu besseren Ergebnissen.

Differentialdiagnose gemäß der Westlichen Medizin

In der Folge die Hauptursachen für Husten aus Sicht der Westlichen Medizin.

Tracheitis

Sie tritt üblicherweise nach dem Eindringen von Wind-Hitze auf, also nach einer Infektion der oberen Atemwege. Der Husten ist rauh und schmerzhaft, Rachen und Trachea fühlen sich roh und wund an. Der Husten ist üblicherweise abends schlechter.

Aus Sicht der Chinesischen Medizin entspricht das im großen und ganzen Trockenheit der Lunge, die dem Eindringen von Wind-Hitze folgt.

Akute Bronchitis

Sie folgt meist einer Infektion der oberen Atemwege. Der Husten ist locker, der Patient expektoriert gelbes, grünes oder purulentes Sputum. Körpertemperatur und Pulsfrequenz sind erhöht.

Aus Sicht der Chinesischen Medizin entspricht das im wesentlichen der Qi-Ebene, mit Schleim-Hitze der Lunge.

Chronische Bronchitis

Sie tritt üblicherweise als Folge wiederholter akuter Bronchitiden auf. Wir finden sie gehäuft bei Rauchern über vierzig.

Der Husten ist produktiv, mit weißem, gelbem oder blutig tingiertem Sputum.

Aus Sicht der Chinesischen Medizin entspricht das Bild entweder Nässe-Schleim oder Schleim-Hitze der Lunge vor dem Hintergrund einer Milz-Schwäche.

Keuchhusten

Er tritt bei Kindern auf, meist vor dem fünften Lebensjahr. Er beginnt wie eine gewöhnliche Verkühlung mit Husten, entwickelt sich aber nach einer Woche zum typischen Bild. Der Husten tritt anfallsweise auf, mit einer nächtlichen Verschlimmerung und starker Beeinträchtigung des Allgemeinzustandes. Die Hustenattacken enden oft mit Erbrechen. Das Kind hat ein gerötetes Gesicht oder ist zyanotisch und sieht ängstlich aus.

Die Chinesische Medizin kann die Symptome erleichtern und den Krankheitsverlauf abkürzen, es braucht aber sehr viele Behandlungen, die täglich durchgeführt werden.

Im Anfangsstadium entspricht der Keuchhusten dem Eindringen von Wind-Hitze, im mittleren Stadium Lungen-Hitze und während der Rekonvaleszenz einem Yin-Mangel von Magen und Lunge, gelegentlich mit etwas Rest-Hitze.

Pleuritis

Es handelt sich um eine Entzündung des Rippenfells, die üblicherweise nach einer Infektion der oberen Atemwege auftritt. Der Husten ist nicht produktiv, er schmerzt stark. Es besteht auch Thoraxschmerz, die Temperatur ist erhöht.

Aus Sicht der Chinesischen Medizin ist das Schleim-Hitze der Lunge auf der Qi-Ebene.

Pneumonie

Es ist dies eine Entzündung der Alveolen. Sie kann plötzlich beginnen, mit Frösteln, Kopfschmerz, hohem Fieber und Dyspnoe. Der Husten ist kurz und anfangs nicht produktiv. Danach entwickelt der Patient spärliches, zähes Sputum, dies rostfarben und blutig tingiert ist. Eine Lungenentzündung wird beinahe immer von einer Pleuritis begleitet, die Thoraxschmerzen verursacht. Die Temperatur ist hoch, der Patient hat ein rotes Gesicht, Puls- und Atemfrequenz sind hoch. Auch Nasenflügelatmung kann vorkommen.

Aus chinesischer Sicht ist dies das Bild von Lungen-Hitze auf der Qi-Ebene.

Bronchuskarzinom

Es ist dies die häufigste Krebsart. Es tritt häufiger bei Männern zwischen 40 und 55 auf. Es ist durch trockenen Husten, Dyspnoe und tiefsitzenden Thoraxschmerz gekennzeichnet. Es kann spärliches, blutig tingiertes Sputum vorhanden sein. Der Patient ist schwach, erschöpft und appetitlos.[13]

Aus Sicht der Chinesischen Medizin entspricht dieses Bild in fortgeschrittenen Stadien einer Lungen-Yin-Schwäche.

Lungentuberkulose

Dies ist noch eine seltene Erkrankung, die aber sowohl in Großbritannien als auch in den USA im Zunehmen begriffen ist. Sie tritt am häufigsten zwischen dem 15. und dem 45. Lebensjahr auf. Der Husten ist trocken oder weist spärliches, blutig tingiertes Sputum auf. Wir finden auch Thoraxschmerz, Dyspnoe und Nachtschweiß. Der Patient ist sehr müde und geschwächt und hat häufig nachmittags leicht erhöhte Temperatur.

Die Chinesische Medizin erachtet dieses Bild als typischen Lungen-Yin-Mangel mit Leere-Hitze.

Bronchiektasien

Es handelt sich um eine ständige Erweiterung der Bronchien und/oder Bronchioli. Die Alveolen dehnen sich und füllen sich mit Schleim.

Der Husten tritt häufiger morgens auf, es kommt zu großen Mengen an purulentem, nach Obst riechendem Sputum. Nach einem Hustenanfall riecht die Atemluft des Patienten sehr übel. Während akuter Episoden hat der Patient auch Fieber.

Die Chinesische Medizin ordnet dieses Muster unter „Trübem Schleim der Lunge" im Rahmen von „Atemnot" (chuan) ein.

Herzerkrankungen

Bei älteren Menschen kann Husten auch im Rahmen kardialer Erkrankungen auftreten. Nächtliches Abhusten von reichlich weißem, schaumigem oder sehr wäßrigem Sputum kann auf drohendes Linksherzversagen hindeuten. Andererseits kann Linksherzversagen auch zu einer Lungenembolie führen. Eine Pulmonalembolie manifestiert sich in plötzlichem, starkem Thoraxschmerz mit Dyspnoe, sie wird meist von Husten mit blutig tingiertem Sputum gefolgt.

Fußnoten

1 Liu Wan Su: A Collection of Life-Saving Pathologies from the Simple Questions (Su Wen Bing Ji Qi Yi Bao Ming Ji), S. 215.

2 The Yellow Emperor's Classic of Internal Medicine – Simple Questions (Huang Di Nei Jing Su wen), S. 150. People's Health Publishing House, Beijing. Erstmals etwa 100 v. Chr. erschienen.

3 The Yellow Emperor's Classic of Internal Medicine – Simple Questions (Huang Di Nei Jing Su wen), S. 215.

4 The Yellow Emperor's Classic of Internal Medicine – Simple Questions (Huang Di Nei Jing Su wen), S. 215-216.

5 The Yellow Emperor's Classic of Internal Medicine – Simple Questions (Huang Di Nei Jing Su wen), S. 214.

6 The Yellow Emperor's Classic of Internal Medicine – Simple Questions (Huang Di Nei Jing Su wen), S. 216.

7 Zhang Jing-Yue, The Complete Book of Jing Yue (Jing Yue Quan Shu), S. 336, Shanghai Science Publishing House, Shanghai 1986. Zhang Jing-Yues Werk erschien erstmals 1624.

8 Simple Questions, S. 74.

9 He Ren: A New Explanation of the Essential Prescriptions of the Golden Chest (Jin Gui Yao Lüe Xin Jie), S. 56; Zhejiang Science Publishing House, 1981. Das Originalwerk wurde von Zhang Zhong-Jing verfaßt und erschien erstmals etwa 220 n. Chr.

10 Zhang Jing-Yue, The Complete Book of Jing Yue (Jing Yue Quan Shu), S. 336, Shanghai Science Publishing House, Shanghai 1986.

11 Die Pulsqualität „groß" ist in den 28 gebräuchlichen Pulsqualitäten nicht enthalten (s. „Die Grundlagen der Chinesischen Medizin"). Aus Gründen der Authentizität wurde der Terminus „big" hier direkt übersetzt. (Anmerkung des Übersetzers der deutschen Ausgabe.)

12 Siehe Kapitel 4, Fußnote 5 (Anmerkung des Übersetzers der deutschen Ausgabe.)

13 Dies sind durchaus Spätsymptome der Erkrankung. Bei jeglicher chronischer Bronchitis ist aus Sicht der Westlichen Medizin eine lungenfachärztliche Abklärung inklusive Lungenröntgen dringend angezeigt. (Anmerkung des Übersetzers der deutschen Ausgabe.)

Kapitel 9

Mentale und emotionale Störungen

精神病

Eine Besprechung dieser Störungen ist nicht möglich, ohne zuvor das Konzept des Geistes in der Chinesischen Medizin zu erörtern. Erst wenn wir das Bild von Geist und Psyche verstehen, das die chinesische Kultur entwickelt hat, können wir wirklich verstehen, wie wir psychische und emotionale Probleme mittels Akupunktur und Chinesischer Arzneimitteltherapie behandeln können. Allzu häufig werden die chinesischen Vorstellungen von „Geist“ und „Psyche“ gemäß den westlichen (meist christlichen) Vorstellungen über diese beiden Begriffe interpretiert.[1] Unsere Besprechung der Therapie mentaler und emotionaler Störungen wird sich um die folgenden Themen gruppieren:

- Das Wesen des Geistes in der Chinesischen Medizin
- Die fünf mentalen und spirituellen Aspekte eines menschlichen Wesens
- Die Wirkung der Emotionen auf Geist und Psyche
- Die Ätiologie von mentalen und emotionalen Störungen
- Diagnostische Zeichen bei mentalen und emotionalen Störungen
- Pathologie und Therapie mentaler und emotionaler Störungen
- Prävention mentaler und emotionaler Störungen.

Das Wesen des Geistes in der Chinesischen Medizin

Der Geist (shen) ist eine der Vitalen Substanzen des Körpers. Er ist eine äußerst feine und nichtmaterielle Form von Qi. Das Wort „shen“ wird von westlichen Akupunkturbüchern und -schulen häufig mit „Psyche“ übersetzt. Aus verschiedenen Gründen, die ich im Laufe dieser Erörterung noch näher klären werde, meine ich, daß „Geist“ eine genauere Übersetzung ist. Was wir im Westen als „Psyche“ verstehen, ist vielmehr das Konglomerat aller fünf mental-spirituellen Aspekte eines menschlichen Wesens, nämlich der Wanderseele (hun), der Körperseele (po), des Intellekts (yi), der Willenskraft (zhi) und des Geistes (shen) selbst.

Der Begriff „shen“ wird in „Des Gelben Kaisers Klassiker des Inneren“ unter vielen verschiedenen Bedeutungen verwendet. Die zwei Hauptbedeutungen, die in unserem Zusammenhang wichtig sind, sind die folgenden:

1. „Shen“ steht für die Denkaktivität, Bewußtsein, Einsicht und Gedächtnisvermögen. Alle diese Funktionen hängen vom Herzen ab. Ich übersetze diesen Aspekt mit „Geist“.

2. „Shen“ meint den Komplex aller fünf mental-spirituellen Aspekte eines menschlichen Wesens, also des Geistes selbst, der Wanderseele, der

Körperseele, des Intellekts und der Willenskraft. Dies übersetze ich mit „Psyche“.

Es gibt eine weitere Bedeutung des Wortes „shen“, die häufig in bezug zur Diagnostik verwendet wird. Hier bedeutet „shen“ eine nicht näher definierbare und feine Qualität von „Leben“, „Blühen“ oder „Funkeln“, die beim Gesunden beobachtet wird. Diese Qualität bezieht sich auf das Antlitz, die Augen, Zunge und Puls, wie wir weiter unten erörtern werden.

Was ist nun die chinesische Sicht des Geistes? Wie oben ausgeführt, ist der Geist wie alle anderen Vitalen Substanzen eine Form von Qi – in der Tat die feinste und am wenigsten materielle Art des Qi. Eines der wichtigsten Charakteristika der Chinesischen Medizin ist die Integration von Körper und Geist, die in der Zusammenfassung von Essenz (jing), Qi und Geist unter dem Begriff der „Drei Schätze“ gipfelt.

Die Essenz ist der Ursprung und die biologische Grundlage des Geistes. In Kapitel 8 von „Das Zentrum des Wirkvermögens“ lesen wir: „Das Leben wird durch die Essenz vermittelt. Wenn sich die beiden Essenzen [von Mutter und Vater] vereinen, so bilden sie den Geist.“[2] Und Zhang Jie-Bin schreibt: „Die beiden Essenzen, eine Yin, die andere Yang, vereinen sich ..., um das Leben zu bilden; die Essenzen von Mutter und Vater vereinigen sich, um den Geist zu bilden.“[3]

Somit entstammt der Geist eines gerade empfangenen Wesens also den vorgeburtlichen Essenzen seiner Mutter und seines Vaters. Nach der Geburt wird die vorgeburtliche Essenz in der Niere gespeichert und liefert die biologische Grundlage für den Geist. Leben und Geist eines Neugeborenen hängen allerdings auch von der Ernährung durch seine nachgeburtliche Essenz ab, wie in Kapitel 30 von „Das Zentrum des Wirkvermögens“ ausgeführt wird: „Sind Magen und Eingeweide aufeinander abgestimmt, so sind die fünf Yin-Organe friedlich, das Blut ist harmonisch und die mentale Aktivität stabil. Der Geist nährt sich aus der verfeinerten Essenz von Wasser und Nahrung.“[4] Somit bezieht also der Geist seine Grundlage und Nahrung aus der vorgeburtlichen Essenz, die in der Niere gespeichert ist, und aus der nachgeburtlichen Essenz, die von Lunge, Magen und Milz gebildet wird. Daher also die Drei Schätze:

Geist	=	Herz
Qi	=	Lunge-Magen-Milz
Essenz	=	Niere

Diese Drei Schätze stehen für drei verschiedene Kondensationszustände des Qi. Die Essenz stellt den dichtesten, das Qi einen verfeinerteren und der Geist den feinsten und nicht-materiellsten Zustand dar. Die Aktivität das Geistes hängt von Essenz und Qi als seiner wichtigsten Grundlage ab. Daher sagt man, daß die Essenz „die Grundlage des Körpers und die Wurzel des Geistes“ ist. Sind Essenz und Qi stark und in Blüte, so ist der Geist glücklich, ausgeglichen und wach. Sind Essenz und Qi hingegen erschöpft, so leidet der Geist und kann unglücklich, deprimiert, ängstlich oder benebelt werden. Zhang Jie-Bin sagt: „Wenn die Essenz stark ist, steht das Qi in Blüte. Steht das Qi in Blüte, so ist der Geist vollständig.“[5]

Andererseits beeinflußt auch der Zustand des Geistes Qi und Essenz. Ist der Geist durch emotionalen Streß gestört und wird er in der Folge unglücklich, deprimiert, ängstlich oder unruhig, so beeinträchtigt er zweifellos Qi und/oder Essenz. In den meisten Fällen wird er sich negativ auf das Qi auswirken, denn jeglicher emotionaler Streß bringt die normale Funktion des Qi in Unordnung. Emotionaler Streß neigt dazu, die Essenz zu schwächen, wenn er mit Überarbeitung und/oder übermäßiger sexueller Aktivität gekoppelt ist, oder aber, wenn das Feuer, des durch langfristige emotionale Spannungen hervorgerufen wird, Yin und Essenz verletzt.

Unter allen Organen hat der Geist den engsten Bezug zum Herzen, das als seine „Residenz“ bezeichnet wird. Aus Kapitel 8 von „Reine Fragen“: „Das Herz ist der Monarch, es regiert den Geist ...“[6] „Das Zentrum des Wirkvermögens“ in Kapitel 71 zum gleichen Thema: „Das Herz ist der Monarch der fünf Yin- und der sechs Yang-Organe, es ist die Residenz des Geistes.“[7]

Der „Geist“, der im Herzen haust und deshalb auch als Herz-Geist bezeichnet wird, ist für viele verschiedene mentale Vorgänge zuständig, darunter die folgenden:

Denken	Schlaf
Gedächtnis	Intelligenz
Bewußtsein	Weisheit
Einsicht	Ideen
Wahrnehmung	

Zusätzlich ist der Herz-Geist für Hören, Sehen, Tasten, Geschmack und Geruch zuständig. Selbstverständlich werden die obigen Aktivitäten auch durch andere Organe wahrgenommen, häufig besteht eine Überlappung zwischen den Funktionen verschiedener Organe. Ein Beispiel: der Herz-Geist ist hauptverantwortlich für das Gedächtnis, Milz und Niere spielen jedoch auch eine Rolle.

Wir wollen uns nun diese Funktion im Detail ansehen.

Denken hängt vom Geist ab. Wenn dieser stark ist, so ist das Denkvermögen klar. Ist er aber schwach oder in Unordnung, so ist das Denken langsam und stumpf. Diese chinesischen Schriftzeichen für „Gedanke" (yi), „denken" (xiang) und „Nachdenklichkeit" (si) haben alle das Schriftzeichen für „Herz" als ihr Radikal (Wurzelzeichen).

„Gedächtnis" hat zwei verschiedene Bedeutungen. Einerseits meint es das Vermögen, Daten zu speichern, wenn man studiert oder arbeitet, andererseits bezieht es sich auf die Fähigkeit, sich an Vergangenes zu erinnern. Beide dieser Funktionen bauen auf den Geist und somit das Herz, in zweiter Linie aber auch auf Milz und Niere.

„Bewußtsein" steht für die Gesamtheit der Gedanken und Wahrnehmungen, ebenso dafür, bei Bewußtsein zu sein. Im ersteren Sinn ist der Geist verantwortlich für das Erkennen von Gedanken, Wahrnehmungen und Gefühlen. Im letzteren Sinn sind wir bei Bewußtsein, wenn der Geist klar ist. Ist er hingegen benebelt oder plötzlich erschöpft, so verlieren wir das Bewußtsein.

„Einsicht" meint unsere Fähigkeit zu Kenntnis und Erkenntnis unserer selbst. Wir werden vielen verschiedenen emotionalen Reizen, Wahrnehmungen, Gefühlen und Empfindungen unterworfen, die alle vom Geist wahrgenommen und erkannt werden. Ausschließlich der Geist (und damit das Herz) kann Emotionen „fühlen". Selbstverständlich beeinflussen Emotionen auch alle anderen Organe, es ist aber bloß der Geist, der sie tatsächlich erkennt und fühlt. Ein Beispiel: Zorn beeinträchtigt die Leber, sie kann ihn aber nicht fühlen, weil sie den Geist nicht beherbergt. Nur das Herz kann Zorn fühlen, denn es behaust den Geist, der für Einsicht verantwortlich ist. Aus diesem Grund beeinträchtigen alle Emotionen früher oder später das Herz, zusätzlich zu anderen, spezifischen Organen, und in diesem Sinne ist das Herz der „Herrscher" aller anderen Organe.

„Wahrnehmung" bedeutet in diesem Zusammenhang, daß der Geist als Reaktion auf Stimuli diese aufnehmen und sich vergegenwärtigen kann.

Schlaf hängt vom Zustand des Geistes ab. Ist er ruhig und ausgeglichen, so schläft der Mensch gut, ist er rastlos, so schläft man schlecht.

Auch die Intelligenz hängt von Herz und Geist ab. Ein starkes Herz und ein starker Geist machen einen Menschen intelligent und klug. Eine Schwäche von Herz und Geist läßt den Menschen hingegen langsam und stumpf werden. Wir sollten uns hier aber erinnern, daß auch die Essenz, und damit das Erbgut, eine Rolle für die Intelligenz spielt.

Weisheit entspringt einem starken Herzen und einem gesunden Geist. Da der Geist für Wissen und Wahrnehmen zuständig ist, gibt er uns auch die Klugheit, dieses Wissen kritisch und weise einzusetzen.

Ideen sind eine weitere Funktion des Geistes. Herz und Geist sind verantwortlich für unsere Ideen, Projekte und Träume, die unserem Leben Sinn geben.

Wenn also das Herz stark und der Geist gesund ist, so kann der Mensch klar denken, er hat ein gutes Gedächtnis, Bewußtsein und Einsicht sind scharf, die Wahrnehmung ist klar, der Schlaf tief, die Intelligenz scharf, er hat einen freien Fluß von Ideen und handelt weise. Wenn aber das Herz beeinträchtigt ist und der Geist schwach oder gestört, so kann der Mensch nicht klar denken, hat ein schlechtes Gedächtnis, sein Bewußtsein ist getrübt, seine Einsicht mangelhaft, er schläft unruhig, es mangelt ihm an Intelligenz, seine Vorstellungen sind ungeordnet und er handelt unvernünftig.

Die meisten dieser Funktionen des Geistes werden in der Westlichen Medizin dem Gehirn zugeschrieben. Während der Entwicklung der Chinesischen Medizin gab es ebenfalls Ärzte, die die geistigen Funktionen mehr dem Gehirn als dem Herzen zuordneten, vor allem Sun Si-Miao (Tang-Dynastie), Zhao You-Qin (Yuan-Dynastie), Li Shi-Zhen (Ming-Dynastie) und in herausragender Weise Wang Qing-Ren aus der Qing-Dynastie.

Da das Herz alle mentalen Aktivitäten des Geistes regelt und für Einsicht und Wahrnehmung zuständig ist, also für Funktionen, über die die anderen Organe nicht verfügen, wird es auch aus diesem Grund als „Herrscher" der Organe bezeichnet. Dies ist auch die Ursache dafür, daß das Herz als „Wurzel des Lebens" in Kapitel 9 von „Reine Fragen" angeführt wird: „Das Herz ist die Wurzel des Lebens und der Ursprung des geistigen Lebens ..."[8] Abgesehen von diesen Funktionen spielt der Geist auch eine Rolle bei den Sinnesfunktionen des Sehens, Hörens, Riechens, Schmeckens und Tastens.

Auge und Sehen haben offensichtlich eine Beziehung zur Leber, hier vor allem zum Leber-Blut und zur Wanderseele. Das Buch „Die Essenz des Zusammentreffens von Chinesischer und Westlicher Medizin“ aus dem Jahr 1892 sagt: „Wenn die Wanderseele zu den Augen schwimmt, so können wir sehen.“[9] Wenngleich aber die Augen von der Nährung durch das Leber-Blut abhängen, so fließt doch das Blut zu den Augen über die Blutgefäße, die vom Herzen kontrolliert werden. Der Geist „sammelt“ auch die Wanderseele und hat auf diesem Weg ebenfalls einen Einfluß auf das Sehen. Aus Kapitel 10 von „Reine Fragen“: „Die Blutgefäße beeinflussen die Augen.“[10] Das gleiche Werk bezeichnet auch in Kapitel 23 den übermäßigen Gebrauch der Augen als schädlich für Blutgefäße und Herz: „Übermäßiger Gebrauch der Augen verletzt das Blut [d.h. das Herz].“[11] Ren Ying-Qiu schreibt in „Theorien von Ärzten der Chinesischen Medizin“: „Das Herz regiert den Geist ... Sehen ist eine Manifestation der Aktivität des Geistes.“[12] In „Diagnose- und Therapiestandards“ von Wang Ken-Tang aus dem Jahre 1602 lesen wir: „Das Auge ist eine Öffnung der Leber ... aber eine Funktion des Herzens.“[13] Aus Sicht der Meridiane fließen sowohl das Haupt- als auch das Verbindungsgefäß des Herzens zum Auge.

Hören hängt von der Niere ab, aber auch das Herz übt einen Einfluß aus, da es Qi und Blut zu den Ohren transportiert. Aus Kapitel 4 von „Reine Fragen“: „Die Farbe der südlichen Richtung ist rot, sie hat eine Beziehung zum Herzen, das sich in den Ohren öffnet ...“[14] Einige Arten von Tinnitus gehen auf eine Schwäche des Herz-Qi zurück, das die Ohren nicht erreicht.

Auch der Geruchsinn ist abhängig von Herz und Geist, abgesehen von der Beziehung zur Lunge. Noch ein Zitat aus „Reine Fragen“, diesmal Kapitel 11: „Die fünf Gerüche treten durch die Nase ein, sie werden von Lunge und Herz gespeichert. Sind Lunge und Herz erkrankt, so kann die Nase nicht riechen.“[15] Im „Klassiker der Schwierigkeiten“ ist in Kapitel 14 zu lesen: „Die Nase gehört zur Lunge, ihre Funktion hängt jedoch vom Herzen ab.“

Der Geschmacksinn hängt selbstverständlich von Herz und Geist ab, da die Zunge ein Ausläufer des Herzens ist.

Der Tastsinn steht mit Herz und Geist in Verbindung, da der Geist für das Erkennen und Organisieren äußerer Sinneseindrücke zuständig ist.

Zusammenfassend hängen also alle Eindrücke, die über Sehen, Hören, Riechen, Tasten und Berühren hereinkommen, in der gleichen Weise vom Geist ab, wie sie aus Sicht der Westlichen Medizin mit dem Gehirn in Zusammenhang stehen.

Die fünf mentalen und spirituellen Aspekte

Wie wir eben gesehen haben, spielen der Geist und damit das Herz eine zentrale und führende Rolle bei allen mentalen Aktivitäten. Yu Chang schreibt 1658 in „Grundsätze der medizinischen Praxis“: „Der Geist des Herzens sammelt und vereint die Wanderseele und die Körperseele, er führt den Intellekt mit der Willenskraft zusammen.“[16] Alle anderen Organe haben jedoch ebenfalls ihre Aufgaben innerhalb der mentalen Aktivitäten, es gibt sehr häufig Überschneidungen mit jenen des Herzens. Vor allem die Yin-Organe sind in direkterer Weise verantwortlich für mentale Vorgänge. Jedes Yin-Organ „beherbergt“ einen eigenen mental-spirituellen Aspekt des menschlichen Wesens. Diese sind:

Geist (shen)	– Herz
Wanderseele (hun)	– Leber
Körperseele (po)	– Lunge
Intellekt (yi)	– Milz
Willenskraft (zhi)	– Niere

Kapitel 23 von „Reine Fragen“ führt aus: „Das Herz beherbergt den Geist, die Lunge die Körperseele, die Leber die Wanderseele, die Milz den Intellekt und die Niere die Willenskraft.“[17] Und in Kapitel 9:

Das Herz ist die Wurzel des Lebens und der Ursprung des Geistes ... die Lunge ist die Wurzel des Qi und die Heimstatt der Körperseele ... die Niere ist die Wurzel des versiegelten Speichers [der Essenz] und die Behausung der Willenskraft ... die Leber ist die Wurzel das Harmonisierens und die Residenz der Wanderseele...“[18]

Der Kommentar zu Kapitel 23 von „Reine Fragen“, der auch auf Passagen aus „Das Zentrum des Wirkvermögens“ basiert, sagt dazu: „Der Geist ist eine Umwandlung von Essenz und Qi. Beide Essenzen [die vorgeburtliche und die nachgeburtliche Essenz] tragen zur Bildung des Geistes bei. Die Körperseele ist der Assistent von Essenz und Qi. Sie ist der Essenz nahe, aber sie bewegt sich nach innen und außen. Die Wanderseele ergänzt den Geist und das Qi. Sie ist dem Geist nahe, aber sie kommt und geht. Der Intellekt entspricht dem Gedächtnis. Das Gedächtnis hängt vom Herzen ab. Die Willenskraft ist wie ein zielstrebiger und gebündelter Geist. Die Niere speichert Essenz ... und durch die Willenskraft kann sie unser Schicksal erfüllen.[19]

Diese fünf Aspekte bilden zusammen die „Psyche", die auch in den alten klassischen Werken als „Geist" oder gelegentlich „Fünffacher Geist" bezeichnet wird. Die fünf Yin-Organe sind die Residenzen des shen, also des Geistes, deshalb werden sie manchmal als die „Residenzen des Fünffachen Geistes" angeführt, wie etwa in Kapitel 9 von „Reine Fragen".[20]

Die fünf Yin-Organe bilden die physiologische Basis für den Geist. Die unauflösliche Verbindung zwischen ihnen ist jedem Akupunkteur bekannt. Der Zustand von Qi und Blut jedes einzelnen Organs kann Geist oder Psyche beeinflussen, und umgekehrt beeinflussen Änderungen von Geist bzw. Seele eines oder mehrere der inneren Organe.

Wir können nun an die Besprechung jedes einzelnen der fünf mental-spirituellen Aspekte gehen.

Die Wanderseele-hun

Die Wanderseele entspricht im großen und ganzen unserem westlichen Konzept von „Seele" oder „Geist". Entsprechend altem chinesischem Glauben betritt sie kurz nach der Geburt den Körper. Sie ist von ätherischem Wesen, überlebt nach dem Tod den Körper und kehrt dann zum „Himmel" (tian) zurück. Die altchinesische Vorstellung vom „Himmel" hat nichts mit dem westlichen und christlichen Konzept zu tun, sondern bezeichnet einen Zustand feiner und nicht-materieller Energien und Wesen. Die Wanderseele kann beschrieben werden als „jener Teil der Seele [im Unterschied zur Körperseele], die nach dem Tod den Körper verläßt und die Erscheinung einer physischen Form mit sich trägt."[21]

Das chinesische Schriftzeichen für Wanderseele ist:

魂

Es setzt sich aus den folgenden Teilen zusammen:

云 = Wolken

鬼 = Geist

Die alte Form dieses zweiten Radikals ist:

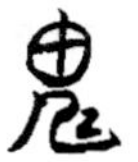

Dieses wiederum setzt sich aus folgenden beiden Teilen zusammen:

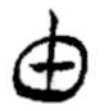 ist ein Kopf ohne Körper

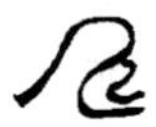 ist eine wirbelnde Bewegung.

Dieses alte Radikal beschreibt also den körperlosen Kopf eines toten Menschen, der in einer flatternden Bewegung zum Himmel schwebt oder der sich in der Sphäre der Geister wirbelnd umherbewegt.

Die Kombination der beiden Zeichen von „Wolke" und „Geist" im Schriftzeichen für Wanderseele vermittelt auch die Vorstellung von ihrer Natur: sie ist wie ein Geist, ist aber Yang und ätherisch von Natur. Sie ist im wesentlichen harmlos, ist also keiner der bösen Geister – daher ist auch das Zeichen für „Wolke" darin enthalten.

Es gibt drei Arten von Wanderseele: eine vegetative, die Pflanzen, Tieren und Menschen innewohnt, eine animalische, die in Tieren und Menschen vorkommt, und eine menschliche, die auf die Menschen beschränkt ist.

Zhang Jie-Bin schreibt in seinem „Klassiker der Kategorien": „Geist und Wanderseele sind Yang ... die Wanderseele folgt dem Geist; wenn der Geist bewußtlos ist, wird die Wanderseele weggeschwemmt."[22] Und weiter: „Der Geist korrespondiert mit dem Yang im Yang, die Wanderseele mit dem Yin im Yang."[23] Aus Kapitel 8 von „Das Zentrum des Wirkvermögens": „Die Wanderseele ist das Kommen und Gehen des Geistes."[24] Das Konzept der Wanderseele hat eine enge Beziehung zum altchinesischen Glauben an Geister und Dämonen. Diese sind demnach Geist-ähnliche Wesen, die eine körperliche Gestalt erhalten und in der Welt des Geistes umherwandern. Einige sind gut, andere schlecht. Vor der Periode der Kämpfenden Staaten (476-221 v. Chr.) wurden solche Geister als die Hauptursache für Erkrankungen gesehen. Nach dieser Periode trat nach und nach der Glaube an natürliche Ursachen für Krankheit, wie etwa die Witterung, in den Vordergrund. Der Geisterglaube ist allerdings bis zum heutigen Tage nie ganz verschwunden.

Was ist nun die Wanderseele, und was tut sie? Sie ist im Grunde eine andere Bewußtseinsebene, verschieden vom Geist, aber eng damit verbunden. Die Wanderseele wurzelt in der Leber, hier vor allem im Leber-Yin, das das Leber-Blut beinhaltet. Bei einer Schwäche des Leber-Yin wird die Wanderseele ihrer Residenz beraubt und wird wurzellos. Das kann zu Schlafstörungen, Schreckhaftigkeit, Angst und dem Fehlen eines Sinns für die Richtung im Leben führen. Fehlt der Wanderseele ihre Behausung, so streift sie ziellos umher.

Wesen und Funktionen der Wanderseele können unter sieben Punkten zusammengefaßt werden.

1. Schlaf und Träume

Die Wanderseele beeinflußt Schlafen und Träumen, das Tagträumen eingeschlossen. Zhang Jie-Bin schreibt im „Klassiker der Kategorien": Geistesabwesenheit, die einer Trance ähnlich ist, ist auf die Wanderseele zurückzuführen, die außerhalb ihrer Residenz umherstreift."[25] Wenn also ein Mangel an Leber-Blut oder Leber-Yin vorliegt, so irrt die Wanderseele in einem Tagtraum umher, dem Menschen fehlt das Gefühl für Zweck oder Richtung seines Lebens. Andererseits ist die Wanderseele auch für „Träumen" in einem positiven Sinne empfänglich, wenn man nämlich ein Gefühl für die Absichten seines Lebens hat und von den zu erreichenden Zielen „träumt". Eines der wesentlichen Merkmale einer Depression ist genau das Fehlen dieser Richtung, des Zwecks und das Fehlen von erträumten Zielen des Lebens.

Länge und Qualität des Schlafs stehen auch mit dem Zustand der Wanderseele in Beziehung. Ist sie gut in der Leber (im Leber-Blut oder -Yin) verwurzelt, so ist der Schlaf normal, tief und ohne zu viele Träume. Bei einer Schwäche von Leber-Yin oder -Blut geht die Herberge der Wanderseele verloren, sie zieht abends los und führt zu einem unruhigen Schlaf mit vielen ermüdenden Träumen. Tang Zong-Hai schreibt: „Im Schlaf während der Nacht kehrt die Wanderseele zur Leber zurück. Ist die Wanderseele nicht friedvoll, so gibt es viele Träume."[26] In solchen Fällen müssen wir das Leber-Yin mit sauren und adstringierenden Arzneien nähren: Mu li (Concha Ostreae), Long chi (Dens Draconis), Suan zao ren (Semen Ziziphi Spinesae) oder Bai shao (Radix Paeonia alba). Es besteht eine interessante Korrelation zwischen dem adstringierenden und absorbierenden Wesen solcher Arzneien auf der physischen Ebene und ihrer Verwendung zum Beruhigen des Geistes, indem die Wanderseele „absorbiert" wird, um sie wieder zurück zur Leber zu ziehen.

Selbstverständlich hängen Länge und Qualität des Schlafs auch vom Zustand des Herz-Blutes ab, es besteht eine Überschneidung der Einflüsse von Herz-Blut und Leber-Blut auf den Schlaf.

2. Mentale Aktivitäten

Die Wanderseele unterstützt den Geist bei seinen mentalen Aktivitäten. „Rechtschaffenheit der Fünf Bahnen", ein Text aus der Tang-Dynastie, sagt: „Wissen hängt von der Schärfe der Wanderseele ab."[27] Die Wanderseele stellt dem Geist, der für rationales Denken zuständig ist, Intuition und Inspiration zur Verfügung. Sie gibt ihm auch „Bewegung" in dem Sinne, daß der Geist durch sie die Fähigkeit zu Selbstbetrachtung und Introspektion, aber auch zur Projektion nach außen und zur Kontaktaufnahme mit anderen Menschen gibt. Diese Beweglichkeit und Möglichkeit zur Projektion nach außen hat eine enge Beziehung zur schnellen und freien Beweglichkeit der Leber.

Wir erinnern uns, daß Worte wie „Bewegung", „Kommen und Gehen" und „schwimmen" häufig in Zusammenhang mit der Wanderseele verwendet werden. Beispielsweise ist die Wanderseele das „Kommen und Gehen des Geistes", oder: „Wenn die Wanderseele zu den Augen schwimmt, so können sie sehen." Es ist interessant, diese Eigenschaft der Wanderseele auf der ätherischen Ebene mit der wirbelnden Bewegung eines Geistes, wie sie im obigen alten Schriftzeichen ausgedrückt wird, und auf der physischen Ebene mit dem freien Fließen des Leber-Qi zu vergleichen.

3. Ausgleich der Emotionen

Die Wanderseele ist für das Aufrechterhalten eines normalen Gleichgewichts zwischen Erregung und Beherrschung im emotionalen Leben verantwortlich. Sie tut dies unter der Führung von Herz und Geist. Emotionen sind ein normaler Bestandteil unseres mentalen Lebens. Wir alle erfahren bei verschiedenen Gelegenheiten im Laufe unseres Lebens Zorn, Traurigkeit, Sorge oder Angst. Diese Formen führen üblicherweise nicht zu Krankheit. Die Wanderseele ist für den intuitiven und unbewußten Anteil unseres Geistes zuständig, sie spielt daher auch eine Rolle dabei, die Emotionen in der Waage zu halten und verhindert vor allem, daß die Emotionen übermächtig werden und damit zu

Erkrankungen führen. Diese regulierende Eigenschaft der Wanderseele hat eine enge Beziehung zum Gleichgewicht zwischen Leber-Blut (dem Yin-Anteil der Leber) und Leber-Qi (dem Yang-Anteil der Leber). Leber-Blut und Leber-Qi müssen ständig harmonisiert werden, das Leber-Blut muß das Qi verwurzeln, um zu verhindern, daß es stagniert oder aufwärts rebelliert. Auf einer mental-emotionalen Ebene muß das Leber-Blut die Wanderseele am Boden halten, damit ein ausgeglichenes und glückliches emotionales Leben möglich ist. Das ist eine der Bedeutungen, in diesem Falle auf der mentalen Ebene, der Aussage, daß die Leber ein „regulierendes und harmonisierendes" Organ ist. Kapitel 9 von „Reine Fragen" sagt: „Die Leber hat eine regulierende Funktion [wörtlich: ist die Wurzel des Beendens der Extreme], sie behaust die Wanderseele ..."[28] Ist das Leber-Blut schwach, so kommt es zu Angst und Unruhe. Bei einer Fülle des Leber-Yang entsteht Zorn. Aus Kapitel 8 von „Das Zentrum des Wirkvermögens": „Wenn die Leber schwach ist, so kommt es zu Angst, wenn sie in Fülle ist, entsteht Zorn."[29] Tang Zong-Hai sagt in seinem Werk „Erörterung der Blut-Erkrankungen": „Bei einer Schwäche des Leber-Blutes beunruhigt Feuer die Wanderseele, was zu nächtlichen Samenergüssen mit Träumen führt."[30]

4. Augen und Sehen

Die Wanderseele hat eine Beziehung zu Augen und Gesichtsinn. Tang Zong-Hai sagt: „Wenn die Wanderseele zu den Augen wandert, so können diese sehen."[31] Diese Verbindung zu den Augen können wir leicht mit der Verwurzelung der Wanderseele im Leber-Blut korrelieren. Auf der mentalen Ebene gibt uns die Wanderseele die Fähigkeit zu „Visionen" und Einsicht.

5. Mut

Die Wanderseele hat eine Beziehung zu Mut oder Feigheit, deshalb wird die Leber gelegentlich als „entschlossenes Organ" bezeichnet. Ich zitiere Tang Zong-Hai: „Wenn die Wanderseele nicht stark ist, so ist der Mensch ängstlich."[32] Die „Stärke" der Wanderseele fußt in diesem Zusammenhang hauptsächlich auf dem Leber-Blut. Ist dieses reichlich vorhanden, so ist der Mensch ohne Furcht und kann mit unbezähmbarem Geist den Schwierigkeiten des Lebens gegenübertreten. So wie bei einer Krankheit das Leber-Yang sehr leicht emporlodern kann und Zorn verursacht, so kann dem Gesunden die gleiche Art mentaler Energie, die dem Leber-Blut entstammt, große Kreativität und Entschlossenheit geben. Bei einer Schwäche des Leber-Blutes und einem Schwanken der Wanderseele mangelt es hingegen dem Menschen an Mut und Entschiedenheit, er kann sich den Schwierigkeiten nicht stellen oder Entscheidungen treffen, er läßt sich leicht entmutigen. Auch ein unbestimmtes Angstgefühl abends kurz vor dem Einschlafen ist auf eine mangelnde Verwurzelung der Wanderseele zurückzuführen.

6. Planen

Die Wanderseele beeinflußt unsere Fähigkeit, unser Leben zu planen und ihm eine Richtung zu geben. Die Ermangelung dieses Richtungsinns und ein Gefühl von geistiger Verwirrung kann damit verglichen werden, wie die Wanderseele allein in Raum und Zeit umherirrt. Wenn die Leber gedeiht, so ist die Wanderseele fest verwurzelt und kann uns helfen, unser Leben mit Weitblick, Weisheit und Kreativität zu planen. Bei einem Mangel an Leber-Blut (oder -Yin) verliert die Wanderseele ihr Fundament, wir verspüren einen Mangel an Richtung und Aussichten in unserem Leben. Bei einer starken Leber-Yin-Erschöpfung kann die Wanderseele sogar zeitweise den Körper verlassen, und zwar vor der Nacht und gerade vor dem Schlaf. Jene Menschen, die an einem schweren Yin-Mangel leiden, empfinden kurz vor dem Einschlafen eine Art Schweben. Man sagt, das sei auf das „Schweben" der Wanderseele zurückzuführen, die nicht im Yin verankert sei.

7. Die Beziehung zum Geist

Es ist wichtig, die Beziehung zwischen Geist und Wanderseele zu betrachten. Sie sind eng miteinander verbunden und nehmen beide an allen mentalen Aktivitäten des menschlichen Wesens teil. Wir haben bereits gesehen, daß die Wanderseele als das „Kommen und Gehen" des Geistes beschrieben wird. Das bedeutet, daß der Geist sich über Vermittlung der Wanderseele in die Außenwelt und in andere Menschen projizieren kann. Andererseits vermag er sich aber auch nach innen zu wenden, um Intuition, Inspiration, Träume und Bilder zu empfangen, die dem Unbewußten entspringen. Wenn also reichlich Leber-Blut vorhanden und die Wanderseele gefestigt ist, so kommt es zu einem gesunden Fluß von Wanderseele zu Geist, der Geist wird auf diesem Weg mit Inspiration versorgt. Wenn die Wanderseele allerdings nicht in der Leber verankert ist, so kann sie der Bewegung und Inspiration ermangeln, der Mensch ist deprimiert, ziel- und traumlos.

Man sagt auch, daß der Geist die Wanderseele „sammelt“. So bringt einerseits die Wanderseele Bewegung in den Geist, andererseits versorgt sie der Geist mit einiger Ruhe und hält die Wanderseele zusammen. Ist der Geist stark und die Wanderseele richtig „gefaßt“, so harmonieren die beiden miteinander, der Mensch verfügt über ruhigen Weitblick, über Einsicht und Weisheit. Ist der Geist aber schwach und kann er die Wanderseele nicht zügeln, so kann sie zu unruhig werden und bloß Verwirrung und Chaos in den Geist tragen, was zu Zerstreutheit und Rastlosigkeit des Menschen führt. Wir können das bei einigen Menschen beobachten, die ständig voll von Ideen, Träumen und Projekten sind, aber nichts davon jemals umsetzen können, weil ihr Geist in einem chaotischen Zustand ist und deshalb die Wanderseele nicht in Zaum halten kann.

Abgesehen von der engen Verbindung zwischen Körper und Wanderseele gibt es auch einige Unterschiede zwischen den beiden. Der Hauptunterschied: die Wanderseele gehört der Welt des Bildes an, also der Sphäre nicht-materieller Existenzen, zu welcher sie nach dem Tod zurückkehrt. Der Geist hingegen ist der individuelle Geist eines Menschen und stirbt mit diesem. Die Rolle der Wanderseele können wir bei Phänomenen wie geführten Tagträumen, beim Koma und beim Nachtwandeln beobachten.

Geführte Tagträume sind eine in der Psychotherapie verwendete Technik. Der Therapeut entwirft für den Klienten eine bestimmte Szene, jener muß sich hineinfühlen und darin wie in einem Traum voranschreiten. Der Zweck dieser Übung besteht darin, die kritische Analyse des Geistes hinter sich zu lassen und psychisches Material der Wanderseele hervorzukehren, wie es auch im Traum geschieht.

Im Koma ist der Geist seiner Residenz vollständig beraubt und kann deshalb überhaupt nicht funktionieren, wenngleich der Mensch nicht tot ist. Dies bedeutet, daß noch andere mentale Aspekte im Spiel sind, nämlich die Wander- und die Körperseele. Damit also der Tod eintreten kann, muß nicht nur der Geist sterben, sondern auch die Wanderseele den Körper verlassen und die Körperseele zur Erde zurückkehren.

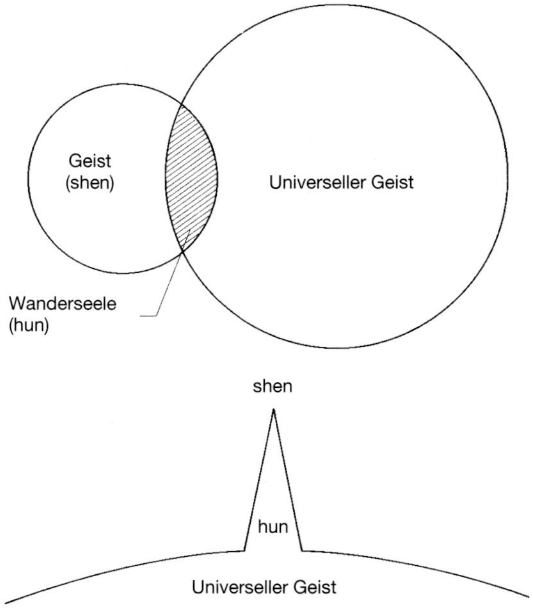

Abb. 9.1: Geist, Wanderseele und Universeller Geist

Während des Schlafwandelns ist der Geist nicht aktiv, die Wanderseele jedoch sehr wohl, sie irrt in der Nacht umher, wie es in Träumen geschieht. Der Punkt B 47-hunmen, das „Tor der Wanderseele“, wurde beim Schlafwandeln eingesetzt.

Schließlich können wir uns noch auf Gedanken des Buddhismus oder von C.G. Jung beziehen und sagen, daß der Geist der individuelle Geist ist, die Wanderseele hingegen die Verbindung zwischen dem individuellen und dem Universellen Geist. Abbildung 9.1 veranschaulicht auf zwei verschiedene Arten diese Vorstellung.

Der Geist ist der Aufbewahrungsort von Bildern, Archetypen, Symbolen und Ideen, die dem Kollektiven Unterbewußten angehören. Sie offenbaren sich unserem Geist häufig als Mythen, Symbole und Träume. Sie gelangen über die Wanderseele in unser Bewußtsein – den individuellen Geist, denn die Wanderseele gehört zur Welt der Bilder und Ideen. Sie ist also das Transportmittel, über das Bilder, Ideen und Symbole aus dem Universellen Geist (dem Kollektiven Unterbewußten) in unseren Geist, das Bewußtsein, emporsteigen. Wir sehen also die wichtige Bedeutung der Wanderseele für unser mentales und spirituelles Leben. Ohne Wanderseele wäre unser mentales und spirituelles Leben eine sterile Angelegenheit, ohne

Bilder, Ideen und Träume. Ist die Leber stark und die Wanderseele gefestigt und in harmonischer Bewegung, so fließen Ideen und Bilder aus dem Universellen Geist frei in unser Bewußtsein, der mentale und spirituelle Zustand ist glücklich, kreativ und fruchtbringend. Irrt die Wanderseele umher, so wird der individuelle vom Universellen Geist abgeschnitten, er ist unglücklich, verwirrt, isoliert, ziellos, steril und ohne Träume. Andererseits können Inhalte, die der Wanderseele entstammen, von einem schlecht funktionierenden Geist nicht integriert werden. Es ist wichtig, daß der Geist diese integrierende Position gegenüber der Wanderseele einnimmt, damit Bilder, Symbole und Träume, die von dort kommen, assimiliert werden können. Funktioniert das nicht, so wird der Geist von den Inhalten der Wanderseele überflutet, was das Risiko in sich birgt, daß der Geist „verstopft" wird und es in schweren Fällen zu Psychosen kommt.

Nach C.G. Jung ist das Unbewußte eine Kompensation zum Bewußtsein. Er sagte: „Die Psyche ist ein selbstregulierendes System, das das Leben im Gleichgewicht hält ... Jeder Vorgang, der zu weit geht, ruft sofort und unvermeidlich eine kompensatorische Aktivität hervor."[33] Diese kompensatorische Beziehung zwischen Unbewußtem und Bewußtem ähnelt dem ausgleichenden Verhältnis zwischen Wanderseele und Geist.

Die Körperseele-po

Die Körperseele bewohnt die Lunge, sie ist der physische Gegenspieler zur Wanderseele. Ihr chinesisches Schriftzeichen basiert auf dem gleichen Radikal „gui", das „Geist" bedeutet.

Das Schriftzeichen für Körperseele:

魄

Dieses setzt sich aus dem Radikal „gui" für Geist:

鬼

und dem Zeichen für „weiß" zusammen:

白

Die Körperseele können wir folgendermaßen definieren: „Jener Teil der Seele, der [im Unterschied zur Wanderseele] unauflösbar mit dem Körper verbunden ist und mit diesem beim Tod zur Erde hinabsinkt."[34] Sie ist eng mit dem Körper gekoppelt und kann deshalb als die somatische Entsprechung der Seele bezeichnet werden, oder auch als Organisationsprinzip des Körpers. Ich zitiere Zhang Jie-Bin: „Zu Beginn des Lebens eines Individuums wird sein Körper geformt. Der Geist des Körpers ist die Körperseele. Wenn die Körperseele im Inneren ist, so ist [genug] Yang-Qi vorhanden."[35]

Es gibt sieben Arten der Körperseele: die fünf Sinne, die Glieder und die Körperseele als Ganzes. Die Verbindung zwischen den fünf Sinnen und der Körperseele werden wir in Kürze erläutern. Was die Bewegung betrifft, so gibt die Körperseele dem Körper die Fähigkeit zu Bewegung, zu Behendigkeit, Gleichgewicht und Bewegungskoordination.

1. Körperseele und Essenz

Hier besteht eine enge Verbindung, die in „Das Zentrum des Wirkvermögens" als „Ein- und Austreten der Essenz" beschrieben wird.[36] Sie stammt von der Mutter ab und entsteht bald, nachdem sich die vorgeburtliche Essenz eines gerade empfangenen Wesens gebildet hat. Sie kann als die Manifestation der Essenz in der Sphäre der Empfindungen und Gefühle beschrieben werden. Ähnlich wie die Wanderseele dem Geist Bewegung gibt („Kommen und Gehen des Geistes"), so versorgt ihn die Körperseele mit Essenz, sie bringt also die Essenz in allen physiologischen Vorgängen des Körpers ins Spiel. Ohne die Körperseele wäre die Essenz eine träge, wenngleich wertvolle Vitale Substanz. Die Körperseele liegt der Essenz am nächsten und vermittelt zwischen ihr und den anderen Substanzen des Lebens. Wir lesen in Zhang Jie-Bins „Klassiker der Kategorien": „Ist die Essenz erschöpft, so geht es mit der Körperseele bergab, das Qi wird zerstreut, die Körperseele treibt ohne Behausung umher."[37]

Die Beziehung zwischen Körperseele und Essenz erklärt auch den Ausbruch von atopischem Ekzem und Asthma bei Babies. Aus Sicht der Chinesischen Medizin entsteht das Ekzem bei Säuglingen durch das Nach-Außen-Treten toxischer Hitze aus dem Uterus, daher die enge Korrelation zur vorgeburtlichen Essenz des Kindes. Da die Essenz eine Verbindung zur Körperseele hat, die sich an der

Haut mittels Juckens und Schmerz äußert, bricht die toxische Hitze des Uterus an der Haut des Säuglings in Form eines Ekzems aus. Asthma kann auf die gleiche Weise erklärt werden: die mangelnde Essenz des Babys vermag die Körperseele und damit die Lunge nicht zu verankern.

2. Kindheit

Die Körperseele ist aufgrund ihrer Nähe zur Essenz für die ersten physiologischen Abläufe nach der Geburt zuständig. Zhang Jie-Bin schreibt: „Zu Beginn des Lebens nehmen Ohren, Augen und Herz wahr, die Hände und Füße bewegen sich, das Atmen beginnt. All dies ist auf den Scharfsinn der Körperseele zurückzuführen."[38]

3. Sinne

Im späteren Leben vermittelt uns die Körperseele die Kapazität wahrzunehmen, zu fühlen, zu hören und zu sehen. Wenn die Körperseele gedeiht, so sind Ohren und Augen wach und können Dinge zur Kenntnis nehmen. Das Nachlassen von Hör- und Sehvermögen bei alten Menschen ist auf eine Schwächung der Körperseele zurückzuführen.

Noch ein Zitat von Zhang Jie-Bin: „Die Körperseele kann sich bewegen und Dinge verrichten. [Wenn sie aktiv ist,] kann man Schmerz und Jucken fühlen." Das zeigt, daß die Körperseele für Empfindungen und Jucken zuständig ist, daher ihre enge Beziehung zur Haut, über die solche Empfindungen aufgenommen werden. Dies erklärt auch den körperlichen Ausdruck emotionaler Spannungen, die über den Geist die Körperseele beeinflussen, über die Haut. Auch die Verbindung zwischen Körperseele, Lunge und Haut wird uns hier klar. Die Körperseele ist tatsächlich aufgrund ihres engen Verhältnisses zum Körper die erste Komponente, die durch das Einstechen von Akupunkturnadeln beeinflußt wird. Das nahezu unmittelbare Entspannungsgefühl nach dem Einstechen ist auf das Ausruhen der Körperseele zurückzuführen. Über die Körperseele werden in der Folge der Geist, die Wanderseele, Intellekt und Willenskraft beeinflußt.

4. Emotionen

Die Körperseele hat auch eine Beziehung zu Schluchzen und Weinen. So wie uns die Körperseele einen Schmerz auf der physischen Ebene spüren läßt, so läßt sie uns auch schluchzen und weinen, wenn wir Trauer und Gram ausgesetzt sind.

5. Physiologische Aktivitäten

Einige kontemporäre Ärzte erachten die Körperseele als die „grundlegende regulatorische Aktivität aller physiologischen Körperfunktionen."[39] In diesem Sinn ist sie die Manifestation der Lungen-Funktion, alle physiologischen Vorgänge zu regeln.

6. Atmung

Da sie in der Lunge haust, steht die Körperseele in enger Beziehung zur Atmung. Das Atmen kann als das Pulsieren der Körperseele verstanden werden. Die Meditation macht sich diese Verbindung zwischen Atmen und Körperseele zunutze. Durch die Konzentration auf das Atmen beruhigt der Meditierende die Körperseele, der Geist wird ruhig und leer, wodurch wiederum die Wanderseele sich öffnet und in Kontakt mit dem Universellen Geist treten kann.

7. Körperseele und individuelles Leben

Die Körperseele steht mit unserem Leben als Individuum in Verbindung, während die Wanderseele für unsere Beziehungen zu anderen Menschen verantwortlich ist. So wie das Abwehr-Qi der Lunge den Körper vor äußeren pathogenen Faktoren auf der physischen Ebene schützt, so schirmt auf der mentalen Ebene die Körperseele das Individuum von äußeren psychischen Einflüssen ab. Einige Menschen werden sehr leicht durch negative Einflüsse beeinträchtigt – das ist auf eine Schwäche der Körperseele zurückzuführen.

8. Die Beziehung zwischen Körper- und Wanderseele

Da Wander- und Körperseele zwei Aspekte der Seele sind, ist es interessant, ihre verschiedenen Merkmale und Funktionen zu vergleichen und voneinander abzugrenzen (Tabelle 9.1). Viele darin enthaltene Angaben stammen aus Zhang Jie-Bins „Klassiker der Kategorien".[40]

Wie wir sehen, ist die Wanderseele in Störungen involviert, die (allerdings nicht ausschließlich) während der Nacht auftreten, während die Körperseele zu Problemen, die tagsüber vorhanden sind, eine Beziehung hat. Tang Zong-Hai schreibt 1884 in seinem Werk „Erörterung der Blut-Erkrankungen": „Rastlosigkeit in der Nacht mit über-

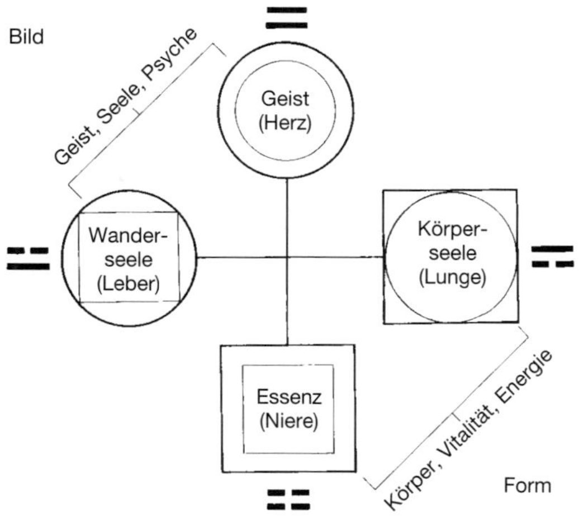

Abb. 9.2: Wanderseele und Körperseele

mäßigem Träumen ist auf eine unruhige Wanderseele zurückzuführen. Diese ist Yang, wenn sie während der Nacht keinen Ruheplatz hat, so ist der Mensch rastlos und träumt viel. Rastlosigkeit während des Tages und ein bewölkter Geist sind auf eine unruhige Körperseele zurückzuführen. Diese ist Yin; wenn es an Yin während der Tageszeit mangelt, so kommt es zu Rastlosigkeit und geistiger Verwirrung."[41]

Die Wanderseele gehört zur Sphäre der Bilder, die Körperseele zu jener der Formen. Dies können wir in Diagramm 9.2 veranschaulichen.

9. Anus

Aufgrund der Beziehung zwischen Körperseele und Lunge, Lunge und Dickdarm wird der Anus gelegentlich als „po men", als „Tor der Körperseele" bezeichnet. Wir finden diesen Terminus beispielsweise in Kapitel 11 von „Reine Fragen": „Das Tor der Körperseele [d.h. der Anus] ist der Bote der fünf Eingeweide, es leitet Wasser und Nahrung aus, ohne sie zu lange zu lagern."[42] Tatsächlich wurde der Punkt B 42-pohu („Fenster der Körperseele") bei Harn- und Stuhlinkontinenz durch Angst gegeben.

Tabelle 9.1: Ein Vergleich zwischen Wander- und Körperseele

Wanderseele	Körperseele
Ist das „Kommen und Gehen des Geistes"	Ist das „Ein- und Austreten der Essenz"
Gehört zum Geist	Gehört zum Körper
Ist das Qi des Geistes	Ist der Geist des Körpers
Folgt den Änderungen des Qi	Folgt den Änderungen des Körpers
Ist Yang und bewegt sich	Ist Yin und ruht
Führt zu Vorgängen mit Bewegung	Führt zu Bewegungen ohne Bewegung
Bezug zum Geist: wenn das Qi sich sammelt, sammelt sich die Wanderseele	Bezug zur Essenz: wenn die Essenz sich sammelt, so sammelt sich auch die Körperseele
Bei der Geburt verbindet sich die Wander- mit der Körperseele	Bei der Geburt mäßigt die Körper- die Wanderseele
Beim Tod schwimmt sie weg und kehrt zum Himmel zurück	Beim Tod löst sie sich auf und kehrt zur Erde zurück
Ist hell und erleuchtet die Körperseele	Ist dunkel und verankert die Wanderseele
Ist wie ein Feuer: je mehr man hinzufügt, desto stärker brennt es	Ist wie ein Spiegel: er glänzt, hält aber nur eine Reflexion (nämlich der Wanderseele)
Repräsentiert die Auswärtsbewegung des Geistes	Repräsentiert die Einwärtsbewegung der Essenz
Wurzelt in Blut und Yin	Ist mit Qi und Yang verbunden
Disharmonien verursachen Störungen des nächtlichen Schlafes	Disharmonien verursachen tagsüber Probleme
Disharmonien verursachen einen Mangel an Richtung und Inspiration sowie Verwirrung	Disharmonien verursachen einen Mangel an Kraft und Vitalität
Ist die Verbindung zum Universellen Geist	Ist rein individuell
Entspricht dem Vollmond	Entspricht dem Neumond

Der Intellekt

Er haust in der Milz und ist für das angewandte Denken, Studieren, Memorieren, Aufmerksamkeit, Konzentration und das Bilden von Ideen zuständig. Nachgeburtliches Qi und Blut sind die physiologische Grundlage für den Intellekt. Wenn die Milz stark ist, so ist das Denken klar, das Gedächtnis gut, auch die Kapazität zur Konzentration, zum Studieren und zum Entwickeln von Ideen ist zufriedenstellend. Wenn die Milz schwach ist, so ist der Intellekt stumpf, das Denken langsam, das Gedächtnis schlecht und die Fähigkeit zu studieren, sich zu konzentrieren und Aufmerksamkeit aufzubringen, läßt nach.

Auf der Ebene des Denkens und des Erinnerns sowie Memorierens gibt es eine beträchtliche Überlappung zwischen Intellekt (Milz), dem Geist (Herz) und Willenskraft (Niere). Der wichtigste Unterscheidungsfaktor ist die Tatsache, daß die Milz spezifisch für das Memorieren von Daten im Laufe der Arbeit oder des Studiums zuständig ist. Beispielsweise ist es nicht ungewöhnlich, daß jemand in seinem Studien- oder Forschungsgebiet ein ausgezeichnetes Gedächtnis hat, im alltäglichen Leben aber ziemlich vergeßlich ist. Auch Herz und Niere tragen zu dieser Funktion bei, sie sind aber auch für die Erinnerung an vergangene Ereignisse zuständig, seien es kurz oder lange zurückliegende Begebenheiten. Vor allem beim Denken ist die Überschneidung zwischen Intellekt und Geist sehr intensiv, so eng in der Tat, daß wir in Kapitel 8 von „Das Zentrum des Wirkvermögens" lesen: „Die Herz-Funktion des Erinnerns wird als Intellekt [zhi] bezeichnet."[43] Die Funktion des Memorisierens, die dem Intellekt eigen ist, ist wiederum so eng mit der Willenskraft gekoppelt, daß das gleiche Kapitel fortsetzt: „Das Speichern [von Daten] des Intellekts wird als Willenskraft [zhi] bezeichnet."[44] Es sei hier erwähnt, daß ich den mentalen Aspekt der Niere, also „zhi", mit „Willenskraft" übersetze, wenngleich das Wort ursprünglich die Bedeutung „Gedächtnis" oder „Geist" hat.

Die Willenskraft

Das Wort „zhi" hat zumindest drei Bedeutungen:

1. es steht für „Gedächtnis"
2. es bedeutet „Willenskraft"
3. es wird gelegentlich zur Bezeichnung der „Fünf zhi" verwendet, also die fünf mentalen Aspekte Geist, Wanderseele, Körperseele, Intellekt und eben Willenskraft selbst.

Um Verwechslungen zwischen „Geist" (dem Herzen entsprechend), „Intellekt" (der Milz zugehörig) und Erinnerung (der Niere entsprechend) zu vermeiden, übersetze ich „zhi" mit „Willenskraft". Wir sollten aber dessen eingedenk sein, daß die Bedeutung von „Gedächtnis" und die Kapazität zum Memorieren und Erinnern darin eingeschlossen ist.

In diesem Sinne beeinflußt die Niere die Fähigkeit, zu memorieren und Daten zu speichern. Einige Ärzte der Vergangenheit sagten sogar, daß der Intellekt (der Milz) und das Gedächtnis (der Niere) beinahe das Gleiche sind, mit dem Unterschied, daß der Intellekt für das Memorieren, das Gedächtnis der Niere hingegen für das langfristige Speichern von Daten zuständig ist. Tang Zong-Hai schreibt: „Das Gedächtnis [zhi] steht für einen Intellekt mit der Fähigkeit zum Speichern [von Daten]."[45]

Im zweiten Sinne beherbergt die Niere die Willenskraft, die für Unermüdlichkeit, Entschlossenheit und konzentrierte Ausdauer im Verfolgen von Zielen sowie für Motivation steht. Im „Klassiker der Kategorien" von Zhang Jie-Bin ist zu lesen: „Wenn man an etwas denkt, sich dafür entscheidet und es dann durchführt, so wird dies als Willenskraft [zhi] bezeichnet."[46]

Wenn also die Niere stark ist, so ist auch die Willenskraft mächtig, der Mensch hat beim Verfolgen seiner Ziele Beharrlichkeit und Entschlossenheit. Ist die Niere leer und die Willenskraft geschwächt, so mangelt es dem Menschen an Durchhaltevermögen und Initiative, er wird leicht entmutigt und von seinen Zielen abgelenkt. Eine Schwäche von Niere und Willenskraft ist ein wichtiger Aspekt der chronischen Depression.

Willenskraft und Geist müssen koordiniert werden, so wie auf der physiologischen Ebene Niere und Herz kommunizieren. Die Willenskraft ist die Basis für den Geist, der die Willenskraft lenkt. Ist der Geist klar in seinen Zielen und Plänen und ist die Willenskraft stark, dann hat der Mensch die Standkraft, seine Ziele zu verfolgen. Deshalb müssen sowohl Willenskraft als auch Geist kräftig sein. Der Geist kann zwar in seinen Zielen klar sein, ist die Willenskraft aber schwach, so hat der Mensch nicht die Kapazität, diese Ziele zu erreichen. Umgekehrt mag zwar die Willenskraft stark sein – wenn der Geist gleichzeitig verwirrt ist, so wirkt sich die Energie der Willenskraft bloß destruktiv aus.

Die Wirkung der Emotionen auf Geist und Psyche

Emotionen sind mentale Stimuli, die unser Affektleben beeinflussen. Unter normalen Umständen stellen sie keine Krankheitsursache dar. Kaum ein Mensch kann es vermeiden, irgendwann in seinem oder ihrem Leben zornig, traurig, beleidigt, besorgt oder ängstlich zu sein. Der Tod eines Verwandten ruft beispielsweise ein ganz natürliches Trauergefühl hervor. Wir sollten allerdings unser geistiges und psychisches Leben nicht mit unserem emotionalen Leben gleichsetzen. Es ist sehr wohl möglich, am Leben und auch rege zu sein, ohne durch übermäßige Emotionen erdrückt zu werden, die den Geist stören. Die buddhistische Praxis auf der Suche nach Erleuchtung zielt etwa genau darauf ab, den Geist zu beruhigen und ihn gegen emotionale Reize abzuschirmen, die ihn bloß erregen. Die Buddhisten sehen aber ein erleuchtetes Wesen deshalb nicht als langweiligen Roboter, sondern als einen dynamischen, lebhaften und sogar warmherzigen Menschen, der ganz normal unter die Leute gehen kann.

Emotionen können nur dann zur Krankheitsursache werden, wenn sie im Übermaß oder über lange Zeit vorhanden sind, oder wenn beide Faktoren zutreffen. Beispielsweise kann kaum jemand es vermeiden, gelegentlich zornig zu sein, aber ein temporärer zorniger Zustand führt nicht zu einer Krankheit. Wenn aber ein Mensch sich über viele Jahre ständig über eine bestimmte Lebenssituation ärgert, so wird diese Emotion schließlich seinen Geist stören und zu Krankheit Anlaß geben.

Wenngleich Emotionen zweifellos eine Ursache für Krankheit sein können, so haben sie doch einen „gesunden" Gegenspieler. Die gleiche mentale Energie, die übermäßige Emotionen hervorruft und „nährt", kann auf kreative und erfüllende Ziele gelenkt werden. Somit ist jede Emotion als Krankheitsursache bloß eine Seite der Medaille – die andere ist jene mentale Energie, die zum entsprechenden Yin-Organ gehört. Das erklärt auch, weshalb eine bestimmte Emotion ein spezifisches Organ betrifft: das entsprechende Organ bringt von sich aus schon eine gewisse mentale Energie mit spezifischen Charakteristika hervor. Wenn das Organ nun emotionalen Reizen ausgesetzt wird, so antwortet es auf die, oder es „gerät in Resonanz" mit einer bestimmten Emotion. Emotionen sind also nicht etwas, das von außerhalb auf die inneren Organe einwirkt und sie attackiert. Die inneren Organe haben vielmehr schon eine positive mentale Energie in sich, die sich in negative Emotionen verkehrt, wenn gewisse äußere Umstände als Auslöser wirken. Warum beeinträchtigt beispielsweise Zorn die Leber? Betrachten wir einmal die Charakteristika der Leber: ungehinderte, lockere und schnelle Bewegung, ihr Qi hat die Tendenz zum Aufsteigen, sie korrespondiert mit dem Frühling, wenn die mächtige Yang-Energie nach oben durchbricht, und sie entspricht der Wandlungsphase Holz mit ihrer expansiven Bewegung. Somit ist es leicht ersichtlich, daß die Leber durch Zorn beeinträchtigt werden kann. Diese Emotion imitiert nämlich auf der Affektebene die Charakteristika von Leber und Holz: Zorn bricht plötzlich aus, bei großem Zorn steigt das Blut zum Kopf empor, Wut entfaltet eine zerstörerische, expansive Qualität. Die gleichen mentalen und affektiven Eigenschaften der Leber, die über viele Jahre Anlaß zu Zorn und Groll geben können, könnten aber auch gebändigt und für eine sehr schöpferische geistige Entwicklung genutzt werden. Daraus folgt, daß es die beste Art ist, mit Emotionen als möglichen Krankheitsursachen umzugehen, daß man sie weder ignoriert noch unterdrückt, sondern sie betrachtet und versucht, die gleiche mentale Energie für produktive Ziele zu verwenden. Die gesunde Entsprechung jeder Emotion werden wir näher besprechen, wenn wir uns jeder einzelnen Emotion im Detail widmen.

Gemäß der Chinesischen Medizin sind Emotionen im Sinne von Krankheitsursachen mentale Stimuli, die den Geist, die Wander- und die Körperseele stören und über deren Vermittlung das Gleichgewicht der inneren Organe sowie die Harmonie von Qi und Blut zu deren Ungunsten verändern. Deshalb ist emotionaler Streß auch eine innere Krankheitsursache, die die inneren Organe direkt verletzt. Andererseits spiegelt der Zustand der inneren Organe auch unsere emotionale Lage wider – eine sehr wichtige Blickweise der Chinesischen Medizin. Ein Beispiel: wenn das Leber-Yin schwach ist, etwa aufgrund diätetischer Faktoren, und dadurch das Leber-Yang aufsteigt, so kann der Mensch ständig sehr reizbar werden. Es geht aber auch umgekehrt: wenn der Mensch ständig Ärger über eine bestimmte Situation oder Person verspürt, so kann das auch das Leber-Yang zum Aufsteigen bringen. In Kapitel 8 von „Das Zentrum des Wirkvermögens" wird die wechselseitige Beziehung zwischen Emotionen und inneren Organen deutlich illustriert: „Die Angst, Unruhe und das

Grübeln des Herzens verletzen den Geist ... die Sorge der Milz schadet dem Intellekt ... die Traurigkeit der Leber und Schocks verletzen die Wanderseele ... übermäßige Freude der Lunge schädigt die Körperseele ... der Zorn der Niere verletzt die Willenskraft ..."[47]

Andererseits lesen wir auch: „Wenn das Leber-Blut schwach ist, tritt Angst auf, ist es in Fülle, so kommt es zu Zorn ... bei einer Schwäche des Herz-Qi finden wir Traurigkeit, bei einer Fülle manisches Verhalten ..."[48]

Diese beiden Textstellen zeigen deutlich, daß emotionaler Streß einerseits die inneren Organe verletzen kann, andererseits aber auch Disharmonien der inneren Organe ein emotionales Gleichgewicht nach sich ziehen können.

Die Emotionen, die die Chinesische Medizin als wichtig erachtet, haben sich während der Jahre geändert. Aus Sicht der Fünf Elemente erwähnt „Des Gelben Kaisers Klassiker des Inneren" fünf Emotionen, deren jede ein bestimmtes Yin-Organ betrifft:

Zorn wirkt auf die Leber
Freude wirkt auf das Herz
Grübeln wirkt auf die Milz
Sorge wirkt auf die Lunge
Angst wirkt auf die Niere.

Es sind dies allerdings bei weitem nicht die einzigen Emotionen, die in „Des Gelben Kaisers Klassiker des Inneren" besprochen werden. An anderen Stellen dieses Textes werden Trauer und Schock hinzugefügt, was sieben Emotionen ergibt:

Zorn wirkt auf die Leber
Freude wirkt auf das Herz
Sorge wirkt auf Lunge und Milz
Grübeln wirkt auf die Milz
Trauer wirkt auf Lunge und Herz
Angst wirkt auf die Niere
Schock wirkt auf Niere und Herz.

Andere Ärzte zogen noch weitere Emotionen in Betracht, wie etwa Gram, Liebe, Haß und Begierde. Gram ist vom Wesen her der Trauer ähnlich. Unter „Liebe" wird hier nicht die normale Liebe, wie jene einer Mutter gegenüber ihrem Kind oder jene zwischen zwei Geliebten, verstanden, sondern eher der Zustand, wenn jemand von Liebe besessen ist oder sie in die falsche Richtung lenkt, oder wenn ein Mensch jemanden liebt, der ihn ständig verletzt. Haß ist eine häufige negative Emotion, die dem Zorn ähnlich ist. Unter „Begierde" versteht man übermäßige Sehnsucht nach etwas. Daß diese Emotion als Krankheitsursache betrachtet wurde, zeigt den Einfluß des Buddhismus auf die Chinesische Medizin, der während der Tang-Dynastie begann. Aus der buddhistischen Sicht ist die tiefste Ursache jeglicher Erkrankung die Begierde, also das Haften an äußeren Dingen oder anderen Menschen und der ständige Wunsch, mehr davon zu bekommen. Diese übermäßige Sehnsucht, die in der Chinesischen Medizin ein Aspekt der Emotion „Freude" ist, läßt das Minister-Feuer emporlodern und den Geist attackieren.

Schließlich gibt es noch eine letzte Emotion, die üblicherweise in der Chinesischen Medizin keine Erwähnung findet, nämlich das Schuldgefühl. Es handelt sich hier um eine sehr häufige und schädliche Emotion. Schuldgefühle können sich aufgrund religiöser oder sozialer Tabus entwickeln, oder aus einer falschen Tat, für die man sich schuldig fühlt. Schuldgefühle können natürlich auch bei jenen Menschen auftreten, die dazu neigen, sich ständig Vorwürfe zu machen, selbst wenn sie nichts falsch gemacht haben. Ein Beispiel ist jemand, der sich unnötig für das Scheitern einer Ehe verantwortlich macht. Dieses Verhalten kann manchmal auf Muster zurückgehen, die sich in der Kindheit etablierten, wenn ein Kind niemals gelobt, sondern immer getadelt wurde.

In einigen Fällen können Schuldgefühle auch aufgrund unterdrückten Zorns entstehen. Wenn Wut unerkannterweise unterdrückt wird, kann sie sich nach innen wenden und eine Haltung provozieren, die in Richtung Selbstbestrafung und Schuldgefühle geht.

Die Auflistung der Emotionen könnte also wie folgt erweitert werden:

Zorn (und Frustration und Groll) – Leber
Freude – Herz
Sorge – Lunge, Milz
Grübeln – Milz
Trauer (und Gram) – Lunge
Angst – Niere
Schock – Niere, Herz
Liebe – Herz
Haß – Herz, Leber
Begierde – Herz
Schuldgefühle – Niere, Herz

Die Wirkung jeder Emotion auf ein bestimmtes Organ sollte nicht zu eng interpretiert werden. Es gibt Textstellen aus „Des Gelben Kaisers Klassiker des Inneren", die den Effekt der Emotionen auf andere als die gerade erwähnten Organe beschreiben.

Beispielsweise lesen wir in Kapitel 28 von „Das Zentrum des Wirkvermögens“: „Sorge und Grübeln beunruhigen das Herz.“[49] Und in „Reine Fragen“, Kapitel 39: „Traurigkeit beunruhigt das Herz ...“[50] Die Wirkung einer Emotion hängt auch von anderen Umständen ab, ebenso davon, ob sie sich äußern kann oder unterdrückt wird. Beispielsweise beeinträchtigt Zorn, der sich ausdrücken kann, die Leber, indem er das Leber-Yang zum Aufsteigen veranlaßt, unterdrückte Wut wiederum wirkt auch auf das Herz ein. Wird man während des Essens zornig, was leider in bestimmten Familien häufig vorkommt, so beeinträchtigt diese Emotion den Magen, wir finden einen saitenförmigen Puls an der rechten mittleren Position. Die Wirkung einer Emotion hängt auch von der Konstitution eines Menschen ab. Wenn beispielsweise ein Mensch eine Neigung zu konstitutioneller Schwäche des Herzens hat, was sich u.a. in einem medianen Riß auf der Zunge zeigt, der sich bis zur Spitze erstreckt, so wird Angst bei ihm eher das Herz als die Niere attackieren.

Desweiteren treffen alle Emotionen neben den entsprechenden Organen auch indirekt das Herz, weil es den Geist beherbergt. Das Herz allein kann die Wirkungen emotionaler Spannungen erkennen und fühlen, weil es für Bewußtsein und Wahrnehmung verantwortlich ist. Fei Bo-Xiong (1800–1879) drückte dies sehr klar aus: „Die sieben Emotionen verletzen selektiv die fünf Yin-Organe, aber sie bewegen alle das Herz. Freude schadet dem Herz ... Zorn verletzt die Leber, die Leber kann Zorn nicht erkennen, das Herz aber sehr wohl, weshalb diese Emotion sowohl Leber als auch Herz beunruhigt. Sorge schadet der Lunge, die Lunge kann sie nicht erkennen, das Herz aber schon, daher attackiert Sorge sowohl Lunge als auch Herz. Grübeln beeinträchtigt die Milz, die Milz kann es zwar nicht erkennen, sehr wohl aber das Herz. Daher beeinträchtigt Grübeln sowohl Milz als auch Herz.“[51]

Yu Chang schreibt 1658 in „Grundsätze der medizinischen Praxis“: „Sorge beunruhigt das Herz, was sich auch auf die Lunge auswirkt. Grübeln beunruhigt das Herz und hat Wirkungen auf die Milz. Zorn beunruhigt das Herz, dies hallt in der Leber wider. Angst beunruhigt das Herz, das Echo bemerken wir in der Niere. Somit beeinträchtigen alle fünf Emotionen [Freude eingeschlossen] das Herz.“[52]

Die chinesische Schrift impliziert eindeutig, daß alle Emotionen das Herz betreffen, da die Schriftzeichen für alle sieben Emotionen auf dem Radikal für „Herz“ basieren.

Daß alle Emotionen auch auf das Herz einwirken, erklärt auch, warum eine rote Zungenspitze, die strenggenommen für Herz-Feuer spricht, so häufig bei emotionalen Problemen zu beobachten ist, die auch andere Organe betreffen.

Die erste Wirkung von emotionalem Streß auf den Körper ist es, die richtige Zirkulation und Richtung des Qi zu beeinträchtigen. Qi ist nicht-substantiell, der Geist mit seinem mentalen und emotionalen Energien ist die am wenigsten substantielle Form von Qi. Somit ist es ganz natürlich, daß emotionaler Streß, der auf den Geist einwirkt, zuallererst die Qi-Zirkulation behindert.

Jede Emotion hat einen bestimmten Effekt auf die Qi-Zirkulation. Aus Kapitel 39 von „Reine Fragen“: „Zorn läßt das Qi aufsteigen, Freude verlangsamt seinen Fluß, Traurigkeit löst das Qi auf, Angst läßt das Qi absteigen ... Schock zerstreut das Qi ... Grübeln bindet das Qi ...“[53] Chen Yan schreibt 1174 in „Eine Abhandlung über die drei Kategorien von Krankheitsursachen“: „Freude zerstreut, Zorn erweckt das Qi, Sorge nimmt dem Qi die Geschmeidigkeit, Grübeln bindet es, Traurigkeit macht es starr, Angst senkt es ab und Schock bewegt es.“[54]

Auch diese Aussagen sollten nicht buchstäblich genommen werden, denn in gewissen Fällen kann emotionaler Druck eine andere Wirkung auf das Qi haben, als es oben skizziert wurde. Beispielsweise sagt man, daß Angst das Qi absenkt und damit Enuresis, Harninkontinenz oder Durchfall verursachen kann, da die Niere die beiden unteren Öffner (Urethra und Anus) kontrolliert. Dies trifft sicher auf starke und plötzliche Angst zu, die Harnverlust oder Diarrhö verursachen kann, oder im Falle von Kindern, deren Ängstlichkeit im Rahmen einer bestimmten familiären Situation Enuresis provozieren kann. Die Wirkung von Angst auf das Qi hängt aber auch vom Zustand des Herzens ab. Ist dieses stark, so läßt es das Qi absteigen, wenn es aber geschwächt ist, so läßt es das Qi in Form von Leere-Hitze emporsteigen. Das kommt bei alten Menschen und bei Frauen häufiger vor. In solchen Fällen können Furcht und Ängstlichkeit das Nieren-Yin schwächen und Anlaß zu Leere-Hitze des Herzens mit Symptomen wie Palpitationen, Schlaflosigkeit, Nachtschweiß, trockenem Mund, rotem Gesicht und schnellem Puls geben.

Wir wollen nun die Wirkung jeder Emotion getrennt besprechen.

Zorn

Der Begriff „Zorn“ sollte noch mehr als jede andere Emotion sehr weit interpretiert werden, um etliche andere verwandte emotionale Zustände mit hineinzunehmen, wie etwa Groll, unterdrückte Wut, Beleidigung, Frustration, Irritation, Wut, Empörung, Ekel oder Verbitterung.

Jeder dieser emotionalen Zustände kann die Leber beeinträchtigen und bei langem Bestehen eine Stagnation von Leber-Qi oder -Blut, Aufsteigen von Leber-Yang oder Entflammen von Leber-Feuer nach sich ziehen. Die Wirkung von Zorn auf die Leber hängt einerseits von der Reaktion des Menschen auf den emotionalen Stimulus und andererseits von anderen Begleitfaktoren ab. Staut sich der Zorn an, so führt er zu Stagnation des Leber-Qi, wird er herausgelassen, so verursacht er aufsteigendes Leber-Yang oder ein Entflammen des Leber-Feuers. Bei einer Frau kann eine Stagnation des Leber-Qi leicht zu einer Stase des Leber-Blutes führen. Leidet der Mensch auch an einer gewissen Nieren-Yin-Schwäche, eventuell durch übermäßige sexuelle Betätigung, so wird er aufsteigendes Leber-Yang entwickeln. Hat er aber eine Neigung zu Hitze, möglicherweise durch reichlichen Verzehr heißer Nahrungsmittel, so neigt er eher zu Leber-Feuer.

Zorn (im weiten Sinne, wie oben angeführt) läßt das Qi aufsteigen, wodurch viele Symptome und Krankheitszeichen sich in der Kopf- und Nackenregion manifestieren, wie etwa Kopfschmerzen, Tinnitus, Schwindelgefühl, rote Flecken an der Vorderseite des Halses, ein rotes Gesicht, Durst, bitterer Mundgeschmack und eine rote Zunge mit geröteten Rändern.

„Reine Fragen“ sagt in Kapitel 39: „Zorn läßt das Qi steigen und verursacht Bluterbrechen sowie Diarrhö.“[55] Zorn verursacht Hämatemesis, weil er das Leber-Qi und Leber-Feuer emporsteigen läßt, und Durchfall, weil er das Leber-Qi veranlaßt, die Milz zu attackieren.

Zorn manifestiert sich nicht immer nach außen in Form von Wutausbrüchen, Reizbarkeit, Brüllen, einem roten Gesicht usw. Einige Menschen können in sich jahrelang Zorn umhertragen, ohne ihn jemals zu zeigen. Chronische Depressionen können auf solchen unterdrückten Zorn oder Groll zurückgehen. Aufgrund seiner Depression kann ein solcher Mensch sehr zurückhaltend und blaß wirken, langsam gehen und leise sprechen – alles Zeichen, die man auf eine Leere von Qi und Blut aufgrund von Trauer oder Gram zurückführen könnte. Ist allerdings eher Zorn als Traurigkeit die Ursache der Erkrankung, so wird sich das in Puls und Zunge deutlich äußern: der Puls wird voll und saitenförmig sein, die Zunge rot, mit geröteten Rändern und einem trockenen gelben Belag. Diese Art von Depression ist höchstwahrscheinlich auf lange bestehenden Groll zurückzuführen, der häufig gegen ein Mitglied der eigenen Familie gerichtet ist.

In einigen Fällen kann Zorn auch andere Organe beeinträchtigen, hier vor allem den Magen. Die Ursache kann stagnierendes Leber-Qi sein, dies den Magen attackiert. Zu dieser Störung kann es kommen, wenn der Mensch sich während der Mahlzeiten ärgert, etwa wenn Familienessen zu regelmäßigem Streit Anlaß geben. Es kann aber auch bei einer vorbestehenden Schwäche des Magens vorkommen, wenn der Zorn direkt den Magen attackiert, ohne überhaupt die Leber zu beeinträchtigen.

Hat man regelmäßig ein bis zwei Stunden nach dem Essen Ärger, so ergreift dieser Zorn eher den Darm als den Magen. Dazu führt es etwa, wenn man nach dem Mittagessen sofort wieder zu seinem stressigen und frustrierenden Arbeitsplatz zurückkehrt. Hier attackiert stagnierendes Leber-Qi den Darm und führt zu Bauchschmerz, Distension und zu abwechselnder Obstipation und Diarrhö.

Schließlich kann Zorn, wie alle anderen Emotionen auch, das Herz aufwühlen. Das Herz ist besonders empfänglich für Störungen durch Zorn, denn aus Sicht der Fünf Wandlungsphasen ist die Leber die Mutter des Herzens. Häufig überträgt sich deshalb Leber-Feuer auf das Herz, wo es zu Herz-Feuer führt. Zorn füllt das Herz mit rasch zulaufendem Blut, mit der Zeit kommt es zu Blut-Hitze, die das Herz und damit den Geist beeinträchtigt. Zorn neigt besonders zum Stören des Herzens, wenn der Mensch viel Sport betreibt, läuft oder sich häufig beeilt.

Zorn kann also entweder zu Stagnation des Leber-Qi oder zu Aufsteigen des Leber-Yang Anlaß geben. Beraten wir Patienten, wie sie mit ihrem Zorn umgehen sollen, so sollten wir daran denken, daß jemand, bei dem Zorn zu einer Stagnation des Leber-Qi geführt hat, gut daran tut, dem Ärger Ausdruck zu verleihen. Wenn der Zorn hingegen das Leber-Yang zum Aufsteigen bringt, wird das Ausdrücken üblicherweise nichts helfen – es kommt zu spät, und der Wut hier noch voll Kraft Ausdruck zu verleihen, würde das Leber-Yang nur noch höher aufsteigen lassen.

In manchen Fällen kann Zorn auch als Verkleidung für andere Emotionen, wie etwa Schuldgefühle, dienen. Einige Menschen können viele Jahre lang Schuldgefühle in sich tragen und unfähig oder abgeneigt sein, sie zu erkennen. Sie können dann Zorn als Maske für die Schuldgefühle verwenden. Es gibt auch einige Familien, in denen jedes Mitglied ständig zornig ist. Das kommt häufiger in Mittelmeerländern wie Italien, Spanien oder Griechenland vor. In diesen Familien dient der Zorn als Verkleidung für andere Emotionen wie Schuldgefühle, Angst, Abneigung dagegen, kontrolliert zu werden, Schwäche oder Minderwertigkeitskomplexe. Es ist wichtig, sich in solchen Fällen der wahren Situation bewußt zu werden, da man nicht den Zorn, sondern den zugrundeliegenden psychischen und emotionalen Zustand zu behandeln hat.

Die Entsprechung des Zorns, was die mentalen Energien betrifft, ist Kraft, Dynamik, Kreativität und Großzügigkeit. Dieselbe Energie, die man in Wutausbrüchen vergeudet, kann man zähmen und zum Erreichen seiner Lebensziele einsetzen. Wahrscheinlich ist das der Grund, weshalb die Gallenblase mit ihrer engen Beziehung zur Leber als die Quelle des Mutes bezeichnet wird. Eine starke Gallenblase gibt uns den Mut, Entscheidungen zu fällen und Änderungen in unserem Leben durchzuführen. Dieser Aspekt der Gallenblasen-Funktionen ist offensichtlich eng mit der Leber und der Wanderseele verbunden. Bei einer Schwäche des Leber-Blutes kommt es zu Angst. Wenn hingegen das Leber-Blut reichlich vorhanden ist, so ist der Mensch furchtlos und entschlossen.

Freude

Ein normaler Zustand von Freude ist an sich keine Krankheitsursache, sondern im Gegenteil ein wohltuender psychischer Zustand, der eine reibungslose Funktion der inneren Organe und ihrer mentalen Aspekte begünstigt. In Kapitel 39 von „Reine Fragen" ist zu lesen: „Freude macht den Geist friedvoll und entspannt, sie begünstigt das Nähr- und das Abwehr-Qi, sie entspannt und beruhigt das Qi."[56] In Kapitel 2 lesen wir aber: „Das Herz ... kontrolliert die Freude, Freude verletzt das Herz, Angst kompensiert Freude."[57]

Mit „Freude" als Krankheitsursache ist offensichtlich nicht das gesunde Gefühl der Zufriedenheit gemeint, sondern ein Zustand übermäßiger Erregung und Begierde, der das Herz verletzen kann. Das kommt bei Menschen vor, die in einem Zustand ständiger, subjektiv als angenehm empfundener mentaler Stimulation oder übermäßiger Erregung leben – anders ausgedrückt, diese Menschen „leben sehr intensiv".

Wie oben erwähnt, ist auch unmäßige Begierde ein Aspekt der Emotion „Freude", sie entfacht das Minister-Feuer, das in der Folge den Geist überreizt.

Freude, im weiteren oben beschriebenen Verständnis, macht das Herz „weiter". Es kommt zu übermäßiger Stimulation des Herzens, was mit der Zeit zu Herz-bezogenen Symptomen und Krankheitszeichen führen kann. Diese können gelegentlich etwas von den „klassischen" Herz-Mustern abweichen. Die wichtigsten Äußerungen sind Palpitationen, Übererregbarkeit, Schlafstörungen, Unruhe, unablässiges Reden und eine rote Zungenspitze. Der Puls ist typischerweise langsam, etwas überflutend, aber leer an der linken distalen Taststelle.

Freude kann auch zu Krankheit Anlaß geben, wenn sie plötzlich eintritt – beispielsweise, wenn man unerwartet gute Nachricht erhält. In dieser Situation ist Freude mit „Schock" gleichzusetzen. Fei Bo-Xiong (1800-1879) schreibt in „Medizinische Sammlung vierer Familien aus Meng He": „Freude verletzt das Herz ... [es bringt] das Yang-Qi zum Schweben, die Blut-Gefäße werden zu stark geöffnet und erweitert ..."[58] In diesen Fällen von plötzlicher freudiger Erregung erweitert sich das Herz und verlangsamt seine Frequenz, wodurch der Puls langsam, etwas überflutend, aber leer wird. Man kann die Wirkung plötzlicher Freude verstehen, wenn man daran denkt, daß durch das Vernehmen einer freudigen Nachricht eine Migräneattacke ausgelöst werden kann. Ein weiteres Beispiel, wie Freude eine Erkrankung verursachen kann: durch plötzliches Lachen wird gelegentlich ein Herzanfall ausgelöst. Auch dieses letzte Beispiel bestätigt die Beziehung zwischen Herz und Lachen.

Sorge

Sorge ist eine der häufigsten Erkrankungsursachen in unserer Gesellschaft. Die außerordentlich schnellen und radikalen sozialen Veränderungen der letzten Jahrzehnte in den westlichen Gesellschaften verursachten eine solch starke Atmosphäre der Unsicherheit in allen Lebensbereichen, daß nur eine Handvoll taoistischer Weiser in der Lage ist, sich in dieser Lage keine Sorgen zu machen. Selbstverständlich gibt es Menschen, die aufgrund einer vorbestehenden Disharmonie der inneren Organe sehr empfänglich für Sorge sind und sogar durch sehr unwesentliche Vorfälle beunruhigt werden. Viele Menschen wirken sehr gespannt und machen sich eine Menge Sorgen. Befragt man sie genau über ihr Arbeits- und Familienleben, so kommt nichts Besonderes heraus. Sie sorgen sich einfach unmäßig anläßlich trivialer täglicher Verrichtungen, sie scheinen alles hastig und unter Zeitdruck zu tun. Das kann auf eine konstitutionelle Schwäche von Milz, Herz oder Lunge oder eine Kombination daraus zurückzuführen sein.

Sorge bindet das Qi, was bedeutet, daß sie eine Stagnation des Qi verursacht, Sorge beeinträchtigt ebenfalls Lunge und Milz. Die Lunge ist betroffen, weil unter dem Einfluß von Sorge die Atmung oberflächlich ist, die Milz, weil dieses Organ für Denken und Ideen zuständig ist. Sorge ist die pathologische Manifestation der mentalen Aktivität der Milz, Ideen hervorzubringen. In einigen wenigen Fällen kann Sorge auch über eine Stagnation der Lunge die Leber beeinträchtigen, was man gemäß den Fünf Elementen dadurch erklären kann, daß Metall Holz verachtet. Geschieht dies, so verspannen sich Nacken- und Schulterpartie und werden steif und schmerzhaft.

Die Symptome und Krankheitszeichen, die durch Sorge hervorgerufen werden, ändern sich in Abhängigkeit davon, ob Lunge oder Milz betroffen sind. Beeinträchtigt Sorge die Lunge, so führt es zu einem unangenehmen Gefühl im Brustkorb, leichter Atemnot, Schulterverspannung, gelegentlich zu trockenem Husten und einem blassen Gesicht. Die rechte distale Taststelle (der Lunge entsprechend) kann etwas gespannt oder saitenförmig sein, was die bindende Wirkung zeigt, die Sorge auf das Qi ausübt. Beurteilt man die Qualität des Lungen-Pulses, so sollte man daran denken, daß er sich unter normalen Umständen relativ sanft im Vergleich zu den anderen Pulsen anfühlt. Ein Lungen-Puls, der sich so hart wie ein (normaler) Leber-Puls anfühlt, kann also schon durchaus gespannt oder saitenförmig sein.

Beeinträchtigt Sorge die Milz, so kann es zu Appetitlosigkeit, Unbehagen im Epigastrium, etwas Bauchschmerz und Distension, Müdigkeit und blassem Antlitz kommen. Die rechte mittlere Pulsposition (Milz) ist dann etwas gespannt, aber schwächlich. Wenn Sorge ebenfalls den Magen ergreift – was vorkommen kann, wenn man sich während der Einnahme von Mahlzeiten sorgt –, so kann die rechte mittlere Pulsposition sanft sein.

Sorge ist die pathologische Verkehrung der mentalen Energie der Milz, die für Konzentration und Memorieren zuständig ist. Ist die Milz gesund, so können wir uns konzentrieren und unsere Aufmerksamkeit auf unser Studium oder unsere Arbeit richten. Dieselbe Energie führt, wenn sie durch Sorge gestört wird, zu ständigem Denken, Brüten und sich Sorgen über gewisse Vorkommnisse im Leben.

Grübeln

Grübeln ist von Wesen und Wirkung her der Sorge sehr ähnlich. Es besteht darin, über etwas zu brüten, ständig über gewisse Ereignisse oder Menschen nachzudenken (sich aber nicht notwendigerweise darüber Sorgen zu machen), nostalgisch nach der Vergangenheit Ausschau zu halten, und ganz allgemein intensiv über das Leben nachzudenken, statt es wirklich zu leben. In Extremfällen führt Grübeln zu fixen Gedanken. In einem etwas anderen Sinn bedeutet Grübeln auch übermäßige geistige Arbeit in Beruf oder Studium.

Grübeln beeinträchtigt die Milz und bindet, ähnlich wie Sorge, das Qi. Daher führt es zu ähnlichen Symptomen wie den oben beschriebenen. Der einzige Unterschied: der Puls an der rechten Seite wird sich nicht bloß etwas gespannt anfühlen, sondern er wird keine Welle haben. Normalerweise kann man den Puls als Welle fühlen, die sich unter den Fingern von der proximalen zur distalen Taststelle fortbewegt. Einem Puls ohne Welle fehlt diese fließende Bewegung, stattdessen fühlt es sich an, als wäre jede einzelne Position getrennt von der anderen (Abbildung 9.3).

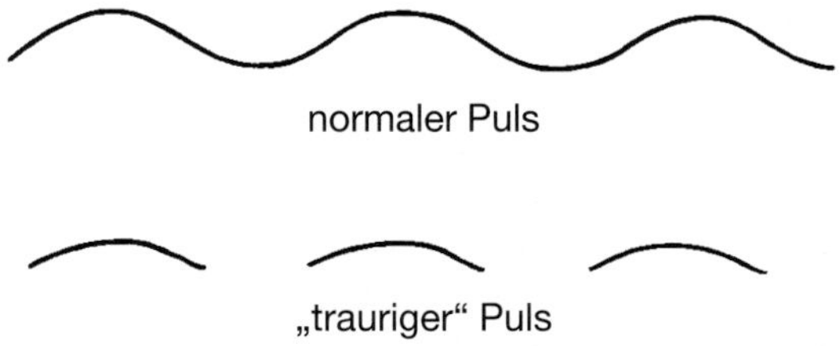

Abb. 9.3: Normaler und wellenloser Puls

Im Fall von Grübeln ermangelt der Puls nur an der rechten mittleren Position einer Welle. Ein wellenloser Puls an der vorderen und mittleren Position weist auf Trauer hin.

Die positive mentale Energie, die dem Grübeln entspricht, ist klarerweise die stille Kontemplation und Meditation. Dieselbe mentale Energie, die uns zu Meditation und Kontemplation befähigt, wird, wenn sie in Übermaß vorhanden und fehlgeleitet ist, zu Grübeln, Brüten oder sogar fixen Gedanken führen.

Trauer und Gram

Trauer beinhaltet die Emotion der Reue, wenn etwa jemand eine gewisse Handlung oder Entscheidung der Vergangenheit bedauert und sein Geist ständig zu dieser Zeit hingezogen wird. Trauer und Gram beeinträchtigen Lunge und Herz. Nach „Reine Fragen" stört Trauer über den Weg des Herzens die Lunge – wir lesen in Kapitel 39: „Trauer verkrampft und beunruhigt das Herz. Das Herz drückt dann gegen die Lungenlappen, der Obere Erwärmer wird verlegt, Nähr- und Abwehr-Qi können nicht frei fließen, Hitze sammelt sich an und löst das Qi auf."[59] Gemäß dieser Textstelle beeinträchtigt Trauer also primär das Herz, die Lunge leidet in der Folge, weil beide Organe im Oberen Erwärmer liegen. Die Lunge regiert das Qi, dieses wird durch Trauer und Gram entleert. Das zeigt sich häufig im Puls als schwächliche Qualität an beiden distalen Taststellen (Herz und Lunge). Im besonderen ist der Puls an beiden distalen Positionen kurz und ohne Welle, er fließt also nicht geschmeidig in Richtung Daumen. Andere Äußerungen von Trauer und Gram beinhalten eine leise Stimme, Müdigkeit, Blässe, leichte Dyspnoe, Weinen und ein beengendes Druckgefühl des Thorax. Bei Frauen führt die Lungen-Qi-Schwäche aufgrund von Trauer oder Gram häufig zu Blut-Mangel und Amenorrhö.

Wenngleich Trauer und Gram das Qi entleeren und damit zu einem Qi-Mangel führen, so geben sie auch nach langem Bestehen zu Qi-Stagnation Anlaß, weil das schwache Lungen- und Herz-Qi im Thorax nicht richtig zirkulieren können.

Wie oben erwähnt, kann jede Emotion abgesehen von ihrem „spezifischen" auch andere Organe beeinträchtigen. Kapitel 8 von „Das Zentrum des Wirkvermögens" erwähnt in Kapitel 8, daß die Leber eher durch Trauer als durch Zorn verletzt wird: „Wenn Trauer die Leber befällt, so verletzt sie die Wanderseele. Dies führt zu geistiger Verwirrung ... das Yin wird beschädigt, die Sehnen ziehen sich zusammen, es kommt zu Unbehagen unter dem Rippenbogen."[60] Das zeigt uns, auf welchem Weg auch andere als die „spezifischen" Organe durch Emotionen beeinträchtigt werden können. In diesem Fall ergreift Trauer ganz natürlich die Wanderseele und damit das Nieren-Yin. Trauer hat einen leerenden Effekt auf das Qi und schwächt daher in manchen Fällen das Leber-Yin, was in geistiger Verwirrung, Depression, Fehlen einer Richtung im Leben und Unfähigkeit zur Lebensplanung endet.

Kasuistik

Eine 40jährige Frau lebt seit ihrer Scheidung, die ihr große Trauer verursachte, unter großem Streß. Sie ist häufig weinerlich, fühlt sich ziellos und hinterfragt ihre Rolle in der Beziehung zu Männern. Sie ist an einem Wendepunkt ihres Lebens angelangt und weiß nicht, in welche Richtung sie gehen soll. Sie schläft schlecht, ihr Puls ist rauh.

Es handelt sich um ein deutliches Beispiel von Trauer, die die Leber und damit die Wanderseele beunruhigt. Eine außergewöhnliche Besserung bringt die Behandlung mit Punkten des Yin-Verbindungsgefäßes (KS 6 rechts, MP 4 links) sowie B 23, B 52-zhishi und B 47-hunmen (siehe weiter unten).

Zuletzt meinen einige Ärzte, daß Trauer, die nicht ausgedrückt werden kann und ohne Tränen ertragen wird, die Niere beeinträchtigt. Demnach können die Flüssigkeiten nicht in Form von Tränen an die Oberfläche kommen, wenn die Trauer im Inneren ohne Weinen ertragen wird, was den Metabolismus der Flüssigkeiten in der Niere aus dem Gleichgewicht bringt. Das geschieht allerdings nur in Situationen, wo die Trauer über viele Jahre besteht.

Angst

Angst beinhaltet sowohl einen chronischen Zustand von Angst und Ängstlichkeit als auch plötzliches Erschrecken. Angst entleert das Nieren-Qi und läßt das Qi absteigen. Kapitel 39 von „Reine Fragen" sagt: „Angst leert die Essenz und blockiert den Oberen Erwärmer. Dadurch steigt das Qi zum Unteren Erwärmer hinab."[61] Beispiele für absteigendes Qi sind Bettnässen bei Kindern oder Harninkontinenz und Durchfall bei Erwachsenen nach plötzlichem Erschrecken. Chronische Ängstlichkeit und Angst haben unterschiedliche Wirkungen auf das Qi, in Abhängigkeit vom Zustand des Herzens.

Wie wir schon weiter oben erwähnt haben, bringt das Herz, wenn es stark ist, das Qi zum Absteigen, wenn das Herz aber schwach ist, läßt es das Qi in Form von Leere-Hitze aufsteigen. Dies tritt häufiger bei alten Menschen und Frauen auf, da Angst und Unruhe das Nieren-Yin schwächen und Leere-Hitze des Herzens entstehen lassen, was zu folgen Symptomen führt: Palpitationen, Schlafstörungen, Nachtschweiß, trockener Mund, Flush und schneller Puls.

Es gibt auch andere Ursachen für Angst, die sich nicht auf die Niere beziehen. Leber-Blut-Mangel und Gallenblasen-Schwäche können einen Menschen auch ängstlich machen.

Die positive Manifestation von Angst innerhalb der mentalen Energien der Niere sind Flexibilität, die Fähigkeit, trotz Widrigkeiten Erfolge zu erzielen, und ruhiges Ertragen von Entbehrungen.

Schock

Geistiger Schock zerstreut das Qi und beeinträchtigt Herz und Niere. Er verursacht eine unmittelbare Entleerung des Herz-Qi, das Herz wird „kleiner". Dies kann zu Palpitationen, Atemnot und Schlaflosigkeit führen. Dieser Zustand spiegelt sich häufig im Puls in Form einer sogenannten „bewegenden" Qualität wider, das heißt der Puls ist kurz, schlüpfrig, bohnenförmig, schnell und gibt den Eindruck eines Vibrierens während der Pulsation.

Schock „schließt" auch das Herz oder macht es „kleiner". Dies kann an einem bläulichen Stich der Stirn und an einem gespannten und dünnen Puls des Herzens beobachtet werden.

Schock beeinträchtigt auch die Niere, weil der Körper auf die Nieren-Essenz zurückgreift, um den plötzlichen Qi-Verlust wettzumachen. Aus diesem Grund kann Schock Symptome wie Nachtschweiß, trockenen Mund, Schwindelgefühl oder Tinnitus nach sich ziehen.

Liebe

Unter „Liebe" verstehen wir in diesem Zusammenhang nicht das normale Gefühl, das Menschen füreinander aufbringen, wie beispielsweise die Liebe der Eltern zu ihren Kindern und umgekehrt, oder das Gefühl eines Liebespaares, sondern wir meinen hier vielmehr die besessene Liebe für jemanden. Liebe kann auch zu einer Krankheitsursache werden, wenn sie fehlgeleitet wird. Das kann beispielsweise eintreten, wenn ein Mensch jemanden liebt, der ihn ständig physisch oder psychisch verletzt. Fanatische Eifersucht gehört auch in diese weitgefaßte Kategorie.

„Liebe" in diesem Zusammenhang beeinträchtigt das Herz und beschleunigt das Herz. Das kann man an der linken distalen Taststelle in Form eines überflutenden und schnellen Pulses fühlen. Es kann zu Symptomen und Krankheitszeichen wie Palpitationen, roter Zungenspitze, rotem Gesicht, Schlaflosigkeit und psychischer Unruhe kommen.

Haß

Haß ist dem Zorn ziemlich ähnlich. Der Unterschied ist, daß Haß eine Art „kalter" und berechnender Aggression ist, im Unterschied zu den unkontrollierbaren und spontanen Ausbrüchen, die für Zorn typisch sind. Besteht er für viele Jahre, so ist Haß eine sehr schädliche und zerstörerische Emotion. Er beeinträchtigt Herz und Leber, er bindet und verlangsamt den Fluß des Qi. Man kann dies am Puls der linken Hand in einer saitenförmigen, aber langsamen Qualität erfühlen. Die durch Haß verursachten Symptome und Krankheitszeichen umfassen Schmerz des Brustkorbs, Schmerz im Hypochondrium, Schlafstörungen, Kopfschmerz und Palpitationen. Es ist immer Schmerz in irgendeinem Körperteil dabei, denn wenn Haß über viele Jahre empfunden wird, so wendet er sich nach innen und verletzt seinen Träger.

Begierde

Darunter verstehen wir einen Zustand ständiger Sehnsucht, die nie befriedigt werden kann. Das Sehnen kann materielle Objekte oder Anerkennung mit einschließen.

Begierde beeinträchtigt das Herz und zerstreut das Qi, sie ergreift auch das Perikard, indem sie das Minister-Feuer anfacht. Im Krankheitsfall bezieht sich „Minister-Feuer" auf ein pathologisches, übermäßiges Leere-Feuer, das aus der Niere entspringt. Es steigt aus der Niere empor und beeinträchtigt das Perikard und somit den Geist.[62] Ist der Geist ruhig, fest gegründet und zufrieden, so folgt das Perikard seiner Richtung, das Leben ist glücklich und ausgeglichen. Ist der Geist aber schwach und unzufrieden, so folgt das Perikard den Wünschen der Begierde, der Mensch begehrt ständig neue Dinge oder neue Anerkennung. Selbstverständlich befriedigen ihn diese Dinge, sobald er sie einmal erreicht hat, niemals, er bleibt umso frustrierter zurück. Aus diesen Gründen betonen sowohl Taoismus als auch Buddhismus die Notwendigkeit, die Begierde zu vermindern, damit das Aufflammen des den Geist beunruhigenden Minister-Feuers verhindert wird.

Begierde verursacht je nach dem zugrundeliegenden Zustand des Menschen Herz-Feuer oder Leere-Hitze des Herzens. Hat der Mensch eine Neigung zu Yin-Mangel, was häufig bei Überarbeitung der Fall ist, so kommt es zu Leere-Hitze des Herzens. Das erkennen wir an Palpitationen, Flush des Gesichts, trockenem Rachen, Schlaflosigkeit und psychischer Unruhe.

Schuldgefühle

Diese sind im Westen eine äußerst häufige Emotion und Krankheitsursache. Ein Schuldgefühl kann durch das Überschreiten sozialer oder religiöser Tabus entstehen, oder durch das Begehen einer falschen Tat, die man später bereut. Menschen, die dazu neigen, sich selbst für alles, das schiefgeht, die Schuld zu geben, können auch an einem nicht gerechtfertigten subjektiven Schuldgefühl leiden.

Diese Emotion beeinträchtigt Herz und Niere und läßt das Qi stagnieren. Die Qi-Stagnation kann in Brustkorb, Epigastrium oder Abdomen auftreten. Ihre klinischen Manifestationen: Unbehagen im Thorax, Schmerz und Distension im Epigastrium oder Abdomen, dünner Puls. Die Zunge hat eine rote Spitze, der Puls vibriert während der Pulswelle. Die Augen wirken unruhig und schließen sich häufig während des Sprechens.

Entstehen Schuldgefühle aufgrund unterdrückten Zorns, so ist der Puls saitenförmig.

Die Ätiologie mentaler und emotionaler Störungen

Die oben beschriebenen Störungen sind selbstverständlich die wichtigsten ätiologischen Faktoren bei mentalen und emotionalen Erkrankungen. Es gibt aber auch noch andere Momente, vor allem Konstitution, Ernährung, übermäßige sexuelle Aktivität, Überarbeitung und Drogen.

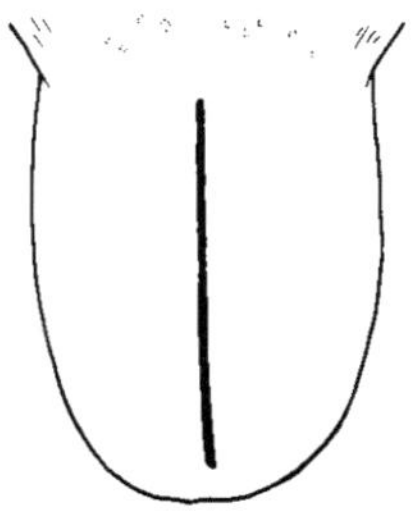

Abb. 9.4: Herz-Riß

Konstitution

Zunächst wollen wir die konstitutionelle Situation eines Individuums betrachten. Diese wird durch angeborene Charakteristika oder durch Faktoren beeinflußt, die sich während der Schwangerschaft in utero ergeben haben. In beiden Fällen spielt der angeborene Zustand des Nervensystems eine Rolle bei mentalen und emotionalen Störungen im späteren Leben.

Beispielsweise kann ein Schock, den die Mutter während der Schwangerschaft erfährt, den Fötus beeinträchtigen, das Neugeborene wird dann sehr unruhig schlafen und während des Schlafes weinen, die Augen ständig etwas öffnen und schließen, und es wird gelegentlich Fieber unklarer Herkunft entwickeln. Unbehandelt haben diese Störungen einen Widerhall im späteren Leben und beeinträchtigen Geist und Wanderseele.

Ein angeboren schwaches Nervensystem zeigt sich häufig in einem „Herz-Riß" auf der Zunge (Abbildung 9.4, Farbabbildungen 9.2, 9.3 und 9.9). Ein Herz-Riß spricht dafür, daß dieser Mensch eine angeborene Schwäche des Herzens hat, die sich aber möglicherweise nie äußern wird, wenn nicht andere kausale Faktoren im späteren Leben hinzutreten.

Ernährung

Sie spielt eine wichtige belastende Rolle bei mentalen und emotionalen Störungen. Ein übermäßiger Verzehr von Nahrungsmitteln und Getränken (vor allem Alkohol) mit heißer Energie führt zu Feuer, dies leicht den Geist angreifen kann. Eine überreichliche Einnahme von Nässe-bildenden Nahrungsmitteln bewirkt die Bildung von Schleim, der in Kombination mit Feuer den Geist stört und verlegt. Das führt zu Erregung, manischem Verhalten und Schlafstörungen. In solchen Fällen ist die Zunge gedunsen, mit einem Riß im Magen- und Herz-Areal, der einen klebrigen, gelben Belag aufweist.

Übermäßige sexuelle Aktivität, Überarbeitung

Diese beiden kausalen Faktoren treten häufig gemeinsam auf. Sie entleeren beide die Niere und die Essenz. Sie können deshalb zu Erschöpfung und Depression aufgrund einer Schwäche von Niere und Essenz führen.

Drogen

Cannabis, Kokain, Heroin, LSD und andere Drogen haben eine tiefgreifende schädigende Wirkung auf den Geist. Lange Einnahme solcher Drogen, auch sogenannter „leichter" wie Cannabis, führt zu geistiger Verwirrung, Gedächtnis- und Konzentrationsschwäche. In Kombination mit anderen Erkrankungsursachen tragen sie zweifellos zu mental-emotionalen Problemen und zum Benebeln des Geistes bei.

Üblicherweise ist es die Überschneidung verschiedener kausaler Faktoren, die aus verschiedenen Lebensabschnitten stammen, die zur Entwicklung mentaler und emotionaler Störungen führt.

Es ist nützlich, sich eine Vorstellung von der zeitlichen Herkunft mental-emotionaler Probleme zu machen. Wir können zu diesem Zweck das Leben eines Menschen in drei große Perioden einteilen, deren jede durch ihre spezifischen ätiologischen Faktoren gekennzeichnet ist:

1. in utero-Periode: Konstitution
2. Kindheit bis etwa 18: Kindheits-Muster
3. Erwachsenenalter: Ernährung, Sex, Überarbeitung, Drogen, Emotionen.

Allgemein ausgedrückt, beeinflussen angeborene Züge natürlich unser Leben im Schoße unserer Mutter, Entwicklungen in Kindheit und Jugend wirken sich auf eben diese Perioden aus, das Erwachsenenalter wird von emotionalen Problemen, Ernährung, Sexualität und Überarbeitung bestimmt.

Viele der emotionalen Muster, die Erwachsene betreffen, werden häufig schon während der Kindheit programmiert. Dies kann auf viele verschiedene Faktoren zurückzuführen sein: Beziehung zu den Eltern, Mangel an demonstrativer Zuneigung durch die Eltern, Beziehungen zu den Geschwistern, Streit zwischen den Eltern, emotionale Belastungen, die ein Kind erfährt, wenn ein Elternteil alle seine oder ihre Sorgen über das Kind ausgießt, zu strenge und starre Erziehung, zu hohe Ansprüche der Schule, Bevorzugung eines Kindes gegenüber den Geschwistern durch die Eltern, Druck auf das Kind, es möge die gescheiterten Träume eines Elternteils erfüllen, die Situation eines „Ersatzpartners", in die ein Kind nach dem Tod von Vater bzw. Mutter gedrängt wird, und vieles mehr.

Tabelle 9.2: Die drei Lebensabschnitte

Angeboren bzw. in utero	Kindheit	Erwachsenenalter
schwaches Nervensystem	Kindheits-Muster	Emotionen, Ernährung, Sexualität, Überarbeitung

Die drei Lebensstadien und ihre kausalen Faktoren für mental-emotionale Probleme sind in Tabelle 9.2 nochmals zusammengefaßt.

Es besteht selbstverständlich eine Wechselwirkung zwischen diesen drei Lebensperioden und ihren spezifischen Krankheitsursachen. Beispielsweise können emotionale Probleme während der Kindheit auch mit konstitutionellen Zügen interagieren, um im späteren Leben eine Erkrankung hervorzurufen. Hat beispielsweise ein Mädchen ein konstitutionelles Ungleichgewicht im Durchdringungs- und Konzeptionsgefäß und ist sie in der Pubertät emotionalen Belastungen ausgesetzt, so führt das häufig zu Geisteskrankheiten im späteren Leben.

Es ist wichtig, daß wir uns ein Bild über die Herkunft des Problems machen, damit wir dem Patienten einen guten Rat erteilen können.

Diagnose mentaler und emotionaler Störungen

Sie erfolgt nach den gleichen Richtlinien wie bei anderen gesundheitlichen Problemen, da ja Körper und Geist eine untrennbare Einheit bilden, die bei Störungen Symptome und Krankheitszeichen sowohl auf der physischen als auch mental-emotionalen Ebene entstehen läßt.

Wir wollen in diesem Zusammenhang aber doch einige besondere diagnostische Zeichen bei dieser Art von Störungen besprechen, unter anderem die folgenden:

- Antlitz
- Augen
- Puls
- Zunge

Antlitz

Klarerweise können alle Organe das Antlitz beeinflussen, dieses zeigt aber bei jedem Organ den Zustand von Geist und Psyche. Yu Chang schreibt 1658 in „Grundsätze der medizinischen Praxis": Blühen Geist und Psyche, so strahlt das Gesicht, ist es um Geist und Psyche schlecht bestellt, so welkt das Antlitz. Ist der Geist stabil, so ist das Gesicht rosig ..."[63]

Ein gesunder Geist und eine gesunde Psyche zeigen sich zunächst und vor allem im Antlitz über das Vorhandensein von „shen". Shen steht hier für eine nicht näher definierbare Qualität von Glänzen, Leuchten und rosiger Nuance des Gesichtes, die für eine gute Prognose spricht, selbst wenn die Farbe selbst pathologisch ist. Shi Pa-Nan schreibt 1861 in „Herkunft der Medizin": „Der shen des Gesichtes besteht aus Glänzen und Körper. Glänzen bedeutet, daß das Antlitz von außen klar und hell erscheint, Körper meint, daß es feucht ist und innen über Glanz verfügt."[64]

Verfügt das Antlitz über diese Attribute, so spricht dies trotz einer möglichen pathologischen Farbe dafür, daß Geist und Psyche stabil und durch die aktuelle Störung nicht beeinflußt sind, was eine gute Prognose bedeutet.

In Kapitel 17 von „Reine Fragen" lesen wir über das Aussehen krankhafter Farben mit oder ohne shen: „Ein rotes Antlitz sollte wie mit Weiß bedecktes Zinnober aussehen, nicht wie Ocker. Ein weißes Antlitz sollte wie Gänsefedern aussehen, nicht aber wie Salz. Ein blaues Antlitz sollte wie befeuchtete, gräuliche Jade wirken, nicht wie Indigo. Ein gelbes Antlitz sollte wie mit Gaze bedecktes Realgar aussehen, nicht aber wie Löß (der Boden in Nordchina entlang des Beckens des Gelben Flusses). Ein schwarzes Antlitz sollte schwarzem Lack gleichen, nicht gräulicher Holzkohle."[65]

Chen Shi-Duo geht in „Geheime Aufzeichnungen aus dem Steinraum" (1867) sogar so weit, zu sagen: „Wenn das Antlitz schwarz ist, aber shen hat, so wird der Mensch überleben, auch wenn die Krankheit schwerwiegend ist. Wenn das Antlitz hell, aber ohne shen ist, so wird der Mensch hingegen sterben, mag auch keine Erkrankung vorhanden sein."[66]

Die Beobachtung des Gesichtes muß eng mit dem Palpieren des Pulses gekoppelt sein. Der Puls zeigt uns den Zustand des Qi, das Antlitz jenen von Geist und Psyche. Zeigt der Puls Veränderungen bei normalem Antlitz, so weist das auf ein rezentes Problem hin. Zeigen aber sowohl Puls als auch Antlitz pathologische Veränderungen, so spricht das für eine alte Störung.

Der „shen" des Gesichtes sollte auch am Glanz der Augen gemessen werden. Eine Änderung im Antlitz zeugt immer von einem tieferen oder länger bestehenden Problem. Nachdem man beispielsweise eine Periode der Überarbeitung und nicht ausreichenden Schlafes überstanden hat, können die Augen einen Mangel an Glanz aufweisen. Wenn aber das Gesicht nicht verändert ist, so müssen wir das nicht allzu ernst nehmen, der Mensch kann sich durch ausreichende Ruhe bald wieder erholen. Wenn allerdings die Augen keinen Glanz haben und das Antlitz stumpf, ohne Leuchten oder dunkel ist, dann zeigt uns das, daß das Problem nicht vorübergehender, sondern tiefersitzender Natur ist.

Verschiedene Emotionen können sich mittels spezifischer Zeichen im Antlitz äußern.

Zorn zeigt sich üblicherweise mit einem Grünstich in Backenbereich. Ein grünlicher Farbton auf der Stirn bedeutet, daß das Leber-Qi den Magen attackiert, ein Grünstich auf der Nasenspitze, daß das Leber-Qi die Milz attackiert. Ein Mensch, der zu Zorn neigt, kann sich auch in Augenbrauen zeigen, die einander in der Mitte treffen. Wenn in manchen Fällen der Zorn in Form von Groll tief im Menschen aufgestaut ist, was zu chronischer Depression führt, so kann das Antlitz blaß sein. Das liegt an der unterdrückenden Wirkung des stagnierenden Leber-Qi auf das Milz- oder Lungen-Qi. In solchen Fällen verrät uns die saitenförmige Pulsqualität das Vorhandensein von Zorn anstelle der aufgrund des blassen Gesichtes vermuteten Trauer oder des Kummers als wahre Krankheitsursache.

Übermäßige Freude im oben beschriebenen Sinn kann sich in einer roten Färbung der Wangenknochen manifestieren.

Sorge verursacht einen gräulichen Teint und eine glanzlose Haut. Sorge bindet das Lungen-Qi und beeinträchtigt damit die Körperseele, die sich in der Haut manifestiert. Daher wird die Haut gräulich und glanzlos.

Grübeln kann sich in einem blaßgelben Antlitz zeigen, denn diese Emotion leert das Milz-Qi.

Angst erkennen wir an einer hellen, weißen Farbe an Wangen und Stirn. Wenn chronische Angst eine Schwäche des Nieren-Yin und ein Aufsteigen von Leere-Hitze des Herzens verursacht, so kommt es zu einer flushartigen Rötung, wobei aber die dahinterliegende Farbe ein helles Weiß ist.

Schock kann ebenfalls ein hellweißes Antlitz verursachen. Ein Schockerlebnis in der frühen Kindheit kann sich in einem Blaustich an der Stirn manifestieren. Finden wir eine bläuliche Färbung an der Stirn oder um den Mund, so zeugt das von einem pränatalen, also im Uterus erfahrenen Schock.

Haß verursacht häufig einen grünlichen Teint der Wangen.

Begierde rötet die Haut der Wangen.

Schuldgefühl verursachen ein dunkelrotes Antlitz.

Augen

Die Betrachtung der Augen spielt in der Diagnostik emotionaler und mentaler Störungen eine herausragende Rolle. Die Augen reflektieren den Zustand von Geist, Psyche und Essenz. Dazu aus Kapitel 80 von „Das Zentrum des Wirkvermögens“: „Die Essenz der fünf Yin- und der sechs Yang-Organe steigt zu den Augen empor ... die Essenz der Knochen geht zur Pupille, die Essenz der Sehnen zur Iris, die Essenz des Blutes zu den Blut-Gefäßen des Auges, die Essenz der Lunge zur Sklera ...“[67]

Das zeigt uns, daß sich die Essenz aller Yin-Organe und damit der Geist, die Wander- und die Körperseele, der Intellekt und die Willenskraft in den Augen widerspiegelt. Das gleiche Kapitel von „Das Zentrum des Wirkvermögens“ sagt weiter: „Die Augen manifestieren die Essenz der fünf Yin- und der sechs Yang-Organe, das Nähr- und das Abwehr-Qi, sie sind der Ort, wo das Qi des Geistes erschaffen wird ... die Augen sind die Boten des Herzens, dies den Geist beherbergt. Sind Geist und Essenz nicht koordiniert und werden sie nicht übertragen, so hat man optische Halluzinationen. Geist, Wander- und Körperseele werden dann zerstreut, so daß man verstörende Wahrnehmungen erleidet.“[68]

Shi Pa-Nan schreibt 1861 in „Herkunft der Medizin“: „Das Qi von Geist und Psyche hält sich in den Augen auf.“[69] Und Zhou Xue-Hai sagt 1894 in „Ein einfacher Leitfaden zur Diagnose anhand von Körper und Farbe“: „Selbst wenn die Erkrankung schwerwiegend ist, so ist die Prognose doch gut, wenn die Augen guten shen haben.“[70]

Wenn wir die Augen betrachten, so müssen wir zwei Aspekte beurteilen:

- ob sie Glanz haben oder nicht
- ob sie kontrolliert sind oder nicht.

Sind die Augen klar, glänzend, funkelnd, strahlend und leuchtend, so zeigt uns das, daß Geist und Psyche in einem guten, vitalen Zustand sind. Sind sie aber stumpf, als ob sie von Nebeln verhangen wären, so zeigt das eine Störung von Geist oder Psyche an.

„Kontrolliert“ meint einen gerichteten, steten und durchdringenden Blick, der eine stabile und komplette Persönlichkeit verrät. „Unkontrolliert“ bedeutet in diesem Zusammenhang, daß der Blick sprunghaft oder allzu fixiert ist.

Blicken die Augen unkontrolliert, so ist das ein Hinweis, daß der Mensch durch Zorn beeinträchtigt ist. Auf Persönlichkeitscharakteristika umgelegt, weist ein unkontrollierter Blick auf einen Merkur-Charakter hin, eine unverläßliche Person, die möglicherweise durch Schuldgefühle geplagt ist und fanatisch sowie möglicherweise zerstörerisch sein kann.

Trauer, Gram und Schock machen das Auge stumpf und glanzlos.

Freude im oben angeführten Sinn macht die Augen unkontrolliert und etwas zu wäßrig.

Schuldgefühle machen die Augen unstet, die Frequenz des Lidschlags ist beim Sprechen erhöht.

Puls

Der Puls spiegelt den Zustand des Qi wider, während die Augen direkt den Zustand von Geist und Psyche reflektieren. Somit kann man erst nach einigen Jahren klinischer Erfahrung Schlüsse auf das Verhältnis gewisser Pulsqualitäten und mental-emotionalen Störungen ziehen. Beispielsweise können Trauer und Gram die Augen stumpf und glanzlos machen, was eindeutig eine Störung der Psyche anzeigt. Dieselben Emotionen können den Lungen-Puls schwach machen, was aber auch durch sehr viele andere Faktoren bewirkt werden kann. Deshalb sollten Puls, Zunge und Antlitz immer eng miteinander verwoben werden, um mental-emotionale Probleme korrekt zu diagnostizieren.

Zorn bewirkt eine saitenförmige Pulsqualität, gelegentlich nur auf der linken Seite. Der saitenförmige Pulsbefund ist immer ein verläßlicher Hinweis auf zornbedingte Störungen, wenn auch andere Zeichen wie ein blasses Gesicht oder eine schwache Stimme in Richtung von Trauer und Gram deuten mögen.

Tritt Zorn während des Essens auf, so zeigt er sich in einer saitenförmigen Pulsqualität an der Magen-Position. Unterdrückter Zorn und Groll machen den Puls „stagnierend“, eine Qualität, die nicht in die traditionellen 28 Pulsbeschreibungen fällt. Ein stagnierender Puls ist etwas gespannt, aber nicht so hart wie der gespannte Puls, und er scheint nur widerwillig zu fließen.

Trauer und Gram machen den Puls rauh oder kurz, typischerweise fließt er ohne Welle. Der Puls ohne Welle scheint jede Taststelle einzeln anzusteuern, anstatt geschmeidig von der proximalen bis zur distalen Position zu fließen (siehe Abbildung 9.3).

Die traurige Pulsqualität tritt nur an der distalen oder mittleren Taststelle auf, niemals an der proximalen Taststelle. Wenn nur eine Position betroffen ist, beispielsweise bloß die Lungen-Position, so besteht die Trauer maximal ein Jahr. Sind jedoch die distale und die mittlere Position der linken und rechten Seite mit der traurigen Pulsqualität behaftet, so handelt es sich um lange bestehende Trauer.

Gelegentlich zeigen sich diese Emotionen auch in einer sehr schwächlichen Pulsqualität an der Lungen- und Herz-Position. Auch dieser Befund sollte aber mit den anderen Zeichen verglichen werden, denn ein solcher Puls kann auch durch ein Thoraxtrauma verursacht werden.

Übermäßige Freude läßt den Puls langsam und leicht hohl werden, oder aber überflutend und leer an der Herz-Position.

Angst und Schock bewirken eine schnelle Puls-Qualität. In ernsten Fällen können sie dem Puls auch eine bewegende Qualität verleihen, das bedeutet, der Puls ist kurz und wie eine Bohne geformt und vibriert. Schock macht auch den Herz-Puls gespannt und dünn.

Schuldgefühl macht den Puls schnell, er vermittelt auch den Eindruck zu beben, während er pulsiert.

Zunge

Eines der zuverlässigsten Zeichen für emotionale Störungen an der Zunge ist eine rote Spitze. Wenngleich das aber ein sicherer Hinweis auf emotionale oder mentale Probleme ist, so ist es nicht sehr spezifisch, denn es kann bei nahezu allen emotionalen Schwierigkeiten auftreten. Dies hat zwei Ursachen. Warum ist gerade die Zungenspitze betroffen, und warum ist sie rot? Zunächst ist die Zungenspitze der Ort des Geschehens, weil sie dem Herzen entspricht, einem Organ, das, wie oben besprochen, auf alle Emotionen reagiert. Das Herz ist ja der Sitz der Einsicht und der Gefühle. Jede Emotion beeinflußt zunächst ihr relevantes Organ, aber in zweiter Linie auch das Herz, denn nur dieses Organ kann die Emotion wirklich fühlen. Rot wird die Spitze deshalb, weil jede Emotion nach einiger Zeit eine Qi-Stagnation verursacht, die in weiterer Folge häufig Feuer hervorruft. Daher die Aussage der Chinesischen Medizin: „Alle Emotionen führen zu Feuer.“ Es ist hier wichtig zu erwähnen, daß wir unter „Spitze“ hier tatsächlich die äußerste Spitze der Zunge verstehen. Ist ein größerer Bereich des vorderen Zungenteils betroffen, so spricht das üblicherweise für Lungen-Hitze.

Es gibt einige andere Zeichen der Zunge, die auf emotionale oder mentale Schwierigkeiten hinweisen. Beispielsweise können sich schwerwiegende mentale Störungen wie eine manisch-depressive Erkrankung oder Psychosen in einer weit außerhalb der Norm liegenden Zungenform äußern – siehe dazu Abbildung 9.5 und Farbabbildung 9.1.

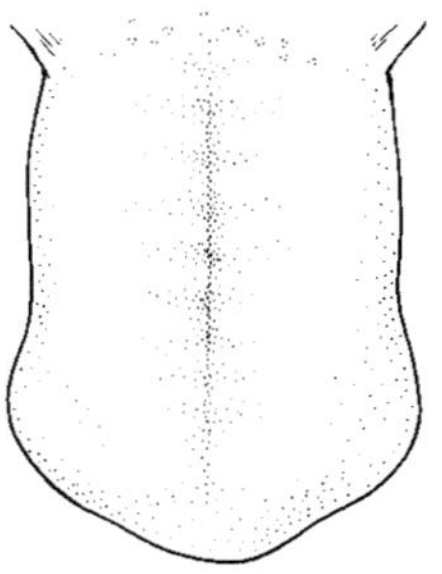

Abb. 9.5: Zungenform bei mentalen Störungen

Sehen wir eine solche Zungenform bei Menschen, die ganz offensichtlich kein mentales Problem haben, so zeigt sie uns doch, daß sie eine Tendenz zu solchen Störungen haben, wenn ihr inneres Gleichgewicht plötzlich gestört wird, beispielsweise durch einen Schock oder einen traumatisierenden Geburtsvorgang. Diese Menschen sind beinahe immer traurig, sogar wenn sie Glück empfinden, hält es bloß wenige Minuten an. Ist eine solche Zunge mit sehr stumpfen Augen gekoppelt, so liegt ein sehr schlechtes Zeichen vor, das auf die Möglichkeit ernster Geisteskrankheiten hinweist.

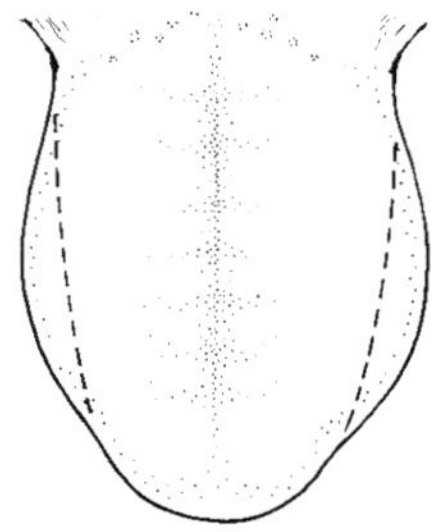

Abb. 9.6: Rote Zungenränder bei Zorn

Zorn zeigt sich oft in roten Zungenrändern, die aufsteigendes Leber-Yang oder Leber-Feuer widerspiegeln (Abbildung 9.6).

Sind beide Ränder und die Spitze rot, so bedeutet das gemeinhin schwere emotionale Probleme aufgrund von Zorn und Enttäuschung, die sowohl Leber als auch Herz beeinträchtigen (Abbildung 9.7).

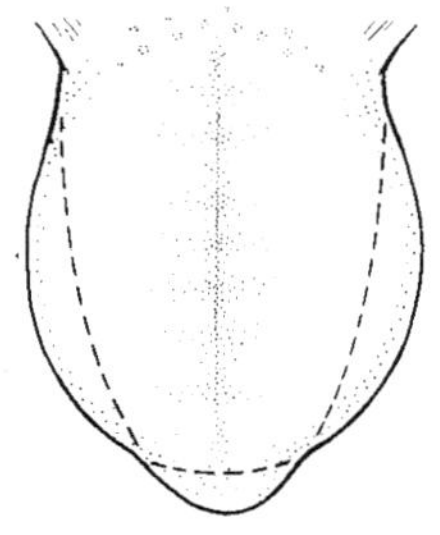

Abb. 9.7: Rötung von Rändern und Spitze

Ein weiteres Zeichen an der Zunge im Falle mentaler Schwierigkeiten ist ein kombinierter Riß im Magen- und Herz-Bereich, der von einem klebrigen, groben, bürstenähnlichen gelben Belag ausgefüllt ist.

Ein solcher Riß mit klebrigem Belag spricht dafür, daß Schleim und Feuer den Magen und das Herz verlegen und den Geist benebeln. Wir finden dieses Zeichen häufig bei manisch-depressiven Erkrankungen (Abbildung 9.8).

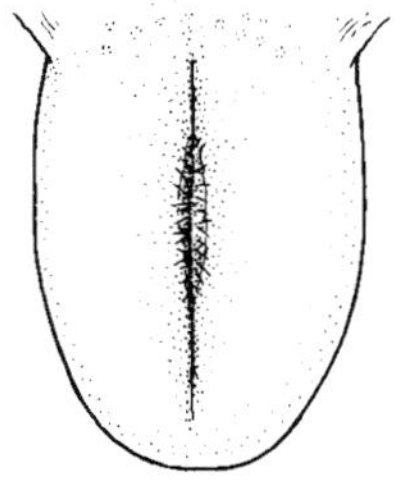

Abb. 9.8: Magen- und Herz-Riß bei mentalen Störungen

Ein medianer Riß, der sich beinahe bis zur Spitze erstreckt, hat einen Herz-Bezug. Seine Bedeutung hängt von den restlichen Befunden ab (siehe Abbildung 9.4).

Ist die Farbe des Zungenkörpers normal und der Riß nicht allzu tief, so zeigt uns das lediglich eine konstitutionelle Schwäche des Herzens an, die sich nicht einmal zwangsläufig in Herz-Problemen äußern muß. Allerdings ist ein solcher Riß ein Hinweis darauf, daß dieser Mensch mit größerer Wahrscheinlichkeit emotional-mentale Probleme bekommt, wenn er im Leben emotionalem Streß ausgesetzt ist. Anders ausgedrückt, ist ein solcher Mensch weniger resistent gegenüber emotionalem Streß.

Finden wir einen solchen Riß und eine gerötete Zungenspitze, so bedeutet das, daß der Mensch schon einige emotionale Störungen entwickelt hat. Ist die ganze Zunge rot, die Spitze aber noch zusätzlich gerötet und mit roten Punkten markiert, so liegen schwererwiegende emotionale Probleme vor.

Pathologie und Behandlung mental-emotionaler Probleme

Wir können nun unsere Aufmerksamkeit der Differenzierung verschiedener Erkrankungen im mentalen und emotionalen Bereich und deren Therapie zuwenden. Ich werde nicht die Behandlung westlich definierter Krankheiten wie Depression, manisch-depressives Kranksein oder Schizophrenie besprechen, sondern werde die Pathologie mental-emotionaler Probleme anhand ihrer Wirkungen auf Qi, Blut und Yin diskutieren. Ich werde sie desweiteren in drei große Kategorien einteilen: blockierter Geist, beunruhigter Geist, geschwächter Geist (siehe unten).

Die Wirkungen verschiedener ätiologischer Faktoren im Rahmen mental-emotionaler Probleme kann in drei große Gruppen eingeteilt werden:

- Wirkungen auf das Qi
- Wirkungen auf das Blut
- Wirkungen auf das Yin.

Nachdem gemäß der Chinesischen Medizin eine unauflösliche Verbindung zwischen Körper und Geist besteht, sollten wir uns entsinnen, daß in gleicher Weise, wie emotionale Störungen einen Effekt auf Qi, Blut oder Yin ausüben, selbstverständlich auch Disharmonien von Qi, Blut oder Yin aus anderen als emotionalen Gründen den Geist beeinträchtigen. Die folgende Besprechung von Störungen, die durch emotionalen Streß entstehen, ist deshalb genauso auf mental-emotionale Probleme anzuwenden, die in einer Disharmonie von Qi, Blut und Yin der inneren Organe gründen.

Wirkungen auf das Qi

Geist und Psyche sind eine Form von Qi in seinem feinsten Aggregatzustand. Aus diesem Grund ist die allererste Wirkung von kausalen emotionalen Faktoren eine Störung der Bewegung und der Umwandlung des Qi. Wie wir gesehen haben, hat jede Emotion einen bestimmten Effekt auf das Qi: sie kann es heben, entleeren, binden, zerstreuen oder absenken. Daher führt eine Verletzung von Geist oder Psyche durch Emotionen entweder zu Qi-Mangel oder zu rebellierendem Qi. „Rebellierendes Qi", erinnern wir uns, bedeutet eine gegenläufige Bewegung des Qi, beispielsweise ein Aufsteigen des Qi, wenn es hinabsteigen sollte (z. B. beim Magen-Qi), oder aber ein Absteigen des Qi, wenn es nach oben gehen sollte, wie beim Milz-Qi. Letztlich können aber sowohl Schwäche als auch Rebellion des Qi zu einer Qi-Stagnation führen. Dies geschieht, weil vor allem bei emotionalen Störungen schwaches oder rebellierendes Qi die richtige Zirkulation und Bewegung des Qi behindert, was eben Stagnation verursacht. Qi-Stagnation aufgrund emotionaler Probleme beeinträchtigt verschiedene Organe, vor allem aber Leber, Herz und Lunge.

Leber-Qi-Stagnation

Dies ist der häufigste Effekt von emotionaler Streßeinwirkung auf die Leber. Die Leber-Qi-Stagnation entsteht durch Zorn, vor allem, wenn er im Inneren behalten und nicht geäußert wird.

Die wichtigsten Manifestationen der Leber-Qi-Stagnation sind Distension in Hypochondrium, Epigastrium oder Abdomen, Aufstoßen, Seufzen, Übelkeit, Depression, Launenhaftigkeit, innerliche Erregung, Globusgefühl in der Kehle, prämenstruelle Spannung und Reizbarkeit mit schmerzhaftem Brustspannen, und ein saitenförmiger Puls.

Aus Sicht der Emotionen sind die typischsten und häufigsten Zeichen Depression, Stimmungsumschwünge, Reizbarkeit, Neigung zum „Anfauchen" und ein intensives Frustrationsgefühl. Da es sich um eine Stagnation des Qi handelt und das Blut nicht unmittelbar betroffen ist, wird die Wanderseele nicht besonders beeinträchtigt, wir bemerken bloß die Auswirkungen der Qi-Stagnation auf den Geist. Erst wenn die Qi-Stagnation ein starkes Ausmaß erreicht, wird auch die Wanderseele gestört, und es kommt zu Schlafstörungen.

Stagnation des Herz- und Lungen-Qi

Sie entsteht entweder durch Sorge, die das Qi bindet, oder durch Trauer und Kummer, die das Qi entleeren und nach einiger Zeit zu Qi-Stagnation im Brustkorb führen.

Ihre Merkmale sind ein Druck- und Engegefühl im Thorax, Palpitationen, Seufzen, leichte Atemnot, Globusgefühl in der Kehle mit Schluckschwierigkeiten, eine leise Stimme, blasses Antlitz und ein Puls, der ohne Welle und schwächlich sowohl an der Herz- als auch an der Lungen-Taststelle ist. Aus Sicht der Emotionen fühlt sich ein solcher Mensch sehr traurig und deprimiert und neigt zum Weinen. Die Stagnation des Qi führt eine Beklemmung der Körperseele herbei. Der Mensch ist auch sehr empfindlich auf von außen kommende psychische Einflüsse. So wie die Lunge auf der körperlichen Ebene für den Schutz gegenüber äußeren pathogenen Faktoren zuständig ist, so hat die Körperseele die Aufgabe, äußere psychische Einflüsse abzuwehren. Solche Menschen neigen beispielsweise dazu, durch die Probleme von Menschen, mit denen sie Kontakt haben, negativ beeinflußt zu werden.

Die Wirkungen solcher kausaler emotionaler Faktoren sind bloß in den Frühstadien auf das Qi beschränkt. Nach einiger Zeit führt die Unterbrechung des Bewegens und Umwandelns des Qi unweigerlich zur Bilden pathogener Faktoren wie Nässe, Schleim, Blut-Stase, Feuer oder Wind, deren alle den Geist und die Psyche noch weitergehend beeinträchtigen und verstören.

Wirkungen auf das Blut

Die Auswirkungen emotionaler Probleme auf das Blut sind wichtiger als jene auf das Qi, denn Blut bildet die materielle Grundlage für Geist und Psyche. Das Blut, das von Natur Yin ist, beherbergt und verankert Geist und Psyche, deren Wesen Yang ist. Es umfaßt Geist und Psyche und bildet damit jenen geschützten Hafen, in dem sie gedeihen können. Kapitel 26 von „Reine Fragen" sagt: „Blut ist der Geist eines Menschen."[71] Und in Kapitel 32 von „Das Zentrum des Wirkvermögens" lesen wir: „Wenn das Blut harmonisiert ist, so hat der Geist eine Residenz.“[72]

Das Blut hat auch eine enge Beziehung zu Geist und Psyche, weil es in einem Verhältnis zu Herz und Leber steht. Das Herz, das den Geist beherbergt, regiert das Blut, die Leber, die die Behausung der Wanderseele ist, speichert das Blut. Jeder emotionale Streß, der Herz oder Leber beeinträchtigt, beeinflußt deshalb das Blut von Herz oder Leber und damit auch den Geist oder die Wanderseele.

Das Blut kann auf drei Wegen durch emotionale Probleme beeinträchtigt werden: es kann in Mangel geraten, stagnieren oder heiß werden.

Blut-Mangel

Dies ist eine der häufigsten Folgen von emotionalen Problemen. Seine Äußerungen ändern sich je nachdem, ob das Herz oder die Leber mehr betroffen ist.

1. Herz-Blut-Mangel

Wird das Herz beeinträchtigt, etwa durch Trauer oder Gram, so kommt es zu Palpitationen, leichter ängstlicher Unruhe, Einschlafstörungen, Gedächtnisstörungen, leichtem Schwindelgefühl, Schreckbarkeit, einem stumpfen, blassen Antlitz, einer blassen, dünnen Zunge und zu einem rauhen Puls. Aus mental-emotionaler Sicht kann sich ein solcher Mensch deprimiert und müde fühlen, sein Geist kann beunruhigt sein und nur mangelhafte Konzentration aufbringen. Die Ursache ist eine Schwäche des Geistes, der seiner Residenz beraubt wurde und deshalb bei seiner Aufgabe versagt, alle mentalen Aktivitäten zu steuern.

2. Leber-Blut-Mangel

Wird das Leber-Blut beeinträchtigt, etwa durch Zorn, so führt das zu leichtem Schwindelgefühl, Taubheit der Extremitäten, Einschlafstörungen, unscharfem Sehen, mouches volantes, Oligo- oder Amenorrhö, einem stumpfen, blassen Antlitz, Muskelkrämpfen, brüchigen Nägeln, einer blassen, dünnen Zunge und zu einem rauhen Puls. Der Mensch fühlt sich deprimiert und müde, es mangelt ihm an Richtungsinn für sein Leben und an „Visionen“, also Lebensaussichten. Er oder sie kann verwirrt sein, welche Ziele im Leben zu verfolgen sind. Er oder sie kann sich auch scheuen, Entscheidungen zu treffen, um nicht die falsche auszuwählen. Die Ursache hierfür ist eine mangelnde Verwurzelung der Wanderseele im Leber-Blut, sie kann daher den Geist nicht mit Visionen, Plänen und der Fähigkeit zum Beziehungsaufbau mit anderen Menschen versorgen. Beide dieser Zustände von Blut-Mangel sind viel häufiger bei Frauen anzutreffen, die insgesamt leichter Blut-Störungen bekommen.

Blut-Stase

Auch sie beeinträchtigt den Geist, allerdings auf andere Weise.

1. Herz-Blut-Stase

Sie verursacht Thoraxschmerz, ein beengendes Druckgefühl des Brustkorbs, Angstgefühl, Schlaflosigkeit, kalte Hände, Lippen- und Nagelzyanose, eine livide Zunge sowie einen hängenden oder rauhen Puls. Aus mental-emotionaler Sicht ist dieser Mensch sehr furchtsam, mit einem akuten, im Thorax lokalisierten Angstgefühl, das bis in die Kehle emporsteigen kann. Er ist unruhig und sehr schreckhaft. Dieser Zustand ist auf stagnierendes Blut zurückzuführen, das den Geist beunruhigt und verwirrt. In schweren Fällen kann ein solcher Mensch das Einsichtsvermögen verlieren und einer Psychose anheimfallen.

2. Leber-Blut-Stase

Es kommt zu Hämatemesis oder Epistaxis, Dysmenorrhö mit dunklem, klumpigem Blut, unregelmäßigen Zyklen, Abdomenschmerz, einem Gefühl von Klumpen im Abdomen, Schlafstörungen, einer Zunge, die an den Rändern livid ist, und zu einem saitenförmigen Puls. Mental-emotional gesehen ist der Mensch sehr ängstlich, unruhig und über seine Lebensziele verwirrt. Er ist auch äußerst reizbar und neigt zu Wutausbrüchen. Dieser Zustand ist darauf zurückzuführen, daß die Wanderseele durch die Blut-Stase beunruhigt und verwirrt wird. In schweren Fällen kann auch diese Störung zu einer Psychose führen.

Blut-Hitze

Dies ist die dritte mögliche Folge emotionaler Probleme, die das Blut beeinträchtigen. Blut-Hitze stört Geist und Psyche, indem sie sie beunruhigt und bedrängt. Blut-Hitze attackiert meist das Herz oder die Leber.

1. Blut-Hitze des Herzens

Wir finden Palpitationen, Durchschlafstörungen, Ängstlichkeit, Unruhe, Durst, Zungengeschwüre, Hitzegefühl, ein rotes Gesicht, dunklen Harn, möglicherweise auch Blut im Harn, einen bitteren Geschmack, eine rote Zunge und einen schnellen, überflutenden Puls. Dieser Mensch ist äußerst ängstlich und unruhig, in manchen Fällen ist er auch sehr impulsiv und rastlos. Alle diese Symptome und Krankheitszeichen sind auf Blut-Hitze zurückzuführen, die den Geist erregt.

2. Blut-Hitze der Leber

Auffallend sind Reizbarkeit, Neigung zu Zornesausbrüchen, Durst, bitterer Mundgeschmack, Schwindelgefühl, Tinnitus, Schlafstörungen, durch Träume gestörter Schlaf, Kopfschmerzen, rotes Gesicht und rote Augen, dunkler Harn, trockener Stuhl, eine rote Zunge mit Rötung der Ränder und ein schneller, saitenförmiger Puls. Der Mensch ist äußerst zornig und neigt beträchtlich dazu, andere Menschen anzubrüllen, er kann auch gewalttätig werden und jemanden schlagen. Er kann auch zornige und frustrierte Gefühle über sein Leben hegen und zur Impulsivität neigen. Alle diese Symptome sind auf Blut-Hitze zurückzuführen, die die Wanderseele stört und die ihr innewohnende Neigung zu stark fördert, sich in Richtung der Außenwelt zu bewegen und Beziehungen mit anderen Menschen einzugehen.

Wirkungen auf das Yin

Das Blut ist Teil des Yin, weshalb die Wirkungen von emotionalem Streß auf das Yin ähnlich jenen auf das Blut sind. Ein Angriff auf das Yin kann aber als ein tiefergreifendes Problem als eine Beeinträchtigung des Blutes angesehen werden.

Wie das Blut ist auch das Yin die Residenz und der Anker von Geist und Psyche. Emotionale Störungen können das Yin verschiedener Organe betreffen, vor allem jenes von Herz, Leber, Niere, Lunge und Milz. Die Wirkung hängt davon ab, ob der Yin-Mangel Leere-Hitze entstehen läßt oder nicht. Besteht bloß ein Yin-Mangel ohne Leere-Hitze, so schwächt dies Geist und Psyche, der Mensch fühlt sich deprimiert, müde und gleichgültig, sein Geist ist beunruhigt, Erinnerungs- und Konzentrationsvermögen sind schlecht. Entsteht durch den Yin-Mangel aber Leere-Hitze, so beunruhigt der Zustand Geist und Psyche, Ängstlichkeit und mentale Unruhe entsteht.

Herz-Yin

Das Herz-Yin wird sehr schnell durch emotionalen Streß beeinträchtigt, denn es ist ja die Residenz des Geistes. Streß beraubt den Geist seiner Behausung, es kommt zu Palpitationen, Durchschlafstörungen, Schreckhaftigkeit, schlechtem Gedächtnis, ängstlicher Unruhe, Flush, Nachtschweiß, trockenem Mund, Hitze der Fünf Flächen, einer roten, belaglosen Zunge mit zusätzlich geröteter Spitze und zu einem schnellen, dünnen, oder oberflächlichen, leeren Puls. Der Mensch ist äußerst ängstlich, vor allem abends, seine Unruhe ist sehr vage und angespannt, er fühlt sich unbehaglich, weiß aber nicht, weshalb. „Mentale Ruhelosigkeit" ist eine freie Übersetzung eines typischen chinesischen Ausdrucks, der wörtlich soviel bedeutet wie „das Herz fühlt sich gereizt". Eine solche Person fühlt sich auch entmutigt, deprimiert und müde. Gedächtnis und Konzentration sind schlecht, der Schlaf ist gestört, typischerweise wacht der Mensch häufig während der Nacht auf. Alle diese Störungen sind die Folge davon, daß der Geist seiner Residenz beraubt wurde.

Besteht auch Leere-Hitze, so sind die Auswirkungen auf den Geist noch ausgeprägter: der Patient ist äußerst ruhelos und ängstlich, sein Schlaf ist schwer gestört. Auf der mentalen Ebene kann der Patient aggressiv und sehr ungeduldig werden.

Leber-Yin

Das Leber-Yin ist die Residenz der Wanderseele. Eine Entleerung des Leber-Yin durch emotionalen Streß zieht eine tiefe Depression nach sich, sowie ein mangelndes Verständnis für den Sinn des Lebens und Verwirrung über die Zielsetzungen. Auf der körperlichen Ebene kann das folgende Störungen verursachen: schlechtes Gedächtnis, Schwindelgefühl, Trockenheit von Augen, Haut und Haar, Oligomenorrhö, Schlafstörungen, Hitze der Fünf Flächen, Nachtschweiß, rote, belaglose Zunge und oberflächlicher, leerer Puls. Der Patient kann auch gelegentlich ein Gefühl des Schwebens knapp vor dem Einschlafen haben.

Nieren-Yin

Es ist die Residenz von Willenskraft und Gedächtnis. Emotionaler Streß, der das Nieren-Yin beeinträchtigt, verursacht große Erschöpfung, mangelnde Willens- und Durchsetzungskraft und eine Abnahme der geistigen Kapazität sowie des

Gedächtnisses. Im körperlichen Bereich finden wir Schwindelgefühl, Tinnitus, Nachtschweiß, Hitze der Fünf Herzen, Kreuzschmerz, Schwerhörigkeit, eine rote, belaglose Zunge und einen oberflächlichen, leeren Puls.

Lungen-Yin

Es ist die Residenz der Körperseele. Emotionale, das Lungen-Yin beeinträchtigende Probleme verursachen Müdigkeit, Depression, Jucken, leichte Dyspnoe, ein unangenehmes Gefühl im Brustkorb, Nachtschweiß, Hitze der Fünf Flächen, einen trockenen Rachen, eine rote, belaglose Zunge und einen oberflächlichen, leeren Puls. Im mentalen Bereich neigt der Patient dazu, von äußeren psychischen Kräften beeinflußt zu werden, er weint viel und fühlt sich antriebslos und einsam.

Milz-Yin

Das Milz-Yin ist die Residenz des Intellekts. Emotionale Probleme, die es angreifen, verursachen einen trockenen Mund ohne Verlangen, etwas zu trinken, trockene Lippen, trockenen Stuhl, Appetitmangel, leichten epigastrischen Schmerz, eine im Zentrum belaglose Zunge und einen oberflächlichen, leeren Puls an der rechten mittleren Taststelle. Mental gesehen leiden diese Menschen an schlechtem Gedächtnis und schlechter Konzentration, es fällt ihnen sehr schwer, sich dem Studium zu widmen. Dieses Ungleichgewicht kann auch in der entgegengesetzten Richtung wirken und zu fixen Ideen führen.

Die Wirkungen von emotionalem Streß auf die Vitalen Substanzen des Körpers sind nochmals in Tabelle 9.3 zusammengefaßt, wo die Effekte von emotionalem Streß auf die Substanzen des Lebens in der Spalte „Wirkung" zu finden sind. Diese Zustände können mit der Zeit selbst wieder zur Ursache weiterer Disharmonien werden, diese Wirkungen sind in der Spalte „Folgen" zu finden.

Tabelle 9.3: Wirkungen der Emotionen auf die Vitalen Substanzen

Vitale Substanz	Wirkung	Folge
Qi	Mangel Stagnation	Schleim Blut-Stase
Blut	Mangel Hitze Stase	Schleim-Feuer
Yin	Mangel	Leere-Hitze innerer Wind

Beispielsweise kann Blut-Hitze leicht zur Bildung von Schleim-Feuer führen, denn Hitze dickt die Körperflüssigkeiten zu Schleim ein. Qi-Mangel der Milz, der Lunge oder der Niere kann leicht zur Schleim-Bildung Anlaß geben, da das Qi dabei versagt, die Flüssigkeiten umzuwandeln, zu bewegen und auszuscheiden, worauf sie sich in Form von Schleim ansammeln. Qi-Stagnation führt leicht zu Blut-Stase, Yin-Mangel zu Leere-Hitze oder innerem Wind.

Alle diese pathogenen Faktoren, sei es nun Schleim, Schleim-Feuer, Leere-Hitze oder innerer Wind, stören den Geist noch weiter. Wir wollen nun ihre Wirkungen und Symptome besprechen. Das Bild der Blut-Stase haben wir schon weiter oben erörtert.

Schleim

Schleim verlegt den Geist und die Herzöffnungen, er führt zu stumpfem Denken, einem verschwommenen Gefühl im Kopf, einem verwirrten Geist und zu Schwindelgefühl. In schweren Fällen kann er geistige Retardierung und sogar Koma bewirken. Schleim verlegt Geist und Denken, beunruhigt den Geist aber nicht. Deshalb ist der betroffene Mensch nicht unruhig, sondern ganz im Gegenteil müde, gedämpft, deprimiert und ruhig.

Schleim zeigt sich immer in einem gedunsenen Zungenkörper, einem klebrigen Belag und einem schlüpfrigen Puls.

Schleim-Feuer

Es verlegt den Geist, beunruhigt ihn aber auch. Somit macht es den Menschen sehr unruhig, rastlos und ängstlich. In einigen Fällen kann der Mensch zwischen Phasen der Depression und Verwirrung (aufgrund des Schleims) und solchen der unnatürlichen Euphorie und manischen Verhaltens (aufgrund des Feuers) schwanken. In schweren Fällen führt das zur manisch-depressiven Erkrankung. Die chinesischen Werke beschreiben diese Krankheit immer als einen Wechsel von Phasen schwerer Depression (auf chinesisch „dian") und manischen Verhaltens („kuang"). Die manische Periode wird dergestalt beschrieben, daß der Patient brüllt, andere Leute beschimpft oder schlägt, Berge erklimmt, die Kleider auszieht sowie unkontrolliert weint oder lacht. Es ist wichtig zu verstehen, daß in der Praxis viel gemäßigtere Versionen dieses Verhaltens recht häufig auftreten. Man sollte also nicht immer eine solch ausgeprägte Symptomatik erwarten, bevor man diese Diagnose stellt.

Schleim-Feuer zeigt sich in einem schlüpfrigen und schnellen Puls und einer roten, gedunsenen Zunge mit klebrigem, gelbem Belag und einem Herz-Riß in der Mitte.

Leere-Hitze

Sie beunruhigt den Geist und verursacht starke Ängstlichkeit, Schlafstörungen, Erregung, Rastlosigkeit und Nervosität. Dieser Zustand wird manchmal als Aufsteigen des Minister-Feuers bezeichnet. Dieser Begriff steht für Leere-Feuer, das aus der Niere aufsteigt und Perikard sowie Geist stört. Leere-Hitze wird häufig durch übermäßige freudige Erregung, Begierde, Eifersucht und allzu starke Liebe im oben gemeinten Sinn ausgelöst.

Der Zustand manifestiert sich in einem oberflächlichen, leeren oder dünnen und schnellen Puls und in einer roten, belaglosen Zunge, die eventuell auch einen Herz-Riß in der Mittellinie und eine gerötete Spitze aufweist.

Innerer Wind

Er beunruhigt den Geist und verursacht nervösen Tic und Tremor.

Die mentalen Auswirkungen der Emotionen und anderer pathogener Faktoren können also in drei großen Kategorien zusammengefaßt werden:

- Blockierter Geist: gekennzeichnet durch verwirrtes Denken, benebelten Geist und in schweren Fällen durch gänzlichen Verlust an Einsicht.
- Beunruhigter Geist: charakterisiert durch Erregung, Ruhelosigkeit und Ängstlichkeit.
- Geschwächter Geist: die Merkmale sind Depression, geistige Erschöpfung und Melancholie.

Der Geist wird durch Schleim, oder in einfachen Fällen durch Stagnation von Qi oder Blut behindert. Es ist wichtig für uns zu erkennen, daß es viele verschiedene Abstufungen des Blockierens des Geistes gibt, die von sehr leichten Störungen bis zum vollen Ausbruch von schizophrenen oder manischen Zuständen gehen.

Der Geist wird durch folgende Faktoren beunruhigt: Blut- oder Yin-Mangel (in leichten Fällen), Qi-Stagnation, Blut-Stase, Feuer, Leere-Hitze, Schleim-Feuer und innerer Wind.

Folgende Muster schwächen den Geist: Mangel an Qi, Yang, Blut oder Yin.

Es gibt selbstverständlich beträchtliche Überlappungen zwischen diesen drei Zuständen, so kann der Geist beispielsweise gleichzeitig geschwächt und beunruhigt sein.

Kasuistik

Ein 51jähriger Mann kommt wegen atopischen Asthmas und Ekzems zur Behandlung. Vom 32. bis zum 42. Lebensjahr trank er viel Alkohol und mißbrauchte regelmäßig und in großer Menge Amphetamine. Seine Augen sind stumpf und haben wenig Glanz, er klagt über Gedächtnis- und Konzentrationsstörungen. Spricht man mit ihm, so wirkt er meist etwas abwesend, er hat Wortfindungsstörungen. Seine Zunge ist gedunsen, sie hat einen Magen-Herz-Riß mit klebrigem gelbem Belag (Farbabbildung 9.2), sein Puls ist etwas schlüpfrig.

Das ist ein Beispiel für einen leichten Fall von Blockierung des Geistes, hier durch Schleim.

Das Therapieprinzip bei mental-emotionalen Problemen lehnt sich eng an die obige Klassifikation an, sie muß wie immer auf einer klaren Unterscheidung zwischen Leere und Fülle sowie zwischen Wurzel und Manifestation beruhen. Eine solche Unterscheidung ist sehr wichtig, um die geeignete Arzneimitteltherapie auszuwählen.

Es gibt fünf Hauptbehandlungsgrundlagen bei mental-emotionalen Störungen:

1. Das Herz nähren, den Geist beruhigen. Dies ist bei Leere-Zuständen anwendbar, z. B. bei Qi-, Blut- oder Yin-Mangel, die den Geist schwächen.
2. Pathogene Faktoren beseitigen und den Geist beruhigen. Anzuwenden ist diese Richtlinie bei Fülle-Zuständen, wie etwa Stagnation von Qi oder Blut, Schleim-Feuer und Feuer – diese Muster können den Geist blockieren oder beunruhigen.
3. Pathogene Faktoren beseitigen, das Herz nähren, den Geist beruhigen. Dieses Therapieprinzip setzen wir bei Yin-Schwäche ein, die zu Leere-Hitze und damit zu Beunruhigung des Geistes führt.
4. Schleim auflösen, die Öffnungen aufschließen und den Geist beruhigen – anzuwenden bei Schleim oder Schleim-Feuer mit blockiertem Geist.
5. Den Geist absenken und beruhigen. Hier setzen wir schwere mineralische Arzneien ein, um aufsteigendes Qi abzusenken. Dieses Prinzip wird zusätzlich zu anderen Behandlungsmethoden eingesetzt, um bei starker Beunruhigung des Geistes die Manifestation zu behandeln.

Tabelle 9.4: Pathologien des Geistes und Therapiemethoden

Störung des Geistes	Pathologie	Therapiemethode
blockiert	Qi-Stagnation	Qi bewegen, den Geist beruhigen
	Blut-Stase	Blut bewegen, den Geist beruhigen
	Schleim	Schleim auflösen, die Öffnungen freimachen, den Geist beruhigen
beunruhigt	Blut- und/oder Yin-Mangel	Das Herz nähren, den Geist beruhigen
	Yin-Mangel mit Leere-Hitze	Das Yin nähren, Leere-Hitze beseitigen, den Geist beruhigen
	Qi-Stagnation	Qi bewegen, den Geist beruhigen
	Blut-Stase	Blut bewegen, den Geist beruhigen
	Feuer	Feuer ausleiten, den Geist beruhigen
	Schleim-Feuer	Feuer ausleiten, Schleim auflösen, die Öffnungen freimachen, den Geist beruhigen
geschwächt	Qi-Mangel	Qi tonisieren, den Geist beruhigen und klären
	Yang-Mangel	Yang tonisieren, den Geist beruhigen und klären
	Blut-Mangel	Das Blut nähren, den Geist beruhigen
	Yin-Mangel	Das Yin nähren, den Geist beruhigen

Es sei hier erwähnt, daß der Terminus „den Geist beruhigen“ ein Begriff ist, der als Behandlungsmethode bei allen mentalen und emotionalen Problemen zu finden ist. Man sollte ihn in größerem Zusammenhang sehen, nicht bloß strenggenommen als Beruhigen des Geistes etwa bei Angstzuständen, sondern auch im weiteren Sinne des Hebens der Stimmung, zum Beispiel bei Depressionen.

Die verschiedenen Pathologien und entsprechenden Therapiemethoden sind in Tabelle 9.4 nochmals zusammengefaßt.

Bevor wir nun die Akupunktur- und Arzneimitteltherapie jedes einzelnen Syndroms besprechen, wollen wir noch die am häufigsten genadelten Punkte bei mental-emotionalen Störungen diskutieren.

Die äußeren Blasen-Punkte

Es handelt sich um bemerkenswerte und interessante Punkte bei mental-emotionalen Störungen. Sie liegen auf dem äußeren Ast des Blasen-Meridians auf dem Rücken, 3 cun von der Medianen entfernt, sie korrespondieren mit den Zustimmungspunkten der fünf Yin-Organe. Ihre Namen stellen ganz klar einen Bezug zum geistigen und psychischen Aspekt des entsprechenden Yin-Organs dar.

B 42-pohu („Tor der Körperseele")

Dieser mit B 13, dem Zustimmungspunkt der Lunge, korrespondierende Punkt stärkt und verwurzelt die Körperseele in der Lunge. Er befreit die Atmung, wenn die Körperseele durch Sorge, Trauer oder Gram bedrückt ist. Er beruhigt den Geist und die Körperseele, so daß sich der Mensch nach innen wenden und zufrieden mit sich selbst leben kann.

Aus körperlicher Sicht nährt er in chronischen Fällen wie Erschöpfung der Lunge auch das Lungen-Yin.

B 44-shentang („Halle des Geistes")

Dieser mit B 15, dem Zustimmungspunkt des Herzens, korrespondierende Punkt stärkt und beruhigt den Geist. Er fördert Klarheit und Intelligenz des Geistes. Wird die Nadel lange, also über 15 Minuten, belassen, so beruhigt der Punkt den Geist und beseitigt Herz-Feuer.

B 47-hunmen („Tor der Wanderseele")

Dieser Punkt korrespondiert mit B 18, dem Zustimmungspunkt der Leber. Er beruhigt und verwurzelt die Wanderseele in der Leber. Er stärkt die Fähigkeit der Wanderseele zu planen, ein Gefühl für das Lebensziel zu entwickeln, Lebensträume und Projekte zu verwirklichen. Er ist ein „Tor", was bedeutet, daß der Punkt das „Kommen und Gehen" der Wanderseele und des Geistes unterstützt, also das Aufnehmen von Beziehungen mit anderen Menschen und der Welt im allgemeinen. Deshalb müssen wir ihn auch mit Vorsicht bei jenen Menschen einsetzen, deren Persönlichkeit zu offen, unstet oder verwundbar ist, denn B 47 könnte hier die Wanderseele zu beweglich und unruhig machen, der Patient würde sich in der Folge sehr unsicher und instabil fühlen. Um dieser Nebenwirkung vorzubeugen, kombiniert man diesen Punkt mit B 23 und B 52-zhishi (siehe unten).

Das Werk „Erklärung der Akupunkturpunkte" aus dem Jahr 1654 bestätigt, daß die Wanderseele durch diesen Punkt ein- und ausgeht, da er von seinem Wesen her ein „Fenster" ist. Wir lesen auch, daß seine „Fenster-Natur" bedingt, daß er „die fünf Yin-Organe speichert, diese aber von außen nicht gesehen werden können."[73] Auch das bestätigt, daß dieser Punkt sehr dynamisch die Bewegung der Wanderseele und des Geistes stimuliert.

Körperlich gesehen ist dieser Punkt sehr nützlich bei der Behandlung von stagnierendem Leber-Qi, das die Lunge attackiert – das kann bei einigen Arten von Asthma vorkommen.

B 49-yishe („Hütte des Intellekts" oder „Zuflucht der Gedanken")

Dieser Punkt korrespondiert mit B 20, dem Zustimmungspunkt der Milz. Er stärkt den Intellekt, klärt den Geist und fördert Gedächtnis und Konzentration. Er befreit auch den Geist und Intellekt von bedrängenden Gedanken, Grübeln und geistigem „Im Kreis Gehen".

Körperlich kann dieser Punkt mit direkter Moxibustion verwendet werden, um Nässe der Milz zu trocknen, und um die Milz zu tonisieren, nach dem Prinzip, Erde zu stärken, um Metall aufzubauen.

B 52-zhishi („Raum der Willenskraft")

Er korrespondiert mit B 23, dem Zustimmungspunkt der Niere. Er stärkt die Willenskraft, den Antrieb, die Entschlossenheit und die Fähigkeit, seine Ziele ohne Abweichung zu verfolgen, desweiteren Unternehmungsgeist und Beständigkeit. Ich verwende diesen Punkt häufig, wenn eine Nieren-Schwäche vorliegt, und zwar in Kombination mit einem der obigen Punkte, denn er bietet ein solides mental-emotionales Fundament für die weiteren Aspekte der Psyche. Im folgenden einige Beispiele solcher Kombinationen:

- B 23, B 52 und B 47: stärkt Willenskraft und Antrieb, vermittelt ein Gefühl für Richtung und Ziel des Lebens. Diese Kombination wirkt ausgezeichnet bei geistiger Erschöpfung, mangelndem Antrieb und Ziellosigkeit – typische Merkmale chronischer Depressionen.
- B 23, B 52 und B 49: stärkt Willenskraft und Antrieb, befreit Geist und Intellekt von bedrängenden Gedanken, Sorgen und verwirrtem Denken.
- B 23, B 52 und B 42: stärkt Willenskraft und Antrieb, beruhigt die Körperseele, befreit Emotionen, die in Brustkorb und Zwerchfell festsitzen.
- B 23, B 52 und B 44: stärkt Willenskraft und Antrieb, beruhigt den Geist, erleichtert Angstgefühle, Depressionen, geistige Rastlosigkeit und Schlafstörungen. Diese Kombination harmonisiert Niere und Herz und damit die Willenskraft und den Geist auf der mental-emotionalen Ebene.

Wenn wir die Namen der obigen fünf Punkte analysieren, so entdecken wir, daß jeder einen Teil eines Hauses – ein Bild für die Psyche – darstellt. Geist, Willenskraft und Intellekt entsprechen der Halle, dem Raum und der Hütte, Wander- und Körperseele stehen für Tor und Fenster. Die Vorstellungen von Tor und Fenster passen gut zur Natur von Wander- und Körperseele, die der Psyche Bewegung verleihen, wobei die Wanderseele das „Kommen und Gehen des Geistes", und die Körperseele das „Ein- und Austreten der Essenz" bewerkstelligt. Der Vergleich des Herzens mit einer Halle steht in einer Linie mit alten chinesischen Bräuchen, denen zufolge die Halle der wichtigste Raum des Hauses ist, denn er vermittelt Besuchern den ersten Eindruck. Deshalb wurde die Halle immer penibel sauber gehalten.

Herz-Meridian

H 7 beruhigt den Geist und nährt das Herz. Er ist vor allem bei mental-emotionalen Störungen angezeigt, die vor einem Hintergrund von Herz-Blut- oder Herz-Yin-Schwäche auftreten.

H 6 beruhigt den Geist, er wird vor allem bei Fülle-Mustern des Herzens mit Leere-Hitze eingesetzt.

H 8 und H 9 beruhigen den Geist und werden bei starker psychischer Unruhe genadelt, ebenso bei Ängstlichkeit und Schlafstörungen, die auf Fülle-

Muster des Herzens zurückgehen, wie etwa Herz-Feuer oder Herz-Schleim-Feuer.

Perikard-Meridian

KS 7 beruhigt den Geist, vornehmlich bei Fülle-Mustern. Er löst auch Schleim im Herzen auf. Er ist besonders bei emotionalen Problemen nach dem Zerbrechen von Beziehungen angezeigt.

KS 6 beruhigt den Geist, hebt die Stimmung, entspannt den Brustkorb. Er ist vor allem bei emotionalen Problemen aufgrund von Qi-Stau indiziert. Da die Perikard-Leitbahn eine Beziehung zum Leber-Meridian hat, ist KS 6 ein sehr wirksamer Punkt, um den Geist und die Wanderseele zu beruhigen, wenn sie durch eine Stagnation des Leber-Qi beeinträchtigt werden, die etwa aufgrund von Zorn, Groll oder Frustration entstanden ist. KS 6 ist vor allem angezeigt, wenn die Emotionen im Thorax gebunden sind, was dem Menschen ein Gefühl von Druck oder Enge im Brustkorb gibt.

Zu den Unterschieden zwischen KS 6 und KS 7: KS 6 hat eine Bewegungstendenz nach außen, bewegt Qi, löst Stagnation auf und „öffnet" den Geist, KS 7 hat hingegen eine zentripetale Bewegung und beruhigt den Geist.

KS 6 kann mit folgenden Punkten kombiniert werden:

- MP 4: öffnet das Yin-Verbindungsgefäß, nährt das Blut, entspannt den Brustkorb, beruhigt den Geist und die Wanderseele.
- Le 3: stärkt die Qi-bewegende Wirkung von KS 6 bei emotionalen Problemen aufgrund unterdrückten Zorns.
- LG 20-baihui: hebt die Stimmung, klärt den Geist, erleichtert Depression.
- LG 26-renzhong: hebt die Stimmung, klärt den Geist, befreit die Öffnungen des Geistes und erleichtert Depression.
- M 40: beruhigt den Geist, öffnet den Thorax, um ihn von gebundenen Emotionen zu befreien, befreit die Öffnungen des Geistes.

Nieren-Meridian

N 9-zhubin beruhigt den Geist, stärkt die Willenskraft und öffnet den Brustkorb. Er ist vor allem indiziert, um Ängstlichkeit und Depression zu erleichtern, die vor einem Hintergrund von Nieren-Schwäche auftreten und von einem Druckgefühl des Thorax begleitet sind.

Dünndarm-Meridian

Dü 5 beseitigt geistige Verwirrung und Unentschlossenheit, die auf Schwierigkeiten zurückführen sind, im Leben eine Auswahl unter verschiedenen Entscheidungsmöglichkeiten zu treffen.

Dü 3 stärkt Willens- und Entschlußkraft sowie den Antrieb. Es ist ein wichtiger Punkt, um Depressionen zu mindern, die vor einem Hintergrund von Nieren-Schwäche entstehen.

Gallenblasen-Meridian

G 40 stärkt die Willenskraft und den Geist. Er vermehrt die Entscheidungsfreudigkeit des Menschen.

G 13 beruhigt den Geist und die Wanderseele und führt Essenz zum Kopf empor. G 13 ist vor allem bei schweren Angstzuständen und Rastlosigkeit angezeigt, die vor einem Hintergrund einer Leber-Disharmonie auftreten. Auch bei Eifersucht und Mißtrauen ist er indiziert. In „Das vollständige Buch des Jing-Yue" aus dem Jahr 1624 lesen wir, daß dieser Punkt bei Mangel an Geistesklarheit zu geben ist, der durch eine Verletzung der Wanderseele durch Trauer entstanden ist.[74]

Folgende Kombinationen von G 13 sind möglich:

- LG 24: verstärkt den beruhigenden Effekt von G 13. Diese Kombination hat eine stark beruhigende Wirkung auf Geist und Wanderseele, sie ist vor allem bei Leber-Disharmonien von Nutzen.
- H 7: beruhigt den Geist bei starker Ängstlichkeit vor einem Hintergrund von Herz-Disharmonien.
- G 15: beruhigt Geist und Wanderseele. Wird eingesetzt, wenn der Mensch starken emotionalen Schwankungen und bedrängenden Gedanken unterliegt.
- G 17: beruhigt und klärt den Geist, fördert Erinnerungs- und Konzentrationsvermögen. Der Punkt ist bei Depression indiziert.
- G 18 beruhigt Wander- und Körperseele und beendet bedrängende Gedanken. Auf der physischen Ebene stimuliert er das Verteilen und Absteigen des Lungen-Qi und öffnet die Nase.

Lungen-Meridian

Lu 7 beruhigt und öffnet die Körperseele. Dieser Punkt hat einen lösenden Effekt auf Emotionen, vor allem auf Trauer, Sorge und Gram, die die Körperseele im Thorax binden.

Konzeptionsgefäß

KG 15 beruhigt Geist und Körperseele. Er ist speziell geeignet, um Emotionen zu befreien, die die Körperseele im Thorax festsetzen und sich in einem Druck- oder Engegefühl des Thorax äußern. Der Punkt wirkt sehr beruhigend, vor allem bei mental-emotionalen Problemen, die bei zugrundeliegenden Leere-Mustern auftreten.

KG 15 kann sehr gut mit LG 19-houding kombiniert werden, um den Geist zu beruhigen und Angstzustände, Schlafstörungen und psychische Unruhe zu beseitigen.

KG 4 stärkt die Willenskraft und beruhigt den Geist. Dieser Punkt „erdet" sehr stark, er beruhigt nämlich den Geist, indem er das Qi nach unten zieht und in der Niere verankert. Er ist bei Ängstlichkeit und mentaler Unruhe indiziert, die auf eine Nieren-Schwäche zurückzuführen ist.

Lenkergefäß

LG 24-shenting fördert die Intelligenz und klärt den Geist. Seine Kombination mit G 13 wurde weiter oben beschrieben.

LG 21-qianting stärkt den Geist. Er ist bei Zuständen von geschwächtem Geist mit konsekutiven leichten Angstzuständen, Schlaflosigkeit und Depression angezeigt.

LG 20-baihui klärt den Geist, hebt die Stimmung und fördert Gedächtnis und Konzentration.

LG 19-houding beruhigt den Geist und stärkt die Willenskraft. Er ist bei starken Angstzuständen und Unruhe vor einem Hintergrund von Nieren-Schwäche mit Leere-Hitze indiziert, die den Geist beunruhigt.

LG 18-qiangjian befreit die Öffnungen des Geistes und beruhigt ihn. Er reguliert auch das Leber-Blut. Daher ist LG 18 bei starker psychischer Unruhe, Erregung, geistiger Verwirrung und fixen Gedanken indiziert. Diese Störungen entstehen hier durch eine Blockierung des Geistes, im Hintergrund finden wir Blut-Stase.

Abschließend einige Punktekombinationen, die im Psychiatrischen Provinz-Krankenhaus in Nanjing verwendet werden:

Traumartige Zustände: LG 14-dazhui, Di 11, G 34, KG 8, KG 4.

Vergißt Worte: LG 20-baihui, B 8-luoque, H 5, N 4.

Fixe Ideen: LG 18, Dü 3, G 39.

Eifersucht: KS 7, G 43.

Konzentrationsschwierigkeiten: G 17, KS 5, yintang, M 40.

Schlechtes Gedächtnis: LG 20, H 7, N 3-taixi, G 18.

Mangelnde Willenskraft: LG 19-houding, G 6, KS 6, MP 10.

Emotionale Schwankungen: G 15, LG 20-baihui, KS 8, N 1, LH 25-suliao.

Wir wollen nun die Akupunktur- und Arzneimitteltherapie für jedes der oben besprochenen Muster erörtern. Der Therapieabschnitt wird folgende Struktur haben:

1. Blockierung des Geistes

1.1 Stagnation des Qi

1.1.1 Stagnation des Leber-Qi
1.1.2 Stagnation des Herz- und Lungen-Qi

1.2 Blut-Stase

1.2.1 Herz-Blut-Stase
1.2.2 Leber-Blut-Stase
1.2.3 Blut-Stase im Unteren Erwärmer

1.3 Schleim benebelt den Geist

1.3.1 Schleim-Hitze attackiert den Geist

2. Beunruhigung des Geistes

2.1 Blut-Mangel

2.1.1 Herz-Blut-Mangel

2.2 Yin-Mangel

2.2.1 Herz-Yin-Mangel
2.2.2 Leber-Yin-Mangel
2.2.3 Nieren-Yin-Mangel

2.3 Yin-Mangel mit Leere-Hitze

2.3.1 Herz- und Nieren-Yin-Mangel mit Leere-Hitze des Herzens

2.3.2 Leber-Yin-Mangel mit Leere-Hitze

2.4 Qi-Stagnation

2.5 Blut-Stase

2.6 Feuer

2.6.1 Herz-Feuer

2.6.2 Leber-Feuer

2.7 Schleim-Feuer

2.7.1 Magen- und Herz-Schleim-Feuer

3. Schwächung des Geistes

3.1 Qi- und Blut-Mangel

3.1.1 Qi-Mangel

3.1.2 Qi- und Blut-Mangel

3.2 Yang-Mangel

3.2.1 Nieren-Yang-Mangel

3.3 Blut-Mangel

3.4 Yin-Mangel

3.4.1 Nieren-Yin-Mangel

3.4.2 Lungen- und Nieren-Yin-Mangel

3.4.3 Nieren- und Leber-Yin-Mangel

3.4.4 Nieren-Essenz-Mangel

Die mentalen und emotionalen Muster für jedes dieser Syndrome werden nach der entsprechenden Arzneimittelverschreibung besprochen. Jene, die ausschließlich Akupunktur verwenden, mögen diese Muster dennoch für jedes Syndrom durchlesen, denn ihre Natur entscheidet darüber, ob man Akupunktur oder Arzneimittel anwendet. Abbildung 9.9 gibt die Struktur der Besprechung der Therapie jedes einzelnen Musters wieder.

1. Blockierung des Geistes

Der Geist kann durch Stagnation von Qi sowie durch Stase von Blut oder Schleim blockiert oder „benebelt“ werden. Er kann auch während einer akuten fieberhaften Erkrankung durch Hitze behindert werden, wie es beim Muster „Hitze im Perikard“ auf der Nähr-Qi-Ebene der Fall ist – dies ist aber ein spezieller Umstand, der uns hier nicht näher betrifft.

Eine Blockierung des Geistes verursacht psychische Verwirrung, weil der blockierende Faktor die geistigen Funktionen des Denkens, der Erinnerung, des begrifflichen Erfassens, der praktischen Anwendung und des Verstehens. Der Mensch leidet deshalb an geistiger Verwirrung, Schwindelgefühl, schlechter Konzentration, Wortfindungsstörungen und langsamem Denken. Emotional gesehen fühlt er sich stumpf und etwas starr, er ist häufig unfähig, seine Emotionen auszudrücken. Es gibt viele mögliche Schattierungen einer Blockierung des Geistes, von sehr leichten Formen, die sich in einer geringen geistigen Verwirrung äußern, bis zu sehr schweren Varianten, bei denen ein vollständiger Verlust der Einsicht eintreten kann, wie etwa bei der manisch-depressiven Erkrankung und bei Psychosen.

Selbstverständlich gibt es einen graduellen Unterschied in der Blockierung des Geistes, je nachdem, ob sie durch Qi-Stagnation, Blut-Stase oder durch Schleim hervorgerufen wird. Qi-Stagnation bedingt die harmloseste Form, Schleim die ausgeprägteste.

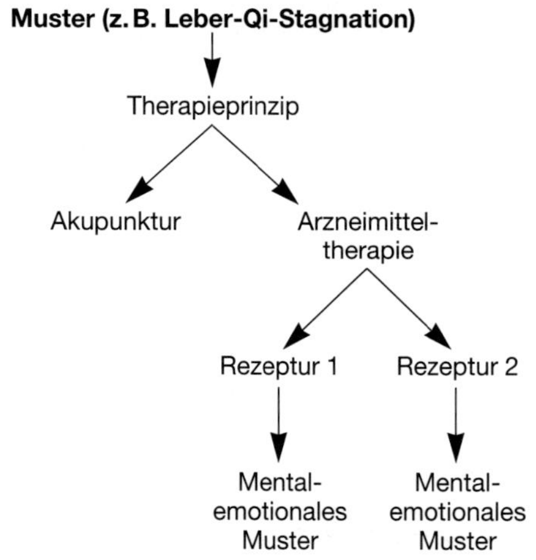

Abb. 9.9: Struktur der Besprechung der Therapie der einzelnen Syndrome

Das Behandlungsprinzip ist es, die pathogenen Faktoren zu beseitigen, die Öffnungen des Geistes freizumachen und den Geist zu beruhigen.

Arzneien, die bei mental-emotionalen Störungen die Öffnungen freimachen, sind unter anderen:

Shi chang pu (Rhizoma Acori tatarinowii)
Yu jin (Radix Curcumae)
Yuan zhi (Radix Polygalae)
He huan pi (Cortex Albiziae)
Su he xiang (Styrax)
Hu po (Succinum)

Entsprechende Akupunkturpunkte sind:

KS 5, LG 20, LG 26, M 40, M 25, alle Jing-Brunnen-Punkte, G 18, LG 19, G 13.

1.1 Stagnation des Qi

1.1.1 Stagnation des Leber-Qi

Therapieprinzip

Das Qi bewegen, die Leber beruhigen, die Wanderseele besänftigen, den Geist beruhigen.

Akupunktur

Punktauswahl

Le 3, Di 4, Le 14, KS 6, KS 7, 3E 6, LG 24-shenting, G 13.

Erläuterung

- Le 3 ist der Hauptpunkt, um gleichzeitig das Leber-Qi zu bewegen und den Geist zu beruhigen. In Kombination mit Di 4 („Vier Tore") hat er einen sehr beruhigenden Effekt auf den Geist.
- Le 14, der Alarmpunkt der Leber, bewegt das Leber-Qi.
- KS 6 und KS 7, die über das Jue Yin-Meridianpaar eine indirekte Beziehung zur Leber haben, bewegen das Leber-Qi und beruhigen den Geist. KS 6 hat einen mehr bewegenden Einfluß und hebt die Stimmung, KS 7 hingegen ist besser beim Beruhigen des Geistes, wenn schwere psychische Unruhe besteht.
- 3E 6 bewegt das Leber-Qi.
- LG 24 und G 13 sind äußerst wirksam beim Beruhigen des Geistes bei jeglichem Leber-Muster.

Spezielle Kombination

M 30, N 14-siman, N 13-qixue, Le 3, KS 6, B 15, B 18, MP 6.

Erläuterung

Diese Punktekombination wird bei Leber-Qi-Stagnation im unteren Abdomen und aufwärts rebellierendem Qi des Durchdringungsgefäßes-chongmai, das das Herz behindert, eingesetzt.

Ein solcher Zustand entsteht durch Schock, lange bestehende Sorgen und Grübeln, wodurch eine Stagnation des Qi hervorgerufen wird. In Zusammenwirken mit anderen Krankheitsursachen, wie beispielsweise zu viel schwerem Heben, Blutverlust bei der Geburt oder Abnahme von Blut und Yin während der Menopause, kann es zu Leber-Qi-Stagnation und rebellierendem Qi im Durchdringungsgefäß kommen. Der Leber-Meridian verläuft durch das untere Abdomen, Magen, Zwerchfell, Lunge und Kehle. Die Nieren-Leitbahn geht durch Leber, Zwerchfell, Lunge und Kehle. Beide verlaufen also zur Kehle, wo sie ein Einschnürungsgefühl verursachen können. Beide Gefäße gehen auch zum Thorax, wo sie bei einer Qi-Stagnation eine Empfindung von Druck und Enge des Thorax bewirken können.

Im Thorax beeinträchtigen sie Herz und Lunge, damit also auch Geist und Körperseele, es kommt zu Angstgefühlen, Palpitationen und Beklommenheit. In Kapitel 65 von „Das Zentrum des Wirkvermögens" ist zu lesen: „Das Durchdringungs- und das Konzeptionsgefäß entspringen aus dem Uterus, verlaufen durch das Rückgrat und bilden das Meer der Leitbahnen ... vom Abdomen verlaufen sie empor zur Kehle."[75] „Reine Fragen" sagt in Kapitel 60: „Das Durchdringungsgefäß steigt durch M 30 empor, dann folgt es dem Nieren-Meridian zu Nabel und Thorax, wo es sich aufsplittert."[76] Rebellierendes Qi im Durchdringungsgefäß beeinträchtigt daher das Herz, es kommt zu Angstgefühlen, Palpitationen und geistiger Verwirrung.

- M 30 ist ein wichtiger Punkt des Durchdringungsgefäßes, das hier, vom Perineum kommend, an die Oberfläche tritt. Der Name des Punktes bedeutet „eilendes Qi" oder „durchdringendes Qi", wobei sich das „chong" im Punktenamen qichong auf das chongmai, also das Durchdringungsgefäß, bezieht. Diese Leitbahn hat auch eine Beziehung zum Yang Ming-Meridianpaar, die über eben diesen Punkt vollzogen wird. M 30 wird aus diesen Gründen eingesetzt, um rebellierendes Qi im Durchdringungsgefäß zu unterdrücken, das nicht bloß im unteren Abdomen, sondern im gesamten Leitbahnverlauf Störungen verursacht.

- N 14 unterdrückt ebenfalls rebellierendes Qi im Durchdringungsgefäß, wenn dieses das untere Abdomen beeinträchtigt. Der Name des Punktes bedeutet „Vier Völlen", was sich auf ein Völlegefühl im unteren Abdomen beziehen dürfte, dies in alle vier Richtungen ausstrahlt. Dieses Völlegefühl entspringt einer Qi-Stagnation im Durchdringungsgefäß. Eine andere Bedeutung des Punktenamens ist, daß er die vier Fülle-Zustände behandelt, die durch Stagnation von Qi, Blut, Nahrung und Nässe entstehen.
- N 13 ist ein weiterer Punkt, der auf dem Durchdringungsgefäß liegt. Auch er reguliert das Qi, indem er seine Wurzel im unteren Abdomen stärkt.
- Le 3 unterdrückt rebellierendes Qi in der Leber-Leitbahn und beruhigt die Wanderseele.
- KS 6 unterdrückt ebenfalls rebellierendes Qi im Leber-Meridian, entspannt den Brustkorb, beruhigt den Geist und die Wanderseele und erleichtert Beklommenheit.
- B 15 und B 18 regulieren das Qi im Herz- und Leber-Meridian, bewegen das Qi und beruhigen den Geist und die Wanderseele.
- MP 6 hilft, das rebellierende Qi zu unterdrücken, indem seine Wurzel, also Leber und Niere, gestärkt wird.

Arzneimitteltherapie

Rezeptur

Yue ju wan

Pille mit Fructus Gardeniae und Rhizoma Chuanxiong

Rhizoma Atractylodis	Cang zhu	6.0 g
Rhizoma Chuanxiong	Chuan xiong	6.0 g
Rhizoma Cyperi	Xiang fu	6.0 g
Fructus Gardeniae	Zhi zi	6.0 g
Massa medicata fermentata	Shen qu	6.0 g

Erläuterung

Diese Rezeptur ist primär für Leber-Qi-Stagnation gedacht, sie behandelt aber auch Blut-Stase, Anhäufung von Nahrung, Stagnation von Schleim und Nässe sowie gebundene Hitze. Deshalb wird sie auch „Rezeptur für die sechs Stagnationen" genannt. Ihre beste Wirkung entfaltet sie jedenfalls beim Bewegen des Qi und beim beruhigen von Leber und Geist. Sie ist auch sehr effizient beim Freimachen der Öffnungen des Geistes und beim Heben depressiver Stimmung, die auf eine Leber-Qi-Stagnation zurückzuführen ist.

- Cang zhu löst Nässe und Schleim auf.
- Chuan xiong bewegt Blut.
- Xiang fu bewegt das Leber-Qi.
- Zhi zi beseitigt Hitze.
- Shen qu beseitigt Nahrungsanhäufung.

Mental-emotionales Muster

Diese Rezeptur behandelt die emotionalen und mentalen Äußerungen einer Stagnation des Leber-Qi, die eine Blockierung des Geistes mit folgenden Symptomen verursacht: Launenhaftigkeit, Depression, prämenstruelle Spannung, Reizbarkeit, Frustration, Verdrossenheit und Ungeduld. Ein typisches Merkmal einer Blockierung des Geistes ist zunächst eine gewisse geistige Verwirrung, die durch die Stagnation auftritt, und in zweiter Linie eine starke Abneigung gegenüber jeglicher geistigen oder stimmungsmäßigen Änderung. Für solche Arten von Depression ist diese Mischung sehr gut geeignet. Auf der körperlichen Ebene sind folgende Symptome zu finden: Distensionsgefühl, Seufzen, Aufstoßen, Müdigkeit, Schmerz im Hypochondrium, Engegefühl des Thorax, unregelmäßiger Zyklus, Unbeholfenheit, Brustspannen, saitenförmiger Puls (manchmal ist diese Qualität bloß auf der linken Seite zu spüren). In den meisten Fällen verändert sich die Zunge nicht, ist der Zustand ausgeprägt, so sind die Ränder etwas gerötet.

Diese Mischung harmonisiert auch Leber und Magen, sie ist vornehmlich dann einzusetzen, wenn stagnierendes Leber-Qi den Magen attackiert. Dazu kann es kommen, wenn während der Mahlzeiten emotionale Belastungen auftreten.

Die drei Schlüsselzeichen für diese Rezeptur sind Müdigkeit, Depression und saitenförmiger Puls.

Variationen

- Wenn die Blockierung des Geistes ausgeprägter ist: plus Shi chang pu (Rhizoma Acori tatarinowii), um die Öffnungen des Geistes freizumachen, und Yu jin (Radix Curcumae), um die Öffnungen freizumachen und Qi zu bewegen. Vor allem Yu jin ist äußerst wirksam bei Depressionen, weil ihre stark bewegenden Eigenschaften den nötigen „Ruck" geben, um die durch chronische Depression eingefahrenen Muster zu lösen.
- Bei ausgeprägter Qi-Stagnation: Dosierung von Xiang fu erhöhen, wenn nötig: plus Mu xiang (Radix Aucklandiae) und Fo shou (Fructus Citri sarcodactylis).

- Bei ausgeprägter Depression: plus He huan pi (Cortex Albiziae).
- Bei ausgeprägter Nässe: Dosierung von Cang zhu erhöhen, wenn nötig: plus Fu ling (Poria), Ze xie (Rhizoma Alismatis) und Hou po (Cortex Magnoliae officinalis).
- Bei ausgeprägter Blut-Stase: Dosierung von Chuan xiong erhöhen, wenn nötig: plus Hong hua (Flos Carthami) und Tao ren (Semen Persicae).
- Bei ausgeprägtem Feuer: Dosierung von Zhi zi erhöhen, wenn nötig: plus Huang lian (Rhizoma Coptidis).
- Bei ausgeprägtem Schleim: plus Ban xia (Rhizoma Pinelliae).
- Bei ausgeprägter Nahrungsansammlung: Dosierung von Shen qu erhöhen, wenn nötig: plus Mai ya (Fructus Hordei germinatus), Shan zha (Fructus Crataegi) und Sha ren (Fructus Amomi).

Kasuistik

Eine 38jährige Frau kommt wegen Infertilität zur Behandlung. Seit zwei Jahren versucht sie schwanger zu werden. Der Gynäkologe diagnostizierte Endometriose und Adhäsionen in den Eileitern, die mit Laser behandelt wurden. Ihr Zyklus ist normal und regelmäßig, die Blutungen etwas schwach, sie dauern drei Tage. Sie leidet an sehr ausgeprägter abdominaler Distension und Völlegefühl. Sie hat Panikattacken, verspürt dabei ein Druckgefühl im Thorax und leidet an Palpitationen. Während der Panikattacken bekommt sie auch ein Erstickungsgefühl im Hals. Ihre Augen haben einen unsteten Blick, als ob sie verschreckt wäre. Ihre Zunge hat eine Rötung von Spitze und Rändern, ist aber sonst im großen und ganzen normal. Ihr Puls ist schlüpfrig, kurz und beweglich („beweglich" heißt hier, daß der Puls kurz, bohnenförmig und vibrierend ist).

Bei der Frage nach etwaigen Schocks, die sie erlitten hat, berichtet sie, daß sie im Alter von 22 vergewaltigt wurde.

Diagnose

Es handelt sich um eine Stagnation von Qi in Leber-Meridian und Durchdringungsgefäß, die das Herz beeinträchtigt. Schock schadet dem Herzen, aber auch der Niere – bei Frauen verursacht diese Kombination häufig eine Qi-Stagnation in Leber-Leitbahn und chongmai. Rebellierendes Qi steigt aus dem unteren Abdomen empor, attackiert Herz und Geist und verursacht in ihrem Fall Palpitationen, Druckgefühl des Thorax und Angstgefühle. Die Stagnation des Qi im Durchdringungsgefäß im unteren Abdomen führt dort zu lokalisierter Völle und Distension. Augen und Puls zeigen an, daß sie möglicherweise Schockerlebnisse hinter sich hat, deshalb meine gezielte Frage. Die Zunge spricht für Stagnation in Leber und Herz. In diesem Fall ist also die Unfruchtbarkeit nicht auf einen Mangel, sondern auf Stagnation des Qi im Durchdringungs- und auch Konzeptionsgefäß zurückzuführen, wodurch eine Empfängnis verhindert wird.

Therapie

Sie wird sowohl mit Akupunktur als auch mit Arzneimitteltherapie behandelt. Die Akupunktur ist allerdings recht selten, weil sie an die 200 km entfernt wohnt. Wann immer möglich, verwende ich die oben beschriebene, mehr oder weniger unveränderte Punktekombination:

- M 30, N 14, N 13, Le 3, KS 6, B 15, B 18 und MP 6.

Die Erklärung dieser Kombination ist bei der Besprechung der Stagnation des Leber-Qi zu finden.

Das Kräuterdekokt ist eine Variation zweiter Rezepturen: Yue ju wan (Pille mit Fructus Gardeniae und Rhizoma Chuanxiong) und An shen ding zhi wan (Pille zum Beruhigen des Geistes und der Willenskraft):

Rhizoma Cyperi	Xiang fu	9.0 g
Fructus Gardeniae	Zhi zi	4.0 g
Rhizoma Chuanxiong	Chuan xiong	4.0 g
Massa medicata fermentata	Shen qu	4.0 g
Rhizoma Atractylodis	Cang zhu	4.0 g
Radix Codonopsis pilosulae	Dang shen	6.0 g
Sclerotium Poriae pararadicis	Fu shen	6.0 g
Radix Polygalae	Yuan zhi	6.0 g
Dens Draconis	Long chi	12.0 g
Rhizoma Acori tatarinowii	Shi chang pu	4.0 g
Plastrum Testudinis	Gui ban	12.0 g
Radix Angelicae sinensis	Dang gui	6.0 g
Lignum Aquilariae resinatum	Chen xiang	4.0 g
Semen Ziziphi spinosae	Suan zao ren	4.0 g
Semen Platycladi	Bai zi ren	6.0 g
Radix Glycyrrhizae tosta	Zhi gan cao	3.0 g

Erläuterung

- Die ersten 5 Arzneien bilden Yue ju wan (Pille mit Fructus Gardeniae und Rhizoma Chuanxiong), einer Rezeptur, die die Leber besänftigt und Stagnation eliminiert. Der Schwerpunkt liegt auf Xiang fu, deshalb auch seine höhere Dosierung, um Stagnation zu beseitigen und rebellierendes Qi im Durchdringungsgefäß zu unterwerfen.
- Die nächsten 5 Arzneien bilden die Rezeptur An shen ding zhi wan (Pille zum Beruhigen des Geistes und der Willenskraft), einer Mischung, die das Herz tonisiert und den Geist beruhigt, vor allem nach Schockerlebnissen.
- Gui ban und Dang gui werden hinzugefügt, um das Durchdringungsgefäß im unteren Abdomen zu nähren und zu verwurzeln. Dies dient unter anderem zum Unterdrücken von rebellierendem Qi. Nach Li Shi-Zhen ist Gui ban die wichtigste Arznei, um Durchdringungs- und Konzeptionsgefäß zu nähren und zu verwurzeln.[77]
- Chen xiang wird hinzugefügt, um rebellierendes Qi im Durchdringungsgefäß zu unterdrücken. Auch diese Indikation ist Li Shi-Zhens Buch entnommen (siehe letzte Fußnote).
- Suan zao ren und Bai zi ren werden dazugegeben, um die Wanderseele und den Geist zu beruhigen.

Nach sechs Monaten dieser Behandlung wird die Patientin schwanger, hat aber leider im zweiten Monat einen Abortus. Die Therapie wird wieder aufgenommen, nach weiteren sechs Monaten wird sie wieder schwanger. Diesmal verschreibe ich gleich zur Vorbeugung eines Abortus folgende Rezeptur:

Semen Cuscutae	Tu si zi	6.0 g
Cortex Eucommiae	Du zhong	6.0 g
Fructus Amomi	Sha ren	4.0 g
Folium Perillae	Zi su ye	4.0 g
Rhizoma Atractylodis macrocephalae	Bai zhu	6.0 g

Alle diese Arzneien verhindern Abortus. Die Schwangerschaft verläuft problemlos, das Kind kommt gesund zur Welt.

1.1.2 Stagnation des Herz- und Lungen-Qi

Therapieprinzip

Das Qi bewegen, das Absteigen des Herz- und Lungen-Qi fördern, den Geist beruhigen.

Akupunktur

Punktauswahl

Lu 7, H 7, KS 6, KG 15, KG 17, M 40, Di 4, Dü 5. Sedierend nadeln, bei chronischen Zuständen neutrale Stimulation.

Erläuterung

- Lu 7 fördert das Absteigen des Lungen-Qi und beruhigt die Körperseele. Der Punkt hat eine starke psychische Wirkung, er beseitigt auch Qi-Stagnation im Thorax. Nach dem Buch „Erklärung der Akupunkturpunkte" aus dem Jahr 1654 wird dieser Punkt verwendet, wenn der Patient traurig ist und viel weint.[78]
- H 7 stimuliert das Absteigen des Herz-Qi und beruhigt den Geist.
- KS 6 fördert das Absteigen des Herz-Qi, öffnet den Thorax, erleichtert Völle und Stagnation und beruhigt den Geist.
- KG 15 hat einen stark beruhigenden Effekt auf den Geist, er erleichtert auch Völle des Thorax.
- KG 17 fördert das Absteigen des Lungen-Qi und erleichtert Völle und Stagnation des Thorax.
- M 40 harmonisiert den Magen, öffnet den Thorax und beruhigt den Geist.
- Di 4 harmonisiert das aufsteigende und absteigende Qi im Mittleren Erwärmer, erleichtert Völle und beruhigt den Geist.
- Dü 5 befreit die Öffnungen des Geistes und mindert Verwirrung. Der Punkt hilft dem Patienten, die Dinge klarer zu sehen.

Arzneimitteltherapie

Rezeptur

Ban xia hou po tang

Dekokt mit Rhizoma Pinelliae und Cortex Magnoliae officinalis

Rhizoma Pinelliae	Ban xia	12.0 g
Cortex Magnoliae officinalis	Hou po	9.0 g
Folium Perillae	Su ye	6.0 g
Poria	Fu ling	12.0 g
Rhizoma Zingiberis recens	Sheng jiang	9.0 g

Erläuterung

- Ban xia löst Schleim auf, eliminiert Stagnation, harmonisiert den Magen und unterdrückt rebellierendes Qi. Es ist die Herrscherarznei dieser Rezeptur, sie behandelt das „Pflaumenkern-Muster", dessen Kennzeichen ein Globusgefühl der Kehle ist.
- Hou po beseitigt Stagnation, erleichtert Völle, unterdrückt rebellierendes Qi und beruhigt den Geist.
- Zi su ye bewegt das Qi, harmonisiert den Magen, öffnet den Thorax und beruhigt den Geist.
- Fu ling unterstützt Ban xia beim Auflösen von Schleim und beim Beruhigen des Geistes.
- Sheng jiang harmonisiert den Magen.

Diese Rezeptur aus dem Werk „Über kälteverursachte Schäden" wird üblicherweise beim Pflaumenkern-Muster eingesetzt, das durch ein Gefühl von Verlegung der Kehle, durch Depression und Reizbarkeit gekennzeichnet ist. Heutzutage wird dieses Muster einer Stagnation des Leber-Qi zugeschrieben, und eben hierfür verwenden wir die Rezeptur. Allerdings zeigt uns eine Analyse dieser Rezeptur, daß sie keinerlei Arzneien enthält, die das Leber-Qi bewegen oder auch nur auf die Leber einwirken. Das Hauptgewicht liegt vielmehr auf dem Bewegen von gestautem Herz- und Lungen-Qi. Eine Stagnation von Herz- und Lungen-Qi entsteht durch Trauer und Gram über längere Zeit. Diese Emotionen leeren zunächst das Qi von Herz und Lunge und deprimieren Geist und Körperseele. Die Schwäche des Lungen-Qi aufgrund von Trauer und Gram führt zu oberflächlicher Atmung, schlechter Qi-Zirkulation im Thorax und mit der Zeit zu einer Lungen-Qi-Stagnation im Thorax. Die gleichzeitige Schwäche und Stagnation des Lungen-Qi kann auch zu Schleim führen. Die Lungen-Leitbahn beeinflußt die Kehle, eine Stagnation in diesem Meridian kann deshalb ein Obstruktionsgefühl in der Kehle verursachen. Andere Äußerungen dieses Musters: Seufzen, Schluckschwierigkeiten, leichte Dyspnoe, Engegefühl des Thorax, Übelkeit, Erbrechen. Der Puls ist an beiden distalen Positionen schwächlich und ohne Welle. Die Zunge ist bei Vorhandensein von etwas Schleim gedunsen.

Mental-emotionales Muster

Eine Stagnation des Herz- und Lungen-Qi entsteht aus lange bestehender Trauer und Gram und daraus resultierender Entleerung des Geistes und der Körperseele. Die Körperseele haust in der Lunge, daher beeinflußt sie das Atmen. Der Mensch wird daher sowohl ängstlich als auch deprimiert, seufzt häufig und hat das typische Obstruktionsgefühl in Kehle und Thorax. Dieses wird durch die Beengung der Körperseele in Kehle und Brustkorb hervorgerufen. Die chronische Stagnation des Herz-Qi blockiert den Geist und führt zu schwerer Verwirrung.

Die obige Rezeptur wird verwendet, um dem Patienten, bildlich gesprochen, „einen Stein vom Herzen fallen" zu lassen.

Variationen

- Ähnlich wie bei der Leber-Qi-Stauung wird Shi chang pu (Rhizoma Acori tatarinowii) hinzugefügt, um die Öffnungen des Geistes freizumachen.
- Bei ausgeprägtem beengendem Druckgefühl des Thorax aufgrund von Qi-Stagnation (etwas saitenförmiger Puls): plus Qing pi (Pericarpium Citri reticulatae viride) und Mu xiang (Radix Aucklandiae).
- Bei Erbrechen: Dosierung von Ban xia und Sheng jiang erhöhen.
- Bei Schweregefühl unter dem Herzen: plus Zhi shi (Fructus Aurantii immaturus).
- Bei Schmerz im Epigastrium: plus Sha ren (Fructus Amomi).
- Bei saurem Reflux mit gelbem Zungenbelag: plus Huang lian (Rhizoma Coptidis).
- Bei saurem Reflux mit blasser Zunge: plus Hai piao xiao (Os Sepiae).
- Bei bitterem Mundgeschmack: plus Huang qin (Radix Scutellariae).
- Bei ausgeprägter psychischer Unruhe und Reizbarkeit: plus He huan pi (Cortex Albiziae).

Verwandte Rezeptur

Si qi tang

Vier-Sieben-Dektot

Diese Rezeptur besteht aus Ban xia hou po tang plus Da zao (Fructus Jujubae).

Die Indikationen sind die gleichen wie bei Ban xia hou po tang, die Wirkung auf den Geist ist aber noch stärker. „Sieben" steht hier für die sieben Emotionen, „vier" für die vier Jahreszeiten, denn ein Zustand, der zumindest vier Jahreszeiten lang besteht, ist als chronisch zu bezeichnen.

1.2 Blut-Stase

1.2.1 Herz-Blut-Stase

Therapieprinzip

Blut bewegen, Stase beseitigen, das Herz klären, den Geist beruhigen.

Akupunktur

Punktauswahl

KS 6, KG 14, B 14, B 15, KG 17, H 7, MP 6, B 17, B 44-shentang. Sedieren, bei chronischen Zuständen neutral nadeln.

Erläuterung

- KS 6 bewegt das Herz-Blut, öffnet den Thorax und beruhigt den Geist.
- KG 14, der Alarmpunkt des Herzens, bewegt Herz-Blut und beruhigt den Geist.
- B 14 und B 15, die Zustimmungspunkte von Perikard und Herz, bewegen Blut und beruhigen den Geist.
- KG 17 bewegt das Qi des Thorax, was auch das Bewegen des Blutes unterstützt.
- H 7 beruhigt den Geist.
- MP 6 bewegt Blut und beruhigt den Geist.
- B 17, der Hui-Einflußreiche Punkt des Blutes, bewegt das Blut. Er muß zu diesem Zweck sedierend oder neutral genadelt werden.
- B 44 klärt das Herz und beruhigt den Geist.

Arzneimitteltherapie

Rezeptur

Xue fu zhu yu tang

Dekokt, das Stasen aus dem Haus des Blutes treibt

Radix Angelicae sinensis	Dang gui	9.0 g
Radix Rehmanniae	Sheng di huang	9.0 g

Radix Paeoniae rubra	Chi shao	6.0 g
Rhizoma Chuanxiong	Chuan xiong	5.0 g
Semen Persicae	Tao ren	12.0 g
Flos Carthami	Hong hua	9.0 g
Radix Bupleuri	Chai hu	3.0 g
Fructus Aurantii	Zhi qiao	6.0 g
Radix Cyathulae	Chuan niu xi	9.0 g
Radix Platycodi	Jie geng	5.0 g
Radix Glycyrrhizae	Gan cao	3.0 g

Erläuterung

Die ersten sechs Arzneien bilden die Rezeptur Tao hong si wu tang (Dekokt aus vier Zutaten mit Flos Carthami und Semen Persicae), einer Rezeptur zum Nähren und Bewegen des Blutes.

- Chai hu und Zhi qiao bewegen das Leber-Qi, was das Bewegen des Leber-Blutes unterstützt.
- Niu xi und Jie geng wirken zusammen, um das Qi zu bewegen. Die eine Arznei hat eine absteigende, die andere eine aufsteigende Bewegungstendenz.
- Gan cao harmonisiert.

Diese Rezeptur wird sehr häufig eingesetzt, um Blut-Stase im Oberen Erwärmer zu beseitigen, die Thoraxschmerz verursacht. Die Zunge ist livid, der Puls saitenförmig oder rauh.

Mental-emotionales Muster

Da das Blut die Residenz des Geistes ist, kann jede Blut-Pathologie den Geist beeinträchtigen. Blut-Stase erregt und blockiert den Geist. Sie erregt den Geist, weil Qi und Blut nicht geschmeidig fließen können, dies spiegelt sich auf der mental-emotionalen Ebene wider. Blut-Stase behindert den Geist, weil der gestörte Blut-Fluß die Zirkulation des Blutes in Richtung des Geistes verzögert und damit seine Öffnungen vernebelt.

Zorn, Frustration, Groll, übermäßige Freude, Schock, Begierde und Schuldgefühle können allesamt zu Blut-Stase des Herzens führen. Es kommt allerdings meist erst nach langer Zeit dazu, zuvor wird ein Stadium der Qi-Stagnation durchlaufen.

Wenn stagnierendes Blut im Herzen den Geist beeinträchtigt, so kann es zu Depression, Palpitationen, Schlafstörungen, einem Erstickungsgefühl im Thorax, zu Reizbarkeit, Stimmungsschwankungen und in schweren Fällen zu Psychosen führen. Der Schlaf ist sehr gestört, der Patient wacht häufig auf, wirft sich im Bett herum und hat Alpträume.

Variationen

Zum Freimachen der Öffnungen des Geistes und zum Bewegen von Blut: plus Shi chang pu (Rhizoma Acori tatarinowii) und Yu jin (Radix Curcumae).

1.2.2 Leber-Blut-Stase

Therapieprinzip

Blut bewegen, die Leber besänftigen, den Geist und die Wanderseele beruhigen.

Akupunktur

Punktauswahl

Le 3, Le 14, B 18, B 17, B 47-hunmen, KS 6, KS 7, MP 6, LG 24-shenting, G 13-benshen. Sedierende oder neutrale Technik bei chronischen Zuständen, außer bei B 47, hier tonisieren.

Erläuterung

- Le 3 bewegt das Leber-Blut und beruhigt den Geist sowie die Wanderseele.
- Le 14 und B 18, der Alarm- und der Zustimmungspunkt der Leber, bewegen das Leber-Qi.
- B 17 bewegt das Blut.
- B 47 beruhigt die Wanderseele.
- KS 6 bewegt das Blut, besänftigt die Leber und beruhigt den Geist.
- KS 7 bewegt das Blut, befreit die Öffnungen des Geistes und beruhigt den Geist.
- MP 6 bewegt das Blut und beruhigt den Geist.
- LG 24 und G 13 beruhigen den Geist bei allen Leber-Mustern.

Arzneimitteltherapie

Rezeptur

Yue ju wan

Pille mit Fructus Gardeniae und Rhizoma Chuanxiong

Rhizoma Atractylodis	Cang zhu	6.0 g
Rhizoma Chuanxiong	Chuan xiong	6.0 g
Rhizoma Cyperi	Xiang fu	6.0 g
Fructus Gardeniae	Zhi zi	6.0 g
Massa medicata fermentata	Shen qu	6.0 g

Erläuterung

Diese Rezeptur wurde schon bei der Leber-Qi-Stagnation besprochen. Sie kann für die Behandlung von Leber-Blut-Stase adaptiert werden, indem man die anteilige Dosierung von Chuan xiong erhöht.

Mental-emotionales Muster

Zorn, Groll, Frustration, Eifersucht und Haß können zu Leber-Blut-Stase führen. Es kommt zu starker Depression, starken Stimmungsschwankungen, ausgeprägter Reizbarkeit, Neigung zu wilden Zornesausbrüchen, fanatischer Eifersucht und in schweren Fällen zu einer manisch-depressiven Erkrankung.

Variationen

- Um Leber-Blut zu bewegen, die Öffnungen des Geistes freizumachen und Depression zu lindern: plus Yu jin (Radix Curcumae).
- Bei schwerer Depression: plus He huan pi (Cortex Albiziae).
- Bei starken Zornesausbrüchen: plus Suan zao ren (Semen Ziziphi spinesae) und Long chi (Dens Draconis).

1.2.3 Blut-Stase im Unteren Erwärmer

Therapieprinzip

Blut bewegen, Durchdringungs- und Konzeptionsgefäß harmonisieren, Stase beseitigen, den Geist beruhigen.

Akupunktur

Punktauswahl

MP 10, MP 6, MP 4 und KS 6, KG 6, M 29, B 18, B 17, MP 1, LG 18-qiangjian. Sedieren.

Erläuterung

- MP 10 bewegt das Blut des Uterus.
- MP 6 bewegt das Blut und beruhigt den Geist.
- Die Kombination von MP 4 und KS 6 öffnet das Durchdringungsgefäß und bewegt das Blut.
- KG 6 bewegt das Qi, um in der Folge das Blut zu bewegen.
- M 29 bewegt Blut im Uterus.
- Die Kombination von B 18 und B 17 bewegt das Blut.
- MP 1 bewegt das Blut im Uterus und beruhigt den Geist.
- LG 18 befreit die Öffnungen des Geistes, beruhigt den Geist und reguliert das Leber-Blut. Dies ist ein stark wirksamer Punkt auf dem Schädel zur Behandlung von Unruhe, manischem Verhalten und Erregung.

Arzneimitteltherapie

Rezeptur

Tao he cheng qi tang

Dekokt zum Leiten des Qi mit Semen Persicae

Semen Persicae	Tao ren	12.0 g
Radix et Rhizoma Rhei	Da huang	12.0 g
Ramulus Cinnamomi	Gui zhi	6.0 g
Natrii Sulfas	Mang xiao	6.0 g
Radix Glycyrrhizae tosta	Zhi gan cao	6.0 g

Erläuterung

- Tao ren bewegt das Blut stark und beseitigt Stasen. Die Arznei beeinflußt das Herz und befreit die Öffnungen des Herzens.
- Da huang eliminiert Blut-Stase, indem es abwärts bewegt und Feuer beseitigt.
- Gui zhi hilft Tao ren dabei, Blut-Stase zu beseitigen, denn diese Arznei tritt in die Blut-Gefäße ein.
- Mang xiao beseitigt Hitze, weicht Verhärtungen auf und unterstützt Da huang beim Abwärtsbewegen.
- Zhi gan cao harmonisiert und dämpft die drastische Wirkung der anderen Arzneien.

Mental-emotionales Muster

Auch diese Rezeptur stammt aus „Über kälteverursachte Schäden". Sie bezieht sich auf ein Tai Yang-Muster aufgrund von Blut-Ansammlung. Dieses Muster entsteht durch Anhäufung von Blut im Hypogastrium nach dem Eindringen von Kälte. Die Manifestationen dieses Musters: abendliches Fieber, Delir, starker Unterbauchschmerz, psychische Unruhe, manisches Verhalten. Das ist der ursprüngliche Indikationsbereich dieser Rezeptur, wir können sie aber auch bei mental-emotionalen Problemen einsetzen, die von einer Blut-Stase im Unteren Erwärmer herrühren oder eine solche verursachen.

Zorn, Frustration, Haß, Groll und Schuldgefühle können nach langem Bestehen zu diesem Zustand führen. Warum aber verursachen diese Emotionen eine Blut-Stase gerade im Unteren Erwärmer und nicht anderswo? Zunächst tritt dieses Muster häufiger bei Frauen auf, die eben zu einer Blut-Stase im Uterus neigen. Es kann aber auch durch andere parallele Krankheitsursachen provoziert werden, wie etwa durch übermäßiges schweres Heben, das eine Stagnation im Unteren Erwärmer nach sich zieht.

Schuldgefühle führen vornehmlich bei Frauen häufig zu Blut-Stase im Unteren Erwärmer, vor allem dann, wenn die Schuldgefühle sich um sexuelles Verhalten drehen.

Eine spezielle Verwendung dieser Rezeptur ist jene bei Wochenbettpsychosen, die durch Blut-Stase des Uterus entstehen.

1.3 Schleim benebelt den Geist

1.3.1 Schleim-Hitze attackiert den Geist

Therapieprinzip

Schleim auflösen, die Öffnungen des Geistes freimachen, den Geist beruhigen.

Akupunktur

Punktauswahl

M 40, KS 7, KS 6, KS 5, LG 14-dazhui, B 15, B 44-shentang, LG 20-baihui, Di 4, Lu 7, KG 12, M 36, B 20, Di 7, M 25. LG 14, LG 20, KG 12, M 36, B 20, B 15 und B 44 tonisieren, die anderen Punkte sedieren oder neutral nadeln.

Erläuterung

- M 40 löst Schleim auf.
- KS 7 löst Schleim des Herzens auf und beruhigt den Geist.
- KS 6 macht die Öffnungen des Geistes frei.
- KS 5 löst Schleim des Herzens auf.
- LG 14 tonisiert das Herz und klärt den Geist. Tonisierend nadeln oder Moxibustion anwenden.
- B 15 und B 44 tonisieren das Herz und klären den Geist.
- LG 20 klärt den Geist.
- Di 4 und Lu 7 regulieren das Aufsteigen des klaren Qi und das Absteigen des trüben Qi im Kopf. Dadurch wirken sie klärend auf den Geist.
- KG 12, M 36 und B 20 tonisieren die Milz, um Schleim aufzulösen.
- Di 7 befreit die Öffnungen des Geistes. Das Buch „Erklärung der Akupunkturpunkte" sagt, dieser Punkt sei gut bei „Irrsinn und Geistersehen."[79]
- M 25 ist ein wichtiger Punkt bei mental-emotionalen Problem aufgrund von Schleim, der den Geist benebelt. Er reguliert den Magen und schließt die Öffnungen des Geistes auf. „Erklärung der Akupunkturpunkte" sagt wiederum, daß dieser Punkt indiziert ist, wenn „Wander- und Körperseele keine Residenz haben."[80]

Arzneimitteltherapie

Rezeptur 1

Ban xia bai zhu tian ma tang

Dekokt mit Rhizoma Pinelliae, Rhizoma Atractylodis macrocephalae und Rhizoma Gastrodiae

Rhizoma Pinelliae	Ban xia	9.0 g
Rhizoma Gastrodiae	Tian ma	6.0 g
Rhizoma Atractylodis macrocephalae	Bai zhu	15.0 g
Poria	Fu ling	6.0 g
Pericarpium Citri reticulatae	Chen pi	6.0 g
Radix Glycyrrhizae	Gan cao	4.0 g
Rhizoma Zingiberis recens	Sheng jiang	1 Scheibe
Fructus Jujubae	Da zao	2 Stück

Erläuterung

- Ban xia, Fu ling, Chen pi, Sheng jiang, Da zao und Gan cao bilden die Rezeptur Er chen tang (Dekokt der zwei alten Arzneien), die Schleim auflöst.
- Tian ma bändigt Wind im Kopf und erleichtert Kopfschmerz.
- Bai zhu tonisiert die Milz und löst Nässe auf.

Diese Rezeptur wird bei Wind-Schleim verwendet, wenn also Schleim mit innerem Wind einhergeht, wie es häufig bei alten Menschen der Fall ist. In diesem Fall kann die Rezeptur eingesetzt werden, um Schleim, der den Geist benebelt, aus dem Kopf zu beseitigen – Tian ma fügt der Rezeptur diese Wirkungskomponente hinzu.

Die wichtigsten körperlichen Äußerungen dieses Musters: Schwindelgefühl, dumpfer Kopfschmerz, Schweregefühl von Kopf und Körper, Übelkeit, Verlangen sich niederzulegen, beengendes Druckgefühl des Brustkorbs, schlechter Appetit, Müdigkeit, gedunsene Zunge mit klebrigem Belag, schlüpfriger und saitenförmiger Puls.

Mental-emotionales Muster

Sorge und Grübeln beeinträchtigen Lunge und Milz, wodurch diese bald nicht mehr ihre Funktionen wahrnehmen können, die Flüssigkeiten umzuwandeln und zu bewegen. Dies führt häufig zu Schleim, der den Geist benebelt. Auch der umgekehrte Verlauf ist selbstverständlich möglich: jeder Faktor, der zu Schleim führt, wie etwa unregelmäßige Ernährung oder angeborene Milz-Schwäche, kann diesen Zustand nach sich ziehen.

Die wichtigsten Manifestationen: geistige Verwirrung, schlechte Merk- und Konzentrationsfähigkeit, Depression, Weinen und Mangel an geistiger Klarheit.

Schleim blockiert den Geist, Feuer attackiert ihn.

Variationen

- Shi chang pu (Rhizoma Acori tatarinowii) ist eine wichtige Hinzufügung, um der Rezeptur eine Wirkung in Richtung des Aufschließens der Geistes-Öffnungen und des Klärens des Geistes zu geben.
- Bei Depression: plus Yu jin (Radix Curcumae), um die Öffner freizumachen und Depression zu mindern, und He huan pi (Cortex Albiziae), um Qi und Blut zu bewegen und ebenfalls depressive Verstimmung zu erleichtern.

Rezeptur 2

Wen dan tang

Dekokt, das die Gallenblase wärmt

Rhizoma Pinelliae	Ban xia	6.0 g
Poria	Fu ling	5.0 g
Pericarpium Citri reticulatae	Chen pi	9.0 g
Caulis Bambusae in taeniam	Zhu ru	6.0 g
Fructus Aurantii immaturus	Zhi shi	6.0 g
Radix Glycyrrhizae tosta	Zhi gan cao	3.0 g
Rhizoma Zingiberis recens	Sheng jiang	5 Scheiben
Fructus Jujubae	Da zao	1 Stück

Erläuterung

- Ban xia, Fu ling und Chen pi bilden die Rezeptur Er chen tang (Dekokt der zwei alten Arzneien); sie lösen Schleim und Nässe auf.
- Zhu ru löst Schleim-Hitze auf und beruhigt den Geist.
- Zhi shi bewegt das Qi im Thorax und hilft mit, Schleim aufzulösen.
- Gan cao, Sheng jiang und Da zao harmonisieren.

Diese interessante Rezeptur aus dem Jahr 1174 hat zwei wichtige Interpretationen. Ursprünglich wurde sie bei Gallenblasen-Schwäche nach einer schweren akuten Erkrankung eingesetzt. Die Gallenblasen-Schwäche zeigt sich in Ängstlichkeit, Nervosität, Schlafstörungen (Aufwachen am frühen Morgen) und psychischer Unruhe. Später wurde sie häufiger verwendet, wenn Schleim-Feuer den Magen, das Herz oder die Lunge attackiert.

Die wichtigsten Äußerungen, für die die Rezeptur in diesem Zusammenhang Verwendung findet: psychische Unruhe, Nervosität, Schlafstörungen, bitterer und klebriger Mundgeschmack, nervöses Gefühl in der Herzregion, Übelkeit, Erbrechen, Palpitationen, Schwindelgefühl, gedunsene Zunge mit klebrigem, gelbem Belag und saitenförmiger oder schlüpfriger Puls.

Zwei charakteristische Puls- und Zungenbilder weisen stark auf die notwendige Verschreibung dieser Rezeptur hin. Einerseits ist die Zunge gedunsen und hat die Kombination eines Herz- und Magen-Risses mit einem groben, bürstenartigen gelben Belag im Magen-Riß. Ein kombinierter Herz-Magen-Riß erstreckt sich wie ein Herz-Riß bis zur Spitze, ist breiter und seicht in der Mitte, wie es für einen Magen-Riß typisch ist (siehe Abbildung 9.8).

Das zweite Zeichen ist ein großer, schlüpfriger und saitenförmiger an der linken und rechten mittleren Position.

Mental-emotionales Muster

Schleim-Hitze stört den Geist über zwei Mechanismen: erstens blockiert der Schleim die Öffnungen des Geistes, zweitens erregt die Hitze den Geist. Die Kombination dieser beiden Faktoren führt zu psychischer Unruhe, manischem Verhalten, das mit starker Depression wechselt, grundlosem Weinen oder Lachen und zu Schlafstörungen. In schweren Fällen korrespondiert das mit einer manisch-depressiven Erkrankung oder mit Schizophrenie.

Rezeptur 3

Gui shen tang

Dekokt zum Wiederherstellen des Geistes

Radix Ginseng	Ren shen	15.0 g
Rhizoma Atractylodis macrocephalae	Bai zhu	30.0 g
Radix Morindae officinalis	Ba ji tian	30.0 g
Sclerotium Poriae pararadicis	Fu shen	15.0 g
Placenta hominis	Zi he che	6.0 g
Rhizoma Pinelliae	Ban xia	9.0 g
Pericarpium Citri reticulatae	Chen pi	3.0 g
Semen Sinapis albae	Bai jie zi	9.0 g
Rhizoma Acori tatarinowii	Shi chang pu	3.0 g

Cinnabaris	Zhu sha	3.0 g
Radix Ophiopogonis	Mai dong	6.0 g
Semen Platycladi	Bai zi ren	6.0 g
Radix Glycyrrhizae tosta	Zhi gan cao	3.0 g

Erläuterung

- Ren shen, Bai zhu, Ba ji tian und Fu shen tonisieren Milz und Niere.
- Zi he che: interessanterweise spricht der Originaltext davon, daß Plazenta hinzugefügt werde, weil sie die „Mutter des vorgeburtlichen Qi" sei und daher den Geist regeneriere.
- Ban xia, Chen pi und Bai jie zi lösen Kälte-Schleim auf.
- Shi chang pu und Zhu sha schließen die Öffnungen auf. Verwendet man Zhu sha wegen seiner Toxizität nicht, so kann die Dosierung von Shi chang pu auf mindestens 9.0 g erhöht werden.
- Mai dong und Bai zi ren nähren das Herz-Blut und beruhigen den Geist.
- Zhi gan cao harmonisiert.

Mental-emotionales Muster

Diese Rezeptur vereint Aufschließen der Öffnungen des Geistes, Auflösen von Schleim und Tonisieren von Milz, Herz und Niere miteinander. Daher ist sie bei chronischen Zuständen angezeigt, wenn Schleim den Geist benebelt und im Hintergrund eine Schwäche von Qi und Yang besteht.

Der Patient ist hier ruhiger als bei den beiden vorhergegangen mental-emotionalen Konstellationen. Er oder sie fühlt sich geistig ziemlich verwirrt, erschöpft und deprimiert. Die Blockierung des Geistes durch Schleim in Kombination mit der Schwäche von Herz und Niere, wodurch der Geist nicht genährt werden kann, machen den Menschen sehr vergeßlich und desorientiert. In schweren Fällen kann die Depression so ausgeprägt sein, daß der Patient selbstmordgefährdet ist.

Kasuistik

Ein 39jähriger Patient leidet seit acht Jahren an einer Phobie. Seine Vorgeschichte ist ziemlich komplex, viele Faktoren trugen zu seinem Problem bei, so daß es besser ist, seine Geschichte von Beginn an zu schildern, statt mit den gegenwärtigen Symptomen anzufangen.

Seine Kindheit war sehr schwierig, vor allem weil seine Mutter sich ihm gegenüber äußerst lieblos verhielt und ihn ständig tadelte. Mit 28 arbeitete er in Belfast, zu einer politisch und militärisch sehr angespannten Zeit, was ihm viel Angst verursachte. Er erlitt einen Schock, als er unter seinem Wagen eine Bombe fand. Mit 30 hatte er einen Autounfall und erlitt eine Gehirnerschütterung. Neun Monate später zog er sich eine sehr schwere Influenza zu, die ihn beinahe das Leben kostete. Er lag ein Monat mit konstant hoher Temperatur im Bett. Einige Monate danach brach er zusammen, indem er hysterisch schrie, er war unfähig zu sprechen und sich zu bewegen, er ertrug auch nicht den Anblick von Licht. Sein Hausarzt dachte zunächst, er hätte eine Hirnblutung, was aber nicht der Fall war. Nach diesem Kollaps blieb er äußerst ängstlich, verlor jegliches Selbstvertrauen und hatte einen Verlust an Selbstwertgefühl. Zu dieser Zeit begann er eine Therapie bei einem Psychotherapeuten, danach bei einem Psychiater, der ihm Tranquilizer aus der Benzodiazepingruppe und Antidepressiva vom Monoaminooxidasehemmer-Typ verschrieb.

Er begann mit einer Akupunkturbehandlung bei einem Kollegen, der ihn zwecks Arzneimitteltherapie zu mir überwies.

Seine Hauptsymptome bei der Erstkonsultation sind Schmerz im Epigastrium, Wechsel von Obstipation und Diarrhö, Gelenkschmerzen, brennende Augen und ein Hitzegefühl am Hinterkopf.

Auf der psychischen Ebene bietet er vor allem ausgeprägte Angstgefühle, Schlafstörungen, Weinkrämpfe, schlechte Erinnerungs- und Konzentrationsfähigkeit, Depression sowie einen Mangel an Vertrauen und Selbstwertgefühl.

Seine Augen haben zuwenig Glanz und sehen verschreckt aus, er ist übergewichtig, sein Antlitz ist sehr stumpf und blaßgelb.

Seine Zunge ist dunkelrot, gedunsen, belaglos, trocken und weist einen Herz-Riß auf. Die Zungenspitze ist röter, die Wurzel hat keinen „Geist" (Farbabbildung 9.3). Der Puls ist allerdings etwas schnell, ziemlich voll und schlüpfrig.

Diagnose

Der Zustand ist äußerst komplex. Es gibt zwei Haupt-Muster: schwerer Yin-Mangel des Herzens und der Niere (rote, belaglose Zunge mit roter Spitze und Wurzel ohne Geist, psychische Unruhe, Angst, Schlafstörungen, brennende Augen, Hitzegefühl am Okziput, Mangel an Selbstvertrauen und Selbstwertgefühl) und Schleim-Hitze, die den Geist benebelt (grundloses Weinen, Gedächtnis- und Konzentrationsschwäche). Es sind noch weitere Syndrome zu finden, die aber als sekundär zu erachten sind. Beispielsweise gibt es Magen-Yin-Schwäche, die den epigastrischen Schmerz verursacht, Nässe-Hitze, die für die Gelenkschmerzen verantwortlich ist, etwas Leber-Qi-Stagnation, auf die der Wechsel von Obstipation und Durchfall zurückzuführen ist, und wir finden eine gewisse Milz-Schwäche, weshalb der Patient übergewichtig und allgemein müde ist. Diese Milz-Schwäche hat auch über die Jahre zur Bildung von Schleim geführt, der sich später in Schleim-Hitze umwandelte.

Warum hat die Zunge keinen dicken, klebrigen Belag, wo doch Schleim vorhanden ist? Der Grund ist der schwere

Yin-Mangel, der dazu führte, daß sich der Belag ablöste. Wenngleich er sich nicht in der Farbe des Zungenkörpers manifestiert, so zeigt sich der Schleim doch im gedunsenen Stroma der Zunge, das bei einem schweren Yin-Mangel eigentlich dünn sein sollte, und desweiteren in den Symptomen sowie im Puls, der voll und schlüpfrig ist.

Der Yin-Mangel stammt offensichtlich aus der Zeit seiner schweren Influenza. Das ständige Fieber über ein Monat verbrannte seine Körperflüssigkeiten und verletzte das Yin. Der jahrelange Yin-Mangel führte zur Bildung von Leere-Hitze, die den Geist attackiert. Andererseits beraubt schon der Yin-Mangel allein den Geist und die Wanderseele ihrer Wurzel und verursacht mangelndes Selbstvertrauen und Selbstwertgefühl. Schleim-Hitze wiederum blockiert den Geist und verursacht die Weinkrämpfe.

Offensichtlich sind alle diese pathogenetischen Entwicklungen noch durch seine Kindheitserlebnisse gefärbt, die die Grundlage für die späteren Entwicklungen in seinem Leben bilden, vor allem für seinen Mangel an Selbstvertrauen und Selbstwertgefühl, der darauf zurückzuführen sein dürfte, daß er von seiner Mutter niemals Liebe empfing. Auch andere ätiologische Faktoren spielen bei ihm eine Rolle. Die Commotio nach dem Autounfall könnte sein Gehirn beeinträchtigt und dadurch zu seiner Krankheit beigetragen haben.

Wir können also in Abbildung 9.10 die Gründe für seine Erkrankung in drei Stadien zusammenfassen.

Therapieprinzip

Die Behandlung konzentriert sich auf die zwei Haupt-Muster, nämlich Yin-Mangel und Schleim-Hitze. Das Ziel ist es, das Herz- und Nieren-Yin zu nähren, Leere-Hitze zu beseitigen, die Öffnungen des Geistes freizumachen, den Geist zu beruhigen, die Wander- und Körperseele zu verwurzeln und die Willenskraft zu stärken.

Arzneimitteltherapie

Der Patient wird über vier Jahre behandelt und steht derzeit noch in Therapie. Die verwendete Rezeptur wurde deshalb sehr häufig modifiziert. Die am häufigsten verschriebene Rezeptur war eine Variation von drei klassischen Rezepturen:

- Wen dan tang (Dekokt, das die Gallenblase wärmt)
- Tian wang bu xin dan (Pille des Himmelskaisers zum Tonisieren des Herzens)
- Gan mai da zao tang (Dekokt mit Radix Glycyrrhizae, Fructus Tritici levis und Fructus Jujubae)

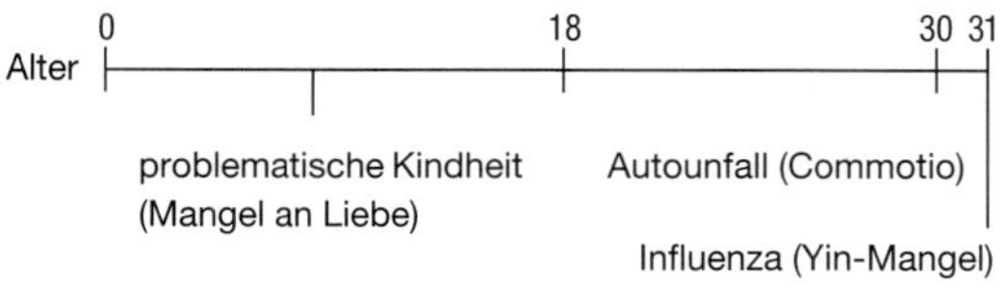

Abb. 9.10: Drei Erkrankungsursachen

Hier ein Beispiel einer Verschreibung:

Caulis Bambusae in taeniam	Zhu ru	6.0 g
Fructus Aurantii immaturus	Zhi shi	4.0 g
Rhizoma Pinelliae	Ban xia	6.0 g
Poria	Fu ling	6.0 g
Pericarpium Citri reticulatae	Chen pi	3.0 g
Radix Rehmanniae	Sheng di huang	9.0 g
Radix Ophiopogonis	Mai dong	6.0 g
Radix Scrophulariae	Xuan shen	4.0 g
Radix Ginseng	Ren shen	6.0 g
Semen Platycladi	Bai zi ren	6.0 g
Semen Ziziphi spinosae	Suan zao ren	6.0 g
Fructus Schisandrae	Wu wei zi	4.0 g
Radix Polygalae	Yuan zhi	9.0 g
Rhizoma Acori tatarinowii	Shi chang pu	4.0 g
Radix Curcumae	Yu jin	4.0 g
Fructus Tritici levis	Fu xiao mai	6.0 g
Radix Glycyrrhizae tosta	Zhi gan cao	9.0 g
Fructus Jujubae	Da zao	10 Stück

Erläuterung

Es handelt sich um eine Variation der drei oben angeführten Rezepturen. Die wichtigsten Hinzufügungen:

- Shi chang pu und Yu jin befreien die Öffnungen des Geistes. Diese beiden Arzneien wurden nicht jedesmal verwendet, weil sie scharf sind und daher das Yin verletzen.

Variationen

Ich verwendete zu verschiedenen Zeitpunkten folgende Anpassungen der Rezeptur an den aktuellen Zustand des Patienten:

- Du zhong (Cortex Eucommiae): stärkt die Niere, die Willenskraft, sein Selbstvertrauen und sein Selbstwertgefühl. Wenngleich diese Arznei das Nieren-Yang tonisiert, kann sie zur Rezeptur hinzugefügt werden, da viele Arzneien zum Nähren des Yin darin enthalten sind.
- He huan pi (Cortex Albiziae) schließt die Öffnungen des Geistes auf und vermindert Depression.
- Bai he (Bulbus Lilii): nährt das Lungen-Yin, vermindert Traurigkeit und Weinen.
- Ju hua (Flos Chrysanthemi) vermindert das Augenbrennen.
- Shou wu teng (Caulis Polygoni multiflori) unterstützt den Schlaf.
- Mu xiang (Radix Aucklandiae) bewegt das Qi, um beim Auflösen von Schleim zu helfen.
- Tai zi shen (Radix Pseudostellariae) und Shan yao (Rhizoma Dioscoreae) nähren das Magen-Yin.
- Long chi (Dens Draconis) und Zhen mu (Concha Margaritiferae) senken das Qi ab und beruhigen den Geist.

Vor kurzem wurde der Patient von Professor Zhou Zhong-Ying, einem meiner Lehrer aus „Klassiker der Schwierigkeiten“, begutachtet. Er bestätigte die Diagnose, derzufolge Schleim-Hitze den Geist benebelt und ein Yin-Mangel besteht. Er schlug eine Verschreibung vor, die die Rezeptur Bai he zhi mu tang (Dektot aus Bulbus Lilii und

Rhizoma Anemarrhenae) aus „Abriß des Wichtigsten aus Goldtruhe und Jadekasten“[81] enthält. Ein psychischer Zustand, der dem meines Patienten ähnlich ist, wird in diesem alten klassischen Werk beschrieben und als „Lilien-Syndrom“ bezeichnet. Hier das entsprechende Zitat: „Symptome und Krankheitszeichen [des Lilien-Syndroms] beinhalten folgendes: der Patient möchte essen, kann aber nicht schlucken und sprechen. Er möchte im Bett liegen, kann aber aufgrund seiner Unruhe nicht still liegen. Er möchte gehen, wird aber bald müde. Gelegentlich ißt er gerne, dann kann er wieder Essensgeruch nicht ertragen. Er fühlt sich manchmal heiß, manchmal kalt, aber ohne Fieber oder Frösteln. Er hat einen bitteren Mundgeschmack, der Harn ist dunkel. Der Patient wirkt, als wäre er besessen, sein Puls ist schnell.“[82]

Die vorgeschlagene Therapie für diesen Zustand besteht aus einem Dekokt von Bai he (Bulbus Lilii) und Zhi mu (Rhizoma Anemarrhenae).

Die Rezeptur, die Professor Zhou vorschlug, sah folgendermaßen aus:

Rhizoma Coptidis	Huang lian	4.0 g
Rhizoma Pinelliae	Ban xia	6.0 g
Rhizoma Arisaematis cum Bile	Dan nan xing	4.0 g
Poria	Fu ling	9.0 g
Radix Glycyrrhizae tosta	Zhi gan cao	3.0 g
Pericarpium Citri reticulatae	Chen pi	4.0 g
Caulis Bambusae in taeniam	Zhu ru	6.0 g
Radix Salviae miltiorrhizae	Dan shen	6.0 g
Radix Ophiopogonis	Mai dong	9.0 g
Rhizoma Anemarrhenae	Zhi mu	9.0 g
Bulbus Lilii	Bai he	9.0 g
Concha Ostreae	Mu li	15.0 g

Erläuterung

- Die ersten sieben Arzneien sind eine Variation von Wen dan tang (Dekokt, das die Gallenblase wärmt), wobei Zhi shi (Fructus Aurantii immaturus) weggelassen und Huang lian sowie Dan nan xing zum Auflösen von Schleim hinzugefügt werden.
- Dan shen wirkt auf das Herz und beruhigt den Geist.
- Mai dong nährt das Herz-Yin.
- Zhi mu nährt das Yin und beseitigt Leere-Hitze.
- Bai he nährt das Yin und mindert Traurigkeit und Weinen.
- Mu li nährt das Yin.

Nach bisher vier Jahren Behandlungsdauer hat sich der Zustand des Patienten beträchtlich verbessert, wenngleich noch ein weiter Weg vor uns steht. Auf der physischen Ebene hat er alle seine Symptome verloren, seine Zunge ist deutlich weniger rot und hat nun auch einen dünnen Belag. Psychisch gesehen haben sich sein Gedächtnis und seine Konzentration verbessert, Selbstvertrauen und Selbstwertgefühl sind viel besser. Er ist weniger ängstlich und benötigt keine Psychopharmaka mehr.

2. Beunruhigung des Geistes

Geist, Wander- und Körperseele können entweder durch einen Mangel an Blut oder Yin oder durch die Anwesenheit eines pathogenen Faktors, der den Geist stört, beunruhigt werden. Pathogene Faktoren können Stagnation von Qi oder Blut, Feuer, Schleim-Feuer oder Leere-Hitze sein. Die Manifestationen sind in beiden Fällen ähnlich, wenn sie allerdings bloß auf einen Mangel zurückzuführen sind, so sind sie weniger ausgeprägt als bei der Anwesenheit pathogener Faktoren.

Die wichtigsten Äußerungen eines beunruhigten Geistes sind Angstgefühle, psychische Unruhe, Durchschlafstörungen und Erregung. Ist die Wanderseele unruhig, so kommt es zusätzlich zu Alpträumen, Reizbarkeit, geistiger Abwesenheit, Depressionen und zu einer Unfähigkeit, das Leben zu planen. Im Falle einer unruhigen Körperseele finden wir Angstgefühle mit Atemnot und einem Engegefühl des Brustkorbs, große Besorgnis und Somatisierungen der Emotionen an der Haut, wie etwa juckende Ausschläge.

Das Therapieprinzip beim beunruhigten Geist: Blut oder Yin nähren, pathogene Faktoren beseitigen, den Geist beruhigen.

2.1 Blut-Mangel

2.1.1 Herz-Blut-Mangel

Therapieprinzip

Das Herz stärken, das Blut nähren, den Geist beruhigen.

Akupunktur

Punktauswahl

B 15, B 44-shentang, KG 14, H 7, KS 7, KG 4, M 36, MP 6, KS 6 und MP 4. Tonisieren, auch Moxibustion kann angewandt werden.

Erläuterung

- B 15, der Zustimmungspunkt des Herzens, tonisiert das Herz. Er kann auch ausschließlich mit Moxakegelchen behandelt werden.
- B 44 tonisiert das Herz und beruhigt den Geist.
- KG 14, der Alarmpunkt des Herzens, und H 7 beruhigen den Geist.
- KS 7 wirkt sehr beruhigend auf den Geist. Dieser Punkt wird in Fällen schwerer Angstzustände genadelt.

- KG 4 nährt das Blut und beruhigt den Geist.
- M 36 nährt das Blut.
- MP 6 nährt das Blut und beruhigt den Geist.
- KS 6 und MP 4 öffnen das Yin-Verbindungsgefäß, die das Blut nährt und den Geist beruhigt.

Arzneimitteltherapie

Rezeptur

Yang xin tang

Dekokt, dies das Herz nährt

Radix Ginseng	Ren shen	6.0 g
oder		
Radix Codonopsis pilosulae	Dang shen	6.0 g
Radix Astragali	Huang qi	9.0 g
Radix Angelicae sinensis	Dang gui	6.0 g
Rhizoma Chuanxiong	Chuan xiong	4.5 g
Poria	Fu ling	6.0 g
Semen Platycladi	Bai zi ren	6.0 g
Semen Ziziphi spinosae	Suan zao ren	4.5 g
Radix Polygalae	Yuan zhi	6.0 g
Fructus Schisandrae	Wu wei zi	4.5 g
Rhizoma Pinelliae	Ban xia	4.5 g
Cortex Cinnamomi	Rou gui	1.5 g
Radix Glycyrrhizae tosta	Zhi gan cao	4.5 g

Erläuterung

- Dan shen und Huang qi tonisieren das Qi, um auf diese Weise das Blut zu stärken.
- Dang gui und Chuan xiong nähren und harmonisieren das Blut.
- Fu ling, Bai zi ren, Suan zao ren und Yuan zhi nähren das Herz und beruhigen den Geist.
- Wu wei zi nährt das Yin, um auf diesem Weg das Blut aufzubauen. Da die Arznei einen sauren Geschmack aufweist, wirkt sie absorbierend und verwurzelt den Geist im Blut und im Yin.
- Ban xia wird hinzugefügt, um Schleim aufzulösen, der aufgrund des Qi-Mangels entstehen könnte. In dieser Hinsicht arbeitet die Arznei mit Fu ling zusammen. Ban xia löst auch jeglichen Schleim auf, der den Geist benebeln könnte. Hier wirkt Ban xia mit Yuan zhi zusammen, einer Arznei, die ebenfalls die Öffnungen des Geistes freimacht.
- Rou gui ist in der Rezeptur enthalten, um die Bildung von Qi und Blut zu fördern. Außerdem zieht Rou gui jegliche möglicherweise vorhandene Leere-Hitze an, um sie abwärts zu ihrer Quelle zu leiten, nämlich zur Niere.
- Gan cao harmonisiert.

Diese Rezeptur ist spezifisch dazu geeignet, alle mentalen und emotionalen Wirkungen von Herz-Blut-Mangel zu behandeln, worunter etwa Einschlafstörungen, Palpitationen, leichte Angstzustände und schlechtes Gedächtnis fallen. Andere Äußerungen beinhalten ein stumpfes, blasses Antlitz, eine blasse, dünne Zunge und einen rauhen Puls.

Mental-emotionales Muster

Angst und Sorgen können das Herz-Blut schwächen und diesen Zustand hervorrufen. Der Mensch ist blaß, hat einen stumpfen Teint, die Augen blicken ängstlich umher und wirken eher stumpf, er oder sie ist furchtsam, hat leichte Angstzustände und ist mehr oder weniger deprimiert. In diesem Fall sind die Symptome eines beunruhigten Geistes wie Angstzustände und Erregung eher gering, weil bloß eine Schwäche des Blutes ohne Leere-Hitze besteht. Der Mensch ist auch sehr bemüht, es anderen Menschen und den Mitgliedern der eigenen Familie recht zu tun. Da Frauen mehr zu Blut-Schwäche neigen, ist dieser Zustand bei Frauen häufiger. Er kann auch durch den Blutverlust bei der Geburt entstehen. Dieser Verlust von Blut des Konzeptions- und Durchdringungsgefäßes während des Geburtsvorganges kann das Herz beeinträchtigen, unter anderem aufgrund dessen Verbindung mit dem Uterus über das Uterus-Gefäß-baomai. Ist das Herz-Blut geschwächt, so wird der Geist seiner Behausung beraubt, er wird ängstlich und furchtsam.

Variationen

Bei starken Schlafstörungen: plus Long yan rou (Arillus Longan). Long yan rou nährt das Herz-Blut und beruhigt den Geist.

Fertigarznei 1

Bai zi yang xin wan

Pille mit Semen Platycladi zum Nähren des Herzens

Erläuterung

Diese Pille hat die gleichen Zutaten wie das obige Dekokt, unter Zusatz von Zhu sha (Cinnabaris). Sie tonisiert das Milz-Qi, nährt das Herz-Blut und beruhigt den Geist. Wenn der Geist aufgrund einer Schwäche von Milz und Herz unruhig ist, so haben wir hier eine ausgezeichnete Arznei.

Es ist wichtig zu bemerken, daß diese Arznei zwar den gleichen Namen wie die weiter unten folgende klassische Rezeptur hat, die Zutaten und Indikationen aber unterschiedlich sind. Diese Fertigarznei nährt das Herz-Blut, die klassische Rezeptur gleichen Namens baut jedoch das Herz-Yin auf.

2.2 Yin-Mangel

2.2.1 Herz-Yin-Mangel

Therapieprinzip

Das Herz tonisieren, das Yin nähren, den Geist beruhigen.

Akupunktur

Punktauswahl

B 15, B 44-shentang, KG 14, H 7, H 6, KS 7, KG 15, KG 4, M 36, MP 6. Tonisieren, keine Moxibustion anwenden.

Erläuterung

- B 15, der Zustimmungspunkt des Herzens, tonisiert das Herz.
- B 44 tonisiert das Herz und beruhigt den Geist.
- KG 14, der Alarmpunkt des Herzens, und H 7 beruhigen den Geist.
- H 6 nährt das Herz-Yin.
- KS 7 beruhigt sehr wirksam den Geist und wird in Fällen starker Angstzustände eingesetzt.
- KG 15 wirkt ebenfalls deutlich beruhigend auf den Geist und mindert Ängstlichkeit.
- KG 4 nährt das Yin und beruhigt den Geist. Der Punkt nährt das Nieren-Yin, dies oft an der Wurzel eines Yin-Mangels des Herzens liegt.
- M 36 nährt das Magen-Yin.
- MP 6 nährt das Yin und beruhigt den Geist.

Arzneimitteltherapie

Rezeptur

Bai zi yang xin wan

Pille mit Semen Platycladi zum Nähren des Herzens

Semen Platycladi	Bai zi ren	120.0 g
Sclerotium Poriae pararadicis	Fu shen	30.0 g
Fructus Lycii	Gou qi zi	90.0 g
Radix Rehmanniae praeparata	Shu di huang	60.0 g
Radix Angelicae sinensis	Dang gui	30.0 g
Radix Scrophulariae	Xuan shen	60.0 g
Radix Ophiopogonis	Mai dong	30.0 g
Rhizoma Acori tatarinowii	Shi chang pu	30.0 g
Radix Glycyrrhizae	Gan cao	15.0 g

Erläuterung

- Bai zi ren und Fu shen nähren das Herz und beruhigen den Geist.
- Gou qi zi, Shu di huang und Dang gui nähren Blut und Yin. Dang gui und Shu di huang wirken auf das Herz.
- Xuan shen und Mai dong nähren das Yin. Mai dong beeinflußt das Herz.
- Shi chang pu befreit die Öffner des Geistes.
- Gan cao harmonisiert.

Diese Rezeptur ist der vorangegangenen insofern ähnlich, als sie auch das Herz-Blut nährt. Sie unterscheidet sich aber dadurch, daß sie vor allem das Herz-Yin unterstützt. Die Konfiguration der Symptome und Krankheitszeichen ist deshalb anders, es gibt mehr Äußerungen von Yin-Mangel: Durchschlafstörungen, Hitzegefühl am Morgen, trockener Mund und Rachen, Nachtschweiß, ausgeprägtere Angstgefühle und psychische Unruhe, Flush, Palpitationen, rote, belaglose Zunge mit geröteter Spitze und einem oberflächlichen, leeren Puls.

Mental-emotionales Muster

Angst und Sorgen in Kombination mit jahrelanger Überarbeitung können zu Herz-Yin-Mangel führen. Yin-Mangel ist eine tiefergreifende Störung als eine Blut-Schwäche; wenn sie das Herz betrifft, so wird der Geist seiner Residenz beraubt. Das macht den Menschen furchtsam, sehr ängstlich-gespannt und unruhig. Diese Symptome sind jedenfalls stärker als beim Herz-Blut-Mangel. Ein anderer Unterschied ist, daß die Symptome verstärkt am Abend auftreten. Yin-Mangel beunruhigt den Geist also auch ohne das Vorhandensein von Leere-Hitze.

Ein Mensch, der an dieser Störung leidet, neigt dazu, deprimiert und entmutigt zu sein, er hat zuwenig Willenskraft und Antrieb, sein Körper ist wahrscheinlich eher dürr.

Fertigarznei

Bu nao wan

Pille zum Stärken des Gehirns

Radix Angelicae sinensis	Dang gui
Semen Ziziphi spinosae	Suan zao ren
Herba Cistanchis	Rou cong rong
Semen Platycladi	Bai zi ren
Radix Polygalae	Yuan zhi
Semen Persicae	Tao ren
Rhizoma Arisaematis	Tian nan xing

Rhizoma Acori tatarinowii	Shi chang pu
Fructus Lycii	Gou qi zi
Succinum	Hu po
Dens Draconis	Long chi
Fructus Schisandrae	Wu wei zi

Erläuterung

Wie viele kommerziellen Produkte „setzt" auch diese Mischung „nicht alles auf eine Karte", indem sie verschiedene Störungen abdeckt. Sie enthält Arzneien, die das Herz nähren, die Niere tonisieren, Blut bewegen, die Öffnungen des Geistes aufschließen und solche, die absenken. Die Hauptstoßrichtung ist aber auf jeden Fall das Nähren des Herz-Yin und das Beruhigen des Geistes.

Kasuistik

Ein 28jähriger Patient klagt über Nervosität mit Händezittern. Er sagt, daß er sich beinahe ständig nervös fühlt, vor allem aber am Arbeitsplatz, und daß er das Händezittern als sehr unangenehm empfindet. Er berichtet auch über Mundtrockenheit, Schwitzen, Kurzatmigkeit und Durchschlafstörungen. Es fehlt ihm an Selbstvertrauen, er fühlt sich beinahe die ganze Zeit über unsicher, besorgt und ängstlich.

Seine Zunge ist nicht auffällig, sie ist bloß etwas gedunsen. Sein Puls ist beweglich, er ist also schnell, kurz, bohnenförmig und vermittelt eher den Eindruck eines Vibrierens als einer Pulsation.

Diagnose

Die Symptome dieses Mannes fallen etwas außerhalb der Bandbreite üblicher Syndrome. Einige der Symptome weisen in Richtung Yin-Mangel (Durchschlafstörungen, Hitzegefühl), aber sie sind nicht ausgeprägt genug, um eine solche Diagnose zu rechtfertigen. Außerdem zeigt die Zunge keinerlei Yin-Schwäche. Andererseits hat er einige Zeichen von Qi-Mangel, nämlich Schwitzen und Kurzatmigkeit.

Wir haben eine Störung vor uns, die durch langjährige Angst und Sorgen hervorgerufen wurden. Angst hat das Herz und den Geist angegriffen, Sorge hat Lunge und Körperseele beeinträchtigt. Die Schädigung des Geistes verursacht die Schlafstörungen, die Einbeziehung der Körperseele Kurzatmigkeit, Schwitzen und Händezittern.

Nach seiner Kindheit befragt, sagt er, daß diese ziemlich problematisch und unsicher war, vor allem aufgrund der Vorliebe seines Vaters für seine Schwester. Sein Vater lobte ständig seine Schwester, daß sie ein solch heller Kopf in der Schule wäre und warf ihm vor, nicht an die Maßstäbe seiner Schwester heranzukommen. Diese hartherzige Beurteilung durch seinen Vater rief in ihm ein tiefsitzendes Unsicherheitsgefühl hervor, das zu Angst und Sorgen führte.

Therapieprinzip

Qi und Yin von Lunge und Herz tonisieren, den Geist aufbauen und beruhigen, die Körperseele besänftigen.

Akupunktur

Tonisierung folgender Punkte:

- H 7, MP 6, B 15, B 39-shentang und KG 15 nähren das Herz und beruhigen den Geist.
- Lu 9, B 13 und B 37-pohu tonisieren die Lunge und beruhigen die Körperseele.

Nach sechs Monaten wöchentlicher Behandlungen verschwinden alle seine Symptome, seine Hände hören zu zittern auf. In Verbindung mit einer von mir angeratenen Psychotherapie erforscht er die Verhaltensmuster, die er in seiner Kindheit entwickelt hat, und er gewinnt viel Selbstvertrauen und Selbstsicherheit.

2.2.2 Leber-Yin-Mangel

Therapieprinzip

Die Leber tonisieren, das Yin aufbauen, den Geist beruhigen und die Wanderseele besänftigen.

Akupunktur

Punktauswahl

Le 8, MP 6, N 3-taixi, KG 4, LG 24-shenting, G 13, B 18, B 47-hunmen. Tonisieren, keine Moxibustion anwenden.

Erläuterung

- Le 8 nährt das Leber-Yin.
- MP 6 nährt das Yin und stärkt Leber, Milz und Niere.
- N 3 und KG 4 nähren das Nieren-Yin. Da dieses die Mutter des Leber-Yin ist, so bauen wir damit indirekt das Leber-Yin auf. KG 4 hat auch einen stark „erdenden" Effekt, er beruhigt den Geist und die Wanderseele.
- LG 24 und G 13 beruhigen den Geist, vor allem bei Leber-Disharmonien.
- B 18 und B 47 verwurzeln die Wanderseele.

Arzneimitteltherapie

Rezeptur 1

Huang lian e jiao tang

Dekokt mit Rhizoma Coptidis und Colla Corii Asini

Rhizoma Coptidis	Huang lian	3.0 g
Radix Scutellariae	Huang qin	9.0 g
Radix Paeoniae alba	Bai shao	9.0 g
Eigelb	Ji zi huang	2 Stück
Colla corii Asini	E jiao	9.0 g

Erläuterung

- Huang lian und Huang qin beseitigen Hitze und beruhigen Reizbarkeit.
- Bai shao und Ji zi huang nähren das Leber-Yin. Bai shao beruhigt den Geist und „absorbiert" die Wanderseele in Richtung des Leber-Yin. Die Arznei arbeitet mit Huang lian zusammen: Huang lian beseitigt Hitze und verhindert eine Verletzung des Yin durch Hitze, Bai shao nährt das Yin und verhindert, daß sich im Yin Leere-Hitze breitmachen kann.
- E jiao nährt das Leber-Blut und -Yin.

Diese Rezeptur baut also das Leber-Yin auf, beseitigt jede möglicherweise vorhandene Leere-Hitze, sie beruhigt den Geist und die Wanderseele. Die wichtigsten Manifestationen einer solchen Störung: abendliches Hitzegefühl, schlechtes Gedächtnis, Durchschlafstörungen, trockener Rachen, trockenes Haar, rote und belaglose Zunge, oberflächlicher und leerer Puls.

Mental-emotionales Muster

Zorn, Frustration und Groll in Kombination mit Überarbeitung und/oder übermäßiger sexueller Aktivität über die Jahre können diesen Zustand hervorrufen. Bei Frauen ist ein Zusatzfaktor starker Blutverlust bei einer Geburt oder ein prolongierter Blutverlust bei starken Regelblutungen.

Ein Leber-Yin-Mangel beraubt die Wanderseele ihrer Residenz, er betrifft notwendigerweise auch den Geist, da das Leber-Yin die Mutter des Herz-Yin ist. Menschen, die an diesem Zustand leiden, fühlen sich deprimiert, haben keinen Richtungssinn im Leben und sind psychisch unruhig. Ihr Schlaf ist unterbrochen, sie wachen häufig während der Nacht auf. Sie können auch unstete Träume haben, da die unverwurzelte Wanderseele während der Nacht umherstreift.

Auch die Rezeptur Suan zao ren tang (Dekokt mit Semen Ziziphi spinosae) wird für dieses Muster verwendet (siehe auch unter Leber-Yin-Mangel mit Leere-Hitze).

Rezeptur 2

Zhen zhu mu wan

Pille mit Concha Margaritiferae

Concha Margaritiferae	Zhen zhu mu	30.0 g
Dens Draconis	Long chi	18.0 g
Lignum Aquilariae	Chen xiang	3.0 g
Cinnabaris	Zhu sha	1.5 g
Radix Rehmanniae praeparata	Shu di huang	12.0 g
Radix Angelicae sinensis	Dang gui	6.0 g
Radix Ginseng	Ren shen	6.0 g
Semen Ziziphi spinosae	Suan zao ren	6.0 g
Semen Platycladi	Bai zi ren	6.0 g
Sclerotium Poriae pararadicis	Fu shen	6.0 g
Cornu Bubali	Shui niu jiao	6.0 g

Erläuterung

- Zhen zhu mu, Long chi, Chen xiang und Zhu sha senken das Leber-Yang ab, beruhigen den Geist und die Wanderseele. Zhu sha ist eine toxische Zutat und sollte deshalb nur für kurze Zeit, einige wenige Wochen lang, eingesetzt werden.
- Shu di huang und Dang gui nähren die Leber.
- Ren shen tonisiert das Qi.
- Suan zao ren, Bai zi ren und Fu shen nähren Herz und Leber, sie beruhigen auch den Geist und die Wanderseele.
- Shui niu jiao macht die Öffnungen des Geistes frei und unterdrückt Wind. Diese Arznei kann auch weggelassen werden. Sie ist primär dabei, um die Blut-Schichte im Rahmen des Vier Schichten-Modells abzudecken.

Diese Rezeptur wurde ursprünglich für das Muster „Leber-Wind auf der Blut-Ebene der Vier Ebenen" zusammengestellt. Sie nährt das Leber-Yin, unterdrückt das Leber-Yang, beruhigt den Geist und auch die Wanderseele. Sie hat eine ähnliche Wirkung wie die letztbesprochene Mischung, unterscheidet sich aber insofern, als ihre Betonung auf dem Unterdrücken des Leber-Yang und dem Beruhigen des Geistes liegt, wohingegen die vorangehende Rezeptur sich mehr um das Nähren des Yin und das Beseitigen von Hitze bemüht.

Die wichtigsten Äußerungen, die auf die notwendige Verschreibung dieser Rezeptur hinweisen, sind Schwindelgefühl, Tinnitus, Kopfschmerz, Schlafstörungen, Neigung zu Zornesausbrüchen, schlechtes Gedächtnis, trockenes Haar, trockene Augen, Taubheitsgefühl der Extremitäten, eine Zunge mit geröteten Rändern und ein drahtiger, dünner Puls.

Mental-emotionales Muster

Zorn, Frustration, Groll und Haß können diesen Zustand hervorrufen. Im besonderen veranlaßt Zorn das Leber-Yang oder Leber-Wind zum Aufsteigen – auf dieses Muster ist die Rezeptur zugeschneidert. Der Mensch fühlt sich deswegen also sehr zornig und neigt zu Wutausbrüchen. Der Schlaf ist unruhig und von unangenehmen Träumen begleitet.

Rezeptur 3

Yin mei tang

Dekokt zum Anziehen des Schlafes

Radix Paeoniae alba	Bai shao	30.0 g
Radix Angelicae sinensis	Dang gui	15.0 g
Dens Draconis	Long chi	6.0 g
Semen Cuscutae	Tu si zi	9.0 g
Radix Ophiopogonis	Mai dong	15.0 g
Semen Platycladi	Bai zi ren	6.0 g
Semen Ziziphi spinosae	Suan zao ren	9.0 g
Sclerotium Poriae pararadicis	Fu shen	9.0 g

Erläuterung

Diese Mischung baut das Leber-Blut und Leber-Yin wieder auf. Damit wird es der Wanderseele wieder ermöglicht, sich niederzulassen, der Mensch kann friedvoll schlafen. Wenn das Leber-Yin schwach ist, so hat die Wanderseele keine Heimstatt, es kommt zu Schlafstörungen. Diese Rezeptur befriedet die Wanderseele, so daß sie nicht weiter umherwandert. Sie tonisiert das Yin von Leber und Herz, beruhigt den Geist und die Wanderseele. Das entsprechende Zungenbild: roter, belagloser Körper.

Der Quellentext sagt, daß diese Rezeptur die Wanderseele friedlich macht, so daß sie nicht „in die Höhe schnellen" kann.

- Bai shao und Dang gui nähren Blut und Yin der Leber.
- Long chi senkt das Yang ab und beruhigt den Geist. Die Arznei wirkt auf die Leber, sie ist absorbierend und zieht daher die Wanderseele zurück ins Leber-Yin. Bei Schlafstörungen besteht eine übermäßige Bewegung von Geist und Wanderseele. Long chi beruhigt diese Bewegung und „saugt die Wanderseele an". Der Ursprungstext stellt fest, daß die Alten meinten, eine ruhelose Körperseele wäre mit Tigeraugen, und eine rastlose Wanderseele mit Drachenzähnen (Long chi) zu behandeln. Der Grund dafür: der Tiger gehört zum Yin und zum Metall (daher der Bezug zu Lunge und Körperseele), der Drachen gehört zu Yang und Holz (daher die Verbindung zu Leber und Wanderseele). Um eine ruhelose Wanderseele behandeln zu können, muß man daher Long chi einsetzen, eine Arznei, die die Leber befriedet. Diese Substanz kann auch „Bewegung beruhigen", wie sie bei Schlafstörungen und Ängstlichkeit im Übermaß vorhanden ist, und zwar bei Wanderseele und Geist. Long chi beruhigt diese Bewegung und zieht die Wanderseele zurück in Richtung Leber.
- Tu si zi nährt die Niere. Dies hilft dabei, die Leber zu nähren, denn die beiden Organe haben eine gemeinsame Wurzel. Mai dong, Bai zi ren und Fu shen nähren das Herz und beruhigen den Geist.
- Suan zao ren nährt das Leber-Yin und beruhigt die Wanderseele.

Mental-emotionales Muster

Frustration, Groll, alter Neid und gelegentlich auch Traurigkeit können einen Mangel des Leber-Yin bewirken. Der Verbrauch des Leber-Yin eines solchen Menschen durch unterdrückten Zorn vollzieht sich über viele Jahre. Er oder sie fühlt sich sehr angespannt und ängstlich und schläft schlecht, der Schlaf ist durch unangenehme Träume gestört. Der Puls ist dünn, aber auf der linken Seite auch etwas saitenförmig.

In einigen Fällen entleert Trauer das Leber-Yin. In solchen Fällen fühlt sich der Mensch sehr deprimiert und traurig. Er oder sie schläft auch schlecht, aber ohne allzuviele Träume. Der Puls ist rauh oder dünn.

Fertigarznei

An shen bu xin pian

Tablette zum Beruhigen des Geistes und zum Tonisieren des Herzens

Concha Margaritiferae usta	Zhen zhu mu
Caulis Polygoni multiflori	Shou wu teng
Fructus Ligustri lucidi	Nü zhen zi
Herba Ecliptae	Mo han lian
Cortex Albiziae	He huan pi
Radix Salviae miltiorrhizae	Dan shen
Radix Rehmanniae	Sheng di huang
Radix Rehmanniae praeparata	Shu di huang
Fructus Schisandrae	Wu wei zi
Rhizoma Acori tatarinowii	Shi chang pu

Erläuterung

Diese Mischung ist für Schlaflosigkeit, psychische Unruhe, Depression und einen Mangel an Willenskraft aufgrund einer Schwäche von Leber- und Herz-Yin geeignet.

Die Rezeptur nährt das Yin von Leber und Herz, bewegt aber auch das Leber-Qi. Sie ist deshalb ideal bei mental-emotionalen Störungen einzusetzen, die aufgrund einer Leber-Qi-Stagnation auftreten, die aber sekundär gegenüber einer Schwäche des Leber-Yin ist – ein bei Frauen sehr häufiges Szenario.

2.2.3 Nieren-Yin-Mangel

Therapieprinzip

Die Niere stärken, das Yin nähren, den Geist beruhigen, die Willenskraft stärken.

Akupunktur

Punktauswahl

N 3-taixi, N 6-zhaohai, KG 4, B 23, B 52-zhishi, H 6, KS 7, KG 15. Tonisieren an allen Punkten außer H 6, KS 7 und KG 15 – diese werden entweder sedierend oder neutral stimuliert, in Abhängigkeit von der Chronizität des Geschehens.

Erläuterung

- N 3 und N 6 nähren das Nieren-Yin.
- KG 4 stärkt das Nieren-Yin und beruhigt den Geist.
- B 23 stärkt die Niere.
- B 52 stärkt die Willenskraft.
- H 6 beseitigt Leere-Hitze des Herzens.
- KS 7 und KG 15 beruhigen den Geist.

Arzneimitteltherapie

Rezeptur 1

Gui zhi gan cao long gu mu li tang

Dekokt mit Ramulus Cinnamomi, Radix Glycyrrhizae, Fossilia ossis Mastodi und Concha Ostreae

Ramulus Cinnamomi	Gui zhi	9.0 g
Radix Glycyrrhizae tosta	Zhi gan cao	18.0 g
Fossilia ossis Mastodi	Long gu	30.0 g
Concha Ostreae	Mu li	30.0 g

Erläuterung

- Gui zhi und Gan cao wärmen und tonisieren das Herz. Zhi gan cao stärkt in solch hohen Dosierungen wie hier den Mittleren Erwärmer und harmonisiert das Aufsteigen des Yang sowie das Absteigen von Yin im Mittleren Erwärmer.
- Long gu und Mu li senken ab und beruhigen den Geist. Mu li nährt auch das Nieren-Yin und stärkt die Willenskraft. Diese beiden Arzneien helfen auch bei Schüchternheit. Da sie adstringieren, beenden sie auf der körperlichen Ebene Schwitzen, auf der mentalen „absorbieren" sie den Geist und den Wanderseele ins Yin.

Diese Rezeptur nährt die Niere, stärkt das Herz, beruhigt den Geist und die Wanderseele und stärkt die Willenskraft. Die wichtigsten Manifestationen sind Palpitationen, psychische Unruhe, Schreckhaftigkeit, Schwitzen, kalte Extremitäten und eine blasse Zunge.

Obwohl sie Mu li enthält, eine Arznei, die vor allem das Nieren-Yin stärkt, kann diese Rezeptur so abgestimmt werden, daß sowohl Nieren-Yin- als auch Nieren-Yang-Mangel behandelt werden. Das vorrangige Ziel der Mischung ist es, das Herz-Yang mit Gui zhi und Zhi gan cao zu stärken (blasse Zunge) und den Geist mittels absenkender Substanzen wie Long gu und Mu li zu beruhigen.

Mental-emotionales Muster

Diese Rezeptur ist mit einigen Anpassungen geeignet, die psychische Unruhe zu behandeln, die ihre Ursache in einer Schwäche des Nieren-Yin und des Herzens hat. Angst, Schuldgefühle und Schock, möglicherweise in Kombination mit Überarbeitung und/oder übermäßiger sexueller Aktivität, kann zu diesem Zustand führen. Vornehmlich Schuldgefühle können dazu Anlaß geben, denn diese Emotion schwächt nach längerem Bestehen Niere und Willenskraft und nagt förmlich am Geist, was zu einer Entleerung des Herzens führt. Solche Patienten sind sehr ängstlich-gespannt und unruhig, sie werfen sich im Schlaf herum. Sie sind meist dürr (was für Yin-Mangel spricht), müde, deprimiert, und sie haben zuwenig Willenskraft.

Rezeptur 2

Zhen zhong dan

Pille, die neben dem Bett liegt

Plastrum Testudinis	Gui ban	10.0 g
Fossilia ossis Mastodi	Long gu	10.0 g
Radix Polygalae	Yuan zhi	10.0 g
Rhizoma Acori tatarinowii	Shi chang pu	10.0 g

Erläuterung

- Gui ban nährt das Nieren-Yin und beseitigt Leere-Hitze.
- Long gu beruhigt den Geist.
- Yuan zhi und Shi chang pu schließen die Öffnungen des Geistes auf, beruhigen den Geist und unterstützen Intelligenz und Weisheit. In Kombination mit Gui ban und Long gu harmonisieren diese beiden Arzneien Herz und Niere und beruhigen den Geist.

Diese Rezeptur nährt das Nieren-Yin, stärkt Willenskraft und Intelligenz und beruhigt den Geist. Sie weicht von der vorangegangen insofern ab, als sie sich etwas mehr um das Aufschließen der Öffnungen des Geistes und das Beseitigen von Hitze bemüht, wohingegen die obige Mischung vor allem das Herz tonisiert.

Auf der körperlichen Ebene umfassen die Äußerungen dieses Zustandes folgende Symptome: Schlafstörungen, Ängstlichkeit, Rückenschmerzen, Nachtschweiß, Schwindelgefühl, Tinnitus, Gedächtnisstörungen. Die Zunge ist rot und belaglos, der Puls oberflächlich und leer.

Mental-emotionales Muster

Ein solcher Mensch leidet an verwirrtem Geist, er ist unfähig, klar zu sehen, was getan werden muß. Er ist ängstlich, deprimiert, hat mangelnde Willenskraft, schläft schlecht und schwitzt in der Nacht. Dieser Zustand kann auch durch Angst oder Schuldgefühle ausgelöst werden.

2.3 Yin-Mangel mit Leere-Hitze

2.3.1 Herz- und Nieren-Yin-Mangel mit Leere-Hitze des Herzens

Therapieprinzip

Herz- und Nieren-Yin nähren, die Willenskraft stärken, den Geist beruhigen.

Akupunktur

Punktauswahl

H 7, H 6, KS 7, yintang, KG 15, LG 19-houding, N 3-taixi, N 6-zhaohai, N 10-yingu, N 9-zhubin, KG 4, MP 6. Die ersten drei Punkte werden sediert oder neutral stimuliert. Yintang, KG 15 und LG 19 werden neutral genadelt, alle anderen Punkte tonisieren. Keine Moxibustion.

Erläuterung

- H 7, H 6 und KS 7 können alle den Geist beruhigen.
- H 6 beendet auch Nachtschweiß, vor allem in Kombination mit N 7.
- Yintang, KG 15 und LG 19 beruhigen den Geist.
- N 3, der Yuan-Quellpunkt, nährt die Niere.
- N 6 nährt das Yin der Niere, unterstützt die Kehle, fördert die Flüssigkeiten und hilft beim Schlafen.
- N 10 nährt das Nieren-Yin.
- N 9 tonisiert die Niere, beruhigt den Geist und öffnet den Thorax.
- KG 4 nährt das Nieren-Yin und verwurzelt den Geist.
- MP 6 nährt das Yin, beruhigt den Geist und fördert den Schlaf.

Arzneimitteltherapie

Rezeptur 1

Tian wang bu xin dan

Pille des Himmelskaisers zum Tonisieren des Herzens

Radix Rehmanniae	Sheng di huang	12.0 g
Radix Scrophulariae	Xuan shen	6.0 g
Radix Ophiopogonis	Mai dong	6.0 g
Radix Asparagi	Tian dong	6.0 g
Radix Ginseng	Ren shen	6.0 g
Poria	Fu ling	6.0 g
Fructus Schisandrae	Wu wei zi	6.0 g
Radix Angelicae sinensis	Dang gui	6.0 g
Radix Salviae miltiorrhizae	Dan shen	6.0 g
Semen Platycladi	Bai zi ren	6.0 g
Semen Ziziphi spinosae	Suan zao ren	6.0 g
Radix Polygalae	Yuan zhi	6.0 g
Radix Platycodi	Jie geng	3.0 g

Erläuterung

- Sheng di huang und Xuan shen nähren das Nieren-Yin, kühlen das Blut und beseitigen Leere-Hitze.
- Mai dong und Tian dong nähren das Yin.
- Ren shen und Fu ling tonisieren das Qi, um das Herz zu stärken. Fu ling beruhigt auch den Geist.
- Wu wei zi adstringiert und hilft, das Yin zu nähren. Es wirkt auch gegen Schwitzen.
- Dang gui und Dan shen nähren und harmonisieren das Blut. Sie wirken beide auf das Herz, Dan shen beruhigt auch den Geist.
- Bai zi ren, Suan zao ren und Yuan zhi nähren das Herz und beruhigen den Geist. Suan zao ren beendet auch Schwitzen.
- Jie geng wird als Botenarznei eingesetzt, um die Wirkung der anderen Zutaten aufwärts zu lenken.

Wir haben hier die meistverwendete Rezeptur zum Nähren des Herz- und Nieren-Yin vor uns. Diese Behandlungsstrategie wird auch als „Harmonisieren von Herz und Niere" bezeichnet. Desweiteren beseitigt die Rezeptur Leere-Hitze, und sie beruhigt den Geist. Die wichtigsten Manifestationen:

Nachtschweiß, Kreuzschmerz, Schwindelgefühl, Tinnitus, Flush, abendliches Hitzegefühl, Palpitationen, Schlafstörungen, unruhiger Schlaf, trockener Mund und Rachen, Gedächtnisstörungen, trockener Stuhl. Zunge: rot, belaglos, Spitze gerötet. Puls: schnell, dünn. Dieses Szenario finden wir häufig in der Menopause.

Mental-emotionales Muster

Angst, Schuldgefühle und Schock können allesamt diesen Zustand hervorrufen. Nachdem es einen eindeutigen Mangel an Nieren-Yin gibt, kommen meist zusätzliche Krankheitsursachen hinzu, wozu Überarbeitung, unregelmäßiges Essen und übermäßige sexuelle Betätigung zählen. Auch bei Menopausenstörungen tritt dieses Muster häufig auf.

Der Mensch ist vor allem abends sehr ängstlich-gespannt, er hat ausgeprägte Durchschlafstörungen und träumt von Bränden oder vom Fliegen. Er oder sie kann sich überhaupt nicht entspannen, es treten Palpitationen auf.

Variationen

Bei starker psychischer Unruhe und ausgeprägten Schlafstörungen: plus Long chi (Dens Draconis), um abzusenken und den Geist zu beruhigen.

Rezeptur 2

Variation von Liu wei di huang wan

Pille aus sechs Bestandteilen mit Radix Rehmanniae praeparata

Radix Rehmanniae praeparata	Shu di huang	30.0 g
Fructus Corni	Shan zhu yu	12.0 g
Rhizoma Dioscoreae	Shan yao	12.0 g
Rhizoma Alismatis	Ze xie	9.0 g
Cortex Moutan	Mu dan pi	9.0 g
Poria	Fu ling	9.0 g
Radix Paeoniae alba	Bai shao	15.0 g
Radix Bupleuri	Chai hu	1.5 g
Radix Ophiopogonis	Mai dong	15.0 g
Fructus Schisandrae	Wu wei zi	3.0 g
Semen Ziziphi	Suan zao ren	15.0 g
Flos Chrysanthemi	Ju hua	9.0 g

Erläuterung

Diese Rezeptur wird bei psychischer Unruhe und bei Schlaflosigkeit aufgrund von Yin-Mangel und Leere-Hitze, vor allem bei älteren Menschen, eingesetzt. Sie ist speziell dazu geeignet, die Verbindung zwischen Herz-Feuer und Nieren-Wasser wiederherzustellen. Die Herz-Flüssigkeiten brauchen die Nährung durch die Nieren-Essenz. Man muß hier also das Nieren-Wasser aufbauen, um Leere-Hitze des Herzens zu unterdrücken.

- Die ersten sechs Arzneien bilden die Rezeptur Liu wei di huang wan, die das Nieren-Wasser nährt.
- Bai shao und Chai hu werden hinzugefügt, um die Leber zu regulieren und zu besänftigen. Der Quellentext sagt, daß durch das Beruhigen der Leber das Minister-Feuer, dies Leere-Hitze des Herzens hervorruft, unterdrückt wird und das Feuer des Perikards nicht erregen kann. Das Einwirken auf die Leber mittels dieser beiden Arzneien unterstützt also das Perikard, zu dem die Leber innerhalb der Jue Yin-Schichte eine Beziehung hat. Die winzige Dosierung von Chai hu (1.5 Gramm) ist hervorzuheben.
- Mai dong und Wu wei zi nähren und transformieren das Ursprungs-Qi und das Yin.
- Suan zao ren und Ju hua ermutigen das Herz-Qi und bringen es dazu, wieder mit dem Nieren-Wasser zu kommunizieren. Beide Arzneien sind befeuchtend und nährend, sie mindern Hitze und „Bitterkeit". „Bitterkeit" hat hier zwei Bedeutungen. Einerseits vermindern diese beiden Arzneien den mit Hitze verbundenen bitteren Mundgeschmack, auf der psychischen Ebene besänftigen sie den Geist, der durch emotionale Belastungen verbittert ist.

Mental-emotionales Muster

Es ist beinahe das gleiche wie das letzte Muster, hier liegt aber die Betonung auf dem Yin-Mangel mit der daraus folgenden Depression und dem Mangel an Willenskraft. Aufgrund ihrer Leber-Betonung ist die eben erörterte Rezeptur für mental-emotionale Probleme geeignet, die aufgrund jahrelang gehegten Grolls und Verbitterung entstanden sind.

Fertigarznei

Tian wang bu xin dan (Pille des Himmelskaisers zum Tonisieren des Herzens)

Erläuterung

Diese sehr bekannte Rezeptur hat die gleichen Zutaten und Indikationen wie die Verschreibung gleichen Namens. Es muß aber erwähnt werden, daß einige der im Verkauf befindlichen Pillen mit Zhu sha (Zinnober) überzogen sind, einer toxischen Substanz, die nur einige Wochen lang verwendet werden sollte. Rötliche Pillen tragen mit großer Wahrscheinlichkeit an ihrer Oberfläche Zinnober.

Kasuistik

Eine 52jährige Frau kommt wegen Nachtschweisses und Flushes zur Behandlung. Sie klagt auch über Distension des Abdomens und über Flüssigkeitsretention. Vor einem Jahr hörte ihr Zyklus auf, seitdem geht es ihr schlechter. Abgesehen von diesen Symptomen fühlt sie sich häufig abends sehr ängstlich und verspürt Palpitationen. Ihr Schlaf ist durch heiße Flushes gestört, sie fühlt sich psychisch sehr unruhig. Sie ist übergewichtig, ihre Backenknochen sind etwas gerötet, ihre Augen haben keinen Glanz und sehen verschreckt aus.

Ihre Zunge ist etwas rot, an den Rändern gedunsen (Schwellung vom Milz-Typus), rissig und hat einen wurzellosen Belag. Sie hat auch einen Herz-Riß in der Mitte (Farbabbildung 9.4). Ihr Puls ist an beiden proximalen Positionen schwächlich, die Herz-Position ist schwächlich und kurz, der Puls hat keine Welle. Sie wurde schon erfolglos mit Akupunktur behandelt, die Therapie lief in Richtung des Stärkens der Milz und des Auflösens von Nässe. Ihr Akupunkteur überwies sie zu mir.

Diagnose

Diese Patientin hat offensichtlich eine Milz-Schwäche, die sich im Übergewicht, der Wasserretention und der Schwellung der Zungenränder zeigt. Es sind allerdings noch andere Faktoren eingebunden. Die Flushes, die geröteten Wangen, Schlaflosigkeit, Unruhe, die rote Zunge mit dem wurzellosen Belag und der schwächliche Puls an beiden Nieren-Taststellen deuten klar auf eine Nieren-Yin-Schwäche hin. Abgesehen davon besteht auch eine Herz-Schwäche, wie an den Palpitationen und den glanzlosen, eine Beunruhigung des Geistes signalisierenden Augen zu sehen ist.

Bei näherer Befragung gibt sie an, daß sie unter enormem psychischem Streß stand, als sie in Ostafrika lebte und nach dem plötzlichen Tod ihres Mannes über zwei Jahre eine große Farm leiten mußte. Die Hauptgründe für ihre Erkrankungen sind also Trauer, Schock aufgrund des plötzlichen Verlustes und Angst. Die Trauer zeigt sich im mangelnden Glanz ihrer Augen, die Angst in ihrem verschreckten Blick.

Therapieprinzip

Das Yin von Niere und Herz nähren, Leere-Hitze unterdrücken, den Geist beruhigen, die Willenskraft stärken.

Arzneimitteltherapie

Sie wird ausschließlich mit Arzneimitteln behandelt. Die wichtigste eingesetzte Rezeptur ist eine Variation von

Tian wang bu xin dan (Pille des Himmelskaisers zum Tonisieren des Herzens):

Radix Rehmanniae	Sheng di huang	12.0 g
Radix Ophiopogonis	Mai dong	6.0 g
Radix Asparagi	Tian dong	6.0 g
Radix Ginseng	Ren shen	6.0 g
Poria	Fu ling	6.0 g
Fructus Schisandrae	Wu wei zi	6.0 g
Radix Angelicae sinensis	Dang gui	6.0 g
Radix Salviae miltiorrhizae	Dan shen	6.0 g
Semen Platycladi	Bai zi ren	6.0 g
Semen Ziziphi spinosae	Suan zao ren	6.0 g
Radix Polygalae	Yuan zhi	6.0 g
Radix Platycodi	Jie geng	3.0 g
Rhizoma Alismatis	Ze xie	4.0 g
Herba Artemisiae annuae	Qing hao	3.0 g
Radix Gentianae macrophyllae	Qin jiao	3.0 g
Radix Glycyrrhizae tosta	Zhi gan cao	3.0 g

Erläuterung

Die ersten zwölf Arzneien bilden die ursprüngliche Rezeptur zum Nähren von Nieren- und Herz-Yin, zum Beseitigen von Leere-Hitze und zum Beruhigen des Geistes. Xuan shen (Radix Scrophulariae) wird weggelassen, weil der Yin-Mangel noch nicht allzu ausgeprägt ist.

- Ze xie, Qing hao und Qin jiao werden hinzugefügt, um Leere-Hitze zu beseitigen und die Flushes zu behandeln.
- Gan cao harmonisiert.

Einige Behandlungszyklen mit dieser Rezeptur führen von Beginn an zu einer eindrucksvollen Besserung ihrer psychischen Verfassung. Sie fühlt sich viel entspannter, ruhiger und glücklicher. Auch ihre Augen ändern sich mit der Zeit, indem sie mehr Glanz bekommen.

2.3.2 Leber-Yin-Mangel mit Leere-Hitze

Therapieprinzip

Das Leber-Yin nähren, Leere-Hitze beseitigen, den Geist beruhigen und die Wanderseele besänftigen.

Akupunktur

Punktauswahl

Le 8, MP 6, N 3-taixi, KG 4, LG 24-shenting, G 13, LG 18-qiangjian, B 18, B 47-hunmen, N 2-rangu, Le 3. Die letzten beiden Punkte sedieren, sonst alle tonisierend nadeln.

Erläuterung

- Le 8 nährt das Leber-Yin.
- MP 6 nährt das Yin und stärkt Leber, Milz und Niere.
- N 3 und KG 4 nähren das Yin der Niere. Da dieses die Mutter des Leber-Yin, nährt man damit indirekt das Leber-Yin. KG 4 hat einen starken „erdenden“ Effekt und beruhigt den Geist.
- LG 24 und G 13 beruhigen den Geist, vor allem bei Leber-Disharmonien.
- LG 18 beruhigt Geist und Wanderseele. Der Punkt ist bei psychischer Unruhe, Erregung und manischem Verhalten angezeigt.
- B 18 und B 47 verwurzeln die Wanderseele.
- N 2 und Le 3 werden nur bei Leere-Hitze verwendet.

Arzneimitteltherapie

Rezeptur

Suan zao ren tang

Dekokt mit Semen Ziziphi spinosae

Semen Ziziphi spinosae	Suan zao ren	18.0 g
Rhizoma Chuanxiong	Chuan xiong	6.0 g
Poria	Fu ling	12.0 g
Rhizoma Anemarrhenae	Zhi mu	9.0 g
Radix Glycyrrhizae	Gan cao	3.0 g

Erläuterung

- Suan zao ren ist die Herrscherarznei zum Aufbauen des Leber-Yin. Sie tonisiert die Leber und beruhigt den Geist. Sie ist sauer, und ebenso, wie der saure Geschmack auf der physischen Ebene adstringiert, so „absorbiert" sie auch auf der psychischen Ebene die Wanderseele und verwurzelt sie im Yin. Die Arznei hat die Funktion, „durch sauren Geschmack zu tonisieren".
- Chuan xiong ist scharf und warm, die Arznei bewegt und zerstreut. Sie wirkt auf die Leber und bewegt Qi und Blut. Sie ist hier paarweise mit Suan zao ren kombiniert: Suan zao ren ist sauer und adstringierend, Chuan xiong scharf und zerstreuend. Zusammen harmonisieren sie die Leber. Chuan xiong hat die Aufgabe, „durch scharfen Geschmack zu tonisieren". Chuan xiong zieht auch die Wirkung von Zhi mu und Fu ling an, pathogene Faktoren, in diesem Fall Leere-Hitze, zu eliminieren.
- Fu ling stärkt die Milz und beruhigt den Geist. Die Arznei hilft Suan zao ren dabei, den Geist zu beruhigen und die Wanderseele zu verwurzeln.
- Zhi mu nährt das Yin und beseitigt Leere-Hitze. Die Arznei befeuchtet und mindert psychische Unruhe. Sie mildert die scharf-zerstreuende Wirkung von Chuan xiong. Zhi mu ist hier auch mit Fu ling gepaart: Zhi mu nährt das Yin-Wasser und beseitigt Leere-Hitze, Fu ling unterstützt das Yang-Wasser und gleicht das Yin aus. Zusammen nähren sie das Wasser und schaffen daher die Grundlage für die Wanderseele. Sie beseitigen auch Leere-Hitze, um so den Geist zu beruhigen.
- Gan cao ist süß, zusammen mit der sauren Arznei Suan zao ren wird dadurch die Leber besänftigt und Reizbarkeit beruhigt. Sie verhindert auch, daß Chuan xiong zuviel bewegt.

Mental-emotionales Muster

Diese Rezeptur ist spezifisch für Leber-Yin-Mangel geeignet. Die entsprechenden Symptome und Krankheitszeichen sind Schlafstörungen, häufiges Aufwachen während der Nacht, trockener Rachen, verschwommenes Sehen, trockene Augen, psychische Unruhe, Nachtschweiß, eine rote und belaglose Zunge und ein oberflächlicher, leerer Puls.

Diese Situation kann auf zweierlei Wegen entstehen. Emotionaler Streß wie Zorn, Groll oder Frustration können zum Aufsteigen des Minister-Feuers führen, das Herz und Leber erregt. Feuer verletzt das Yin, so daß die Wanderseele ihrer Residenz beraubt wird. Aber auch der umgekehrte Vorgang kann letztlich zum gleichen Syndrom führen. Überarbeitung in Kombination mit unregelmäßigem Essen und übermäßiger sexueller Aktivität (bzw. bei Frauen mit zu vielen Geburten) kann das Leber-Yin entleeren und damit der Wanderseele ihre Behausung wegnehmen. Gleich wie diese Situation entsteht, der Endzustand ist jedenfalls vor allem durch Schlafstörungen charakterisiert. Der Mensch kann auch depressiv sein und jegliche Visionen im Leben vermissen. Diese psychische Unruhe dieses Zustandes entsteht aus Yin-Schwäche und zeigt sich typischerweise in einem unbestimmten Angstgefühl, psychischer Unruhe und Fahrigkeit, die abends schlechter wird.

Die Leber ist ein harmonisierendes Organ. Ihre eigene Harmonie entstammt dem richtigen Verhältnis zwischen ihrem Yang (dem freien Fließen des Leber-Qi) und ihrem Yin (Blut und Yin). Psychische Irritation durch emotionale Belastungen beunruhigt das Leber-Yang und verletzt das Leber-Yin. Dadurch wird das Gleichgewicht zwischen Yin und Yang innerhalb der Leber gestört.

Diese Rezeptur kann auch bei einigen frauenspezifischen Problemen wie prämenstrueller Spannung mit Distension der Brust oder Knoten in der Brust aufgrund von Leber-Qi-Stagnation vor einem Hintergrund von Leber-Yin-Mangel eingesetzt werden. Bei Frauen kommt es um einiges leichter zu Leber-Yin-Mangel, da ein monatlicher Verlust des Menstruationsblutes vor sich geht, der das Leber-Blut schwächt. In solchen Fällen ist eine Leber-Qi-Stauung mit den entsprechenden emotionalen Folgen sehr häufig sekundär, die Leber-Yin-Schwäche ist die primäre Ursache. Der Yin- und der Yang-Aspekt der Leber müssen harmonisiert und koordiniert werden. Ist das Leber-Yin schwach, so gerät der Yang-Aspekt der Leber außer Kontrolle, es kann sowohl zu Leber-Qi-Stagnation als auch zu aufsteigendem Leber-Yang kommen. Bei prämenstrueller Spannung mit dem oben angeführten Bild können wir also Suan zao ren tang verwenden.

Wenngleich diese Rezeptur spezifisch beim Leber-Yin-Mangel mit Leere-Hitze gut geeignet ist, so kann sie auch bei Leber-Yin-Schwäche ohne Leere-Hitze gegeben werden. Sie ist daher auch auf die Beunruhigung oder Schwächung des Geistes aufgrund von Yin-Schwäche anwendbar.

Variationen

- Bei schwerwiegenden Äußerungen von Leere-Hitze, wie Flushes und Hitzegefühl den Anteil von Chuan xiong reduzieren, folgende Arzneien hinzufügen: Sheng di huang (Radix Rehmanniae), Nü zhen zi (Fructus Ligustri lucidi), Mo han lian (Herba Ecliptae).
- Bei reichlichem Nachtschweiß: plus Di gu pi (Cortex Lycii), Wu wei zi (Fructus Schisandrae).
- Bei schwer behandelbaren Schlafstörungen: plus Shou wu teng (Caulis Polygoni multiflori).
- Bei starker Depression: plus He huan pi (Cortex Albiziae).

Fertigarznei 1

Suan zao ren tang pian

Tablette aus dem Dekokt mit Semen Ziziphi spinosae

Diese sehr bekannten Pillen haben die gleichen Zutaten und Indikationen wie die Rezeptur gleichen Namens.

Sie sind bei Schlafstörungen und Unruhe aufgrund von Leber-Yin-Mangel und Leere-Hitze angezeigt.

Fertigarznei 2

An shen bu nao pian

Tablette zum Beruhigen des Geistes und zum Stärken des Gehirns

Rhizoma Polygonati	Huang jing
Fructus Ligustri lucidi	Nü zhen zi
Radix Angelicae sinensis	Dang gui
Cortex Albiziae	He huan pi
Herba Ecliptae	Mo han lian
Semen Ziziphi spinosae	Suan zao ren
Poria	Fu ling
Radix Polygoni multiflori	He shou wu
Radix Polygalae	Yuan zhi
Cinnabaris	Zhu sha

Erläuterung

Diese Arznei nährt das Yin von Leber und Herz und beseitigt Leere-Hitze. Sie ist deshalb beim Leber-Yin-Mangel und Leere-Hitze geeignet, die Schlafstörungen, Ängstlichkeit, Unruhe, abendliches Hitzegefühl, verschwommenes Sehen, unregelmäßigen Menstruationszyklus und einen trockenen Rachen hervorrufen. Sie unterscheidet sich von Suan zao ren tang pian insofern, als sie einen stärkeren nährenden Aspekt hat.

Fertigarznei 3

An mian pian

Tablette für friedlichen Schlaf

Semen Ziziphi spinosae	Suan zao ren
Radix Polygalae	Yuan zhi
Poria	Fu ling
Fructus Gardeniae	Zhi zi
Massa medicata fermentata	Shen qu
Scorpio	Quan xie
Radix Glycyrrhizae	Gan cao

Erläuterung

Diese Tabletten sind bei Schlafstörungen und psychischer Unruhe aufgrund von Leber-Yin-Mangel und Leere-Hitze geeignet. Sie beeinflussen auch das Aufsteigen von Leber-Yang oder Leber-Wind, das bei einem Leber-Yin-Mangel auftreten kann. Das ist auch der Hauptunterschied zu den beiden obigen Arzneien.

An mian pian ist vor allem bei alten Menschen angezeigt, die an Leber-Yin-Mangel, Leere-Hitze und etwas Leber-Yang oder Leber-Wind leiden, wobei sich die Störungen in Tremor, Schwindel und möglicherweise auch Hypertonie äußern.

Fertigarznei 4

Hu po duo mei wan

Pille mit Succinum für guten Schlaf

Succinum	Hu po
Radix Polygalae	Yuan zhi
Poria	Fu ling
Radix Codonopsis pilosulae	Dang shen
Radix Glycyrrhizae	Gan cao
Cornu Saigae tataricae	Ling yang jiao

Erläuterung

Diese Pillen sind bei Schlafstörungen und psychischer Unruhe aufgrund von aufsteigendem Leber-Yang indiziert. Sie unterdrücken das Leber-Yang und beruhigen Geist und Wanderseele.

Diese Fertigarznei unterscheidet sich von den vorhergehenden drei Mischungen insofern, als sie für mental-emotionale Störungen gedacht ist , die aufgrund von aufsteigendem Leber-Yang entstehen. Sie wirkt nicht so stark nährend wie die beiden anderen Präparate.

Kasuistik

Eine 63jährige Frau kommt wegen Bluthochdrucks zur Behandlung. Der systolische Wert schwankt zwischen 200 und 150 mm Hg, der diastolische ist mit einem konstanten Wert von 95 mm Hg weniger problematisch. Ihre Hauptsymptome sind steifer Nacken, Druckgefühl im Kopf, pochende Scheitelkopfschmerzen, Schwindelgefühl, Tinnitus, unscharfes Sehen, trockene Augen, Durchschlafstörungen und abendliches Hitzegefühl.

Ihr Antlitz ist stumpf, sie hat rote Flecken an beiden Backenknochen, auch ihre Augen sind eher stumpf und glanzlos.

Ihre Zunge ist rot, an den Rändern zusätzlich gerötet, etwas steif, und der Belag ist zu dünn. Ihr Puls ist saitenförmig, aber dünn.

Diagnose

Unscharfes Sehen, trockene Augen, Durchschlafstörungen, dünner Puls und steife Zunge mit nicht ausreichendem Zungenbelag weisen auf einen Leber-Yin-Mangel hin, das abendliche Hitzegefühl, die roten Backenknochen und die rote Zunge mit zu wenig Belag weisen uns auf Leere-Hitze hin.

Aufgrund des Leber-Yin-Mangels kommt es auch auf Aufsteigen von Leber-Yang, was sich am steifen Nacken, den pochenden Scheitelkopfschmerzen, dem Schwindelgefühl, dem Druckgefühl im Kopf und dem saitenförmigen Puls zeigt.

Ihr hoher Blutdruck, der Anlaß für die Konsultation, ist auf das Aufsteigen von Leber-Yang zurückzuführen. Ist der systolische Wert hoch, bei nahezu normalem diastolische Druck, so ist das ein Hinweis auf aufsteigendes Leber-Yang. Wenn überdies der systolische Wert von Tag zu Tag stark schwankt, so läßt das eher an Streß als an eine Verhärtung der Arterien als Ursache der Störungen denken. Es handelt sich üblicherweise um emotionale Belastungen, die die Leber beeinträchtigen. Im Falle dieser Patientin ist das aus dem stumpfen Charakter ihres Antlitzes (Mangel an shen) und ihrer Augen klar ersichtlich, beides zeigt eine schon lange andauernde Beeinträchtigung des Geistes und/oder der Wanderseele durch emotionale Belastungen an.

Dahingehend befragt, bestätigt sie, daß sie wegen der Eheprobleme ihrer Tochter unter großer Belastung steht. Aufgrund finanzieller Probleme ist ihre Tochter in einer Ehe mit einem sehr grausamen Mann gefangen, sie leidet sehr darunter. Dieser Umstand erregt in der Patientin viel Zorn gegenüber ihrem Schwiegersohn. Dieser Zorn hat über die Jahre zum Aufsteigen von Leber-Yang und zur Schwäche des Leber-Yin geführt.

Therapieprinzip

Das Leber-Yin nähren, Leere-Hitze beseitigen, das Leber-Yang unterdrücken, den Geist beruhigen und die Wanderseele verwurzeln.

Akupunktur

Tonisieren: Le 8, KG 4, MP 6, N 3-taixi. Neutrale Stimulation: Le 3, N 2-rangu, LG 24-shenting, G 13, KS 7.

Erläuterung

- Le 8, KG 4, MP 6 und N 3 nähren das Leber-Yin.
- Le 3 unterdrückt das Leber-Yang.
- N 2 beseitigt in Kombination mit Le 3 Leere-Hitze aufgrund von Leber-Yin-Schwäche.
- LG 24 und G 13 beruhigen den Geist und verwurzeln die Wanderseele.
- KS 7 beruhigt den Geist und unterdrückt indirekt das Leber-Yang.

Arzneimitteltherapie

Ich verschreibe bloß die Fertigarznei Suan zao ren tang pian (Tablette aus dem Dekokt mit Semen Ziziphi spinosae), die recht gut auf ihre Symptome zugeschnitten ist.

Nach zwanzig Behandlungen im Wochenabstand verschwinden die meisten ihrer Symptome gänzlich oder sind in ihrer Intensität gemindert. Sie kann ruhiger auf die Verfassung ihrer Tochter reagieren, sie läßt den Zorn nicht mehr ihr Leben dominieren.

2.4 Qi-Stagnation

Diese wurde schon im Abschnitt über die Blockierung des Geistes besprochen. Die Manifestationen einer Qi-Stagnation, die den Geist beunruhigt, sind ähnlich. Der Hauptunterschied: anstatt geistiger Verwirrung sind die herausragenden Manifestationen hier Ängstlichkeit und Unruhe.

Therapieprinzip

Qi bewegen, Stagnationen beseitigen, den Geist beruhigen.

Was Arzneimitteltherapie und Akupunktur betrifft, so sind die Angaben, die ich bei der Besprechung der Blockierung des Geistes gemacht habe, auch hier anzuwenden.

2.5 Blut-Stase

Auch hier sind die Manifestationen jenen ähnlich, die ich bei der Blockierung des Geistes durch Blut-Stase beschrieben habe. Der Hauptunterschied: hier sind die Resultate der Blut-Stase vor allem ausgeprägte Ängstlichkeit und psychische Unruhe.

Therapieprinzip

Blut bewegen, Stase eliminieren, den Geist beruhigen.

Was Arzneimitteltherapie und Akupunktur betrifft, so sind die Angaben, die ich bei der Besprechung der Blockierung des Geistes gemacht habe, auch hier anzuwenden.

2.6 Feuer

2.6.1 Herz-Feuer

Therapieprinzip

Das Herz klären, Feuer ausleiten, den Geist beruhigen.

Akupunktur

Punktauswahl

H 8, H 7, KS 7, KG 15, MP 6, G 15-toulinqi.

Erläuterung

- H 8 beseitigt Herz-Feuer und beruhigt den Geist.
- H 7 beruhigt den Geist.
- KS 7 wirkt stark beruhigend auf den Geist.
- KG 15 beruhigt den Geist.
- MP 6 baut das Yin auf. Das hilft, Feuer zu kühlen und den Geist zu beruhigen.
- G 15 beseitigt Hitze und beruhigt den Geist. Er gleicht starke Stimmungsschwankungen aus. Er ist vor allem bei Rötung der Augen indiziert.

Arzneimitteltherapie

Rezeptur

Dao chi san

Pulver, das das Rote hinausleitet

Radix Rehmanniae	Sheng di huang	15.0 g
Caulis Akebiae	Mu tong	3.0 g
Radix Glycyrrhizae	Gan cao	6.0 g
Herba Lophatheri	Dan zhu ye	3.0 g

Erläuterung

- Sheng di huang beseitigt Hitze und kühlt das Blut. Die Arznei wirkt auf das Herz.
- Mu tong und Dan zhu ye beseitigen Herz-Feuer. Sie leiten Feuer über den Harn nach unten aus.
- Gan cao beseitigt Feuer und wirkt entgiftend.

Diese Rezeptur beseitigt Herz-Feuer, das zu folgenden Symptomen führt: Hitzeempfindung im Thorax, Durst, rotes Gesicht, Zungengeschwüre, Unruhe, rote Augen, spärlicher, dunkler Harn, Brennen bei der Miktion, rote Zunge mit geröteter Spitze und gelbem Belag, überflutender Puls.

Mental-emotionales Muster

Übermäßige Freude, Sorgen und Begierden können zu diesem Syndrom führen. Alle diese Emotionen erregen den Geist und erzeugen eine Implosion des Qi, die zu Feuer Anlaß gibt. Feuer erregt den Geist, der Mensch ist sehr aufgeregt, unruhig, unglücklich und kann nicht tief schlafen. Der Schlaf ist äußerst unruhig und durch gewaltsame Träume gestört, die sich um Fliegen, Brände und Totschlag drehen können. Die Unruhe aufgrund von Feuer ist ziemlich unterschiedlich zu jener, die durch Leere-Hitze entsteht. Ein Mensch mit Leere-Hitze fühlt sich rastlos und ängstlich, vor allem am Abend, er wird es aber meist in Ruhe ertragen. Ein Mensch mit Feuer hingegen fühlt sich ständig äußerst unruhig und projiziert diesen Zustand die ganze Zeit über nach außen, entweder in Richtung der Mitmenschen, oder indem er geradezu zwanghaft etwas tut. Solche Menschen können ausgesprochen kreativ und künstlerisch aktiv sein.

Variationen

Bei ausgeprägter Ängstlichkeit: plus Bai zi ren (Semen Platycladi), Suan zao ren (Semen Ziziphi spinosae), Yuan zhi (Radix Polygalae).

Kasuistik

Eine 33jährige Frau sucht mich wegen Unfruchtbarkeit auf. Seit acht Jahren versucht sie schwanger zu werden, ihr Hormonhaushalt und ihre Eileiter sind unauffällig. Ihr Zyklus ist immer verlängert, er bewegt sich zwischen 32 und 44 Tagen. Das Menstruationsblut ist hellrot, enthält aber dunkle Klumpen. Ihre Regel ist schmerzhaft. Sie fühlt sich während der Regel auch kalt, sie hat dann gerne eine Wärmeflasche auf ihrem Bauch.

Sie leidet an Lumbalgien, weichen Stühlen und allgemeiner Erschöpfung. Der Rückenschmerz begann vor zehn Jahren nach einem Sturz. Ihr Gedächtnis ist schlecht, sie träumt jede Nacht sehr viel. Ihre Träume sind immer unangenehm, regelmäßig träumt sie von brennenden Gebäuden, sie wacht dann häufig weinend oder lachend auf. Gelegentlich verspürt sie Palpitationen.

Im Alter von 13 bis 18 war sie sehr nervös, hatte häufig Palpitationen und verlor häufig das Bewußtsein.

Die Gesichtsdiagnose ergibt ein unebenes, fleckiges Areal an der Stirn, in jenem Bereich, der den Teenagerjahren von 16 bis 19 entspricht (Abbildung 9.11), sie hat auch eher stumpfe Augen.

Ihre Zunge ist blaß, hat aber eine gerötete Spitze. Ihr Puls ist auf der rechten Seite schwächlich, ebenso an beiden proximalen Taststellen, ihr Herz-Puls ist ziemlich überflutend und etwas beweglich, er ist also überflutend im Verhältnis zu allen anderen schwächlichen Pulsbefunden.

Diagnose

Auf den ersten Blick weisen alle ihre Symptome auf Milz- oder Nieren-Yang-Mangel hin. Wenngleich zweifellos eine Schwäche des Milz Yang vorliegt (Müdigkeit, weicher Stuhl, blasse Zunge, schwächlicher Puls rechts), so besteht doch kein beträchtlicher Nieren-Yang-Mangel. Die auf eine Nieren-Yang-Schwäche hinweisenden Symptome sind ein verlängerter Menstruationszyklus, Kältegefühl während der Regel, Unfruchtbarkeit, Kreuzschmerz

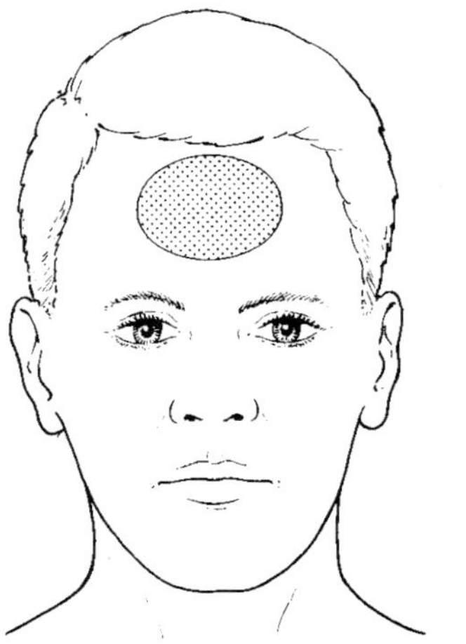

Abb. 9.11: Areal, das dem elterlichen Einfluß und den Lebensjahren 16 bis 19 entspricht

und schlechtes Gedächtnis. Bei eingehenderer Analyse können einige dieser Symptome trotz einer gewissen Nieren-Yang-Schwäche anders interpretiert werden. Zunächst begann der Kreuzschmerz erst nach dem Sturz, ist also eher auf ein strukturelles als auf ein energetisches Nieren-Problem zurückzuführen.

Was die anderen Symptome betrifft, so sind sie teilweise auf den Einfluß des Herzens auf die Niere zurückzuführen. Das Feuer des Herzens (im Sinne der Fünf Elemente) muß mit dem Nieren-Wasser kommunizieren. Das Nieren-Wasser muß emporfließen, um das Herz-Yin zu nähren, das Feuer des Herzens muß zu Niere und Unterem Erwärmer hinabfließen. Unsere Patientin wurde während ihrer Teenagerjahre von tiefgreifenden emotionalen Störungen befallen. Es handelte sich vermutlich um eine Mischung aus Schock und Trauer, die Herz-Feuer (im pathologischen Sinne) verursachte. Das läßt sich aus dem überflutenden und beweglichen Puls des Herzens schließen, ebenso aus dem fleckigen Areal auf ihrer Stirn, den stumpfen Augen und aus ihren Träumen. Schock und Trauer beeinträchtigten offensichtlich ihr Herz, was zu Träumen über Feuer und zum Aufwachen mit Lachen führt, desweiteren die Lunge (dazu gehören die Träume über Gebäude und das weinende Aufwachen). Näher danach befragt, bestätigt sie, daß das zutrifft, möchte aber nicht näher darüber sprechen. Das Herz-Feuer ist also oben blockiert, es kann nicht nach unten hin mit Niere und Unterem Erwärmer kommunizieren, es kommt dort zu Kälte. Das ist der Grund für Unfruchtbarkeit, verlängerten Zyklus, Blutklumpen und Kältegefühl.

Therapieprinzip

Das wichtigste Behandlungsprinzip ist es, den Geist zu beruhigen und das Herz-Feuer abwärts zu leiten, damit es mit der Niere kommunizieren kann. In diesem Fall geht es nicht um ein „Klären" oder „Beseitigen" von Herz-Feuer, mehr um das Herstellen einer Verbindung zwischen dem Feuer von Herz und Niere. Schockerlebnisse „verschließen" das Herz und machen es kleiner, Trauer entleert das Herz- und Lungen-Qi. Die einzusetzende Rezeptur braucht also einige scharfe Arzneien zum Freimachen der Herz-Öffnungen, einige saure, um das Herz zu nähren und den Geist zu beruhigen, und einige absenkende Substanzen zum Beruhigen des Geistes und zum Hinabführen des Herz-Qi in den Unteren Erwärmer.

Arzneimitteltherapie

Die Patientin wird bereits von einem Kollegen akupunktiert, sie wird mir zur Arzneimitteltherapie überwiesen. Die Rezeptur, die ich ihr gebe, ist keine klassische, sondern ich habe sie speziell für die Patientin zusammengestellt:

Radix Codonopsis pilosulae	Dang shen	9.0 g
Sclerotium Poriae pararadicis	Fu shen	6.0 g
Radix Polygalae	Yuan zhi	9.0 g
Semen Platycladi	Bai zi ren	6.0 g
Semen Ziziphi spinosae	Suan zao ren	3.0 g
Dens Draconis	Long chi	12.0 g
Bulbus Lilii	Bai he	6.0 g
Rhizoma Acori tatarinowii	Shi chang pu	4.0 g
Radix Scutellariae	Huang qin	3.0 g
Cortex Cinnamomi	Rou gui	1.5 g
Radix Glycyrrhizae tosta	Zhigan cao	2.0 g
Fructus Jujubae	Da zao	3 Stück

Erläuterung

- Dang shen und Fu shen tonisieren die Milz. Fu shen beruhigt auch den Geist.
- Yuan zhi, Bai zi ren und Suan zao ren beruhigen den Geist und nähren das Herz. Yuan zhi ist scharf und befreit die Öffnungen des Herzens, Bai zi ren und Suan zao ren sind süß bzw. sauer, sie nähren daher das Herz und beruhigen den Geist.
- Long chi ist eine absenkende Substanz zum Beruhigen des Geistes.
- Bai he nährt die Lunge, vornehmlich, wenn sie durch Trauer beeinträchtigt ist.
- Shi chang pu macht die Öffnungen des Geistes frei und handelt damit Schockwirkungen entgegen.

- Huang qin beseitigt Herz-Hitze und beruhigt den Geist. Die Arznei wird in sehr kleiner Dosierung verwendet. Sie soll vor allem in das Herz eintreten und weniger klärende Wirkung verrichten.
- Rou gui wird eingesetzt, um das Feuer des Tores der Vitalität zu wärmen, das Feuer des Herzens abwärts zu ziehen und die Kommunikation zwischen Niere und Herz wiederherzustellen.
- Zhi gan cao und Da zao harmonisieren.

Diese Rezeptur wird mit kleineren Variationen über einen Zeitraum von vier Monaten verabreicht. Sie führt zu einer markanten Verbesserung im psychischen Zustand der Patientin. Ihre Träume von Feuer hören auf, ihr Menstruationsblut wird wieder normal.

2.6.2 Leber-Feuer

Therapieprinzip

Leber-Feuer ausleiten, den Geist und die Wanderseele beruhigen.

Akupunktur

Punktauswahl

Le 2, Le 3, Di 4, B 18, MP 6, LG 18-qiangjian, LG 24-shenting, G 13, G 15, H 7, KS 7, Lu 3.

Erläuterung

- Le 2 beseitigt Leber-Feuer.
- Le 3 besänftigt die Leber und beruhigt den Geist. In Kombination mit Di 4 wirkt der Punkt stark beruhigend auf den Geist und läßt die Wanderseele zur Ruhe kommen.
- B 18, der Zustimmungspunkt der Leber, beseitigt Leber-Feuer.
- MP 6 nährt das Yin und beruhigt den Geist.
- LG 18 beruhigt den Geist, reguliert die Leber und beruhigt die Wanderseele.
- LG 24 und G 13 beruhigen den Geist und die Wanderseele bei Leber-Disharmonien. G 13 wirkt auch gegen Eifersucht und Mißtrauen.
- G 15 beseitigt Hitze, klärt die Augen und beruhigt die Wanderseele.
- H 7 und KS 7 beruhigen den Geist. KS 7 hat über das Jue Yin-Meridianpaar eine Beziehung zur Leber.
- Lu 3 harmonisiert Leber und Lunge. Gemäß dem Werk „Erklärung der Akupunkturpunkte" aus dem Jahr 1654 ist der Punkt speziell dann indiziert, wenn Leber-Feuer die Lunge blockiert, was zu Vergeßlichkeit führt. Das Buch sagt auch, daß der Punkt indiziert sei, wenn der Mensch „zu Geistern spreche."[83]

Arzneimitteltherapie

Rezeptur

Xie gan an shen wan

Pille zum Ausleiten von Leber-Fülle und zum Beruhigen des Geistes

Radix Gentianae	Long dan	9.0 g
Fructus Gardeniae	Zhi zi	6.0 g
Radix Scutellariae	Huang qin	6.0 g
Fructus Tribuli	Ji li	4.0 g
Concha Haliotidis	Shi jue ming	12.0 g
Rhizoma Alismatis	Ze xie	6.0 g
Semen Plantaginis	Che qian zi	6.0 g
Radix Angelicae sinensis	Dang gui	6.0 g
Radix Rehmanniae	Sheng di huang	9.0 g
Radix Ophiopogonis	Mai dong	6.0 g
Concha Margaritiferae usta	Zhen zhu mu	12.0 g
Fossilia ossis Mastodi	Long gu	12.0 g
Concha Ostreae	Mu li	12.0 g
Sclerotium Poriae pararadicis	Fu shen	6.0 g
Radix Polygalae	Yuan zhi	6.0 g
Semen Platycladi	Bai zi ren	6.0 g
Semen Ziziphi spinosae	Suan zao ren	6.0 g
Radix Glycyrrhizae	Gan cao	3.0 g

Erläuterung

- Long dan ist die Herrscherarznei, sie beseitigt Leber-Feuer.
- Zhi zi und Huang qin unterstützen die Herrscherarznei beim Beseitigen von Leber-Feuer.
- Ji li und Shi jue ming unterdrücken Leber-Wind und -Yang. Shi jue ming hilft auch dabei, Leber-Feuer zu beseitigen.
- Ze xie und Che qian zi helfen mit, über den Harn Feuer auszuleiten.
- Dang gui nährt das Leber-Blut und harmonisiert die Leber.
- Sheng di huang und Mai dong nähren das Yin. Sheng di huang baut das Leber-Yin auf und kühlt das Blut.
- Zhen zhu mu, Long gu und Mu li senken ab und beruhigen Geist und Wanderseele.
- Fu shen und Yuan zhi beruhigen den Geist.
- Suan zao ren und Bai zi ren nähren die Leber, beruhigen den Geist und bringen die Wanderseele zum Verweilen.
- Gan cao harmonisiert.

Diese Rezeptur ist eine Variation von Long dan xie gan tang (Dekokt zum Entlasten der Leber mit Radix Gentianae). Sie beseitigt Leber-Feuer und beruhigt den Geist. Sie wendet sich an die psychische Unruhe und an die Reizbarkeit, die durch Leber-Feuer entsteht. Die wichtigsten Manifestationen sind Schwindelgefühl, Tinnitus, rotes Gesicht, rote Augen, Durst, spärlicher, dunkler Harn, trockener Stuhl, Schlafstörungen, durch Träume unterbrochener Schlaf, Neigung zu Zornesausbrüchen, Kopfschmerz, rote Zunge mit geröteten Rändern und gelbem Belag, saitenförmiger und schneller Puls.

Mental-emotionales Muster

Zorn, Frustration, Groll und Haß können allesamt zum Aufsteigen des Leber-Yang führen, und auf lange Sicht auch zu Leber-Feuer. Das geschieht vor allem dann, wenn der Mensch sehr fette Nahrung ißt und Alkohol trinkt. Solche Menschen sind sehr zornig, neigen zu Wutausbrüchen, sind ungeduldig, psychisch rastlos und reizbar, ihr Schlaf wird durch gewaltsame Träume von Kämpfen sehr gestört. Hier attackiert Feuer die Wanderseele, es macht den Menschen zerstörerisch und rastlos.

Gelegentlich kann diese Situation zu Depressionen führen, vor allem, wenn der Zorn (üblicherweise gegen ein Mitglied der eigenen Familie) über viele Jahre im Inneren versteckt wird. Hier kann das Auftreten eines solchen Menschen – er erscheint depressiv, unterdrückt und spricht leise – die wahre Herkunft des Problems verschleiern, es sieht aus, als wären Trauer und Gram die Krankheitsursachen. Die rote Zunge mit den geröteten Rändern und der saitenförmige, schnelle Puls weisen deutlich in Richtung der wahren Herkunft des Problems, des Zorns.

Kasuistik

Eine 40jährige Frau klagt über Asthma, das knapp nach ihrem zwanzigsten Lebensjahr begonnen hat, aufgrund eines „emotionalen Traumas", wie sie es selbst ausdrückt. Sie braucht täglich Dosieraerosole mit Betasympathomimetika und Kortikosteroiden. Letztere nimmt sie auch oral zu sich. Ihre Anfälle werden eindeutig durch emotionale Belastungen ausgelöst, das Asthma entbehrt einer allergischen Grundlage.

Sie fühlt sich sehr gespannt und reizbar, häufig verspürt sie einen Schmerz unter dem rechten Rippenbogen. Sie leidet auch unter prämenstrueller Spannung.

Ihre Zunge ist rot, an den Rändern gerötet, mit einem gelben Belag (Farbabbildung 9.5). Ihr Puls ist schwächlich auf der rechten und saitenförmig auf der linken Seite.

Diagnose

Das Hauptproblem ist hier die Leber-Qi-Stagnation, die zu Leber-Feuer führt. Qi-Stauung, die über viele Jahre andauert, führt häufig zu Feuer. Leber-Feuer kann in den Thorax überfließen und das Absteigen des Lungen-Qi behindern, was zu Asthma führt. Diese Art von Asthma beginnt im späteren Leben, also nicht während der Kindheit und hat wie hier einen eindeutigen Bezug zu emotioneller Belastung. Das Leber-Feuer sehen wir deutlich an den geröteten Rändern der Zunge, aber nicht an vielen anderen Symptomen. Die Ursache dafür ist, daß es nicht selbständig, sondern aufgrund der Leber-Qi-Stagnation entstanden ist. Daher kommen die Symptome von Leber-Qi-Stagnation: Schmerz im Hypochondrium, Reizbarkeit, prämenstruelle Spannung, saitenförmiger Puls auf der linken Seite.

Therapieprinzip

Entsteht Leber-Feuer aus einer Leber-Qi-Stagnation, so braucht es kein Ausleiten mit bitteren, kalten Arzneien und kein Purgieren, sondern bloß klärendes Vorgehen mit einer Kombination aus scharfen Arzneien, um zu öffnen und das Qi zu bewegen, und einigen leichten, bitteren Arzneien, um Hitze zu klären und auszuleiten.

Somit ist das Therapieprinzip, das Qi zu bewegen, Leber-Feuer zu beseitigen, das Absteigen des Lungen-Qi wiederherzustellen, den Geist zu beruhigen und die Wanderseele zum Verweilen anzuregen.

Akupunktur

Lu 7, Lu 1, G 34, Le 3, Le 14, KS 7, KS 6, M 40. Alle neutral nadeln.

Erläuterung

- Lu 7 und Lu 1 stellen das Absteigen des Lungen-Qi wieder her.
- G 34, Le 3 und Le 14 bewegen das Leber-Qi. Vor allem Le 14 bewegt Leber-Qi im Brustkorb.
- KS 7 und KS 6 beruhigen den Geist und die Wanderseele. Sie bewegen indirekt das Leber-Qi, stellen das Absteigen des Lungen-Qi wieder her und öffnen den Thorax.
- M 40 öffnet den Thorax und erleichtert das Asthma, insbesondere in Kombination mit KS 6.

Arzneimitteltherapie

Die verwendete Rezeptur ist eine Variation von Si ni san (Pulver für kalte Extremitäten):

Radix Bupleuri	Chai hu	6.0 g
Radix Paeoniae alba	Bai shao	9.0 g
Fructus Aurantii immaturus	Zhi shi	6.0 g
Radix Glycyrrhizae tosta	Zhi gan cao	6.0 g
Radix Scutellariae	Huang qin	3.0 g
Fructus Gardeniae	Zhi zi	3.0 g
Semen Armeniacae	Xing ren	6.0 g
Fructus Perillae	Zi su zi	6.0 g
Semen Ziziphi spinosae	Suan zao ren	4.0 g
Cortex Albiziae	He huan pi	6.0 g

Erläuterung

Die ersten vier Arzneien bilden die Rezeptur Si ni san.

- Huang qin und Zhi zi sind leichte Arzneien zum Beseitigen von Hitze. In Kombination mit den scharfen, Qi-bewegenden Arzneien beseitigen sie Leber-Feuer aufgrund einer Leber-Qi-Stagnation.
- Xing ren und Zi su zi stellen das Absteigen des Lungen-Qi wieder her und erleichtern Asthma.
- Suan zao ren und He huan pi beruhigen Geist und Wanderseele.

Nach sechs Monaten Behandlungsdauer kann die Patientin alle Medikamente absetzen. Sie fühlt sich viel weniger reizbar und deprimiert.

2.7 Schleim-Feuer

2.7.1 Magen- und Herz-Schleim-Feuer

Therapieprinzip

Schleim auflösen, den Magen harmonisieren, die Öffnungen des Geistes freimachen, das Herz klären, den Geist beruhigen.

Akupunktur

Punktauswahl

M 40, KG 12, KG 9, M 25, G 13, M 8, G 18, G 15, G 17, B 20, B 49-yishe, KS 7, LG 20-baihui. M 40 und KS 7 sedieren, KG 12, B 20 und B 49 tonisieren. Alle anderen Punkte neutral nadeln.

Erläuterung

- M 40 löst Schleim auf, harmonisiert den Magen und beruhigt den Geist.
- KG 12 und KG 9 tonisieren die Milz, um Schleim aufzulösen.
- M 25 beruhigt den Geist, schließt die Öffnungen des Geistes auf und bringt Wander- und Körperseele zum Niederlassen. Es ist ein wichtiger Punkt für mental-emotionale Probleme bei Feuer oder Schleim-Feuer des Magens.
- G 13 befreit die Öffnungen des Geistes und beruhigt psychische Rastlosigkeit.
- M 8 ist ein lokaler Punkt zum Auflösen von Schleim, der den Kopf beeinträchtigt.
- G 18 beruhigt den Geist, beendet fixe Ideen und erleichtert Schwindelgefühl.
- G 15 beruhigt den Geist, bringt die Wanderseele zum Rasten und beseitigt Hitze.
- G 17 beruhigt den Geist und fördert die Konzentration. In Kombination mit M 40 beseitigt der Punkt Schleim aus dem Kopf und klärt den Geist.
- B 20 tonisiert die Milz, um Schleim aufzulösen.
- B 49 stärkt den Intellekt und klärt den Geist.
- KS 7 beruhigt den Geist und beseitigt Schleim-Feuer des Herzens.
- LG 20 klärt den Geist.

Arzneimitteltherapie

Rezeptur

Wen dan tang

Dekokt, das die Gallenblase wärmt

Rhizoma Pinelliae	Ban xia	6.0 g
Poria	Fu ling	5.0 g
Pericarpium Citri reticulatae	Chen pi	9.0 g
Caulis Bambusae in taeniam	Zhu ru	6.0 g
Fructus Aurantii immaturus	Zhi shi	6.0 g
Radix Glycyrrhizae tosta	Zhi gan cao	3.0 g
Rhizoma Zingiberis recens	Sheng jiang	5 Scheiben
Fructus Jujubae	Da zao	1 Stück

Erläuterung

- Ban xia, Chen pi und Fu ling bilden die Rezeptur Er chen tang (Dekokt der zwei alten Arzneien), die Schleim auflöst.
- Zhu ru löst heißen Schleim auf und beruhigt den Geist. Die Arznei beruhigt Reizbarkeit, die durch Feuer entsteht.
- Zhi shi hilft mit, Schleim aufzulösen, indem sie das Qi bewegt und zum Absteigen bringt.
- Sheng jiang und Da zao harmonisieren den Magen.
- Gan cao harmonisiert.

Diese Rezeptur wurde schon im Abschnitt über Blockierung des Geistes besprochen. Sie löst Schleim-Hitze des Magens und des Herzens auf.

Mental-emotionales Muster

Sorgen und Grübeln binden das Qi. Nach längerer Zeit führt eine eingeschränkte Bewegung des Qi zur Bildung von Schleim. Andererseits kann gebundenes Qi sich auch nach langer Zeit leicht in Feuer umwandeln. Feuer wiederum fördert die Bildung von noch mehr Schleim, weil es die Flüssigkeiten verbrennt und eindickt.

Schleim-Feuer benebelt und erregt zur gleichen Zeit den Geist. Der Schleim-Aspekt verursacht geistige Verwirrung, Gedächtnisschwäche, Schwindelgefühl und in schweren Fällen gänzliche Verwirrtheit mit Verlust der Einsichtsfähigkeit. Der Feuer-Aspekt führt zu Erregung, Unruhe, Schlafstörungen, einem nervösen Gefühl im Thorax, zu Angst und in schweren Fällen zu manischem Verhalten. Heute wird diese Rezeptur vielfach bei manisch-depressivem Kranksein verwendet.

Schleim-Feuer beeinträchtigt in diesem Fall Magen, Herz und Gallenblase. Im Herzen benebelt er den Geist und führt zu Verwirrtheit. In der Gallenblase verhindert er, daß die Wanderseele nachts zur Leber zurückkehrt, daher die Schlafstörungen. Die Störung der Wanderseele verursacht auch Depressionen und einen mangelnden Sinn für die Richtung des Lebens.

Offensichtlich spielt unregelmäßiges Essen eine wichtige Rolle in der Genese dieses Syndroms. Häufig sind solche Menschen vielbeschäftigte Angestellte, die unregelmäßig, während der Arbeit in gehetztem Zustand, oder aber spätabends ihre Mahlzeiten einnehmen.

Variationen

- Bei offensichtlichem Herz-Feuer: plus Huang lian (Rhizoma Coptidis).
- Bei ausgeprägter Blockierung des Geistes durch Schleim: plus Shi chang pu (Rhizoma Acori tatarinowii) und Yuan zhi (Radix Polygalae).
- Bei ausgeprägter Unruhe und Angst: plus Suan zao ren (Semen Ziziphi spinosae) und Zhen zhu mu (Concha Margaritiferae).
- Bei ausgeprägten Schlafstörungen: plus Shou wu teng (Caulis Polygoni multiflori).

Kasuistik

Eine 54jährige Frau klagt über chronische Depression und Angstzustände seit ihrem zehnten Lebensjahr. Sie hatte eine sehr unglückliche Kindheit, tief in ihr stecken Gefühle des Grolls gegen ihren Vater. Sie nahm einige Jahre trizyklische Antidepressiva, vor kurzem schaffte sie es, Tranquilizer vom Benzodiazepin-Typ abzusetzen. Trotz aller Medikamente fühlt sie sich immer noch sehr depressiv, sie beschreibt ihren Zustand, „als ob eine dunkle Wolke über ihr hinge". Sie hat auch starke Angstzustände, ihr Schlaf ist sehr unruhig. Sie leidet auch an starken, stechenden Stirnkopfschmerzen, sie neigt zu Katarrhen. Ihre Zunge ist rötlich-livid, steif, gedunsen, hat einen Magen-Riß in der Mitte und einen dicken, klebrigen, gelben Belag (Farbabbildung 9.6). Ihr Puls ist saitenförmig, schlüpfrig und voll.

Diagnose

Diese Frau leidet an zwei Hauptstörungen: Schleim-Feuer, das Magen und Herz angreift, und Blut-Stase. Beide Störungen erregen Geist und Körperseele und führen somit zu Depression und Angstzuständen.

Therapie

Das Therapieprinzip: Schleim auflösen, Feuer ausleiten, Blut bewegen, den Geist beruhigen, die Wanderseele zum Niederlassen bewegen. Sie wird ausschließlich mit Arzneimitteln behandelt, die verwendete Rezeptur ist eine Variation von Wen dan tang (Dekokt, das die Gallenblase wärmt):

Rhizoma Pinelliae	Ban xia	6.0 g
Poria	Fu ling	5.0 g
Pericarpium Citri reticulatae	Chen pi	9.0 g
Caulis Bambusae in taeniam	Zhu ru	6.0 g
Fructus Aurantii immaturus	Zhi shi	6.0 g
Radix Glycyrrhizae tosta	Zhi gan cao	3.0 g
Rhizoma Zingiberis recens	Sheng jiang	5 Scheiben
Fructus Jujubae	Da zao	1 Stück
Radix Polygalae	Yuan zhi	6.0 g
Semen Ziziphi spinosae	Suan zao ren	4.0 g
Cortex Albiziae	He huan pi	6.0 g
Radix Curcumae	Yu jin	6.0 g

Erläuterung

- Die ersten acht Zutaten bilden die ursprüngliche Rezeptur. Sie dient zum Auflösen von Schleim-Hitze in Magen und Herz.
- Yuan zhi und Suan zao ren beruhigen den Geist und befreien die Öffnungen des Geistes. Diese beiden Arzneien passen sehr gut zusammen, weil eine von ihnen scharf, die andere hingegen sauer ist.
- He huan pi und Yu jin bewegen Blut, schließen die Öffnungen des Geistes auf und heben die Stimmung.

Sie wird über neun Monate mit verschiedenen Variationen dieser Rezeptur behandelt. Sie fühlt sich danach viel besser, sie kann die Antidepressiva gänzlich absetzen.

3. Schwächung des Geistes

Sie ist durch physische und psychische Erschöpfung charakterisiert, desweiteren durch Depressionen, Mangel an Willenskraft und Initiative, Schlafstörungen (frühes Aufwachen), leichte Angstzustände, schlechtes Gedächtnis, Abneigung gegen Sprechen und Pessimismus.

Anders als bei den Störungen, die mit einem blockierten oder beunruhigten Geist einhergehen, haben wir beim geschwächten Geist häufiger die Folge als die Ursache einer Disharmonie der inneren Organe sowie von Qi und Blut vor uns. Beispielsweise kann der Geist nach einer langen chronischen Erkrankung leicht geschwächt sein, auch nach mehreren, zu knapp hintereinander liegenden Geburten oder nach einem Leben voll Überarbeitung, das die Qi- und Essenz-Speicher gründlich geleert hat.

Bei den Syndromen, die einen geschwächten Geist bewirken können, geht es um Mangel an Qi, Blut und Yin.

Das Therapieprinzip bei Schwächung des Geistes: Qi, Yang, Blut oder Yang stärken, den Geist beruhigen und die Willenskraft stärken.

3.1 Qi- und Blut-Mangel

3.1.1 Qi-Mangel

Therapieprinzip

Das Qi tonisieren, den Geist stärken.

Akupunktur

Punktauswahl

M 36, MP 3, KG 6, B 20, B 21, LG 20-baihui, H 7, Lu 3, B 15, B 13, B 44-shentang und B 42-pohu. Alle Punkte tonisieren. Moxibustion kann angewandt werden.

Erläuterung

- M 36, MP 3, B 20 und B 21 tonisieren das Qi von Magen und Milz. Nachdem Magen und Milz die Quelle des nachgeburtlichen Qi sind, sollten sie bei Qi-Mangel immer gestärkt werden.
- KG 6 stärkt das Ursprungs-Qi.
- LG 20 klärt den Geist und hebt die Stimmung.
- H 7 beruhigt den Geist.
- B 15 (mit direkter Moxibustion) tonisiert das Herz-Qi, klärt den Geist und hebt die Stimmung.
- B 13 tonisiert das Lungen-Qi. Man wählt diesen Punkt, wenn eine Lungen-Schwäche vorliegt, beispielsweise im Falle von Trauer als Ursache des Syndroms.
- B 44 tonisiert das Herz und beruhigt und klärt den Geist.
- B 42 tonisiert die Lunge und bringt die Körperseele zum Verweilen. Die Körperseele leidet durch Trauer und Gram.

Arzneimitteltherapie

Rezeptur 1

An shen ding zhi wan

Pille zum Beruhigen des Geistes und der Willenskraft

Radix Ginseng	Ren shen	9.0 g
Poria	Fu ling	12.0 g
Sclerotium Poriae pararadicis	Fu shen	9.0 g
Dens Draconis	Long chi	15.0 g
Radix Polygalae	Yuan zhi	6.0 g
Rhizoma Acori tatarinowii	Shi chang pu	8.0 g

Erläuterung

- Ren shen tonisiert das Qi und das Ursprungs-Qi.
- Fu ling wirkt zusammen mit Ren shen tonisierend auf das Qi und verhindert Nässe. Die Arznei beruhigt auch den Geist.
- Fu shen beruhigt den Geist.
- Long chi senkt ab und beruhigt Geist sowie Wanderseele.
- Yuan zhi nährt das Herz und beruhigt den Geist.
- Shi chang pu schließt die Öffner des Geistes auf und klärt den Geist.

Diese Rezeptur tonisiert das Qi, stärkt das Ursprungs-Qi, beruhigt und klärt den Geist und hebt die Stimmung. Sie wird bei chronischem Qi-Mangel eingesetzt, der den Geist beeinträchtigt, und zwar in zweierlei Hinsicht: einerseits wird der Geist durch eine Qi-Schwäche rastlos, andererseits verwirrt und deprimiert. Die wichtigsten Manifestationen der Störung: außerordentliche Müdigkeit, Abneigung gegen Sprechen, leichte Atemnot, Appetitlosigkeit, unruhiger Schlaf mit unangenehmen Träumen, Palpitationen, eine schwache Stimme, eine blasse Zunge und ein leerer oder schwächlicher Puls.

Mental-emotionales Muster

Dieses Muster entsteht entweder durch eine Leere des Qi nach einer chronischen Erkrankung oder durch emotionale Probleme, die das Qi beeinträchtigen. Trauer, Gram und Selbstvorwürfe sind die wahrscheinlichsten Ursachen dieses Zustandes. Sie schwächen das Qi von Lunge und Herz. Der Mensch fühlt sich sehr müde, ist depressiv und schläft schlecht, es fehlt ihm auch an Motivation.

Rezeptur 2

Ding zhi wan

Pille, die die Willenskraft beruhigt

Radix Ginseng	Ren shen	9.0 g
Poria	Fu ling	6.0 g
Rhizoma Acori tatarinowii	Shi chang pu	6.0 g
Radix Polygalae	Yuan zhi	6.0 g

Erläuterung

- Ren shen tonisiert das Qi und das Ursprungs-Qi.
- Fu ling stärkt zusammen mit Ren shen das Qi und beugt Nässe vor. Die Arznei beruhigt auch den Geist.
- Shi chang pu beruhigt den Geist, befreit die Öffner des Geistes und klärt den Geist.
- Yuan zhi beruhigt den Geist und schließt die Öffner des Geistes auf.

Diese Rezeptur ist der vorangegangen sehr ähnlich. Der Unterschied liegt darin, daß diese Mischung keine so stark beruhigende Wirkung auf den Geist hat, weil Long chi (Dens Draconis) weggelassen wird. Diese Rezeptur tonisiert das Qi, stärkt das Ursprungs-Qi, beruhigt und klärt den Geist und hebt die Stimmung. Sie wird bei chronischem Qi-Mangel eingesetzt, der den Geist beeinträchtigt, indem er ihn verwirrt und depressiv stimmt. Die wichtigsten Äußerungen des Syndroms: außerordentliche Müdigkeit, Abneigung gegen Sprechen, Appetitlosigkeit, leichte Atemnot, Palpitationen, eine schwache Stimme, eine blasse Zunge und ein leerer oder schwächlicher Puls.

Mental-emotionales Muster

Wie im vorhergehenden Fall entsteht dieses Muster entweder aus einer Leere des Qi nach einer chronischen Erkrankung oder durch emotionale Störungen, die das Qi beeinträchtigen. Trauer, Gram und Selbstvorwürfe sind die wahrscheinlichsten Ursachen dieses Zustandes. Sie leeren das Qi von Lunge und Herz. Der Mensch ist sehr müde und deprimiert und hat zu wenig Motivation.

Kasuistik

Eine 41jährige Frau leidet an Distension des Abdomens, Aufstoßen, Obstipation und Schmerzen im Hypochondrium. Der Beginn der Regel zieht sich immer hin, sie ist schmerzhaft. Das Menstruationsblut ist dunkel und enthält einige Klumpen. Sie klagt auch über prämenstruelle Spannung und Reizbarkeit.

Nachts verspürt sie ein unbestimmtes Angstgefühl mit einer Engeempfindung im Thorax. Vor einigen Jahren durchlief sie eine emotional schwierige Zeit, sie empfand damals große Traurigkeit. Ihr Teint ist blaß, die Augen sind etwas stumpf. Die Farbe des Zungenkörpers ist normal, er weist einige Zahneindrücke auf. Der Puls ist sehr schwächlich und dünn an der Lungen-Position, links ist er etwas saitenförmig.

Diagnose

Die meisten Symptome und Krankheitszeichen weisen auf eine Stagnation von Leber-Qi und -Blut hin, nämlich Distension des Abdomens, Aufstoßen, Schmerz im Hypochondrium, schmerzhafte Regel mit dunklem Blut und prämenstrueller Spannung. Allerdings sprechen der sehr dünne Lungen-Puls, das nächtliche Angstgefühl, das blasse Antlitz und die Zahneindrücke auf der Zunge für Lungen-Qi-Mangel. Diese Befunde weisen zusammen mit dem Fehlen einer Rötung der Zungenränder auf eine Schwäche des Lungen-Qi hin, das die Leber nicht kontrollieren kann. Dadurch kommt es zu einer Stagnation des Leber-Qi. Das nächtliche unbestimmte Angstgefühl ist auf die Erregung der Körperseele durch den Lungen-Qi-Mangel zurückzuführen. Der Mangel an Lungen-Qi ist offensichtlich auf die Jahre zurückliegende Phase großer Traurigkeit zurückzuführen.

Therapieprinzip

Das Lungen-Qi tonisieren, die Körper- und Wanderseele zum Verweilen bringen, das Leber-Qi bewegen.

Arzneimitteltherapie

Ich verschreibe keine klassische, sondern eine auf die Patientin maßgeschneiderte Rezeptur:

Bulbus Lilii	Bai he	9.0 g
Radix Ophiopogonis	Mai dong	6.0 g
Radix Glehniae	Bei sha shen	6.0 g
Radix Astragali	Huang qi	6.0 g
Radix Codonopsis pilosulae	Dang shen	9.0 g
Fructus Schisandrae	Wu wei zi	4.0 g
Radix Rehmanniae praeparata	Shu di huang	9.0 g
Radix Paeoniae alba	Bai shao	9.0 g
Herba Leonuri	Yi mu cao	4.0 g
Radix Curcumae	Yu jin	6.0 g
Radix Glycyrrhizae tosta	Zhi gan cao	6.0 g

Erläuterung

- Bai he, Mai dong und Bei sha shen nähren das Lungen-Yin. Wenngleich die Patientin nicht an Lungen-Yin-Schwäche mangelt, so werden diese Arzneien hier doch verwendet, um die Körperseele zu nähren und zu beruhigen, und um Traurigkeit zu mindern.
- Huang qi und Dang shen tonisieren das Qi von Lunge und Milz. Das Stärken des Milz-Qi ist gemäß dem Prinzip nötig, die Erde aufzubauen, um das Metall zu stärken.
- Wu wei zi tonisiert das Qi und das Yin der Lunge und beruhigt die Körperseele.
- Shu di huang, Bai shao und Yi mu cao harmonisieren das Leber-Blut. Bai shao ist sauer und absorbierend. In Kombination mit Gan cao beendet Bai shao Schmerz, beruhigt den Geist und vermindert psychischen Druck.
- Yu jin bewegt das Leber-Blut, schließt die Öffnungen des Geistes auf und vermindert Depression.
- Zhi gan cao wird hier in höherer als der üblichen Dosierung verwendet. Hier wird die Arznei mit Bai shao im oben angeführten Sinn kombiniert.

Nachdem die Patientin diese Verschreibung über zwei Wochen eingenommen hat, verspürt sie weniger Distension des Abdomens, weniger Rülpsen. Die Obstipation verschwindet. Sie ist abends ruhiger, ihre Stimmung ist heller, sie ist aber auch launenhafter, emotional erlebt sie Berg- und Talfahrten. Ich schreibe diese Wirkung der Arznei Yu jin zu: sie ist scharf und heiß und bewegt daher intensiv das Qi und das Blut der Leber. Die zweite Verschreibung ist folgende:

Bulbus Lilii	Bai he	9.0 g
Radix Glehniae	Bei sha shen	6.0 g
Radix Ophiopogonis	Mai dong	6.0 g
Radix Codonopsis pilosulae	Dang shen	6.0 g
Cortex Magnoliae officinalis	Hou po	6.0 g
Rhizoma Pinelliae	Ban xia	6.0 g
Folium Perillae	Zi su ye	6.0 g
Poria	Fu ling	4.0 g
Rhizoma Cyperi	Xiang fu	4.0 g
Semen Ziziphi spinosae	Suan zao ren	3.0 g
Radix Glycyrrhizae tosta	Zhi gan cao	6.0 g
Radix Paeoniae alba	Bai shao	6.0 g
Fructus Jujubae	Da zao	5 Stück

Erläuterung

- Die ersten vier Arzneien haben wir schon oben besprochen.
- Hou po, Ban xia, Zi su ye und Fu ling bilden die Rezeptur Ban xia hou po tang (Dekokt mit Rhizoma Pinelliae und Cortex Magnoliae officinalis), die das Leber-Qi im Thorax bewegt und das Qi von Lunge und Magen absteigen läßt. Sie erleichtert Depressionen, Launenhaftigkeit und Traurigkeit, die mit der Lunge in Zusammenhang stehen.
- Xiang fu und Suan zao ren bewegen das Leber-Qi und bringen die Wanderseele zum Verweilen. Sie sind ein Wirkungspaar, denn die eine Arznei ist scharf und bewegt, während die andere sauer ist und absorbiert.
- Zhi gan cao und Bai shao beenden Schmerz, harmonisieren die Leber und mäßigen psychischen Druck.
- Da zao harmonisiert.

Die Patientin erhält diese Verschreibung dreimal. Danach fühlt sie sich insgesamt viel besser, ihre Regelblutungen sind fortan schmerzlos.

3.1.2 Qi- und Blut-Mangel

Therapieprinzip

Das Qi tonisieren, das Blut nähren, den Geist beruhigen.

Akupunktur

Punktauswahl

M 36, MP 6, KG 4, B 20, B 21, LG 20-baihui, H 7, KG 15, B 15, B 44-shentang. Alle tonisierend nadeln. Moxibustion kann angewandt werden.

Erläuterung

- M 36, MP 6, B 20 und B 21 tonisieren das Qi von Magen und Milz. Da Magen und Milz die Quelle des nachgeburtlichen Qi sind, sollten sie bei Qi-Mangel immer tonisiert werden. MP 6 nährt auch das Blut, beruhigt den Geist und fördert den Schlaf.
- KG 4 tonisiert das Ursprungs-Qi und nährt das Blut.
- LG 20 klärt den Geist und hebt die Stimmung.
- H 7 beruhigt den Geist.
- KG 15 beruhigt den Geist und nährt das Herz-Blut.
- B 15 tonisiert bei direkter Moxibustion das Herz-Qi, klärt den Geist und hebt die Stimmung.
- B 44 tonisiert das Herz. Der Punkt beruhigt und klärt auch den Geist.

Arzneimitteltherapie

Rezeptur 1

Gui pi tang

Dekokt zum Stärken der Milz

Radix Ginseng oder	Ren shen	6.0 g
Radix Codonopsis pilosulae	Dang shen	12.0 g
Radix Astragali	Huang qi	15.0 g
Rhizoma Atractylodis macrocephalae	Bai zhu	12.0 g
Radix Angelicae sinensis	Dang gui	6.0 g
Sclerotium Poriae pararadicis	Fu shen	9.0 g
Semen Ziziphi spinosae	Suan zao ren	9.0 g
Arillus Longan	Long yan rou	12.0 g
Radix Polygalae	Yuan zhi	9.0 g
Radix Aucklandiae	Mu xiang	6.0 g
Radix Glycyrrhizae tosta	Zhi gan cao	4.0 g
Rhizoma Zingiberis recens	Sheng jiang	3 Scheiben
Fructus Jujubae	Da zao	5 Stück

Erläuterung

- Ren shen bzw. Dang shen, Huang qi und Bai zhu tonisieren das Qi.
- Dang gui nährt das Blut.
- Fu shen unterstützt die Qi-stärkenden Arzneien, sie beugt Nässe vor und beruhigt den Geist.
- Suan zao ren, Long yan rou und Yuan zhi nähren das Herz und beruhigen den Geist.

- Mu xiang bewegt das Qi. Die Arznei wird hier verwendet, um die schwere, den Mittleren Erwärmer belastende Wirkung der Qi- und Blutstärkenden Arzneien aufzuwiegen.
- Zhi gan cao unterstützt die Qi-stärkenden Zutaten beim Stärken des Qi, die Arznei harmonisiert auch.
- Sheng jiang und Da zao harmonisieren die Rezeptur, harmonisieren das Abwehr- und das Nähr-Qi und unterstützen das Tonisieren des Milz-Qi.

Diese sehr bewährte Rezeptur ist ausgezeichnet geeignet, das Milz-Qi und das Herz-Blut zu stärken sowie den Geist zu beruhigen. Abgesehen vom Beruhigen des Geistes klärt und regt sie ihn auch an, was Gedächtnis, Denken und Konzentration fördert. Die wichtigsten Äußerungen des Qi- und Blut-Mangels: Palpitationen, Müdigkeit, blasser Teint, Einschlafstörungen, schlechtes Gedächtnis, Appetitmangel, bei Frauen Menorrhagien (das schwache Milz-Qi kann das Blut nicht halten), eine blasse Zunge und ein schwächlicher oder rauher Puls.

Mental-emotionales Muster

Sorge und Grübeln über einen langen Zeitraum verletzen Milz und Herz und führen zu Schwäche des Milz-Qi und des Herz-Blutes. Das schwächt den Geist, der seiner Residenz beraubt wird. Somit wird der Patient müde und depressiv, er schläft schwer ein. Der Geist regelt Gedächtnis- und Denkvermögen, daher kommt es zu schlechtem Erinnerungsvermögen, mangelnder Konzentration und langsamem Denken. Im Rahmen dieses Syndroms kann es auch zu fixen Ideen und Phobien kommen, die auf die Schwäche von Milz und Blut zurückgehen. Die Milz kontrolliert Denken, Intelligenz und Konzentration. Bei Milz-Disharmonien kann es in Verkehrung der physiologischen Funktionen zu bedrängenden Gedanken und Phobien kommen.

Variationen

Bei ausgeprägter Blut-Schwäche: plus Shu di huang (Radix Rehmanniae praeparata). Wird diese Arznei hinzugefügt, so heißt die Rezeptur Hei gui pi tang (Schwarzes Dekokt zum Stärken der Milz).

Rezeptur 2

Shi wei wen dan tang

Dekokt aus zehn Bestandteilen zum Wärmen der Gallenblase

Rhizoma Pinelliae	Ban xia	6.0 g
Pericarpium Citri reticulatae	Chen pi	6.0 g
Poria	Fu ling	4.5 g
Fructus Aurantii immaturus	Zhi shi	6.0 g
Radix Ginseng	Ren shen	3.0 g
oder		
Radix Codonopsis pilosulae	Dang shen	9.0 g
Radix Rehmanniae praeparata	Shu di huang	9.0 g
Semen Ziziphi spinosae	Suan zao ren	3.0 g
Radix Polygalae	Yuan zhi	3.0 g
Fructus Schisandrae	Wu wei zi	3.0 g
Radix Glycyrrhizae tosta	Zhi gan cao	1.5 g
Rhizoma Zingiberis recens	Sheng jiang	5 Scheiben
Fructus Jujubae	Da zao	1 Stück

Erläuterung

- Ban xia, Chen pi und Fu ling lösen Schleim auf.
- Zhi shi bewegt das Qi, um das Auflösen von Schleim zu unterstützen.
- Ren shen bzw. Dang shen tonisiert Qi und Ursprungs-Qi.
- Shu di huang nährt das Blut.
- Suan zao ren und Yuan zhi beruhigen den Geist und schließen die Öffnungen des Geistes auf.
- Wu wei zi beruhigt den Geist.

  Die Arznei ist sauer und „saugt" daher den Geist in Richtung des Herzens. Durch die adstringierende Wirkung wirkt die Arznei auch gegen Schwitzen.
- Zhi gan cao harmonisiert und unterstützt das Tonisieren des Qi.
- Sheng jiang und Da zao harmonisieren.

Diese Rezeptur ist eine Abwandlung von Wen dan tang (Dekokt, das die Gallenblase wärmt). Die eine Wirkung von Wen dan tang, nämlich das Auflösen von Schleim, wird übernommen, die Abwandlung beseitigt aber nicht Hitze, wie es beim Original der Fall ist. Zusätzlich tonisiert die Mischung auch Qi und Blut. Die wichtigsten Manifestationen der Störung: Müdigkeit, Appetitmangel, Gedächtnisschwäche, Schüchternheit, Schlafstörungen, Palpitationen, leichte Angstzustände, Schreckhaftigkeit, eine blasse Zunge und ein schwächlicher oder rauher Puls.

Im Unterschied zur vorangegangenen Rezeptur bezieht diese Verschreibung auch das Schwitzen ein, das durch Leere-Hitze aufgrund von Blut-Mangel entstehen kann. Dieses Szenario ist häufig, vor allem bei Frauen. Wu wei zi und Suan zao ren erfüllen diese Aufgabe.

Ein anderer wichtiger Unterschied zur vorigen Verschreibung: Shi wei wen dan tang löst auch Schleim auf. Daher ist die Mischung auch geeignet, geistige Verwirrung sowie Angstzustände und Unruhe zu behandeln.

Mental-emotionales Muster

Sorge und Grübeln schwächen die Milz und das Herz, es kommt in der Folge zu Qi- und Blut-Mangel. Der Geist verliert seine Behausung, der Mensch fühlt sich erschöpft, deprimiert und ängstlich. Der Milz-Qi-Mangel gibt zur Bildung von Schleim Anlaß, der den Geist benebelt. Es kommt dadurch zu verwirrtem Denken und zu fixen Ideen. Der Blut-Mangel führt zu Schlafstörungen, Gedächtnisschwäche, Schüchternheit und Schreckhaftigkeit.

Rezeptur 3

Gan mai da zao tang

Dekokt mit Radix Glycyrrhizae, Fructus Tritici levis und Fructus Jujubae

Fructus Tritici levis	Fu xiao mai	15.0 g
Radix Glycyrrhizae	Gan cao	9.0 g
Fructus Jujubae	Da zao	7 Stück

Erläuterung

- Fu xiao mai tonisiert das Herz-Qi und beruhigt den Geist. Die Arznei ist adstringierend, sie kann somit den ruhelosen Geist wieder ins Herz „absorbieren".
- Gan cao tonisiert Qi, harmonisiert den Mittleren Erwärmer und nährt das Herz.
- Da zao tonisiert das Qi und harmonisiert.

Diese interessante klassische Rezeptur war Gegenstand vieler Überlegungen und verschiedener Interpretationen. Im wesentlichen tonisiert sie das Herz-Qi und beruhigt den Geist. Sie kann auch bei Herz-Yin-Mangel mit Leere-Hitze eingesetzt werden, allerdings nur, wenn die Leere-Hitze nicht so stark ist, daß man bittere, kalte Arzneien braucht, die das Qi nur noch zusätzlich schwächen würden. Andererseits ist der Qi-Mangel hier nicht so ausgeprägt, daß man stark tonisierende Arzneien benötigt, es reicht die sanfte Stärkung durch die drei Arzneien. Das Bemerkenswerte an der Verschreibung ist, daß sie genug Tonisierung bietet, aber nicht soviel, daß eine Leere-Hitze verstärkt werden könnte. Alle Arzneien der Rezeptur sind süß, und dieser Geschmack besänftigt die Leber. Aus diesem Grund sagt man auch, daß diese Rezeptur Leber-Qi-Stagnation behandelt, die mit Herz-Qi-Mangel einhergehen kann.

Mental-emotionales Muster

Alle Äußerungen, die sich auf diese Rezeptur beziehen, sind aus dem mentalen oder emotionalen Bereich. Sorge, übermäßige Freude, Begierde, Liebe und Grübeln können allesamt das Herz-Qi beeinträchtigen und zu diesem Zustand führen. Die Hauptmanifestationen sind Sorge, Angstzustände, Traurigkeit, Weinen, Schlafstörungen, Depressionen, Unfähigkeit zur Selbstkontrolle, Gähnen, Seufzen, Desorientierung, der Patient spricht mit sich selbst, der Puls ist schwächlich, die Zunge blaß. Die Zunge kann auch rot und belaglos sein, wenn ein Herz-Yin-Mangel vorliegt.

Bei deutlicher Ausprägung entspricht dieses Bild der depressiven Phase bei der manisch-depressiven Erkrankung.

Diese Rezeptur wird häufig im ganzen zu anderen Verschreibungen hinzugefügt, um die obigen Manifestationen zu behandeln.

Fertigarznei 1

Ding xin wan

Pille zum Beruhigen des Herzens

Radix Codonopsis pilosulae	Dang shen
Radix Angelicae sinensis	Dang gui
Sclerotium Poriae pararadicis	Fu shen
Radix Polygalae	Yuan zhi
Semen Ziziphi spinosae	Suan zao ren
Semen Platycladi	Bai zi ren
Radix Ophiopogonis	Mai dong
Succinum	Hu po

Erläuterung

Dieses Präparat tonisiert das Herz (Qi, Blut und Yin), es beruhigt und stärkt den Geist und kann bei Depressionen und Schlafstörungen aufgrund einer Schwäche des Herzens verwendet werden.

Wenngleich die Arznei Qi, Blut und Yin tonisiert, so liegt die Betonung auf einem Herz-Qi-Mangel. Der entsprechende Zungenbefund: blasser Körper, Herz-Riß.

Fertigarznei 2

Ling zhi pian

Tabletten mit Ganoderma lucidum

Ganoderma lucidum seu japonicum Ling zhi cao

Erläuterung

Dieses Präparat enthält ausschließlich Ling zhi cao, eine Arznei, die Qi, Blut und Yin tonisiert und den Geist beruhigt. Es wird bei Schlafstörungen und Depressionen aufgrund von Qi- und Blut-Mangel verwendet.

3.2 Yang-Mangel

3.2.1 Nieren-Yang-Mangel

Therapieprinzip

Das Yang tonisieren und wärmen, die Niere stärken, den Geist beruhigen und die Stimmung heben.

Akupunktur

Punktauswahl

B 23, B 52-zhishi, LG 4, LG 14-dazhui, KG 4, N 3-taixi, N 7-fuliu, M 36, MP 6, LG 20-baihui, B 8-luoque, B 10-tianzhu. Alle tonisierend nadeln, bis auf die am Schädel gelegenen Punkte, die man neutral nadelt. Moxibustion sollte angewandt werden.

Erläuterung

- B 23 tonisiert das Nieren-Yang.
- B 52 tonisiert die Niere und stärkt die Willenskraft.
- LG 4 (direkte Moxibustion) stärkt intensiv das Feuer des Tores der Vitalität und hebt die Stimmung.
- LG 14 (direkte Moxibustion), tonisiert das Yang und hebt die Stimmung.
- KG 4 nährt die Niere und beruhigt den Geist.
- N 3 und N 7 tonisieren das Nieren-Yang. N 7 wirkt auch gegen Ödeme, eine mögliche Komplikation eines Nieren-Yang-Mangels.
- M 36 und MP 6 tonisieren den Magen und die Milz, um die Vitalität im allgemeinen zu heben. Vor allem MP 6 nährt auch das Yin, weshalb dieser Punkt bei komplizierten Fällen von kombinierter Yin- und Yang-Schwäche der Niere angezeigt ist.
- LG 20 hebt das Yang, verbessert das Merkvermögen und die Konzentration und hebt die Stimmung.
- B 8 beruhigt den Geist, hebt die Stimmung und stärkt das Gedächtnis.
- B 20 klärt den Geist.

Arzneimitteltherapie

Rezeptur

You gui wan

Pille, die die Rechte (Niere) wiederherstellt

Radix lateralis Aconiti praeparata	Fu zi	3.0 g
Cortex Cinnamomi	Rou gui	3.0 g
Cortex Eucommiae	Du zhong	6.0 g
Fructus Corni	Shan zhu yu	4.5 g
Semen Cuscutae	Tu si zi	6.0 g
Colla Cornus Cervi	Lu jiao jiao	6.0 g
Radix Rehmanniae praeparata	Shu di huang	12.0 g
Rhizoma Dioscoreae	Shan yao	6.0 g
Fructus Lycii	Gou qi zi	6.0 g
Radix Angelicae sinensis	Dang gui	4.5 g

Erläuterung

- Rou gui und Fu zi tonisieren und wärmen das Nieren-Yang und heizen das Feuer des Tores der Vitalität an.
- Du zhong, Tu si zi und Lu jiao jiao tonisieren und wärmen das Nieren-Yang, sie stärken ebenso die Willenskraft.
- Shu di huang, Shan yao und Shan zhu yu tonisieren Niere, Magen und Leber. Diese Dreierkombination ist eine verkleinerte Version von Liu wei di huang wan (Pille aus sechs Bestandteilen mit Radix Rehmanniae praeparata), ohne die drei ausleitenden Arzneien Ze xie (Rhizoma Alismatis), Fu ling (Poria) und Mu dan pi (Cortex Moutan).
- Gou qi zi und Dang gui nähren das Blut.

Diese Rezeptur ist ausgezeichnet dazu geeignet, das Nieren-Yang und das Feuer des Tores der Vitalität sowie die damit assoziierten psychischen Aspekte zu stärken. Die wichtigsten physischen Äußerungen sind Rückenschmerzen, schwache Knie, schlechtes Gedächtnis, Erschöpfung, Kältegefühl der Beine und des Rückens, häufiger und heller Harnfluß, eine blasse und gedunsene Zunge sowie ein schwächlicher, tiefer Puls. Diese Rezeptur ist Jin gui shen qi wan (Pille für das Nieren-Qi aus „Abriß des Wichtigsten aus Goldtruhe und Jadekasten") aus zwei Gründen vorzuziehen. Zunächst nährt sie auch das Blut, was sie für Frauen geeigneter macht. Die Blut-Stärkung kommt durch Gou qi zi und Dang gui zustande. Zweitens ist You gui wan besser geeignet, die mentalen Aspekte des Nieren-Yang-Mangels zu behandeln, aufgrund der Zutaten Du zhong und Lu jiao jiao.

Mental-emotionales Muster

Angst, Schockerlebnisse und Schuldgefühle können die Niere verletzen und diesen Zustand hervorrufen. Diese Emotionen sind aber häufig eher die Folge als die Ursache von Nieren-Yang-Mangel. Das Nieren-Yang kann durch chronische Erkrankungen, Überarbeitung, übermäßige physische Arbeit oder sexuelle Aktivität und durch zu viel schweres Heben geleert werden.

Ein solcher Mensch fühlt sich psychisch und körperlich erschöpft, er ist deprimiert, hat zuwenig Willenskraft und Unternehmungsgeist. Er oder sie gibt beinahe jede Hoffnung auf, es könnte ihm noch einmal besser gehen oder er könnte im Leben irgend etwas beginnen oder verändern. Alles ist zu anstrengend.

Diesen Zustand kennzeichnet nicht bloß ein Nieren-Yang-Mangel, sondern auch Essenz-Leere. Die Nieren-Essenz ist die stoffliche Basis für alle physiologischen Aktivitäten der Niere. Die Essenz hat einen Yin- und einen Yang-Aspekt. In diesem Fall ist der Yang-Aspekt geschwächt. Da die Essenz die Grundlage der Drei Schätze ist, also der Essenz, des Qi und des Geistes, verursacht eine Schwäche ihres Yang-Aspekts außerordentliche Erschöpfung und Depression.

Variationen

- Bei schwerer Depression und Erschöpfung: Lu jiao jiao durch die stärkere Arznei Lu rong (Cornu Cervi pentotrichum) ersetzen.
- Bei gemischten Symptomen von Yin- und Yang-Mangel der Niere, was sehr häufig vorkommt: die Dosierung von Fu zi und Rou gui auf jeweils 1.5 g vermindern, Shu di huang durch Sheng di huang (Radix Rehmanniae) ersetzen.

Kasuistik

Eine 46jährige Frau klagt über Nykturie. Sie muß nächtens bis zu siebenmal aufstehen, um Harn zu lassen. Ihr Urin ist insgesamt blaß, wenn sie nachts aufwacht, hat sie einen trockenen Mund. Sie hat Schmerzen im unteren Kreuzbereich und fühlt sich allgemein kalt, wenngleich sie gelegentlich im Gesicht ein Hitzegefühl verspürt.

Ihre Zunge ist etwas blaß, mit einer roten Spitze mit roten Punkten (Farbabbildung 9.7). Ihr Puls ist an beiden Nieren-Positionen links und rechts schwächlich.

Diagnose

Es handelt sich um einen klaren Nieren-Yang-Mangel. Wenngleich das die vorherrschende Störung ist, so sehen wir auch den Beginn eines gewissen Nieren-Yin-Mangels, der sich in einem trockenen Mund in der Nacht und gelegentlichen heißen Flushes äußert.

Nach ihrem früheren Leben und der möglichen Herkunft der Probleme befragt, gibt sie an, daß sie während des Krieges evakuiert wurde und bei einer Familie lebte, die sie nicht gut behandelte. Sie war zwischen ihrem vierten und achten Lebensjahr dort. Sie wurde durch ihre Zieheltern eingeschüchtert und war oft verschreckt. Damals entwickelte sie eine Enuresis nocturna, die erst mit 13 wieder verschwand. Dies ist ein deutliches Beispiel für die Wirkung von Angst auf die Niere bei Kindern: es bildet sich ein Nieren-Yang-Mangel heraus, der das ganze Leben über anhält.

Therapieprinzip

Das Nieren-Yang tonisieren, die Essenz adstringieren, die Willenskraft stärken und den Geist beruhigen.

Akupunktur

Tonisierung der folgenden Punkte:

- B 23, LG 4 (Moxibustion), KG 4 (mit Moxibustion) und N 3-taixi, um das Nieren-Yang und die Willenskraft zu stärken.
- KS 7 und KG 15 zum Beruhigen des Geistes.

Arzneimitteltherapie

Ich verwende keine Dekokte, sondern nur eine Fertigarznei:

Jin suo gu jing wan

Pille des goldenen Verschlusses zum Festigen der Essenz

Semen Euryales	Qian shi
Stamen Nelumbinis	Lian xu
Fossilia ossis Mastodi (kalziniert)	Long gu
Concha Ostreae (kalziniert)	Mu li
Semen Nelumbinis	Lian zi
Semen Astragali complanati	Sha yuan zi

Diese Arznei wirkt vielmehr adstringierend als tonisierend. Sie behandelt die Manifestation der Erkrankung, indem sie den Harnfluß adstringiert, sie wendet sich nicht an die Wurzel, nämlich den Nieren-Yang-Mangel. Diese Fertigarznei ist deshalb als Ergänzung zur obigen Akupunkturbehandlung geeignet, die auf die Behandlung der Wurzel abzielt.

3.3 Blut-Mangel

Therapieprinzip

Das Blut nähren, den Geist beruhigen.

Akupunktur

Die gleichen Punkte, wie wir sie bei der Beunruhigung des Geistes durch Blut-Mangel besprochen haben, sind hier anzuwenden.

Arzneimitteltherapie

Die gleichen Rezepturen, wie wir sie bei der Beunruhigung des Geistes durch Blut-Mangel besprochen haben, sind hier anzuwenden.

3.4 Yin-Mangel

3.4.1 Nieren-Yin-Mangel

Therapieprinzip

Das Yin nähren, den Geist beruhigen, die Stimmung heben.

Akupunktur

Punktauswahl

N 3-taixi, N 6-zhaohai, MP 6, KG 4, B 23, B 52-zhishi, LG 20-baihu. Tonisieren.

Erläuterung

- N 3, N 6, MP 6 und KG 4 nähren das Nieren-Yin und beruhigen den Geist.

Arzneimitteltherapie

Alle Rezepturen, die bei der Beunruhigung des Geistes durch Yin-Mangel erörtert wurden, sind auch hier anwendbar. Die Betonung dieser Verschreibungen liegt allerdings auf dem Beruhigen des Geistes, wohingegen wir hier im Falle des geschwächten Geistes das Schwergewicht auf das Klären des Geistes und das Heben der Stimmung legen müssen. Die weiter oben erwähnten Rezepturen sollten deshalb durch Hinzufügen mehr Yin-stärkender Arzneien modifiziert werden, wie Sheng di huang (Radix Rehmanniae), Mai dong (Radix Ophiopogonis) oder Tian dong (Radix Asparagi).

Es folgen Rezepturen, die das Yin nähren und deren Akzent auf dem Heben der Stimmung, nicht auf dem Beruhigen des Geistes, liegt.

Rezeptur

Liu wei di huang wan

Pille aus sechs Bestandteilen mit Radix Rehmanniae praeparata

Radix Rehmanniae praeparata	Shu di huang	24.0 g
Fructus Corni	Shan zhu yu	12.0 g
Rhizoma Dioscoreae	Shan yao	12.0 g
Rhizoma Alismatis	Ze xie	9.0 g
Cortex Moutan	Mu dan pi	9.0 g
Poria	Fu ling	9.0 g

Erläuterung

Das ist die bekannteste Yin-nährende Rezeptur. Angst, Schuldgefühle und Schock können die Niere entleeren. Vor allem Schuldgefühle können, wenn sie viele Jahre gehegt werden, sehr destruktiv wirken und zu Nieren-Schwäche führen. Die wichtigsten Manifestationen, die uns an diese Verschreibung denken lassen: Schwindelgefühl, Tinnitus, Rückenschmerzen, Nachtschweiß, trockener Mund, Hitze der Fünf Flächen, Erschöpfung, dunkler Teint, dürrer Körper, trockenes Haar, eine trockene, belaglose Zunge und ein oberflächlicher, leerer Puls.

Mental-emotionales Muster

Wie schon ausgeführt, kann dieser Zustand entweder als Folge emotionaler Probleme entstehen, die auf Schock, Angst oder Schuldgefühle zurückgehen, es ist aber auch der umgekehrte pathogenetische Weg denkbar, wo die Probleme die Folge einer Entleerung des Yin und der Essenz der Niere sind.

Ein solcher Mensch fühlt sich sehr erschöpft und deprimiert, er hat zuwenig Willenskraft und Unternehmungsgeist. Der Unterschied zu jenen Menschen, die an einer Nieren-Yang-Schwäche mit ähnlichen psychischen Charakteristika leiden, liegt in der etwas stärkeren Unruhe, Unbehaglichkeit und Zappeligkeit des Nieren-Yin-Patienten, der überdies mehr zum Klagen über seinen Zustand neigt.

Die Essenz ist die Grundlage der Drei Schätze, der Essenz, des Qi und des Geistes. Wenn sie erschöpft ist, so leiden der Geist und die Willenskraft darunter, es kommt zu Erschöpfung, Depression und Verzweiflung.

3.4.2 Lungen- und Nieren-Yin-Mangel

Therapieprinzip

Das Yin von Lunge und Niere nähren, die Willenskraft stärken, die Körperseele zum Niederlassen bewegen.

Akupunktur

Punktauswahl

Lu 9, Lu 5, N 3-taixi, KG 4, Lu 7 und N 6-zhaohai, B 23, B 52, B 42. Tonisierend nadeln.

Erläuterung

- Lu 9 tonisiert das Lungen-Yin.
- Lu 5 nährt das Wasser der Lunge. Nach dem Werk „Erklärung der Akupunkturpunkte" ist der Punkt angezeigt, wenn Traurigkeit die Lunge beeinträchtigt, dort zu Trockenheit führt, und wenn der Mensch viel weint.[84]
- N 3 und KG 4 nähren das Nieren-Yin und beruhigt den Geist.
- Lu 7 und N 6 öffnen das Konzeptionsgefäß, nähren das Yin von Lunge und Niere und unterstützen den Rachen.
- B 23 und B 52 tonisieren die Niere und stärken die Willenskraft.
- B 42 tonisiert die Lunge und beruhigt die Körperseele.

Arzneimitteltherapie

Rezeptur 1

Mai wei di huang wan (Ba xian chang shou wan)
Pille mit Radix Ophiopogonis, Fructus Schisandrae und Radix Rehmanniae praeparata (Pille der Acht Unsterblichen für langes Leben)

Radix Rehmanniae praeparata	Shu di huang	24.0 g
Fructus Corni officinalis	Shan zhu yu	12.0 g
Rhizoma Dioscoreae	Shan yao	12.0 g
Rhizoma Alismatis	Ze xie	9.0 g
Cortex Moutan	Mu dan pi	9.0 g
Poria	Fu ling	9.0 g
Radix Ophiopogonis	Mai dong	6.0 g
Fructus Schisandrae	Wu wei zi	6.0 g

Erläuterung

Es handelt sich um eine Abwandlung der vorhergehenden Rezeptur, wobei Mai dong und Wu wei zi hinzugefügt werden. Die wichtigsten körperlichen Manifestationen, die zu jenen hinzukommen, die für Liu wei di huang wan zutreffen, sind trockener Husten, trockener Rachen, leichte Atemnot und gelegentlich auch blutig tingiertes Sputum.

Mental-emotionales Muster

Alle Merkmale des vorhergehenden Syndroms treffen auch hier zu. Der Hauptunterschied liegt darin, daß hier die Körperseele betroffen ist, und daß dieser Zustand durch Emotionen verursacht werden kann, die die Lunge verletzen. Dazu gehören Traurigkeit, Sorgen und Gram.

Der Mensch somatisiert wahrscheinlich seine Emotionen in Form von trockener Haut mit Ausschlag.

Der Patient neigt dazu, melancholisch und traurig zu sein und nostalgisch der Vergangenheit nachzuhängen.

Rezeptur 2

Di po tang

Dekokt für die Körperseele der Erde

Radix Ophiopogonis	Mai dong	9.0 g
Radix Paeoniae alba	Bai shao	9.0 g
Fructus Schisandrae	Wu wei zi	3.0 g
Radix Scrophulariae	Xuan shen	9.0 g
Concha Ostreae	Mu li	9.0 g
Rhizoma Pinelliae	Ban xia	9.0 g
Radix Glycyrrhizae	Gan cao	3.0 g

Erläuterung

- Mai dong, Wu wei zi und Xuan shen nähren das Lungen-Yin.
- Bai shao und Mu li wirken beide adstringierend und helfen so beim Nähren des Yin mit. Sie helfen ebenso, die Körperseele in der Lunge zu verwurzeln.
- Ban xia unterdrückt rebellierendes Lungen-Qi.
- Gan cao harmonisiert.

Mental-emotionales Muster

Diese Rezeptur stammt aus „Erörterung der Blut-Erkrankungen" (1884), sie ist für psychische Verwirrung und Rastlosigkeit aufgrund einer umherwandernden Körperseele geeignet.

Der Patient ist etwas unruhig, depressiv, etwas verwirrt, er hat Palpitationen. Alle diese Symptome entstehen vor einem Hintergrund einer mangelnden Verwurzelung der Körperseele durch das geschwächte Lungen-Yin.

Kasuistik

Ein 35jähriger Patient kommt wegen Durchschlafstörungen, leichter Angstzustände, Depression, Konzentrationsmangel, nächtlicher Parästhesien der Hände, eines trockenen Mundes, eines abendlichen Hitzegefühls und Palpitationen zur Behandlung.

Seinen Augen mangelt es an Glanz, sie sind unstet. Seine Zunge ist rot, sie hat einen Herz-Riß und nicht ausreichend Belag (Farbabbildung 9.8). Sein Puls ist schnell und beweglich.

Diagnose

Es handelt sich um Herz-Yin-Mangel, seine Augen und sein Puls (beweglich) weisen ganz klar auf einen Schock als die Ursache der Erkrankung hin. Bein näherer Befragung bestätigt er, daß er vor wenigen Jahren einen enormen Schock erlitt, als sein Bruder ermordet wurde.

Therapieprinzip

Das Herz nähren, das Yin tonisieren, die Öffnungen des Herzens freimachen, den Geist beruhigen. Es ist hier nötig, die Öffnungen des Herzens aufzuschließen, da ein Schock das Herz „verschließt".

Akupunktur

Die wichtigsten Punkte (tonisieren):

- H 7, MP 6 und KG 14, um das Herz zu nähren und den Geist zu beruhigen.
- KG 15 und B 15, um die Öffnungen des Herzens aufzuschließen.
- KG 4, um das Yin zu nähren und den Geist zu verwurzeln.

Arzneimitteltherapie

Es handelt sich um eine Abwandlung von Mai wei di huang wan (Pille mit Radix Ophiopogonis, Fructus Schisandrae und Radix Rehmanniae praeparata)

Radix Rehmanniae praeparata	Shu di huang	12.0 g
Radix Ginseng	Ren shen	6.0 g
Rhizoma Alismatis	Ze xie	6.0 g
Sclerotium Poriae pararadicis	Fu shen	6.0 g
Radix Ophiopogonis	Mai dong	9.0 g
Fructus Schisandrae	Wu wei zi	6.0 g
Radix Polygalae	Yuan zhi	6.0 g
Rhizoma Acori tatarinowii	Shi chang pu	6.0 g
Radix Glycyrrhizae tosta	Zhi gan cao	3.0 g

Erläuterung

Die ursprüngliche Rezeptur nährt das Yin von Lunge und Niere, kann aber in der obigen Modifikation auch das Herz-Yin stärken und den Geist beruhigen.

- Shu di huang wirkt abgesehen vom Tonisieren der Niere auch auf das Herz und beruhigt daher den Geist.
- Shan zhu yu und Mu dan pi wurden aus der ursprünglichen Rezeptur eliminiert. Sie dienen dem Nähren der Leber, die in diesem Fall nicht geschwächt ist.
- Shan yao wurde durch Ren shen ersetzt, denn Ren shen wirkt auf das Herz. In Kombination mit Wu wei zi und Mai dong bildet Ren shen die Rezeptur Sheng mai tang, die das Qi und Yin des Herzens aufbaut.
- Ze xie bildet ein Arzneipaar mit Shu di huang, um jegliche Leere-Hitze zu beseitigen.
- Fu ling wurde durch Fu shen ersetzt, um den Geist zu beruhigen.
- Mai dong und Wu wei zi sind auch in der Originalrezeptur enthalten, sie wirken beide auf das Herz.
- Yuan zhi und Shi chang pu schließen die Herz-Öffnungen auf. Sie sind beide scharf und dadurch zerstreuend, weshalb sie in dieser Mischung durch die saure und adstringierende Arznei Wu wei zi ausgeglichen werden.
- Zhi gan cao harmonisiert.

  Der Patient wird über neun Monate behandelt, seine körperlichen und psychischen Symptome bessern sich insgesamt.

3.4.3 Nieren- und Leber-Yin-Mangel

Therapieprinzip

Das Yin von Niere und Leber nähren, die Willenskraft stärken und die Wanderseele zum Niederlassen bewegen.

Akupunktur

Punktauswahl

N 3-taixi, N 6-zhaohai, MP 6, KG 4, Le 8, B 23, B 52-zhishi, B 47-hunmen. Tonisierend nadeln.

Erläuterung

- N 3, N 6, MP 6, KG 4 und Le 8 nähren das Nieren- und Leber-Yin.
- B 23 und B 52 stärkt Niere und Willenskraft.
- B 47 beruhigt die Wanderseele. Die Kombination von B 47, B 23 und B 52 ist hervorragend geeignet, psychische Depression aufgrund einer Schwäche von Leber und Niere zu mindern.

Arzneimitteltherapie

Rezeptur 1

Da bu yin jian

Dekokt zum intensiven Tonisieren des Yin

Radix Rehmanniae praeparata	Shu di huang	15.0 g
Rhizoma Dioscoreae	Shan yao	12.0 g
Fructus Corni	Shan zhu yu	9.0 g
Fructus Lycii	Gou qi zi	12.0 g

Radix Angelicae sinensis	Dang gui	9.0 g
Radix Codonopsis pilosulae	Dang shen	12.0 g
Cortex Eucommiae	Du zhong	9.0 g
Radix Glycyrrhizae tosta	Zhi gan cao	6.0 g

Erläuterung

- Shu di huang, Shan yao und Shan zhu yu nähren das Yin von Niere, Magen und Leber. Sie sind eine verkleinerte Version der Rezeptur Liu wei di huang wan, ohne die drei ausleitenden Arzneien.
- Gou qi zi und Dang gui nähren Leber-Yin und Leber-Blut.
- Dang shen tonisiert das Qi.
- Du zhong tonisiert das Nieren-Yang.
- Zhi gan cao harmonisiert.

Diese Rezeptur ist bei Schwäche des Nieren- und Leber-Yin angezeigt. Die wichtigsten Manifestationen davon sind Schwindelgefühl, Tinnitus, Rückenschmerz, schwache Knie, unscharfes Sehen, trockene Augen, Nachtschweiß, Hitze der Fünf Herzen, Kopfschmerzen, eine rote, belaglose Zunge und ein oberflächlicher, leerer Puls.

Mental-emotionales Muster

Angst, Schock und Schuldgefühle können eine Schwäche des Nieren- und Leber-Yin hervorrufen, wie wir oben erwähnt haben. In diesem Fall werden Geist, Wanderseele und Willenskraft beeinträchtigt.

Der Mensch fühlt sich erschöpft und deprimiert, es fehlt ihm an Willenskraft. Da die Wanderseele ihrer Residenz beraubt wird, fühlt er oder sie sich auch ziellos und schläft schlecht.

Rezeptur 2

Zuo gui wan

Pille, die die Linke (Niere) wiederherstellt

Radix Rehmanniae praeparata	Shu di huang	15.0 g
Rhizoma Dioscoreae	Shan yao	9.0 g
Fructus Corni	Shan zhu yu	9.0 g
Fructus Lycii	Gou qi zi	9.0 g
Radix Cyathulae	Chuan niu xi	6.0 g
Semen Cuscutae	Tu si zi	9.0 g
Cornu Cervi	Lu jiao	9.0 g
Colla Plastri Testudinis	Gui ban jiao	9.0 g

Erläuterung

- Shu di huang, Shan yao und Shan zhu yu nähren das Yin von Niere, Magen und Leber.
- Gou qi zi nährt das Leber-Yin.
- Chuan niu xi baut Niere und Leber auf und stärkt Sehnen und Knochen.
- Tu si zi und Lu jiao stärken das Nieren-Yang.
- Gui ban jiao nährt das Nieren-Yin und unterdrückt rebellierendes Yang.

Diese Rezeptur nährt das Yin von Leber und Niere. Ihr Hauptgewicht liegt auf dem Stärken der Sehnen und Knochen, die eine Beziehung zu Leber und Niere haben. Chuan niu xi und Lu jiao erfüllen hier diese Aufgabe. Es gibt einen Zusammenhang zwischen dem körperlichen Aspekt des Stärkens von Sehnen und Knochen durch Arzneien, die auf Leber und Niere wirken, und dem Aufbauen von Wanderseele und Willenskraft, die ebenfalls mit diesen beiden Organen verbunden sind.

Die wichtigsten physischen Äußerungen, die auf obige Rezeptur hinweisen, sind, abgesehen von anderen Yin-Mangel-Symptomen, Schwäche, Steifheit und Schmerzen des unteren Rückens und der Knie, ein Kältegefühl in Beinen, Knien und Kreuz, Schwindelgefühl und Kopfschmerz mit Leeregefühl im Schädel.

Mental-emotionales Muster

Die gleichen Emotionen, die wir bei den vorangegangenen beiden Rezepturen erwähnt haben, können auch zu dieser Störung führen. Umgekehrt mag auch eine Schwäche der Leber und der Niere durch Überarbeitung und übermäßige sexuelle Aktivität oder einfach aufgrund hohen Alters zu diesem Syndrom Anlaß geben.

Der Mensch fühlt sich erschöpft und deprimiert, er hat zuwenig Willenskraft. Ähnlich der körperlichen Steifheit in seinem Rücken ist ein solcher Mensch auch in seinen psychischen Gewohnheiten eher rigid.

Kasuistik

Eine 39jährige Frau klagt über einen unregelmäßigen Menstruationszyklus (er ist immer zu lange) mit einiger prämenstrueller Spannung, über einen Mangel an Willenskraft und über Durchschlafstörungen. Ihre Augen sind häufig sehr trocken. Sie fühlt sich auch insgesamt sowohl physisch als auch psychisch sehr müde. Sie hatte aufgrund einer Scheidung in der Vergangenheit viel Streß. Jetzt fühlt sie sich ziellos, ist unentschlossen, was ihre derzeitige Beziehung betrifft, und weiß nicht, die Richtung in ihrem Leben sie einschlagen soll.

Ihre Zunge ist rot, mit einem Herz-Riß, fast gänzlich belaglos (Farbabbildung 9.9), ihr Puls ist auf der tiefen Ebene der linken Seite leer, rauh auf der rechten Seite. Der Puls vermißt jegliche Welle.

Diagnose

Es handelt sich um eine klare Leber-Yin-Schwäche, wenn auch nicht viele Symptome zu finden sind. Puls und Zunge weisen aber eindeutig in Richtung Yin-Mangel, und die Durchschlafstörungen, der verlängerte Menstruationszyklus und die trockenen Augen lassen uns den Yin-Mangel in der Leber festmachen. Am meisten führen uns aber das Gefühl der Ziellosigkeit, die Unentschlossenheit und der Mangel an Richtung in ihrem Leben zur Wanderseele, die ihre Verwurzelung im Leber-Yin verloren hat. Als sekundäre Störung finden wir auch eine gewisse Leber-Qi-Stagnation, die sich in der prämenstruellen Spannung äußert.

Das Fehlen der Welle des Pulses (wir haben dieses Phänomen schon früher in diesem Kapitel beschrieben) weist Traurigkeit als jene Emotion aus, die an der Wurzel des Problems liegt. Die Menschen reagieren verschieden auf die Belastungen des Lebens. Durchläuft man eine schmerz- und streßreiche Scheidung, so verspüren einige Menschen Zorn, die anderen Sorge, manche sind entmutigt, und so weiter. Unsere Patientin reagierte mit einem sehr großen Gefühl der Trauer über das Zerbrechen ihrer Ehe. Die Traurigkeit schwächte in der Folge das Blut und das Yin der Leber.

Therapieprinzip

Das Yin nähren, die Leber stärken, die Wanderseele verwurzeln.

Die Patientin wird viermal ausschließlich mit Akupunktur behandelt, die Resultate sind sehr gut.

In der ersten Sitzung werden bloß die Schlüsselpunkte des Yin-Verbindungsgefäßes genadelt, nämlich KS 6 auf der rechten und MP 4 auf der linken Seite. Dieses Außerordentliche Gefäß nährt das Yin und verwurzelt die Wanderseele.

In der zweiten Sitzung werden wieder die Schlüsselpunkte des Yin-Verbindungsgefäßes gestochen, unter Hinzufügung von MP 6 und KG 15 (beide werden tonisiert), um das Nähren des Yin und das Verwurzeln der Wanderseele zu unterstützen. In der dritten und vierten Sitzung werden die gleichen Punkte gegeben, unter Hinzunahme von:

- M 36 und Le 8, um die Leber zu nähren.
- B 23, B 52 und B 47, um die Niere und Leber zu nähren und die Wanderseele zu verwurzeln. Die Niere wird nicht behandelt, weil etwa eine Nieren-Schwäche besteht, sondern weil Leber und Niere die gleiche Wurzel haben. B 52 und B 47 in Kombination mit B 23 stärken die Willenskraft, verwurzeln die Wanderseele und helfen dem Menschen, seinen Richtungsinn wiederzufinden.

Nach diesen vier Behandlungen fühlt sich die Patientin viel besser, sie ist positiver und entscheidungsfreudiger. Sie entschließt sich, ihre derzeitige problematische Beziehung abzubrechen, was ihr sehr gut tut.

Kasuistik

Eine 32jährige Patientin klagt über Erschöpfung, Schmerz im Hypochondrium, Druckgefühl auf der Brust und einen Schmerz hinter den Augen. Ihre Blutung kommt immer zu spät, sie ist schmerzhaft, das Menstruationsblut ist dunkel und enthält Klumpen. Ihr Schlaf ist unruhig und durch viele Träume gestört, sie fühlt sich abends heiß, ihr Sehen ist manchmal etwas verschwommen.

Sie fühlt sich ziellos, es fehlt ihr der Sinn für die Richtung in ihrem Leben. Sie ist sowohl im Arbeitsleben als auch in einer persönlichen Beziehung an einer Kreuzung angelangt, hat aber oft das Gefühl, daß sie „das Wesentliche" daran nicht erkennen kann. Ihre Zunge ist rot und belaglos. Ihr Puls ist oberflächlich, leer und dünn, aber auf der linken Seite auch etwas saitenförmig.

Diagnose

Es ist dies ein klares Beispiel von Leber-Yin-Mangel, wie bei der vorhergehenden Patientin. In diesem Fall haben wir aber eine viel ausgeprägtere Stagnation von Leber-Qi und Leber-Blut vor uns, wie wir am Schmerz im Hypochondrium, dem Druckgefühl im Thorax und der Dysmenorrhö mit dunklem Blut erkennen. Auch in diesem Fall ist die Leber-Qi-Stagnation sekundär gegenüber dem Leber-Yin-Mangel.

Das geschwächte Leber-Yin kann die Wanderseele nicht verwurzeln. Das führt zum Gefühl der Ziellosigkeit der Patientin und zu von Träumen gestörtem Schlaf.

Therapieprinzip

Das Leber-Yin nähren, Leber-Qi und Leber-Blut bewegen, die Wanderseele verwurzeln.

Akupunktur

Die wichtigsten Punkte, die zum Einsatz kommen:

- Le 8, M 36, KG 4 und MP 6. Sie werden tonisiert, um das Leber-Yin aufzubauen.
- Le 3 und G 34 (neutral nadeln), um Qi und Blut der Leber zu bewegen.
- KG 15 und B 47, um die Wanderseele zu verwurzeln.

Arzneimitteltherapie

Die verwendete Rezeptur ist eine Abwandlung von Da bu yin jian (Dekokt zum intensiven Tonisieren des Yin):

Radix Rehmanniae praeparata	Shu di huang	12.0 g
Rhizoma Dioscoreae	Shan yao	9.0 g
Fructus Corni	Shan zhu yu	4.0 g
Fructus Lycii	Gou qi zi	9.0 g
Radix Angelicae sinensis	Dang gui	6.0 g
Radix Codonopsis pilosulae	Dang shen	6.0 g
Cortex Eucommiae	Du zhong	6.0 g

Radix Glycyrrhizae tosta	Zhi gan cao	3.0 g
Fructus Toosendan	Chuan lian zi	4.0 g
Flos Rosae rugosae	Mei gui hua	3.0 g
Herba Leonuri	Yi mu cao	4.0 g
Semen Ziziphi spinosae	Suan zao ren	4.0 g

Erläuterung

Die ursprüngliche Rezeptur wird bis auf die niedrigeren Dosierungen unverändert belassen. Du zhong könnte man weglassen, da keine Nieren-Schwäche besteht, wegen der psychischen Arzneiwirkung, nämlich des Stärkens der Willenskraft und des Bereitstellens eines starken Fundaments für die Wanderseele wird Du zhong in der Verschreibung belassen.

- Chuan lian zi und Mei gui hua bewegen das Leber-Qi, ohne das Yin zu verletzen.
- Yi mu cao bewegt das Leber-Blut.
- Suan zao ren, eine saure und adstringierende Arznei, verwurzelt die Wanderseele und beruhigt den Geist.

Abgesehen von einer Verbesserung ihres Zyklus fühlt sich die Patientin nach drei Behandlungsmonaten um vieles stärker, entschlossener und gesammelter.

3.4.4 Nieren-Essenz-Mangel

Therapieprinzip

Die Niere nähren, die Essenz tonisieren, die Willenskraft stärken.

Akupunktur

Punktauswahl

KG 4, KG 7, B 23, B 52, N 3-taixi, MP 6, G 13, LG 20-baihui. Tonisierend nadeln. Die Punkte sind sowohl zur Behandlung von Nieren-Yang- als auch Nieren-Yin-Mangel geeignet, je nachdem, ob man Moxibustion einsetzt oder nicht.

Erläuterung

- KG 4 und KG 7 nähren die Essenz.
- B 23 und B 52 tonisieren die Niere und stärken die Willenskraft.
- N 3 und MP 6 nähren das Nieren-Yin.
- G 13 sammelt Essenz und führt sie zum Gehirn.
- LG 20 hebt das klare Qi und mindert depressive Verstimmung.

Arzneimitteltherapie

Rezeptur

He che da zao wan

Stark aufbauende Pille mit Placenta hominis

Placenta hominis	Zi he che	1 Stück
Radix Rehmanniae praeparata	Shu di huang	60.0 g
Radix Rehmanniae	Sheng di huang	45.0 g
Fructus Lycii	Gou qi zi	45.0 g
Radix Asparagi	Tian dong	20.0 g
Fructus Schisandrae	Wu wei zi	20.0 g
Radix Angelicae sinensis	Dang gui	20.0 g
Radix Achyranthis bidentatae	Niu xi	20.0 g
Cortex Eucommiae	Du zhong	30.0 g
Herba Cynomorii songarici	Suo yang	20.0 g
Herba Cistanchis	Rou cong rong	20.0 g
Cortex Phellodendri	Huang bai	20.0 g

Erläuterung

- Zi he che, Shu di huang, Sheng di huang, Gou qi zi und Tian dong nähren das Yin, stärken Niere und Leber und unterstützen die Essenz.
- Wu wei zi adstringiert und hilft beim Nähren des Yin. Die Arznei beruhigt auch den Geist und die Körperseele.
- Dang gui und Niu xi nähren das Blut und stärken Sehnen und Knochen.
- Du zhong, Suo yang und Rou cong rong tonisieren das Nieren-Yang. Du zhong stärkt auch den Rücken, Suo yang unterstützt die Essenz.
- Huang bai beseitigt jegliche möglicherweise vorhandene oder durch die Yang-stärkenden Arzneien bewirkte Leere-Hitze.

Das Hauptgewicht der Rezeptur liegt auf dem Tonisieren der Essenz. Zi he che, Wu wei zi, Gou qi zi und Suo yang unterstützen alle die Essenz. Das zweite Ziel der Mischung ist es, das Nieren-Yang zu stärken. Die Rezeptur ist also gut darauf zugeschnitten, komplizierte Fälle von Schwäche aller Nieren-Aspekte zu behandeln, nämlich Mangel an Yin, Essenz oder Yang.

Es sei hier erwähnt, daß die obigen Dosierungen für die Herstellung mehrerer Pillen gelten und keine Tagesdosis zur Dekoktbereitung darstellen. Entsprechende Dosierungen für Dekokte kann man anhand der Verhältnisse errechnen. Was Zi he che (Plazenta) betrifft, so ist diese schwer zu bekommen, weshalb man sie durch die Einnahme der Fertigarznei „Placenta Pills" ersetzen kann, die man mit dem Dekokt schluckt.

Die wichtigsten Symptome und Krankheitszeichen, für welche diese Rezeptur geeignet ist: Erschöpfung, Depression, schwaches Kreuz und schwache Knie, schlechte sexuelle Funktionen (Libidomangel oder Impotenz), Pollutionen, schlechte Zähne, vorzeitig ergrauendes oder ausfallendes

Haar, Schwindelgefühl, Tinnitus, Nachtschweiß, ein dürrer Körper, eine rote und belaglose Zunge, ein oberflächlicher, schwacher Puls.

Mental-emotionales Muster

Angst, Schock und Schuldgefühle können eine Schwäche von Yin und Essenz der Niere bewirken, oder auch umgekehrt – die Schwäche kann eine Folge von Überarbeitung oder übermäßiger sexueller Betätigung sein. Bei Frauen kann die Schwächung durch zu viele Geburten oder einen protrahierten Blutverlust mit der Regel über viele Jahre entstehen.

Der Mensch fühlt sich psychisch und körperlich erschöpft und deprimiert, es fehlt ihm an Willenskraft und Initiative. Er kann auch an einer gewissen Schwäche der sexuellen Funktionen leiden, wie etwa Libidomangel oder Impotenz.

Variationen

Im folgenden sind Abwandlungen angeführt, die auf jede der vier oben besprochenen Rezepturen angewandt werden können. Zunächst sei erwähnt, daß es ratsam ist, ein oder zwei Nieren-Yang-stärkende Arzneien in kleiner Dosierung hinzuzufügen, wenn man bei mental-emotionalen Störungen das Nieren-Yin aufbaut.

Dies ist nötig, um der Rezeptur mehr Bewegung und Dynamik zu verleihen und somit den Geist und die Willenskraft schneller zu beeinflussen. Gerade bei chronischen Depressionen ist es eines der wesentlichen Merkmale, daß der Patient in einem psychischen und emotionalen Muster „steckengeblieben" ist, aus dem auszubrechen sehr schwierig ist. Ein gewisser Widerstand gegen eine Therapie, Hoffnungslosigkeit und Verzweiflung sind typisch für chronische Depressionen.

Auch wenn solch ein Mensch eine Yin-Mangel-Konfiguration bietet, so ist es wichtig, einige Nieren-Yang-Stärker einzubauen, um das Yang zu beleben und Bewegung in die Rezeptur zu bringen. Man wählt zu diesem Zweck vor allem Nieren-Yang-stärkende Arzneien, die einen scharfen Geschmack aufweisen. Die scharfe Geschmacksrichtung bewegt und belebt. Zwei Beispiele dafür sind Du zhong (Cortex Eucommiae) und Ba ji tian (Radix Morindae officinalis). Selbstverständlich enthalten einige der oben besprochenen Rezepturen bereits einige Arzneien, die das Nieren-Yang aufbauen.

Eine andere häufige Hinzufügung zu den obigen Yin-aufbauenden Verschreibungen ist Shi chang pu (Rhizoma Acori tatarinowii). Diese Arznei schließt die Öffnungen des Geistes auf, klärt den Geist und hebt die Stimmung. Shi chang pu ist eine sehr wesentliche Beigabe zu den obigen kalssischen Rezepturen. Auch diese Arznei ist scharf und verfügt daher über einen positiven, bewegenden Effekt, ähnlich wie die oben erwähnten Yang-Stärker.

Schließlich sollte bei schwerer Depression und Erschöpfung Lu rong (Cornu Cervi pentotrichum) hinzugefügt werden, wenngleich es sich hier um eine Yang-stärkende Substanz handelt. Lu rong tonisiert das Nieren-Yang, ohne zu trocknen, und facht das Feuer des Tores der Vitalität an, ohne Leere-Hitze zu erzeugen, desweiteren unterstützt die Arznei die Essenz und wirkt stark hebend auf die Stimmung.

Bemerkung

Wie wir uns erinnern, gibt es fünf Hauptmethoden zur Therapie mental-emotionaler Störungen:

1. Das Herz nähren, den Geist beruhigen.
2. Pathogene Faktoren beseitigen und den Geist beruhigen.
3. Pathogene Faktoren beseitigen, das Herz nähren, den Geist beruhigen.
4. Schleim auflösen, die Öffnungen aufschließen und den Geist beruhigen.
5. Den Geist absenken und beruhigen.

Bis jetzt haben wir die ersten vier Punkte im Rahmen der verschiedenen Muster mental-emotionaler Probleme besprochen. Wir sollten uns nun der fünften Therapiemethode widmen, also dem Absenken und Beruhigen des Geistes. Sie besteht in der Verwendung von Mineralien und Muschelschalen von hoher Dichte, die schwer sind. Die traditionelle Vorstellung ist, daß sie sich mit ihrem Gewicht auf das Herz legen, um den Geist hinabzudrücken. Damit werden Angstzustände, Erregung und Schlafstörungen gemindert, sofern sie durch rebellierendes Qi verursacht wurden, üblicherweise durch Aufsteigen von Leber-Yang oder -Wind oder durch Leere-Hitze des Herzens.

Diese Substanzen können jeglicher der besprochenen Rezepturen hinzugefügt werden, um die Manifestation zu behandeln, wenn die Symptome gravierend sind. Dazu gehören sehr starke Erregungszustände, nicht behandelbare Schlafstörungen, intensive Angstzustände und in schweren Fällen auch gewalttätiges Verhalten.

Alle diese Arzneien haben Nebenwirkungen. Sie sind zunächst unverdaubar, weshalb ihr langer Gebrauch Magen und Milz beeinträchtigen kann. Deshalb sind sie üblicherweise mit verdauungsfördernden Arzneien kombiniert. Einige der absenkenden Substanzen sind toxisch und sollten mit sehr großer Vorsicht verwendet werden, jedenfalls nur für kurze Zeit, nämlich ein paar Wochen. Ein Beispiel dafür ist Zhu sha (Cinnabaris).

Die wichtigsten absenkenden Substanzen zum Beruhigen des Geistes:

Long gu	Fossilia ossis Mastodi
Long chi	Dens Draconis
Mu li	Concha Ostreae
Ci shi	Magnetitum
Zhu sha	Cinnabaris
Zhen zhu mu	Concha Margaritiferae
Hu po	Succinum

Long chi, Long gu und Mu li wirken auch adstringierend und nähren daher auch das Yin. Mu li baut das Yin besonders gut auf, Long chi ist wiederum die beste der drei Arzneien zum Absenken des Geistes.

Ci shi und Zhen zhu mu senken beide Leber-Yang und Leber-Wind ab. Zhu sha ist spezifisch dazu geeignet, das Herz zu beeinflussen und den Geist zu beruhigen, die Arznei schließt auch die Öffnungen des Herzens auf.

Abgesehen von der absenkenden und beruhigenden Wirkung auf den Geist, bewegt Hu po auch das Blut und beeinflußt die Leber. Das macht die Arznei nützlich, wenn man Depressionen und Angstzustände aufgrund von Leber-Qi- oder Leber-Blut-Stagnation behandeln will.

Was Rezepturen betrifft, die den Geist absenken und beruhigen, so wurden sie bis jetzt nicht erwähnt, weil viele von ihnen unverdauliche und häufig toxische Mineralien enthalten. Man benötigt sie nicht häufig. Die meisten mental-emotionalen Störungen können therapiert werden, indem man die oben besprochenen Rezepturen als Basis nimmt und ein oder zwei absenkende Substanzen hinzufügt, sollten die Manifestationen der Störung danach verlangen.

Die wichtigsten absenkenden Rezepturen seien hier mit einer Kurzbeschreibung ihrer therapeutischen Anwendung genannt.

Zhu sha an shen wan

Pille zum Beruhigen des Geistes mit Zinnober

Rhizoma Coptidis	Huang lian	3.0 g
Radix Rehmanniae	Sheng di huang	12.0 g
Radix Angelicae sinensis	Dang gui	6.0 g
Poria	Fu ling	6.0 g
Semen Ziziphi spinosae	Suan zao ren	6.0 g
Cinnabaris	Zhu sha	3.0 g
Radix Polygalae	Yuan zhi	6.0 g
Radix Glycyrrhizae	Gan cao	3.0 g

Erläuterung

Diese Rezeptur beseitigt Leere-Hitze. Sie senkt auch den Geist ab und beruhigt den Geist.

Ci zhu wan

Pille mit Magnetit und Zinnober

Magnetitum	Ci shi	6.0 g
Cinnabaris	Zhu sha	3.0 g
Massa medicata fermentata	Shen qu	9.0 g

Erläuterung

Diese Rezeptur wirkt ausschließlich absenkend, sie kann anderen Mischungen hinzugefügt werden, um den Geist abzusenken und zu beruhigen.

Sheng tie luo yin

Dekokt mit Eisenfeilspänen

Frusta Ferri	Sheng tie luo	60.0 g
Rhizoma Arisaematis cum bile	Dan nan xing	9.0 g
Bulbus Fritillariae Thunbergii	Zhe bei mu	9.0 g
Radix Scrophulariae	Xuan shen	9.0 g
Radix Asparagi	Tian dong	9.0 g
Radix Ophiopogonis	Mai dong	9.0 g
Fructus Forsythiae	Lian qiao	9.0 g
Radix Salviae miltiorrhizae	Dan shen	12.0 g
Poria	Fu ling	12.0 g
Pericarpium Citri reticulatae	Chen pi	6.0 g
Rhizoma Acori tatarinowii	Shi chang pu	6.0 g
Radix Polygalae	Yuan zhi	6.0 g
Cinnabaris	Zhu sha	1.8 g

Erläuterung

Diese Rezeptur beseitigt Schleim-Feuer des Herzens, sie senkt ab und beruhigt den Geist. Sie kann verwendet werden, wenn Schleim-Feuer Herz und Geist blockiert und so den Geist unstet macht.

Prävention mentaler und emotionaler Störungen

Die psychische Aktivität ist der wichtigste Aspekt des Geistes. Deshalb wird er durch übermäßiges Denken oder übersteigerte emotionale Belastungen beeinträchtigt. Daraus folgt, daß die wichtigsten Maßnahmen, die wir zur Vermeidung mental-emotionaler Störungen setzen können, im Einschränken der psychischen Aktivität und im Vermeiden emotionaler Belastungen bestehen. „Einschränken der psychischen Aktivität" bedeutet nicht nur das Vermeiden von übermäßiger geistigerArbeit, sondern auch, daß wir insgesamt nicht allzuviel Denkarbeit verrichten sollten. Diese Konzepte sind stark durch die taoistische Vorstellung beeinflußt, daß man „das Leben nähren" kann, indem man den Geist beruhigt und ablenkenden Gedanken vorbeugt. Im allerersten Kapitel von „Reine Fragen" lesen wir: „... Man sollte ein ruhiges Leben mit wenigen Begierden führen, so daß man sein Qi bewahren kann und seinen Geist zur Vermeidung von Krankheit abschirmen kann. Fehlen also Emotionen und wird die Begierde gezähmt, so ist das Herz friedvoll, es gibt keine Angst."[85]

Um also einen ruhigen Geist zu erreichen, geben die alten taoistischen Weisen zu drei grundsätzliche Verhaltensrichtlinien:

1. Vermeide übermäßiges Denken.
2. Vermeide übermäßige Begierde.
3. Vermeide ablenkende Gedanken.

Begierden zu zähmen, ist auf westliche Industriegesellschaften im besonderen anzuwenden. Hier wütet der Konsumwahn, der durch die Werbung ausgeübte Druck schafft immer neue „Bedürfnisse". Begierde und Verlangen zu bänden, ist sehr wichtig, um Geistesruhe zu erreichen. Übermäßiges Verlangen facht nämlich das Minister-Feuer an, das Herz und Perikard attackiert.

Es ist natürlich außerordentlich schwierig, dieses taoistische Ideal zu erreichen – es ist aber schon ein Schritt in die richtige Richtung, wenn man sich wenigstens um Teile davon bemüht.

Früher stellten manche taoistischen Ärzte sogar „Rezepturen" zusammen, die Arzneiverschreibungen nachempfunden waren und den Geist beruhigen, das Denken zügeln und die Emotionen bändigen sollten. Zwei von ihnen will ich hier als Beispiele vorstellen.

Xiang sui wan

„Pille", die dem Mark ähnlich ist

- Nicht zuviel denken nährt das Herz (die „Herrscherarznei")
- Zorn bändigen nährt die Leber
- Sexuelle Begierde zügeln nährt die Niere
- Achtsames Reden nährt die Lunge
- Die Ernährung regeln nährt die Milz.

Zhen ren yang zang gao

Die „Paste" des Weisen zum Nähren der inneren Organe

- Gleichmütig bleiben, ob einem ein Gefallen getan oder man erniedrigt wird, gleicht die Leber aus
- Gleichmütig bleiben in Bewegung und Stille beruhigt Herz-Feuer
- Die Ernährung regeln belastet die Milz nicht über die Maßen
- Die Atmung regeln, das Sprechen mäßigen macht die Lunge gesund
- Den Geist beruhigen und ablenkende Gedanken vermeiden baut die Niere auf.

Fußnoten

1 Das englische „mind" (chinesisch: shen) wird in der Folge mit „Geist" übersetzt, der Terminus „spirit" mit „Psyche", im wesentlichen der Übersetzung von Maciocias „The Foundations of Chinese Medicine" ins Deutsche („Die Grundlagen der Chinesischen Medizin") folgend. (Anmerkung des Übersetzers der deutschen Ausgabe.)

2 Spiritual Axis (Ling Shu Jing), S. 23, People's Health Publishing House, Beijing 1981. Dieses Werk erschien erstmals etwa 100 v. Chr.

3 Zhang Jie-Bin, Classic of Categories (Lei Jing), S. 49; People's Health Publishing House, Beijing 1983. Erstmals 1624 erschienen.

4 Spiritual Axis, S. 71.

5 Classic of Categories, S. 63.

6 The Yellow Emperor's Classic of Internal Medicine – Simple Questions (Huang Di Nei Jing Su Wen), S. 58. People's Health Publishing House, Beijing 1979. Erstmals etwa 100 v. Chr. erschienen.

7 Spiritual Axis, S. 128.

8 Simple Questions, S. 67.

9 Tang Zong-Hai: The Essence of Medical Classics on the Convergence of Chinese and Western Medicine (Zhong Xi Hui Tong Yi Jing Jing Yi), 1892, zitiert in: Wang Ke-Qin: Theory of the Mind in Chinese Medicine (Zhong Yi Shen Zhu Xue Shuo), S. 22; Ancient Chinese Medical Texts Publishing House, 1988.

10 Simple Questions, S. 72.

11 Simple Questions, S. 154.

12 Ren Yin-Qiu: Theories of Chinese Medicine Doctors, 1985; zitiert in: Theory of the Mind in Chinese Medicine, S. 22.

13 Wang Keng-Tang: Standards of Diagnosis and Treatment (Zheng Zhi Zhun Sheng), 1602, zitiert in: Theory of the Mind in Chinese Medicine, S. 22.

14 Simple Questions, S. 26.

15 Simple Questions, S. 78.

16 Yu Chang: Principles of Medical Practice (Yi Men Fa Lu), 1658; zitiert in: Theory of the Mind in Chinese Medicine, S. 39.

17 Simple Questions, S. 153.

18 Simple Questions, S. 67-68.

19 Simple Questions, S. 153.

20 Simple Questions, S. 63.

21 Giles H, Chinese-English Dictionary, S. 650; Kelly & Walsh, Shanghai 1912.

22 Classic of Categories, S. 50.

23 Classic of Categories, S. 50.

24 Spiritual Axis, S. 23.

25 Classic of Categories, S. 50.

26 Tang Zong-Hai: The Essence of Medical Classics on the Convergence of Chinese and Western Medicine (Zhong Xi Hui Tong Yi Jing Jing Yi), 1892, zitiert in: Wang Ke-Qin: Theory of the Mind in Chinese Medicine (Zhong Yi Shen Zhu Xue Shuo), S. 36; Ancient Chinese Medical Texts Publishing House, 1988.

27 Kong Ying-Da: Five-Channel Righteousnes (Wu Jing Zheng Yi), zitiert in: Theory of the Mind in Chinese Medicine, S. 37.

28 Simple Questions, S. 68.

29 Spiritual Axis, S. 24.

30 Tang Zong-Hai: Discussion on Blood Diseases (Xue Zheng Lun), herausgegeben von Pei Zheng-Xue und Yin Xin-Min, 1884, S. 29; People's Health Publishing House, 1979.

31 Tang Zong-Hai: The Essence of Medical Classics on the Convergence of Chinese and Western Medicine (Zhong Xi Hui Tong Yi Jing Jing Yi), 1892, zitiert in: Wang Ke-Qin: Theory of the Mind in Chinese Medicine (Zhong Yi Shen Zhu Xue Shuo), S. 36; Ancient Chinese Medical Texts Publishing House, 1988.

32 The Essence of Medical Classics on the Convergence of Chinese and Western Medicine, S. 36.

33 Jung CG: Modern Man in Search of a Soul; Routledge & Kegan Paul, London 1961.

34 Giles H, Chinese-English Dictionary, S. 1144; 1912.

35 Classic of Categories, S. 63.

36 Spiritual Axis, S. 23.

37 Classic of Categories, S. 63.

38 Classic of Categories, S. 63.

39 Zhao You-Chen: Chinese Medicine of Liao Ning (Liao Ning Zhong Yi), Nr. 5, S. 24, 1979.

40 Classic of Categories, S. 63-64.

41 Discussion on Blood Diseases, S. 236.

42 Simple Questions, S. 77.

43 Simple Questions, S. 23.

44 Simple Questions, S. 23.

45 Tang Zong-Hai: The Essence of Medical Classics on the Convergence of Chinese and Western Medicine (Zhong Xi Hui Tong Yi Jing Jing Yi), 1892, zitiert in: Wang Ke-Qin: Theory of the Mind in Chinese Medicine (Zhong Yi Shen Zhu Xue Shuo), S. 38; Ancient Chinese Medical Texts Publishing House, 1988.

46 Classic of Categories, S. 50.

47 Spiritual Axis, S. 24.

48 Spiritual Axis, S. 24.

49 Spiritual Axis, S. 67.

50 Simple Questions, S. 221.

51 Fei Bo-Xiong et al: Medical Collection from Four Families from Meng He (Meng He Si Ju Yi Ji), S. 40; Jiangsu Science Publishing House, 1985.

52 Principles of Medical Practice, zitiert in: Theory of the Mind in Chinese Medicine, S. 34.

53 Simple Questions, S. 221.

54 Chen Yan: A Treatise on the Three Categories of Causes of Disease (San Yin Ji Yi Bing Zheng Fang Lun), 1174, zitiert in: Theory of the Mind in Chinese Medicine, S. 55.

55 Simple Questions, S. 221.

56 Simple Questions, S. 221.

57 Simple Questions, S. 38.

58 Medical Collection from Four Families from Meng He, S. 40.

59 Simple Questions, S. 221.

60 Spiritual Axis, S. 24.

61 Simple Questions, S. 222.

62 Aus diesem Grund bezieht sich der Begriff „Minister-Feuer" sowohl auf das physiologische oder auch pathologische Feuer der Niere als auch auf das Perikard. Deshalb wird auch die rechte proximale Pulstaststelle von einigen Ärzten dem Nieren-Yang, von anderen aber dem Perikard zugeschrieben.

63 Principles of Medical Practice, zitiert in: Theory of the Mind in Chinese Medicine, S. 56.

64 Shi Pa-Nan: Origin of Medicine (Yi Yuan), 1861, zitiert in: Theory of the Mind in Chinese Medicine, S. 55.

65 Simple Questions, S. 99.

66 Chen Shi-Duo: Secret Records of the Stone Room (Shi Shi Mi Lu); 1687; zitiert in: Theory of the Mind in Chinese Medicine, S. 56.

67 Spiritual Axis, S. 151-152.

68 Spiritual Axis, S. 151-152.

69 Shi Pa-Nan: Origin of Medicine, 1861; zitiert in: Guo Zhen-Qiu, Diagnosis in Chinese Medicine (Zhong Yi Zhen Duan Xue), S. 33; Hunan Science Publications, 1985.

70 Zhou Xue-Hai: A Simple Guide to Diagnosis from Body and Colour (Xing Se Wai Zhen Jian Mo), zitiert in: Diagnosis in Chinese Medicine, S. 33.

71 Simple Questions, S. 168.

72 Spiritual Axis, S. 72.

73 Yue Han-Zhen: An Explanation of Acupuncture Points (Jing Xue Jie), S. 211; People's Health Publishing House, Beijing 1990.

74 Zhang Jing-Yue: The Complete Book of Jing Yue (Jing Yue Quan Shu), S. 573; Shanghai Science Publishing House, Shanghai 1986. Erstmals 1624 erschienen.

75 Spiritual Axis, S. 120.

76 Simple Questions, S. 319.

77 Wang Luo-Zhen, A Compilation of the „Study of the Eight Extraordinary Vessels“ (Qi Jing Ba Mai Kao Jiao Zhu), S. 75; Shanghai Science Publishing House, Shanghai 1985. Li Shi-Zhens Buch „Eine Untersuchung der Acht Außerordentlichen Gefäße“ kam erstmals 1578 heraus.

78 An Explanation of Acupuncture Points, S. 31.

79 An Explanation of Acupuncture Points, S. 45.

80 An Explanation of Acupuncture Points, S. 88.

81 He Ren: A New Explanation of the Essential Prescriptions of the Golden Chest (Jin Gui Yao Lüe Xin Jie), S. 24; Zhejiang Science Publishing House, 1981. Das Originalwerk wurde von Zhang Zhong-Jing verfaßt und erschien erstmals etwa 220 n. Chr.

82 A New Explanation of the Essential Prescriptions of the Golden Chest, S. 24.

83 An Explanation of Acupuncture Points, S. 26-27.

84 An Explanation of Acupuncture Points, S. 28.

85 Simple Questions, S. 3.

Kapitel 10

Schlafstörungen, Somnolenz, Gedächtnisstörungen

不寐

Der Begriff „Schlafstörungen" steht für mehrere verschiedene Probleme: Einschlaf-, Durchschlafstörungen, unruhiger Schlaf, frühmorgendliches Erwachen, durch Träume gestörter Schlaf.

Ausmaß und Qualität des Schlafes hängen selbstverständlich vom Zustand des Geistes (shen) ab. Der Geist ist im Herz verwurzelt, vor allem im Blut und Yin des Herzens. Ist das Herz gesund und ausreichend Blut vorhanden, so ist der Geist gut verwurzelt, der Schlaf ist tief. Besteht aber ein Leere-Zustand des Herzens, oder ist es durch pathogene Faktoren wie Feuer erregt, so ist der Geist nicht gut verwurzelt, der Schlaf wird beeinträchtigt.

Wie es immer in der Chinesischen Medizin der Fall ist, so gibt es auch hier eine Wechselbeziehung Körper – Geist. Einerseits kann Blut-Mangel oder ein pathogener Faktor wie etwa Feuer den Geist beeinträchtigen, andererseits kann emotionaler Streß, der den Geist negativ beeinflußt, eine Disharmonie der inneren Organe nach sich ziehen. Jegliche Disharmonie der inneren Organe, sei sie auf Leere oder Fülle zurückzuführen, beeinträchtigt das Blut und die Essenz. Da nun Essenz und Qi die Wurzel des Geistes sind (die „Drei Schätze"), fehlt dem Geist seine Behausung, Schlafstörungen sind eine mögliche Folge. „Reine Fragen" sagt in Kapitel 46: „Wenn ein Mensch sich niederlegt und nicht schlafen kann, [so bedeutet das, daß] die Yin-Organe geschädigt sind, [so daß] die Essenz keine Residenz hat, nicht ruhig ist, und der Mensch nicht schlafen kann."[1]

Am Schlaf ist nicht bloß der Geist als ausschließlicher mental-spiritueller Aspekt beteiligt. Die Wanderseele (hun) spielt auch eine wichtige Rolle in Physiologie und Pathologie des Schlafes. Länge und Qualität des Schlafes hängen vom Zustand der Wanderseele ab (siehe Kapitel 9). Ist die Wanderseele gut in der Leber verwurzelt (im Blut oder Yin der Leber), so ist der Schlaf normal, tief und ohne zu viele Träume. Bei einer Schwäche des Yin oder des Blutes der Leber wird die Wanderseele ihrer Residenz beraubt und wandert in der Nacht umher, was einen ruhelosen Schlaf mit vielen ermüdenden Träumen nach sich zieht. Tang Zong-Hai sagt: „In der Nacht kehrt die Wanderseele während des Schlafes zur Leber zurück. Wenn die Wanderseele nicht friedvoll ist, so gibt es viele Träume."[2]

Die Wanderseele wird nicht nur durch eine Schwäche der Leber beeinträchtigt, sondern auch durch jeglichen pathogenen Faktor (beispielsweise Feuer oder Wind), der die Leber erregt. Zhang Jing-Yue schreibt 1624 in seinem Werk „Das vollständige Buch von Jing-Yue": „Überanstrengung, Sorgen und übermäßige Denktätigkeit verletzen das Blut und die Flüssigkeiten, so daß Geist und Wanderseele ihre Residenz entzogen wird und daraus Schlafstörungen resultieren."[3] Ein weiteres Zitat aus diesem Buch: „Sorgen und übermäßiges

Denken verletzen die Milz, die dann kein Blut bilden kann, wodurch Schlafstörungen entstehen."[4]

Wenn ein Patient über schlechten Schlaf klagt, so müssen wir sichergehen, daß es sich um eine richtige Schlafstörung handelt, die nicht auf andere äußere oder temporäre Faktoren zurückzuführen ist. So können etwa plötzliche Wetterwechsel, ein zu warmes oder zu kaltes Schlafzimmer, reichlicher Tee- oder Kaffeekonsum, eine kurzfristige emotionale Belastung oder Sorgen über eine bestimmte Situation allesamt dazu führen, daß ein Mensch schlecht schläft – man kann aber in diesem Fall nicht von einer „Schlafstörung" sprechen. Wenn man die oben angeführten Ursachen eliminiert, so schläft der Mensch wieder gut. Wir können auch keine Schlafstörung im eigentlichen Sinne diagnostizieren, wenn der Schlaf durch andere Störungen wie Asthma, Schmerzen (beispielsweise der Schulter, der Hüfte oder der Wirbelsäule) oder durch Jucken bei Hauterkrankungen gestört ist. In solchen Fällen erholt sich der Schlaf wieder, wenn man die primäre Erkrankung erfolgreich behandelt.

Aus traditioneller chinesischer Sicht ist die beste Schlafposition die folgende: man liegt auf der rechten Seite, die Beine sind leicht angezogen, der rechte Arm ist abgewinkelt und liegt vor dem Kissen, der linke Arm ruht auf dem linken Oberschenkel. In dieser Lage ist das Herz hochgelagert, wodurch das Blut frei zirkulieren kann, die Leber liegt in einer niedrigen Position, so daß sich das Blut in ihr sammeln kann, und Magen und Duodenum liegen gerade richtig, damit der Nahrungsbrei sich abwärtsbewegen kann.

Ätiologie und Pathologie

1. Überanstrengung, Sorge

Überanstrengung und viele Sorgen verletzen Milz, Lunge und Herz. Ist die Milz geschwächt, so kann sie nicht genügend Blut produzieren, dieser Mangel wirkt sich auf das Herz und den Geist aus. Überdies wird das Herz-Blut durch Sorge direkt geschwächt, was dazu führt, daß der Geist seine Residenz verliert. Die Folge davon sind Schlafstörungen.

Bei einigen Menschen führen Sorgen, Angstzustände und Grübeln nicht zu einer Schwäche des Herz-Blutes, sondern zu Herz-Feuer. Das liegt auch an einer konstitutionellen Neigung zu Yang-Fülle. Herz-Feuer schlägt empor und erregt den Geist, Schlafstörungen entstehen.

2. Überarbeitung

Geistige Überarbeitung, Arbeiten über viele Stunden, ohne sich zwischendurch angemessen auszuruhen und Arbeiten unter starkem Streß in Kombination mit unregelmäßigem Essen und übermäßiger sexueller Aktivität schwächen das Nieren-Yin. Bei einer länger anhaltenden Schwäche des Nieren-Yin kann das Herz-Yin nicht mehr genährt werden, Leere-Hitze des Herzens entwickelt sich. Das geschieht besonders dann, wenn der Mensch viele Sorgen hat. Dieses Syndrom heißt „Niere und Herz harmonieren nicht".

Das gleiche Muster kann aber auch die Folge des umgekehrten pathogenetischen Vorganges sein. Lange andauernde emotionale Belastungen können Herz-Feuer verursachen, das emporschlägt und somit nicht mehr in Richtung nach unten mit der Niere kommunizieren kann. Andererseits schädigt übermäßiges Feuer auch das Yin, es kann ein Nieren-Yin-Mangel entstehen. Das Endergebnis ist ein ähnlicher Zustand: Herz und Niere harmonieren nicht. Dies ist eine häufige Ursache für Schlafstörungen bei älteren Menschen.

3. Zorn

Der Begriff wird hier in einem weiten Sinne gebraucht, er schließt Frustration, Groll und Verdrossenheit ein. Zorn führt entweder zu Aufsteigen des Leber-Yang oder zu Leber-Feuer. Beide Faktoren können Schlafstörungen nach sich ziehen, hier vor allem bei jüngeren Menschen oder solchen mittleren Alters.

4. „Die Gallenblase ist ängstlich"

Eine konstitutionelle Schwäche von Herz und Gallenblase kann zu einem ängstlichen Charakter führen. Die Gallenblase ist die Mutter des Herzens. Ein Mensch mit schwacher Gallenblase ist zaghaft, ängstlich und unentschlossen, es fehlt ihm an Selbstbewußtsein. Die chinesische Sprache drückt diese Verbindung zwischen Gallenblase und Ängstlichkeit aus: „große Gallenblase" bedeutet „mutig", „kleine Gallenblase" steht für „zaghaft" oder „feige".

Eine konstitutionelle Schwäche von Herz und Gallenblase führt zu Schlafstörungen, insbesondere zu frühem Aufwachen.

5. Unregelmäßiges Essen

Unregelmäßige Nahrungsaufnahme, zuviel Essen im allgemeinen oder überreichliche Aufnahme von fetten und scharfen Speisen kann zu Schleim-Hitze des Magens führen, die den Geist attackiert und zu Schlafstörungen führt.

6. Geburt

Ein großer Blutverlust während der Geburt kann zu einer Blut-Schwäche der Leber führen. Dazu kann es auch bei normalem Blutverlust während des Geburtsvorganges bei vorbestehender Blut-Schwäche kommen. Die Folge ist jedenfalls eine eher plötzliche und ausgeprägte Schwäche des Leber-Blutes. Die Wanderseele verliert ihre Residenz, sie treibt in der Nacht umher und verursacht Schlafstörungen und übermäßig viele Träume.

7. Rest-Hitze

Beim Eindringen von Wind-Hitze kann der pathogene Faktor ins Körperinnere vordringen und dort innere Hitze verursachen. Wird diese nicht ordentlich beseitigt, so kann sich der Patient scheinbar erholen, es bleibt aber Rest-Hitze im Körper zurück. Man sagt, daß sie sich im Zwerchfell festsetzt, wo sie das Herz attackiert und zu Schlafstörungen führt.

Die Pathologie der Schlafstörungen reduziert sich somit auf zwei mögliche Zustände. Entweder wir finden eine Schwäche von Blut oder Yin, die den Geist und/oder die Wanderseele ihrer Residenz beraubt, oder es liegt ein pathogener Faktor vor (also ein Fülle-Zustand), der den Geist und/oder die Wanderseele beunruhigt. Die verschiedenen ätiologischen Faktoren und Pathologien sind in Abbildung 10.1 zusammengefaßt. Wie wir diesem Diagramm entnehmen können, beziehen sich Leere-Zustände, die zu Schlafstörungen führen, vor allem auf Herz, Milz, Leber und Niere. Fülle-Muster entstehen meist in Leber und Magen.

Akupunktur

Aus Sicht des Leitbahnsystems sind Schlafstörungen auf einen Zusammenbruch der Wechselbeziehung von Yin und Yang zurückzuführen. Yang-Qi und Yin-Qi müssen harmonieren, sie fließen in einem Tagesrhythmus ineinander über.

Das Abwehr-Qi fließt während des Tages im Yang, die Nacht über im Yin. Bleibt es aber auch in der Nacht im Yang, so kann der Mensch nicht schlafen. „Das Zentrum des Wirkvermögens" sagt in Kapitel 80: „Wenn das Abwehr-Qi in der Nacht nicht in das Yin eintritt, sondern im Yang bleibt, so gerät das Yang-Qi in Fülle, das Yin aber in Leere, die Augen können sich nicht schließen."[5] Aus diesem Grund können die Anfangspunkte des Yang- und des Yin-Fersengefäßes (B 62 und N 6-zhaohai) bei Schlafstörungen verwendet werden, zusammen mit B 1 (siehe unten).

Diagnose

Wenn wir einen Patienten mit Schlafstörungen befragen, so ist es wichtig, das Hauptproblem herauszufinden.

Schwierigkeiten beim Einschlafen deuten üblicherweise auf Blut-Mangel hin. Schläft man gut ein, wacht aber während der Nacht häufig auf, so

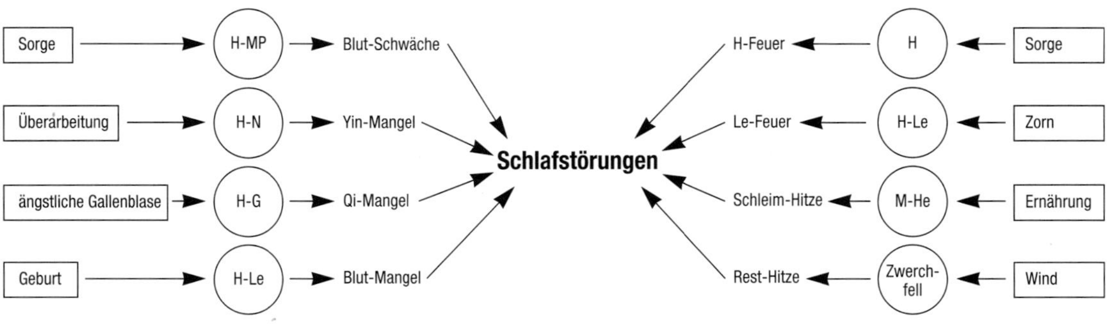

Abb. 10.1: Ätiologie und Pathologie von Schlafstörungen

spricht das für Yin-Mangel. Das ist aber kein absoluter Maßstab. Selbstverständlich können beide Zustände gleichzeitig vorhanden sein – der Mensch schläft einerseits schlecht ein und wacht andererseits während der Nacht immer wieder auf.

Frühmorgendliches Erwachen spricht für Schwäche des Herzens und der Gallenblase.

Träume werden durch das nächtliche Umherstreifen des Geistes und/oder der Wanderseele hervorgerufen. Ein bestimmtes Ausmaß an Träumen ist daher normal. Die klassischen Werke beschreiben verschiedene Arten von unangenehmen Träumen, wie etwa Alpträume, schreiendes Aufwachen, Schlafwandeln und Sprechen im Traum. Sie führen Träume auf das nächtliche Umherwandern der Wanderseele zurück.

„Wenn der physische Körper eines Menschen etwas entgegennimmt, so ist es real. Wenn der Geist etwas empfängt, so ruft es Träume hervor. Wenn der Geist der Sklave von Gegenständen ist [also nach Objekten strebt], so werden Wander- und Körperseele ruhelos, sie fliegen umher, und wenn sie sich bei den Augen versammeln, führen sie zu Träumen. Greifen [übermäßige Begierde] während des Tages verursacht Träume in der Nacht."

„Übermäßiges" Träumen kann als Träumen definiert werden, das ruhelosen Schlaf oder Alpträume verursacht, was dazu führt, daß der Mensch sich am nächsten Morgen sehr müde fühlt. Träume, die den Schlaf nicht unruhig machen, nicht furchterregend sind, den Geist am nächsten Morgen nicht beunruhigen und den Menschen nicht am nächsten Tag erschöpft erwachen lassen, können als normal beschrieben werden, es handelt sich nicht um einen krankhaften Zustand.

Übermäßiges Träumen kann auf Blut- oder Yin-Schwäche zurückzuführen sein. Furchterregende Träume, die zum Aufwachen führen, weisen auf eine Schwäche von Gallenblase und Herz hin. Unruhige Träume sind häufig auf Schleim-Hitze zurückzuführen, die Magen und Herz beeinträchtigt. Es folgt eine Auflistung der Träume gemäß „Reine Fragen" und „Das Zentrum des Wirkvermögens".

- Fliegen: Leere im Unteren Erwärmer.[6]
- Fallen: Völle im Unteren Erwärmer[7]
- Hochwasser und Angst: Fülle des Yin[8]
- Feuer: Fülle des Yang[9]
- Töten, Zerstörung: Fülle von Yin und Yang[10]
- Dinge weggeben: Fülle-Zustand[11]
- Dinge bekommen: Leere-Zustand[12]
- Zornig sein: Leber-Fülle[13]
- Weinen: Lungen-Fülle[14]
- Menschenmengen: Rundwürmer im Darm[15]
- Angriffe, Zerstörung: Bandwurm im Darm[16]
- Feuer: Herz-Schwäche[17]
- Vulkanausbrüche (wenn der Traum im Sommer stattfindet): Herz-Schwäche[18]
- Lachen: Herz-Fülle[19]
- Berge, Feuer und Rauch: Herz-Schwäche[20]
- Pilze mit intensivem Duft: Leber-Schwäche[21]
- Unter einem Baum liegen und nicht aufstehen können (wenn der Traum im Frühling stattfindet): Leber-Schwäche[22]
- Wälder auf Bergen: Leber-Schwäche[23]
- Weiße Objekte oder blutige Morde: Lungen-Schwäche[24]
- Schlachten und Krieg (wenn der Traum im Herbst stattfindet): Lungen-Schwäche[25]
- Sorge, Angst, Weinen, Fliegen: Lungen-Fülle[26]
- Fliegen, seltsame Dinge aus Gold oder Eisen sehen: Lungen-Schwäche[27]
- Hunger: Milz-Schwäche[28]
- Hausbau (wenn der Traum im Spätsommer stattfindet): Milz-Schwäche[29]
- Singen, sich sehr schwer fühlen: Milz-Fülle[30]
- Bergschluchten, Marschen: Milz-Schwäche[31]
- Schwimmen nach einem Schiffbruch: Nieren-Schwäche[32]
- Ins Wasser fallen und verschreckt sein (wenn der Traum im Winter stattfindet): Nieren-Schwäche[33]
- Die Wirbelsäule ist vom Körper abgelöst: Nieren-Fülle (Nässe in der Niere)[34]
- In Wasser eingetaucht werden: Nieren-Schwäche[35]
- Eine große Mahlzeit einnehmen: Magen-Leere[36]
- Große Städte: Dünndarm-Leere[37]
- Offene Felder: Dickdarm-Leere[38]
- Kämpfe, Prozesse, Selbstmord: Gallenblasen-Schwäche[39]
- Reisen: Blasen-Schwäche[40]
- Das Meer überqueren, verschreckt sein: Yin-Fülle[41]

Schlafpositionen

Kann ein Mensch nicht auf dem Rücken schlafen, so spricht dies für einen Fülle-Zustand, häufig der Lunge oder des Herzens. Wir lesen in Kapitel 46 „Reine Fragen": „Die Lunge ist der Deckel der anderen Organe. Wenn das Lungen-Qi in einem Fülle-Zustand ist [d.h. wenn es durch einen pathogenen Faktor behindert wird], so sind die Leitbahnen und Blut-Gefäße voll, weshalb der Mensch nicht auf dem Rücken liegen kann."[42] Dies geschieht beispielsweise häufig beim Asthma, wenn die Lunge durch Schleim verlegt ist.

Wenn ein Mensch nur auf dem Rücken mit ausgestreckten Armen schlafen kann, so spricht das für einen Hitze-Zustand. Schläft jemand immer auf dem Bauch, so weist das auf ein Leere-Bild hin, häufig des Magens.

Wenn ein Mensch bloß auf einer Seite schlafen kann, so ist dies für uns ein Hinweis, daß er entweder auf dieser Seite des Körpers einen Mangel an Qi und/oder Blut oder eine Fülle auf der anderen Seite aufweist. Dies trifft im besonderen auf Herz und Lunge zu und kann am Puls ertastet werden. Indem man den Finger auf dem Lungen-Puls nach medial und lateral rollt, so kann man den Zustand des Qi in der rechten (lateral) und linken Lungenhälfte (medial) palpieren. Fühlt man ein Ungleichgewicht, so kann der Patient bloß auf der Leere-Seite schlafen.

Schnarchen

Schnarchen wird üblicherweise auf Schleim zurückgeführt, der den Magen-Meridian beeinträchtigt, oder auf rebellierendes Qi in den drei Yang-Leitbahnen des Beins. Dazu Kapitel 34 „Reine Fragen": „Jene, die an rebellierendem Qi leiden, können nicht gut schlafen und atmen laut [schnarchen]. Der Grund dafür ist rebellierendes Qi in den Yang Ming-Leitbahnen. Wenn das Qi der drei Yang-Meridiane des Beins nicht abwärts fließen kann und aufwärts rebelliert, so verursacht es Schlafstörungen und Schnarchen."[43]

Differenzierung und Behandlung

Die wichtigste Unterscheidung ist jene zwischen dem Fülle- und dem Leere-Typ von Schlafstörungen. Die wichtigsten Syndrome sind in der Folge angeführt.

1. Fülle-Muster

1.1 Emporloderndes Leber-Feuer
1.2 Emporloderndes Herz-Feuer
1.3 Schleim-Hitze bedrängt den Geist
1.4 Rest-Hitze im Zwerchfell

2. Leere-Muster

2.1 Herz- und Milz-Blut-Mangel
2.2 Herz-Yin-Mangel
2.3 Herz und Niere harmonieren nicht
2.4 Herz- und Gallenblasen-Schwäche
2.5 Leber-Yin-Mangel

1. Fülle-Muster

1.1 Emporloderndes Leber-Feuer

Klinische Manifestationen

Unruhiger Schlaf, unangenehme Träume, Alpträume, Träume von Bränden, Reizbarkeit, bitterer Mundgeschmack, Kopfschmerz, Durst, dunkler Harn, trockener Stuhl, Schwindelgefühl. Zunge: rot, an den Rändern Rötung mit trockenem, gelbem Belag. Puls: saitenförmig, schnell.

Therapieprinzip

Leber-Feuer ausleiten, den Geist beruhigen, die Wanderseele zum Verweilen bringen.

Akupunktur

Punktauswahl

Le 2, Le 3, G 44, G 12, G 20, MP 6, B 18, LG 24-shenting, G 13, G 15, B 47-hunmen, B 62 (sedieren). B 1 (neutrale Nadelung) und N 6-zhaohai (tonisieren). Sedierend nadeln, keine Moxibustion.

Erläuterung

- Le 2 ist der Hauptpunkt, um Leber-Feuer auszuleiten.
- Le 3 wird hinzugefügt, weil dieser Punkt den Geist besser beruhigt als Le 2.
- G 22 beseitigt Hitze der Leber und der Gallenblase. Es ist dies ein spezifischer Punkt bei durch Träume gestörtem Schlaf.
- G 12 und G 20 unterdrücken rebellierendes Leber-Qi und fördern den Schlaf.
- MP 6 kühlt das Blut und beruhigt den Geist.
- B 18 reguliert die Leber und beseitigt Leber-Feuer.
- Die Kombination von LG 24 und G 13 hat bei Leber-Syndromen eine starke den Geist beruhigende und die Wanderseele festsetzende Wirkung.

- G 15 wird statt G 13 gegeben, wenn der Geist sehr überaktiv ist und der Mensch nicht aufhören kann, fixen Ideen nachzuhängen.
- B 47 verwurzelt in der Nacht die Wanderseele im Leber-Yin und fördert damit den Schlaf.
- Die Kombination von B 62 (sedieren), B 1 (neutral nadeln) und N 6 harmonisiert den Fluß des Yin- und des Yang-Fersengefäßes zu den Augen und fördert damit den Schlaf. Das Yin-Fersengefäß transportiert das Yin-Qi, das Yang-Fersengefäß hingegen das Yang-Qi zu den Augen. Ist das Yang in Fülle, so kann das Yang-Qi in der Nacht nicht ins Yin zurückfließen, die Augen bleiben in der Nacht offen, es kommt zu Schlaflosigkeit. Der umgekehrte Zustand würde zu Somnolenz führen. In Kapitel 21 „Das Zentrum des Wirkvermögens" ist zu lesen: „Das Yin und Yang des Yin- und Yang-Fersengefäßes verbinden sich miteinander. Das Yang betritt das Yin, das Yin tritt zum Yang nach außen, und die beiden treffen einander im Augenwinkel. Wenn das Yang-Qi in Fülle ist, so bleiben die Augen oben. Wenn das Yin-Qi in Fülle ist, so bleiben die Augen geschlossen."[44]

Diese Punkte können auch für alle anderen Schlafstörungen vom Fülle-Typus verwendet werden.

Arzneimitteltherapie

Rezeptur

Variation von
Long dan xie gan tang

Dekokt zum Entlasten der Leber mit Radix Gentianae

Radix Gentianae	Long dan	6.0 g
Radix Scutellariae	Huang qin	9.0 g
Fructus Gardeniae	Zhi zi	9.0 g
Rhizoma Alismatis	Ze xie	9.0 g
Caulis Akebiae	Mu tong	9.0 g
Semen Plantaginis	Che qian zi	9.0 g
Radix Rehmanniae	Sheng di huang	12.0 g
Radix Angelicae sinensis	Dang gui	9.0 g
Radix Bupleuri	Chai hu	9.0 g
Radix Glycyrrhizae	Gan cao	3.0 g
Concha Margaritiferae	Zhen zhu mu	15.0 g
Semen Ziziphi spinosae	Suan zao ren	6.0 g

Erläuterung

- Long dan ist die Herrscherarznei dieser Rezeptur, sie leitet Leber-Feuer aus.
- Huang qin und Zhi zi sind die Minister-Arzneien, die den Herrscher beim Ausleiten von Feuer unterstützen.
- Ze xie, Mu tong und Che qian zi sind Assistenten-Arzneien, die das Ausleiten von Feuer über den Harn unterstützen.
- Sheng di huang und Dang gui beeinflussen die Leber, sie harmonisieren Blut und Yin der Leber. Sheng di huang kühlt auch das Blut und unterstützt das Ausleiten von Feuer.
- Chai hu ist eine Botenarznei, die in den Leber-Meridian eintritt.
- Gan cao harmonisiert.
- Zhen zhu mu beruhigt den Geist und bringt die Wanderseele zum Verweilen.
- Suan zao ren nährt die Leber und beruhigt die Wanderseele.

Variationen

- Um den Geist-beruhigenden Effekt zu stärken und den Schlaf zu fördern: plus Fu shen (Sclerotium Poriae pararadicis), Shou wu teng (Caulis Polygoni multiflori) und Long chi (Dens Draconis).
- Wenn die Symptome und Krankheitszeichen von Feuer nicht sehr ausgeprägt sind (kein Durst, kein bitterer Mundgeschmack, kein dunkler Harn, kein trockener Stuhl): minus Huang qin und Zhi zi.
- Bei Symptomen von aufsteigendem Leber-Yang (häufige Kopfschmerzen, Schwindelgefühl, Tinnitus): plus Tian ma (Rhizoma Gastrodiae).

Fertigarznei

An mian pian

Tablette für friedlichen Schlaf

Semen Ziziphi spinosae	Suan zao ren
Radix Polygalae	Yuan zhi
Poria	Fu ling
Fructus Gardeniae	Zhi zi
Massa medicata fermentata	Shen qu
Scorpio	Quan xie
Radix Glycyrrhizae	Gan cao

Erläuterung

Wenngleich dieses Präparat nicht spezifisch für Leber-Feuer gedacht ist, so kann es doch dafür verwendet werden, da es Zhi zi enthält.

Der entsprechende Zungenbefund: roter Zungenkörper, Ränder gerötet, gelber Belag.

1.2 Emporloderndes Herz-Feuer

Klinische Manifestationen

Aufwachen während der Nacht, Alpträume, Träume vom Fliegen, psychische Unruhe, bitterer Mundgeschmack, Durst, Zungengeschwüre, Palpitationen.

Zunge: rot, Spitze gerötet, mit roten Punkten, gelber Belag.

Puls: schnell und überflutend an der linken distalen Position.

Therapieprinzip

Herz-Feuer ausleiten, den Geist beruhigen.

Akupunktur

Punktauswahl

H 8, H 7, MP 6, Di 11, KG 15, LG 19-houding, B 15, B 44. Sedieren, keine Moxibustion.

Erläuterung

- H 8 leitet Herz-Feuer aus.
- H 7 beruhigt den Geist und fördert den Schlaf.
- MP 6 kühlt das Blut und beruhigt den Geist.
- Di 11 wird bei ausgeprägten Zeichen von Feuer gezeigt.
- KG 15 klärt das Herz, beruhigt den Geist und fördert den Schlaf.
- LG 19 beruhigt in Kombination mit KG 15 den Geist und fördert den Schlaf.
- B 15 leitet Herz-Feuer aus.
- B 44 beruhigt den Geist und fördert den Schlaf.

Arzneimitteltherapie

Rezeptur 1

Xie xin tang

Dekokt zum Entlasten des Herzareals

Radix et Rhizoma Rhei	Da huang	9.0 g
Rhizoma Coptidis	Huang lian	6.0 g
Radix Scutellariae	Huang qin	9.0 g

Erläuterung

Diese Rezeptur leitet Herz-Feuer durch Abwärtsbewegen aus. Sie ist nur anzuwenden, wenn Fülle-Feuer ohne jegliche Zeichen von Yin-Schwäche vorliegt. Eine wichtige Vorbedingung für die Anwendung dieser Rezeptur: die Zunge sollte einen dicken, trockenen und gelben Belag haben.

- Da huang leitet Feuer durch Abwärtsbewegen aus.
- Huang lian und Huang qin leiten Herz-Feuer aus.

Rezeptur 2

Dao chi san

Pulver, das das Rote hinausleitet

Radix Rehmanniae	Sheng di huang	15.0 g
Caulis Akebiae	Mu tong	3.0 g
Radix Glycyrrhizae	Sheng gan cao	6.0 g
Herba Lophatheri	Dan zhu ye	3.0 g

Erläuterung

Diese Rezeptur unterscheidet sich von Xie xin tang dadurch, daß sie abgesehen vom Ausleiten des Herz-Feuers auch das Blut kühlt sowie das Yin nährt, weil sie Sheng di huang enthält. Daher ist sie für Fälle geeignet, in denen das Feuer beginnt, das Yin zu verletzen. Die Zunge ist rot und hat einen gelben Belag. Der Belag kann aber wurzellos sein oder an manchen Stellen gänzlich fehlen.

- Sheng di huang beseitigt Hitze und kühlt das Blut.
- Mu tong leitet Herz-Feuer aus.
- Gan cao löst toxische Hitze auf.
- Dan zhu ye beseitigt Herz-Feuer.

Variationen

- Andere Versionen dieser Rezeptur beinhalten Deng xin cao (Medulla Junci), um Herz-Hitze auszuleiten und den Geist zu beruhigen.
- Um die schlaffördernde Wirkung beider Rezepturen zu erhöhen, kann man folgende Arzneien hinzufügen: Shou wu teng (Caulis Polygoni multiflori), Fu shen (Sclerotium Poria pararadicis) und Yuan zhi (Radix Polygalae).

Fertigarznei

Zhu sha an shen wan

Pille zum Beruhigen des Geistes mit Zinnober

Radix Angelicae sinensis	Dang gui
Radix Rehmanniae	Sheng di huang
Cinnabaris	Zhu sha
Rhizoma Coptidis	Huang lian
Radix Glycyrrhizae	Gan cao

Erläuterung

Wenngleich dieses Präparat nicht spezifisch für Herz-Feuer gedacht ist, so kann es doch hier eingesetzt werden, da Huang lian Herz-Feuer ausleitet und sowohl Dang gui als auch Sheng di huang auf das Herz wirken.

Der entsprechende Zungenbefund: roter Zungenkörper, Spitze gerötet, gelber Belag.

Es sei bemerkt, daß diese Pille Zhu sha enthält, eine toxische Substanz. Deshalb sollte das Medikament nur über einige wenige Wochen im Stück eingenommen werden.

1.3 Schleim-Hitze bedrängt den Geist

Klinische Manifestationen

Unruhiger Schlaf, wirft sich im Bett herum, unangenehme Träume, Schweregefühl, Schwindelgefühl, Druckgefühl auf dem Thorax, Übelkeit, Appetitlosigkeit, Palpitationen, unruhiger Schlaf, wirft sich im Bett herum, unangenehme Träume, Schweregefühl, Schwindelgefühl, Druckgefühl auf dem Thorax, Übelkeit, Appetitlosigkeit, Palpitationen, psychische Unruhe, klebriger Mundgeschmack.

Zunge: rot, klebriger, gelber Belag. Magen-Riß, der von klebrigem, grobem gelbem Belag ausgefüllt ist.

Puls: schlüpfrig, schnell.

Dieses Syndrom ist auf Schleim-Hitze im Magen sowie auf aufwärts rebellierendes Magen-Qi zurückzuführen. Ist Schleim vorhanden, so trägt das aufwärts rebellierende Magen-Qi Schleim und Hitze in den Oberen Erwärmer, so Herz und Geist bedrängt werden. Dadurch kommt es zu Schlafstörungen, in schweren Fällen auch zu psychischen Erkrankungen. Dazu ein Zitat aus Kapitel 34 „Reine Fragen“: „Der Magen ist das Meer der fünf Yin- und der sechs Yang-Organe. Das Qi muß abwärtsfließen, wenn das Magen-Qi aufwärts rebelliert ... kann man nicht schlafen.“ [45]

Therapieprinzip

Hitze beseitigen, Schleim auflösen, den Geist beruhigen.

Akupunktur

Punktauswahl

M 40, KG 12, KG 9, MP 9, B 20, Di 11, M 8-touwei, G 12, MP 6, M 45, MP 1. Sedieren, außer an KG 12 und B 20, wo man tonisieren soll. Keine Moxibustion, außer an M 45 (siehe unten).

Erläuterung

- M 40 löst Schleim auf und beruhigt den Geist.
- KG 12, KG 9 und B 20 tonisieren die Milz, um Schleim aufzulösen.
- MP 9 und MP 6 lösen Nässe auf, was das Auflösen von Schleim unterstützt. MP 6 beruhigt auch den Geist.
- Di 11 löst Schleim auf und beseitigt Hitze.
- M 8 ist der wichtigste lokale Punkt, um Schleim im Kopfbereich aufzulösen. Er fördert auch den Schlaf.
- G 12 fördert den Schlaf.
- M 45 erleichtert Nahrungsstagnation, beruhigt den Geist und fördert den Schlaf. Man kann sehr kleine Moxakegeln nach den Nadeln applizieren, um das Feuer abwärtszuleiten. Das ist einer der wenigen Fälle, in denen Moxibustion eingesetzt wird, um Hitze entgegenzuwirken.
- MP 1 wird häufig mit M 44 kombiniert. Der Punkt beseitigt Hitze von Magen und Milz, beruhigt den Geist und fördert den Schlaf. M 44 und MP 1 sind auch spezifische Punkte bei übermäßigem und unangenehmem Träumen.

Arzneimitteltherapie

Rezeptur 1

Shi wei wen dan tang

Dekokt aus zehn Bestandteilen zum Wärmen der Gallenblase

Rhizoma Pinelliae	Ban xia	6.0 g
Pericarpium Citri reticulatae	Chen pi	6.0 g
Poria	Fu ling	4.5 g
Fructus Aurantii immaturus	Zhi shi	6.0 g
Radix Ginseng	Ren shen	3.0 g
oder		
Radix Codonopsis pilosulae	Dang shen	9.0 g
Radix Rehmanniae praeparata	Shu di huang	9.0 g
Semen Ziziphi spinosae	Suan zao ren	3.0 g
Radix Polygalae	Yuan zhi	3.0 g
Radix Glycyrrhizae tosta	Zhi gan cao	1.5 g
Rhizoma Zingiberis recens	Sheng jiang	5 Scheiben
Fructus Jujubae	Da zao	1 Stück

Erläuterung

Diese Rezeptur wird verwendet, wenn man Schleim-Hitze von Magen und Herz zusammen mit einem gewissen Mangel an Qi und Blut findet. Diese Situation ist sehr häufig anzutreffen.

- Ban xia, Chen pi, Fu ling und Zhi shi sind eine verkürzte Ausgabe von Wen dan tang (Dekokt, das die Gallenblase wärmt), ohne Zhu ru. Sie dienen dem Auflösen von Schleim.
- Ren shen bzw. Dang shen und Shu di huang tonisieren Qi und Blut.
- Suan zao ren und Yuan zhi beruhigen den Geist und fördern den Schlaf.
- Gan cao, Sheng jiang und Da zao harmonisieren.

Rezeptur 2

Huang lian wen dan tang

Dekokt mit Rhizoma Coptidis zum Erwärmen der Gallenblase

Rhizoma Coptidis	Huang lian	4.5 g
Rhizoma Pinelliae	Ban xia	6.0 g
Poria	Fu ling	5.0 g
Pericarpium Citri reticulatae	Chen pi	9.0 g
Caulis Bambusae in taeniam	Zhu ru	6.0 g
Fructus Aurantii immaturus	Zhi shi	6.0 g
Radix Glycyrrhizae tosta	Zhi gan cao	3.0 g
Rhizoma Zingiberis recens	Sheng jiang	5 Scheiben
Fructus Jujubae	Da zao	1 Stück

Erläuterung

Dieser Rezeptur wird gegenüber der vorigen der Vorzug gegeben, wenn Symptome und Krankheitszeichen von Hitze ausgeprägter sind und die Zunge eindeutig rot und mit einem dicken gelben Belag versehen ist.

- Huang lian beseitigt Herz-Feuer und beruhigt den Geist.
- Alle anderen Arzneien bilden die Rezeptur Wen dan tang (Dekokt, das die Gallenblase wärmt), die Schleim-Hitze auflöst und den Geist beruhigt.

Variationen

Alle diese Rezepturen haben eine starke Wirkung beim Beruhigen des Geistes und beim Fördern des Schlafes. Sie brauchen deshalb wenig Abwandlungen und Hinzufügungen.

- Um den schlaffördernden Effekt zu verstärken: plus Shou wu teng (Caulis Polygoni multiflori) und Yuan zhi (Radix Polygalae).
- Bei Symptomen von Nahrungsstagnation: plus Shen qu (Massa medicata fermentata) und Lai fu zi (Semen Raphani).
- Bei ausgeprägteren Symptomen von Nahrungsstagnation als von Schleim-Hitze: statt der obigen Rezepturen Bao he wan (Pille, die die Harmonie erhält) verwenden.
- Bei Obstipation: plus Da huang (Radix et Rhizoma Rhei).

Fertigarznei

An shen bu xin wan

Pille zum Beruhigen des Geistes und zum Tonisieren des Herzens

Concha Margaritiferae usta	Zhen zhu mu
Radix Polygoni multiflori	He shou wu
Fructus Ligustri lucidi	Nü zhen zi
Herba Ecliptae	Mo han lian
Radix Salviae miltiorrhizae	Dan shen
Cortex Albiziae	He huan pi
Semen Cuscutae	Tu si zi
Fructus Schisandrae	Wu wei zi
Rhizoma Acori	Shi chang pu

Erläuterung

Diese Pille ist zwar nicht spezifisch für Schleim-Feuer, kann aber bei diesem Muster eingesetzt werden, da sie He huan pi und Shi chang pu enthält, die die Öffnungen des Geistes freimachen. Die restlichen Zutaten sind meist tonisierend und nährend. Diese Fertigarznei ist nur indiziert, wenn sie mit einer Akupunkturstrategie zum Ausleiten von Feuer und Auflösen von Schleim gekoppelt wird.

1.4 Rest-Hitze im Zwerchfell

Klinische Manifestationen

Unruhiger Schlaf, Aufwachen während der Nacht, psychische Unruhe, kann sich nicht niederlegen oder -setzen, Gefühl, daß der Thorax verstopft wäre, Unbehagen im Epigastrium, saurer Reflux.

Zunge: rot im vorderen Teil, oder rote Punkte rund um das Zentrum.

Puls: tief, etwas schnell.

Dieser Zustand entsteht nach dem Eindringen von Wind-Hitze, die sich in innere Hitze umwandelte und nicht ausreichend beseitigt wurde, häufig aufgrund des Einsatzes von Antibiotika. Etwas Rest-Hitze bleibt im Körper zurück und setzt sich in der Gegend des Zwerchfells fest. Von hier steigt sie rebellierend aufwärts, um Herz und Geist zu beunruhigen.

Therapieprinzip

Rest-Hitze beseitigen, Reizbarkeit besänftigen, den Geist beruhigen.

Akupunktur

Punktauswahl

Lu 10, H 8, B 17, M 40, Di 11, MP 6, KG 15. Sedieren, keine Moxibustion anwenden.

Erläuterung

- Lu 10 und H 8 beseitigen Hitze der Lunge und des Herzens. Sie werden verwendet, weil aus Sicht der Leitbahnen Rest-Hitze des Zwerchfells sich in Lunge und Herz befindet. Abgesehen davon beruhigt H 8 auch den Geist.
- B 17 entspannt das Zwerchfell.
- M 40 entspannt das Zwerchfell, unterdrückt rebellierendes Qi und beruhigt den Geist.
- Di 11 beseitigt Hitze.
- MP 6 beruhigt den Geist und schützt das Yin gegen eine Verletzung durch die Hitze.
- KG 15 entspannt das Zwerchfell, beseitigt Hitze und beruhigt den Geist.

Arzneimitteltherapie

Rezeptur 1

Zhu ye shi gao tang

Dekokt mit Herba Lophatheri und Gypsum fibrosum

Herba Lophatheri	Dan zhu ye	15.0 g
Gypsum fibrosum	Shi gao	30.0 g
Rhizoma Pinelliae	Ban xia	9.0 g
Radix Ophiopogonis	Mai dong	15.0 g
Radix Ginseng	Ren shen	5.0 g
Radix Glycyrrhizae	Gan cao	3.0 g
Semen Oryzae	Jing mi	15.0 g

Erläuterung

Wir haben hier eine der Rezepturen vor uns, die Rest-Hitze beseitigen, vor allem aus dem Zwerchfellgebiet.

- Dan zhu ye und Shi gao sind scharfe, kalte Arzneien, die Hitze beseitigen, indem sie sie nach außen drängen.
- Ban xia harmonisiert den Magen, unterdrückt rebellierendes Qi im Zwerchfell und beendet Übelkeit.
- Mai dong und Ren shen tonisieren das Qi und Yin. Das Qi wird durch das Eindringen eines pathogenen Faktors geschädigt, das Yin durch die Hitze.
- Gan cao und Jing mi harmonisieren den Magen.

Rezeptur 2

Zhi zi chi tang

Dekokt mit Fructus Gardeniae und Semen Sojae praeparatum

Fructus Gardeniae	Zhi zi	9.0 g
Semen Sojae praeparatum	Dan dou chi	9.0 g

Erläuterung

Diese Rezeptur beseitigt auf milde Art Hitze, sie wird häufig eingesetzt, um Rest-Hitze zu entfernen.

- Zhi zi beseitigt Hitze.
- Dan dou chi beseitigt Hitze und beendet Reizbarkeit.

Variationen

Um den schlaffördernden Effekt zu verstärken: plus Fu shen (Sclerotium Poriae pararadicis), Deng xin cao (Medulla Junci), Shou wu teng (Caulis Polygoni multiflori).

2. Leere-Muster

2.1 Herz- und Milz-Blut-Mangel

Klinische Manifestationen

Einschlafschwierigkeiten, Palpitationen, Müdigkeit, schlechter Appetit, leichte Angstzustände, unscharfes Sehen, Schwindelgefühl, schlechtes Gedächtnis, blasses Gesicht.

Zunge: blaß.

Puls: rauh.

Dies ist eine sehr häufige Art von Schlafstörungen, sie ist durch Blut-Mangel bedingt. Da das Blut geschwächt ist, kann der Mensch nicht gut einschlafen. Schläft er aber einmal, so bleibt es dabei, denn es ist ausreichend Yin vorhanden. Wir erinnern uns, daß alte Menschen üblicherweise weniger Schlaf als junge benötigen, da bei ihnen eine physiologische Abnahme von Qi und Blut vorliegt. Kapitel 18 „Das Zentrum des Wirkvermögens" sagt dazu: „Junge Menschen haben reichlich Qi und

Blut ... [so daß] sie während des Tages energiegeladen sind und in der Nacht gut schlafen. Alte Menschen haben aber eine Abnahme von Qi und Blut ... [so daß] sie tagsüber weniger aktiv sind und in der Nacht nicht schlafen können."[46]

Therapieprinzip

Die Milz tonisieren, das Blut nähren, das Herz stärken, den Geist beruhigen.

Akupunktur

Punktauswahl

M 36, MP 6, H 7, KG 14, B 20, B 15, yintang. Tonisieren, Moxibustion kann eingesetzt werden.

Erläuterung

- M 36, MP 6 und B 20 tonisieren die Milz, damit diese Blut bilden kann. MP 6 beruhigt auch den Geist.
- H 7 und KG 14 nähren das Herz-Blut und beruhigen den Geist.
- B 15 nährt das Herz-Blut und beruhigt den Geist.
- Yintang beruhigt den Geist und fördert den Schlaf, vornehmlich in Leere-Situationen. Man kann den Patienten auch anweisen, jeden Abend mit einer Moxazigarre eine milde Moxibustion an diesem Punkt durchzuführen.

Arzneimitteltherapie

Rezeptur

Gui pi tang

Dekokt zum Stärken der Milz

Radix Ginseng	Ren shen	6.0 g
oder Radix Codonopsis pilosulae	Dang shen	12.0 g
Radix Astragali	Huang qi	15.0 g
Rhizoma Atractylodis macrocephalae	Bai zhu	12.0 g
Radix Angelicae sinensis	Dang gui	6.0 g
Sclerotium Poriae pararadicis	Fu shen	9.0 g
Semen Ziziphi spinosae	Suan zao ren	9.0 g
Arillus Longan	Long yan rou	12.0 g
Radix Polygalae	Yuan zhi	9.0 g
Radix Aucklandiae	Mu xiang	6.0 g
Radix Glycyrrhizae tosta	Zhi gan cao	4.0 g
Rhizoma Zingiberis recens	Sheng jiang	3 Scheiben
Fructus Jujubae	Da zao	5 Stück

Erläuterung

Diese Rezeptur tonisiert das Qi von Milz und Herz, nährt das Herz-Blut und beruhigt den Geist.

- Ren shen, Huang qi und Bai zhu tonisieren das Herz-Qi.
- Dang gui nährt das Blut.
- Fu shen, Suan zao ren, Long yan rou und Yuan zhi beruhigen den Geist und fördern den Schlaf. Long yan rou nährt auch das Blut.
- Mu xiang bewegt das Qi. Die Arznei wird hinzugefügt, um die „klebrige" Natur der Qi- und Blut-stärkenden Zutaten zu mindern.
- Gan cao, Sheng jiang und Da zao harmonisieren und tonisieren Qi sowie Blut.

Variationen

Diese Rezeptur paßt sehr genau zu diesem Syndrom und fördert den Schlaf. Deshalb sind keine Variationen nötig.

Fertigarznei 1

Gui pi wan

Pille zum Stärken der Milz

Erläuterung

Diese Pille hat die gleichen Zutaten und Indikationen wie die gleichnamige Rezeptur.

Der entsprechende Zungenbefund: blasser Zungenkörper.

Fertigarznei 2

Bai zi yang xin wan

Pille mit Semen Platycladi zum Nähren des Herzens

Radix Ginseng	Ren shen oder
Radix Codonopsis pilosulae	Dang shen
Radix Astragali	Huang qi
Radix Angelicae sinensis	Dang gui
Rhizoma Chuanxiong	Chuan xiong
Poria	Fu ling
Semen Platycladi	Bai zi ren
Semen Ziziphi spinosae	Suan zao ren
Radix Polygalae	Yuan zhi
Fructus Schisandrae	Wu wei zi
Rhizoma Pinelliae	Ban xia
Cortex Cinnamomi	Rou gui
Radix Glycyrrhizae tosta	Zhi gan cao

Erläuterung

Dieses Präparat ist für Schlafstörungen aufgrund einer Schwäche des Milz- und Herz-Blutes gedacht. Sie tonisiert das Qi, nährt das Blut und beruhigt den Geist.

Die entsprechenden Puls- und Zungenbefunde: blasser, dünner Zungenkörper, rauher Puls.

2.2 Herz-Yin-Mangel

Klinische Manifestationen

Häufiges Aufwachen während der Nacht, trockener Rachen, psychische Unruhe, Palpitationen, Nachtschweiß, schlechtes Gedächtnis, Hitze der Fünf Flächen.

Zunge: rot und belaglos, Herz-Riß, Spitze gerötet.

Puls: oberflächlich, leer.

Therapieprinzip

Das Herz-Yin nähren, den Geist beruhigen.

Akupunktur

Punktauswahl

H 7, B 15, KG 14, MP 6, M 36, KG 4. Tonisieren.

Erläuterung

- H 7 nährt das Herz, beruhigt den Geist und fördert den Schlaf.
- B 15 und KG 14, der Zustimmungspunkt und der Mu-Alarmpunkt des Herzens, nähren das Herz und beruhigen den Geist.
- MP 6 und M 36 nähren Qi und Yin im allgemeinen.
- KG 4 nährt das allgemeine Yin und beruhigt den Geist.

Arzneimitteltherapie

Rezeptur

Yang xin tang (II)

Dekokt, das das Herz nährt

Radix Astragali	Huang qi	6.0 g
Radix Ginseng	Ren shen	6.0 g
Semen Platycladi	Bai zi ren	9.0 g
Sclerotium Poriae pararadicis	Fu shen	6.0 g
Rhizoma Chuanxiong	Chuan xiong	3.0 g
Radix Polygalae	Yuan zhi	6.0 g
Radix Ophiopogonis	Mai dong	6.0 g
Fructus Schisandrae	Wu wei zi	6.0 g
Radix Glycyrrhizae tosta	Zhi gan cao	3.0 g
Rhizoma Zingiberis recens	Sheng jiang	1 Scheibe

Erläuterung

Diese Rezeptur tonisiert das Qi, Blut und Yin des Herzens. Sie hat den gleichen Namen wie eine andere Rezeptur (Yang xin tang I), die das Herz-Qi und -Blut stärkt. Wenn man die Mischung zur vornehmlichen Stärkung des Herz-Yin einsetzt, so kann man sie abändern, indem man die Dosierung der Qi-Stärker reduziert und jene der Yin-Tonika steigert.

- Huang qi und Ren shen tonisieren das Herz-Qi.
- Bai zi ren nährt das Herz-Blut, beruhigt den Geist und fördert den Schlaf.
- Fu shen beruhigt den Geist und fördert den Schlaf.
- Chuan xiong harmonisiert das Blut und leitet die Wirkung der anderen Arzneien in Richtung des Geistes empor.
- Yuan zhi beruhigt den Geist.
- Mai dong und Wu wei zi nähren das Herz-Yin und beruhigen den Geist.
- Gan cao und Sheng jiang harmonisieren.

Variationen

- Bei ausgeprägten Yin-Mangel-Symptomen: plus Tian dong (Radix Asparagi) und Sheng di huang (Radix Rehmanniae).
- Bei ausgeprägten Symptomen von Leere-Hitze: plus Qing hao (Herba Artemisiae annuae) und Mu li (Concha Ostreae).

Fertigarznei 1

Ding xin wan

Pille zum Beruhigen des Herzens

Radix Codonopsis pilosulae	Dang shen
Radix Angelicae sinensis	Dang gui
Sclerotium Poriae pararadicis	Fu shen
Radix Polygalae	Yuan zhi
Semen Ziziphi spinosae	Suan zao ren
Semen Platycladi	Bai zi ren
Radix Ophiopogonis	Mai dong
Succinum	Hu po

Erläuterung

Diese Pille nährt sowohl das Blut als auch das Yin des Herzens. Daher sind folgende Zungenbefunde möglich: blasser und dünner Körper, oder roter Zungenkörper mit wurzellosem Belag.

Fertigarznei 2

An shen bu nao pian

Tablette zum Beruhigen des Geistes und zum Stärken des Gehirns

Rhizoma Polygonati	Huang jing
Fructus Ligustri lucidi	Nü zhen zi
Radix Angelicae sinensis	Dang gui
Cortex Albiziae	He huan pi
Herba Ecliptae	Mo han lian
Semen Ziziphi spinosae	Suan zao ren
Poria	Fu ling
Radix Polygoni multiflori	He shou wu
Radix Polygalae	Yuan zhi
Cinnabaris	Zhu sha

Erläuterung

Diese Tabletten nähren das Herz-Yin und beruhigen den Geist. Die Yin-stärkende Wirkung ist deutlicher als bei der vorhergehenden Arznei, der entsprechende Zungenbefund ist daher eine rote, belaglose Zunge mit einem Herz-Riß.

2.3 Herz und Niere harmonieren nicht

Klinische Manifestationen

Häufiges Aufwachen während der Nacht, Einschlafschwierigkeiten, trockener Rachen, Nachtschweiß, Hitze der Fünf Flächen, Gedächtnisschwäche, Palpitationen, Schwindelgefühl, psychische Unruhe, Tinnitus, Rückenschmerzen.

Zunge: rot, belaglos, Spitze gerötet, Herz-Riß, trocken.

Puls: oberflächlich, leer, etwas schnell.

Dieses Syndrom besteht aus einer Schwäche von Nieren- und Herz-Yin sowie Leere-Hitze des Herzens.

Therapieprinzip

Das Yin nähren, Niere und Herz tonisieren, Leere-Hitze beseitigen, den Geist beruhigen.

Akupunktur

Punktauswahl

H 7, H 6, KS 7, KG 4, MP 6, N 3-taixi, N 6-zhaohai, KG 15, B 15, B 23, B 44, B 52. H 6 sedieren, alle anderen Punkte tonisieren.

Erläuterung

- H 7 beruhigt den Geist und fördert den Schlaf.
- H 6 beseitigt Leere-Hitze des Herzens.
- KS 7 beruhigt den Geist.
- KG 4 nährt das Nieren-Yin und beruhigt den Geist.
- MP 6, N 3 und N 6 nähren das Nieren-Yin.
- KG 15 nährt das Herz und beruhigt den Geist.
- B 15 und B 23 harmonisieren Herz und Niere.
- B 44 und B 52 harmonisieren den Geist und die Willenskraft.

Arzneimitteltherapie

Rezeptur

Tian wang bu xin dan

Pille des Himmelskaisers zum Tonisieren des Herzens

Radix Rehmanniae	Sheng di huang	12.0 g
Radix Scrophulariae	Xuan shen	6.0 g
Radix Ophiopogonis	Mai dong	6.0 g
Radix Asparagi	Tian dong	6.0 g
Radix Ginseng	Ren shen	6.0 g
Poria	Fu ling	6.0 g
Fructus Schisandrae	Wu wei zi	6.0 g
Radix Angelicae sinensis	Dang gui	6.0 g
Radix Salviae miltiorrhizae	Dan shen	6.0 g
Semen Platycladi	Bai zi ren	6.0 g
Semen Ziziphi spinosae	Suan zao ren	6.0 g
Radix Polygalae	Yuan zhi	6.0 g
Radix Platycodi	Jie geng	3.0 g

Erläuterung

Diese Rezeptur nährt das Yin von Niere und Herz.

- Sheng di huang, Xuan shen, Mai dong und Tian dong nähren das Yin von Niere und Herz.
- Ren shen und Fu ling tonisieren das Herz-Qi, um so das Stärken des Herz-Yin zu unterstützen. Fu ling beruhigt auch den Geist.
- Wu wei zi ist sauer und absorbierend, die Arznei hilft beim Nähren des Yin. Sie beruhigt ebenfalls den Geist.
- Dang gui und Dan shen harmonisieren das Herz-Blut, um das Nähren des Yin zu unterstützen. Dan shen wird auch als Botenarznei für die Herz-Leitbahn verwendet.
- Bai zi ren, Suan zao ren und Yuan zhi nähren das Herz und beruhigen den Geist. Suan zao ren und Yuan zhi sind eine gute Kombination, denn erstere Arznei ist sauer und absorbierend, die zweite hingegen scharf und zerstreuend. Die

Kombination dieser beiden Geschmacksrichtungen und Wirkungen harmonisiert das Herz und beruhigt den Geist.
- Jie geng wird als Botenarznei verwendet, um die Wirkung der anderen Arzneien in den Oberen Erwärmer zu lenken.

Variationen

- Um den schlaffördernden Effekt zu verstärken: plus Shou wu teng (Caulis Polygoni multiflori).
- Bei ausgeprägten Symptomen von Leere-Hitze: plus Mu li (Concha Ostreae) und Qing hao (Herba Artemisiae annuae).

Fertigarznei

Tian wang bu xin dan

Pille des Himmelskaisers zum Tonisieren des Herzens

Erläuterung

Dieses Präparat hat die gleichen Zutaten und Indikationen wie die obige gleichnamige Rezeptur.

Der passende Zungenbefund: roter Körper, kein Belag, Herz-Riß.

Kasuistik

Ein 58jähriger Mann leidet seit 2 Jahren an Schlafstörungen. Er schläft gut ein, wacht aber mehrere Male während der Nacht mit einem Trockenheitsgefühl des Rachens auf. Er leidet auch seit 3 Jahren an Impotenz.

Seine Zunge ist rot, der Belag ist zu dünn, es ist ein Herz-Riß zu finden. Sein Puls ist auf der tiefen Ebene leer und außerordentlich schwächlich und dünn an der linken mittleren und proximalen Taststelle.

Er wurde mit einer Niere geboren.

Diagnose

In diesem Fall sind die Schlafstörungen auf eine Schwäche des Nieren-Yin und auf eine mangelnde Harmonie zwischen Niere und Herz zurückzuführen. Obwohl er vergleichsweise wenige Symptome hat, ist die Nieren-Schwäche, nach seinem Puls zu urteilen, sehr ausgeprägt. Dies hat offensichtlich auch etwas mit seiner angeborenen anatomischen Abnormität zu tun.

Therapieprinzip

Das Yin von Niere und Herz nähren, den Geist beruhigen.

Akupunktur

Die wichtigsten Punkte, die genadelt werden, sind:

- Dü 3 und B 62, um das Lenkergefäß zu öffnen und die Niere zu stärken. Wenngleich diese Kombination mehr das Yang als das Yin der Niere stärkt, so wird sie hier eingesetzt, um seine Impotenz zu vermindern, die ihn mehr als die Schlafstörungen beunruhigt.
- KG 4, MP 6 und N 3-taixi nähren das Nieren-Yin.
- B 23 stärkt die Niere.
- H 7, KG 15 und LG 19-houding beruhigen den Geist.
- G 12 und yintang fördern den Schlaf.

Arzneimitteltherapie

Der Patient erhält kein Dekokt, sondern bloß die Fertigarznei Tian wang bu xin dan (Pille des Himmelshauses zum Tonisieren des Herzens), um das Yin von Niere und Herz zu nähren sowie den Geist zu beruhigen.

Sein Schlaf normalisiert sich nach sechs Monaten Behandlungsdauer, seine Impotenz verbessert sich um etwa 50%.

2.4 Herz- und Gallenblasen-Schwäche

Klinische Manifestationen

Erwachen sehr früh am Morgen, kann nicht mehr wieder einschlafen, oberflächlicher Schlaf, träumt viel, sehr schreckbar, Schüchternheit, Mangel an Unternehmungsgeist und Selbstvertrauen, Palpitationen, Atemnot, Müdigkeit.

Zunge: blaß, Herz-Riß.

Puls: leer.

Diese Symptome stellen mehr als bloß ein Syndrom dar, sie beschreiben einen Charaktertypus. Eine solche Persönlichkeit kann konstitutionell vorgegeben sein oder als Folge einer chronischen Erkrankung entstehen, beispielsweise einer infektiösen Mononukleose. Ursprünglich wurde die Rezeptur Wen dan tang (Dekokt, das die Gallenblase wärmt) für dieses Muster verwendet, heute wird diese Mischung aber häufiger bei Schleim-Hitze eingesetzt.

Therapieprinzip

Herz und Gallenblase tonisieren, den Geist beruhigen.

Akupunktur

Punktauswahl

H 7, G 40.

Erläuterung

- H 7 und G 40 sind beide Yuan-Quellpunkte. Sie tonisieren Herz und Gallenblase, beruhigen den Geist und fördern Antrieb sowie Selbstvertrauen des Menschen.

Arzneimitteltherapie

Rezeptur

An shen ding zhi wan

Pille zum Beruhigen des Geistes und der Willenskraft

Radix Ginseng	Ren shen	9.0 g
Poria	Fu ling	12.0 g
Sclerotium		
Poriae pararadicis	Fu shen	9.0 g
Dens Draconis	Long chi	15.0 g
Radix Polygalae	Yuan zhi	6.0 g
Rhizoma Acori tatarinowii	Shi chang pu	8.0 g

Erläuterung

- Ren shen, Fu ling und Fu shen tonisieren das Herz-Qi. Fu ling und Fu shen beruhigen auch den Geist.
- Long chi senkt ab, beruhigt den Geist und gleicht die Psyche aus.
- Yuan zhi und Shi chang pu machen die Herz-Öffnungen frei und beruhigen den Geist.

2.5 Leber-Yin-Mangel

Klinische Manifestationen

Aufwachen während der Nacht, viele Träume, Reden im Schlaf, in schweren Fällen auch Nachtwandeln, trockener Rachen, Reizbarkeit, unscharfes Sehen, Hitzegefühl, schmerzende und trockene Augen, trockene Haut und Haare, Schwindelgefühl.

Zunge: rot, belaglos.

Puls: oberflächlich und leer, vor allem auf der linken Seite.

Die Schwäche des Leber-Yin beraubt die Wanderseele ihrer Wurzel, weshalb sie in der Nacht während des Schlafes umherwandert. Das führt zu Schlafstörungen und übermäßigem Träumen.

Therapieprinzip

Das Leber-Yin nähren, die Wanderseele verwurzeln, den Geist beruhigen.

Akupunktur

Punktauswahl

Le 8, KG 4, MP 6, KS 7, LG 24-shenting und G 15, B 47, anmian.[47] Tonisieren, keine Moxibustion.

Erläuterung

- Le 8 nährt Blut und Yin der Leber.
- KG 4 nährt das Yin von Leber und Niere und beruhigt den Geist.
- MP 6 nährt das Leber-Yin und beruhigt den Geist.
- KS 7 harmonisiert die Leber aufgrund der Beziehung zwischen Perikard und Leber innerhalb des Jue Yin-Leitbahnpaares, beruhigt den Geist und bringt die Wanderseele zum Verweilen.
- LG 24 und G 15 beruhigen den Geist, vor allem bei Leber-Mustern.
- B 47, „Tor der Wanderseele" genannt, bringt die Wanderseele zum Verweilen in der Leber während der Nacht. Einige alte Bücher geben Schlafwandeln als eine Indikation für diesen Punkt an.
- Anmian beruhigt die Wanderseele und den Geist und fördert den Schlaf bei Leber-Mustern.

Arzneimitteltherapie

Rezeptur 1

Suan zao ren tang

Dekokt mit Semen Ziziphi spinosae

Semen Ziziphi spinosae	Suan zao ren	18.0 g
Rhizoma Chuanxiong	Chuan xiong	6.0 g
Poria	Fu ling	12.0 g
Rhizoma Anemarrhenae	Zhi mu	9.0 g
Radix Glycyrrhizae	Gan cao	3.0 g

Erläuterung

Es handelt sich um eine ausgezeichnete Rezeptur für diese Störung, ihre schlaffördernde Wirkung ist sehr verläßlich.

- Suan zao ren ist die Hauptarznei. Sie beeinflußt die Leber, ist sauer und adstringierend, sie nährt das Yin und „absorbiert" auch aufgrund ihrer Geschmacksrichtung die Wanderseele ins Leber-Yin, wodurch sie den Schlaf fördert.
- Chuan xiong und Zhi mu arbeiten zusammen: Chuan xiong ist scharf und warm, die andere Arznei ist süß und kalt. Eine Arznei zerstreut, die andere nährt das Yin. Auch Chuan xiong und Suan zao ren sind ein Paar: Chuan xiong ist scharf, Suan zao ren ist sauer, beide Arzneien beeinflussen die Leber. Ihr Zusammenspiel harmonisiert die Leber.
- Fu ling beruhigt den Geist.
- Gan cao ist süß. Zusammen mit der sauren Arznei Suan zao ren nährt Gan cao das Yin und wirkt befeuchtend.

Variationen

- Bei Leere-Hitze aufgrund einer Leber-Yin-Schwäche: plus Mo han lian (Herba Ecliptae) und Mu li (Concha Ostreae).
- Bei Symptomen von aufsteigendem Leber-Yang: plus Tian ma (Rhizoma Gastrodiae) und Gou teng (Ramulus cum Uncis Uncariae cum Uncis).

Rezeptur 2

Yin mei tang

Dekokt zum Anziehen des Schlafes

Radix Paeoniae alba	Bai shao	30.0 g
Radix Angelicae sinensis	Dang gui	15.0 g
Dens Draconis	Long chi	6.0 g
Semen Cuscutae	Tu si zi	9.0 g
Radix Ophiopogonis	Mai dong	15.0 g
Semen Platycladi	Bai zi ren	6.0 g
Semen Ziziphi spinosae	Suan zao ren	9.0 g
Sclerotium Poriae pararadicis	Fu shen	9.0 g

Erläuterung

Diese Rezeptur wurde schon in Kapitel besprochen. Sie dient speziell zum Nähren des Leber-Yin und zum Fördern des Schlafes, indem sie die Wanderseele in der Leber verwurzelt. Im Unterschied zum vorangehenden Dekokt wird sie verwendet, wenn der Patient viele unangenehme Träume hat.

Fertigarznei

Suan zao ren tang pian

Tablette aus dem Dekokt mit Semen Ziziphi spinosae

Erläuterung

Diese Tabletten haben die gleichen Zutaten und Indikationen wie das gleichnamige Dekokt.

Der entsprechende Zungenbefund: roter, belagloser oder mit wurzellosem Belag versehener Zungenkörper.

Kasuistik

Ein 61jähriger Mann leidet seit dem Tod seiner Frau vor zwei Jahren sowohl an Ein- als auch an Durchschlafstörungen. Er trauert sehr über den Tod seiner Frau, er kann sich sehr schwer damit abfinden.

Er sieht gelegentlich verschwommen, sein Erinnerungsvermögen ist beeinträchtigt. Seine Zunge ist rot, trocken und schlapp, der Belag ist zu dünn (Farbabbildung 10.1). Der Puls ist oberflächlich und leer, ganz wenig saitenförmig auf der linken Seite.

Diagnose

In diesem Fall beeinträchtigt Trauer die Leber und das Herz mehr als die Lunge und das Herz, wie es üblicherweise der Fall ist. Die Trauer schwächt vor allem das Leber-Yin, so daß die Wanderseele ihre Wurzel verliert. Geschieht dies, so wandert sie während der Nacht umher und verursacht Schlafstörungen.

In Kapitel 8 von „Das Zentrum des Wirkvermögens" ist klar ausgeführt, daß Trauer die Leber beeinträchtigen kann: „... Die Trauer und der Schock der Leber verletzen die Wanderseele..." und „Wenn Trauer die Leber beeinträchtigt, so verletzt sie die Wanderseele, was zu geistiger Verwirrung führt ... das Yin wird verletzt, die Sehnen ziehen sich zusammen, und es kommt zu Unbehagen unter dem Rippenbogen."[48] Dieses Zitat belegt eindeutig, daß das Leber-Yin durch Trauer geschädigt werden kann.

Das verschwommene Sehen bestätigt den Leber-Yin-Mangel.

Therapieprinzip

Das Leber-Yin nähren, die Wanderseele verwurzeln, den Geist beruhigen.

Akupunktur

Die verwendeten Punkte:

- Le 8, MP 6, KG 4 zum Nähren des Leber-Yin.
- H 7 und KG 15 zum Beruhigen des Geistes.
- LG 24-shenting und G 13 zum Beruhigen des Geistes und zum Verwurzeln der Wanderseele.

Arzneimitteltherapie

Der Patient bekommt kein Dekokt, sondern bloß die Fertigarznei Suan zao ren tang pian (Tablette aus dem Dekokt mit Semen Ziziphi spinosae), die speziell auf die Behandlung von Schlafstörungen durch Leber-Yin-Mangel ausgerichtet ist.

Das Schlafmuster des Patienten bessert sich zunächst insofern, als er besser einschlafen kann, er wacht aber immer noch während der Nacht auf. Eine Ursache dafür mag sein, daß das Leber-Blut, das für das Einschlafen verantwortlich ist, vor dem Leber-Yin von der Therapie profitiert. Nach etwa sechs Monaten zweiwöchentlicher Behandlungen beginnt er auch durchzuschlafen.

Anhang 1

Somnolenz

In diesem Zusammenhang verstehen wir darunter die Neigung eines Menschen, immer schläfrig und lethargisch zu sein. Wie bei Schlafstörungen kann auch hier entweder ein pathogener Faktor, der den Geist behindert, schuld sein, oder ein Mangel an Qi und Blut, der den Geist beeinflußt.

1. Nässe und/oder Schleim benebelt den Geist

Klinische Manifestationen

Schläfrigkeit nach dem Mittagessen, Schweregefühl, Benommenheit im Kopf, als ob er mit Watte gefüllt wäre, Beengungsgefühl der Brust, Schwindelgefühl (bei Schleim).

Zunge: blaß, gedunsen, klebriger Belag.

Puls: Schlüpfrig oder sanft und etwas schlüpfrig.

Dieses Muster geht auf Nässe zurück, die den Kopf verlegt und das klare Qi daran hindert, aufzusteigen und die oberen Öffner zu erhellen. Eine andere Erklärung für Somnolenz aufgrund von Nässe und/oder Schleim ist es, daß Nässe den Raum zwischen Haut und Muskeln verlegt, wo das Abwehr-Qi fließt. Ist dieser Raum verstopft, so kann das Abwehr-Qi, das Yang-Natur hat, nicht fließen, es bleibt im Yin, und der Patient fühlt sich in der Folge ständig müde. In Kapitel 80 von „Das Zentrum des Wirkvermögens" ist zu lesen: „Das Abwehr-Qi fließt tagsüber im Yang und während der Nacht im Yin. Verlangsamt sich das Yang, so fühlt man sich müde, verliert das Yin an Geschwindigkeit, so ist man wach. Wenn Magen und Darm groß sind, so verweilt das Abwehr-Qi dort lange und die Haut wird durch Nässe verlegt ... Wenn das Abwehr-Qi langsamer wird, so verweilt es lange im Yin, das Qi ist nicht klar. Daraus resultiert Somnolenz."[49]

Therapieprinzip

Nässe und/oder Schleim auflösen, die Milz tonisieren.

Akupunktur

Punktauswahl

KG 12, KG 9, B 20, M 36, M 40, MP 6, B 22, Lu 7, M 8-touwei, LG 20-baihui, LG 24-shenting. KG 12, B 20 und M 36 tonisieren. KG 9, M 40, MP 6 und B 22 sedieren. Lu 7, M 8, LG 20 und LG 24 neutral nadeln.

Erläuterung

- KG 12, B 20 und M 36 tonisieren die Milz, um Nässe aufzulösen.
- KG 9, MP 6 und B 22 leiten Nässe aus.
- M 40 löst Schleim auf.
- Lu 7 beseitigt Obstruktionen der Kopf-Leitbahnen und begünstigt das Emporsteigen des klaren Qi zum Kopf.
- M 8 und LG 20 sind lokale Punkte, um Nässe aus dem Kopfbereich zu vertreiben und das Aufsteigen des klaren Yang zum Kopf zu begünstigen.
- LG 24 klärt das Gehirn.

Arzneimitteltherapie

Rezeptur

Variation von Ping wei san

Pulver zum Beruhigen des Magens

Rhizoma Atractylodis	Cang zhu	9.0 g
Pericarpium Citri reticulatae	Chen pi	6.0 g
Cortex Magnoliae officinalis	Hou po	6.0 g
Radix Glycyrrhizae tosta	Zhi gan cao	3.0 g
Rhizoma Zingiberis recens	Sheng jiang	3.0 g
Fructus Jujubae	Da zao	3 Stück
Herba Agastachis rugosae	Huo xiang	4.5 g
Herba Eupatorii	Pei lan	4.5 g
Semen Coicis	Yi yi ren	15.0 g

Erläuterung

- Die ersten sechs Zutaten bilden die Rezeptur Ping wei san, die Nässe aus dem Mittleren Erwärmer ausleitet.
- Huo xiang und Pei lan sind aromatische Arzneien, die mittels ihrer ätherischen Öle Nässe vertreiben. Sie wirken vor allem auf den Kopf, wo sie das schläfrige und benommene Gefühl beseitigen.
- Yi yi ren leitet Nässe über den Harn aus. Yi yi ren wird mit den beiden vorangegangenen Arzneien kombiniert, um Nässe mittels Schwitzen und Harnfluß auszuleiten.

Variationen

- Bei Schleim: plus Ban xia (Rhizoma Pinelliae) und Dan nan xing (Rhizoma Arisaematis cum Bile).
- Um Benommenheitsgefühl im Kopf zu lindern: plus Shi chang pu (Rhizoma Acori tatarinowii).
- Bei Zeichen von Milz-Schwäche: plus Bai zhu (Rhizoma Atractylodis macrocephalae) und Huang qi (Radix Astragali).

2. Milz-Schwäche

Klinische Manifestationen

Somnolenz, Lethargie, Müdigkeit, Schweregefühl, leichte Distension des Abdomens, schlechter Appetit, weicher Stuhl.

Zunge: blaß und gedunsen.

Puls: schwächlich und etwas schlüpfrig.

Dieses Muster beinhaltet vorrangig eine Schwäche, aber auch etwas Nässe.

Therapieprinzip

Die Milz tonisieren, Nässe auflösen.

Akupunktur

Punktauswahl

M 36, MP 3, KG 12, B 20, MP 6, B 22, M 8-touwei, LG 20-baihui. Die ersten vier Punkte tonisieren, die anderen neutral nadeln. Moxibustion kann angewandt werden.

Erläuterung

- M 36, MP 3, KG 12 und B 20 tonisieren die Milz.
- MP 6 und B 22 lösen Nässe auf.
- M 8 und LG 20 leiten Nässe aus dem Kopf aus, sie begünstigen außerdem das Aufsteigen des klaren Yang zum Kopf.

Arzneimitteltherapie

Rezeptur 1

Variation von Liu jun zi tang

Dekokt der sechs Edlen

Radix Ginseng	Ren shen	10.0 g
Rhizoma Atractylodis macrocephalae	Bai zhu	9.0 g
Poria	Fu ling	9.0 g
Radix Glycyrrhizae tosta	Zhi gan cao	6.0 g
Pericarpium Citri reticulatae	Chen pi	9.0 g
Rhizoma Pinelliae	Ban xia	12.0 g
Fructus Hordei germinatus	Mai ya	9.0 g
Massa medicata fermentata	Shen qu	9.0 g
Fructus Crataegi	Shan zha	6.0 g
Rhizoma Acori tatarinowii	Shi chang pu	6.0 g

Erläuterung

- Die ersten sechs Zutaten bilden die Rezeptur Liu jun zi tang, die die Milz tonisiert und Nässe auflöst.
- Mai ya, Shen qu und Shan zha sind verdauungsfördernde Arzneien, die Nässe aufzulösen helfen und die richtige Trennung des Reinen vom Unreinen im Verdauungstrakt fördern, so daß das klare Yang zum Kopf emporsteigen kann.
- Shi chang pu macht die Öffnungen frei und erleichtert das Ausleiten von Nässe aus dem Kopf sowie das Emporsteigen des klaren Yang zum Schädel.

Rezeptur 2

Variation von Bu zhong yi qi tang

Dekokt, das die Mitte tonisiert und das Qi vermehrt

Radix Astragali	Huang qi	12.0 g
Radix Ginseng	Ren shen	9.0 g
Rhizoma Atractylodis macrocephalae	Bai zhu	9.0 g
Radix Angelicae sinensis	Dang gui	6.0 g
Pericarpium Citri reticulatae	Chen pi	6.0 g
Rhizoma Cimicifugae	Sheng ma	3.0 g
Radix Bupleuri	Chai hu	3.0 g
Radix Glycyrrhizae tosta	Zhi gan cao	3.0 g
Rhizoma Zingiberis	Gan jiang	3.0 g

Erläuterung

Diese Rezeptur wird bei Milz-Yang-Mangel verwendet. Die ursprüngliche Rezeptur tonisiert die Milz und hebt das Qi.

3. Nieren-Yang-Mangel (Schwäche des Meeres des Marks)

Klinische Manifestationen

Lethargie, Müdigkeit, Apathie, Mangel an Willensstärke und Unternehmungsgeist, Depression, Frieren.

Zunge: blaß

Puls: tief, schwächlich.

Therapieprinzip

Das Nieren-Yang tonisieren, das Meer des Marks nähren, das Aufsteigen des Qi fördern.

Akupunktur

Punktauswahl

N 3-taixi, B 23, B 52, LG 20-baihui, LG 24-shenting, KG 6, LG 16-fengfu.

Erläuterung

- N 3, B 23 und B 52 tonisieren die Niere, stärken die Willenskraft und nähren das Mark.
- LG 20 und LG 24 erleichtern des Aufsteigen des klaren Yang zum Kopf.
- KG 6 (direkte Moxibustion) tonisiert das Yang.
- LG 16, der Punkt des Meeres des Marks, nährt das Mark.

Arzneimitteltherapie

Rezeptur

Shi bu wan

Pille aus zehn tonisierenden Arzneien

Radix Aconiti lateralis praeparata	Fu zi	3.0 g
Ramulus Cinnamomi	Gui zhi	3.0 g
Radix Rehmanniae praeparata	Shu di huang	24.0 g
Fructus Corni	Shan zhu yu	12.0 g
Rhizoma Dioscoreae	Shan yao	12.0 g
Rhizoma Alismatis	Ze xie	9.0 g
Cortex Moutan	Mu dan pi	9.0 g
Poria	Fu ling	9.0 g
Cornu Cervi pentotrichum	Lu rong	6.0 g
Fructus Schisandrae	Wu wei zi	6.0 g

Erläuterung

- Die ersten acht Arzneien bilden die Rezeptur Jin gui shen qi wan (Pille für das Nieren-Qi aus „Abriß des Wichtigsten aus Goldtruhe und Jadekasten"), die das Nieren-Yang tonisiert.
- Lu rong nährt das Nieren-Yang, unterstützt die Essenz, nährt das Mark und stärkt das Lenkergefäß.
- Wu wei zi nährt die Essenz.

Anhang 2

Gedächtnisstörungen

Gemäß der Chinesischen Medizin hängt das Erinnerungsvermögen vom Zustand von Milz, Niere und Herz ab. Es besteht eine beträchtliche Überlappung zwischen den Funktionen dieser drei Organe.

Die Milz beherbergt den Intellekt und beeinflußt das Gedächtnis hinsichtlich des Memorierens, des Studierens und der Konzentration. Der entsprechende pathologische Aspekt sind übermäßiges Denken und Grübeln.

Die Niere bietet der Willenskraft eine Heimstatt. Sie beeinflußt das Gehirn, da die Nieren-Essenz das Mark zur Nährung des Gehirns produziert. Die Niere ist für das Gedächtnis im Sinne des Erinnerungsvermögens an alltägliche Erlebnisse, Namen, Gesichter, usw. verantwortlich. Wir erinnern uns daran, daß gemäß Kapitel 9 das „zhi" der Niere abgesehen von „Willenskraft" auch „Gedächtnis" bedeutet.

Das Herz lenkt das Gedächtnis, da es den Geist beherbergt. Die Überschneidung von Niere und Herz bezüglich des Gedächtnisses ist eine erhebliche, das Herz ist aber eher für das Erinnern an lange zurückliegende Ereignisse zuständig, die Niere mehr für das Gedächtnis für alltägliche Vorkommnisse.

Ätiologie

1. Sorgen, Grübeln

Durch sie werden Lunge, Milz und Herz beeinträchtigt, sie beeinflussen das Gedächtnis einfach dadurch, daß die psychische Kapazität von Milz und Herz durch Sorgen und zwanghaftes Denken vereinnahmt wird und daher nicht mehr für das Erinnerungsvermögen zur Verfügung steht.

2. Überarbeitung, übermäßige sexuelle Aktivität

Diese beiden Faktoren schwächen Yin und Essenz der Niere, dadurch nehmen Schärfe des Geistes und Erinnerungsvermögen ab.

3. Niederkunft

Übermäßiges Bluten bei der Niederkunft schwächt das Blut und beeinträchtigt das Herz. Das geschwächte Herz-Blut ist unfähig dazu, Gehirn und Geist zu nähren, es kommt zu schlechtem Gedächtnis.

4. Trauer

Diese Emotion leert das Herz-Qi, das in der Folge den Geist nicht erhellen kann, Gedächtnisstörungen sind die Folge.

5. Drogen

Kontinuierlicher, lange andauernder Gebrauch von Cannabis und anderen Drogen stellt eine wichtige Ursache für schlechtes Gedächtnis- und Konzentrationsvermögen dar. Es scheint, daß der Übergang von Kurzzeit- zu Langzeitgedächtnis durch Cannabis beeinträchtigt wird, und zwar aufgrund einer Störung durch den Fluß der hervorgerufenen Sinneseindrücke.[50] Überdies gibt es auch Berichte, denen zufolge bei starken Cannabiskonsumenten ein Verlust an Hirnsubstanz zu beobachten sind.[51] In meiner klinischen Tätigkeit bestätigt sich häufig die Beziehung zwischen starkem, langfristigem Cannabisgenuß und Gedächtnisstörungen.

Differenzierung und Behandlung

1. Milz-Schwäche

Klinische Manifestationen

Unfähigkeit, sich zu konzentrieren und zu lernen, schlechtes Gedächtnis, Müdigkeit, Appetitmangel.

Zunge: blaß.

Puls: schwächlich.

Therapieprinzip

Die Milz und den Intellekt stärken.

Akupunktur

Punktauswahl

M 36, MP 3, LG 20, B 15, LG 14-dazhui (Moxa), B 20, B 49-yishe. Tonisieren.

Erläuterung

- M 36 und MP 3 tonisieren die Milz und stärken den Intellekt.
- LG 20 hebt das klare Yang zum Kopf empor, um Geist und Intellekt zu erhellen.
- B 15, der Zustimmungspunkt des Herzens, stärkt Geist und Intellekt.
- LG 14 (mit Moxa) begünstigt ebenfalls das Emporsteigen des klaren Yang zum Gehirn.
- B 20 und B 49 tonisieren die Milz und stärken Intellekt sowie Gedächtnisvermögen.

Arzneimitteltherapie

Rezeptur

Gui pi tang

Dekokt zum Stärken der Milz

Radix Ginseng	Ren shen	6.0 g
oder		
Radix Codonopsis pilosulae	Dang shen	12.0 g
Radix Astragali	Huang qi	15.0 g
Rhizoma Atractylodis macrocephalae	Bai zhu	12.0 g
Radix Angelicae sinensis	Dang gui	3.0 g
Sclerotium Poriae pararadicis	Fu shen	9.0 g
Semen Ziziphi spinosae	Suan zao ren	9.0 g
Arillus Longan	Long yan rou	12.0 g
Radix Polygalae	Yuan zhi	9.0 g
Radix Aucklandiae	Mu xiang	6.0 g
Radix Glycyrrhizae tosta	Zhi gan cao	4.0 g
Rhizoma Zingiberis recens	Sheng jiang	3 Scheiben
Fructus Jujubae	Da zao	5 Stück

Erläuterung

Diese Rezeptur wurde bereits in diesem und im vorangehenden Kapitel besprochen. Sie tonisiert Qi und Blut des Herzens. Somit stärkt sie Geist und Gedächtnis.

2. Nieren-Essenz-Schwäche

Klinische Manifestationen

Schlechtes Kurzzeitgedächtnis, Schwindelgefühl, Tinnitus, Schwäche in Knien und Rücken.

Zunge: blaß oder rot, abhängig davon, ob es sich um eine Schwäche von Yang oder Yin der Niere handelt.

Puls: tief, dünn.

Therapieprinzip

Die Niere tonisieren, Essenz und Mark nähren, das Gedächtnis stärken.

Akupunktur

Punktauswahl

N 3-taixi, KG 4, B 23, B 52-zhishi, B 15, LG 20. Tonisieren.

Erläuterung

- N 3, KG 4 und B 23 tonisieren die Niere.
- B 52 stärkt die Willenskraft und das Gedächtnis.
- B 15 stärkt Geist und Gedächtnisvermögen.
- LG 20 begünstigt das Aufsteigen des klaren Yang zum Kopf.

Arzneimitteltherapie

Rezeptur

Variation von Liu wei di huang wan

Pille aus sechs Bestandteilen mit Radix Rehmanniae praeparata

Radix Rehmanniae praeparata	Shu di huang	24.0 g
Fructus Corni	Shan zhu yu	12.0 g
Rhizoma Dioscoreae	Shan yao	12.0 g
Rhizoma Alismatis	Ze xie	9.0 g
Cortex Moutan	Mu dan pi	9.0 g
Poria	Fu ling	9.0 g
Semen Ziziphi spinosae	Suan zao ren	4.5 g

Fructus Schisandrae	Wu wei zi	4.5 g
Radix Polygalae	Yuan zhi	6.0 g
Rhizoma Acori tatarinowii	Shi chang pu	6.0 g

Erläuterung

- Die ersten sechs Zutaten bilden die Rezeptur Liu wei di huang wan zum Nähren des Nieren-Yin.
- Suan zao ren, Wu wei zi und Yuan zhi werden hinzugefügt, um auf das Herz einzuwirken und Geist sowie Gedächtnisvermögen zu stärken.
- Shi chang pu befreit die Herz-Öffnungen und verbessert das Gedächtnis, indem das Aufsteigen des klaren Qi zum Kopf begünstigt wird.

Variationen

Gleichzeitiger Yin- und Yang-Mangel: plus Lu jiao jiao (Colla Cornus Cervi), Ba ji tian (Radix Morindae) und Zi he che (Placenta Hominis).

3. Herz-Schwäche

Klinische Manifestationen

Schlechtes Langzeitgedächtnis, Vergessen von Namen, geistige Abwesenheit, Palpitationen, leichte Belastungsdyspnoe, Müdigkeit.

Zunge: Herz-Riß, blaß oder rot, abhängig davon, ob Yang- oder Yin-Mangel vorliegt.

Puls: schwächlich.

Therapieprinzip

Das Herz tonisieren, Geist und Gedächtnis stärken.

Akupunktur

Punktauswahl

H 5, B 15, B 44-shentang, KG 6, LG 14-dazhui; alle Punkte tonisieren.

Verlegt Schleim das Herz, so nadle man M 40 und KG 14 mit sedierender Technik.

Erläuterung

- H 5 und B 15 tonisieren das Herz-Qi und stärken den Geist.
- B 44 stärkt Geist und Gedächtnis.
- KG 6 (mit Moxa) tonisiert das Qi im allgemeinen.
- LG 14 (mit Moxa) tonisiert das Herz und erhellt den Geist. Der Punkt wirkt mit KG 6 zusammen: der eine Punkt liegt auf dem Konzeptions-, der andere auf dem Lenkergefäß, beide Leitbahnen ziehen durch das Herz.
- M 40 und KG 14 lösen Schleim im Herzen auf.

Arzneimitteltherapie

Rezeptur

Zhen zhong dan

Pille, die neben dem Bett liegt

Plastrum Testudinis	Gui ban	10.0 g
Fossilia ossis Mastodi	Long gu	10.0 g
Radix Polygalae	Yuan zhi	10.0 g
Rhizoma Acori	Shi chang pu	10.0 g

Erläuterung

- Gui ban und Long gu sind absorbierende und absenkende Arzneien. Sie beruhigen durch das Absenken von Qi den Geist, sie verankern den Geist wieder in seiner Residenz, dem Herzen.
- Yuan zhi und Shi chang pu machen die Herz-Öffnungen frei und erhellen den Geist.

Diese Rezeptur kann man auch bei schlechtem Gedächtnis aufgrund anderer Herz-Muster einsetzen, etwa bei Leere-Hitze des Herzens.

Fußnoten

1 The Yellow Emperor's Classic of Internal Medicine – Simple Questions (Huang Di Nei Jing Su Wen), S. 256; People's Health Publishing House, Beijing 1979. Dieses Werk erschien erstmals etwa 100 v. Chr.

2 Tang Zong-Hai: The Essence of Medical Classics on the Convergence of Chinese and Western Medicine (Zhong Xi Hui Tong Yi Jing Jing Yi), 1892, zitiert in: Wang Ke-Qin: Theory of the Mind in Chinese Medicine (Zhong Yi Shen Zhu Xue Shuo), S. 22; Ancient Chinese Medical Texts Publishing House, 1988.

3 Zhang Jing-Yue: The Complete Book of Jing Yue (Jing Yue Quan Shu), S. 329; Shanghai Science Publishing House, Shanghai 1986. Erstmals 1624 erschienen.

4 The Complete Book of Jing Yue, S. 329.

5 Spiritual Axis, S. 152.

6 Simple Questions, S. 102.

7 Simple Questions, S. 102.

8 Simple Questions, S. 102.

9 Simple Questions, S. 102.

10 Simple Questions, S. 102.

11 Simple Questions, S. 102.

12 Simple Questions, S. 102.

13 Simple Questions, S. 102.

14 Simple Questions, S. 102.

15 Simple Questions, S. 102.

16 Simple Questions, S. 103.

17 Simple Questions, S. 569.

18 Simple Questions, S. 569.

19 Spiritual Axis (Ling Shu Jing), S. 84, People's Health Publishing House, Beijing 1981. Dieses Werk erschien erstmals etwa 100 v. Chr.

20 Spiritual Axis, S. 84.

21 Simple Questions, S. 569.

22 Simple Questions, S. 569.

23 Spiritual Axis, S. 85.

24 Simple Questions, S. 569.

25 Simple Questions, S. 569.

26 Spiritual Axis, S. 85.

27 Spiritual Axis, S. 85.

28 Simple Questions, S. 569.

29 Simple Questions, S. 569.

30 Spiritual Axis, S. 85.

31 Spiritual Axis, S. 85.

32 Simple Questions, S. 569.

33 Simple Questions, S. 569.

34 Spiritual Axis, S. 85.

35 Spiritual Axis, S. 85.

36 Spiritual Axis, S. 85.

37 Spiritual Axis, S. 85.

38 Spiritual Axis, S. 85.

39 Spiritual Axis, S. 85.

40 Spiritual Axis, S. 85.

41 Spiritual Axis, S. 85.

42 Simple Questions, S. 256.

43 Simple Questions, S. 199.

44 Spiritual Axis, S. 56.

45 Simple Questions, S. 199.

46 Spiritual Axis, S. 51.

47 Es handelt sich um den Extrapunkt 5, er liegt in der Mitte der Verbindungslinie zwischen G 20 und 3E 17. „Anmian" bedeutet „friedlicher Schlaf". Diese Informationen stammen aus: Lade, Acupuncture Points, Images and Functions, S. 297; Eastland Press, Seattle 1989. (Anmerkung des Übersetzers der deutschen Ausgabe.)

48 Spiritual Axis, S. 24.

49 Spiritual Axis, S. 152.

50 Laurence D. R.: Clinical Pharmacology, S. 14, 29; Churchill, Livingstone, Edinburgh, 1973.

51 Laurence D. R.: Clinical Pharmacology, S. 14, 29; Churchill, Livingstone, Edinburgh.

Kapitel 11

Tinnitus

耳鳴

Der Begriff „Tinnitus" steht für die subjektive Empfindung, in einem oder beiden Ohren ein Geräusch zu vernehmen. Das Geräusch kann konstant sein oder in Episoden auftreten, es kann in Intensität und Charakter variieren. Es kann wie ein hochfrequentes Pfeifen klingen, wie Glocken, ein Motor oder wie fließendes Wasser.

Obwohl es die Niere ist, die sich im Ohr öffnet, beeinflussen viele andere Organe ebenfalls die Ohren und können daher in die Entstehung von Tinnitus einbezogen sein. Beispielsweise verläuft die Gallenblasen-Leitbahn durch das Ohr und ist daher stark in Ohrenprobleme involviert, vor allem in jene von Fülle-Charakter.

Ätiologie und Pathologie

1. Emotionale Belastung

Emotionale Probleme wie Zorn, Frustration, Groll oder Haß verursachen Leber-Qi-Stagnation und langfristig gesehen auch Leber-Feuer, das emporsteigen und die Ohren stören kann. Das kann zu plötzlich einsetzendem lautem Tinnitus führen.

Emotionen wie Depression, Trauer und Sorgen, die Lunge und Herz schwächen, können auch zu Tinnitus führen. Dazu kommt es, wenn das geschwächte Herz- und Lungen-Qi nicht zum Kopf emporsteigen und die Ohröffnungen erhellen kann.

2. Übermäßige sexuelle Aktivität, Überarbeitung

Dadurch wird die Niere geschwächt. In der Folge kann sie das Ohr nicht nähren, es kann zu Tinnitus kommen. Diese Art von Tinnitus beginnt langsam, das Geräusch ist von niedriger Frequenz. Dies ist die häufigste Tinnitusursache.

3. Alter

Mit zunehmendem Alter wird unsere Nieren-Essenz schwächer. Bei alten Menschen kann sie dabei versagen, die Ohren und das Gehirn zu versorgen, was zu Tinnitus führt. Das bedeutet selbstverständlich nicht, daß jeder alte Mensch unausweichlich an Tinnitus leidet. Diese Art von Tinnitus hat auch einen sehr schleichenden Beginn, das Geräusch ist leise.

4. Ernährung

Übermäßiges Essen von Milchprodukten und fetter Nahrung sowie unregelmäßige Nahrungsaufnahme kann zur Bildung von Schleim führen, der zum Kopf emporsteigt. Dort verhindert der

Schleim dann das Aufsteigen des klaren Qi zum Kopf, das dort die Öffnungen einschließlich der Ohren erhellen soll. Auch das Absteigen des trüben Qi aus dem Kopf wird gestört. Beide Faktoren führen zu Tinnitus und Schwindelgefühl.

5. Schalltrauma

Langfristige Exposition gegenüber sehr lauten Geräuschen, wie sie in Fabriken oder Diskotheken mit Rockmusik zu finden sind, können auch Tinnitus verursachen.

Wie immer ist auch beim Tinnitus die wichtigste Entscheidung jene zwischen Fülle- und Leere-Typus. Fülle-Tinnitus wird durch das Emporsteigen eines pathogenen Faktors verursacht, der das Ohr beeinträchtigt. Es handelt sich hier üblicherweise um Feuer, Wind, Yang, Schleim oder Schleim-Feuer. Auch Tinnitus, der durch Exposition gegenüber starken Geräuschen auftritt, wird als Fülle-Typ gewertet und als solcher therapiert. Leere-Tinnitus tritt auf, wenn nicht ausreichend Qi (im weiteren Sinne) den Kopf erreicht. Hier geht es um Nieren-Qi, Nieren-Essenz, Lungen-Qi und Herz-Blut.

Aus diagnostischer Sicht ist plötzlich auftretender Tinnitus mit lautem Ohrengeräusch ein Fülle-Zustand. Es tritt eine Verschlimmerung ein, wenn der Patient die Ohren mit seinen Händen abdeckt. Tinnitus hingegen, der langsam beginnt und ein leises Geräusch produziert, ist ein Leere-Zustand. Er wird durch das Auflegen der Hände auf die Ohren gebessert.

Differenzierung und Behandlung

Wir werden folgende Syndrome besprechen:

1. Fülle-Typ

1.1 Aufsteigen von Leber- und Gallenblasen-Feuer

1.2 Emporlodern von Schleim-Feuer

2. Leere-Typ

2.1 Nieren-Essenz-Mangel

2.2 Schwäche des Qi des Oberen Erwärmers

2.3 Herz-Blut-Mangel

1. Fülle-Typ

1.1 Aufsteigen von Leber- und Gallenblasen-Feuer

Klinische Manifestationen

Tinnitus mit plötzlichem Beginn und lautem Geräusch, es findet sich ein klarer Bezug zu emotionaler Belastung. Kopfschmerzen, Reizbarkeit, bitterer Mundgeschmack, Durst, rotes Gesicht, Schwindelgefühl, Obstipation.

Zunge: rot, Seiten gerötet, gelber Belag.

Puls: saitenförmig, schnell

Therapieprinzip

Leber-Feuer ausleiten, die Ohren besänftigen, den Geist und die Wanderseele-hun beruhigen.

Akupunktur

Punktauswahl

Le 2, 3E 17-yifeng, 3E 5, 3E 3, G 43, G 20, G 8-shuaigu. Alle Punkte sedieren.

Erläuterung

- Le 2 beseitigt Leber-Feuer.
- 3E 17 ist der wichtigste lokale Punkt bei dieser Art von Tinnitus. Die Nadel sollte 1 cun tief gestochen werden, die Nadelsensation muß sehr stark sein.
- 3E 5 bezähmt das Leber-Yang.
- 3E 3 unterdrückt das Leber-Yang und beruhigt die Ohren.
- G 43 beseitigt Gallenblasen-Feuer und beeinflußt die Ohren.
- G 20 unterdrückt das Leber-Yang und beruhigt das Ohr. Er sollte so gestochen werden, daß die Nadelspitze in den Bereich zwischen ipsilateralem Auge und Ohr zeigt. Die Nadel liegt also schräg gegenüber der Gesichtsebene.
- G 8 ist ein benachbarter Punkt, der das Ohr beruhigt und Leber-Yang unterdrückt.

Arzneimitteltherapie

Rezeptur

Long dan xie gan tang

Dekokt zum Entlasten der Leber mit Radix Gentianae

Radix Gentianae	Long dan	6.0 g
Radix Scutellariae	Huang qin	9.0 g

Fructus Gardeniae	Zhi zi	9.0 g
Rhizoma Alismatis	Ze xie	9.0 g
Caulis Akebiae	Mu tong	9.0 g
Semen Plantaginis	Che qian zi	9.0 g
Radix Rehmanniae	Sheng di huang	12.0 g
Radix Angelicae sinensis	Dang gui	9.0 g
Radix Bupleuri	Chai hu	9.0 g
Radix Glycyrrhizae	Gan cao	3.0 g

Erläuterung

Diese Rezeptur, die bereits in den Kapiteln 1 und 10 erläutert wurde, ist auch zur Behandlung des Tinnitus geeignet, ohne daß sie modifiziert werden müßte.

Variationen

- Um die Rezepturwirkung in Richtung der Ohren zu lenken: plus Ci shi (Magnetitum). Vor allem in Kombination mit Chai hu leitet diese Arznei die anderen Zutaten zum Ohr.
- Bei Symptomen von aufsteigendem Leber-Yang oder -Wind: plus Tian ma (Rhizoma Gastrodiae), Gou teng (Ramulus cum Uncis Uncariae), Shi jue ming (Concha Haliotidis).
- Bei Obstipation und sehr dickem und trockenem Zungenbelag: plus Da huang (Radix et Rhizoma Rhei).

Fertigarznei 1

Ji gu cao wan

Pille mit Herba Abri

Herba Abri	Ji gu cao
Fel Serpentis	She dan
Margarita	Zhen zhu
Calculus Bovis	Niu huang
Radix Angelicae sinensis	Dang gui
Fructus Lycii	Gou qi zi
Radix Salviae miltiorrhizae	Dan shen

Erläuterung

Dieses Präparat ist bei Tinnitus aufgrund des Aufsteigens von Leber-Feuer oder -Yang geeignet.

Der entsprechende Zungenbefund: roter Körper mit schmutzigem, klebrigem Belag.

Fertigarznei 2

Long dan xie gan wan

Pille zum Entlasten der Leber mit Radix Gentianae

Erläuterung

Die Pillen haben die gleichen Zutaten und Indikationen wie das gleichnamige Dekokt.

Die Pille ist auch bei Tinnitus aufgrund von Leber-Feuer geeignet. Sie wird häufiger als die vorangegangene Fertigarznei verwendet.

Zungenbefund: roter Körper mit geröteten Rändern, gelber Belag.

Kasuistik

Ein 39jähriger Mann leidet seit einem Jahr an Tinnitus. Das Geräusch begann ziemlich plötzlich, es ist hochfrequent. Durch Ruhe tritt eine Besserung, bei Streß eine Verschlimmerung ein. Er hat keine weiteren Symptome.

Die Zunge ist rot, die Ränder gerötet, der Belag gelb. Der Puls ist sehr voll und saitenförmig, bloß an den beiden proximalen Taststellen etwas schwächlich.

Diagnose

Der Tinnitus ist vor allem auf das Emporlodern von Leber- und Gallenblasen-Feuer zurückzuführen. Wenngleich er sonst nicht viele Symptome hat, so sprechen doch das hohe Geräusch, die Verschlimmerung durch Streß und vor allem die Zunge für Leber-Feuer. Wir finden allerdings auch eine leichte Nieren-Yin-Schwäche: der Puls ist an beiden proximalen Taststellen schwächlich, der Tinnitus bessert sich durch Ruhe. Dies ist wahrscheinlich der Grund dafür, daß der Tinnitus in einem Alter beginnt, wenn das Nieren-Qi gerade abzunehmen beginnt.

Therapieprinzip

Leber- und Gallenblase klären, Feuer ausleiten, die Ohren unterstützen, das Nieren-Yin nähren.

Akupunktur

3E 2, Di 4, Le 2, G 43, 3E 17, G 2, MP 6, N 3-taixi. Die ersten sechs Punkte werden sediert, die letzten beiden tonisiert.

Erläuterung

- 3E 2 unterdrückt indirekt das Leber-Feuer und unterstützt das Ohr. Er ist ein wichtiger Fernpunkt bei Tinnitus vom Fülle-Typ.
- Di 4 wird als Fernpunkt zum Beeinflussen des Ohrs genadelt, er beruhigt auch den Geist.
- Le 2 und G 43 beseitigen Feuer aus Leber und Gallenblase. G 43 beeinflußt auch das Ohr.
- 3E 17 und G 2 sind die wichtigsten lokalen Punkte bei Fülle-Tinnitus.
- MP 6 und N 3 nähren das Nieren-Yin.

Arzneimitteltherapie

Es werden keine Dekokte verabreicht, sondern zwei Fertigarzneien verwendet: Long dan xie gan wan Pille zum Entlasten der Leber mit Radix Gentianae), Dosierung 2x8 Pillen, um Leber- und Gallenblasen-Feuer auszuleiten, sowie Er ming zu ci wan (Pille gegen Tinnitus, die zur Linken [Niere] freundlich ist), in einer niedrigen Dosierung von 6 Pillen abends, um das Nieren-Yin aufzubauen.

1.2 Emporlodern von Schleim-Feuer

Klinische Manifestationen

Tinnitusgeräusch, das Zikaden oder Grillen ähnelt, Hörminderung, Druckgefühl im Thorax, Expektoration von Sputum, Durst, Benommenheit und Schwindelgefühl im Kopf.

Therapieprinzip

Schleim auflösen, Feuer ausleiten, das Leber-Yang unterdrücken, das Aufsteigen des klaren und das Absteigen des trüben Qi regulieren, die Milz stärken.

Akupunktur

Punktauswahl

3E 21, Dü 19, G 2, 3E 5, 3E 3, Di 4, KG 9, M 40, MP 9, G 20, KG 12, B 20. Alle Punkte sedieren, mit Ausnahme der letzten beiden, die man tonisieren sollte.

Erläuterung

- 3E 21 ist der wichtigste lokale Punkt bei dieser Tinnitusart.
- 3E 21, Dü 19 und G 2 können das Aufsteigen des klaren Qi zum und das Absteigen des trüben Qi vom Ohr regulieren. Einige Ärzte empfehlen, diese drei Punkte in fünf aufeinanderfolgenden Behandlungen in der Reihenfolge von oben nach unten zu nadeln, also von 3E 21 zu G 2. Dadurch steigt das trübe Qi vom Ohr ab. Danach werden in weiteren fünf Behandlungen dieselben Punkte von unten nach oben genadelt, also von G 2 zu 3E 21. Dadurch steigt das klare Qi zum Ohr hinauf.
- 3E 5 und 3E 3 unterdrücken das Leber-Yang und besänftigen das Ohr.
- Di 4 reguliert das Aufsteigen des klaren und das Absteigen des trüben Qi zum bzw. vom Kopf.
- KG 9, M 40 und MP 9 lösen Schleim auf.
- G 20 unterdrückt das Leber-Yang. Der Punkt beruhigt das Ohr, wenn er in der Art gestochen wird, wie wir es beim vorhergehenden Syndrom besprochen haben.
- KG 12 und B 20 stärken die Milz, damit sie Schleim auflösen kann.

Arzneimitteltherapie

Rezeptur

Wen dan tang

Dekokt, das die Gallenblase wärmt

Rhizoma Pinelliae	Ban xia	6.0 g
Poria	Fu ling	5.0 g
Pericarpium Citri reticulatae	Chen pi	9.0 g
Caulis Bambusae in taeniam	Zhu ru	6.0 g
Fructus Aurantii immaturus	Zhi shi	6.0 g
Radix Glycyrrhizae tosta	Zhi gan cao	3.0 g
Rhizoma Zingiberis recens	Sheng jiang	5 Scheiben
Fructus Jujubae	Da zao	1 Stück

Erläuterung

Wie wir bereits in Kapitel 9 besprochen haben, beseitigt diese Rezeptur Schleim-Hitze, vor allem aus dem Brustbereich.

Variationen

- Um die Rezepturwirkung zu den Ohren zu lenken: plus Chai hu (Radix Bupleuri) und Ci shi (Magnetitum).
- Bei sehr viel Schleim: plus Dan nan xing (Rhizoma Arisaematis cum Bile) und Fu hai shi (Pumex).

Kasuistik

Ein 39jähriger Mann leidet seit 11 Jahren an Tinnitus. Der Tinnitus begann langsam, laut Aussage des Patienten klingt er wie ein Düsentriebwerk. Er leidet auch an Lumbalgie, Schwindelgefühl, einer leichten Hörminderung und einer leichten Impotenz mit gelegentlich Sekretion einer schleimähnlichen Substanz aus dem Penis.

Er klagt auch über Diarrhö oder weiche Stühle, dieses Problem hat er seit seinen Jugendjahren. In den Stühlen finden sich oft Schleimbeimengungen. Er schläft schlecht und wacht häufig mit einem trockenen Rachen auf.

Unter der Haut der Extremitäten finden sich einige weiche Schwellungen, die als Ganglioneurome diagnostiziert wurden. Zuletzt klagt der Patient noch über ständige Verschleimung der Brust sowie über Mundtrockenheit.

Zungen- und Pulsbild sind relativ komplex. Die Zunge ist etwas rot und gedunsen, die Ränder sind gedunsen (Schwellung vom Milz-Typ). Der Belag ist wurzellos und fehlt an einigen Stellen. Die Zunge hat einen tiefen Herz-

Riß. Der Puls ist rechts dünn, links etwas schlüpfrig und voll, die linke distale Position (Herz) ist ganz wenig überflutend, aber gleichzeitig leer und etwas zugespitzt.

Diagnose

Wir finden drei Hauptprobleme. Das am längsten bestehende ist die Milz-Schwäche, die zu Schleim führt. Die Milz-Schwäche verursacht Diarrhö und weiche Stühle, sie äußert sich auch im dünnen Puls auf der rechten Seite. Der Schleim spiegelt sich im schlüpfrigen Puls wider, aber auch in den Schleimbeimengungen zum Stuhl, der Sekretion aus dem Penis, den Ganglioneuromen und der Zungenschwellung. Das zweite Problem ist ein Nieren-Yin-Mangel. Er zeigt sich im Schwindelgefühl, der Hörminderung, den Durchschlafstörungen mit trockenem Rachen und in der Impotenz. Zuletzt besteht auch eine gewisse Magen-Yin-Schwäche, die der Nieren-Yin-Schwäche höchstwahrscheinlich voranging. Wir erkennen die Magen-Yin-Schwäche am wurzellosen und an einigen Stellen fehlenden Zungenbelag und an der Mundtrockenheit. Durch alle Störungen zieht sich auch eine gewisse Herz-Qi-Schwäche, die auf emotionale Probleme in seinen Kinder- und Jugendjahren zurückzuführen ist. Man kann darauf aus dem Herz-Riß der Zunge schließen, sowie aus dem etwas überflutenden, gleichzeitig aber leeren Herz-Puls. Diese beiden Befunde zeigen häufig eine Herz-Belastung durch emotionale Probleme an. Daß diese Probleme schon lange zurückgehen, zeigt sich in der Tiefe des Risses: je tiefer, desto älter die emotionale Ursache.

Der Tinnitus selbst wird nun sowohl durch Fülle als auch durch Leere verursacht: Fülle in Form von Schleim, der die Öffnungen des Kopfes verlegt (in diesem Fall die Ohren), und Leere in Gestalt der Nieren-Yin-Schwäche.

Therapieprinzip

Die Milz stärken, Schleim auflösen, das Nieren-Yin nähren, den Geist beruhigen.

Akupunktur

Während der verschiedenen Behandlungen werden eine Menge Punkte verwendet, deren wichtigste die folgenden sind:

- M 36, KG 12 und M 40 stärken die Milz und lösen Schleim auf.
- M 25 beendet Diarrhö.
- N 3-taixi und KG 4 nähren das Nieren-Yin.
- H 5 und H 7 beruhigen den Geist.
- Dü 19 und 3E 17 sind lokale Punkte bei Tinnitus.

Arzneimitteltherapie

Es werden keine Dekokte, sondern Fertigarzneien verabreicht. Shen ling bai zhu san (Pulver mit Radix Ginseng, Poria und Rhizoma Atractylodis macrocephalae) tonisiert das Milz-Qi und das Magen-Yin, Ban xia bai zhu tian ma tang (Dekokt mit Rhizoma Pinelliae, Rhizoma Atractylodis macrocephalae und Rhizoma Gastrodiae) löst Schleim im Kopf auf.

Der Zustand des Patienten bessert sich allmählich, zum Zeitpunkt der Verfassung dieses Buchs steht er noch in Behandlung.

2. Leere-Typ

2.1 Nieren-Essenz-Mangel

Klinische Manifestationen

Tinnitus mit langsamem Beginn und leisem Geräusch, das gelegentlich wie Wasserrauschen klingt und periodenweise auftritt, leichtes Schwindelgefühl, Leere-Empfindung im Kopf, Gedächtnisstörungen, unscharfes Sehen, Ziehen in Kreuz und Knien, Verminderung von Libido oder Potenz.

Zunge: blaß oder rot und belaglos, abhängig davon, ob ein Nieren-Yang- oder ein Nieren-Yin-Mangel vorliegt.

Puls: tief und schwächlich bei Nieren-Yang-Schwäche, oberflächlich und leer bei Nieren-Yin-Mangel.

- Wenn Niere und Herz nicht harmonieren: plus Palpitationen, Schlafstörungen, psychische Unruhe, trockener Rachen.
- Wenn aufgrund des Nieren-Yin-Mangels das Leber-Yang aufsteigt: plus Schwindelgefühl, Reizbarkeit, Kopfschmerzen.

Dies entspricht einer Leere des Meers des Marks und des Gehirns. Die mangelnde Nieren-Essenz kann das Meer des Marks, das Gehirn und die Ohren nicht nähren, es kommt zu Tinnitus, Schwindelgefühl und schlechtem Erinnerungsvermögen. Die Nieren-Essenz hat einen Yang- und einen Yin-Aspekt, ihre Leere kann sich in Leere-Symptomen beider Aspekte äußern.

Niere und Herz kommunizieren miteinander, wobei das Nieren-Wasser zum Herzen emporfließt und das Herz-Feuer hinab zur Niere. Kann das Herz-Feuer die Niere nicht erreichen, so wird der Tinnitus ausgeprägter, es kommt zu zusätzlichen Störungen, die wir oben zusammengefaßt haben.

Ist das Nieren-Yin geschwächt, so kann es zum Aufsteigen von Leber-Yang kommen. In diesem Fall kann der Tinnitus von widersprüchlichen Krankheitszeichen begleitet sein, denn er ist sowohl durch eine Leere des Nieren-Yin als auch durch ein Aufsteigen des Leber-Yang bedingt. Ein lautes, hochfrequentes Ohrengeräusch (ein Hinweis auf eine Fülle-Störung, in diesem Fall auf aufsteigendes Leber-Yang) kann langsam beginnen, was uns zu einem Leere-Zustand, in diesem Fall zu einer Nieren-Yin-Schwäche, führt.

Therapieprinzip

Die Essenz nähren, das Meer des Marks unterstützen, Nieren-Yang bzw. -Yin stärken. Gegebenenfalls Herz und Niere harmonisieren, Leber-Yang unterdrücken.

Akupunktur

Punktauswahl

G 2, N 3-taixi, KG 4, B 23, N 7-fuliu, LG 4, MP 6, H 6, Le 3. Alle Punkte tonisieren, außer die letzten beiden, die man neutral nadeln sollte. Bei Nieren-Yang-Schwäche Moxa einsetzen.

Erläuterung

- G 2 ist der wichtigste lokale Punkt bei dieser Art von Tinnitus.
- N 3, KG 4, B 23 und N 7 tonisieren Niere und Essenz.
- LG 4 wird nur dann verwendet, und zwar gemoxt, wenn eine Nieren-Yang-Schwäche vorliegt.
- MP 6 unterstützt die Niere.
- H 6 in Kombination mit N 7 harmonisiert Herz und Niere.
- Le 3 unterdrückt Leber-Yang.

Arzneimitteltherapie

Rezeptur 1

Er long zuo ci wan

Pille für Taubheit, die der Linken (Niere) guttut

Radix Rehmanniae praeparata	Shu di huang	24.0 g
Fructus Corni	Shan zhu yu	12.0 g
Rhizoma Dioscoreae	Shan yao	12.0 g
Rhizoma Alismatis	Ze xie	9.0 g
Cortex Moutan	Mu dan pi	9.0 g
Poria	Fu ling	9.0 g
Magnetitum	Ci shi	24.0 g
Rhizoma Acori tatarinowii	Shi chang pu	9.0 g
Fructus Schisandrae	Wu wei zi	6.0 g

Erläuterung

Diese Rezeptur kommt zum Einsatz, wenn sich die Nieren-Essenz-Schwäche in Symptomen und Zeichen von Nieren-Yin-Mangel manifestiert.

- Die ersten sechs Arzneien bilden die Rezeptur Liu wei di huang wan zum Nähren des Nieren-Yin.
- Ci shi senkt das Leber-Yang ab und behandelt Tinnitus sowie Schwerhörigkeit.
- Shi chang pu macht die Öffnungen frei, in diesem Fall die Ohren.
- Wu wei zi nährt das Yin. Da die Arznei sauer ist, mäßigt sie die scharfe Wirkung von Shi chang pu.

Variationen

Bei ausgeprägten Yin-Mangel-Symptomen: plus Gui ban (Plastrum Testudinis), Mu li (Concha Ostreae), Nü zhen zi (Fructus Ligustri lucidi).

Rezeptur 2

You gui wan

Pille, die die Rechte (Niere) wiederherstellt

Radix lateralis Aconiti praeparata	Fu zi	3.0 g
Cortex Cinnamomi	Rou gui	3.0 g
Cortex Eucommiae	Du zhong	6.0 g
Fructus Corni	Shan zhu yu	4.5 g
Semen Cuscutae	Tu si zi	6.0 g
Colla Cornus Cervi	Lu jiao jiao	6.0 g
Radix Rehmanniae praeparata	Shu di huang	12.0 g
Rhizoma Dioscoreae	Shan yao	6.0 g
Fructus Lycii	Gou qi zi	6.0 g
Radix Angelicae sinensis	Dang gui	4.5 g

Erläuterung

Diese Rezeptur wurde bereits in Kapitel 1 erläutert. Sie stärkt das Yang der Niere. Sie ist auch bei Tinnitus aufgrund von Nieren-Essenz-Schwäche geeignet, weil sie Lu jiao jiao und Gou qi zi enthält, die beide die Essenz nähren.

Variationen

Um die Rezepturwirkung zum Ohr zu lenken und Tinnitus zu therapieren: plus Chai hu (Radix Bupleuri) und Ci shi (Magnetitum).

Rezeptur 3

Tian wang bu xin dan

Pille des Himmelskaisers zum Tonisieren des Herzens

Radix Rehmanniae	Sheng di huang	12.0 g
Radix Scrophulariae	Xuan shen	6.0 g
Radix Ophiopogonis	Mai dong	6.0 g
Radix Asparagi	Tian dong	6.0 g
Radix Ginseng	Ren shen	6.0 g

Poria	Fu ling	6.0 g
Fructus Schisandrae	Wu wei zi	6.0 g
Radix Angelicae sinensis	Dang gui	6.0 g
Radix Salviae miltiorrhizae	Dan shen	6.0 g
Semen Platycladi	Bai zi ren	6.0 g
Semen Ziziphi spinosae	Suan zao ren	6.0 g
Radix Polygalae	Yuan zhi	6.0 g
Radix Platycodi	Jie geng	3.0 g

Erläuterung

Diese Rezeptur haben wir bereits in Kapitel 9 besprochen. Wir wählen sie aus, wenn eine Leere sowohl des Nieren- als auch des Herz-Yin zu finden ist.

Fertigarznei 1

Er ming zuo ci wan

Pille gegen Tinnitus, die zur Linken (Niere) freundlich ist

Radix Rehmanniae praeparata	Shu di huang
Rhizoma Dioscoreae	Shan yao
Fructus Corni	Shan zhu yu
Rhizoma Alismatis	Ze xie
Poria	Fu ling
Cortex Moutan	Mu dan pi
Magnetitum	Ci shi
Radix Bupleuri	Chai hu

Erläuterung

Dieses Präparat nährt das Nieren-Yin, bezähmt das Leber-Yang und unterstützt das Ohr. Es ist spezifisch bei Tinnitus gut geeignet. Leidet ein Patient an Nieren-Yang-Schwäche, so kann man trotzdem diese Mischung abends verabreichen (etwa 10 Pillen), wenn man sie durch die Gabe von 10 morgendlichen Pillen von Jin gui shen qi wan (Pille für das Nieren-Qi aus „Abriß des Wichtigsten aus Goldtruhe und Jadekasten") unterstützt.

Der passende Zungenbefund: roter Zungenkörper, ohne Belag.

Fertigarznei 2

Ge jie da bu wan

Große tonisierende Pille mit Gecko

Gecko	Ge jie
Radix Codonopsis pilosulae	Dang shen
Radix Astragali	Huang qi
Fructus Lycii	Gou qi zi
Radix Angelicae sinensis	Dang gui
Poria	Fu ling
Radix Rehmanniae praeparata	Shu di huang
Fructus Ligustri lucidi	Nu zhen zi
Radix Glycyrrhizae	Gan cao
Rhizoma Dioscoreae	Shan yao
Fructus Chaenomelis	Mu gua
Fructus Lycii	Gou qi zi
Radix Morindae officinalis	Ba ji tian
Radix Angelicae dahuricae	Bai zhi
Radix Dipsaci	Xu duan
Cortex Eucommiae	Du zhong
Rhizoma Polygonati	Huang jing
Rhizoma Drynariae	Gu sui bu

Erläuterung

Dieses Präparat ist bei Tinnitus aufgrund von Nieren-Yang-Schwäche geeignet.

Zungenbefund: blasser, nasser Zungenkörper.

Fertigarznei 3

Jian nao wan

Pille zum Stärken des Gehirns

Semen Ziziphi spinosae	Suan zao ren
Rhizoma Dioscoreae	Shan yao
Herba Cistanchis	Rou cong rong
Fructus Schisandrae	Wu wei zi
Succinum	Hu po
Dens Draconis	Long chi
Rhizoma Gastrodiae	Tian ma
Radix Ginseng	Ren shen
Radix Angelicae sinensis	Dang gui
Fructus Lycii	Gou qi zi
Fructus Alpiniae oxyphyllae	Yi zhi ren
Concretio silicea Bambusae	Tian zhu huang
Rhizoma Anemonis altaicae	Jiu ji chang pu
Cinnabaris	Zhu sha
Semen Platycladi	Bai zi ren

Erläuterung

Diese Pille ist bei Tinnitus aufgrund von kombinierter Nieren-Yin- und -Yang-Schwäche geeignet. Es sei hier bemerkt, daß das Präparat Zinnober enthält, eine toxische Substanz. Deshalb sollte die Mischung nur jeweils kurz (einige wenige Wochen) verabreicht werden.

Fertigarznei 4

Tian wang bu xin dan (Pille des Himmelskaisers zum Tonisieren des Herzens)

Die Zutaten sind die gleichen wie beim Dekokt.

Erläuterung

Diese Pillen sind angezeigt, wenn Tinnitus aufgrund mangelnder Harmonie zwischen Niere und Herz auftritt, also bei Nieren-Yin- und Herz-Yin-Schwäche mit Leere-Hitze des Herzens.

Diese Pillen sind häufig mit Zinnober eingehüllt, weshalb man sie dann nur maximal einige Wochen im Stück verabreichen sollte. Allerdings rollen nicht alle Hersteller die Pillen in Zinnober. Sind sie mit dieser Quecksilberverbindung bedeckt, so haben sie eine rötliche Farbe, die unbehandelten Pillen hingegen sind schwarz.

Kasuistik

Ein 36jähriger Mann klagt über Tinnitus, der seit 10 Jahren besteht. Der Tinnitus begann schleichend über einen Zeitraum von mehreren Jahren. Der Patient hat auch Lumbalgie, Schwindelgefühl, Nachtschweiß und allgemeine Müdigkeit. Er schläft auch schlecht und erwacht häufig mit einem trockenen Mund.

Seine Zunge ist rot, der Belag ist dünn, wenngleich er nicht gänzlich fehlt. Der Puls ist an beiden proximalen Positionen schwächlich.

Diagnose

Es handelt sich um einen sehr klaren Fall von Nieren-Yin-Schwäche, wie wir aus den Symptomen und dem Zungenbefund schließen können. Die Zunge hat noch einen Belag, der allerdings zu dünn ist, weil der Patient noch jung ist. Ließe man eine Verschlechterung der Situation ohne Therapie zu, so verlöre die Zunge innerhalb der nächsten Jahre vollständig ihren Belag.

Therapieprinzip

Das Nieren-Yin nähren, die Ohren unterstützen.

Akupunktur

Die wichtigsten verwendeten Punkte:

- N 3-taixi, KG 4, um die Niere zu stärken.
- M 36 und MP 6, um Qi und Blut zu tonisieren, was in der Folge den Aufbau der Nieren-Essenz unterstützt.
- 3E 17 und Dü 19 als lokale Punkte.

Arzneimitteltherapie

Es wird kein Dekokt, sondern die Fertigarznei Er ming zuo ci wan (siehe weiter oben) verabreicht.

Der Mann steht derzeit noch in Behandlung, sein Zustand bessert sich nach und nach. Tinnitus ist zwar insgesamt schwierig zu behandeln, die Prognose dieses Patienten ist aber aufgrund seines niedrigen Alters verhältnismäßig gut.

2.2 Schwäche des Qi des Oberen Erwärmers

Klinische Manifestationen

Intermittierender Tinnitus, der ziemlich mild und von niedriger Lautstärke ist, schleichender Beginn, Müdigkeit, leichte Dyspnoe, blasser Teint, leichter Spontanschweiß.

Zunge: blaß, Zahneindrücke.

Puls: leer, vor allem an der rechten distalen Palpationsstelle.

Dieser Zustand entspricht einer Lungen-Qi-Schwäche. Das schwache Lungen-Qi kann nicht zum Kopf emporsteigen, was zu Tinnitus führt.

Therapieprinzip

Das Lungen-Qi tonisieren, das Aufsteigen des klaren Qi zum Kopf fördern.

Akupunktur

Punktauswahl

KG 17, B 13, Lu 9, KG 6, LG 20, 3E 16, Dü 19. Tonisieren, auch Moxa kann verwendet werden.

Erläuterung

- KG 17, B 13 und Lu 9 tonisieren das Lungen-Qi.
- KG 6 tonisiert das Qi im allgemeinen.
- LG 20 und 3E 16 heben das klare Qi zum Kopf empor.
- Dü 19 ist der wichtigste lokale Punkt bei dieser Tinnitusart.

Arzneimitteltherapie

Rezeptur

Bu qi cong ming tang

Dekokt zum Tonisieren des Qi und zum klaren Hören

Radix Astragali	Huang qi	12.0 g
Radix Ginseng	Ren shen	9.0 g
Rhizoma Cimicifugae	Sheng ma	3.0 g
Radix Puerariae	Ge gen	3.0 g
Fructus Viticis	Man jing zi	3.0 g
Radix Paeoniae alba	Bai shao	6.0 g
Cortex Phellodendri	Huang bai	6.0 g
Radix Glycyrrhizae tosta	Zhi gan cao	3.0 g

Erläuterung

- Huang qi und Ren shen tonisieren und heben das Qi.
- Sheng ma, Ge gen und Man jing zi heben das klare Qi empor und erhellen die Öffnungen.
- Bai shao und Huang bai bringen das trübe Qi zum Absteigen. Huang bai vollbringt dies über den Harnfluß, wobei Bai shao die Wirkung von Huang bai auf den Yin-Anteil, also das trübe Qi, lenkt.
- Gan cao harmonisiert.

Variationen

Bei Schleim-Zeichen des Kopfes: plus Bai zhu (Rhizoma Atractylodis macrocephalae), Tian ma (Rhizoma Gastrodiae) und Ban xia (Rhizoma Pinelliae).

Fertigarznei

Bu zhong yi qi wan

Pille, die die Mitte tonisiert und das Qi vermehrt

Radix Astragali	Huang qi
Radix Codonopsis pilosulae	Dang shen
Radix Glycyrrhizae tosta	Zhi gan cao
Rhizoma Atractylodis macrocephalae	Bai zhu
Radix Angelicae sinensis	Dang gui
Pericarpium Citri reticulatae	Chen pi
Rhizoma Cimicifugae	Sheng ma
Radix Bupleuri	Chai hu
Rhizoma Zingiberis recens	Sheng jiang
Fructus Jujubae	Da zao

Erläuterung

Dieses Präparat tonisiert und hebt das Qi. Man kann es daher bei Tinnitus verwenden, wenn das schwache Lungen-Qi die Ohren nicht erhellt. Chai hu unterstützt die Ohren.

2.3 Herz-Blut-Mangel

Klinische Manifestationen

Intermittierender Tinnitus mit leisem Geräusch und schleichendem Beginn, blasser und stumpfer Teint, Palpitationen, Schlafstörungen, Gedächtnisstörungen, leichte Ängstlichkeit.

Zunge: blaß, dünn.

Puls: schwächlich oder rauh, vor allem an der linken distalen Position.

Diese Art von Tinnitus entsteht, wenn das schwache Herz-Blut den Kopf nicht erreichen kann.

Therapieprinzip

Das Herz tonisieren, das Blut nähren.

Akupunktur

Punktauswahl

H 5, B 15, KG 14, KG 17, KS 6, MP 6, Dü 19.

Erläuterung

- H 5 stärkt das Herz.
- B 15 und KG 14, der Zustimmungs- und der Alarmpunkt des Herzens, tonisieren das Organ.
- KG 17 stärkt das Herz-Qi.
- KS 6 stärkt das Herz-Blut.
- MP 6 nährt das Blut.
- Dü 19 ist der wichtigste lokale Punkt für diese Art von Tinnitus.

Arzneimitteltherapie

Rezeptur

Variation von

Bu qi cong ming tang

Dekokt zum Tonisieren des Qi und zum klaren Hören

Radix Astragali	Huang qi	12.0 g
Radix Ginseng	Ren shen	9.0 g
Radix Angelicae sinensis	Dang gui	9.0 g
Radix Rehmanniae praeparata	Shu di huang	12.0 g
Arillus Longan	Long yan rou	9.0 g
Rhizoma Cimicifugae	Sheng ma	3.0 g
Radix Puerariae	Ge gen	3.0 g
Fructus Viticis	Man jing zi	3.0 g
Radix Paeoniae alba	Bai shao	6.0 g
Cortex Phellodendri	Huang bai	6.0 g
Radix Glycyrrhizae tosta	Zhi gan cao	3.0 g

Erläuterung

Dang gui, Shu di huang und Long yan rou werden hinzugefügt, um das Herz-Blut zu nähren.

Fertigarznei

Ren shen lu rong wan

Pille mit Radix Ginseng und Cornu Cervi pentotrichum

Radix Ginseng	Ren shen
Cortex Eucommiae	Du zhong
Radix Morindae officinalis	Ba ji tian
Radix Astragali	Huang qi

Cornu Cervi pentotrichum	Lu rong
Radix Angelicae sinensis	Dang gui
Radix Achyranthis bidentatae	Niu xi
Arillus Longan	Long yan rou

Diese Pillen sind bei Tinnitus aufgrund von Herz-Blut-Schwäche geeignet.

Zungenbefund: blasser Körper.

Prognose

Tinnitus ist außerordentlich schwierig zu behandeln, die Resultate mit Akupunktur und/oder Arzneimitteltherapie sind nicht gerade herausragend. Man sollte es allerdings immer auf einen Versuch ankommen lassen, da die Westliche Medizin hier absolut nichts zu bieten hat. Je älter der Patient und je chronischer der Zustand, desto schwieriger ist natürlich die Behandlung.

Die Ergebnisse sind beim Fülle-Typ besser als beim Leere-Tinnitus. Von den Fülle-Formen ist der Tinnitus aufgrund von Leber-Feuer besser (oder eher weniger schwierig) zu therapieren als jener durch Schleim-Feuer. Auf jeden Fall sollte man mindestens 10 Behandlungen verabreichen, bevor man über eine Fortsetzung der Therapie entscheidet.

Bei Tinnitus durch Nieren-Schwäche ist es entscheidend, daß der Patient ausreichend Ruhe bekommt und seine sexuelle Aktivität einschränkt. Bei Tinnitus aufgrund von Schleim-Feuer ist es wichtig, daß der Patient Milchprodukte und fettes, scharfes Essen meidet.

Bei Tinnitus durch Leber-Feuer müssen wir dem Patienten zu Entspannung und mäßiger körperlicher Betätigung raten. Wenn das Leber-Feuer auf tiefliegenden emotionalen Problemen beruht, so kann eine Empfehlung zur Psychotherapie nötig sein.

Kapitel 12

Müdigkeit

虚劳

Müdigkeit ist eines der am häufigsten zu Behandlung Anlaß gebenden Symptome bei westlichen Patienten. Sehr häufig ist dies überhaupt das wichtigste oder einzige Symptom, über das ein Patient klagt. Müdigkeit ist in der Chinesischen Medizin ein wichtiges Hauptsymptom, das unter dem Kapitel „Erschöpfung" (xu lao) abgehandelt wird. Der eigentliche Begriff „Erschöpfung" behandelt nicht bloß ein Symptom, also Müdigkeit, sondern auch die ihm zugrunde liegende Ursache, nämlich eine Schwäche des Körper-Qi. In der Tat bedeutet „xu lao" soviel wie „Müdigkeit durch Leere" (xu = Leere, lao = Müdigkeit). Allerdings wird Müdigkeit nicht immer durch Leere verursacht, gelegentlich kann auch ein Fülle-Zustand dahinterstehen.

Ein sehr einfaches Beispiel dafür ist die Art von Müdigkeit, die man während einer Erkältung oder eines grippalen Infekts verspürt, also beim Eindringen äußerer Wind-Kälte oder Wind-Hitze, das per definitionem ein Fülle-Zustand ist. Selbstverständlich kann es in vielen Fällen von Müdigkeit zu einer Wechselwirkung von Leere- und Fülle-Zuständen kommen. Daher werden wir in diesem Kapitel zusätzlich zu den üblicherweise unter „Erschöpfung" diskutierten Leere-Syndromen, die zu Müdigkeit führen, auch einige Fülle-Szenarien besprechen, die Müdigkeit hervorrufen.

Der „Klassiker der Schwierigkeiten" erläutert die „Fünf Erschöpfungen" (wu sun) in Kapitel 14:

„Bei Entleerung der Haut [also der Lunge] zieht sich die Haut zusammen, das Haar fällt aus. Bei Entleerung der Blutgefäße [des Herzens] werden sie schwach, das Blut kann die inneren Organe nicht nähren. Bei Entleerung der Muskeln [der Milz] werden sie dünn, die Nahrung kann sie nicht ernähren. Bei Entleerung der Sehnen [der Leber] werden diese schwach, sie können den Körper nicht stützen, die Hände können nicht zugreifen. Bei Entleerung der Knochen [der Niere] schwinden diese, der Mensch kann nicht aus dem Bett aufstehen ... Bei Entleerung der Lunge tonisiere das Qi. Bei Entleerung des Herzens harmonisiere das Abwehr- und das Nähr-Qi. Bei Entleerung der Milz reguliere die Ernährung und schütze den Körper vor extremer Kälte und Hitze. Bei Entleerung der Leber besänftige die Mitte [mit süßen Arzneien]. Bei Entleerung der Niere nähre die Essenz." [1]

Das Konzept von „Entleerung" ist jenem der „Erschöpfung" ähnlich.

„Abriß des Wichtigsten aus Goldtruhe und Jadekasten" von Zhang Zhong-Jing bringt erstmals den Begriff „Erschöpfung" (xu lao). In Kapitel 6 ist zu lesen: „Wenn der Puls bei männlichen Patienten groß, aber leer ist, so zeigt das äußerste Erschöpfung durch Überbelastung an." [2]

Im Buch „Abhandlung über Ursachen und Symptome von Krankheiten", das 610 von Chao Yuan-Fang verfaßt wurde, wird das Konzept der Erschöpfung hinsichtlich ihrer Ursache weiter ausgearbeitet. Dr. Chao meint, daß Erschöpfung auf die „Sechs Extreme" und „Sieben Verletzungen" zurückzuführen ist. Die „Sechs Extreme" basieren auf einer Überbeanspruchung des Körpers, die zu einer Erschöpfung von Qi, Blut, Sehnen, Knochen, Muskeln und Essenz führt. Mit „Sieben Verletzungen" ist die Schädigung gemeint, die durch verschiedene starke Belastungen den Energien der inneren Organe zugefügt wird:

- Überessen verletzt die Milz.
- Übermäßiger und lange andauernder Zorn verletzt die Leber und läßt das Qi aufsteigen.
- Das Heben sehr schwerer Lasten und das Sitzen auf feuchtem Untergrund verletzt die Niere.
- Kälteexposition und das Trinken kalter Flüssigkeiten verletzt die Lunge.
- Übermäßige Sorgen und zuviel Denken verletzen das Herz.
- Wind, Regen, Kälte und Hitze verletzen den Körper.
- Angst, Ängstlichkeit und Schocks verletzen den Geist.[3]

„Reine Fragen" zählt in Kapitel 23 fünf Ursachen von Erschöpfung auf:

„Übermäßiger Gebrauch der Augen verletzt das Blut [das Herz]. Übermäßiges Liegen schädigt das Qi [die Lunge]. Übermäßiges Sitzen schädigt die Muskeln [die Milz]. Übermäßiges Stehen verletzt die Knochen [die Niere]. Übermäßige körperliche Anstrengung verletzt die Sehnen [die Leber]."[4]

Über die Jahrhunderte diskutierten viele Ärzte entsprechend ihren Ansichten und Schwerpunkten die Therapie der Erschöpfung. Beispielsweise erachtete Li Dong-Yuan, der Verfasser der berühmten „Abhandlung über Magen und Milz" (1249) eine Schwäche von Magen und Milz als die Hauptursache der Erschöpfung. Zhu Dan-Xi, der Autor von „Geheimnisse des Dan-Xi" (1347), legte die Betonung auf eine Yin-Schwäche von Niere und Leber als Ursache der Erschöpfung, er empfahl als Therapie das Nähren des Yin und das Beseitigen von Hitze. Zhang Jie-Bin, der Verfasser der Werke „Klassiker der Kategorien" (1624) und „Das vollständige Buch von Jing-Yue" (1624), riet zum Tonisieren der Niere als Therapie der Erschöpfung. Zhu Qi-Shi (1463-1539) erachtete Lunge, Milz und Niere als die drei wichtigsten Organe, die bei Erschöpfung zu behandeln sind. Er schreibt in seinem Buch „Abhandlung über Erschöpfung":

„Für die Behandlung der Erschöpfung gibt es drei Wurzeln: Lunge, Milz und Niere. Die Lunge ist »der Himmel« der inneren Organe, die Milz ist »die Mutter« des Körpers, die Niere ist »die Wurzel« des Lebens. Behandle diese drei Organe, wenn Du Erschöpfung therapierst."[5]

Dr. Zhu deutete an, daß Milz und Lunge im Falle chronischer Müdigkeit primär zu behandeln sind, die Milz bei Yang-Mangel, die Lunge bei Yin-Schwäche. Jeder der beiden Faktoren kann letztlich zu Nieren-Yang- oder Nieren-Yin-Schwäche führen, Yang-Mangel kann zu Yin-Schwäche Anlaß geben und umgekehrt. Noch ein Zitat:

„Um Leere zu behandeln, gibt es zwei untereinander verbundene Systeme: entweder die Lunge oder die Milz. Jede [Leere-]Erkrankung geht letztlich auf Yang- oder Yin-Mangel zurück. Yang-Schwäche kann nach längerer Zeit zu Yin-Schwäche führen ... Yin-Schwäche kann nach längerer Zeit zu Yang-Mangel führen ... Beim Yang-Mangel behandle die Milz, beim Yin-Mangel die Lunge."[6]

Ätiologie

1. Schwache Konstitution

Eine ererbte Schwäche der Konstitution ist eine offensichtliche und häufige Ursache chronischer Müdigkeit. Die Konstitution eines Menschen wird durch mehrere Faktoren bestimmt: durch die allgemeine Konstitution der Eltern, Gesundheitszustand und Alter der Eltern zum Zeitpunkt der Empfängnis, die Umstände der Schwangerschaft und die Entwicklung während der Kindheit. Zhu Qi-Shi erachtete die ererbte Konstitution als eine der Ursachen chronischer Müdigkeit: „Ererbte Gründe für Müdigkeit liegen darin, daß einer der Elternteile bei der Empfängnis zu alt, erschöpft oder krank war. [Eine mögliche Ursache sind auch] die Umstände der Schwangerschaft ..."[7]

Ursachen und Manifestationen einer schwachen ererbten Konstitution wurden schon im Kapitel über Kopfschmerzen besprochen. Wir müssen allerdings hervorstreichen, daß sich eine schwache erbliche Konstitution in jedem der fünf Yin-Organe zeigen kann, nicht bloß in der Niere. Da die Niere sowohl die pränatale als auch die postnatale Essenz speichert, setzen die meisten Menschen eine angeborene schwache Konstitution nur mit einer Nieren-Schwäche gleich. Das ist aber nicht so: man kann eine schwache Konstitution in jedem der fünf Yin-Organe erben. Hier einige Zeichen für ererbte Konstitutionsschwächen in jedem der Organe:

- Herz: Nervosität und Schlafstörungen in der Kindheit, bläuliche Farbe der Stirn, verhältnismäßig tiefer medianer Riß der Zunge, der das Gebiet unmittelbar hinter der Spitze erreicht.
- Lunge: Neigung zu Verkühlungen und Bronchialerkrankungen, dünner Thorax, blasses Antlitz, schwache Stimme, an beiden distalen Positionen ein Puls, der weiter medial zu fühlen ist und nach distal in Richtung des Thenar verläuft (siehe auch Abbildung 1.1 in Kapitel 1).
- Milz: schwache Muskulatur und körperliche Müdigkeit in der Kindheit, schlechter Appetit, Verdauungsstörungen in der Kindheit, blaßgelber Teint.
- Leber: Myopie und Kopfschmerzen im Kindesalter, grünlicher Teint, primäre Infertilität oder Amenorrhö bei der Frau.
- Niere: Bettnässen und Ängste während der Kindheit, bläuliche Verfärbung des Kinns, schlechte Entwicklung der Knochen oder des Gehirns, primäre Infertilität bei Frauen, Sterilität des Mannes, vorzeitiges Altern, vorzeitiges Ergrauen der Haare.

2. Überarbeitung

Mit „Überarbeitung" meinen wir übermäßige mentale oder physische Arbeit, langstündiges Arbeiten ohne angemessene Ruhepausen und Arbeit unter Streßbedingungen. Ein ordentliches Gleichgewicht zwischen Ruhe und Arbeit ist grundlegend für die Gesundheit. Viele Zustände chronischer Müdigkeit sind einfach auf Überarbeitung ohne richtige Ruhephasen zurückzuführen.

Vor allem in modernen westlichen Industrieländern ist Überarbeitung im oben beschriebenen Sinn eine der häufigsten Ursachen für chronische Müdigkeit, zumal hier das Tempo des Lebens sehr schnell wurde. Sozialer Druck, Wettbewerb, finanzielle Ansprüche und eine fehlgeleitete „Arbeitsmoral" tragen allesamt zum Umfeld bei, in dem Überarbeitung gedeihen kann. In manchen Gesellschaften erscheint allein der Gedanke an das Ausruhen als altmodisch und geradezu verwerflich.

Wenn Phasen der Arbeit mit solcher angemessener Ruhe abwechseln, so kann sich der Körper erholen, die Arbeit wird keine schädlichen Wirkungen zeigen. Auch Inaktivität ist gemäß der Chinesischen Medizin eine Krankheitsursache, da es zu Qi-Stagnation und gelegentlich zu Lungen-Qi-Schwäche kommt. Wenn ein Mensch sich aber überarbeitet oder lange Arbeitsperioden ohne entsprechende Ruhe absolviert, so hat der Körper keine Zeit, sich zu erholen. Somit muß der Körper auf Energiereserven zurückgreifen, nämlich auf die Nieren-Essenz. Aus diesem Grund entsteht eine Nieren-Schwäche häufig durch Überarbeitung.

In der Chinesischen Medizin wurde Überarbeitung schon frühzeitig als Krankheitsursache erkannt. Es scheint, daß langstündiges Arbeiten unter Streßbedingungen keine Errungenschaft erst unserer Zeit ist, sondern auch im alten China während verschiedener historischer Abschnitte zum Leben gehörte. Beispielsweise waren die Lebensbedingungen in China während der Yuan-Dynastie (1271-1368) schwierig, die Menschen mußten unter Belastung sehr schwer arbeiten, was, wie wir wissen, das Yin entleert. Einige Ärzte meinen, darin liege der Grund, warum sich die Schule des Nährens des Yin (Zhu Dan-Xi war ihr Hauptvertreter) gerade während dieser Zeit entwickelte. Zhang Jie-Bin schrieb 1624 in seinem Werk „Das vollständige Buch von Jing-Yue": „Wenn man seine Ausdauergrenzen nicht kennt und sich immer weiter vorwärtstreibt, so führt das zu Erschöpfung."[8] Diese Beschreibung trifft auch auf viele Menschen unserer Zeit erstaunlich gut zu.

„Überarbeitung" ist ein allgemeiner Begriff, der viele verschiedene Arten von Arbeit einschließt, die letztlich zu Erkrankungen Anlaß geben. Beispielsweise kann die Niere durch Arbeit geschädigt werden, während man Tag für Tag viele Stunden lang stehen muß, ohne sich in einer Pause niedersetzen oder -legen zu können. Übermäßige mentale Arbeit und Anstrengung der Augen vor einem Computerbildschirm kann das Blut von Herz und Leber schwächen. Mentale Arbeit, die täglich viele Stunden unter starken Streßbedingungen stattfindet, kann gemeinsam mit unregelmäßigem Essen das Yin von Magen und Niere schädigen.

3. Physische Überbeanspruchung

Dazu gehört Überbelastung während der Arbeit genauso wie während sportlicher Aktivitäten.

Übermäßige körperliche Arbeit ohne Ruhepausen schwächt Muskeln und Milz. Zu schweres Heben verletzt die Niere.

Übertriebenes Jogging verletzt die Sehnen, was nach einigen Jahren eine Schwäche des Leber-Blutes oder des Leber-Yin mit sich bringt, möglicherweise auch Leber-Wind. Dies zeigt sich in Rigidität, Taubheitsgefühl und Krämpfen der Beine.

4. Ernährung

Dies ist selbstverständlich eine sehr wichtige Ursache chronischer Müdigkeit. Unregelmäßiges Essen schwächt direkt Magen und Milz. Das führt natürlich sehr schnell zu chronischer Müdigkeit, da Magen und Milz die Quelle von Qi und Blut sind.

Vor allem Abmagerungskuren können zu Mangelernährung des Körpers und zu Müdigkeit führen, indem sie die Milz schädigen. In extremen Fällen können sie auch Anorexie bewirken, die zweifellos eine sehr schwere Form chronischer Müdigkeit darstellt, ganz abgesehen von den psychischen Faktoren.

Auch zu reichliches Essen kann zu chronischer Müdigkeit führen, denn es belastet Magen und Milz zu stark und verursacht Nahrungsstagnation.

Unregelmäßiges Essen ist eine weitere sehr häufige Ursache für die Schwächung von Magen und Milz: spätabendliches Essen, gehetztes Essen, Arbeitsessen, Lesen während des Essens, kleine Imbisse, für die man nur kurz von der Arbeit aufsteht und gleich danach wieder weiterarbeitet, zu hastiges Essen, Essen, während man psychisch nicht gut beisammen ist, usw. Alle diese Umstände schwächen das Magen-Qi und langfristig auch das Yin des Magens.

Auch jegliches Ungleichgewicht der einzelnen Nahrungsanteile kann Milz und Magen schädigen. Übermäßiger Verzehr kalter und roher Nahrungsmittel schwächt das Milz-Yang, zuviel Fleisch, scharfe Speisen und Alkohol ziehen Magen-Hitze nach sich, zu viele saure Nahrungsmittel (wie Essig, Joghurt, saure Äpfel, Grapefruits, Orangen, Pickles) können das Leber-Yang zum Aufsteigen bewegen. Übermäßiges Essen von Milchprodukten führt zu Nässe-Schleim, zu viele gebratene und fette Speisen zu Nässe-Hitze. Milz-Yang-Mangel ist eine sehr häufige Leere-Ursache chronischer Müdigkeit. Alle anderen Zustände, nämlich Magen-Hitze, aufsteigendes Leber-Yang, Nässe-Schleim und Nässe-Hitze können aber zu Fülle-Ursachen chronischer Müdigkeit werden, wie wir in Kürze erläutern werden.

5. Schwere Krankheit

Jede schwere, länger verlaufende Erkrankung kann zu Milz-Schwäche und damit chronischer Müdigkeit führen. Beispiele dafür sind Influenza, Bronchitis, Pneumonie, Keuchhusten, Masern, Meningitis und andere. Vor allem Hitze-Erkrankungen können zu Yin-Mangel führen, denn Hitze hat die Tendenz, die Körperflüssigkeiten zu „verbrennen".

Ein zunehmend häufiger Grund chronischer Müdigkeit ist der Mangel an Qi und/oder Yin, der dem Eindringen äußerer Wind-Hitze folgt, also etwa einer Influenza, einer banalen Erkältung oder einer Infektion der oberen Atemwege. Dies führt oft zu Myalgischer Enzephalomyelitis (ME), die wir getrennt in Kapitel 25 besprechen werden.

6. Übermäßige sexuelle Aktivität

Sie verursacht eine Schwäche der Niere. Als Krankheitsursache ist sie bei Männern häufiger als bei Frauen. Selbstverständlich ist es unmöglich, einen „normalen" Pegel der sexuellen Aktivität zu definieren, denn dies hängt von der allgemeinen Konstitution des Menschen und von seinem Zustand zu einem gegebenen Zeitpunkt ab. Je stärker die Konstitution und je gesünder die Kondition, desto mehr kann sich ein Mensch der sexuellen Betätigung widmen, ohne Schaden zu nehmen. Andererseits sollte ein Mensch von schwacher Konstitution oder in schlechtem Gesundheitszustand seine oder ihre sexuelle Aktivität zurückschrauben. Wenn man jedenfalls nach dem Sex eine ausgeprägte Müdigkeit, Lumbalgie oder Schwindelgefühl verspürt, so spricht das eindeutig dafür, daß dieses Ausmaß an sexueller Aktivität für ihn oder sie zu stark ist.

Für jemanden, der mit Chinesischer Medizin arbeitet, ist es wichtig, sich dieser möglichen Krankheitsursache bewußt zu sein, denn die meisten Menschen wissen gar nicht, daß ihnen übermäßige geschlechtliche Betätigung schaden könnte, oder daß sie während einer akuten Erkrankung keinen Sex haben sollten.

7. Niederkunft

Unmittelbar nach der Geburt eines Kindes ist eine Frau natürlich sehr müde, weil ihr Qi und Blut durch die Beanspruchung während Schwangerschaft und Niederkunft erschöpft sind. Nach der Niederkunft ist der Körperzustand einer Frau sehr verletzlich, großer Wert sollte auf gute Nahrung und ausreichende Ruhe gelegt werden. Leider geht der Trend in modernen Industrieländern dahin, daß Frauen ihr Bett kurz nach der Niederkunft verlassen, ja sogar gelegentlich einige Tage danach an ihren Arbeitsplatz zurückkehren. Zweifellos führt das zu Leber-Blut-Mangel und damit zu chronischer Müdigkeit. In einigen Fällen ist dies auch die Ursache postpartaler Depressionen.

Alle Vorsichtsmaßnahmen, die für die Zeit nach der Niederkunft gelten, sind auch nach einem Abortus anzuwenden. Das wird natürlich von den Frauen noch viel weniger zur Kenntnis genommen, die meisten von ihnen gehen unmittelbar nach einer Fehlgeburt zur Tagesordnung über. Aus Sicht des Qi und des Bluts ist ein Abortus genauso schwächend wie eine Niederkunft, häufig kommt es auch zu einem starken Blutverlust. Chinesische Ärzte sagen: „Eine Fehlgeburt ist ernster als eine normale Niederkunft.“[9]

8. Drogen

Langer Genuß von Drogen wie Cannabis, LSD, Kokain oder Heroin ist ein wichtiger moderner Grund für chronische Müdigkeit und Lethargie. Forscher nennen den Zustand, der nach langfristigem Gebrauch von Cannabis eintritt, „Demotivationssyndrom“, das aus einem diffusen Unwohlsein, dem Gefühl eingeschränkter Leistungsfähigkeit und starker Lethargie besteht.[10]

Pathologie

Wenngleich der Begriff „Erschöpfung“ (xu lao) per definitionem Müdigkeit durch einen Leere-Zustand bezeichnet, so kann doch chronische Müdigkeit auch auf einer Fülle-Situation basieren, wie wir in der Einleitung zu diesem Kapitel bemerkt haben. Es gibt im Grunde drei Möglichkeiten:

1. Leere
2. Kombination von Leere und Fülle (beispielsweise Leber-Qi-Stagnation, die zu Milz-Qi-Mangel und damit Müdigkeit führt)
3. Fülle.

Es ist verständlich, wie die ersten beiden Szenarien in Müdigkeit münden können, schwieriger erscheint der Vorgang, wie ein Fülle-Zustand Müdigkeit hervorruft. Im Prinzip kommt es dazu, weil die richtige Bewegung, Umwandlung und Zirkulation von Qi und Blut durch die Fülle behindert wird. Beispielsweise ist Leber-Qi-Stagnation eine häufige Ursache von Müdigkeit. Wie kommt es aber zu Müdigkeit, auch wenn keine Schwäche von Milz und Magen vorliegt? Die Leber gewährleistet den geschmeidigen Fluß des Qi in allen Teilen des Körpers und allen Organen, sie regelt das Eintreten und Austreten sowie das Aufsteigen und Absteigen des Qi. Daraus ist ersichtlich, daß bei einer Leber-Qi-Stagnation die korrekten Bewegungsrichtungen und die Zirkulation des Qi beeinträchtigt sind, was notwendigerweise zu Müdigkeit führt. Man kann dieses Konzept gut verstehen, wenn man die Rezeptur Si ni san (Pulver für kalte Extremitäten) studiert, die aus Radix Bupleuri (Chai hu), Radix Paeoniae alba (Bai shao), Fructus Aurantii immaturus (Zhi shi) und Radix Glycyrrhizae (Gan cao) besteht. Sie löst Leber-Qi-Stagnation auf. Eine der Indikationen für die Rezeptur sind kalte Hände. Die Hände sind nicht nur wegen Yang-Mangels kalt, sondern weil die Leber-Qi-Stagnation eine ordnungsgemäße Qi-Zirkulation behindert. Der gleiche Gedanke kann auch auf die Symptome von Müdigkeit angewandt werden: sie kann nicht nur aus einer Leere entstehen, sondern auch aus einer Behinderung von Bewegung und Zirkulation des Qi durch eine Leber-Qi-Stagnation.

Die Fülle-Zustände, die am wahrscheinlichsten zu chronischer Müdigkeit führen, sind:

- Leber-Qi-Stagnation
- Aufsteigen des Leber-Yang
- Leber-Feuer
- Leber-Wind
- Schleim
- Nässe.

Die ersten vier Störungen gehören alle zur Leber, sie kreisen um die Leberfunktion, den geschmeidigen Qi-Fluß zu gewährleisten. Die beiden letzten Störungen, nämlich Schleim und Nässe, sind sehr häufige Fülle-Ursachen chronischer Müdigkeit. Sie entstehen zwar beide aus einer Schwäche des Milz-Qi, die an sich schon zu Müdigkeit Anlaß gibt, aber Schleim und Nässe können auch allein Müdigkeit verursachen, da sie Bewegung und Transformation des Qi behindern.

Wenn wir nun unterschieden haben, ob die Müdigkeit durch einen Leere- oder Fülle-Zustand entstanden ist, so ist im Falle einer Schwäche der nächste logische Schritt die Identifikation des Typs, ob nämlich eine Schwäche von Qi, Yang, Blut oder Yin vorliegt. Es ist von äußerst großer Bedeutung für eine erfolgreiche Therapie, diese vier Leere-Typen voneinander zu unterscheiden, vor allem, wenn man mittels Arzneimitteltherapie behandelt. Die Identifikation dieser vier Typen hängt natürlich eng mit der Unterscheidung zusammen, welches Organ beteiligt ist – der dritte Schritt in der Diagnose des Müdigkeitsgrunds ist getan.

Jenes Yin-Organ, das am häufigsten für chronische Müdigkeit verantwortlich ist, ist selbstverständlich die Milz. Eine Milz-Schwäche wird häufig von einer Magen-Schwäche begleitet. Die beiden Organe sind aber die Quelle von Qi und Blut, und ihre Störung daher eine äußerst häufige Leere-Ursache von Müdigkeit.

Auch der Leber-Blut-Mangel ist eine häufige Quelle chronischer Müdigkeit. Die Leber reguliert das Volumen des Bluts in Übereinstimmung mit der körperlichen Aktivität. Es fließt während Anstrengungen zu Muskeln und Sehnen, während Ruhephasen geht es in die Leber zurück. Der Rückfluß des Bluts zur Leber während der Ruhe hat einen stärkenden Effekt auf den Körper, er hilft uns, wieder Energie zu tanken. Aus diesem Grund hilft eine kurze Ruhephase um die Tagesmitte, während der man sich niederlegt, dem Körper, wieder Energie aufzunehmen. Dieser Gedanke findet sich erstmals in „Reine Fragen", Kapitel 9: „Die Leber hat eine regulierende Funktion [wörtlich: »ist die Wurzel des Beendens der Extreme.«] ..." [11]

Die meisten Ärzte sind sich darüber einig, daß dies bedeutet, die Leber sei bei ausreichendem Blut-Pegel verantwortlich für die Ausdauer, bei Blut-Schwäche aber für Müdigkeit.

Die Leber hat auch bei Fülle-Zuständen einen Bezug zu chronischer Müdigkeit, etwa bei Fülle-Zuständen wie Leber-Qi-Stagnation, Aufsteigen von Leber-Yang oder -Feuer sowie bei Leber-Wind, wie wir oben besprochen haben.

Die Lunge verursacht im Falle von Lungen-Qi- oder -Yin-Mangel chronische Müdigkeit. Beide Zustände kommen häufig nach einer schweren Erkältung, Influenza oder Infektion der oberen Atemwege vor.

Herz-Qi- oder -Blut-Schwäche, die zu Müdigkeit führen, sind häufig das Ergebnis lange andauernder emotionaler Probleme wie Traurigkeit oder Sorgen.

Eine Nieren-Schwäche ist häufig die Ursache chronischer Müdigkeit, vor allem bei sehr chronischen Zuständen. Eine Schwäche jeglichen Yin-Organs kann aber letztlich nach längerem Bestehen zu Nieren-Schwäche führen. Im besonderen führt Milz-Schwäche häufig zu Nieren-Yang-Mangel, ein Leber-Blut-Mangel häufig zu Nieren-Yin-Schwäche.

Zusammenfassend sind also die drei Schritte zur Identifikation chronischer Müdigkeit die folgenden:

1. Unterscheidung Leere – Fülle.
2. Unterscheidung, ob ein Qi-, Yang, Blut- oder Yin-Mangel vorliegt; Unterscheidung, welcher pathogene Faktor bei Fülle-Zuständen vorliegt.
3. Identifikation des beteiligten Organs.

Differenzierung und Behandlung

Wir werden folgende Syndrome näher besprechen:

1. Leere-Muster

1.1 Qi-Mangel
1.1.1 Lungen-Qi-Mangel
1.1.2 Milz-Qi-Mangel
1.1.3 Herz-Qi-Mangel

1.2 Yang-Mangel
1.2.1 Herz-Yang-Mangel
1.2.2 Milz-Yang-Mangel
1.2.3 Nieren-Yang-Mangel

1.3 Blut-Mangel
1.3.1 Herz-Blut-Mangel
1.3.2 Leber-Blut-Mangel
1.3.3 Milz-Blut-Mangel

1.4 Yin-Mangel
1.4.1 Lungen-Yin-Mangel
1.4.2 Herz-Yin-Mangel
1.4.3 Magen- und Milz-Yin-Mangel
1.4.4 Leber-Yin-Mangel
1.4.5 Nieren-Yin-Mangel

2. Fülle-Muster

2.1 Leber-Qi-Stagnation
2.2 Aufsteigen des Leber-Yang
2.3 Emporloderndes Leber-Feuer
2.4 Leber-Wind
2.5 Schleim
2.6 Nässe

Selbstverständlich treten diese Muster nicht isoliert auf, sondern sehr häufig in Kombination. Hier einige Beispiele üblicher Kombinationen:

Lungen-Qi- und Milz-Qi-Mangel
Milz-Yang- und Nieren-Yang-Mangel
Milz-Blut- und Leber-Blut-Mangel
Lungen-Yin- und Nieren-Yin-Mangel.

Auch die Kombination von Leere- mit Fülle-Mustern ist häufig. Beispiele hierfür:

Milz-Qi-Mangel mit Schleim oder Nässe
Milz-Qi-Mangel mit Leber-Qi-Stagnation
Leber-Blut-Mangel mit Leber-Qi-Stagnation
Leber-Blut-Mangel mit Aufsteigen von Leber-Yang oder mit Leber-Wind
Nieren-Yin-Mangel mit Aufsteigen von Leber-Yang.

In allen diesen Fällen muß man den primären Aspekt der Störung diagnostizieren, um die richtige Verschreibung auszuwählen. Vor allem bei Kombinationen von Leere und Fülle ist das sehr wichtig.

1. Leere-Muster

1.1 Qi-Mangel

1.1.1 Lungen-Qi-Mangel

Klinische Manifestationen

Müdigkeit, leichte Dyspnoe, leise Stimme, blasses und weißes Antlitz, leichter Spontanschweiß, Erkältlichkeit, Ängstlichkeit.

Puls: schwächlich oder leer, vor allem an der linken distalen Position.

Zunge: etwas blaß.

Dieser Zustand entsteht häufig nach dem Eindringen von äußerer Wind-Kälte oder -Hitze, die sich auf den Brustkorb schlägt. Langes Husten, das dabei verursacht wird, kann eine Lungen-Qi-Schwäche nach sich ziehen. Häufig tritt das vor einem Hintergrund konstitutioneller Lungen-Qi-Schwäche und damit einer Erkältlichkeit auf. Die wiederholten Erkältungsphasen und der Husten schwächen die Lunge weiter. Eine konstitutionelle Lungen-Schwäche – häufig das Resultat eines kindlichen Keuchhustens – kann sich auf der Zunge in zwei Querrissen im Lungenareal manifestieren (s. Abb. 12.2).

Therapieprinzip

Das Lungen-Qi stärken.

Akupunktur

Punktauswahl

Lu 9, M 36, KG 6. Alle tonisieren, auch Moxa kann eingesetzt werden.

Erläuterung

- Lu 9 tonisiert das Lungen-Qi. Als Quellpunkt ist er der beste zur Stärkung des Yin-Organs.
- M 36 stärkt den Magen und das Qi im allgemeinen. Er wird gemäß dem Prinzip verwendet, daß man „Erde stärkt, um Metall zu tonisieren", da Erde nach dem Modell der Fünf Elemente die Mutter des Metalls ist.
- KG 6 tonisiert das Qi im allgemeinen. Der tiefe Verlauf der Lungen-Leitbahn geht nach unten zu diesem Punkt.

Arzneimitteltherapie

Rezeptur

Bu fei tang

Dekokt, das die Lunge tonisiert

Radix Ginseng	Ren shen	6.0 g
Radix Astragali	Huang qi	9.0 g
Radix Rehmanniae praeparata	Shu di huang	12.0 g
Fructus Schisandrae	Wu wei zi	3.0 g
Radix Asteris	Zi wan	3.0 g
Cortex Mori	Sang bai pi	3.0 g

Erläuterung

- Ren shen und Huang qi tonisieren das Lungen-Qi.
- Wu wei zi und Shu di huang tonisieren Lunge und Niere. Die Niere wird gemäß dem Prinzip gestärkt, daß sie die „Wurzel" der Lunge ist.
- Sang bai pi und Zi wan fördern das Absteigen des Lungen-Qi, außerdem lenken sie die Rezepturwirkung zur Lunge.

Variationen

Bei ausgeprägtem Spontanschweiß: plus Mu li (Concha Ostreae) und Ma huang gen (Radix Ephedrae).

Bei kombinierter Qi- und Yin-Schwäche: plus Bie jia (Carapax Trionycis) und Di gu pi (Cortex Lycii).

Fertigarznei

Bu zhong yi qi wan

Pille, die die Mitte tonisiert und das Qi vermehrt

Radix Astragali	Huang qi
Radix Codonopsis pilosulae	Dang shen
Radix Glycyrrhizae tosta	Zhi gan cao
Rhizoma Atractylodis macrocephalae	Bai zhu
Radix Angelicae sinensis	Dang gui
Pericarpium Citri reticulatae	Chen pi
Rhizoma Cimicifugae	Sheng ma
Radix Bupleuri	Chai hu
Rhizoma Zingiberis recens	Sheng jiang
Fructus Jujubae	Da zao

Erläuterung

Dieses Präparat ist sowohl bei Lungen-Qi- als auch bei Milz-Qi-Mangel geeignet. Es ist hervorragend dazu angetan, sowohl auf der physischen als auch mentalen Ebene Müdigkeit zu verbessern.

1.1.2 Milz-Qi-Mangel

Klinische Manifestationen

Appetitmangel, Müdigkeit, Muskelschwäche, postprandial leicht unangenehmes Gefühl im Bauch, weiche Stühle, blaßgelber Teint.

Zunge: blaß, Zahneindrücke.

Puls: leer, vor allem an der rechten mittleren Taststelle.

Wenn das Syndrom von Magen-Qi-Mangel begleitet ist, so kommt es zusätzlich zu den obigen Symptomen zu einem unangenehmen Gefühl im Epigastrium nach dem Essen, die Zunge bietet einen wurzellosen Belag.

Hierbei handelt es sich um die weitaus häufigste Ursache chronischer Müdigkeit. Die Milz ist gemeinsam mit dem Magen die Wurzel des Nach-Himmels-Qi und als solche der Ursprung von Qi und Blut. Alles Qi und Blut, das im Körper entsteht, entspringt Milz und Magen. Sind diese beiden Organe geschwächt, so ist Müdigkeit eines der ersten und häufigsten Symptome.

Die Müdigkeit ist morgens ausgeprägter. Sie ist auch durch ein Schwächegefühl in den Muskeln und durch Mattigkeit gekennzeichnet.

Dieses Syndrom ist zwar durch Appetitverlust charakterisiert, es ist aber nicht ungewöhnlich bei Menschen im Westen mit Milz-Qi-Mangel, daß sie eigentlich mehr als normal essen, indem sie ständig etwas „knabbern“. Auf jeden Fall gibt es Situationen, wo das Milz-Qi schwach, der Magen aber heiß ist, wodurch die Menschen bald nach dem Essen wieder Hunger verspüren.

Therapieprinzip

Die Milz und das Qi stärken.

Akupunktur

Punktauswahl

M 36, MP 3, KG 12, B 20, B 21. Alle tonisieren, Moxa kann angewendet werden.

Erläuterung

- M 36 und MP 3 tonisieren das Qi von Magen und Milz.
- KG 12 ist der Alarmpunkt des Magens, er tonisiert sowohl Magen als auch Milz.
- B 20 und B 21 sind die Zustimmungspunkte von Milz und Magen. Sie bewirken eine sehr wirksame und starke Stimulation bei chronischer Schwäche dieser beiden Organe. Sie wirken im besonderen lindernd auf Müdigkeit.

Arzneimitteltherapie

Rezeptur

Jia wei si jun zi tang

Variation des Dekokts der vier Edlen

Radix Ginseng	Ren shen	9.0 g
Radix Astragali	Huang qi	9.0 g
Rhizoma Atractylodis macrocephalae	Bai zhu	6.0 g
Radix Glycyrrhizae tosta	Zhi gan cao	3.0 g
Poria	Fu ling	6.0 g
Semen Lablab album	Bai bian dou	6.0 g

Erläuterung

Es handelt sich um Si jun zi tang unter Hinzufügung von Huang qi, um das Qi zu stärken, und Bai bian dou, um das Milz-Qi aufzubauen und weiche Stühle zu beenden.

Fertigarznei 1

Liu jun zi wan

Pille der sechs Edlen

Radix Codonopsis pilosulae	Dang shen
Rhizoma Atractylodis macrocephalae	Bai zhu
Poria	Fu ling

Radix Glycyrrhizae tosta	Zhi gan cao
Pericarpium Citri reticulatae	Chen pi
Rhizoma Pinelliae	Ban xia

Erläuterung

Dieses sehr bekannte Präparat stärkt Lungen- und Milz-Qi, in zweiter Linie löst es auch Nässe und Schleim auf. Es handelt sich um eines der meistverwendeten Milz-Tonika.

Zungenbefund: blasser Körper.

Fertigarznei 2

Xiang sha liu jun zi wan

Pille der sechs Edlen mit Radix Aucklandiae und Fructus Amomi

Radix Codonopsis pilosulae	Dang shen
Rhizoma Atractylodis macrocephalae	Bai zhu
Poria	Fu ling
Radix Glycyrrhizae tosta	Zhi gan cao
Pericarpium Citri reticulatae	Chen pi
Rhizoma Pinelliae	Ban xia
Radix Aucklandiae	Mu xiang
Fructus Amomi	Sha ren

Erläuterung

Diese Mischung wird der vorangegangenen vorgezogen, wenn auch eine gewisse Qi-Stagnation besteht, die Distension im Epigastrium oder Abdomen sowie Schmerz entstehen läßt.

Zungenbefund: blasser Zungenkörper.

Fertigarznei 3

Shen ling bai zhu wan (pian)

Pille (Tablette) mit Radix Ginseng und Rhizoma Atractylodis macrocephalae

Radix Ginseng	Ren shen
oder	
Radix Codonopsis pilosulae	Dang shen
Poria	Fu ling
Rhizoma Atractylodis macrocephalae	Bai zhu
Radix Platycodi	Jie geng
Rhizoma Dioscoreae	Shan yao
Pericarpium Citri reticulatae	Chen pi
Fructus Amomi	Sha ren
Semen Nelumbinis	Lian zi
Semen Lablab album	Bai bian dou
Semen Coicis	Yi yi ren
Radix Glycyrrhizae tosta	Zhi gan cao

Erläuterung

Dieses Präparat tonisiert das Qi von Magen und Milz, löst Nässe auf und beendet Diarrhö. Es wird deshalb vor allem eingesetzt, wenn Durchfall oder weiche Stühle auftreten. Es hat einen weiteren Wirkungsradius als Liu jun zi wan, da es neben dem Tonisieren des Qi auch Nässe auflöst und etwas das Magen-Yin aufbaut.

Der entsprechende Zungenbefund: blasser Körper, klebriger Belag, gelegentlich wurzellos im Zentrum.

1.1.3 Herz-Qi-Mangel

Klinische Manifestationen

Müdigkeit, leichte Belastungsdyspnoe, Palpitationen, leichter Spontanschweiß, blasser Teint, Depression.

Zunge: blaß, medianer Riß, der die Spitze erreicht.

Puls: leer, vor allem an der linken distalen Palpationsstelle.

Die Müdigkeit bei diesem Syndrom ist etwas unterschiedlich von jener bei Milz-Qi-Mangel. Hier fühlt sich der Mensch nicht bloß körperlich müde und etwas außer Atem, sondern ist auch geistig erschöpft.

Therapieprinzip

Das Herz stärken, das Qi tonisieren.

Akupunktur

Punktauswahl

H 5, KS 6, B 15, KG 17, KG 6. Alle Punkte tonisieren, Moxa kann angewandt werden.

Erläuterung

- H 5 und KS 6 tonisieren das Herz-Qi.
- B 15 ist der Zustimmungspunkt des Herzens, er tonisiert das Herz-Qi, vor allem bei Anwendung direkter Moxibustion.
- KG 17 ist der Alarmpunkt des Oberen Erwärmers, er tonisiert sowohl Lungen- als auch Herz-Qi.
- KG 6 tonisiert das Qi im allgemeinen.

Arzneimitteltherapie

Rezeptur

Variation von
Si jun zi tang

Dekokt der vier Edlen

Radix Ginseng	Ren shen	9.0 g
Rhizoma Atractylodis macrocephalae	Bai zhu	6.0 g
Poria	Fu ling	6.0 g
Radix Glycyrrhizae tosta	Zhi gan cao	3.0 g
Fructus Schisandrae	Wu wei zi	4.5 g

Erläuterung

Diese einfache Variation von Si jun zi tang besteht in der Hinzufügung von Wu wei zi, einer Arznei, die in das Herz eindringt.

Fertigarznei

Ling zhi feng wang jiang

Essenz mit Ganoderma lucidum und Gelée Royale

Ganoderma lucidum	Ling zhi
Gelée Royale	Feng wang
Radix Codonopsis pilosulae	Dang shen
Fructus Lycii	Gou qi zi

Erläuterung

Diese in Trinkampullen erhältliche Mischung tonisiert das Qi und Blut des Herzens und beruhigt den Geist.

Der entsprechende Zungenbefund: blasser und dünner Körper.

1.2 Yang-Mangel

1.2.1 Herz-Yang-Mangel

Klinische Manifestationen

Müdigkeit, Schwächung, Belastungsdyspnoe, leichtes Schwitzen, Kältegefühl, helles und blasses Gesicht, kalte Extremitäten (v. a. Hände), leichtes Druck- und Beengungsgefühl in der Herzregion.

Zunge: blaß, naß, gedunsen.

Puls: schwächlich und tief. In ausgeprägten Fällen kann er auch hängend sein.

Dieses Syndrom ist dem Herz-Qi-Mangel ähnlich, man könnte es auch als eine Weiterentwicklung dieses Musters ansehen. Müdigkeit und Erschöpfung sind ausgeprägt, sie werden von einem deutlichen Kältegefühl begleitet. Je müder sich der Mensch fühlt, desto kälter ist ihm auch. Das Gefühl von Müdigkeit wird auch von Dyspnoe begleitet. Das unangenehme Gefühl im Thorax ist auf eine leichte Blut-Stagnation im Thorax zurückzuführen, die auf den Yang-Qi-Mangel zurückgeht.

Therapieprinzip

Das Qi tonisieren, das Yang wärmen.

Akupunktur

Punktauswahl

H 5, KS 6, B 15, KG 17, KG 6, LG 14-dazhui. Alle tonisieren, Moxa muß appliziert werden.

Erläuterung

Die Punkte sind die gleichen wie beim Herz-Qi-Mangel, unter Hinzufügung von LG 14 zum Wärmen des Herz-Yang (bei Anwendung von direkter Moxibustion).

Arzneimitteltherapie

Rezeptur

Cheng yang li lao tang

Dekokt zum Unterstützen des Yang und zum Kontrollieren von Müdigkeit

Radix Ginseng	Ren shen	9.0 g
Radix Astragali	Huang qi	9.0 g
Fructus Schisandrae	Wu wei zi	4.5 g
Radix Glycyrrhizae tosta	Zhi gan cao	3.0 g
Ramulus Cinnamomi	Gui zhi	4.5 g
Rhizoma Zingiberis recens	Sheng jiang	3 Scheiben
Rhizoma Atractylodis macrocephalae	Bai zhu	6.0 g
Pericarpium Citri reticulatae	Chen pi	3.0 g
Radix Angelicae sinensis	Dang gui	6.0 g
Fructus Jujubae	Da zao	3 Stück

Erläuterung

- Die Kombination von Ren shen, Huang qi, Wu wei zi und Zhi gan cao tonisiert das Herz-Qi.
- Gui zhi und Sheng jiang wärmen Herz-Yang, Leitbahnen und Blutgefäße.

- Die Kombination von Bai zhu, Chen pi, Dang gui und Da zao stärkt die Milz, damit diese Blut bilden kann. Wenngleich dieses Syndrom um Yang- und nicht um Blut-Mangel kreist, so ist es doch wichtig, das Blut zu nähren, um so das Herz zu stärken, das das Blut regiert.

Variationen

- Bei Thoraxschmerz: plus Yu jin (Radix Curcumae) und Chuan xiong (Rhizoma Chuanxiong).
- Bei ausgeprägtem Kältegefühl: plus Fu zi (Radix lateralis Aconiti praeparata).

Fertigarznei

Ren shen lu rong wan

Pille mit Radix Ginseng und Cornu Cervi pentotrichum

Radix Ginseng	Ren shen
Cortex Eucommiae	Du zhong
Radix Morindae officinalis	Ba ji tian
Radix Astragali	Huang qi
Cornu Cervi pentotrichum	Lu rong
Radix Angelicae sinensis	Dang gui
Radix Achyranthis bidentatae	Niu xi
Arillus Longan	Long yan rou

Erläuterung

Wir können dieses Präparat zum Tonisieren und Wärmen des Herz-Yang verwenden. Es baut auch das Nieren-Yang auf.

Der entsprechende Zungenbefund: blasser, gedunsener und nasser Zungenkörper.

1.2.2 Milz-Yang-Mangel

Klinische Manifestationen

Müdigkeit, Muskelschwäche, blaßgelber Teint, Appetitmangel, Kältegefühl, kalte Extremitäten, Abneigung gegen Sprechen, weiche Stühle, leichter Bauchschmerz.

Zunge: blaß, Zahneindrücke, gedunsen.

Puls: schwächlich, vor allem an der rechten mittleren Taststelle.

Dieses Syndrom besteht im Grunde aus Milz-Yang-Schwäche mit zusätzlichen Kälte-Symptomen, also Kältegefühl und kalten Extremitäten. Die Empfindung kalter Extremitäten breitet sich üblicherweise zu Oberarmen und Oberschenkeln aus, es ist nicht bloß auf Hände und Füße beschränkt.

Die Müdigkeit ist durch eine Muskelschwäche charakterisiert, desweiteren durch das Verlangen, sich niederzulegen und durch postprandiale Müdigkeit, vor allem nach dem Mittagessen. Beim Yang-Mangel ist es auch wahrscheinlicher, daß sich die Müdigkeit in Depressionen äußert.

Der leichte Bauchschmerz liegt in Leere-Kälte des Abdomens begründet.

Therapieprinzip

Die Milz stärken, die Mitte wärmen.

Akupunktur

Punktauswahl

M 36, MP 3, KG 12, B 20, B 21, LG 20-baihui. Alle Punkte tonisieren, Moxa muß appliziert werden.

Erläuterung

- LG 20 stärkt und hebt das Yang, wenn der Punkt gemoxt wird. Hier kann er eingesetzt werden, um das Yang aufzubauen und den Geist zu heben. LG 20 hat einen stark aufhellenden Effekt auf die Stimmung des Patienten, er mindert Müdigkeit und Depression. Auch bei chronischer Diarrhö ist der Punkt nützlich.

Die weiteren Punkte haben wir schon anläßlich des Milz-Qi-Mangels besprochen.

Arzneimitteltherapie

Rezeptur

Li zhong wan

Pille, die die Mitte reguliert

Radix Ginseng	Ren shen	6.0 g
oder		
Radix Codonopsis pilosulae	Dang shen	12.0 g
Rhizoma Atractylodis macrocephalae	Bai zhu	9.0 g
Rhizoma Zingiberis	Gan jiang	5.0 g
Radix Glycyrrhizae tosta	Zhi gan cao	6.0 g

Erläuterung

Dies ist eine klassische Rezeptur aus „Über kälteverursachte Schäden" zum Tonisieren und Wärmen des Milz-Yang.

- Ren shen und Bai zhu tonisieren das Milz-Qi.
- Gan jiang wärmt die Mitte und vertreibt innere Kälte.
- Zhi gan cao stärkt das Milz-Qi und harmonisiert.

Variationen

Bei ausgeprägten Symptomen innerer Kälte, wie etwa einem stärkeren Bauchschmerz und Diarrhö: plus Gao liang jiang (Rhizoma Alpiniae officinarum) oder Ding xiang (Flos Caryophylli).

Fertigarznei

Li zhong wan

Pille, die die Mitte reguliert

Rhizoma Zingiberis	Gan jiang
Rhizoma Atractylodis macrocephalae	Bai zhu
Radix Codonopsis pilosulae	Dang shen
Radix Glycyrrhizae	Gan cao

Erläuterung

Zutaten und Indikationen sind die gleichen wie bei der Dekoktrezeptur gleichen Namens.

Der entsprechende Zungenbefund: blasser, nasser Zungenkörper.

1.2.3 Nieren-Yang-Mangel

Klinische Manifestationen

Starke Müdigkeit, Erschöpfung, Trägheit, Depression, mangelnde Willenskraft, will die Wohnung nicht verlassen, Lumbalgie, häufiger Harnfluß, blasser Harn, leuchtendweißer Teint, allgemeines Kältegefühl, kalte Extremitäten (v.a. Beine), Durchfall, schwache Knie, beim Mann Impotenz, bei Mann und Frau Libidomangel. In ausgeprägten Fällen kann es auch zu Knöchelödemen kommen.

Zunge: blaß, gedunsen.

Puls: tief, langsam, schwächlich.

Noch mehr als der Milz-Yang-Mangel ist dieses Syndrom durch Depression in Kombination mit extremer Müdigkeit charakterisiert. Der Mensch fühlt sich abgespannt, möchte seine Wohnung nicht verlassen, es fehlt ihm an Willenskraft und Unternehmungsgeist.

Die Niere ist die Quelle der Yin- und Yang-Energien des ganzen Körpers. Daher ist es möglich und auch durchaus häufig, daß sowohl das Yang als auch das Yin der Niere gleichzeitig geschwächt sind, wenngleich einer der beiden Aspekte über den anderen Überhand gewinnt. Somit kann ein Patient, der am oben geschilderten Syndrom der Nieren-Yang-Schwäche leidet und viele der beschriebenen Symptome bietet, auch an Nachtschweiß leiden, also einem Symptom von Nieren-Yin-Mangel.

Aus diesem Grund ist es beim Tonisieren des Nieren-Yang nötig, auch Arzneien hinzuzufügen, die die Nieren-Essenz stärken (siehe weiter unten); umgekehrt sollten wir auch beim Stärken des Nieren-Yin einige Arzneien zum Tonisieren des Nieren-Yang beigeben.

Chronischer Nieren-Yang-Mangel beinhaltet nahezu immer auch Milz-Yang-Mangel. Milz und Niere sind zwei Organe, die eng miteinander zusammenarbeiten, und zwar beim Bewegen, Umwandeln und Ausscheiden der Körperflüssigkeiten. Im Erkrankungsfall beeinträchtigen sie einander: eine Milz-Schwäche führt zu einer Nieren-Schwäche, eine Leere der Niere beeinträchtigt wiederum die Milz, vor allem beim Yang-Mangel. Aus diesem Grund müssen wir auch die Milz stärken, wenn wir die Niere bei einer Nieren-Yang-Schwäche aufbauen.

Therapieprinzip

Nieren-Yang wärmen und tonisieren, Essenz und Blut nähren.

Akupunktur

Punktauswahl

N 3-taixi, N 7-fuliu, KG 4, MP 6, B 23, B 20. Alle tonisieren, Moxa muß verwendet werden.

Erläuterung

- N 3 und N 7 (beide mit Moxa) tonisieren das Nieren-Yang. N 7 ist vor allem bei Knöchelödemen angezeigt.
- KG 4 (Moxa) stärkt das Nieren-Yang.
- B 23, der Zustimmungspunkt der Niere, tonisiert bei Moxa-Anwendung das Nieren-Yang.
- MP 6 und B 20 tonisieren die Milz, was, wie wir oben ausgeführt haben, häufig nötig ist.

Arzneimitteltherapie

Rezeptur

You gui wan

Pille, die die Rechte (Niere) wiederherstellt

Radix lateralis Aconiti praeparata	Fu zi	3.0 g
Cortex Cinnamomi	Rou gui	3.0 g
Cortex Eucommiae	Du zhong	6.0 g
Fructus Corni	Shan zhu yu	4.5 g
Semen Cuscutae	Tu si zi	6.0 g
Colla Cornus Cervi	Lu jiao jiao	6.0 g

Radix Rehmanniae praeparata	Shu di huang	12.0 g
Rhizoma Dioscoreae	Shan yao	6.0 g
Fructus Lycii	Gou qi zi	6.0 g
Radix Angelicae sinensis	Dang gui	4.5 g

Erläuterung

- Shu di huang, Tu si zi, Shan zhu yu, Gou qi zi und Shan yao nähren Niere, Leber und Milz.
- Du zhong, Rou gui, Fu zi und Lu jiao jiao tonisieren und wärmen das Nieren-Yang und das Tor der Vitalität.
- Dang gui und Lu jiao jiao nähren das Blut.

Fertigarznei 1

You gui wan

Pille, die die Rechte (Niere) wiederherstellt

Radix lateralis Aconiti praeparata	Fu zi
Cortex Cinnamomi	Rou gui
Cortex Eucommiae	Du zhong
Fructus Corni	Shan zhu yu
Semen Cuscutae	Tu si zi
Colla Cornus Cervi	Lu jiao jiao
Radix Rehmanniae praeparata	Shu di huang
Rhizoma Dioscoreae	Shan yao
Fructus Lycii	Gou qi zi
Radix Angelicae sinensis	Dang gui

Erläuterung

Zutaten und Indikationen sind die gleichen wie bei der Dekoktrezeptur. Das Präparat ist vor allem zum Tonisieren des Nieren-Yang bei Frauen gut geeignet, da es Lu jiao jiao, Shu di huang, Gou qi zi und Dang gui enthält, allesamt Arzneien, die das Blut nähren.

Zungenbefund: blasser, gedunsener Zungenkörper.

Fertigarznei 2

Jin gui shen qi wan

Pille für das Nieren-Qi aus „Abriß des Wichtigsten aus Goldtruhe und Jadekasten“

Cortex Cinnamomi	Rou gui
Radix lateralis Aconiti praeparata	Fu zi
Radix Rehmanniae praeparata	Shu di huang
Rhizoma Dioscoreae	Shan yao
Fructus Corni	Shan zhu yu
Rhizoma Alismatis	Ze xie
Poria	Fu ling
Cortex Moutan	Mu dan pi

Erläuterung

Diese sehr bekannte Mischung, die gelegentlich unter dem Namen „Sexoton“ vermarktet wird, tonisiert das Nieren-Yang. Sie hat die gleichen Zutaten und Indikationen wie die gleichnamige klassische Dekoktrezeptur. Sie ist vor allem geeignet, übermäßigen Harnfluß zu vermindern, ebenso Harntröpfeln, leichte Harninkontinenz oder Nykturie aufgrund von Nieren-Yang-Schwäche.

Zungenbefund: blasser, nasser Körper.

Fertigarznei 3

Ge jie bu shen wan

Pille zum Tonisieren der Niere mit Gecko

Gecko	Ge jie
Cornu Cervi pentotrichum	Lu rong
Radix Ginseng	Ren shen
Radix Astragali	Huang qi
Cortex Eucommiae	Du zhong
Testis et Penis Canis	Gou shen
Cordyceps	Dong chong xia cao
Fructus Lycii	Gou qi zi
Poria	Fu ling
Rhizoma Atractylodis macrocephalae	Bai zhu

Erläuterung

Auch diese Pillen tonisieren das Yang der Niere, sie sind vor allem dazu geeignet, die Funktion des Ergreifens des Qi durch die Niere zu stärken. Daher kommt die Indikation beim chronischen Asthma aufgrund von Nieren-Yang-Schwäche.

Der entsprechende Zungenbefund: blasser Zungenkörper.

Fertigarznei 4

Shen rong hu gu wan

Pille mit Radix Ginseng, Cornu Cervi pentotrichum und Os Tigris

Radix Ginseng	Ren shen
Cornu Cervi pentotrichum	Lu rong
Radix Angelicae sinensis	Dang gui
Os Tigris	Hu gu
Radix Stephaniae tetrandrae	Fang ji
Radix Saposhnikoviae	Fang feng

Erläuterung

Dieses Präparat tonisiert das Nieren-Yang, stärkt Sehnen und Knochen und vertreibt Wind und Nässe. Es ist deshalb bei rheumatischen Schmerzen geeignet, die vor einem Hintergrund des Nieren-Yang-Mangels auftreten.

Zungenbefund: blasser Körper.

Fertigarznei 5

Quan lu wan

Pille aus einem ganzen Hirschen

Caro Cervi	Lu rou
Cornu Cervi pentotrichum	Lu rong
Penis et testis Cervi	Lu wei
Ren Cervi	Lu shen
Colla cornus Cervi	Lu jiao jiao
Radix Ginseng	Ren shen
Rhizoma Atractylodis macrocephalae	Bai zhu
Poria	Fu ling
Radix Glycyrrhizae	Gan cao
Radix Angelicae sinensis	Dang gui
Rhizoma Chuanxiong	Chuan xiong
Radix Rehmanniae praeparata	Shu di huang
Radix Astragali	Huang qi
Fructus Lycii	Gou qi zi
Cortex Eucommiae	Du zhong
Radix Achyranthis bidentatae	Niu xi
Radix Dipsaci	Xu duan
Herba Cistanches	Rou cong rong
Herba Cynomorii	Suo yang
Radix Morindae officinalis	Ba ji tian
Radix Asparagi	Tian dong
Radix Ophiopogonis	Mai dong
Fructus Schisandrae	Wu wei zi
Pericarpium Citri reticulatae	Chen pi
Lignum Aquilariae resinatum	Chen xiang

Erläuterung

Dieses Präparat tonisiert und wärmt sehr stark Yang und Essenz der Niere. Deshalb ist es bei älteren Menschen (über 40) indiziert, es ist auch bei allergischer Rhinitis nützlich.

Zungenbefund: blasser, gedunsener, nasser Zungenkörper.

Kasuistik

Eine 61jährige Frau klagt über Lumbalgien seit ihrem 13. Lebensjahr, die erstmals nach einer Poliomyelitis-Attacke auftraten. Die Kreuzschmerzen werden durch Ruhe gebessert, durch Stehen aber verschlimmert. Ihre Hauptbeschwerde ist allerdings schwere Erschöpfung. Ihr ist auch sehr leicht kalt, sie muß während der Nacht urinieren, sie hat Knöchelödeme. Der Harn war bis vor kurzem immer farblos, in der letzten Zeit aber gelegentlich auch dunkel. Sie leidet auch schon seit langer Zeit an Obstipation. Der Schlaf ist schlecht, sie wacht während der Nacht häufig mit einem trockenen Mund auf. Ihr Erinnerungsvermögen ist schlecht, sie fühlt sich oft schwindlig und hat ein Ohrengeräusch. Sie berichtet auch über leichte Palpitationen und einen etwas bitteren Mundgeschmack.

Sie hat drei Kinder zur Welt gebracht. In der Anamnese sind noch eine konservative Myomoperation des Uterus, eine Blasenoperation wegen eines Prolaps und schließlich eine Hysterektomie im Alter von 39 bemerkenswert.

Der Puls ist sehr tief, schwächlich und langsam (60/min). Beide proximalen Positionen (Niere) sind außerordentlich schwächlich und tief, beide distalen Taststellen (Herz und Lunge) sind verhältnismäßig überflutend.

Die Zunge ist blaß, gedunsen und trocken (Farbabbildung 12.1).

Diagnose

Dies ist ein gutes Beispiel für eine simultane Schwäche von Yang und Yin der Niere, wobei hier der Nieren-Yang-Mangel ausgeprägter ist. Der Nieren-Yin-Mangel führt zu Leere-Hitze des Herzens.

Die Zeichen des Nieren-Yang-Mangels: Erschöpfung, Kältegefühl, Obstipation (aber kein trockener Stuhl), Nykturie mit klarem Harn, Knöchelödeme, tiefer, schwächlicher und langsamer Puls, blasse Zunge.

Die Zeichen des Nieren-Yin-Mangels: Schwindelgefühl, Tinnitus, gelegentlicher dunkler Harn, Gedächtnisstörungen, trockener Mund und trockene Zunge.

Die Symptome der Leere-Hitze des Herzens: Schlafstörungen, bitterer Mundgeschmack, Palpitationen, etwas überflutender Puls an beiden distalen Taststellen.

Wir können den Zustand in einem Diagramm festhalten (Abbildung 12.1).

Therapieprinzip

Die Patientin wird sowohl mit Akupunktur als auch mit Arzneimitteltherapie behandelt. Das Behandlungsprinzip besteht im primären Tonisieren des Nieren-Yang und im sekundären Aufbau des Nieren-Yin. Wir müssen uns nicht gesondert um die Leere-Hitze des Herzens bemühen, denn sie manifestiert sich nicht stark, weshalb die Symptome durch die Behandlung der zugrunde liegenden Nieren-Yin-Schwäche verschwinden werden.

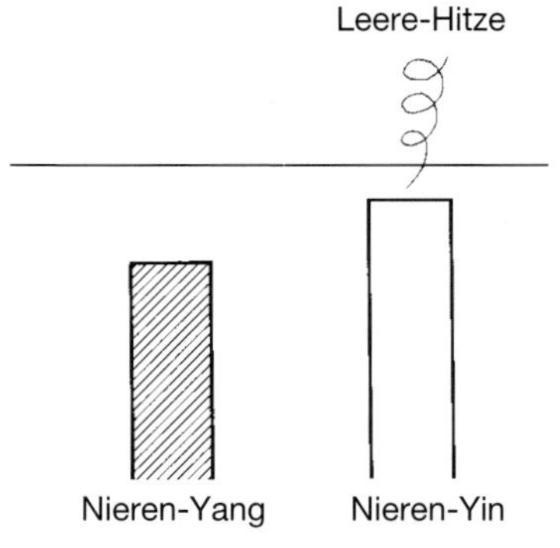

Abb. 12.1 : Pathologische Situation der Kasuistik

Akupunktur

- Lu 7 rechts, N 6-zhaohai links. Dies sind die Schlüsselpunkte des Konzeptionsgefäßes, sie werden jedesmal verwendet, um die Niere zu stärken.
- M 36, MP 6 und B 20 zum Aufbau der Milz. Bei chronischer Nieren-Schwäche darf nie auf das Tonisieren der Milz verzichtet werden.
- B 23 und N 7-fuliu, um das Nieren-Yang zu tonisieren und Ödeme zu beseitigen.
- Shiqizhuixia, ein Extra-Punkt unterhalb des fünften Lendenwirbels, um die Lumbalgie zu lindern.

Arzneimitteltherapie

Hier kommen bei unserer Patientin nur Fertigarzneien zum Einsatz. Abends bekommt sie 8 Pillen von Liu wei di huang wan (Pille aus sechs Bestandteilen mit Radix Rehmanniae praeparata), um das Nieren-Yin zu nähren, und Quan lu wan (Pille aus einem ganzen Hirschen) in einer Dosierung von 16 Pillen jeden Morgen, zum Tonisieren des Nieren-Yang.

Schon nach 3 Akupunkturbehandlungen bessert sich ihr Zustand deutlich.

1.3 Blut-Mangel

1.3.1 Herz-Blut-Mangel

Klinische Manifestationen

Müdigkeit, die mittags schlimmer wird, Palpitationen, Gedächtnisstörungen, Schlaflosigkeit oder durch Träume gestörter Schlaf, stumpfer, blasser Teint, Schwindelgefühl, blasse Lippen.

Zunge: blaß und dünn. Sie kann einen medianen Riß aufweisen.

Puls: rauh oder dünn.

Dieses Syndrom entsteht aus emotionalen Problemen wie beispielsweise Traurigkeit vor einem Hintergrund einer allgemeinen Schwäche von Qi und Blut. Die Müdigkeit ist um die Mittagszeit ausgeprägter, weil 11-13 Uhr die Zeit der Herz-Aktivität ist. Sie ist von Palpitationen und leichter ängstlicher Erregung begleitet.

Dieses Muster fußt nahezu immer auf einer Milz-Schwäche, da das Milz-Qi das Blut bildet.

Therapieprinzip

Blut nähren, das Herz stärken.

Akupunktur

Punktauswahl

H 7, KS 6, KG 14, KG 15, KG 4, B 17 (mit Moxa), B 20, M 36, MP 6. Alle Punkte tonisieren, Moxa kann angewandt werden.

Erläuterung

- H 7 nährt das Herz-Blut und beruhigt den Geist.
- KS 6 tonisiert das Herz-Qi und beruhigt den Geist.
- KG 14 und KG 15 nähren das Herz-Blut und beruhigen den Geist.
- KG 4 nährt das Blut und beruhigt den Geist.
- B 20 und B 17 (hier nur Moxa) tonisieren das Blut.
- M 36 und MP 6 tonisieren das Blut und das Qi. MP 6 beruhigt auch den Geist.

Arzneimitteltherapie

Rezeptur

Yang xin tang

Dekokt, das das Herz nährt

Radix Ginseng	Ren shen	6.0 g
oder		
Radix Codonopsis pilosulae	Dang shen	12.0 g
Radix Astragali	Huang qi	9.0 g
Poria	Fu ling	6.0 g
Radix Glycyrrhizae tosta	Zhi gan cao	4.5 g
Radix Angelicae sinensis	Dang gui	6.0 g
Rhizoma Chuanxiong	Chuan xiong	4.5 g
Fructus Schisandrae	Wu wei zi	4.5 g
Semen Platycladi	Bai zi ren	6.0 g
Semen Ziziphi	Suan zao ren	4.5 g
Radix Polygalae	Yuan zhi	6.0 g
Cortex Cinnamomi	Rou gui	1.5 g
Rhizoma Pinelliae	Ban xia	4.5 g

Erläuterung

- Ren shen, Huang qi, Fu ling und Zhi gan cao tonisieren das Qi, damit Blut gebildet werden kann.
- Dang gui, Chuan xiong, Wu wei zi, Bai zi ren, Suan zao ren und Yuan zhi nähren das Blut und beruhigen den Geist.
- Rou gui und Ban xia wärmen die Mitte und tonisieren die Milz, damit diese das Blut bilden kann.

Fertigarznei

Ling zhi feng wang jiang

Essenz mit Ganoderma lucidum und Gelée Royale

Ganoderma lucidum	Ling zhi
Gelée Royale	Feng wang
Radix Codonopsis pilosulae	Dang shen
Fructus Lycii	Gou qi zi

Erläuterung

Dieses Präparat wirkt zwar nicht spezifisch auf das Herz, es nährt aber Qi und Blut im allgemeinen und kann daher auch bei diesem Syndrom verwendet werden.

Der entsprechende Zungenbefund: blasser, dünner Körper.

1.3.2 Leber-Blut-Mangel

Klinische Manifestationen

Müdigkeit, Schwächegefühl, Krämpfe, unscharfes Sehen, leicht erschreckbar, Taubheit oder Kribbeln der Extremitäten, schwache Regelblutung, brüchige Nägel, trockene Haut und Haare, stumpfer und blasser Teint, leichte Obstipation.

Zunge: blaß und dünn, etwas trocken.

Puls: rauh oder dünn.

Leber-Blut-Mangel ist eine sehr häufige Müdigkeitsursache bei Frauen. Er entsteht häufig durch eine Schwäche des Milz-Qi, wodurch kein Blut gebildet werden kann.

Bei Frauen kommt es durch dieses Syndrom häufig zu spärlicher Regelblutung oder zu einer Amenorrhö. Auch dumpfer Scheitelkopfschmerz gegen Ende der Regelblutung weise auf dieses Muster hin.

Da das Leber-Blut der Yin-Anteil der Leber ist, der das Yang „umarmen" und verwurzeln muß, führt eine Schwäche des Leber-Bluts häufig zu einer leichten Leber-Qi-Stagnation, vor allem bei Frauen. In diesen Fällen kann es auch zu prämenstrueller Spannung, vor allem der Mammae kommen, wenngleich alle anderen Symptome und Zeichen (der rauhe oder dünne, aber nicht saitenförmige Puls mit eingeschlossen) auf einen Leber-Blut-Mangel hinweisen. Die Müdigkeit, die durch Leber-Blut-Schwäche verursacht wird, ist sehr ausgeprägt, sie läßt sich durch Ruhen nur wenig bessern. Leber-Blut-Mangel kann durch chronische Milz-Qi-Schwäche entstehen, aber auch durch chronische Hypermenorrhö, eine Ernährung, die arm an Blutbildenden Speisen ist, oder durch eine Entbindung.

Ausreichende Ruhe, vor allem kurzes Niederlegen am Nachmittag, ist sehr wichtig, um das Leber-Blut wieder aufzubauen. Legt man sich nieder, so fließt das Blut zurück zur Leber, es kommt zu einer Regeneration sowohl von Blut als auch von Qi.

Therapieprinzip

Das Blut nähren, die Leber tonisieren.

Akupunktur

Punktauswahl

B 18, B 20, B 17, Le 8, M 36, MP 6, KG 4. Alle tonisieren. Moxa kann angewandt werden.

Erläuterung

- B 18, B 20 und B 17 nähren das Leber-Blut.
- Le 8 nährt das Leber-Blut.
- M 36 und MP 6 tonisieren die Milz, damit sie Blut bilden kann.
- KG 4 nährt das Blut und tonisiert den Uterus.

Arzneimitteltherapie

Rezeptur

Ba zhen tang

Acht Schätze-Dekokt

Radix Angelicae sinensis	Dang gui	10.0 g
Rhizoma Chuanxiong	Chuan xiong	5.0 g
Radix Paeoniae alba	Bai shao	8.0 g
Radix Rehmanniae praeparata	Shu di huang	15.0 g
Radix Ginseng	Ren shen	3.0 g
Rhizoma Atractylodis macrocephalae	Bai zhu	10.0 g
Poria	Fu ling	8.0 g
Radix Glycyrrhizae tosta	Zhi gan cao	5.0 g

Erläuterung

Diese Rezeptur (sie wurde schon im Kapitel 1 über Kopfschmerzen besprochen) ist die wichtigste klassische Verschreibung zum Nähren des Leber-Bluts.

Variationen

- Bei trockener Haut: plus He shou wu (Radix Polygoni multiflori).
- Bei unscharfem Sehen: plus Gou qi zi (Fructus Lycii).

Fertigarznei

Ba zhen wan

Acht Schätze-Pille

Radix Angelicae sinensis	Dang gui
Rhizoma Chuanxiong	Chuan xiong
Radix Paeoniae alba	Bai shao
Radix Rehmanniae praeparata	Shu di huang
Radix Ginseng	Ren shen
Rhizoma Atractylodis macrocephalae	Bai zhu
Poria	Fu ling
Radix Glycyrrhizae tosta	Zhi gan cao

Erläuterung

Diese sehr bekannten Pillen stärken Qi und Blut im allgemeinen. Sie nähren vor allem das Leber-Blut und werden bei allen gynäkologischen Störungen aufgrund von Blut-Mangel eingesetzt. Bei Männern können sie bei chronischen rheumatischen Beschwerden gegeben werden, die auf Blut-Schwäche zurückgehen.

Zungenbefund: blasser, dünner Körper.

1.3.3 Milz-Blut-Mangel

Klinische Manifestationen

Müdigkeit, weiche Stühle, stumpfer und blasser Teint, Appetitmangel, blasse Lippen, Bedürfnis, sich niederlegen, leichte Palpitationen.

Zunge: blaß, etwas dünn, Zahneindrücke.

Puls: schwächlich oder dünn.

Die Situation ist nahezu die gleiche wie beim Milz-Qi-Mangel. Da aber das Milz-Qi der Ursprung des Bluts ist, kann eine Milz-Qi-Schwäche langfristig auch zu Blut-Mangel führen. Daher auch die leichten Palpitationen und die dünne Zunge, die für Blut-Schwäche sprechen.

Dieses Muster tritt sehr häufig in Kombination mit Herz-Blut- oder Leber-Blut-Mangel, gelegentlich auch mit beiden Störungen auf. Es kommt bei Frauen weitaus häufiger als bei Männern vor. Tritt Herz-Blut-Mangel hinzu, so sind Palpitationen und Schlafstörungen ausgeprägter. Bei begleitendem Leber-Blut-Mangel kommt es zu spärlicher Regelblutung, Schwindelgefühl und unscharfem Sehen.

Therapieprinzip

Qi und Blut tonisieren, Milz und Herz stärken.

Akupunktur

Punktauswahl

M 36, MP 3, KG 12, B 20, B 21, B 17 (nur Moxa). Alle tonisieren, Moxa kann angewandt werden.

Erläuterung

- M 36 und MP 3 tonisieren das Qi von Magen und Milz.
- KG 12 ist der Alarmpunkt des Magens, er tonisiert sowohl Magen als auch Milz.
- B 20 und B 21 sind die Zustimmungspunkte von Milz und Magen. Sie bewirken eine sehr wirksame und starke Stimulation bei chronischen Leere-Zuständen dieser beiden Organe. Im besonderen lindern sie die Müdigkeit.
- B 17 (direkte Moxibustion) nährt das Blut.

Arzneimitteltherapie

Rezeptur

Gui pi tang

Dekokt zum Stärken der Milz

Radix Ginseng	Ren shen	6.0 g
oder		
Radix Codonopsis pilosulae	Dang shen	12.0 g
Radix Astragali	Huang qi	15.0 g
Rhizoma Atractylodis macrocephalae	Bai zhu	12.0 g
Radix Angelicae sinensis	Dang gui	3.0 g
Sclerotium Poriae pararadicis	Fu shen	9.0 g
Semen Ziziphi spinosae	Suan zao ren	9.0 g
Arillus Longan	Long yan rou	12.0 g
Radix Polygalae	Yuan zhi	9.0 g
Radix Aucklandiae	Mu xiang	6.0 g
Radix Glycyrrhizae tosta	Zhi gan cao	4.0 g
Rhizoma Zingiberis recens	Sheng jiang	3 Scheiben
Fructus Jujubae	Da zao	5 Stück

Erläuterung

- Ren shen, Huang qi, Bai zhu, Zhi gan cao, Sheng jiang und Da zao tonisieren das Qi und stärken die Milz.
- Dang gui nährt die Leber und bildet Blut.
- Fu shen, Suan zao ren und Long yan rou nähren das Blut und beruhigen den Geist.
- Yuan zhi beruhigt das Herz und „festigt die Willenskraft".
- Mu xiang reguliert das Qi, die Arznei verhindert die Ausbildung einer Stagnation durch die Qi- und Blut-Tonika der Rezeptur.

Fertigarznei

Gui pi wan

Pille zum Stärken der Milz

Radix Ginseng	Ren shen
oder	
Radix Codonopsis pilosulae	Dang shen
Radix Astragali	Huang qi
Rhizoma Atractylodis macrocephalae	Bai zhu

Sclerotium Poriae pararadicis	Fu shen
Semen Ziziphi spinosae	Suan zao ren
Radix Polygalae	Yuan zhi
Radix Angelicae sinensis	Dang gui
Radix Aucklandiae	Mu xiang
Radix Glycyrrhizae	Gan cao
Arillus Longan	Long yan rou
Rhizoma Zingiberis recens	Sheng jiang
Fructus Jujubae	Da zao

Erläuterung

Dieses sehr bekannte Präparat tonisiert das Blut von Milz und Herz und beruhigt den Geist. Es ist ausgezeichnet geeignet, das Milz-Blut bei chronischer Müdigkeit und Schlafstörungen aufgrund von Blut-Schwäche zu stärken. Auch bei Blutungen durch Qi-Mangel wird es eingesetzt.

Zungenbefund: blasser Zungenkörper.

1.4 Yin-Mangel

1.4.1 Lungen-Yin-Mangel

Klinische Manifestationen

Trockener Rachen und Husten, Erschöpfung, Dyspnoe, Heiserkeit, Hitzeempfindung am Nachmittag, Nachtschweiß, Hitze der Fünf Flächen, Wangenrötung.

Zunge: rot, belaglos. Die Belaglosigkeit kann sich auch bloß auf den vorderen Zungenanteil beschränken. Es können Risse im Lungen-Areal bestehen (siehe Abb. 12.2).

Puls: dünn und schnell, oder oberflächlich und leer.

Dieses Syndrom kann sowohl bei jungen als auch alten Menschen auftreten. Bei jungen Menschen folgt es häufig einer fieberhaften Erkrankung, die zu einer Erschöpfung des Yin und der Körperflüssigkeiten führt. Bei Kindern kann das recht schnell geschehen, in 2 bis 3 Wochen. Bei Jugendlichen kann das Pfeiffer'sche Drüsenfieber dazu führen, daß durch die lange bestehende Hitze das Yin verletzt wird.

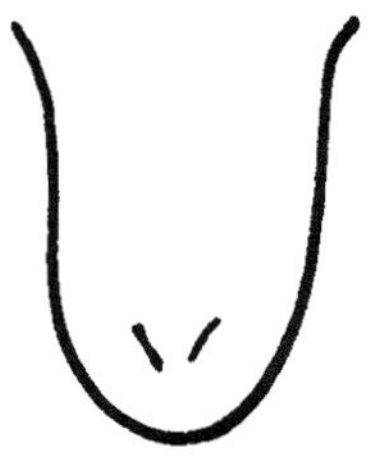

Abb. 12.2: Risse im Lungen-Areal

Beim alten Patienten entsteht das Muster langsam als Folge einer langsamen, progredienten Erschöpfung des Yin. Das soll aber nicht heißen, daß jeder alte Mensch an Yin-Schwäche leidet. Die Lungen-Yin-Leere bildet sich nur aus, wenn eine konstitutionelle Lungen-Schwäche vorbesteht, die ihrerseits die Folge eines schweren Keuchhustens in der Kindheit sein kann. Menschen mit konstitutioneller Lungen-Schwäche sind meist schlank, sie haben einen langgestreckten und engen Brustkorb.

Therapieprinzip

Das Yin nähren, Flüssigkeiten bilden, die Lunge stärken.

Akupunktur

Punktauswahl

Lu 9, KG 17, B 43-gaohuangshu, B 13, LG 12-shenzhu, KG 12, M 36, MP 6. Alle tonisieren. Keine Moxibustion.

Erläuterung

- Lu 9 und KG 17 tonisieren Qi und Yin der Lunge. Wendet man Akupunktur an, so bedeutet eine Stärkung des Yin auch das Tonisieren des Qi.
- B 43 nährt das Lungen-Yin. Der Punkt ist vor allem bei chronischen Störungen indiziert.
- B 13 und LG 12 tonisieren das Lungen-Qi.
- KG 12, M 36 und MP 6 stärken Magen und Milz und bilden Flüssigkeiten. KG 12 im besonderen tonisiert auch die Lunge, da der tiefe Verlauf der Lungen-Leitbahn an diesem Punkt beginnt.

Arzneimitteltherapie

Rezeptur

Sha shen mai dong tang

Dekokt mit Radix Glehniae und Radix Ophiopogonis

Radix Glehniae	Bei sha shen	9.0 g
Radix Ophiopogonis	Mai dong	9.0 g
Rhizoma Polygonati odorati	Yu zhu	6.0 g
Radix Trichosanthis	Tian hua fen	4.5 g
Folium Mori	Sang ye	4.5 g
Semen Lablab album	Bai bian dou	4.5 g
Radix Glycyrrhizae	Gan cao	3.0 g

Erläuterung
- Bei sha shen befeuchtet und nährt das Yin.
- Mai dong nährt das Yin von Magen und Lunge.
- Yu zhu und Tian hua fen nähren Magen- und Lungen-Yin, bilden Flüssigkeiten und beseitigen Hitze.
- Sang ye beseitigt Lungen-Hitze und fördert das Absteigen des Lungen-Qi.
- Bai bian dou tonisiert Qi und Yin der Lunge. Die Arznei wird gemäß dem Prinzip eingesetzt: „Die Erde stärken, um das Metall zu fördern."
- Gan cao harmonisiert.

Variationen
- Bei Husten: plus Bai bu (Radix Stemonae) oder Kuan dong hua (Flos Farfarae).
- Bei Hämoptysen: plus Bai mao gen (Rhizoma Imperatae).
- Bei Leere-Hitze: plus Di gu pi (Cortex Lycii).

Fertigarznei

Ba xian chang shou wan

Pille der Acht Unsterblichen für langes Leben

Radix Ophiopogonis	Mai dong
Fructus Schisandrae	Wu wei zi
Radix Rehmanniae praeparata	Shu di huang
Rhizoma Dioscoreae	Shan yao
Fructus Corni	Shan zhu yu
Rhizoma Alismatis	Ze xie
Poria	Fu ling
Cortex Moutan	Mu dan pi

Erläuterung

Dieses Präparat nährt das Yin sowohl der Lunge als auch der Niere. Diese beiden Organe sind häufig gleichzeitig in einem Leere-Zustand.

Zungenbefund: roter Körper, belaglos im vorderen Anteil.

1.4.2 Herz-Yin-Mangel

Klinische Manifestationen

Erschöpfung, psychische Unruhe, Palpitationen, Schlaflosigkeit, durch Träume gestörter Schlaf, erschreckbar, Gedächtnisstörungen, ängstliche Unruhe, „fühlt sich in seiner Haut nicht wohl", Fahrigkeit, rotes Gesicht, Hitzegefühl am Nachmittag oder Abend, Nachtschweiß, trockener Mund und Kehle, Hitze der Fünf Flächen.

Zunge: rot, belaglos, zusätzliche Rötung der Spitze, tiefer medianer Riß, der die Spitze erreicht.

Puls: oberflächlich und leer oder dünn und schnell.

Dieses Syndrom sehen wir meist, wenn auch nicht ausschließlich, bei alten Menschen. Es ist sehr häufig von Nieren-Yin-Mangel begleitet oder durch diesen verursacht. Die Störung wird zweifellos durch chronische emotionale Probleme verursacht, die das Herz beeinträchtigen. Dazu gehören Traurigkeit, beispielsweise nach Auseinandergehen einer Beziehung oder bei Verlust eines lieben Menschen, ständige ängstliche Unruhe, Sorgen und ein übermäßig geschäftiges Leben, in dem man ständig „auf dem Sprung" ist - auch wenn man Gefallen an diesem Lebensstil finden sollte.

Wir finden dieses Syndrom häufig bei Frauen im Wechsel, wenn das Abnehmen des Nieren-Yin im Verbund mit lange andauernden emotionalen Problemen, wie wir sie oben angedeutet haben, zum Entstehen von Herz-Yin-Schwäche Anlaß gibt.

Therapieprinzip

Das Yin nähren, das Herz stärken, den Geist beruhigen, wenn nötig auch das Nieren-Yin nähren.

Akupunktur

Punktauswahl

H 7, H 6, KS 7, KG 14, KG 15, KG 4, MP 6, N 6-zhaohai, N 3-taixi. Alle tonisieren, keine Moxibustion.

Erläuterung
- H 7, KS 7, KG 14 und KG 15 beruhigen den Geist und nähren das Herz.
- H 6 nährt das Herz-Yin und beseitigt Leere-Hitze des Herzens. In Kombination mit N 7-fuliu beendet der Punkt Schwitzen aufgrund von Herz-Yin-Mangel.
- KG 4, MP 6, N 6 und N 3 nähren das Nieren-Yin.

Arzneimitteltherapie

Rezeptur

Tian wang bu xin dan

Pille des Himmelskaisers zum Tonisieren des Herzens

Radix Rehmanniae	Sheng di huang	12.0 g
Radix Scrophulariae	Xuan shen	6.0 g
Radix Ophiopogonis	Mai dong	6.0 g
Radix Asparagi	Tian dong	6.0 g
Radix Ginseng	Ren shen	6.0 g
Poria	Fu ling	6.0 g
Fructus Schisandrae	Wu wei zi	6.0 g
Radix Angelicae sinensis	Dang gui	6.0 g
Radix Salviae miltiorrhizae	Dan shen	6.0 g

Semen Platycladi	Bai zi ren	6.0 g
Semen Ziziphi spinosae	Suan zao ren	6.0 g
Radix Polygalae	Yuan zhi	6.0 g
Radix Platycodi	Jie geng	3.0 g

Erläuterung

- Sheng di huang, Xuan shen, Mai dong und Tian dong nähren das Yin von Niere und Herz.
- Ren shen und Fu ling tonisieren das Qi.
- Wu wei zi nährt das Yin und beruhigt den Geist.
- Dang gui nährt das Blut.
- Dan shen, Bai zi ren, Suan zao ren und Yuan zhi beruhigen den Geist.
- Jie geng leitet die Arzneien in den Oberen Erwärmer.

Fertigarznei

Tian wang bu xin dan

Pille des Himmelskaisers zum Tonisieren des Herzens

Radix Rehmanniae	Sheng di huang
Radix Scrophulariae	Xuan shen
Radix Ophiopogonis	Mai dong
Radix Asparagi	Tian dong
Radix Ginseng	Ren shen
Poria	Fu ling
Fructus Schisandrae	Wu wei zi
Radix Angelicae sinensis	Dang gui
Radix Salviae miltiorrhizae	Dan shen
Semen Platycladi	Bai zi ren
Semen Ziziphi spinosae	Suan zao ren
Radix Polygalae	Yuan zhi
Radix Platycodi	Jie geng

Erläuterung

Diese Pille nährt das Yin von Herz und Niere. Sie ist besonders gut geeignet, das Yin dieser beiden Organe in Fällen chronischer Müdigkeit bei Frauen im Wechsel aufzubauen.

Der entsprechende Zungenbefund: roter, belagloser Körper, Herz-Riß, Spitze möglicherweise gerötet und gedunsen.

1.4.3 Magen- und Milz-Yin-Mangel

Klinische Manifestationen

Trockener Mund, trockene Lippen, Appetitlosigkeit, Müdigkeit, trockener Stuhl, leichter Schmerz im Epigastrium, Wangenrötung, Durst, aber kein Verlangen zu trinken, oder Verlangen bloß nach kleinen Schlucken Flüssigkeit.

Zunge: normale Farbe des Zungenkörpers, medianer Riß im Zentrum, wurzelloser Belag oder Beaglosigkeit im Zentrum, Querrisse an den Rändern, die chronischen Milz-Qi- und -Yin-Mangel anzeigen (siehe Abb. 12.3).

Puls: dünn und schnell, oberflächlich und leer an der rechten mittleren Taststelle.

Bei diesem Syndrom liegt eine Kombination aus Milz-Qi- und Magen-Yin-Mangel vor. Milz-Yin-Mangel zeigt sich an trockenen Lippen und Stühlen. Der Zustand tritt bei Menschen über 50 auf, die ihr ganzes Leben lang an Überarbeitung und unregelmäßigem Essen gelitten haben: Mahlzeiten werden ausgelassen, Tage, an denen man kaum etwas zu sich nimmt, wechseln mit solchen reichhaltiger Geschäftsessen ab, man ißt spätabends, ißt in Eile oder im Stehen, bespricht während des Mahls Geschäftsangelegenheiten, usw.

Therapieprinzip

Das Yin nähren, Magen und Milz stärken.

Akupunktur

Punktauswahl

M 36, MP 6, KG 12, M 44. Alle tonisieren. Wenn der Zungenkörper nicht rot ist, kann man an M 36 etwas Moxa verwenden.

Arzneimitteltherapie

Rezeptur

Yi wei tang

Dekokt, das dem Magen gut tut

Radix Glehniae	Bei sha shen	9.0 g
Radix Ophiopogonis	Mai dong	9.0 g
Radix Rehmanniae	Sheng di huang	12.0 g
Rhizoma Polygonati odorati	Yu zhu	6.0 g
Kandiszucker	Bing tang	3.0 g

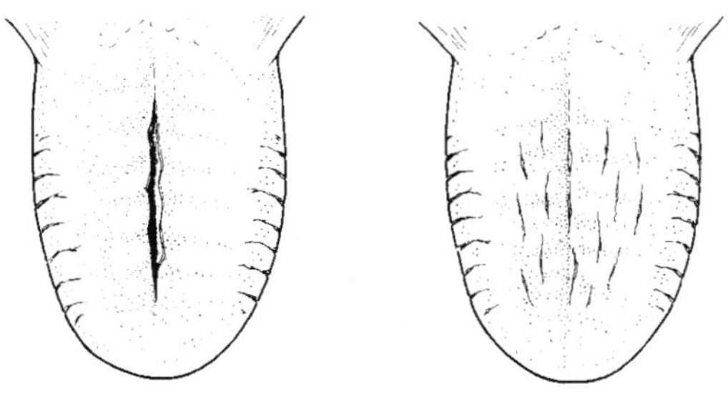

Abb. 12.3: Zungenbefunde bei Magen- und Milz-Yin-Mangel

Erläuterung

- Bei sha shen und Mai dong nähren das Magen-Yin.
- Sheng di huang nährt das Yin von Milz und Niere.
- Yu zhu nährt das Magen-Yin und beseitigt Hitze.
- Bing tang nährt den Magen und harmonisiert die Mitte.

Fertigarznei

Shen ling bai zhu wan (pian)

Pille (Tablette) mit Radix Ginseng, Poris und Rhizoma Atractylodis macrocephalae

Erläuterung

Diese Fertigarznei haben wir schon anläßlich der Besprechung des Milz-Qi-Mangels analysiert. Sie kann auch verwendet werden, um das Yin von Magen und Milz zu nähren.

Der entsprechende Zungenbefund: wurzelloser Belag, Zungenkörper mit zentralem Magen-Riß und queren Milz-Rissen an den Rändern (Abb. 12.3).

Kasuistik

Ein 37jähriger Mann leidet seit mehreren Jahren an extremer Erschöpfung. Er hat schlechten Appetit und verspürt oft Übelkeit. Sein Mund ist trocken, er nippt gerne an Flüssigkeiten. Er entwickelt häufig Ausschläge an den Beinen, die stark jucken. Eine Blutuntersuchung hat ergeben, daß er HIV-positiv ist. Sein Puls ist oberflächlich und leer, seine Zunge gänzlich belaglos, sie weist verteilte Magen-Risse im Zentrum und quere Milz-Risse an den Rändern auf (Farbabbildung 12.2).

Diagnose

Es handelt sich um ein klares Beispiel von Yin-Mangel von Magen und Milz. Deutlicher könnte der Zungenbefund wohl nicht mehr sein.

Therapieprinzip

Magen- und Milz-Yin nähren, Leere-Hitze des Magens beseitigen. Er wird mit Akupunktur und Arzneimitteltherapie behandelt.

Akupunktur

Alle Punkte werden tonisierend genadelt, sie werden aus folgendem Repertoire ausgewählt:

- KG 12, M 36 und MP 6 nähren das Magen-Yin.
- M 44 beseitigt Leere-Hitze des Magens und beendet Jucken.
- 3E 6 und G 31 vertreiben Wind-Hitze, um den Ausschlag und das Jucken zu beseitigen.

Arzneimitteltherapie

Sie basiert auf einer Variation von Yi wei tang (Dekokt, das dem Magen gut tut):

Radix Glehniae	Bei sha shen	6.0 g
Radix Ophiopogonis	Mai dong	6.0 g
Radix Rehmanniae	Sheng di huang	9.0 g
Rhizoma Polygonati odorati	Yu zhu	6.0 g
Kandiszucker	Bing tang	3.0 g
Herba Dendrobii	Shi hu	4.0 g
Radix Pseudostellariae	Tai zi shen	6.0 g
Semen Lablab album	Bai bian dou	6.0 g

Erläuterung

- Die ersten fünf Arzneien bilden die Rezeptur Yi wei tang zum Nähren des Magen-Yin.
- Shi hu beseitigt Leere-Hitze des Magens.
- Tai zi shen und Bai bian dou nähren das Yin von Magen und Milz.

Der Zustand des Patienten bessert sich laufend, was sich auch in der Anzahl seiner T-Lymphozyten widerspiegelt. Er steht noch in Therapie.

1.4.4 Leber-Yin-Mangel

Klinische Manifestationen

Scheitelkopfschmerzen, Müdigkeit, die nachmittags schlimmer ist, Schwindelgefühl, Tinnitus, unscharfes Sehen, trockene Augen, Reizbarkeit, Taubheit der Extremitäten, Krämpfe, Wangenrötung.

Zunge: rot, belaglos, trocken.

Puls: dünn und schnell oder oberflächlich und leer.

Leber-Yin-Mangel ist ein fortgeschrittenes Stadium von Leber-Blut-Mangel. Die Müdigkeit ist hier durch die nachmittägliche Verschlimmerung gekennzeichnet, sie wird von Hitzegefühl begleitet. Menschen, die an Leber-Yin-Mangel leiden, sollten sich unbedingt am Nachmittag niederlegen, vorzugsweise zwischen 13 und 15 Uhr, also in jener Zeitspanne, die der „Leber-Stunde" von 1-3 Uhr morgens gegenüber liegt.

Therapieprinzip

Das Yin nähren, die Leber stärken.

Akupunktur

Punktauswahl

KG 4, Le 8, MP 6, M 36. Alle tonisieren. Wenn keine Zeichen von Leere-Hitze zu finden sind und der Zungenkörper nicht ausgesprochen rot ist, so kann man auch an M 36 oder MP 6 etwas Moxa anwenden.

Erläuterung

- KG 4 nährt das Yin von Niere und Leber.
- Le 8 nährt das Leber-Yin.
- MP 6 nährt das Leber-, Nieren- und Milz-Yin.
- M 36 wird hinzugefügt, um das Blut zu tonisieren, das wiederum das Yin nährt.

Arzneimitteltherapie

Rezeptur

Bu gan tang

Dekokt zum Tonisieren der Leber

Radix Rehmanniae praeparata	Shu di huang	9.0 g
Radix Angelicae sinensis	Dang gui	9.0 g
Radix Paeoniae alba	Bai shao	9.0 g
Rhizoma Chuanxiong	Chuan xiong	6.0 g
Fructus Chaenomelis	Mu gua	6.0 g
Radix Glycyrrhizae tosta	Zhi gan cao	3.0 g
Radix Ophiopogonis	Mai dong	6.0 g
Semen Ziziphi spinosae	Suan zao ren	3.0 g

Erläuterung

- Die ersten vier Arzneien bilden die Rezeptur Si wu tang (Dekokt aus vier Zutaten) zum Nähren des Leber-Bluts.
- Mu gua und Zhi gan cao: die eine Arznei ist sauer (dieser Geschmack wirkt auf die Leber und adstringiert), die andere ist süß (ein tonisierender Geschmack). Die Kombination der beiden nährt das Yin.
- Mai dong nährt das Yin.
- Suan zao ren adstringiert, tritt in die Leber ein und beruhigt in Fällen von Reizbarkeit den Geist.

Fertigarznei

Liu wei di huang wan

Pille aus sechs Bestandteilen mit Radix Rehmanniae praeparata

Radix Rehmanniae praeparata	Shu di huang
Rhizoma Dioscoreae	Shan yao
Fructus Corni	Shan zhu yu
Rhizoma Alismatis	Ze xie
Poria	Fu ling
Cortex Moutan	Mu dan pi

Erläuterung

Diese Rezeptur wird zwar häufiger beim Nieren-Yin-Mangel gegeben, wir können sie aber auch bei der Leber-Yin-Schwäche einsetzen.

Zungenbefund: roter Körper, an den Rändern belaglos und „geschält".

1.4.5 Nieren-Yin-Mangel

Klinische Manifestationen

Lumbalgie, Erschöpfung, Depression, mangelnder Antrieb, verminderte Willenskraft, Schwäche der Beine und Knie, Schwindelgefühl, Tinnitus, Schwerhörigkeit, trockener Mund und Rachen mit abendlicher Verschlimmerung, Nachtschweiß, rotes Gesicht, Durchschlafstörungen, hagerer Körperbau.

Zunge: rot, belaglos.

Puls: oberflächlich und leer oder schnell und dünn.

Menschen, die an Nieren-Yin-Mangel leiden, fühlen sich völlig erschöpft. Es ist dies eine Art von Ermüdung, die nicht durch etwas Ruhe gebessert werden kann. Man kann sie nur beheben, indem man sein Leben umstellt und langfristig zu mehr Ruhe kommt. Nieren-Yin-Mangel wird üblicherweise durch Überarbeitung, unregelmäßige Ernährung und übermäßigen Streß über lange Zeiträume hervorgerufen. Bei Frauen können auch zu viele Geburten in zu geringem zeitlichem Abstand dafür verantwortlich sein. Auf der psychischen Ebene führt ein Nieren-Yin-Mangel dazu, daß sich der Mensch deprimiert fühlt und es ihm an Antrieb und Unternehmungsgeist fehlt – die Niere ist nämlich der Sitz der Willenskraft (zhi).

Therapieprinzip

Das Yin nähren, die Niere und die Willenskraft stärken.

Akupunktur

Punktauswahl

N 3-taixi, Lu 7 und N 6-zhaohai, KG 4, MP 6, B 23, B 52-zhishi. Alle tonisieren, keine Moxibustion anwenden.

Erläuterung

- N 3 ist der Quellpunkt der Niere, er nährt ihr Yin.
- Die Paarung Lu 7 – N 6 öffnet das Konzeptionsgefäß, nährt das Nieren-Yin und befeuchtet die Kehle.
- KG 4 und MP 6 nähren das Nieren-Yin und unterstützen die Flüssigkeiten.
- Die Kombination von B 23 und B 52 stärkt die Willenskraft. Mit diesen Punkten verbessern wir Antrieb und Entschlossenheit des Menschen.

Arzneimitteltherapie

Rezeptur

Zuo gui wan

Pille, die die Linke (Niere) wiederherstellt

Radix Rehmanniae praeparata	Shu di huang	12.0 g
Rhizoma Dioscoreae	Shan yao	6.0 g
Fructus Corni	Shan zhu yu	6.0 g
Fructus Lycii	Gou qi zi	6.0 g
Radix Cyathulae	Chuan niu xi	4.0 g
Semen Cuscutae	Tu si zi	6.0 g
Colla Cornus Cervi	Lu jiao jiao	6.0 g
Colla Plastri Testudinis	Gui ban jiao	12.0 g

Erläuterung

- Shu di huang, Gou qi zi, Shan yao und Gui ban jiao nähren das Nieren-Yin.
- Shan zhu yu adstringiert, es nährt daher das Yin und befestigt die Essenz.
- Tu si zi und Lu jiao jiao stärken das Nieren-Yin. Sie werden hier gemäß dem Prinzip hinzugefügt, daß Nieren-Yin und -Yang die gleiche gemeinsame Wurzel haben, weshalb eine langfristige Schwäche der einen Komponente immer einen leichten Mangel der anderen nach sich zieht. Eine Rezeptur ausschließlich aus Yin-Tonika wäre zu Yin und klebrig. Sie braucht etwas Feuer, um sie in Bewegung zu setzen, also einige Nieren-Yang-Tonika. Wir wählen hier Lu jiao jiao an Stelle von Lu rong (Cornu Cervi pentotrichum), weil diese Arznei sowohl Nieren-Yang als auch Blut stärkt und somit mehr Yin und klebrig ist als Lu rong.
- Niu xi leitet die Rezepturwirkung in den Unteren Erwärmer, also zur Niere.

Fertigarznei 1

Zuo gui wan

Pille die die Linke (Niere) wiederherstellt

Radix Rehmanniae praeparata	Shu di huang
Fructus Lycii	Gou qi zi
Rhizoma Dioscoreae	Shan yao
Colla Plastri Testudinis	Gui ban jiao
Radix Cyathulae	Chuan niu xi
Fructus Corni	Shan zhu yu
Semen Cuscutae	Tu si zi
Colla Cornus Cervi	Lu jiao jiao

Erläuterung

Diese Pillen nähren Yin und Essenz der Niere. Sie sind vor allem in komplizierten Fällen von primärem Nieren-Yin-Mangel mit einigen Symptomen von Nieren-Yang-Schwäche indiziert. Dieser Zustand kommt häufiger bei Frauen vor. Beispielsweise kann eine Frau, die typischerweise über 40 ist, alle Symptome und Zeichen von Nieren-Yin-Mangel bieten, etwa heiße Wallungen, Nachtschweiß, Wangenrötung, Schwindelgefühl und trockenen Hals, sie kann aber auch an kalten Füßen und häufigem, klarem Harnfluß leiden. Aus diesem Grund ist die Arznei vor allem bei Frauen indiziert.

Der entsprechende Zungenbefund: roter und dünner Zungenkörper (aber nicht zu stark gerötet), wurzelloser Belag.

Fertigarznei 2

Liu wei di huang wan

Pille aus sechs Bestandteilen mit Radix Rehmanniae praeparata

Radix Rehmanniae praeparata	Shu di huang
Rhizoma Dioscoreae	Shan yao
Fructus Corni	Shan zhu yu
Rhizoma Alismatis	Ze xie
Poria	Fu ling
Cortex Moutan	Mu dan pi

Erläuterung

Dieses Präparat wird bei jeglicher Art von Nieren-Yin-Mangel sehr häufig angewandt. Sie kann etwas schwierig zu verdauen sein, weshalb die Dosierung leicht herabgesetzt werden sollte, wenn der Patient über gastrointestinale Probleme berichtet.

In komplizierten Fällen von Schwäche sowohl des Yin als auch des Yang der Niere kann diese Mischung abends eingenommen und in Kombination mit Jin gui shen qi wan (Pille für das Nieren-Qi aus „Abriß des Wichtigsten aus Goldtruhe und Jadekasten") gegeben werden. Letzteres Präparat sollte man dann morgens nehmen. Die Dosierung der beiden Pillen sollte darauf abgestimmt werden, ob nun die Schwäche des Nieren-Yin oder jene des Nieren-Yang primär ist.

Zungenbefund: roter, belagloser Körper.

Fertigarznei 3

Da bu yin wan

Pille zum intensiven Tonisieren des Yin

Radix Rehmanniae praeparata	Shu di huang
Plastrum Testudinis	Gui ban
Rhizoma Anemarrhenae	Zhi mu
Cortex Phellodendri	Huang bai

Erläuterung

Dieses Mittel nährt das Nieren-Yin und beseitigt Leere-Hitze. Es ist vor allem angezeigt, wenn die Symptome der Leere-Hitze ausgeprägt sind. Dazu gehört eine Wangenrötung, abendliches Hitzegefühl, Wallungen und eine rote, belaglose Zunge.

Kasuistik

Eine 58jährige Frau fühlt sich in den letzten 14 Jahren ständig sehr erschöpft. Vor 15 Jahren hatte sie wegen Hypermenorrhö und Uterusprolaps eine Hysterektomie. Zuvor hatte sie vier Fehlgeburten, bevor sie ein Kind zur Welt brachte. Sie litt damals an einer Depression nach der Niederkunft, die sich in Weinkrämpfen und tiefer Traurigkeit äußerte. Nach der Hysterektomie fühlte sie sich auf der emotionalen Ebene schlechter. Derzeit ist sie depressiv, leidet unter Nachtschweiß, fühlt sich insgesamt heiß und klagt über Schwindelgefühl und Tinnitus. Meist hat sie Lumbalgien. Sie beschreibt auch Gelenkschmerzen, die sie seit 16 Jahren in Händen, Handgelenken und Schultern plagen.

Ihr Puls ist allgemein schwächlich, an den beiden proximalen Positionen (Niere) ist er ausgesprochen tief und schwächlich. Die Zunge ist etwas rot, die Ränder blaß. Der Belag ist ohne Wurzel, die Zungenwurzel hat keinen „Geist".

Diagnose

Hier sehen wir eine Schwäche von Blut und Niere. Bei Frauen überlappt ein Blut-Mangel häufig mit einer Leere der Niere, weil es eine Beziehung zwischen Blut und Uterus einerseits sowie Niere und Uterus andererseits gibt. Anders ausgedrückt ist die Gebärmutter die gemeinsame Verbindung zwischen Blut und Nieren-Energie bei der Frau. Eine lange bestehende Blut-Schwäche schwächt auch das Blut des Uterus, mit der Zeit erschöpft dies die Niere.

Unsere Patientin litt zunächst an Blut-Schwäche, die wiederum einem Milz-Qi-Mangel entsprang, wie wir dem Uterusprolaps entnehmen können. Auch jetzt erkennen wir das noch an den blassen Zungenrändern. Die Blut-Schwäche ist auch ein Faktor, der zu den chronischen Gelenkschmerzen beiträgt. Die Blut-Schwäche wurde durch die vier Fehlgeburten und die Geburt verschärft, es kam zur Wochenbettdepression. Die langfristige Blut-Schwäche zehrte auch die Niere aus, hier vor allem das Yin, was zu Depression, Hitzegefühl, Nachtschweiß, Lumbalgie, Schwindelgefühl und Tinnitus Anlaß gab. Dafür sprechen auch der tiefe und schwächliche Puls an der proximalen Taststelle, die leicht rote Farbe der Zunge und der wurzellose Belag.

Therapieprinzip

Die Patientin wird über 12 Monate behandelt, vor allem mit Akupunktur. Es geht hauptsächlich um das Nähren des Bluts sowie des Nieren-Yin und um das Beseitigen von Leitbahn-Obstruktionen.

Akupunktur

Die wichtigsten verwendeten Punkte: MP 6, N 3, M 36, N 7-fuliu, B 23 und KG 4. Sie werden alle tonisiert, um Blut und Yin aufzubauen. Verschiedene andere lokale und Fernpunkte werden eingesetzt, um Meridian-Obstruktionen zu beseitigen und das Schmerzhafte Obstruktions-Syndrom zu behandeln.

Arzneimitteltherapie

Ich verschreibe Ba zhen wan (Acht Schätze-Pille) zum Nähren des Blutes, um die Heilung der chronischen Gelenkschmerzen zu unterstützen.

2. Fülle-Muster

Die wichtigsten Fülle-Syndrome, die zu Müdigkeit führen können, sind:

- Leber-Qi-Stagnation
- Aufsteigen des Leber-Yang
- Emporloderndes Leber-Feuer
- Leber-Wind
- Schleim
- Nässe.

Es gibt noch weitere Fülle-Zustände, die chronische Müdigkeit hervorrufen können, vor allem solche, in deren Rahmen etwas Hitze (oder Nässe-Hitze) nach dem Eindringen von Wind-Hitze im Körper verbleibt. Wir bezeichnen dies als „pathogenen Rest-Faktor", es handelt sich um eine der Hauptursachen für Müdigkeit in vielen Fällen myalgischer Enzephalitis, die wir in Kapitel 25 gesondert besprechen werden.

Eine weitere Ursache für Müdigkeit ist Latente Hitze. Dazu kommt es, wenn ein äußerer pathogener Faktor (Wind-Kälte oder Wind-Hitze) unbemerkt in den Körper eindringt, indem er zum Zeitpunkt des Befalls keine Symptome verursacht. Der äußere pathogene Faktor lauert dann im Inneren, er verwandelt sich in Hitze, sogenannte Latente Hitze. Diese Latente Hitze tritt nach einigen Monaten wieder an die Oberfläche, typischer-, aber nicht notwendigerweise im Frühjahr, begleitet von Symptomen wie sehr starker Müdigkeit, Durst und Reizbarkeit. Auch dies werden wir in Kapitel 25 noch erörtern.

2.1 Leber-Qi-Stagnation

Klinische Manifestationen

Müdigkeit, Verschlimmerung nachmittags, Depression, Distensionsgefühl unterhalb des Rippenbogens oder des Thorax, Seufzen, Übelkeit,

Appetitmangel, Aufstoßen, Distension des Abdomens, „aufgezogen", prämenstruelle Spannung, v. a. der Mammae.

Zunge: die Farbe des Zungenkörpers kann normal sein, bei starker Ausprägung leichte Rötung der Ränder.

Puls: saitenförmig, v.a. links. Bei Frauen kann sich der Puls häufig rauh oder dünn anfühlen. Das spiegelt Leber-Blut-Mangel wider, bei Frauen ein häufiger Grund für Leber-Qi-Stagnation.

Die Müdigkeit, die durch Leber-Qi-Stagnation entsteht, ist auf die Störung der normalen gerichteten Bewegung des Qi zurückzuführen. Das Leber-Qi unterstützt den geschmeidigen Qi-Fluß sowie das Aufsteigen und Absteigen des Qi. Die Müdigkeit geht hier also nicht auf einen Mangel, sondern auf eine Stauung des Qi zurück.

Bei Männern ist Leber-Qi-Stagnation meist eine primäre Störung, sie entsteht aufgrund emotionaler Probleme, unabhängig von Mustern anderer Organe. Die Stagnation wird häufig durch einen Spannungszustand im Beruf oder in der Familie verursacht. Psychologisch gesehen steckt auch gelegentlich eine Frustration des Mannes dahinter, weil er seine „weibliche Hälfte" unterdrücken muß.

Bei Frauen hingegen ist die Leber-Qi-Stagnation häufiger eine sekundäre, als Folge von Leber-Blut-Mangel auftretende Störung. Leber-Blut und Leber-Qi repräsentieren den Yin- bzw. den Yang-Aspekt der Leber. Die beiden müssen miteinander harmonieren. Das Leber-Blut muß das Qi „verankern" und „umarmen". Ist das Leber-Blut schwach, so kann es das Qi nicht umfassen, das Leber-Qi beginnt zu stagnieren. Da diese Stagnation gegenüber dem Leber-Blut-Mangel sekundär ist, kann der Puls rauh oder dünn sein, obwohl die Frau charakteristische und deutliche Symptome von Leber-Qi-Stau bietet, wie Reizbarkeit, prämenstruelle Spannung, unter anderem der Mammae.

Die wichtigsten Charakteristika von Müdigkeit aufgrund eines Leber-Qi-Staus: nachmittags, vor allem zwischen 15 und 17 Uhr, sehen wir eine Verschlimmerung. Die Müdigkeit wird durch leichte körperliche Betätigung gebessert, sie ist mit einer gewissen Depression und Reizbarkeit gekoppelt.

Frauen, die an Leber-Blut-Mangel leiden, tut es sehr gut, sich zwischen 13 und 15 Uhr hinzulegen. Dadurch fließt das Blut zur Leber zurück, die Energie kann sich erholen.

Die Müdigkeit wird durch leichte Anstrengungen, wie etwa einen Spaziergang an der frischen Luft, gebessert, weil körperliche Betätigung vorübergehend die Leber-Qi-Stagnation vermindert. Die Leber beeinflußt die Sehnen, eine Betätigung der Sehnen kann deshalb das Leber-Qi bewegen.

Das typischste Zeichen einer Leber-Qi-Stagnation ist eine Depression, deren Ausprägung verschieden sein kann. Der Mensch fühlt sich auch gereizt, was sich auf der körperlichen Ebene in einem unbehaglichen Distensionsgefühl unterhalb des Rippenbogens manifestiert. Häufiges Seufzen ist ein weiteres Zeichen von Leber-Qi-Stagnation und gleichzeitig ein Versuch des Körpers, den Stau zu vermindern.

Therapieprinzip

Die Leber besänftigen, das Qi regulieren.

Akupunktur

Punktauswahl

G 34, Le 3, Le 14, Le 13, KS 6, 3E 6. Alle Punkte sedieren oder neutral nadeln.

Erläuterung

- G 34 bewegt das Leber-Qi und beeinflußt das Hypochondrium.
- Le 3 ist einer der Hauptpunkte zum Bewegen des Leber-Qi. Er beeinflußt im besonderen den Rachen und wirkt sehr beruhigend.
- Le 14 beseitigt Stagnation des Leber-Qi im Thorax, er harmonisiert Leber und Magen.
- Le 13 beseitigt Leber-Qi-Stagnation des Abdomens, er harmonisiert auch Leber und Milz.
- KS 6 beseitigt indirekt Leber-Qi-Stagnation, vor allem bei Frauen wirkt er gut. Er öffnet auch den Thorax, beruhigt den Geist und wehrt Reizbarkeit ab.
- 3E 6 reguliert das Leber-Qi und beeinflußt die seitlichen Körperareale.

Arzneimitteltherapie

Rezeptur 1

Yue ju wan

Pille mit Fructus Gardeniae und Rhizoma Chuanxiong

Rhizoma Atractylodis	Cang zhu	6.0 g
Rhizoma Chuanxiong	Chuan xiong	6.0 g
Rhizoma Cyperi	Xiang fu	6.0 g
Fructus Gardeniae	Zhi zi	6.0 g
Massa medicata fermentata	Shen qu	6.0 g

Erläuterung

Diese Rezeptur verwendet fünf Arzneien zum Beseitigen der „Sechs Stagnationen“: Qi, Blut, Feuer, Nässe, Schleim und Nahrung. Ursprünglich wurde sie für jede der sechs Stagnationen eingesetzt, heute geben wir sie meist bei Qi-Stagnation und Depression.

- Xiang fu ist die Herrscherarznei, sie bewegt das Qi und vertreibt Stagnationen (des Qi).
- Chuan xiong bewegt das Blut und beseitigt Stasen (Blut-Stagnation).
- Zhi zi beseitigt Hitze und leitet Feuer aus (Feuer-Stagnation).
- Cang zhu trocknet Nässe (Nässe- und Schleim-Stagnation).
- Shen qu fördert die Verdauung und mindert Nahrungsstagnation.

Diese Rezeptur ist sehr wirksam, um Müdigkeit zu erleichtern, die hauptsächlich aufgrund einer Leber-Qi-Stagnation entsteht, und lindert auch Depressionen derselben Herkunft. Weitere Symptome und Krankheitszeichen können ein Gefühl der Beklommenheit des Thorax beinhalten, desweiteren Distension im Epigastrium und Abdomen, Übelkeit, ein „schweres“ Gefühl im Zwerchfellbereich, häufiges Seufzen und einen saitenförmigen Puls.

Die Dosierungen der einzelnen Arzneien können entsprechend dem Überwiegen einer der sechs Stagnationen angepaßt werden, indem man also von einer Arznei mehr gibt und diese damit zur Herrscherarznei macht. Ist beispielsweise die Blut-Stase das Hauptproblem, so dosiert man Chuan xiong höher – sie wird zur Herrscherarznei. Man kann auch weitere Arzneien hinzufügen, je nachdem, die Stagnation überwiegt:

- Starke Qi-Stagnation und Schmerzen: plus Radix Aucklandiae (Mu xiang).
- Starke Nässe: plus Poria (Fu ling), Rhizoma Alismatis (Ze xie), Cortex Magnoliae officinalis (Hou po).
- Ausgeprägte Blut-Stase: plus Semen Persicae (Tao ren) und Flos Carthami (Hong hua).
- Starkes Feuer: plus Rhizoma Coptidis (Huang lian).
- Starker Schleim: plus Rhizoma Pinelliae (Ban xia).
- Ausgeprägte Nahrungsstagnation: plus Fructus Hordei germinatus (Mai ya) und Fructus Crataegi (Shan zha).

Rezeptur 2

Si ni san

Pulver für kalte Extremitäten

Radix Bupleuri	Chai hu	6.0 g
Radix Paeoniae alba	Bai shao	9.0 g
Fructus Aurantii immaturus	Zhi shi	6.0 g
Radix Glycyrrhizae tosta	Zhi gan cao	6.0 g

Erläuterung

- Chai hu bewegt das Leber-Qi, die Arznei hat eine aufsteigende Wirkung.
- Zhi shi bewegt das Leber-Qi und steigt ab. Chai hu und Zhi shi werden deshalb kombiniert, um das Auf- und Absteigen des Qi zu koordinieren und damit Qi-Stagnationen zu vertreiben.
- Bai shao nährt das Blut und Yin. Die Arznei besänftigt auch das Leber-Qi. Die Leber-Qi-Regulation kommt also über das Nähren des Leber-Bluts zustande.
- Zhi gan cao wärmt und harmonisiert.

Diese Rezeptur wählen wir aus, wenn epigastrischer oder abdominaler Schmerz sowie kalte Hände aufgrund von Qi-Stagnation vorliegen.

Rezeptur 3

Chai hu shu gan tang

Dekokt mit Radix Bupleuri zum Besänftigen der Leber

Radix Bupleuri	Chai hu	6.0 g
Radix Paeoniae alba	Bai shao	4.5 g
Fructus Aurantii	Zhi qiao	4.5 g
Radix Glycyrrhizae tosta	Zhi gan cao	1.5 g
Pericarpium Citri reticulatae	Chen pi	6.0 g
Rhizoma Cyperi	Xiang fu	4.5 g
Rhizoma Chuanxiong	Chuan xiong	4.5 g

Erläuterung

Es handelt sich um eine Variation von Si ni san. Die ersten vier Arzneien bilden Si ni san, mit der einzigen Ausnahme, daß Fructus Aurantii immaturus (Zhi shi) hier durch Fructus Aurantii (Zhi qiao) ersetzt und die Dosierung von Bai shao reduziert wird.

- Chen pi und Xiang fu bewegen das Qi.
- Chuan xiong bewegt den Qi-Anteil des Bluts.

Die Wirkung der Rezeptur ist also das Bewegen des Leber-Qi, das Eliminieren von Qi- und Blut-Stagnation und das Beenden von Schmerz. Es handelt sich um eine der besten Rezepturen, wenn man das Leber-Qi sowohl auf der physischen als auch auf der psychischen Ebene bewegen will.

Rezeptur 4

Xiao yao san

Modifiziertes Pulver des freien und entspannten Wanderers

Herba Menthae	Bo he	4.5 g
Radix Bupleuri	Chai hu	6.0 g
Radix Angelicae sinensis	Dang gui	6.0 g
Radix Paeoniae alba	Bai shao	6.0 g
Rhizoma Atractylodis macrocephalae	Bai zhu	6.0 g
Poria	Fu ling	6.0 g
Radix Glycyrrhizae tosta	Zhi gan cao	3.0 g
Rhizoma Zingiberis recens	Sheng jiang	3 Scheiben

Erläuterung

Dies ist eine der am meisten verschriebenen Rezepturen, um eine Qi-Stagnation zu beheben und die Leber zu besänftigen. Sie hat eine sehr gute psychische Wirkung, indem sie die typische Reizbarkeit, Launenhaftigkeit und Depressionen, die bei einem Leber-Qi-Stau auftreten, erleichtert. Bei Müdigkeit aufgrund von Leber-Qi-Stagnation ist diese Rezeptur besonders wertvoll, weil sie neben dem Bewegen des Leber-Qi auch das Milz-Qi und das Leber-Blut tonisiert.

Vor allem bei Frauen ist diese Mischung besonders wirksam und nützlich – bei Frauen entsteht ja eine Leber-Qi-Stagnation häufiger aus einer Leber-Blut-Schwäche.

- Chai hu und Bo he bewegen das Leber-Qi und erleichtern Stagnationen.
- Bai zhu und Fu ling stärken das Milz-Qi und leiten Nässe aus.
- Dang gui und Bai shao nähren das Leber-Blut. Außerdem beruhigt Bai shao auch die Leber.
- Zhi gan cao und Sheng jiang harmonisieren.

Fertigarznei 1

Wu ge kuan zhong san

Pulver für die Fünf Diaphragmen zum Entspannen der Mitte

Fructus Amomi cardamomi	Bai dou kou	1.5 g
Cortex Magnoliae officinalis	Hou po	9.0 g
Fructus Amomi	Sha ren	4.5 g
Radix Aucklandiae	Mu xiang	3.0 g
Rhizoma Cyperi	Xiang fu	9.0 g
Pericarpium Citri reticulatae viride	Qing pi	4.5 g
Pericarpium Citri reticulatae	Chen pi	4.5 g
Flos Caryophylli	Ding xiang	3.0 g
Radix Glycyrrhizae tosta	Zhi gan cao	6.0 g
Rhizoma Zingiberis recens	Sheng jiang	3 Scheiben

Erläuterung

- Bai dou kou, Hou po und Sha ren sind aromatisch und wandeln Nässe um. Hou po öffnet auch das Zwerchfell und entspannt den Thorax.
- Mu xiang, Xiang fu, Qing pi und Chen pi bewegen das Qi und beseitigen Stagnation.
- Ding xiang harmonisiert die Mitte und unterdrückt rebellierendes Qi im Mittleren Erwärmer.
- Zhi gan cao wird hier in einer höheren Dosierung als zur bloßen Harmonisierung eingesetzt, um die Leber zu beruhigen und Stagnation zu beseitigen. Dies entspricht dem Prinzip, daß der süße Geschmack (zu Erde gehörend) die Leber, die mit Holz korrespondiert, besänftigt.
- Sheng jiang harmonisiert und reguliert den Magen.

Diese Rezeptur reguliert das Qi, beseitigt Stagnation im Mittleren Erwärmer, löst Nässe auf und öffnet das Zwerchfell.

Sie wird für ein Syndrom verwendet, das „Die Fünf Diaphragmen" heißt und folgende fünf getrennte Muster beinhaltet:

„Attackiertes Diaphragma": Knotengefühl im Thorax, Flüssigkeitsreflux, die Nahrung steigt nicht hinab, Gewichtsverlust, Dyspnoe.

„Trauriges Diaphragma": Völlegefühl unterhalb des Herzens, Schluckauf, saurer Reflux, Diarrhö, Miktionsschwierigkeiten.

„Qi-Diaphragma": Völle in Thorax und Hypochondrium, Erstickungsgefühl, Erbrechen faulig riechender Nahrung.

„Kaltes Diaphragma": Völle und Distension in der Abdominal- und Herzregion, Husten, Dyspnoe, Kältegefühl im Abdomen (wörtlich: „Bitteres und kaltes Gefühl im Abdomen"), Borborygmen, Schmerz im Nabelbereich.

„Hitze-Diaphragma": Hitze der Fünf Flächen, trockener Mund, Geschwüre der Mundschleimhaut, heiße Extremitäten, trockene Lippen, heißer Körper, Rückenschmerzen, Thoraxschmerz, der zum Rücken hin ausstrahlt, kann nicht viel essen.

Diese Rezeptur hat eine tiefgreifende Auswirkung auf die Psyche, sie ist besonders dann wirkungsvoll, wenn die Müdigkeit mit einer Depression zusammenhängt bzw. auf der körperlichen Ebene mit einem Gefühl der Anspannung des Zwerchfells, wie sie oben dargelegt wurde.

Fertigarznei 2

Yue ju wan

Pille mit Fructus Gardeniae und Rhizoma Chuanxiong

Rhizoma Cyperi	Xiang fu
Rhizoma Atractylodis	Cang zhu
Fructus Gardeniae	Zhi zi
Rhizoma Chuanxiong	Chuan xiong
Massa medicata fermentata	Shen qu

Erläuterung

Eine großartige Mischung bei chronischer Müdigkeit aufgrund von Leber-Qi-Stagnation, vor allem bei Männern. Ich habe dieses Mittel in solchen Fällen viele Male verwendet, und immer mit gutem Erfolg.

Der entsprechende Zungenbefund: rote Ränder des Körpers. Puls: saitenförmig, voll.

Fertigarznei 3

Xiao yao wan

Pille des freien und entspannten Wanderers

Radix Bupleuri	Chai hu
Herba Menthae	Bo he
Radix Angelicae sinensis	Dang gui
Radix Paeoniae alba	Bai shao
Rhizoma Atractylodis macrocephalae	Bai zhu
Poria	Fu ling
Radix Glycyrrhizae tosta	Zhi gan cao
Rhizoma Zingiberis recens	Sheng jiang

Erläuterung

Die Mischung hat eine sehr gute Wirkung bei chronischer Müdigkeit aufgrund von Leber-Qi-Stagnation, vor allem bei Frauen, denn sie enthält Dang gui und Bai shao, die das Leber-Blut nähren. Leber-Blut-Mangel ist bei Frauen häufig die tiefere Ursache für Leber-Qi-Stagnation.

Zunge: blasser, dünner Körper. Puls: rechts schwächlich und rauh, links etwas saitenförmig.

Kasuistik

Ein 28jähriger Mann klagt über Vitalitätsmangel und Erschöpfung seit 2 Jahren. Er beschreibt auch verminderte Libido, Pollutionen im Rahmen erotischer Träume, die einmal wöchentlich auftreten, nach dem Geschlechtsverkehr fühlt er sich müde. Er verspürt einen leichten Schmerz im Hypochondrium und eine ausgeprägte Distension. Er ist groß und sehr schlank. Er bemüht sich zwar, ruhig und entspannt zu wirken, es ist aber offensichtlich, daß er eine sehr angespannte, in gewisser Hinsicht rigide und fordernde Persönlichkeit ist. Das wird noch offensichtlicher, als seine Freundin auch zur Behandlung kommt. Seine Zunge ist sehr rot, Ränder und Spitze sind zusätzlich gerötet, der Belag ist dick und gelb (Farbabbildung 12.3). Der Puls ist sehr voll und etwas saitenförmig.

Diagnose

Dies ist ein gutes Beispiel für Erschöpfung aufgrund von Leber-Qi-Stagnation, die sich im saitenförmigen Puls, der roten Zunge mit den geröteten Rändern, dem Schmerz und der Distension im Hypochondrium, der allgemeinen Anspannung und dem Gefühl, „innerlich steif" zu sein, manifestiert. Auch seine Körperform entspricht dem charakteristischen Holz-Typus. Es ist auch etwas Leber-Feuer zu finden (rote Farbe der Zunge, dicker gelber Belag), ebenso Herz-Feuer (rote Zungenspitze). Allerdings haben sich Leber- und Herz-Feuer aus einer Leber-Qi-Stagnation entwickelt, wobei die lange bestehende Störung „implodierte" und zu Hitze führte.

Dieser klinische Fall ist ein gutes Beispiel einer Situation, in der Symptome und Zeichen stark in Richtung eines bestimmten Syndroms weisen, Puls- und Zungenbefund aber widersprechen. In solchen Fällen können bei genauerer Analyse die Symptome und Zeichen meist anders erklärt werden. Hier weisen Erschöpfung, verringerte Libido, Pollutionen, Müdigkeit nach dem Sex und die kalten Hände auf eine Nieren-Yang-Schwäche hin. Wäre das auch tatsächlich der Fall, so sollte der Puls tief und schwächlich, möglicherweise auch langsam sein, die Zunge müßte blaß sein. Wie können wir aber trotzdem die Symptome und Zeichen erklären? Eine Leber-Qi-Stagnation mit allen ihren Folgen ist die Lösung. Der Libidomangel und die Müdigkeit nach dem Verkehr gehen auf die Leber-Qi-Stagnation zurück, durch welche der Qi-Fluß im Unteren Erwärmer behindert wird. Die Pollutionen mit erotischen Träumen sind durch Herz-Feuer erklärbar, das den Geist beunruhigt. Träume sprechen für Feuer. Wären es Pollutionen aufgrund einer Nieren-Yang-Schwäche, so träten sie ohne Träume auf. Seine kalten Hände sind nicht auf Yang-Mangel zurückzuführen, sondern auf das stagnierende Leber-Qi, das den ordentlichen Qi-Fluß behindert. Wäre das Kältegefühl auf einen Yang-Mangel zurückzuführen, so wären auch die unteren Extremitäten betroffen, überdies würde er die Kälte an den ganzen Extremitäten und nicht bloß an den Akren verspüren.

Therapieprinzip

Ganz einfach: die Leber besänftigen, Qi-Stagnation beheben.

Akupunktur

Die Schlüsselpunkte des Yang-Fersengefäßes, B 62 links und Dü 3 rechts, außerdem H 7 links und Le 3 rechts. Es werden also nur vier Nadeln gestochen, zwei links und zwei rechts. Dieses unilaterale Nadeln ist sehr dynamisch und wirkungsvoll, noch dazu minimiert es die Nadelanzahl. Das Yang-Fersengefäß ist sehr gut geeignet, Qi-Stagnation bei jungen Männern zu beheben. H 7 beruhigt den Geist, und zwar in Kombination mit Le 3, wobei letzterer Punkt auch Leber-Qi-Stagnationen vermindert und den Geist beruhigt.

Arzneimitteltherapie

Ich verschreibe die Fertigarznei Yue ju wan (Pille mit Fructus Gardeniae und Rhizoma Chuanxiong), um Qi-Stagnation und Feuer zu bekämpfen. Diese Pille (siehe auch weiter oben) ist sehr gut dazu angetan, „verschnürte" Hitze, also Hitze aufgrund einer Qi-Stagnation, zu beseitigen.

Eine einzige Akupunktursitzung und zwei Monate der Einnahme der Fertigarznei sind ausreichend, um die Vitalität des Patienten wiederherzustellen und die anderen Symptome zu beseitigen.

Kasuistik

Ein junger, 27jähriger Mann klagt über Müdigkeit und sehr eingeschränkte Leistungsfähigkeit seit 5 Jahren. Sein ganzer Körper fühlt sich laut seiner Aussage angespannt an. Es ist ihm kalt, seine Knie schmerzen. Er hat häufigen Harnfluß, der Stuhl ist weich, seine sexuelle Energie ist schwach. Er neigt zu Erkältungen und anderen Infektionen des Atemtrakts.

Seine Zunge hat eine normale Farbe, ist aber am ganzen rechten Rand etwas gedunsen. Links ist sein Puls saitenförmig, rechts distal (Lungen-Position) schwächlich.

Diagnose

Dieser Fall ist dem vorangehenden ähnlich. Auch hier scheinen einige Symptome und Krankheitszeichen in Richtung einer Nieren-Yang-Schwäche zu zeigen: häufiger Harnfluß, weiche Stühle, Knieschmerzen, wenig Sexualenergie. Allerdings widersprechen auch hier Puls- und Zungenbefund. Bei diesem Patienten sind ebenfalls die meisten Symptome auf Leber-Qi-Stagnation zurückzuführen, ähnlich wie beim letzten Fall. Außerdem bietet dieser junge Mann einen chronischen, dem Geschehen unterlegten Lungen-Qi-Mangel. Wir erkennen das am schwächlichen Lungen-Puls, an seiner Erkältlichkeit und an der Schwellung des ganzen rechten Zungenrandes. Bei näherem Befragen gibt er an, daß er mit 14 lange an Mononukleose laborierte und mit 21 ein halbes Jahr lang an Husten litt. Er wurde damals auch auf Tuberkulose untersucht, der Verdacht erhärtete sich aber nicht. Hier ist also die Erschöpfung vor allem auf stagnierendes Leber-Qi zurückzuführen, das den Qi-Fluß behindert. Als ich versuche, die mögliche Ursache des Leber-Qi-Staus zu ergründen, klingt es durch, daß er sich „verzweifelt" und „frustriert" fühlt. Sein Vater verstarb, als er 14 war, und seine Mutter, als er 22 Jahre alt war. Solch ein Verlust hat die Tendenz, das Qi aufzulösen und Qi-Mangel hervorzurufen. Die Menschen reagieren aber auf verschiedene Weise auf Ereignisse im Leben, unser junger Patient sammelte durch diese Erfahrung wahrscheinlich Zorn darüber an, in zwei Jahren beide Eltern verloren zu haben.

Therapieprinzip

Die Behandlung zielt vor allem auf das Besänftigen der Leber und das Beseitigen von Stagnation ab, in zweiter Linie auf das Stärken des Lungen-Qi. Der Patient bekommt ausschließlich Arzneimittel.

Arzneimitteltherapie

Er bekommt die Rezeptur Yue ju wan (Pille mit Fructus Gardeniae und Rhizoma Chuanxiong) als Dekokt, unter Hinzufügung von Radix Glycyrrhizae tosta (Zhi gan cao) und Fructus Schisandrae (Wu wei zi), um das Lungen-Qi zu stärken. Er reagiert auf dieses Dekokt mit einer dramatischen Verbesserung. Nach einer weiteren Verschreibung des Dekokts bekommt er die gleiche Mischung als Fertigarznei. Nach 3 Monaten der Einnahme ist er beschwerdefrei.

Kasuistik

Ein 74jähriger Mann klagt über extreme Müdigkeit und Appetitmangel. Er hat keine weiteren Symptome, bis jetzt war er immer gesund. Er ist begeisterter Gärtner, weshalb er daheim und im Grünen immer beschäftigt war. Im letzten Jahr war er allerdings immer müde, auch mental konnte er sich nicht aufraffen, etwas anzupacken.

Seine Zunge hat eine normale Farbe, die Ränder ausgenommen, die etwas gerötet sind. Sein Puls ist saitenförmig und voll.

Diagnose

Auch hier ist das Hauptproblem Leber-Qi-Stagnation und in der Folge eine Behinderung des regelrechten Qi-Flusses sowie eine Beeinträchtigung der Magen-Funktion - daher der Appetitmangel.

Therapieprinzip

Die Leber besänftigen, Stagnation beheben.

Akupunktur

Unter anderem werden folgende Punkte gestochen: Di 4 und Le 3 in Kombination, um den Geist zu beruhigen und die Leber zu besänftigen, M 36, um den Magen zu tonisieren, LG 20, um den Geist zu heben, B 18 (neutrale Nadelung), um die Leber zu besänftigen und B 21 (tonisieren), um den Magen zu stärken. Nach den ersten Behandlungen wird auch B 47-hunmen neutral gestochen. Das ist ein Punkt auf dem äußeren Ast der Blasen-Leitbahn, der mit B 18 korrespondiert. B 47 wirkt auf den mentalen Aspekt der Leber, auf die Wanderseele, er behebt sehr gut Leber-Qi-Stagnation auf der psychischen Ebene, daher die Verwendung bei Depressionen.

Arzneimitteltherapie

Auch hier wird Yue ju wan verschrieben. Nach 6 Akupunktursitzungen bringt die kombinierte Behandlung eine vollständige Besserung der Beschwerden. Der Patient ist in deutlich gebessertem psychischem Zustand, sein Appetit kehrt zurück, er beginnt wieder, in Haus und Garten zu arbeiten. Psychischer Zustand und Antrieb sind so deutlich gebessert, daß er sogar eine Reise nach Australien unternimmt, um Verwandte zu besuchen.

2.2 Aufsteigendes Leber-Yang

Klinische Manifestationen

Pochende Kopfschmerzen, Schwindelgefühl, Tinnitus, Trockenheit von Mund und Kehle, aufbrausend, Schlafstörungen, Reizbarkeit.

Zunge: rote Ränder.

Puls: saitenförmig, häufig nur auf der linken Seite.

Bei Frauen entsteht aufsteigendes Leber-Yang häufig durch Leber-Blut-Mangel, wobei die Zunge blaß und der Puls rauh sein kann.

Streng genommen ist dieses Syndrom kein Fülle-Muster, sondern eines, daß aus einer Kombination aus Leere und Fülle entsteht. Es ist nämlich eine Schwäche des Leber-Bluts, des Leber- oder des Nieren-Yin, der das Aufsteigen des Leber-Yang entspringt.

Aufsteigendes Leber-Yang kann über den gleichen Mechanismus wie Leber-Qi-Stagnation zu Müdigkeit führen. Das fehlgeleitete Leber-Yang behindert die normal gerichtete Qi-Bewegung, es kommt zu Müdigkeit.

Auch der zugrundeliegende Schwächezustand von Leber und/oder Niere trägt zur Müdigkeit bei. Die Müdigkeit beim aufsteigenden Leber-Yang ist nachmittags ausgeprägter.

Therapieprinzip

Das Leber-Yang bezähmen, Leber und/oder Niere nähren.

Akupunktur

Punktauswahl

- Le 3 (sedieren), um das Leber-Yang zu unterdrücken.
- Le 8, MP 6, N 3-taixi, KG 4 (alle tonisieren), um Leber bzw. Niere zu stärken.
- KS 7 (bei Frauen) oder H 7 (bei Männern), um den Geist zu beruhigen. Beide Punkte werden neutral genadelt.

Arzneimitteltherapie

Rezeptur 1

Tian ma gou teng yin

Dekokt mit Rhizoma Gastrodiae und Ramulus cum Uncis Uncariae

Rhizoma Gastrodiae	Tian ma	9.0 g
Ramulus cum Uncis Uncariae	Gou teng	9.0 g
Concha Haliotidis	Shi jue ming	6.0 g
Ramulus Taxilli	Sang ji sheng	9.0 g
Cortex Eucommiae	Du zhong	9.0 g
Radix Cyathulae	Chuan niu xi	9.0 g
Fructus Gardeniae	Zhi zi	6.0 g
Radix Scutellariae	Huang qin	9.0 g
Herba Leonuri	Yi mu cao	9.0 g
Caulis Polygoni	Shou wu teng	9.0 g
Sclerotium Poriae pararadicis	Fu shen	6.0 g

Erläuterung

Diese Rezeptur wurde schon in Kapitel 1 diskutiert.

Rezeptur 2

Zhen gan xi feng tang

Dekokt zum Besänftigen der Leber und zum Bezähmen von Wind

Radix Achyranthis bidentatae	Niu xi	15.0 g
Haematitum	Zhe shi	15.0 g
Fossilia ossis Mastodi	Long gu	12.0 g
Concha Ostreae	Mu li	12.0 g
Plastrum Testudinis	Gui ban	12.0 g
Radix Scrophulariae	Xuan shen	12.0 g
Radix Asparagi	Tian dong	12.0 g
Radix Paeoniae alba	Bai shao	12.0 g
Herba Artemisiae scopariae	Yin chen hao	6.0 g
Fructus Toosendan	Chuan lian zi	6.0 g
Fructus Hordei germinatus	Mai ya	6.0 g
Radix Glycyrrhizae	Gan cao	6.0 g

Erläuterung

Diese Rezeptur wurde schon in Kapitel 1 besprochen. Der Hauptunterschied zwischen dieser Rezeptur und der vorangegangenen: Zhen gan xi feng tang stärkt das Yin mehr. Daher ist die Abkochung besser bei ausgeprägter Schwäche des Leber- und Nieren-Yin einzusetzen. Zhe shi ist nicht zum Langzeitgebrauch geeignet, außerdem ist die Arznei während der Schwangerschaft kontraindiziert. Nötigenfalls kann man sie in der Rezeptur durch Margarita (Zhen zhu) ersetzen, ebenfalls eine das Leber-Yang absenkende Arznei.

Rezeptur 3

Ling jiao gou teng tang

Dekokt mit Cornu Saigae tataricae und Ramulus cum Uncis Uncariae

Cornu Saigae tataricae	Ling yang jiao	4.5 g
Ramulus cum Uncis Uncariae	Gou teng	9.0 g
Folium Mori	Sang ye	6.0 g
Flos Chrysanthemi	Ju hua	9.0 g
Radix Paeoniae alba	Bai shao	9.0 g
Radix Rehmanniae	Sheng di huang	15.0 g
Sclerotium Poriae pararadicis	Fu shen	9.0 g
Bulbus Fritillariae cirrhosae	Chuan bei mu	12.0 g
Caulis Bambusae in taeniam	Zhu ru	15.0 g
Radix Glycyrrhizae	Gan cao	2.5 g

Erläuterung

Die Rezeptur wurde schon in Kapitel 1 besprochen.

Entsteht das aufsteigende Leber-Yang aus einer Leber-Blut-Schwäche, so kann man Si wu tang (Dekokt aus vier Zutaten) zu jeder der obigen Mischungen hinzufügen. Ist Leber-Yin-Mangel die Ursache, so kann man Yi guan jian (Verbindungsdekokt) hinzugeben. Bei zugrunde liegendem Nieren-Yin-Mangel denken wir an den Zusatz von Liu wei di huang wan (Pille aus sechs Bestandteilen mit Radix Rehmanniae praeparata) oder Zuo gui wan (Pille, die die Linke [Niere] wiederherstellt).

Werden die oben angeführten Rezepturen zum Unterdrücken des Leber-Yang verschrieben, um damit Müdigkeit zu behandeln, so ist es meist nötig, entweder eine der tonisierenden Rezepturen parallel zu geben oder die Dosierung der tonisierenden Arzneien innerhalb der Rezepturen zu erhöhen. Es ist auch möglich, jene Arzneien aus den Rezepturen zu streichen, die spezifisch für Kopfschmerzen geeignet sind, vor allem, wenn es sich um Mineralien handelt, die schwer zu verdauen sind: Shi jue ming (Concha Haliotidis) in Tian ma gou teng yin und Dai zhe shi (Haematitum) oder Long gu (Fossilia Ossis Mastodi) in Zhen gan xi feng tang.

Fertigarznei 1

Qi ju di huang wan

Pille mit Fructus Lycii, Flos Chrysanthemi und Radix Rehmanniae praeparata

Fructus Lycii	Gou qi zi
Flos Chrysanthemi	Ju hua
Radix Rehmanniae praeparata	Shu di huang
Rhizoma Dioscoreae	Shan yao
Fructus Corni	Shan zhu yu
Rhizoma Alismatis	Ze xie
Poria	Fu ling
Cortex Moutan	Mu dan pi

Erläuterung

Diese Pille ist nur bei aufsteigendem Leber-Yang aufgrund von Leber- und Nieren-Yin-Mangel geeignet.

Zungenbefund: roter und belagloser Körper.

Fertigarznei 2

Nao li qing

Mischung zum Aufrichten und Klären des Gehirns

Magnetitum	Ci shi
Haematitum	Zhe shi
Rhizoma Pinelliae	Ban xia
Borneolum syntheticum	Bing pian
Concha Margaritiferae usta	Zhen zhu mu
Radix Achyranthis bidentatae	Niu xi
Herba Menthae	Bo he

Erläuterung

Dieses Präparat behandelt nur die Manifestation, also das Aufsteigen des Leber-Yang. Um gleichzeitig auch die Wurzel zu therapieren, kann man das Medikament mit Ba zhen wan (Acht Schätze-Pille) bei Blut-Mangel bzw. mit Liu wei di huang wan (Pille aus sechs Bestandteilen mit Radix Rehmanniae praeparata) bei Leber- und/oder Nieren-Yin-Mangel kombinieren.

2.3 Emporloderndes Leber-Feuer

Klinische Manifestationen

Reizbarkeit, Neigung zu Zornausbrüchen, Müdigkeit, Tinnitus, Schwerhörigkeit, Schläfenkopfschmerzen, Schwindelgefühl, Rötung von Gesicht und Augen, Durst, bitterer Mundgeschmack, durch Träume gestörter Schlaf, Obstipation mit trockenem Stuhl, dunkelgelber Harn, Nasenbluten, Hämatemesis, Hämoptysen.

Zunge: roter Zungenkörper, Rötung an den Rändern, gelber, trockener Belag.

Puls: voll, saitenförmig, schnell.

Das äußere Erscheinungsbild eines Menschen mit diesem Syndrom kann täuschen. Er oder sie klagt über Müdigkeit, sieht ziemlich deprimiert und traurig aus, das Gesicht kann bei gleichzeitiger Milz-Schwäche eher blaß sein. Man würde aus diesem äußeren Aspekt auf ein Leere-Muster schließen. Genaue Beobachtung anderer Manifestationen, etwa der roten Zunge und des vollen und saitenförmigen Pulses, weisen deutlich in Richtung Leber-Feuer.

Hier ist die Müdigkeit auf Leber-Feuer zurückzuführen, das den Qi-Fluß behindert.

Therapieprinzip

Feuer beseitigen, die Leber mäßigen.

Akupunktur

Punktauswahl

Le 2. Das ist der wichtigste Punkt, wir nadeln ihn sedierend. Man kann weitere Punkte zum Tonisieren des Yin hinzufügen, etwa MP 6 oder N 3-taixi – hier wird selbstverständlich tonisierend gestochen.

Arzneimitteltherapie

Rezeptur

Long dan xie gan tang

Dekokt zum Entlasten der Leber mit Radix Gentianae

Radix Gentianae	Long dan	6.0 g
Radix Scutellariae	Huang qin	9.0 g
Fructus Gardeniae	Zhi zi	9.0 g
Rhizoma Alismatis	Ze xie	9.0 g
Caulis Akebiae	Mu tong	9.0 g
Semen Plantaginis	Che qian zi	9.0 g
Radix Rehmanniae	Sheng di huang	12.0 g
Radix Angelicae sinensis	Dang gui	9.0 g
Radix Bupleuri	Chai hu	9.0 g
Radix Glycyrrhizae	Gan cao	3.0 g

Erläuterung

- Long dan ist die Herrscherarznei, sie beseitigt Leber-Feuer.
- Huang qin und Zhi zi beseitigen Leber-Feuer, als Ministerarzneien unterstützen sie Long dan.
- Ze xie, Mu tong und Che qian zi sind die Assistentenarzneien. Sie haben eine kühle thermische Wirkung, als Diuretika eliminieren sie Nässe-Hitze. Sie sind in der Rezeptur enthalten, um Feuer über den Harn auszuleiten.
- Sheng di huang und Dang gui nähren das Yin, um eine Verletzung des Yin durch Feuer zu verhindern.
- Chai hu ist eine Botenarznei, die die Rezeptur zur Leber-Leitbahn hin lenkt.
- Gan cao harmonisiert.

Fertigarznei

Long dan xie gan wan

Pille zum Entlasten der Leber mit Radix Gentianae

Zutaten und Indikationen sind die gleichen wie bei der Dekoktrezeptur.

Zungenbefund: roter Zungenkörper, gerötete Ränder, trockener, gelber Belag.

2.4 Leber-Wind

Klinische Manifestationen

Tremor, Tic, Taubheitsgefühl, Müdigkeit, Schwindelgefühl, Lähmungen.

Zunge: rot, steif, weicht nach einer Seite ab.

Puls: saitenförmig, haftend.

Es gibt drei wichtige Kategorien von Leber-Wind, entsprechend dem ätiologischen Faktor: Hitze (im Laufe einer fieberhaften Erkrankung), aufsteigendes Leber-Yang, Leber-Blut-Mangel. Die Art von Leber-Wind, um die es hier geht, ist im wesentlichen die gleiche wie beim Aufsteigen des Leber-Yang, wir sehen sie häufig bei alten Menschen, hier oft mit Schleim vergesellschaftet. Die Anwesenheit von Schleim bemerken wir am klebrigen Zungenbelag, der Puls ist auch schlüpfrig.

Der Leber-Wind behindert die freie Qi-Zirkulation, was zu Müdigkeit führt.

Therapieprinzip

Leber-Wind unterdrücken.

Akupunktur

Punktauswahl

Le 3, LG 15-fengfu, G 20, Lenkergefäß (über Dü 3 und B 62). Alle Punkte sedierend oder neutral nadeln.

Arzneimitteltherapie

Rezeptur

Tian ma gou teng yin oder

Zhen gan xi feng tang

Beide Rezepturen wurden schon im Abschnitt über das Aufsteigen des Leber-Yang besprochen.

Erläuterung

Einzelne Arzneien zum Unterdrücken von Leber-Wind können hinzugefügt werden:

- Bai ji li (Fructus Tribuli) löscht inneren Wind.
- Di long (Lumbricus) unterdrückt inneren Wind, vor allem bei alten Menschen. Di long beseitigt Leitbahn-Obstruktionen, vor allem bei Taubheitsgefühl ist die Arznei angezeigt.
- Jiang can (Bombyx batryticatus) löscht Wind und löst auch Schleim auf, der inneren Wind bei alten Menschen häufig begleitet.

2.5 Schleim

Klinische Manifestationen

Sie wechseln in Abhängigkeit vom betroffenen Organ, nämlich Lunge, Magen oder Herz. Allgemeine Symptome sind Müdigkeit, Lethargie, leichtes Schwindelgefühl, Schweregefühl des Körpers, Benommenheit, Taubheitsgefühl der Extremitäten, chronischer Katarrh.

Zunge: gedunsen, klebriger Belag.

Puls: schlüpfrig.

Müdigkeit ist ein herausragendes Schleim-Symptom. Sie geht darauf zurück, daß Schleim die Qi-Zirkulation behindert. Auch die Qi-Umwandlung der Milz wird durch Schleim verzögert.

Die Müdigkeit wird durch ein typisches Schwere- und Benommenheitsgefühl begleitet. Denken, Erinnerungsvermögen und Konzentration sind eingeschränkt.

Therapieprinzip

Schleim auflösen, Lunge, Magen oder Herz klären, die Milz stärken.

Akupunktur

Punktauswahl

KG 12, M 36, B 20, M 8-touwei, LG 20-baihui, M 40. Alle Punkte tonisieren, außer M 40, der sediert werden sollte.

Bei Schleim der Lunge: Lu 5 sedieren.

Erläuterung

- KG 12, M 36 und B 20 tonisieren die Milz, um indirekt Schleim aufzulösen.
- M 8 beseitigt Schleim im Kopfbereich und erleichtert das Benommenheitsgefühl im Kopf.
- LG 20 fördert das Aufsteigen des klaren Yang zum Kopf und das Hinabsteigen des trüben Qi aus dem Kopf.
- Lu 5 löst Schleim der Lunge auf.

Arzneimitteltherapie

Rezeptur 1

Er chen tang

Dekokt der zwei alten Arzneien

Rhizoma Pinelliae	Ban xia	15.0 g
Pericarpium Citri reticulatae	Chen pi	12.0 g
Poria	Fu ling	9.0 g
Radix Glycyrrhizae tosta	Zhi gan cao	5.0 g
Rhizoma Zingiberis recens	Sheng jiang	3.0 g
Fructus Mume	Wu mei	1 Stück

Erläuterung

- Ban xia löst Schleim auf.
- Chen pi und Fu ling leiten Nässe aus, was das Auflösen von Schleim unterstützt.

Das ist die grundlegende Rezeptur zum Auflösen von Schleim in jeglichem Teil und Organ des Körpers. Sie kann an viele verschiedene Störungen angepaßt werden. Viele andere Schleim-auflösende Rezepturen, wie Wen dan tang (Dekokt, das die Gallenblase wärmt) und Qing qi hua tan tang (Pille zum Klären des Qi und zum Auflösen von Schleim) sind Variationen von Er chen tang.

Wenn wir die Rezeptur bei Müdigkeit verschreiben, so sollten wir sie durch das Hinzufügen von ein oder zwei Arzneien zur Stärkung der Milz adaptieren, etwa Bai zhu (Rhizoma Atractylodis macrocephalae), Dang shen (Radix Codonopsis) oder Huang qi (Radix Astragali).

Rezeptur 2

Wen dan tang

Dekokt, das die Gallenblase wärmt

Rhizoma Pinelliae	Ban xia	6.0 g
Poria	Fu ling	5.0 g
Pericarpium Citri reticulatae	Chen pi	9.0 g
Caulis Bambusae in taeniam	Zhu ru	6.0 g
Fructus Aurantii immaturus	Zhi shi	6.0 g

Radix Glycyrrhizae tosta	Zhi gan cao	3.0 g
Rhizoma Zingiberis recens	Sheng jiang	5 Scheiben
Fructus Jujubae	Da zao	1 Stück

Erläuterung

- Ban xia, Fu ling und Chen pi bilden die Rezeptur Er chen tang zum Auflösen von Schleim.
- Zhu ru beseitigt Schleim-Hitze, beruhigt den Geist und wirkt gegen Erbrechen.
- Zhi shi bewegt das Qi und harmonisiert den Magen.

Dies ist eine hervorragende allgemeine Rezeptur zum Auflösen von Schleim-Hitze in Lunge oder Magen, die vor allem indiziert ist, wenn die Zunge einen klebrigen, rauhen und gleichzeitig trockenen, gelben Belag hat. Sehr häufig sehen wir diese Art von Belag innerhalb eines medianen Zungenrisses vom Magen-Typ, also nur im Zentrum der Zunge, der sich nicht bis zur Spitze hin erstreckt (Abb. 12.4).

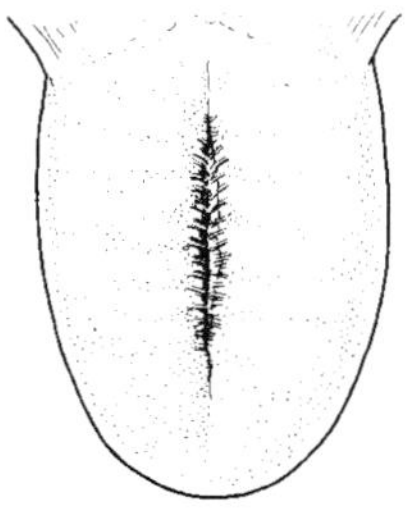

Abb. 12.4: Magen-Riß mit Schleim-Hitze des Magens

Diese Mischung ist gut geeignet, Müdigkeit aufgrund von Schleim-Hitze zu bekämpfen. Sie hebt auch die Stimmung und lindert Depressionen.

Rezeptur 3

Qing qi hua tan tang

Pille zum Klären des Qi und zum Auflösen von Schleim

Rhizoma Arisaematis cum bile	Dan nan xing	12.0 g
Semen Trichosanthis	Gua lou zi	9.0 g
Radix Scutellariae	Huang qin	9.0 g
Fructus Aurantii immaturus	Zhi shi	9.0 g
Pericarpium Citri reticulatae	Chen pi	9.0 g
Poria	Fu ling	9.0 g
Semen Armeniacae	Xing ren	9.0 g
Rhizoma Pinelliae	Ban xia	12.0 g

Erläuterung

- Dan nan xing ist die Herrscherarznei zum Auflösen von Schleim.
- Gua lou und Huang qi sind die Ministerarzneien, die Hitze beseitigen und Schleim auflösen.
- Zhi shi und Chen pi bewegen das Qi, was wiederum das Auflösen von Schleim unterstützt.
- Fu ling und Ban xia unterstützen das Auflösen von Nässe und Schleim.
- Xing ren läßt das Lungen-Qi absteigen, was gleichzeitig gegen Husten wirkt und Schleim auflösen hilft.

Die Rezeptur ist bei Schleim-Hitze der Lunge indiziert, die sich in Symptomen wie Husten mit gelbem Sputum, Dyspnoe, Müdigkeit, schlüpfrigem Puls und einem gelben, klebrigen Zungenbelag äußert.

In einem Fall chronischer Müdigkeit sollten wir die Rezeptur mit einer oder zwei Arzneien zum Tonisieren der Milz kombinieren, etwa mit Rhizoma Atractylodis macrocephalae (Bai zhu) oder mit der Rezeptur Si jun zi tang (Dekokt der vier Edlen).

Qing qi hua tan tang ist vor allem zur Behandlung von Nachwirkungen eines Eindringens von Wind-Hitze geeignet, die ins Innere vorgedrungen ist und Schleim-Hitze der Lunge verursacht hat.

Rezeptur 4

Bei mu gua lou san

Pulver mit Bulbus Fritillariae und Fructus Trichosanthis

Bulbus Fritillariae cirrhosae	Chuan bei mu	5.0 g
Fructus Trichosanthis	Gua lou	3.0 g
Radix Trichosanthis	Tian hua fen	2.5 g
Poria	Fu ling	2.5 g
Pericarpium Citri reticulatae	Chen pi	2.5 g
Radix Platycodi	Jie geng	2.5 g

Erläuterung

Diese Rezeptur ist für Schleim und Trockenheit der Lunge gedacht. Diese zwei Störungen scheinen einander auf den ersten Blick auszuschließen, das ist aber nicht der Fall. Schleim ist eine pathologische Ansammlung von Flüssigkeiten, Trockenheit aber ein Mangel an physiologischen Körperflüssigkeiten. In gewissen Fällen kann chronischer Schleim sogar zu Trockenheit führen, weil sich eben die Flüssigkeiten auf pathologische Weise anhäufen.

Die Rezeptur wird deshalb bei sehr chronischen Fällen von Müdigkeit aufgrund von Schleim gegeben, sie wird häufiger bei alten Patienten angewandt. Zu den wichtigsten Symptomen gehören

Husten mit spärlichem, schwer zu expektorierendem Sputum und ein trockener Rachen.

- Chuan bei mu ist die Herrscherarznei. Sie löst Schleim der Lunge auf, öffnet den Thorax und beendet Husten.
- Gua lou ist die Ministerarznei. Sie beseitigt Hitze und Schleim, befeuchtet Trockenheit und öffnet das Zwerchfell.
- Tian hua fen, die Assistentenarznei, beseitigt Hitze, fördert die Körperflüssigkeiten und befeuchtet Trockenheit.
- Fu ling und Chen pi unterstützen die anderen Arzneien beim Auflösen von Schleim, indem sie Nässe ausleiten.
- Jie geng läßt das Lungen-Qi absteigen, löst Schleim auf und beendet Husten.

Rezeptur 5

Dao tan tang

Dekokt, das Schleim ausleitet

Rhizoma Pinelliae	Ban xia	6.0 g
Rhizoma Arisaematis cum bile	Dan nan xing	3.0 g
Fructus Aurantii immaturus	Zhi shi	3.0 g
Poria	Fu ling	3.0 g
Pericarpium Citri reticulatae	Chen pi	3.0 g
Radix Glycyrrhizae tosta	Zhi gan cao	2.0 g
Rhizoma Zingiberis recens	Sheng jiang	3.0 g

Erläuterung

Diese Rezeptur löst Schleim auf, bewegt Qi und löst Stagnationen. Sie ist vornehmlich dann angezeigt, wenn Schleim und Qi im Mittleren Erwärmer stagnieren, was zu Symptomen wie Enge und Völle in Brustkorb und Epigastrium, Übelkeit, Appetitmangel und Husten führt.

- Ban xia und Dan nan xing lösen Schleim auf.
- Zhi shi bewegt das Qi.
- Fu ling und Chen pi helfen beim Auflösen von Schleim mit, indem sie Nässe ausleiten. Gan cao und Sheng jiang harmonisieren.

Rezeptur 6

Di tan tang

Dekokt, das Schleim ausspült

Rhizoma Pinelliae	Ban xia	8.0 g
Rhizoma Arisaematis cum bile	Dan nan xing	8.0 g
Caulis Bambusae in taeniam	Zhu ru	2.0 g
Pericarpium Citri reticulatae	Chen pi	6.0 g
Poria	Fu ling	6.0 g
Fructus Aurantii immaturus	Zhi shi	6.0 g
Rhizoma Acori tatarinowii	Shi chang pu	3.0 g
Radix Ginseng	Ren shen	3.0 g
oder		
Radix Codonopsis pilosulae	Dang shen	3.0 g
Radix Glycyrrhizae tosta	Zhi gan cao	2.0 g
Rhizoma Zingiberis recens	Sheng jiang	3 Scheiben
Fructus Jujubae	Da zao	3 Stück

Erläuterung

- Ban xia, Zhu ru und Dan nan xing lösen Schleim auf. Dan nan xing ist besonders gut gegen Wind-Schleim geeignet.
- Chen pi und Fu ling unterstützen das Auflösen von Schleim, indem sie Nässe ausleiten.
- Zhi shi bewegt das Qi und hilft beim Auflösen von Schleim mit.
- Shi chang pu macht die Öffnungen frei.
- Ren shen tonisiert das Qi.
- Gan cao, Sheng jiang und Da zao harmonisieren.

Wir setzen diese Rezeptur bei Wind-Schleim ein, also bei einer Kombination von innerem Wind und Schleim. Sie wird deshalb bloß bei alten Menschen verwendet, die am ehesten an Wind-Schleim leiden, beispielsweise nach einem Insult. Aus diesem Grund wird Shi chang pu beigefügt, eine Arznei zum Freimachen der Öffnungen, die durch Schleim blockiert sind. „Freimachen von Öffnungen" bezieht sich in diesem Fall beispielsweise auf die verwaschene Sprache.

Zu den weiteren Symptomen gehören Taubheitsgefühl und Paresen der Extremitäten, Müdigkeit, eine Zunge mit dickem, klebrigem Belag sowie ein schlüpfriger, saitenförmiger Puls.

Tabelle 12.1 bringt eine Zusammenfassung der obigen Rezepturen zum Auflösen von Schleim.

Fertigarznei 1

Er chen wan

Pille der zwei alten Arzneien

Rhizoma Pinelliae	Ban xia
Pericarpium Citri reticulatae	Chen pi
Poria	Fu ling
Radix Glycyrrhizae tosta	Zhi gan cao
Rhizoma Zingiberis recens	Sheng jiang
Fructus Mume	Wu mei

Tabelle 12.1: Vergleich von Rezepturen zum Auflösen von Schleim

	Symptome und Zeichen	Zunge	Puls	Syndrom
Er chen tang	Expektoration von reichlich weißem, klebrigem Sputum, Druckgefühl des Thorax	gedunsen, klebriger, weißer Belag	schlüpfrig, voll	Kälte-Schleim
Wen dan tang	Expektoration von spärlichem gelbem Sputum, Druck- und Engegefühl des Thorax, ängstliche Erregung	gedunsen, gelber Belag, Magen-Riß mit rauhem, gelbem Belag	schlüpfrig, schnell	Heißer Schleim
Qing qi hua tan tang	Expektoration von reichlich klebrigem gelbem Sputum, Druckgefühl des Thorax	gedunsen, klebriger, gelber Belag	schlüpfrig, schnell	Heißer Schleim
Bei mu gua lou san	Expektoration von sehr spärlichem, trockenem Sputum, trockener Mund	gedunsen, trockener, klebriger Belag	etwas schlüpfrig und leer	Trockener Schleim
Dao tan tang	Druckgefühl im Epigastrium, Distension	gedunsen, Magen-Riß	schlüpfrig, saitenförmig	Schleim- und Qi-Stagnation
Di tan tang	Expektoration von spärlichem Sputum, verwaschene Sprache	gedunsen, kein Geist	schlüpfrig	Wind und Schleim

Erläuterung

Dieses breitbandig wirksame Präparat ist für eine Vielzahl von Schleim-Arten geeignet, vor allem in Kombination mit Akupunktur. Es hat die gleichen Zutaten und Funktionen wie die Dekoktrezeptur gleichen Namens.

Zungenbefund: gedunsen, klebriger Belag.

Fertigarznei 2

Qing qi hua tan wan

Pille zum Klären des Qi und zum Auflösen von Schleim

Rhizoma Arisaematis cum Bile	Dan nan xing
Semen Trichosanthis	Gua lou
Radix Scutellariae	Huang qin
Fructus Aurantii immaturus	Zhi shi
Pericarpium Citri reticulatae	Chen pi
Poria	Fu ling
Semen Armeniacae	Xing ren
Rhizoma Pinelliae	Ban xia

Erläuterung

Dieses Präparat ist nur bei Schleim-Hitze der Lunge indiziert. Zutaten und Wirkungen sind die gleichen wie bei der gleichnamigen Dekoktrezeptur.

Zungenbefund: gedunsener Körper, klebriger, gelber Belag.

2.6 Nässe

Klinische Manifestationen

Müdigkeit, Schläfrigkeit, Lethargie, Schweregefühl von Körper oder Kopf, Appetitlosigkeit, Druckgefühl in Thorax oder Epigastrium, klebriger, fader Mundgeschmack, Miktionsschwierigkeiten, trüber Harn, übermäßiges Vaginalsekret, Schleimbeimengungen zum Stuhl, Konzentrationsmangel, benommenes Gefühl im Kopf, klebriger Zungenbelag, schlüpfriger Puls.

Bei einer Kombination von Nässe und Hitze finden wir Durst, dunklen Harn, gelben Fluor vaginalis, Schleimbeimengung zum Stuhl mit Brennen am Anus bei der Defäkation, gelegentlich Blut im

Stuhl, Nachtschweiß und einen klebrigen, gelben Zungenbelag.

Bei Nässe der Gallenblase und Leber hat der Patient einen bitteren Mundgeschmack, Schmerz und Distension im Hypochondrium und gelegentlich Ikterus.

Die Müdigkeit aufgrund von Nässe hat typische Charakteristika: sie ist mit einem Schweregefühl des Körpers oder Kopfes verbunden sowie mit Müdigkeit und Lethargie, vor allem nach dem Mittagessen. Sie wird durch Ruhe nicht wirklich gebessert, da sie ja nicht durch einen Leere-Zustand hervorgerufen wird. Im Gegenteil: übermäßiges Ruhen kann die Müdigkeit noch verstärken. Schläft man beispielsweise nach dem Mittagessen längere Zeit (mehr als 30 Minuten), so neigt man dadurch zum Ansammeln von Nässe.

Therapieprinzip

Nässe auflösen, die Milz stärken.

Akupunktur

Punktauswahl

MP 9, MP 6, B 22 (diese drei Punkte sedieren). KG 9, Lu 7, Di 4: neutrale Nadelung, um die Nässe aufzulösen. B 20, KG 12 (tonisieren), um die Milz zu tonisieren. Das sind die allgemeinen Punkte zum Eliminieren von Nässe. Die weiteren Punkte hängen von der Lokalisation der Nässe ab.

- Kopf: M 8-touwei, LG 20-baihui, LG 23-shangxing. Neutral nadeln.
- Magen, Milz: M 2, KG 10. Neutral nadeln.
- Darm: M 25, B 25, B 27, M 27, M 28. Alle sedierend oder neutral stechen.
- Blase: B 28, KG 3, B 32-ciliao. Sedieren oder neutral stimulieren.
- Gallenblase: G 34, G 24, sedieren.
- Leber: Le 14, sedieren.
- Nässe-Hitze: Di 11, sedieren.

Arzneimitteltherapie

Rezeptur 1

Ping wei san

Pulver zum Beruhigen des Magens

Rhizoma Atractylodis	Cang zhu	9.0 g
Pericarpium Citri reticulatae	Chen pi	6.0 g
Cortex Magnoliae officinalis	Hou po	6.0 g
Radix Glycyrrhizae tosta	Zhi gan cao	3.0 g
Rhizoma Zingiberis recens	Sheng jiang	3.0 g
Fructus Jujubae	Da zao	3 Stück

Erläuterung

- Cang zhu, die Herrscherarznei, trocknet Nässe.
- Chen pi, die Ministerarznei, unterstützt Cang zhu beim Trocknen von Nässe.
- Hou po ist die Assistentenarznei, sie löst aromatisch Nässe auf und harmonisiert die Mitte. Sie bewegt auch das Qi, was wiederum das Auflösen von Nässe unterstützt.
- Zhi gan cao, Sheng jiang und Da zao harmonisieren und regulieren die Mitte.

Es handelt sich hier um die Hauptrezeptur zum Auflösen von Nässe im Mittleren Erwärmer.

Rezeptur 2

Huo xiang zheng qi san

Pulver mit Herba Agastachis rugosae für das Aufrechte Qi

Herba Agastachis rugosae	Huo xiang	9.0 g
Folium Perillae	Zi su ye	3.0 g
Radix Angelicae dahuricae	Bai zhi	3.0 g
Rhizoma Pinelliae	Ban xia	6.0 g
Pericarpium Citri reticulatae	Chen pi	6.0 g
Rhizoma Atractylodis macrocephalae	Bai zhu	6.0 g
Poria	Fu ling	3.0 g
Cortex Magnoliae officinalis	Hou po	6.0 g
Pericarpium Arecae	Da fu pi	3.0 g
Radix Platycodi	Jie geng	6.0 g
Rhizoma Zingiberis recens	Sheng jiang	3 Scheiben
Fructus Jujubae	Da zao	3 Stück
Radix Glycyrrhizae tosta	Zhi gan cao	3.0 g

Erläuterung

- Huo xiang, die Herrscherarznei, löst aromatisch Nässe auf. Sie harmonisiert auch den Magen.
- Zi su ye und Bai zhi unterstützen Huo xiang beim Auflösen von Nässe.
- Ban xia und Chen pi trocknen Nässe und harmonisieren den Magen.
- Bai zhu und Fu ling stärken die Milz, um Nässe aufzulösen.
- Hou po und Da fu pi bewegen das Qi und lösen Nässe auf. Sie öffnen auch den Thorax und vermindern Völle.

- Jie geng bringt das Lungen-Qi zum Absteigen und öffnet das Diaphragma.
- Sheng jiang, Da zao und Gan cao harmonisieren die Rezeptur und regulieren die Mitte.

Diese Rezeptur löst aufgrund ihres Aromas Nässe auf. Sie ist speziell dazu geeignet, Nässe im Kopf aufzulösen, denn sie enthält viele aromatische Arzneien. Man setzt sie besser bei Nässe-Kälte (weißer, klebriger Zungenbelag) ein als bei Nässe-Hitze (gelber Belag).

Rezeptur 3

Lian po yin

Dekokt mit Rhizoma Coptidis und Cortex Magnoliae officinalis

Rhizoma Coptidis	Huang lian	3.0 g
Cortex Magnoliae officinalis	Hou po	3.0 g
Fructus Gardeniae	Zhi zi	9.0 g
Semen Sojae praeparatum	Dan dou chi	9.0 g
Rhizoma Acori	Shi chang pu	3.0 g
Rhizoma Pinelliae	Ban xia	3.0 g
Rhizoma Phragmitis	Lu gen	15.0 g

Erläuterung

- Huang lian beseitigt Hitze und trocknet Nässe.
- Hou po löst aromatisch Nässe auf und bewegt das Qi (das Bewegen des Qi unterstützt auch das Auflösen von Nässe).
- Zhi zi und Dan dou chi beseitigen Hitze. Sie befreien den Körper vor allem von „verborgener“ Hitze, die nach dem Eindringen von Wind-Hitze oder Nässe-Hitze im Körperinneren verbleibt.
- Shi chang pu macht die Öffnungen frei und unterstützt das Auflösen von Nässe. Man sagt, diese Arznei „weckt die Milz auf“.
- Ban xia löst Schleim auf, harmonisiert den Magen und beendet Erbrechen.
- Lu gen beseitigt Hitze und beendet Erbrechen.

Mit dieser Rezeptur kann man hervorragend Nässe-Hitze in Magen und Milz beseitigen. Vor allem zum Fortschaffen vor sich hinbrodelnder Nässe-Hitze, die chronische Müdigkeit verursacht, ist sie sehr gut geeignet. Dazu kommt es häufig nach dem Eindringen von Wind- oder Nässe-Hitze. Wird der äußere pathogene Faktor vom Körper nicht ausreichend entfernt, oder ist der Mensch durch Überarbeitung gerade in einem geschwächten Zustand, so kann der krankmachende Einfluß im Inneren verbleiben. Außerdem verlegt Nässe-Hitze die Milz. Auch das führt zur Bildung von Nässe, es etabliert sich ein Circulus vitiosus. Die wichtigsten Symptome und Krankheitszeichen, die uns an diese Rezeptur denken lassen, sind Schweregefühl, Durst, fader Mundgeschmack, Übelkeit, epigastrische Völle, Müdigkeit, Lethargie, weicher und übelriechender Stuhl, klebriger, gelber Zungenbelag und schlüpfriger Puls.

Rezeptur 4

Huo po xia ling tang

Dekokt mit Herba Agastachis rugosae, Cortex Magnoliae, Rhizoma Pinelliae und Poria

Herba Agastachis rugosae	Huo xiang	6.0 g
Fructus Amomi cardamomi	Bai dou kou	2.0 g
Cortex Magnoliae officinalis	Hou po	3.0 g
Poria	Fu ling	9.0 g
Polyporus	Zhu ling	4.5 g
Semen Coicis	Yi yi ren	12.0 g
Rhizoma Alismatis	Ze xie	4.5 g
Rhizoma Pinelliae	Ban xia	4.5 g
Semen Sojae praeparatum	Dan dou chi	9.0 g
Semen Armeniacae	Xing ren	9.0 g

Erläuterung

Diese Rezeptur ist besser für die Frühstadien des Eindringens von Nässe in den Körper geeignet. Die wichtigsten Manifestationen sind ein Schweregefühl, Völle im Epigastrium, Müdigkeit, Kältegefühl, ein klebriger, weißer Zungenbelag und ein schlüpfriger Puls.

- Huo xiang, Bai dou kou und Hou po lösen aromatisch Nässe auf. Huo xiang öffnet auch die Oberfläche, daher ist die Mischung auch beim Eindringen von äußerer Nässe anzuwenden.
- Fu ling, Zhu ling, Yi yi ren und Ze xie leiten Nässe aus.
- Ban xia unterstützt das Ausleiten von Nässe, indem Schleim aufgelöst wird.
- Dan dou chi beseitigt Hitze und Reizbarkeit.
- Xing ren unterstützt das Ausleiten von Nässe, indem sie das Lungen-Qi zum Absteigen bringt und somit die Flüssigkeiten abwärts zu Blase und Niere bewegt.

Fertigarznei 1

Ping wei pian

Pille zum Beruhigen des Magens

Rhizoma Atractylodis	Cang zhu
Pericarpium Citri reticulatae	Chen pi
Cortex Magnoliae officinalis	Hou po
Radix Glycyrrhizae tosta	Zhi gan cao
Rhizoma Zingiberis recens	Sheng jiang
Fructus Jujubae	Da zao

Erläuterung

Diese Pillen haben die gleichen Zutaten und Indikationen wie das gleichnamige Dekokt.

Zungenbefund: dicker Belag im Zentrum.

Fertigarznei 2

Huo xiang zheng qi wan (pian)

Pille mit Herba Agastachis rugosae für das Aufrechte Qi (Tablet)

Erläuterung

Zutaten und Indikationen sind die gleichen wie bei der Dekoktrezeptur.

Zungenbefund: klebriger, weißer Belag.

Fertigarznei 3

Jian pi wan

Pille zum Stärken der Milz

Radix Codonopsis pilosulae	Dang shen
Fructus Crataegi	Shan zha
Rhizoma Atractylodis macrocephalae	Bai zhu
Fructus Aurantii immaturus	Zhi shi
Pericarpium Citri reticulatae	Chen pi
Fructus Hordei germinatus	Mai ya

Erläuterung

Diese Pillen lösen Nässe auf und stärken etwas die Milz.

Zungenbefund: blasser Zungenkörper, dicker Belag im Zentrum.

Kasuistik

Ein 34jähriger Mann klagt über extreme Müdigkeit, Übelkeit, Schwindelgefühl, Kopfschmerzen, Durst, weiche Stühle, epigastrische Völle und Schweregefühl. Er ist auch reizbar und hat an Gewicht zugenommen. All diese Symptome traten erstmals nach einem längeren Aufenthalt in Sri Lanka auf.

Sein Puls ist schnell und schlüpfrig, seine Zunge ist etwas rot, mit roten, erhabenen Papillen und einem klebrigen, gelben Belag.

Diagnose

Alle Symptome weisen eindeutig in Richtung von Nässe-Hitze des Inneren, die er sich offensichtlich im heißen, feuchten Sri Lanka zugezogen hat. Die Reizbarkeit geht auf Hitze zurück, die Gewichtszunahme auf die Nässe. Die roten Erhebungen der Zunge sprechen für Nässe.

Therapieprinzip

Hitze beseitigen, Nässe im Mittleren Erwärmer auflösen.

Akupunktur

Die ausgewählten Punkte sollen einerseits die Milz stärken (KG 12, M 36, B 20, alle werden tonisiert), andererseits Nässe-Hitze beseitigen (MP 9, MP 6, Di 11, alle sedieren).

Arzneimitteltherapie

Der Patient erhält drei Zyklen von Lian po yin (Dekokt mit Rhizoma Coptidis und Cortex Magnoliae officinalis) ohne jegliche Abwandlung sowie vier Akupunkturbehandlungen. Danach sind seine Beschwerden verschwunden.

Kasuistik

Eine 42jährige Frau klagt über chronische Erschöpfung seit 4 Jahren. Die Symptome traten erstmals nach einer Influenza vor 4 Jahren auf. Sie ist immer noch müde, hat Muskelschmerzen und ein allgemeines Schweregefühl. Auf näheres Befragen gibt sie an, daß sie durstig und reizbar ist und abendliches Hitzegefühl verspürt. Ihr Puls ist schnell (92/Minute), etwas schlüpfrig, aber dünn. Ihre Zunge ist rot, fleckenweise geschält, an anderen Stellen ist ein dicker Belag zu finden (Farbabbildung 12.4).

Diagnose

Die Symptome sprechen klar für die Ansammlung von Nässe-Hitze vornehmlich in der Muskulatur, wie wir an Schweregefühl und Schmerzen erkennen. Puls- und Zungenbefund passen auch zur Nässe-Hitze. Der Hitze-Anteil der Nässe-Hitze hat offensichtlich auch einen Yin-Mangel verursacht, wie an Durst, Reizbarkeit und Hitzegefühl zu sehen ist. Die Zunge zeigt uns die Nässe-Hitze an einem klebrigen Belag der Zunge, den Yin-Mangel am stellenweisen Fehlen des Belags.

Therapieprinzip

Primär Nässe-Hitze auflösen, sekundär das Yin nähren.

Akupunktur

Es zielt auf das Auflösen von Nässe-Hitze und auf das Stärken der Milz ab. Folgende Punkte werden verwendet:

- M 36, MP 6, KG 12, B 20. Alle Punkte werden tonisiert, um Milz und Magen-Yin aufzubauen.
- MP 9 und Di 11 werden neutral genadelt, um Nässe-Hitze aufzulösen.

Arzneimitteltherapie

Lian po yin wird mit ausgezeichnetem Erfolg eingesetzt.

Differentialdiagnose gemäß der Westlichen Medizin

Chronische Müdigkeit und Schwäche kann auf viele verschiedene Ursachen zurückgehen, deren acht häufigste wir hier besprechen wollen.

1. Chronische Nephritis

Es kann sich um Pyelo- oder Glomerulonephritis handeln. Es besteht eine Entzündung des Nierenbeckens oder der Glomerula, oder beider Anteile. Die wichtigsten Symptome sind starke Müdigkeit, Ödeme, Übelkeit, häufiger Harnfluß und Lumbalgie (siehe auch Kapitel 22).

2. Mononukleose (Pfeiffer´sches Drüsenfieber)

Sie wird durch eine Infektion mit dem Epstein-Barr-Virus hervorgerufen. Sie äußert sich in Schwäche, Appetitmangel, Fieber, geschwollenen Lymphknoten, in chronischen Fällen auch in Depressionen.

Die Mononukleose tritt ausschließlich bei Teenagern und jungen Erwachsenen auf.

3. Myalgische Enzephalitis (ME)

Sie äußert sich in einem allgemeinen grippeähnlichen Gefühl, großer Müdigkeit, Lethargie, Muskelschmerzen und Gedächtnisstörungen (siehe Kapitel 25).

Die ME tritt häufiger bei jungen Erwachsenen auf.

4. Karzinome

Karzinome jeglicher Lokalisation können Müdigkeit und Schwäche verursachen. Müdigkeit ist häufig das früheste Symptom. Wenn sie bei einem Menschen mittleren oder höheren Alters von Appetitmangel, Gewichtsverlust und fahlgelbem Teint begleitet ist, so sollte man an ein Karzinom als Ursache denken.

5. Morbus Addison

Diese Erkrankung ist durch eine Unterfunktion der Nebennierenrinde gekennzeichnet. Man findet schwere Erschöpfung, Appetitmangel, Übelkeit, Erbrechen, Bauchschmerzen, Benommenheit, unscharfes Sehen, Belastungsdyspnoe, Palpitationen, Gier nach Salz, Hautpigmentationen, Gewichtsverlust und einen erniedrigten systolischen Blutdruck.

6. Hypothyreoidismus

Er beruht auf einer unzureichenden Sekretion der Schilddrüsenhormone und tritt häufiger bei Frauen auf. Die wichtigsten Symptome sind psychische und physische Schwäche, langsames Sprechen, Schläfrigkeit, Kopfschmerzen, Kältegefühl, Belastungsdyspnoe, Adipositas, fahlgelber Teint, geschwollene Augen, rauhe und trockene Haut, trockenes Haar, Oligo- oder Amenorrhö, Beinödeme, Hypothermie und in schweren Fällen geistige Verwirrung.

7. Diabetes mellitus

Er ist auf insuffiziente Insulinsekretion zurückzuführen. Bei Beginn der Erkrankung sind die wichtigsten Symptome Polyurie, Durst, Hunger und Gewichtsverlust. Harn und Blut enthalten erhöhte Glukosespiegel. Im chronischen Stadium treten weitere Symptome und Störungen auf: Adipositas, Pruritus vulvae, Furunkel, Polyneuropathie, Retinopathie und trockene Zunge.

8. Anämie

Sie besteht in einer Reduktion der Erythrozytenzahl, der Hämoglobinmenge im Blut oder des prozentuellen Anteils der Erythrozyten im Blut. Die wichtigsten Ursachen für Anämie sind drei: verstärkter Verlust roter Blutkörperchen durch Hämorrhagien, vermehrter Abbau von Erythrozyten und verminderte Neuproduktion roter Blutkörperchen. Fahle, blasse Haut- und Schleimhautfarbe ist das offensichtlichste Symptom der Anämie. Weitere Symptome beinhalten u.a. Müdigkeit und Herzgeräusche. Menorrhagien und Metrorrhagien sind häufige Ursachen oder verstärkende Faktoren von Anämie bei Frauen.

Einige Ursachen von Müdigkeit aus westlich-medizinischer Sicht sind in Tabelle 12.2 zusammengefaßt.

Tabelle 12.2: Einige Ursachen von Müdigkeit aus Sicht der Westlichen Medizin

Erkrankung	Pathologie	Symptome	Diverse Befunde
Nephritis	Entzündung des Nierenparenchyms	Müdigkeit, Übelkeit	Polyurie, Ödeme
Mononukleose	Epstein-Barr-Virus-Infektion	Müdigkeit, Schwitzen	Lymphknoten-schwellungen, Fieber
ME	unbekannt	Müdigkeit, Muskelschmerzen, grippeähnliches Gefühl	
Karzinome	maligne Entartung	Müdigkeit	Gewichtsverlust
Morbus Addison	Unterfunktion der Nebennierenrinde	Müdigkeit, Erschöpfung, Appetitlosigkeit, Übelkeit, Schwindel, unscharfes Sehen, Dyspnoe	Gewichtsverlust, Hautpigmentierung, systolischer Blutdruck

Fußnoten

1 College of Traditional Chinese Medicine: A Revised Explanation of the Classic of Difficultiies (Nan Jing Jiao Shi), S. 28-29; People's Health Publishing House, Beijing 1979. Das Werk „Klassiker der Schwierigkeiten" erschien erstmals etwa 100 v. Chr.

2 Traditional Chinese Medicine Research Institute: An Explanation of the Essential Prescriptions of the Golden Chest (Jin Gui Yao Lüe Yu Yi), S. 61; People's Health Publishing House, Beijing 1959. Das Werk „Abriß des Wichtigsten aus Goldtruhe und Jadekasten" wurde von Zhang Zhong-Jing verfaßt und erschien erstmals etwa 220 n. Chr.

3 Chao Yuan-Fang: Discussion on Causes and Symptoms of Diseases (Zhu Bing Yuan Hou Lun), erschienen 610. Zitiert in: Zhang Bo-Yu: Chinese Internal Medicine (Zhong Yi Nei Ke Xue), S. 281. Shanghai Science Publishing House, Shanghai 1986.

4 The Yellow Emperor's Classic of Internal Medicine - Simple Questions (Huang Di Nei Jing Su Wen), S. 154; People's Health Publishing House, Beijing 1979. Dieses Werk erschien erstmals etwa 100 v. Chr.

5 Zhu Qi-Shi: Discussion on Exhaustion (Li Xu Yuan Jian), S. 19; People's Health Publishing House, Beijing 1988. Das Werk erschien erstmals ca. 1520.

6 Zhu Qi-Shi: Discussion on Exhaustion (Li Xu Yuan Jian), S. 21.

7 Zhu Qi-Shi: Discussion on Exhaustion (Li Xu Yuan Jian), S. 24.

8 Zhang Jie Bin, The Complete Book of Jing Yue (Jing Yue Quan Shu), zitiert in: Zhang Bo-Yu: Chinese Internal Medicine (Zhong Yi Nei Ke Xue). S. 281, Shanghai Scientific Publishing House, Shanghai 1986. Zhang Jing-Yues Werk erschien erstmals 1624.

9 Luo Yuan-Qi: Chinese Medicine Gynaecology (Zhong Yi Fu Ke Xue), S. 105; Shanghai Science Publishing House, Shanghai, 1986.

10 Laurence D. R.: Clinical Pharmacology, S. 14, 31; Churchill Livingstone, Edinburgh 1973.

11 Simple Questions, S. 68.

Kapitel 13

Schmerzhaftes Obstruktions-Syndrom des Thorax

胸痹

Der Zustand, der unter dem Begriff „Schmerzhaftes Obstruktions-Syndrom des Thorax" (Thorax-Bi) läuft, ist durch Druck und Schmerz im Brustkorb gekennzeichnet, der sich zu den Schultern hin ausdehnt. In schweren Fällen ist der Schmerz größer als das Druckgefühl, bei starker Ausprägung verspürt man einen messerartigen Schmerz im Herzbereich auf der linken Seite des Thorax, der sich zur linken Schulter und den linken Arm hinunter erstreckt.

Diese Störung wird schon in „Des Gelben Kaisers Klassiker des Inneren" erwähnt. Wir lesen in Kapitel 22 von „Reine Fragen": „Wenn das Herz erkrankt, so spürt man Schmerz im Zentrum des Brustkorbs, Völle und Schmerz im Hypochondrium, Schmerz zwischen den Schulterblättern und in beiden Armen."[1] Und aus Kapitel 24 von „Das Zentrum des Wirkvermögens": „Bei richtigem Herzschmerz sind Arme und Beine zyanotisch sowie kalt bis zu den Ellenbogen und Knien empor, es besteht starker Schmerz in der Herzregion ..."[2] Diese Schilderung entspricht einer schweren Form des Schmerzhaften Obstruktions-Syndroms des Thorax.

Während der Han-Dynastie führte Zhang Zhong-Jing in „Abriß des Wichtigsten aus Goldtruhe und Jadekasten" erstmals den Begriff „Schmerzhaftes Obstruktions-Syndrom des Thorax" ein. In Kapitel 9 schreibt er:

„Beim Schmerzhaften Obstruktions-Syndrom des Thorax besteht Dyspnoe, Husten, Schmerz in Thorax und auf dem Rücken. Die distale Pulstaststelle ergibt einen tiefen, langsamen Befund, der Puls an der mittleren Position ist gespannt und schnell. Verwende hier das Dekokt mit Fructus Trichosanthis, Bulbus Allii macrostemi und weißem Wein.[3]

„Langsam" und „schnell" bezieht sich hier nicht auf die tatsächliche Pulsfrequenz, die ja nicht an einer Position langsam und an der anderen schnell sein kann, sondern auf das Gefühl, das der Puls vermittelt. Im gleichen Kapitel schreibt er: „Beim Schmerzhaften Obstruktions-Syndrom des Thorax kann sich der Patient nicht hinlegen, der Herzschmerz erstreckt sich bis zum Rücken – hier ist das Dekokt mit Fructus Trichosanthis, Bulbus Allii macrostemi und Rhizoma Pinelliae zu verwenden." Zum gleichen Thema aus dem Werk „Ursachen und Therapie von Erkrankungen gemäß dem Puls" aus dem Jahr 1706:

„Schmerz über dem Sternum spricht für Schmerzhaftes Obstruktions-Syndrom des Thorax ... die inneren Ursachen für dieses Syndrom sind die sieben Emotionen und die sechs übermäßigen Begierden. Sie entfachen das Herz-Feuer und beeinträchtigen die Lunge. Sie können auch rebellierendes Qi verursachen, das die Wege der Lunge schädigt, Schleim ansammelt und das Qi zum Stagnieren bringt. Das Schmerzhafte Obstruktions-Syndrom des Thorax kann durch übermäßige Einnahme heißer, scharfer Nahrung ausgelöst werden, die den Oberen Erwärmer verletzt und Blut-Stagnation hervorruft. Dadurch kommt es zu Druckgefühl und Schmerz im Thorax."[5]

Aus traditioneller Sicht gibt es drei Arten des Schmerzhaften Obstruktions-Syndroms des Thorax:

a) Xin tong (Herz-Schmerz): Thoraxschmerz
b) Zhen xin tong (Wahrer Herz-Schmerz): Thoraxschmerz mit Zyanose von Gesicht, Armen und Füßen
c) Jue xin tong (Yang-Kollaps-Herz-Schmerz): Thoraxschmerz mit kalten Extremitäten.

Wir werden uns in diesem Kapitel mit allen drei Arten beschäftigen.

Aus Sicht der Westlichen Medizin kann das Schmerzhafte Obstruktions-Syndrom des Thorax verschiedenen Erkrankungen des Herzens oder der Lunge entsprechen. Schmerzen links im Brustkorb, Palpitationen und Dyspnoe können durch Herzerkrankungen wie Angina pectoris, Myokardinfarkt oder Koronare Herzkrankheit hervorgerufen werden. Bei Husten, Dyspnoe und Schleimexpektoration muß man an Lungenerkrankungen wie chronische Bronchitis, chronische Tracheitis, Lungenemphysem oder Bronchuskarzinom denken. Beispiele für Syndrome, die Lungenerkrankungen aus westlicher Sicht entsprechen können, sind etwa „Trüber Schleim stagniert im Thorax" oder „Milz- und Herz-Yang-Mangel". In einigen Fällen kann chronische Gastritis das Schmerzhafte Obstruktions-Syndrom des Thorax bedingen.

Ätiologie und Pathologie

1. Äußere pathogene Faktoren

Äußere Kälte kann in den Thorax eindringen und dort die Zirkulation des Yang-Qi behindern. Das führt zum Schmerzhaften Obstruktions-Syndrom des Thorax mit Druckgefühl und Schmerz im Brustkorb. Das Eindringen äußerer Kälte ist umso wahrscheinlicher, wenn eine vorbestehende Yang-Schwäche zu finden ist. Yang-Mangel von Lunge oder Herz prädisponieren den Körper besonders für das Eindringen von Kälte in den Thorax.

Wir lesen in „Methoden und Regeln der Medizin" aus dem Jahr 1658: „Beim Schmerzhaften Obstruktions-Syndrom des Thorax wird der Schmerz in der Herzregion durch Yang-Mangel und das Eindringen von Kälte hervorgerufen."[6] In „Therapieplanung entsprechend den Syndrom-Kategorien" steht: „Beim Schmerzhaften Obstruktions-Syndrom des Thorax bewegt sich das Yang-Qi des Thorax nicht; nach einer langen Zeit nimmt das Yin den Platz des Yang ein."[7]

2. Ernährung

Unregelmäßiges Essen und übermäßiger Verzehr von Fett, Süßigkeiten, Milchprodukten oder kalter und roher Nahrung verletzt Milz und Magen. In der Folge können diese Organe die Nahrung nicht umwandeln und die Nahrungsessenzen transportieren, es kommt zur Bildung von Schleim. Schleim verlegt die Blutgefäße, es kommt zur Stagnation von Qi und Blut. Blut-Stase im Thorax blockiert die Zirkulation des Yang-Qi, es kommt zum Schmerzhaften Obstruktions-Syndrom des Thorax.

3. Emotionale Probleme

Sorge, Bangen und Grübeln verletzen Milz und Lunge. Bei einer Schwäche von Milz- und Lungen-Qi kann nach einiger Zeit das Qi im Thorax stagnieren. Länger andauernde Qi-Stagnation kann andererseits zur Bildung von Schleim im Brustkorb führen. Nun tragen sowohl die Qi-Stagnation als auch der Schleim zum Entstehen des Schmerzhaften Obstruktions-Syndroms des Thorax bei.

Zorn, Groll, Frustration und Depression verletzen die Leber und hindern ihr Qi daran, frei zu fließen. Stagnierendes Leber-Qi kann sich nach langer Zeit in Feuer umwandeln. Feuer wiederum verbrennt die Körperflüssigkeiten und dampft sie zu Schleim ein. Sowohl das stagnierende Leber-Qi als auch der Schleim führen zu Blut-Stase, die die Bewegung des Yang-Qi behindert – es kommt zum Schmerzhaften Obstruktions-Syndrom des Thorax.

4. Alter

Wird das Nieren-Yang schwächer, so kann es die inneren Organe nicht mehr wärmen, es kann zu Herz-Yang-Schwäche kommen.

Eine Abnahme des Nieren-Yin kann eine mangelnde Nährung der inneren Organe nach sich ziehen, es kann eine Herz-Yin-Schwäche folgen. In diesem Fall kann das Herz-Yang sich nicht bewegen, eine Stagnation von Qi und Blut im Brustkorb und das Schmerzhafte Obstruktions-Syndrom des Thorax sind die Folge. In beiden Fällen besteht die Wurzel in der Yin- oder Yang-Schwäche von Niere und Herz, die Manifestation ist die Stagnation von Qi und Blut im Thorax.

Wenngleich aus chinesischer Sicht dem Herzen die zentrale Rolle beim Schmerzhaften Obstruktions-Syndrom des Thorax zukommt, so sind doch auch andere Organe, vor allem Lunge und Magen, von herausragender Bedeutung bei diesem pathologischen Geschehen. Die Lunge beherrscht das Sammel-Qi (Zong Qi) des Thorax. Dieses Qi unterstützt das Herz, indem es Blut durch die Blutgefäße treibt. Ist das Sammel-Qi schwach, so fehlt dem Herzen die Kraft, das Blut zu pumpen, es kann im Thorax stagnieren. Aus Kapitel 75 von „Das Zentrum des Wirkvermögens“: „Wenn das Sammel-Qi nicht absteigen kann, so stagniert das Blut in den Gefäßen.“[8] Daher rührt die Bedeutung des Qi-Bewegens, will man das Blut bewegen: KG 17, wo das Sammel-Qi sich anhäuft, ist ein wichtiger Punkt, um das Qi im Thorax zu bewegen, damit Blut-Stase gemindert werden kann.

Auch der Magen beeinflußt das Herz und die Zirkulation des Blutes, denn das Große Verbindungsgefäß des Magens gibt dem Puls die Kraft, sich zusammenzuziehen und auszudehnen. Diese Leitbahn entspringt dem Magen und verläuft zum Gebiet unterhalb der linken Brust. Die Pulsation, die man hier palpieren kann – sie wird „xu li“ genannt – ist das Pochen des Großen Verbindungsgefäßes des Magens. Wir verstehen so die Bedeutung des Behandelns des Magens, wenn wir das Herz unterstützen und ihm helfen wollen, das Blut zu bewegen. Beispielsweise ist der Punkt M 40 äußerst wichtig, um den Thorax zu öffnen und die Zirkulation des Blutes in dieser Körperregion zu verbessern. Der Punkt M 36 ist sehr wichtig, um den Puls zu regulieren, man sollte ihn immer nadeln, wenn der Puls unregelmäßig ist. Nahrungsstagnation im Magen begünstigt auch die Entstehung des Schmerzhaften Obstruktions-Syndroms des Thorax. Wenn nämlich Nahrung im Mittleren Erwärmer stagniert, so kann sie die Zirkulation von Qi und Blut im Thorax behindern und das Herz- und Lungen-Qi beim Absteigen hindern. Diese Situation finden wir bei westlichen Patienten häufig: hier ist es oft schwierig, die Thoraxsymptome von jenen im Epigastrium zu unterscheiden. Wir müssen bei der Therapie daher auf den Zustand des Mittleren Erwärmers achten. Wenn Nahrungsstagnation besteht, die sich in saurem Reflux, Aufstoßen, Völlegefühl, Appetitmangel, einem dicken, klebrigen Zungenbelag und einem schlüpfrigen, vollen Puls an der rechten mittleren Position äußert, so sollte man sie unter Hinzufügung von Arzneien wie Semen Raphani (Lai fu zi), Endothelium corneum Gigeriae Galli (Nei jin) oder Fructus Hordei germinatus (Mai ya) behandeln.

Das Schmerzhafte Obstruktions-Syndrom des Thorax ist stets durch eine Kombination von Leere und Fülle gekennzeichnet. Die Wurzel der Erkrankung ist üblicherweise eine Schwäche von Milz, Herz oder Niere, oder eine Kombination daraus. Auf der Ebene der Manifestationen handelt es sich meist um Blut-Stase, Kälte oder Schleim (Abb. 13.1).

Die Symptomatik des Schmerzhaften Obstruktions-Syndroms des Thorax ist durch die Verlegung von Blutgefäßen charakterisiert, die zu Schmerz Anlaß gibt. Bei diesem Zustand ist praktisch immer auch Blut-Stase zu finden, entweder

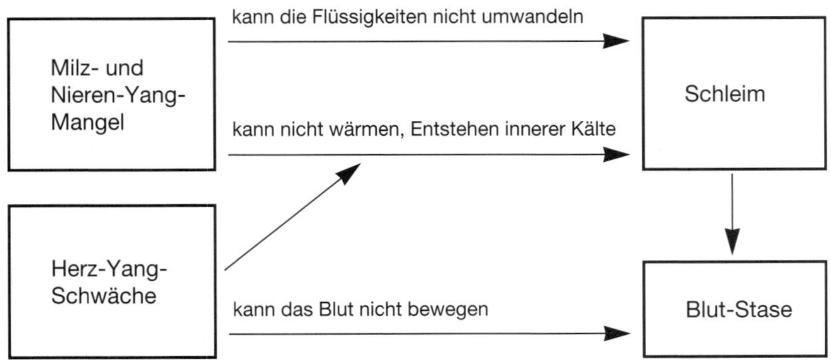

Abb. 13.1: Wurzel und Manifestationen des Schmerzhaften Obstruktions-Syndroms des Thorax

allein oder in Kombination mit anderen Faktoren. Bei chronischen Zuständen sehen wir auch häufig Schleim.

Bei chronischen Störungen besteht eine Wechselwirkung zwischen Blut-Stagnation und Schleim, wobei ein Faktor den anderen verschlimmert. Wir lesen in Kapitel 81 von „Das Zentrum des Wirkvermögens“: „Wenn die Körperflüssigkeiten harmonisch sind, so werden sie in Blut umgewandelt.“ [9] Die Körperflüssigkeiten stellen also die Basis für die Blut-Bildung dar. Wenn sie pathologischerweise in Schleim umgewandelt werden, so kann Blut nicht produziert und richtig bewegt werden, es stagniert. Andererseits führt eine Blut-Stase aufgrund des wechselseitigen Austauschs zwischen Blut und Körperflüssigkeiten zu einer Einschränkung der Flüssigkeits-Transformation und trägt somit zur Bildung von Schleim bei. Aus diesem Grund findet man bei chronischem Schmerzhaftem Obstruktions-Syndrom des Thorax, vor allem bei älteren Menschen, gleichzeitig Stase von Blut und Schleim.

Bei Yang-Schwäche der Niere und des Herzens sammeln sich Körperflüssigkeiten an und fließen auf Herz und Lunge über, was zu Husten und Ödemen Anlaß gibt.

Differentialdiagnose

Die Unterscheidung des Schmerzhaften Obstruktions-Syndroms des Thorax von anderen Störungen mit ähnlichen Symptomen ist wichtig.

1. Schleim-Flüssigkeiten in Thorax und Hypochondrium

Beim Schmerzhaften Obstruktions-Syndrom des Thorax bestehen Druckgefühl und Schmerzen im Brustkorb, die auch zur Schulter oder in Richtung der linken Brust ausstrahlen können. Der Schmerz wird durch Müdigkeit, Kälteexposition, zu reichliches Essen oder emotionalen Streß ausgelöst. Üblicherweise ist anamnestisch Dyspnoe zu erheben.

Bei Schleim-Flüssigkeiten in Thorax und Hypochondrium besteht ein Distensions- und Schmerzgefühl in Thorax und Hypochondrium. Der Schmerz ist beständig, er verschlimmert sich durch Atmung und Rumpfdrehung. Man findet auch ein Völlegefühl im Rippenbereich und einen Husten mit reichlich weißem, wäßrigem Sputum.

2. Epigastrischer Schmerz

Der Schmerz beim Schmerzhaften Obstruktions-Syndrom des Thorax kann sich gelegentlich bis hin zum Epigastrium ausdehnen und daher mit epigastrischem Schmerz verwechselt werden, einem Schmerz, der einer Magen-Disharmonie entspringt. Beim richtigen epigastrischen Schmerz finden wir aber auch Aufstoßen, Schluckauf, sauren Reflux oder andere Magen und Milz betreffende Symptome, die beim Schmerzhaften Obstruktions-Syndrom des Thorax fehlen.

3. Richtiger Herz-Schmerz

Er ist nicht so sehr ein getrenntes Bild, sondern eine weitere gravierende Entwicklung des Schmerzhaften Obstruktions-Syndrom des Thorax, wenn eine chronische Blut-Stase besteht. Richtiger Herz-Schmerz ist beständig und wird von kaltem Schweiß, einem blaß-zyanotischen Gesicht, Zyanose von Lippe und Extremitäten, einem verschwindenden oder hängendem Puls und einer bläulichen, purpurnen Zunge begleitet.

Welcher pathogene Faktor die Hauptrolle beim Schmerzhaften Obstruktions-Syndrom des Thorax spielt, können wir am Schmerzcharakter erkennen.

Ein distendierender Schmerz spricht für Qi-Stagnation. Wird er von einem Druck- und Engegefühl im Thorax begleitet, so weist er auf Schleim hin.

Brennender Schmerz entsteht bei Hitze (üblicherweise Schleim-Hitze), ein sehr starker Schmerz spricht für Kälte-Stagnation in den Blutgefäßen.

Stechender, fixierter, messerartiger Schmerz wird durch Blut-Stase hervorgerufen.

Wir sollten desweiteren Yang-Mangel von (innerer) Kälte-Stagnation unterscheiden:

- Kältestagnation: Kälteexposition verschlimmert die Symptomatik, der Patient hat aber keine Abneigung gegen Kälte, wenngleich sich die Extremitäten kalt anfühlen.
- Yang-Mangel: der Patient hat eine Kälteaversion, rollt sich ein und deckt sich zu und verspürt Kälte. Sein Gesicht ist blaß, die Extremitäten fühlen sich kalt an.

Therapie

„Abriß des Wichtigsten aus Goldtruhe und Jadekasten“ von Zhang Zhong-Jing (ca. 220 n. Chr.) empfiehlt das „Eindringen des Yang“ als die Hauptbehandlung beim Schmerzhaften Obstruktions-Syndrom des Thorax. Mit „Eindringen des Yang“ ist gemeint, das Yang-Qi zu bewegen und die Blutgefäße mit warmen, scharfen Arzneien wie Ramulus Cinnamomi (Gui zhi) zu durchdringen. In „Wirksame, von Ärztegenerationen überprüfte Rezepturen“ aus dem Jahr 1349 stellte Wei Yi-Lin erstmals die Rezeptur Su he xiang wan (Pille mit Styrax) vor, eine Rezeptur mit aromatischen und warmen Arzneien, die das Yang-Qi in den Blutgefäßen bewegen.[10] Heute wird diese Rezeptur in Form einer Fertigarznei häufig bei Angina pectoris gegeben.

In späteren Jahrhunderten konzentrierten sich viele Ärzte auf das Bewegen von Blut und das Beseitigen von Stagnation als Therapiestrategien beim Schmerzhaften Obstruktions-Syndrom des Thorax. Beispielsweise rät das 1607 erschienene Werk „Diagnose- und Therapiestandards“ dazu, Flos Carthami (Hong hua), Semen Persicae (Tao ren), Lignum Dalbergiae odoriferae (Jiang xiang) und die Rezeptur Shi xiao san (Pulver des plötzlichen Lächelns) beim Schmerzhaften Obstruktions-Syndrom des Thorax zu verwenden.[11]

Dan shen yin (Dekokt mit Radix Salviae miltiorrhizae) wird in „Reimsammlung neuzeitlicher Rezepturen“ (1801) beim Schmerzhaften Obstruktions-Syndrom des Thorax empfohlen.[12] Die Rezeptur wird auch heute viel verwendet, ebenso als Fertigarznei.

„Berichtigung von Irrtümern der Medizin“ von Wang Qing-Ren stellte erstmals die Rezeptur Xue fu zhu yu tang (Dekokt, das Stasen aus dem Haus des Blutes treibt) vor, die heute eine der wichtigsten und meistverschriebenen Rezepturen zum Bewegen von Blut und Eliminieren von Stagnation, vor allem im Thorax, darstellt.[13]

Beim Schmerzhaften Obstruktions-Syndrom des Thorax ist die Wurzel meist ein Leere-Zustand, die Manifestation aber ein Fülle-Muster. Wir müssen unbedingt immer zwischen den relativen Einflüssen von Leere und Fülle bei den klinischen Manifestationen des Schmerzhaften Obstruktions-Syndrom des Thorax unterscheiden. Hat man einmal ein Leere-Syndrom ausgemacht, so muß man weiter zwischen Schwäche von Qi, Yang, Blut oder Yin unterscheiden. Analog muß man bei einem Fülle-Muster den beteiligten pathogenen Faktor herausfinden, also Kälte, Schleim oder Blut-Stase.

Im allgemeinen ist es sinnvoller, sich zunächst der Manifestation zu widmen, also den pathogenen Faktor zu beseitigen. Das bedeutet Vertreiben von Kälte, Auflösen von Schleim oder Bewegen von Blut. Besonders bei der Arzneimitteltherapie ist es besser, die Obstruktion durch einen pathogenen Faktor zu bereinigen, bevor man darangeht, das Qi des Körpers zu stärken. Bei der Akupunktur kann man gleichzeitig und wirksam an Wurzel und Manifestation arbeiten, also das Körper-Qi tonisieren und simultan den pathogenen Faktor vertreiben.

In Akutfällen muß man sich darauf konzentrieren, nur die Manifestation zu behandeln, also den pathogenen Faktor zu eliminieren. Im chronischen Stadium bzw. im symptomfreien Intervall kann man die Aufmerksamkeit dann auf die Therapie der Wurzel richten, also auf das Tonisieren des Körper-Qi.

Wenngleich die drei wichtigsten Fülle-Zustände (Blut-Stagnation, Schleim, Kälte) alle aus einem Yang-Mangel entstehen, so werden wir sie doch getrennt behandeln, da sie akuten Stadien entsprechen, in denen man eher die Manifestationen als die Wurzel therapieren muß.

Wir werden die folgenden Syndrome besprechen:

1. Fülle-Muster

1.1 Qi-Stagnation im Thorax
1.2 Herz-Blut-Stase
1.3 Trüber Schleim stagniert im Thorax
1.4 Kälte-Stagnation im Thorax

2. Leere-Muster

2.1 Herz- und Nieren-Yin-Mangel
2.2 Qi- und Yin-Mangel
2.3 Milz- und Herz-Yang-Mangel

1. Fülle-Muster

1.1 Qi-Stagnation im Thorax

Klinische Manifestationen

Distendierender Schmerz im Thorax, der wandert und unbeständig auftritt, Distension im Hypochondrium.

Zunge: nicht aussagekräftig genug, um dieses Muster diagnostizieren zu können.

Puls: saitenförmig.

Hier haben wir Qi-Stagnation in Leber und Herz vor uns. Distensionsgefühl sowie zeitliche und örtliche Beweglichkeit des Schmerzes sind typisch für Qi-Stagnation.

Therapieprinzip

Das Qi bewegen, den Thorax entspannen, Leber und Herz besänftigen, Schmerz beenden.

Akupunktur

Punktauswahl

KG 17, KS 6, 3E 6, G 34, Le 3, B 17, B 15, B 18, B 14. Sedierend oder neutral nadeln.

Erläuterung

- KG 17 bewegt das Qi im Thorax. Die Nadel wird tangential gestochen, meist in Richtung kaudal, sie kann aber auch in Richtung des Schmerzareals gestochen werden.
- KS 6 bewegt das Qi im Thorax, entspannt und öffnet den Thorax, beruhigt den Geist und bringt die Wanderseele-hun zum Verweilen.
- 3E 6 und G 34 bewegen das Qi im Hypochondrium.
- Le 3 bewegt das Leber-Qi, entspannt die Sehnen, beruhigt den Geist und bringt die Wanderseele zum Verweilen.
- B 17 entspannt Zwerchfell und Thorax.
- B 15 und B 18, die Zustimmungspunkte von Herz und Leber, bewegen Herz- und Leber-Qi.
- B 14, der Zustimmungspunkt des Perikards, bewegt das Qi im Thorax.

Arzneimitteltherapie

Rezeptur

Xuan fu hua tang

Dekokt mit Flos Inulae

Flos Inulae	Xuan fu hua	9.0 g
Rhizoma Cyperi	Xiang fu	6.0 g
Caulis Perillae	Zi su geng	6.0 g
Radix Curcumae	Yu jin	6.0 g
Fructus Aurantii	Zhi qiao	6.0 g
Fructus Retinervus Luffae	Si gua lou	6.0 g

Erläuterung

- Xuan fu hua bringt das Qi im Thorax zum Absteigen.
- Xiang fu, Yu jin und Zhi qiao bewegen das Qi.
- Zi su geng entspannt den Thorax.
- Si gua lou belebt die Leitbahnen im Thorax.

Variationen

- Bei Herz-Qi-Stagnation aufgrund emotionaler Probleme, wenn der Patient unglücklich, schweigsam und zurückgezogen ist: plus He huan pi (Cortex Albiziae).
- Bei Qi-Stagnation und tieferliegendem Yin-Mangel: plus Fo shou (Fructus Citri sarcodactylis). Diese Arznei bewegt das Qi, ohne das Yin zu verletzen.
- Bei Lungen-Qi-Stagnation: plus Jie geng (Radix Platycodi), Zi wan (Radix Asteris) und Xing ren (Semen Armeniacae).

1.2 Herz-Blut-Stase

Klinische Manifestationen

Stechender Schmerz im Thorax, der fixiert und abends schlechter ist; Palpitationen.

Zunge: purpurfarben, vor allem im Thorax-Areal oder an den Rändern, entsprechend dem Thorax-Gebiet (Abbildung 13.2).

Puls: tief, rauh.

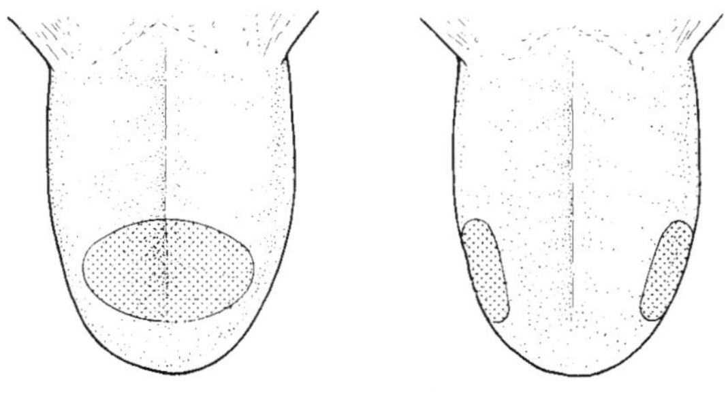

Abb. 13.2: Thorax-Areal auf der Zunge

Therapieprinzip

Das Blut bewegen, Stase beseitigen, die Verbindungsgefäße beleben, Schmerz beenden.

Akupunktur

Punktauswahl

B 13, B 14, B 15, KG 17, KG 14, KS 4, KS 6, M 40, MP 10, B 17, LG 12, LG 11, LG 10, Dü 11. Alle Punkte sedierend oder neutral nadeln, der Schmerzintensität entsprechend. Die Punkte auf dem Lenkergefäß (LG 12, 11, 10) können mit jenen des Konzeptionsgefäßes (KG 17, 14) abgewechselt werden.

Erläuterung

- B 13 stimuliert das Absteigen des Qi und bewegt Blut sowie Qi.
- B 14, KG 17, B 15 und KG 14 sind die Zustimmungs- und Alarmpunkte von Perikard bzw. Herz. In akuten Fällen werden sie sedierend genadelt. Dies sind die Hauptpunkte. KG 17 wird tangential gestochen, in Richtung kaudal. Strahlt der Thoraxschmerz nach links aus, so kann man KG 17 horizontal in Richtung des Herzens stechen.
- KS 4 ist der Xi-Grenz-Punkt. In dieser Eigenschaft beendet er Schmerz und ist vornehmlich bei akuten Syndromen angezeigt.
- KS 6 ist der Luo-Passage-Punkt sowie der Schlüsselpunkt des Yin-Verbindungsgefäßes. Er öffnet den Thorax, bewegt Qi und Blut und beseitigt Obstruktionen. Er sollte sedierend genadelt werden.
- M 40 öffnet in Kombination mit KS 6 den Thorax, der Punkt unterdrückt auch rebellierendes Qi.
- MP 10 bewegt das Blut.
- B 17 bewegt das Blut und entspannt das Zwerchfell.
- LG 12, 11 und 10 bewegen Qi und Blut im Thorax.
- Dü 11 bewegt das Blut im Thorax. Der Punkt wird gewählt, wenn sich der Thoraxschmerz zum Schulterblatt hin ausdehnt.

Arzneimitteltherapie

Rezeptur 1

Xue fu zhu yu tang

Dekokt, das Stasen aus dem Haus des Blutes treibt

Radix Angelicae sinensis	Dang gui	9.0 g
Radix Rehmanniae	Sheng di huang	9.0 g
Radix Paeoniae rubra	Chi shao	6.0 g
Rhizoma Chuanxiong	Chuan xiong	5.0 g
Semen Persicae	Tao ren	12.0 g
Flos Carthami	Hong hua	9.0 g
Radix Bupleuri	Chai hu	3.0 g
Fructus Aurantii	Zhi qiao	6.0 g
Radix Cyathulae	Chuan niu xi	9.0 g
Radix Platycodi	Jie geng	5.0 g
Radix Glycyrrhizae	Gan cao	3.0 g

Erläuterung

- Dang gui, Sheng di huang, Chi shao, Chuan xiong, Tao ren und Hong hua sind eine modifizierte Version von Tao hong si wu tang (Dekokt aus vier Zutaten mit Flos Carthami und Semen Persicae) zum Bewegen des Bluts.
- Chai hu und Zhi qiao bewegen das Qi, damit dieses das Blut bewegen kann.
- Niu xi lenkt die Arzneien abwärts, Jie geng nach oben. Diese Bewegung in gegensätzliche Richtungen macht die ganze Rezeptur dynamischer, was das Bewegen des Bluts angeht.
- Gan cao harmonisiert.

Rezeptur 2

Variation von

Tao hong si wu tang

Dekokt aus vier Zutaten mit Flos Carthami und Semen Persicae

Radix Angelicae sinensis	Dang gui	9.0 g
Rhizoma Chuanxiong	Chuan xiong	6.0 g
Radix Rehmanniae praeparata	Shu di huang	12.0 g
Radix Paeoniae alba	Bai shao	6.0 g
Semen Persicae	Tao ren	6.0 g
Flos Carthami	Hong hua	6.0 g
Rhizoma Coptidis	Huang lian	3.0 g
Rhizoma Arisaematis cum Bile	Dan nan xing	6.0 g
Caulis Bambusae in taeniam	Zhu ru	6.0 g
Radix Notoginseng	San qi	3.0 g
Radix Salviae miltiorrhizae	Dan shen	9.0 g
Rhizoma Curcumae longae	Jiang huang	3.0 g

Erläuterung

Diese Rezeptur wird verwendet, wenn Schleim und Hitze die Blut-Stase im Thorax begleiten. Die Symptome sind Druckgefühl im Brustkorb, Hitzeempfindungen, Durst und eine rote Zunge.

- Tao hong si wu tang bewegt das Blut.
- Huang lian, Dan nan xing und Zhu ru lösen Schleim-Hitze auf.
- San qi, Dan shen und Jiang huang bewegen Blut und eliminieren Stagnation.

Tabelle 13.1: Rezepturen bei Herz-Blut-Stase

Rezeptur	Differenzierung
Xue fu zhu yu tang	Herz-Blut-Stase
Tao hong si wu tang	Emotionen, Ernährung
(Variation)	Herz-Blut-Stase mit Schleim-Hitze

Variationen

- Bei Zeichen von Blut-Hitze: plus Mu dan pi (Cortex Moutan) und Chi shao (Radix Paeoniae rubra).
- Bei Zeichen von Kälte eine oder zwei der folgenden Arzneien hinzufügen: Chuan xiong (Rhizoma Chuanxiong), Wu ling zhi (Faeces Trogopteri), Mo yao (Myrrha) oder Yan hu suo (Rhizoma Corydalis).

Fertigarznei 1

Guan xin su he wan

Pille mit Styrax für die Herzkranzgefäße

Styrax	Su he xiang
Borneolum syntheticum	Bing pian
Lignum Santali albi	Tan xiang
Olibanum	Ru xiang
Semen Oroxyli	Mu hu die

Erläuterung

Diese Pillen sind beim Schmerzhaften Obstruktions-Syndrom des Thorax aufgrund von Blut-Stagnation oder Kälte geeignet. Sie sollten nicht länger als 2-3 Monate in einem Stück genommen werden.

Der entsprechende Zungenbefund: bläulich-purpurne Zunge, v.a. im Thorax-Bereich (siehe Farbabbildung 13.2).

Fertigarznei 2

Fu fang dan shen pian

Zusammengesetzte Tablette mit Radix Salviae miltiorrhizae

Radix Salviae miltiorrhizae	Dan shen
Borneolum syntheticum	Bing pian

Erläuterung

Auch dieses Präparat ist beim Schmerzhaften Obstruktions-Syndrom des Thorax aufgrund von Blut-Stase anwendbar. Es ist milder als die vorangehende Mischung und kann deshalb über längere Zeiträume eingenommen werden. Es erweitert die Herzkranzgefäße und erhöht ihr Blutvolumen.

Der entsprechende Zungenbefund zeigt uns eine etwas purpurne Zunge. Nachdem diese Mischung für leichtere Formen von Blut-Stase gedacht ist, kann man sie auch verschreiben, wenn sich die Blut-Stagnation erst an dunkleren Zungengrundvenen erkennen läßt – dieses Zeichen tritt meist früher auf als die purpurne Verfärbung des Zungenkörpers.

Fertigarznei 3

Su bing di wan

Pille mit Styrax und Borneolum syntheticum

Styrax	Su he xiang
Borneolum syntheticum	Bing pian

Erläuterung

Diese Mischung ist ebenfalls für das Schmerzhafte Obstruktions-Syndrom des Thorax aufgrund von Blut-Stase geeignet. Es ist milder als Guan xin su he wan, aber stärker als Fu fang dan shen pian.

Zungenbefund: purpurne Verfärbung des Körpers im Thorax-Areal.

Fertigarznei 4

Dan shen pian

Tabletten mit Radix Salviae miltiorrhizae

Radix Salviae miltiorrhizae Dan shen

Erläuterung

Auch hier ist wieder das Schmerzhafte Obstruktions-Syndrom des Thorax aufgrund von Blut-Stase das Einsatzgebiet. Es handelt sich um das mildeste der angeführten Präparate und kann deshalb über lange Zeit verabreicht werden.

Hier kann die Zunge nur ganz leicht purpurfarben oder gar nicht verfärbt sein und bloß eine dunkle Verfärbung der Zungengrundvenen aufweisen.

Fertigarznei 5

Guan xin gao

Pflaster für die Koronargefäße

Styrax Su he xiang

Erläuterung

Dieses Pflaster gegen Thorax-Bi aufgrund von Blut-Stase wird auf dem Nabel angebracht. Dies basiert auf der Idee, das vorgeburtliche Qi zu stärken, um das postnatale Qi zu beeinflussen. Das Pflaster soll auch Qi und Blut im Lenker-, Konzeptions- und Durchdringungsgefäß regulieren, die alle unterhalb des Nabels beginnen. Vor allem das Durchdringungsgefäß unterdrückt rebellierendes Qi im Thorax und reguliert Blut.

Kasuistik

Ein 74jähriger Mann leidet seit einem Jahr an Beschwerden, die als Angina pectoris diagnostiziert wurden. Die Anfälle werden durch körperliche Anstrengung, Kälte und Essen ausgelöst. Der Thoraxschmerz ist ziemlich stark. Er klagt auch über ein Schweregefühl in den Beinen. Er sieht insgesamt ziemlich robust aus und hat keine weiteren Symptome. Stimme und Geist sind stark. Die Zunge ist rötlich-purpurn, mit einem gelben Belag, der Puls ist saitenförmig und voll.

Diagnose

Zunächst handelt es sich klar um einen Fülle-Zustand, wie wir an starker Stimme und starkem Geist, dem robusten Körperbau, dem vollen Puls und dem Zungenbelag erkennen. Der Thoraxschmerz entsteht bei ihm durch Blut-Stagnation im Thorax. Die Blut-Stase identifizieren wir anhand des Schmerzcharakters, der Purpurfarbe des Zungenkörpers und des saitenförmigen Pulses. Das Schweregefühl in den Beinen geht auf Nässe zurück, die sich nach unten ergießt.

Therapieprinzip

Blut im Thorax bewegen. Ausschließliche Akupunkturbehandlung bringt bei dem Patienten gute Resultate.

Akupunktur

Die Hauptpunkte zielen auf das Bewegen von Blut und das Eliminieren von Stase ab. Es handelt sich um:

- KS 6, KS 4, M 40, KG 17 und B14 (alle neutral nadeln). M 40 wird nicht wegen seiner Fähigkeit zum Auflösen von Schleim verwendet, sondern weil er in Kombination mit KS 6 den Thorax entspannt und das Auf- und Absteigen von Qi im Thorax reguliert.

1.3 Trüber Schleim stagniert im Thorax

Klinische Manifestationen

Ausgeprägtes Druckgefühl im Brustkorb, der Thoraxschmerz strahlt zu Schulter oder oberem Rücken aus, Dyspnoe, Schwere- und Schwindelgefühl, Expektoration weißen Sputums.

Zunge: gedunsener Körper, klebriger, weißer Zungenbelag.

Puls: schlüpfrig.

Schleim behindert die Qi-Zirkulation im Thorax und verursacht das typische Druckgefühl im Brustkorb. Einige Patienten beschreiben es als „Schwere“ oder „Enge“. Schleim führt auch zu leichtem Schwindelgefühl, indem er das Aufsteigen des klaren Yang zum Thorax behindert.

Hier überwiegt das Druckgefühl im Thorax jegliche Schmerzempfindung.

Dieses Syndrom kommt sehr häufig in Kombination mit Blut-Stase im Thorax vor. Es besteht eine Wechselwirkung zwischen Schleim und Blut-Stase: beide oder Blut-Stase können wir leicht anhand von Puls, Zunge und Symptomen bewerten (Tabelle 13.2).

Tabelle 13.2: Vergleich von Schleim und Blut-Stase anhand von Symptomen, Zunge und Puls

	Schleim	Blut-Stase
Symptome	Druckgefühl im Thorax	Thoraxschmerz
Zunge	gedunsen, klebriger Belag	purpurner Körper
Puls	schlüpfrig	rauh oder saitenförmig

Therapieprinzip

Das Yang beleben, Schleim auflösen, die Öffnungen freimachen.

Akupunktur

Punktauswahl

KS 6, B 14, B 15, KG 17, KG 14, M 40, KG 12, KG 9, MP 6, B 13, Lu 7, Lu 9. Sedierend oder neutral nadeln, außer KG 12, wo man tonisieren sollte. Moxa kann verwendet werden.

Erläuterung

- KS 6 öffnet den Brustkorb und belebt das Yang des Thorax.
- B 14, B 15, KG 17 und KG 14 sind die Zustimmungs- und Alarmpunkte von Perikard und Herz. Sie sind die Hauptpunkte beim Schmerzhaften Obstruktions-Syndrom des Thorax. Hier kann man Moxibustion einsetzen, um das Yang zu beleben.
- M 40, KG 12, KG 9 und MP 6 lösen Schleim auf. M 40 öffnet auch den Thorax und unterdrückt rebellierendes Qi im Brustkorb.
- B 13 und Lu 7 öffnen die Lungen-Wege, um das Eliminieren von Schleim zu erleichtern.
- Lu 9 beseitigt Schleim aus der Lunge.

Arzneimitteltherapie

Rezeptur

Gua lou xie bai ban xia tang

Dekokt mit Fructus Trichosanthis, Bulbus Allii macrostemi und Rhizoma Pinelliae

Fructus Trichosanthis	Gua lou	12.0 g
Bulbus Allii	Xie bai	12.0 g
Rhizoma Pinelliae	Ban xia	12.0 g
Weißer Reiswein	Bai jiu	30.0 ml

Erläuterung

Das ist die bekannteste Rezeptur beim Schmerzhaften Obstruktions-Syndrom des Thorax aufgrund von Schleim.

- Gua lou löst Schleim und öffnet den Thorax.
- Xie bai belebt das Yang im Brustkorb.
- Ban xia löst Schleim und unterdrückt rebellierendes Qi.
- Weißer Reiswein belebt das Yang und vertreibt Kälte-Schleim.

Variationen

- Wenn Schleim den Kopf verlegt, was man an Symptomen wie ausgeprägtem Schwindelgefühl, Benommenheit und unscharfem Sehen erkennt: plus Shi chang pu (Rhizoma Acori tatarinowii) und Yu jin (Radix Curcumae), um die Öffnungen freizumachen.
- Bei ausgeprägtem Völle- und Druckgefühl des Thorax: plus Hou po (Cortex Magnoliae officinalis).
- Bei starker Schleimexpektoration: plus Dan nan xing (Rhizoma Arisaematis cum Bile).
- Bei ausgeprägtem Thoraxschmerz: plus Dan shen (Radix Salviae miltiorrhizae).
- Bei der Kombination von Schleim mit etwas Blut-Stase kann man die folgende Variation der oben besprochenen Rezeptur einsetzen:

Jia wei gua lou xie bai tang

Variation des Dekokts mit Fructus Trichosanthis und Bulbus Allii macrostemi

Fructus Trichosanthis	Gua lou	15.0 g
Bulbus Allii	Xie bai	9.0 g
Radix Paeoniae rubra	Chi shao	6.0 g
Flos Carthami	Hong hua	6.0 g
Rhizoma Chuanxiong	Chuan xiong	6.0 g
Rhizoma Curcumae longae	Jiang huang	6.0 g

Die letzten vier Arzneien bewegen das Blut. Jiang huang bewegt Qi und Blut in der Schulterregion und wird daher bei Schmerzausstrahlung in dieses Gebiet gegeben.

Bei Kombination von Schleim mit Hitze mit Symptomen wie Hitzegefühl, bitterem Mundgeschmack, roter Zunge mit klebrigem, gelbem Belag und schnellem Puls: Kombination von

Huang lian wen dan tang

Dekokt mit Rhizoma Coptidis zum Erwärmen der Gallenblase

und Xiao xian xiong tang

Kleineres Dekokt, das in den Thorax sinkt

Rhizoma Coptidis	Huang lian	6.0 g
Rhizoma Pinelliae	Ban xia	12.0 g
Fructus Trichosanthis	Gua lou	30.0 g
Poria	Fu ling	6.0 g
Pericarpium Citri reticulatae	Chen pi	6.0 g
Caulis Bambusae in taeniam	Zhu ru	6.0 g
Fructus Aurantii immaturus	Zhi shi	6.0 g
Radix Glycyrrhizae tosta	Zhi gan cao	3.0 g
Rhizoma Zingiberis recens	Sheng jiang	5 Scheiben
Fructus Jujubae	Da zao	1 Stück

In Tabelle 13.3 sind die drei Rezepturen im Vergleich dargestellt.

Tabelle 13.3: Vergleich von Rezepturen bei Trübem Schleim des Thorax

Rezeptur	Differenzierung
Gua lou xie bai ban xia tang	Schleim
Jia wei gua lou xie bai tang	Schleim und Blut-Stase
Huang lian wen dan tang und Xiao xian xiong tang	Schleim-Hitze

Fertigarznei 1

Gua lou pian

Tablette mit Fructus Trichosanthis

Fructus Trichosanthis Gua lou

Erläuterung

Dieses Präparat, das bloß aus einer Arznei besteht, ist bei Schleim-bedingtem Thoraxschmerz indiziert.

Der entsprechende Zungenbefund: gedunsene Zunge mit klebrigem, gelbem Belag.

Fertigarznei 2

Su he xiang wan

Pille mit Styrax

Styrax Su he xiang

Erläuterung

Diese Pillen enthalten nur eine Zutat zum Freimachen der Öffnungen. Sie sind bei Schleim-bedingtem Schmerzhaftem Obstruktions-Syndrom des Thorax indiziert. Sie sind stärker wirksam als das vorangehende Präparat.

Zungenbefund: gedunsener Körper mit schmutzigem, weißem, klebrigem Belag.

Kasuistik

Eine 59jährige Frau klagt über Druck und Schmerz in der Brust. Vor 5 Jahren hatte sie eine Herzattacke, seither bestehen die Beschwerden. Der Blutdruck ist mit 180/100 mm Hg erhöht. Sie berichtet auch über Schmerzen und Schwellung der Knie, Knöchel und Handgelenke.

Sie ist ziemlich übergewichtig. Die Zunge ist sehr blaß und gedunsen (Farbabbildung 13.1). Der Puls ist sehr tief und schwächlich, vor allem an den beiden proximalen Taststellen.

Diagnose

Schmerz und Druckgefühl im Thorax gehen auf eine Kombination von Schleim und Kälte zurück, die im Thorax stagnieren, wobei Schleim überwiegt. Die Frau hat nicht viele Symptome, aber das Druckgefühl in der Brust, das Übergewicht und die stark gedunsene Zunge reichen für die Diagnose „Schleim-Obstruktion" aus. Diese tritt vor dem Hintergrund einer schweren Yang-Schwäche von Milz und Niere auf. Auch hier bietet sie nicht viele Symptome, aber die deutlich blasse Zunge und der sehr tiefe und schwächliche Puls an beiden proximalen Taststellen sind deutliche Zeichen von Nieren-Yang-Schwäche. Auf den Milz-Yang-Mangel können wir aus dem Vorhandensein von Schleim schließen. Beide Syndrome, also Nieren-Schwäche und Schleim, sind Faktoren, die zur Entwicklung eines Schmerzhaften Obstruktions-Syndroms des Thorax aufgrund von Kälte und Nässe beitragen.

Therapieprinzip

Wie die meisten Fälle von Schmerzhaftem Obstruktions-Syndrom des Thorax ist auch dieser durch eine Kombination von Leere (des Yang von Milz und Niere) und Fülle (Kombination Schleim – Kälte) gekennzeichnet. Korrekterweise müssen wir also im akuten oder subakuten Stadium die Fülle behandeln, danach erst die Leere. In diesem Fall hat die Patientin ein ausgeprägtes und unangenehmes Druck- und Schmerzgefühl in der Brust, weshalb wir unsere Aufmerksamkeit der Behandlung des Fülle-Syndroms zuwenden, also Schleim auflösen und Kälte vertreiben. Sie wird zunächst über 10 Wochen einmal wöchentlich mit Akupunktur behandelt, die Therapie zielt darauf ab, Schleim aufzulösen und Obstruktionen des Thorax zu beseitigen.

Akupunktur

- M 40, KS 6, KS 4, KG 17, B 14, KG 9, MP 6, KG 12 und B 20. Alle werden neutral gestochen, bis auf KG 12 und B 20, die tonisiert werden, in Hinblick auf das Stärken der Milz und das Auflösen von Schleim.

  Nach diesen 10 Sitzungen wird das Hauptaugenmerk auf das Tonisieren des Milz- und Nieren-Yang gelegt. Die Hauptsymptome, auf die man achten sollte, bevor man vom Behandlungsziel des Schleim-Lösens zum Tonisieren übergeht, ist die Größenabnahme der gedunsenen Zunge und die deutliche Abnahme des Drucks und Schmerzes im Thorax. Die wichtigsten Punkte zum Stärken des Milz- und Nieren-Yang sind:
- B 20, B 23, KG 12, M 36, N 7-fuliu, N 3-taixi.

  Es wird tonisierend genadelt, auch Moxa kommt zum Einsatz. Die Patientin ist nach weiteren 10 Akupunkturen komplett geheilt. Sie kommt derzeit alle 3 Monate zu einer vorbeugenden Behandlung.

Kasuistik

Ein 66jähriger Mann klagt über Druck- und Engegefühl sowie einen leichten Schmerz in der Brust. Diese Beschwerden haben vor mehr als 20 Jahren mit rezidivierenden Panikattacken begonnen, die durch Dyspnoe und ein intensives Druckgefühl, „wie ein Reifen um den Brustkorb", im Thorax charakterisiert waren. Er möchte auch gerne seufzen, kann es aber nicht. Vor zwei Jahren hatte er auch einen kleinen Myokardinfarkt. Gelegentlich fühlt er sich schwindlig, rezidivierend treten stechende Schmerzen im rechten Hypochondrium auf. Sein Gesicht ist blaß, seine Zunge ist bläulich-purpurfarben am Rand, der Rest ist blaß. Der Zungenkörper ist gedunsen und weist einen klebrigen Belag auf. Der Puls ist schlüpfrig.

Diagnose

Die Beschwerden des Patienten werden durch Trüben Schleim, der den Thorax verlegt, hervorgerufen: Druck- und Engegefühl der Brust, Dyspnoe, Schwindelgefühl, gedunsene Zunge mit klebrigem Belag, schlüpfriger Puls. Abgesehen von dieser zentralen Störung besteht auch eine Stagnation des Leber-Qi (Bedürfnis nach Seufzen) und des Leber-Bluts (stechender Schmerz im Hypochondrium und bläulich-purpurne Verfärbung der Zungenränder). Auch Kälte ist zu finden (blasse Zunge, blasses Gesicht).

Therapieprinzip

Der Zustand besteht zwar schon sehr lang, ist aber immer noch primär durch Fülle gekennzeichnet, wie wir am Puls erkennen. Die Aufmerksamkeit wird daher auf das Auflösen von Schleim, das Bewegen von Qi und Blut und das Vertreiben von Kälte gerichtet. Die ausgewählte Arzneirezeptur soll primär Schleim auflösen, bei der Akupunktur sollen einige Punkte das Körper-Qi stärken.

Akupunktur

Folgende Punkte werden neutral genadelt:

- KS 6 bewegt Qi und Blut im Thorax, was das Druck- und Engegefühl im Thorax erleichtert.

- M 40 unterdrückt rebellierendes Qi im Thorax und löst Schleim auf.
- G 34 bewegt das Leber-Qi im Hypochondrium.
- Le 3 bewegt das Leber-Qi, beruhigt den Geist und bringt die Wanderseele zum Verweilen.
- KG 17 und B 14 sind der Alarm- bzw. Zustimmungspunkt des Perikards, sie bewegen das Qi im Brustkorb, um das Druck- und Engegefühl zu vermindern.
- Le 14 bewegt das Leber-Qi.
- MP 6 unterstützt das Auflösen von Schleim und beruhigt den Geist.
- MP 4 auf der linken und KS 6 auf der rechten Seite öffnen das Durchdringungsgefäß. Diese Leitbahn ist hervorragend geeignet, Obstruktionen zu beseitigen und rebellierendes Qi im Thorax zu bezähmen.

  Einige Punkte werden zum Qi-Aufbau tonisierend genadelt:
- M 36 und KG 12 tonisieren das Milz-Qi, um Schleim aufzulösen.

Arzneimitteltherapie

Ich verwende eine Variation zweier Rezepturen: Gua lou xie bai ban xia tang (Dekokt mit Fructus Trichosanthis, Bulbus Allii macrostemi und Rhizoma Pinelliae) und Ban xia hou po tang (Dekokt mit Rhizoma Pinelliae und Cortex Magnoliae officinalis).

Fructus Trichosanthis	Gua lou	6.0 g
Bulbus Allii macrostemi	Xie bai	4.0 g
Rhizoma Pinelliae	Ban xia	6.0 g
Cortex Magnoliae officinalis	Hou po	6.0 g
Folium Perillae	Zi su ye	4.0 g
Poria	Fu ling	6.0 g
Ramulus Cinnamomi	Gui zhi	4.0 g
Fructus Aurantii immaturus	Zhi shi	4.0 g
Rhizoma Zingiberis recens	Sheng jiang	3 Scheiben

Gui zhi wird zum Vertreiben von Kälte und zum Bewegen des Yang im Thorax hinzugefügt. Zhi shi bewegt das Leber-Qi und bezähmt rebellierendes Qi im Thorax.

Der Patient erfährt eine sehr deutliche Verbesserung schon nach kurzer Zeit. Die meisten Symptome verschwinden oder verlieren stark an Intensität.

Kasuistik

Eine 56jährige Patientin klagt über Palpitationen mit einem dumpfen Schmerz im Thorax, der sich nach kranial bis zum Kiefer und in den linken Arm erstreckt. Während der Anfälle ist ihr kalt, sie schwitzt. Die Attacken nehmen an Häufigkeit zu. Sie klagt auch über große Müdigkeit, Appetitmangel, Schwere- und Schwindelgefühl sowie unscharfes Sehen und Expektoration reichlich weißen Schleims.

Der Puls ist schlüpfrig, die Zunge hat einen sehr klebrigen gelben Belag.

Diagnose

Ein klares Beispiel für Thoraxschmerz aufgrund von Schleim. Die Schleim-Manifestationen sind Schwindelgefühl, unscharfes Sehen, Expektoration von Sputum, Schweregefühl, schlüpfriger Puls und ein klebriger Zungenbelag. Der Schleim wird offensichtlich durch Milz-Qi-Mangel verursacht, der an der großen Müdigkeit und dem Appetitmangel zu erkennen ist.

Therapieprinzip

Die Patientin wird ausschließlich mit Akupunktur behandelt. Anfangs geht es um die Therapie der Manifestation, also um das Auflösen von Schleim, später um die Behandlung der Wurzel, also das Tonisieren des Milz-Qi.

Akupunktur

Die wichtigsten Punkte zum Beseitigen von Schleim des Thorax:

- M 40, Lu 5, MP 6, KS 5, KS 4, KG 17, KG 9.
  Alle werden neutral genadelt.
- KG 12 (tonisieren).

  Die wichtigsten Punkte zum Stärken der Milz:
- M 36, MP 3, B 20 und B 21.

Kasuistik

Eine 36jährige Patientin hatte vor einem Jahr eine virale Perikarditis. Damals verspürte sie Thoraxschmerz, fühlte sich sehr schwach, schwitzte und hatte erhöhte Temperatur. Seit damals fühlt sie sich immer noch sehr müde, gelegentlich auch schwindlig, ihr Gedächtnis ist schlecht. Auch der Appetit ist nicht in Ordnung, sie hat ständig das Bedürfnis, sich niederzulegen. Gelegentlich ist ihr Mund ziemlich trocken, sie neigt zu Obstipation. Der Puls ist schnell und schlüpfrig, die Zunge ist rot und weist einen klebrigen Belag sowie einen Riß vom Magen-Typ in den Medianen auf.

Diagnose

Wir sehen hier eine Kombination aus Leere und Fülle. Es besteht etwas Qi- und Blut-Mangel (Müdigkeit, Bedürfnis zum Niederlegen, Appetitmangel, Gedächtnisstörungen), der Schleim ist das eine Fülle-Muster (schlüpfriger Puls, klebriger Zungenbelag), Hitze das andere (trockener Mund, Obstipation, rote Zunge, gelber Belag, schneller Puls).

Therapieprinzip

Es besteht zwar eine Kombination aus Leere und Fülle, es erweist sich aber als sinnvoller, zunächst Schleim aufzulösen und Hitze zu beseitigen, bevor man Qi und Blut tonisiert. Vor allem beim Einsatz der Arzneimitteltherapie kann man durch das Stärken von Qi und Blut bei gleichzeitigem Bestehen von Schleim und Hitze den Zustand verschlechtern. Der Grund dafür: die meisten Qi- und Blut-tonisierenden Arzneien sind „klebrig", weshalb sie Schleim verstärken, und von warmer thermischer Natur, was Hitze verschlimmern kann. Nach einigen Wochen einer Behandlung, die Schleim auflösen und Hitze beseitigen soll, muß man die Aufmerksamkeit auf das Stärken von Qi und Blut lenken.

Arzneimitteltherapie

In Anlehnung an die eben dargelegten Prinzipien ist die erste Rezeptur eine Variation von

Gua lou xie bai ban xia tang

Dekokt mit Fructus Trichosanthis, Bulbus Allii macrostemi und Rhizoma Pinelliae

Fructus Trichosanthis	Gua lou	9.0 g
Bulbus Allii	Xie bai	4.0 g
Rhizoma Pinelliae	Ban xia	6.0 g
Weißer Reiswein	Bai jiu	15.0 ml
Rhizoma Coptidis	Huang lian	3.0 g
Rhizoma Arisaematis cum Bile	Dan nan xing	4.0 g
Caulis Bambusae in taeniam	Zhu ru	6.0 g
Radix Salviae miltiorrhizae	Dan shen	4.0 g

Erläuterung

- Huang lian beseitigt Magen-Hitze.
- Dan nan xing und Zhu ru lösen Schleim auf.
- Dan shen bewegt das Blut im Thorax und beendet Schmerz.

Nach einigen Wochen der Einnahme wende ich mich dann dem Aufbau von Qi und Blut zu. Die wichtigsten Veränderungen, auf die man achten sollte, um den richtigen Zeitpunkt für den Wechsel des Therapieziels zum Tonisieren zu lenken, sind eine Abnahme der roten Farbe des Zungenkörpers, eine Verringerung des Zungenbelags, ein weniger schneller und weniger schlüpfriger Puls und das Verschwinden des Durstes. Es kommt eine Variation einer klassischen Rezeptur zum Einsatz, und zwar von

Liu jun zi tang

Dekokt der sechs Edlen

Radix Codonopsis pilosulae	Dang shen	6.0 g
Rhizoma Atractylodis macrocephalae	Bai zhu	9.0 g
Poria	Fu ling	6.0 g
Radix Glycyrrhizae tosta	Zhi gan cao	3.0 g
Pericarpium Citri reticulatae	Chen pi	4.0 g
Rhizoma Pinelliae	Ban xia	9.0 g
Rhizoma Coptidis	Huang lian	3.0 g
Fructus Trichosanthis	Gua lou	6.0 g

Gua lou und Huang lian werden beigefügt, um weiterhin Schleim aufzulösen und Hitze zu beseitigen.

1.4 Kälte-Stagnation im Thorax

Klinische Manifestationen

Starker, krampfartiger Thoraxschmerz mit Ausstrahlung zur Scapula, Engegefühl im Brustkorb, Dyspnoe, Beschwerden beim Niederlegen, blasses Antlitz, kalte Extremitäten. Der Thoraxschmerz wird durch Kälteexposition hervorgerufen, durch Wärme gebessert.

In sehr schlimmen Fällen findet man auch Lippen- und Nagelzyanose, kalten Schweiß, starken und beständigen messerartigen Thoraxschmerz, eine purpurne Zunge und einen hängenden Puls.

Zunge: blaß, blau-purpurfarben.

Puls: tief, schwächlich, gespannt.

Dieses Muster ist durch Kälte, die den Thorax verlegt, gekennzeichnet. Innere Kälte entsteht aus Yang-Mangel, mit dem dieses Syndrom immer gekoppelt ist. Es handelt sich um eine ziemlich akute Situation, wenn die Kälte-Manifestationen herausragend sind, der Thoraxschmerz ist schwerwiegend. In solchen Fällen sollte man eher die Manifestation, also die Kälte, behandeln, weniger die Wurzel, also den Yang-Mangel.

Therapieprinzip

Das Yang beleben (in der Arzneimitteltherapie mittels warmer, scharfer Arzneien), Kälte vertreiben, Obstruktionen beseitigen.

Akupunktur

Punktauswahl

B 14, B 15, KG 17, KG 14, KS 6, LG 20-baihui, KG 6, KG 8, M 36. Neutral stimulieren, nur M 36, KG 6 und KG 8 werden tonisiert. Moxa muß hier verwendet werden.

Erläuterung

- B 14, B 15, KG 17, KG 14 und KS 6: die Verwendung dieser Punkte wurde schon weiter oben besprochen. Sie sollten sedierend oder neutral gestochen werden, je nach der Stärke des Thoraxschmerzes.
- LG 20 (direkte Moxibustion) hebt das Yang.
- KG 6 und KG 8 (direkte Moxibustion) wärmen das Yang und vertreiben Kälte. Moxibustion auf KG 8: zuerst den Nabel mit Salz füllen, dann Moxakegeln darauf setzen.
- M 36 (Moxa auf Nadel, tonisierend nadeln), Yang tonisieren und Kälte vertreiben.

Arzneimitteltherapie

Rezeptur 1

Gua lou xie bai bai jiu tang

Dekokt mit Fructus Trichosanthis, Bulbus Allii macrostemi und weißem Wein

Fructus Trichosanthis	Gua lou	12.0 g
Bulbus Allii	Xie bai	12.0 g
Weißer Reiswein	Bai jiu	30.0 ml

Erläuterung

- Gua lou öffnet den Thorax und löst Schleim auf.
- Xie bai beendet Thoraxschmerz, belebt das Yang und vertreibt Kälte.
- Reiswein belebt das Yang und vertreibt Kälte. Sein aszendierender Charakter läßt ihn auch als Botenarznei wirken, die die anderen Arzneien zum Thorax lenkt.

Rezeptur 2

Zhi shi xie bai gui zhi tang

Dekokt mit Fructus Aurantii immaturus, Bulbus Allii macrostemi und Ramulus Cinnamomi

Fructus Aurantii immaturus	Zhi shi	12.0 g
Bulbus Allii macrostemi	Xie bai	9.0 g
Ramulus Cinnamomi	Gui zhi	6.0 g
Fructus Trichosanthis	Gua lou	12.0 g
Cortex Magnoliae officinalis	Hou po	12.0 g

Erläuterung

- Zhi shi läßt das Qi absteigen, somit wird der Thorax befreit, Völle und Druck werden erleichtert.
- Xie bai belebt das Yang, vertreibt Kälte und beendet Thoraxschmerz.
- Gui zhi belebt das Yang und vertreibt Kälte aus den Blutgefäßen.
- Gua lou befreit den Thorax und löst Schleim auf.
- Hou po öffnet den Thorax und erleichtert Völle. Die Arznei unterdrückt auch rebellierendes Qi.

Diese Rezeptur wird häufiger als die erste eingesetzt, denn im Unterschied zu jener sind hier die beiden Zutaten Zhi shi zum Bewegen des Qi und Gui zhi zum Beleben des Yang in den Blutgefäßen enthalten.

Rezeptur 3

Dang gui si ni tang

Dekokt für kalte Extremitäten mit Radix Angelicae sinensis

Radix Angelicae sinensis	Dang gui	12.0 g
Radix Paeoniae alba	Bai shao	9.0 g
Ramulus Cinnamomi	Gui zhi	9.0 g
Herba Asari	Xi xin	1.5 g
Radix Glycyrrhizae tosta	Zhi gan cao	5.0 g
Fructus Jujubae	Da zao	8 Stück
Caulis Akebiae	Mu tong	3.0 g

Erläuterung

- Dang gui und Bai shao tonisieren das Blut.
- Gui zhi und Xi xin sind warm und scharf und öffnen die Blutgefäße, von wo sie auch Kälte vertreiben.
- Zhi gan cao und Da zao unterstützen einerseits Dang gui und Bai shao beim Nähren des Bluts, andererseits unterstützen sie Gui zhi und Xi xin beim Wärmen der Leitbahnen und Blutgefäße.
- Mu tong durchdringt die Blutgefäße und lenkt die anderen Arzneien in diese Richtung.

Speziell bei kalten Händen ist diese Rezeptur indiziert.

Rezeptur 4

Ling gui zhu gan tang

Dekokt mit Poria, Ramulus Cinnamomi, Rhizoma Atractylodis macrocephalae und Radix Glycyrrhizae

Poria	Fu ling	12.0 g
Ramulus Cinnamomi	Gui zhi	9.0 g
Rhizoma Atractylodis macrocephalae	Bai zhu	6.0 g
Radix Glycyrrhizae tosta	Zhi gan cao	3.0 g

Erläuterung

Diese Rezeptur behandelt Schleim-Flüssigkeiten, die Epigastrium und Thorax verlegen. Es kommt zu Symptomen wie Völle und Druck im Thorax, Kältegefühl, Abhusten weißen, wäßrig-schaumigen Sputums (charakteristisch für Schleim-Flüssigkeiten), Dyspnoe und Schwindelgefühl. Die Zunge ist blaß, gedunsen, hat Zahneindrücke und einen weißen, klebrigen Belag.

Variationen

Diese Modifikationen beziehen sich auf alle oben angeführten Rezepturen.

- Bei sehr starkem und messerartigem Thoraxschmerz, kalten Extremitäten, kaltem Schweiß, Lippenzyanose und hängendem Puls ist eine der beiden folgenden Rezepturen zu verwenden.

Tong mai si ni tang (Dekokt für kalte Extremitäten zum Durchdringen der Blutgefäße) und Su he xiang wan (Pille mit Styrax)

Tong mai si ni tang

Radix lateralis Aconiti praeparata	Fu zi	15.0 g
Rhizoma Zingiberis	Gan jiang	9.0 g
Radix Glycyrrhizae tosta	Zhi gan cao	6.0 g

Diese Rezeptur rettet das Yang und vertreibt Kälte.

Su he xiang wan

Styrax	Su he xiang	30.0 g
Moschus	She xiang	60.0 g
Borneolum syntheticum	Bing pian	30.0 g
Benzoinum	An xi xiang	60.0 g
Radix Aucklandiae	Mu xiang	60.0 g
Lignum Santali albi	Tan xiang	60.0 g
Lignum Aquilariae resinatum	Chen xiang	60.0 g
Olibanum	Ru xiang	30.0 g
Flos Caryophylli	Ding xiang	60.0 g
Rhizoma Cyperi	Xiang fu	60.0 g
Fructus Piperis longi	Bi bo	60.0 g
Cornu Bubali	Shui niu jiao	60.0 g
Cinnabaris	Zhu sha	60.0 g
Rhizoma Atractylodis macrocephalae	Bai zhu	60.0 g
Fructus Chebulae	He zi	60.0 g

Diese Rezeptur wirkt gegen Thoraxschmerz aufgrund von Kälte. Die Dosierungen sind für die Bereitung von Pillen, nicht eines Dekokts, gedacht. Die Mischung wird üblicherweise in Form einer Fertigarznei eingenommen. Man kann sie auch extern anwenden, indem man sie mittels eines Medizinalpflasters am Nabel appliziert. Sonst kann man die Kräuter der Rezeptur auch kochen, abseihen und die Flüssigkeit in Form einer heißen Kompresse auf den Nabel aufbringen. Der Nabel liegt auf dem Konzeptionsgefäß, er hat auch eine Beziehung zu Durchdringungsgefäß und Ursprungs-Qi der Niere. Aus diesen Gründen ist die Methode anwendbar, um das Schmerzhafte Obstruktions-Syndrom des Thorax aufgrund von Nieren-Schwäche zu behandeln.

Kuan xiong wan

Pille zum Öffnen des Brustkorbs

Rhizoma Alpiniae officinarum	Gao liang jiang	6.0 g
Rhizoma Corydalis	Yan hu suo	6.0 g
Lignum Santali albi	Tan xiang	6.0 g
Fructus Piperis longi	Bi bo	6.0 g
Herba Asari	Xi xin	1.5 g
Borneolum syntheticum	Bing pian	3.0 g

Erläuterung

Diese Rezeptur beseitigt Kälte, öffnet den Thorax, bewegt das Blut, löst Schleim auf und macht die Öffnungen frei. Sie unterscheidet sich von der letzten Rezeptur insofern, als sie heißer und deshalb bei ausgeprägten Kälte-Symptomen mehr angezeigt ist. Die Rezeptur gibt es auch als Fertigarznei, in dieser Form wird sie am häufigsten eingenommen.

Tabelle 13.4 bringt einen Vergleich der Rezepturen.

Tabelle 13.4: Vergleich von Rezepturen gegen Kälte im Thorax

Rezeptur	Differenzierung
Gua lou xie bai bai jiu tang	Kälte
Zhi shi xie bai gui zhi tang	Kälte mit Qi-Stagnation
Dang gui si ni tang	Kälte, kalte Hände
Ling gui zhu gan tang	Kälte mit Schleim-Flüssigkeiten
Tong mai si ni tang und Su he xiang wan	Starke Kälte, Kollaps des Yang
Kuan xiong wan	Kälte, etwas Schleim verlegt die Öffnungen

Kasuistik

Eine 70jährige Frau leidet seit vielen Jahren an Druck und Schmerz im Thorax. Der Thoraxschmerz wird durch Anstrengung und Kälteexposition ausgelöst. Sie wird leicht dyspnoisch, ihr Teint ist blaß.

Die Zunge ist insgesamt blaß, blau-purpurfarben an den Rändern im Thorax-Areal, sowie gedunsen (Farbabbildung 13.2). Der Puls ist schlüpfrig, tief und schwächlich.

Diagnose

Kälte-Stagnation im Thorax vor einem Hintergrund einer Yang-Schwäche. Der Zungenbefund deutet auf die Lokalisation der Kälte im Thorax hin.

Therapieprinzip

Kälte aus dem Thorax vertreiben, das Yang tonisieren.

Akupunktur

Die Patientin wird ausschließlich mit Akupunktur behandelt, folgende Punkte kommen im Laufe der Behandlung zum Einsatz:

- KS 6, KG 14 und B 14 bewegen das Qi des Thorax und beenden Schmerz. Neutral nadeln.
- KG 17 (mit Moxa), um Kälte aus dem Brustkorb zu vertreiben.
- KG 6 (mit Moxa), um Kälte im allgemeinen zu vertreiben.
- M 36 und B 20 (beide tonisieren, Moxa auf die Nadel), um das Yang zu tonisieren.

Der Zustand der Patientin bessert sich innerhalb von 9 Monaten nach und nach, bis das Druck- und Schmerzgefühl im Thorax nahezu gänzlich verschwindet.

2. Leere-Muster

Sie sind immer begleitend unter der Oberfläche der Fülle-Muster zu finden. Wir besprechen sie hier besser getrennt, da sie zum chronischen bzw. beschwerdefreien Stadium einer Erkrankung gehören. Das Therapieprinzip besteht im Tonisieren gegen das entsprechende Leere-Muster.

Es geht um folgende Leere-Muster:

2.1 Herz- und Nieren-Yin-Mangel
2.2 Qi- und Yin-Mangel
2.3 Milz- und Herz-Yang-Mangel

2.1 Herz- und Nieren-Yin-Mangel

Klinische Manifestationen

Druck- und Schmerzgefühl im Thorax, Palpitationen, Nachtschweiß, Schlafstörungen, Schmerzen lumbal und in den Knien, Tinnitus, Schwindelgefühl, Hitze der Fünf Flächen.

Zunge: rot, belaglos, Herz-Riß.

Puls: dünn, schnell.

Wie bei allen Leere-Syndromen ist hier der Thoraxschmerz weniger ausgeprägt als bei Fülle. Abgesehen vom Yin-Mangel ist bei diesem Syndrom auch immer etwas Schleim vorhanden, weshalb das Druck- und Schmerzgefühl im Thorax entsteht.

Alle anderen Symptome sind typisch für die Yin-Schwäche.

Therapieprinzip

Das Yin nähren, die Niere unterstützen, das Herz nähren, den Geist beruhigen, Schmerz beenden.

Akupunktur

Punktauswahl

B 14, B 23, KG 4, N 3-taixi, KS 6, KG 17, H 6, N 25-shencang.

Erläuterung

- B 14, KS 6 und KG 17 bewegen das Qi im Thorax und beenden Schmerz.
- B 23, KG 4 und N 3 tonisieren die Niere.
- H 6 nährt das Herz-Yin, beruhigt den Geist, beendet Nachtschweiß und mindert Thoraxschmerz.
- N 25 ist ein lokaler Punkt beim Thoraxschmerz, der mit einem Nieren-Syndrom vergesellschaftet ist.

Arzneimitteltherapie

Rezeptur 1

Zuo gui yin

Dekokt, das die Linke (Niere) wiederherstellt

Radix Rehmanniae praeparata	Shu di huang	12.0 g
Fructus Corni	Shan zhu yu	6.0 g
Fructus Lycii	Gou qi zi	6.0 g
Rhizoma Dioscoreae	Shan yao	6.0 g
Poria	Fu ling	6.0 g
Radix Glycyrrhizae tosta	Zhi gan cao	3.0 g

Erläuterung

Eine häufig verwendete Rezeptur zum Stärken des Nieren-Yin.

Rezeptur 2

Tian wang bu xin dan[14]

Pille des Himmelskaisers zum Tonisieren des Herzens

Radix Rehmanniae	Sheng di huang	120.0 g
Radix Scrophulariae	Xuan shen	15.0 g
Radix Asparagi	Tian dong	60.0 g
Radix Ophiopogonis	Mai dong	60.0 g
Radix Salviae miltiorrhizae	Dan shen	15.0 g
Radix Ginseng	Ren shen	15.0 g
Poria	Fu ling	15.0 g
Semen Ziziphi spinosae	Suan zao ren	60.0 g
Fructus Schisandrae	Wu wei zi	15.0 g
Semen Platycladi	Bai zi ren	60.0 g
Radix Polygalae	Yuan zhi	15.0 g
Radix Platycodi	Jie geng	15.0 g
Cinnabaris	Zhu sha	Pillenhülle

Erläuterung

- Sheng di huang, die Herrscherarznei, nährt das Nieren-Yin.
- Xuan shen, Tian dong und Mai dong unterstützen Sheng di huang beim Yin-Aufbau.
- Dan shen tritt in das Herz ein und leitet die Rezeptur zum Beruhigen des Geistes in Richtung des Herzens.
- Ren shen und Fu ling stärken das Qi.
- Suan zao ren und Wu wei zi absorbieren das „Auslaufen“, etwa Nachtschweiß, nähren das Yin und beruhigen den Geist.
- Bai zi ren, Yuan zhi und Zhu sha beruhigen den Geist.
- Jie geng leitet die Rezeptur zum Oberen Erwärmer, also zum Herzen.

Variationen

Sie beziehen sich auf beide Rezepturen.

- Bei Schleim und einem ausgeprägten Gefühl von Druck im Thorax: plus Gua lou (Fructus Trichosanthis).
- Bei Symptomen und Zeichen von aufsteigendem Leber-Yang: plus Gou teng (Ramulus cum Uncis Uncariae) und Shi jue ming (Concha Haliotidis).
- Bei ausgeprägtem Thoraxschmerz: plus Dan shen (Radix Salviae miltiorrhizae), bzw. die Dosierung erhöhen.
- Bei Zeichen von Blut- und Yin-Schwäche: plus He shou wu (Radix Polygoni multiflori), Dang gui (Radix Angelicae sinensis) und Dan shen (Radix Salviae miltiorrhizae).
- Bei psychischer Unruhe und Schlafstörungen: plus (bzw. Dosierung erhöhen) Suan zao ren (Semen Ziziphi spinosae), Wu wei zi (Fructus Schisandrae) und Long chi (Dens Draconis).
- Bei Zeichen von Leere-Hitze: plus Gui ban (Plastrum Testudinis) und Huang bai (Cortex Phellodendri).

Tabelle 13.5 vergleicht die beiden Rezepturen.

Tabelle 13.5: Vergleich von Rezepturen bei Herz- und Nieren-Yin-Schwäche

Rezeptur	Differenzierung
Zuo gui yin	Nieren-Yin-Stärkung
Tian wang bu xin dan	Stärkung von Herz- und Nieren-Yin

Fertigarznei

Tian wang bu xin dan

Pille des Himmelskaisers zum Tonisieren des Herzens

Erläuterung

Die Mischung hat die gleichen Zutaten und Indikationen wie die oben erläuterte Rezeptur.

Zungenbefund: rote, belaglose Zunge, möglicherweise auch Risse.

2.2 Qi- und Yin-Mangel

Klinische Manifestationen

Druck und Schmerz im Thorax wechselnder Intensität, Palpitationen, Dyspnoe, Müdigkeit, Abneigung gegen Sprechen, blasser Teint, Schwindelgefühl, unscharfes Sehen. Alle Symptome werden durch Überanstrengung verschlimmert.

Zunge: rot, belaglos.

Puls: dünn, schwächlich.

Es handelt sich um Qi- und Yin-Schwäche von Herz, Lunge und Milz. Die Herz-Schwäche führt zu Palpitationen, die Lungen-Schwäche zu Dyspnoe und blassem Aussehen. Bei Yin-Mangel fehlt den Blutgefäßen die Nahrung, das Blut kann nicht richtig zirkulieren, es kommt zu Druck und Schmerz in der Brust. Die Beschwerden treten nur zeitweise auf und sind viel milder als bei Fülle-Syndromen.

Therapieprinzip

Qi und Yin stärken, Blut bewegen, die Verbindungsgefäße beleben.

Akupunktur

Punktauswahl

Lu 9, H 5, KG 17, B 13, B 15, M 36, KS 6, MP 6, KG 4. Tonisierend oder neutral nadeln (s.u.).

Erläuterung

- Lu 9, B 13, H 5 und B 15 tonisieren Lunge und Herz. Tonisieren.
- KG 17 und KS 6 bewegen Qi und Blut im Thorax. Neutral nadeln.
- M 36, MP 6 und KG 4 stärken Qi und Yin. Tonisieren.

Arzneimitteltherapie

Rezeptur 1

Variation von

Sheng mai san (Pulver, das den Puls erzeugt) und Ren shen yang rong tang (Dekokt mit Radix Ginseng zum Nähren und erblühen lassen)

Radix Ginseng	Ren shen	9.0 g
Radix Ophiopogonis	Mai dong	6.0 g
Fructus Schisandrae	Wu wei zi	6.0 g
Rhizoma Atractylodis macrocephalae	Bai zhu	6.0 g
Radix Astragali	Huang qi	6.0 g
Radix Angelicae sinensis	Dang gui	6.0 g
Radix Paeoniae alba	Bai shao	6.0 g
Radix Rehmanniae	Sheng di huang	6.0 g
Radix Polygalae	Yuan zhi	6 g
Poria	Fu ling	6.0 g
Pericarpium Citri reticulatae	Chen pi	3.0 g
Radix Glycyrrhizae tosta	Zhi gan cao	3.0 g
Fructus Jujubae	Da zao	3 Stück
Rhizoma Zingiberis recens	Sheng jiang	3 Scheiben

Erläuterung

- Ren shen, Huang qi, Bai zhu, Fu ling und Zhi gan cao tonisieren das Qi und unterstützen die Lunge.
- Mai dong, Sheng di huang, Dang gui und Bai shao nähren Blut und Yin.
- Yuan zhi und Wu wei zi tonisieren das Herz.
- Chen pi mindert die „Klebrigkeit" der Blut- und Yin-Tonika.
- Sheng jiang und Da zao harmonisieren.

Variationen

Thoraxschmerz: plus Dan shen (Radix Salviae miltiorrhizae) und San qi (Radix Notoginseng).

Rezeptur 2

Zhi gan cao tang

Dekokt mit Radix Glycyrrhizae

Radix Glycyrrhizae tosta	Zhi gan cao	12.0 g
Radix Ginseng	Ren shen	6.0 g
Fructus Jujubae	Da zao	10 Stück
Radix Rehmanniae	Sheng di huang	30.0 g
Radix Ophiopogonis	Mai dong	10.0 g
Colla corii Asini	E jiao	6.0 g
Semen Sesami	Hu ma ren	10.0 g
Rhizoma Zingiberis recens	Sheng jiang	9.0 g
Ramulus Cinnamomi	Gui zhi	9.0 g
Reiswein (am Schluß beigeben)	Qing jiu	10.0 ml

Erläuterung

Diese Rezeptur tonisiert Qi, Yang, Blut und Yin.

- Zhi gan cao, Ren shen und Da zao stärken das Qi.
- Sheng di huang und Hu ma ren nähren das Blut.
- Sheng jiang, Gui zhi und Reiswein sind warm und scharf. Sie beleben das Yang in den Blutgefäßen. Sie lenken alle anderen Tonika in Richtung der Blutgefäße, um den Puls zu regulieren. Aus diesem Grund wird die Rezeptur bei unregelmäßigem oder hängendem Puls gegeben („hängen" bedeutet hier, daß er langsam ist und in unregelmäßigen Intervallen pausiert).

2.3 Milz- und Herz-Yang-Mangel

Klinische Manifestationen

Druck und dumpfer Schmerz im Thorax, Dyspnoe, Palpitationen, Schwitzen, Kälteempfindung, kalte Extremitäten, heller und blasser Teint, Lippen- und Nagelzyanose, Müdigkeit, Appetitmangel, Schlafstörungen.

Zunge: blaß oder bläulich-purpurfarben.

Puls: tief, schwächlich.

Chronischer Milz-Yang-Mangel führt auch zu Herz-Yang-Schwäche, die sich in Kältegefühl, kalten Extremitäten, Palpitationen, Schlaflosigkeit, Schwitzen, hellem und blassem Teint sowie Lippen- und Nagelzyanose äußert. Das geschwächte Herz-Yang kann das Blut im Thorax nicht bewegen. Blut-Stase verursacht Schmerz, Druckgefühl und eine purpurne Zunge.

Chronischer Milz- und Herz-Yang-Mangel geht beinahe immer auf eine Schwäche des Nieren-Yang zurück, vor allem bei alten Menschen. In diesem Fall kommen zu den beschriebenen Symptomen noch Schmerzen lumbal und in den Knien, Schwindelgefühl und häufiges Urinieren mit blassem Harn hinzu.

Therapieprinzip

Das Qi stärken, das Yang wärmen, Blut bewegen, die Verbindungsgefäße beleben.

Akupunktur

Punktauswahl

B 15, KG 14, H 5, B 20, KG 12, KG 6, M 36, MP 6, B 23, LG 4, KS 6, N 25-shencang, B 13. Moxa kann angewandt werden. Alle Punkte sollten tonisiert werden, außer KS 6 und N 25, hier neutral stechen.

Erläuterung

- B 15, KG 14 und H 5 (Moxa) tonisieren das Herz-Yang.
- B 20, KG 12, KG 6, M 36 und MP 6 (alle mit Moxa) stärken das Milz-Yang.
- B 23 und LG 4 (Moxa), wärmen das Nieren-Yang.
- KS 6 öffnet den Thorax, beendet Schmerz und vermindert Druckgefühl.
- N 25 ist ein lokaler Punkt, um Qi und Blut im Thorax zu bewegen, wenn eine Nieren-Schwäche besteht.
- B 13 (Moxa) stärkt das Lungen-Yang und tonisiert das Sammel-Qi, das das Herz mit Qi versorgt, damit es das Blut bewegen kann.

Arzneimitteltherapie

Rezeptur

Shen fu tang (Dekokt mit Radix Ginseng und Radix lateralis Aconiti praeparata) und You gui yin (Dekokt, das die Rechte [Niere] wiederherstellt)

Radix Ginseng	Ren shen	9.0 g
Radix lateralis Aconiti praeparata	Fu zi	6.0 g
Radix Rehmanniae praeparata	Shu di huang	15.0 g
Fructus Corni	Shan zhu yu	3.0 g
Rhizoma Dioscoreae	Shan yao	6.0 g
Cortex Eucommiae	Du zhong	6.0 g
Cortex Cinnamomi	Rou gui	3.0 g
Fructus Lycii	Gou qi zi	6.0 g
Radix Glycyrrhizae praeparata	Zhi gan cao	3.0 g

Erläuterung

Shen fu tang tonisiert und wärmt das Yang stark an. Die Rezeptur wird bei Yang-Kollaps eingesetzt. You gui yin stärkt und wärmt das Nieren-Yang. Das ist nötig, denn chronischer Yang-Mangel fußt vor allem bei alten Menschen auf einer Nieren-Yang-Schwäche.

Variationen

- Kombinierter Yang- und Yin-Mangel: plus Mai dong (Radix Ophiopogonis) und Wu wei zi (Fructus Schisandrae).
- Bei ausgeprägten Zeichen von Nieren-Yang-Schwäche zusätzlich zum Herz- und Milz-Yang-Mangel eine oder zwei der folgenden Arzneien hinzufügen: Rou cong rong (Herba Cistanchis), Ba ji tian (Radix Morindae), Du zhong (Cortex Eucommiae), Xu duan (Radix Dipsaci) oder Tu si zi (Semen Cuscutae).
- Bei sehr starkem Herz-Yang-Mangel mit sehr kalten Händen, kaltem Schweiß auf der Stirn und Zyanose von Lippen, Gesicht und Nägeln muß man einen Kollaps des Herz-Yang verhindern, indem man die Dosierung von Fu zi erhöht und die folgenden Arzneien hinzufügt:

Radix Ginseng (rot)	Hong shen	30.0 g
Fossilia Ossis Mastodi	Long gu	30.0 g
Concha Ostreae	Mu li	30.0 g

Man kann auch die drei folgenden Rezepturen und Arzneien in Kombination verwenden:

Shen fu tang (Dekokt mit Radix Ginseng und Radix Aconiti Wu Tou)

Si ni tang (Dekokt für halbe Extremitäten)

Sheng mai san (Pulver, das den Puls erzeugt)

Radix Ginseng	Ren shen	30.0 g
Radix lateralis Aconiti praeparata	Fu zi	12.0 g
Rhizoma Zingiberis	Gan jiang	6.0 g
Radix Glycyrrhizae tosta	Zhi gan cao	6.0 g
Fructus Schisandrae	Wu wei zi	9.0 g
Radix Ophiopogonis	Mai dong	12.0 g

Tabelle 13.6: Vergleich von Rezepturen bei Milz- und Herz-Yang-Mangel

Rezeptur	Differenzierung
Shen fu tang und You gui yin	tonisiert das Yang von Lunge, Milz und Niere
Shen fu tang, Si ni tang und Sheng mai san	Kollaps des Herz-Yang

Die beiden Kombinationen werden in Tabelle 13.6 miteinander verglichen.

Prognose und Prävention

Akupunktur und Arzneimitteltherapie wirken gut beim Schmerzhaften Obstruktions-Syndrom des Thorax, aber die Behandlung dauert zumindest mehrere Monate. Die am schwierigsten zu behandelnden Untergruppen sind Schleim und Blut-Stase. Die Farbe des Zungenkörpers gibt uns einen guten Hinweis auf die Prognose: je stärker die purpurne Farbe, desto schwieriger die Therapie.

Selbstverständlich hängt die Prognose auch von der Differenzierung gemäß der Westlichen Medizin ab. Ischämische Herzerkrankungen bei einer atherosklerotischen Obstruktion von Koronargefäßen und Bronchuskarzinome sind natürlich schwieriger zu therapieren.

Was die Prävention anlangt, so ist es wichtig, daß der Patient regelmäßig dosierte körperliche Belastungen auf sich nimmt. Das Schmerzhafte Obstruktions-Syndrom des Thorax wird durch Stagnation von Qi, Blut und Kälte oder durch Schleim verursacht; alle diese Störungen bessern sich durch mäßige Anstrengung. Forciertes Gehen ist dazu gut geeignet, und Taijiquan bzw. Qigong, wenn ein Lehrer zur Verfügung steht.

Bei der Ernährung ist es äußerst wichtig, keine Milchprodukte oder fettes, gebratenes Essen zu sich zu nehmen. Diese Nahrungsmittel führen zu Produktion von Schleim, der die Brust verlegt und mit der Blut-Stase interagiert.

Von grundlegender Bedeutung für Raucher ist es, damit aufzuhören. Nicht nur aus westlicher, sondern auch aus chinesischer Sicht verschlechtert Rauchen das Schmerzhafte Obstruktions-Syndrom des Thorax. Gemäß der westlichen Pharmakologie kontrahiert Nikotin die Blutgefäße und verschlimmert so die Blutstagnation. Aus chinesischer Sicht ist Tabak eine toxische Substanz von heißer und trocknender Natur, sie trocknet das Blut in den Gefäßen aus, was zur Entwicklung von Blut-Stase beiträgt.

Differentialdiagnose gemäß der Westlichen Medizin

Die erste wichtige Differenzierung beim Thoraxschmerz erfolgt gemäß der Lokalisation, ob nämlich der Schmerz von Lunge, Herz oder Magen bzw. Ösophagus kommt.

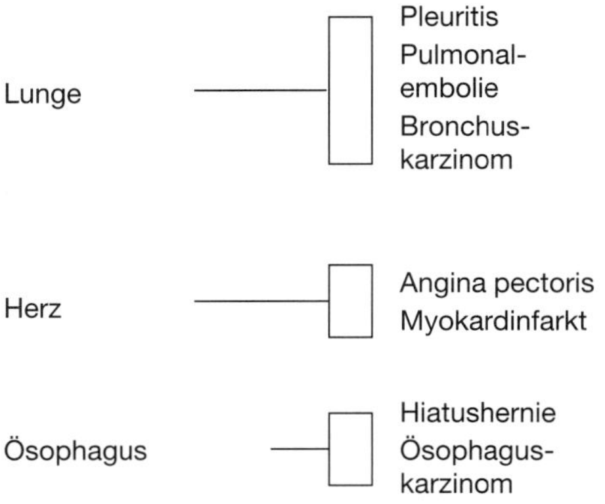

Abb. 13.3: Differentialdiagnose bei Thoraxschmerz

In Abbildung 13.3 sind die Hauptursachen zusammengefaßt.

1. Pleuritis

Es handelt sich um eine Entzündung der Pleura, des Lungenfells. Die Diagnose fällt leicht, denn eine Pleuritis kommt nur während einer akuten fieberhaften Erkrankung, die auch den Thorax befällt, vor. Der Schmerz ist unterhalb der Mamilla ausgeprägter, er wird durch Einatmen und Husten verschlimmert. Die Atmung ist schnell und seicht. Es kann ein unproduktiver Husten bestehen, die Temperatur ist erhöht.

Die Diagnose der Pleuritis kann mithilfe eines Stethoskops bestätigt werden. Setzt man es auf dem Thorax auf (sowohl vorne als auch hinten sollte man untersuchen), so hört man ein typisches Reiben am Ende der Ein- bzw. Ausatmung. Das Geräusch entsteht durch das Aneinanderreiben der beiden Pleuraoberflächen. Das Geräusch kann von anderen Lungengeräuschen dadurch unterschieden werden, daß es nicht nach dem Husten auftritt. Wenn man also das Geräusch hört, so bittet man den Patienten zu husten. Das Pleurareiben verschwindet nicht, wohingegen Geräusche, die durch Schleim in den Bronchi hervorgerufen werden, sistieren.

2. Pulmonalembolie

Sie entsteht, wenn ein Embolus sich von einem Thrombus löst und teilweise oder gänzlich einen Ast der Arteria pulmonalis verlegt. Die wichtigsten prädisponierenden Faktoren:

a) Verlangsamter Blutfluß durch Erweiterung und Insuffizienz der Venen. Dazu kommt es während der Schwangerschaft und bei Patienten mit Varizen. Auch lange bettlägerige Patienten sind betroffen. Innerhalb der ersten 10 Tage nach chirurgischen Eingriffen oder Entbindung ist das Risiko besonders groß.
b) Pulmonale Stauung aufgrund von Mitralstenose, kongestives Herzversagen bei alten Menschen
c) Traumen
d) Orale Kontrazeption („Pille").

Die Symptome einer Pulmonalembolie variieren in ihrer Ausprägung in Abhängigkeit vom Ausmaß der Verlegung einer Pulmonalarterie. Bei gänzlichem Verschluß, also einer massiven Embolie, verspürt der Patient einen äußerst starken Thoraxschmerz und ist schockiert. Er leidet an starker Dyspnoe, ist blaß, schwach, schwitzt. Es kann zu Kollaps oder sogar zum Tod kommen. Der Blutdruck sinkt stark ab, der Druck in der Vena jugularis ist erhöht. Aus Sicht der Chinesischen Medizin korrespondiert das mit einem Kollaps des Yang. Daß ein Akupunkteur mit solch einem Bild konfrontiert würde, ist sehr unwahrscheinlich, denn der Patient wäre schon längst im Krankenhaus.

Bei bloß teilweisem oder temporärem Verschluß der Pulmonalarterien sind die Symptome weniger dramatisch. Der Patient verspürt ein Zusammenschnüren im Thorax sowie Dyspnoe. Die Pulsfrequenz steigt, es kann erhöhte Temperatur bestehen. Bei der Perkussion und Auskultation hört man eine Dämpfung bzw. ein abgeschwächtes Atemgeräusch. Die Symptome und Befunde verschwinden, wenn der Thrombus weiterwandert oder abgebaut wird.

3. Bronchuskarzinom

Es tritt häufiger bei Männern über 40 auf. Symptome können Husten, tief sitzender Thoraxschmerz, Appetitmangel und Gewichtsverlust sein.

4. Koronare Herzkrankheit

Es geht um eine Schädigung des Myokards aufgrund insuffizienter Blutversorgung über die Herzkranzgefäße. In den meisten Fällen ist die Ursache eine atherosklerotische Verengung, in einigen Fällen kann aber auch ein Aortenklappenfehler, eine schwere Anämie oder eine Embolie in ein Koronargefäß dahinterstehen.

Die weitaus häufigste Ursache von Myokardischämien ist eine atherosklerotische Verlegung einer Koronararterie durch eine Plaque, die aus einem cholesterin- und lipidreichen Kern und Bindegewebe in der Hülle besteht.

Die klinischen Äußerungen können verschieden sein, abhängig von der Pathologie. Beispielsweise können Myokardinfarkt und Angina pectoris eine Folge der koronaren Herzkrankheit sein, aber auch Linksherzversagen und Arrhythmien.

5. Angina pectoris

Sie entsteht durch Spasmen der Koronararterien und tritt häufiger bei Männern über 50 auf. Der Thoraxschmerz wird durch Anstrengung, Kälteexposition, schwere Mahlzeiten oder Aufregung ausgelöst.

Das Hauptsymptom ist ein rezidivierender, anfallsartig auftretender Thoraxschmerz. Die Intensität kann von einem leichten Prickeln bis zu einem intensiven messerartigen Schmerz reichen. Der Schmerz kann zu Schulter oder linkem Arm ausstrahlen. Begleitet werden die Beschwerden von Engegefühl im Brustkorb, Übelkeit oder Erbrechen. Der Patient wird blaß, bewegt sich kaum, der Blutdruck steigt. Der Herzrhythmus ist nicht gestört.

6. Myokardinfarkt

Er entsteht üblicherweise durch eine thrombotische oder atherosklerotische Verlegung einer Koronararterie. Auch diese akute Erkrankung sieht ein Akupunkteur mit großer Wahrscheinlichkeit nur zufällig in seiner Praxis.

Das Hauptsymptom eines Myokardinfarkts ist ein plötzlicher, intensiver Thoraxschmerz, der zum linken Arm, zu Nacken, Unterkiefer oder Abdomen ausstrahlen kann. Der Schmerz tritt in Ruhe auf. Es besteht schwere Dyspnoe, Schwitzen, Übelkeit sowie Zyanose von Gesicht, Lippen und Nägeln. 20 Prozent der Fälle gehen tödlich aus. Der Patient ist unruhig, der Puls dünn und schnell, der Blutdruck erniedrigt. Die Körpertemperatur kann erhöht sein.

Aus Sicht der Chinesischen Medizin entspricht das einem Kollaps des Yang.

7. Hiatushernie

Das ist eine häufige Störung, die Akupunkteure wahrscheinlich öfter in ihrer Praxis sehen. Der obere Anteil des Magens steigt durch das Zwerchfell in den Thorax hinauf. Dadurch kann es zu Thoraxschmerz kommen. Der Schmerz liegt direkt hinter dem Sternum, er wird durch Schlucken und Vornüberbeugen ausgelöst. Er kann in das Gebiet unterhalb der Rippen oder zwischen den Schulterblättern ausstrahlen. Es besteht auch Übelkeit, Aufstoßen und Schluckauf.

In der Praxis ist es von Bedeutung, diesen Schmerz von einem, der durch Herz oder Lunge hervorgerufen wird, zu unterscheiden.

8. Ösophaguskarzinom

Es tritt häufiger bei Männern über 40 auf. Es verursacht einen Schmerz hinter dem Sternum, der durch Schlucken verschlimmert wird. Es besteht auch übermäßiger Speichelfluß, eine schlechte Verdauung, Schwäche und Gewichtsverlust. Die Lymphknoten im Nackenbereich können vergrößert sein.

Tabelle 13.7 faßt die Ursachen von Thoraxschmerz zusammen.

Tabelle 13.7: Ursachen von Thoraxschmerz gemäß der Westlichen Medizin

Erkrankung	Pathologie	Symptome	Befunde
Pleuritis	Entzündung der Pleura	Stechender oder lanzinierender Schmerz unterhalb der Mamilla, oberflächliche Atmung	Fieber, auskultatorisches Reiben
Pulmonalembolie	Ein Embolus, der sich von einem Thrombus losgelöst hat, verlegt eine Lungenarterie	Engegefühl im Thorax, passagere Dyspnoe, Hämoptyse	Tachykardie, Tachypnö, Beinödeme
Bronchuskarzinom	Maligne Entartung	Trockener Husten, tiefsitzender Thoraxschmerz, Appetitmangel, Müdigkeit	Gewichtsverlust, Keuchen, abgeschwächtes Atemgeräusch
Angina pectoris	Spasmus der Koronararterien	Anfallsartiger starker Thoraxschmerz mit Ausstrahlung in den linken Arm, Engegefühl in der Brust, Übelkeit, Erbrechen	Blässe, der Patient ist sehr ruhig, Hypertonie, Herzrhythmus nicht gestört
Myokardinfarkt	Verlegung einer Koronararterie	Plötzlicher, starker Thoraxschmerz, in Ruhe auftretend, kann zu linkem Arm oder Schulter ausstrahlen, Dyspnoe, Übelkeit, Erbrechen, Schwitzen	Blässe, der Patient ist unruhig, Lippen- und Nagelzyanose, Schock, schwacher, tachykarder Puls, Hypotonie, Temperatur erhöht
Hiatushernie	Protrusion des Kardiaanteils des Magens durch das Zwerchfell in die Thoraxhöhle	Übelkeit, Erbrechen, retrosternaler Schmerz, Aufstoßen, Reflux, Dyspnoe	Verdrängung des Herzens nach kranial durch die Protrusion
Ösophaguskarzinom	Maligne Entartung	Retrosternaler Schmerz beim Schlucken, der Schmerz kann ins Hypochondrium oder zwischen die Schulterblätter ausstrahlen, Müdigkeit	Gewichtsverlust, vergrößerte nuchale Lymphknoten

Fußnoten

1 The Yellow Emperor´s Classic of Internal Medicine – Simple Questions (Huang Di Nei Jing Su Wen), S. 146; People´s Health Publishing House, Beijing 1979. Dieses Werk erschien erstmals etwa 100 v. Chr.

2 Spiritual Axis (Ling Shu Jing), S. 62, People´s Health Publishing House, Beijing 1981. Dieses Werk erschien erstmals etwa 100 v. Chr.

3 Traditional Chinese Medicine Research Institute: An Explanation of the Essential Prescriptions of the Golden Chest (Jin Gui Yao Lüe Yu Yi), S. 89; People´s Health Publishing House, Beijing 1959.

4 Qin Jing-Ming: Causes of Diseases and Treatment according to the Pulse (Zheng Yin Mai Zhi), erstmals erschienen 1706; zitiert in: Zhang Bo-Yu: Internal Medicine, S. 108; Shanghai Science Publishing House, 1986.

5 Shu Chang: Methods and Rules of Medicine (Yi Men Fa Lu), 1658, zitiert in: Internal Medicine, S. 108 (s.o.).

6 Lin Shi-Qin: Treatment Planning according to Syndrome Categories (Lei Zheng Zhi Cai), zitiert in: Internal Medicine, S. 108.

7 s. o.

8 Spiritual Axis, S. 137.

9 Spiritual Axis, S. 153.

10 Wei Yi-Lin: Effective Formulae Tested by Physicians for Generations (Shi Yi De Xiao Fang), 1349; zitiert in: Internal Medicine, S. 108.

11 Wang Ken-Tang: Standards of Diagnosis and Treatment (Zheng Zhi Zhun Sheng), 1607; zitiert in: Internal Medicine, S. 108.

12 Chen Nian-Zu: Collection of Rhymes of Contemporary Formulae (Shi Fang Er Kuo); zitiert in: Internal Medicine, S. 108.

13 Wang Qing-Ren: Correction of Errors in Medicine (Yi Lin Gai Cuo), zitiert in: Internal Medicine, S. 108.

14 Die Dosierung bezieht sich auf die Bereitung von Pillen. Die übliche Dosierung ist 2-3mal täglich eine Pille zu 9 Gramm. In Anhang 4 ist die Tagesdosierung für die Dekoktbereitung angegeben. Die Dosierungsangabe ist folgendem Werk entnommen: Bensky, Barolet: Formulas and Strategies, S. 178; Eastland Press, Seattle 1990. Die üblicherweise in dieser Rezeptur vorhandene Radix Angelicae sinensis (Dang gui) ist im englischen Original nicht angegeben. In Anhang 4 ist die Dekoktdosierung zu finden. (Anmerkung des Übersetzers der deutschen Ausgabe.)

Kapitel 14

Epigastrischer Schmerz

胃痛

„Epigastrisch“ steht für einen Schmerz im Magenareal (Abb. 14.1). Der Schmerz kann zwar zum rechten oder linken Rippenbogen hin ausstrahlen, aber nur, wenn er im Epigastrium beginnt, also in etwa beim Magen, wird er als „epigastrischer Schmerz“ bezeichnet.

Ätiologie und Pathologie

1. Äußere pathogene Faktoren

a) Kälte

Äußere Kälte kann den Magen direkt, unter Umgehung der energetischen Schichten der Haut und der Muskulatur, erreichen. Da Kälte zusammenzieht, verursacht sie akuten und starken epigastrischen Schmerz, üblicherweise begleitet von Erbrechen. Die Zunge hat einen dicken weißen Belag, der Puls ist gespannt. Es handelt sich um einen akuten Zustand.

In Kapitel 39 von „Reine Fragen“ steht: „Kälte befällt Magen und Eingeweide ... das Blut kann sich nicht bewegen, die Verbindungsgefäße sind blockiert, es entsteht Schmerz.“[1]

b) Nässe

Äußere Nässe kann ebenfalls direkt den Magen befallen. Abhängig von der Jahreszeit kann sie sich mit Kälte oder Hitze vereinigen. Während des Sommers ist es wahrscheinlicher, daß Nässe-Hitze auftritt.

Nässe behindert das Absteigen des Magen-Qi, sie verursacht dumpfen Schmerz und Übelkeit, ebenso ein typisches Druck- und Schweregefühl im Epigastrium. Die Zunge weist einen klebrigen Belag auf (weiß oder gelb, abhängig von der Kombination mit Kälte oder Hitze), der Puls ist schlüpfrig.

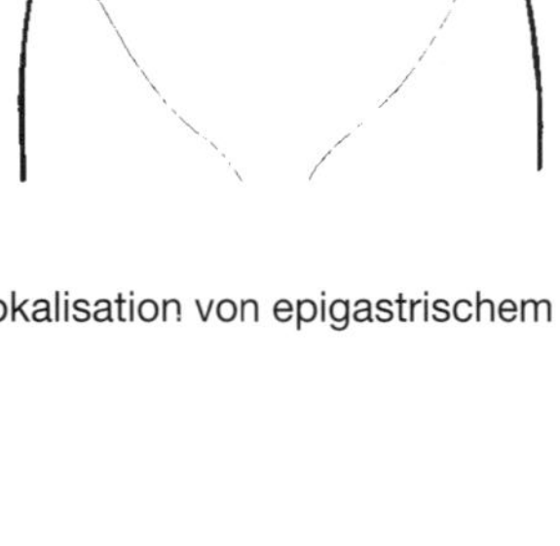

Abb.14.1: Lokalisation von epigastrischem Schmerz

Nässe ist eine häufigere Ursache für akute Magenstörungen als Kälte. Dazu gehören auch Lebensmittelvergiftung sowie viele bakterielle oder virale Infektionen des Magens, die durch epigastrischen Schmerz, Fieber, Übelkeit und Erbrechen gekennzeichnet sind.

2. Ernährung

Sie ist offensichtlich der wichtigste Faktor bei Magen-Störungen. Der Magen fermentiert und reift die Nahrung, die Milz wandelt die gereinigten Nahrungsessenzen um und transportiert sie empor zur Lunge. Der Magen hingegen leitet die Abfallprodukte nach unten an den Darm weiter. Die Abwärtsbewegung des Magen-Qi ist mit der Aufwärtsbewegung des Milz-Qi abgestimmt, die beiden sind unabdingbar, damit die Nahrungsessenzen bzw. deren Abfallprodukte im Mittleren Erwärmer reifen, transportiert und umgewandelt werden können.

Der Magen mit seiner Abwärts- und die Milz mit ihrer Aufwärtsbewegung sind Hauptverkehrsstraßen des Mittleren Erwärmers. Im Krankheitsfall fließt das Qi leicht in die falsche Richtung. Beim Magen bedeutet das, es fließt nach oben, was zu Übelkeit, Erbrechen, Schluckauf oder Rülpsen Anlaß gibt.

Die Qualität der Nahrung und die Umstände ihrer Einnahme können sehr leicht den Magen beeinträchtigen. Wir werden Menge und Qualität der Nahrung sowie die Nahrungseinnahme getrennt besprechen.

a) Menge der Nahrung

Störungen können sowohl eine unzureichende als auch eine überreichliche Nahrungsaufnahme betreffen. In wohlhabenden Industrieländern mag es seltsam erscheinen, daß ein Mensch zuwenig zu essen bekommt, doch auch hier gibt es Nischen extremer Armut, bestimmte Bevölkerungsgruppen bekommen nicht ausreichend zu essen. Überdies können Nahrungsdefizite auch dadurch entstehen, daß sich Menschen sehr strengen Abmagerungskuren unterziehen. Es kann in einigen solcher Fälle zu schwerer Anorexie kommen. Drittens können sich auch Menschen insuffizient ernähren, die nicht zuwenig essen, aber viel devitalisierte Nahrung zu sich nehmen, die jedes Wertes entbehrt. Viertens geht es um ovolaktovegetabile und rein vegetabile Ernährungsformen, die zwar gesund sowie ökologisch und ethisch völlig in Ordnung sein mögen, aber dazu führen können, daß sich die Menschen Nährstoffe vorenthalten, die gemäß den chinesischen Diätprinzipien essentiell sind. Einige Vegetarier neigen beispielsweise dazu, zu viel Käse zu essen, der Nässe produziert, oder aber Salate, die zu Kälte und einer Schädigung des Milz-Yang führen. Solche Menschen essen dann keine warmen, Blut-bildenden Nahrungsmittel wie etwa Fleisch. Es gibt in der Tat sehr wenige vegetarische Nahrungsmittel von warmer, Blut-bildender Natur. Leidet ein Mensch zum Beispiel an schwerer Blut-Schwäche, so tut ihm ein kleiner Fleischanteil in seiner Ernährung gut. Eine letzte Quelle von Mangelernährung: alte Menschen, die allein leben, essen häufig zuwenig, weil ihnen die Anregung des Essens in Gesellschaft fehlt und „sich die Arbeit nicht auszahlt, für eine Person zu kochen."

Ißt man aus einem der angeführten Gründe zuwenig, so kommt es zu dumpfem epigastrischem Schmerz, Müdigkeit und schwachen Muskeln.

Übermäßiges Essen ist selbstverständlich eine sehr häufige Ursache von Magenproblemen. Es geht hier um zu üppige Mahlzeiten, weniger um das ständige „Knabbern", das wir noch später erörtern werden. Durch zu reichliches Essen kommt es zu Nahrungsstagnation, das Magen-Qi kann nicht absteigen. Es kommt zu saurem Reflux, epigastrischem Schmerz und Völle, Aufstoßen und schlechtem Mundgeruch.

Selbstverständlich gibt es keinen fixen Standard für die optimale Nahrungsmenge. Viel hängt davon ab, welchen Beruf ein Mensch hat – ein körperlicher Schwerarbeiter soll natürlich mehr essen als jemand, der nur Büroarbeit verrichtet. Die Nahrungsmenge soll sich nach der physischen Aktivität richten. Demnach sollte man am Wochenende, wenn die meisten Menschen weniger aktiv sind, weniger essen als während der Woche. In den meisten Ländern geschieht freilich genau das Gegenteil, wenn die Menschen an den Wochenenden große Mahlzeiten zu sich nehmen.

b) Qualität der Nahrung

Sie ist selbstverständlich von herausragender Bedeutung für Magen-Störungen. Nahrungsmittel werden nach ihrer Natur (heiß, warm, kalt, kühl, neutral) und ihrem Geschmack (sauer, bitter, süß, scharf, salzig) eingeteilt. Diätetik und Wirkung von Nahrungsmitteln in Gesundheit und Krankheit sind zu große Gebiete, als daß sie in diesem Buch abgehandelt werden könnten. Was Magen-Störungen anlangt, so kann man Nahrungsmittel in vier große Gruppen einteilen.

1. Kalte Nahrung: rohe Gemüse, Salate, Obst, kalte Getränke, Eiskrem. Ein übermäßiger Verzehr solcher Nahrungsmittel führt zur Bildung von Kälte der Milz und des Magens und zu Schmerz im Epigastrium.
2. Gewürzte, scharfe Nahrung: Curries und andere Gewürze, Lamm- und Rindfleisch, Alkohol. Ißt man zu viel davon, so bildet sich Magen-Hitze aus, die sich in brennenden epigastrischen Schmerzen, Durst und einem gelben Zungenbelag äußert.
3. Zucker, Süßigkeiten: eine übermäßige Einnahme führt zu Nässe und Hitze im Magen.
4. Fettes Essen, Gebratenes, Gebackenes, Milchprodukte: wenn man zu viel davon ißt, entsteht Schleim oder Nässe im Magen.

Die chinesischen Ernährungsrichtlinien sind sehr alt, weshalb sie natürlich nicht die großen Veränderungen mit einbeziehen, die sich in den letzten Jahrzehnten bei der Nahrungsproduktion ergeben haben. Die moderne Nahrung wird beträchtlich chemisch verändert. Viele der Nahrungsmittelzusätze können selbstverständlich eine Quelle für Magen- und viele andere Störungen sein. Der Zusammenhang zwischen künstlichen Nahrungsmittelfarbstoffen und Hyperaktivität von Kindern ist beispielsweise gut dokumentiert.

Die modernen Nahrungsmittel enthalten nicht bloß Zusätze wie Aroma-, Farb-, Konservierungsstoffe und Emulgatoren, sondern auch Spuren von Arzneimitteln wie Antibiotika und Hormone, die man in Milch und Fleisch findet. Nahrung und Wasser sind häufig mit Pestizid- und Düngerrückständen kontaminiert. Alle diese Stoffe können natürlich zu Magenstörungen führen, eine ausführliche Besprechung läge aber außerhalb des Rahmens dieses Werks.

c) Umstände der Nahrungseinnahme

Die chinesische Kultur und auch die Medizin messen nicht nur dem große Bedeutung zu, was man ißt, sondern auch, wie man es zu sich nimmt. Der Magen ist das wichtigste Yang-Organ, und alle Yang-Organe füllen und leeren sich in einem gewissen Rhythmus. Aus Kapitel 11 von „Reine Fragen": „... Die sechs Yang-Organe wandeln um, verdauen, speichern aber nicht ... nachdem die Nahrung den Mund betritt, ist der Magen voll und der Darm leer; wenn die Nahrung nach unten geht, ist der Magen leer, der Darm ist voll." [2]

Aus diesem Grund betont die Chinesische Medizin, wie wichtig es ist, regelmäßig an jedem Tag zu den gleichen Zeiten etwa die gleiche Menge zu essen. Wir erfahren auch, daß man zum Frühstück und zum Mittagessen ausreichend, abends aber nur leicht essen sollte.

Sehr viele Menschen essen aber sehr unregelmäßig, aus Gewohnheit oder aufgrund ihrer Arbeitsbedingungen. Nur Diabetikern ist es wirklich klar, wie wichtig es ist, regelmäßig zu essen und große Sorgfalt darauf zu verwenden, damit der Blutzuckerspiegel ausgeglichen ist. Auch gesunde Menschen sollten eine ähnliche Einteilung haben, damit sie den ganzen Tag über einen konstanten Blutzuckerspiegel halten können.

Die häufigsten Ernährungsunarten, die zu Magenproblemen führen, sind die folgenden:

1. Zu schnelles, hastiges Essen. Dadurch kommt es zu Qi-Stagnation und Nahrungsstagnation im Magen. Ißt ein Mensch über viele Jahre auf diese Weise, so fühlt sich sein Magen-Puls an der rechten mittleren Position bzw. ein klein wenig distal davon, ziemlich gespannt an. Das spricht für Nahrungsstagnation im Ösophagus, weil man zu schnell oder bloß „zwischendurch" ißt. „Zwischendurch" bedeutet in diesem Zusammenhang, daß man nur ein belegtes Brot während der Arbeit zu sich nimmt, das Mittagessen in wenigen Minuten hinunterschlingt oder während des Autofahrens ißt.
2. Essen am späten Abend oder in der Nacht. Abend und Nacht sind Zeiten der Yin-Vorherrschaft. Ißt man zu dieser Zeit, so schädigt man eher das Yin als das Qi des Magens, es kommt zu Magen-Yin-Mangel. An der Zunge sehen wir dann gelegentlich einen breiten medianen Riß oder verstreute Risse auf der Zunge (Abb. 12.3 in Kapitel 12). Ißt man viele Jahre hindurch so spät, so kann die Zunge ihren Belag ganz verlieren und rot werden.

   Im Puls erkennt man den Magen-Yin-Mangel in einer oberflächlichen, weichen und sanften Qualität der rechten mittleren Position.
3. Sprechen über die Arbeit, während man ißt. Dies ist ja ein häufiger Brauch in modernen Industriegesellschaften – viel Geschäftliches wird während sogenannter „Arbeitsessen" abgehandelt. Es kommt auch hier zu Qi-Stagnation im Magen, der Arbeitsstreß beeinträchtigt das regelrechte Funktionieren von Magen und Milz.

4. Nach dem Essen sofort weiterarbeiten: es kommt zu Magen-Qi-Mangel.
5. Essen, während man psychisch beunruhigt ist: dies führt zu Qi-Stagnation in Magen und Leber, in manchen Fällen auch zu Magen-Hitze. Leider kommt das allzu häufig in vielen Familien vor, wenn die Mahlzeiten Anlaß zu Streitereien oder betretenem Schweigen geben. Solche Umstände können den Verdauungstrakt eines Kindes für sein ganzes Leben negativ beeinflussen.
6. Große Unterschiede in der Nahrungsmenge. Wenn man beispielsweise an einem Tag zu Mittag ein großes und reichliches Arbeitsessen zu sich nimmt und am nächsten Tag das Mittagessen ausläßt, so führt das auf lange Sicht zu Magen-Qi-Mangel.
7. Auslassen des Frühstücks. Das Frühstück ist wahrscheinlich die wichtigste Mahlzeit des Tages. Der Magen hat seine maximale Aktivität zwischen 7 und 9 Uhr morgens, daher ist es sinnvoll, zu dieser Zeit eine größere Nahrungsmenge einzunehmen. Diese Mahlzeit liefert uns genug Nährstoffe, um uns über den Tag zu bringen. Das Auslassen des Frühstücks führt zu Magen-Qi-Schwäche, bei Frauen auch zu Blut-Mangel.
8. Ständiges Knabbern führt zu Magen-Qi- und Nahrungsstagnation, da der Magen, wie wir oben erwähnt haben, regelmäßig gefüllt und geleert werden muß.
9. Lesen oder Fernsehen während des Essens. Es kommt zu Magen-Qi- und Nahrungsstagnation, da durch das Lesen das Qi vom Magen in Richtung Augen abgelenkt wird. Diese Gewohnheit zieht auch häufig Stirnkopfschmerzen nach sich.
10. Plötzliche Änderungen der Ernährungsgewohnheiten. Wenn beispielsweise ein Teenager von daheim ins Internat übersiedelt oder die Arbeitsumstände sich ändern, so ist man mitunter zu einer Umstellung der Ernährung gezwungen. Solche plötzlichen Wechsel sind sehr häufige Ursachen für Magenstörungen und epigastrischen Schmerz.
11. Fasten: es kann bei Menschen mit Fülle- und Hitze-Störungen im Magen sinnvoll sein, wenn man einen vollen und schlüpfrigen Puls sowie einen dicken, gelben Zungenbelag findet. In den meisten anderen Fällen kann vollständiges Fasten mit Wasser und Säften Magen und Milz schwächen und zu Magen-Qi-Mangel Anlaß geben. Besonders jene, die schon an Magen- und Milz-Qi-Mangel leiden, sollten Fasten nicht zur Selbstbehandlung einsetzen.
12. Überreichliches Essen an Wochenenden. In den meisten Ländern neigen die Menschen dazu, weil sie am Wochenende mehr Zeit zum Kochen und Entspannen haben. Aus chinesischer Sicht ist das nicht sinnvoll. Besser ist es, während der Woche mehr zu essen, wenn man aktiv ist und den „Treibstoff" benötigt, und am Wochenende weniger, da man zu dieser Zeit meist weniger aktiv ist.

Kasuistik

Die Krankengeschichte bezieht sich zwar nicht auf epigastrischen Schmerz, ist aber ein gutes Beispiel für unregelmäßiges Essen. Eine 42jährige Frau leidet an Diabetes, der gerade erst begonnen hat und noch nicht insulinpflichtig ist. Ihr liegt viel daran, nicht Insulin spritzen zu müssen. Ich stelle eine Diagnose (Yin-Mangel von Magen und Milz) und verschreibe ihr chinesische Arzneimittel. Üblicherweise kann man die Erkrankung völlig in den Griff bekommen, wenn man gleich zu Beginn behandelt, bevor noch Insulin nötig ist. Diese Patientin bessert sich auch nach 6 Wochen noch nicht, die Insulinverabreichung ist nötig. Ich überprüfe nochmals Diagnose, Therapieprinzip und die verschriebene Rezeptur und sehe keinen Grund, weshalb die Wirkung ausbleiben könnte.

Ich habe mit ihr auch über Ernährung gesprochen und ihr gewisse Nahrungsmittel empfohlen, habe aber verabsäumt, sie über ihre Eßgewohnheiten zu befragen. Es stellt sich heraus, daß sie schlimmer nicht sein könnten. Sie ist Handelsvertreterin, sie muß den ganzen Tag umherfahren, um die verschiedenen Kunden zu besuchen. Morgens hat sie kein Frühstück, da sie in Eile die Wohnung verläßt. Aus Zeitmangel hat sie auch kein richtiges Mittagsmahl, häufig bloß ein Sandwich, das sie während des Autofahrens und unter großem Druck hinunterwürgt. Abends kehrt sie um etwas 9 Uhr nach Hause zurück, ist viel zu erschöpft, etwas zu kochen und ißt aus diesem Grund ein Tiefkühlmenü, das sie in der Mikrowelle aufwärmt und während des Fernsehens zu sich nimmt. Überdies trinkt sie große Mengen Kaffee, um sich wach zu halten. Ernährung und Eßgewohnheiten sind bei dieser Patientin die Erklärung dafür, warum die Therapie nicht gegriffen hat. Genaugenommen war es ein Fehler, sie nicht dazu zu befragen und ihr Ratschläge zu geben – vor allem bei Magen- und Milz-Yin-Schwäche müssen wir daran denken.

3. Emotionale Probleme

Sie haben einen großen Einfluß auf Magenstörungen.

a) Zorn

Dieser Begriff inkludiert auch Gemütsregungen wie Frustration und Groll. Zorn führt, wenn er unterdrückt wird, zu Leber-Qi-Stagnation, wird er aber ventiliert, so kommt es zum Aufsteigen des Leber-Yang. In beiden Fällen kommt es aus Sicht der Fünf Wandlungsphasen dazu, daß Holz die Erde überwindet. Handelt es sich um ausgesprochenen Zorn, der „herausgelassen" wird, und kommt es zum Aufsteigen von Leber-Yang bzw. zu begleitender Leber-Qi-Stagnation, so wird der Magen mehr beeinträchtigt, das Magen-Qi kann nicht absteigen. Es kommt zu Schmerz im Epigastrium, Aufstoßen und Übelkeit. Unterdrückte Emotionen wie Groll und Frustration lassen das Leber-Qi stagnieren, was mehr die Milz belastet und zu Durchfall führt. Der Einfluß des Leber-Qi auf den Magen ist eine sehr häufige Ursache für Magen-Syndrome. Der epigastrische Schmerz beginnt ja auch im Zentrum, strahlt aber ins rechte oder linke Hypochondrium aus.

Sowohl dem Aufsteigen des Leber-Yang als auch der Leber-Qi-Stagnation liegt üblicherweise eine Schwäche von Leber-Blut oder -Yin zugrunde. Vor allem bei Frauen ist eine Leber-Blut-Schwäche häufiger. Es ist wichtig zu unterscheiden, ob es sich um eine Schwäche des Leber-Yin oder des Leber-Bluts handelt, denn die Arzneimitteltherapie ist in den beiden Fällen verschieden: im einen Fall Yin nähren, im anderen Blut aufbauen. Wir sollten auch daran denken, daß die meisten Qi-bewegenden Arzneien scharf sind und daher die Neigung haben, Blut und Yin zu verletzen, weshalb wir sie nur mit Vorsicht einsetzen sollten, wenn ein Blut- oder Yin-Mangel vorliegt. Einige wenige Arzneien wie Fructus Citri sarcodactylis (Fo shou) und Flos Mume (Mei hua) bewegen das Qi, ohne Blut oder Yin Schaden zuzufügen.

b) Grübeln, Sorgen

Diese Emotionen beeinträchtigen Milz, Magen und Lunge. Im Falle des Magens führen sie zu Qi- und Nahrungsstagnation.

4. Überanstrengung

Körperliche Überanstrengung schwächt Magen und Milz und führt zu dumpfem epigastrischem Schmerz, Müdigkeit und schwachen Muskeln. Üblicherweise entsteht daraus Magen-Qi-Mangel.

5. Überarbeitung

Geistige Überarbeitung, lange Arbeitszeiten und unregelmäßiges Essen über Jahre können das Magen-Yin schwächen. Es zeigt sich in Rissen (siehe Abb. 12.3 in Kapitel 12). Nach vielen Jahren kann die Zunge ihren Belag auch gänzlich verlieren und rot werden.

6. Konstitutionelle Schwäche

Eine angeborene konstitutionelle Schwäche des Magens ist selbstverständlich eine potentielle Ursache von Magenstörungen. Sie äußert sich in Verdauungsproblemen der frühen Kindheit, wie Appetitmangel, Erbrechen oder Diarrhö, gelegentlich auch in schwachen und tonusarmen Muskeln, einem niedrigen Energiepegel und einem Riß, wie er in Abb. 12.3 festgehalten ist.

7. Therapiefehler

Werden sie falsch angewendet, so können chinesische Arzneien Magen und Milz schädigen. Übermäßiger oder falscher Gebrauch bitterer und kalter sowie abwärtsbewegender Arzneien kann Qi oder Yin des Magens verletzen und zu epigastrischem Schmerz führen.

Selbstverständlich sind auch die Nebenwirkungen sehr vieler westlicher Medikamente ein häufiger Grund für Schmerzen im Epigastrium – denken wir nur an die entzündungshemmenden Mittel, die bei der rheumatoiden Arthritis verschrieben werden.

Diagnose

Symptome und Krankheitszeichen beim epigastrischen Schmerz beinhalten Wesen, Zeitpunkt des Auftretens und Modalitäten des Schmerzes.

a) Schmerzcharakter

- Stark: Fülle-Muster
- Dumpf: Leere-Muster
- Scharf, durchdringend: Blut-Stase
- Distendierend: Qi-Stagnation
- Brennend: Hitze
- Mit Völlegefühl: Nässe

b) Zeit des Auftretens

- Morgens: Leere
- Nachmittags: Qi-Stagnation
- Abends: Blut-Stase

c) Modalitäten

- Besser nach dem Essen: Leere
- Schlechter nach dem Essen: Fülle
- Besser durch Druck: Leere
- Schlechter durch Druck: Fülle
- Besser durch Hitzeanwendung oder Trinken heißer Flüssigkeiten: Kälte
- Besser durch Ruhen: Leere
- Besser durch leichte körperliche Anstrengung: Qi- oder Blut-Stagnation
- Besser durch Erbrechen: Fülle
- Schlechter durch Erbrechen: Leere

Die Manifestationen von epigastrischem Schmerz hinsichtlich Leere – Fülle und Hitze – Kälte sind in Tabelle 14.1 zusammengefaßt.

Tabelle 14.1: Charakter epigastrischen Schmerzes gemäß Hitze – Kälte und Leere – Fülle

	Leere	Fülle
Hitze	Dumpfer Schmerz, etwas brennend, trockener Mund, Verlangen nach schluckweisem Trinken, Zunge rot, breiter medianer Riß, belaglos Dumpfer Schmerz	Intensiver brennender Schmerz, postprandiale Verschlechterung, Durst mit Verlangen nach kalten Flüssigkeiten, Zunge rot mit trockenem gelbem Belag
Kälte	Vorliebe für warme Getränke und die Anwendung von Wärme, kein Durst, Erbrechen dünner Flüssigkeit, leerer Puls	Schwerer krampfartiger Schmerz, kein Durst, Erbrechen, dicker, weißer Zungenbelag, voller, gespannter Puls

Bei der Anamneseerhebung hinsichtlich epigastrischen Schmerzes sind Fragen zu Durst, Mundgeschmack, Aufstoßen, Reflux, Erbrechen, Völle und Distension wichtig.

a) Durst

- Intensiver Durst mit Verlangen nach kalten Flüssigkeiten: Fülle-Hitze
- Trockener Mund mit Verlangen nach kleinen Schlucken Flüssigkeit: Leere-Hitze
- Fehlen von Durst: Kälte
- Durst ohne Verlangen zu trinken: Nässe-Hitze

b) Mundgeschmack

- Klebrig, fade: Nässe
- Bitter: Hitze
- Süß: Nässe-Hitze
- Sauer: Nahrungsstagnation
- Kein Mundgeschmack: Milz

c) Aufstoßen

- Laut: Fülle
- Leise: Leere
- Verbesserung durch Rülpsen: Qi-Stagnation

d) Reflux

- Sauer: Nahrungsstagnation oder stagnierendes Leber-Qi, das den Magen attackiert.
- Reflux dünner Flüssigkeiten: Leere-Kälte oder Schleim-Flüssigkeiten im Magen.

e) Übelkeit, Erbrechen

- Leicht: Leere
- Erbrechen mit lautem Geräusch: Fülle
- Erbrechen, leise: Leere
- Erbrechen kurz nach dem Essen: Fülle
- Erbrechen längere Zeit nach dem Essen: Leere
- Erbrechen von Nahrung: Fülle
- Erbrechen dünner Flüssigkeiten: Leere
- Saures Erbrechen: Attacke der Leber auf den Magen
- Bluterbrechen: Hitze

f) Distension – Druck – Dumpfheit – Völle

Diese vier Empfindungen wollen genau auseinandergehalten werden.

Ein Distensionsgefühl (zhang) spricht für Qi-Stagnation. Westliche Patienten werden es natürlich selten als „Distension“ bezeichnen, sondern werden sagen, daß sie ein Gefühl haben, „zu platzen“, „aufgeblasen“ oder „gebläht“, usw. zu sein.

Druck (men) beschreibt Nässe, Schleim oder eine ausgeprägtere Qi-Stagnation. Die Übersetzung des Begriffs kann nicht vermitteln, das Bild das chinesische Schriftzeichen „men“ vermittelt: ein Herz, das durch eine Tür in der Bewegung eingeschränkt ist. In der Tat beinhaltet diese Empfindung abgesehen vom körperlichen Aspekt auch eine gewisse psychische Pein.

Dumpfheit (pi) spricht für Qi-Mangel oder Hitze des Magens. Im Unterschied zur Distension, die man auch palpatorisch erheben kann, ist die Empfindung der Dumpfheit nur subjektiv, palpatorisch ist das Abdomen weich.

Völle spricht für Nahrungs- oder Flüssigkeitsstagnation oder für Nässe.

Palpiert man tatsächlich eine Resistenz, so weist das auf Blut-Stase hin.

Differenzierung und Behandlung

Wir werden die folgenden Syndrome besprechen:

1. Fülle-Muster

1.1 Kälte befällt den Magen
1.2 Stagnation, Retention von Nahrung
1.3 Das Leber-Qi attackiert den Magen
1.4 Magen-Hitze
1.5 Magen-Feuer
1.6 Magen-Schleim-Feuer
1.7 Magen-Nässe-Hitze
1.8 Magen- und Leber-Hitze
1.9 Blut-Stase im Magen
1.10 Schleim-Flüssigkeiten im Magen

2. Leere-Muster

2.1 Leere und Kälte von Magen und Milz
2.2 Magen-Yin-Mangel

1. Fülle-Muster

1.1 Kälte befällt den Magen

Klinische Manifestationen

Akuter, schwerer Schmerz im Epigastrium mit plötzlichem Beginn, Kältegefühl, Verlangen nach Wärmeanwendung im Magengebiet, kein Durst, Verlangen nach warmen Getränken, keine Besserung des Schmerzes durch Druckanwendung, Übelkeit, Erbrechen.

Zunge: dicker, weißer Belag.

Puls: voll, gespannt.

Es handelt sich hier um einen akuten Zustand, der auftritt, wenn äußere Kälte den Magen direkt befällt, ohne über Haut und Muskeln einzudringen. Solch ein direkter Kälte-Befall kommt nur bei Magen, Darm und Uterus in Frage.

Kälte zieht zusammen, was zu starken Schmerzen führt. Sie hindert auch das Magen-Qi am Absteigen, weshalb es zu Übelkeit und Erbrechen kommt. Die weiteren Symptome (kein Durst, Verlangen nach warmen Getränken, Verbesserung durch Wärmeanwendung) sind offensichtliche Kälte-Symptome.

Therapieprinzip

Kälte vertreiben, den Magen wärmen, Schmerz beenden.

Akupunktur

Punktauswahl

M 21, M 34, MP 4, KG 13. Sedieren, Moxa muß angewendet werden. Besonders die Anwendung eines Moxakistchens auf dem Epigastrium, während die Nadeln an M 21 liegen, ist von Nutzen.

Erläuterung

- M 21 wird bei Fülle-Mustern des Magens verwendet.
- M 34 als Xi-Grenzpunkt beendet Schmerz.
- MP 4 beseitigt Obstruktionen aus dem Epigastrium und beendet Schmerz.
- KG 13 wird bei Übelkeit oder Erbrechen verwendet.

Arzneimitteltherapie

Bei einfachen Fällen kann man die erste Rezeptur verwenden.

Rezeptur 1

Sheng jiang hong tang tang

Dekokt mit Rhizoma Zingiberis recens und braunen Zucker

Erläuterung

Es handelt sich einfach um eine Abkochung mehrerer Scheiben frischen Ingwers; am Schluß gibt man einen Teelöffel Braunzucker dazu. Diese Abkochung vertreibt Kälte und wärmt den Magen.

Für schwerere Fälle:

Rezeptur 2

Liang fu wan

Pille mit Rhizoma Alpiniae officinarum und Rhizoma Cyperi

Rhizoma Alpiniae officinarum	Gao liang jiang	6.0 g
Rhizoma Cyperi	Xiang fu	10.0 g

Erläuterung

Es handelt sich um eine einfache Rezeptur zum Vertreiben von Kälte und zum Erwärmen des Magens, die in schwereren Fällen verwendet wird.

- Gao liang jiang wärmt den Magen und vertreibt Kälte.
- Xiang fu bewegt das Qi und beendet Schmerz. Seine Qi-bewegende Wirkung hilft beim Vertreiben von Kälte ebenso wie beim Entspannen der Zusammenziehungen, die durch Kälte verursacht werden.

Variationen

- Bei sehr starken Kälte-Symptomen, wie starken Schmerzen und Erbrechen klarer Flüssigkeit: plus Gan jiang (Rhizoma Zingiberis) 3.0 g, und Wu zhu yu (Fructus Evodiae) 1.5 g. Beide Arzneien sind sehr heiß und scharf und sollten nur für kurze Zeit eingesetzt werden. Wenn Durst eintritt und das Erbrechen klarer Flüssigkeit aufhört, sollte man die Arzneien absetzen.
- Bei Symptomen von Qi-Stagnation wie ausgeprägter Distension: plus Chen pi (Pericarpium Citri reticulatae) und Mu xiang (Radix Aucklandiae).
- Bei äußeren Symptomen wie erhöhter Temperatur und Kältegefühl: plus Xiang su san (Pulver mit Rhizoma Cyperi und Folium Perillae), das aus Xiang fu (Rhizoma Cyperi), Zi su ye (Folium Perillae), Chen pi (Pericarpium Citri reticulatae) und Gan cao (Radix Glycyrrhizae) besteht.
- Bei ausgeprägtem Druckgefühl im Epigastrium, Appetitlosigkeit, Aufstoßen und Erbrechen: plus Zhi shi (Fructus Aurantii immaturus), Shen qu (Massa medicata fermentata), Ji nei jin (Endothelium corneum Gigeriae Galli), Ban xia (Rhizoma Pinelliae) und Sheng jiang (Rhizoma Zingiberis recens).

Fertigarznei 1

Fu zi li zhong wan

Pille mit Radix lateralis Aconiti praeparata zum Regulieren der Mitte

Rhizoma Zingiberis	Gan jiang
Rhizoma Atractylodis macrocephalae	Bai zhu
Radix Codonopsis pilosulae	Dang shen
Radix Glycyrrhizae	Gan cao
Radix lateralis Aconiti praeparata	Fu zi

Erläuterung

Diese Pillen sind energetisch sehr heiß. Sie vertreiben Kälte aus dem Mittleren Erwärmer, beenden Schmerz und stärken Magen sowie Milz. Der Pulsbefund: gespannt, langsam, voll und tief. Der entsprechende Zungenbefund: blasser, nasser Zungenkörper.

Fertigarznei 2

Huo xiang zheng qi wan

Pille mit Herba Agastachis rugosae für das Aufrechte Qi

Herba Agastachis rugosae	Huo xiang
Folium Perillae	Zi su ye
Radix Angelicae dahuricae	Bai zhi
Rhizoma Pinelliae	Ban xia
Pericarpium Citri reticulatae	Chen pi
Rhizoma Atractylodis macrocephalae	Bai zhu
Poria	Fu ling
Cortex Magnoliae officinalis	Hou po
Pericarpium Arecae	Da fu pi
Radix Platycodi	Jie geng
Rhizoma Zingiberis recens	Sheng jiang
Fructus Jujubae	Da zao
Radix Glycyrrhizae tosta	Zhi gan cao

Erläuterung

Diese Pillen werden dem zuvor besprochenen Präparat vorgezogen, wenn äußere Kälte mit Nässe kombiniert ist. Die Arznei befreit die Oberfläche, vertreibt Kälte, löst Nässe auf, beendet Schmerz und erleichtert Übelkeit und Erbrechen.

Die Hauptsymptome des Eindringens äußerer Nässe sind ein Druckgefühl im Epigastrium, Übelkeit, Erbrechen, Schweregefühl, klebriger, weißer Zungenbelag und schlüpfriger Puls.

Fertigarznei 3

Kang ning wan

Pille für Gesundheit und Ruhe

Rhizoma Gastrodiae	Tian ma
Radix Angelicae dahuricae	Bai zhi
Flos Chrysanthemi	Ju hua
Herba Menthae	Bo he
Radix Puerariae	Ge gen
Radix Trichosanthis	Tian hua fen
Rhizoma Atractylodis	Cang zhu
Semen Coicis	Yi yi ren
Poria	Fu ling
Radix Aucklandiae	Mu xiang
Cortex Magnoliae officinalis	Hou po
Pericarpium Citri reticulatae	Chen pi
Massa medicata fermentata	Shen qu
Herba Agastachis rugosae	Huo xiang
Semen Oryzae germinatus	Gu ya

Erläuterung

Dieses bekannte Präparat ist auch beim Eindringen von Kälte und Nässe geeignet, wenn Symptome wie Schweregefühl, Schmerz und Druck im Epigastrium, Übelkeit, Erbrechen, Kopfschmerzen und ein klebriger, weißer oder gelber Zungenbelag zu finden sind. Der entsprechende Puls ist schlüpfrig und etwas saitenförmig.

Diese Mischung unterscheidet sich von der oben beschriebenen dadurch, daß sie eher für epigastrischen Schmerz als für Nässe geeignet ist. Sie ist auch zur Behandlung von Kopfschmerzen aufgrund von äußerer Kälte-Nässe geeignet.

Ernährungshinweise

Beim Eindringen von äußerer Kälte in den Magen ist es am besten, kalte Nahrungsmittel zu vermeiden: Salate, Obst und vor allem kalte Getränke.

1.2 Stagnation, Retention von Nahrung

Klinische Manifestationen

Dumpfer epigastrischer Schmerz, Verschlechterung durch Druckanwendung, Distension und Völle, Aufstoßen, saurer Reflux, übler Mundgeruch, Erbrechen unverdauter Nahrung, Linderung des Schmerzes durch Erbrechen, weiche Stühle oder Obstipation.

Zunge: dicker, klebriger Belag im Zentrum und an der Wurzel, weiß oder gelb.

Puls: schlüpfrig.

Die Störung geht einfach auf die Ansammlung unverdauter Nahrung im Magen zurück. Dazu kann es entweder durch Überessen oder durch die Unfähigkeit des geschwächten Magen-Qi kommen, die Nahrung nach unten weiter zu transportieren.

Die Ansammlung unverdauter Nahrung im Magen verursacht den dumpfen Schmerz und das charakteristische Distensions- und Völlegefühl. Unverdautes Essen verlegt den Magen und hindert das Magen-Qi am Absteigen – Aufstoßen, saurer Reflux, Übelkeit und Erbrechen sind die Folge. Die Tatsache, daß Erbrechen den Schmerz lindert, zeigt, daß die Magen-Obstruktion substantieller Natur ist, nämlich durch die Anhäufung unverdauter Speisen verursacht wird. Ist die Obstruktion nicht-substantieller Genese, beispielsweise durch Qi-Stagnation, so wird der Schmerz durch Erbrechen nicht gebessert.

Ob Obstipation oder weiche Stühle auftreten, hängt von der relativen Stärke von Milz und Magen ab. Ist die Milz schwach, so hindert die Ansammlung von Nahrung im Magen die Milz daran, die Nahrungsessenzen richtig umzuwandeln, es kommt zu weichen Stühlen. Ist aber die Milz verhältnismäßig stark, so resultiert die Verstopfung daraus, daß das Magen-Qi nicht absteigt und den Verdauungsbrei nicht abwärts in Richtung Darm bewegt.

Der dicke und klebrige Belag in der Mitte und an der Wurzel spiegelt die Ansammlung unverdauter Nahrung in Magen und Darm wider. Er ist weiß, wenn Kälte besteht, und gelb, wenn Hitze besteht. Der schlüpfrige Puls ist ein Ausdruck der Ansammlung unverdauter Speisen im Magen.

Therapieprinzip

Ansammlung auflösen, Stagnation beseitigen, das Absteigen des Magen-Qi wiederherstellen.

Akupunktur

Punktauswahl

KG 13, KG 10, M 21, M 20, M 44, M 45, MP 4, KS 6, M 25. Sedieren oder neutral nadeln.

Erläuterung

- KG 13 unterdrückt rebellierendes Qi und mindert Aufstoßen, sauren Reflux, Übelkeit und Erbrechen.
- KG 10 stimuliert das Absteigen des Magen-Qi.
- M 21 ist bei Fülle-Mustern des Magens angezeigt. Der Punkt beendet Schmerz.
- M 20 löst Nahrungsansammlung auf und erleichtert Völle. Sein Name „chengman" bedeutet „Tragen der Völle".
- M 44 und M 45 sind Fernpunkte, die bei Fülle-Mustern des Magens geeignet sind. Beide beenden Schmerz im Epigastrium. M 44 beseitigt Hitze, M 45 löst Nahrungsanhäufung auf. M 45 lindert Schlafstörungen, die durch Nahrungsretention ausgelöst werden.
- Die Kombination MP 4 – KS 6 öffnet das Durchdringungsgefäß. Das Paar ist vor allem bei Fülle-Mustern des Magens mit Obstruktionen im Epigastrium, rebellierendem Magen-Qi und daraus resultierendem Distensions- und Völlegefühl geeignet.
- M 25, der Alarmpunkt des Dickdarms, löst Nahrungsstagnation auf, indem er die Darmbewegungen fördert.

Arzneimitteltherapie

Rezeptur

Bao he wan

Pille, die die Harmonie erhält

Fructus Crataegi	Shan zha	9.0 g
Massa medicata fermentata	Shen qu	6.0 g
Semen Raphani	Lai fu zi	6.0 g
Rhizoma Pinelliae	Ban xia	6.0 g
Pericarpium Citri reticulatae	Chen pi	3.0 g
Poria	Fu ling	6.0 g
Fructus Forsythiae	Lian qiao	6.0 g

Erläuterung

- Shan zha fördert die Verdauung (vor allem von Fleisch und Fett) und löst Nahrungsanhäufungen auf.
- Shen qu fördert die Verdauung (vor allem von Alkohol, Essig und Reis) und löst Nahrungsansammlung auf.
- Lai fu zi fördert die Verdauung (vor allem von Weizen und Brot) und löst Nahrungsanhäufungen auf.
- Ban xia, Chen pi und Fu ling lösen Nässe, Schleim und Nahrungsanhäufungen auf.
- Lian qiao beseitigt Magen-Hitze, die häufig einer Nahrungsanhäufung entsteht. Diese Arznei kann ausgelassen werden, wenn der Zungenbelag keine gelbe Farbe aufweist.

Variationen

- Bei ausgeprägter Distensionsempfindung: plus Zhi shi (Fructus Aurantii immaturus), Sha ren (Fructus Amomi) und Bing lang (Semen Arecae).
- Bei Obstipation: plus Da huang (Radix et Rhizoma Rhei), Hou po (Cortex Magnoliae officinalis), Zhi shi (Fructus Aurantii immaturus). Diese drei Arzneien bilden die Rezeptur Xiao cheng qi tang (Kleines Dekokt zum Leiten des Qi). Desweiteren Hinzufügen von Mu xiang (Radix Aucklandiae) und Xiang fu (Rhizoma Cyperi).
- Bei starkem Schmerz, der durch Druck verschlimmert wird, Obstipation und trockenem gelbem Zungenbelag: plus Da cheng qi tang (Großes Dekokt zum Leiten des Qi) aus den Bestandteilen Da huang (Radix et Rhizoma Rhei), Mang xiao (Mirabilitum), Hou po (Cortex Magnoliae officinalis) und Zhi shi (Fructus Aurantii immaturus)
- Bei starker Nahrungsanhäufung: plus Ji nei jin (Endothelium corneum Gigeriae Galli), Mai ya (Fructus Hordei germinatus) und Dao ya (Semen Oryzae germinatum).

Läßt sich die Stagnation durch die Behandlung nicht binnen kurzer Frist auflösen, so ist dem Patienten zu raten, daß er einige Tage fasten sollte. Selbst wenn die Stagnation vermindert wird, so sollte der Patient weniger und leichter verdauliche Nahrungsmittel zu sich nehmen.

Fertigarznei 1

Bao he wan

Pille, die die Harmonie erhält

Fructus Crataegi	Shan zha
Massa medicata fermentata	Shen qu
Semen Raphani	Lai fu zi
Rhizoma Pinelliae	Ban xia
Pericarpium Citri reticulatae	Chen pi
Poria	Fu ling
Fructus Forsythiae	Lian qiao

Erläuterung

Zutaten und Indikationen sind die gleichen wie bei der gleichnamigen Rezeptur, die wir oben besprochen haben. Es handelt sich um eine ausgezeichnete Pille bei allgemeinen Symptomen von Nahrungsstagnation, sie ist auch bei Kindern geeignet, die sehr leicht an Nahrungsretention leiden.

Der entsprechende Zungenbefund: dicker Belag, weiß oder gelb.

Fertigarznei 2

Qi xing cha

Sieben Sterne-Tee

Herba Lophatheri	Dan zhu ye
Ramulus cum Uncis Uncariae	Gou teng
Periostracum Cicadae	Chan tui
Fructus Crataegi	Shan zha
Semen Oryzae germinatus	Gu ya
Semen Coicis	Yi yi ren
Radix Glycyrrhizae	Gan cao

Erläuterung

Diese Mischung löst Nahrungsstagnation auf, leitet Nässe aus, beseitigt Hitze und beruhigt Reizbarkeit. Sie ist vor allem für Kinder geeignet, die an Symptomen von Nahrungsretention und Hitze leiden, wie schlechter Verdauung, Schmerz in Epigastrium und Abdomen, unruhigem Schlaf, Reizbarkeit, einem dickem, gelbem Zungenbelag und einem schlüpfrigen, schnellen Puls.

Fertigarznei 3

Mu xiang shun qi wan

Pille mit Radix Aucklandiae zum Bezähmen des Qi

Radix Aucklandiae	Mu xiang
Fructus Amomi cardamomi	Bai dou kou
Rhizoma Atractylodis	Cang zhu
Rhizoma Zingiberis recens	Sheng jiang
Pericarpium Citri reticulatae viride	Qing pi
Pericarpium Citri reticulatae	Chen pi
Poria	Fu ling
Radix Bupleuri	Chai hu
Cortex Magnoliae officinalis	Hou po
Semen Arecae	Bing lang
Fructus Aurantii	Zhi qiao
Radix Linderae	Wu yao
Semen Raphani	Lai fu zi
Fructus Crataegi	Shan zha
Massa medicata fermentata	Shen qu
Fructus Hordei germinatus	Mai ya
Radix Glycyrrhizae	Gan cao

Erläuterung

Dieses Präparat löst Nahrungsstagnation und Nässe auf und bewegt das Qi. Es ist bei Nahrungsstagnation indiziert, die von Qi-Stagnation begleitet wird und einen Schmerz im Epigastrium nach sich zieht, der ausgeprägter ist, als daß er den beiden weiter oben besprochenen Fertigarzneien entspräche.

Ernährungshinweis

Der Patient sollte einfach weniger und langsamer essen.

Kasuistik

Eine 45jährige Frau leidet seit 2 Jahren an Schmerz im Epigastrium. Der Schmerz ist dumpf, verschlimmert sich durch Niederlegen und Druckanwendung und wird von leichter Übelkeit und saurem Aufstoßen begleitet. Wenn der Schmerz ausgeprägt ist, so bekommt sie auch Obstipation, ihr Appetit wird schlecht. Sie vermeldet auch ein leichtes Völlegefühl.

Abgesehen von diesem Problem beschreibt sie auch leichte Zwischenblutungen (helles, frisches Blut) in den letzten vier Monaten.

Der Puls ist insgesamt schlüpfrig, auf der rechten Seite schwächlich. Die Zunge ist blaß, mit einem blau-purpurnen Stich, Zahneindrücken und einem klebrigen, weißen Belag (Farbabbildung 14.1).

Diagnose

Wir haben eine Mischung aus Leere und Fülle vor uns. Es besteht eine Schwäche des Milz-Qi, die sich im schlechten Appetit, dem dumpfen Schmerz im Epigastrium, den Zwischenblutungen (das Milz-Qi kann das Blut nicht halten), dem schwächlichen Puls und der blassen Zunge mit Zahneindrücken äußert. Der Fülle-Zustand wiederum, der auf einer Nahrungsretention beruht, zeigt sich in Obstipation, Übelkeit, durch Druck und Niederlegen verschlimmertem Schmerz, dem schlüpfrigen Puls und dem klebrigen Zungenbelag. Es bestehen also gleichzeitig eine Leere von Milz und Magen-Qi sowie Nahrungsretention. Zusätzlich bemerken wir noch eine beginnende Blut-Stagnation im Magen, wie der leichte blau-purpurne Farbstich des Zungenkörpers verrät.

Therapieprinzip

Das Milz-Qi stärken, Nahrungsstagnation auflösen. Wir müssen uns nicht direkt um die Blut-Stagnation kümmern, denn diese wird sich von selbst auflösen, sobald das Milz-Qi gestärkt und die Nahrungsretention beseitigt wird.

Die Patientin wird sowohl mit Akupunktur als auch Arzneimitteltherapie behandelt.

Akupunktur

Im Laufe der Behandlungen werden folgende Punkte genadelt:

- KG 12, M 36, MP 6, B 20, B21 (alle tonisieren), um das Magen- und Milz-Qi zu stärken.
- KG 11, M 21, M 40 (neutral), um das Absteigen des Magen-Qi und damit das Auflösen von Nahrungsstagnation zu fördern.
- KS 6 (neutral), um rebellierendes Magen-Qi (die Ursache von Übelkeit und saurem Reflux) zu bezähmen.

Arzneimitteltherapie

Es kommt eine Variation von Bao he wan (Pille, die die Harmonie erhält) zum Einsatz.

Fructus Crataegi	Shan zha	6.0 g
Massa medicata fermentata	Shen qu	6.0 g
Semen Raphani	Lai fu zi	4.0 g
Rhizoma Pinelliae	Ban xia	6.0 g
Pericarpium Citri reticulatae	Chen pi	3.0 g
Poria	Fu ling	6.0 g
Fructus Hordei germinatus	Mai ya	4.0 g
Fructus Aurantii immaturus	Zhi shi	4.0 g
Radix Paeoniae alba	Bai shao	9.0 g
Radix Glycyrrhizae tosta	Zhi gan cao	4.0 g
Rhizoma Atractylodis macrocephalae	Bai zhu	6.0 g

Erläuterung

- Die ersten sechs Arzneien bilden die Rezeptur Bao he wan zum Eliminieren von Nahrungsstagnation. Lian qiao wird weggelassen, weil hier keine Hitze-Zeichen zu finden sind.
- Mai ya wird hinzugegeben, um Nahrungsstagnation zu beseitigen und das Qi im Epigastrium zu bewegen, damit der Schmerz gelindert wird.

- Zhi shi wird hinzugefügt, um das Absteigen des Magen-Qi und somit das Auflösen von Nahrungsretention zu unterstützen.
- Die Kombination von Bai shao und Gan cao harmonisiert die Mitte und beendet Schmerz.
- Bai zhu stärkt das Milz-Qi.

Der epigastrische Schmerz dieser Patientin verschwindet vollständig nach drei Akupunktursitzungen und der Einnahme von dreimal 5 Tages-Rationen des Dekokts.

1.3 Das Leber-Qi attackiert den Magen

Klinische Manifestationen

Distension und Schmerz im Epigastrium, der ins rechte oder linke Hypochondrium ausstrahlt. Aufstoßen, Seufzen, Reizbarkeit, unangenehmes Hungergefühl. Der Schmerz tritt anfallsweise auf, in klarem Zusammenhang mit emotionaler Anspannung.

Zunge: normale Farbe des Zungenkörpers, oder leicht gerötete Ränder.

Puls: saitenförmig. Diese Qualität ist mitunter nur auf der linken Seite zu spüren.

Es handelt sich um eine außerordentlich häufige Ursache von epigastrischem Schmerz. Das stagnierende Leber-Qi „attackiert" in horizontaler Richtung den Magen, es beeinträchtigt das Absteigen des Magen-Qi. Die Folge sind eine Qi-Stagnation im Magen sowie Schmerz im Epigastrium. Aus Sicht der Fünf Elemente-Lehre wird dieses Muster so bezeichnet: „Holz überwältigt Erde." Leber-Qi-Stagnation entsteht üblicherweise durch emotionale Belastungen wie Zorn, Groll oder Frustration.

Therapieprinzip

Die Leber besänftigen, das Qi regulieren.

Akupunktur

Punktauswahl

Le 14, KS 6, M 21, KG 12, M 36, G 34. Sedierende oder neutrale Nadelung.

Erläuterung

- Le 14 ist ein spezifischer Punkt zum Harmonisieren von Leber und Magen.
- KS 6 reguliert das Leber-Qi, harmonisiert den Magen, unterdrückt rebellierendes Magen-Qi und beruhigt den Geist.
- M 21 stimuliert das Absteigen des Magen-Qi, vornehmlich bei Fülle-Mustern.
- KG 12 und M 36 tonisieren das Magen-Qi. Indem wir das Magen-Qi stärken, verhindern wir, daß es von der Leber attackiert wird.
- G 34 besänftigt die Leber und beseitigt Stagnation. In Kombination mit KG 12 beseitigt der Punkt Stagnation im Epigastrium.

In Fällen schwerer emotionaler Spannung kann man andere Punkte hinzufügen, vor allem die folgende Kombination:

- KS 7, 3E 3, LG 24-shenting, G 13-benshen. KS 7 und 3E 3 können einseitig gegeben werden, ein Punkt links, der andere auf der rechten Seite.
  Diese Punktekombination ist sehr gut geeignet, eine Stagnation des Leber-Qi zu beseitigen und den Geist zu beruhigen, wann immer starke emotionale Probleme bestehen, vor allem im Zusammenhang mit Beziehungsschwierigkeiten. Besonders bei Frauen ist die Kombination indiziert. Bei Männern ersetzt man besser KS 7 durch H 7.

Arzneimitteltherapie

Rezeptur

Chai hu shu gan tang

Dekokt mit Radix Bupleuri zum Besänftigen der Leber

Radix Bupleuri	Chai hu	6.0 g
Radix Paeoniae alba	Bai shao	4.5 g
Fructus Aurantii	Zhi qiao	4.5 g
Radix Glycyrrhizae tosta	Zhi gan cao	1.5 g
Pericarpium Citri reticulatae	Chen pi	6.0 g
Rhizoma Cyperi	Xiang fu	4.5 g
Rhizoma Chuanxiong	Chuan xiong	4.5 g

Erläuterung

- Chai hu, Bai shao, Chuan xiong und Xiang fu besänftigen die Leber und beseitigen Stagnation.
- Chen pi, Zhi qiao und Zhi gan cao regulieren das Qi und harmonisieren den Magen.

Variationen

- Bei sehr starkem Schmerz: plus Yan hu suo (Rhizoma Corydalis) und Yu jin (Radix Curcumae).
- Bei Aufstoßen: plus Mei gui hua (Flos Rosae rugosae) und Fo shou (Fructus Citri sarcodactylis).
- Bei ausgeprägten Symptomen von rebellierendem Qi wie Aufstoßen, Schluckauf, Übelkeit

und Erbrechen: plus Chen xiang (Lignum Aquilariae resinatum) und Xuan fu hua (Flos Inulae).
- Wenn stagnierendes Leber-Qi zu Leber-Feuer führt, das sich in einer roten Zunge mit zusätzlich geröteten Rändern, einem bitteren Mundgeschmack und Durst äußert: plus Mu dan pi (Cortex Moutan) und Zhi zi (Fructus Gardeniae), minus Chai hu (Radix Bupleuri), die Dosis von Bai shao und Gan cao erhöhen.
- Wenn Leber-Feuer das Yin zu schädigen beginnt: plus Sheng di huang (Radix Rehmanniae), Mai dong (Radix Ophiopogonis) und Chuan lian zi (Fructus Toosendan). In einem solchen Fall ist es auch sehr wichtig, auf scharfgewürztes Essen, Alkohol und Rauchen zu verzichten.
- Bei saurem Reflux: plus Wa leng zi (Concha Arcae) und Hai piao xiao (Os Sepiae).
- Bei Anzeichen von Schleim: eine kleine Dosis (2 Gramm) von Bai jie zi (Semen Sinapis) hinzufügen. Diese Arznei beseitigt Schleim vom Magenepithel.
- Bei postprandialer Distension im Epigastrium: plus Gu ya (Fructus Oryzae germinatus), Mai ya (Fructus Hordei germinatus) und Lai fu zi (Semen Raphani).

Da eine solche Situation eindeutig durch emotionalen Streß ausgelöst wird, ist es wichtig, mit dem Patienten die Lebenssituation und die emotionalen Abläufe zu besprechen, die als Wurzel der Beschwerden anzusehen sind. Nötigenfalls sollte man auch auf die Hilfe geschulter Lebensberater oder Psychotherapeuten zurückgreifen.

In Fällen starker emotionaler Anspannung sollte man die folgenden Arzneien hinzufügen: He huan pi (Cortex Albiziae), Suan zao ren (Semen Ziziphi spinosae) und Yu jin (Radix Curcumae).

Fertigarznei 1

Shu gan wan

Pille zum Besänftigen der Leber

Fructus Toosendan	Chuan lian zi
Rhizoma Curcumae longae	Jiang huang
Lignum Aquilariae resinatum	Chen xiang
Rhizoma Corydalis	Yan hu suo
Radix Aucklandiae	Mu xiang
Fructus Amomi cardamomi	Bai dou kou
Radix Paeoniae alba	Bai shao
Poria	Fu ling
Fructus Aurantii	Zhi qiao
Pericarpium Citri reticulatae	Chen pi
Fructus Amomi	Sha ren
Cortex Magnoliae officinalis	Hou po

Erläuterung

Diese Pille bewegt in erster Linie das Leber-Qi. Sie ist hervorragend geeignet, wenn stagnierendes Leber-Qi den Magen attackiert und zu Schmerz und Distension im Epigastrium führt.

Eine ausgeprägte Schmerz- und Distensionsempfindung im Epigastrium im Zusammenhang mit emotionaler Belastung und ein saitenförmiger Puls sind die Hauptmanifestationen, die auf die Verwendung dieser Arznei hinweisen.

Fertigarznei 2

Mu xiang shun qi wan

Pille mit Radix Aucklandiae zum Bezähmen des Qi

Erläuterung

Dieses Präparat wurde im Abschnitt über Nahrungsstagnation erwähnt. Es ist auch zur Behandlung von stagnierendem Leber-Qi, das den Magen attackiert, geeignet. Wir geben es, wenn die Qi-Stagnation von Nahrungsretention und Nässe des Magens begleitet wird.

Die Hauptmanifestationen, die auf den sinnvollen Einsatz der Arznei hinweisen, sind epigastrischer Schmerz und Völle (weniger Distension), dicker, klebriger Zungenbelag sowie ein schlüpfriger und saitenförmiger Puls.

Kasuistik

Eine 38jährige Frau leidet seit fünf Jahren an Schmerzen im Epigastrium, die ins rechte Hypochondrium ausstrahlen und von einem ausgeprägten Distensionsgefühl sowie Aufstoßen begleitet werden. Sie klagt auch über Obstipation, der Stuhl gleicht häufig kleinen Kieselsteinen. Sie ist häufig deprimiert und reizbar, sie kann schwer dauerhafte Beziehungen mit Männern aufbauen. Der Zyklus ist regelmäßig und bis auf prämenstruelle Reizbarkeit und Distension gänzlich unauffällig.

Die Zunge ist unauffällig, bloß an den Rändern etwas gerötet. Der Puls ist auf der linken Seite etwas saitenförmig.

Diagnose

Es handelt sich um einen klaren Fall von Leber-Qi-Stagnation, die offensichtlich durch emotionale Belastungen entsteht.

Therapieprinzip

Das Leber-Qi bewegen, Stagnation beseitigen, das Absteigen des Magen-Qi fördern, den Geist beruhigen, die Wanderseele zum Verweilen bringen. Sie wird mit Akupunktur und chinesischen Arzneien behandelt.

Akupunktur

Es wird aus den folgenden Punkten ausgewählt:

- KS 6 (neutral nadeln), um das Leber-Qi zu bewegen, rebellierendes Magen-Qi zu bezähmen, den Geist sowie die Wanderseele zu beruhigen. Es handelt sich hier vor allem bei Frauen um einen ausgezeichneten Punkt bei Leber-Qi-Stagnation aufgrund von emotionalem Streß, besonders, wenn Beziehungsprobleme dahinterstehen. Zugleich reguliert der Punkt den Oberen und Mittleren Erwärmer des Magens und wirkt gegen Schmerz im Epigastrium.
- M 40 (neutral) harmonisiert den Magen und unterdrückt rebellierendes Magen-Qi. Er läßt sich gut mit KS 6 kombinieren, um den Mittleren Erwärmer zu harmonisieren – der eine Punkt wird rechts, der andere links genadelt.
- KG 12 und M 36 (tonisieren) stärkt den Magen.
- M 21 und KG 11 (neutral stechen) fördert das Absteigen des Magen-Qi.
- Le 14 und G 34 (neutral) fördert den freien Fluß des Leber-Qi und bewegt das Qi. In Kombination mit KG 12 bewegt G 34 das Qi im Epigastrium.

Arzneimitteltherapie

Es kommt eine Variation von Chai hu shu gan tang (Dekokt mit Radix Bupleuri zum Besänftigen der Leber) zum Einsatz.

Radix Bupleuri	Chai hu	4.0 g
Radix Paeoniae alba	Bai shao	9.0 g
Fructus Aurantii	Zhi qiao	6.0 g
Radix Glycyrrhizae tosta	Zhi gan cao	4.5 g
Pericarpium Citri reticulatae	Chen pi	4.0 g
Rhizoma Cyperi	Xiang fu	4.5 g
Rhizoma Chuanxiong	Chuan xiong	4.5 g
Radix Aucklandiae	Mu xiang	3.0 g
Cortex Albiziae	He huan pi	6.0 g
Radix Codonopsis pilosulae	Dang shen	6.0 g

Erläuterung

- Die ersten sieben Arzneien bilden die Rezeptur Chai hu shu gan tang zum Bewegen des Leber-Qi, zum Beseitigen von Stagnation und zum Beenden von Schmerz. Die Dosierung von Bai shao wird wegen der analgetischen Wirkung erhöht.
- Mu xiang wird hinzugefügt, um das Qi im Epigastrium zu bewegen und Schmerz zu beenden.
- He huan pi bewegt das Leber-Qi, die Arznei beseitigt Reizbarkeit und Depression – sie ist vor allem bei der Behandlung von Depressionen aufgrund von Leber-Qi-Stagnation wirksam.
- Dang shen wird hinzugegeben, um das Milz-Qi zu tonisieren, damit es durch das stagnierende Leber-Qi nicht geschädigt werden kann.

Die Patientin wird über ein Jahr mit kleineren Variationen der oben beschriebenen Therapie behandelt. Mit der Hilfe einiger psychologischer Beratung verschwindet der Schmerz im Epigastrium, sie wird insgesamt glücklicher.

Kasuistik

Ein 45jähriger Mann leidet seit 22 Jahren an Schmerzen im Epigastrium. Der Schmerz strahlt ins rechte Hypochondrium aus. Er ist in der Nacht stärker, durch Essen wird er gebessert. Er hat reichlich Aufstoßen, sein Stuhl ist etwas trocken, er fühlt sich sehr müde.

Sein Puls ist dünn, in der tiefen Ebene insgesamt etwas leer, an der rechten mittleren Position aber oberflächlich und leer sowie ganz wenig saitenförmig. Die Zunge ist an den Rändern etwas gerötet, sie ist steif und weist einen etwas wurzellosen Belag auf.

Diagnose

Auch hier handelt es sich um einen Fall, wo stagnierendes Leber-Qi den Magen attackiert. Die Situation hier ist allerdings komplexer. Das stagnierende Leber-Qi erkennen wir an der Schmerzausstrahlung ins rechte Hypochondrium, dem Aufstoßen, den roten Zungenrändern und der ein klein wenig saitenförmigen Pulsqualität. Da der Zustand schon lange besteht, wurde durch das stagnierende Leber-Qi nicht nur das Magen-Qi, sondern auch das Magen-Yin geschwächt. Den Magen-Yin-Mangel entnehmen wir dem wurzellosen Zungenbelag, dem steifen Zungenkörper, der nächtlichen Schmerzverschlimmerung, dem trockenen Stuhl und dem oberflächlichen und leeren Puls an der rechten mittleren Palpationsstelle. Die Müdigkeit des Patienten ist offensichtlich auf die lange bestehende Schwäche von Qi und Yin des Magens zurückzuführen.

Therapieprinzip

Es kommt eine zweistufige Therapiestrategie zum Tragen: zunächst das Leber-Qi bewegen, allerdings vorsichtig, damit das Magen-Yin nicht noch weiter geschädigt wird, und dann das Magen-Yin tonisieren. Ich entscheide mich, mit dem Bewegen des Leber-Qi zu beginnen, damit der epigastrische Schmerz gelindert wird.

Der Patient wird mit Akupunktur und Arzneien behandelt.

Akupunktur

Es wird aus folgendem Punkterepertoire ausgewählt:

- KG 12, M 36 und MP 6 (alle tonisieren), um das Qi und das Yin des Magens zu stärken.
- G 34 und Le 14 (neutral), um das Leber-Qi zu bewegen.
- M 21 und KG 11 (neutral), um das rebellierende Magen-Qi zu bezähmen und Schmerz zu beenden.

Arzneimitteltherapie

Ich verwende eine Variation von Chai hu shu gan tang (Dekokt mit Radix Bupleuri zum Besänftigen der Leber).

Radix Bupleuri	Chai hu	4.0 g
Radix Paeoniae alba	Bai shao	9.0 g
Fructus Aurantii	Zhi qiao	4.0 g
Radix Glycyrrhizae tosta	Zhi gan cao	4.5 g
Pericarpium Citri reticulatae	Chen pi	3.0 g
Rhizoma Cyperi	Xiang fu	4.0 g
Rhizoma Chuanxiong	Chuan xiong	3.0 g
Flos Rosae rugosae	Mei gui hua	4.5 g

Fructus Citri sarcodactylis	Fo shou	3.0 g
Radix Pseudostellariae	Tai zi shen	6.0 g
Rhizoma Dioscoreae	Shan yao	6.0 g
Radix Ophiopogonis	Mai dong	6.0 g
Rhizoma Polygonati odorati	Yu zhu	4.0 g

Die ersten sieben Arzneien bilden die Rezeptur Chai hu shu gan san zum Bewegen des Leber-Qi. Die Dosierungen aller Qi-bewegenden Arzneien, die warm und scharf sind, wurden insgesamt reduziert, um nicht das Magen-Yin zu schädigen.

- Mei gui hua und Fo shou bewegen Qi, ohne das Yin zu verletzen.
- Tai zi shen, Shan yao und Mai dong nähren das Magen-Yin.
- Yu zhu beseitigt Leere-Hitze des Magens.

Nach einigen Monaten und einer deutlichen Schmerzreduktion wechsle ich die Dekoktverschreibung, ich gebe eine Variation von Huang qi jian zhong tang (Dekokt mit Radix Astragali zum Stärken der Mitte):

Radix Astragali	Huang qi	9.0 g
Radix Paeoniae alba	Bai shao	18.0 g
Ramulus Cinnamomi	Gui zhi	3.0 g
Radix Glycyrrhizae tosta	Zhi gan cao	6.0 g
Rhizoma Zingiberis recens	Sheng jiang	1 Scheibe
Fructus Jujubae	Da zao	5 Stück
Saccharum granorum	Yi tang	30.0 g
Radix Pseudostellariae	Tai zi shen	6.0 g
Radix Ophiopogonis	Mai dong	6.0 g
Rhizoma Polygonati odorati	Yu zhu	6.0 g
Flos Rosae rugosae	Mei gui hua	4.0 g

Erläuterung

- Die ersten sieben Arzneien bilden die Rezeptur Huang qi jian zhong tang zum Tonisieren des Magen-Qi und Lindern von Schmerz im Epigastrium. Die Dosierungen von Sheng jiang und Gui zhi werden zurückgenommen, um nicht das Magen-Yin zu verletzen.
- Tai zi shen, Mai dong und Yu zhu stärken das Magen-Yin.
- Mei gui hua bewegt das Qi.

Nach weiteren 6 Behandlungsmonaten mit Variationen dieser Rezeptur ist sein Schmerz beseitigt, die Farbe des Zungenkörpers wird normal, der Puls verliert seine oberflächliche und leere Qualität.

Ernährungshinweis

Wenn stagnierendes Leber-Qi den Magen beeinträchtigt, so ist es wichtig, dem Patienten zu langsamem Essen zu raten, er soll außerdem Arbeiten oder geschäftliche Gespräche, vor allem aber ärgerliche Erregung während des Essens vermeiden.

1.4 Magen-Hitze

Klinische Manifestationen

Brennender epigastrischer Schmerz, Durst, Reizbarkeit, saurer Reflux.

Zunge: trockener gelber Zungenbelag. Bei ausgeprägter Hitze kann die Farbe des Körpers rot, sonst aber auch normal sein.

Puls: etwas schnell, an der rechten mittleren Position etwas überflutend.

Meist tritt dieser Zustand aufgrund übermäßigen Verzehrs von scharfen Speisen wie Curries, von Lammfleisch und von Alkohol auf.

Therapieprinzip

Magen-Hitze beseitigen, das Absteigen des Magen-Qi wiederherstellen.

Akupunktur

Punktauswahl

M 21, M 44. Sedierend oder neutral nadeln.

Erläuterung

- M 21 ist ein lokaler Punkt bei allen Fülle-Mustern des Magens.
- M 44 ist der wichtigste Fernpunkt zum Beseitigen von Magen-Hitze.

Arzneimitteltherapie

Rezeptur

Bai hu tang

Weißer Tiger-Dekokt

Gypsum fibrosum	Shi gao	30.0 g
Rhizoma Anemarrhenae	Zhi mu	6.0 g
Radix Glycyrrhizae	Gan cao	3.0 g
Semen Oryzae	Geng mi	6.0 g

Erläuterung

Dies ist eine berühmte Rezeptur zum Beseitigen von Magen-Hitze. Sie stammt aus „Über kälteverursachte Schäden" von Zhang Zhong-Jing aus der Han-Dynastie.

- Shi gao ist kalt und scharf. Es ist dies die Hauptarznei zum Beseitigen von Magen-Hitze.
- Zhi mu beseitigt Magen-Hitze und nährt die Yin-Flüssigkeiten.
- Jing mi ist einfacher brauner Reis. Er nährt die Flüssigkeiten des Magens.
- Gan cao harmonisiert.

Variationen

Starker epigastrischer Schmerz: plus Bai shao (Radix Paeoniae alba), Dosis von Gan cao erhöhen.

Fertigarznei

Sai mei an

Wettlauf zwischen Fäulnis und friedvoller Gesundheit

Concha Meretricis seu Cyclinae	Ge qiao
Calcitum	Han shui shi
Concha Arcae	Wa leng zi
Terra flava usta	Fu long gan
Borneolum syntheticum	Bing pian
Stalactitum	Zhong ru shi
Margarita	Zhen zhu

Erläuterung

Dieses Präparat kann für mehrere verschiedene Magen-Muster eingesetzt werden, denn ihre Hauptwirkung ist das Absorbieren von Magensäure und das Vermindern von saurem Reflux. Es ist von kalter Natur, weshalb es besser bei Hitze-Mustern des Magens verwendet wird.

Da es viele Muschelschalen und Mineralien enthält, kann es bei langem Gebrauch die Milz schwächen. Deshalb sollte es nicht mehr als einige wenige Wochen im Stück eingenommen werden.

Ernährungshinweis

Bei Magen-Hitze sollte man die Einnahme von zu vielen Speisen von heißer Energie vermeiden, etwa von Wild, Lamm, Rind und scharfen Gewürzen. Auch der Alkoholkonsum sollte auf ein Minimum beschränkt werden.

1.5 Magen-Feuer

Klinische Manifestationen

Brennender epigastrischer Schmerz, Durst mit Verlangen nach kaltem Wasser, trockener Mund, starke Reizbarkeit, Zahnfleischbluten, Hämatemesis, rotes Gesicht, Obstipation.

Zunge: roter oder dunkelroter Zungenkörper, gelber und trockener Belag.

Puls: schnell, überflutend.

Dieses Muster ist als ein fortgeschrittenes Stadium von Magen-Hitze zu verstehen. Hitze und Feuer sind einander sehr verwandt, sie haben gemeinsame Symptome. Feuer ist allerdings ein substantiellerer pathogener Faktor als Hitze, es unterscheidet sich von Hitze in dreierlei Hinsicht:

a) Es trocknet mehr (trockener Stuhl, trockener Mund, trockene Zunge).
b) Es führt zu Blutungen, indem es das Blut in den Gefäßen beunruhigt (Zahnfleischbluten, Hämatemesis).
c) Es beeinträchtigt stärker den Geist (daher die ausgeprägte Reizbarkeit).

Bei der Anwendung von Akupunktur ist die Unterscheidung zwischen Hitze und Feuer nicht so bedeutsam. Bei der Arzneimitteltherapie macht sie allerdings einen wichtigen Unterschied, da man zum Beseitigen von Hitze scharfe und kalte Arzneien, zum Beseitigen von Feuer aber bittere und kalte Arzneien einsetzt.

Therapieprinzip

Magen-Feuer beseitigen, das Magen-Yin schützen, das Absteigen des Magen-Qi wiederherstellen.

Akupunktur

Punktauswahl

M 44, M 45, M 21, MP 6, KG 13, B 21. Die Punkte werden sedierend oder neutral genadelt.

Erläuterung

- M 44 und B 21 beseitigen Magen-Feuer.
- M 45 beseitigt Magen-Feuer und beruhigt den Geist. Es ist dies der Hauptpunkt zum Beruhigen des Geistes, wenn er durch Magen-Feuer beunruhigt wird.
- M 21 wird bei allen Fülle-Mustern des Magens verwendet.
- MP 6 schützt das Magen-Yin, indem es eine Verletzung des Yin durch Feuer verhindert.
- KG 13 unterdrückt rebellierendes Magen-Qi. In diesem Fall rebelliert das Magen-Qi aufgrund des aufsteigenden Magen-Feuers empor, was sich in Zahnfleischbluten und Hämatemesis äußert.

Arzneimitteltherapie

Rezeptur 1

Xie xin tang

Dekokt zum Entlasten des Herzareals

Radix et Rhizoma Rhei	Da huang	6.0 g
Rhizoma Coptidis	Huang lian	3.0 g
Radix Scutellariae	Huang qin	9.0 g

Erläuterung

Trotz ihres Namens kann diese Rezeptur zum Beseitigen von Magen-Feuer verwendet werden – „Herz“ bedeutet hier das Gebiet unterhalb des Herzens, also das Epigastrium. Die Rezeptur beseitigt Feuer, indem sie es über den Stuhl nach unten ausleitet. Da huang nimmt diese Aufgabe wahr. Huang lian und Huang qin beseitigen Magen-Feuer und unterstützen Da huang bei diesem Vorhaben.

Rezeptur 2

Qing wei san

Pulver, das den Magen klärt

Rhizoma Coptidis	Huang lian	5.0 g
Radix Rehmanniae	Sheng di huang	12.0 g
Cortex Moutan	Mu dan pi	9.0 g
Radix Angelicae sinensis	Dang gui	6.0 g
Rhizoma Cimicifugae	Sheng ma	6.0 g

Erläuterung

- Huang lian und Sheng ma beseitigen Magen-Hitze und -Feuer.
- Sheng di huang und Mu dan pi kühlen das Blut und beenden Blutungen.
- Dang gui wird hier eingesetzt, um die Wirkung der Rezeptur in die Blut-Schichte zu lenken und somit Blutungen zu stoppen.

Diese Rezeptur ist bei einem fortgeschrittenen Stadium von Magen-Feuer anzuwenden. Sie wird eingesetzt, wenn Magen-Feuer die Blut-Schichte erreicht hat, was zu Blutungen führt, und wenn es das Yin zu verletzen beginnt. Deshalb sind in der Rezeptur Mu dan pi und Sheng di huang enthalten, um das Blut zu kühlen und Blutungen zu stoppen, wobei Sheng di huang auch das Yin nährt. Dang gui wird hinzugefügt, um die anderen Arzneien in die Blut-Schicht zu führen, was die Rezeptur beim Kühlen des Blutes und beim Beenden von Blutungen unterstützt.

Die Schlüsselsymptome für das Muster und die dazupassende Rezeptur sind also Zahnfleischbluten oder Hämatemesis, was für Magen-Feuer spricht, das das Blut erhitzt. Desweiteren erkennen wir es am dunkelroten Zungenkörper, der im Zentrum keinen Belag aufweist, sonst aber einen trockenen, gelben Belag bietet, was für Blut-Hitze und Verletzung des Magen-Yin durch Feuer steht.

Rezeptur 3

Yu nu jian
Dekokt der Jade-Frau

Gypsum fibrosum	Shi gao	30.0 g
Rhizoma Anemarrhenae	Zhi mu	4.5 g
Radix Rehmanniae praeparata	Shu di huang	18.0 g
Radix Ophiopogonis	Mai dong	6.0 g
Radix Achyranthis bidentatae	Niu xi	4.5 g

Erläuterung

Diese Mischung ist der vorangehenden insofern ähnlich, als auch sie bei Magen-Feuer eingesetzt wird, das das Yin verletzt. Sie unterscheidet sich aber, weil sie das Blut nicht kühlt. Beide Rezepturen kühlen trotzdem das Blut, wenngleich auf verschiedene Art. Yu nu jian beendet Blutungen einfach durch das Beseitigen von Feuer. Niu xi unterdrückt rebellierendes Qi; bei nach oben strebenden Blutungen wie Zahnfleischbluten und Hämatemesis führt diese Arznei das Blut nach unten. Qing wei san hingegen beendet Blutungen durch das Kühlen des Bluts.

Eine Differenzierung der drei besprochenen Rezepturen ist der Tabelle 14.2 zu entnehmen.

Fertigarznei 1

Huang lian su pian

Tablette mit Extrakt aus Rhizoma Coptidis

Rhizoma CoptidisHuang lian

Erläuterung

Diese Tabletten sind ausschließlich aus Huang lian zusammengesetzt. Sie leiten Magen-Feuer aus und können Schmerz im Epigastrium behandeln, der entweder von Obstipation oder von Nässe-Hitze-Diarrhö begleitet ist. Der entsprechende Zungenbefund: roter Zungenkörper, klebriger gelber Belag.

Fertigarznei 2

Jia wei xiang lian pian

Erweiterte Tablette mit Radix Aucklandiae und Rhizoma Coptidis

Radix Aucklandiae	Mu xiang
Semen Arecae	Bing lang
Fructus Aurantii	Zhi qiao
Cortex Magnoliae officinalis	Hou po
Fructus Evodiae	Wu zhu yu
Rhizoma Coptidis	Huang lian
Cortex Phellodendri	Huang bai

Tabelle 14.2: Vergleich von Xie xin tang, Qing wei san und Yu nu jian

	Xie xin tang	Qing wei san	Yu nu jian
Art der Blutung	Hämatemesis, Zahnfleischbluten	Hämatemesis, Zahnfleischbluten	Hämatemesis Zahnfleischbluten
Symptome	starke Reizbarkeit, Hitzegefühl, Obstipation, Durst mit Verlangen nach kaltem Wasser	Reizbarkeit, Durst, Zahn- und Kopfschmerzen; nächtliche Verschlimmerung	Reizbarkeit, Zahn- und Kopfschmerzen
Befunde	rotes Gesicht, rote Augen, Zungenulzera	Wangenrötung	Wangenrötung
Zunge	trockener, gelber Belag, roter Zungenkörper	dunkelroter Zungenkörper, belaglos im Zentrum	roter Zungenkörper, belaglos im Zentrum, sonst trockener, gelber Belag
Magen-Puls	schnell, überflutend	schnell, voll auf der mittleren Ebene	schnell, oberflächlich und leer an der Magen-Position

Radix Scutellariae	Huang qin
Rhizoma Corydalis	Yan hu suo
Radix Paeoniae alba	Bai shao
Radix Angelicae sinensis	Dang gui
Radix Glycyrrhizae	Gan cao

Erläuterung

Diese Tabletten beseitigen vor allem Magen-Hitze, die aus einer Qi-Stagnation entsteht. Lange bestehende Qi-Stagnation kann sich leicht in Hitze verwandeln. In diesem Fall besteht das korrekte Therapieprinzip nicht im Ausleiten von Feuer, sondern im Beseitigen von Hitze mittels bitterer Arzneien (etwa Huang lian, Huang qin und Huang bai) und im Öffnen und Qi-Bewegen mit scharfen Arzneien (Wu zhu yu und Mu xiang).

Die wichtigsten Symptome eines solchen Syndroms sind epigastrischer Schmerz mit Distension, Rötung der Zungenränder und gelbem Zungenbelag.

Fertigarznei 3

Sai mei an

Wettlauf zwischen Fäulnis und friedvoller Gesundheit

Erläuterung

Wir haben dieses Präparat schon unter Magen-Hitze abgehandelt. Es ist auch bei epigastrischem Schmerz aufgrund von Magen-Feuer geeignet.

Ernährungshinweise

Es gelten die gleichen Hinweise wie bei Magen-Hitze.

1.6 Magen-Schleim-Feuer

Klinische Manifestationen

Alle Symptome und Krankheitszeichen von Magen-Feuer können auch bei Schleim-Feuer des Magens auftreten. Zusätzlich können folgende Befunde zu erheben sein: Druckgefühl im Epigastrium, trockener Mund, aber ohne Verlangen zu trinken, Schleim im Stuhl, Übelkeit, Erbrechen, psychische Unruhe, in schweren Fällen manisches bzw. manisch-depressives Verhalten und Schlaflosigkeit.

Zunge: rot, mit sehr klebrigem oder schlüpfrigem gelbem Belag. Die Zunge kann einen breiten Riß vom Magen-Typ im Zentrum aufweisen, in dem ein rauher, bürstenähnlicher, trockener gelber Belag zu finden ist (siehe Abbildung 12.4).

Puls: schlüpfrig, schnell, überflutend.

Alle beschriebenen Symptome und Befunde sind auf Schleim zurückzuführen. Druck- und Engegefühl im Thorax ist typisch für Schleim, der Mund ist wegen des Feuers trocken, aufgrund von Schleim besteht aber kein Verlangen nach Getränken. Da der Magen in einer funktionellen Beziehung zum Dickdarm steht (Yang Ming), kann sich im Stuhl Schleim finden. Übelkeit oder Erbrechen gehen ebenfalls auf Schleim zurück, der das Absteigen des Magen-Qi behindert. Der beschriebene Zungenriß ist typisch für Schleim-Feuer des Magens, er spricht nahezu immer für eine Beeinträchtigung des Geistes durch Schleim-Feuer, was zu manisch-depressiven Störungen führt.

Therapieprinzip

Den Magen harmonisieren, Feuer beseitigen, Schleim auflösen, den Geist beruhigen.

Akupunktur

Punktauswahl

M 21, KG 12, KG 13, KS 5, M 40, KS 7, LG 24-shenting, G 13, M 44. Alle sedieren, außer KG 12 – hier tonisieren.

Erläuterung

- M 21 verwenden wir bei Fülle-Mustern des Magens.
- KG 12 tonisiert Magen und Milz mit dem Ziel des Auflösens von Schleim.
- KG 13 unterdrückt rebellierendes Magen-Qi, er kommt bei Übelkeit oder Erbrechen zum Einsatz.
- KS 5 löst Schleim im Bereich des Magens und des Geistes auf.
- M 40 löst Schleim auf.
- KS 7 löst Schleim auf und beruhigt den Geist.
- LG 24 und G 13 beruhigen den Geist.
- M 44 beseitigt Magen-Feuer.

Arzneimitteltherapie

Rezeptur

Wen dan tang

Dekokt, das die Gallenblase wärmt

Rhizoma Pinelliae	Ban xia	6.0 g
Poria	Fu ling	5.0 g
Pericarpium Citri reticulatae	Chen pi	9.0 g
Caulis Bambusae in taeniam	Zhu ru	6.0 g
Fructus Aurantii immaturus	Zhi shi	6.0 g
Radix Glycyrrhizae tosta	Zhi gan cao	3.0 g
Rhizoma Zingiberis recens	Sheng jiang	5 Scheiben
Fructus Jujubae	Da zao	1 Stück

Erläuterung

- Ban xia ist die Herrscherarznei zum Auflösen von Schleim, Harmonisieren des Magens und Beenden von Übelkeit und Erbrechen.
- Zhu ru, die Ministerarznei, beseitigt Feuer, löst Schleim auf, beendet Übelkeit und Erbrechen und beruhigt den Geist.
- Zhi shi, eine Assistentenarznei, bewegt das Qi, was wiederum das Auflösen von Schleim unterstützt und das Magen-Qi zum Absteigen bringt.
- Chen pi und Fu ling sind ebenfalls Assistentenarzneien, sie trocknen Nässe, was das Auflösen von Schleim und das Harmonisieren des Magens begünstigt.
- Sheng jiang, Da zao und Gan cao sind Botenarzneien zum Harmonisieren des Magens und zum Feinabstimmen des Dekokts.

Fertigarznei 1

Huang lian su pian

Tablette mit Extrakt aus Rhizoma Coptidis

Rhizoma Coptidis Huang lian

Erläuterung

Diese Tabletten haben wir schon weiter oben besprochen. Man kann sie bei epigastrischem Schmerz aufgrund von Schleim-Feuer des Magens verwenden.

Fertigarznei 2

Sai mei an

Wettlauf zwischen Fäulnis und friedvoller Gesundheit

Erläuterung

Auch dieses Präparat haben wir bereits unter „Magen-Hitze" besprochen; es ist ebenfalls zur Behandlung von epigastrischen Schmerzen aufgrund von Schleim-Feuer indiziert.

Ernährungshinweise

Der Patient sollte zu viele gebratene Speisen vermeiden, ebenso jene Nahrungsmittel heißer energetischer Qualität, die im Abschnitt über Magen-Hitze erwähnt wurden.

1.7 Magen-Nässe-Hitze

Klinische Manifestationen

Beengendes Druckgefühl im Thorax, dumpfer epigastrischer Schmerz, trockener Mund, kein Verlangen zu trinken, bitterer, „klebriger" Mundgeschmack, Übelkeit, Erbrechen. Es kann auch Stirnkopfschmerz auftreten.

Zunge: rot, klebriger, gelber Belag.

Puls: schlüpfrig, schnell, etwas sanft an der rechten mittleren Taststelle.

Dieses Muster wird üblicherweise von Nässe-Hitze der Milz begleitet. Es entsteht häufig aufgrund einer Schwäche des Milz-Qi, das die Flüssigkeiten nicht umwandeln kann.

Therapieprinzip

Hitze beseitigen, Nässe auflösen, den Magen harmonisieren.

Akupunktur

Punktauswahl

KG 10, KG 9, M 21, MP 9, MP 6, B 20, B 21, KG 12, M 8-touwei, Di 4. Alle Punkte sedierend oder neutral nadeln bis auf KG 12 und B 20, die man tonisieren sollte.

Erläuterung

- KG 10, KG 9 und M 21 fördern die Umwandlung der Flüssigkeiten und stimulieren das Absteigen des Magen-Qi.
- MP 9, MP 6 und B 21 beseitigen Nässe-Hitze aus dem Magen.
- KG 12 und B 20 stärken die Milz, damit sie Nässe auflösen kann.
- M 8 und Di 4 beseitigen Nässe aus dem Kopfbereich, weshalb sie bei Stirnkopfschmerzen gegeben werden.

Arzneimitteltherapie

Rezeptur

Xiang sha ping wei san

Pulver zum Beruhigen des Magens mit Radix Aucklandiae und Fructus Amomi

Rhizoma Atractylodis	Cang zhu	12.0 g
Cortex Magnoliae officinalis	Hou po	9.0 g
Pericarpium Citri reticulatae	Chen pi	9.0 g
Radix Glycyrrhizae tosta	Zhi gan cao	3.0 g
Radix Aucklandiae	Mu xiang	6.0 g
Fructus Amomi	Sha ren	6.0 g

Erläuterung

Die ersten vier Arzneien bilden die Rezeptur Ping wei san (Pulver zum Beruhigen des Magens), die das Qi der Mitte bewegt, Nässe trocknet, die Milz anregt und den Magen harmonisiert. Mu xiang und Sha ren sind weitere Arzneien zum Bewegen des Qi und Trocknen von Nässe.

Variationen

- Bei ausgeprägten Hitze-Zeichen (bitterer Mundgeschmack, trockener Mund, dunkelgelber Zungenbelag): plus Huang lian (Rhizoma Coptidis).
- Bei ausgeprägten Nässe-Zeichen wie sehr klebrigem Zungenbelag und klebrigem Mundgeschmack: plus Huo xiang (Herba Agastachis rugosae) und Pei lan (Herba Eupatorii).

Fertigarznei 1

Shen qu cha

Tee mit Massa medicata fermentata

Herba Artemisiae annuae	Qing hao
Radix Scutellariae	Huang qin
Herba Elsholtziae	Xiang ru
Rhizoma seu Radix Notopterygii	Qiang huo
Radix Angelicae pubescentis	Du huo
Pericarpium Citri reticulatae viride	Qing pi
Succinum	Hu po
Fructus Tsaoko	Cao guo
Fructus Chaenomelis	Mu gua
Radix Platycodi	Jie geng
Rhizoma Dioscoreae	Shan yao
Poria	Fu ling
Radix Glycyrrhizae	Gan cao
Massa medicata fermentata	Shen qu

Erläuterung

Dieser Tee beseitigt Nässe und Hitze und bewegt das Qi. Deshalb setzt man ihn bei epigastrischem Schmerz ein, der durch Nässe-Hitze und eine gewisse Qi-Stagnation entsteht.

Die wichtigsten Symptome und Befunde, bei denen diese Mischung indiziert ist: Schwere- und Völleempfindung im Epigastrium, Übelkeit, schlüpfriger Puls, klebriger, gelber Zungenbelag.

Fertigarznei 2

Kang ning wan

Pille für Gesundheit und Ruhe

Erläuterung

Diese Pille wurde schon im Abschnitt „Kälte befällt den Magen“ besprochen. Sie ist auch zur Therapie von Nässe-Hitze des Magens geeignet, wenngleich ihre Hauptwirkung im Auflösen von Nässe und weniger im Beseitigen von Hitze liegt.

Ernährungshinweise

Der Patient sollte zu viele gebratene Speisen sowie Bananen und Erdnüsse meiden.

1.8 Magen- und Leber-Hitze

Klinische Manifestationen

Brennender Schmerz im Epigastrium, Reizbarkeit, Neigung zu Wutausbrüchen, saurer Reflux, trockener Mund, Durst, bitterer Mundgeschmack.

Zunge: rot, zusätzliche Rötung an den Rändern, gelber Belag.

Puls: saitenförmig, schnell.

Dieser Zustand geht auf stagnierendes Leber-Qi zurück, das sich nach langem Bestehen in Feuer umwandelt, das dann den Magen attackiert. Die Symptome, die in Richtung der Leber-Hitze weisen, sind Neigung zu Zorn, bitterer Mundgeschmack und gerötete Zungenränder.

Die Ursache dieses Musters sind lange bestehende emotionale Probleme, ident mit jenen, die Leber-Qi-Stagnation Anlaß geben.

Therapieprinzip

Die Leber besänftigen, Hitze beseitigen, den Magen harmonisieren.

Akupunktur

Punktauswahl

Le 14, M 21, G 34, Le 2, M 44, LG 24-shenting, G 13. Sedierend oder neutral nadeln.

Erläuterung

- Le 14 harmonisiert Magen und Leber und bewegt das Leber-Qi.
- M 21 beseitigt Magen-Hitze.
- G 34 bewegt das Leber-Qi. Diese Maßnahme ist hier wichtig, da ja das Leber-Feuer aus einer lange bestehenden Stagnation des Leber-Qi entsteht.
- Le 2 beseitigt Leber-Feuer.
- M 44 beseitigt Magen-Hitze.
- LG 24 und G 13 beruhigen den Geist.

Arzneimitteltherapie

Rezeptur

Hua gan jian und Zuo jin wan

Pulver zum Umwandeln der Leber (Variation) und Pille des Linken Metalls

Pericarpium Citri reticulatae	Chen pi	6.0 g
Pericarpium viride Citri reticulatae	Qing pi	4.0 g
Radix Paeoniae alba	Bai shao	9.0 g
Cortex Moutan	Mu dan pi	6.0 g
Fructus Gardeniae	Zhi zi	6.0 g
Rhizoma Coptidis	Huang lian	6.0 g
Fructus Evodiae	Wu zhu yu	1.5 g

Erläuterung

- Chen pi und Qing pi bewegen das Qi und eliminieren somit Leber-Qi-Stagnation.
- Bai shao besänftigt die Leber und beendet Schmerzen.
- Mu dan pi und Zhi zi beseitigen Leber-Feuer.
- Huang lian, eine bittere und kalte Arznei, beseitigt Magen-Feuer.
- Wu zhu yu, eine scharfe Zutat, beseitigt Stagnation und bezähmt rebellierendes Qi.

Variationen

- Bei beginnender Verletzung des Yin durch die Hitze: plus Fo shou (Fructus Citri sarcodactylis) und Mei gui hua (Flos Rosae rugosae). Diese beiden Arzneien bewegen das Qi, ohne das Yin zu schädigen, wie es durch die meisten anderen Qi-bewegenden Arzneien geschehen kann.
- Bei sehr starkem epigastrischem Schmerz: plus Yan hu suo (Rhizoma Corydalis).

Ernährungshinweise

Der Patient sollte zu viele gebratene Speisen meiden, ebenso wie Alkohol. Er sollte sich während des Essens nicht ärgern und keine sorgenvollen Gedanken hegen.

Auch von der Einnahme zu vieler saurer Nahrungsmittel, etwa Joghurt, Essig, saurer Äpfel, eingelegter Gemüse, Apfelsinen, Pampelmusen und Stachelbeeren, ist abzuraten.

1.9 Blut-Stase im Magen

Klinische Manifestationen

Scharfer epigastrischer Schmerz, Verschlimmerung durch Druck und nach dem Essen, tastbare Resistenz im Epigastrium, Erbrechen dunklen Bluts, das manchmal wie Kaffeesatz aussieht, dunkler Teint. Gelegentlich nächtliche Schmerzverschlimmerung und Meläna.

Zunge: purpurfarben, evtl. auch nur im Zentrum.

Puls: rauh oder saitenförmig und haftend.

Hier kann es sich nur um einen sehr chronischen Zustand handeln, der lange Zeit zur Ausbildung benötigt. Blut-Stase entsteht üblicherweise aufgrund von Qi-Stagnation über lange Zeit. Sie wird häufig von einer Leber-Blut-Stagnation begleitet. Sie kann auch die Folge anderer Magen-Muster sein, vor allem von Magen-Feuer oder Nahrungsretention im Magen. Der stechende, durchdringende Schmerzcharakter ist für Blut-Stase typisch, ebenso die mögliche nächtliche Verschlechterung. Da es sich um einen Fülle-Zustand handelt, kann der Schmerz durch Druck oder nach dem Essen schlimmer werden. Der Magen hat innerhalb des Yang Ming eine Beziehung zum Dickdarm, weswegen sich die Blut-Stase auch auf dieses Organ ausdehnen und dort zu Blutbeimengung zum Stuhl führen kann. Dieses Blut ist dunkel, was die Stagnation des Bluts widerspiegelt. Auch die purpurne Farbe des Zungenkörpers spricht für Blut-Stase, wenn sie auch nur im Zentrum auftreten mag.

Da es sich um einen sehr chronischen Zustand handelt, ist er ausnahmslos von anderen Mustern begleitet, entweder von solchen von Fülle-Charakter (Leber-Blut-Stase, Leber-Qi-Stagnation, Kälte-Befall) oder von Leere-Mustern wie Qi- oder Yin-Mangel.

Magenkarzinome zeigen sich häufig unter diesem Syndrom.

Therapieprinzip

Blut bewegen, Stase eliminieren, den Magen harmonisieren, Schmerz beenden.

Akupunktur

Punktauswahl

KG 10, M 22, M 34, MP 10, B 17, MP 4, KS 6, B 18. Sedierend oder neutral nadeln.

Erläuterung

- KG 10 fördert das Absteigen des Magen-Qi.
- M 22 stellt das Absteigen des Magen-Qi wieder her und löst Ansammlungen im Epigastrium auf.
- M 34, der Xi-Grenzpunkt, beendet Schmerz und bewegt Qi und Blut.
- MP 10 und B 17 bewegen das Blut und beseitigen Stase.
- Die Kombination von MP 4 und KS 6 öffnet das Durchdringungsgefäß-chongmai und beseitigt Obstruktionen des Epigastriums. Das Durchdringungsgefäß wird auch als „Meer des Blutes“ bezeichnet, da es alle Blut-Verbindungsgefäße reguliert. Seine Schlüsselpunkte können daher eingesetzt werden, um Blut zu bewegen und Stasen zu beseitigen.
- B 18 wird bei Leber-Blut-Stase eingesetzt.

Arzneimitteltherapie

Die Wahl der Rezeptur hängt davon ab, ob es sich primär um ein Fülle- oder Leere-Muster handelt. Die ersten drei Rezepturen sind für Fülle-, die vierte für Leere-Syndrome geeignet.

Rezeptur 1

Shi xiao san

Pulver des plötzlichen Lächelns

Pollen Typhae	Pu huang	6.0 g
Faeces Trogopterori	Wu ling zhi	6.0 g

Erläuterung

Das ist eine Grundrezeptur für Blut-Stase, die jeweils angepaßt werden kann, um jedes der inneren Organe zu erreichen. Sie bewegt das Blut, beseitigt Stagnation und wirkt blutstillend.

Rezeptur 2

Dan shen yin

Dekokt mit Radix Salviae miltiorrhizae

Radix Salviae miltiorrhizae	Dan shen	30.0 g
Lignum Santali	Tan xiang	5.0 g
Fructus Amomi	Sha ren	5.0 g

Erläuterung

Wenngleich diese Rezeptur zunächst für Blut-Stase im Thorax gedacht ist, so kann sie doch angepaßt werden, um auch Blut-Stagnation des Magens zu behandeln.

Rezeptur 3

Huo luo xiao ling dan

Wundersam wirkende Pille zum Beleben der Verbindungsleitbahnen

Radix Angelicae sinensis	Dang gui	15.0 g
Radix Salviae miltiorrhizae	Dan shen	15.0 g
Olibanum	Ru xiang	15.0 g
Myrrha	Mo yao	15.0 g

Erläuterung

Dies ist eine weitere allgemeine Rezeptur für Blut-Stase in verschiedenen Organen, aber auch in den Extremitäten (etwa aufgrund von Sportverletzungen). Auch sie müssen wir zur Behandlung von Magen-Mustern anpassen.

Variationen

Diese Abänderungen beziehen sich auf alle vier oben beschriebenen Rezepturen.

- Man sollte zu jeder der Rezepturen einige verdauungsfördernde Arzneien hinzufügen, da etliche der blutbewegenden Arzneien wie Mo yao, Ru xiang und Wu ling zhi schwierig zu verdauen sind. Zu solchen die Verdauung unterstützenden Arzneien zählen Mai ya (Fructus Hordei germinatus), Dao ya (Semen Oryzae germinatum), Shan zha (Fructus Crataegi) oder Ji nei jin (Endothelium corneum Gigeriae Galli). Die verkohlte Form von Shan zha ist im besonderen geeignet, Blutungen im Verdauungstrakt zu stoppen.
- Bei schwerem Schmerz: plus Yan hu suo (Rhizoma Corydalis).
- Bei Qi-Stagnation: plus Zhi qiao (Fructus Aurantii), Qing pi (Pericarpium Citri reticulatae viride) und Mu xiang (Radix Aucklandiae).
- Bei Kälte-Ansammlung mi Magen: plus Gui zhi (Ramulus Cinnamomi) und entweder Gan jiang (Rhizoma Zingiberis) oder Gao liang jiang (Rhizoma Alpiniae officinarum).
- Bei Blutungen aus dem Gastrointestinaltrakt (Hämatemesis, Meläna): plus San qi (Radix Notoginseng). Bei Bluterbrechen plus Niu xi (Radix Achyranthis), um das Blut hinabzuführen.
- Bei Hämatemesis, Übersäuerung und saurem Reflux: plus Bai ji (Rhizoma Bletillae) und Hai piao xiao (Os Sepiae). Diese beiden Arzneien vermindern die Säureproduktion des Magens und wirken bei Geschwüren protektiv auf die Schleimhaut.

Rezeptur 4

Tiao ying lian gan yin

Dekokt zum Regulieren des Nähr-Qi und zum Bändigen der Leber

Radix Angelicae sinensis	Dang gui	6.0 g
Rhizoma Chuanxiong	Chuan xiong	6.0 g
Colla corii Asini	E jiao	6.0 g
Radix Paeoniae alba	Bai shao	9.0 g
Fructus Lycii	Gou qi zi	6.0 g
Fructus Schisandrae	Wu wei zi	3.0 g
Semen Ziziphi spinosae	Suan zao ren	3.0 g
Poria	Fu ling	6.0 g
Pericarpium Citri reticulatae	Chen pi	4.0 g
Radix Aucklandiae	Mu xiang	3.0 g
Rhizoma Zingiberis recens	Sheng jiang	3 Scheiben
Fructus Jujubae	Da zao	3 Stück

Erläuterung

- Dang gui, Chuan xiong und E jiao nähren und bewegen das Blut.
- Bai shao, Gou qi zi, Wu wei zi und Suan zao ren besänftigen die Leber, weshalb auch das Leber-Blut reguliert wird. Bai shao wirkt auch schmerzstillend.
- Fu ling und Chen pi wirken der „Klebrigkeit" einiger der anderen Arzneien entgegen.
- Mu xiang bewegt das Qi, das wiederum das Blut in Bewegung hält.
- Sheng jiang und Da zao harmonisieren.

Variationen

- Bei Hämatemesis oder Meläna: plus Bai ji (Rhizoma Bletillae) und Xian he cao (Herba Agrimoniae).
- Wenn die Blut-Stase auf Kälte mit Milz-Yang-Mangel fußt, was sich in kalten Extremitäten, blasser Zunge, Müdigkeit und einem schwächlichen Puls äußert): die Rezeptur Li zhong wan (Pille, die die Mitte reguliert) hinzufügen.
- Bei Blut-Stase aufgrund von Yin-Mangel, was bei alten Menschen ziemlich häufig vorkommt: plus Bei sha shen (Radix Glehniae), Sheng di huang (Radix Rehmanniae), Mai dong (Radix Ophiopogonis), Mu dan pi (Cortex Moutan) und E jiao (Colla Corii Asini), um das Yin zu nähren, das Blut zu kühlen und Blutungen zu stoppen.
- Bei lange andauerndem Blutverlust, was zu Herz-Blut-Mangel und Schlafstörungen, Palpitationen, blassem Teint und blasser Zunge führt: plus Gui pi tang (Dekokt zum Stärken der Milz).

Fertigarznei 1

Yan hu suo zhi tong pian

Schmerzstillende Tablette mit Rhizoma Corydalis

Rhizoma Corydalis	Yan hu suo

Erläuterung

Diese Tabletten, die bloß aus Yan hu suo bestehen, bewegen Qi und Blut des Magens und wirken schmerzstillend.

Fertigarznei 2

Wu jin wan

Pille des schwarzen Golds

Herba Leonuri	Yi mu cao
Rhizoma Sparganii	San leng
Rhizoma Curcumae	E zhu
Rhizoma Cyperi	Xiang fu
Rhizoma Corydalis	Yan hu suo
Fructus Evodiae	Wu zhu yu
Fructus Foeniculi	Xiao hui xiang
Radix Aucklandiae	Mu xiang
Radix Paeoniae alba	Bai shao
Rhizoma Chuanxiong	Chuan xiong
Radix Angelicae sinensis	Dang gui
Radix Rehmanniae praeparata	Shu di huang
Fructus Psoraleae	Bu gu zhi
Pollen Typhae	Pu huang
Folium Artemisiae Argyi carbonisatum	Hei ai ye

Erläuterung

Dieses Präparat bewegt Qi und Blut und stillt Schmerz sowie Blutungen. Es ist bei epigastrischem Schmerz aufgrund von Blut-Stase mit Blut im Stuhl geeignet.

Zungenbefund: rötlich-purpurner Zungenkörper.

Kasuistik

Eine 45jährige Frau leidet seit 33 Jahren an Schmerz im Epigastrium. Mit 12 Jahren hatte sie ein Zwölffingerdarmgeschwür. Sie beschreibt einen stechenden Schmerz, der vom Epigastrium in das rechte Hypochondrium ausstrahlt. Der Schmerz ist während der Nacht schlimmer, wird von Übelkeit begleitet und wird durch emotionale Belastungen verschlimmert. Solchen Streß hatte sie in der letzten Zeit ausreichend, nachdem sie in einem unangenehmen Scheidungsprozeß steckt. Ihr Zyklus ist unregelmäßig und schmerzhaft, das Blut ist sehr dunkel und klumpig. Häufig fühlt sie sich sehr müde. Ihr Puls ist saitenförmig und voll, die Zunge rötlichbläulich, mit einer Schwellung der Ränder vom Milz-Typ und mit gelbem Belag.

Diagnose

Es handelt sich um einen klaren Fall von Blut-Stase, die Magen und Leber beeinträchtigt. Das ist am stechenden Schmerzcharakter, der nächtlichen Verschlechterung, den schmerzhaften Regelblutungen mit dunklem, klumpigem Blut, dem saitenförmigen Puls und der rötlichpurpurnen Zunge zu erkennen. Eine Leber-Blut-Stase impliziert auch eine Leber-Qi-Stagnation, was auch der Übelkeit und der Verschlimmerung durch psychischen Streß zu entnehmen ist. Aufgrund der Chronizität besteht auch eine Milz-Qi-Schwäche, daher die Schwellung der Zungenränder und die Müdigkeit.

Therapieprinzip

Qi und Blut der Leber bewegen, den Geist beruhigen, die Wanderseele zum Verweilen bringen, die Milz stärken. Die Patientin wird sowohl mit Akupunktur als auch mit Arzneimitteltherapie behandelt.

Akupunktur

Es wird aus folgenden Punkten ausgewählt:

- KG 12, M 36 und MP 6 (tonisieren), um das Milz-Qi zu stärken. MP 6 bewegt auch das Blut und beruhigt den Geist.
- Le 14 und G 34 (neutral nadeln), um das Leber-Qi zu bewegen.
- KS 6 (neutral), um das Leber-Qi und das Blut zu bewegen, rebellierendes Magen-Qi zu bezähmen, den Oberen und Mittleren Erwärmer zu harmonisieren, den Geist zu beruhigen und die Wanderseele zum Verweilen zu bringen.
- MP 10 und B 17 (neutral nadeln), um das Blut zu bewegen.

Arzneimitteltherapie

Ich verwende eine Variation von Tiao ying lian gan yin (Dekokt zum Regulieren des Nähr-Qi und zum Bändigen der Leber):

Radix Angelicae sinensis	Dang gui	6.0 g
Rhizoma Chuanxiong	Chuan xiong	4.0 g
Radix Paeoniae alba	Bai shao	9.0 g
Fructus Lycii	Gou qi zi	6.0 g
Fructus Schisandrae	Wu wei zi	3.0 g
Semen Ziziphi spinosae	Suan zao ren	6.0 g
Poria	Fu ling	6.0 g
Pericarpium Citri reticulatae	Chen pi	4.0 g
Radix Aucklandiae	Mu xiang	3.0 g
Rhizoma Zingiberis recens	Sheng jiang	3 Scheiben
Fructus Jujubae	Da zao	3 Stück
Radix Salviae miltiorrhizae	Dan shen	6.0 g
Rhizoma Corydalis	Yan hu suo	6.0 g
Cortex Albiziae	He huan pi	6.0 g
Radix Codonopsis	Dang shen	6.0 g

Erläuterung

- Die ersten elf Arzneien bilden Tiao ying lian gan yin zum Harmonisieren der Leber und zum Bewegen des Leber-Bluts. E jiao wird ausgelassen, da kein Blut-Mangel besteht.
- Dan shen unterstützt das Bewegen des Bluts und beruhigt den Geist.
- Yan hu suo bewegt das Blut im Mittleren Erwärmer und wirkt schmerzstillend.
- He huan pi bewegt das Leber-Qi, beruhigt den Geist und die Wanderseele. Es ist eine ausgezeichnete Arznei bei emotionalen Störungen aufgrund von Leber-Disharmonien.
- Dang shen tonisiert die Milz.

Unter psychotherapeutischer Begleitung verbessert sich der Zustand der Patientin laufend, sie steht noch in Behandlung.

Ernährungshinweise

Der Patient sollte spätabendliches und zu schnelles Essen meiden.

1.10 Schleim-Flüssigkeiten im Magen

Klinische Manifestationen

Völle und Distension im Epigastrium, Erbrechen wäßriger und schaumiger Flüssigkeiten, Trockenheit von Zunge und Mund ohne Verlangen nach Getränken, Plätschern im Magen, Völlegefühl im Thorax, weiche Stühle, Gewichtsverlust, Lethargie, Schwindelgefühl, dumpfer Stirnkopfschmerz.

Zunge: gedunsen, klebriger Belag.

Puls: tief und schlüpfrig oder saitenförmig und dünn.

Schleim-Flüssigkeiten sind eine Art von Schleim. Man sieht sie nur in sehr chronischen Fällen, meist bei alten Menschen. Die Störung ist durch Expektoration bzw. Erbrechen von weißlichen, wäßrigen und schaumigen Flüssigkeiten charakterisiert. Auch das Plätschern im Epigastrium bei Bewegung ist für Schleim-Flüssigkeiten charakteristisch. Alle anderen Symptome und Krankheitszeichen spiegeln Schleim wider. Der trockene Mund geht darauf zurück, daß sich die Flüssigkeiten in Form von Schleim-Flüssigkeiten ansammeln und somit die normalen Flüssigkeiten den Mund nicht erreichen. Gewichtsverlust ist üblicherweise bei Schleim-Störungen nicht zu finden, geht hier aber auf die chronische Fehlfunktion von Magen und Milz zurück.

Therapieprinzip

Schleim auflösen, den Magen harmonisieren, die Milz stärken.

Akupunktur

Punktauswahl

KG 10, KG 12, KG 9, M 36, M 40, B 20, B 21. Neutral nadeln, außer bei KG 12, M 36 und B 20, die man zwecks Stärkung der Milz tonisieren sollte.

Erläuterung

- KG 10 bringt das Magen-Qi zum Absteigen.
- KG 9 fördert die Umwandlung der Flüssigkeiten zwecks Auflösen von Schleim.
- KG 12, M 36 und B 20 stärken die Milz.
- M 40 löst Schleim auf.
- B 21 reguliert den Magen.

Arzneimitteltherapie

Rezeptur

Ling gui zhu gan tang

Dekokt mit Poria, Ramulus Cinnamomi, Rhizoma Atractylodis macrocephalae und Radix Glycyrrhizae

Poria	Fu ling	12.0 g
Ramulus Cinnamomi	Gui zhi	9.0 g
Rhizoma Atractylodis macrocephalae	Bai zhu	6.0 g
Radix Glycyrrhizae tosta	Zhi gan cao	3.0 g

Erläuterung

- Fu ling löst Schleim auf, indem sie die Milz stärkt und Nässe ausleitet.
- Gui zhi unterstützt über das Wärmen des Yang die Umwandlung der Flüssigkeiten.
- Bai zhu stärkt die Milz und leitet Nässe aus.
- Zhi gan cao stärkt die Milz und harmonisiert.

Diese Rezeptur löst Schleim-Flüssigkeiten im Epigastrium auf und sollte entsprechend angepaßt werden, um epigastrischen Schmerz zu behandeln.

Variationen

- Völle und Schmerz im Epigastrium: plus Zhi qiao (Fructus Aurantii) und Hou po (Cortex Magnoliae officinalis).
- Erbrechen: plus Ban xia (Rhizoma Pinelliae).

Ernährungshinweise

Der Patient sollte die Einnahme zu vieler Nahrungsmittel mit kalter Energie vermeiden, vor allem eisgekühlte Getränke.

2. Leere-Muster

2.1 Leere und Kälte von Magen und Milz

Klinische Manifestationen

Dumpfer epigastrischer Schmerz, der sich durch Druck, nach dem Essen und durch Anwendung von Wärme bessert, Erbrechen dünner Flüssigkeit, Müdigkeit, Appetitmangel, Frösteln, weiche Stühle, blasses Antlitz.

Zunge: blaß, weißer Belag.

Puls: tief, schwächlich.

Einige der oben beschriebenen Manifestationen spiegeln den Milz-Qi-Mangel wider (Müdigkeit, Appetitmangel, weiche Stühle), während andere für Magen-Qi-Mangel sprechen, etwa der dumpfe

Schmerz im Epigastrium. In diesem Fall besteht auch eine Schwäche des Magen-Qi, was zu Kältegefühl, vor allem in den Extremitäten, Anlaß gibt.

Therapieprinzip

Die Mitte wärmen, Milz und Magen stärken.

Akupunktur

Punktauswahl

KG 12, KS 6, M 36, KG 6, B 20, B 21. Alle tonisieren, Moxa kann verwendet werden.

Erläuterung

- KG 12, M 36, B 20 und B 21 tonisieren Milz und Magen. Auf die Nadel an M 36 sollte ein Moxakügelchen gesetzt werden. Auch ein Moxakistchen, das auf das Epigastrium gesetzt wird, ist sehr wirksam, um die Mitte zu wärmen und epigastrischen Schmerz zu beenden.
- KS 6 wirkt gegen Übelkeit und Schmerz.
- KG 6 (Moxa) wärmt das Yang und sollte daher bei weichem Stuhl gegeben werden.

Arzneimitteltherapie

Rezeptur

Huang qi jian zhong tang

Dekokt mit Radix Astragali zum Stärken der Mitte

Radix Astragali	Huang qi	9.0 g
Radix Paeoniae alba	Bai shao	18.0 g
Ramulus Cinnamomi	Gui zhi	9.0 g
Radix Glycyrrhizae tosta	Zhi gan cao	6.0 g
Rhizoma Zingiberis recens	Sheng jiang	10.0 g
Fructus Jujubae	Da zao	12 Stück
Saccharum granorum	Yi tang	30.0 g

Erläuterung

Diese Rezeptur ist eine Variation von Xiao jian zhong tang (Kleineres Dekokt, das die Mitte aufbaut), die selber wieder eine Abwandlung von Gui zhi tang (Dekokt mit Ramulus Cinnamomi) darstellt. Hier wird Yi tang hinzugefügt und die Dosierung von Bai shao verdoppelt. Xiao jian zhong tang wärmt die Mitte, vertreibt Kälte und beendet Schmerz. Yi tang, darin enthalten, stärkt Magen und Milz, Bai shao beendet Schmerz, Gui zhi wärmt die Mitte und vertreibt Kälte. Sheng jiang und Da zao wärmen die Mitte und beruhigen den Magen. Der Zusatz von Huang qi stärkt die Milzaufbauende Wirkung der Rezeptur.

Variationen

- Bei saurem Reflux: plus Wu zhu yu (Fructus Evodiae) und Hai piao xiao (Os Sepiae); Yi tang-Dosierung vermindern oder Yi tang gänzlich weglassen.
- Bei Erbrechen dünner Flüssigkeiten: plus Gan jiang (Rhizoma Zingiberis), Chen pi (Pericarpium Citri reticulatae), Ban xia (Rhizoma Pinelliae) und Fu ling (Poria). Diese Arzneien wärmen den Magen und beseitigen Ansammlungen von Flüssigkeiten.
- Bei ausgeprägten Kälte-Symptomen wie Erbrechen von Flüssigkeiten, sehr kalten Extremitäten und ausgeprägt blasser Zunge die folgende Rezeptur hinzufügen: Da jian zhong tang (Größeres Dekokt, das die Mitte aufbaut). Diese Verschreibung besteht aus Shan jiao (Fructus Zanthoxyli), Gan jiang (Rhizoma Zingiberis), Ren shen (Radix Ginseng) und Yi tang (Saccharum granorum). Diese Rezeptur hat eine starke Wirkung zur Wärmung der Mitte, tonisiert Magen und Milz, unterdrückt rebellierendes Qi und beendet Schmerzen. Sie wird bei schwerem Yang-Mangel von Magen und Milz gegeben, wenn sich Kälte und Flüssigkeiten im Magen ansammeln, was zu epigastrischem Schmerz führt. Anstelle dieser Rezeptur kann man auch eine der folgenden verwenden: Li zhong wan (Pille, die die Mitte reguliert) oder Liang fu wan (Pille mit Rhizoma Alpiniae officinarum und Rhizoma Cyperi).
- Bei verwirrenden Zeichen von gleichzeitiger Kälte und Hitze, wie etwa Kälte des Magens (Erbrechen dünner Flüssigkeiten, weißer Belag im Zentrum) und Hitze in den Eingeweiden (Borborygmen und gelber Belag an der Zungenwurzel) die folgende Rezeptur verwenden:

Gan cao xie xin tang

Dekokt mit Radix Glycyrrhizae zum Entlasten der Herzregion

Rhizoma Pinelliae	Ban xia	9.0 g
Rhizoma Zingiberis	Gan jiang	6.0 g
Radix Scutellariae	Huang qin	6.0 g
Rhizoma Coptidis	Huang lian	3.0 g
Radix Glycyrrhizae tosta	Zhi gan cao	12.0 g
Fructus Jujubae	Da zao	4 Stück

Diese Rezeptur unterstützt das Qi, harmonisiert den Magen, erleichtert Völle und wirkt antiemetisch. Wenngleich sie „Dekokt zum Entlasten des Herzareals" heißt, so steht „Herz" hier doch für das unter dem Herzen gelegene Areal, also das Epigastrium.

Fertigarznei 1

Liu jun zi pian

Tablette der sechs Edlen

Radix Codonopsis pilosulae	Dang shen
Rhizoma Atractylodis macrocephalae	Bai zhu
Poria	Fu ling
Radix Glycyrrhizae tosta	Zhi gan cao
Pericarpium Citri reticulatae	Chen pi
Rhizoma Pinelliae	Ban xia

Erläuterung

Diese sehr bekannten Tabletten stärken das Qi von Magen und Milz und lösen Nässe auf.

Der entsprechende Zungenbefund: leicht blasser Zungenkörper, dünner, etwas klebriger Belag. Die Betonung dieser Tablette liegt mehr auf der Stärkung des Qi als auf dem Auflösen von Nässe.

Fertigarznei 2

Ren shen jian pi wan

Ginseng Pille zum Stärken der Milz

Radix Ginseng	Ren shen
Rhizoma Atractylodis macrocephalae	Bai zhu
Fructus Aurantii immaturus	Zhi shi
Fructus Crataegi	Shan zha
Pericarpium Citri reticulatae	Chen pi
Fructus Hordei germinatus	Mai ya

Erläuterung

Diese Pillen stärken das Qi von Milz und Magen, bewegen das Qi und lösen Nahrungsansammlungen auf.

Zungenbefund: dicker, klebriger, weißer Zungenbelag, blasser Zungenkörper.

Fertigarznei 3

Xiang sha liu jun zi pian

Pille der sechs Edlen mit Radix Aucklandiae und Fructus Amomi

Radix Codonopsis pilosulae	Dang shen
Rhizoma Atractylodis macrocephalae	Bai zhu
Poria	Fu ling
Radix Glycyrrhizae tosta	Zhi gan cao
Pericarpium Citri reticulatae	Chen pi
Rhizoma Pinelliae	Ban xia
Radix Aucklandiae	Mu xiang
Fructus Amomi	Sha ren

Erläuterung

Dieses Präparat stärkt das Qi von Milz und Magen, löst Nässe auf und bewegt das Qi. Es wird verwendet, wenn der epigastrische Schmerz etwas stärker ist, als es den oben besprochenen beiden Mischungen entspräche.

Fertigarznei 4

Xiang sha yang wei pian a)

Tablette zum Nähren des Magens mit Radix Aucklandiae und Fructus Amomi

Radix Codonopsis pilosulae	Dang shen
Rhizoma Atractylodis macrocephalae	Bai zhu
Radix Glycyrrhizae tosta	Zhi gan cao
Pericarpium Citri reticulatae	Chen pi
Radix Aucklandiae	Mu xiang
Fructus Amomi	Sha ren
Fructus Hordei germinatus	Mai ya
Massa medicata fermentata	Shen qu
Fructus Amomi cardamomi	Bai dou kou

Xiang sha yang wei pian b)

Tablette zum Nähren des Magens mit Radix Aucklandiae und Fructus Amomi

Rhizoma Atractylodis macrocephalae	Bai zhu
Radix Glycyrrhizae tosta	Zhi gan cao
Pericarpium Citri reticulatae	Chen pi
Radix Aucklandiae	Mu xiang
Fructus Amomi	Sha ren
Fructus Amomi cardamomi	Bai dou kou
Poria	Fu ling
Rhizoma Pinelliae	Ban xia
Herba Agastachis rugosae	Huo xiang
Rhizoma Cyperi	Xiang fu
Cortex Magnoliae officinalis	Hou po
Fructus Aurantii	Zhi qiao

Erläuterung

Diese beiden Präparate ähneln einander. Beide stärken sie das Qi von Magen und Milz, lösen Nässe auf und erleichtern Nahrungsstagnation.

Sie unterscheiden sich von den vorangehenden Mischungen insofern, als sie eine stärkere Nässe- und Nahrungsstagnation-auflösende Wirkung haben. Zungenbefund: dicker, klebriger Belag, blasser Zungenkörper.

Fertigarznei 5

Shen ling bai zhu wan (pian)

Pille (Tablette) mit Radix Ginseng, Poria und Rhizoma Atractylodis macrocephalae

Radix Ginseng	Ren shen
oder	
Radix Codonopsis pilosulae	Dang shen
Poria	Fu ling
Rhizoma Atractylodis macrocephalae	Bai zhu
Radix Platycodi	Jie geng
Rhizoma Dioscoreae	Shan yao
Pericarpium Citri reticulatae	Chen pi
Fructus Amomi	Sha ren
Semen Nelumbinis	Lian zi
Semen Lablab album	Bai bian dou
Semen Coicis	Yi yi ren
Radix Glycyrrhizae tosta	Zhi gan cao

Erläuterung

Dieses bekannte Präparat tonisiert Magen- und Milz-Qi, löst Nässe auf und beendet Diarrhö.

Zungenbefund: blasser Körper, Riß vom Magen-Typ in der Mitte, gelegentlich wurzelloser Belag.

Kasuistik

Eine 47jährige Frau leidet seit einigen Monaten an Schmerzen im Epigastrium. Der Schmerz ist dumpf, er wird durch Druck und Anwendung einer Wärmeflasche verbessert. Sie hat schlechten Appetit und fühlt sich schnell müde und kalt. Die Zunge ist sehr blaß, etwas gedunsen und weist auf einer Seite Querrisse auf (Farbabbildung 14.2). Der Puls ist schwächlich und tief.

Diagnose

Ein klarer Fall von Milz- und Magen-Schwäche mit innerer Kälte. Die Querrisse des Zungenrandes weisen auf einen sehr lange bestehenden Milz-Schwächezustand hin.

Therapieprinzip

Magen und Milz stärken, die Mitte wärmen.

Arzneimitteltherapie

Sie wird ausschließlich mit Arzneimitteln behandelt, ich verwende eine Variation von Huang qi jian zhong tang (Dekokt mit Radix Astragali zum Stärken der Mitte):

Radix Astragali	Huang qi	9.0 g
Radix Paeoniae alba	Bai shao	18.0 g
Ramulus Cinnamomi	Gui zhi	6.0 g
Radix Glycyrrhizae tosta	Zhi gan cao	6.0 g
Rhizoma Zingiberis recens	Sheng jiang	5 Scheiben
Fructus Jujubae	Da zao	5 Stück
Saccharum granorum	Yi tang	30.0 g
Rhizoma Zingiberis	Gan jiang	3.0 g

Erläuterung

Die ursprüngliche Rezeptur bleibt bis auf die Hinzufügung von Gan jiang unverändert. Gan jiang soll die wärmende Wirkung auf den Mittleren Erwärmer verstärken.

Aufgrund der kurzen Dauer ihrer Störung tritt schon nach wenigen Wochen eine Heilung ein.

Ernährungsmaßnahmen

Der Patient sollte zu viele Nahrungsmittel von kalter Energiequalität meiden, also Salate und Obst. Eine kleine Menge solcher Lebensmittel in Verbindung mit gekochten Speisen ist jedoch erlaubt.

Er oder sie sollte eine ausreichende Nahrungsmenge zu sich nehmen und sich nicht allzu streng an verschiedene Diätregime oder Nahrungsmittelverbote aufgrund von Intoleranzen halten.

2.2 Magen-Yin-Mangel

Klinische Manifestationen

Dumpfer Schmerz im Epigastrium, trockener Mund, verlangt nach kleinen Schlucken Flüssigkeit, trockene Kehle, trockener Stuhl, leichte Übelkeit.

Zunge: Farbe normal, trocken, belaglos, verstreute Risse oder ein zentral gelegener breiter Riß vom Magen-Typ (Abbildung 12.3).

Puls: oberflächlich und leer an der rechten mittleren Taststelle.

Wenn zusätzlich zur Magen-Yin-Schwäche auch etwas Leere-Hitze besteht, so kann es zu folgenden Manifestationen kommen: Hitzegefühl, Nachtschweiß, Wangenrötung, psychische Unruhe. Die Zunge ist in diesem Fall rot (die Rötung kann auch auf das Zentrum beschränkt sein), der Puls ist schnell.

Die Magen-Funktion des „Reifens und Fermentierens" bringt den normalen Zungenbelag hervor. Ein Mangel an Belag spiegelt immer eine Schwäche des Magen-Yin wider. Da der Magen auch die Quelle der Körperflüssigkeiten ist, kommt es bei einer Magen-Yin-Schwäche auch zu einem Mangel an Körperflüssigkeiten. Dadurch kommt es zu Trockenheit von Mund, Kehle, Zunge und Stuhl. Bei einer Schwäche des Magen-Yin kann das Magen-Qi nicht absteigen, es kommt zu leichter Übelkeit, üblicherweise ohne Erbrechen.

Therapieprinzip

Das Yin nähren, den Magen unterstützen, Schmerz beenden.

Akupunktur

Punktauswahl

KG 12, M 36, MP 6. Tonisieren.

KG 12, M 36 und MP 6 nähren das Magen-Yin.

Arzneimitteltherapie

Rezeptur 1

Yi guan jian (Verbindungsdekokt)

und Bai shao gan cao tang (Dekokt mit Radix Paeoniae alba und Radix Glycyrrhizae)

Radix Glehniae	Bei sha shen	9.0 g
Radix Ophiopogonis	Mai dong	9.0 g
Radix Angelicae sinensis	Dang gui	6.0 g
Radix Rehmanniae	Sheng di huang	12.0 g
Fructus Lycii	Gou qi zi	9.0 g
Fructus Toosendan	Chuan lian zi	4.5 g
Radix Paeoniae alba	Bai shao	9.0 g
Radix Glycyrrhizae tosta	Zhi gan cao	6.0 g

Erläuterung

Die Rezeptur Yi guan jian ist vor allem beim Leber-Yin-Mangel indiziert, sie kann aber auch bei Yin-Schwäche des Magens gegeben werden.

- Bei sha shen und Mai dong nähren das Magen-Yin.
- Sheng di huang und Gou qi zi nähren Leber und Niere und fördern die Flüssigkeiten des Magens.
- Dang gui bewegt das Leber-Blut und beendet Schmerz.
- Chuan lian zi bewegt das Leber-Qi und beendet Schmerz.
- Bai shao und Gan cao harmonisieren das Nähr- und das Abwehr-Qi und beenden Schmerz.

Rezeptur 2

Yi wei tang

Dekokt, das dem Magen gut tut

Radix Glehniae	Bei sha shen	9.0 g
Radix Ophiopogonis	Mai dong	9.0 g
Radix Rehmanniae	Sheng di huang	12.0 g
Rhizoma Polygonati odorati	Yu zhu	6.0 g
Kandiszucker	Bing tang	3.0 g

Erläuterung

- Bei sha shen, Yu zhu und Mai dong nähren das Magen-Yin.
- Sheng di huang nährt das Yin.
- Bing tang tonisiert die Mitte.

Rezeptur 3

Yang wei tang

Dekokt zum Nähren des Magens

Radix Glehniae	Bei sha shen	9.0 g
Radix Ophiopogonis	Mai dong	6.0 g
Rhizoma Polygonati odorati	Yu zhu	6.0 g
Semen Lablab album	Bai bian dou	6.0 g
Folium Mori	Sang ye	4.0 g
Herba Dendrobii	Shi hu	6.0 g
Radix Glycyrrhizae tosta	Zhi gan cao	3.0 g

Erläuterung

Diese Rezeptur unterscheidet sich von der vorangegangenen dadurch, daß sie neben dem Nähren des Yin auch Leere-Hitze beseitigt. Der wichtigste Befund, der auf den Einsatz dieser Mischung hinweist, ist eine rote, belaglose Zunge. Das Fehlen des Belags bezieht sich entweder auf die ganze Zunge oder nur auf deren Mitte.

- Bei sha shen, Mai dong und Yu zhu nähren das Magen-Yin.
- Bai bian dou nährt das Milz-Yin.
- Shi hu beseitigt Leere-Hitze des Magens.
- Sang ye unterstützt Shi hu beim Beseitigen von Hitze.
- Zhi gan cao tonisiert die Mitte und harmonisiert.

Variationen

- Bei ausgeprägtem saurem Reflux und etwas Leber-Hitze: plus Zuo jin wan (Pille des Linken Metalls)

Rhizoma Coptidis	Huang lian	15.0 g
Fructus Evodiae	Wu zhu yu	2.0 g

  Diese Rezeptur beseitigt Magen-Hitze und bezähmt rebellierendes Qi.
- Bei starkem Schmerz: plus Mei gui hua (Flos Rosae rugosae) und Fo shou (Fructus Citri sarcodactylis). Diese beiden Arzneien bewegen das Qi, ohne das Yin zu schädigen.
- Bei Obstipation mit trockenem Stuhl: plus Huo ma ren (Semen Cannabis) und Honig.

Fertigarznei

Shen ling bai zhu wan (pian)

Pille (Tablette) mit Radix Ginseng, Poria und Rhizoma Atractylodis macrocephalae

Erläuterung

Dieses Präparat wurde schon im Abschnitt über Leere und Kälte von Milz und Magen behandelt. Man kann es aber auch bei Magen-Yin-Schwäche einsetzen. In diesem Fall ist die Zunge in der Mitte belaglos und weist evtl. einen Magen-Riß auf.

Ernährungshinweise

Der Patient sollte trocknende Nahrungsmittel vermeiden, etwa gebackene oder gegrillte Speisen, auch Brot. Er soll warme und befeuchtende Nahrung zu sich nehmen, wie etwa Suppen und Haferbrei.

Kasuistik

Ein 37jähriger Mann leidet seit vielen Jahren an Schmerzen im Epigastrium. Der Schmerz ist eher dumpf, aber beständig, er wird von leichter Übelkeit begleitet. Druck verbessert den Schmerz. Der Mund fühlt sich immer trocken an, er nippt gerne an Flüssigkeiten. Auch Lippen und Stuhl sind häufig trocken.

Die Zunge ist etwas gerötet, mit mangelndem Belag und sehr eindeutigen Rissen vom Magen- und Milz-Typ (Farbabbildung 14.3). Der Magen-Riß verläuft in der Medianen, die Milz-Risse sind querliegend und an den Rändern zu finden. Der Puls an der rechten mittleren Position ist oberflächlich und leer.

Diagnose

Es handelt sich um ein sehr deutliches Beispiel von Magen- und Milz-Yin-Schwäche. Letztere begleitet häufig einen Magen-Yin-Mangel, die Symptome sind Trockenheit von Lippen und Stuhl, abgesehen von den Querrissen an den Zungenrändern. Neben der Yin-Schwäche besteht auch eine gewisse Leere-Hitze des Magens, da die Zunge gerötet ist.

Therapieprinzip

Das Yin von Magen und Milz nähren, Leere-Hitze beseitigen. Die Behandlung erfolgt mittels Akupunktur und Arzneimitteltherapie.

Akupunktur

Es kommen Punkte aus folgender Auswahl zum Einsatz (alle bis auf M 44 werden tonisierend genadelt):

- M 36, KG 12, MP 6 zum Nähren des Magen-Yin.
- KG 11 und M 44 zum Beseitigen von Leere-Hitze des Magens.

Arzneimitteltherapie

Es handelt sich um eine Variation von Yang wei tang (Dekokt zum Nähren des Magens):

Radix Glehniae	Bei sha shen	6.0 g
Radix Ophiopogonis	Mai dong	6.0 g
Rhizoma Polygonati odorati	Yu zhu	6.0 g
Semen Lablab album	Bai bian dou	6.0 g
Herba Dendrobii	Shi hu	4.0 g
Radix Glycyrrhizae tosta	Zhi gan cao	6.0 g
Radix Pseudostellariae	Tai zi shen	6.0 g
Radix Paeoniae alba	Bai shao	6.0 g

Erläuterung

- Die ersten sechs Arzneien bilden die Rezeptur Yang wei tang zum Nähren des Magen-Yin. Sang ye (Folium Mori) wird weggelassen, da der Patient nicht über trockenen Rachen klagt.
- Tai zi shen wird hinzugefügt, um das Milz-Yin zu nähren.
- Bai shao wird hinzugefügt, da diese Arznei in Kombination mit Gan cao Schmerzen bekämpft. Aus diesem Grund wird die Dosierung von Gan cao auch auf 6.0 g angehoben.

Prognose und Prävention

Sowohl Akupunktur als auch Arzneimitteltherapie führen bei der Therapie von epigastrischem Schmerz zu ausgezeichneten Resultaten. Von allen besprochenen Mustern sind Blut-Stase und Schleim-Flüssigkeiten des Magens am schwierigsten zu behandeln. Jenes Syndrom, das am leichtesten zu therapieren ist, und das wahrscheinlich auch am besten auf Akupunktur anspricht, ist „Leber-Qi attackiert den Magen". Es ist dies auch eines der häufigsten Muster beim epigastrischen Schmerz.

Abgesehen von der Diagnose gemäß der Westlichen Medizin führen richtige Diagnose und Therapie, wie wir sie oben besprochen haben, zu guten Resultaten. Wenn beispielsweise bei einem Patienten mit Schmerz im Epigastrium ein Magengeschwür erhoben wird, so sollten wir es gemäß der oben erwähnten Muster-Identifikation behandeln. Wenn unsere Diagnose und Behandlung richtig sind, so fördern sowohl Akupunktur als auch chinesische Arzneimitteltherapie die Heilung dieses Ulkus.

Selbstverständlich sollte man immer nach einer westlichen Diagnose suchen, wenn ein über 40jähriger Patient schon einige Jahre an Schmerz im Epigastrium und an Verdauungsschwäche leidet – insbesondere ein Magenkarzinom sollte ausgeschlossen werden. Zwar kann Magenkrebs auch mit chinesischer Arzneimitteltherapie behandelt werden (nicht mittels Akupunktur), allerdings gemäß anderer Richtlinien, als wir sie in diesem Kapitel besprochen haben.

Was die Vorbeugung anlangt, so orientiert sie sich natürlich an den verschiedenen ätiologischen Faktoren, die wir in diesem Kapitel erwähnt haben, vor allem jenen, die sich auf Ernährung und Eßgewohnheiten beziehen.

Differentialdiagnose gemäß der Westlichen Medizin

Aus westlicher Sicht ist es wichtig, zwischen den einzelnen Organen zu unterscheiden, die zu epigastrischem Schmerz führen können. Folgende kommen in Frage:

- Ösophagus (Karzinom)
- Magen (Gastritis, Ulcus ventriculi, perforiertes Ulkus, Magenkarzinom)
- Duodenum (Ulcus duodeni)
- Pankreas (Pankreatitis, Pankreaskarzinom)
- Dickdarm (Appendizitis).

Ösophagus

Ösophaguskarzinom

Es manifestiert sich in Schmerzen im Epigastrium und hinter dem Sternum sowie in Dysphagie (Schluckstörungen). In westlichen Ländern kommt es vor allem bei älteren Menschen vor, in China hingegen ist es die häufigste Krebsart des Verdauungskanals.

Magen

1. Gastritis

Diese Erkrankung tritt fast ausnahmslos bei Erwachsenen auf. Es handelt sich um eine Entzündung der Magenschleimhaut. Sie kann oberflächlich oder atroph sein, im letzteren Fall ist die ganze Schleimhaut verdünnt.

Die wichtigsten Manifestationen sind ein diffuser und beständiger Schmerz im Epigastrium, der etwa eine Stunde nach dem Essen auftritt, verbunden mit Übelkeit, Erbrechen, saurem Reflux, Aufstoßen und Appetitmangel. Die Zunge ist belegt, im Akutfall kann auch leichte Temperatur auftreten. In schweren, akuten Fällen kann eine ausgesprochene Schwäche und sogar Bewußtseinsverlust wie bei einem Schock auftreten, gemeinsam mit Blässe und einem schnellen, schwachen Puls.

2. Magengeschwür (Ulcus ventriculi)

Es ist durch eine Geschwürbildung der Magenschleimhaut charakterisiert. Sympathische Stimuli inhibieren die Brunner'schen Drüsen, die einen schleimhautschützenden Schleim sezernieren. Somit wird die Magenoberfläche empfindlicher für Säure.[3]

Ein Magengeschwür verursacht einen Schmerz im Epigastrium, der jeweils einige Wochen gehäuft auftritt, dann wiederum bestehen monatelange beschwerdefreie Intervalle. Der Schmerz tritt zwischen 30 Minuten und 2 Stunden nach dem Essen auf, er wird durch Nahrungsaufnahme nicht gebessert. Es können auch Übelkeit, Reflux und Distension auftreten.

Bricht das Ulkus durch, so ist dies ein schwerwiegender Notfall, der Patient sollte so schnell wie möglich ins Krankenhaus gebracht werden. Dieser Zustand ist durch einen sehr starken Schmerz im Epigastrium gekennzeichnet, der sich innerhalb kurzer Zeit ins ganze Abdomen ausdehnt und durch Husten sowie tiefes Atmen verstärkt wird. Der Schmerz strahlt auch häufig in die Schulter aus. Der Patient sieht sehr leidend aus, er steht unter Schock.

Im Unterschied zur Unruhe bei einer Gallen- oder Nierenkolik bewegt er oder sie sich nur ungern. Die Bauchdecke ist hart und bewegt sich nicht atemsynchron. Es täuscht, wenn der Schmerz etwa 6 Stunden nach dem Erstauftreten wieder verschwindet. Es könnte dadurch der gefährliche Eindruck entstehen, eine Verbesserung träte ein. Kurz danach kommt es jedoch zu einem Anstieg der Pulsfrequenz, der Zustand des Patienten verschlechtert sich zusehends.

3. Magenkarzinom

Es kommt fast ausschließlich im mittleren Lebensalter vor, üblicherweise nach dem 40. Lebensjahr. Der epigastrische Schmerz entwickelt sich langsam über Jahre. Es bestehen auch Schluckstörungen, Appetitmangel und Erbrechen. In fortgeschrittenen Fällen kann der Patient kaffeesatzartig erbrechen. Der Patient wird zunehmend kachektischer, der Teint ist blaßgelb. Bei einer chronischen Blutung aus dem Geschwür kommt es zu Anämie und Meläna. Die Leber kann vergrößert sein und Höcker aufweisen.

Zwölffingerdarm (Duodenum)

Ulcus duodeni

Das Zwölffingerdarmgeschwür entsteht durch eine Ulzeration des Duodenums, die mit gesteigerter Säureproduktion zusammenhängt. Der Schmerz beginnt im Zentrum des Epigastriums und tritt anfallsweise auf. Üblicherweise kommt er zwei bis drei Stunden nach dem Essen, durch die häufige Einnahme kleiner Nahrungsmengen wird er gebessert. Andere Symptome sind jenen bei Magengeschwüren ähnlich.

Pankreas

1. Pankreatitis

Die Bauchspeicheldrüsenentzündung tritt häufiger bei Männern über 40 auf. Der epigastrische Schmerz beginnt plötzlich und ist stark, seine Intensität nimmt schrittweise zu. Er kann zum Rücken hin ausstrahlen. Es finden sich auch Übelkeit, Würgen und Erbrechen. Diese Symptome bessern sich, wenn der Patient sich aufsetzt und sich etwas vornüberbeugt.

Der Patient sieht leidend und schockiert aus, in 25% der Fälle besteht auch Ikterus, da der Pankreaskopf auf den Ductus choledochus drückt.

2. Pankreaskarzinom

Es kommt häufiger bei Männern zwischen 50 und 70 vor. Der epigastrische Schmerz beginnt mit einem dumpfen Charakter, eine Verschlimmerung tritt durch Niederlegen und in der Nacht ein. Der Patient wird zunehmend müder, er leidet an Erbrechen, Anorexie und Gewichtsverlust.

Dickdarm

Appendizitis

In einigen wenigen Fällen kann eine Appendizitis sich zunächst in einem epigastrischen Schmerz äußern. Bald jedoch erstreckt sich der Schmerz ins untere Abdomen oder in die Nabelgegend. Bezüglich der Symptome und Befunde ist Genaueres in Kapitel 16 zu finden.

Colon irritabile (reizbarer Dickdarm)

Dies ist weniger eine präzise Diagnose als ein Sammelbecken für alle Arten von Bauchschmerzen, für die keine andere Erklärung zu finden ist. Es ist allerdings wichtig daran zu denken, daß in etwa 42% der Fälle sich das Colon irritabile in epigastrischem Schmerz äußert (auch hierzu ist in Kapitel 16 Näheres zu finden).

Auch hier müssen wir uns aber daran halten, daß aus Sicht der Chinesischen Diagnose ein Schmerz im Epigastrium ganz eindeutig einer Magen-Störung zuzuordnen ist. Außerdem hat ja der Magen innerhalb des Yang Ming eine enge Beziehung zum Dickdarm.

Gallenblase

Cholelithiasis (Gallensteine)

Eingeklemmte Gallensteine äußern sich gelegentlich in starkem epigastrischem Schmerz und Erbrechen. Früher oder später verlagert sich der Schmerz jedoch ins rechte Hypochondrium.

Fußnoten

1 The Yellow Emperor's Classic of Internal Medicine – Simple Questions (Huang Di Nei Jing Su Wen), S. 219. People's Health Publishing House, Beijing. Erstmals etwa 100 v. Chr. erschienen.

2 Simple Questions, S. 77.

3 In diesem Zusammenhang erwähnenswert ist auch die wichtige Rolle des Bakteriums Helicobaeter pylori bei der Entstehung des Magengeschwürs, die erst in den letzten Jahren genauer erforscht wurde. (Anmerkung des Übersetzers der deutschen Ausgabe.)

Kapitel 15

Schmerz im Hypochondrium

胁痛

Unter hypochondrischem Schmerz versteht man ein- oder beidseitige Schmerzen unterhalb des Rippenbogens (Abbildung 15.1).

Diese Art von Schmerz hat immer einen Bezug zu einer Leber-Disharmonie. In Kapitel 20 „Das Zentrum des Wirkvermögens" lesen wir: „Wenn die Krankheit in der Leber sitzt, so besteht hypochondrischer Schmerz auf beiden Seiten."[1] Aus Kapitel 22 „Reine Fragen": „Bei Leber-Erkrankungen besteht beidseitiger Schmerz im Hypochondrium, der sich ins untere Abdomen erstreckt."[2]

Es sei hervorgehoben, daß hypochondrischer Schmerz auf beiden Seiten zu einer Leber-Disharmonie gehört, da ja die Leber-Leitbahn auf beiden Seiten verläuft.

Ätiologie und Pathologie

1. Emotionale Belastungen

Zorn, Groll, Frustration oder Haß können allesamt zu Leber-Qi-Stagnation führen, vornehmlich dann, wenn diese Gefühle unterdrückt und Emotionen verborgen werden. Das ist die häufigste Ursache von hypochondrischem Schmerz.

Nach langer Zeit kann Leber-Qi-Stagnation auch zu Leber-Blut-Stase Anlaß geben.

2. Äußere Nässe-Hitze

Äußere Nässe-Hitze kann den Leber-Meridian befallen und zu Schmerz im Hypochondrium führen. Das tritt sehr häufig in tropischen Ländern auf, gelegentlich aber auch in gemäßigten Klimaten während des Sommers.

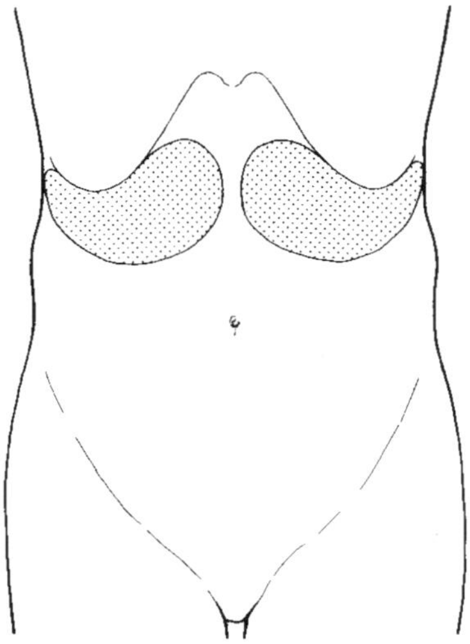

Abb. 15.1: Lokalisationen von hypochondrischem Schmerz

3. Ernährung

Übermäßige Einnahme von Milchprodukten und fetten, gebratenen Speisen kann zur Bildung von Nässe-Hitze in der Leber-Leitbahn führen. Nässe-Hitze läßt sich dann eher im Leber- als im Magen- oder Milz-Meridian nieder, wenn die unregelmäßige Ernährung mit emotionalen Belastungen gekoppelt ist.

4. Überarbeitung, übermäßige sexuelle Aktivität

Beide Faktoren können das Leber-Yin (auch das Nieren-Yin) schwächen. Chronische Leber-Yin-Schwäche kann zu einer sekundären Leber-Qi-Stagnation führen.

Ein sekundärer Leber-Qi-Stau kann auch auf Leber-Blut-Mangel zurückzuführen sein. Dies tritt sehr häufig bei Frauen auf, die an Blut-Mangel leiden. Dieser wiederum kann durch schlechte Ernährung, Geburten oder sonstigen Blutverlust hervorgerufen werden.

Schmerz im Hypochondrium bezieht sich immer auf eine Leber-Disharmonie. Ein Distensionsgefühl in diesem Gebiet spricht für Qi-Stagnation, ein intensiver, bohrender Schmerz hingegen für Blut-Stase. Völlegefühl in diesem Areal weist auf Nässe-Hitze hin.

Der typische Puls bei der Leber-Qi-Stagnation ist saitenförmig. In vielen Fällen weisen jedoch alle Symptome sehr eindeutig in Richtung eines Leber-Qi-Staus, der Puls hingegen ist nicht saitenförmig, sondern schwächlich oder rauh. Das bedeutet, daß in diesen Fällen die Leber-Qi-Stagnation gegenüber dem Leber-Blut- oder Leber-Yin-Mangel sekundär ist. Wenngleich hier alle Symptome auf eine Leber-Qi-Stagnation hinweisen, so spiegelt der schwächliche, rauhe oder dünne Puls doch eine Schwäche von Leber-Blut oder -Yin wider.

Leber-Blut-Schwäche, die zu Leber-Qi-Stagnation führt, ist vornehmlich bei Frauen sehr häufig.

Differenzierung und Behandlung

Es gibt drei Fülle- und ein Leere-Muster.

1. Fülle-Muster

1.1 Leber-Qi-Stagnation
1.2 Leber-Blut-Stase
1.3 Nässe-Hitze von Leber und Gallenblase

2. Leere-Muster

2.1 Leber-Blut-Mangel
2.2 Leber-Yin-Mangel

1. Fülle-Muster

1.1 Leber-Qi-Stagnation

Klinische Manifestationen

Schmerz und Distension im Hypochondrium mit deutlichem Bezug zum emotionalen Zustand, beengendes Druckgefühl im Thorax, leichte Dyspnoe, Appetitmangel, häufiges Seufzen, Aufstoßen.

Zunge: normale Farbe des Zungenkörpers.

Puls: saitenförmig. Es kommt vor, daß er bloß auf der linken Seite oder ausschließlich an der linken mittleren Position saitenförmig ist.

Therapieprinzip

Die Leber besänftigen, das Qi bewegen.

Akupunktur

Punktauswahl

G 34, KS 6, 3E 6. Sedierend oder neutral nadeln.

Erläuterung

- G 34 ist der wichtigste Punkt bei Schmerz und Distension im Hypochondrium. Er bewegt das Leber-Qi und wirkt spezifisch auf das Gebiet unterhalb der Rippenbögen.
- KS 6 bewegt indirekt das Leber-Qi, da innerhalb des Jue Yin eine Beziehung zwischen Perikard und Leber besteht, der Punkt beruhigt auch den Geist und bringt die Wanderseele zum Verweilen. Er ist ausgezeichnet bei hypochondrischem

Schmerz geeignet, der aufgrund emotionaler Belastung auftritt. Im besonderen hat er die Wirkung, daß er den Menschen ermutigt, sich seinen unterdrückten Emotionen zu stellen.

- 3E 6 bewegt das Leber-Qi im Hypochondrium.

Arzneimitteltherapie

Rezeptur

Chai hu shu gan tang

Dekokt mit Radix Bupleuri zum Besänftigen der Leber

Radix Bupleuri	Chai hu	6.0 g
Radix Paeoniae alba	Bai shao	4.5 g
Fructus Aurantii	Zhi qiao	4.5 g
Radix Glycyrrhizae tosta	Zhi gan cao	1.5 g
Pericarpium Citri reticulatae	Chen pi	6.0 g
Rhizoma Cyperi	Xiang fu	4.5 g
Rhizoma Chuanxiong	Chuan xiong	4.5 g

Erläuterung

Diese Rezeptur wurde schon in Kapitel 12 behandelt. Sie ist die wichtigste Mischung bei Distension und Schmerz aufgrund von Leber-Qi-Stagnation. Üblicherweise wirkt sie ausgesprochen gut.

Variationen

- Wenn der Schmerz das herausragende Symptom ist: plus Qing pi (Pericarpium Citri reticulatae viride) und Yu jin (Radix Curcumae).
- Wenn die Qi-Stagnation zu Feuer führt: minus Chuan xiong, Dosierung von Xiang fu vermindern, plus Mu dan pi (Cortex Moutan), Zhi zi (Fructus Gardeniae), Zhi zi (Fructus Gardeniae).
- Wenn Qi-Stagnation zu Feuer führt und dieses beginnt, das Yin zu verletzen: minus Chuan xiong, Dosierung von Xiang fu reduzieren, plus Dang gui (Radix Angelicae sinensis), Gou qi zi (Fructus Lycii), Mu dan pi (Cortex Moutan) und Mei gui hua (Flos Rosae rugosae).
- Wenn das stagnierende Leber-Qi in horizontaler Richtung die Milz attackiert, was zu Durchfall führt: plus Bai zhu (Rhizoma Atractylodis macrocephalae) und Fu ling (Poria).
- Wenn das stagnierende Leber-Qi in horizontaler Richtung den Magen attackiert, was zu Übelkeit führt: plus Ban xia (Rhizoma Pinelliae), Sha ren (Fructus Amomi) und Huo xiang (Herba Agastachis rugosae).

Fertigarznei

Shu gan wan

Pille zum Besänftigen der Leber

Fructus Toosendan	Chuan lian zi
Rhizoma Curcumae Longae	Jiang huang
Lignum Aquilariae resinatum	Chen xiang
Rhizoma Corydalis	Yan hu suo
Radix Aucklandiae	Mu xiang
Fructus Amomi cardamomi	Bai dou kou
Radix Paeoniae alba	Bai shao
Poria	Fu ling
Fructus Aurantii	Zhi qiao
Pericarpium Citri reticulatae	Chen pi
Fructus Amomi	Sha ren
Cortex Magnoliae officinalis	Hou po

Erläuterung

Dieses bekannte Präparat in Pillenform bewegt das Leber-Qi; es kann bei Schmerz im Hypochondrium aufgrund von Leber-Qi-Stagnation gegeben werden.

Der entsprechende Pulsbefund: saitenförmig, eventuell bloß auf der linken Seite.

1.2 Leber-Blut-Stase

Klinische Manifestationen

Bohrender, fixierter Schmerz im Hypochondrium, nächtliche Verschlimmerung, beim Palpieren ist eine Resistenz zu spüren.

Zunge: purpurfarben.

Puls: rauh.

Therapieprinzip

Die Leber besänftigen, Qi und Blut bewegen, Stasen beseitigen.

Akupunktur

Punktauswahl

G 34, KS 6, 3E 6, Le 3, MP 10, B 17, Le 14, B 18. Sedierend oder neutral nadeln.

Erläuterung

- G 34 ist der wichtigste Punkt bei Schmerz und Distension im Hypochondrium. Er bewegt das Leber-Qi und ist spezifisch im Areal unterhalb der Rippenbögen wirksam. Das Bewegen des Leber-Qi unterstützt wiederum das Bewegen von Leber-Blut.

- KS 6 bewegt indirekt Qi und Blut der Leber, er beruhigt den Geist und verankert die Wanderseele. Er ist hervorragend bei hypochondrischem Schmerz aufgrund emotionaler Belastungen geeignet.
- 3E 6 bewegt das Leber-Qi im Hypochondrium.
- Le 3 bewegt das Leber-Blut, beruhigt den Geist und bringt die Wanderseele zum Verweilen.
- MP 10 und B 17 bewegen das Blut.
- Le 14 und B 18, der Alarm- und der Zustimmungspunkt der Leber, regulieren die Leber und bewegen Qi sowie Blut.

Arzneimitteltherapie

Rezeptur

Variation von Chai hu shu gan tang

Dekokt mit Radix Bupleuri zum Besänftigen der Leber

Radix Bupleuri	Chai hu	6.0 g
Radix Paeoniae alba	Bai shao	4.5 g
Fructus Aurantii	Zhi qiao	4.5 g
Radix Glycyrrhizae tosta	Zhi gan cao	1.5 g
Pericarpium Citri reticulatae	Chen pi	6.0 g
Rhizoma Cyperi	Xiang fu	4.5 g
Rhizoma Chuanxiong	Chuan xiong	4.5 g
Radix Curcumae	Yu jin	6.0 g
Rhizoma Corydalis	Yan hu suo	6.0 g

Erläuterung

Die ersten sieben Arzneien bilden die Rezeptur Chai hu shu gan tang.

- Yu jin und Yan hu suo bewegen sehr kräftig das Leber-Blut und wirken schmerzstillend. Vor allem Yu jin ist bei emotionalen Blockierungen aufgrund von Leber-Qi- und -Blut-Stagnation wirksam.

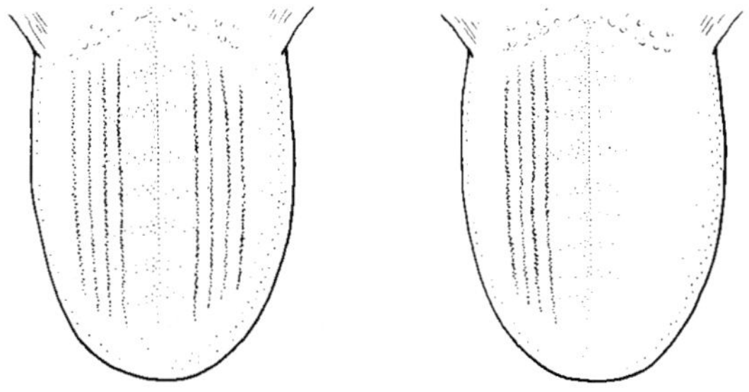

Abb. 15.2: Zungenbelag bei Nässe-Hitze von Leber und Gallenblase

Variationen

- Obstipation: plus Da huang (Radix et Rhizoma Rhei).
- Bei palpablen Resistenzen: plus San leng (Rhizoma Sparganii), E zhu (Rhizoma Curcumae) und Ze lan (Herba Lycopi).

1.3 Nässe-Hitze von Leber und Gallenblase

Klinische Manifestationen

Dumpfer Schmerz und Völle im Hypochondrium, Schweregefühl, klebriger Mundgeschmack, Übelkeit, gelbe Skleren, dunkler Harn.

Zunge: klebriger, gelber Zungenbelag an einem oder an beiden Rändern (Abbildung 15.2).

Puls: schlüpfrig und etwas schnell.

Therapieprinzip

Die Leber besänftigen, Hitze beseitigen, Nässe auflösen.

Akupunktur

Punktauswahl

G 34, B 19, G 24, Di 11, MP 9, B 20, KG 12. Sedierend oder neutral nadeln, bloß die letzten beiden Punkte werden tonisiert.

Erläuterung

- G 34 bewegt das Leber-Qi, besänftigt das Hypochondrium und löst Nässe-Hitze auf.
- B 19 und G 24, der Zustimmungs- bzw. der Alarmpunkt der Gallenblase, beseitigen Hitze und Nässe aus der Gallenblase.
- Di 11 und MP 9 lösen Nässe-Hitze auf.
- B 20 und KG 12 tonisieren die Milz, um so Nässe zu beseitigen.

Arzneimitteltherapie

Rezeptur

Yin chen hao tang

Dekokt mit Herba Artemisiae scopariae

Herba Artemisiae scopariae	Yin chen hao	30.0 g
Fructus Gardeniae	Zhi zi	15.0 g
Radix et Rhizoma Rhei	Da huang	9.0 g

Erläuterung

- Yin chen hao beseitigt Nässe-Hitze aus Leber und Gallenblase.
- Zhi zi beseitigt Nässe-Hitze aus allen drei Erwärmern.
- Da huang unterstützt das Beseitigen von Hitze und Nässe, indem sie abwärts bewegt.

Variationen

- Wenn keine Obstipation vorhanden ist: Da huang in Form der mit Essig vorbehandelten Arznei verwenden und das Dekokt länger als 30 Minuten kochen, so daß Da huang die Hitze ausleiten kann, ohne zu stark abwärts zu bewegen.
- Bei Milz-Schwäche: plus Bai zhu (Rhizoma Atractylodis macrocephalae) und Fu ling (Poria).
- Bei Gallensteinen: plus Jin qian cao (Herba Lysimachiae), Hai jin sha (Spora Lygodii) und Yu jin (Radix Curcumae).

Fertigarznei

Li gan pian

Pille zum Unterstützen der Leber

Herba Lysimachiae	Jin qian cao
Fel Bovis	Niu dan

Erläuterung

Diese Tabletten leiten Nässe-Hitze aus Leber und Gallenblase aus. Der entsprechende Zungenbefund: roter Zungenkörper mit klebrigem gelbem Belag an den Rändern.

2. Leere-Muster

2.1 Leber-Blut-Mangel

Klinische Manifestationen

Leichter Schmerz und Distension im Hypochondrium, prämenstruelle Spannung, häufiges Seufzen, Depression, Launenhaftigkeit, Schwindelgefühl, Schlafstörungen, Kribbeln der Extremitäten, unscharfes Sehen, Hypo- oder Amenorrhö, Müdigkeit.

Zunge: blaß, dünn.

Puls: rauh oder dünn. Die saitenförmige Qualität kann auf der linken Seite oder an der linken mittleren Position nur sehr schwach sein.

Es handelt sich um eine sehr häufige Situation, vor allem bei Frauen. Hier ist die Leber-Qi-Stagnation gegenüber dem Leber-Blut-Mangel sekundär.

Therapieprinzip

Das Blut nähren, die Leber besänftigen, das Qi bewegen.

Akupunktur

Punktauswahl

M 36, MP 6, Le 14, KG 4, Le 8, G 34, Le 3, KS 6, 3E 6, G 41. M 36, MP 6, KG 4 und Le 8 tonisieren, die anderen Punkte neutral nadeln.

Erläuterung

- M 36, MP 6, KG 4 und Le 8 nähren das Leber-Blut.
- Le 14, G 34, 3E 6 und Le 3 bewegen das Leber-Qi.
- KS 6 bewegt das Leber-Qi, beruhigt den Geist und verankert die Wanderseele.
- G 41 wird bei Frauen eingesetzt, wenn gleichzeitig ein Distensionsgefühl der Mammae besteht.

Arzneimitteltherapie

Rezeptur

Xiao yao san

Modifiziertes Pulver des freien und entspannten Wanderers

Herba Menthae	Bo he	3.0 g
Radix Bupleuri	Chai hu	9.0 g
Radix Angelicae sinensis	Dang gui	9.0 g
Radix Paeoniae alba	Bai shao	12.0 g
Rhizoma Atractylodis macrocephalae	Bai zhu	9.0 g
Poria	Fu ling	15.0 g
Radix Glycyrrhizae	Gan cao	6.0 g
Rhizoma Zingiberis recens	Sheng jiang	3 Scheiben

Erläuterung

Diese Rezeptur wurde bereits in Kapitel 1 besprochen. Sie bewegt das Leber-Qi, nährt das Leber-Blut und tonisiert das Milz-Qi.

Variationen

- Bei ausgeprägten Symptomen von Blut-Mangel: Dosierung von Dang gui erhöhen, plus Shu di huang (Radix Rehmanniae praeparata) und He shou wu (Radix Polygoni multiflori).
- Bei sehr ausgeprägten Symptomen von Qi-Stagnation: plus Xiang fu (Rhizoma Cyperi) und Mu xiang (Radix Aucklandiae).

- Wenn die Qi-Stagnation auch die Mammae betrifft: plus Qing pi (Pericarpium Citri reticulatae viride).
- Wenn die Qi-Stagnation zu Depression Anlaß gibt: plus He huan pi (Cortex Albiziae).

Fertigarznei

Xiao yao wan

Pille des freien und entspannten Wanderers

Erläuterung

Diese Pillen haben die gleichen Zutaten und Funktionen wie die oben beschriebene gleichnamige Dekoktrezeptur. Sie sind hervorragend geeignet, Leber-Qi-Stagnation zu behandeln, vor allem bei Frauen, wenn sie als Folge eines Leber-Blut-Mangels auftritt.

Der entsprechende Zungenbefund: blasser, dünner Zungenkörper. Puls: schwächlich und rauh auf der rechten, etwas saitenförmig auf der linken Seite, oder insgesamt dünn und etwas saitenförmig auf der linken Seite.

2.2 Leber-Yin-Mangel

Klinische Manifestationen

Leichter Schmerz im Hypochondrium, trockener Rachen, Trockenheit auch von Augen, Haut und Haaren, Müdigkeit, Gedächtnisschwäche, Schlafstörungen, Depression, Hypomenorrhö, Schwindelgefühl.

Zunge: rot, belaglos

Puls: oberflächlich, leer.

Therapieprinzip

Die Leber besänftigen, das Leber-Yin nähren.

Akupunktur

Punktauswahl

M 36, MP 6, KG 4, Le 8, N 3-taixi, G 34, Le 3, KS 6, 3E 6, G 41. M 36, MP 6, KG 4, Le 8 und N 3 tonisieren, die anderen neutral nadeln.

Erläuterung

Es handelt sich um die gleichen Punkte wie beim Leber-Blut-Mangel, bis auf N 3, der hier hinzugefügt wird, um das Yin zu nähren.

Arzneimitteltherapie

Rezeptur

Yi guan jian

Verbindungsdekokt

Radix Glehniae	Bei sha shen	10.0 g
Radix Ophiopogonis	Mai dong	10.0 g
Radix Angelicae sinensis	Dang gui	10.0 g
Radix Rehmanniae	Sheng di huang	30.0 g
Fructus Lycii	Gou qi zi	12.0 g
Fructus Toosendan	Chuan lian zi	5.0 g

Erläuterung

Diese Rezeptur wurde bereits in Kapitel 5 besprochen. Sie nährt das Leber-Yin.

Variationen

Um den Leber-Qi-bewegenden Effekt der Rezeptur zu erhöhen: plus Mei gui hua (Flos Rosae rugosae). Diese Arznei bewegt das Qi, ohne das Yin zu verletzen.

Anhang

Cholecystolithiasis

Steine der Gallenblase bilden sich aus, wenn ein Übergewicht von Cholesterin gegenüber den Gallensäuren besteht. Solche Veränderungen der Relation Cholesterin – Gallensäuren gehen der Steinbildung voran, sie hängen von der Leberfunktion ab. Somit ist der freie Fluß des Leber-Qi der wichtigste Faktor, um eine normale Menge an Gallensäuren sicherzustellen, umgekehrt ist Leber-Qi-Stagnation eine wichtige Vorbedingung für die Steinbildung. Stagniert das Leber-Qi, so wird die Galle unzureichend oder zum falschen Zeitpunkt sezerniert. Das wiederum führt zur Ansammlung von Nässe-Hitze in der Gallenblase. Die verdampfende Wirkung der Hitze auf die Nässe führt auf lange Sicht zur Steinbildung.

Es gibt drei Arten von Gallenblasensteinen:

1. Cholesterinsteine bestehen nahezu vollständig aus Cholesterin. Meist korrespondieren sie mit Nässe-Hitze in Leber und Gallenblase. Meist handelt es sich um singuläre Steine.
2. Pigmentsteine, die immer in großer Zahl auftreten, sind aus Gallenfarbstoffen zusammengesetzt. Sie sind weniger häufig.

3. Gemischte Steine sind der häufigste Typus. Sie bestehen aus Schichten von Cholesterin, Kalzium und Bilirubin.

Differenzierung

Die Therapie muß sich an den beiden Haupt-Mustern orientieren, die bei Gallensteinen auftreten, nämlich Leber-Qi-Stagnation und Nässe-Hitze von Leber und Gallenblase. Die beiden Syndrome können selbstverständlich auch gemeinsam auftreten, was häufig der Fall ist.

1. Leber-Qi-Stagnation

Schmerz und Distension im Hypochondrium, wobei die Distension stärker als der Schmerz ausgeprägt ist, Depression, Launenhaftigkeit, Aufstoßen, häufiges Seufzen, saitenförmiger Puls.

2. Nässe-Hitze von Leber und Gallenblase

Schmerz und Völle im Hypochondrium, bitterer und klebriger Mundgeschmack, Appetitmangel, Völlegefühl im Epigastrium, Übelkeit, Erbrechen, gelbe Skleren, klebriger gelber Zungenbelag, schlüpfriger Puls.

Die Differenzierung zwischen Leber-Qi-Stagnation und Nässe-Hitze von Leber und Gallenblase ist in Tabelle 15.1 ausgeführt.

Therapie

1. Leber-Qi-Stagnation

Akupunktur

Punktauswahl

Le 14, Le 3, G 3, Dannangxue. Sedieren.

Erläuterung

Le 14 und Le 3, der Alarm- und der Quellpunkt der Leber, besänftigen die Leber, bewegen das Qi und stillen Schmerz.

G 34 und Dannangxue regulieren die Gallenblase und stillen Schmerz.

Arzneimitteltherapie

Rezeptur

Variation von

Chai hu shu gan tang

Dekokt mit Radix Bupleuri zum Besänftigen der Leber

Radix Bupleuri	Chai hu	6.0 g
Radix Paeoniae alba	Bai shao	4.5 g
Fructus Aurantii	Zhi qiao	4.5 g
Radix Glycyrrhizae tosta	Zhi gan cao	1.5 g
Pericarpium Citri reticulatae	Chen pi	6.0 g
Rhizoma Cyperi	Xiang fu	4.5 g
Rhizoma Chuanxiong	Chuan xiong	4.5 g
Herba Lysimachiae	Jin qian cao	9.0 g
Spora Lygodii	Hai jin sha	9.0 g

Erläuterung

Die ersten sieben Arzneien bilden Chai hu shu gan tang zum Beruhigen der Leber und zum Bewegen des Qi.

Jin qian cao und Hai jin sha lösen Steine auf.

Fertigarznei

Shu gan wan

Pille zum Besänftigen der Leber

Fructus Toosendan	Chuan lian zi
Rhizoma Curcumae longae	Jiang huang
Lignum Aquilariae resinatum	Chen xiang
Rhizoma Corydalis	Yan hu suo

Tabelle 15.1: Differenzierung zwischen Leber-Qi-Stagnation und Nässe-Hitze von Leber und Gallenblase

	Leber-Qi-Stagnation	Nässe-Hitze von Leber und Gallenblase
Emotionen	enge Beziehung zur emotionalen Situation	weniger enge Beziehung zur emotionalen Lage
Symptome	kein beengendes Druckgefühl des Thorax	Druck- und Völlegefühl in Thorax und Epigastrium
Fieber	kein Fieber	Fieber, Ikterus
Puls	saitenförmig	schlüpfrig
Zunge	Belag nicht klebrig	klebriger Belag

Radix Aucklandiae	Mu xiang
Fructus Amomi cardamomi	Bai dou kou
Radix Paeoniae alba	Bai shao
Poria	Fu ling
Fructus Aurantii	Zhi qiao
Pericarpium Citri reticulatae	Chen pi
Fructus Amomi	Sha ren
Cortex Magnoliae officinalis	Hou po

Erläuterung

Diese Pillen bewegen das Leber-Qi. Ihre Wirkung ist ähnlich jener der Dekoktrezeptur Chai hu shu gan tang, die wir oben erwähnt haben.

2. Nässe-Hitze von Leber und Gallenblase

Akupunktur

Punktauswahl

G 24, M 19-burong, G 34, LG 9, MP 9. Sedieren.

Erläuterung

- G 24 und G 34 regulieren die Gallenblase und lösen Nässe-Hitze auf.
- M 19 reguliert die Gallenblase und stillt Schmerz.
- LG 9 löst Nässe-Hitze der Gallenblase auf.
- MP 9 löst Nässe-Hitze auf.

Arzneimitteltherapie

Rezeptur 1

Variation von Da chai hu tang

Größeres Dekokt mit Radix Bupleuri

Radix Bupleuri	Chai hu	15.0 g
Radix Scutellariae	Huang qin	9.0 g
Rhizoma Pinelliae	Ban xia	9.0 g
Radix Paeoniae alba	Bai shao	9.0 g
Radix et Rhizoma Rhei	Da huang	6.0 g
Fructus Aurantii immaturus	Zhi shi	9.0 g
Rhizoma Zingiberis recens	Sheng jiang	15.0 g
Fructus Jujubae	Da zao	5 Stück
Herba Lysimachiae	Jin qian cao	9.0 g
Spora Lygodii	Hai jin sha	9.0 g

Erläuterung

- Chai hu und Huang qin, die beiden Hauptzutaten von Xiao chai hu tang (Kleineres Dekokt mit Radix Bupleuri), regulieren das Shao Yang.
- Ban xia löst Schleim auf.
- Bai shao stillt Schmerz und mäßigt Druck sowie Spannung.
- Da huang beseitigt Nässe-Hitze, indem sie nach unten leitet.
- Zhi shi unterstützt Da huang beim Ausleiten nach unten.
- Sheng jiang und Da zao harmonisieren.
- Jin qian cao und Hai jin sha lösen Steine auf.

Empirische Rezeptur

Herba Lysimachiae	Jin qian cao	30.0 g
Herba Artemisiae scopariae	Yin chen hao	15.0 g
Radix Curcumae	Yu jin	15.0 g
Fructus Aurantii	Zhi qiao	9.0 g
Radix Aucklandiae	Mu xiang	9.0 g
Radix et Rhizoma Rhei	Da Huang	9.0 g

Erläuterung

- Jin qian cao und Yin chen hao beseitigen Nässe-Hitze. Jin qian cao löst Steine auf.
- Yu jin, Zhi qiao und Mu xiang bewegen das Leber-Qi.
- Da huang löst Nässe-Hitze auf, indem sie abwärts bewegt.

Fertigarznei 1

Li gan pian

Pille zum Unterstützen der Leber

Herba Lysimachiae	Jin qian cao
Fel Bovis	Niu dan

Erläuterung

Diese Tabletten leiten Nässe-Hitze von Leber und Gallenblase ab. Sie werden bei akuter oder chronischer Hepatitis verwendet, ebenso bei chronischer Cholezystitis oder Cholelithiasis.

Zungenbefund: roter Zungenkörper, an den Rändern klebriger, gelber Belag.

Fertigarznei 2

Li dan pian

Tablette zum Unterstützen der Gallenblase

Radix Scutellariae	Huang qin
Radix Aucklandiae	Mu xiang
Herba Lysimachiae	Jin qian cao
Flos Lonicerae	Jin yin hua
Herba Artemisiae scopariae	Yin chen hao
Radix Bupleuri	Chai hu
Folium Isatidis	Da qing ye
Radix et Rhizoma Rhei	Da huang

Erläuterung

Diese Tabletten leiten Nässe-Hitze der Gallenblase ab. Sie werden bei akuter oder chronischer Cholezystitis sowie Cholelithiasis gegeben. Sie können den Abgang von Gallenblasensteinen unterstützen, sofern diese weniger als 1 cm im Durchmesser haben.

Es ist darauf zu achten, daß dieses Präparat Da huang enthält, eine Arznei also, die nach unten ausleitet. Deshalb sollte es nicht länger als 2 bis 3 Monate im Stück gegeben werden.

Zungenbefund: sehr klebriger, gelber Belag, dicker am rechten Rand.

Bemerkungen zur Akupunkturbehandlung

Akupunktur kann verwendet werden, um das Ausstoßen von Gallensteinen zu erleichtern. Es können Punkte der oben besprochenen beiden Muster verwendet werden. Es ist allerdings wichtig, die Nadelsensation auszulösen und die Nadel sehr stark sedierend zu manipulieren. Die Nadeln sollten mehr als 40 Minuten belassen und mehrmals stimuliert werden. Die Behandlung hat über 10 Tage täglich zu erfolgen.

Man kann auch Elektrostimulation einsetzen, und zwar Impulsstrom hoher Frequenz, indem ein lokaler und ein Fernpunkt verbunden werden, beispielsweise G 24 und Dannangxue (beide rechts). Es ist wichtig, die Nadeln mehr als 40 Minuten in situ zu belassen. Cholecystographien während der Akupunkturbehandlungen zeigten nämlich, daß die Akupunktur Kontraktionen der Gallenblase auslöst, die nach 30 Minuten ein Maximum erreichen. Während der ersten 30 Minuten sammeln sich große Mengen von Gallenflüssigkeit in der Gallenblase an. Danach sistieren die Kontraktionen für etwa 10 Minuten. Nach etwa 40 Minuten öffnet sich dann plötzlich das Ostium der Gallenblase, die Galle fließt ab.

Ein Gallenblasenstein kann nur dann ausgestoßen werden, wenn er weniger als 1 cm im Durchmesser hat. Liegt er im Ductus cysticus, so muß er weniger als 1.5 cm messen. Große singuläre Steine sind schmerzhaft, aber relativ leicht auszustoßen, sandähnliche Steine hingegen sind weniger schmerzhaft, aber schwieriger abzuleiten. Die Erfolgsrate der Akupunktur beim Ausstoßen von Gallensteinen beträgt 70%.

Differentialdiagnose gemäß der Westlichen Medizin

In der Chinesischen Medizin entsprechen beide Seiten des Hypochondriums der Leber-Leitbahn. In der Westlichen Medizin spiegelt selbstverständlich nur die rechte Seite eine mögliche Leber-Pathologie wider. Daher also die wichtige Unterscheidung zwischen rechts und links gelegenem Schmerz im Hypochondrium.

Rechter hypochondrischer Schmerz

1. Cholecystitis, Cholelithiasis

Bei einer Cholecystitis ist die Gallenblase entzündet. Gallensteine können, müssen aber nicht anwesend sein. Sie kommt gehäuft bei Frauen über 25 vor. Cholesterin wird in der Gallenflüssigkeit durch die Gallensäuren in Lösung gehalten. Jeder Faktor, der das Cholesterin ansteigen (Adipositas, fettreiche Ernährung) oder die Gallensäuren absinken läßt (Cholestase, Lebererkrankungen), kann zur Steinbildung führen.

Der Schmerz kann vom Hypochondrium ins rechte Schulterblatt ausstrahlen und von Übelkeit, Erbrechen und Schwitzen begleitet sein. Der rechte Musculus rectus abdominis ist bei der Palpation verhärtet, der Patient ist während eines akuten Anfalls sehr unruhig.

2. Gallenblasenkarzinom

Es tritt gehäuft bei Frauen über 50 auf, ist aber insgesamt eher selten. Der Schmerz im Hypochondrium ist jenem bei Cholezystitis ähnlich, es kann Ikterus bestehen. In fortgeschrittenen Fällen ist der Patient abgemagert und erschöpft. Die Gallenblase ist palpabel und schmerzhaft, ihre Oberfläche ist unregelmäßig. Auch die Leber ist vergrößert, die supraklavikulären Lymphknoten rechts können ebenfalls vergrößert sein.

3. Hepatitis

Hepatitis A kann einen Schmerz im rechten Hypochondrium verursachen. Die Leber ist vergrößert, ihre Oberfläche ist aber palpatorisch glatt.

4. Leberkarzinom

Auch diese Erkrankung verursacht Schmerzen im Hypochondrium. Die Leber ist vergrößert, palpatorisch ist ihre Oberfläche unregelmäßig. Es kann ein einzelner Knoten bestehen, aber auch multiple Höcker.

Linker hypochondrischer Schmerz

1. Akute Pankreatitis

Die Krankheit hat einen plötzlichen Beginn, es besteht ein starker Schmerz im linken Hypochondrium, der sich ins Epigastrium ausdehnt. Der Schmerz kann auch zum linken Schulterblatt hin ausstrahlen. Es kann Übelkeit und Erbrechen bestehen, der Patient sieht sehr krank und blaß, geradezu schockiert aus.

2. Chronische Pankreatitis

Sie hat eine Häufung bei Männern über 50. Der Schmerz tritt im linken Hypochondrium auf, er kann ins Epigastrium ausstrahlen. Interessanterweise kann der Schmerz aber auch das rechte Hypochondrium betreffen, was aus chinesischer Sicht eine Beteiligung der Leber-Leitbahn impliziert. Eine Besserung des Schmerzes tritt durch Zusammenkauern oder eingerolltes Liegen ein. Dies ist ein sehr typisches Zeichen chronischer Pankreatitis.

Fußnoten

1 Spiritual Axis (Ling Shu Jing), S. 55, People's Health Publishing House, Beijing 1981. Dieses Werk erschien erstmals etwa 100 v. Chr.

2 The Yellow Emperor's Classic of Internal Medicine – Simple Questions (Huang Di Nei Jing Su Wen), S. 146. People's Health Publishing House, Beijing 1979. Erstmals etwa 100 v. Chr. erschienen.

Kapitel 16

Bauchschmerz

腹痛

Unter „Bauchschmerz“ oder „abdominalem Schmerz“ verstehen wir Schmerzen in jedem Teil des Abdomens unterhalb des Nabels oder rund um diesen (Abbildung 16.1).

In diesem Kapitel werden wir abdominalen Schmerz besprechen, der vom Darm ausgeht, nicht solchen gynäkologischen oder anderen Ursprungs. Bei Frauen ist es nicht immer leicht zu unterscheiden, ob Bauchschmerzen vom Darm oder vom gynäkologischen Bereich her kommen, zumal auch beide Faktoren überlappend vorkommen.

Im allgemeinen sind Bauchschmerzen mit klarem zeitlichem Bezug zu Nahrungsaufnahme oder Stuhlgang und im Zusammenhang mit Obstipation oder Diarrhö rein intestinaler Herkunft. Abdominale Schmerzen hingegen, die eine Beziehung zum Menstruationszyklus aufweisen, mit unregelmäßigen Regelblutungen einhergehen oder in Form von Dysmenorrhö und Mittenschmerz auftreten, kommen aus dem gynäkologischen Bereich.

Wie oben erwähnt, können diese beiden Faktoren bei Frauen aber überlappen, was die genaue Unterscheidung schwierig gestaltet. Eigentlich ist es aus rein „chinesischer“ Sicht gar nicht nötig, zwischen den beiden zu differenzieren, da einige ihrer pathologischen Veränderungen zusammenfallen, etwa Kälte im Unteren Erwärmer, Nässe-Hitze und Qi- oder Blut-Stagnation. Andererseits ist eine Unterscheidung zwischen intestinaler oder gynäkologischer Genese sinnvoll, damit man der Patientin Hinweise zu Lebensstil und Ernährung geben und eine bessere Vorstellung von der Prognose bekommen kann.

Der hier besprochene Bauchschmerz kann auch Gemeinsamkeiten mit anderen Veränderungen haben, vor allem mit Obstipation, Diarrhö und Resistenzen im Abdomen. Allgemein ausgedrückt, wird dieses Kapitel jene Veränderungen behandeln, bei denen der Schmerz das herausragende Symptom ist, wenngleich er von Verstopfung oder Durchfall begleitet sein mag. Diese zwei Erkrankungen können zwar auch mit einigem abdominalem Schmerz

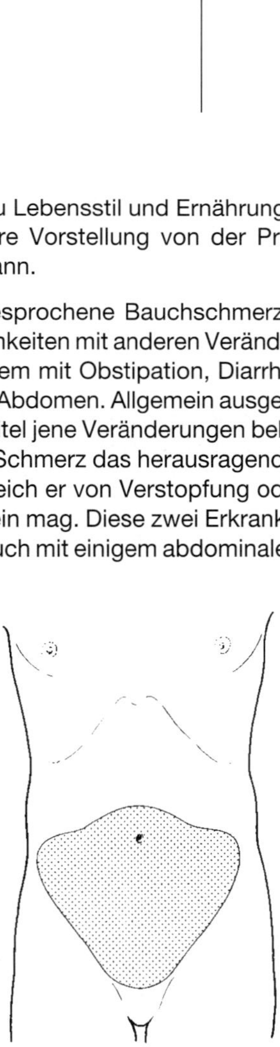

Abb. 16.1: Lokalisation von abdominalen Schmerzen

einhergehen, sie werden aber in den Kapiteln 18 und 19 eingehend behandelt, sofern die Veränderung im Stuhlgang das herausragende Symptom ist. Auch Resistenzen im Abdomen können schmerzlos, aber auch von Schmerz begleitet sein. Wenn also der Schmerz das wichtigste Symptom ist, so möge der Leser Differenzierung und Therapie, wie sie in diesem Kapitel dargelegt sind, zu Rate ziehen. Ist eine abdominale Resistenz das Hauptsymptom, so sind die Differenzierungs- und Therapierichtlinien des Kapitels 17 anzuwenden.

Das Gebiet des Bauchschmerzes, wie es in Abbildung 16.1 veranschaulicht ist, beinhaltet auch die Regio hypogastrica, ein kleines, rundes Gebiet unmittelbar oberhalb der Symphyse (Abbildung 16.2).

Wenngleich Bauchschmerzen sich auch ausschließlich auf dieses Areal konzentrieren können, so ist der Ursprung hypogastrischer Schmerzen doch häufiger in den Harnwegen zu suchen. In diesem Fall möge der Leser die Kapitel 20 und 21 konsultieren.

Ätiologie und Pathologie

1. Äußere pathogene Faktoren

Kälte und Nässe sind jene beiden pathogenen Faktoren, die am häufigsten Bauchschmerzen verursachen.

Äußere Kälte kann direkt die Eingeweide befallen, ohne vorher Symptome an der Oberfläche zu verursachen. Dazu kommt es, wenn der Mensch kälteexponiert ist, vornehmlich, wenn der Körper nach dem Schwimmen naß ist. Der Befall der Eingeweide durch Kälte wird auch durch die übermäßige Einnahme kalter Nahrungsmittel und vor allem kalter Getränke begünstigt. Aus diesen beiden Gründen (übermäßiger Genuß kalter Getränke und Kälteexposition nach dem Schwimmen) kommt es paradoxerweise während des Sommers häufiger zu einem Befall der Eingeweide durch Kälte.

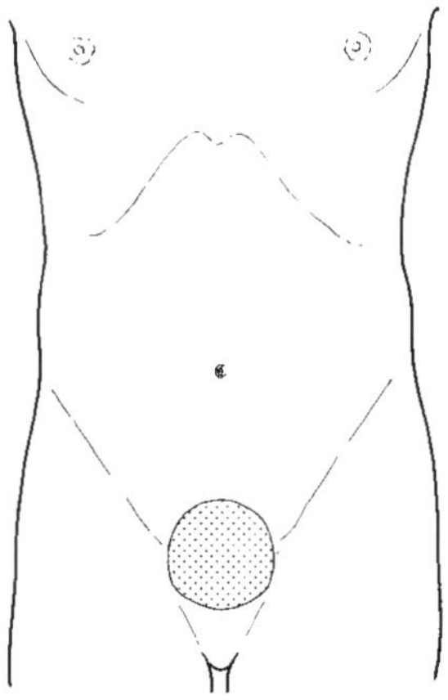

Abb. 16.2: Regio hypogastrica

Frauen sind für das Eindringen von Kälte in die Eingeweide während und unmittelbar nach der Regelblutung sowie noch ausgeprägter nach der Niederkunft empfänglicher.

Kälte zieht die Gewebe zusammen und verlangsamt den Fluß von Qi und Blut, was zu Schmerz führt. Befall der Eingeweide durch Kälte ist durch Bauchschmerzen mit plötzlichem Beginn und durch Durchfall gekennzeichnet.

Auch Nässe dringt leicht in die Eingeweide vor, indem sie die Leitbahnen des Beins befällt und sich zum Abdomen emporarbeitet. Nässe behindert die Qi-Zirkulation im Abdomen; abgesehen vom Darm selbst beeinträchtigt sie auch Milz und Leber. Dies führt zu Bauchschmerz, einem Gefühl von Völle und Schwere, gelegentlich auch zu Durchfall. Der Zungenbelag ist dick und klebrig, der Puls schlüpfrig.

Nässe kann in Verbindung mit Kälte oder Hitze auftreten. Der Befall durch äußere Nässe-Hitze kann im Sommer selbst in nördlich gelegenen Ländern wie Großbritannien oder den nördlichen Staaten der USA vorkommen. Häufiger ist er selbstverständlich in südeuropäischen Ländern und dem Süden der USA.

2. Emotionale Belastungen

Emotionaler Streß hat einen starken Einfluß auf die Qi- und Blut-Zirkulation im Abdomen, er wirkt sich vor allem auf Leber und Milz negativ aus.

Zorn (im weiteren Sinne, also Frustration und Groll beinhaltend) kann zu einer Stagnation des Leber-Qi in den Eingeweiden und auf diesem Weg zu Bauchschmerzen führen – eine sehr häufige emotionale Ursache abdominaler Schmerzen.

Grübeln und Sorgen beeinträchtigen Milz und Lunge. Die Milz ist für das Umwandeln und Bewegen der Nahrungsessenzen in den Eingeweiden zuständig, das Lungen-Qi wiederum unterstützt das Qi des Darms beim Absteigen. Grübeln und

Sorgen beeinträchtigen die richtige Transformation des Milz-Qi und das Absteigen des Lungen-Qi zu den Eingeweiden. Beide Störungen können Bauchschmerzen nach sich ziehen.

3. Falsche Ernährung

Die Ernährung hat selbstverständlich einen tiefgreifenden Einfluß auf den Darm. Übermäßige Einnahme von kalten und rohen Speisen sowie eiskalten Getränken schwächt das Milz-Yang und führt zur Bildung von innerer Kälte. Kälte zieht die Eingeweide zusammen und führt zu Qi- und/oder Blut-Stagnation, was wiederum abdominalen Schmerz entstehen läßt.

Ißt man zu viele Milchprodukte und fette Nahrung, so entsteht Nässe, die die Funktionen von Milz und Darm behindert. Auch das verursacht Bauchschmerzen. Die Zufuhr zu vieler scharfgewürzter Speisen und von Alkohol kann zu Hitze oder Nässe-Hitze des Darms Anlaß geben, auch hier entsteht abdominaler Schmerz.

Abgesehen von den verzehrten Nahrungsmitteln haben auch die Eßgewohnheiten einen großen Einfluß auf die Darmfunktion. Wir haben sie schon detailliert in Kapitel 14 besprochen. Zunächst führt überreichliches Essen zur Ansammlung von Essen in Magen und Darm, Bauchschmerzen entstehen. Unregelmäßiges, gehetztes Essen, das Auslassen von Mahlzeiten und Geschäftsbesprechungen während des Essens können die Funktion der Eingeweide beeinträchtigen und somit Qi-Stagnation und Bauchschmerzen nach sich ziehen.

Bei abdominalen Schmerzen unterscheidet man häufig zwischen substantiellen und substanzlosem Schmerz. Der substantielle Schmerz (wörtlich: „Schmerz mit Form") geht auf Blut-Stase oder Nahrungsanhäufung zurück. Jeder andere Typus ist als substanzloser Schmerz (wörtlich: „formloser Schmerz") zu bezeichnen. Der substantielle Bauchschmerz wird durch Stuhlgang erleichtert, der substanzlose hingegen nicht.

Diagnose

Im Rahmen der Diagnostik gibt es einige Aspekte, die sich im besonderen auf abdominalen Schmerz beziehen. Wir werden sie in folgenden Kategorien zusammenfassen:

- Schmerzcharakter
- Reaktion auf Druck
- Reaktion auf Essen oder Trinken
- Reaktion auf Stuhlgang
- Reaktion auf Aktivität bzw. Ruhe
- Reaktion auf Hitze
- Zungenbefund
- Pulsbefund

Schmerzcharakter

Ein dumpfer Schmerz ist auf einen Leere-Zustand zurückzuführen, ein starker, scharfer Schmerz hingegen auf Fülle.

Distensions-Schmerz spricht für Qi-Stagnation. Patienten beschreiben diesen Zustand häufig damit, „wie aufgeblasen" zu sein.

Ein bohrender, fixierter und intensiver Schmerz wird durch Blut-Stase hervorgerufen, vor allem in Kombination mit einer lagefixierten abdominalen Resistenz.

Völlegefühl, eine intensivere Empfindung als Distension, die im Chinesischen „man" genannt wird, spricht für Nahrungsstagnation oder einfach bloß für eine ausgeprägtere Qi-Stagnation.

Sowohl die Empfindung von Distension (zhang) als auch Völle (man) können auch objektiviert werden, da das Abdomen palpatorisch gespannt oder hart ist.

Die Empfindung eines „Verlegtseins" oder von „Dumpfheit" des Abdomens (pi) weist auf einen Leere-Zustand, kombiniert mit einiger Nässe oder Hitze, hin. Anders als bei den Empfindungen von Völle oder Distension ist dieses Gefühl gänzlich subjektiv, palpatorisch ist der Bauch des Patienten weich.

Reaktion auf Druck

Wird Bauchschmerz durch Druck gelindert, so weist das auf einen Leere-Zustand hin. Eine Verschlimmerung durch Druck hingegen ist bei Fülle-Syndromen zu finden. Dazu ein Zitat aus „Abriß des Wichtigsten aus Goldtruhe und Jadekasten": „Bessert sich abdominaler Schmerz durch Druck, so ist an Leere zu denken, eine Verschlimmerung durch Druck spricht für Fülle."[1]

Bei der Untersuchung von Bauchschmerzen ist es sehr wichtig, diesen verläßlichen Test auf Besserung oder Verschlimmerung durch Druck durchzuführen. Zur Illustration die folgende Fallbesprechung.

Kasuistik

Eine 35jährige Frau leidet seit 2 Jahren an Bauchschmerzen. Die Beschwerden sind im rechten unteren Abdomen lokalisiert, es besteht kein Zusammenhang mit dem Menstruationszyklus. Obwohl der Schmerz ziemlich stark ist, drückt sie gerne auf das Schmerzareal, da ihr das einige Erleichterung bringt. Ihre Zunge ist ziemlich purpurfarben, ihr Puls ausgesprochen dünn, eher tief und allgemein schwächlich.

Da ihre Zunge ausgesprochen purpurfarben und der Schmerz stark ist, was auf einen Fülle-Zustand hinweist, entschließe ich mich zum Therapieprinzip, das Blut zu bewegen und Stasen zu beseitigen. Ich verwende eine Variation von Shao fu zhu yu tang (Dekokt, das Blut-Stasen im unteren Abdomen eliminiert), unter Hinzufügung von starken Arzneien zum „Aufbrechen" von Blut-Stagnation, wie etwa Ze lan (Herba Lycopi). Das bringt zwar eine gewisse Besserung, beseitigt ihren Schmerz aber nicht zur Gänze, überdies fühlt sie sich sehr müde. Anläßlich seines Besuchs in Großbritannien bitte ich deshalb Professor Meng Jing-Hua, einen meiner Lehrer vom Nanjing College of Traditional Chinese Medicine, sie zu untersuchen. Für ihn ist die Tatsache viel bedeutsamer, daß der Schmerz durch Druck erleichtert wird, oder daß sie zumindest das Schmerzareal gerne drückt. Er weist auch darauf hin, daß ihr Puls dünn und schwächlich ist. Deshalb wendet er das Therapieprinzip an, zunächst zu tonisieren, er schlägt eine Rezeptur vor, die Qi und Blut stärkt, das Blut aber nur mäßig bewegt. Das führt zu einer viel deutlicheren Schmerzlinderung, sie verspürt auch viel mehr Energie als zuvor.

Reaktion auf Essen oder Trinken

Bauchschmerzen, die durch warme Getränke besser, durch eiskalte Getränke aber schlechter werden, gehen in Richtung eines Kälte-Zustandes. Umgekehrt spricht die Verbesserung durch Trinken kalter Flüssigkeiten für ein Hitze-Syndrom.

Reaktion auf Stuhlgang

Wenn abdominaler Schmerz sich durch Stuhlgang bessert, so spricht man von einem substantiellen Schmerz, der üblicherweise entweder auf Blut-Stase oder Nahrungsstagnation zurückzuführen ist. Beide Arten haben jedenfalls Fülle-Charakter.

Wird der Bauchschmerz durch den Stuhlgang nicht beeinflußt, so ist er zwar auch vom Fülle-Typ, aber von substanzlosem Charakter, er kann in diesem Falle auch auf Nässe, Qi-Stagnation oder Kälte zurückgehen.

Eine Verschlimmerung von Bauchschmerzen nach dem Stuhlgang weist auf Leere hin.

Reaktion auf Aktivität bzw. Ruhe

Läßt sich der Bauchschmerz durch mäßige Anstrengung bessern, so ist Qi-Stagnation die Ursache. Eine Besserung durch Ruhe spricht für Leere.

Reaktion auf Hitze

Eine Verbesserung des Schmerzes durch die Anwendung von Wärme, beispielsweise einer Wärmflasche, spricht für Kälte im Darm. Leider ist das aber kein gänzlich verläßlicher diagnostischer Hinweis, da auch einige andere Störungen durch Wärmeanwendung gebessert werden, z.B. Qi-Stagnation, Blut-Stase und Nahrungsstagnation. Der Grund dafür ist, daß die Wärme bewegend auf Qi und Blut wirkt.

Zungenbefund

Der Zustand des Darms spiegelt sich an der Zungenwurzel, vor allem an deren Belag, wider.

Ein dicker Belag weist auf das Vorhandensein eines pathogenen Faktors hin – es kann sich um Kälte, Nässe-Hitze oder Nahrungsstagnation handeln. Klarerweise steht ein weißer Belag für Kälte, ein gelber oder brauner hingegen für Hitze. Ein grauer oder schwarzer Belag spricht entweder für Kälte oder für Hitze, abhängig davon, ob er feucht oder trocken ist.

Klebriger, gelber Zungenbelag mit roten Punkten an der Wurzel kommt bei Nässe-Hitze und einer gewissen Blut-Stase im Darm vor. Je röter die Punkte sind, desto größer sind auch Hitze und Blut-Stase. Ist die Farbe des Zungenbelags an der Wurzel nicht leuchtend, sondern stumpf und vergilbt, so weist das auf einen sehr chronischen Zustand hin.

Das vollständige bzw. das häufiger vorkommende fleckweise partielle Fehlen des Zungenbelags an der Wurzel weist auf Qi- und Yin-Mangel von Magen und Darm hin.

Qi-Stagnation in den Eingeweiden ist an der Zunge nicht zu sehen, Blut-Stase hingegen schon, nämlich an einer purpurnen Verfärbung der Zungenränder zur Wurzel hin.

Pulsbefund

Der Zustand des Darms ist an beiden proximalen Positionen zu tasten. Wenngleich die linke proximale Taststelle dem Dünndarm und die rechte hintere dem Dickdarm entspricht (einige Ärzte drehen diesen Seitenbezug um), so ist eine Pathologie des Darms (sowohl Dick- als auch Dünndarm) doch häufig an beiden proximalen Stellen in der gleichen Qualität zu spüren. Bei einer gynäkologischen Herkunft findet sich an einer Seite (häufiger an der linken) ein pathologischer Befund. Dies kann auch ein nützliches Zeichen sein, um bei Frauen Schmerzen intestinalen und gynäkologischen Ursprungs voneinander abzugrenzen.

Wenn also beide proximalen Stellen einen gespannten und langsamen Puls bieten, so weist das auf Kälte im Darm hin.

Sind beide Taststellen saitenförmig, so denken wir an Qi-Stagnation oder Blut-Stase im Darm. Ist der Puls abgesehen von einer saitenförmigen Qualität dort auch noch schnell und schlüpfrig, so spricht das für Nässe-Hitze im Darm, möglicherweise auch für Blutungen aus der Darmschleimhaut. Dieser Pulsbefund ist häufig bei Morbus Crohn oder Colitis ulcerosa zu erheben.

Sind beide proximalen Pulse saitenförmig und hohl, so ist das ein Hinweis auf chronische Darmblutungen. Ist der Puls schnell, beide proximalen Positionen aber nur etwas hohl, so kann das ein Vorbote einer Darmblutung sein.

Ein schlüpfriger und saitenförmiger Befund an beiden proximalen Palpationsstellen kommt bei Nässe-Hitze und Qi- oder Blut-Stagnation im Darm vor.

Differenzierung und Behandlung

1. Fülle-Muster

1.1 Kälte im Darm
1.2 Nässe-Hitze im Darm
1.3 Nahrungsstagnation
1.4 Qi-Stagnation
1.5 Blut-Stase

2. Leere-Muster

Qi-Mangel und Leere-Kälte im Abdomen

1. Fülle-Muster

1.1 Kälte im Darm

Klinische Manifestationen

Starker Bauchschmerz, Verschlimmerung durch Druck und durch die Einnahme kalter Nahrungsmittel und Flüssigkeiten, Besserung durch Wärmeanwendung und Trinken warmer Flüssigkeiten, kein Durst, heller Harn, weicher Stuhl oder Obstipation.

Zunge: weißer, klebriger Belag.

Puls: schlüpfrig, voll, gespannt.

Diese Störung geht auf Fülle-Kälte im Darm zurück, die die Qi- und Blut-Zirkulation behindert und somit Schmerzen verursacht. Üblicherweise ist der Stuhl weich, da die Kälte das Milz-Yang beeinträchtigt, in schweren Fällen kann die Kälte jedoch auch das Absteigen des Qi im Darm behindern, was zu Obstipation Anlaß gibt.

Therapieprinzip

Darm und Milz wärmen, Kälte vertreiben, Schmerz stillen.

Akupunktur

Punktauswahl

M 25, MP 15, M 27, KG 10, MP 6, M 36. Sedieren oder neutral nadeln. Moxa muß angewandt werden.

Erläuterung

- M 25, der Alarmpunkt des Dickdarms, vertreibt bei Moxaanwendung Kälte aus dem Darm.
- MP 15 (auch hier Moxa), vertreibt Kälte und fördert das Absteigen des Qi im Darm.
- M 27 (Moxa) vertreibt Kälte aus dem Darm und lindert Schmerzen.
- KG 10 fördert das Absteigen des Magen-Qi.
- MP 6 stillt Bauchschmerzen.
- M 36 reguliert den Darm und fördert das Absteigen des Qi.

Arzneimitteltherapie

Rezeptur

Liang fu wan und
Zheng qi tian xiang san

Pille mit Rhizoma Alpiniae officinarum und Rhizoma Cyperi und Pulver von himmlischem Aroma für das Aufrechte Qi

Rhizoma Alpiniae officinarum	Gao liang jiang	6.0 g
Rhizoma Cyperi	Xiang fu	6.0 g
Radix Linderae	Wu yao	6.0 g
Rhizoma Zingiberis	Gan jiang	3.0 g
Folium Perillae	Zi su ye	6.0 g
Pericarpium Citri reticulatae	Chen pi	4.5 g

Erläuterung

- Gao liang jiang, Gan jiang und Zi su ye wärmen den Darm und vertreiben Kälte.
- Wu yao, Xiang fu und Chen pi bewegen das Qi und stillen Schmerz.

Variationen

- Bei sehr starkem Schmerz: plus Yan hu suo (Rhizoma Corydalis).
- Bei Kälte und gleichzeitiger Nässe: plus Fu ling (Poria) und Yi yi ren (Semen Coicis).

1.2 Nässe-Hitze im Darm

Klinische Manifestation

Bauchschmerzen mit Verschlimmerung durch Druck und heißes Essen, Schwere- und Druckgefühl im Thorax, weiche, übelriechende Stühle, Schleim- und/oder Blutbeimengung zum Stuhl, Brennen des Anus, Durst, leichtes Schwitzen, dunkler Harn.

Zunge: roter Zungenkörper, dicker, klebriger, gelber Belag.

Puls: schlüpfrig, schnell.

Therapieprinzip

Hitze beseitigen, Nässe auflösen.

Akupunktur

Punktauswahl

M 25, B 25, Di 11, KG 10, MP 9, MP 6, 3E 6, M 37. Sedierend oder neutral nadeln. Keine Moxibustion.

Erläuterung

- M 25 und B 25, der Alarm- und der Zustimmungspunkt des Dickdarms, lösen Nässe-Hitze auf.
- Di 11 wirkt gegen Nässe-Hitze.
- KG 10 löst Nässe auf und fördert das Absteigen des Qi im Darm.
- MP 9 und MP 6 lösen Nässe-Hitze auf. MP 6 wirkt auch spezifisch bei Schmerzen im unteren Abdomen.
- 3E 6 beseitigt Hitze aus dem Darm und fördert den Stuhlgang.
- M 37, der He-Untere-Meer-Punkt des Dickdarms, reguliert den Dickdarm und wirkt gegen Diarrhö.

Arzneimitteltherapie

Rezeptur 1

Variation von Da cheng qi tang

Großes Dekokt zum Leiten des Qi

Radix et Rhizoma Rhei	Da huang	12.0 g
Natrii Sulfas	Mang xiao	9.0 g
Cortex Magnoliae officinalis	Hou po	15.0 g
Fructus Aurantii immaturus	Zhi shi	12.0 g
Fructus Gardeniae	Zhi zi	6.0 g

Erläuterung

Diese Rezeptur ist bei akuten oder subakuten abdominalen Schmerzen aufgrund von Nässe-Hitze geeignet. Da sie Da huang enthält, sollte sie nicht länger als einige wenige Wochen kontinuierlich verabreicht werden.

- Die ersten vier Arzneien bilden die Rezeptur Da cheng qi tang zum Auflösen von Nässe-Hitze durch Bewegen nach unten. Sie stillt Bauchschmerzen, indem sie durch Nässe-Hitze verursachte Behinderungen im Darm beseitigt.
- Zhi zi löst Nässe-Hitze auf.

Rezeptur 2

Shao yao tang

Dekokt mit Radix Paeoniae

Radix Paeoniae alba	Bai shao	20.0 g
Radix Angelicae sinensis	Dang gui	9.0 g
Radix Glycyrrhizae tosta	Zhi gan cao	5.0 g
Rhizoma Coptidis	Huang lian	5.0 g
Radix Scutellariae	Huang qin	9.0 g
Radix et Rhizoma Rhei	Da huang	9.0 g
Radix Aucklandiae	Mu xiang	5.0 g
Semen Arecae	Bing lang	5.0 g
Cortex Cinnamomi	Rou gui	2.0 g

Erläuterung

Diese Rezeptur wird bei Bauchschmerzen aufgrund von Nässe-Hitze gegeben, die zu Diarrhö mit Schleim- und Blutbeimengung führt.

- Bai shao in Kombination mit Dang gui reguliert das Blut, in Verbindung mit Gan cao stillt diese Arznei Schmerzen. Bai shao wird hier in einer hohen Dosierung gegeben, um Schmerzen zu stillen, Flüssigkeiten zu absorbieren und gegen den Durchfall anzukämpfen.

- Huang lian und Huang qin beseitigen Hitze und leiten Nässe aus.
- Da huang unterstützt beim Ableiten von Nässe-Hitze durch Abwärtsbewegen.
- Mu xiang und Bing lang bewegen das Qi, eliminieren Stagnationen und stillen Schmerz. Sie sind scharfe Arzneien und werden hier mit den bitteren Arzneien Huang lian und Huang qin kombiniert, da der scharfe Geschmack öffnet, der bittere hingegen das Qi absenkt. Diese Kombination hilft mit, Nässe-Hitze auszuleiten, das Qi zu bewegen und Schmerzen zu stillen.
- Rou gui wird hinzugefügt, um die kalte Natur der anderen Arzneien auszugleichen, aber auch gemäß dem Prinzip, Hitze zu benützen, um Hitze abwärts zu lenken.

Rezeptur 3

Huang qin tang

Dekokt mit Radix Scutellariae

Radix Scutellariae	Huang qin	9.0 g
Radix Paeoniae alba	Bai shao	9.0 g
Radix Glycyrrhizae tosta	Zhi gan cao	3.0 g
Fructus Jujubae	Da zao	4 Stück

Erläuterung

Diese Rezeptur ist der oben beschriebenen in der Wirkung ähnlich. Sie ist einfacher und bei weniger ausgeprägten Bauchschmerzen einzusetzen.

- Huang qin leitet Nässe-Hitze aus.
- Bai shao adstringiert aussickernde Flüssigkeiten und „mäßigt Drängen“, dämpft also die akute Symptomatik.
- Gan cao und Da zao harmonisieren.

Rezeptur 4

Bai tou weng tang

Dekokt mit Radix Pulsatillae

Radix Pulsatillae	Bai tou weng	15.0 g
Cortex Phellodendri	Huang bai	12.0 g
Rhizoma Coptidis	Huang lian	4.0 g
Cortex Fraxini	Qin pi	12.0 g

Erläuterung

Diese Rezeptur beseitigt Hitze, leitet Nässe aus, löst Feuer-Toxin auf und stillt Bauchschmerzen. Sie ist geeignet, wenn Diarrhö mit reichlich Schleim und Blut eintritt. Der Puls ist dabei schnell und schlüpfrig an beiden proximalen Taststellen, die Zunge ist gerötet und weist rote Punkte an der Wurzel sowie einen klebrigen, gelben Belag auf.

- Bai tou weng und Qin pi lösen Feuer-Toxin im Darm auf und stillen abdominalen Schmerz.
- Huang bai und Huang lian beseitigen Hitze und leiten Nässe aus.

Variationen

Diese Abänderungen beziehen sich auf alle vier oben besprochenen Rezepturen.

- Bei starkem Schmerz: plus Yan hu suo (Rhizoma Corydalis).
- Bei ausgeprägten Nässe-Symptomen: plus (bzw. Dosis erhöhen) Huang qin (Radix Scutellariae), Huang bai (Cortex Phellodendri), Yi yi ren (Semen Coicis).
- Blut im Stuhl: plus Qian cao (Radix Rubiae), Huai hua (Flos Sophorae) oder Di yu (Radix Sanguisorbae). Bei starker, täglicher Blutung: die Therapierichtlinien dieses Kapitels mit den Behandlungsprinzipien, die in Kapitel 30 bezüglich Blutungen ausgeführt sind, kombinieren.

1.3 Nahrungsstagnation

Klinische Manifestation

Bauchschmerzen mit Verschlimmerung durch Druck und nach dem Essen, Völlegefühl im Abdomen, Aufstoßen, saurer Reflux, Diarrhö, die den Bauchschmerz erleichtert, Obstipation.

Zunge: dicker Belag.

Puls: schlüpfrig.

Dieser Zustand kann sich sowohl in Diarrhö als auch Obstipation äußern. Bei einer Milz-Schwäche besteht eine Neigung zu Durchfall.

Therapieprinzip

Nahrungsanhäufung auflösen, Stagnation beseitigen.

Akupunktur

KG 10, KG 6, MP 15, MP 16, M 27, 3E 8, M 36, B 25, B 27. Sedierend oder neutral nadeln. Moxa kann eingesetzt werden, wenn Kälte-Symptome die Nahrungsstagnation begleiten.

Erläuterung

- KG 10 fördert das Absteigen des Qi aus dem Magen.

- KG 6 bewegt das Qi im unteren Abdomen, was das Auflösen von Nahrungsstagnation unterstützt.
- MP 15 und MP 16 fördern das Umwandeln durch die Milz, unterstützen den Stuhlgang und lindern abdominale Völle.
- M 27 läßt das Qi absteigen und lindert Bauchschmerzen.
- 3E 8 reguliert die Drei Erwärmer und fördert den Stuhlgang.
- M 36 stärkt den Magen und fördert das Absteigen des Magen-Qi.
- B 25 und B 27, die Zustimmungspunkte von Dick- und Dünndarm, lösen Nahrungsanhäufungen im Darm auf.

Arzneimitteltherapie

Rezeptur 1

Bao he wan

Pille, die die Harmonie erhält

Fructus Crataegi	Shan zha	9.0 g
Massa medicata fermentata	Shen qu	6.0 g
Semen Raphani	Lai fu zi	6.0 g
Rhizoma Pinelliae	Ban xia	6.0 g
Pericarpium Citri reticulatae	Chen pi	3.0 g
Poria	Fu ling	6.0 g
Fructus Forsythiae	Lian qiao	6.0 g

Erläuterung

Diese Rezeptur ist für leichte Fälle von Nahrungsanhäufung gedacht. Sie wurde schon in Kapitel 1 besprochen.

Rezeptur 2

Zhi shi dao zhi wan

Pille mit Fructus Aurantii immaturus zum Beseitigen von Stagnation

Radix et Rhizoma Rhei	Da huang	15.0 g
Fructus Aurantii immaturus	Zhi shi	12.0 g
Rhizoma Coptidis	Huang lian	6.0 g
Radix Scutellariae	Huang qin	6.0 g
Poria	Fu ling	6.0 g
Rhizoma Alismatis	Ze xie	6.0 g
Rhizoma Atractylodis macrocephalae	Bai zhu	6.0 g
Massa medicata fermentata	Shen qu	12.0 g

Erläuterung

Diese Rezeptur wird bei stärkerer Nahrungsanhäufung eingesetzt. Hier kommt es durch die Stagnation zu Bauchschmerzen und Obstipation sowie einem sehr ausgeprägten Völlegefühl im Abdomen.

- Da huang löst Nahrungsanhäufungen durch Bewegen nach unten auf.
- Zhi shi läßt das Qi absteigen und unterstützt Da huang beim Bewegen nach unten. Die Arznei lindert auch Völle im Abdomen.
- Huang lian und Huang qin beseitigen Hitze und Nässe. Sie unterstützen also das Auflösen von Nahrungsansammlungen, sofern diese zu Hitze und Nässe Anlaß gegeben haben.
- Fu ling und Ze xie leiten Nässe aus und unterstützen das Auflösen von Nahrungsansammlungen.
- Bai zhu tonisiert die Milz und löst Nässe auf.
- Shen qu ist eine die Verdauung unterstützende Arznei, die Nahrungsstagnation auflöst.

Fertigarznei 1

Bao he wan

Pille, die die Harmonie erhält

Fructus Crataegi	Shan zha
Massa medicata fermentata	Shen qu
Semen Raphani	Lai fu zi
Rhizoma Pinelliae	Ban xia
Pericarpium Citri reticulatae	Chen pi
Poria	Fu ling
Fructus Forsythiae	Lian qiao

Erläuterung

Zutaten und Wirkungen sind die gleichen wie bei der Dekoktrezeptur. Es handelt sich um eine breit wirkende Mischung bei Nahrungsstagnation.

Zungenbefund: dicker Belag, der weiß oder gelb sein kann.

Fertigarznei 2

Kang ning wan

Pille für Gesundheit und Ruhe

Rhizoma Gastrodiae	Tian ma
Radix Angelicae dahuricae	Bai zhi
Flos Chrysanthemi	Ju hua
Herba Menthae	Bo he
Radix Puerariae	Ge gen

Radix Trichosanthis	Tian hua fen
Rhizoma Atractylodis	Cang zhu
Semen Coicis	Yi yi ren
Poria	Fu ling
Radix Aucklandiae	Mu xiang
Cortex Magnoliae officinalis	Hou po
Pericarpium Citri reticulatae	Chen pi
Massa medicata fermentata	Shen qu
Herba Agastachis rugosae	Huo xiang
Semen Oryzae germinatus	Gu ya

Erläuterung

Dieses Präparat hat ein breiteres Wirkungsspektrum als das vorangegangene, da es Nahrungsstagnation und Nässe löst, das Qi bewegt sowie Schmerz und Durchfall stillt.

Zungenbefund: etwas geröteter Zungenkörper, dicker, gelber Belag.

Fertigarznei 3

Zi sheng wan

Pille, die das Leben verschafft

Radix Codonopsis pilosulae	Dang shen
Rhizoma Atractylodis macrocephalae	Bai zhu
Semen Coicis	Yi yi ren
Massa medicata fermentata	Shen qu
Pericarpium Citri reticulatae	Chen pi
Fructus Crataegi	Shan zha
Semen Euryales	Qian shi
Rhizoma Dioscoreae	Shan yao
Semen Lablab album	Bai bian dou
Fructus Hordei germinatus	Mai ya
Poria	Fu ling
Semen Nelumbinis	Lian zi
Radix Platycodi	Jie geng
Herba Agastachis rugosae	Huo xiang
Radix Glycyrrhizae	Gan cao
Fructus Amomi cardamomi	Bai dou kou
Rhizoma Coptidis	Huang lian

Erläuterung

Dieses Präparat löst gleichzeitig Nahrungsstagnation auf und tonisiert die Milz. Es ist deshalb bei chronischer Nahrungsstagnation mit zugrundeliegender Milz-Schwäche einzusetzen.

Zungenbefund: blasser Zungenkörper, mäßig dicker, schmutziger Belag.

1.4 Qi-Stagnation

Klinische Manifestationen

Schmerzen und Distension des Abdomens mit deutlicher Abhängigkeit vom emotionalen Zustand, Gefühl, aufgeblasen zu sein, Obstipation, Reizbarkeit, Launenhaftigkeit, Aufstoßen, Borborygmen.

Zunge: die Farbe des Zungenkörpers kann unauffällig sein, in ausgeprägteren Fällen kann eine Rötung der Ränder eintreten.

Die Ursache dieses Bilds ist Leber-Qi-Stagnation im Abdomen. Wenn das Leber-Qi die Milz attackiert, so kommt es zu Müdigkeit und Abwechseln von Obstipation mit Diarrhö.

Therapieprinzip

Die Leber befrieden, das Qi bewegen.

Akupunktur

Punktauswahl

KG 6, KS 6, KS 7, 3E 6, G 34, Le 3, B 18, MP 6.

Sedieren oder neutral nadeln.

Erläuterung

- KG 6 bewegt das Qi im Abdomen, vor allem in Kombination mit G 34.
- KS 6 bewegt indirekt das Leber-Qi, nämlich aufgrund der Beziehung zwischen Perikard und Leber innerhalb des Jue Yin-Leitbahnpaars, der Punkt beruhigt den Geist und bringt die Wanderseele zum Verweilen. Er ist ein sehr wichtiger und wirksamer Punkt bei diesem Zustand.
- KS 7 wird anstatt KS 6 genadelt, wenn der emotionale Streß ausgeprägter ist, vor allem im Zusammenhang mit dem Auseinandergehen von Beziehungen.
- 3E 6 bewegt das Qi im Abdomen.
- G 34 bewegt das Leber-Qi. In Kombination mit KG 6 bewegt der Punkt das Leber-Qi im unteren Abdomen.
- Le 3 und B 18 bewegen das Leber-Qi, stillen Schmerz, beruhigen den Geist und verankern die Wanderseele.
- MP 6 besänftigt die Leber, wirkt gegen Bauchschmerz und beruhigt den Geist.

Arzneimitteltherapie

Rezeptur 1

Chai hu shu gan tang

Dekokt mit Radix Bupleuri zum Besänftigen der Leber

Radix Bupleuri	Chai hu	6.0 g
Radix Paeoniae alba	Bai shao	4.5 g
Fructus Aurantii	Zhi qiao	4.5 g
Radix Glycyrrhizae tosta	Zhi gan cao	1.5 g
Pericarpium Citri reticulatae	Chen pi	6.0 g
Rhizoma Cyperi	Xiang fu	4.5 g
Rhizoma Chuanxiong	Chuan xiong	4.5 g

Erläuterung

- Chai hu, Zhi qiao, Chen pi und Xiang fu bewegen das Leber-Qi und fördern das Absteigen des Qi im Darm.
- Bai shao befriedet die Leber, stillt Schmerz und beruhigt den Geist.
- Chuan xiong bewegt den Qi-Anteil des Bluts und stillt Schmerz.
- Gan cao harmonisiert. In Kombination mit Bai shao wirkt Gan cao schmerzstillend.

Variationen

- Wenn das stagnierende Leber-Qi die Milz attackiert und es zu ausgeprägten Milz-Schwäche-Symptomen, v. a. Diarrhö, kommt: plus Dang shen (Radix Codonopsis pilosulae) und Huang qi (Radix Astragali).
- Wenn das stagnierende Leber-Qi sich in Feuer verwandelt: plus Zhi zi (Fructus Gardeniae) und Mu dan pi (Cortex Moutan).
- Wenn das stagnierende Leber-Qi die Milz attackiert, was zu Nässe-Bildung führt: plus Fu ling (Poria) und Cang zhu (Rhizoma Atractylodis).
- Bei sehr starkem Schmerz: plus Yan hu suo (Rhizoma Corydalis).
- Bei Leber-Qi-Stagnation vor einem Hintergrund von Leber-Blut-Schwäche, was bei Frauen häufig vorkommt: plus Dang gui (Radix Angelicae sinensis), Dosierung von Bai shao erhöhen.
- Bei Leber-Qi-Stagnation vor einem Hintergrund von Leber-Yin-Schwäche, was ebenfalls bei Frauen häufig zu finden ist: plus Dang gui (Radix Angelicae sinensis) und Gou qi zi (Fructus Lycii), Xiang fu durch Chuan lian zi (Fructus Toosendan) ersetzen.

Rezeptur 2

Xiao yao san

Modifiziertes Pulver des freien und entspannten Wanderers

Herba Menthae	Bo he	3.0 g
Radix Bupleuri	Chai hu	9.0 g
Radix Angelicae sinensis	Dang gui	9.0 g
Radix Paeoniae alba	Bai shao	12.0 g
Rhizoma Atractylodis macrocephalae	Bai zhu	9.0 g
Poria	Fu ling	15.0 g
Radix Glycyrrhizae	Gan cao	6.0 g
Rhizoma Zingiberis recens	Sheng jiang	3 Scheiben

Erläuterung

Diese Rezeptur verwenden wir anstatt der eben beschriebenen, wenn hinter der Leber-Qi-Stagnation Leber-Blut-Mangel steht, wie es häufig bei Frauen der Fall ist. Es handelt sich auch um die wichtigste Rezeptur, um Leber und Milz zu harmonisieren, wenn stagnierendes Leber-Qi die Milz attackiert. Die Störung, die mit dieser Mischung behandelt wird, ist durch eine Mischung aus Fülle (Leber-Qi-Stagnation) und Leere (Milz- und Blut-Schwäche) gekennzeichnet. Das ist also der Unterschied zu Chai hu shu gan tang, einer Rezeptur, die eine reine Fülle-Situation anspricht, nämlich bloß Leber-Qi-Stagnation. Abgesehen von den anderen Symptomen und Krankheitszeichen können auch die Pulsbefunde bezüglich der beiden Rezepturen klar auseinandergehalten werden. Zu Chai hu shu gan tang paßt ein saitenförmiger und voller Puls an allen Positionen, zu Xiao yao san hingegen ein etwas schwächlicher Puls auf der rechten Seite (Milz-Schwäche), der Puls auf der linken Seite ist rauh und etwas saitenförmig, was den Leber-Blut-Mangel und die Leber-Qi-Stagnation wiedergibt.

- Bo he und Chai hu bewegen sanft das Leber-Qi. Frauen reagieren empfindlicher auf Chai hu als Männer – ein weiterer Grund, weshalb diese Rezeptur bei Frauenproblemen so häufig angewandt wird.
- Dang gui und Bai shao nähren das Leber-Blut. Bai shao harmonisiert auch die Leber, zusammen mit Gan cao mäßigt die Arznei Drängen und stillt Schmerz.
- Bai zhu und Fu ling tonisieren die Milz.
- Zhi gan cao stärkt die Milz, stillt Schmerz und harmonisiert.
- Sheng jiang harmonisiert.

Fertigarznei

Shu gan wan

Pille zum Besänftigen der Leber

Fructus Toosendan	Chuan lian zi
Rhizoma Curcumae longae	Jiang huang
Lignum Aquilariae resinatum	Chen xiang
Rhizoma Corydalis	Yan hu suo
Radix Aucklandiae	Mu xiang
Fructus Amomi cardamomi	Bai dou kou
Radix Paeoniae alba	Bai shao
Poria	Fu ling
Fructus Aurantii	Zhi qiao
Pericarpium Citri reticulatae	Chen pi
Fructus Amomi	Sha ren
Cortex Magnoliae officinalis	Hou po

Erläuterung

Dieses Präparat bewegt das Leber-Qi und beseitigt Stagnation. Es wird häufig bei Bauchschmerzen aufgrund von Qi-Stagnation eingesetzt. Es sei hier bemerkt, daß es auch einige warme und scharfe Arzneien enthält, die bei langem Gebrauch das Yin verletzen können. Bei etwaigem Yin-Mangel sollten diese Pillen also mit Vorsicht angewandt werden.

Kasuistik

Ein 44jähriger Mann leidet an Colon irritabile. Sein Stuhl wechselt zwischen Diarrhö und Obstipation, wobei letztere Störung häufiger auftritt. Der Stuhl ist häufig klein und rund, er leidet an Bauchschmerzen in den lateralen Partien des Abdomens, ein Distensionsgefühl ist nicht ausgeprägt. Er leidet auch an einer Hiatushernie, was zu Sodbrennen, Aufstoßen und trockenem Erbrechen führt. Er schläft schlecht. Die Zunge weist eine normale Farbe auf, bloß die Ränder sind etwas gerötet. Sie zeigt über die ganze Länge einen sehr klebrigen Belag. Der Puls ist schlüpfrig, an der Magen-Position etwas überflutend.

Diagnose

Wir sehen, wie hier stagnierendes Leber-Qi sowohl Milz als auch Magen attackiert. Die Symptome des stagnierenden Leber-Qi, das die Milz beeinträchtigt, sind Bauchschmerzen, Diarrhö und etwas gerötete Zungenränder. Die Symptome von stagnierendem Leber-Qi, das den Magen attackiert: Sodbrennen, Aufstoßen, trockenes Erbrechen und etwas überflutender Puls an der Magen-Position. Die Milz-Qi-Schwäche läßt auch Nässe entstehen, was den Puls schlüpfrig werden läßt und einen klebrigen Zungenbelag verursacht.

Therapieprinzip

Die Milz tonisieren, das Leber-Qi bewegen. Der Patient wird ausschließlich mit Akupunktur behandelt.

Akupunktur

Es werden Punkte aus folgendem Repertoire genadelt:
- MP 4 links, KS 6 rechts (neutral nadeln), um das Durchdringungsgefäß zu öffnen. Dieser Außerordentliche Meridian unterdrückt rebellierendes Qi in Abdomen und Thorax. Deshalb ist der Einsatz dieser Leitbahn bei Stagnation des Leber-Qi in Abdomen und Epigastrium indiziert.
- KG 13 (neutral), unterdrückt rebellierendes Magen-Qi.
- M 40 (sedieren), löst Nässe und Schleim auf und unterdrückt rebellierendes Magen-Qi.
- MP 6 (neutral) löst Nässe auf und stillt abdominalen Schmerz.
- MP 15 (neutral) bewegt den Stuhl und beseitigt Stagnation im unteren Abdomen.
- KG 12 (tonisieren) stärkt das Milz-Qi.
- G 34 (neutral) bewegt das Leber-Qi und beseitigt Stagnation.
- KG 6 (neutral) bewegt das Qi im unteren Abdomen.
- M 37, der Untere-Meer-Punkt des Dickdarms, wird neutral genadelt, um das Qi dieses Organs zu regulieren.
- M 39, der Untere-Meer-Punkt des Dünndarms (neutral nadeln) stillt Bauchschmerzen.
- B 25, der Zustimmungspunkt des Dickdarms, wird neutral gestochen, um das Qi dieses Organs zu regulieren und den Stuhl zu bewegen.
- B 20 (tonisieren), stärkt das Milz-Qi.
- B 18 (neutral), bewegt das Leber-Qi und beseitigt Stagnationen.

Nach zehn Behandlungen und der Beachtung von Ernährungshinweisen ist der Patient vollständig geheilt. Er kommt alle 3 Monate zur Kontrolle, es trat bislang kein Rezidiv ein.

Kasuistik

Eine 45jährige Frau leidet seit über 10 Jahren an Schmerzen im Abdomen und im Nabelbereich. Der Bauchschmerz – er ist von Distension begleitet – ist nach dem Essen schlimmer, ebenso nach emotionalen Belastungen und bei Müdigkeit. Der Schmerz wird durch Druck, Niederlegen und Wärmeanwendung gebessert. Der Bauchschmerz erstreckt sich auch bis die Regio hypogastrica, durch das Tragen schwerer Gegenstände wird der hypogastrische Schmerz verschlimmert. Sie ist etwas verstopft. Ihre Stimme ist sehr schwach und klingt ziemlich weinerlich, ihre Augen haben nicht ausreichend Glanz und sehen sehr traurig aus. Die Zunge ist rot, Ränder und Spitze sind nochmals gerötet, der Belag ist gelb. An Rändern und Spitze sind auch rote Punkte zu sehen. Ihr Puls ist sehr schwächlich und verschwindend, auf der linken Seite angedeutet saitenförmig.

Diagnose

Es handelt sich um ein komplexes Bild, eine Mischung aus Leere und Fülle. Zunächst besteht eine Leber-Qi-Stagnation mit Symptomen wie Bauchschmerz und Distension mit Verschlimmerung durch emotionale Belastungen und dem etwas saitenförmigen Puls auf der linken Seite. Leber-Qi-Stagnation hat sich hier aber schon in Feuer verwandelt, was wir an der roten Farbe des Zungenkörpers mit den Rötungen und roten Punkten an den Rändern erkennen. Leber-Feuer beeinträchtigt hier auch das Herz, was zu Herz-Feuer führt, wie wir an der roten Zungenspitze mit den roten Punkten erkennen. Die rote Farbe des Zungenkörpers, die Rötungen und die roten Punkte an Rändern und Spitze weisen deutlich auf die emotionale Herkunft der Störung hin. Wenn aber Feuer besteht, wieso bessert sich dann der Bauchschmerz durch Wärmeanwendung? Der Grund: Wärme verbessert nicht bloß Kälte-verursachten Bauchschmerz, sondern auch Schmerzen, die stagnationsbedingt sind, denn Wärme bewegt Qi und Blut. Die zweite Frage, die sich aufdrängt: wenn Leber-Qi-Stagnation und Leber-Feuer, also zwei Fülle-Syndrome, bestehen, wieso ist dann der Puls so schwächlich und verschwindend und nur sehr wenig saitenförmig? Der Grund dafür ist eine in der Tiefe vorhandene chronische Schwäche von Milz und Lunge. Ich meine sogar, daß die Lungen-Schwäche die Wurzel der komplexen Störung ist, sie wurde durch tiefgreifende emotionale Probleme wie Trauer und Gram verursacht. Das Aussehen ihrer Augen und ihre Stimme bestätigen diese Annahme. Trauer beeinträchtigt Lunge und Herz, nach langem Bestehen führt sie aber auch zu Stagnation und Feuer. Es ist sogar möglich, daß die Lungen-Schwäche der Ursprung der Leber-Qi-Stagnation ist, wenn nämlich die geschwächte Lunge beim Kontrollieren der Leber versagt (in der Diktion der Lehre von den Fünf Wandlungsphasen: „Metall kontrolliert Holz nicht.") Die Schwäche von Lunge und Milz ist dem schwächlichen und verschwindenden Puls, der Schmerzverschlimmerung durch Müdigkeit und der schwachen Stimme zu entnehmen. Der Schmerz im Hypogastrium, der durch das Tragen von Lasten ausgelöst wird, ist auf das Absinken des Milz-Qi zurückzuführen, was wahrscheinlich eine leichte Blasensenkung verursacht.

Therapieprinzip

Leber-Qi bewegen, Milz tonisieren, Lunge stärken. Es ist nicht nötig, Leber-Feuer zu beseitigen – wenn es durch eine Leber-Qi-Stagnation entsteht, so reicht es aus, das Leber-Qi zu bewegen und die Stagnation zu beseitigen. Die Patientin wird mit Akupunktur und Fertigarzneien behandelt.

Akupunktur

Die Punkte werden aus folgendem Spektrum ausgewählt (jene Punkte, die Stagnation oder Feuer beseitigen, werden sediert oder neutral genadelt, jene, die die Lunge und Milz stärken sollen, werden tonisiert):

- KG 6, um das Qi im unteren Abdomen zu bewegen.
- Lu 7 tonisiert die Lunge und bringt die Körperseele-po zum Verweilen. Dieser Punkt ist vor allem bei Trauer und Gram, die die Lunge beeinträchtigen, geeignet.
- Le 3, Le 14 und G 34 bewegen das Leber-Qi.
- M 36 und B 20 tonisieren die Milz.
- M 39 stillt Schmerzen im Abdomen.
- MP 6 reguliert Leber und Milz und stillt Bauchschmerzen.

Arzneimitteltherapie

Die erste Fertigarznei ist Yue ju wan (Pille mit Fructus Gardeniae und Rhizoma Chuanxiong), um das Leber-Qi zu bewegen und Feuer auszuleiten. Diese Pille ist bei Stagnation aufgrund emotionaler Belastungen hervorragend geeignet. Nach einigen Wochen wende ich meine Aufmerksamkeit auch dem dahinter liegenden Schwäche-Zustand von Milz und Lunge zu: ich gebe Xiao yao wan (Pille des freien und entspannten Wanderers) zum Bewegen des Leber-Qi und Tonisieren des Milz-Qi und Liu jun zi wan (Pille der sechs Edlen), um Lunge und Milz zu stärken.

Die Reaktion der Patientin auf die Behandlung übertrifft sogar meine Erwartungen, da ihr Bauchschmerz nach bloß zwei Akupunktursitzungen gänzlich verschwindet. Trotzdem behandle ich sie noch weitere drei Monate, bis eine Besserung ihres Pulsbefunds eintritt.

Kasuistik

Ein 40jähriger Mann leidet „seit langer Zeit" an Schmerzen und Distension des Abdomens. Vor allem die Distension ist sehr ausgeprägt, sie wird durch emotionale Belastungen verschlimmert. Sein Stuhl wechselt zwischen Verstopfung und Durchfall. Er wird leicht müde und ist sehr angespannt. Seine Zunge ist an den Rändern etwas gerötet, gedunsen und hat einen gelben Belag (Farbabbildung 16.1). Sein Puls ist etwas saitenförmig und schnell.

Diagnose

Ein klarer Fall von Leber-Qi-Stagnation. Das Leber-Qi ist gerade dabei, sich in Leber-Feuer zu verwandeln, wie man an den etwas geröteten Zungenrändern erkennt.

Therapieprinzip

Das Leber-Qi bewegen, Stagnation beseitigen. Der Patient wird sowohl mit Akupunktur als auch mit Arzneimitteltherapie behandelt.

Akupunktur

Hier eine Auswahl der wichtigsten verwendeten Akupunkturpunkte (jene zum Beseitigen von Stagnation werden sediert, jene zum Stärken der Milz tonisiert):

- MP 4 und KS 6 öffnen das Durchdringungsgefäß und regulieren das Qi im Abdomen.
- H 7 beruhigt den Geist.
- Le 3 und G 34 bewegen das Leber-Qi.
- KG 6 bewegt das Qi im unteren Abdomen.
- B 20 und M 36 tonisieren die Milz.
- B 18 bewegt das Leber-Qi.
- M 39 und MP 6 bewegen das Qi und stillen Bauchschmerzen.

Arzneimitteltherapie

Ich verwende eine Variation von Chai hu shu gan tang (Dekokt mit Radix Bupleuri zum Besänftigen der Leber):

Radix Bupleuri	Chai hu
Radix Paeoniae alba	Bai shao
Fructus Aurantii	Zhi qiao
Radix Glycyrrhizae	Gan cao
Pericarpium Citri reticulatae	Chen pi
Rhizoma Cyperi	Xiang fu
Rhizoma Chuanxiong	Chuan xiong
Fructus Gardeniae	Zhi zi
Cortex Moutan	Mu dan pi

Erläuterung

- Die ersten sieben Arzneien bilden die Rezeptur Chai hu shu gan tang, sie bewegen das Leber-Qi, beseitigen Stagnation und Schmerz. Diese Rezeptur ist bei Schmerzen aufgrund von Stagnation ausgezeichnet wirksam.
- Zhi zi und Mu dan pi beseitigen Leber-Hitze.

Der Patient berichtet nach 5 Akupunktursitzungen und begleitender Arzneimitteltherapie über eine 50%ige Besserung. Zum Zeitpunkt des Verfassens dieses Buchs steht er noch in Behandlung.

1.5 Blut-Stase

Klinische Manifestationen

Starke abdominale Schmerzen, Resistenzen im Abdomen, dunkler Teint.

Zunge: purpurfarben.

Puls: tief und rauh oder tief und haftend.

Therapieprinzip

Blut bewegen, Stasen beseitigen.

Akupunktur

Punktauswahl

KG 6, KS 6, KS 7, 3E 6, G 34, Le 3, B 18, MP 6, MP 10, B 17, N 6-zhaohai, Lu 7. Sedieren oder neutral nadeln.

Erläuterung

- KG 6 bewegt das Qi im Abdomen, vor allem in Kombination mit G 34. Bewegt man das Qi, so unterstützt das auch die Blut-Bewegung.
- KS 6 bewegt indirekt das Leber-Qi (a ufgrund der Beziehung zwischen Perikard und Leber innerhalb des Jue Yin-Leitbahnpaars), beruhigt den Geist und verankert die Wanderseele. Der Punkt ist bei dieser Störung sehr wichtig und wirksam, da er auch das Blut bewegt.
- KS 7 wird an Stelle von KS 6 gegeben, wenn der emotionale Streß stärker ausgeprägt ist.
- 3E 6 bewegt das Qi im Abdomen.
- G 34 bewegt das Leber-Qi. In Kombination mit KG 6 bewegt der Punkt das Leber-Qi im unteren Abdomen.
- Le 3 und B 18 bewegen in Kombination mit B 17 (s. u.) Qi und Blut der Leber, stillen Schmerz, beruhigen den Geist und bringen die Wanderseele zum Verweilen.
- MP 6 besänftigt die Leber, stillt Bauchschmerzen und beruhigt den Geist.
- MP 10 und B 17 regulieren das Blut und beseitigen Stasen.
- Die Kombination von N 6 und Lu 7 öffnet das Yin-Fersengefäß. Dadurch werden Flußhindernisse im Unteren Erwärmer beseitigt, das Qi und Blut wird bewegt.

Arzneimitteltherapie

Rezeptur

Shao fu zhu yu tang

Dekokt, das Blut-Stasen im unteren Abdomen eliminiert

Fructus Foeniculi	Xiao hui xiang	6.0 g
Rhizoma Zingiberis	Gan jiang	2.0 g
Cortex Cinnamomi	Rou gui	1.5 g
Rhizoma Corydalis	Yan hu suo	6.0 g
Myrrha	Mo yao	6.0 g
Pollen Typhae	Pu huang	6.0 g
Faeces Trogopterori	Wu ling zhi	4.5 g
Radix Angelicae sinensis	Dang gui	9.0 g
Rhizoma Chuanxiong	Chuan xiong	4.5 g
Radix Paeoniae rubra	Chi shao	6.0 g

Erläuterung

- Xiao hui xiang, Gan jiang und Rou gui wärmen den Unteren Erwärmer und vertreiben Kälte.
- Yan hu suo, Mo yao, Pu huang und Wu ling zhi bewegen das Blut und beseitigen Stasen. Yan hu suo wirkt spezifisch schmerzstillend bei Blut-Stase.
- Dang gui, Chuan xiong und Chi shao harmonisieren das Blut.

Variationen

Diese Rezeptur wärmt, weshalb sie geeignet ist, wenn hinter der Blut-Stase Kälte und Yang-Mangel stehen.

- Bei Fehlen von ausgeprägten Kälte-Zeichen: minus Gan jiang und Rou gui bzw. Dosierung verringern.
- Bei Hitze-Zeichen: minus Gan jiang und Rou gui, Dosierung von Chi shao erhöhen, plus Mu dan pi (Cortex Moutan).
- Bei Bauchschmerzen nach abdominalen chirurgischen Eingriffen mit Ausbildung von Adhäsionen: plus Ze lan (Herba Lycopi), Hong hua (Flos Carthami) und Tao ren (Semen Persicae).
- Bei Blutungen aufgrund von Blut-Stase: Dosierung von Pu huang erhöhen, plus San qi (Radix Notoginseng).

2. Leere-Muster

Qi-Mangel und Leere-Kälte im Abdomen

Klinische Manifestationen

Dumpfe abdominale Schmerzen, die anfallsweise auftreten und sich durch Ruhe, Wärmeanwendung und Druck bessern, Müdigkeit, Kältegefühl, Verlangen nach warmen Getränken, weiche Stühle, Depression, leichte Dyspnoe.

Zunge: blaß.

Puls: schwächlich.

Es handelt sich um Milz-Yang-Schwäche mit etwas innerer Leere-Kälte.

Therapieprinzip

Das Qi tonisieren, das Yang wärmen.

Akupunktur

Punktauswahl

M 36, MP 6, M 37, M 39, KG 6, KG 12, B 20, B 21, B 25. Tonisieren, Moxa sollte verwendet werden.

Erläuterung

- M 36 und MP 6 tonisieren Magen und Milz und fördern die Umwandlung sowie den Transport des Qi im Abdomen. MP 6 wirkt auch gegen Schmerzen im unteren Abdomen.
- M 37 und M 39 regulieren den Dick- und den Dünndarm. M 39 wird speziell bei Bauchschmerzen eingesetzt.
- KG 6 bewegt das Qi im Abdomen. Bei Anwendung von Moxa (vor allem mittels Moxakistchen) wirkt er spezifisch gegen Bauchschmerzen aufgrund von Leere-Kälte.
- KG 12, B 20 und B 21 regulieren Magen und Darm.
- B 25, der Zustimmungspunkt des Dickdarms, stärkt die absteigende Bewegung des Dickdarms.

Arzneimitteltherapie

Rezeptur

Xiao jian zhong tang

Kleineres Dekokt, das die Mitte aufbaut

Saccharum granorum	Yi tang	30.0 g
Radix Paeoniae alba	Bai shao	18.0 g
Ramulus Cinnamomi	Gui zhi	9.0 g
Rhizoma Zingiberis recens	Sheng jiang	10.0 g
Radix Glycyrrhizae tosta	Zhi gan cao	6.0 g
Fructus Jujubae	Da zao	12 Stück

Erläuterung

- Yi tang, Zhi gan cao und Da zao haben süßen Geschmack. Sie tonisieren das Qi und stillen Schmerz von Leere-Charakter.
- Gui zhi und Sheng jiang wärmen die Leitbahnen und vertreiben Kälte.
- Bai shao wirkt in Kombination mit Gan cao schmerzstillend.

Variationen

- Bei Mischung von Leere und Fülle mit ausgeprägter Kälte im Darm: plus Gao liang jiang (Rhizoma Alpiniae officinarum) und Gan jiang (Rhizoma Zingiberis).
- Bei ausgeprägter Qi-Schwäche: plus Huang qi (Radix Astragali). Durch Hinzufügung von Huang qi entsteht aus dieser Rezeptur eine neue: Huang qi jian zhong tang (Dekokt mit Radix Astragali zum Stärken der Mitte).
- Bei ausgeprägten Nässe-Symptomen: plus Bai zhu (Rhizoma Atractylodis macrocephalae), Fu ling (Poria) und Yi yi ren (Semen Coicis).
- Bei Symptomen von Nahrungsstagnation: plus Shan zha (Fructus Crataegi), Lai fu zi (Semen Raphani) und Shen qu (Massa medicata fermentata).

Fertigarznei

Li zhong wan

Pille, die die Mitte reguliert

Rhizoma Zingiberis	Gan jiang
Rhizoma Atractylodis macrocephalae	Bai zhu
Radix Codonopsis pilosulae	Dang shen
Radix Glycyrrhizae	Gan cao

Erläuterung

Dieses Präparat stärkt das Milz-Yang und vertreibt Kälte aus dem Abdomen. Es ist gegen Bauchschmerz aufgrund von Leere-Kälte wirksam.

Zungenbefund: blasse, nasse Zunge.

Prognose und Prävention

Sowohl Akupunktur als auch chinesische Arzneimitteltherapie sind bei abdominalen Schmerzen sehr wirkungsvoll. Akupunktur für sich genommen kann Qi-Stagnation, Kälte im Darm und Qi-Mangel mit Leere-Kälte sehr gut therapieren. Die anderen drei Syndrome, nämlich Nässe-Hitze im Darm, Nahrungsstagnation und Blut-Stase, sprechen zwar auch auf Akupunktur an, bessere Resultate erreicht man hier aber mit Arzneimitteltherapie oder einer Kombination aus beiden Methoden.

Qi-Stagnation ist am einfachsten zu behandeln, Nässe-Hitze und Blut-Stase im Darm hingegen am schwierigsten.

Weitere Faktoren, die die Prognose beeinflussen, hängen auch von der westlichen Diagnose ab. Wird der Bauchschmerz durch Colitis ulcerosa oder Morbus Crohn verursacht, so kann sich die Behandlung in der Tat lange hinziehen und bis zur Heilung auch bis zu zwei Jahre in Anspruch nehmen.

Was die Vorbeugung anlangt, so sollte jeder Patient, der zu Bauchschmerz neigt oder einmal daran litt, sich an folgende Verhaltensregeln halten. Die Patienten sollten es vermeiden, zu viele Nahrungsmittel von kaltem Temperaturverhalten zu essen, denn solche Speisen verschlechtern nicht bloß Kälte im Darm, sondern auch Qi-Stagnation und -Schwäche, Blut-Stase und Nahrungsstagnation. Vor allem große Mengen kalter Getränke sollte man in diesem Fall vermeiden.

Angemessene körperliche Betätigung ist sehr wichtig, vor allem, wenn der Patient an Bauchschmerzen aufgrund von Qi- oder Blut-Stagnation litt. Auch Nässe und Nahrungsstagnation werden durch körperliche Anstrengung gebessert. Der Patient sollte es vermeiden, nach dem Mittagessen länger als eine halbe Stunde zu schlafen, da sich dadurch Nässe im Darm verschlechtern würde. Ein kurzes Nickerchen hingegen, das kürzer als 30 Minuten währt, wie es in südlichen Ländern und Asien häufig, in den angelsächsischen Staaten aber sehr selten vorkommt, unterstützt den Magen.

Die Patienten sollten die Einnahme zu großer Mengen an sauren Nahrungsmitteln meiden – wir haben diese schon in Kapitel 1 erwähnt.

Frauen, die regelmäßig meditieren, sollten dies nicht im Sitzen tun, da es dadurch zu Qi- und Blut-Stagnation im Unteren Erwärmer kommen kann bzw. eine derartige Störung verschlimmert wird. Meditationen im Stehen hingegen sind für Frauen sehr günstig.

Differentialdiagnose gemäß der Westlichen Medizin

Beim abdominalen Schmerz nicht-gynäkologischer Herkunft sucht man in der westlichen Diagnostik das entsprechende Organ zu identifizieren. Es kann sich hier um folgende handeln:

- Niere
- Appendix
- Dickdarm
- Dünndarm.

Niere

Pyelonephritis

Es handelt sich um eine Entzündung des Nierenparenchyms und -beckens bakterieller Herkunft.

Der Schmerz beginnt üblicherweise lumbal auf einer Seite, kann sich aber auch zum seitlichen Abdomen hin erstrecken.

Nephrolithiasis

Nierensteine bilden sich, wenn Säuren im Harn in kristalliner oder granulärer Form ausfallen. Die Steine können aus Harnsäure, Kalziumoxalat oder Kalziumphosphat bestehen.

Der Schmerz beginnt üblicherweise lumbal auf einer Seite und strahlt dann zum lateralen Abdomen und in die Leiste aus. Er kann aber auch am seitlichen Abdomen entstehen und zum Rücken hin ausstrahlen. Der Schmerz wird durch die heftigen Kontraktionen von Nierenbecken und Ureter ausgelöst, er tritt anfallsweise auf und ist sehr heftig. Er dauert 12 bis 24 Stunden und wird von Harndrang und Dysurie, Übelkeit, Erbrechen, Schwitzen und gelegentlich Kreislaufkollaps begleitet.

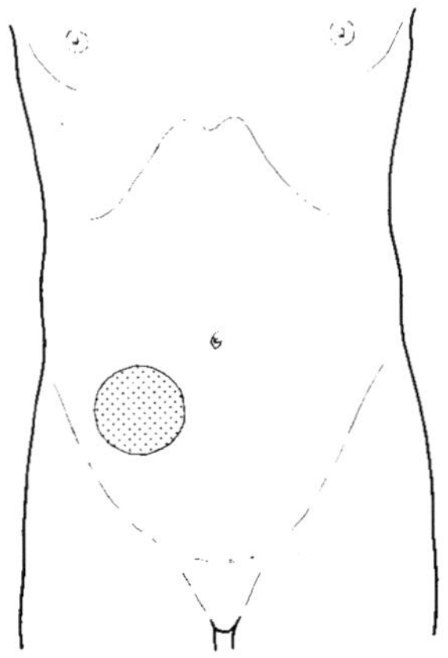

Abb. 16.3: McBurney-Punkt bei Appendizitis

Aus chinesischer Sicht manifestieren sich Nierensteine meist in Form von Nässe-Hitze. Hinter chronischen Beschwerden steht häufig eine Nieren-Yin-Schwäche.

Appendix

Appendizitis

Es handelt sich um eine der am schwierigsten zu stellenden Diagnosen beim Bauchschmerz. Üblicherweise beginnt der Schmerz in der Nabelregion und setzt sich erst dann im rechten Abdomen fest, wenn die Entzündung fortschreitet. Begleitsymptome sind Übelkeit und Erbrechen, der Zungenbelag ist dick.

Der rechte untere Quadrant ist am McBurney-Punkt drucksensibel (Abbildung 16.3).

Aus Sicht der Akupunktur findet man auch Druckschmerzhaftigkeit am Extra-Punkt lanweixue, der etwa in der Mitte zwischen M 36 und M 37 liegt.

Dickdarm

Divertikulitis

Es handelt sich um Entzündungen in Aussackungen des Dickdarms. Divertikulitis tritt häufiger bei Menschen über 50 auf. Der Schmerz ist einseitig, meist links lokalisiert, Begleitsymptom ist der Wechsel von Obstipation und Diarrhö.

Kolon- und Rektumkarzinom

Es tritt gehäuft nach dem 50. Lebensjahr auf, ein prädisponierender Faktor ist Colitis ulcerosa.

Es gibt drei Kardinalsymptome:

- Schmerz im seitlichen Abdomen
- Stuhlveränderungen (in Richtung Obstipation oder Diarrhö)
- Blut im Stuhl.

Bei Menschen über 50 mit einem der oben beschriebenen Symptome ist deshalb eine westliche Diagnostik unumgänglich.

Der Schmerz liegt meist seitlich, kann aber auch die Nabelregion betreffen. Der Stuhl ist mitunter lang und dünn geformt. Im fortgeschritteneren Stadium kommt es zu ausgeprägter Schwäche und Gewichtsverlust.

Aus Sicht der Chinesischen Medizin finden wir üblicherweise Symptome von Nässe-Hitze und Blut-Stase.

Colon irritabile

Der reizbare Dickdarm entsteht durch eine motorische und sekretorische Überaktivität des Organs aufgrund übermäßiger parasympathischer Stimulation.

Der Schmerz ist seitlich lokalisiert oder betrifft diffus das ganze untere Abdomen. Die Intensität bewegt sich zwischen einem unbestimmten Ziehen und starken spastischen Schmerzen. Begleitet wird der Schmerz immer von ausgeprägter Distension, meist auch von Wechsel zwischen Obstipation und weichen Stühlen. Der Stuhl ist häufig klein und rund geformt, oder aber klein, dünn und zigarrenähnlich. Man findet auch Erschöpfung und ängstliche Anspannung.

Aus Sicht der Chinesischen Medizin finden sich meist Symptome von stagnierendem Leber-Qi, das die Milz attackiert.

Colitis ulcerosa

Hier kommt es zu Entzündung und Geschwürbildung der Darmschleimhaut. Die Erkrankung tritt gehäuft zwischen 20 und 40 auf.

Die beiden wichtigsten Symptome sind Bauchschmerzen sowie Diarrhö mit Blut- und Schleimbeimengungen.

Aus chinesischer Sicht handelt es sich üblicherweise um Nässe-Hitze im Darm.

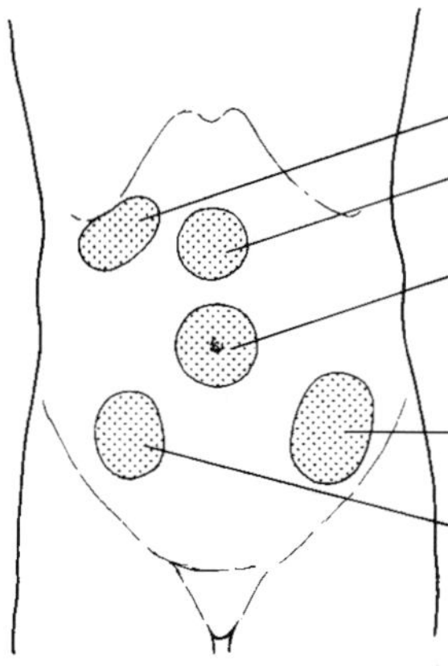

Abb. 16.4: Lokalisationen akuter Bauchschmerzen

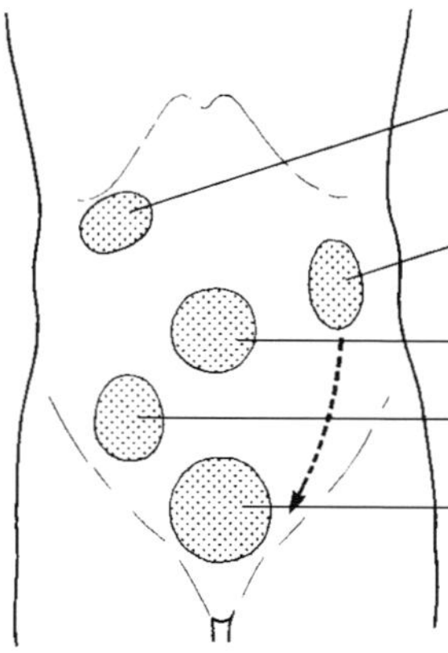

Abb. 16.5: Lokalisationen abdominaler Koliken

Dünndarm

Morbus Crohn

Es handelt sich um lokal begrenzte Entzündungen des Dünndarms. In einigen Fällen kann auch der Dickdarm betroffen sein.

Die Bauchschmerzen treten meist an der rechten Seite auf.

Mitunter tastet man eine abdominale Resistenz, die entzündeten, aneinander klebenden Darmschlingen entspricht. Meist besteht Durchfall, im Unterschied zur Colitis ulcerosa ist aber keine Blut- oder Schleimbeimengung zu sehen, außer der Dickdarm ist ebenso betroffen.

In chronischen Fällen kann es auch zu Gewichtsverlust und erhöhter Temperatur kommen.

Abbildung 16.4 faßt die üblichen Lokalisationen für akuten Bauchschmerz zusammen, Abbildung 16.5 die Lokalisationen abdominaler Koliken. Unter Koliken versteht man starke, anfallsweise auftretende Schmerzen, die akut oder chronisch vorkommen können.

Fußnoten

1 He Ren, A Popular Guide to the Essential Prescriptions of the Golden Chest (Jin Gui Yao Lüe Tong Su Jiang Hua), S. 54; Shanghai Science Publishing House, Shanghai 1979. Das ursprüngliche Werk, „Abriß des Wichtigsten aus Goldtruhe und Jadekasten" von Zhang Zhong-Jing, erschien erstmals etwa 200 n. Chr.

Kapitel 17

Abdominale Resistenzen

积聚

Abdominale Resistenzen[1] werden im Chinesischen als „ji ju“ bezeichnet. „Ji“ steht für fixierte, unbewegliche Resistenzen. Ein etwaiger Begleitschmerz weist ebenfalls eine fixe Lokalisation auf. Diese Resistenzen haben ihre Ursache in Blut-Stase. Ich werde sie deshalb „Blut-Resistenzen“ nennen. „Ju“ hingegen weist auf Resistenzen hin, die kommen und gehen, keine fixe Lokalisation haben und beweglich sind. Besteht hier ein Begleitschmerz, so kommt und geht auch er und wechselt seinen Ort. Diese Resistenzen entstehen durch Qi-Stagnation, weshalb sie von mir als „Qi-Resistenzen“ bezeichnet werden.

Tatsächliche Tumore im Abdomen gehören somit zur Kategorie abdominaler Resistenzen, vor allem der ji-, also der Blut-Resistenzen.

Eine weitere Bezeichnung für abdominale Resistenzen war „zheng jia“, wobei „zheng“ das Gleiche wie „ji“ bedeutet, also tatsächliche fixierte Tumore. „Jia“ wiederum“ ist äquivalent mit „ju“, bezeichnet also substanzlose Resistenzen aufgrund von Qi-Stagnation. Mit „zheng jia“ bezeichnete man üblicherweise abdominale Resistenzen, die nur bei Frauen vorkommen. Wenngleich sie bei Frauen tatsächlich häufiger auftreten, so finden wir sie doch auch bei Männern.

Der Begriff „ji ju“ kommt im „Klassiker der Schwierigkeiten“ vor, wo klar zwischen den zwei Arten unterschieden wird:

„Ji-Resistenzen gehören zum Yin, ju-Resistenzen zum Yang ... Wenn sich Qi anhäuft, so läßt es ji-Resistenzen entstehen, wenn sich das Qi sammelt, entstehen ju-Resistenzen. Ji-Resistenzen entstehen aus den Yin-Organen, ju-Resistenzen aus den Fu-Organen. Ji-Resistenzen haben eine fixe Lokalisation und einen örtlich gebundenen Schmerz, Begrenzungen nach oben und unten sowie Ränder rechts und links [d. h. sie sind klar abgrenzbar]. Ju-Resistenzen scheinen aus dem Nichts zu entstehen, ohne Begrenzung ober- und unterhalb, sie sind mit beweglichem Schmerz verbunden.“[2]

In „Abriß des Wichtigsten aus Goldtruhe und Jadekasten“ von Zhang Zhong-Jing ist zu lesen: „Ji-Resistenzen entstehen aus den Yin-Organen, sie lassen sich nicht bewegen. Ju-Resistenzen entspringen den Yang-Organen, sie kommen und gehen, der Schmerz hat keine fixe Lokalisation, sie sind einfacher zu behandeln.“[3]

Aus „Allgemeine Abhandlung über Ätiologie und Symptomatologie von Erkrankungen“ (610):

„Abdominale Resistenzen gehen auf Kälte und Hitze zurück, die nicht reguliert werden [d. h. auf extreme Witterungseinflüsse], desweiteren auf unregelmäßige Ernährung und Qi-Stagnation der Yin-Organe. Wenn sich die Resistenzen nicht bewegen, so werden sie »zheng« genannt. Sind sie aber beweglich, so heißen sie »jia«. »Jia« impliziert auch die Bedeutung von »falsch«, da diese Resistenzen kommen und gehen und nicht tatsächliche Tumore sind.“[4]

Ätiologie und Pathologie

1. Emotionale Belastungen

Emotionaler Streß ist die häufigste Ursache für die Bildung abdominaler Resistenzen. Zorn, vor allem, wenn er unterdrückt wird, Frustration, Groll und Haß können zu Leber-Qi-Stagnation und auf lange Sicht zu Leber-Blut-Stase führen. Die Leber-Leitbahn hat eine wichtige Rolle bezüglich der Qi-Bewegung im Unteren Erwärmer inne. Bei Frauen kommt dem Leber-Blut die höchste Bedeutung für die Blut-Zirkulation in diesem Bereich zu.

2. Ernährung

Auch sie ist ein bedeutender ätiologischer Faktor bei der Bildung abdominaler Resistenzen. Unregelmäßiges Essen oder der übermäßige Verzehr kalter und roher Nahrungsmittel kann zur Bildung von Kälte im unteren Abdomen führen. Kälte zieht zusammen und beeinträchtigt die Zirkulation von Qi und Blut. Vor allem der Blut-Fluß wird behindert, es kommt zu Blut-Stase.

Überreichliche Einnahme von fetten Speisen beeinträchtigt auf der anderen Seite die Milz und kann zur Ausbildung von Nässe und Schleim führen. Setzen sich diese beiden pathogenen Faktoren im unteren Abdomen fest, so kommt es zur Ausbildung abdominaler Resistenzen. Es besteht auch eine Wechselwirkung zwischen Schleim und Blut-Stase, denn einer der beiden Faktoren kann den anderen hervorrufen oder verstärken.

3. Äußere pathogene Faktoren

Sie sind weniger wichtig für die Entstehung abdominaler Resistenzen. Der wichtigste pathogene Faktor ist in diesem Zusammenhang äußere Kälte, die das untere Abdomen befallen und die Blut-Zirkulation behindern kann, was mit der Zeit Blut-Stase nach sich zieht. „Das Zentrum des Wirkvermögens", Kapitel 66: „Ji-Resistenzen gehen auf Kälte zurück".[5]

Äußere Kälte kann die Leitbahnen der Beine befallen. Sie kriecht dann der Beine entlang nach oben, um sich im Unterbauch niederzulassen, wo sie sich auf lange Sicht in Schleim umwandelt und somit abdominale Resistenzen entstehen läßt.

Was die Pathologie anlangt, so sind abdominale Resistenzen stets entweder durch Qi-Stagnation oder durch Blut-Stase gekennzeichnet. Stagnation des Qi läßt substanzlose, Blut-Stase hingegen substantielle Resistenzen entstehen. Zusätzlich zur Stagnation kann auch Schleim auftreten. Bei allen abdominalen Resistenzen findet man jedoch im Hintergrund eine Qi-Schwäche. Geschwächtes Qi kann nicht transportieren und umwandeln. Indem diese Tatsache zu Qi- und Blut-Stagnation Anlaß gibt, führt der Qi-Mangel zu Resistenzen-Ausbildung.

Resistenzen aufgrund von Qi-Stagnation kommen und gehen, sie sind bei der Palpation verschieblich und wechseln ihre Lokalisation. Etwaige Schmerzen haben keine beständige Lokalisation und werden von ausgeprägtem Distensionsgefühl begleitet.

Resistenzen aufgrund von Blut-Stagnation weisen eine gleichbleibende Lokalisation auf, bei der Palpation sind sie nicht verschieblich, sie fühlen sich recht hart an. Etwaige Schmerzen sind streng lokalisiert und von bohrendem Charakter.

Schleim-Resistenzen fühlen sich weich an, ihre Lokalisation wechselt nicht. Üblicherweise sind sie nicht schmerzhaft.

Differenzierung und Behandlung

Die Therapie abdominaler Resistenzen basiert stets auf dem Bewegen von Qi und Blut. Man muß allerdings auch andere Faktoren ins Auge fassen, abhängig vom Stadium der Erkrankung. Am Beginn der Störung ist der pathogene Faktor (Qi-Stagnation bzw. Blut-Stase) relativ schwach, das Qi des Körpers hingegen verhältnismäßig stark. Im mittleren Stadium wird das Qi schwächer, der pathogene Faktor drängt sich in den Vordergrund. In späten Erkrankungsphasen ist der pathogene Faktor herausragend, die Resistenzen sind stark ausgebildet, das Körper-Qi ist sehr schwach. Unabhängig vom pathogenen Faktor, der mitbeteiligt ist, hat sich also das Therapieprinzip am Stadium der Erkrankung zu orientieren:

- Am Beginn vor allem den pathogenen Faktor beseitigen, also Qi und Blut bewegen, Schleim auflösen.
- Im mittleren Stadium den pathogenen Faktor beseitigen, gleichzeitig das Körper-Qi stärken.
- In den Spätstadium primär das Qi stärken, in zweiter Linie den pathogenen Faktor beseitigen.

Insofern sind die unten angeführten Rezepturen bloß eine Richtlinie. Welchen Zugang man wählt, sollte vom Muster der Erkrankung abhängen, die Rezepturen sind aber in jedem Fall gemäß dem Krankheitsstadium zu modifizieren.

Außerdem sollten alle Rezepturen durch sogenannte „Resistenzen erweichende" Arzneien ergänzt werden, vor allem, wenn es sich um Resistenzen aufgrund von Blut-Stase oder Schleim handelt. Einige erweichende Arzneien:

Semen Coicis	Yi yi ren
Bulbus Fritillariae Thunbergii	Zhe bei mu
Sargassum	Hai zao
Thallus Eckloniae	Kun bu
Squama Manitis	Chuan shan jia
Spica Prunellae	Xia ku cao
Plastrum Testudinis	Gui ban
Concha Ostreae	Mu li
Bombyx batryticatus	Jiang can
Carapax Trionycis	Bie jia
Concha Arcae	Wa leng zi
Thallus Laminariae	Hai dai

Was die relative Bedeutung von Akupunktur und Arzneimitteltherapie bei der Therapie abdominaler Resistenzen anlangt, so hat die Arzneimitteltherapie hier mehr Bedeutung.

Wir werden folgende Muster besprechen:

1. Qi-Resistenzen

1.1 Leber-Qi-Stagnation
1.2 Nahrungs- und Schleim-Stagnation

2. Blut-Resistenzen

2.1 Qi- und Blut-Stagnation
2.2 Blut-Stase ist im Inneren gebunden
2.3 Schwäche des Aufrechten Qi und Blut-Stase

1. Qi-Resistenzen

1.1 Leber-Qi-Stagnation

Klinische Manifestationen

Bewegliche abdominale Resistenzen, die kommen und gehen, Distension und Schmerzen im Bauch, die ebenfalls mit dem Auftreten der Resistenzen gekoppelt sind, Unbehagen im Hypochondrium, Depression, Launenhaftigkeit, Reizbarkeit, Wechsel von Obstipation und Diarrhö.

Zunge: die Farbe des Zungenkörpers kann normal sein oder eine leichte Rötung der Ränder zeigen. Dicker Belag der Wurzel.

Puls: saitenförmig.

Therapieprinzip

Die Leber besänftigen, Stagnation eliminieren, Qi bewegen, Resistenzen auflösen.

Akupunktur

Punktauswahl

G 34, KG 6, Le 3, 3E 6, KS 6, MP 6, Lu 7 und N 6-zhaohai. Sedieren oder neutral nadeln.

Erläuterung

- Die Kombination von G 34 und KG 6 bewegt das Leber-Qi im Unterbauch. Le 3 bewegt das Leber-Qi.
- KS 6 bewegt indirekt das Leber-Qi und beruhigt den Geist.
- 3E 6 bewegt das Leber-Qi.
- MP 6 bewegt das Qi und besänftigt die Leber, vor allem im Unterbauch.
- Lu 7 und N 6 werden bei Frauen eingesetzt, um das Konzeptionsgefäß zu öffnen und Qi im unteren Abdomen zu bewegen. Dem Konzeptionsgefäß-renmai kommt bei abdominalen Resistenzen eine große Bedeutung zu.

Arzneimitteltherapie

Rezeptur

Xiao yao san

Modifiziertes Pulver des freien und entspannten Wanderers

Herba Menthae	Bo he	3.0 g
Radix Bupleuri	Chai hu	9.0 g
Radix Angelicae sinensis	Dang gui	9.0 g
Radix Paeoniae alba	Bai shao	12.0 g
Rhizoma Atractylodis macrocephalae	Bai zhu	9.0 g
Poria	Fu ling	15.0 g
Radix Glycyrrhizae	Gan cao	6.0 g
Rhizoma Zingiberis recens	Sheng jiang	3 Scheiben

Erläuterung

Diese Kombination haben wir schon in den Kapiteln 1 und 12 besprochen. Sie bewegt das Qi im Unterbauch.

Variationen

- Um den Qi-bewegenden Effekt der Rezeptur zu verstärken: plus Xiang fu (Rhizoma Cyperi) und Mu xiang (Radix Aucklandiae).
- Bei sehr ausgeprägter Stagnation und Resistenzen-Bildung: plus Yan hu suo (Rhizoma Corydalis) und Yu jin (Radix Curcumae).
- Bei alten Menschen: plus Dang shen (Radix Codonopsis pilosulae), besser noch Ren shen (Radix Ginseng).
- Besteht außer der Qi-Stagnation auch etwas Nässe und Schleim, was häufig vorkommt: Dosierung von Fu ling erhöhen, jene von Dang gui reduzieren, plus Sha ren (Fructus Amomi), Cang zhu (Rhizoma Atractylodis) und Huang bai (Cortex Phellodendri).

Fertigarznei 1

Shu gan wan

Pille zum Besänftigen der Leber

Fructus Toosendan	Chuan lian zi
Rhizoma Curcumae Longae	Jiang huang
Lignum Aquilariae resinatum	Chen xiang
Rhizoma Corydalis	Yan hu suo
Radix Aucklandiae	Mu xiang
Fructus Amomi cardamomi	Bai dou kou
Radix Paeoniae alba	Bai shao
Poria	Fu ling
Fructus Aurantii	Zhi qiao
Pericarpium Citri reticulatae	Chen pi
Fructus Amomi	Sha ren
Cortex Magnoliae officinalis	Hou po

Erläuterung

Dieses Präparat bewegt das Leber-Qi und beseitigt Stagnation. Zungen- und Pulsbefund: der Puls ist voll und saitenförmig, der Zungenkörper weist eine leichte Rötung der Ränder auf.

Fertigarznei 2

Xiao yao wan

Pille des freien und entspannten Wanderers

Radix Bupleuri	Chai hu
Herba Menthae	Bo he
Radix Angelicae sinensis	Dang gui
Radix Paeoniae alba	Bai shao
Rhizoma Atractylodis macrocephalae	Bai zhu
Poria	Fu ling
Radix Glycyrrhizae tosta	Zhi gan cao
Rhizoma Zingiberis recens	Sheng jiang

Erläuterung

Diese Mischung bewegt das Leber-Qi, stärkt das Milz-Qi und nährt das Leber-Blut. Der entsprechende Puls ist auf der rechten Seite schwächlich, auf der linken dünn und etwas saitenförmig.

Zungenbefund: blasser oder normaler Zungenkörper.

1.2 Nahrungs- und Schleim-Stagnation

Klinische Manifestationen

Weiche abdominale Resistenzen, die bandförmig sein können, Distension, Obstipation oder Diarrhö, Appetitmangel, Übelkeit, Völlegefühl.

Zunge: gedunsen, klebriger Belag, der an der Wurzel dicker ist.

Puls: schlüpfrig.

Therapieprinzip

Nahrungsstagnation auflösen, den Darm regulieren, das Qi bewegen, Schleim auflösen.

Akupunktur

Punktauswahl

KG 12, B 20, KG 10, KG 6, Di 4, M 40, M 36, B 21, M 34, MP 6. Sedieren oder neutral nadeln, bis auf KG 12 und B 20, wo tonisiert werden sollte.

Erläuterung

- KG 12 und B 20 stärken die Milz, um so Schleim aufzulösen und die Umwandlung der Nahrung zu fördern.
- KG 10 fördert das Absteigen des Magen-Qi.
- KG 6 bewegt das Qi im Unterbauch.
- Di 4 reguliert das Auf- und Absteigen des Qi im Magen.
- M 40 löst Schleim auf und fördert das Absteigen des Magen-Qi.
- M 36 fördert das Absteigen des Magen-Qi und lindert Obstipation. Besteht Diarrhö, so sollte man M 36 durch M 37 ersetzen.
- B 21 und M 34, Zustimmungs- und Xi-Grenzpunkt des Magens, fördern das Absteigen des Magen-Qi.
- MP 6 löst Nässe auf und bewegt das Qi im Unterbauch.

Arzneimitteltherapie

Rezeptur

Liu mo tang

Dekokt aus sechs vermahlenen Arzneien

Radix Aucklandiae	Mu xiang	6.0 g
Radix Linderae	Wu yao	6.0 g
Lignum Aquilariae resinatum	Chen xiang	4.5 g
Radix et Rhizoma Rhei	Da huang	6.0 g
Semen Arecae	Bing lang	6.0 g
Fructus Aurantii immaturus	Zhi shi	6.0 g

Erläuterung

Diese Rezeptur bewegt das Qi und löst Nahrungsstagnation im Unterbauch auf. Besonders bei Obstipation wird er eingesetzt.

- Mu xiang, Wu yao und Chen xiang regulieren das Qi, beseitigen Stagnation und lassen das Qi absteigen.
- Da huang, Bing lang und Zhi shi bewegen nach unten und bringen das Qi zum Absteigen.

Variationen

- Bei Durchfall: minus Da huang, plus Bai zhu (Rhizoma Atractylodis macrocephalae) und Sha ren (Fructus Amomi).
- Um die Schleim-auflösende Wirkung zu verstärken: plus Ban xia (Rhizoma Pinelliae), Fu ling (Poria), Chen pi (Pericarpium Citri reticulatae) und Zhe bei mu (Bulbus Fritillariae Thunbergii).
- Bei ausgeprägter Nahrungsstagnation: plus Ping wei san (Pulver zum Beruhigen des Magens), plus Shan zha (Fructus Crataegi) und Shen qu (Massa medicata fermentata).
- Bei Qi-Mangel, der bei chronischen Beschwerden immer vorhanden ist: Xiang sha liu jun zi tang (Dekokt der sechs Edlen mit Radix Aucklandiae und Fructus Amomi) verwenden, plus einige Arzneien, um das Qi im Unterbauch zu bewegen, wie etwa Xiang fu (Rhizoma Cyperi), und einige, um Schleim und Knoten aufzulösen, wie zum Beispiel Zhe bei mu (Bulbus Fritillariae Thunbergii).

2. Blut-Resistenzen

2.1 Qi- und Blut-Stagnation

Klinische Manifestationen

Harte, unbewegliche abdominale Resistenzen, Distension und Schmerz im Abdomen.

Zunge: purpurfarben.

Puls: saitenförmig.

Therapieprinzip

Qi und Blut bewegen, Fließhindernisse aus den Verbindungs-Leitbahnen beseitigen, Knoten auflösen.

Akupunktur

Punktauswahl

G 34, G 6, Le 3, 3E 6, KS 6, MP 6, Lu 7 und N 6-zhaohai, MP 10, B 17. Sedieren oder neutral nadeln.

Erläuterung

- Die Kombination von G 34 und KG 6 bewegt das Qi im Unterbauch.
- Le 3 bewegt Qi und Blut der Leber.
- KS 6 bewegt indirekt das Leber-Qi und beruhigt den Geist.
- 3E 6 bewegt das Leber-Qi.
- MP 6 bewegt das Blut und besänftigt die Leber, vor allem im unteren Abdomen.
- Lu 7 und N 6 werden bei Frauen eingesetzt, um das Konzeptionsgefäß zu öffnen und Qi im Unterbauch zu bewegen. Das Konzeptionsgefäß spielt eine wichtige Rolle bei abdominalen Resistenzen.
- MP 10 und B 17 bewegen das Blut.

Arzneimitteltherapie

Rezeptur 1

Jin ling zi san (Pulver mit Fructus Toosendan) und Shi xiao san (Pulver des plötzlichen Lächelns)

Fructus Toosendan	Chuan lian zi	30.0 g
Rhizoma Corydalis	Yan hu suo	30.0 g
Pollen Typhae	Pu huang	9.0 g
Faeces Trogopterori	Wu ling zhi	9.0 g

Erläuterung

Die erste Rezeptur (den ersten beiden Zutaten entsprechend) bewegt Qi und Blut der Leber, die zweite bewegt Blut und stillt Schmerzen im Unterbauch.

Rezeptur 2

Da qi qi tang

Großes Dekokt der sieben Qi

Pericarpium viride Citri reticulatae	Qing pi	6.0 g
Pericarpium Citri reticulatae	Chen pi	4.5 g
Rhizoma Cyperi	Xiang fu	6.0 g
Radix Platycodi	Jie geng	3.0 g
Herba Agastachis rugosae	Huo xiang	6.0 g
Cortex Cinnamomi	Rou gui	3.0 g
Fructus Alpiniae oxyphyllae	Yi zhi ren	6.0 g
Rhizoma Sparganii	San leng	6.0 g
Rhizoma Curcumae	E zhu	6.0 g
Radix Glycyrrhizae tosta	Zhi gan cao	3.0 g
Rhizoma Zingiberis recens	Sheng jiang	3 Scheiben
Fructus Jujubae	Da zao	3 Stück

Erläuterung

Diese Rezeptur wird ausgewählt, wenn die Qi- und Blut-Stagnation im Unterbauch durch Kälte hervorgerufen wird oder mit Kälte zusammenhängt.

- Qing pi, Chen pi, Xiang fu, Jie geng und Huo xiang bewegen das Qi und harmonisieren den Magen.
- Rou gui und Yi zhi ren wärmen den Unteren Erwärmer und vertreiben Kälte.
- San leng und E zhu „brechen" Blutstagnationen auf und lösen Knoten auf.
- Gan cao, Sheng jiang und Da zao harmonisieren.

2.2 Blut-Stase ist im Inneren gebunden

Klinische Manifestationen

Harte, nicht verschiebliche und schmerzhafte Resistenzen im Abdomen, dunkler und welker Teint, Kältegefühl, Amenorrhö, Dysmenorrhö.

Zunge: purpurfarben.

Puls: rauh.

Es handelt sich hier um schwere, chronische Blut-Stase mit sichtbaren Anhäufungen. Der dunkle und welke Teint spiegelt Blut-Stase wider, das Kältegefühl entspringt nicht innerer Kälte, sondern der schlechten Blut-Zirkulation.

Therapieprinzip

Blut-Stasen „aufbrechen", Stagnation beseitigen, Verhärtungen aufweichen, Knoten auflösen, Milz und Magen regulieren.

Akupunktur

Punktauswahl

G 34, KG 6, MP 4 und KS 6, MP 10, B 17, 29, L 3, MP 6, Le 8, M 36, B 20.

Sedieren oder neutral nadeln, außer Le 8, M 36 und B 20, die tonisiert werden sollten.

Erläuterung

- G 34 und KG 6 bewegen Qi und Blut im Abdomen.
- MP 4 und KS 6 öffnen das Durchdringungsgefäß-chongmai und regulieren das Blut, da diese Außerordentliche Leitbahn das Meer des Bluts darstellt und alle Verbindungsgefäße des Bluts reguliert.
- MP 10 und B 17 bewegen das Blut.
- M 29 bewegt das Blut im Unterbauch.
- Le 3 und MP 6 bewegen das Leber-Blut.
- Le 8, M 36 ud B 20 nähren das Blut.

Arzneimitteltherapie

Rezeptur 1

Ge xia zhu yu tang

Dekokt, das Blut-Stase unterhalb des Diaphragmas eliminiert

Radix Angelicae sinensis	Dang gui	9.0 g
Rhizoma Chuanxiong	Chuan xiong	3.0 g
Radix Paeoniae rubra	Chi shao	6.0 g
Flos Carthami	Hong hua	9.0 g
Semen Persicae	Tao ren	9.0 g
Faeces Trogopterori	Wu ling zhi	9.0 g
Rhizoma·Corydalis	Yan hu suo	3.0 g
Rhizoma Cyperi	Xiang fu	3.0 g
Fructus Aurantii	Zhi ke	5.0 g
Radix Linderae	Wu yao	6.0 g
Cortex Moutan	Mu dan pi	6.0 g
Radix Glycyrrhizae	Gan cao	9.0 g

Erläuterung

Diese Rezeptur ist sehr gut geeignet, Blut zu bewegen, Stase zu eliminieren, Schmerzen zu stillen und Knoten im unteren Abdomen aufzulösen.

- Dang gui, Chi shao, Chuan xiong, Hong hua und Tao ren, also eine modifizierte Version von Tao Hong Si Wu Tang (Dekokt aus vier Zutaten mit Semen Persicae und Flos Carthami) bewegen das Leber-Blut.
- Wu ling zhi und Yan hu suo „brechen" Blut-Stagnationen auf, beseitigen Stasen, stillen Schmerz und lösen Anhäufungen auf.
- Zhi qiao, Xiang fu und Wu yao bewegen das Qi, was wiederum das Bewegen des Bluts unterstützt.
- Mu dan pi beseitigt jegliche Leber-Hitze, die durch die heißen Arzneien der Rezeptur entstehen könnte.
- Gan cao harmonisiert und stillt Schmerzen.

Rezeptur 2

Gui zhi fu ling wan

Pille mit Ramulus Cinnamomi und Poria

Ramulus Cinnamomi	Gui zhi	9.0 g
Poria	Fu ling	9.0 g
Radix Paeoniae rubra	Chi shao	9.0 g
Cortex Moutan	Mu dan pi	9.0 g
Semen Persicae	Tao ren	9.0 g

Erläuterung

- Die Kombination von Gui zhi und Fu ling durchdringt die Leitbahnen und Blut-Gefäße des Unteren Erwärmers, so daß die Blut-bewegenden Arzneien dieses Gebiet erreichen können.
- Chi shao, Mu dan pi und Tao ren bewegen das Blut, beseitigen Stasen und lösen Anhäufungen auf.

Variationen

Sie beziehen sich auf beide eben besprochenen Rezepturen.

- Um die Knoten-auflösende Wirkung zu verstärken: plus San leng (Rhizoma Sparganii), E zhu (Rhizoma Curcumae) und Ze lan (Herba Lycopi), also Arzneien, die Blut-Stagnationen „aufbrechen" und Anhäufungen auflösen.
- Um Verhärtungen aufzuweichen – eine Therapiestrategie, die zum Auflösen von Anhäufungen nötig ist –, eine oder mehrere der folgenden Arzneien entsprechenden Symptomen und Krankheitszeichen hinzufügen: Zhe bei mu (Bulbus Fritillariae Thunbergii), Bie jia (Carapax Trionycis), Mu li (Concha Ostreae), Chuan shan jia (Squama Manitis), Yi yi ren (Semen Coicis), Xia ku cao (Spica Prunellae), Hai zao (Sargassum) oder Kun bu (Thallus Eckloniae).
- Bei Blut-Mangel: minus Yan hu suo, keine „aufbrechenden" Arzneien verwenden, Dosierung von Dang gui erhöhen, plus Shu di huang (Radix Rehmanniae praeparata).

Fertigarznei 1

Jin gu die shang wan

Pille bei Traumen von Muskeln und Knochen

Radix Notoginseng	San qi
Sanguis Draconis	Xue jie
Radix Angelicae sinensis	Dang gui
Olibanum	Ru xiang
Myrrha	Mo yao
Flos Carthami	Hong hua

Erläuterung

Diese Pillen bewegen das Blut und beseitigen Stasen. Wenngleich sie üblicherweise bei Knochen- und Bändertraumen verwendet werden, so können wir sie hier auch bei Resistenzen aufgrund von innerer Blut-Stase einsetzen.

Zungenbefund: purpurner Zungenkörper.

Fertigarznei 2

Tong jing wan

Pille zum Durchdringen der Menses

Rhizoma Curcumae	E zhu
Rhizoma Sparganii	San leng
Radix Paeoniae rubra	Chi shao
Flos Carthami	Hong hua
Rhizoma Chuanxiong	Chuan xiong
Radix Angelicae sinensis	Dang gui
Radix Salviae miltiorrhizae	Dan shen

Erläuterung

Diese Pillen wirken stark „aufbrechend" auf Blut-Stasen und beseitigen Stagnation. Sie werden vor allem bei Zyklusunregelmäßigkeiten aufgrund von Blut-Stase gegeben, wir können sie deshalb auch hier bei Blut-Resistenzen im unteren Abdomen verwenden.

Zungenbefund: purpurner Körper, purpurfarbene Pünktchen an den Rändern.

Kasuistik

Eine 45jährige Frau leidet an einem Uterusmyom, das etwa 2 cm im Durchmesser hat. Ihr Unterbauch ist insgesamt distendiert, ihre Blutungen sind eher stark mit dunklem, klumpigem Blut. Abgesehen davon ist ihr Gesundheitszustand gut. Ihre Zunge ist an den Rändern etwas purpurfarben, ihr Puls ist etwas haftend, also saitenförmig in der tiefen Ebene.

Diagnose

Dieses Myom liegt in Leber-Blut-Stase begründet, was durch die purpurfarbenen Zungenränder und das dunkle Menstruationsblut bestätigt wird.

Therapieprinzip

Leber-Blut bewegen, Stase im Uterus beseitigen. Die Patientin wird ausschließlich mittels Arzneimitteltherapie behandelt.

Arzneimitteltherapie

Die verwendete Rezeptur ist eine Variation von

Ge xia zhu yu tang (Dekokt, das Blut-Stase unterhalb des Diaphragmas eliminiert):

Radix Angelicae sinensis	Dang gui	9.0 g
Rhizoma Chuanxiong	Chuan xiong	3.0 g
Radix Paeoniae rubra	Chi shao	6.0 g
Flos Carthami	Hong hua	6.0 g
Semen Persicae	Tao ren	6.0 g
Faeces Trogopterori	Wu ling zhi	4.0 g
Rhizoma Corydalis	Yan hu suo	6.0 g
Rhizoma Cyperi	Xiang fu	3.0 g
Fructus Aurantii	Zhi ke	6.0 g
Radix Linderae	Wu yao	6.0 g
Cortex Moutan	Mu dan pi	6.0 g
Radix Glycyrrhizae	Gan cao	3.0 g
Semen Coicis	Yi yi ren	20.0 g
Rhizoma Curcumae	E zhu	9.0 g

Erläuterung

- Alle bis auf die letzten beiden Arzneien bilden die Rezeptur Ge xia zhu yu tang, wobei die Dosierungen einiger Zutaten reduziert werden.
- Yi yi ren wird beigefügt, um die Anhäufung zu erweichen.
- E zhu wird als „Aufbrecher" von Blut-Stagnation verwendet.

Die Patientin bekommt die Rezeptur in geringfügigen Abänderungen über 9 Monate, was zum Verschwinden des Myoms führt.

Kasuistik

Eine 27jährige Frau kommt mit der Diagnose einer großen einseitigen Ovarialzyste (7.5 cm im Durchmesser), eines Myoms, das zwischen Uterus und Ovar liegt, und einer Endometriose. All dies verursacht ihr einigen abdominalen Schmerz und Unwohlsein. Das Abdomen fühlt sich bei der Palpation hart an. Ihre Regelblutungen sind schmerzhaft, gelegentlich stark, dann wieder schwach, sie kommen und gehen, das Menstruationsblut ist dunkel und klumpig. Sie berichtet über sehr starken vaginalen, gelben Ausfluß. Ihre Zunge ist blaß und purpurfarben, gedunsen und weist einen klebrigen Belag über die ganze Länge auf, der an der Wurzel gelb ist. Ihr Puls ist schlüpfrig, etwas haftend (also saitenförmig in der tiefen Ebene), tief und schwächlich an den beiden proximalen Taststellen.

Diagnose

Ovarialzyste und Myom gehen auf Blut-Stase zurück, es besteht aber auch einige Nässe-Hitze im Unteren Erwärmer, die zur Stagnation in dieser Körperregion beiträgt. Die beiden Störungen werden überdies durch eine Nieren-Schwäche unterlegt.

Therapieprinzip

Die Störungen der Patientin sind sehr komplex, denkt man an das gleichzeitige Vorhandensein von Endometriose, Ovarialzyste und Uterusmyom. Die Eierstockzyste ist zwar zu groß, um sie mittels Arzneimitteltherapie zum Verschwinden zu bringen, die Patientin lehnt aber eine Operation ab. Aus diesem Grund entschließe ich mich doch, sie zu behandeln, um erstens den allgemeinen Zustand ihres Organismus zu verbessern, zweitens die Endometriose zu behandeln und drittens eine Verkleinerung der Zyste zu bewirken. Therapieprinzip: Leber-Blut bewegen, Stase im Uterus beseitigen, Nässe-Hitze auflösen, die Niere stärken.

Sie wird ausschließlich mittels Arzneimitteltherapie behandelt, ich verwende eine Variation der beiden Rezepturen Gui zhi fu ling wan (Pille mit Ramulus Cinnamomi und Poria) und Si miao tang (Dekokt aus vier wundersamen Arzneien):

Ramulus Cinnamomi	Gui zhi	6.0 g
Poria	Fu ling	9.0 g
Radix Paeoniae rubra	Chi shao	6.0 g
Cortex Moutan	Mu dan pi	6.0 g
Semen Persicae	Tao ren	6.0 g
Cortex Phellodendri	Huang bai	6.0 g
Rhizoma Atractylodis	Cang zhu	6.0 g
Semen Coicis	Yi yi ren	10.0 g
Radix Achyranthis	Niu xi	6.0 g
Radix Angelicae sinensis	Dang gui	6.0 g
Rhizoma Curcumae	E zhu	4.0 g
Semen Cuscutae	Tu si zi	6.0 g
Fructus Liquidambaris	Lu lu tong	4.0 g

Erläuterung

- Die ersten 9 Arzneien bilden die beiden Grundrezepturen.
- Dang gui nährt und bewegt das Blut.
- E zhu bewegt sehr stark das Blut und löst Anhäufungen auf.
- Tu si zi tonisiert das Nieren-Yang.
- Lu lu tong bewegt Qi und Blut, löst Nässe und Anhäufungen auf. Die Arznei wirkt spezifisch auf Ovarialzysten.

Die Rezeptur wird mit einigen Abänderungen über etwa 9 Monate eingesetzt. Ihr Zustand bessert sich, der Zyklus wird regelmäßiger und schmerzlos, das Menstruationsblut ist nicht mehr klumpig. Die Größe der Ovarialzyste nimmt ab. Nach dieser Behandlungsphase wechsle ich auf mehr aufbauende Kräuter wie Bai zhu (Rhizoma Atractylodis macrocephalae) und Dang shen (Radix Codonopsis). Die Patientin steht zum Zeitpunkt der Abfassung dieses Buchs noch in Behandlung.

2.3 Schwäche des Aufrechten Qi und Blut-Stase

Klinische Manifestationen

Harte, schmerzhafte Resistenzen, blaßgelber Teint, Gewichtsverlust, Appetitmangel, Erschöpfung.

Zunge: purpurfarben.

Puls: dünn, rauh.

Es handelt sich um einen chronischen Zustand massiver Blut-Stase, der zur Bildung von Resistenzen geführt hat. Dahinter steht eine Schwäche des Qi des Körpers. Aus Sicht der Westlichen Medizin könnte dies einem Karzinom entsprechen.

Therapieprinzip

Qi und Blut stark tonisieren, das Blut bewegen, Stasen beseitigen.

Akupunktur

Punktauswahl

KG 4, KG 6, KG 8, B 23, B 20, M 36, MP 6, N 3-taixi, Lu 7 und N 6-zhaohai, MP 10, B 17. Die letzten beiden Punkte neutral nadeln, die anderen tonisieren. Moxa sollte bei KG 4, KG 6 oder KG 8 verwendet werden.

Erläuterung

- KG 4 nährt Blut und Yin und tonisiert das Ursprungs-Qi.
- KG 6 tonisiert das Qi.
- KG 8 tonisiert das Ursprungs-Qi und die Essenz.
- B 23, B 20, M 36, MP 6 und N 3 stärken Milz und Niere.
- Lu 7 und N 6 öffnen das Konzeptionsgefäß, bewegen Qi im Abdomen und lösen abdominale Resistenzen auf.
- MP 10 und B 17 bewegen das Blut.

Arzneimitteltherapie

Rezeptur

Ba zhen tang (Acht Schätze-Dekokt) und Hua ji wan (Pille zum Auflösen von Blut-Resistenzen)

Radix Angelicae sinensis	Dang gui	10.0 g
Rhizoma Chuanxiong	Chuan xiong	5.0 g
Radix Paeoniae alba	Bai shao	8.0 g
Radix Rehmanniae praeparata	Shu di huang	15.0 g
Radix Ginseng	Ren shen	3.0 g
Rhizoma Atractylodis macrocephalae	Bai zhu	10.0 g
Poria	Fu ling	8.0 g
Radix Glycyrrhizae tosta	Zhi gan cao	5.0 g
Rhizoma Sparganii	San leng	6.0 g
Rhizoma Curcumae	E zhu	6.0 g
Faeces Trogopterori	Wu ling zhi	6.0 g
Lignum Sappan	Su mu	4.5 g
Rhizoma Cyperi	Xiang fu	6.0 g
Semen Arecae	Bing lang	6.0 g
Realgar	Xiong huang	1.5 g
Concha Arcae	Wa leng zi	15.0 g
Herba Ferulae	A wei	6.0 g
Pumex	Hai fu shi	15.0 g

Erläuterung

Die ersten acht Arzneien bilden die Rezeptur Ba zhen tang zum Tonisieren von Qi und Blut.

- San leng, E zhu, Wu ling zhi und Su mu bewegen Blut, beseitigen Stasen und lösen Knoten auf. Die ersten beiden Arzneien sind stärker, sie wirken „aufbrechend" auf Blut-Anhäufungen.
- Xiang fu und Bing lang bewegen das Qi, um auf diesem Wege das Bewegen des Bluts zu unterstützen.
- Xiong huang schließt die Öffner auf und unterstützt das Auflösen von Anhäufungen. Dies ist eine toxische Arznei, man kann sie deshalb auslassen oder durch Shi chang pu (Rhizoma Acori tatarinowii) ersetzen.
- Wa leng zi, A wei und Hai fu shi erweichen Verhärtungen und lösen Knoten auf.

Variationen

- Bei Yin-Mangel: plus Sheng di huang (Radix Rehmanniae) und Bei sha shen (Radix Glehniae).

Fertigarznei

Ba zhen wan (Acht Schätze-Pille) und Tong jing wan (Pille zum Durchdringen der Menses)

Radix Angelicae sinensis	Dang gui
Rhizoma Chuanxiong	Chuan xiong
Radix Paeoniae alba	Bai shao
Radix Rehmanniae praeparata	Shu di huang
Radix Ginseng	Ren shen
Rhizoma Atractylodis macrocephalae	Bai zhu
Poria	Fu ling
Rhizoma Curcumae	E zhu
Rhizoma Sparganii	San leng
Radix Paeoniae rubra	Chi shao
Flos Carthami	Hong hua
Radix Salviae miltiorrhizae	Dan shen

Erläuterung

Das erste Präparat tonisiert Qi und Blut, das zweite wirkt „aufbrechend" auf Blut-Anhäufungen und eliminiert Stasen im Unterbauch.

Zungenbefund: blasser, bläulich-purpurner Zungenkörper.

Prognose und Prävention

Das Thema der Prognose bei abdominalen Resistenzen kann unmöglich getrennt von der westlichen Diagnose betrachtet werden. Bei abdominalen Resistenzen ist wahrscheinlich noch mehr als bei anderen Befunden eine westliche Diagnose unerläßlich. Wenngleich die Chinesische Medizin in der Tat Resistenzen wirkungsvoll zu behandeln weiß, so sollten wir nie blind therapieren, ohne vorher herauszufinden, worum es sich aus westlicher Sicht handelt.

Wie unten noch ausgeführt wird, können Resistenzen nach der Westlichen Medizin auf viele verschiedene Pathologien zurückzuführen sein: Organvergrößerungen, Zysten, Myome, spastischer Dickdarm, Stuhlanhäufungen, maligne Tumore. Klarerweise werden Behandlung und Prognose in diesen Fällen voneinander sehr stark abweichen. Zusätzlichen zu den eben beschriebenen Arten von Resistenzen müssen wir noch jene in Betracht ziehen, die nicht-substantiell, also auf Qi-Stagnation zurückzuführen sind.

Um also eine Prognose aus Sicht der Chinesischen Medizin stellen zu können, müssen wir zwischen Resistenzen, die auf Anhäufung von Qi, und solchen, die auf Blut-Ansammlung zurückzuführen sind, unterscheiden. Qi-Resistenzen sind viel einfacher zu zerstreuen als Blut-Resistenzen. Bei Qi-Resistenzen kann Akupunktur erfolgreich eingesetzt werden, bei Blut-Resistenzen kommt man aber ohne Arzneimitteltherapie nicht aus.

Betrachtet man aus westlicher Sicht die häufigsten Ursachen von Resistenzen, so sind jene am einfachsten zu behandeln, die auf eine Spasmus des Colon oder auf Stuhlanhäufungen zurückgehen. Eierstockzysten und Gebärmuttermyome können nur aufgelöst werden, wenn sie sehr klein sind, also nicht mehr als 2 cm im Durchmesser haben. Es gibt drei Arten von Myomen: subseröse liegen an der Außenwand des Uterus, intramurale in der Gebärmutterwand und submuköse innen am Uterus. Die intramuralen Myome sind am leichtesten (oder, besser gesagt, am wenigsten schwierig) zu beseitigen.

Auch maligne Tumore des Abdomens können mittels chinesischer Arzneimitteltherapie behandelt werden. Die Prognose hängt dabei vom betroffenen Organ und vom Stadium des Karzinoms ab. Es ist allerdings zu bemerken, daß Differenzierung und Therapie, wie sie in diesem Kapitel abgehandelt wurden, sich nicht auf maligne Tumore beziehen – deren Behandlung erfordert einen anderen Zugang. Lymphome sind jene malignen Neoplasmen, die am besten auf chinesische Arzneimitteltherapie ansprechen.

Resistenzen, die auf Organvergrößerungen zurückzuführen sind, können durch eine Kombination von Akupunktur und Arzneimitteltherapie aufgelöst werden. In allen Fällen braucht die Behandlung jedenfalls lange Zeit, was sowohl dem Therapeuten als auch dem Patienten Geduld abfordert.

Nun zur Vorbeugung. Wurde ein Patient, der zu abdominalen Resistenzen neigt, einmal von einem solchen Zustand geheilt, so sollte er folgende Maßnahmen ergreifen. Zunächst sollte er übermäßige Einnahme energetisch kalter Speisen und vor allem kalter Getränke vermeiden, da diese Nahrungsmittel häufig zu Stasen im Unterbauch führen. Dieser Ratschlag ist wichtig, da vor allem in Ländern wie den USA die Menschen gerne große Mengen eisgekühlter Getränke zu sich nehmen. Frauen sollten vor allem während der Monatsblutung und nach der Niederkunft Vorsicht walten lassen.

Vor allem zu diesen Zeiten sollten sie möglichst jede Kälte- oder Nässe-Exposition vermeiden, wie etwa das Tragen eines nassen Badeanzugs an einem windigen Strand, das Sitzen auf feuchtem Gras, usw. Praktizieren Frauen Meditation, in deren Verlauf sie den Atem auf den Unterbauch konzentrieren, so sollten sie das besser im Stehen als im Sitzen üben (siehe auch Kapitel 16). Meditieren im Sitzen verstärkt bzw. verursacht bei Frauen Stagnationen im unteren Abdomen. Mäßige körperliche Anstrengung ist sehr wichtig, um das Qi im Unterbauch in Bewegung zu halten. Allein schon ein flotter Spaziergang (natürlich nicht im Stadtzentrum) ist eine wirksame Übung. Taijiquan ist ein hervorragendes System zur Beseitigung oder Vorbeugung von Stagnationen im Unterbauch, diese Methode ist vor allem für Menschen über 40 geeignet.

Frauen sollten auch darauf achten, sich nach sexueller Aktivität nicht der Kälte auszusetzen und während der Regelblutung Sex zu haben. Beides führt zu Blut-Stase im Unterleib.

Differentialdiagnose gemäß der Westlichen Medizin

Resistenzen, die entweder ausreichend groß oder der Bauchwand nahe genug sind, bieten einen vergrößerten Widerstand bei der Palpation. Aus Sicht der Westlichen Medizin können selbstverständlich nur Blut-Resistenzen tatsächlichen stofflichen Ansammlungen entsprechen – Qi-Resistenzen sind von ihrem Wesen her ja nicht physischer Natur.

Gemäß der westlichen Diagnostik ist es sehr wichtig herauszufinden, ob eine Resistenz in der Bauchwand oder in der Bauchhöhle liegt. Diese Unterscheidung kann mittels eines einfachen Tests erfolgen. Der Patient liegt auf dem Rücken, man fordert ihn auf, den Kopf zu heben, wodurch er die Bauchmuskulatur anspannt. Liegt die Resistenz in der Bauchhöhle, so wird sie nun durch die angespannte Bauchmuskulatur abgedeckt, sie ist somit nicht mehr palpabel. Eine Resistenz der Bauchwand hingegen wird man trotz der angespannten Bauchmuskeln weiterhin tasten können.

Die wichtigsten Arten von Resistenzen sind in Abbildung 17.1 abgebildet.

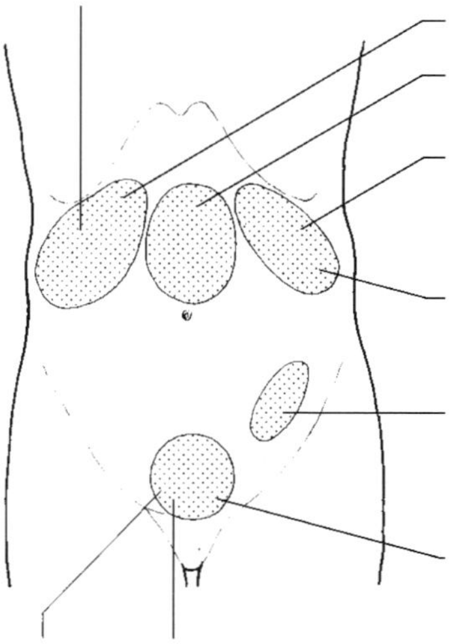

Abb. 17.1: Lokalisation abdominaler Resistenzen

Fußnoten

1 Ich habe mich entschlossen, das englische „mass" mit dem im klinischen Alltag gebräuchlichen neutralen Begriff „Resistenz" zu übersetzen. Der möglicherweise in Frage kommende Begriff „Tumor" bedeutet nämlich eine gutartige oder maligne Neubildung, der Begriff „Raumforderung" wiederum würde auf die nicht-substantiellen „Qi-Resistenzen" nicht zutreffen. (Anmerkung des Übersetzers der deutschen Ausgabe.)

2 Nanjing College of Traditional Chinese Medicine: A Revised Explanation of the Classic of Difficulties (Nan Jing Jiao Shi), S. 122. People's Health Publishing House, Beijing, 1979. Das Werk erschien erstmals etwa 100 v. Chr.

3 He Ren, A Popular Guide to the Essential Prescriptions of the Golden Chest (Jin Gui Yao Lüe Tong Su Jiang Hua), S. 83; Shanghai Science Publishing House, Shanghai 1979. Das ursprüngliche Werk, „Abriß des Wichtigsten aus Goldtruhe und Jadekasten" von Zhang Zhong-Jing, erschien erstmals etwa 220 n. Chr.

4 Chao Yuan-Fang: General Treatise on the Aetiology and Symptomatology of Diseases (Zhu Bing Yuan Hou Zong Lun), 610 n. Chr.; zitiert in: Internal Medicine, S. 187.

5 Spiritual Axis (Ling Shu Jing), S. 122.

Kapitel 18

Diarrhö

泄泻

Unter „Diarrhö“ oder „Durchfall“ versteht man den Abgang nur teilweise geformten oder flüssigen Stuhls, der üblicherweise, aber nicht immer häufiger als normal auftritt. Im Chinesischen besteht das Wort „Diarrhö“ (xie xie) aus zwei Schriftzeichen, nämlich zweimal der Silbe „xie“, einmal mit der Bedeutung „weiche Stühle“, das andere Mal für „wasserähnliche Stühle“ stehend.

Akute jahreszeitlich gehäufte Diarrhö tritt vor allem während des Sommers und Herbsts auf.

Ätiologie und Pathologie

1. Eindringen äußerer pathogener Faktoren

Es kann sich um Kälte, Nässe oder Sommer-Hitze handeln.

Kälte kann den Darm direkt, unter Umgehung der Abwehr-Qi-Schicht des Körpers, befallen. Dazu kommt es bei Exposition gegenüber kalter Witterung. Anders als man vermuten würde, geschieht dies häufiger während des Sommers, wenn man leicht angezogen ist. Tritt da nämlich kurzfristig der Jahreszeit nicht entsprechendes kaltes Wetter auf, oder steht man nach dem Schwimmen mit nassem Körper im Wind, so kann Kälte den Darm befallen und zu Diarrhö und Bauchschmerz Anlaß geben. Aus Kapitel 39 von „Reine Fragen“: „Befällt Kälte den Dünndarm, so kann dieser (die Nahrung) nicht richtig umwandeln, es kommt zu Durchfall auch abdominalem Schmerz.“[1] In Kapitel 29 „Das Zentrum des Wirkvermögens“ ist zu lesen: „Dringt Kälte in den Magen ein, so kommt es zu Bauchschmerz und Distension. Befällt sie den Darm, so kommt es zu Diarrhö und Borborygmen. Ist im Magen Kälte und im Darm Hitze, so sind Distension und Durchfall die Folge.“[2]

Auch Sommer-Hitze dringt in Darm und Milz ein, sie ist eine häufige Ursache von sommerlichem Durchfall. Hier hat der Patient ebenfalls Symptome, die durch den Befall der Abwehr-Qi-Schicht durch Sommer-Hitze entstehen, also Fieber und Abneigung gegen Kälte. Aus Kapitel 5 von „Reine Fragen“: „Wenn Wind während des Frühjahrs den Körper verletzt, so kommt es im Sommer zu Diarrhö.“[3]

Von den äußeren pathogenen Faktoren verursacht Nässe am häufigsten Durchfall. Äußere Feuchtigkeit dringt in die Leitbahnen des Beins ein, fließt zur Milz empor und behindert deren Funktion von Umwandlung und Verteilung, was zu Durchfall Anlaß gibt.

2. Ernährungsfehler

Falsche Ernährung ist selbstverständlich eine häufige Ursache akuten oder chronischen Durchfalls. Der häufigste Auslöser akuter Diarrhö ist das Essen verdorbener, zu heißer oder zu kalter Nahrung.

Chronische Diarrhö kann entweder schlicht durch Überessen oder durch den übermäßigen Verzehr kalter, fettiger oder süßer Speisen verursacht werden. Alle diese Speisen behindern die Umwandlungs- und Transportfunktion der Milz, so daß das Milz-Qi nicht aufsteigen kann und es dadurch zu Durchfall kommt.

Zhang Jing-Yue schreibt 1634 in „Das vollständige Buch von Jing-Yue": „Diarrhö geht entweder auf die Ernährung oder auf das Eindringen eines pathogenen Faktors zurück ... ist die Ernährung die Ursache, so kommt es zu Kälte-Anhäufung."[4]

3. Emotionale Belastungen

Sorgen, Grübeln, ständige Beunruhigung und übermäßige geistige Arbeit schwächen die Milz und können chronischen Durchfall nach sich ziehen. Zorn beeinträchtigt üblicherweise die Leber, kann aber auch die Milz stören, wenn man nach dem Essen Zorn oder Frustration verspürt. In der Folge läuft das Umwandeln und Transportieren durch die Milz nicht richtig ab, es kommt zu Durchfall. Nochmals ein Zitat von Zhang Jing-Yue: „... tritt während des Essens oder danach Zorn auf, so verletzt er Magen und Milz ... er betrifft sowohl Leber als auch Milz, Holz attackiert Erde ..."[5]

4. Überarbeitung, chronische Krankheit

Arbeitet man viele Stunden und belastet sich dabei noch durch unregelmäßiges Essen oder körperliche Überbelastung (übermäßigen Sport mit eingeschlossen), so schwächt man die Milz, was häufig zu Diarrhö Anlaß gibt. Jede chronische Erkrankung schwächt ebenso unweigerlich die Milz und kann zu Diarrhö führen.

5. Überarbeitung, übermäßige sexuelle Aktivität

Langes Arbeiten unter Streßbedingungen ohne entsprechende Erholungsphasen kann die Niere schwächen. Neigt jemand zu Yang-Mangel, so wird sich eine Yang-Schwäche der Niere ausbilden. Kann das Nieren-Yang einmal das Yang der Milz nicht nähren, so fehlt der Milz jene Wärme, die sie zum Umwandeln und Transportieren braucht, es kann zu Diarrhö kommen.

Zhang Jing-Yue in „Das vollständige Buch von Jing-Yue": „Die Niere ist das Tor des Magens, sie kontrolliert die zwei [unteren] Öffnungen. Das Öffnen und Schließen der beiden [unteren] Öffnungen hängt von der Niere ab. Ist das Nieren-Yang schwach und läßt das Feuer des Tors der Vitalität nach ... so obsiegt das Yin-Qi, Durchfall folgt daraus."[6]

Diarrhö hat also, was die inneren Organe betrifft, den engsten Bezug zur Milz. Von den pathogenen Faktoren spielt am häufigsten Nässe eine Rolle. Unter den Organen spielen auch Leber und Niere eine gewisse Rolle. Aus diesem Grund schreibt Zhang Jing-Yue: „Daß die Wurzel nicht in Milz und Magen liegt, kann nicht vorkommen."[7]

Bei jeder Art von Diarrhö besteht immer eine Umkehrung der Bewegung des Milz-Qi: das Milz-Qi sinkt ab, statt emporzusteigen. In Kapitel 5 „Reine Fragen" steht: „Wenn das klare Qi absteigt ... und das trübe Qi aufsteigt, so besteht Diarrhö."[8]

Diagnose

Akuter Durchfall mit Oberflächen-Symptomen wie Fieber und Abneigung gegen Kälte spricht für das Eindringen von Nässe-Kälte oder Nässe-Hitze.

Übelriechender Durchfall, der von Bauchschmerzen und Borborygmen begleitet wird, weist in Richtung Nahrungsstagnation.

Chronischer Durchfall mit abdominaler Distension, Aufstoßen, Flatulenz und Schwankungen gemäß dem aktuellen emotionalen Zustand läßt uns daran denken, daß das Leber-Qi die Milz attackiert.

Diarrhö mit häufigem Stuhlgang und gelegentlichen wasserähnlichen Stühlen spricht für einen lange bestehenden Schwäche-Zustand von Magen und Milz.

Frühmorgendliche Diarrhö mit Bauchschmerzen, Kältegefühl und Borborygmen während des Stuhlgangs kommt bei Nieren-Yang-Mangel vor.

Blasse, gelbe Stühle weisen in Richtung Nässe-Hitze von Leber und Gallenblase.

Sehr dunkle Stühle kommen bei Hitze, sehr wäßrige bei Kälte vor. Übelriechende Stühle treten bei Hitze auf, fehlt ein starker Geruch des Stuhls, so kann das entweder normal sein oder für Kälte sprechen. Ein Brennen im Anus während des Stuhlgangs tritt bei Hitze auf.

Abdominaler Schmerz, der nach dem Durchfall schlechter wird, spricht für einen Leere-Zustand, wird er nach dem Durchfall aber besser, so handelt es sich um Fülle.

Differenzierung und Behandlung

Wie wir bei den diagnostischen Richtlinien gesehen haben, die ich oben beschrieben habe, ist die wichtigste zu treffende Unterscheidung jene zwischen Fülle und Leere bzw. Kälte und Hitze.

Was die Behandlungsstrategien der Arzneimitteltherapie bei Diarrhö anlangt, so beschreibt das Werk „Wichtige Texte zur Medizin" (Li Zhong-Zi, 1637) folgende neun Methoden:

- Mildes Ausleiten von Nässe im Anfangsstadium von Diarrhö, die durch das Eindringen äußerer Feuchtigkeit hervorgerufen wird: z. B. Fu ling (Poria)
- Heben des Qi bei Diarrhö aufgrund des Absinkens des Milz-Qi: z. B. Huang qi (Radix Astragali).
- Vertreiben von Kälte bei akuter Kälte-Diarrhö: z. B. Gan jiang (Rhizoma Zingiberis) und Gao liang jiang (Rhizoma Alpiniae officinarum).
- Bewegen des Qi bei Diarrhö aufgrund von Leber-Qi-Stagnation: z. B. Xiang fu (Rhizoma Cyperi).
- Beruhigen mittels süßer Arzneien bei akuter Diarrhö mit vermehrter Stuhlfrequenz und Bauchschmerzen: z. B. Gan cao (Radix Glycyrrhizae) und Bai shao (Radix Paeoniae alba).
- Adstringieren mittels saurer Arzneien bei chronischer Diarrhö mit massivem Verlust von Flüssigkeiten: z. B. Qian shi (Semen Euryales).
- Trocknen der Milz bei chronischem Durchfall bei innerer Nässe und Milz-Schwäche: z. B. Bai zhu (Rhizoma Atractylodis macrocephalae) und Cang zhu (Rhizoma Atractylodis).
- Wärmen der Niere bei chronischem Durchfall aufgrund von Nieren- und Milz-Yang-Schwäche: z. B. Rou gui (Cortex Cinnamomi).
- Auffüllen von Leere bei chronischem Durchfall aufgrund ausgeprägter Schwäche von Milz und Niere: z. B. Bai zhu (Rhizoma Atractylodis macrocephalae) und Xu duan (Radix Dipsaci).

Diese Therapieansätze schließen einander nicht aus, sie können miteinander kombiniert werden. Man kann beispielsweise gleichzeitig das Qi bewegen und die Milz trocknen.

Wir werden folgende Muster besprechen:

1. Fülle-Muster

1.1 Ansammlung von Kälte-Nässe
1.2 Ansammlung von Nässe-Hitze
1.3 Nahrungsstagnation
1.4 Leber-Qi-Stagnation

2. Leere-Muster

2.1 Schwäche von Milz und Magen
2.2 Nieren-Yang-Mangel

1. Fülle-Muster

1.1 Ansammlung von Kälte-Nässe

Klinische Manifestationen

Diarrhö, in schweren Fällen wasserähnlich, Bauchschmerzen, Borborygmen, Druckgefühl im Thorax, Fehlen von Appetit, Fieber (nicht immer), Abneigung gegen Kälte, verlegte Nase, Kopfschmerzen, Schweregefühl.

Zunge: dicker, klebriger, weißer Belag.

Puls: schlüpfrig, langsam.

Es kann sich hier um ein äußeres Muster handeln, falls es durch äußere Feuchtigkeit ausgelöst wird; wenn die Nässe aber lange Zeit vorherrscht, so kann es auch zu einem Syndrom des Körperinneren werden.

Therapieprinzip

Kälte vertreiben, mittels aromatischer Arzneien Nässe auflösen.

Akupunktur

Punktauswahl

KG 12, B 22, MP 9, MP 6, KG 6 (mit Moxa auf Ingwerscheibe), M 25. Sedierend oder neutral nadeln, bis auf KG 12, wo man tonisieren sollte.

Erläuterung

- KG 12 tonisiert die Milz, damit diese Nässe auflösen kann.
- B 22, MP 9 und MP 6 beseitigen Feuchtigkeit aus dem Unteren Erwärmer.
- KG 6 (mit Moxa auf Ingwerscheibe) vertreibt Kälte aus dem Darm.
- M 25 beendet Durchfall.

Arzneimitteltherapie

Rezeptur

Huo xiang zheng qi san

Pulver mit Herba Agastachis rugosae für das Aufrechte Qi

Herba Agastachis rugosae	Huo xiang	9.0 g
Folium Perillae	Zi su ye	3.0 g
Radix Angelicae dahuricae	Bai zhi	3.0 g
Rhizoma Pinelliae	Ban xia	6.0 g
Pericarpium Citri reticulatae	Chen pi	6.0 g
Rhizoma Atractylodis macrocephalae	Bai zhu	6.0 g
Poria	Fu ling	3.0 g
Cortex Magnoliae officinalis	Hou po	6.0 g
Pericarpium Arecae	Da fu pi	3.0 g
Radix Platycodi	Jie geng	6.0 g
Rhizoma Zingiberis recens	Sheng jiang	3 Scheiben
Fructus Jujubae	Da zao	3 Stück
Radix Glycyrrhizae tosta	Zhi gan cao	3.0 g

Erläuterung

- Huo xiang, Hou po und Da fu pi lösen Nässe mittels ihres Aromas auf.
- Zi su ye harmonisiert den Magen.
- Bai zhi vertreibt Wind und befreit die Oberfläche.
- Ban xia und Chen pi trocknen Nässe.
- Bai zhu und Fu ling trocknen und tonisieren die Milz.
- Jie geng unterstützt das Befreien der Oberfläche.
- Sheng jiang und Da zao unterstützen das Harmonisieren des Magens.
- Gan cao harmonisiert.

Variationen

- Bei ausgeprägten Symptomen der Oberfläche: plus Jing jie (Herba Schizonepetae) und Fang feng (Radix Saposhnikoviae).
- Bei Überwiegen von Nässe-Symptomen: plus Cang zhu (Rhizoma Atractylodis), Zhu ling (Polyporus) und Yi yi ren (Semen Coicis).

Fertigarznei

Huo xiang zheng qi wan

Pille mit Herba Agastachis rugosae für das Aufrechte Qi

Erläuterung

Diese Pillen haben die gleichen Zutaten und Funktionen wie die gleichnamige Dekoktrezeptur.

Zungenbefund: klebriger, weißer Belag.

1.2 Ansammlung von Nässe-Hitze

Klinische Manifestationen

Übelriechende weiche, gelbliche Stühle, abdominale Schmerzen, erhöhte Stuhlfrequenz, Brennen im Anus, Hitzegefühl, Durst, spärlicher, dunkler Harn.

Zunge: dicker, klebriger, gelber Belag.

Zunge: schlüpfrig, schnell.

Es kann sich zunächst um ein Oberflächen-Syndrom handeln, wenn die Nässe von außen kommt. Es kann sich aber zu einem inneren Muster entwickeln, wenn die Nässe über lange Zeit besteht.

Therapieprinzip

Hitze beseitigen, Nässe auflösen.

Akupunktur

Punktauswahl

KG 12, B 22, MP 9, MP 6, M 25, B 25, Di 11. Sedierend nadeln, keine Moxibustion.

Erläuterung

Die meisten Punkte wurden schon weiter oben beim Nässe-Kälte-Typ erklärt. Aus Sicht der Akupunktur unterscheidet sich die Therapie von Nässe-Kälte und Nässe-Hitze bloß durch die Anwendung von Moxa.

- Di 11 beseitigt Nässe-Hitze und beendet Hitze-Durchfall. Als Meer-Punkt wirkt er auf die Yang-Organe, er hat eine spezifische Wirkung bei Diarrhö (Kapitel 68 „Klassiker der Schwierigkeiten").

Arzneimitteltherapie

Rezeptur

Ge gen qin lian tang

Dekokt mit Radix Puerariae, Radix Scutellariae und Rhizoma Coptidis

Radix Puerariae	Ge gen	9.0 g
Radix Scutellariae	Huang qin	9.0 g
Rhizoma Coptidis	Huang lian	4.5 g
Radix Glycyrrhizae tosta	Zhi gan cao	3.0 g

Erläuterung

- Ge gen beseitigt Hitze und beendet Durchfall.
- Huang qin und Huang lian beseitigen Hitze und lösen Nässe auf.
- Zhi gan cao harmonisiert.

Variationen

- Bei ausgeprägten Symptomen von Nässe: plus Cang zhu (Rhizoma Atractylodis) und Chen pi (Pericarpium Citri reticulatae).
- Bei ausgeprägten Hitze-Symptomen: plus Jin yin hua (Flos Lonicerae), Mu tong (Caulis Akebiae) und Che qian zi (Semen Plantaginis).
- Bei Nahrungsstagnation: plus Shen qu (Massa medicata fermentata), Mai ya (Fructus Hordei germinatus) und Shan zha (Fructus Crataegi).
- Tritt der Durchfall im Sommer auf und bestehen Symptome von Sommer-Hitze wie etwa wäßrige Stühle, Schwitzen, Reizbarkeit, Durst und dunkler Harn: plus Huo xiang (Herba Agastachis rugosae), Xiang ru (Herba Elsholtziae), Bai bian dou (Semen Lablab album) und He ye (Folium Nelumbinis).

Fertigarznei 1

Shen qu cha

Tee mit Massa medicata fermentata

Herba Artemisiae annuae	Qing hao
Radix Scutellariae	Huang qin
Herba Elsholtziae	Xiang ru
Rhizoma seu Radix Notopterygii	Qiang huo
Radix Angelicae pubescentis	Du huo
Pericarpium Citri reticulatae viride	Qing pi
Succinum	Hu po
Fructus Tsaoko	Cao guo
Fructus Chaenomelis	Mu gua
Radix Platycodi	Jie geng
Rhizoma Dioscoreae	Shan yao
Poria	Fu ling
Radix Glycyrrhizae	Gan cao
Massa medicata fermentata	Shen qu

Erläuterung

Dieses Präparat ist nur in den Anfangsstadien eines Befalls des Darms durch Nässe-Hitze mit Übelkeit und Durchfall geeignet.

Zungenbefund: klebriger, gelber Belag.

Fertigarznei 2

Bao ji wan

Pille zum Schützen und Unterstützen

Halloysitum rubrum	Chi shi zhi
Radix Angelicae dahuricae	Bai zhi
Flos Chrysanthemi	Ju hua
Herba Menthae	Bo he
Radix Puerariae	Ge gen
Radix Trichosanthis	Tian hua fen
Rhizoma Atractylodis	Cang zhu
Semen Coicis	Yi yi ren
Poria	Fu ling
Radix Aucklandiae	Mu xiang
Cortex Magnoliae officinalis	Hou po
Pericarpium Citri reticulatae	Chen pi
Massa medicata fermentata	Shen qu
Herba Agastachis rugosae	Huo xiang
Semen Oryzae germinatus	Gu ya

Erläuterung

Dieses Präparat ist besser bekannt unter seinem kantonesischen Namen „Po Chai Pill“. Es löst Nässe-Hitze auf und beendet Durchfall. Es wird hauptsächlich bei akuter Nässe-Hitze-Diarrhö verwendet und ist in diesem Fall äußerst nützlich.

Zungenbefund: klebriger, gelber Belag.

Kasuistik

Ein 37jähriger Mann leidet seit 2 Jahren an Diarrhö. Sie begann damals plötzlich im Herbst, damals hatte er auch Fieber und Übelkeit. Er bekam Antibiotika, diese halfen aber überhaupt nicht. Der Stuhl (3 bis 4 mal pro Tag) ist immer sehr weich, während der Entleerung verspürt er etwas krampfartigen Schmerz. Er leidet auch an Völlegefühl und Distension sowie an Appetitmangel. Sein Kopf ist benommen, sein Denken „benebelt“, sein Körper fühlt sich schwer an. Die Zunge ist rot und hat einen dicken, gelben, klebrigen Belag (Farbabbildung 18.1). Der Puls ist schlüpfrig.

Diagnose

Es handelt sich um ein sehr klares Bild von Nässe-Hitze, die den Darm beeinträchtigt (Diarrhö mit krampfartigem Schmerz, Völlegefühl, klebriger, gelber Zungenbelag, schlüpfriger Puls). Auch die Muskulatur (Schweregefühl) und der Kopf (Benommenheit) sind davon betroffen.

Therapieprinzip

Nässe auflösen, Hitze beseitigen. Er wird sowohl mit Akupunktur als auch mit Arzneimitteltherapie behandelt.

Akupunktur

Die wichtigsten eingesetzten Punkte:

- M 25 beendet Durchfall.
- MP 9 beseitigt Nässe-Hitze.
- M 37 wirkt gegen chronische Diarrhö.
- B 20 tonisiert die Milz, damit diese Nässe auflösen kann.
- B 22 beseitigt Nässe aus dem Unteren Erwärmer.
- B 25 beseitigt Hitze aus dem Darm.

Arzneimitteltherapie

Ich verwende eine Abwandlung einer Kombination von Ge gen qin lian tang (Dekokt mit Radix Puerariae, Radix Scutellariae und Rhizoma Coptidis) und Bai tou weng tang (Dekokt mit Radix Pulsatillae):

Radix Puerariae	Ge gen	9.0 g
Radix Scutellariae	Huang qin	4.0 g
Rhizoma Coptidis	Huang lian	4.5 g
Radix Glycyrrhizae tosta	Zhi gan cao	3.0 g
Cortex Phellodendri	Huang bai	6.0 g
Radix Pulsatillae	Bai tou weng	9.0 g
Cortex Fraxini	Qin pi	6.0 g
Fructus Aurantii	Zhi qiao	4.0 g

Erläuterung

- Die ersten vier Arzneien bilden Ge gen qin lian tang zum Beseitigen von Nässe-Hitze aus dem Darm und zum Beenden von Durchfall.
- Huang bai, Qin pi und Bai tou weng beseitigen Hitze und beenden Durchfall.
- Zhi qiao wird hinzugefügt, um das Qi zu bewegen. Dies unterstützt das Auflösen von Nässe.

Der Patient verspürt nach drei Mal fünf Abkochungen eine Besserung: die Stühle werden zumindest zeitweise normal. Es braucht weitere sechs Monate, bis die Beschwerden gänzlich verschwinden.

Kasuistik

Ein 55jähriger Patient leidet seit 3 Jahren an Durchfall. Der Stuhl ist immer weich, häufig wäßrig, und er ist mit Schleim und Blut vermischt. Er hat mehrere ziemlich dringende Stuhlgänge pro Tag, meist am Morgen. Bei näherer Befragung ergibt sich, daß die allerersten Symptome bereits 8 Jahre davor auftraten, damals bekam er häufigeren Stuhlgang, wenngleich noch ohne Schleim und Blut. Die Symptome begannen dann kurz nach eine Hämorrhoidenoperation, er litt damals an häufigen Stuhlgängen mit kleinklumpigen Fäzes, an Flatulenz und Distension. Ich konnte solche Verbindungen zwischen Hämorrhoidenoperationen und Darmerkrankungen in der Tat auch schon in anderen Fällen beobachten.

Die Zunge ist etwas gerötet, sie weist einen dünnen gelben Belag auf, der Puls ist etwas schlüpfrig. Er ist kräftig gebaut und leidet an keinem anderen Gesundheitsproblem, auch anamnestisch sind keine anderen Erkrankungen zu erheben.

Diagnose

Da seine Zunge keinen dicken, klebrigen Belag aufweist und sein Puls nur ein klein wenig schlüpfrig ist, diagnostiziere ich, daß sein Durchfall vornehmlich auf Milz-Schwäche zurückgeht, und daß die Blutungen durch das geschwächte Milz-Qi bedingt sind, das das Blut nicht halten kann. Deshalb behandle ich ihn mit Rezepturen, die das Milz-Qi stärken sollen, zunächst mit Liu jun zi tang (Dekokt der sechs Edlen), dann mit Bu zhong yi qi tang (Dekokt, das die Mitte tonisiert und das Qi vermehrt). Nach drei Behandlungsmonaten ist immer noch keine Besserung zu bemerken.

Aus diesem Grund bitte ich Professor Shan Dao-Wei, einen Lehrer aus Nanjing, um seine Meinung. Er stellt eine andere Diagnose und meint, daß das Hauptproblem Nässe-Hitze im Darm ist und daß die Blutungen auf Hitze, nicht auf Qi-Mangel, zurückzuführen sind. Er betont, daß Schleim im Stuhl für Nässe spricht, und daß der Patient ein kräftiger Mann mit unauffälliger Anamnese ist, desweiteren sei sein Puls nicht schwächlich. Daraus schließt Professor Shan, daß es sich um einen reinen Fülle-Zustand handelt, nicht um Leere, und daß die Beschwerden gemäß der Chinesischen Medizin unter Nässe-Hitze-Dysenterie einzureihen sind. Es kommt dadurch zur Schädigung von Schleimhäuten und Kapillaren, was zu Schleim und Blut im Stuhl führt. Er sagt auch: „Je mehr Sie in einem solchen Fall tonisieren, desto schlechter wird die Lage." Daher empfiehlt er eine Kombination aus drei Rezepturen: Bai tou weng tang (Dekokt mit Radix Pulsatillae), Xian lian wan (Pille mit Radix Aucklandiae und Rhizoma Coptidis) und Ge gen qin lian tang (Dekokt mit Radix Puerariae, Radix Scutellariae und Rhizoma Coptidis):

Radix Pulsatillae	Bai tou weng	6.0 g
Cortex Fraxini	Qin pi	6.0 g
Cortex Phellodendri	Huang bai	6.0 g
Rhizoma Coptidis	Huang lian	3.0 g
Radix Puerariae	Ge gen	9.0 g
Radix Scutellariae	Huang qin	4.0 g
Radix Aucklandiae	Mu xiang	6.0 g
Radix Paeoniae alba	Bai shao	9.0 g
Semen Coicis	Yi yi ren	12.0 g
Poria	Fu ling	9.0 g
Herba Portulacae	Ma chi xian	4.0 g
Rhizoma Chuanxiong	Chuan xiong	3.0 g
Radix Glycyrrhizae	Gan cao	3.0 g

Erläuterung

- Die ersten sieben Arzneien bilden eine Kombination aus den oben erwähnten Rezepturen zum Ausleiten von Nässe-Hitze aus dem Darm, zum Bewegen von Qi und Stillen von Schmerz.
- Bai shao wird als adstringierende Arznei hinzugefügt, die absorbiert und den antidiarrhoischen Effekt verstärkt. In Kombination mit Gan cao bewirkt Bai shao das „Mäßigen von Drängen", was nicht nur auf die schmerzstillende Wirkung Bezug nimmt, sondern auch bedeutet, daß jeglicher drängende Körper-

vorgang, wie etwa der starke Stuhldrang, beruhigt wird. Bai shao beruhigt auch das Blut mit dem Ziel, blutstillend zu wirken.

- Yi yi ren und Fu ling unterstützen das Ausleiten von Nässe.
- Ma chi xian ist eine spezifische Arznei zum Ausleiten von Nässe-Hitze aus dem Darm.
- Chuan xiong wird hinzugefügt, um die anderen Arzneien mit dem Ziel des Blutstillens in die Blut-Schicht zu lenken.
- Gan cao harmonisiert. Zusammen mit Bai shao „mäßigt sie Drängen".

Die Rezeptur erweist sich als die richtige, beim Patienten, der derzeit noch in Behandlung steht, stellt sich sofort eine Besserung ein, er berichtet über eine Abnahme der Stuhlfrequenz, gelegentlich hat er auch normale Stühle. Die Darmblutungen enden nach zwei Monaten.

Dieser Fall dokumentiert klar die Bedeutung einer richtigen Unterscheidung zwischen Fülle und Leere und des daraus folgenden Therapieprinzips.

1.3 Nahrungsstagnation

Klinische Manifestationen

Faulig riechende, weiche Stühle, Bauchschmerz, der sich durch den Stuhlgang bessert, Borborygmen, schlechte Verdauung, Völlegefühl, Aufstoßen, saurer Reflux, schlechter Mundgeruch, Appetitlosigkeit.

Zunge: dicker Belag.

Puls: schlüpfrig.

Therapieprinzip

Nahrung auflösen, Stagnation beseitigen.

Akupunktur

Punktauswahl

KG 10, M 21, M 44, M 25, MP 4, KG 12. Sedierend oder neutral nadeln, bis auf KG 12, hier tonisieren.

Erläuterung

- KG 10 stimuliert das Absteigen des Magen-Qi.
- M 21 löst Nahrungsstagnation auf.
- M 44 wird genadelt, wenn die Nahrungsstagnation mit Hitze kombiniert ist.
- M 25 wirkt gegen Durchfall.
- MP 4 löst Nahrungsstagnation auf.
- KG 12 tonisiert die Milz, damit diese die Nahrungsstagnation auflösen kann.

Arzneimitteltherapie

Rezeptur 1

Bao he wan

Pille, die die Harmonie erhält

Fructus Crataegi	Shan zha	9.0 g
Massa medicata fermentata	Shen qu	6.0 g
Semen Raphani	Lai fu zi	6.0 g
Rhizoma Pinelliae	Ban xia	6.0 g
Pericarpium Citri reticulatae	Chen pi	3.0 g
Poria	Fu ling	6.0 g
Fructus Forsythiae	Lian qiao	6.0 g

Erläuterung

Diese Rezeptur wurde schon in Kapitel 1 besprochen.

Rezeptur 2

Zhi shi dao zhi wan

Pille mit Fructus Aurantii immaturus zum Beseitigen von Stagnation

Radix et Rhizoma Rhei	Da huang	15.0 g
Fructus Aurantii immaturus	Zhi shi	12.0 g
Rhizoma Coptidis	Huang lian	6.0 g
Radix Scutellariae	Huang qin	6.0 g
Poria	Fu ling	6.0 g
Rhizoma Alismatis	Ze xie	6.0 g
Rhizoma Atractylodis macrocephalae	Bai zhu	6.0 g
Massa medicata fermentata	Shen qu	12.0 g

Erläuterung

Diese Rezeptur wurde bereits in Kapitel 16 besprochen. Sie wird bei Diarrhö gegeben, wenn neben der Nahrungsstagnation auch Hitze zu finden ist. Bemerkenswert ist hier der Einsatz von Da huang bei Diarrhö statt bei Obstipation.

- Da huang und Zhi shi bewegen nach unten und beseitigen Nässe mittels Purgierens.
- Huang lian und Huang qin beseitigen Nässe-Hitze.
- Fu ling und Ze xie leiten Nässe aus.
- Bai zhu und Shen qu tonisieren die Milz, damit diese Nässe und Nahrungsstagnation auflösen kann.

Fertigarznei

Bao he wan

Pille, die die Harmonie erhält

Fructus Crataegi	Shan zha
Massa medicata fermentata	Shen qu
Semen Raphani	Lai fu zi

Rhizoma Pinelliae	Ban xia
Pericarpium Citri reticulatae	Chen pi
Poria	Fu ling
Fructus Forsythiae	Lian qiao

Erläuterung

Dieses Präparat hat die gleichen Zutaten und Wirkungen wie die gleichnamige oben besprochene Rezeptur. Es kann bei Diarrhö aufgrund von Nahrungsstagnation gegeben werden. Der entsprechende Zungenbefund: sehr dicker Belag, weiß oder gelb.

1.4 Leber-Qi-Stagnation

Klinische Manifestationen

Diarrhö, häufig in Wechsel mit Obstipation, Distension des Abdomens, Aufstoßen, Appetitmangel, Depression, Launenhaftigkeit, nervöse Anspannung, Reizbarkeit.

Zunge: entweder unauffällig oder leichte Rötung der Ränder.

Puls: saitenförmig.

Therapieprinzip

Die Leber befrieden, Qi bewegen, die Milz stärken.

Akupunktur

Punktauswahl

KG 12, B 20, Le 13, G 34, M 36, MP 6, M 39.

Erläuterung

- KG 12, B 20 und M 36 stärken die Milz. Tonisieren.
- Le 13 harmonisiert Leber und Milz. Neutral nadeln.
- G 34 bewegt das Qi und beruhigt die Leber. Sedieren.
- MP 6 tonisiert die Milz und mildert Unterbauchschmerz. Neutral nadeln.
- M 39 stillt Bauchschmerz. Sedieren.

Arzneimitteltherapie

Rezeptur

Tong xie yao fang

Rezeptur bei schmerzhaftem Durchfall

Rhizoma Atractylodis macrocephalae	Bai zhu	9.0 g
Radix Paeoniae alba	Bai shao	6.0 g
Pericarpium Citri reticulatae	Chen pi	4.5 g
Radix Saposhnikoviae	Fang feng	6.0 g

Erläuterung

- Bai zhu tonisiert die Milz.
- Bai shao beruhigt die Leber.
- Chen pi bewegt das Qi.
- Fang feng harmonisiert Leber und Milz.

Diese Rezeptur wirkt spezifisch bei schmerzhaftem Durchfall, hervorgerufen durch Leber-Qi-Stagnation. Sie ist dann indiziert, wenn der Bauchschmerz sich durch den Stuhlgang nicht bessert.

Fertigarzneien

Mu xiang shun qi wan

Pille mit Radix Aucklandiae zum Bezähmen des Qi

Radix Aucklandiae	Mu xiang
Fructus Amomi cardamomi	Bai dou kou
Rhizoma Atractylodis	Cang zhu
Rhizoma Zingiberis recens	Sheng jiang
Pericarpium Citri reticulatae viride	Qing pi
Pericarpium Citri reticulatae	Chen pi
Poria	Fu ling
Radix Bupleuri	Chai hu
Cortex Magnoliae officinalis	Hou po
Semen Arecae	Bing lang
Fructus Aurantii	Zhi qiao
Radix Linderae	Wu yao
Semen Raphani	Lai fu zi
Fructus Crataegi	Shan zha
Massa medicata fermentata	Shen qu
Fructus Hordei germinatus	Mai ya
Radix Glycyrrhizae	Gan cao

Shen ling bai zhu wan (pian)

Pille (Tablette) mit Radix Ginseng, Poria und Rhizoma Atractylodis macrocephalae

Radix Ginseng	Ren shen
oder	
Radix Codonopsis pilosulae	Dang shen
Poria	Fu ling
Rhizoma Atractylodis macrocephalae	Bai zhu
Radix Platycodi	Jie geng
Rhizoma Dioscoreae	Shan yao
Pericarpium Citri reticulatae	Chen pi
Fructus Amomi	Sha ren
Semen Nelumbinis	Lian zi
Semen Lablab album	Bai bian dou
Semen Coicis	Yi yi ren
Radix Glycyrrhizae tosta	Zhi gan cao

Erläuterung

Das erste Präparat bewegt das Leber-Qi und löst Nahrungsstagnation auf, das zweite tonisiert das Milz-Qi und beendet Durchfall. Bei Diarrhö ist es besser, eine Qi-bewegende Rezeptur mit einer zum Tonisieren der Milz und Beenden von Durchfall zu kombinieren, da das stagnierende Leber-Qi häufig die Milz attackiert und mit ihrer Umwandlungs- und Transportfunktion interferiert.

2. Leere-Muster

2.1 Schwäche von Milz und Magen

Klinische Manifestationen

Weiche Stühle, manchmal wäßrig, dünner Stuhl, manchmal mit Schleimbeimengung, erhöhte Stuhlfrequenz, Appetitmangel, leichte abdominale Distension, Druckgefühl im Thorax, blaßgelber Teint, Müdigkeit.

Zunge: blaß, Zahneindrücke.

Puls: schwächlich

Therapieprinzip

Die Milz stärken, den Magen unterstützen.

Akupunktur

Punktauswahl

KG 12, B 20, B 21, M 36, MP 6, KG 6 (Moxa auf Ingwerscheibe), M 25, M 37, LG 20. Alle Punkte tonisieren.

Erläuterung

- KG 12, B 20, B 21, M 36 und MP 6 tonisieren Magen und Milz.
- KG 6 tonisiert das Qi. Moxibustion auf einer Ingwerscheibe an diesem Punkt ist die beste Methode bei Darmproblemen aufgrund einer geschwächten und kalten Milz.
- M 25 und M 37 beenden Diarrhö.
- LG 20 hebt das Milz-Qi und unterstützt die durchfallhemmende Wirkung der anderen Punkte.

Arzneimitteltherapie

Rezeptur

Shen ling bai zhu san

Pulver mit Radix Ginseng, Poria und Rhizoma Atractylodis macrocephalae

Radix Ginseng	Ren shen	6.0 g
oder		
Radix Codonopsis pilosulae	Dang shen	12.0 g
Rhizoma Atractylodis macrocephalae	Bai zhu	9.0 g
Poria	Fu ling	12.0 g
Radix Glycyrrhizae tosta	Zhi gan cao	6.0 g
Semen Lablab album	Bai bian dou	12.0 g
Rhizoma Dioscoreae	Shan yao	12.0 g
Semen Nelumbinis	Lian zi	12.0 g
Fructus Amomi	Sha ren	4.5 g
Semen Coicis	Yi yi ren	10.0 g
Radix Platycodi	Jie geng	6.0 g

Erläuterung

Es handelt sich um die Hauptrezeptur zum Tonisieren des Milz-Qi und zum Beenden von Durchfall aufgrund von Milz- und Magen-Schwäche.

- Ren shen, Bai zhu, Fu ling und Gan cao bilden die Rezeptur Si jun zi tang (Dekokt der vier Edlen), die das Magen- und Milz-Qi tonisiert.
- Bai bian dou, Shan yao und Lian zi tonisieren Milz und Magen. Bai bian dou und Shan yao stärken auch das Milz-Yin. Lian zi ist zusätzlich adstringierend und beendet Durchfall.
- Sha ren und Yi yi ren leiten Nässe aus, die erste Arznei über das Schwitzen, die zweite über den Harn.
- Jie geng wird hinzugefügt, um die Rezepturwirkung in den Oberen Erwärmer und in die Lunge zu tragen, so daß sie auch das Lungen-Qi tonisiert. Die Wirkung von Jie geng wird gelegentlich mit der eines Bootsruders verglichen.

Fertigarznei

Shen ling bai zhu wan (pian)

Pille (Tablette) mit Radix Ginseng, Poria und Rhizoma Atractylodis macrocephalae

Erläuterung

Dieses Präparat hat die gleichen Zutaten und Indikationen wie die gleichnamige oben besprochene Rezeptur.

Zungenbefund: blasser Zungenkörper, wurzelloser Belag in der Mitte, möglicherweise Magen-Riß.

Kasuistik

Ein 37jähriger Mann leidet seit 5 Jahren an Diarrhö. Seine Stühle sind immer weich, gelegentlich wie Wasser. Er ist häufig sehr müde, er hat ein benommenes Gefühl im Kopf.

Sein Puls ist auf der rechten Seite sehr schwächlich, seine Zunge ist blaß und gedunsen.

Diagnose

Es handelt sich um einen klaren Fall von Milz-Qi-Schwäche mit etwas Nässe und Schleim. Feuchtigkeit und Schleim im Kopf verursachen das Benommenheitsgefühl.

Therapieprinzip

Das Milz-Qi tonisieren, Nässe auflösen. Der Patient wird mit Akupunktur und einer Fertigarznei behandelt.

Akupunktur

Die wichtigsten eingesetzten Punkte (es werden alle tonisiert):

- M 36, MP 6, B 20, B 21, KG 12 tonisieren Magen und Milz.
- M 25 und KG 6 (Moxa auf Ingwerscheibe) tonisieren das Qi und beenden Durchfall.
- M 37, der He-Untere-Meer-Punkt des Dickdarms, wirkt spezifisch antidiarrhoisch.

Arzneimitteltherapie

Ich verwende die Fertigarznei Shen ling bai zhu wan (Pille mit Radix Ginseng, Poria und Rhizoma Atractylodis macrocephalae), die das Milz-Qi stärkt und chronischen Durchfall beendet.

Der Patient ist nach 9 Behandlungsmonaten geheilt.

2.2 Nieren-Yang-Mangel

Klinische Manifestationen

Frühmorgendliche Diarrhö, Bauchschmerzen, Borborygmen, die nach dem Stuhlgang aufhören, Schwäche in Rücken und Knien.

Zunge: blaß, Zahneindrücke.

Puls: schwächlich, tief.

Therapieprinzip

Die Niere wärmen, die Milz stärken, Durchfall beenden, Leere auffüllen.

Akupunktur

Punktauswahl

KG 12, B 20, M 36, MP 6, B 23, B 25, M 25, KG 6, LG 20. Tonisieren, Moxa.

Erläuterung

- KG 12, B 20, M 36 und MP 6 tonisieren die Milz.
- B 23 tonisiert das Nieren-Yang.
- B 25 und M 25, der Zustimmungs- und der Alarmpunkt des Dickdarms, sind zur Therapie chronischer Diarrhö geeignet.
- M 37, der He-Untere-Meer-Punkt des Dickdarms, beendet chronischen Durchfall.
- KG 6 (mit Moxa) tonisiert das Qi und beendet Diarrhö. Indirekte Moxibustion über eine Ingwerscheibe ist eine sehr wirksame Methode, um diese Art von Diarrhö zu behandeln.
- LG 20 hebt absinkendes Qi.

Arzneimitteltherapie

Rezeptur

Si shen wan

Pille der vier Geister

Fructus Amomi cardamomi	Bai dou kou	6.0 g
Fructus Psoraleae	Bu gu zhi	12.0 g
Fructus Schisandrae	Wu wei zi	6.0 g
Fructus Evodiae	Wu zhu yu	3.0 g
Rhizoma Zingiberis recens	Sheng jiang	3 Scheiben
Fructus Jujubae	Da zao	3 Stück

Erläuterung

- Bai dou kou und Wu zhu yu wärmen Milz und Niere.
- Bu gu zhi stärkt das Nieren-Yang und wirkt gegen den Verlust von Flüssigkeiten.
- Wu wei zi, eine adstringierende Arznei, dichtet ebenfalls gegen den Verlust von Flüssigkeiten ab.

Variationen

- Bei ausgeprägten Kälte-Symptomen: plus Fu zi (Radix lateralis Aconiti praeparata) und Gan jiang (Rhizoma Zingiberis).
- Bei alten Menschen mit sehr chronischer Diarrhö und Zeichen von absinkendem Qi: plus Huang qi (Radix Astragali), Dang shen (Radix Codonopsis pilosulae) und Bai zhu (Rhizoma Atractylodis macrocephalae).

Fertigarznei

Fu zi li zhong wan

Pille mit Radix lateralis Aconiti praeparata zum Regulieren der Mitte

Rhizoma Zingiberis	Gan jiang
Rhizoma Atractylodis macrocephalae	Bai zhu
Radix Codonopsis pilosulae	Dang shen
Radix Glycyrrhizae	Gan cao
Radix lateralis Aconiti praeparata	Fu zi

Erläuterung

Dieses Präparat tonisiert das Yang von Milz und Niere und vertreibt innere Kälte. Es kann bei chronischer Diarrhö aufgrund von Nieren- und Milz-Yang-Mangel gegeben werden. Zungenbefund: sehr blasser, gedunsener und nasser Zungenkörper.

Kasuistik

Ein 38jähriger Patient leidet seit dem 16. Lebensjahr an Durchfällen. Die Stühle sind stets weich, gelegentlich wasserähnlich, er hat bis zu 8 Entleerungen pro Tag, alle morgens. Sein Schlaf ist schlecht, er wacht häufig auf, wobei sein Rachen trocken ist. Er leidet auch an Tinnitus und Impotenz. Sein Puls ist dünn und tief, seine Zunge etwas rot und gedunsen, der Zungenbelag schält sich fleckweise etwas ab.

Diagnose

Es handelt sich um einen komplizierten Zustand mit einer Schwäche sowohl des Yang als auch des Yin der Niere. Die Symptome des Nieren-Yang-Mangels: Impotenz, morgendliche Diarrhö, gedunsene Zunge. Die Symptome der Nieren-Yin-Schwäche: rote Zunge, geschälter Belag, Tinnitus, Schlafstörungen, trockener Rachen.

Therapieprinzip

Da die Diarrhö das aktuelle Hauptproblem des Patienten ist – die vielen morgendlichen Stuhlentleerungen stören ihn sehr bei der Arbeit –, lenke ich meine Aufmerksamkeit zunächst auf deren Behandlung. Um den Durchfall zu therapieren, muß zunächst das Nieren-Yang tonisiert und gewärmt werden. Der Patient leidet aber an einer Schwäche sowohl des Nieren-Yin als auch des Yang der Niere. Stärken und Wärmen des Yang mittels einer typischen Nieren-Yang-Rezeptur würde zweifellos die Nieren-Yin-Schwäche verschlechtern. In solch komplexen Fällen von gekoppelter Yin- und Yang-Schwäche ist häufig die Akupunktur der Arzneimitteltherapie vorzuziehen, denn mit Akupunktur kann man die Niere im allgemeinen stärken, ohne besondere Betonung auf das Yin oder Yang des Organs zu legen.

Akupunktur

Im Laufe der Behandlung wird aus folgenden Punkten ausgewählt (alle werden tonisierend gestochen):

- M 37 und B 25 beenden chronischen Durchfall.
- B 23, N 7-fuliu, KG 4 und KG 6 tonisieren die Niere.
- H 7 und N 6-zhaohai beruhigen den Geist und fördern den Schlaf.

Die Behandlung des Patienten nimmt angesichts der ausgeprägten Chronizität der Störung mehr als ein Jahr in Anspruch, bis er geheilt ist.

Prognose

Diarrhö spricht sehr gut auf eine Behandlung mit Akupunktur und Arzneimitteltherapie an. Akuter Durchfall läßt sich sehr kurzfristig positiv beeinflussen, wobei vermutlich Akupunktur und Arzneimitteltherapie die Methoden der Wahl sind. Beispielsweise ist bei akuter Diarrhö aufgrund von Nässe-Hitze die Fertigarznei „Po Chai-Pillen“ ausgesprochen wirksam.

Chronischer Durchfall bedarf natürlich längerer Therapie, gelegentlich kann er sehr hartnäckig sein. Ist er auf einen Nieren-Yang-Mangel zurückzuführen, so sollten männliche Patienten ihre sexuelle Aktivität einschränken.

Differentialdiagnose gemäß der Westlichen Medizin

Hier unterscheidet man zunächst zwischen akutem und chronischem Verlauf. Bei akuten Diarrhöen unterscheidet man dann zwischen infektiösen und nicht-infektiösen Formen. Infektiöse Diarrhö („Lebensmittelvergiftung“) kann durch einen Befall durch verschiedene Keime wie Salmonellen, Escherichia coli, Staphylokokken oder Clostridien hervorgerufen werden. Nicht-infektiöse Ursachen beinhalten vor allem giftige Pflanzen wie etwa verschiedene Pilze, vor allem aber westliche Pharmaka. Jene Arzneien, die am häufigsten als Nebenwirkung zu Durchfällen führen, sind Antibiotika, Zytostatika und Digitalisglykoside.

Beim chronischen Durchfall unterscheidet man zwischen entzündlichen und nicht-entzündlichen Ursachen. Die zwei häufigsten Ursachen von entzündlicher chronischer Diarrhö sind Morbus Crohn und Colitis ulcerosa. In den letzten Jahren muß man auch zunehmend an AIDS als Ursache denken.

Zu den nicht-entzündlichen Ursachen zählen Colon irritabile und Neoplasmen.

Entzündliche Ursachen chronischer Diarrhö

Morbus Crohn

Bei dieser Erkrankung besteht ein chronisch entzündeter und stark wandverdickter Dünndarm, dessen Lumen eingeengt ist und dessen Schleimhaut Ulzerationen aufweist.

Die Hauptsymptome sind Diarrhö und Bauchschmerzen mit Stühlen, die selten auch Schleim und Blut enthalten.

Aus Sicht der Chinesischen Medizin entspricht dieser Zustand häufig Nässe-Hitze im Darm.

Colitis ulcerosa

Bei dieser Erkrankung kommt es zu Geschwürbildungen im Dickdarm. Begleiterkrankungen sind häufig Iridozyklitis, Arthritis und Erythema nodosum.

Zu den wichtigsten Symptomen zählen Diarrhö mit Blut und Schleim im Stuhl sowie Bauchschmerzen.

Aus Sicht der Chinesischen Medizin handelt es sich hier häufig um Nässe-Hitze und Blut-Stase im Darm.

AIDS

Bei dieser Krankheit kommt häufig Diarrhö vor, sie wird durch eine Sekundärinfektion des Darms durch ein großes Spektrum an pathogenen Keimen ausgelöst.

Nicht-entzündliche Ursachen chronischer Diarrhö

Colon irritabile

Der Begriff „Colon irritabile“ oder „reizbarer Dickdarm“ wird in der Westlichen Medizin üblicherweise dann verwendet, wenn Bauchschmerzen bestehen und Diarrhö und Obstipation einander abwechseln, wobei mittels Sigmoidoskopie, Coloskopie oder Irrigoskopie keine pathologischen Befunde erhoben werden können. Es handelt sich weniger um eine spezifische Erkrankung als um eine Verlegenheitsdiagnose, wenn keine besondere Ursache der Beschwerden erhoben werden kann.

Zu den klinischen Äußerungen zählen Schmerz und Distension im Abdomen sowie Diarrhö, die häufig mit Obstipation wechselt.

Aus chinesischer Sicht korrespondiert diese Störung häufig mit stagnierendem Leber-Qi, das die Milz attackiert.

Neoplasmen

Auch maligne Tumore des Dickdarms können Durchfälle verursachen, begleitend können auch Schmerzen auftreten.

Tabelle 18.1 faßt die Ursachen von Durchfällen zusammen.

Tabelle 18.1: Ursachen von Diarrhö gemäß der Westlichen Medizin

akut		chronisch	
infektiös	nicht-infektiös	entzündlich	nicht-entzündlich
Salmonellen	giftige Pflanzen	Morbus Crohn	Colon irritabile
Escherichia coli	Pharmaka	Colitis ulcerosa	Neoplasmen
Staphylokokken		AIDS	
Clostridien			

Fußnoten

1 The Yellow Emperor's Classic of Internal Medicine – Simple Questions (Huang Di Nei Jing Su Wen), S. 220; People's Health Publishing House, Beijing 1979. Dieses Werk erschien erstmals etwa 100 v. Chr.

2 Spiritual Axis (Ling Shu Jing), S. 69, People's Health Publishing House, Beijing 1981. Dieses Werk erschien erstmals etwa 100 v. Chr.

3 Simple Questions, S. 35.

4 Zhang Jing-Yue: The Complete Book of Jing Yue (Jing Yue Quan Shu), S. 415; Shanghai Science Publishing House, Shanghai 1986. Erstmals 1624 erschienen.

5 The Complete Book of Jing Yue, S. 415.

6 The Complete Book of Jing Yue, S. 415.

7 The Complete Book of Jing Yue, S. 415.

8 Simple Questions, S. 32.

Kapitel 19

Obstipation

便秘

Die Begriffe „Obstipation" bzw. „Verstopfung" beschreiben die langsame Bewegung ungewöhnlich harten Darminhalts durch den Dickdarm mit dem Ergebnis seltenen Abgangs von kleingeformtem, hartem Stuhl. Somit steht „Obstipation" für mehrere verschiedene Symptome, zu denen die folgenden gehören:

- Stuhlentleerungen, die nicht täglich erfolgen
- trockener Stuhl
- erschwerte Defäkation
- abnorme Form des Stuhls.

Die Ansichten darüber, wodurch Obstipation gekennzeichnet sei, weichen stark voneinander ab. Häufig hört man Ärzte – fälschlicherweise – sagen, daß es nichts ausmache, wenn man bloß zweimal pro Woche Stuhlgang habe, andererseits glauben einige Naturheilkundler, es sei normal und wünschenswert, wenn man bis zu viermal pro Tag eine Entleerung habe.

Die Menge des Stuhl variiert zwischen verschiedenen Kulturen. Im ländlichen Afrika umfaßt die Defäkation eines Erwachsenen etwa 400-500 Gramm Stuhl. In westlichen Ländern hingegen defäziert ein Erwachsener bloß 80-120 Gramm Stuhl pro Tag.[1] Die Passagezeit des Stuhls im Darm beträgt im ländlichen Afrika durchschnittlich 1.5 Tage, in westlichen Ländern hingegen 3 Tage. Interessanterweise hat die Obstipation schon seit langem einen gewissen Einfluß auf westliche Gesellschaften. Jonathan Swift, der Autor von „Gullivers Reisen", verfaßte ein Buch mit dem Titel „Der menschliche Unrat", in dem er verschiedene Arten von Stuhl beschreibt, die er 1733 in Dublin beobachten konnte. Er schreibt: „Die fünfte Art [von Stuhl] ist jene, die in Form von kleinen, festen, runden Bällchen, Knöpfchen oder Kugeln entleert wird ... die Blüte dieser Formen konnte ich vor allem in Colleges, Schulen und an den meisten Orten öffentlicher Erziehung beobachten."[2] Seine Schilderung paßt perfekt zu jenen Stuhlformen, die heute bei Menschen zu finden sind, die an Verstopfung leiden.

Normalerweise sollte man täglich Stuhlgang haben, die Fäzes sollten hellbraun, etwa zylindrisch geformt und mehrere Zentimeter lang sein.

Ätiologie

In der Folge die wichtigsten ätiologischen Faktoren.

1. Ernährung

Sie ist selbstverständlich eine wichtige Ursache von Obstipation. Übermäßiger Verzehr heißer Nahrungsmittel trocknet die Flüssigkeiten von Magen und Darm aus, es wird auch der Stuhl trockener und kann nicht gut weiterbewegt werden, es kann somit zu Verstopfung kommen.

Umgekehrt kann auch die allzu reichliche Einnahme kalter Nahrungsmittel die Milz-Funktion des Transportierens stören, so daß der Stuhl nicht abwärtsbewegt werden kann.

Abgesehen von der Art der eingenommenen Nahrungsmittel ist selbstverständlich der Mangel an Ballaststoffen in westlichen Industrieländern eine wichtige Ursache von Obstipation. Der mangelnde Verzehr an Ballaststoffen wird in den klassischen Werken der Chinesischen Medizin nicht erörtert, weil er zur Zeit ihrer Verfassung kein Problem darstellte. Bei uns im Westen ging aber die Bedeutung dieser Krankheitsursache in den letzten 10 Jahren beträchtlich zurück, da das öffentliche Bewußtsein über die Bedeutung von Ballaststoffen in der Nahrung deutlich zugenommen hat.

2. Emotionale Belastungen

Emotionaler Streß beeinträchtigt hauptsächlich über Leber und Milz die Darmperistaltik. Emotionale Probleme wie Zorn, Groll oder Frustration können bei langem Bestehen eine Leber-Qi-Stagnation bewirken. Das gestaute Leber-Qi behindert den geschmeidigen Qi-Fluß im Unteren Erwärmer, es kommt zu Verstopfung, abdominaler Distension und Schmerzen. Es handelt sich hier um Obstipation vom Fülle-Typ.

Übermäßige geistige Arbeit, zu viel Denken, Besorgtheit und Grübeln beeinträchtigen die Milz und verlangsamen den Nahrungstransport im Darm, was zu Obstipation führt. Es ist dies Obstipation vom Leere-Typ, sie ist nicht von Distension und Schmerz begleitet.

3. Mangelnde körperliche Betätigung

Auch das ist in westlichen Industrieländern eine wichtige Ursache von Obstipation. Körperliche Anstrengung stimuliert die Dickdarmperistaltik, aus Sicht der Chinesischen Medizin schwächt ein Mangel an physischer Betätigung das Milz-Qi und kann auch zu Leber-Qi-Stagnation Anlaß geben. Ist das Milz-Qi längere Zeit geschwächt, so kann es nicht ausreichend Qi zum Bewegen des Stuhls liefern, es kann deshalb zu Obstipation kommen. Leber-Qi-Stagnation kann auch zu Obstipation führen, weil das Qi des Darms nicht bewegt werden kann.

4. Überarbeitung, Niederkunft

Übermäßige physische Arbeit schwächt die Milz und schädigt die Muskeln. Das geschwächte Milz-Qi kann den Stuhl im Dickdarm nicht weiterbewegen, es kann somit zu Verstopfung kommen. Die gleiche Situation kann sich nach der Geburt eines Kindes einstellen, wenn die Frau schon eine vorbestehende Milz-Schwäche hat.

Überarbeitung in dem Sinn, daß man viele Stunden ohne entsprechende Ruhepausen arbeitet, und das über viele Jahre, schwächt die Niere. Bei einer Nieren-Yin-Schwäche kann es zu Obstipation aufgrund von Trockenheit kommen. Wird das Nieren-Yang geschwächt, so kann Verstopfung durch die Bildung innerer Kälte entstehen.

5. Fieberhafte Erkrankungen

Kann äußere Wind-Hitze nicht vertrieben werden, so dringt sie leicht ins Innere vor und verwandelt sich in innere Hitze, die in der Folge üblicherweise Lunge und/oder Magen schädigt. In diesem Stadium – es entspricht dem Yang Ming-Stadium nach dem Sechs-Schichten-Konzept bzw. dem Qi-Stadium nach dem Vier Schichten-Konzept – bestehen hohes Fieber und ausgeprägte Hitze-Symptome, wie etwa starker Durst, reichliches Schwitzen, eine rote Zunge und ein schneller Puls. Diese Art von Hitze während einer fieberhaften Erkrankung neigt dazu, sehr rasch die Flüssigkeiten zu schädigen und Trockenheit zu verursachen. Dadurch werden Lunge, Magen und Darm beeinträchtigt, der Stuhl trocknet ein, es kommt zu Obstipation.

Hitze, die während einer fieberhaften Erkrankung Trockenheit und Obstipation verursacht, wird „Feuer" genannt. Obstipation mit Bauchschmerzen und ausgeprägte Trockenheit sind die wichtigsten Symptome, die zur Unterscheidung zwischen Feuer und Hitze dienen. Aus diesem Grund wird in diesem Stadium einer fieberhaften Erkrankung mit Obstipation oder trockenem Stuhl das Therapieprinzip angewandt, Feuer durch Ausleiten nach unten zu beseitigen. In der Arzneimitteltherapie wird dann eine der drei abwärtsbewegenden Rezepturen verwendet, nämlich Da cheng qi tang (Großes Dekokt zum Leiten des Qi), Xiao cheng qi tang (Kleines Dekokt zum Leiten des Qi) oder Tiao wei cheng qi tang (Dekokt zum Regulieren des Magens und zum Leiten des Qi). In der Akupunktur kann man die Kombination 3E 6 und MP 15 einsetzen.

Pathologie

Jene Organe, die am meisten mit Obstipation zu tun haben, sind Magen, Dickdarm, Milz, Leber und Niere. Die Schlüsselfaktoren für eine gesunde Darmfunktion sind ausreichende Flüssigkeits-Versorgung in Magen und Darm sowie ein starkes Qi, das den Stuhl im Verdauungstrakt bewegt.

Magen

Er ist der Ursprung der Flüssigkeiten, er hat eine sehr enge Beziehung zum Darm. Wird der Magen durch Hitze beeinträchtigt oder leidet er an Yin-Mangel, so sind seine Flüssigkeiten und jene des Dickdarms geschwächt, weshalb der Stuhl eintrocknet und nicht mehr gut bewegt werden kann.

Bei akuten fieberhaften Erkrankungen auf der Qi-Ebene (gemäß dem Vier Schichten-Konzept) besteht häufig Feuer, das die Flüssigkeiten von Magen und Dickdarm und damit auch den Stuhl trocknet. Es kommt zu Obstipation mit sehr trockenen Stühlen.

Dickdarm

Innerhalb des Yang Ming-Leitbahnpaares steht der Dickdarm in einem funktionellen Zusammenhang mit dem Magen, er wird durch Magen-Hitze oder Magen-Yin-Mangel beeinträchtigt, wie wir eben beschrieben haben. Es kommt also zu Obstipation aufgrund von Hitze oder Yin-Mangel.

Der Dickdarm empfängt vom Dünndarm Wasser, reabsorbiert einiges an Flüssigkeit und gibt den Stuhl ab. Kälte als blockierender Faktor kann den Dickdarm beeinträchtigen, indem das Ausstoßen von Stuhl behindert wird. Hier entsteht Obstipation vom Kälte-Typ, wobei der Stuhl hier nicht trocken ist.

Milz

Obwohl das Milz-Qi emporsteigt und eine Pathologie des Milz-Qi üblicherweise zu Diarrhö führt, kann es bei einer Schwäche des Milz-Qi auch zu Obstipation kommen. Die Bewegung der Schlackenstoffe und des Stuhls im Dickdarm ist nämlich vom Milz-Qi abhängig. Bei einer Milz-Qi-Schwäche steht deshalb nicht genug Qi zur Bewegung des Stuhls im Dickdarm zur Verfügung, es kann zu Obstipation kommen. In diesem Fall können die Stühle lang und dünn geformt sein.

Leber

Das Leber-Qi gewährleistet den geschmeidigen Qi-Fluß in allen Organen, somit auch den harmonischen Stuhltransport im Dickdarm. Bei einer Leber-Qi-Stagnation kommt es auch zu einem Stau des Qi im Unteren Erwärmer und im Dickdarm. Der Stuhl „verknotet" sich im Dickdarm und kann nicht abwärtsbewegt werden. In diesem Fall sieht der Stuhl wie kleine, runde Kieselsteine aus.

Niere

Die Niere herrscht über die zwei unteren Öffnungen – Urethra und Anus –, weshalb sie auch die Defäkation beeinflußt. Ein Nieren-Yin-Mangel beinhaltet auch Mangel an Flüssigkeiten, was den Dickdarm insofern betrifft, also nicht genug Flüssigkeiten zum Befeuchten des Stuhls vorhanden sind. Somit können die Fäzes nicht geschmeidig abwärtsbewegt werden.

Wu Ju-Tong (1758–1836) schreibt in seinem Werk „Differenzierung der Wärme-Erkrankungen": „Bei Mangel an Flüssigkeiten ist nicht genug Wasser da, um das Boot zu bewegen."[3] Mit „Boot" ist hier der Stuhl gemeint, der in diesem Fall sehr trocken ist.

Wenngleich Nieren-Yang-Mangel üblicherweise Diarrhö verursacht, so kann er auch zu Obstipation Anlaß geben. Dazu kommt es, wenn das Yang-Qi im Unteren Erwärmer so geschwächt ist, daß es den Stuhl nicht bewegen kann.

Andererseits kann eine lange bestehende Nieren-Yang-Schwäche zu Kälte im Unteren Erwärmer führen, was die Bewegung des Stuhls noch weiter behindert. Hier ist der Stuhl nicht trocken, die Defäkation ist sehr beschwerlich und mit großer Kraftanstrengung verbunden.

Wir wollen also zusammenfassen. Obstipation kann durch folgende Faktoren hervorgerufen werden:

- Hitze
- Qi-Stagnation
- Schwäche (von Qi, Yang, Blut oder Yin)
- Innere Kälte

Da Qi-Stagnation ein Fülle-Muster ist, können wir Verstopfung einfach auf Hitze, Kälte, Fülle oder Leere zurückführen.

Diagnose

Es ist wichtig, folgende Faktoren in die Diagnose einzubeziehen:

- Form des Stuhls
- Feuchtigkeitsgehalt des Stuhls
- Schmerz
- Kraftaufwand bei der Defäkation
- Farbe

Form des Stuhls

Runde, kleine, kieselsteinähnliche Stühle weisen auf Hitze hin, sofern sie sehr trocken sind, bzw. auf Leber-Qi-Stagnation, wenn sie nicht trocken sind.

Lange, dünne, bleistiftähnliche Stühle sprechen für Milz-Qi-Mangel. Man sollte allerdings auch daran denken, daß diese Stuhlform auch bei Dickdarmkarzinomen auftreten kann. In Abbildung 19.1 sind die Formen von normalem Stuhl sowie jene bei Leber-Qi-Stagnation und Milz-Schwäche zu sehen.

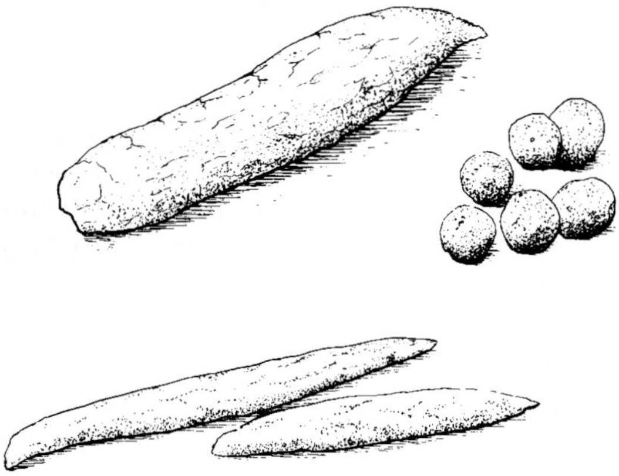

Abbildung 19.1: Normaler Stuhl, Stuhl bei Leber-Qi-Stagnation und bei Milz-Schwäche

Feuchtigkeitsgehalt des Stuhls

Trockener Stuhl spricht für Hitze oder Yin-Mangel. Abgesehen von anderen Symptomen und Krankheitszeichen sind Durst und Mundtrockenheit wichtige Symptome zur Differenzierung. Bei Hitze besteht intensiver Durst mit dem Verlangen, große Mengen kalten Wassers zu trinken. Bei Yin-Mangel findet man nur eine Mundtrockenheit mit dem Verlangen, an Wasser zu nippen.

Weicher Stuhl, der nur langsam und zögerlich defäziert wird, weist auf Milz-Qi-Schwäche mit Leber-Qi-Stagnation hin.

Wäßrige, „explodierende" Stühle sprechen entweder für Nässe-Hitze (hier sind die Fäzes gelb und locker) oder für Nässe-Kälte.

Schmerz

Obstipation mit Bauchschmerzen läßt uns an Leber-Qi-Stagnation oder an Kälte denken. Der Schmerz bei Leber-Qi-Stagnation ist nicht sehr stark, er wird von ausgeprägter Distension begleitet. Schmerz aufgrund von Kälte hingegen ist stark und krampfartig.

Kraftaufwand bei der Defäkation

Schwieriger Stuhlgang mit großer Anstrengung spricht für Schwäche von Yin oder Yang. Bestätigt wird dies durch Erschöpfung nach dem Stuhlgang.

Krämpfe nach der Defäkation weisen auf Kälte oder Qi-Stagnation hin.

Farbe

Heller Stuhl kommt bei Nässe vor, üblicherweise bei Nässe-Hitze der Gallenblase. Dunkle Stühle sprechen für Hitze, grüne Stühle bei Kindern für Kälte.

Differenzierung und Behandlung

Die wichtigsten Muster bei Obstipation sind im folgenden angeführt:

1. Hitze-Muster

1.1 Chronische Hitze des Inneren

1.2 Akute Hitze bei fieberhaften Erkrankungen

2. Qi-Muster

Leber-Qi-Stagnation

3. Leere-Muster

3.1 Qi-Mangel

3.2 Blut-Mangel

3.3 Yang-Mangel

3.4 Yin-Mangel

4. Kälte-Muster

1. Hitze-Muster

1.1 Chronische Hitze des Inneren

Hitze in Magen und Dickdarm

Klinische Manifestationen

Trockener Stuhl, seltener Stuhlgang, Durst, spärlicher dunkler Harn, rotes Gesicht, Hitzegefühl, Bauchschmerzen, trockener Mund, schlechter Mundgeruch.

Zunge: rot, gelber Belag und rote Punkte rund um die Mitte und an der Wurzel.

Puls: schnell, schlüpfrig.

Hitze der Leber

Klinische Manifestationen

Trockener Stuhl, seltener Stuhlgang, Durst, bitterer Mundgeschmack, dunkler Harn, Kopfschmerzen, Reizbarkeit, rotes Gesicht, blutunterlaufene Augen.

Zunge: rot, Rötung der Ränder, trockener gelber Belag.

Puls: saitenförmig, schnell.

Therapieprinzip

Hitze beseitigen, Feuer (des Dickdarms oder der Leber) ausleiten, den Darm befeuchten.

Akupunktur

Punktauswahl

Di 4, Di 11, 3E 6, MP 14, MP 15, M 44, M 28, waishuidao, M 29, waiguilai, Le 2. Sedierend nadeln.

Erläuterung

- Di 4 beseitigt Hitze des Dickdarms und bewegt den Stuhl.
- Di 11 beseitigt Hitze des Dickdarms.
- 3E 6 beseitigt Hitze, öffnet den Dreifachen Erwärmer und fördert die Darmbewegung.
- MP 14 und MP 15 bewegen nach unten.
- M 44 beseitigt Magen-Hitze.
- M 28 und M 29 beseitigen Hitze und fördern die Darmbewegung. Werden sie bei Obstipation genadelt, so reicht es aus, sie bloß links zu stechen, um das Colon descendens zu beeinflussen.
- Waishuidao und waiguilai sind Extrapunkte, die in 1 cun lateral von M 28 bzw. M 29 liegen. Sie haben ähnliche Wirkung wie die Punkte auf der Magen-Leitbahn, sie fördern die Peristaltik. Auch sie muß man bloß links stechen.
- Le 2 wird bei Leber-Feuer verwendet.

Arzneimitteltherapie

Hitze von Magen und Dickdarm

Rezeptur

Ma zi ren wan

Pille mit Semen Cannabis

Semen Cannabis	Huo ma ren	9.0 g
Radix et Rhizoma Rhei	Da huang	6.0 g
Semen Armeniacae	Xing ren	4.5 g
Fructus Aurantii immaturus	Zhi shi	6.0 g
Cortex Magnoliae officinalis	Hou po	4.5 g
Radix Paeoniae alba	Bai shao	4.5 g

Erläuterung

- Huo ma ren befeuchtet den Darm und bewegt abwärts.
- Da huang beseitigt Hitze und bewegt nach unten.
- Xing ren und Zhi shi unterstützen die ersten beiden Arzneien beim Bewegen nach unten.
- Hou po reguliert das Qi und vermindert Völle.
- Bai shao ist sauer und adstringierend. Diese Arznei verhindert hier eine Verletzung der Flüssigkeiten durch Hitze.

Leber-Feuer

Rezeptur

Dang gui long hui wan

Pille mit Radix Angelicae sinensis, Radix Gentianae und Aloe

Radix Angelicae sinensis	Dang gui	30.0 g
Radix Gentianae	Long dan	15.0 g
Aloe	Lu hui	15.0 g
Fructus Gardeniae	Zhi zi	6.0 g
Rhizoma Coptidis	Huang lian	4.0 g
Cortex Phellodendri	Huang bai	6.0 g
Radix Scutellariae	Huang qin	6.0 g
Radix et Rhizoma Rhei	Da huang	9.0 g
Radix Aucklandiae	Mu xiang	5.0 g
Moschus	She xiang	1.5 g
Indigo naturalis	Qing dai	6.0 g

Erläuterung

- Dang gui wirkt auf die Leber und bewegt den Stuhl.
- Long dan leitet Leber-Feuer aus.
- Lu hui leitet Leber-Feuer aus und bewegt den Stuhl.
- Zhi zi, Huang lian, Huang bai und Huang qin leiten Feuer aus dem Darm aus.
- Da huang leitet Feuer aus und bewegt nach unten.
- Mu xiang bewegt das Qi. Diese Arznei wird hinzugefügt, um die Abwärtsbewegung des Stuhls zu unterstützen.
- She xiang macht die Öffnungen frei. Sie wird hinzugefügt, um Da huang beim Bewegen nach unten zu unterstützen. Nachdem diese Arznei nicht gebräuchlich und auch ausnehmend teuer ist, kann man sie durch Shi chang pu (Rhizoma Acori tatarinowii) ersetzen.
- Qing dai wirkt auf die Leber und löst Feuer-Toxin auf.

Diese Rezeptur wirkt sehr stark, sie enthält viele bittere und kalte Arzneien. Sie sollte deshalb nur in ausgeprägten Fällen von Leber-Feuer gegeben werden, und auch dann bloß für relativ kurze Zeit. Sind die Symptome von Leber-Feuer nicht sehr stark, so kann man die vorangehende Rezeptur (Ma zi ren wan) verwenden und einfach Long dan hinzufügen, um Leber-Feuer auszuleiten.

Variationen

Bei Verletzung der Flüssigkeiten: plus Sheng di huang (Radix Rehmanniae), Xuan shen (Radix Scrophulariae) und Mai dong (Radix Ophiopogonis).

Fertigarznei 1

Long dan xie gan wan

Pille zum Entlasten der Leber mit Radix Gentianae

Radix Gentianae	Long dan
Radix Scutellariae	Huang qin
Fructus Gardeniae	Zhi zi
Rhizoma Alismatis	Ze xie
Caulis Akebiae	Mu tong
Semen Plantaginis	Che qian zi
Radix Rehmanniae	Sheng di huang
Radix Angelicae sinensis	Dang gui
Radix Bupleuri	Chai hu
Radix Glycyrrhizae	Gan cao

Erläuterung

Dieses Präparat kann bei Obstipation aufgrund von Leber-Feuer verwendet werden. Zungenbefund: roter Körper, gerötete Ränder, trockener gelber Belag.

Fertigarznei 2

Cai feng zhen zhu an chuang wan

Pille der Perle des farbenfrohen Phönix zum Verbergen von Geschwüren

Margarita	Zhen zhu
Radix Rehmanniae	Sheng di huang
Radix Adenophorae	Nan sha shen
Radix Scrophulariae	Xuan shen
Flos Lonicerae	Jin yin hua
Cortex Phellodendri	Huang bai
Radix et Rhizoma Rhei	Da huang
Cornu Saigae tataricae	Ling yang jiao

Erläuterung

Diese Pillen nähren das Yin, fördern die Flüssigkeiten, leiten Feuer aus und bewegen den Stuhl. Sie sind bei Obstipation geeignet, die durch Feuer im Dickdarm hervorgerufen wird, wenn das Feuer beginnt, das Yin zu verletzen. Vor allem bei Mitauftreten von Akne ist das Präparat angezeigt.

Zungenbefund: roter Körper ohne Belag im Zentrum, sonst trockener gelber Belag.

Fertigarznei 3

Ming mu shang qing pian

Tablette, die die Augen erhellt und nach oben hin klärt

Fructus Gardeniae	Zhi zi
Radix Angelicae sinensis	Dang gui
Rhizoma Coptidis	Huang lian
Flos Chrysanthemi	Ju hua
Radix et Rhizoma Rhei	Da huang
Radix Scutellariae	Huang qin
Fructus Forsythiae	Lian qiao
Fructus Tribuli	Ji li
Periostracum Cicadae	Chan tui
Radix Ophiopogonis	Mai dong
Gypsum fibrosum	Shi gao

Erläuterung

Obwohl dies ein Präparat ist, das üblicherweise bei Augenproblemen aufgrund von Leber-Feuer eingesetzt wird, kann es hier bei Obstipation derselben Genese verwendet werden, da es Da huang und Dang gui enthält, Arzneien also, die den Stuhl bewegen.

Zungenbefund: roter Körper, gerötete Ränder, trockener, gelber Belag.

Fertigarznei 4

Run chang wan

Pille zum Befeuchten des Darms

Semen Cannabis	Huo ma ren
Semen Persicae	Tao ren
Rhizoma seu Radix Notopterygii	Qiang huo
Radix Angelicae sinensis	Dang gui
Radix et Rhizoma Rhei	Da huang

Erläuterung

Dieses Präparat beseitigt Hitze des Darms und bewegt abwärts. Sie ist bei Obstipation aufgrund von Hitze in Magen und Darm geeignet. Zungenbefund: roter Körper, trockener gelber Belag.

Es sei hier erwähnt, daß in einigen Büchern diese Mischung als geeignet bei chronischer Obstipation älterer Menschen oder Frauen nach der Niederkunft beschrieben wird. Das kann nicht stimmen, da darin Da huang enthalten ist. Da huang sollte nicht monatelang eingesetzt werden, vor allem nicht bei alten Menschen oder solchen in einem geschwächten Zustand, wie etwa Frauen im Wochenbett.

Kasuistik

Eine 34jährige Frau leidet seit 10 Jahren an Obstipation. Sie hat nur 2 bis 3 Stuhlentleerungen pro Woche, die Fäzes sind klein und trocken. Sie hat einen schlechten Mundgeruch. Es gibt keinerlei weitere Symptome. Die Farbe des Zungenkörpers ist normal, weist aber einen trockenen gelben Belag auf, der an der Wurzel dicker ist. Ihr Puls ist unauffällig.

Diagnose

Es handelt sich hier um Hitze des Darms. Trockener und kleingeformter Stuhl spricht für Hitze, die durch den gelben Zungenbelag bestätigt wird, desweiteren auch durch den schlechten Mundgeruch, der auf Hitze auch im Magen hinweist.

Therapieprinzip

Hitze im Darm beseitigen, die Flüssigkeiten unterstützen. Die Patientin wird sowohl mit Akupunktur als auch mit Arzneimitteltherapie behandelt.

Akupunktur

Die wichtigsten Punkte, die zum Einsatz kommen:

- MP 15 beseitigt Hitze des Darms und bewegt den Stuhl.
- M 25 und Di 11 beseitigen Hitze des Darms.
- M 44 beseitigt Magen-Hitze.
- KG 10 fördert das Absteigen des Magen-Qi.
- M 36 fördert die Peristaltik.

Alle Punkte werden neutral genadelt, bis auf M 36, der tonisiert wird.

Arzneimitteltherapie

Ich verwende eine Variation von Ma zi ren wan (Pille mit Semen Cannabis):

Semen Cannabis	Huo ma ren	9.0 g
Radix et Rhizoma Rhei	Da huang	6.0 g
Semen Armeniacae	Xing ren	4.5 g
Fructus Aurantii immaturus	Zhi shi	6.0 g
Cortex Magnoliae officinalis	Hou po	4.5 g
Radix Paeoniae alba	Bai shao	4.5 g
Rhizoma Coptidis	Huang lian	3.0 g
Radix Sophorae flavescentis	Ku shen	4.5 g

Erläuterung

- Die ersten sechs Arzneien bilden die ursprüngliche Rezeptur.
- Huang lian beseitigt Magen-Hitze.
- Ku shen beseitigt Hitze des Darms.

Nach wenigen Wochen nehme ich Da huang aus der Rezeptur und verwende stattdessen Dang gui. Im Verlauf eines Jahres bessern sich langsam und schrittweise die Beschwerden der Patientin.

Kasuistik

Eine 62jährige Patientin kommt wegen Beschwerden zur Behandlung, die vor 4 Jahren als Morbus Parkinson diagnostiziert wurden. Sie hat einen sehr leichten Tremor des Arms, zieht ihren Fuß leicht nach, und ihre Handschrift wird zusehends kleiner – ein typisches Symptom bei dieser Erkrankung. Abgesehen davon leidet sie schon „ihr ganzes Leben lang" mehr oder weniger an Verstopfung, weshalb sie bis zu 10 Tabletten eines Anthrachinon-haltigen Laxans täglich einnimmt. Aus diesem Grund ist es auch schwierig zu erheben, wie ihr Stuhl normalerweise ohne Medikamente aussehen würde. Sie leidet auch an Kreuzschmerzen, Schwindelgefühl, Tinnitus, Nachtschweiß, Durchschlafstörungen und abends an trockenem Rachen mit dem Verlangen, an Wasser zu nippen. Sie fühlt sich häufig insgesamt heiß. Ihre Zunge ist rot, die Ränder sind gerötet, es findet sich ein sehr trockener, gelbschwarzer Belag (Farbabbildung 19.1). Ihr Puls ist voll, saitenförmig, schlüpfrig und etwas schnell.

Diagnose

Wir sehen hier einen ziemlich komplexen Zustand. Es besteht offensichtlich Leber-Wind, wie am Tremor des Arms zu erkennen ist. Der Wind entsteht am wahrscheinlichsten aus dem Leber-Feuer, das am schnellen und vollen Puls, der roten Zunge mit gelbem Belag, der Obstipation und dem Hitzegefühl zu erkennen ist. Auch einiger Schleim ist zu finden, daher der schlüpfrige Puls. Bei den Beschwerden dieser Patientin spielen also Wind,

Feuer und Schleim zusammen. Ihre anderen Symptome, wie Kreuzschmerzen, Schwindelgefühl, Tinnitus, Schlafstörungen und abendlich trockener Rachen weisen in Richtung Nieren-Yin-Schwäche. Der Nieren-Yin-Mangel ist aber weniger die Ursache des Entstehens von Leber-Wind, sondern vielmehr das Ergebnis einer Schädigung des Yin durch das Leber-Feuer. Auf diese Pathogenese kommen wir durch die Beobachtung von Zunge und Puls. Die Zunge zeigt nämlich eher Feuer als Leere-Hitze an, zumal sie rot ist und einen gelben Belag aufweist, statt belaglos zu sein. Der Puls ist voll, schlüpfrig und saitenförmig, anders als beim Yin-Mangel, wo er dünn, oberflächlich und leer wäre.

Therapieprinzip

Leber-Feuer ausleiten, Leber-Wind auslöschen, Schleim auflösen, das Nieren-Yin nähren.

Was die Obstipation anlangt, so ist diese Störung für die Patientin zwar nicht das Hauptproblem, da sie mich wegen des Morbus Parkinson konsultiert, sie hat aber einen deutlichen Bezug zum Leber-Feuer. Es ist daher nötig, das Leber-Feuer nach unten auszuleiten.

Die Patientin wird von mir ausschließlich mittels Arzneimitteltherapie behandelt, sie wird von einem Kollegen akupunktiert, der sie mir zugewiesen hat.

Arzneimitteltherapie

Ich verwende eine Variation von Ban xia bai zhu tian ma tang (Dekokt mit Rhizoma Pinelliae, Rhizoma Atractylodis macrocephalae und Rhizoma Gastrodiae), einer Rezeptur zum Auslöschen von Wind und Auflösen von Schleim:

Rhizoma Pinelliae	Ban xia	9.0 g
Rhizoma Gastrodiae	Tian ma	9.0 g
Rhizoma Atractylodis macrocephalae	Bai zhu	6.0 g
Poria	Fu ling	6.0 g
Pericarpium Citri reticulatae	Chen pi	4.0 g
Radix Glycyrrhizae tosta	Zhi gan cao	3.0 g
Rhizoma Zingiberis recens	Sheng jiang	3 Scheiben
Fructus Jujubae	Da zao	3 Stück
Radix et Rhizoma Rhei	Da huang	6.0 g
Natrii Sulfas	Mang xiao	6.0 g
Lumbricus	Di long	6.0 g
Radix Rehmanniae	Sheng di huang	9.0 g

Erläuterung

- Die ersten acht Arzneien bilden die ursprüngliche Rezeptur zum Beseitigen von Wind-Schleim.
- Da huang und Mang xiao leiten Feuer durch Bewegen nach unten aus.
- Di long löscht Wind aus und beendet Tremor.
- Sheng di huang nährt das Yin.

Die Patientin erhält mit kleineren Variationen diese Rezeptur über etwa 3 Monate. Nach 3 Monaten normalisiert sich ihr Stuhlgang, er funktioniert regelmäßig ohne den Einsatz von Laxantien, auch ihre Zunge ist wenig trocken. Zu diesem Zeitpunkt wechsle ich mit der Rezeptur zu einer weiteren Abänderung der ursprünglichen Verschreibung:

Rhizoma Pinelliae	Ban xia	9.0 g
Rhizoma Gastrodiae	Tian ma	9.0 g
Rhizoma Atractylodis macrocephalae	Bai zhu	6.0 g
Poria	Fu ling	6.0 g
Pericarpium Citri reticulatae	Chen pi	4.0 g
Radix Glycyrrhizae tosta	Zhi gan cao	3.0 g
Rhizoma Zingiberis recens	Sheng jiang	3 Scheiben
Fructus Jujubae	Da zao	3 Stück
Lumbricus	Di long	6.0 g
Radix Rehmanniae	Sheng di huang	9.0 g
Ramulus cum Uncis Uncariae	Gou teng	6.0 g
Flos Chrysanthemi	Ju hua	4.0 g

Erläuterung

- Die ersten acht Arzneien bilden wieder die ursprüngliche Rezeptur Ban xia bai zhu tian ma tang zum Auslöschen von Wind-Schleim.
- Sheng di huang nährt das Yin.
- Di long, Gou teng und Ju hua wirken gegen Leber-Wind.

Diese Patientin steht immer noch in Behandlung, sie macht sehr gute Fortschritte, auch was die Symptome ihrer Parkinsonschen Erkrankung betrifft.

1.2 Akute Hitze bei fieberhaften Erkrankungen

Klinische Manifestationen

Obstipation, trockener Stuhl, Bauchschmerzen und Völlegefühl, rotes Gesicht, Durst, trockener Mund, starkes Schwitzen, Hitzegefühl, hohes Fieber.

Zunge: rot mit gelbem, trockenem Belag.

Puls: überflutend, schnell.

Therapieprinzip

Feuer ausleiten, nach unten bewegen.

Akupunktur

Punktauswahl

3E 6, MP 15, Di 11, M 44, Di 4, M 28, M 29. Sedieren.

Erläuterung

- 3E 6 leitet Feuer aus den Drei Erwärmern aus. In Kombination mit MP 15 bewegt der Punkt nach unten.
- MP 15 bewegt abwärts.
- Di 11 beseitigt Hitze des Darms.
- M 44 beseitigt Magen-Hitze.

- Di 4 beseitigt Hitze des Darms und bewegt abwärts.
- M 28 und M 29 beseitigen Hitze und fördern die Peristaltik.

Arzneimitteltherapie

Rezeptur

Da cheng qi tang

Großes Dekokt zum Leiten des Qi

Radix et Rhizoma Rhei	Da huang	12.0 g
Natrii Sulfas	Mang xiao	9.0 g
Cortex Magnoliae officinalis	Hou po	15.0 g
Fructus Aurantii immaturus	Zhi shi	12.0 g

Erläuterung

- Da huang leitet Feuer durch Bewegen nach unten aus. Es ist die Hauptarznei bei Feuer im Magen. Dieser Zustand entspricht entweder dem Yang Ming-Stadium nach dem Sechs Schichten-Konzept oder dem Muster „Trockene Hitze des Darms“ im Qi-Stadium gemäß dem Vier Schichten-Konzept.
- Mang xiao unterstützt Da huang beim Bewegen nach unten.
- Hou po erleichtert Völle und reguliert das Qi.
- Zhi shi bringt das Qi zum Absteigen und unterstützt auf diese Weise die ersten beiden Arzneien beim Bewegen nach unten. Die Arznei erleichtert auch Distension und Schmerz im Abdomen.

Fertigarznei

Qing fei yi huo pian

Tablette zum Klären der Lunge und zum Beseitigen von Feuer

Radix Scutellariae	Huang qin
Fructus Gardeniae	Zhi zi
Radix et Rhizoma Rhei	Da huang
Radix Peucedani	Qian hu
Radix Sophorae flavescentis	Ku shen
Radix Trichosanthis	Tian hua fen
Radix Platycodi	Jie geng
Rhizoma Anemarrhenae	Zhi mu

Erläuterung

Dieses Präparat beseitigt Lungen-Feuer durch Bewegen nach unten. Es ist bei akuter Obstipation aufgrund von Feuer in Lunge und Darm geeignet. Dazu kommt es während einer fieberhaften Erkrankung im Yang Ming-Stadium gemäß dem Sechs Schichten-Konzept bzw. beim Muster „Trockene Hitze des Darms“ im Rahmen der Vier Schichten.

Zungenbefund: rote Zunge, sehr trockener gelber oder sogar schwarzer Belag.

2. Qi-Muster

Leber-Qi-Stagnation

Klinische Manifestationen

Obstipation mit kieselsteinähnlichem, aber nicht trockenem Stuhl, Verlangen nach Defäkation, aber schwieriger Stuhlgang, Aufstoßen, abdominale Distension, Reizbarkeit.

Zunge: normale Farbe, oder leichte Rötung der Ränder.

Puls: saitenförmig, evtl. nur auf der linken Seite.

Therapieprinzip

Die Leber beruhigen, das Qi regulieren und zum Absteigen bringen, Stagnation beseitigen.

Akupunktur

Punktauswahl

KG 10, G 34, KG 6, Le 3, MP 15.

Erläuterung

- KG 10 fördert das Absteigen des Qi.
- Die Kombination von G 34 und KG 6 bewegt das Leber-Qi im Unterbauch.
- Le 3 bewegt das Qi und beruhigt die Leber.
- MP 15 bewegt nach unten.

Arzneimitteltherapie

Rezeptur

Liu mo tang

Dekokt aus sechs vermahlenen Arzneien

Radix Aucklandiae	Mu xiang	6.0 g
Radix Linderae	Wu yao	6.0 g
Lignum Aquilariae resinatum	Chen xiang	4.5 g
Radix et Rhizoma Rhei	Da huang	6.0 g
Semen Arecae	Bing lang	6.0 g
Fructus Aurantii immaturus	Zhi shi	6.0 g

Erläuterung

- Mu xiang, Wu yao und Chen xiang regulieren das Qi, beseitigen Stagnation und lassen das Qi absteigen.
- Da huang, Bing lang und Zhi shi bewegen nach unten und lassen das Qi absteigen.

Variationen

Bei Zeichen von Hitze: plus Huang qin (Radix Scutellariae) und Zhi zi (Fructus Gardeniae).

Fertigarznei 1

Xiao yao wan

Pille des freien und entspannten Wanderers

Radix Bupleuri	Chai hu
Herba Menthae	Bo he
Radix Angelicae sinensis	Dang gui
Radix Paeoniae alba	Bai shao
Rhizoma Atractylodis macrocephalae	Bai zhu
Poria	Fu ling
Radix Glycyrrhizae tosta	Zhi gan cao
Rhizoma Zingiberis recens	Sheng jiang

Erläuterung

Diese berühmte Mischung bewegt das Leber-Qi, stärkt das Milz-Qi und nährt das Leber-Blut. Sie ist bei chronischer Verstopfung aufgrund von Leber-Qi-Stagnation geeignet, vor allem bei Frauen und im besonderen, wenn im Hintergrund ein Leber-Blut-Mangel besteht.

Pulsbefund: schwächlich und rauh auf der rechten und etwas saitenförmig auf der linken Seite, oder im allgemeinen dünn und links etwas saitenförmig.

Fertigarznei 2

Mu xiang shun qi wan

Pille mit Radix Aucklandiae zum Bezähmen des Qi

Radix Aucklandiae	Mu xiang
Fructus Amomi cardamomi	Bai dou kou
Rhizoma Atractylodis	Cang zhu
Rhizoma Zingiberis recens	Sheng jiang
Pericarpium Citri reticulatae viride	Qing pi
Pericarpium Citri reticulatae	Chen pi
Poria	Fu ling
Radix Bupleuri	Chai hu
Cortex Magnoliae officinalis	Hou po
Semen Arecae	Bing lang
Fructus Aurantii	Zhi qiao
Radix Linderae	Wu yao
Semen Raphani	Lai fu zi
Fructus Crataegi	Shan zha
Massa medicata fermentata	Shen qu
Fructus Hordei germinatus	Mai ya
Radix Glycyrrhizae	Gan cao

Erläuterung

Dieses Präparat bewegt das Leber-Qi und unterdrückt rebellierendes Qi. Sie ist geeignet, wenn Obstipation aufgrund von Leber-Qi-Stagnation vorliegt, allerdings in stärkerer Form, als es der vorangehenden Fertigarznei entspräche.

Pulsbefund: insgesamt saitenförmig.

3. Leere-Muster

3.1 Qi-Mangel

Klinische Manifestationen

Verlangen nach Defäkation, aber Schwierigkeiten dabei, große Anstrengung beim Stuhlgang, danach Erschöpfung, dünngeformte und lange Stühle, die nicht trocken sind, blasses Antlitz, Müdigkeit.

Zunge: blaß

Puls: leer.

Dieses Muster finden wir bei Milz- und/oder Lungen-Qi-Mangel. Bei Milz-Schwäche bestehen auch Muskelschwäche und Appetitmangel, bei Lungen-Schwäche leichte Belastungsdyspnoe und eine schwache Stimme.

Die Ursache für diese Art von Obstipation: das schwache Milz-Qi kann den Stuhl im Darm nicht weiterbewegen, oder das geschwächte Lungen-Qi liefert dem Dickdarm nicht ausreichend Qi für die Defäkation. Dieses Syndrom kommt häufig bei alten Menschen, Frauen nach der Niederkunft oder anderen Menschen nach einer langen, schweren Erkrankung vor.

Therapieprinzip

Das Qi tonisieren, den Darm befeuchten.

Akupunktur

Punktauswahl

B 21, B 25, MP 15, M 36, KG 6, MP 6. Tonisieren.

Erläuterung

- B 21 tonisiert das Magen-Qi. Außerdem unterstützt die abwärtsbewegende Tendenz des Magen-Qi die Darmperistaltik.
- B 25, der Zustimmungspunkt des Dickdarms, fördert die Darmbewegung.
- MP 15 stimuliert ebenfalls die Peristaltik.
- Die Kombination von M 36 und MP 6 tonisiert das Qi und fördert die Peristaltik.
- KG 6 stärkt das Qi im Unteren Erwärmer.

Arzneimitteltherapie

Rezeptur

Huang qi tang

Dekokt mit Radix Astragali

Radix Astragali	Huang qi	9.0 g
Pericarpium Citri reticulatae	Chen pi	4.5 g
Semen Cannabis	Huo ma ren	6.0 g
Mel (Honig)	Feng mi	1 Teelöffel

Erläuterung

- Huang qi tonisiert das Qi von Milz und Lunge.
- Chen pi wird hier mit Huang qi kombiniert, um die Bildung von Feuchtigkeit durch die tonisierenden Arzneien zu verhindern.
- Huo ma ren bewegt über das Befeuchten des Darms abwärts.
- Honig tonisiert auf milde Weise das Qi und befeuchtet den Darm, damit dieser abwärtsbewegen kann.

Variationen

- Bei sehr ausgeprägtem Qi-Mangel: plus Dang shen (Radix Codonopsis pilosulae) und Shan yao (Rhizoma Dioscoreae).
- Bei Symptomen von absinkendem Qi und Analprolaps: statt dieser Rezeptur Bu zhong yi qi tang (Dekokt, das die Mitte tonisiert und das Qi vermehrt) verwenden, wobei die Dosierung von Bai zhu (Rhizoma Atractylodis macrocephalae) auf 30 Gramm erhöht wird.

3.2 Blut-Mangel

Klinische Manifestationen

Trockene Stühle, schwierige Defäkation, dumpfer und blasser Teint, Schwindelgefühl, Taubheit der Extremitäten, unscharfes Sehen.

Zunge: blaß oder normal.

Puls: leer.

Therapieprinzip

Das Blut nähren, den Darm befeuchten.

Akupunktur

Punktauswahl

M 36, MP 6, KG 4, MP 15, B 23, B 20, B 25. Alle Punkte tonisieren.

Erläuterung

- M 36 und MP 6 nähren das Blut. M 36 fördert auch die Peristaltik.
- KG 4 nährt das Blut.
- MP 15 fördert die Darmbewegung.
- B 23 und B 20 nähren das Blut.
- B 25, der Zustimmungspunkt des Dickdarms, fördert die Peristaltik bei chronischer Obstipation.

Arzneimitteltherapie

Rezeptur

Run chang wan (Variation)

Pille zum Befeuchten des Darms

Radix Angelicae sinensis	Dang gui	9.0 g
Radix Rehmanniae	Sheng di huang	12.0 g
Semen Cannabis	Huo ma ren	6.0 g
Semen Persicae	Tao ren	4.5 g
Fructus Aurantii	Zhi ke	6.0 g

Erläuterung

- Dang gui und Sheng di huang nähren Blut und Yin und befeuchten den Darm.
- Huo ma ren bewegt den Darm, indem er befeuchtet wird. Die Arznei nährt auch etwas das Blut.
- Zhi qiao bewegt das Qi im Darm und verhindert Bauchschmerzen.
- Da huang (Rhizoma Rhei) wurde aus der ursprünglichen Rezeptur genommen, um sie geeigneter für die chronische Obstipation zu machen.

Variationen

Bei sehr trockenem Stuhl: plus

Wu ren wan

Pille aus fünf Samen

Semen Persicae	Tao ren
Semen Armeniacae	Xing ren
Semen Platycladi	Bai zi ren
Semen Pini	Song zi ren
Semen Pruni	Yu li ren
Pericarpium Citri reticulatae	Chen pi

Fertigarznei

Ba zhen wan

Acht Schätze-Pille

Radix Angelicae sinensis	Dang gui
Rhizoma Chuanxiong	Chuan xiong
Radix Paeoniae alba	Bai shao

Radix Rehmanniae praeparata	Shu di huang
Radix Ginseng	Ren shen
Rhizoma Atractylodis macrocephalae	Bai zhu
Poria	Fu ling
Radix Glycyrrhizae tosta	Zhi gan cao

Erläuterung

Von den Arzneien dieser Rezeptur bewegt zwar bloß Dang gui tatsächlich den Stuhl, die Mischung nährt aber das Blut und kann deshalb in Verbindung mit Akupunktur bei der Therapie chronischer Obstipation aufgrund von Blut-Schwäche hilfreich sein.

Zungenbefund: blasse, dünne Zunge.

Kasuistik

Eine 39jährige Patientin leidet seit 20 Jahren an Verstopfung. Sie hat bloß zweimal pro Woche Stuhlgang, aber ihr Stuhl ist nicht besonders trocken oder kleingeformt. Ihre Regelblutung ist etwas spärlich, sie leidet an prämenstrueller Spannung. Ihr Gedächtnis ist schlecht. Die Zunge ist blaß und teilweise geschält (Farbabbildung 19.2), der Puls ist allgemein rauh.

Diagnose

Ein klares Beispiel für Obstipation aufgrund von Blut-Schwäche, wie wir an der blassen Zunge, dem rauhen Puls, der Gedächtnisschwäche und der schwachen Regelblutung erkennen. Eine blasse, geschälte Zunge wird häufig als „Hühnerfleischzunge" bezeichnet, da sie wie rohes Hühnerfleisch aussieht, sie weist auf starken Blut-Mangel hin. Es besteht auch eine gewisse Leber-Qi-Stagnation aufgrund der Leber-Blut-Schwäche.

Therapieprinzip

Leber-Blut nähren, den Darm befeuchten. Die Patientin wird ausschließlich mit Arzneimitteltherapie behandelt.

Arzneimitteltherapie

Ich verwende eine Variation von Run chang wan (Pille zum Befeuchten des Darms):

Radix Angelicae sinensis	Dang gui	9.0 g
Radix Rehmanniae	Sheng di huang	12.0 g
Semen Cannabis	Huo ma ren	6.0 g
Semen Persicae	Tao ren	4.5 g
Fructus Aurantii	Zhi ke	6.0 g
Radix Polygoni multiflori	He shou wu	9.0 g
Radix Bupleuri	Chai hu	4.5 g
Semen Pruni	Yu li ren	6.0 g
Radix Glycyrrhizae tosta	Zhi gan cao	3.0 g
Fructus Jujubae	Da zao	3 Stück

Erläuterung

- Dang gui, Shu di huang, Huo ma ren und He shou wu nähren das Blut. Dang gui, Huo ma ren und He shou wu bewegen auch den Stuhl.
- Tao ren befeuchtet den Darm und bewegt den Stuhl.
- Zhi qiao bewegt das Qi, um auf diese Weise die Peristaltik zu unterstützen.
- Chai hu bewegt das Leber-Qi.
- Yu li ren befeuchtet den Darm und bewegt den Stuhl.
- Zhi gan cao und Da zao harmonisieren. Da zao nährt auch etwas das Blut.

Angesichts der Chronizität der Störung dauert es bei dieser Patientin über ein Jahr, bis wieder ein normaler Stuhlgang hergestellt ist.

3.3 Yang-Mangel

Klinische Manifestationen

Schwierige Defäkation, Erschöpfung, Schwitzen nach dem Stuhlgang, der Stuhl ist nicht trocken, Schmerzen in Kreuz und Knie, Kältegefühl, häufiger und blasser Harnfluß.

Zunge: blaß, feucht.

Puls: tief, schwächlich.

Es handelt sich hier vor allem um eine Yang-Schwäche der Niere. Üblicherweise treten beim Nieren-Yang-Mangel weiche Stühle auf. Es kann allerdings auch die umgekehrte Wirkung auftreten, wenn nämlich das geschwächte Nieren-Yang das Qi im Darm nicht bewegen kann und in der Folge die Peristaltik steht. Außerdem kommt es beim Nieren-Yang-Mangel zu innerer Kälte, die die Muskulatur im Unteren Erwärmer kontrahiert und über diesen Weg ebenfalls die normale Peristaltik behindert.

Therapieprinzip

Die Niere stärken, den Unteren Erwärmer wärmen, den Darm befeuchten.

Akupunktur

Punktauswahl

M 36, MP 6, B 23, B 25, KG 4, N 7-fuliu. Tonisieren. Moxa sollte verwendet werden.

Erläuterung

- M 36 und MP 6 (Moxa auf die Nadel setzen) tonisieren das Yang. M 36 fördert die Peristaltik.
- B 23 und N 7 stärken das Nieren-Yang. Auf B 23 kann direkte Moxibustion eingesetzt werden.

- B 25 stimuliert den Darm und fördert die Peristaltik.
- KG 4 (direkte Moxibustion) tonisiert Nieren-Yang und Ursprungs-Qi.

Arzneimitteltherapie

Rezeptur

Ji chuan jian

Dekokt zum Unterstützen des Flusses

Radix Angelicae sinensis	Dang gui	9.0 g
Radix Achyranthis bidentatae	Niu xi	6.0 g
Herba Cistanchis	Rou cong rong	6.0 g
Rhizoma Alismatis	Ze xie	4.5 g
Fructus Aurantii	Zhi qiao	3.0 g
Rhizoma Cimicifugae	Sheng ma	1.5 g

Erläuterung

- Dang gui befeuchtet den Darm und fördert die Peristaltik.
- Niu xi hat eine abwärtsführende Bewegung und fördert dadurch die Darmbewegung.
- Rou cong rong tonisiert das Nieren-Yang und fördert die Peristaltik. Es handelt sich um eine der sehr spärlichen das Nieren-Yang tonisierenden Arzneien, die auch die Peristaltik fördern.
- Ze xie leitet Nässe über den Harn aus. Somit hat die Arznei eine Bewegungsrichtung nach unten, sie unterstützt Rou cong rong beim Abwärtsbewegen. Da sie auch Leere-Hitze beseitigt, verhindert sie eine zu starke Wärmung durch Rou cong rong.
- Zhi qiao bewegt das Qi im unteren Abdomen und unterstützt die anderen Arzneien beim Stimulieren des Darms.
- Sheng ma hat eine aufsteigende Tendenz und hebt das klare Yang empor. Das Hinaufheben des klaren Yang macht es dem unreinen Qi leichter, abwärts zu fließen – somit wird die Darmbewegung stimuliert.

Kasuistik

Eine 61jährige Frau leidet seit vielen Jahren an chronischer Obstipation. Sie berichtet über 2 Stuhlgänge pro Woche, der Stuhl ist aber nicht trocken. Nach der Defäkation fühlt sie sich häufig erschöpft. Zu ihren weiteren Symptomen zählen Müdigkeit und Erschöpfung, Kältegefühl, ein Mangel an Willenskraft und Unternehmungsgeist, Lumbalgie, Schwindelgefühl und Tinnitus. Ihre Zunge ist blaß und gedunsen, ihr Puls tief und schwächlich.

Diagnose

Die Patientin leidet an Nieren-Yang-Schwäche, die auch die Ursache der Obstipation darstellt. Die Symptome des Nieren-Yang-Mangels sind Kreuzschmerzen, Schwindelgefühl, Tinnitus, Kältegefühl, Erschöpfung und die blasse, gedunsene Zunge. Auch ihr Mangel an Willenskraft und Initiative hat die Ursache in der Schwäche des Nieren-Yang und seines psychischen Aspekts, nämlich der Willenskraft zhi.

Therapieprinzip

Das Nieren-Yang tonisieren und wärmen, den Darm befeuchten. Sie wird sowohl mit Akupunktur als auch mit Arzneimitteltherapie behandelt.

Akupunktur

Die wichtigsten im Laufe der Therapie gestochenen Punkte (es werden alle tonisiert):

- M 36 (mit Moxa) tonisiert Qi und Yang und bewegt den Stuhl.
- KG 4 und B 23 stärken das Nieren-Yang.
- MP 15 bewegt den Stuhl.
- MP 6 und N 3 tonisieren die Niere und bewegen den Stuhl.

Arzneimitteltherapie

Ich verwende eine Variation von Ji chuan jian (Dekokt zum Unterstützen des Flusses):

Radix Angelicae sinensis	Dang gui	9.0 g
Radix Achyranthis bidentatae	Niu xi	6.0 g
Herba Cistanchis	Rou cong rong	6.0 g
Rhizoma Alismatis	Ze xie	4.5 g
Fructus Aurantii	Zhi qiao	3.0 g
Rhizoma Cimicifugae	Sheng ma	1.5 g
Radix Rehmanniae praeparata	Shu di huang	9.0 g
Semen Cannabis	Huo ma ren	6.0 g
Semen Juglandis	He tao ren	6.0 g
Radix Glycyrrhizae tosta	Zhi gan cao	3.0 g

Erläuterung

- Die ersten sechs Arzneien bilden die ursprüngliche Rezeptur zum Tonisieren des Nieren-Yang und Bewegen des Stuhls.
- Shu di huang tonisiert die Niere und stärkt die Willenskraft.
- Huo ma ren bewegt den Stuhl.
- He tao ren tonisiert das Nieren-Yang.
- Zhi gan cao harmonisiert.

Nach 18 Behandlungsmonaten verspürt die Patientin viel mehr Energie, ihre Darmfunktion normalisiert sich.

3.4 Yin-Mangel

Klinische Manifestationen

Trockener Stuhl, Durst mit dem Verlangen, an Wasser zu nippen, Trockenheit von Mund, Kehle (vor allem abends), Kreuz- und Knieschmerzen, Schwindelgefühl, Tinnitus, Nachtschweiß.

Zunge: rot, belaglos, Risse.

Puls: oberflächlich, leer.

Zu diesem Zustand kommt es häufig bei älteren Menschen mit Nieren-Yin-Schwäche. Die Zunge ist rot, in eher fortgeschrittenen Fällen fehlt der Belag völlig, in weniger ausgeprägten fehlt der Belag bloß teilweise, oder der Belag ist wurzellos. In leichten Fällen von Yin-Schwäche kann der Zungenkörper eine normale Farbe und einen trockenen, wurzellosen Belag aufweisen.

Therapieprinzip

Das Yin nähren, die Niere stärken, den Darm befeuchten.

Akupunktur

Punktauswahl

M 36, MP 6, KG 4, N 3-taixi, N 6-zhaohai, B 23, B 25, MP 15. Tonisieren, keine Moxibustion anwenden.

Erläuterung

- M 36 und MP 6 nähren das Magen-Yin, M 36 fördert auch die Darmbewegung.
- KG 4, N 3 und N 6 nähren das Nieren-Yin, N 6 fördert auch die Peristaltik.
- B 23 tonisiert die Niere.
- B 25 und MP 15 fördern die Peristaltik.

Arzneimitteltherapie

Rezeptur 1

Zeng ye tang

Dekokt, das die Körpersäfte vermehrt

Radix Scrophulariae	Xuan shen	18.0 g
Radix Ophiopogonis	Mai dong	12.0 g
Radix Rehmanniae	Sheng di huang	12.0 g

Erläuterung

Alle drei Arzneien nähren das Yin von Magen und Niere. Ursprünglich war diese Rezeptur für Trockenheit des Darms nach einem Yang Ming-Syndrom im Rahmen einer fieberhaften Erkrankung gedacht. Dieses Muster ist durch Feuer gekennzeichnet, das die Körperflüssigkeiten eintrocknet, starke Trockenheit im Darm und somit Obstipation verursacht. Abgesehen von der ursprünglichen Verwendung können wir diese Rezeptur einfach einsetzen, um das Yin zu nähren und den Darm zu befeuchten, wenn chronische Obstipation aufgrund einer Yin-Schwäche vorliegt.

Variationen

Um die peristaltikfördernde Wirkung der Rezeptur zu verstärken: plus Huo ma ren (Semen Cannabis) und Yu li ren (Semen Pruni).

Rezeptur 2

Tong you tang

Dekokt zum Durchdringen in die Tiefe

Radix Rehmanniae	Sheng di huang	12.0 g
Radix Rehmanniae praeparata	Shu di huang	12.0 g
Radix Angelicae sinensis	Dang gui	12.0 g
Semen Persicae	Tao ren	4.5 g
Flos Carthami	Hong hua	4.5 g
Rhizoma Cimicifugae	Sheng ma	3.0 g
Radix Glycyrrhizae tosta	Zhi gan cao	3.0 g

Erläuterung

- Sheng di huang und Shu di huang nähren Yin und Blut.
- Dang gui nährt das Blut und befeuchtet den Darm.
- Tao ren und Hong hua bewegen das Blut. Tao ren befeuchtet auch den Darm.
- Sheng ma hebt das klare Yang empor und unterstützt auf diese Weise das unreine Qi beim Absteigen. Das hilft mit, die Darmbewegung zu fördern.
- Zhi gan cao harmonisiert.

Diese Rezeptur ist geeignet, wenn auch eine gewisse Blut-Stase zu finden und die Zunge leicht purpurfarben ist.

4. Kälte

Innere Kälte im Darm kann entweder vom Eindringen äußerer Kälte oder von einer Yang-Schwäche herrühren, vor allem von Milz und/oder Niere. Kälte zieht die Muskulatur zusammen und behindert die richtige Bewegung und Transformation des Qi im Darm. Auf diesem Weg kann sie zu Obstipation führen. Entsteht sie aus einem Yang-Mangel, so entsteht die Verstopfung nicht bloß durch die zusammenziehende Kälte-Wirkung, sondern auch durch die Schwäche des Yang-Qi, das unfähig ist, den Stuhl im Darm voranzutreiben. In solchen Fällen ist das Muster durch eine Kombination von Leere und Fülle gekennzeichnet.

Obstipation aufgrund von Kälte wird nahezu immer von ziemlich schweren abdominalen Schmerzen begleitet.

Klinische Manifestationen

Schwierige Defäkation, Stuhl ist aber nicht trocken, mehrere Tage lang kein Stuhlgang, krampfartige Bauchschmerzen, heller Harn, blasses Gesicht, kalte Extremitäten, Kältegefühl.

Zunge: blaß, feucht. Dicker, weißer Belag an der Wurzel.

Puls: tief, langsam, voll, gespannt. Bei Kälte aufgrund von Yang-Schwäche ist der Puls tief, langsam und dünn, bloß an den beiden proximalen Taststellen ist eine etwas gespannte Qualität zu palpieren.

Therapieprinzip

Das Yang wärmen, Kälte vertreiben, die Darmbewegung fördern.

Akupunktur

Punktauswahl

KG 6, KG 8, N 18-shiguan, B 23, B 25, B 26. Sedieren bei einem Fülle-Zustand mit innerer Kälte, tonisieren bei Yang-Mangel. In beiden Fällen kann Moxa angewandt werden.

Erläuterung

- KG 6 (Moxa) bewegt das Qi und vertreibt Kälte aus dem Unteren Erwärmer.
- KG 8 (indirekte Moxibustion auf Salz), vertreibt Kälte aus dem Darm.
- N 18 vertreibt Kälte aus dem Abdomen und fördert die Peristaltik.
- B 23 (Moxa) tonisiert das Nieren-Yang.
- B 25, der Zustimmungspunkt des Dickdarms, vertreibt bei Anwendung von Moxibustion Kälte aus dem Darm und fördert die Peristaltik.
- B 26 (Moxa) vertreibt Kälte aus dem Darm und fördert die Darmbewegung.

Arzneimitteltherapie

Rezeptur 1

Da huang fu zi tang

Dekokt mit Radix et Rhizoma Rhei und Radix lateralis Aconiti praeparata

Radix et Rhizoma Rhei	Da huang	9.0 g
Radix lateralis Aconiti praeparata	Fu zi	9.0 g
Herba Asari	Xi xin	3.0 g

Erläuterung

Diese Rezeptur wird bei Fülle-Kälte im Darm eingesetzt. Sie ist kontraindiziert, wenn irgend ein Schwäche-Zustand besteht.

- Da huang bewegt nach unten. Diese Arznei ist zwar kalt, wird aber in dieser Rezeptur in Kombination mit den anderen beiden, sehr heißen Arzneien zum Bewegen nach unten eingesetzt.
- Fu zi wärmt den Unteren Erwärmer und vertreibt Kälte.
- Xi xin vertreibt Kälte.

Rezeptur 2

Wen pi tang

Dekokt zum Wärmen der Milz

Radix et Rhizoma Rhei	Da huang	9.0 g
Radix lateralis Aconiti praeparata	Fu zi	6.0 g
Rhizoma Zingiberis	Gan jiang	4.5 g
Radix Ginseng	Ren shen	9.0 g
Radix Glycyrrhizae tosta	Zhi gan cao	3.0 g

Erläuterung

- Da huang bewegt nach unten.
- Fu zi und Gan jiang vertreiben Kälte.
- Ren shen und Zhi gan cao tonisieren das Qi.

Diese Rezeptur verwenden wir, wenn innere Kälte im Darm bei zugrundeliegender Milz-Yang-Schwäche zu finden ist.

Rezeptur 3

Ji chuan jian (Variation)

Dekokt zum Unterstützen des Flusses (Variation)

Radix Angelicae sinensis	Dang gui	9.0 g
Radix Achyranthis bidentatae	Niu xi	6.0 g
Herba Cistanchis	Rou cong rong	6.0 g
Rhizoma Alisamtis	Ze xie	4.5 g
Fructus Aurantii	Zhi qiao	3.0 g
Rhizoma Cimicifugae	Sheng ma	1.5 g
Cortex Cinnamomi	Rou gui	3.0 g

Erläuterung

Die ursprüngliche Rezeptur Ji chuan jian tonisiert das Nieren-Yang und fördert die Peristaltik. Unter Hinzufügung von Rou gui tonisiert sie das Nieren-Yang, fördert die Darmbewegung und vertreibt innere Kälte aus dem Darm. Diese Rezeptur ist deshalb bei einer Kombination aus Kälte, die den Darm blockiert, und einer tieferliegenden Nieren-Yang-Schwäche geeignet.

Prognose

Sowohl Akupunktur als auch chinesische Arzneien sind bei der Behandlung der Obstipation sehr wirksam. Die Heilung chronischer Verstopfung kann allerdings lange Zeit in Anspruch nehmen. Je chronischer der Zustand ist und je mehr Laxantien der Patient einsetzt, desto länger wird die Heilung dauern. Man sollte deshalb nicht erstaunt sein, wenn eine mehr als 10 Jahre bestehende Obstipation erst nach mehr als einem Jahr beseitigt werden kann.

Differentialdiagnose gemäß der Westlichen Medizin

Es gibt keine Differenzierung gemäß der Westlichen Medizin, da Obstipation hier eher als Symptom denn als Erkrankung gesehen wird. In der täglichen Praxis sollten wir an die akute Appendizitis und den Darmverschluß bei der akuten Obstipation sowie an ein Darmkarzinom bei chronischer Verstopfung denken.

Akute Appendizitis (siehe auch Kapitel 16)

Hier besteht meist Schmerz im Nabelbereich, der sich nach und nach wegbewegt und sich am McBurney'schen Punkt der rechten Fossa iliaca festsetzt. Es bestehen auch Erbrechen, schlechter Mundgeruch und Verstopfung. Es sei hier aber betont, daß Obstipation kein beweisendes Symptom für Appendizitis ist, denn sie kann auch mit Durchfall einhergehen.

Darmverschluß (Ileus)

Adhäsionen und Hernien können in jedem Lebensalter zu Darmverschluß führen. Bei Kindern ist eine Darminvagination eine häufige Ursache dafür. Bei dieser Erkrankung prolabiert ein Darmabschnitt in das Lumen des unmittelbar darauf folgenden Abschnitts. Bei älteren Menschen sind Darmvolvulus (die Torsion einiger Darmschlingen) oder Tumore die wahrscheinlichsten Ursachen.

Das Dickdarmkarzinom ist nach dem Bronchuskarzinom bei Männern über 50 die häufigste Malignomart. Es kann sich in Obstipation oder Diarrhö manifestieren. In jedem Fall ist eine ziemlich plötzliche Änderung der Stuhlgewohnheiten zu bemerken, es kommt zu Blutbeimengung zum Stuhl und zu Bauchschmerzen (s. auch Kapitel 16).

Was die Medikation anlangt, so nehmen viele Patienten, die an chronischer Obstipation leiden, Laxantien. Die meisten Abführmittel basieren auf Sennesfrüchten (Cassia angustifolia). Diese Arznei enthält Anthrachinone, die die Darmperistaltik anregen.

Aus Sicht der Chinesischen Medizin sind diese Laxantien der Arznei Da huang (Radix et Rhizoma Rhei) ähnlich, die auch Anthrachinone enthält, sie sind eigentlich nur bei Fülle-Zuständen indiziert. Sie sind also nicht zur langfristigen Behandlung chronischer Verstopfung geeignet. Bei Langzeitanwendung schwächen sie die Milz. Wenn also ein Patient über viele Jahre solche Abführmittel eingenommen hat, so sollte man ihre Verwendung schrittweise reduzieren, sobald die Rezepturen, die wir gemäß einer korrekten Syndrom-Diagnose verschreiben, zu greifen beginnen.

Fußnoten

1 Burkitt, D.: Don't forget Fibre in your Diet, S. 47; Marin Dunitz, London 1980.
2 Don't forget Fibre in your Diet, S. 49.
3 Wu Ju-Tong: Differentiation of Warm Diseases (Wen Bing Tiao Bian), S 68; People's Health Publishing House, Beijing 1978. Das Werk erschien erstmal 1798.

Kapitel 20

Syndrom der schmerzhaften Miktion (Dysurie)

淋证

Das Syndrom der schmerzhaften Miktion wird im Chinesischen „lin" genannt. Es beschreibt eine Fehlfunktion der Harnwege, die mit häufigem Harndrang, spärlichem Harnfluß, Schmerzen, Harndrang und Miktionsschwierigkeiten verbunden ist.[1] Eine zutreffende Beschreibung mancher Ärzte ist die folgende: „Der Patient möchte urinieren, der Harn fließt aber nicht ungehindert, er oder sie verspürt Distension und Schmerz. Wenn der Patient nicht urinieren will, so tröpfelt der Harn etwas." Der Begriff „lin" wird in der Chinesischen Medizin seit der Zeit des Werks „Des Gelben Kaisers Klassiker des Inneren" (etwa 100 v. Chr.) verwendet. Er wird erstmals in Kapitel 71 „Reine Fragen" eingesetzt: „Erkrankungen [zu einer bestimmten Jahreszeit] sind durch Hitzeempfindung gekennzeichnet, desweiteren durch Gesichts- und Augenödeme, Schläfrigkeit, Sekretion aus der Nase, Epistaxis, Niesen, Gähnen, Erbrechen, dunklen oder blutigen Harn sowie durch Dysurie."[2]

In Kapitel 11 von „Abriß des Wichtigsten aus Goldtruhe und Jadekasten" wird dieser Zustand „lin bi" genannt, also „obstruktive Dysurie": „... Hitze im Unteren Erwärmer führt zu Blut im Harn und zu obstruktiver Dysurie..."[3]

Im Laufe der Jahrhunderte wurde Dysurie auf verschiedene Arten klassifiziert. Im Werk „Klassiker der geheimen Überlieferung" von Hua Tuo aus der Han-Dynastie finden wir in Kapitel 44 eine Unterteilung der Dysurie in 8 Arten: Kälte-, Hitze-, Qi-, Erschöpfungs-, Fülle-, Leere-, Sand- und klebrige Dysurie.[4]

In „Allgemeine Abhandlung über Ätiologie und Symptomatologie von Erkrankungen" von Chao Yuan-Fang (610 n. Chr.) werden sieben Arten von Dysurie unterschieden, nämlich Stein-, Erschöpfungs-, Qi-, Blut-, Kälte-, Hitze- und klebrige Dysurie.[5] „Medizinische Geheimnisse eines Beamten", ein Werk von Wang Tao, das 752 n. Chr. erschien, unterscheidet fünf Arten von Dysurie: Stein-, Qi-, Erschöpfungs-, klebrige und heiße Dysurie.[6]

Pathologie

Wenngleich es mehrere Dysurie-Arten gibt, so ist doch Hitze häufig daran beteiligt. Wie wir oben erwähnt haben, bezieht Kapitel 11 „Abriß des Wichtigsten aus Goldtruhe und Jadekasten" Dysurie auf Hitze im Unteren Erwärmer. Zhu Dan-Xi schreibt 1481 in „Wesentliche Verfahren des Dan-Xi": Es gibt fünf Arten von Dysurie, bei allen ist jedoch Hitze zu finden."[7]

Das schon zitierte Buch „Allgemeine Abhandlung über Ätiologie und Symptomatologie von Erkrankungen" sagt: „Dysurie geht auf Nieren-Schwäche und Blasen-Hitze zurück."[8]

Ein Zitat aus „Das vollständige Buch von Jing-Yue" aus dem Jahr 1624:

„Im Anfangsstadium kann Dysurie nicht auf Hitze zurückgehen, es besteht hier keine Notwendigkeit zur Unterscheidung ... bei chronischer Dysurie bestehen weniger Schmerz und Miktionsbeschwerden, die Nässe besteht jedoch weiter, der Harn ist trüb, das zentrale Qi und das Feuer des Tors der Vitalität sind schwach."[9]

Heute betonen die meisten Ärzte in China die Bedeutung von Hitze oder Nässe-Hitze für die Dysurie, vor allem im Akutstadium. Nässe-Hitze ist zweifellos die wichtigste Pathologie bei der Dysurie, aber bei weitem nicht die einzige – ihr wird vermutlich im modernen China zu viel Bedeutung beigemessen.

Die wichtigsten Syndrome, die wir bei Dysurie finden, sind die folgenden:

- Nässe und Nässe-Hitze
- Qi-Stagnation
- Qi-Mangel
- Nieren-Schwäche

Nässe

Sie ist der bei weitem wichtigste und häufigste pathogene Faktor bei Dysurie. Sie kann äußerer Herkunft sein oder durch Milz-Schwäche im Körperinneren entstehen. Nässe läßt sich im Unteren Erwärmer nieder und verlegt die Harnwege, was zu Miktionsschwierigkeiten und in schweren Fällen zu Harnretention führt. Nässe kann auch eine Trübung des Harns bewirken.

Nässe geht häufig mit Hitze einher, aber auch die Kombination mit Kälte ist möglich. Abgesehen von Miktionsschwierigkeiten verursacht Nässe-Hitze auch Brennen während des Wasserlassens.

Nässe ist im Akutstadium ein reiner Fülle-Zustand, im chronischen Verlauf tritt sie immer vor einem Hintergrund von Milz- und/oder Nieren-Schwäche auf.

Qi-Stagnation

Qi-Stagnation im Unteren Erwärmer beeinträchtigt vor allem die Leitbahnen von Leber und Dreifachem Erwärmer. Qi-Stau im Leber-Meridian, der über die Genitalien verläuft, behindert die Blasen-Funktion des Qi-Transformierens sowie die Funktion des Dreifachen Erwärmers, die Wasser-Wege freizuhalten. Es kommt dadurch zu Fehlfunktion der Harnwege, Distension im Hypogastrium und zu Schmerz. Der Schmerz tritt typischerweise vor dem Wasserlassen auf.

Qi-Mangel

Eine Schwäche des Milz-Qi zieht auch eine solche des Mitte-Qi nach sich, also jenes Qi, das die inneren Organe in den Medianen des Körpers nach oben zieht. Absinkendes Milz-Qi führt zu häufigem Harndrang und Harnträufeln.

Auch über die Lunge beeinträchtigt Qi-Mangel die Harnwege. Das Lungen-Qi steigt ab, um abgesehen von der Niere auch mit der Blase zu kommunizieren, wodurch die Blase Kraft für das Wasserlassen erhält. Eine Schwäche des Lungen-Qi kann vor allem bei alten Menschen gelegentlich zu Harnverhalten oder Dysurie Anlaß geben.

Nieren-Schwäche

Diese Störung führt häufig zu Dysurie. Das Gleichgewicht zwischen Yang und Yin der Niere steuert die Harnmenge. Bei Nieren-Yin-Schwäche besteht übermäßiger Harnfluß, bei Nieren-Yin-Mangel hingegen Oligurie.

Was die Dysurie anlangt, so kommt es bei Nieren-Yang-Schwäche zu Harnträufeln, Nieren-Yin-Mangel bedingt spärlichen Harn. Wenn das geschwächte Nieren-Yang die Flüssigkeiten nicht umwandeln kann, so kann es zu Nässe-Bildung kommen. Nässe im Unteren Erwärmer tritt deshalb häufig vor einem Hintergrund von Nieren-Yang-Schwäche auf. In chronischen Fällen kann allerdings auch eine Nieren-Yin-Schwäche dahinterstehen, wenn nämlich entweder der Nieren-Yang-Mangel sich in eine Nieren-Yin-Schwäche umgewandelt hat oder Leere-Hitze, die durch die Nieren-Yin-Schwäche entstanden ist, die Körperflüssigkeiten eingedickt und zu Nässe-Bildung geführt hat.

Andererseits kann auch Nässe an sich zu einer Nieren-Schwäche führen. Nässe-Kälte kann das Nieren-Yang schädigen, Nässe-Hitze hingegen das Nieren-Yin.

Die Organe, die am häufigsten in Dysurie eingebunden sind, sind Milz, Niere, Lunge, Blase, Leber, Dreifacher Erwärmer und Dünndarm.

Milz

Sie wandelt die Flüssigkeiten um und transportiert sie. Ist sie geschwächt, so kommt es zu Bildung von Nässe, die sich im Harntrakt niederlassen kann.

Niere

Ihren Einfluß haben wir oben beschrieben.

Lunge

Auch die Beziehung zwischen Lunge und Blase wurde oben erwähnt.

Blase

Die Aufgabe der Blase besteht nicht bloß darin, Harn zu speichern und auszuscheiden, sondern sie wandelt den Urin auch durch die Kraft des Qi um. Es handelt sich um das allerletzte Stadium der Transformation von Flüssigkeiten im Rahmen der Funktionen der Harnwege. Diese Aufgabe der Blase ist allerdings dem Nieren-Yang untergeordnet, das erst das Qi für die Transformationsfunktion der Blase liefert.

Leber

Die Leber verteilt das Qi geschmeidig bis in jeden Körperteil, auch in den Unteren Erwärmer. Die Leitbahn der Leber verläuft zu Genitalien und Urethra. Leber-Qi-Stagnation beeinträchtigt die Blase, wodurch sie den Harn nicht richtig umwandeln kann. Es kommt in der Folge zu Distension im Hypogastrium und zu Dysurie.

Langfristige Leber-Qi-Stagnation führt häufig zu Leber-Feuer. Dieses steigt zwar üblicherweise empor, kann sich aber abwärts zur Blase hin ergießen und dort zu Dysurie mit starkem, brennendem Schmerz führen. Wie kommt es dazu, daß das Leber-Feuer nach unten geht, statt seiner Natur entsprechend emporzulodern? Wenn jemand lange stehen muß oder täglich schwere Lasten hebt, so stagniert das Qi im Unteren Erwärmer. Der emotionale Streß, der üblicherweise das Leber-Feuer zum Emporlodern bringt, bringt es in solchen Fällen dazu, sich nach unten zu ergießen.

Dreifacher Erwärmer

Er ist dafür verantwortlich, die Qi- und Wasser-Wege während aller Phasen des Qi- und Wasser-Metabolismus offenzuhalten. Im Unteren Erwärmer wird das geschmeidige und ungehinderte Öffnen und Offenhalten der Wasser-Wege gewährleistet. „Ausscheidung" und „freier Durchgang" sind die Schlüsselworte, die in „Reine Fragen" verwendet werden, um die Funktion des Dreifachen Erwärmers hinsichtlich der Flüssigkeiten zu beschreiben. Der Untere Erwärmer wird mit einem „Drainagegraben" verglichen, durch den Flüssigkeiten ausgeschieden werden: „Der Dreifache Erwärmer ist jener Beamte, der für die Bewässerung zuständig ist, er kontrolliert die Wasser-Wege."[10]

Qi-Stagnation oder Nässe beeinträchtigen den Unteren Erwärmer und führen zu Fehlfunktion der Harnwege sowie zu Dysurie.

Dünndarm

Der Dünndarm trennt die klaren Flüssigkeiten von den trüben und schickt letztere zur Blase. Es besteht daher eine direkte Verbindung zwischen Dünndarm und Blase, was auch durch die Beziehung ihrer Leitbahnen innerhalb des Tai Yang-Leitbahnpaars bestätigt wird.

Im Krankheitsfall kann Feuer des Dünndarms die Blase beeinträchtigen, was zu Hitze-Dysurie führt. Dünndarm-Feuer wiederum kann einem Feuer des Herzens entspringen. Aufgrund dieser Verbindung kann hinter einigen Arten von Dysurie auch Herz-Feuer stehen.

Wir werden in der Folge sechs Arten von Dysurie detailliert besprechen. Alle Arten manifestieren sich in beschwerlichem und schmerzhaftem Wasserlassen, wobei der Schmerz auch ins Hypogastrium ausstrahlen kann, in Harnträufeln, Schmerzen im Sakralbereich und Pollakisurie.

Es handelt sich um folgende Kategorien von Dysurie:

- Hitze-Dysurie
- Stein-Dysurie
- Qi-Dysurie
- Blut-Dysurie
- Trübe Dysurie
- Erschöpfungs-Dysurie.

Hitze-Dysurie

Hitze kommt meist in Form von Nässe-Hitze vor, die entweder von außen kommt oder im Inneren aufgrund von Milz-Schwäche entsteht. Hält sich Nässe über längere Zeit, so neigt sie zur Umwandlung in Nässe-Hitze, vor allem, wenn der Betreffende übermäßig viel scharfgewürzte Nahrung zu sich nimmt.

Nässe verlegt die Wasser-Wege und verursacht Miktionsbeschwerden, Hitze führt zu Brennen bei der Miktion.

Stein-Dysurie

Hält sich Nässe-Hitze über längere Zeit, so verdampft die Hitze die Flüssigkeiten und dickt die Nässe ein, die sich dann in Form von Steinen oder Sand absetzt.

Qi-Dysurie

Dieses Syndrom gibt es in zwei Spielarten, deren eine von einer Leber-Qi-Stagnation, die andere hingegen von Schwäche und Absinken des Milz-Qi herrührt. Bei Qi-Stagnation kommt es zu ausgeprägtem Distensionsgefühl und Schmerz im Hypogastrium, bei der anderen Variante zu einer ziehenden und nach unten drängenden Empfindung im entsprechenden Gebiet.

Leber-Qi-Stagnation geht üblicherweise auf emotionale Belastungen zurück. Sie beeinträchtigt unteren Erwärmer und Blase, wenn der Mensch entweder sehr lange stehen muß oder aber einen vorwiegend sitzenden Beruf ohne entsprechende körperliche Betätigung hat.

Blut-Dysurie

Sie entsteht, wenn Hitze oder Fülle-Hitze das Blut aus den Gefäßen drängt. Blut-Hitze geht meist mit Leber-Feuer einher. Leere-Hitze, die das Blut beeinträchtigt, entspringt einer Nieren-Yin-Schwäche. In beiden Fällen findet man Blut im Harn und Brennen beim Wasserlassen.

Trübe Dysurie

Hier verhindert Nässe die regelrechte Transformation der Flüssigkeiten und das Trennen des Klaren vom Trüben im Unteren Erwärmer. Die wichtigsten Symptome sind Schwierigkeiten bei der Miktion und trüber Harn.

Diese Störung kann sich auch aus einer Nieren-Schwäche entwickeln, wobei das Ursprungs-Qi nicht in der Lage ist, genügend Qi zum Trennen des Klaren vom Trüben in den Harnwegen zu liefern.

Erschöpfungs-Dysurie

Diese chronische Störung kann sich aus jedem der anderen Typen von Dysurie entwickeln. Ihre Ursache ist Nieren-Schwäche, die wichtigsten Symptome sind Schwierigkeiten beim Wasserlassen, häufiger Harndrang ohne ausgeprägten Schmerz und ein Erschöpfungsgefühl. Die Beschwerden treten meist anfallsweise auf, wenn der Patient übermüdet ist.

Zusammenfassend können wir also die sechs Arten von Dysurie wie folgt beschreiben:

- Hitze-Dysurie: Brennen bei der Miktion
- Stein-Dysurie: Harnsteine oder -sand
- Qi-Dysurie (Fülle-Typ): hypogastrische Distension
- Qi-Dysurie (Leere-Typ): häufiger Harndrang, nach unten drängende Empfindung
- Blut-Dysurie: Hämaturie
- Trübe Dysurie: trüber Harn
- Erschöpfungs-Dysurie: häufiger Harndrang, Erschöpfung.

Aus Sicht der Westlichen Medizin kann Dysurie mit verschiedenen Erkrankungen zusammenhängen, etwa mit Zystitis, Urethritis, Harnverhalten, Prostatitis, Steinen der Harnwege oder Nierentuberkulose.

Akupunktur- oder Arzneimitteltherapeuten sind meist mit der Behandlung von Zystitis konfrontiert. Sowohl Akupunktur als auch Arzneimitteltherapie, getrennt oder gemeinsam angewandt, bringen bei Zystitis ausgezeichnete Resultate, meist erübrigt sich die Anwendung von Antibiotika.

Jede der Dysurie-Arten kann bei Zystitis beobachtet werden, doch am häufigsten kommen Hitze- und Blut-Dysurie vor. Man könnte sagen, daß diese beiden Arten mit „richtiger", also bakteriell verursachter Zystitis korrespondieren. In solchen Fällen findet man starkes Brennen bei der Miktion und Harndrang. Die Zunge ist rot, sie weist einen gelben Belag und rote Punkte an der Wurzel auf. Allerdings klagen zahlreiche Patienten bloß über Harndrang, schwierige Miktion und Distension im Hypogastrium ohne oder mit wenig Schmerz. Die Zunge ist bei diesen Patienten nicht rot, man findet weder einen dicken gelben Belag noch rote Punkte an der Wurzel. Überdies können aus westlicher Sicht keine Bakterien in diesem Harn kultiviert werden, obwohl der Patient dessen ungeachtet die Diagnose „Zystitis" bekommt und ihm Antibiotika verabreicht werden. Der Begriff „Urethralsyndrom" wurde auf diese Patientinnen angewandt (es handelt sich meist um Frauen). Diese Fälle korrespondieren meist mit anderen Arten von Dysurie, vor allem mit dem Qi- und dem Erschöpfungs-Typ.

Man benötigt nicht in jedem Fall von Dysurie Antibiotika – in den oben angeführten Fällen ist deren Einsatz umso weniger indiziert, als keine richtige

Blaseninfektion vorliegt. Anders ausgedrückt: die chinesische Diagnose gibt uns nicht bloß Richtlinien für den Einsatz von chinesischer Arzneimitteltherapie oder Akupunktur, sondern auch unter gewissen Umständen für die Verwendung westlicher Medikamente. Bei Zeichen von Hitze, Nässe-Hitze oder Blut-Hitze der Blase mit starkem Brennen, roter Zunge mit gelbem Belag und roten Punkten an der Wurzel, sind Antibiotika angezeigter, sie werden auch voraussichtlich Wirkung zeigen und weniger Nebenwirkungen verursachen. Wenn sich aber die „Zystitis" in Symptomen und Krankheitszeichen von Qi- oder Erschöpfungs-Dysurie äußert, so ist die Anwendung von Antibiotika ohne Nutzen. Sie werden gar nicht oder nur vorübergehend wirken, desweiteren werden sie in solchen Fällen mehr Nebenwirkungen verursachen, etwa Candidainfektionen.

Einige Ärzte korrelieren die verschiedenen Arten von Dysurie mit Erkrankungen gemäß der Westlichen Medizin – hier eine Aufstellung:

- Hitze-Dysurie: akute Harnwegsinfektionen, akute Nephritis, Zystitis
- Blut-Dysurie: Nierentuberkulose, Blasen- oder Nierenkarzinom
- Stein-Dysurie: Urolithiasis
- Trübe Dysurie: Urethritis
- Erschöpfungs-Dysurie: chronische Prostatitis.[11]

Abgesehen von der Stein-Dysurie, die ja schon per definitionem mit Urolithiasis ident ist, stellen diese Korrelationen aber bloß eine Richtlinie dar, da man nie eine Deckungsgleichheit zwischen Symptomen gemäß der Chinesischen und Erkrankungen nach der Westlichen Medizin findet.

Ätiologie

1. Äußere Nässe

Sie ist ein sehr häufiger ätiologischer Faktor bei Harnwegserkrankungen. Sie dringt in die Leitbahnen des Beins ein und fließt diesen entlang empor, um sich in Blase, Uterus oder Darm einzunisten.

Äußere Nässe kann man sich durch Sitzen auf feuchtem Gras, Wohnen in feuchter Umgebung oder einem feuchten Haus und Waten in Wasser zuziehen, aber auch durch Anlassen eines nassen Schwimmgewands nach dem Baden, Exposition gegenüber frühmorgendlicher Feuchtigkeit beim Joggen, während man schwitzt, usw. Vor allem Frauen während der Menstruationsblutung oder nach der Niederkunft sind gegenüber dem Eindringen von Nässe empfänglich.

2. Ernährung

Übermäßige Einnahme von Süßigkeiten, Zucker, Milchprodukten und fetten Speisen läßt Nässe entstehen, die sich im Harntrakt festsetzt und zu Dysurie führt.

Überreichlicher Verzehr von scharfgewürzten Speisen und Alkohol kann zu Bildung von Hitze führen, die sich mit Nässe vereint und Nässe-Hitze im Unteren Erwärmer verursacht. Dies ist ein sehr wichtiger Faktor bei Dysurie, vor allem bei Hitze- oder Trüber Dysurie.

Lange bestehende Nässe kann sich unter Einwirkung von Hitze eindicken und Steine oder Sand der Harnwege ausbilden. Dies nennen wir Stein-Dysurie.

Der Hitze-Anteil von Nässe-Hitze kann die Blutgefäße in den Harnwegen verletzen und zu Hämaturie führen. Es kommt auf diese Weise zu Blut-Dysurie.

Lange bestehende Nässe kann das Milz-Qi schwächen und zu Qi-Dysurie Anlaß geben.

Nässe-Hitze kann also die Quelle verschiedener Arten von Dysurie sein, nämlich von Hitze-, Stein-, Blut-, Qi- und trüber Dysurie.

3. Übermäßige sexuelle Aktivität

Sie schwächt die Niere, es kommt entweder zu trüber oder Erschöpfungs-Dysurie, abhängig davon, ob Nässe oder Schwäche der vorherrschende pathogene Faktor ist.

Das geschwächte Nieren-Yang kann die Blase nicht mit ausreichend Qi versorgen, es kommt zu Harnträufeln und Erschöpfungs-Dysurie.

4. Hohes Alter, chronische Krankheit

Aufgrund dieser beiden Faktoren wird das Qi im allgemeinen geschwächt, es kann zu Absinken des Milz-Qi kommen, was Harnträufeln, Miktionsbeschwerden sowie Qi- oder Erschöpfungs-Dysurie nach sich zieht.

Absinkendes Milz-Qi verursacht Qi-Dysurie, Nieren-Schwäche hingegen Erschöpfungs-Dysurie.

5. Emotionaler Streß

Dieser Faktor spielt auch eine Rolle bei Dysfunktionen der Harnwege, allerdings stets unter Mitwirkung anderer ätiologischer Komponenten.

Emotionale Faktoren, die zu Leber-Qi-Stagnation führen, wie Zorn, Frustration und Groll, können Qi-Dysurie verursachen. Ausgeprägter Zorn kann Leber-Feuer nach sich ziehen, das wiederum zu Hitze-Dysurie führt, wenn das Leber-Feuer sich nach unten ergießt.

Lange anhaltende Trauer, Depression oder Ängstlichkeit kann zu Herz-Feuer führen. Dieses kann an den Dünndarm weitergegeben werden, da Herz und Dünndarm eine Innen-Außen-Beziehung zueinander haben. Aufgrund der Verbindung zwischen den Leitbahnen von Dünndarm und Blase innerhalb des Tai Yang-Paars wird das Feuer an die Blase weitergegeben, wo es zu Hitze-Dysurie führt.

6. Übermäßiges Heben oder Stehen

Übermäßiges Heben schwerer Lasten oder zu langes Stehen kann Qi-Stagnation im Unteren Erwärmer bewirken. Dadurch kann der Dreifache Erwärmer die Wasser-Wege nicht mehr offenhalten, Stagnation von Flüssigkeiten in den Harnwegen ist die Folge. Mit der Zeit kommt es somit zu Nässe, die die Harnwege verlegt und in weiterer Folge zu trüber Dysurie.

Eine spezielle Variante von Qi-Stagnation im Unteren Erwärmer ist jene, die durch eine Hysterektomie hervorgerufen wird. Wird die Gebärmutter chirurgisch entfernt, so wird sehr häufig Qi- und Blut-Stagnation, die zuvor den Uterus betraf, an das unmittelbar benachbarte Organ, nämlich die Blase, weitergegeben. Deshalb leiden viele Frauen nach Hysterektomie an rezidivierender „Zystitis“.

Diagnose

Wir müssen folgende Aspekte in Betracht ziehen:

- Häufigkeit der Miktion
- Beschwerden bei der Miktion
- Farbe des Harns
- Schmerz
- Empfindungen im Hypogastrium.

Häufigkeit der Miktion

Häufiger Harnfluß spricht für Nieren-Yang-Schwäche oder Absinken des Milz-Qi, wenn der Harn blaß ist. Dunkler Harn und schmerzhaftes Wasserlassen bei erhöhter Miktionsfrequenz treten bei Nässe-Hitze auf.

Oligurie mit dunklem Harn weist in Richtung Nieren-Yin-Mangel.

Beschwerden bei der Miktion

Zögerlicher, unbeständiger Harnfluß weist auf Nässe hin, die die Wasser-Wege verlegt.

Ein schwacher Harnstrahl kommt entweder bei Nässe vor, die die Wasser-Wege verlegt, oder bei Nieren-Yang-Schwäche, wenn das Yang den Harn nicht vorwärtstreiben kann.

Farbe des Harns

Blasser Harn kommt bei Nieren-Yang-Schwäche vor, dunklen Urin finden wir bei Nieren-Yin-Schwäche oder Hitze der Blase.

Trüber Harn weist uns auf Nässe hin, rostfarbener Urin kann durch Hämaturie bedingt sein.

Blut im Harn kommt entweder bei Blut-Hitze (Fülle- oder Leere-Hitze) oder bei Qi-Schwäche vor. Ist das Blut dunkel und tritt es in Form kleiner Klumpen auf, so spricht dies für Blut-Stase. Wir lesen in „Wesentliche Verfahren des Dan-Xi“: „Ist bei Blut-Dysurie ... das Blut von frischer Farbe, so spricht dies für Fülle-Hitze von Herz und Dünndarm. Ist es dunkel, so weist es auf Leere-Kälte von Niere und Blase hin.“ [12]

Schmerz

Brennender Schmerz in der Harnröhre während des Wasserlassens geht auf Hitze oder Nässe-Hitze zurück. Schmerz vor der Miktion weist in Richtung Qi-Stagnation, Schmerz nach der Miktion geht in Richtung Qi-Schwäche.

Schmerz im Hypogastrium finden wir bei Leber-Qi-Stagnation oder Leber-Feuer.

Schmerz im Sakrum kommt bei Nieren-Schwäche vor.

Empfindungen im Hypogastrium

Distension im Hypogastrium weist auf Leber-Qi-Stagnation hin. Intensiver Schmerz in diesem Bereich kommt bei Leber-Blut-Stase oder Leber-Feuer vor.

Völlegefühl im Hypogastrium finden wir bei Nässe, das Absinken von Milz-Qi verursacht ein ziehendes, nach unten drängendes Gefühl.

Man sollte dieses Areal palpieren, um seinen Tonus festzustellen. Ist das Hypogastrium hart und distendiert, so ist an Qi-Stagnation oder Nässe zu denken, ist es hingegen weich und schlaff, so spricht das für Schwäche der Niere und des Ursprungs-Qi.

Zunge

Die Wurzel der Zunge spiegelt Probleme von Blase, Darm oder Niere wider. Störungen von Blase oder Darm erkennt man am Belag. Der Belag bietet allerdings für beide Störungen ähnliche Bilder, weshalb man sie nicht bloß anhand der Zunge unterscheiden kann. Ein dicker, gelber, klebriger Belag mit roten Punkten an der Wurzel weist in Richtung Nässe-Hitze entweder der Blase oder des Darms.

Klebriger, stumpfer, schmutziger Belag an der Wurzel kommt bei lange bestehender Anhäufung von Nässe und deshalb üblicherweise bei trüber Dysurie vor.

Das Fehlen von Belag an der Wurzel oder teilweise geschälter Belag kann uns zu einer Schwäche des Nieren-Yin und Erschöpfungs-Dysurie führen. Diesen Befund finden wir aber auch bei pathologischen Veränderungen des Darms.

Die Beobachtung der Zungenwurzel bei Störungen der Harnwege muß deshalb stets mit dem Pulsbefund verbunden werden. Bieten beide proximalen Taststellen des Pulses den gleichen abnormalen Befund, so ist das Problem höchstwahrscheinlich im Darm zu finden. Weist aber bloß die linke proximale Taststelle einen pathologischen Befund auf, so ist die Störung mit größter Wahrscheinlichkeit in der Blase lokalisiert.

Puls

Die Blase spiegelt sich in der linken proximalen Taststelle wider. Bietet diese einen saitenförmigen Befund, so spricht das bei langsamem Puls für Leber-Qi-Stagnation mit Beeinträchtigung der Blase, bei schnellem Puls hingegen für Blasen-Hitze.

Ein schlüpfriger Puls an der linken proximalen Taststelle kommt bei Nässe vor – Nässe-Hitze bei schnellem, Nässe-Kälte bei langsamem Puls.

Eine sanfte Pulsqualität an der gleichen Taststelle weist auf lange bestehende Anhäufung von Nässe und auf Qi-Mangel hin.

Indem man den Finger an der linken proximalen Position etwas nach proximal rollt, kann man die Prostata-Taststelle palpieren. Fühlt man an dieser Stelle eine volle und schlüpfrige Qualität, so kann das auf Prostatahypertrophie hinweisen. Die Prostatavergrößerung ist häufig die Ursache von Dysurie, vor allem von Qi- oder Erschöpfungs-Dysurie.

Differenzierung und Behandlung

Wir werden sechs Dysurie-Arten besprechen:

Hitze-Dysurie
Stein-Dysurie
Qi-Dysurie
Blut-Dysurie
Trübe Dysurie
Erschöpfungs-Dysurie.

Alle Arten sind durch Miktionsbeschwerden und Schmerzen beim Wasserlassen charakterisiert, der ins Hypogastrium ausstrahlen kann, desweiteren durch Harnträufeln, Schmerzen im Sakrumbereich und erhöhte Miktionsfrequenz.

Wie in allen Gebieten der Chinesischen Medizin ist auch hier die Unterscheidung zwischen Fülle- und Leere-Zuständen von grundlegender Bedeutung. Im allgemeinen sind die Anfangsstadien von Dysurie durch Fülle gekennzeichnet, beispielsweise durch Nässe, Hitze, Steine und Qi-Stagnation. In der chronischen Phase ist Leere typisch, z. B. Qi-Mangel, Absinken des Milz-Qi, Lungen-Qi- oder Nieren-Schwäche.

Drei der sechs Arten von Dysurie kommen ausschließlich in einer Fülle- bzw. Leere-Ausprägung vor.

Hitze-Dysurie	– Fülle
Stein-Dysurie	– Fülle
Erschöpfungs-Dysurie	– Leere.

Die anderen drei Dysurie-Kategorien können entweder dem Fülle- oder dem Leere-Typus zugehören. Sie sind in Tabelle 20.1 zusammengefaßt.

In den Anfangsstadien, wenn Fülle vorherrscht, ist das wichtigste Therapieprinzip das Beseitigen von Nässe und Hitze, das Ausleiten von Wasser und das Öffnen der Wasser-Wege. In den fortgeschrit-

Tabelle 20.1: Arten von Qi-, Blut- und Trüber Dysurie

Dysurie	Fülle	Leere
Qi	Qi-Stagnation	Absinken des Qi
Blut	Blut-Hitze	Leere-Hitze des Bluts
Trübe Dysurie	Nässe	Nässe bei Qi-Mangel

tenen Stadien, wenn Leere hervortritt, ist das wichtigste Behandlungsprinzip das Tonisieren des Qi, das Ausleiten von Nässe und das Öffnen der Wasser-Wege.

1. Hitze-Dysurie

Klinische Manifestationen

Häufiger, spärlicher und schwieriger Harnfluß, Brennen bei der Miktion, dunkler Harn mit starkem Geruch, Schmerz im Hypogastrium, bitterer Mundgeschmack, Übelkeit, Schmerz im Sakrumbereich, Obstipation, Durst.

Harn: gelber, klebriger Belag der Wurzel, rote Punkte an der Wurzel.

Puls: schlüpfrig und etwas schnell an der linken proximalen Taststelle.

Bei Eindringen äußeren Winds: Abneigung gegen Kälte, Frösteln, Fieber, Kopfschmerz, Schmerzen des ganzen Körpers, oberflächlicher Puls.

Dieses Syndrom wird zwar als Hitze-Dysurie bezeichnet, es handelt sich aber eigentlich um Nässe-Hitze der Blase, wobei die Hitze überwiegt. Es gibt zwei weitere Störungen, in denen entweder durch Feuer der Leber oder des Herzens Hitze auf die Blase übertragen wird. In diesen Fällen bestehen zusätzlich zu den oben beschriebenen Symptomen noch folgende Symptome und Krankheitszeichen:

Leber-Feuer

Reizbarkeit, Kopfschmerz, Schwindelgefühl, Tinnitus, rote Zunge mit geröteten Rändern, saitenförmiger und schneller Puls.

Herz-Feuer

Schlafstörungen, Zungenulzera, psychische Unruhe, rote Zunge mit geröteter Spitze, schneller Puls, an der linken distalen Taststelle überflutend.

Therapieprinzip

Hitze beseitigen, Nässe ausleiten, die Wasser-Wege öffnen.

- Leber-Feuer: die Leber besänftigen, Feuer ausleiten.
- Herz-Feuer: Herz-Feuer ausleiten, den Geist beruhigen.
- Befall der Oberfläche: die Oberfläche befreien, Wind vertreiben, die Wasser-Wege öffnen.

Akupunktur

Punktauswahl

KG 3, B 28, B 22, MP 9, B 66-tonggu, B 63-jinmen, Di 11. Sedieren, keine Moxibustion.

Leber-Feuer: Le 2, MP 6 (beide sedieren).

Herz-Feuer: H 8, Dü 2 (beide sedieren).

Befall der Oberfläche: Di 4, Lu 7, 3E 5.

Alle sedieren.

Erläuterung

- KG 3 und B 28, Alarm- und Zustimmungspunkt der Blase, beseitigen Hitze und Nässe aus der Blase.
- B 22, der Zustimmungspunkt des Dreifachen Erwärmers, leitet Nässe aus dem Unteren Erwärmer aus.
- MP 9 leitet Nässe-Hitze aus dem Unteren Erwärmer aus.
- B 66 beseitigt Hitze der Blase.
- B 63, der Xi-Grenzpunkt, wirkt gegen Schmerzen der Blasen-Leitbahn.
- Di 11 wird genadelt, wenn Hitze-Symptome wie etwa Fieber sehr ausgeprägt sind.
- Le 2 leitet Leber-Feuer aus.
- MP 6 beseitigt Hitze und kühlt das Blut, leitet Nässe aus dem Unteren Erwärmer aus und beruhigt den Geist.
- H 8 leitet Herz-Feuer aus und beruhigt den Geist.
- Dü 2 beseitigt Hitze des Dünndarms. Dieser Punkt wird verwendet, weil Feuer vom Herzen über den Dünndarm an die Blase weitergegeben wird.
- Di 4 und 3E 5 befreien die Oberfläche und vertreiben Wind.
- Lu 7 befreit die Oberfläche, vertreibt Wind und öffnet die Wasser-Wege.

Arzneimitteltherapie

Rezeptur 1

Ba zheng tang

Acht Arzneien-Pulver zur Korrektur

Herba Polygoni avicularis	Bian xu	6.0 g
Semen Plantaginis	Che qian zi	9.0 g
Herba Dianthi	Qu mai	6.0 g
Caulis Akebiae	Mu tong	6.0 g
Talcum	Hua shi	9.0 g
Rhizoma Rhei	Da huang	6.0 g
Fructus Gardeniae	Zhi zi	6.0 g
Radix Glycyrrhizae tosta	Zhi gan cao	6.0 g

Erläuterung

- Bian xu, Che qian zi, Qu mai, Mu tong und Hua shi leiten alle Nässe-Hitze aus der Blase aus und öffnen die Wasser-Wege.
- Da huang beseitigt Hitze durch Abwärtsbewegen. Diese Methode wird gelegentlich mit dem Beseitigen der Hitze über den Harnfluß kombiniert – dies ist die Wirkung aller Arzneien der ersten Gruppe.
- Zhi zi leitet Nässe-Hitze aus den Drei Erwärmern aus.
- Zhi gan cao harmonisiert und stillt Schmerz.

Es handelt sich um die wichtigste Rezeptur zum Ausleiten von Nässe-Hitze der Blase.

Variationen

- Bei sehr ausgeprägten Nässe-Symptomen: plus Fu ling (Poria) und Zhu ling (Polyporus).
- Bei ausgeprägter Obstipation: Dosierung von Da huang erhöhen, plus Zhi shi (Fructus Aurantii immaturus).
- Bei Symptomen eines Befalls der Oberfläche mit Abwechseln von Hitze- und Kältegefühl und bitterem Mundgeschmack: die Rezeptur Xiao chai hu tang (Kleineres Dekokt mit Radix Bupleuri) hinzufügen.
- Wenn die Hitze das Yin zu verletzen beginnt: plus Sheng di huang (Radix Rehmanniae), Zhi mu (Rhizoma Anemarrhenae) und Bai mao gen (Rhizoma Imperatae). Bai mao gen verhindert Blutungen aufgrund von Leere-Hitze.

Rezeptur 2

Long dan xie gan tang

Dekokt zum Entlasten der Leber mit Radix Gentianae

Radix Gentianae	Long dan	6.0 g
Radix Scutellariae	Huang qin	9.0 g
Fructus Gardeniae	Zhi zi	9.0 g
Rhizoma Alismatis	Ze xie	9.0 g
Caulis Akebiae	Mu tong	9.0 g
Semen Plantaginis	Che qian zi	9.0 g
Radix Rehmanniae	Sheng di huang	12.0 g
Radix Angelicae sinensis	Dang gui	9.0 g
Radix Bupleuri	Chai hu	9.0 g
Radix Glycyrrhizae	Gan cao	3.0 g

Erläuterung

Diese Rezeptur wurde bereits in den Kapiteln 1 und 10 besprochen. Sie wird eingesetzt, wenn Nässe-Hitze der Blase aufgrund einer Übertragung von Leber-Feuer entsteht. Die Mischung bedarf kaum einer Modifikation, da sie Nässe-Hitze sowohl im Kopf (z. B. bei Otitis media) als auch im Unteren Erwärmer (etwa bei Dysurie) bekämpft. Ze xie, Mu tong und Che qian zi leiten Nässe-Hitze aus der Blase, Zhi zi aus allen Drei Erwärmern aus.

Rezeptur 3

Dao chi san

Pulver, das das Rote hinausleitet

Radix Rehmanniae	Sheng di huang	15.0 g
Caulis Akebiae	Mu tong	3.0 g
Radix Glycyrrhizae	Sheng gan cao	6.0 g
Herba Lophatheri	Dan zhu ye	6.0 g

Erläuterung

Diese Mischung verwenden wir, wenn Nässe-Hitze der Blase von Herz-Feuer herrührt, das über den Dünndarm in die Blase gelangt.

- Sheng di huang beseitigt Hitze und kühlt das Blut.
- Mu tong klärt das Herz und leitet Nässe-Hitze der Blase aus.
- Dan zhu ye klärt das Herz und beseitigt Blasen-Hitze.
- Gan cao harmonisiert, besänftigt und wirkt schmerzstillend.

Fertigarznei 1

Te xiao pai shi wan

Besonders wirksame Pille zum Ausstoßen von Steinen

Herba Lysimachiae	Jin qian cao
Spora Lygodii	Hai jin sha
Radix Angelicae dahuricae	Bai zhi
Herba Andrographitis	Chuan xin lian
Radix Achyranthis bidentatae	Niu xi
Radix Fici simplicissimae	Wu zhi mao tao gen
Rhizoma Coptidis	Huang lian
Radix et Rhizoma Rhei	Da huang
Radix Milletiae speciosae	Niu da li
Radix Notoginseng	San qi
Succinum	Hu po

Erläuterung

Dieses Präparat leitet Nässe-Hitze der Blase aus und läßt Steine der Harnwege abgehen. Es kann aber auch bei Hitze-Dysurie eingesetzt werden, um Nässe-Hitze auszuleiten, wenn keine Steine vorliegen.

Zungenbefund: klebriger, gelber Belag, rote Punkte an der Wurzel.

Fertigarznei 2

Long dan xie gan wan

Pille zum Entlasten der Leber mit Radix Gentianae

Radix Gentianae	Long dan
Radix Scutellariae	Huang qin
Fructus Gardeniae	Zhi zi
Rhizoma Alismatis	Ze xie
Caulis Akebiae	Mu tong
Semen Plantaginis	Che qian zi
Radix Rehmanniae	Sheng di huang
Radix Angelicae sinensis	Dang gui
Radix Bupleuri	Chai hu
Radix Glycyrrhizae	Gan cao

Erläuterung

Diese Pillen leiten Leber-Feuer aus dem Oberen und Unteren Erwärmer aus. Sie sind geeignet, Hitze-Dysurie aufgrund von Leber-Feuer zu behandeln.

Zungenbefund: roter Körper, gerötete Ränder, klebriger, gelber Belag und rote Punkte an der Wurzel.

Kasuistik

Eine 30jährige Frau leidet an Beschwerden, die als rezidivierende Zystitis diagnostiziert wurden. Während der Attacken hat sie häufigen, spärlichen, brennenden und schmerzenden Harnfluß. Der Harn ist dunkler als normal. Sie bekam Antibiotika, die aber nur für kurze Zeit halfen, dann kehrten die Beschwerden wieder.

Vor einem Jahr verlor sie ihren Vater, sie ist immer noch sehr traurig. Ihre Zunge ist etwas rot, die Spitze ist deutlich gerötet und weist rote Punkte auf, die Wurzel hat einen gelben Belag und rote Punkte (Farbabbildung 20.1). Der Puls ist etwas schnell, an der linken proximalen Position etwas saitenförmig und an der linken distalen Taststelle etwas überflutend.

Diagnose

Es handelt sich um einen Fall von Hitze-Dysurie aufgrund von Hitze des Herzens, die den Dünndarm beeinträchtigt und sich von hier aus in die Blase ergießt. Das Herz-Feuer erkennen wir an der roten Zungenspitze mit den roten Punkten und dem überflutenden Puls an der Herz-Position. Das Herz-Feuer entwickelte sich bei der Patientin offensichtlich aus Trauer und Gram nach dem Tod ihres Vaters. Wenngleich diese beiden Emotionen das Qi zerstreuen und schwächen, so können sie doch auch zu Qi-Stagnation im Thorax führen.

Auf lange Sicht kann das stagnierende Qi „implodieren" und Herz-Feuer verursachen. Die Blasen-Hitze ist aufgrund des Brennens beim Wasserlassen offensichtlich, wir erkennen sie auch am dunklen Harn sowie den roten Punkten und dem gelben Belag der Zungenwurzel.

Therapieprinzip

Herz-Feuer beseitigen, den Geist beruhigen, Blasen-Hitze beseitigen, Nässe auflösen, Drängen mäßigen, Schmerz stillen. Die Patientin wird ausschließlich mit Akupunktur behandelt.

Akupunktur

Die verwendeten Hauptpunkte (alle werden sediert):

- H 8 und Dü 2 beseitigen Herz-Feuer und Hitze des Dünndarms. H 8 beruhigt auch den Geist.
- MP 9 leitet Nässe-Hitze aus und öffnet die Wasser-Wege.
- KG 3, der Alarmpunkt der Blase, beseitigt Blasen-Hitze und öffnet die Wasser-Wege.
- B 63, der Xi-Grenzpunkt der Blase, beseitigt Blasen-Hitze, mäßigt Drängen und stillt Schmerz.

Nach sechs Behandlungen ist das Problem dieser Patientin beseitigt. Sie erhält aber über weitere sechs Monate Behandlungen in längeren Zeitabständen, um auch Trauer und Gram nach dem Tod ihres Vaters therapeutisch anzusprechen.

Kasuistik

Ein 51jähriger Mann leidet seit 18 Monaten an schmerzhafter Miktion. Er hat häufigen Harndrang, während des Wasserlassens tritt intensives Brennen auf. Der Harn ist dunkel und enthält Spuren von Blut. Erst einige Tage vor dem Termin bei mir wurde bei ihm ein Blasenkarzinom diagnostiziert. Abgesehen von den geschilderten Symptomen verspürt er auch ein ausgeprägtes Hitzegefühl sowie Durst, er ist auch häufig verstopft. Seine Zunge ist von rot-purpurner Farbe und weist einen dicken, gelben, klebrigen Belag über die volle Länge auf, der an der Wurzel dicker ist. Sein Puls ist sehr voll, schlüpfrig und saitenförmig.

Diagnose

Es handelt sich hier um einen klaren Fall von Hitze-Dysurie mit Nässe-Hitze der Blase und Feuer im allgemeinen. Es besteht auch Blut-Stase, wie wir an der purpurnen Farbe der Zunge erkennen – das Blasenkarzinom ist offensichtlich vom Blut-Stase-Typ.

Therapieprinzip

Meine Behandlung wird mit der Therapie kombiniert und koordiniert, die er im Spital erhält. Es wird eine intravesikale Behandlung mit BCG-Vakzine durchgeführt, die zu einer entzündlichen Abstoßung der Blasenschleimhaut führt. Zum Zeitpunkt der Konsultation hat er allerdings noch nicht mit dieser Behandlung begonnen, mein Therapieprinzip besteht daher im Ausleiten von Feuer, Auflösen von Nässe-Hitze, Bewegen von Blut und Erweichen von Verhärtungen.

Arzneimitteltherapie

Ich verwende eine Variation von Ba zheng tang (Acht Arzneien-Pulver zur Korrektur):

Herba Polygoni avicularis	Bian xu	6.0 g
Semen Plantaginis	Che qian zi	9.0 g
Herba Dianthi	Qu mai	6.0 g
Caulis Akebiae	Mu tong	3.0 g
Cortex Phellodendri	Huang bai	6.0 g
Rhizoma Rhei	Da huang	6.0 g
Fructus Gardeniae	Zhi zi	6.0 g
Radix Glycyrrhizae	Gan cao	6.0 g
Semen Coicis	Yi yi ren	20.0 g
Medulla Junci	Deng xin cao	4.0 g
Radix Semiaquilegiae	Tian kui zi	9.0 g
Herba Selaginellae	Shi shang bai	9.0 g
Radix Paeoniae rubra	Chi shao	6.0 g
Radix Rubiae	Qian cao	6.0 g
Radix Paeoniae alba	Bai shao	9.0 g

Erläuterung

- Die ersten acht Arzneien bilden die Rezeptur Ba zheng tang, wobei Hua shi durch Huang bai ersetzt wird, da Huang bai Nässe-Hitze besser auflöst.
- Yi yi ren und Deng xin cao lösen Nässe-Hitze der Blase auf.
- Tian kui zi und Shi shang bai lösen Nässe-Hitze der Blase auf und haben eine krebshemmende Wirkung.
- Chi shao und Qian cao bewegen das Blut und beenden Bluten.
- Bai shao beendet in Kombination mit Gan cao Schmerz und besänftigt Drängen.

Der Patient nimmt diese Rezeptur etwa ein Monat ein, bevor er mit der Krankenhausbehandlung beginnt. Als diese Therapie einsetzt, ändere ich das Therapieprinzip, da die BCG-Vakzine das Karzinom direkt angreift und als Nebenwirkung Erschöpfungszustände hervorruft. Deshalb wende ich meine Aufmerksamkeit dem Stärken des Qi zu, und zwar mit einer Variation von Bu zhong yi qi tang (Dekokt, das die Mitte tonisiert und das Qi vermehrt):

Radix Astragali	Huang qi	15.0 g
Radix Codonopsis pilosulae	Dang shen	12.0 g
Rhizoma Atractylodis macrocephalae	Bai zhu	6.0 g
Radix Angelicae sinensis	Dang gui	6.0 g
Pericarpium Citri reticulatae	Chen pi	3.0 g
Rhizoma Cimicifugae	Sheng ma	3.0 g
Radix Bupleuri	Chai hu	3.0 g
Poria	Fu ling	6.0 g
Herba Cirsi	Xiao ji	6.0 g

Erläuterung

- Die ersten sieben Arzneien gehören zur Rezeptur Bu zhong yi qi tang.
- Fu ling löst Nässe auf.
- Xiao ji stoppt Blutungen aus der Blase, die durch die Instillation der BCG-Vakzine hervorgerufen werden.

Während seiner urologischen Therapie unterstützen ihn die chinesischen Arzneien, indem sie seine Körperenergie stärken und die Nebenwirkungen minimieren. Nach 3 Therapiemonaten ist sein Zungenbelag deutlich vermindert, der Zungenkörper ist allerdings immer noch von rötlich-purpurner Farbe, der Puls ist voll, schlüpfrig und saitenförmig. Außerdem hat die Zunge ihren „Geist" an der Wurzel verloren, was auf eine Nieren-Schwäche hinweist. Das Blasenkarzinom ist verschwunden. Damit ist er zwar aus Sicht der Westlichen Medizin „geheilt", Zunge und Puls zeigen mir aber, daß das nicht stimmen kann. Vor allem der sehr volle, schlüpfrige und saitenförmige Puls weist darauf hin, daß die pathogenen Faktoren, also Blut-Stase und Nässe-Hitze, die das Karzinom verursacht haben, noch nicht gewichen sind. Außerdem weist der Mangel an „Geist" an der Zungenwurzel in Richtung einer Nieren-Schwäche. Somit ändere ich wieder das Therapieprinzip, indem ich nun das Nieren-Yin nähre, Nässe-Hitze auflöse und Blut bewege. Ich verwende eine Variation von Zhi bo di huang wan (Pille mit Rhizoma Anemarrhenae, Cortex Phellodendri und Radix Rehmanniae praeparata):

Rhizoma Anemarrhenae	Zhi mu	6.0 g
Cortex Phellodendri	Huang bai	6.0 g
Radix Rehmanniae praeparata	Shu di huang	9.0 g
Fructus Corni	Shan zhu yu	4.0 g
Rhizoma Dioscoreae	Shan yao	6.0 g
Rhizoma Alismatis	Ze xie	6.0 g
Poria	Fu ling	6.0 g
Cortex Moutan	Mu dan pi	6.0 g

Semen Coicis	Yi yi ren	15.0 g
Rhizoma Semiaquilegiae	Tian kui zi	9.0 g
Rhizoma Selaginellae	Shi shang bai	9.0 g
Herba Oldenlandiae	Bai hua she she cao	6.0 g
Radix Astragali	Huang qi	12.0 g
Rhizoma Curcumae	E zhu	6.0 g

Erläuterung

- Die ersten acht Arzneien bilden die ursprüngliche Rezeptur.
- Yi yi ren leitet Nässe-Hitze aus und erweicht Verhärtungen.
- Tian kui zi, Shi shang bai und Bai hua she she cao lösen Nässe-Hitze auf und haben eine krebshemmende Wirkung.
- Huang qi tonisiert das Qi und stärkt die Immunität mit dem Ziel der Krebsbekämpfung und -vorbeugung.
- E zhu bricht Blut-Stagnation auf und hat einen krebshemmenden Effekt.

Der Patient nimmt Variationen dieser Rezeptur über 6 Monate ein. Danach merkt er, daß seine allgemeine Energie sich gebessert hat. Es tritt kein Karzinomrezidiv auf. Seine Zunge hat die purpurne Farbe verloren und den „Geist" der Wurzel wiedererlangt, der Puls ist deutlich weniger voll, schlüpfrig und saitenförmig. Er steht noch in Behandlung, es wird auch wahrscheinlich noch einige Zeit dauern, bis sein Puls seine volle, schlüpfrige und saitenförmige Qualität gänzlich verloren haben wird. Erst dann wird man aus Sicht der Chinesischen Medizin sagen können, daß sein Krebs gänzlich verschwunden ist.

Kasuistik

Ein 47jähriger Mann bekam vor 4 Jahren die Diagnose eines Blasenkarzinoms. Es wurde damals nicht operiert, über 3 Jahre hatte er auch keinerlei Symptome. Danach entwickelte er allerdings Blasenpapillome. Seine aktuellen Symptome sind Brennen bei der Miktion, gelegentliche Hämaturie, häufiger Harndrang, schwieriger Harnfluß, dunkler Harn, Kreuzschmerzen, leichtes Schwindelgefühl sowie Kältegefühl. Schon bevor er das Karzinom hatte, hatte er über viele Jahre an häufigem Harndrang gelitten. Bei näherer Befragung kommt heraus, daß er zwei Arten von häufigem Harndrang hat. Zum einen ist sein Harnfluß häufig, stark und blaß, die anderen Male aber verspürt er bloß ein häufiges Verlangen zu urinieren, der Harn selbst ist aber spärlich und dunkel.

Seine Zunge hat eine normale Farbe, ist etwas blaß an den Rändern und weist einen schmutzigen, klebrigen Belag der Wurzel auf. Der Puls ist etwas schlüpfrig, etwas schwächlich und ausgesprochen schwächlich an der linken proximalen Taststelle.

Diagnose

Das Brennen bei der Miktion, der dunkle Harn mit gelegentlicher Blutbeimengung sowie häufige und schwierige Miktion weisen auf Hitze-Dysurie hin. Diese entwickelt sich allerdings vor einem Hintergrund von Nieren-Yang-Schwäche (etwas blasse Zunge, Kältegefühl, schwächlicher Nieren-Puls, häufiger Harndrang von Kindheit an).

Therapieprinzip

Zunächst Nässe-Hitze der Blase auflösen, danach das Nieren-Yang stärken. Dieser Patient wird ausschließlich mit Arzneimitteltherapie behandelt.

Arzneimitteltherapie

Anfangs verwende ich eine Variation von Ba zheng tang (Acht Arzneien-Pulver zur Korrektur) und Xiao ji yin zi (Dekokt mit Herba Cirsi). Da sie einige gemeinsame Zutaten haben, kann man sie gut kombinieren, ohne eine allzu große Zahl von einzelnen Arzneien zu benötigen.

Herba Polygoni avicularis	Bian xu	6.0 g
Semen Plantaginis	Che qian zi	6.0 g
Herba Dianthi	Qu mai	6.0 g
Caulis Akebiae	Mu tong	6.0 g
Talcum	Hua shi	9.0 g
Fructus Gardeniae	Zhi zi	6.0 g
Radix Glycyrrhizae tosta	Zhi gan cao	6.0 g
Herba Cirsi	Xiao ji	6.0 g
Nodus Nelumbinis rhizomatis	Ou jie	6.0 g
Herba Lophatheri	Dan zhu ye	4.0 g
Radix Rehmanniae praeparata	Shu di huang	9.0 g
Radix Angelicae sinensis	Dang gui	4.0 g
Rhizoma Semiaquilegiae	Tian kui zi	6.0 g
Herba Selaginellae	Shi shang bai	6.0 g

Erläuterung

- Die ersten sieben Arzneien gehören zur Rezeptur Ba zheng tang, die Hitze und Nässe aus der Blase entfernt. Da huang (Radix et Rhizoma Rhei) wird weggelassen, da die Zunge des Patienten keinen dicken oder trockenen Belag aufweist.
- Die nächsten fünf Arzneien sind Teil der Rezeptur Xiao ji yin zi, die Hitze beseitigt, das Blut der Blase kühlt und gegen Hämaturie wirkt. Pu huang wird weggelassen, da die Hämaturie nicht sehr ausgeprägt ist. Andere Arzneien, die weggelassen werden, sind ohnedies schon in Ba zheng tang enthalten. Sheng di huang wird durch Shu di huang ersetzt, da eine Schwäche des Nieren-Yang besteht.
- Tian kui zi und Shi shang bai sind spezifisch krebshemmende Arzneien, die auf die Blase wirken.

Nach zwei Therapiemonaten mit dieser Rezeptur, die bloß die Manifestation, nämlich Nässe-Hitze der Blase, behandelt, ändere ich das Therapieprinzip, indem meine Aufmerksamkeit auf eine kombinierte Therapie der Wurzel und der Manifestation richte. Ich will also gleichzeitig die Niere stärken und Nässe-Hitze der Blase beseitigen. Ich verwende eine Variation von Zhi bo di huang wan (Pille mit Rhizoma Anemarrhenae, Cortex Phellodendri und Radix Rehmanniae praeparata):

Radix Rehmanniae praeparata	Shu di huang	24.0 g
Fructus Corni	Shan zhu yu	12.0 g
Rhizoma Dioscoreae	Shan yao	12.0 g
Rhizoma Alismatis	Ze xie	9.0 g
Poria	Fu ling	9.0 g
Cortex Moutan	Mu dan pi	9.0 g
Rhizoma Anemarrhenae	Zhi mu	9.0 g
Cortex Phellodendri	Huang bai	9.0 g

Fructus Rubi	Fu pen zi	4.0 g
Semen Cuscutae	Tu si zi	6.0 g
Rhizoma Semiaquilegiae	Tian kui zi	6.0 g
Herba Selaginellae	Shi shang bai	6.0 g

Erläuterung

- Die ersten acht Arzneien gehören zu Zhi bo di huang wan, einer Rezeptur, die die Niere stärkt und Nässe-Hitze der Blase beseitigt.
- Fu pen zi und Tu si zi tonisieren das Nieren-Yang.
- Tian kui zi und Shi shang bai haben einen krebshemmenden Effekt und wirken auf die Blase. Nach zwei Monaten der Einnahme dieser Rezeptur hat der Patient eine weitere Zystoskopie, die ein vollständiges Verschwinden der Papillome zeigt. In der Zwischenzeit haben auch alle seine Symptome sistiert.

2. Stein-Dysurie

Klinische Manifestationen

Steine oder Sand im Harn, schwierige Miktion, die plötzlich aufhören kann, Schmerz im Hypogastrium und im Sakralbereich, Hämaturie.

Zunge: rot, dicker, klebriger Belag an der Wurzel.

Puls: schnell, an der linken proximalen Position saitenförmig.

Therapieprinzip

Hitze beseitigen, Nässe ausleiten, die Wasser-Wege öffnen, die Steine ausstoßen.

Akupunktur

Punktauswahl

B 22, M 28, MP 9, KG 6, KG 3, B 28, B 63, B 39, N 2-rangu. Sedieren, keine Moxibustion anwenden.

Erläuterung

- B 22 leitet Nässe aus dem Unteren Erwärmer aus.
- M 28 fördert die Transformation der Flüssigkeiten im Unteren Erwärmer.
- MP 9 leitet Nässe-Hitze aus dem Unteren Erwärmer aus.
- KG 6 bewegt Qi im Unteren Erwärmer. Das Bewegen des Qi hilft mit, Flüssigkeiten umzuwandeln und Nässe auszuleiten.
- KG 3 und B 28, der Alarm- und der Zustimmungspunkt der Blase, leiten Nässe der Blase aus.
- B 63 beseitigt Obstruktionen der Blasen-Leitbahn.
- B 39, der Untere-He-Meer-Punkt des Dreifachen Erwärmers (v. a. des Unteren Erwärmers) beseitigt in Kombination mit N 2 Obstruktionen der Blase und befreit die Wasser-Wege.

Arzneimitteltherapie

Rezeptur 1

Shi wei san

Pulver mit Folium Pyrrosiae

Folium Pyrrosiae	Shi wei	9.0 g
Semen Abutili	Qing ma zi	6.0 g
Herba Dianthi	Qu mai	6.0 g
Semen Plantaginis	Che qian zi	6.0 g
Talcum	Hua shi	6.0 g

Erläuterung

Alle Arzneien leiten Nässe-Hitze aus, öffnen die Wasser-Wege und mindern Dysfunktionen der Harnwege.

Variationen

- Um den steinauflösenden Effekt der Rezeptur zu erhöhen: plus Jin qian cao (Herba Lysimachiae), Hai jin sha (Spora Lygodii) und Ji nei jin (Endothelium corneum Gigeriae Galli).
- Bei Schmerzen im Sakralbereich: plus Bai shao (Radix Paeoniae alba) und Gan cao (Radix Glycyrrhizae)
- Bei Blut im Harn: plus Xiao ji (Herba Cirsi), Sheng di huang (Radix Rehmanniae) und Ou jie (Nodus Nelumbinis rhizomatis).
- Bei Fieber: plus Pu gong ying (Herba Taraxaci), Huang bai (Cortex Phellodendri) und Da huang (Radix et Rhizoma Rhei).
- Bei chronischer Urolithiasis mit Nässe im Unteren Erwärmer und Qi- sowie Blut-Schwäche: statt Shi wei san die Rezepturen Er shen san (Pulver der beiden Geister), bestehend aus Hai jin sha (Spora Lygodii) und Hua shi (Talcum), sowie Ba zhen tang (Acht Schätze-Dekokt) verwenden.
- Bei chronischen Beschwerden mit Nässe-Hitze im Unteren Erwärmer und Yin-Mangel: in Kombination mit Shi wei san die Rezeptur Zhi bo di huang wan (Pille mit Rhizoma Anemarrhenae, Cortex Phellodendri und Radix Rehmanniae praeparata) verwenden.

Rezeptur 2

San jin tang

Dekokt des dreifachen Goldes

Herba Lysimachiae	Jin qian cao	15.0 g
Spora Lygodii	Hai jin sha	9.0 g
Endothelium corneum		
Gigeriae galli	Ji nei jin	6.0 g
Semen Abutili	Qing ma zi	6.0 g
Folium Pyrrosiae	Shi wei	6.0 g
Herba Dianthi	Qu mai	6.0 g

Erläuterung

- Jin qian cao, Hai jin sha und Ji nei jin lösen Steine der Harnwege auf.
- Qing ma zi, Shi wei und Qu mai leiten Nässe-Hitze aus.

Eine detailliertere Besprechung der Akupunkturtherapie von Steinen der Harnwege ist im Anhang zu diesem Kapitel zu finden.

Fertigarznei

Te xiao pai shi wan

Besonders wirksame Pille zum Ausstoßen von Steinen.

Erläuterung

Dieses Präparat, das bereits besprochen wurde, leitet sehr gut Nässe-Hitze der Blase aus und löst Steine der Harnwege auf bzw. bewirkt deren Abgang.

3. Qi-Dysurie

Klinische Manifestationen

Fülle-Typ: erschwerte und schmerzhafte Miktion, Schmerz und Distension im Hypogastrium, Reizbarkeit, saitenförmiger und tiefer Puls.

Leere-Typ: erschwerte Miktion, schwacher Harnstrahl, geringe Distension im Hypogastrium, Müdigkeit, blasse Zunge, schwächlicher Puls.

Therapieprinzip

Fülle-Typ: Qi bewegen, Stagnation beseitigen, die Wasser-Wege öffnen.

Leere-Typ: das Qi tonisieren und heben, die Wasser-Wege öffnen.

Akupunktur

Punktauswahl

KG 3, KG 5, B 28, Le 3, Le 5, Le 8, B 64-jinggu, MP 6, M 36, KG 6, LG 20-baihui, Lu 7, N 6-zhaohai, Dü 3, B 62-shenmai. Sedieren oder neutral nadeln beim Fülle-Typ, tonisierend nadeln und Moxibustion beim Leere-Typ.

Klassische Punktekombination: N 1, G 34, KG 5. Diese Kombination stammt aus dem 1529 erschienenen Werk „Zusammenkünfte herausragender Akupunkteure".[13]

Erläuterung

- KG 3 und B 28, der Alarm- und der Zustimmungspunkt der Blase, regulieren das Qi der Blase.
- KG 5, der Alarmpunkt des Dreifachen Erwärmers, beseitigt Stagnation im Unteren Erwärmer.
- Le 3 bewegt das Leber-Qi und beseitigt Stagnation.
- Le 5 bewegt das Leber-Qi in der Verbindungs-Leitbahn der Leber, die zu Urethra und Genitalien verläuft.
- Le 8 bewegt das Leber-Qi in der Leber-Leitbahn im Hypogastriumbereich.
- B 64, der Yuan-Quellpunkt, kann beim Leere-Typ verwendet werden, um die Funktion der Blase zu stärken.
- MP 6 reguliert das Qi, besänftigt die Leber, öffnet die Wasser-Wege und beendet Schmerz.
- M 36 tonisiert das Qi, weshalb er hauptsächlich beim Leere-Typ verwendet wird.
- KG 6 bewegt das Qi im Unteren Erwärmer.
- LG 20 hebt das Qi und beseitigt Qi-Stagnation im Hypogastrium.
- Die Kombination von Lu 7 und N 7 öffnet das Konzeptionsgefäß-renmai. Damit kann man bei Frauen das Qi im Hypogastrium regulieren, und zwar in Kombination mit KG 6 bei Fülle-Zuständen bzw. mit LG 20 bei Leere.
- Die Kombination von Dü 3 und B 62 öffnet das Lenkergefäß-dumai. Damit kann man beim Mann das Qi im Hypogastrium regulieren. Bei Fülle-Zuständen wird KG 6 dazu gestochen, bei Leere wiederum LG 20.

Arzneimitteltherapie

Rezeptur 1

Chen xiang san

Pulver mit Lignum Aquilariae resinatum

Lignum resinatum Aquilariae	Chen xiang	9.0 g
Folium Pyrrosiae	Shi wei	6.0 g
Talcum	Hua shi	6.0 g
Semen Abutili	Qing ma zi	6.0 g
Radix Angelicae sinensis	Dang gui	6.0 g
Semen Vaccariae	Wang bu liu xing	6.0 g
Radix Paeoniae alba	Bai shao	6.0 g
Pericarpium Citri reticulatae	Chen pi	4.5 g
Radix Glycyrrhizae	Gan cao	3.0 g

Erläuterung

Diese Rezeptur wirkt spezifisch bei Dysurie, die durch Qi-Stagnation hervorgerufen wird.

- Chen xiang reguliert das Qi.
- Shi wei, Hua shi und Qing ma zi leiten Nässe der Blase aus und öffnen die Wasser-Wege.
- Dang gui, Wang bu liu xing und Bai shao regulieren das Blut.
- Chen pi leitet Nässe aus und bewegt das Qi.
- Gan cao harmonisiert. In Verbindung mit Bai shao (Radix Paeoniae alba) besänftigt Gan cao und wirkt auch schmerzstillend.

Variationen

- Zur Verstärkung der Qi-bewegenden Wirkung: plus Xiang fu (Rhizoma Cyperi), Wu yao (Radix Linderae) und Xiao hui xiang (Fructus Foeniculi).
- Bei Blut-Stase: plus Hong hua (Flos Carthami), Tao ren (Semen Persicae) und Niu xi (Radix Achyranthis bidentatae).

Rezeptur 2

Bu zhong yi qi tang

Dekokt, das die Mitte tonisiert und das Qi vermehrt

Radix Astragali	Huang qi	12.0 g
Radix Ginseng	Ren shen	9.0 g
Rhizoma Atractylodis macrocephalae	Bai zhu	9.0 g
Radix Angelicae sinensis	Dang gui	6.0 g
Pericarpium Citri reticulatae	Chen pi	6.0 g
Rhizoma Cimicifugae	Sheng ma	3.0 g
Radix Bupleuri	Chai hu	3.0 g

Erläuterung

Diese Rezeptur wurde schon in Kapitel 1 besprochen. Sie ist bei Dysurie geeignet, die auf Schwäche und Absinken des Qi zurückzuführen ist. Die Rezeptur hebt das klare Qi empor, läßt das trübe Qi absteigen und trennt auf diesem Weg das Klare vom Trüben in den Harnwegen. Dysurie wird durch diese Mischung vermindert.

Fertigarznei 1

Qian lie xian wan

Prostatapille

Semen Vaccariae	Wang bu liu xing
Cortex Moutan	Mu dan pi
Radix Paeoniae rubra	Chi shao
Radix Astragali	Huang qi
Herba Thlaspii seu Patriniae	Bai jiang cao
Radix Peucedani	Qian hu
Radix Glycyrrhizae	Gan cao
Radix Aucklandiae	Mu xiang
Caulis Akebiae	Mu tong

Erläuterung

Diese Rezeptur tonisiert das Qi, bewegt Qi und Blut, fördert die Trennung des Klaren vom Trüben und leitet Nässe-Hitze aus. Sie kann bei Qi-Dysurie vom Fülle-Typ, also bei Qi-Stagnation, verwendet werden.

Zungenbefund: leicht gerötete Ränder.

Fertigarznei 2

Bu zhong yi qi wan
Pille, die die Mitte tonisiert und das Qi vermehrt

Erläuterung

Dieses Präparat hat die gleichen Zutaten und Wirkungen wie die gleichnamige Dekoktrezeptur. Es ist zur Behandlung von Qi-Dysurie vom Leere-Typ geeignet, wenn also das Qi geschwächt ist und absinkt.

Zungenbefund: blasser Zungenkörper.

Fertigarznei 3

Jie jie wan

Pille zum Beseitigen von Schwellungen

Radix Rehmanniae	Sheng di huang
Radix Astragali	Huang qi
Radix Codonopsis pilosulae	Dang shen
Fructus Ligustri lucidi	Nü zhen zi
Semen Plantaginis	Che qian zi
Radix Achyranthis bidentatae	Niu xi

Radix Salviae miltiorrhizae	Dan shen
Rhizoma Alismatis	Ze xie
Semen Cuscutae	Tu si zi
Ootheca Mantidis	Sang piao xiao

Erläuterung

Dieses Präparat tonisiert das Qi, nährt das Nieren-Yin, löst Nässe auf und bewegt das Blut. Üblicherweise wird es bei Prostatahypertrophie vor einem Hintergrund von Qi- und Nieren-Yin-Schwäche verwendet. Hier kann es bei Qi-Dysurie vom Leere-Typ gegeben werden, also bei Schwäche von Qi und Yin.

Zungenbefund: roter Zungenkörper, insgesamt wurzelloser Belag, der an der Wurzel aber auch klebrig ist, rote Punkte an der Zungenwurzel.

Kasuistik

Eine 30jährige Frau leidet seit 6 Monaten an Beschwerden, die als Zystitis diagnostiziert wurden. Sie hat häufigen Harndrang, es bestehen Schmerz und Distension im Hypogastrium, jedoch kein Brennen bei der Miktion. In den Harnuntersuchungen ist keine Infektion nachweisbar. Abgesehen von diesen Beschwerden verspürt sie häufig Distension im Abdomen und leidet an prämenstrueller Spannung mit Reizbarkeit und Distensionsschmerz der Mammae.

Früher litt sie an Depressionen. Sie berichtet auch über eine gewisse Lumbalgie, über Schwindelgefühl und leichten Tinnitus. Die Zunge hat eine normale Farbe, von den geröteten Rändern abgesehen. Der Puls ist an beiden proximalen Taststellen schwächlich, auf der linken Seite etwas saitenförmig.

Diagnose

Es handelt sich um Qi-Dysurie vom Fülle-Typ, die also von Leber-Qi-Stagnation ausgeht. Die entsprechenden Symptome sind Schmerz und Distension im Hypogastrium, auch allgemeine Symptome der Leber-Qi-Stagnation wie abdominale Distension, prämenstruelle Spannung und anamnestisch auch Depressionen sowie der saitenförmige Puls sprechen dafür. Abgesehen davon findet sich bei der Patientin auch eine gewisse Nieren-Schwäche, die in Kreuzschmerzen, Schwindelgefühl und Tinnitus ihren Ausdruck findet – allerdings bestehen zum Zeitpunkt der ersten Konsultation keine ausgeprägten Symptome von Yin- oder Yang-Schwäche.

Therapieprinzip

Die Leber befrieden, Stagnation beseitigen, die Niere tonisieren. Die Patientin wird ausschließlich mit Akupunktur behandelt.

Akupunktur

Die Hauptpunkte werden aus den folgenden ausgewählt, wobei zum Stärken der Niere die tonisierende und zum Befrieden der Leber die neutrale Stimulation angewandt wird.

- Lu 7 und N 6-zhaohai öffnen das Konzeptionsgefäß und bewegen das Qi der Harnwege.
- KG 3 bewegt das Qi der Blase und des Hypogastriums.
- Le 5 und Le 3 bewegen das Leber-Qi im Hypogastrium.
- MP 6 beruhigt die Leber.
- N 3-taixi und B 23 tonisieren die Niere.

Die Beschwerden verschwinden nach 8 Behandlungen. Diese Art von Dysurie spricht üblicherweise sehr rasch auf eine Behandlung an. Die Patientin kommt danach noch zu gelegentlichen Behandlungen, um die im Hintergrund vorhandene Nieren-Schwäche zu therapieren.

Kasuistik

Eine 70jährige Patientin leidet seit 2 Jahren an Dysurie. Vor und während der Miktion empfindet sie Schmerz, auch im Hypogastrium bestehen Schmerz und Distension. Gelegentlich ist die Miktion zögerlich, der Harn ist eher dunkel. Alle Harn- und Blutuntersuchungen sind unauffällig. Ein Jahr vor der Konsultation hatte sie akutes Harnverhalten und mußte deswegen im Krankenhaus katheterisiert werden. Sie leidet auch an einer Lumbalgie sowie schmerzhaftem und „müdem“ Rachen, der in der Nacht auch trocken ist. Ihre Zunge ist dunkelrot, trocken und mit einigen Rissen behaftet, an der Wurzel finden sich rote Punkte und ein gelber Belag. Ihr Puls ist tief und saitenförmig, vor allem an der linken proximalen Taststelle.

Diagnose

Es handelt sich um eine Kombination zweier Arten von Dysurie, nämlich Qi-Dysurie (vom Fülle-Typ) und Hitze-Dysurie, beides vor einem Hintergrund von Nieren-Yin-Schwäche. Die Symptome der Qi-Dysurie: Schmerz vor der Miktion, Schmerz und Distension im Hypogastrium, saitenförmiger Puls. Die Symptome der Hitze-Dysurie, in diesem Fall Nässe-Hitze, sind Schmerz während der Miktion, leichtes Harnverhalten (Nässe verlegt die Wasser-Wege) sowie der gelbe Belag und die roten Punkte an der Zungenwurzel. Die Symptome der Nieren-Yin-Schwäche bestehen im nächtlichen trockenen Rachen, den Rückenschmerzen und der roten, trockenen und rissigen Zunge.

Therapieprinzip

Die Patientin wird ausschließlich mit Akupunktur behandelt. Das Therapieprinzip: Blasen-Hitze und Nässe beseitigen, das Qi bewegen, Stagnation beseitigen, das Nieren-Yin nähren.

Akupunktur

Die Hauptpunkte werden aus den folgenden ausgewählt, wobei jene zum Nähren des Nieren-Yin tonisiert, jene zum Beseitigen von Nässe-Hitze und zum Bewegen von Qi neutral genadelt werden.

- MP 9 und MP 6 beseitigen Nässe-Hitze der Harnwege.
- Le 5 und Le 3 bewegen das Qi und beseitigen Stagnation in den Harnwegen.
- Di 11 und N 2-rangu beseitigen Hitze und kühlen das Blut.
- N 6-zhaohai und KG 4 nähren das Nieren-Yin und besänftigen die Kehle.
- Die Kombination von Lu 7 und N 6-zhaohai öffnet das Konzeptionsgefäß, was zum Bewegen des Qi im Unteren Erwärmer, zum Nähren des Nieren-Yin und zum Besänftigen des Rachens beiträgt.
- B 63 und Le 6, zwei Xi-Grenzpunkte, wirken schmerzstillend und beseitigen Obstruktionen der Leitbahnen.

Die Patienten wird in zweiwöchentlichem Intervall über 3 Monate behandelt. Nach diesen 6 Sitzungen stellt sich eine sehr ausgeprägte Verbesserung ein, sie erhält seitdem alle 3 Monate eine weitere Behandlung, um die Besserung abzusichern und das Nieren-Yin weiterhin zu nähren.

Kasuistik

Ein 35jähriger Mann leidet seit einem Jahr an Dysurie. Vor und während der Miktion verspürt er einen stechenden Schmerz, der sich bis zur Penisspitze erstreckt. Er berichtet auch über ein Distensionsgefühl im Hypogastrium und über Kribbeln in der linken Großzehe. Eine Woche, bevor seine Miktionsprobleme begannen, hatte er eine Ischialgie mit Schmerzausstrahlung in die Hinterseite des linken Beins. Zwei Jahre vor der Konsultation litt er auch an einer Depression, wegen der er Antidepressiva einnahm. Seine Zunge ist an den Rändern etwas gerötet und weist einen gelben Belag an der Wurzel auf. Sein Puls ist etwas schnell, an der linken Seite saitenförmig, vor allem an der linken proximalen Taststelle, wo auch eine gespannte Qualität zu palpieren ist.

Diagnose

Es liegt hier eine Kombination aus Qi- und Hitze-Dysurie vor, wobei die erste Form überwiegt, was wir an folgenden Symptomen erkennen: Schmerz vor der Miktion, der sich zum Penis erstreckt, Distensionsgefühl im Hypogastrium, Kribbeln der linken Großzehe (Leber-Leitbahn) und saitenförmiger Puls. Die Symptome der Hitze-Dysurie sind Schmerz während der Miktion, gelber Zungenbelag an der Wurzel, saitenförmiger und gespannter Puls an der linken proximalen Position, was für Blasen-Hitze spricht. Üblicherweise spricht ein gespannter Puls für Kälte, in Kombination mit einer saitenförmigen Qualität und schnellem Puls kann er jedoch auch auf Hitze in einem Organ hinweisen.

Therapieprinzip

Die Leber befrieden, Stagnation beseitigen, Blasen-Hitze ausleiten. Der Patient wird nur mit Akupunktur behandelt.

Akupunktur

Ich wähle Kombinationen aus den folgenden Punkten aus (neutrale Nadelung):

- B 62 links und Dü 3 rechts öffnen das Yang-Fersengefäß und bewegen das Qi im Hypogastrium. Das Einschalten dieser Leitbahn ist indiziert, da die linke proximale Pulstaststelle eine saitenförmige und gespannte Qualität bietet. Dieser Meridian wird eingesetzt, um „übermäßiges Yang" sowie Qi-Stagnation in Form von überschüssigem Yang zu absorbieren.
- KG 3 beseitigt Blasen-Hitze.
- Le 5 und Le 3 befrieden die Leber und beseitigen Stagnationen in Hypogastrium, Urethra und Penis. Le 5 ist der Luo-Passagepunkt, der Verbindungsmeridian verläuft beim Mann von diesem Punkt zu den äußeren Genitalien und zum Penis.
- MP 6 befriedet die Leber und mäßigt Drängen.

Die Beschwerden dieses Patienten verschwinden nach 10 Behandlungen. Um diese Besserung abzusichern, verschreibe ich ihm einen Zyklus der Fertigarznei Shu gan wan (Pille zum Besänftigen der Leber), um die Leber zu besänftigen und Stagnation zu beseitigen. Am Anfang der Behandlung wäre eine Verwendung dieses Präparats in Kombination mit der Akupunktur nicht indiziert gewesen, da es ausschließlich warme Zutaten enthält, die die Blasen-Hitze verschlimmert hätten.

Kasuistik

Eine 47jährige Frau leidet seit 4 Jahren an häufiger Miktion und hypogastrischem Schmerz. Der Schmerz ist nur leicht und auf das Hypogastrium beschränkt, die Miktion ist nicht von Brennen begleitet. Sie berichtet auch über Schmerzen im Sakralbereich. Der Harn ist blaß, sie berichtet von häufiger Nykturie. Alle diese Symptome begannen 3 Monate nach einer Hysterektomie. Ihr Puls ist im allgemeinen schwächlich, vor allem an den beiden proximalen Taststellen. Ihre Zunge ist sehr blaß, sie hat einen weißen und gelben, klebrigen Belag, der Wurzel fehlt der Geist (Farbabbildung 20.2).

Diagnose

Es handelt sich um Qi-Dysurie vom Leere-Typ. Wir finden auch Schwäche und Absinken des Milz- und Nieren-Qi. Letzteres erkennen wir an der häufigen Miktion, dem blassem Harn, der Nykturie, der blassen Zunge und dem schwächlichen Puls an beiden Nieren-Positionen. Die Beschwerden begannen nach der Hysterektomie, die wegen Myomen des Uterus durchgeführt wurde. Wie es so häufig nach diesem Eingriff geschieht, so übertrug sich auch hier die Stagnation, die sich in der Gebärmutter befand, auf das nächstliegende Organ, nämlich die Harnblase. Es besteht also innerhalb der Qi-Schwäche auch ein Element der Stagnation, wie aus dem leichten Schmerz im Hypogastrium ersichtlich ist.

Therapieprinzip

Das Milz-Qi tonisieren und heben, das Nieren-Yang wärmen. Die Patientin wird mit Akupunktur und zwei Fertigarzneien behandelt.

Akupunktur

Die Punkte werden aus folgendem Spektrum ausgewählt und tonisiert:

- Lu 7 und N 6 öffnen das Konzeptionsgefäß, tonisieren die Niere und bewegen gleichzeitig das Qi im unteren Abdomen.
- LG 20-baihui hebt das Qi.
- N 3-taixi (Moxa auf die Nadel) tonisiert und wärmt das Nieren-Yang.
- B 23 tonisiert das Nieren-Yang.
- KG 4 (direkte Moxibustion mittels Moxakegelchen) wärmt den Uterus (bzw. das Gebiet, wo sich dieser befand) und tonisiert das Nieren-Yang. Die Kombination dieses Punkts mit LG 20 ist gut geeignet, das Qi zu heben und die Niere zu tonisieren.

Arzneimitteltherapie

Ich verwende Bu zhong yi qi wan (Pille, die die Mitte tonisiert und das Qi vermehrt) zum Tonisieren und Heben des Milz-Qi sowie Jin sui gu jing wan (Pille des goldenen Verschlusses zum Festigen der Essenz), um die Niere zu tonisieren und den häufigen Harndrang zu beenden.

Unter Einsatz dieser beiden Präparate bedarf es bloß zweier Akupunktursitzungen, um die Beschwerden dieser Patientin gänzlich zu beseitigen. Schon nach der ersten Behandlung ist ihr Harn dunkler, es bestehen weder häufiger Harndrang noch Miktionsschmerzen.

4. Blut-Dysurie

Klinische Manifestationen

Fülle-Typ (Blut-Hitze): schwierige Miktion, brennender Schmerz während der Miktion, Blut im Harn, das die Form kleiner Klumpen annehmen kann, Völle und Schmerz im Hypogastrium, psychische Unruhe, rote Zunge, schneller Puls, der sich auf der mittleren Ebene voll anfühlt.

Leere-Typ (Leere-Hitze des Bluts aufgrund von Yin-Schwäche): helles Blut im Harn, leichte Miktionsbeschwerden, wenig Schmerz, Kreuzschmerzen, Depression, abendliches Hitzegefühl, rote und geschälte Zunge, schneller und oberflächlicher, leerer Puls.

Therapieprinzip

Fülle-Typ: Hitze beseitigen, Blut kühlen, Bluten beenden, Wasser-Wege öffnen.

Leere-Typ: Leere-Hitze beseitigen, Blut kühlen, Yin nähren, Bluten beenden, die Wasser-Wege öffnen.

Akupunktur

Punktauswahl

Le 3, N 2-rangu, KG 3, B 28, B 63, MP 10, B 17, MP 6, KG 4, N 6-zhaohai. Beim Fülle-Typ sedieren, beim Leere-Typ tonisieren. Keine Moxibustion.

Klassische Punktekombination: N 1, N 6-zhaohai, N 10-yingu und MP 6 (aus „Kompendium der Akupunktur", 1601).[14]

Erläuterung

- Le 3 und N 2 kühlen das Blut und öffnen die Wasser-Wege.
- KG 3 und B 28 beseitigen Blasen-Hitze.
- B 63 beendet Bluten.
- MP 10 und B 17 kühlen das Blut.
- MP 6 kühlt das Blut, leitet Nässe aus dem Unteren Erwärmer aus und öffnet die Wasser-Wege.
- KG 4 und N 6 (tonisieren) nähren das Yin. Diese beiden Punkte werden beim Leere-Typ eingesetzt.

Arzneimitteltherapie

Rezeptur 1

Xiao ji yin zi

Dekokt mit Herba Cirsi

Herba Cirsi	Xiao ji	30.0 g
Nodus Nelumbinis rhizomatis	Ou jie	6.0 g
Pollen Typhae	Pu huang	9.0 g
Talcum	Hua shi	15.0 g
Caulis Akebiae	Mu tong	9.0 g
Herba Lophatheri	Dan zhu ye	9.0 g
Fructus Gardeniae	Zhi zi	9.0 g
Radix Rehmanniae	Sheng di huang	30.0 g
Radix Angelicae sinensis	Dang gui	6.0 g
Radix Glycyrrhizae	Gan cao	6.0 g

Erläuterung

Diese Rezeptur wird vor allem bei Blut-Dysurie aufgrund von Blut-Hitze verwendet.

- Xiao ji kühlt das Blut, beendet Bluten und öffnet die Wasser-Wege. Es sollte in hoher Dosierung gegeben werden.
- Ou jie und Pu huang unterstützen Xiao ji beim Beenden von Bluten. Pu huang beendet Bluten, ohne das Blut zu verklumpen, da es dieses auch bewegt.
- Hua shi, Mu tong und Dan zhu ye beseitigen Hitze, leiten Nässe aus und öffnen die Wasser-Wege.

- Zhi zi leitet Nässe-Hitze aus den Drei Erwärmern aus.
- Sheng di huang kühlt das Blut und nährt das Yin.
- Dang gui unterstützt das Nähren des Yin, indem es das Blut stärkt. Die Arznei unterstützt auch die anderen Zutaten beim Beenden von Bluten, indem sie in die Blut-Schicht eindringt.
- Gan cao harmonisiert.

Rezeptur 2

Zhi bo di huang wan (Zhi bo ba wei wan)

Pille mit Rhizoma Anemarrhenae, Cortex Phellodendri und Radix Rehmanniae praeparata

Pille aus acht Zutaten mit Rhizoma Anemarrhenae und Cortex Phellodendri

Radix Rehmanniae praeparata	Shu di huang	24.0 g
Fructus Corni	Shan zhu yu	12.0 g
Rhizoma Dioscoreae	Shan yao	12.0 g
Rhizoma Alismatis	Ze xie	9.0 g
Poria	Fu ling	9.0 g
Cortex Moutan	Mu dan pi	9.0 g
Rhizoma Anemarrhenae	Zhi mu	9.0 g
Cortex Phellodendri	Huang bai	9.0 g

Erläuterung

Diese Rezeptur wird bei Blut-Dysurie eingesetzt, genauer ausgedrückt bei Leere-Hitze des Bluts aufgrund von Yin-Mangel.

Variationen

Sie beziehen sich auf beide oben besprochene Rezepturen.

Bei starkem Bluten: plus Qian cao (Radix Rubiae).

Bei Anzeichen von Blut-Stase: plus Hong hua (Flos Carthami) und Tao ren (Semen Persicae).

Fertigarznei 1

Qian lie xian wan

Prostatapille

Erläuterung

Dieses Präparat wurde bereits weiter oben erwähnt. Es leitet Nässe-Hitze aus und bewegt das Blut – aufgrund dieser Wirkung können wir es zur Behandlung von Blut-Dysurie vom Fülle-Typ verwenden, also bei Blut-Hitze mit Blut-Stase.

Der entsprechende Zungenbefund: rötlich-purpurner Zungenkörper mit gelbem Belag und roten Punkten an der Wurzel.

Bemerkung

Blut im Harn (Hämaturie) kann aus Sicht der Westlichen Medizin durch viele verschiedene Krankheiten hervorgerufen werden. Man sollte auch stets daran denken, daß die häufigste Ursache der Hämaturie bei Männern über 50 das Blasenkarzinom ist. Aus diesen Gründen sollte eine andauernde Hämaturie niemals ohne eine genaue westliche Diagnose behandelt werden.

5. Trübe Dysurie

Klinische Manifestationen

Fülle-Typ (Nässe): trüber oder wolkiger Harn, ähnlich einer Reissuppe. Er kann aussehen, als ob kleine Ölflecken auf seiner Oberfläche trieben. Gelegentlich Blutbeimengungen oder ein Sediment, das nach einiger Zeit wie Watte aussieht. Schwierige Miktion, klebriger Zungenbelag, voller und schlüpfriger Puls.

Leere-Typ (Qi-Mangel mit etwas Nässe): wolkiger oder trüber Harn, etwas erschwerte Miktion, Müdigkeit, Schwindelgefühl, tiefer Kreuzschmerz, blasse Zunge mit klebrigem Belag und schwächlichem, oberflächlichem Puls.

Therapieprinzip

Fülle-Typ: Nässe ausleiten, Hitze beseitigen, das Klare vom Trüben trennen, die Wasser-Wege öffnen.

Leere-Typ: Qi tonisieren, Niere stärken, das Klare vom Trüben trennen, Nässe ausleiten, die Wasser-Wege öffnen.

Akupunktur

Punktauswahl

KG 3, B 22, B 28, B 23, N 7-fuliu, KG 6, KG 9, M 28, MP 9, MP 6. Beim Fülle-Typ sedierend oder neutral nadeln, beim Leere-Typ tonisieren.

Klassische Punktekombination beim Leere-Typ: direkte Moxibustion auf MP 6 mit 7 Moxakegelchen (aus „Kompendium der Akupunktur“, 1601).[15]

Erläuterung

- KG 3 und B 28 leiten Nässe der Blase aus.
- B 22 fördert die Umwandlung der Flüssigkeiten und die Trennung des Klaren vom Trüben im Unteren Erwärmer.

- B 23 und N 7 sollten beim Leere-Typ tonisiert werden, um die Niere sowie die Blasen-Funktion der Qi-Transformation zu stärken.
- KG 6 bewegt das Qi im Unteren Erwärmer und unterstützt hier die Umwandlung der Flüssigkeiten.
- KG 9 und M 28 fördern die Transformation der Flüssigkeiten sowie die Trennung des Klaren vom Trüben.
- MP 9 und MP 6 leiten Nässe aus dem Unteren Erwärmer aus.

Arzneimitteltherapie

Rezeptur 1

Cheng shi bi xie yin

Dekokt mit Rhizoma Dioscoreae hypoglaucae aus dem Cheng-Clan

Rhizoma Dioscoreae hypoglaucae	Fen bi xie	9.0 g
Rhizoma Acori	Shi chang pu	6.0 g
Semen Plantaginis	Che qian zi	6.0 g
Cortex Phellodendri	Huang bai	6.0 g
Poria	Fu ling	9.0 g
Rhizoma Atractylodis macrocephalae	Bai zhu	6.0 g
Semen Nelumbinis	Lian zi	6.0 g
Radix Salviae miltiorrhizae	Dan shen	4.5 g

Erläuterung

Diese Rezeptur ist beim Fülle-Typ der Trüben Dysurie indiziert, wenn Symptome von Nässe-Hitze und ein klebriger gelber Zungenbelag zu finden sind.

- Fen bi xie und Shi chang pu trennen das Klare vom Trüben in den Harnwegen und leiten Nässe aus.
- Che qian zi und Huang bai leiten Nässe-Hitze aus.
- Fu ling und Bai zhu tonisieren die Milz und leiten Nässe aus.
- Lian zi und Dan shen klären das Herz, bewegen Blut, öffnen die Wasser-Wege und trennen das Klare vom Trüben.

Variationen

Bei Distension im Hypogastrium: plus Wu yao (Radix Linderae) und Xiang fu (Rhizoma Cyperi).

Bei Hämaturie: plus Xiao ji (Herba Cirsi), Ou jie (Nodus Nelumbinis rhizomatis) und Bai mao gen (Rhizoma Imperatae).

Rezeptur 2

Bi xie fen qing yin

Dekokt mit Rhizoma Dioscoreae hypoglaucae, das das Klare trennt

Rhizoma Dioscoreae hypoglaucae	Fen bi xie	12.0 g
Fructus Alpiniae oxyphyllae	Yi zhi ren	9.0 g
Radix Linderae	Wu yao	9.0 g
Rhizoma Acori	Shi chang pu	9.0 g

Erläuterung

Diese Rezeptur wird bei Trüber Dysurie aufgrund von Nässe-Kälte verwendet.

- Fen bi xie trennt in den Harnwegen das Klare vom Trüben, es wird spezifisch bei wolkigem Harn angewandt.
- Yi zhi ren wärmt den Unteren Erwärmer und vertreibt Kälte.
- Wu yao wärmt die Niere, bewegt das Qi und öffnet die Wasser-Wege im Unteren Erwärmer.
- Shi chang pu macht die Öffnungen frei und unterstützt Fen bi xie beim Trennen des Klaren vom Trüben.

Rezeptur 3

Gao lin tang

Dekokt gegen klebrige Dysurie

Rhizoma Dioscoreae	Shan yao	12.0 g
Semen Euryales	Qian shi	6.0 g
Radix Rehmanniae	Sheng di huang	9.0 g
Fossilia ossis Mastodi	Long gu	12.0 g
Concha Ostreae	Mu li	12.0 g
Radix Paeoniae alba	Bai shao	6.0 g
Radix Codonopsis pilosulae	Dang shen	6.0 g

Erläuterung

Diese Rezeptur wird beim Leere-Typ von Dysurie gegeben, also bei chronischen Fällen, die durch Qi-Mangel und etwas Nässe gekennzeichnet sind.

- Shan yao tonisiert das Qi und vermindert Dysfunktionen des Harntrakts.
- Qian shi und Sheng di huang nähren das Yin.
- Long gu, Mu li und Bai shao adsorbieren und vermindern den Harnfluß.
- Dang shen tonisiert das Qi.

Variationen

Bei Milz- und Nieren-Schwäche verwenden wir Bu zhong yi qi tang (Dekokt, das die Mitte tonisiert und das Qi vermehrt) zusammen mit Qi wei du qi tang (Dekokt aus sieben Zutaten für das Haupt-Qi). Letztere Rezeptur setzt sich aus Liu wei di huang wan (Pille aus sechs Bestandteilen mit Radix Rehmanniae praeparata) und Wu wei zi (Fructus Schisandrae) zusammen.

Fertigarznei

Qian jin zhi dai wan

Pille gegen Leukorrhö, die tausend Goldstücke wert ist

Folium Isatidis	Da qing ye
Radix Codonopsis pilosulae	Dang shen
Concha Ostreae	Mu li
Radix Aucklandiae	Mu xiang
Radix Angelicae sinensis	Dang gui
Rhizoma Corydalis	Yan hu suo
Radix Dipsaci	Xu duan
Rhizoma Atractylodis macrocephalae	Bai zhu
Fructus Foeniculi	Xiao hui xiang

Erläuterung

Dieses Präparat tonisiert und bewegt das Qi, desweiteren wirkt es adsorbierend auf Absonderungen. Es wird zwar hauptsächlich bei chronischem Fluor vaginalis eingesetzt, es ist aber auch bei chronischer Trüber Dysurie vor einem Hintergrund von Qi-Schwäche geeignet.

Zungenbefund: blasser Zungenkörper, schmutziger, stumpfer, weißer Belag an der Wurzel.

Kasuistik

Ein 65jähriger Patient leidet seit 2 Jahren an leichtem Harnverhalten. Er hat zwar sehr häufigen Harndrang, auch während der Nacht, doch sein Harn ist spärlich und fließt nur zögerlich. Der Urin ist auch trüb. Von seinem Hausarzt, der das Problem als „Zystitis" bezeichnet, bekommt der Patient Antibiotika, die ihm aber keineswegs helfen. Seine Zunge weist an der Wurzel einen klebrigen, gelben Belag auf, sein Puls ist insgesamt schlüpfrig, voll und schnell. Proximal der linken proximalen Taststelle tastet man, indem der Finger nach oben rollt, einen sehr vollen, gespannten und schlüpfrigen Puls. An dieser Position kann man den Puls der Prostata palpieren.

Diagnose

Es handelt sich um Trübe Dysurie vom Fülle-Typ mit Nässe-Hitze der Blase. Die meisten seiner Symptome (Harnverhalten, häufiger Harndrang, trüber Urin, klebriger Zungenbelag und schlüpfriger Puls) gehen auf die Nässe zurück. Die volle, gespannte und schlüpfrige Qualität des Prostata-Pulses spricht nahezu sicher für eine Hypertrophie oder ein Karzinom der Prostata. Aufgrund seines Alters sowie des ausgesprochen vollen, schlüpfrigen und schnellen Pulses hege ich den Verdacht, daß es sich um ein Prostatakarzinom handeln könnte. Ich rate ihm, sich unbedingt von seinem Hausarzt zur weiteren Diagnostik zu einem Urologen überweisen zu lassen. Zwischenzeitlich beginne ich die Therapie mit einer Variation von Cheng shi bi xie yin (Dekokt mit Rhizoma Dioscoreae hypoglaucae aus dem Cheng-Clan):

Rhizoma Dioscoreae hypoglaucae	Fen bi xie	9.0 g
Rhizoma Acori	Shi chang pu	6.0 g
Semen Plantaginis	Che qian zi	6.0 g
Cortex Phellodendri	Huang bai	6.0 g
Poria	Fu ling	9.0 g
Rhizoma Atractylodis macrocephalae	Bai zhu	6.0 g
Semen Nelumbinis	Lian zi	6.0 g
Radix Salviae miltiorrhizae	Dan shen	4.5 g
Semen Coicis	Yi yi ren	15.0 g
Radix Semiaquilegiae	Tian kui zi	9.0 g

Erläuterung

- Die ersten 8 Arzneien bilden die Grundrezeptur.
- Yi yi ren leitet Nässe aus und erweicht Verhärtungen (also Hypertrophie bzw. Karzinom der Prostata).
- Tian kui zi leitet Nässe-Hitze aus, löst Schwellungen auf und wirkt gegen maligne Neubildungen.

Unter dieser Rezeptur bessert sich der Zustand des Patienten jeweils scheinbar für 2 oder 3 Wochen, verschlechtert sich dann aber jedes Mal wieder deutlich. Nach 3 Monaten wird vom Urologen die Diagnose eines Prostatakarzinoms bestätigt.

6. Erschöpfungs-Dysurie

Klinische Manifestationen

Schwierige Miktion in mehreren Etappen, kein Brennen, häufiger Harndrang, Nachtröpfeln nach der Miktion, ziehendes Gefühl im Hypogastrium, Erschöpfung, Rückenschmerzen, Depression, Kältegefühl.

Zunge: blaß.

Puls: schwächlich.

Es handelt sich hier um eine chronische Störung mit einer Schwäche des Nieren-Yang.

Therapieprinzip

Das Qi tonisieren und heben, die Niere stärken, die Wasser-Wege öffnen.

Akupunktur

Punktauswahl

B 23, KG 4, B 28, LG 20-baihui, M 36, MP 6, MP 9, KG 6, N 3-taixi, LG 4. Tonisieren, Moxibustion kann angewandt werden.

Erläuterung

- B 23 und KG 4 tonisieren die Niere. Zur Stärkung des Nieren-Yang kann auf KG 4 auch direkte Moxibustion angewandt werden.
- B 28 stärkt die Funktion der Blase, die Wasser-Wege zu öffnen.
- LG 20 hebt das klare Qi und trennt das Klare vom Trüben.
- M 36 und MP 6 tonisieren das Qi. MP 6 öffnet auch die Wasser-Wege und leitet somit Nässe aus dem Unteren Erwärmer aus.
- MP 9 leitet Nässe aus dem Unteren Erwärmer aus.
- KG 6 tonisiert das Qi im Unteren Erwärmer. Es läßt sich in diesem Zusammenhang gut mit LG 20 (hier Moxa anwenden) kombinieren, um das Qi im Unteren Erwärmer zu stärken, das Qi zu heben sowie Lenker- und Konzeptionsgefäß zu harmonisieren.
- N 3 tonisiert die Niere.
- LG 4 (Moxa) tonisiert das Nieren-Yang und stärkt das Feuer des Tors der Vitalität.

Arzneimitteltherapie

Rezeptur 1

Wu bi shan yao wan

Unvergleichliche Pille mit Rhizoma Dioscoreae

Rhizoma Dioscoreae	Shan yao	15.0 g
Herba Cistanchis	Rou cong rong	9.0 g
Semen Cuscutae	Tu si zi	9.0 g
Radix Morindae officinalis	Ba ji tian	6.0 g
Cortex Eucommiae	Du zhong	6.0 g
Radix Rehmanniae praeparata	Shu di huang	9.0 g
Fructus Corni	Shan zhu yu	6.0 g
Radix Achyranthis bidentatae	Niu xi	6.0 g
Fructus Schisandrae	Wu wei zi	4.5 g
Halloysitum rubrum	Chi shi zhi	6.0 g
Rhizoma Alismatis	Ze xie	6.0 g
Sclerotium Poriae pararadicis	Fu shen	6.0 g

Erläuterung

Diese Rezeptur verwenden wir, wenn Nässe der Blase vor einem Hintergrund von Nieren-Yang-Schwäche zu finden ist.

- Shan yao tonisiert Milz und Niere und bessert funktionelle Störungen der Harnwege.
- Rou cong rong, Tu si zi, Ba ji tian und Du zhong tonisieren das Nieren-Yang.
- Shu di huang, Shan zhu yu und Niu xi tonisieren Niere und Leber.
- Wu wei zi und Chi shi zhi wirken adsorbierend und unterstützen das Nähren der Niere.
- Ze xie leitet Nässe aus und vermeidet eine Überwärmung durch die anderen Arzneien.
- Fu shen leitet Nässe aus und beruhigt den Geist.

Rezeptur 2

Bu zhong yi qi tang

Dekokt, das die Mitte tonisiert und das Qi vermehrt

Radix Astragali	Huang qi	12.0 g
Radix Ginseng	Ren shen	9.0 g
Rhizoma Atractylodis macrocephalae	Bai zhu	9.0 g
Radix Glycyrrhizae tosta	Zhi gan cao	3.0 g
Radix Angelicae sinensis	Dang gui	6.0 g
Pericarpium Citri reticulatae	Chen pi	6.0 g
Rhizoma Cimicifugae	Sheng ma	3.0 g
Radix Bupleuri	Chai hu	3.0 g

Erläuterung

Diese Rezeptur wurde bereits in Kapitel 1 besprochen. Sie wird bei Schwäche und Absinken des Milz-Qi verwendet, was zu häufigem Harndrang und einem ziehenden Gefühl im Hypogastrium führt.

Rezeptur 3

Zhi bo di huang wan (Zhi bo ba wei wan)

Pille mit Rhizoma Anemarrhenae, Cortex Phellodendri und Radix Rehmanniae praeparata

Pille aus acht Zutaten mit Rhizoma Anemarrhenae und Cortex Phellodendri

Radix Rehmanniae praeparata	Shu di huang	24.0 g
Fructus Corni	Shan zhu yu	12.0 g
Rhizoma Dioscoreae	Shan yao	12.0 g
Rhizoma Alismatis	Ze xie	9.0 g

Poria	Fu ling	9.0 g
Cortex Moutan	Mu dan pi	9.0 g
Rhizoma Anemarrhenae	Zhi mu	9.0 g
Cortex Phellodendri	Huang bai	9.0 g

Erläuterung

Diese Rezeptur wählen wir bei Nieren-Yin-Schwäche und Leere-Hitze aus, wenn Symptome wie spärlicher, dunkler Harn mit leichtem Brennen auftreten. Sie ist zur Therapie chronischer bzw. rezidivierender Zystitis geeignet, wenn diese vor einem Hintergrund von Nieren-Yin-Schwäche und Nässe-Hitze der Blase auftritt.

Zungenbefund: rote, geschälte Zunge mit roten Punkten und einem klebrigen, gelben Belag an der Wurzel.

Rezeptur 4

You gui wan

Pille, die die Rechte (Niere) wiederherstellt

Radix lateralis		
Aconiti praeparata	Fu zi	3.0 g
Cortex Cinnamomi	Rou gui	3.0 g
Cortex Eucommiae	Du zhong	6.0 g
Fructus Corni	Shan zhu yu	4.5 g
Semen Cuscutae	Tu si zi	6.0 g
Colla Cornus Cervi	Lu jiao jiao	6.0 g
Radix		
Rehmanniae praeparata	Shu di huang	12.0 g
Rhizoma Dioscoreae	Shan yao	6.0 g
Fructus Lycii	Gou qi zi	6.0 g
Radix Angelicae sinensis	Dang gui	4.5 g

Erläuterung

Diese Rezeptur wurde bereits in Kapitel 1 besprochen. Sie wird bei ausgeprägter Nieren-Yang-Schwäche gegeben.

Fertigarznei 1

Bu zhong yi qi wan

Pille, die die Mitte tonisiert und das Qi vermehrt

Erläuterung

Auch diese Rezeptur wurde bereits in Kapitel 1 diskutiert. Sie ist zur Behandlung von Erschöpfungs-Dysurie bei Milz-Qi-Schwäche geeignet.

Zungenbefund: blasser Körper.

Fertigarznei 2

Zhi bo ba wei wan

Pille aus acht Zutaten mit Rhizoma Anemarrhenae und Cortex Phellodendri

Erläuterung

Dieses Präparat geben wir bei Erschöpfungs-Dysurie aufgrund von Nieren-Yin-Schwäche.

Zungenbefund: roter, geschälter Körper mit klebrigem, gelbem Belag und roten Punkten an der Wurzel.

Fertigarznei 3

Jie jie wan

Pille zum Beseitigen von Schwellungen

Erläuterung

Dieses Präparat wurde bereits weiter oben besprochen. Es ist bei Erschöpfungs-Dysurie aufgrund von Qi-Schwäche und Nässe indiziert.

Zungenbefund: blasser Körper, klebriger Belag der Wurzel.

Kasuistik

Eine 45jährige Patientin leidet seit 3 Jahren an häufigem Harndrang und Miktionsbeschwerden. Nach der Miktion tröpfelt etwas Harn nach, es besteht dann auch ein ziehendes Gefühl mit leichtem Schmerz im Hypogastrium, gekoppelt mit allgemeiner Erschöpfung, Rückenschmerzen, Depressionen und einem Kältegefühl. Alle diese Symptome werden unmittelbar durch Überarbeitung verschlimmert. Die Symptome seitens der Harnwege begannen 2 Monate nach einer Hysterektomie, die wegen sehr starker Blutungen durchgeführt wurde. Ihre Zunge ist blaß, der Puls sehr schwächlich und dünn, vor allen an beiden proximalen Taststellen.

Diagnose

Im Vordergrund steht hier Erschöpfungs-Dysurie, im Hintergrund Nieren-Yang-Schwäche. Ähnlich wie bei einer anderen Patientin, die im Abschnitt über Qi-Dysurie vorgestellt wurde, begannen auch hier die Beschwerden der Harnwege nach einer Hysterektomie. Auch hier übertrug sich die Stagnation von der Gebärmutter auf das nächstgelegene Organ, nämlich die Harnblase. Die Hypermenorrhö, die letztlich zur Hysterektomie führte, ging offensichtlich auf Schwäche und Absinken des Milz- und Nieren-Qi zurück – die in der Folge auftretende Erschöpfungs-Dysurie hat dieselben Ursachen.

Therapieprinzip

Milz-Qi und Nieren-Yang tonisieren. Die Patientin wird ausschließlich mit Akupunktur behandelt.

Akupunktur

Ich verwende folgende Punkte (alle werden tonisiert):

- Lu 7 rechts und N 6-zhaohai links öffnen das Konzeptionsgefäß, tonisieren die Niere und bewegen das Qi im unteren Abdomen.
- KG 4 (direkte Moxibustion mit Kegelchen) tonisiert und wärmt das Nieren-Yang.
- LG 20-baihui hebt das Qi. Dieser Punkt läßt sich gut mit KG 4 kombinieren.
- N 3-taixi (Moxa auf die Nadel) tonisiert und wärmt das Nieren-Yang.
- B 20 und B 23 tonisieren das Yang von Milz und Niere.

Da die Patientin nur sehr wenig Energie besitzt, ist eine Behandlung über 9 Monate nötig, die zu einer 70%igen Besserung ihrer Symptome führt.

Anhang

Steine der Harnwege (Urolithiasis)

Das Werk „Klassiker der geheimen Überlieferung" von Hua Tuo (etwa 200 v. Chr.) erwähnt in Kapitel 44 Steine der Harnwege:

„Ein dumpfer Bauchschmerz, schwierige und schmerzhafte Miktion sowie Auszehrung weisen auf Harnwegsteine hin ... die Steine werden durch Qi-Mangel und Hitze verursacht ... [ihre Bildung] ist ähnlich dem Verdampfen von Meerwasser durch Feuer, um auf diese Weise Salz zu gewinnen."[16]

Steine oder Sand der Harnwege entstehen also aus Nässe, die sich ähnlich einer Kristallbildung durch die kondensierende Wirkung von Hitze in festen Steinen niederschlägt.

Aus Sicht der Westlichen Medizin bilden sich Steine der Harnwege durch Präzipitation von im Harn vorhandenen Säuren in kristalliner (Steine) oder granulärer (Sand) Form. Es handelt sich um Harn-, Oxal- und Phosphorsäure, weshalb sich auch verschiedene Arten von Konkrementen ausbilden können. Der Hauptbestandteil kann etwa Kalzium sein (in Käse und Milch zu finden), aber auch Oxalat (Spinat, Rhabarber), Harnsäure (Leber, Niere, Fischrogen, Sardinen) oder Phosphat (in zahlreichen Nahrungsmitteln enthalten).

Ätiologie

1. Übermäßige sexuelle Aktivität

Sie kann das Nieren-Yin schwächen und zu einer Konzentration des Harns beitragen, was nach mehreren Jahren zu Konkrementbildung Anlaß geben kann.

2. Ernährung

Der übermäßige Verzehr von Käse, Milch, Spinat, Rhabarber, Leber, Niere, Fischrogen und Sardinen kann zur Bildung von Harnwegskonkrementen beitragen.

3. Mangelnde körperliche Betätigung

Hier kommt es zu einer Stagnation im Unteren Erwärmer, was zur Bildung von Steinen führen kann.

4. Flüssigkeitsverlust

Starker, lange andauernder Flüssigkeitsverlust, etwa durch Schwitzen in bestimmten Berufen, kann ein Zusatzfaktor zur Konkrementbildung sein.

Pathologie

Hier finden wir zwei typische Störungen: Schwäche von Milz und Niere sowie Hitze.

Die geschwächten Organe Milz und Niere können die Flüssigkeiten im Unteren Erwärmer nicht umwandeln, was zur Ansammlung von Nässe führt. Andererseits verdampft Hitze die Flüssigkeiten und kondensiert Nässe zu Steinen oder Sand.

Klinische Manifestationen

Akutstadium

Die Symptome hängen von der Lage der Steine in den Harnwegen ab. Das Hauptsymptom ist Schmerz, der in der Lendenregion, den lateralen Anteilen des Abdomens, der Leiste oder der Urethra lokalisiert ist, abhängig davon, ob der Stein in einem Nierenkelch, dem Nierenbecken, Ureter oder Urethra liegt (Abbildung 20.1).

Der Schmerz ist kolikartig, sehr intensiv und kommt in Wellen. Der Patient ist unruhig, schwitzt und kann schockiert wirken.

Zu den weiteren Symptomen zählen brennender Miktionsschmerz, unterbrochener Harnstrahl, häufiger und drängender Harnfluß und Hämaturie. Der Harn ist dunkel.

Zu weiteren allgemeinen Symptomen und Befunden zählen Zittern, Fieber, Durst, Lumbalgie und Mattigkeit. Die Zunge hat an der Wurzel einen dicken, gelben Belag mit roten Punkten, der Puls ist schnell und saitenförmig an der linken proximalen Position.

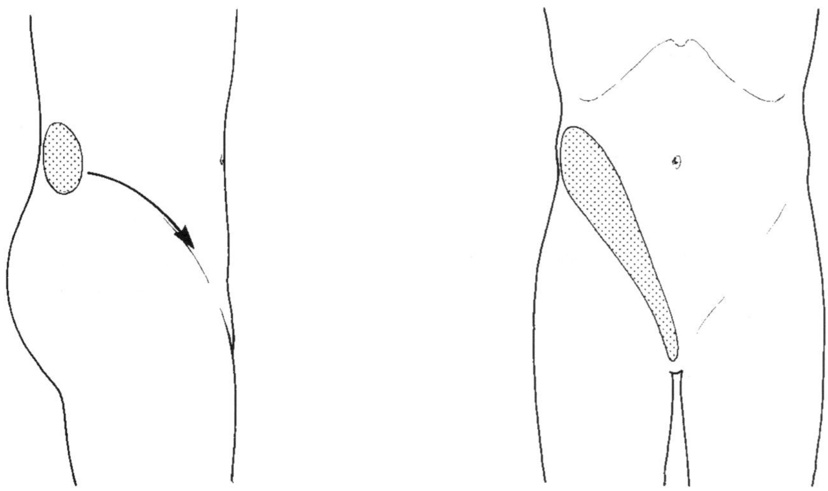

Abbildung 20.1: Schmerzareale bei Nierenkoliken

Chronisches Stadium

Hier bewegt sich der Stein in den Harnwegen nicht fort, daher besteht kein Schmerz. Es gibt hier drei Ausprägungen.

Nässe-Hitze

Typisch sind hier das Brennen bei der Miktion, die erschwerte Miktion, der dunkle Harn, der gelbe, klebrige Zungenbelag an der Wurzel und der schnelle, schlüpfrige Puls.

Nieren-Yin-Schwäche

Wiederholte Schmerzen, die durch Steine der Harnwege hervorgerufen werden, dumpfer Kreuzschmerz, dunkler Harn, stechender Schmerz in der Harnröhre bei der Miktion, Schlafstörungen, trockener Mund, Nachtschweiß, rote, belaglose Zunge, oberflächlicher, leerer Puls.

Nieren-Yang-Schwäche

Bei chronischen Fällen kann sich die Nieren-Yin-Schwäche in einen Mangel an Nieren-Yang umwandeln. Hier bestehen typischerweise eine lange Anamnese rezidivierender Koliken, Lumbalgie, Frösteln, Depressionen, Erschöpfung und ein schwächlicher, tiefer Puls. Entwickelt sich eine Nieren-Yang-Schwäche aus einem Nieren-Yin-Mangel, so ändert sich die Zungenfarbe nicht von rot zu blaß, sondern die Zunge bleibt rot.

Therapie

Akutstadium

Hier zielt die Therapie bei akuten Koliken auf das Abgehen von Steinen und das Schmerzstillen ab.

Akupunktur

Hauptkombination

B 23, M 25-tianshu, KG 6, MP 9, Le 3 und N 3-taixi. Sedieren. Im Akutstadium kann selbst bei Nieren-Yin-Schwäche Moxibustion eingesetzt werden, um das Yang zu tonisieren und die Bewegung der Steine zu unterstützen.

Die Nadeln müssen tief eingestochen werden. Die Nadelsensation sollte bei M 25 und KG 6 horizontal ausstrahlen, bei MP 9, Le 3 und N 3 nach kranial, im Idealfall bis empor zum Abdomen. Wenn dies möglich ist, so können zwei Therapeuten die Punkte an der Vorder- und Rückseite des Körpers gleichzeitig stimulieren. Die Nadeln werden für 1 Stunde oder länger in situ belassen, sie werden bei jedem Auftreten von Schmerz neuerlich stimuliert.

Die Punkte werden einseitig genadelt. Haben sich die Steine nach 5 Behandlungen nicht weiterbewegt, so sind Fernpunkte beidseitig einzusetzen und hochfrequente elektrische Stimulation anzuwenden.

Weitere Punkte gemäß der Schmerzlokalisation

Ihre Auswahl orientiert sich an der Lage der Steine in den Harnwegen.

- Niere (Schmerzen lumbal und in der Lendenregion): B 23, B 22, G 25, B 52-zhishi.
- Oberer Ureter (Schmerz in den Lenden und im oberen Abdomen): M 25, MP 15, B 23, B 24.
- Mittlerer und unterer Ureter (Schmerz im Unterbauch): M 27-daju, M 28-shuidao, M 29-guilai, B 26-guanyuanshu.
- Harnblase (Schmerz im Hypogastrium): KG 3, KG 2, B 32-ciliao, B 28.

Weitere Punkte gemäß den Leitbahnen

- Leber-Leitbahn: Le 3, Le 8.
- Magen-Leitbahn: M 36.
- Nieren-Leitbahn: N 10-yingu, MP 9, B 39-weiyang.

Arzneimitteltherapie

Rezeptur

Shi wei san

Pulver mit Folium Pyrrosiae

Folium Pyrrosiae	Shi wei	9.0 g
Semen Abutili	Qing ma zi	6.0 g
Herba Dianthi	Qu mai	6.0 g
Semen Plantaginis	Che qian zi	6.0 g
Talcum	Hua shi	6.0 g

Erläuterung

Alle Arzneien dieser Rezeptur leiten Nässe-Hitze aus, öffnen die Wasser-Wege und vermindern Fehlfunktionen der Harnwege. Diese Wirkungen wurden schon früher in diesem Kapitel erwähnt.

Variationen

- Die Rezeptur kann als Dekokt zusammen mit Hu po (Succinum) und Chen xiang (Lignum Aquilariae resinatum) gegeben werden, wobei die beiden Arzneien Hu po und Chen xiang mit jeweils 3.0 Gramm dosiert und zu einem Pulver zerrieben werden.
- Zur Steigerung der Stein-austreibenden Wirkung: plus Jin qian cao (Herba Lysimachiae) und Hai jin sha (Spora Lygodii). Jin qian cao kann täglich als Aufguß getrunken werden, um nach der Austreibung von Steinen die Neubildung von Konkrementen zu verhindern.
- Bei Qi-Stagnation: plus Xiang fu (Rhizoma Cyperi), Wu yao (Radix Linderae) und Yan hu suo (Rhizoma Corydalis).
- Bei Blut-Stase mit lanzinierendem Schmerz: plus Tao ren (Semen Persicae) und Yan hu suo (Rhizoma Corydalis).
- Bei Hämaturie: plus Da ji (Herba Cirsi japonici), Xiao ji (Herba Cirsi) und Qian cao (Radix Rubiae).
- Bei Zeichen von Yin-Mangel: plus Bie jia (Carapax Trionycis) und Sheng di huang (Radix Rehmanniae).
- Bei Qi-Mangel: plus Huang qi (Radix Astragali).
- Bei Nieren-Yang-Schwäche: plus He tao ren (Semen Juglandis) und Gou ji (Rhizoma Cibotii). He tao ren (Walnuß) ist gut geeignet, Harnkonkremente aufzulösen, auch wenn man sie in der üblichen Form ißt.
- Bei Zeichen von Feuer sowie Obstipation: plus Da huang (Radix et Rhizoma Rhei).

Chronisches Stadium

Hier ist eine Differenzierung der Muster nötig.

Akupunktur

Nässe-Hitze

B 22, M 28-shuidao, MP 9, M 36, KG 6.
Neutral nadeln.

Nieren-Schwäche

B 23, KG 6, KG 4, MP 6 und N 3-taixi. Tonisieren. Moxibustion bei Nieren-Yang-Schwäche, bei Nieren-Yin-Mangel keine Moxibustion.

Arzneimitteltherapie

Rezeptur 1

Zhi bo di huang wan (Zhi bo ba wei wan)

Pille mit Rhizoma Anemarrhenae, Cortex Phellodendri und Radix Rehmanniae praeparata

Pille aus acht Zutaten mit Rhizoma Anemarrhenae und Cortex Phellodendri

Erläuterung

Diese Rezeptur wurde schon an anderer Stelle in diesem Kapitel besprochen. Sie ist geeignet, beide Muster zu behandeln, denn sie nährt das Nieren-Yin und löst gleichzeitig Nässe-Hitze auf.

Rezeptur 2

Jin gui shen qi wan (Pille für das Nieren-Qi aus „Abriß des Wichtigsten aus Goldtruhe und Jadekasten) und Wu ling san (Pulver aus fünf Bestandteilen).

Erläuterung

Diese beiden Rezepturen wurden bereits früher in diesem Kapitel besprochen. Sie tonisieren und wärmen das Nieren-Yang und lösen Nässe auf.

Fertigarznei

Te xiao pai shi wan

Besonders wirksame Pille zum Ausstoßen von Steinen

Erläuterung

Auch dieses Präparat wurde bereits weiter oben besprochen. Es leitet Nässe-Hitze aus und treibt Harnkonkremente aus bzw. löst sie auf.

Zungenbefund: klebriger, gelber Belag, rote Punkte an der Wurzel.

Prognose

Ob man beim Austreiben von Steinen erfolgreich ist, hängt von Lokalisation, Form und Größe der Konkremente ab, desweiteren von der zeitlichen Koordination der Behandlung und dem körperlichem Zustand.

Lokalisation

Im allgemeinen ist ein Stein umso schwieriger auszutreiben, je höher er in den Harnwegen sitzt. Steckt er im oberen Ureter und führt er dort zu Hydronephrose (Auftreibung des Nierenbeckens), so ist er schwierig zu beseitigen. Befindet er sich aber im mittleren oder unteren Ureteranteil bzw. in der Blase, so ist er leichter zu entfernen.

Form und Größe

Ein runder Stein ist im allgemeinen leichter auszutreiben, auch wenn er verhältnismäßig groß ist. Allerdings darf er einen Durchmesser von 1 cm nicht überschreiten. Ist der Stein unregelmäßig geformt, so kann er schwierig auszutreiben sein, selbst wenn er klein ist.

Bewegt sich der Stein abwärts, was man an der Verlagerung des Schmerzes erkennen kann, und verlegt er dann den Ureter, so kommt es zu sehr starken Schmerzen. In diesem Fall sollte man zusätzlich N 7-fuliu und N 3-taixi nadeln, wobei sehr stark sedierend manipuliert wird, um die Lage des Steins zu ändern.

Zeit der Behandlung

Die besten Ergebnisse erzielt man, wenn zum Zeitpunkt des Schmerzes behandelt wird. Kommt es nach der Akupunktur zu Schmerzen, so ist dies ein Indiz dafür, daß die Austreibung des Steins unmittelbar bevorsteht.

Körperlicher Zustand

Je schwächer der Patient, desto schwieriger auch die Austreibung des Steins. Bei ausgeprägter Nieren-Schwäche ist die Lage noch etwas komplizierter.

Die Therapie zeigt in etwa 70% der Fälle gute Wirkung. Man sollte dem Patienten raten, mehr zu trinken und sich körperlich zu betätigen.

Prognose und Prävention

Die Chinesische Medizin ist sowohl mittels Akupunktur als auch Arzneimitteltherapie in der Behandlung akuter und chronischer Dysurie äußerst erfolgreich. Im Akutfall kann Akupunktur oder Arzneimitteltherapie nahezu unmittelbare Erleichterung bringen. Auch bei chronischen Fällen können Akupunktur und/oder Arzneimitteltherapie die nötige Tonisierung bieten, um die Ursache rezidivierender Harnwegsprobleme auszuräumen.

Die am schwierigsten zu behandelnde Form ist die Stein-Dysurie.

Was die Vorbeugung anlangt, so sollte jeder Patient, der zu rezidivierenden Phasen von Dysurie neigt, gewisse Vorsichtsmaßnahmen einhalten. Männer sollten ihre sexuelle Aktivität mäßigen, denn dies kann zu einer Entleerung des Nieren-Qi führen. Die Nieren-Qi-Schwäche sitzt an der Wurzel der meisten Arten von chronischer Dysurie. Männer sollten auch sexuelle Betätigung kurz nach schwerer körperlicher Arbeit vermeiden, vor allem wenn sie zuvor schwere Lasten heben oder tragen mußten. In diesem Fall kann es nämlich zu Blut-Dysurie kommen.

Auch Frauen sollten ihre sexuelle Aktivität mäßigen, und zwar aus verschiedenen Gründen. Bei Frauen kann Sex nämlich zu einer gewissen Hitze oder Qi-Stagnation im Unteren Erwärmer Anlaß geben. Vornehmlich Hitze- oder Qi-Dysurie könnten dadurch verschlimmert werden.

Sowohl Männer als auch Frauen sollten auf jeden Fall den übermäßigen Verzehr gewürzter und sehr heißer Nahrungs- und Genußmittel vermeiden, vor allem von Alkohol. Diese Nahrungsmittel verschlimmern nicht nur die Hitze-Dysurie, sondern auch andere Spielarten dieser Störung. Häufiges Essen fetter Speisen und von Milchprodukten können die Trübe Dysurie verschlechtern.

Patienten mit Neigung zu Erschöpfungs-Dysurie sollten auf jeden Fall das Heben schwerer Lasten (auch von Koffern oder Einkaufstaschen) vermeiden. Dies schwächt nämlich das Nieren-Qi und kann sogar zum Absinken des Milz-Qi führen. Beide Faktoren können in weiterer Folge zu Qi- oder Erschöpfungs-Dysurie Anlaß geben.

Sexuelle Betätigung mit voller Harnblase und Harndrang kann zu Qi-Dysurie vom Fülle-Typ, also aufgrund von Qi-Stagnation, führen.

Auch das Stehen über viele Stunden kann sowohl das Nieren-Qi schwächen als auch Qi-Stagnation im Unteren Erwärmer mit sich daraus entwickelnder Qi-Dysurie bewirken.

Differentialdiagnose gemäß der Westlichen Medizin

Aus diesem Blickwinkel kann Dysurie durch Zystitis, Urethritis, Prostatitis, Steine der Harnwege oder Nierentuberkulose hervorgerufen werden.

Zystitis

Sie ist wahrscheinlich die häufigste Spielart der Dysurie, die Akupunkteuren oder Arzneimitteltherapeuten begegnet. Sie wird durch eine bakterielle Infektion der Harnblase hervorgerufen.

Die wichtigsten Symptome und Befunde: häufiger Harndrang, Dysurie, brennender Miktionsschmerz, Empfindlichkeit im Hypogastrium. Der Harn ist dunkler als normal, er hat einen starken Geruch. Es kann eine Hämaturie bestehen, bei der mikroskopischen Untersuchung kann man im Harn Keime nachweisen.

Zystitis tritt bei Frauen häufiger auf. Sie wird häufig durch Geschlechtsverkehr hervorgerufen. Die Infektion wird üblicherweise durch Escherichia coli hervorgerufen, wenngleich bei vielen Patientinnen in der Harnkultur keine Bakterien nachweisbar sind.

Aus Sicht der Chinesischen Medizin entspricht die Zystitis häufig einer Hitze-Dysurie.

Urethritis

Hier kommt es zu einer Entzündung der Urethra. Auch diese Erkrankung findet sich häufiger bei Frauen. Die Hauptsymptome sind brennender Schmerz bei der Miktion, gelegentlich auch trüber, wolkiger Urin.

Aus Sicht der Chinesischen Medizin können die Symptome einer Hitze- oder Trüben Dysurie entsprechen.

Prostatitis, Prostatahypertrophie

Es handelt sich bei der Prostatitis um eine Entzündung der Vorsteherdrüse, bei der Prostatahypertrophie hingegen um deren Vergrößerung. Es gibt allerdings Gemeinsamkeiten der beiden Erkrankungen, da auch die entzündete Prostata anschwillt.

Die wichtigsten Symptome sind Miktionsschwierigkeiten, schwacher Harnstrahl, Distension im Hypogastrium und schmerzhafte Miktion.

Gemäß der Chinesischen Medizin kann es sich um Qi-, Trübe oder Erschöpfungs-Dysurie handeln.

Urolithiasis

Die Pathologie und Symptomatik der Harnwegsteine haben wir schon weiter oben besprochen, desweiteren auch in Kapitel 16.

In der Chinesischen Medizin handelt es sich hier um Stein-Dysurie.

Nierentuberkulose

Sie ist meist die Folge einer anderswo im Körper gelegenen primären Tuberkulose. Sie entwickelt sich zunächst in der Niere und kann später auch Blase und Prostata befallen. Sie tritt häufiger bei jungen Menschen auf.

Die wichtigsten Symptome sind Hämaturie und Dysurie aufgrund der sekundären Blasenbeteiligung. Seitens der Chinesischen Medizin entspricht diesem Bild typischerweise die Blut-Dysurie.

Fußnoten

1 Der einfachen Lesbarkeit wegen wird im Rest des Kapitels weitgehend der Begriff „Dysurie" verwendet. Das „Roche-Lexikon Medizin", 3. Auflage, 1993, gibt folgende Definition von „Dysurie": schmerzhafter Harndrang mit Erschwernis des Wasserlassens. Diese Beschreibung ist nahezu gleich mit der chinesischen Definition von „lin". Trotz der prinzipiell problematischen Vermengung von Fachtermini der Chinesischen und der Westlichen Medizin sei diese Maßnahme angesichts der klinisch-praktischen Orientierung des Werks hier gestattet. (Anmerkung des Übersetzers der deutschen Ausgabe.)

2 The Yellow Emperor's Classic of Internal Medicine – Simple Questions (Huang Di Nei Jing Su Wen), S. 464; People's Health Publishing House, Beijing 1979. Dieses Werk erschien erstmals etwa 100 v. Chr.

3 He Ren: A New Explanation of the Essential Prescriptions of the Golden Chest (Jin Gui Yao Lüe Xin Jie), S. 82; Zhejiang Science Publishing House, 1981. Das Originalwerk wurde von Zhang Zhong-Jing verfaßt und erschien erstmals etwa 220 n. Chr.

4 Hua Tuo (? - 208 n. Chr.): The Classic of the Secret Transmission (Zhong Zang Jing), S. 51; Jiangsu Science Publishing House, 1985.

5 Chao Yuan-Fang: General Treatise on the Aetiology and Symptomatology of Diseases (Zhu Bing Yuan Hou Lun); zitiert in: Zhang Bo-Yu: Internal Medicine, S. 233; Shanghai Science Publishing House, Shanghai 1986. Das Originalwerk erschien 610 n. Chr.

6 Wang Tao: Medical Secrets of an Official (Wai Tai Mi Yao), zitiert in: Internal Medicine, S. 233. Das Originalwerk erschien 752 n. Chr.

7 Zhu Dan-Xi: Essential Methods of Dan Xi (Dan Xi Xin Fa), Zitiert in: Internal Medicine, S. 233.

8 General Treatise on the Aetiology und Symptomatology of Diseases; zitiert in: Internal Medicine, S. 233.

9 Zhang Jing-Yue: The Complete Book of Jing Yue (Jing Yue Quan Shu), S. 505; Shanghai Science Publishing House, Shanghai 1986. Erstmals 1624 erschienen.

10 Simple Questions, S. 59.

11 Dr. Sheng Can-Ruo: persönliche Mitteilung 1982 anläßlich des Internationalen Akupunkturkurses für Fortgeschrittene am Nanjing College of Traditional Chinese Medicine.

12 Essential Methods of Dan Xi, zitiert in: Internal Medicine, S. 238.

13 Gao Wu: Gatherings from Eminent Acupuncturists (Zhen Jiu Ju Ying), 1529. Zitiert in: Yang Jia-San: Acupuncture, S. 665. People's Hygiene Publishing House, Beijing 1989.

14 Yang Ji-Zhou: Compendium of Acupuncture (Zhen Jiu Da Cheng), 1601; zitiert in: Yang Jia-San: Acupuncture (Zhen Jiu Xue), S. 665, People's Health Publishing House, Beijing 1989.

15 Yang Ji-Zhou: Compendium of Acupuncture (Zhen Jiu Da Cheng), 1601; zitiert in: Yang Jia-San: Acupuncture (Zhen Jiu Xue), S. 1180, People's Health Publishing House, Beijing 1989.

16 The Classic of the Secret Transmission, S. 51.

Kapitel 21

Enuresis und Inkontinenz, Harnretention, Hämaturie

遺尿

Dieses Kapitel behandelt verschiedene Symptome, die den Kontrollverlust über den Harnfluß gemeinsam haben.

Unter „Enuresis" versteht man einen unfreiwilligen Harnabgang, das heißt, der Mensch verliert Harn, ohne es zu bemerken. Meist kommt dies bei Kindern als Bettnässen vor.

„Inkontinenz" hingegen bezeichnet die Unfähigkeit, die Harnentleerung zu steuern. Der Harn wird unfreiwillig entleert, der entsprechende Mensch weiß zwar, daß dieser Vorgang abläuft, kann den Harn aber nicht zurückhalten. Dies geschieht bei alten Menschen, aber auch bei Patienten mit bestimmten neurologischen Erkrankungen wie etwa Multipler Sklerose.

In weniger schweren Fällen kann auch bloß Harndrang bestehen, wobei der Mensch kurz nach Auftreten des Drangs urinieren muß, andernfalls er inkontinent würde, oder es fällt dem Patienten schwer, den Harn zurückzuhalten. In anderen Fällen kann auch nur eine leichte Inkontinenz vorliegen, der Mensch verliert bloß beim Husten oder Umherspringen etwas Harn. Auch diese weniger ausgeprägten Formen haben allerdings die gleiche Ätiologie, Pathologie sowie Therapiestrategie wie voll manifeste Enuresis und Inkontinenz.

Ätiologie und Pathologie

1. Schwache Konstitution

Sie ist eine der Ursachen von kindlichem Bettnässen. Die konstitutionell schwache Niere kann die Flüssigkeiten nicht kontrollieren und versorgt die Blase nicht ausreichend mit Qi, wodurch es zu Enuresis nocturna (Bettnässen) kommt.

2. Schock

Prä- oder perinatale Schockerlebnisse können eine Ursache für Bettnässen bei Kindern sein. Wir können dies an einer bläulichen Hautfarbe am Kinn erkennen.

3. Hohes Alter

Die mit dem Altern einhergehende natürliche Abnahme des Qi kann bei älteren Menschen zu Inkontinenz führen. Nicht nur die Abnahme des Nieren-Qi, sondern auch das Schwächerwerden des Qi von Lunge und Milz ist die Ursache.

4. Übermäßige sexuelle Betätigung

Sie schwächt das Nieren-Yang und kann zur Unfähigkeit der Niere führen, die Flüssigkeiten zu kontrollieren, was zu leichter Inkontinenz Anlaß gibt.

5. Chronischer Husten

Die ständige Belastung, die durch chronischen Husten hervorgerufen wird, kann auf rein mechanischem Weg über die Spannung, der die Blase ausgesetzt ist, zu Inkontinenz führen. Auch ein energetischer Mechanismus spielt hier mit, daß nämlich das geschwächte Lungen-Qi die Blase nicht kontrollieren kann.

6. Niederkunft

Bei manchen Frauen kann durch die Geburt eines Kinds eine Schwächung der Niere eintreten, was zu leichter Inkontinenz Anlaß geben kann.

Die Pathologie von Enuresis und Inkontinenz ist stets durch Leere charakterisiert. Es kann sich um eine Schwäche von Lunge, Milz oder Niere handeln. Das Lungen-Qi kommuniziert in kaudaler Richtung mit der Blase. Die Lunge, die ganz allgemein über das Qi herrscht, versorgt auch die Blase mit Qi, damit diese den Harn kontrollieren kann. Geschwächtes Lungen-Qi kann deshalb die Blase nicht ausreichend kontrollieren, Harn tritt aus.

Das Milz-Qi hebt generell das Qi. Sinkt das Milz-Qi ab, so kann es den Harn nicht kontrollieren, der in der Folge ausfließt. Selbstverständlich gebietet die Niere unmittelbar über den Harnfluß, da einerseits das Gleichgewicht zwischen Yang und Yin der Niere das Urinieren beeinflußt und andererseits das Nieren-Yang die Blase mit Qi versorgt, damit diese den Harn kontrollieren und transformieren kann.

Es gibt allerdings auch einen Fülle-Typ der Enuresis. Wir finden ihn bei manchen Kindern, bei denen das Bettnässen nicht auf eine Schwäche, sondern auf Leber-Feuer zurückzuführen ist, das sich abwärts zur Blase ergießt. Es handelt sich hier um angespannte und zappelige Kinder.

Differenzierung und Behandlung

Wir werden folgende Muster besprechen:

1. Leere-Muster

1.1 Lungen-Qi-Mangel
1.2 Milz-Qi-Mangel
1.3 Nieren-Yang-Mangel
1.4 Nieren-Yin-Mangel

2. Fülle-Muster

Leber-Feuer ergießt sich abwärts

1. Leere-Muster

1.1 Lungen-Qi-Mangel

Klinische Manifestationen

Häufiger Harndrang, der Urin kann nicht zurückgehalten werden, häufig leichte Inkontinenz beim Husten oder Niesen, Harnträufeln, schwache Stimme, Müdigkeit, leichtes Schwitzen, Atemnot.

Zunge: blaß.
Puls: schwächlich.

Therapieprinzip

Das Lungen-Qi wärmen und tonisieren.

Akupunktur

Punktauswahl

B 13, LG 12, LG 20-baihui, Lu 7, KG 6, B 23, B 28, B 53-baohuang. Tonisieren, Moxibustion kann angewandt werden.

Erläuterung

- B 13 und LG 12 tonisieren das Lungen-Qi. Vor allem direkte Moxibustion an diesen Punkten stärkt wirkungsvoll Qi und Yang. In dieser Situation ist es äußerst nützlich, Feuer (also Moxa) zu verwenden, um das Wasser in Zaum zu halten.
- LG 20 (mit Moxa) hebt das Qi und wirkt deshalb zurückhaltend auf den Harn.
- Lu 7 ist der beste Punkt der Lungen-Leitbahn zum Beeinflussen der Wasser-Wege.
- KG 6 tonisiert das Qi im allgemeinen sowie spezifisch das Qi im Unterleib.
- B 23 (mit Moxa) tonisiert das Nieren-Yang und vermindert den Harnfluß.
- B 28 und B 53 stärken die Blasen-Funktion.

Arzneimitteltherapie

Rezeptur

Bu zhong yi qi tang

Dekokt, das die Mitte tonisiert und das Qi vermehrt

Radix Astragali	Huang qi	12.0 g
Radix Ginseng	Ren shen	9.0 g
Rhizoma Atractylodis macrocephalae	Bai zhu	9.0 g

Radix Glycyrrhizae tosta	Zhi gan cao	3.0 g
Radix Angelicae sinensis	Dang gui	6.0 g
Pericarpium Citri reticulatae	Chen pi	6.0 g
Rhizoma Cimicifugae	Sheng ma	3.0 g
Radix Bupleuri	Chai hu	3.0 g

Erläuterung

Diese Rezeptur wurde bereits in Kapitel 1 besprochen. Sie tonisiert und hebt das Qi. Durch das Stärken des Lungen-Qi und das Heben des Qi wirkt sie dem Ausfließen des Harns entgegen.

Fertigarznei

Bu zhong yi qi wan

Pille, die die Mitte tonisiert und das Qi vermehrt

Erläuterung

Dieses Präparat hat die gleichen Zutaten und Funktionen wie die gleichnamige Dekoktrezeptur. Es ist sehr gut geeignet, das Qi zu stärken und zu heben, um auf diesem Wege Harninkontinenz aufgrund von Qi-Mangel zu bekämpfen.

Der entsprechende Zungenbefund: blasser Zungenkörper.

1.2 Milz-Qi-Mangel

Klinische Manifestationen

Leichte Inkontinenz, Harndrang, häufiges Miktionsbedürfnis, Unfähigkeit, den Harn zurückzuhalten, weicher Stuhl, Müdigkeit, Appetitmangel.

Zunge: blaß.

Puls: schwächlich.

Therapieprinzip

Das Milz-Qi tonisieren und heben.

Akupunktur

Punktauswahl

B 20, M 36, KG 12, LG 20-baihui, KG 6, B 23, B 28, B 53-baohuang. Tonisieren, Moxibustion kann angewandt werden.

Erläuterung

- B 20, M 36 und KG 12 tonisieren das Qi der Milz.
- Alle anderen Punkte wurden bereits weiter oben besprochen.

Arzneimitteltherapie

Rezeptur

Bu zhong yi qi tang

Dekokt, das die Mitte tonisiert und das Qi vermehrt

Erläuterung

Siehe oben.

Fertigarznei

Bu zhong yi qi wan

Pille, die die Mitte tonisiert und das Qi vermehrt

Erläuterung

Siehe oben.

1.3 Nieren-Yang-Mangel

Klinische Manifestationen

Häufige Miktion, Nykturie (nächtliches Erwachen wegen Harndrangs), leichtes Harnträufeln, Enuresis nocturna bei Kindern, Inkontinenz alter Menschen, heller Urin, Erschöpfung, Schwindelgefühl, Tinnitus, Schwäche und Schmerz der Lumbalregion und der Knie, Kältegefühl.

Zunge: blaß und naß.

Puls: schwächlich, tief.

Es ist wichtig zu bemerken, daß bei Kindern, abgesehen vom Bettnässen, keine weiteren der oben angeführten Nieren-Schwäche-Symptome auftreten.

Therapieprinzip

Die Niere tonisieren und wärmen.

Akupunktur

Punktauswahl

B 23, LG 4, N 7-fuliu, KG 6, KG 4, LG 20-baihui, B 28, B 53-baohuang, B 32-ciliao, MP 6, H 7, Yintang. Alle Punkte tonisieren und mit Moxa behandeln, abgesehen von H 7 und Yintang, die beide neutral genadelt werden sollten.

Erläuterung

- B 23, LG 4, N 7 und KG 4 (alle mit Moxa) stärken das Nieren-Yang.
- KG 6 stärkt das Qi im allgemeinen.
- LG 20 hebt das Qi.
- B 28 und B 53 tonisieren die Blase.

- B 32 stärkt die Funktion der Blase und hat auch einige allgemein stärkende Eigenschaften.
- MP 6 stärkt die Niere.
- H 7 und Yintang werden bei kindlichem Bettnässen gegeben, um den Geist zu beruhigen. Dies ist notwendig, da bettnässende Kinder nahezu immer an einer tieferliegenden Angst und Unsicherheit leiden.

Moderne Punktekombination

Einige Ärzte wechseln die beiden folgenden Punktekombinationen ab (beide werden sowohl genadelt als auch mit der Moxazigarre stimuliert):

a) MP 6, KG 4, B 23
b) KG 4, KG 3, B 23, B 28, N 3-taixi.

Klassische Punktekombination

H 7, B 40-weizhong. Dieses Punkterezept stammt aus „Das ABC der Akupunktur" aus dem Jahr 282.[1] Diese Paarung ist sehr interessant, da sie Herz und Niere harmonisiert, den Unteren Erwärmer reguliert und den Geist beruhigt. Sie ist vornehmlich bei nervösen oder etwas hyperaktiven Kindern mit Enuresis nocturna geeignet.

Arzneimitteltherapie

Rezeptur

Suo quan wan (Pille zum Zusammenziehen der Quelle) und Jin gui shen qi wan (Pille für das Nieren-Qi aus „Abriß des Wichtigsten aus Goldtruhe und Jadekasten")

Fructus Alpiniae oxyphyllae	Yi zhi ren	9.0 g
Radix Linderae	Wu yao	6.0 g
Rhizoma Dioscoreae	Shan yao	9.0 g
Radix lateralis Aconiti praeparata	Fu zi	3.0 g
Cortex Cinnamomi	Rou gui	3.0 g
Radix Rehmanniae praeparata	Shu di huang	24.0 g
Fructus Corni	Shan zhu yu	12.0 g
Rhizoma Dioscoreae	Shan yao	12.0 g
Rhizoma Alismatis	Ze xie	9.0 g
Cortex Moutan	Mu dan pi	9.0 g
Poria	Fu ling	9.0 g

Erläuterung

- Die ersten drei Arzneien bilden die Rezeptur Suo quan wan, die gegen Enuresis oder Inkontinenz aufgrund von Nieren-Yang-Mangel wirkt.
- Die anderen Arzneien bilden Jin gui shen qi wan (Shan yao selbstverständlich ausgenommen, da sie bereits in der ersten Rezeptur enthalten ist) zum Tonisieren des Nieren-Yang.

Fertigarznei 1

Jin suo gu jing wan

Pille des goldenen Verschlusses zum Festigen der Essenz

Semen Euryales	Qian shi
Stamen Nelumbinis	Lian xu
Fossilia ossis Mastodi (kalziniert)	Long gu
Concha Ostreae (kalziniert)	Mu li
Semen Nelumbinis	Lian zi
Semen Astragali complanati	Sha yuan zi

Erläuterung

Diese Pillen stärken die Niere und adsorbieren austretende Flüssigkeiten. Sie sind ziemlich neutral, jedenfalls nicht von ausgeprägter Yang-Natur, weshalb sie zur Therapie von Enuresis nocturna oder Inkontinenz gut mit anderen Mischungen kombiniert werden können.

Fertigarznei 2

Nan xing bu shen wan

Pille zum Tonisieren der Niere beim Mann

Radix Rehmanniae praeparata	Shu di huang
Rhizoma Dioscoreae	Shan yao
Fructus Corni	Shan zhu yu
Rhizoma Alismatis	Ze xie
Poria	Fu ling
Cortex Moutan	Mu dan pi
Cortex Cinnamomi	Rou gui
Radix lateralis Aconiti praeparata	Fu zi
Fructus Schisandrae	Wu wei zi
Semen Plantaginis	Che qian zi

Erläuterung

Diese Präparat ist eine Variation von Jin gui shen qi wan (Pille für das Nieren-Qi aus „Abriß des Wichtigsten aus Goldtruhe und Jadekasten"). Es tonisiert Yang und Essenz der Niere und adsorbiert austretende Flüssigkeiten. Es ist zur Therapie von Inkontinenz bei alten Menschen geeignet, deren Beschwerden ein Nieren-Yang-Mangel zugrunde liegt.

Zungenbefund: blasser Zungenkörper.

Fertigarznei 3

Zhuang yao jian shen pian

Tablette zum Beleben des Rückens und zum Stärken der Niere

Rhizoma Cibotii	Gou ji
Radix Achyranthis bidentatae	Niu xi
Cortex Eucommiae	Du zhong
Fructus Rosae laevigatae	Jin ying zi
Ramulus Taxilli	Sang ji sheng
Cordyceps	Dong chong xia cao
Poria	Fu ling
Fructus Rubi	Fu pen zi

Erläuterung

Dieses Präparat stärkt und wärmt Yang sowie Essenz der Niere und adsorbiert austretende Flüssigkeiten. Es wirkt stärker als die beiden oben genannten. Man setzt es zur Inkontinenztherapie bei Menschen mittleren oder höheren Alters ein, die an Yang- oder Essenz-Mangel der Niere leiden.

Zungenbefund: blasser, nasser Zungenkörper.

Kasuistik

Eine 47jährige Frau leidet seit über 10 Jahren an häufigem Harndrang. Untertags ist die Miktionsfrequenz sehr hoch, während der Nacht muß sie zweimal aufstehen, um zu urinieren. Beim Springen oder Husten ist sie auch etwas inkontinent. Sie fühlt sich stets sehr müde und friert leicht. Selbst während des Sommers muß sie Socken tragen, während sie auf der Liege akupunktiert wird, um ihre Füße warmzuhalten. Die Lumbalregion schmerzt, sie verspürt öfters Schwindelgefühl. Ihr Gedächtnis ist schlecht, gelegentlich leidet sie an Tinnitus. Ihre Zunge ist blaß, der Puls schwächlich und tief.

Diagnose

Es handelt sich um ein klares Beispiel von Nieren-Yang-Schwäche und mangelnder Festigkeit des Nieren-Qi.

Therapieprinzip

Das Qi tonisieren und heben, das Blasen-Qi befestigen, das Nieren-Yang stärken und wärmen. Sie wird anfangs mit Akupunktur und Fertigarzneien behandelt.

Akupunktur

Ich wähle jeweils aus folgenden Punkten aus (es werden alle tonisiert):

- Lu 7 und N 6-zhaohai öffnen das Konzeptionsgefäß und stärken die Niere.
- LG 20-baihui hebt das Qi, um auf diese Weise der Inkontinenz entgegenzuwirken.
- KG 12 tonisiert das Qi im allgemeinen und jenes der Milz im besonderen.
- KG 6 stärkt und hebt das Qi im unteren Abdomen. Dieser Punkt läßt sich gut mit LG 20 kombinieren, um in der Therapie von Enuresis, Inkontinenz und Prolaps das Qi zu tonisieren und heben.
- M 36 und MP 6 stärken Magen und Milz.
- N 3-taixi (mit Moxa auf der Nadel) stärkt und wärmt die Niere.
- KG 4 (mit Moxakistchen) tonisiert und wärmt die Niere.
- B 23 und B 20 tonisieren das Yang von Niere und Milz.

Arzneimitteltherapie

Ich verwende drei Fertigarzneien: Jin gui shen qi wan (Pille für das Nieren-Qi aus „Abriß des Wichtigsten aus Goldtruhe und Jadekasten") zum Tonisieren des Nieren-Yang, Bu zhong yi qi wan (Pille, die die Mitte tonisiert und das Qi vermehrt) in einer Dosierung von 10 Pillen mittags zum Stärken und Heben des Qi, sowie Jin suo gu jing wan (Pille des goldenen Verschlusses zum Festigen der Essenz) in einer Dosierung von 10 Pillen abends, um Flüssigkeitsverluste zu adsorbieren. Die Kombination aus Akupunktur und diesen Präparaten führt zu einer etwa 70%igen Besserung der Harnwegsbeschwerden, sie fühle sich auch insgesamt besser. Die Patientin wird dann anläßlich seines Englandbesuchs von Professor Zhou Zhong-Ying begutachtet, er verschreibt ihr eine Variation von Suo quan wan (Pille zum Zusammenziehen der Quelle) in Dekoktform:

Rhizoma Dioscoreae	Shan yao	10.0 g
Fructus Alpiniae oxyphyllae	Yi zhi ren	10.0 g
Radix Linderae	Wu yao	10.0 g
Semen Cuscutae	Tu si zi	10.0 g
Herba Epimedii	Yin yang huo	5.0 g
Radix Rehmanniae praeparata	Shu di huang	10.0 g
Radix Astragali	Huang qi	12.0 g
Fructus Zanthoxyli	Shan jiao	3.0 g
Fructus Rubi	Fu pen zi	10.0 g
Radix Glycyrrhizae tosta	Zhi gan cao	3.0 g

Erläuterung

- Die ersten drei Arzneien bilden Suo quan wan zum Wärmen der Niere und zum Beenden von Inkontinenz.
- Tu si zi und Yin yang huo tonisieren und wärmen das Nieren-Yang.
- Shu di huang stärkt die Niere.
- Huang qi tonisiert und hebt das Qi.
- Shan jiao wärmt die Niere.
- Fu pen zi wärmt die Niere und vermindert den Harnfluß.
- Gan cao harmonisiert.

Sie nimmt nun statt der Fertigarzneien dieses Dekokt über 2 Monate. Es kommt damit zu einer weiteren Verbesserung ihrer Harnwegsymptome, die nahezu ganz verschwinden. Sie fühlt sich auch viel energiegeladener. Nach insgesamt 3 Monaten der Einnahme des Dekokts ersucht sie darum, es in Pulverform verschrieben zu bekommen. Interessanterweise wirkt das Pulver nicht so gut wie das Dekokt, weshalb sie sich selbst dazu entschließt, die Abkochung für weitere 2 Monate zu trinken. Nach dieser Zeitspanne besteht kein weiterer Bedarf für die Dekoktverabreichung mehr.

1.4 Nieren-Yin-Mangel

Klinische Manifestationen

Harninkontinenz, allerdings nur spärlicher Harn, Nachträufeln nach der Miktion, dunkler Harn, trockener Rachen, Schwindelgefühl, Tinnitus, Hitze der Fünf Flächen, Schlafstörungen.

Zunge: rot, belaglos.

Puls: oberflächlich, leer.

Therapieprinzip

Die Niere tonisieren, das Yin nähren.

Akupunktur

Punktauswahl

KG 4, N 3-taixi, MP 6, B 23, B 28. Tonisieren, keine Moxibustion anwenden.

Erläuterung

- KG 4, N 3 und MP 6 nähren das Nieren-Yin.
- B 23 und B 28 tonisieren das Nieren-Qi und stärken die Blasen-Funktion. Man verwendet hier auch auf dem Rücken gelegene Punkte, da es auch beim Yin-Mangel nötig ist, das Yang im Yin zu stärken, um auf diese Weise die Flüssigkeiten zu kontrollieren.

Arzneimitteltherapie

Rezeptur

Sang piao xiao san

Pulver mit Ootheca Mantidis

Ootheca Mantidis	Sang piao xiao	9.0 g
Fossilia ossis Mastodi	Long gu	15.0 g
Plastrum Testudinis	Gui ban	15.0 g
Radix Angelicae sinensis	Dang gui	9.0 g
Radix Ginseng	Ren shen	9.0 g
Sclerotium Poriae pararadicis	Fu shen	6.0 g
Radix Polygalae	Yuan zhi	6.0 g
Rhizoma Acori	Shi chang pu	6.0 g

Erläuterung

- Sang piao xiao adstringiert und wirkt so dem Ausfließen des Harns und der Enuresis entgegen.
- Long gu und Gui ban adsorbieren ebenfalls und helfen mit, den Urin zurückzuhalten. Beide Arzneien nähren das Nieren-Yin, Long gu beruhigt auch den Geist.
- Dang gui unterstützt Long gu und Gui ban beim Stärken des Yin, indem das Blut genährt wird.
- Ren shen und Fu shen tonisieren das Qi mit dem Ziel, den Harn zu kontrollieren. Fu shen beruhigt auch den Geist.
- Yuan zhi und Shi chang pu schließen die Herz-Öffnungen auf und beruhigen den Geist.

Das Beruhigen des Geistes ist bei Enuresis oder Inkontinenz aufgrund von Nieren-Yin-Schwäche nötig, da die Leere-Hitze das Perikard und den Dreifachen Erwärmer, also das Minister-Feuer, sowie in weiterer Folge die Blasen-Funktion beeinträchtigt.

Variationen

Bei sehr ausgeprägten Symptomen und Krankheitszeichen von Yin-Mangel und Leere-Hitze: die Rezeptur Zhi bo di huang wan (Pille mit Rhizoma Anemarrhenae, Cortex Phellodendri und Radix Rehmanniae praeparata) hinzufügen.

Fertigarznei

Jin suo gu jing wan

Pille des goldenen Verschlusses zum Festigen der Essenz

Erläuterung

Dieses Präparat wurde schon weiter oben besprochen. Es ist von eher neutralem Temperaturverhalten und kann deshalb bei Enuresis oder Inkontinenz aufgrund einer tieferliegenden Nieren-Yin-Schwäche eingesetzt werden. Man kann es mit anderen Mischungen zum Nähren des Nieren-Yin kombinieren, etwa mit Liu wei di huang wan (Pille aus sechs Bestandteilen mit Radix Rehmanniae praeparata).

2. Fülle-Muster

Leber-Feuer ergießt sich abwärts

Klinische Manifestationen

Enuresis nocturna bei Kindern, nächtliches Zähneknirschen, unruhiger Schlaf, Alpträume, das Kind erwacht schreiend, Durst, bitterer Mundgeschmack, Schmerzen im Hypochondrium.

Zunge: rot, Ränder gerötet, gelber Belag.

Puls: saitenförmig, schnell.

Das kindliche Bettnässen kann in zwei große Gruppen eingeteilt werden. Einerseits handelt es sich um ruhige und scheue Kinder, andererseits um hyperaktive und nervöse, die zu Bettnässen neigen. Der ersten Kategorie ist die Nieren-Schwäche zuzuordnen, der zweiten hingegen das Leber-Feuer.

Therapieprinzip

Die Leber besänftigen, Feuer ausleiten, den Geist beruhigen, die Wanderseele zum Verweilen bringen.

Akupunktur

Punktauswahl

Le 2, H 7, MP 6, Yintang, B 28. Alle Punkte sedieren, außer B 28 (hier tonisieren).

Erläuterung

- Le 2 leitet Leber-Feuer aus.
- H 7 und Yintang beruhigen den Geist.
- MP 6 reguliert die Wasser-Wege und beruhigt den Geist.
- B 28 stärkt die Blasen-Funktion.

Arzneimitteltherapie

Rezeptur

Long dan xie gan tang

Dekokt zum Entlasten der Leber mit Radix Gentianae

Radix Gentianae	Long dan	6.0 g
Radix Scutellariae	Huang qin	9.0 g
Fructus Gardeniae	Zhi zi	9.0 g
Rhizoma Alismatis	Ze xie	9.0 g
Caulis Akebiae	Mu tong	9.0 g
Semen Plantaginis	Che qian zi	9.0 g
Radix Rehmanniae	Sheng di huang	12.0 g
Radix Angelicae sinensis	Dang gui	9.0 g
Radix Bupleuri	Chai hu	9.0 g
Radix Glycyrrhizae	Gan cao	3.0 g

Erläuterung

Diese Rezeptur wurde bereits in den Kapiteln 1 und 10 besprochen. Sie leitet Leber-Feuer aus.

Variationen

Zur Verbesserung der Blasen-Funktion und zum Beenden von Bettnässen: plus Sang piao xiao (Ootheca Mantidis) und Ji nei jin (Endothelium corneum Gigeriae Galli).

Fertigarzneien

Long dan xie gan wan (Pille zum Entlasten der Leber mit Radix Gentianae) und Jin suo gu jing wan (Pille des goldenen Verschlusses zum Festigen der Essenz)

Erläuterung

Das erste Präparat (mit den gleichen Zutaten wie die Dekoktrezeptur) leitet Leber-Feuer aus, das zweite, dessen Zutaten bereits weiter oben angegeben wurden, wirkt adsorbierend auf austretende Flüssigkeiten. Die Kombination beider Mischungen kann zur Behandlung von Enuresis oder Inkontinenz aufgrund von Leber-Feuer verwendet werden, sie ist besonders bei bettnässenden nervösen Kindern von großem Nutzen.

Kasuistik

Ein 11jähriger Knabe leidet seit seiner Geburt an Bettnässen. Er hat keine einzige „trockene" Nacht. Er erscheint sehr angespannt, um seine Augen findet sich ein nervöser Tic. Die Zunge ist insgesamt rot, die Ränder und die Spitze sind zusätzlich gerötet und weisen rote Punkte auf, der Belag ist gelb. Der Puls ist voll und saitenförmig.

Diagnose

Es handelt sich hier offensichtlich um Leber-Feuer, wie wir es häufig bei angespannten und nervösen Kindern finden.

Therapieprinzip

Leber-Feuer ausleiten, das Ausrinnen von Flüssigkeiten abfangen, den Geist beruhigen, die Wanderseele zum Verweilen bringen. Der Patient bekommt Akupunktur und zwei Fertigarzneien.

Akupunktur

Ich wähle aus den folgenden Punkten aus (alle werden sediert):

- Le 2 leitet Leber-Feuer aus und beruhigt die Wanderseele.
- H 7 beruhigt den Geist.
- MP 6 beruhigt die Leber.

Arzneimitteltherapie

Ich verschreibe Long dan xie gan wan (Pille zum Entlasten der Leber mit Radix Gentianae) und Jin suo gu jing wan (Pille des goldenen Verschlusses zum Festigen der Essenz), um Leber-Feuer auszuleiten und dem Ausrinnen von Flüssigkeiten entgegenzuwirken.

Der Knabe erhält eine wöchentliche Akupunktur über 10 Wochen, danach gelingt es ihm, 5 von 7 Nächten trocken zu bleiben. Er steht derzeit noch in Behandlung, um eine komplette Heilung zu erreichen.

Kasuistik

Ein 10jähriges Mädchen leidet seit ihrer Geburt an Enuresis nocturna. Das Bettnässen tritt anders als beim ersten Patienten bloß zweimal wöchentlich auf. Im Alter von 5 Jahren hatte sie eine Zystitis mit Brennen bei der Miktion. Sie ist ein scheues, ruhiges Kind mit blassem Teint und einem bläulichen Schimmer auf dem Kinn. Ihre Zunge ist blaß, weist aber entlang des linken Randes und an der Wurzel rote Punkte auf. Der Puls ist auf der linken Seite ein klein wenig saitenförmig, sonst aber normal.

Diagnose

Dieses Kind bietet sowohl Fülle- als auch Leere-Symptome von Mustern, die zu Bettnässen führen können. Zunächst besteht eine Nieren-Schwäche, die sich in der blassen Zunge äußert. Diese Schwäche dürfte wahrscheinlich auf Erschrecken zurückgehen, das schon im Uterus auftreten kann – dies erkennen wir am bläulichen Hautton am Kinn. Abgesehen davon besteht etwas Leber-Feuer und auch Nässe-Hitze der Blase. Dies erkennen wir an den roten Punkten entlang des linken Zungenrands und an der Wurzel sowie am saitenförmigen Puls der linken Hand. Die Zystitis, die sie mit 5 Jahren hatte, scheint diese Annahme zu bestätigen.

Therapieprinzip

Die Niere tonisieren, das Austreten von Flüssigkeiten verhindern, den Geist beruhigen, die Wanderseele zum Verweilen bringen, die Leber befrieden. Die kleine Patientin wird mit Akupunktur und Fertigarzneien behandelt.

Akupunktur

Ich wähle aus folgenden Punkten aus, wobei jene zum Beruhigen der Leber neutral, jene zum Tonisieren der Niere tonisierend genadelt werden:

- H 7 beruhigt den Geist.
- Le 2 beseitigt Leber-Feuer und bringt die Wanderseele zum Verweilen.
- MP 6, 3-taixi, KG 4 und B 23 tonisieren die Niere.

Arzneimitteltherapie

Ich verwende Zhen zhu san (Perlen-Pulver) zum Beruhigen des Geistes und der Wanderseele sowie Jin suo gu jing wan (Pille des goldenen Verschlusses zum Festigen der Essenz), um austretende Flüssigkeiten zu adsorbieren.

Das Mädchen wird über 3 Monate wöchentlich einmal akupunktiert, es tritt eine Besserung von 80% ein. Sie wird auch ruhiger und gleichzeitig selbstbewußter.

Tabelle 21.1: Muster mit Harnretention

Erwärmer	Muster	Manifestationen		Therapieprinzip	Akupunktur	Arzneien, Rezepturen
		Harnwege	allgemein			
Oberer	Lungen-Hitze	Dysurie, Träufeln	Trockener Rachen, Durst, Husten	Hitze beseitigen, das Absteigen des Lungen-Qi fördern	Lu 7, Lu 5, Di 11, KG 3 (sedieren)	Huang qin, Qing fei yin
	Herz-Hitze	Hämaturie	Schlafstörungen, rote Zunge, rote Zungenspitze	Hitze beseitigen, das Herz klären	H 8, Dü 2, KG 3, B 28, N 2 (sedieren)	Dao chi san
Mittlerer	Nässe-Hitze	Trüber Harn	Druck im Epigastrium, Schweregefühl, klebriger Zungenbelag	Nässe auflösen, das Qi tonisieren KG 3 (sedieren)	KG 12, B 20, MP 6, MP 9,	Jia wei wu ling san
	Schwäche des Mitte-Qi	Heller Harn	Müdigkeit, Kurzatmigkeit	Qi tonisieren, Yang heben	LG 20, KG 12, KG 6, B 20, MP 6, KG 3, B 28 (tonisieren)	Bu zhong yi qi tang
Unterer	Nässe-Hitze der Blase	Brennen bei der Miktion, Träufeln	klebriger, gelber Zungenbelag	Nässe auflösen, Hitze beseitigen	KG 3, B 28, MP 9, B 22, B 40, B 32 (sedieren)	Tong guan wan
	Stagnation der Essenz	Harnträufeln	Distension im Hypogastrium purpurne Zunge	Blut bewegen	MP 10, B 17, MP 6, Le 5, KG 6, M 29 (sedieren)	Dai di dang wan
	Nieren-Yang-Mangel	Harnträufeln, heller Harn, schwacher Strahl	Kälte des Unterleibs, Kreuzschmerzen, weicher Stuhl	Nieren-Yang wärmen und tonisieren	B 28, B 23, LG 4, KG 4, Moxibustion	Jin gui shen qi wan

Prognose

Akupunktur und Arzneimitteltherapie verzeichnen in der Behandlung von Enuresis und Inkontinenz gute Resultate.

Ist das Kind jünger als 10 Jahre, so kann gelegentlich schon eine kurze Akupunkturserie ausreichen, um eine Heilung zu bewirken. Bei Kindern über 10 ist die Enuresis schwieriger zu behandeln. Der Leere-Typ des Bettnässens ist leichter zu therapieren als der Fülle-Typ aufgrund von Leber-Feuer.

Was die Inkontinenz anlangt, so spricht sie üblicherweise auf eine Behandlung mit Akupunktur und Arzneimitteln in wenigen Monaten an, außer sie ist durch eine neurologische Erkrankung wie etwa Multiple Sklerose bedingt. Bei neurologischen Ursachen kann die Wirkung der Therapie gänzlich ausbleiben oder nur sehr langsam eintreten.

Anhang

Wir werden die Bereiche Harnretention und Hämaturie in Tabellenform behandeln.

Das Ausmaß von Harnretention kann von spärlichem und erschwertem Harnfluß (ohne Schmerzen) bis zu gänzlichem Fehlen der Miktion reichen. Spärlicher, erschwerter und schmerzhafter Harnfluß gehört hingegen zum Dysurie-Syndrom.

Aus Sicht der Westlichen Medizin kann Harnretention bzw. -verhalten durch einen Dammschnitt während der Geburt verursacht werden, desweiteren durch Blasenkonkremente, Prostatahypertrophie und -karzinom. Akupunktur und Arzneimitteltherapie bieten zwar bei Prostatavergrößerung Erfolge, bei einer fortgeschrittenen Vergrößerung sollte man mit dem Patienten gemeinsam jedoch eine kombinierte Therapie der Westlichen und der Chinesischen Medizin besprechen. Besonders bei der gutartigen Prostatahypertrophie ist dies zu

Tabelle 21.2: Muster bei Hämaturie

Art	Muster	Manifestationen	Therapieprinzip	Akupunktur	Arzneien, Rezepturen
Fülle	Emporloderndes Leber-Feuer	Brennender Schmerz, Schmerz im Hypogastrium, bitterer Mundgeschmack, Schwindelgefühl, saitenförmiger Puls, rote Zunge	Leber-Feuer ausleiten	Le 2, MP 6, MP 10, KG 3 (sedieren)	Jia wei xiao yao san oder Long dan xie gan tang Dao chi san
	Dünndarm-Feuer	Brennen bei der Miktion, Schlafstörungen, trockener Mund, rote Zungenspitze	Das Herz klären, das Blut kühlen	H 8, Dü 2, KG 3, Di 11, N 2 (sedieren)	Dao chi san plus Zhi zi, Qu mai, Hu po
	Hitze im Unteren Erwärmer	Brennen bei der Miktion, beschwerliche Miktion, gelber Zungenbelag, saitenförmiger Puls	Hitze beseitigen, Blut kühlen, Nässe auflösen	MP 6, MP 9, MP 10, Di 11, 3E 6, KG 5, KG 3, N 2, Le 3 (sedieren)	Xiao ji yin zi
Leere	Nieren-Schwäche	Kein Schmerz, Erschöpfung zögerlicher Harnfluß, Lumbalgie, schwacher Harnstrahl	Die Niere tonisieren	N 3, B 23, KG 4, KG 5, B 28, N 6	Yin-Mangel: Liu wei di huang wan; Yang-Mangel: Lu jiao jiao tang
	Schwäche von Lunge und Niere	Kein Schmerz, trockener Mund, zögerlicher Harnfluß, Lumbalgie, schwache Stimme	Lunge und Niere tonisieren	Lu 7, Lu 9, N 6, N 3, B 23, KG 3, B 28	Liu wei di huang wan und Sheng mai san
	Milz-Schwäche, die Milz kann das Blut nicht kontrollieren	Kein Schmerz, Müdigkeit, Appetitmangel, Abwärtsdrängen der Organe	Das Qi tonisieren und heben	KG 12, M 36, MP 6, LG 20, B 20, KG 3, B 28	Gui pi tang

erwägen, da die Westliche Medizin hier auch mittels eines einfachen Eingriffes, bei dem die Harnröhre durch einen Katheter erweitert wird, helfen kann.

Eine Hämaturie, also eine Blutbeimengung zum Harn, ist das schmerzlose Vorhandensein von mit freiem Auge oder im Mikroskop sichtbarem Blut. Wird die Blutbeimengung von Schmerz begleitet, so fällt sie in die Kategorie des Dysurie-Syndroms.

Bei Vorhandensein großer Mengen von Blut im Harn bekommt dieser zunächst eine rauchartige, hellrote oder braunrote Farbe. Eine Hämaturie kann durch Nephritis, Endokarditis, Vaskulitis, systemischen Lupus erythematodes mit Nierenbefall, durch Nierentuberkulose, Nierenzysten, hämorrhagische Erkrankungen, Nierentumore, Infektionen der unteren Harnwege und Karzinome von Prostata oder Blase ausgelöst werden. Findet man Blut im Harn, so sollte man immer mittels der Westlichen Medizin eine Ursache dafür ausforschen, weshalb man den Patienten zu einem Facharzt zur gewissenhaften Abklärung überweisen sollte.

Es ist vorteilhaft, die Hämaturie in eine prärenale, renale und postrenale Form einzuteilen, also danach vorzugehen, ob die Blutungsquelle in der Niere vorgeschalteten Organen, der Niere selbst oder in kaudal der Niere gelegenen Strukturen liegt, beispielsweise in Blase oder Prostata. In Tabelle 21.3 sind die häufigsten diesbezüglichen Störungen angeführt.

Bemerkt der Patient bloß am Anfang der Miktion Blut, so liegt die Blutungsquelle unterhalb der Blase. Ist das Blut aber mit dem Harn homogen vermischt, so kann es von allen Organen, die vor der Urethra liegen, kommen.

Tabelle 21.1 faßt jene Muster der Chinesischen Medizin zusammen, bei denen es zu Harnretention kommen kann.

Die Muster, bei denen Hämaturie auftritt, finden sich in Tabelle 21.2.

Tabelle 21.3: Ursachen von Hämaturie

Art	Erkrankung	Symptome	Befunde
Prärenal	Endocarditis Medikamente: Cumarine, Sulfonamide	Unwohlsein, Schwäche	Schwitzen, Petechien, nächtliches Fieber
Renal	Glomerulonephritis	Unwohlsein, Appetitmangel, Lendenschmerzen, Kopfschmerz	Blässe, Bein- und Gesichtsödeme, Oligurie, dunkler Harn, Hypertonie, Fieber
	Pyelonephritis	Unwohlsein, häufiger Harndrang, Dysurie, Lendenschmerzen	Fieber
	Nierenkarzinom (selten)	Lendenschmerzen	Palpabler Tumor
Postrenal	Zystitis	Häufiger Harndrang, Dysurie, Schmerzen in Urethra und Hypogastrium	Hämaturie
	Blasenkarzinom	Distension im Hypogastrium	Hämaturie
	Prostatahypertrophie	Harnverhalten, erschwerte Miktion	 Starke Hämaturie
	Prostatakarzinom	Häufiger, zögerlicher Harnfluß, Nykturie, Schwäche, Rückenschmerzen	Schwacher Harnstrahl, Nykturie
Steine		Blase: Miktionsschmerz; Ureter: Schmerz im lateralen Abdomen; Niere: Lendenschmerz	Hämaturie

Fußnoten

1 Huang Fu-Mi: The ABC of Acupuncture (Zhen Jiu Jia Yi Jing), 282; zitiert in: Chen You-Bang: Chinese Acupuncture Therapy (Zhong Guo Zhen Jiu Zhi Liao Xue), S.458, China Scientific Publishing House, 1990.

Kapitel 22

水肿

Ödeme, Nephritis

Ödeme bestehen aus Flüssigkeitsansammlungen unter der Haut. Sie können rund um die Augen, an Gesicht, Extremitäten und Abdomen auftreten. In „Des Gelben Kaisers Klassiker des Inneren" werden sie als „Wasser" bezeichnet. Dies sollten wir nicht als Wasser im Sinn der Fünf Elemente verstehen, sondern als pathologisches Überfluten des Subkutanraums durch die Körperflüssigkeiten. Kapitel 61 „Reine Fragen" behandelt Ödeme, bezieht sie auf Niere und Lunge und sagt: „... die Niere ist die Wurzel, die Lunge die Endstrecke [dieser Erkrankung]."[1] Aus Kapitel 74 desselben Werks: „Ein Gefühl von Völle und Schwellung durch Nässe geht auf die Milz zurück."[2] „Reine Fragen" identifiziert also Lunge, Milz und Niere als die hauptverantwortlichen Organe für Ödeme. Auch das Buch „Allgemeine Abhandlung über Ätiologie und Symptomatologie von Erkrankungen" aus dem Jahr 610 bezieht Ödeme auf Milz und Magen: „Die Niere regiert Wasser, Magen und Milz regieren Erde. Erde überwindet Wasser, Magen und Milz haben eine Außen-Innen-Beziehung, der Magen ist das Meer der Nahrung. Ist der Magen schwach, so kann er das Wasser [d. h. die Flüssigkeiten] nicht umwandeln, Wasser tritt aus den Leitbahnen aus ... und sammelt sich unterhalb der Haut an, was zu Ödemen führt."[3]

Zhu Dan-Xi unterscheidet in „Wesentliche Verfahren des Dan-Xi" (1481) zwischen Yang- und Yin-Ödemen: „Yang-Ödeme sind durch Schwellung, psychische Unruhe, dunklen Harn und Obstipation gekennzeichnet. Yin-Ödeme zeichnen sich durch Schwellung ohne psychische Unruhe oder dunklen Harn aus, sind aber mit weichen Stühlen verbunden."[4]

Die Unterscheidung zwischen Yang- und Yin-Ödemen wird auch heute noch weithin durchgeführt, wenngleich sie derzeit anders interpretiert wird.

Ätiologie

1. Äußerer Wind

Äußere Wind-Kälte oder Wind-Hitze dringen in die Schicht des Abwehr-Qi ein, wo das Abwehr-Qi und die Flüssigkeiten zirkulieren. Der Wind beeinträchtigt das Fließen des Lungen-Qi in der Abwehr-Qi-Schicht, so daß das Lungen-Qi die Flüssigkeiten nicht mehr fein verteilen kann. Diese sammeln sich unter der Haut an, was zu Ödemen vornehmlich an Gesicht und Händen führt. Es handelt sich um einen Fülle-Typ mit akutem Beginn. Diese Spielart äußeren Winds, die entweder von Hitze- oder von Kälte-Charakter sein kann, wird als „Wind-Wasser" bezeichnet.

Akute Nephritis beginnt üblicherweise mit Symptomen des äußeren Eindringens von Wind-Wasser, gekoppelt mit Gesichtsödemen.

2. Äußere Nässe

Äußere Nässe-Hitze kann Magen und Milz befallen und deren auf die Flüssigkeiten bezogene Transformations- und Transportfunktion beeinträchtigen. Die Flüssigkeiten stagnieren und sammeln sich subkutan an, um Ödeme zu verursachen. Es handelt sich allerdings in gemäßigten Klimazonen nicht um eine häufige Ödemursache.

Auch äußere Kälte-Nässe kann in den Körper eindringen. Wenn sie sich dort über lange Zeit hält, so interferiert sie mit der Umwandlung der Flüssigkeiten und kann auf diesem Weg zu Ödemen Anlaß geben.

3. Ernährung

Unregelmäßiges Essen sowie Verzehr von zu vielen Milchprodukten und fetten Speisen beeinträchtigt die Transformations- und Transportfunktion der Milz, was zu Ödemen führt.

4. Überarbeitung, übermäßige sexuelle Aktivität

Beide Faktoren schwächen die Niere und beeinträchtigen ihre Funktion der Transformation der Flüssigkeiten, was zu Ödemen führen kann.

5. Feuer-Toxin aus Ulzera oder Karbunkeln

Feuer-Toxin kann Karbunkeln, Furunkeln oder Ulzera entstammen. Es kann das reinigende Ausscheiden des Trüben aus dem Raum zwischen Haut und Muskeln behindern, was zu Ansammlung von Flüssigkeiten und zu Ödemen führt.

Pathologie

Die wichtigste zu treffende Unterscheidung ist bei Ödemen wie bei allen anderen Erkrankungen jene zwischen Fülle und Leere. Ödeme vom Fülle-Typ, auch Yang-Ödeme genannt, entstehen aus äußeren Wind-Wasser, äußerer Nässe oder aus Feuer-Toxin. Ödeme vom Leere-Typ, auch als Yin-Ödeme bezeichnet, entstammen einer Schwäche von Milz und/oder Niere.

Lunge, Milz und Niere sind die am meisten an der Ödementstehung beteiligten Yin-Organe. Sie sind jene Organe, die für Verteilen, Umwandeln, Transport und Ausscheidung der Flüssigkeiten zuständig sind. Was die anderen Organe anlangt, so spielt auch der Dreifache Erwärmer eine wichtige Rolle im Metabolismus der Flüssigkeiten. Der Obere Erwärmer verteilt die Flüssigkeiten ähnlich einem feinen Sprühnebel im Raum zwischen Haut und Muskeln, der Mittlere Erwärmer wandelt die Flüssigkeiten um und leitet trübe Flüssigkeiten nach unten, der Untere Erwärmer schließlich wandelt die Flüssigkeiten um und scheidet sie aus.

Yang-Ödeme können sich in die Yin-Spielart umwandeln und umgekehrt. Nach langem Bestehen kann sich beispielsweise ein Yang- in ein Yin-Ödem transformieren, weil die angesammelten Flüssigkeiten Milz und Niere beeinträchtigen. Andererseits kann sich ein Yin-Ödem nach wiederholtem Eindringen äußerer Nässe in ein Yang-Ödem umwandeln.

In jedem Fall ist es wichtig, daran zu denken, daß sowohl Yang- als auch Yin-Ödeme per se einen Fülle-Zustand darstellen, bzw. den Fülle-Aspekt einer Störung. Wenn beispielsweise ein Yin-Ödem einer Schwäche von Milz und/oder Niere entstammt, so sind doch die in Ödemform angesammelten Flüssigkeiten an sich der Fülle-Aspekt dieses Zustands. Hier ist also die Wurzel der Störung durch eine Leere von Milz und/oder Niere gekennzeichnet, die Manifestation hingegen durch Fülle in Form der Ödeme. Diese Tatsache hat wichtige Auswirkungen auf die Therapie: das Ödem als Manifestation muß mit Arzneien, die Ödeme auflösen, ausgeleitet werden, oder durch sedierende Stimulation von Akupunkturpunkten, die Ödeme beseitigen.

Aus diagnostischer Sicht sind Yin-Ödeme durch ausgeprägte Dellenbildung bei Druck gekennzeichnet, die Haut kehrt sehr langsam in ihre Ausgangsposition zurück. Bei Yang-Ödemen besteht keine oder nur geringe Dellenbildung auf Druck.

Differenzierung und Behandlung

Im allgemeinen werden Ödeme der oberen Körperregionen durch Diaphorese, jene der unteren Körperteile durch Diurese behandelt.

Bei Ödemen der oberen Körperregionen verwendet man daher Arzneien zum Vertreiben von Wind wie Ma huang (Herba Ephedrae), Fang feng (Radix Saposhnikoviae), Fu ping (Herba Spirodelae) und Bai zhi (Radix Angelicae dahuricae) sowie einige Arzneien, die mittels ihres Aromas Nässe auflösen, wie etwa Cang zhu (Rhizoma Atractylodis), Da fu pi (Pericarpium Arecae) und Hou po (Cortex Magnoliae officinalis).

Bei Ödemen der unteren Körperanteile sind diuresefördernde Arzneien einzusetzen, wie Fu ling (Poria), Zhu ling (Polyporus), Ze xie (Rhizoma Alismatis) und Yi yi ren (Semen Coicis).

Bei Yin-Ödemen aufgrund von Milz- und Nieren-Yang-Mangel setzen wir Arzneien zum Tonisieren des Yang und zum Bewegen der Flüssigkeiten ein, wie etwa Fu zi (Radix lateralis Aconiti praeparata), Rou gui (Cortex Cinnamomi) oder Gui zhi (Ramulus Cinnamomi).

Wir werden folgende Muster besprechen:

1. Yang-Ödeme

1.1 Wind-Wasser dringt in die Abwehr-Qi-Schicht ein

1.2 Feuer-Toxin

1.3 Nässe

1.4 Nässe-Hitze

2. Yin-Ödeme

2.1 Milz-Yang-Mangel

2.2 Nieren-Yang-Mangel

1. Yang-Ödeme

1.1 Wind-Wasser dringt in die Abwehr-Qi-Schicht ein

Klinische Manifestationen

Plötzlich einsetzende Ödeme von Augen und Gesicht, Abneigung gegen Kälte, Fieber, Muskelschmerzen, Harnretention.

Zunge: keine Änderung der Farbe des Zungenkörpers.

Puls: oberflächlich, langsam

Therapieprinzip

Die Oberfläche befreien, Wind vertreiben, die Wasser-Wege öffnen, das Verteilen der Flüssigkeiten durch die Lunge stärken.

Akupunktur

Punktauswahl

Di 4, 3E 5, Lu 7, B 12, B 13, Di 6, Di 10, LG 26-renzhong, KG 17, M 36. Sedieren. An den Punkten B 12 und B 13 kann auch geschröpft werden.

Erläuterung

Di 4, 3E 5, Lu 7, B 12 und B 13 befreien die Oberfläche, vertreiben Wind und stellen die verteilende und nach unten führende Funktion der Lunge wieder her.

Di 6 öffnet die Wasser-Wege und löst akute Ödeme von oberen Extremitäten und Gesicht auf.

Di 10 ist ein wichtiger lokaler Punkt für die Arme, er wird deshalb zur Beseitigung von Ödemen in diesem Gebiet gegeben.

LG 26 wird als lokaler Punkt bei Gesichtsödemen verwendet. Der alte Name dieses Punkts war „shuigou“, was soviel wie „Wassergraben“ bedeutet.

KG 17 stimuliert das Absteigen des Lungen-Qi.

M 36 harmonisiert Nähr- und Abwehr-Qi und beseitigt Flüssigkeiten aus dem Raum zwischen Haut und Muskeln.

Klassische Punktekombinationen

Ödeme von Gesicht und Extremitäten, verbunden mit Fieber: N 6-zhaohai, LG 26, Di 4, M 36, G 41, Di 11 und M 36 (aus „Großes Kompendium der Akupunktur“, 1601).

Ödeme der oberen Körperanteile: LG 26-renzhong sedieren, KG 9 (hier direkte Moxibustion mit Moxakegelchen). Auch diese Kombination stammt aus „Großes Kompendium der Akupunktur“.

Arzneimitteltherapie

Rezeptur

Yue bi jia zhu tang

Dekokt der Magd aus Yue mit Rhizoma Atractylodis macrocephalae

Herba Ephedrae	Ma huang	9.0 g
Gypsum fibrosum	Shi gao	18.0 g
Rhizoma Zingiberis recens	Sheng jiang	9.0 g
Radix Glycyrrhizae	Gan cao	5.0 g
Fructus Jujubae	Da zao	5 Stück
Rhizoma Atractylodis macrocephalae	Bai zhu	9.0 g

Erläuterung

Es handelt sich um eine Variation der Rezeptur Yue bi tang, die ihrerseits eine Abwandlung von Ma xing shi gan tang (Dekokt mit Herba Ephedrae, Semen Armeniarae, Gypsum fibrosum und Radix Glycyrrhizae) ohne Xing ren darstellt.

Yue bi tang befreit die Oberfläche, vertreibt Wind-Wasser und löst Ödeme auf. Die Hinzufügung von Bai zhu bewirkt eine stärkere ödemauflösende Wirkung.

- Ma huang befreit die Oberfläche, vertreibt Wind, stellt die Verteilungsfunktion der Lunge wieder her, reguliert die Wasser-Wege und löst Ödeme auf.
- Shi gao beseitigt Hitze. Die Rezeptur kann daher im Zwischenstadium zwischen Tai Yang- und Yang Ming-Mustern verwendet werden.
- Sheng jiang unterstützt Ma huang bei Vertreiben von Wind-Kälte und beim Auflösen von Ödemen.
- Da zao reguliert in Kombination mit Sheng jiang das Abwehr- und das Nähr-Qi und hilft auf diesem Weg mit, Ödeme aus dem Raum zwischen Haut und Muskeln zu beseitigen.
- Gan cao harmonisiert.
- Bai zhu tonisiert das Qi, trocknet Nässe und löst Ödeme auf.

Das Wort „yue“ im Rezepturnamen kann verschieden übersetzt werden: einerseits als „übertreten“, was die Flüssigkeiten symbolisieren könnte, die in den Raum zwischen Haut und Muskeln fließen, andererseits kann „yue“ auch „südliches China“ bedeuten.

Variationen

- Zur Verstärkung der ödemauflösenden Wirkung: plus Fu ping (Herba Spirodelae), Ze xie (Rhizoma Alismatis) und Fu ling (Poria).
- Bei ausgeprägten Wind-Kälte-Symptomen: minus Shi gao, plus Fang feng (Radix Saposhnikoviae) und Gui zhi (Ramulus Cinnamomi).

1.2 Feuer-Toxin

Klinische Manifestationen

Ödeme in verschiedenen Körperregionen, Ulzera, Karbunkel, Furunkel.

Zunge: rot, klebriger, gelber Belag.

Puls: schlüpfrig, schnell.

Therapieprinzip

Lunge und Milz tonisieren, Nässe ausleiten, Hitze beseitigen, Feuer-Toxin auflösen.

Akupunktur

Punktauswahl

KG 12, B 20, KG 9, M 28-shuidao, B 22, MP 9, Lu 7, B 13, Di 11. Sedieren, ausgenommen KG 12, B 20 und B 13, die tonisiert werden sollten. Keine Moxibustion.

Erläuterung

- KG 12 und B 20 tonisieren die Milz, um auf diese Weise Nässe und Ödeme aufzulösen.
- KG 9, M 28 und B 22 fördern die Umwandlung der Flüssigkeiten und lösen Ödeme auf.
- MP 9 löst Nässe auf.
- Lu 7 stimuliert das Verteilen der Flüssigkeiten durch die Lunge.
- B 13 tonisiert das Lungen-Qi.
- Di 11 löst Feuer-Toxin auf.

Arzneimitteltherapie

Rezeptur

Ma huang lian qiao chi xiao dou tang (Dekokt mit Herba Ephedrae, Fructus Forsythiae und Semen Phaseoli) und Wu wei xiao du yin (Dekokt aus fünf Zutaten zum Beseitigen von Toxinen)

Herba Ephedrae	Ma huang	9.0 g
Semen Armeniacae	Xing ren	6.0 g
Cortex Mori	Sang bai pi	6.0 g
Fructus Forsythiae	Lian qiao	6.0 g
Semen Phaseoli	Chi xiao dou	9.0 g
Radix Glycyrrhizae tosta	Zhi gan cao	3.0 g
Rhizoma Zingiberis recens	Sheng jiang	3 Scheiben
Fructus Jujubae	Da zao	3 Stück
Flos Lonicerae	Jin yin hua	9.0 g
Herba Taraxaci	Pu gong ying	3.5 g
Herba Violae	Zi hua di ding	3.5 g
Flos Chrysanthemi	Ju hua	3.5 g
Herba Begoniae fimbristipulatae	Hong tian kui	3.5 g

Erläuterung

Die ersten acht Arzneien bilden die Rezeptur Ma huang lian qiao chi xia dou tang zum Beseitigen von Hitze, Auflösen von Nässe und Fördern der verteilenden und nach unten führenden Funktion des Lungen-Qi. Sie leitet Nässe aus der Haut aus. Die restlichen fünf Kräuter bilden Wu wei xiao du yin zum Auflösen von Feuer-Toxin und zur spezifischen Therapie von Furunkeln, Karbunkeln und Ulzera aufgrund von Feuer-Toxin.

1.3 Nässe

Klinische Manifestationen

Ödeme des ganzen Körpers oder der Beine, spärlicher Harn, Schweregefühl, Druckgefühl im Thorax.

Zunge: gedunsen, klebriger Belag.
Puls: schlüpfrig.

Therapieprinzip

Die Milz stärken, Nässe auflösen, das Yang unterstützen, Ödeme auflösen.

Akupunktur

Punktauswahl

KG 12, B 20, B 21, M 36, KG 9, M 28, KG 6, MP 9, MP 6, B 22. KG 12, B 20, B 21 und M 36 tonisieren, die anderen Punkte neutral nadeln. Moxibustion kann angewandt werden.

Erläuterung

- KG 12, B 20, B 21 und M 36 tonisieren Magen und Milz.
- KG 9 und M 28 lösen Ödeme auf.
- KG 6 (mit Moxa) tonisiert und bewegt das Yang-Qi, was das Bewegen und Umwandeln der Flüssigkeiten sowie das Auflösen von Ödemen unterstützt.
- MP 9 und MP 6 lösen Nässe auf.
- B 22 stimuliert die Umwandlung und Ausscheidung der Flüssigkeiten im Unteren Erwärmer.

Arzneimitteltherapie

Rezeptur

Wu pi san (Pulver aus fünf Schalen) und Wei ling tang (Dekokt zum Beruhigen des Magens mit Poria)

Cortex Rhizomatis Zingiberis recentis	Sheng jiang pi	9.0 g
Cortex Mori	Sang bai pi	9.0 g
Pericarpium Citri reticulatae	Chen pi	9.0 g
Pericarpium Arecae	Da fu pi	9.0 g
Cortex Poriae	Fu ling pi	9.0 g
Rhizoma Atractylodis	Cang zhu	6.0 g
Cortex Magnoliae officinalis	Hou po	6.0 g
Pericarpium Citri reticulatae	Chen pi	4.0 g
Radix Glycyrrhizae	Gan cao	3.0 g
Rhizoma Atractylodis macrocephalae	Bai zhu	6.0 g
Poria	Fu ling	6.0 g
Polyporus	Zhu ling	6.0 g
Rhizoma Alismatis	Ze xie	6.0 g
Ramulus Cinnamomi	Gui zhi	3.0 g

Erläuterung

Die ersten fünf Arzneien bilden die Rezeptur Wu pi san zum Auflösen von Ödemen aufgrund von Lungen- und Milz-Schwäche.

Die restlichen Arzneien bilden die Rezeptur Wei ling tang, die ihrerseits aus Ping wei san (Pulver zum Beruhigen des Magens) und Wu ling san (Pulver aus fünf Bestandteilen mit Poria) zusammengesetzt ist. Wei ling tang löst Nässe auf, harmonisiert den Magen, fördert die Diurese und löst Ödeme auf.

Fertigarznei

Wu ling san
Pulver aus fünf Bestandteilen mit Poria

Rhizoma Atractylodis macrocephalae	Bai zhu
Poria	Fu ling
Polyporus	Zhu ling
Rhizoma Alismatis	Ze xie
Ramulus Cinnamomi	Gui zhi

Erläuterung

Dieses Präparat hat die gleichen Zutaten und Wirkungen wie die gleichnamige klassische Rezeptur. Es wird zum Auflösen von Ödemen verwendet.

1.4 Nässe-Hitze

Klinische Manifestationen

Bein- oder Bauchödeme, dünne, glänzende Haut, Druckgefühl im Thorax, Durst ohne Verlangen zu trinken, spärlicher und dunkler Harn.

Zunge: klebriger, gelber Belag.

Puls: schlüpfrig, schnell.

Therapieprinzip

Hitze beseitigen, Nässe auflösen.

Akupunktur

Punktauswahl

Di 11, MP 9, MP 6, KG 9, M 28-shuidao, B 22. Sedieren.

Erläuterung

- Di 11 löst Nässe-Hitze auf und beseitigt Hitze.
- MP 9 und MP 6 lösen Nässe-Hitze im Unteren Erwärmer auf.
- KG 9 fördert die Umwandlung der Flüssigkeiten und die Trennung des Klaren vom Trüben. Der Punkt löst Ödeme auf.
- M 28 fördert die Umwandlung der Flüssigkeiten im Unteren Erwärmer und löst Ödeme auf.
- B 22, der Zustimmungspunkt des Unteren Erwärmers, fördert die Umwandlung und Ausscheidung der Flüssigkeiten im Unteren Erwärmer.

Arzneimitteltherapie

Rezeptur

Shu zao yin zi

Drainierendes und grabendes Dekokt

Rhizoma seu Radix Notopterygii	Qiang huo	6.0 g
Radix Gentianae macrophyllae	Qin jiao	6.0 g
Pericarpium Arecae	Da fu pi	6.0 g
Cortex Poriae	Fu ling pi	6.0 g
Cortex Rhizomatis Zingiberis recentis	Sheng jiang pi	6.0 g
Rhizoma Alismatis	Ze xie	6.0 g
Caulis Akebiae	Mu tong	3.0 g
Fructus Zanthoxyli schinifolii	Jiao mu	1.5 g
Semen Phaseoli	Chi xiao dou	6.0 g
Radix Phytolaccae	Shang lu	6.0 g
Semen Arecae	Bing lang	6.0 g

Erläuterung

Diese Rezeptur wirkt spezifisch ausleitend auf Nässe-Hitze und löst Ödeme auf, indem sie sowohl Diurese als auch Stuhlgang anregt.

- Qiang huo und Qin jiao vertreiben Wind-Nässe und befreien die Oberfläche. Sie unterstützen das Auflösen von Ödemen, indem sie Schwitzen hervorrufen.
- Da fu pi, Fu ling pi und Sheng jiang pi lösen Ödeme auf.
- Ze xie, Mu tong, Jiao mu, Chi xiao dou, Shang lu und Bing lang leiten Nässe-Hitze aus und fördern Diurese und Stuhlgang.

Variationen

- Bei starken Ödemen mit Dyspnoe und Oligurie sowie Symptomen von Flüssigkeitsansammlung in der Lunge: plus Wu ling san (Pulver aus fünf Bestandteilen mit Poria) und Wu pi san (Pulver aus fünf Schalen).
- Wenn der Hitze-Anteil der Nässe-Hitze die Yin-Flüssigkeiten verletzt hat und ein komplexes Bild sowohl von Flüssigkeitsretention in Ödemform als auch von Mangel an Flüssigkeiten aufgrund von Yin-Mangel besteht, so muß man Flüssigkeiten mit dem Ziel der Ödemauflösung ausleiten, ohne das Yin noch weiter zu schädigen. In diesem Fall verwendet man:

Zhu ling tang

Dekokt mit Polyporus

Polyporus	Zhu ling	9.0 g
Poria	Fu ling	9.0 g
Rhizoma Alismatis	Ze xie	9.0 g
Talcum	Hua shi	9.0 g
Colla Corii Asini	E jiao	9.0 g

Wenn Nässe-Hitze die Blase befällt und Blut im Harn zu finden ist: plus Xiao ji (Herba Cirsi) und Bai mao gen (Rhizoma Imperatae).

2. Yin-Ödeme

2.1 Milz-Yang-Mangel

Klinische Manifestationen

Ödeme von Abdomen und/oder Bein, Dellenbildung bei Druck, Druckgefühl in Thorax und Abdomen, weiche Stühle, blasses Gesicht, Müdigkeit, spärlicher Harn.

Zunge: blaß, gedunsen, Zungeneindrücke.

Puls: schwächlich, dünn.

Therapieprinzip

Die Milz tonisieren und wärmen, Ödeme auflösen.

Akupunktur

Punktauswahl

KG 12, M 36, B 20, B 21, MP 6, KG 6, KG 9, M 28-shuidao, B 22. KG 9, M 28 und B 22 sedierend oder neutral nadeln, die anderen Punkte tonisieren. Moxibustion sollte angewandt werden.

Erläuterung

- KG 12, M 36, B 20, B 21 und MP 6 tonisieren Magen und Milz.
- KG 6 tonisiert das Qi im allgemeinen und hilft beim Auflösen von Ödemen, vor allem im Abdominalbereich, mit. Direkte Moxibustion über Ingwer ist besonders wirksam.
- KG 9, M 28 und B 22 fördern die Umwandlung der Flüssigkeiten und lösen Ödeme auf.

Arzneimitteltherapie

Rezeptur

Shi pi yin

Dekokt zum Stärken der Milz

Radix lateralis Aconiti praeparata	Fu zi	6.0 g
Rhizoma Zingiberis	Gan jiang	6.0 g
Poria	Fu ling	6.0 g
Fructus Chaenomelis	Mu gua	6.0 g
Rhizoma Atractylodis macrocephalae	Bai zhu	6.0 g
Cortex Magnoliae officinalis	Hou po	6.0 g
Radix Aucklandiae	Mu xiang	6.0 g
Pericarpium Arecae	Da fu pi	6.0 g
Fructus Tsaoko	Cao guo	6.0 g
Radix Glycyrrhizae tosta	Zhi gan cao	3.0 g

Erläuterung

Diese Rezeptur tonisiert und wärmt die Milz, desweiteren löst sie Nässe und Ödeme auf.

- Fu zi und Gan jiang wärmen Milz und Niere und vertreiben Kälte.
- Fu ling löst Nässe auf.
- Mu gua löst Wind-Nässe auf und wandelt Trübes im Mittleren Erwärmer um.
- Bai zhu stärkt das Milz-Qi.
- Hou po, Da fu pi und Cao guo lösen mittels ihres Aromas Nässe auf.
- Gan cao harmonisiert.

Variationen

- Bei ausgeprägtem Qi-Mangel: plus Dang shen (Radix Codonopsis pilosulae) und Huang qi (Radix Astragali).
- Bei spärlichem Urin: plus Gui zhi (Ramulus Cinnamomi) und Ze xie (Rhizoma Alismatis).

Fertigarznei

Li zhong wan

Pille, die die Mitte reguliert

Rhizoma Zingiberis	Gan jiang
Rhizoma Atractylodis macrocephalae	Bai zhu
Radix Codonopsis pilosulae	Dang shen
Radix Glycyrrhizae	Gan cao

Erläuterung

Dieses Präparat tonisiert das Milz-Yang und vertreibt Kälte des Inneren. Diese Mischung behandelt zwar nicht direkt die Manifestation der Störung, man kann sie aber zur Behandlung der Wurzel von Ödemen, nämlich des Milz-Yang-Mangels, verwenden.

2.2 Nieren-Yang-Mangel

Klinische Manifestationen

Ödeme des gesamten Körpers oder der Beine, Dellenbildung bei Druck, Schmerzen der Lumbalregion und der Knie, Kältegefühl vornehmlich lumbal und in den Beinen, spärlicher oder aber reichlicher, blasser Harnfluß, Müdigkeit, Depression, hellweißer Teint.

Zunge: blaß, gedunsen.
Puls: tief, schwächlich.

Therapieprinzip

Die Niere tonisieren und wärmen, Ödeme auflösen.

Akupunktur

Punktauswahl

KG 4, B 23, B 20, M 36, N 7-fuliu, B 22, M 28. Alle Punkte mit Ausnahme der letzten beiden tonisieren. Moxibustion sollte angewandt werden.

Erläuterung

- KG 4 (mit Moxa) tonisiert das Nieren-Yang.
- B 23 und N 7 tonisieren das Nieren-Yang.
- B 20 und M 36 stärken die Milz. Bei Ödemen aufgrund von Nieren-Yang-Mangel ist es unerläßlich, auch die Milz zu stärken.
- B 22 und M 28 lösen Ödeme auf.

Arzneimitteltherapie

Rezeptur

Ji sheng shen qi wan (Pille für das Nieren-Qi aus „Rezepturen, die den Lebenden helfen") und Zhen wu tang (Dekokt des Wahren Kriegers)

Radix lateralis Aconiti praeparata	Fu zi	3.0 g
Ramulus Cinnamomi	Gui zhi	3.0 g
Radix Rehmanniae praeparata	Shu di huang	24.0 g
Fructus Corni	Shan zhu yu	12.0 g
Rhizoma Dioscoreae	Shan yao	12.0 g
Rhizoma Alismatis	Ze xie	9.0 g
Cortex Moutan	Mu dan pi	9.0 g
Poria	Fu ling	9.0 g
Radix Achyranthis bidentatae	Niu xi	6.0 g

Semen Plantaginis	Che qian zi	6.0 g
Rhizoma Atractylodis macrocephalae	Bai zhu	12.0 g
Radix Paeoniae alba	Bai shao	6.0 g
Rhizoma Zingiberis recens	Sheng jiang	3 Scheiben

Erläuterung

Die ersten acht Arzneien bilden die Rezeptur Jin gui shen qi wan (Pille für das Nieren-Qi aus „Abriß des Wichtigsten aus Goldtruhe und Jadekasten"). Niu xi und Che qian zi werden hinzugefügt, um Nässe aus dem Unteren Erwärmer auszuleiten.

Zhen wu tang wurde bereits in Kapitel 3 besprochen. Diese Rezeptur dient zum Tonisieren und Wärmen der Milz sowie zum Auflösen von Ödemen.

Variationen

Bei sehr reichlichem Fluß hellen Harns: minus Ze xie und Che qian zi, plus Tu si zi (Semen Cuscutae) und Bu gu zhi (Fructus Psoraleae).

Fertigarznei

Jin gui shen qi wan

Pille für das Nieren-Qi aus „Abriß des Wichtigsten aus Goldtruhe und Jadekasten"

Cortex Cinnamomi	Rou gui
Radix lateralis Aconiti praeparata	Fu zi
Radix Rehmanniae praeparata	Shu di huang
Rhizoma Dioscoreae	Shan yao
Fructus Corni	Shan zhu yu
Rhizoma Alismatis	Ze xie
Poria	Fu ling
Cortex Moutan	Mu dan pi

Erläuterung

Dieses Präparat hat die gleichen Zutaten und Funktionen wie die gleichnamige Dekoktrezeptur. Es tonisiert das Nieren-Yang und kann zur Behandlung der Wurzel bei Ödemen eingesetzt werden.

Zungenbefund: blasser, gedunsener, nasser Zungenkörper.

Kasuistik

Eine 52jährige Frau leidet seit 2 Jahren an Knöchelödemen. Sie berichtet auch über frühmorgendlichen Durchfall, sie verspürt ständig Kälte. Ihre Zunge ist blaß und naß, ihr Puls schwächlich und tief.

Diagnose

Es handelt sich um Ödeme aufgrund von Nieren-Yang-Mangel, wofür auch die frühmorgendliche Diarrhö und das Kältegefühl sprechen.

Therapieprinzip

Milz- und Nieren-Yang tonisieren, Ödeme auflösen. Sie wird ausschließlich mit Akupunktur behandelt.

Akupunktur

Ich wähle aus dem folgenden Punktespektrum aus, wobei die Punkte zum Stärken von Milz und Niere tonisierend, jene zum Auflösen von Ödemen neutral stimuliert werden:

- M 36, MP 6, B 20 und B 21 stärken Milz und Magen. Laut Kapitel 35 „Das Zentrum des Wirkvermögens" sollte M 36 stets bei Ödemen eingesetzt werden, da er den Rückfluß der Flüssigkeiten vom Raum zwischen Haut und Muskeln in die Gefäße fördert.[5]
- B 23 und N 7-fuliu stärken das Nieren-Yang.
- B 22, KG 9, MP 9 und MP 6 leiten Nässe aus und lösen Ödeme auf.

Über 3 Monate wird die Patientin wöchentlich genadelt, danach in einem zweiwöchentlichen Rhythmus. 12 Monate Behandlungsdauer sind bei ihr nötig, um die Ödeme ganz zum Verschwinden zu bringen.

Kasuistik

Eine 48jährige Frau leidet seit ihrem 15. Lebensjahr an Ödemen der Unterschenkel. Seit 12 Jahren nimmt sie eine diuretische Kombination aus Hydrochlorothiazid und Amilorid. Sie verspürt ein allgemeines Kältegefühl, in den Füßen hat sie aber häufig ein brennendes Gefühl. Ihr Harn ist manchmal dunkel. Sie leidet auch an Lumbalgien und weichen Stühlen. Ihre Zunge ist etwas rot und steif, ihr Puls ist sehr dünn und an beiden proximalen Taststellen ausgesprochen schwächlich.

Diagnose

Dies ist ein interessanter Fall, da sie einige Befunde bietet, die für Nieren-Yin-Mangel sprechen, wobei aber das Hauptproblem das chronische Ödem ist, das zumindest nach der Theorie immer auf Nieren-Yang-Mangel zurückzuführen ist. Nun besteht zweifellos auch ein Nieren-Yang-Mangel, wie wir am allgemeinen Kältegefühl, dem Ödem selbst, den Lumbalgien, den weichen Stühlen und dem sehr schwächlichen Puls erkennen können. Wir finden aber auch einige Hinweise auf eine Nieren-Yin-Schwäche, nämlich die etwas rote und steife Zunge (eine steife Zunge kann abgesehen von Wind auch für Yin-Mangel sprechen), das Brennen ihrer Füße und den dunklen Harn. Offensichtlich handelt es sich primär um einen Nieren-Yang-Mangel, dieser Zustand kann aber mit einem Nieren-Yin-Mangel überlappen, wie es häufig bei Frauen vorkommt. Da die Patientin seit sehr langer Zeit an Nieren-Yang-Schwäche leidet, befindet sich ihr Zustand derzeit gerade am Übergang vom Yang- zum Yin-Mangel. Ohne Behandlung würde ihre Zunge zunehmend röter werden, sie würde zusätzliche Yin-Mangel-Symptome wie Hitzegefühl, Hitzewallungen und Nachtschweiß entwickeln. Es gibt auch eine weitere mögliche Interpretation der Anwesenheit von Nieren-Yang-Mangel-Symptomen, daß nämlich der langjährige Gebrauch von Diuretika das Nieren-Yin erschöpft hat. Indem sie dem Körper Wasser, eine Yin-Substanz, entziehen, können Diuretika mit großer Wahrscheinlichkeit zu Nieren-Yin-Schwäche führen.

Therapieprinzip

Das Nieren-Yang tonisieren, Ödeme beseitigen. Da hier auch ein Nieren-Yin-Mangel besteht, müssen wir die Wirkung der warmen Arzneien zum Tonisieren des Nieren-Yang etwas dämpfen, indem wir einige kühle Arzneien zum Kühlen des Yin hinzufügen.

Die Patientin wird sowohl mit Akupunktur als auch Arzneimitteltherapie behandelt.

Akupunktur

Die wichtigsten Punkte werden aus dem folgenden Spektrum ausgewählt, wobei jene zum Stärken der Niere tonisierend, jene zum Beseitigen der Ödeme hingegen neutral genadelt werden:

- M 36, MP 6, B 20, B 21 tonisieren Milz und Magen.
- B 23 und N 7-fuliu stärken das Nieren-Yang.
- B 22, KG 9, MP 9 und MP 6 leiten Nässe aus und beseitigen Ödeme.
- N 3-taixi und KG 4 (ohne Moxa) nähren das Nieren-Yin.

Arzneimitteltherapie

Ich verwende eine Variation von Zhen wu tang (Dekokt des Wahren Kriegers) und Wu ling san (Pulver aus fünf Bestandteilen mit Poria)

Radix lateralis Aconiti praeparata	Fu zi	4.0 g
Rhizoma Atractylodis macrocephalae	Bai zhu	9.0 g
Poria	Fu ling	15.0 g
Radix Paeoniae alba	Bai shao	6.0 g
Rhizoma Zingiberis recens	Sheng jiang	3 Scheiben
Polyporus	Zhu ling	6.0 g
Rhizoma Alismatis	Ze xie	6.0 g
Ramulus Cinnamomi	Gui zhi	6.0 g
Rhizoma Cibotii	Gou ji	6.0 g
Semen Phaseoli	Chi xiao dou	9.0 g
Radix Asparagi	Tian dong	6.0 g

Erläuterung

- Die ersten fünf Arzneien bilden Zhen wu tang zum Stärken des Yang von Milz und Niere und zum Beseitigen von Ödemen.
- Die nächsten drei Arzneien bilden Wu ling san (ohne Bai zhu und Fu ling, die schon in der ersten Mischung enthalten sind) zum Beseitigen von Ödemen.
- Gou ji tonisiert das Nieren-Yang.
- Chi xiao dou leitet Nässe aus.
- Tian dong nährt das Nieren-Yang. Die Arznei wird hinzugefügt, um die heiße Energie der Yang-Tonika in Zaum zu halten. Auch Ze xie (in Wu ling san enthalten) erfüllt diese Aufgabe.

Da die Patientin seit 33 Jahren an Ödemen leidet und seit 12 Jahren Diuretika verwendet, benötigt die Therapie verständlicherweise lange Zeit, nämlich 2 Jahre. Der Zustand bessert sich zwar um etwa 70%, die Ödeme verschwinden aber nicht ganz.

Prognose

Akute Ödeme können durch Akupunktur und/oder Arzneimitteltherapie recht leicht beseitigt werden, chronische Ödeme brauchen aber üblicherweise eine langwierige Behandlung von zumindest einigen Monaten. Ödeme aufgrund von Nieren-Yang-Schwäche sind schwieriger zu behandeln als jene, die auf Yang-Mangel der Milz zurückgehen.

Differentialdiagnose gemäß der Westlichen Medizin

Ödeme bestehen aus übermäßigen Ansammlungen interstitieller Flüssigkeit. Sie können entweder lokalisiert oder generalisiert auftreten.

Aus westlich-medizinischer Sicht gibt es sehr viele Ödemursachen, deren wichtigste in Tabelle 22.1 zusammengefaßt sind.

Tabelle 22.1: Hauptursachen von Ödemen gemäß der Westlichen Medizin

Ödem				
lokalisiert		bilateral		
entzündlich	venös	oberhalb des Zwerchfells	unterhalb des Zwerchfells	
Geschwüre Karbunkel Zellulitis Abszesse	Phlebitis Varikositas	akute Nephritis	kardiovaskulär Rechtsherzschwäche	Niere chronische Nephritis

Anhang

Akute Nephritis

Hier handelt es sich um eine Entzündung der Nierenglomerula. Sie beginnt akut, ihre beiden Hauptsymptome sind Ödeme des Gesichts im allgemeinen und rund um die Augen sowie Hämaturie. Desweiteren finden sich Symptome des Eindringens äußerer pathogener Faktoren wie Abneigung gegen Kälte, Fieber, Kopfschmerzen und Halsschmerzen, auch Übelkeit und Erbrechen können auftreten.

Ätiologie und Pathologie

1. Eindringen äußeren Windes

Er dringt in die Abwehr-Qi-Schicht der Lunge ein und kann die Qi-verteilende Funktion der Lunge in den Wasser-Wegen des Oberen Erwärmers beeinträchtigen. Dadurch kommt es zum Übertreten der Flüssigkeiten in den Raum zwischen Haut und Muskeln. Diese Art von Wind wird als Wind-Wasser bezeichnet.

2. Infektion

Nephritis kann auch durch die Übertragung von Infektionen aus anderen Körperregionen entstehen, beispielsweise aus einer Laryngitis, Pharyngitis, Tonsillitis, Scharlach und aus Hautinfektionen aufgrund von Ulzera, Karbunkeln oder ekzematösen Veränderungen.

3. Äußere Nässe

Das Eindringen äußerer Nässe kann die Milz-Funktion beeinträchtigen, es kommt zur Ansammlung von Körperflüssigkeiten und zu Ödemen bei akuter Nephritis.

Die akute Nephritis fällt in die Kategorie der Yang-Ödeme, sie ist vor allem durch Fülle in Form von Wind-Wasser, Nässe oder Feuer-Toxin gekennzeichnet. Das wichtigste Therapieprinzip besteht daher im Vertreiben der pathogenen Faktoren.

Differenzierung und Behandlung

Das Haupttherapieprinzip ist das Vertreiben des herausragenden pathogenen Faktors:

- Wind-Wasser: Wind-Wasser vertreiben, indem die Oberfläche geöffnet und die Schweißsekretion gefördert wird.
- Nässe: Nässe auflösen, das Yang belegen, die Diurese anregen.
- Feuer-Toxin: Feuer ausleiten, Toxine auflösen, die Diurese fördern. Gelegentlich ist es nötig, Hitze-Toxin mittels Purgierens auszuleiten. In der Vergangenheit wurde dieses Therapieprinzip des Ausleitens von Feuer-Toxin nicht verwendet, es wurde erst in der Neuzeit entwickelt und bringt gute Ergebnisse in der Nephritistherapie.

Wir werden folgende Muster besprechen:

Eindringen äußeren Wind-Wassers
Nässe
Feuer-Toxin

1.1 Eindringen äußeren Wind-Wassers

Klinische Manifestationen

Ödeme des Gesichts und rund um die Augen mit plötzlichem Beginn, die sich nach und nach auf die Extremitäten ausbreiten, glänzende Haut, Dellenbildung auf Druck verschwindet rasch wieder, Abneigung gegen Kälte, Fieber, Halsschmerzen, Körperschmerzen, schwere Atmung.

Zunge: dünner weißer Belag bei Wind-Kälte, leichte Rötung der Ränder und/oder der vorderen Anteile bei Wind-Hitze.

Puls: oberflächlich und gespannt bei Wind-Kälte, oberflächlich und schnell bei Wind-Hitze.

Therapieprinzip

Wind-Wasser vertreiben, die Oberfläche befreien, die Schweißsekretion fördern. Die verwendeten Arzneien fördern das Schwitzen, viele von ihnen öffnen aber auch die Wasser-Wege und fördern deshalb die Diurese. Daher ist nach Einnahme des Dekokts nicht immer deutliches Schwitzen zu beobachten.

Akupunktur

Punktauswahl

Siehe den Abschnitt über Yang-Ödeme bei Wind-Wasser.

Arzneimitteltherapie

Rezeptur 1

Ling gui fu ping tang

Dekokt mit Poria, Ramulus Cinnamomi und Herba Spirodelae

Poria	Fu ling	9.0 g
Ramulus Cinnamomi	Gui zhi	6.0 g
Herba Spirodelae	Fu ping	9.0 g
Semen Armeniacae	Xing ren	9.0 g
Rhizoma Alismatis	Ze xie	9.0 g
Rhizoma Pinelliae	Ban xia	9.0 g
Radix Glycyrrhizae tosta	Zhi gan cao	3.0 g

Erläuterung

Diese Rezeptur wird bei Überwiegen von Wind-Kälte gegeben.

Die Kombination von Fu ling und Gui zhi belebt das Yang und wandelt Wasser um. Gui zhi befreit auch die Oberfläche und vertreibt Wind-Kälte.

- Fu ping leitet Nässe aus und ist spezifisch zum Beseitigen von Ödemen geeignet.
- Xing ren unterstützt das Öffnen der Oberfläche und reguliert Wasser, indem das Absteigen des Lungen-Qi angeregt wird.
- Ze xie wandelt Wasser um und löst Ödeme über die Stimulation der Diurese aus.
- Ban xia unterstützt das Beseitigen von Wasser, indem Schleim aufgelöst wird.
- Gan cao harmonisiert.

Rezeptur 2

Yue bi jia zhu tang

Dekokt der Magd aus Yue mit Rhizoma Atractylodis macrocephalae

Herba Ephedrae	Ma huang	9.0 g
Gypsum fibrosum	Shi gao	18.0 g
Rhizoma Zingiberis recens	Sheng jiang	9.0 g
Radix Glycyrrhizae	Gan cao	5.0 g
Fructus Jujubae	Da zao	5 Stück
Rhizoma Atractylodis macrocephalae	Bai zhu	9.0 g

Erläuterung

Diese Rezeptur wurde bereits weiter oben besprochen. Sie wird bei Überwiegen von Wind-Hitze verwendet.

Rezeptur 3

Empirische Rezeptur von Professor Zhou Zhong-Ying

Herba Spirodelae	Fu ping	9.0 g
Radix Saposhnikoviae	Fang feng	9.0 g
Folium Perillae	Zi su ye	6.0 g
Herba Ephedrae	Ma huang	9.0 g
Semen Armeniacae	Xing ren	6.0 g
Cortex Rhizomatis Zingiberis recentis	Sheng jiang pi	6.0 g

Erläuterung

- Fu ping befreit die Oberfläche, vertreibt Wind-Wasser und löst Ödeme auf.
- Fang feng, Zi su ye und Ma huang vertreiben Wind-Kälte, befreien die Oberfläche und regulieren die Wasser-Wege des Oberen Erwärmers.
- Xing ren unterstützt die obigen Arzneien beim Befreien der Oberfläche, indem das Absteigen des Lungen-Qi gefördert wird.
- Sheng jiang pi löst Ödeme auf.

Variationen

Sie beziehen sich auf alle drei oben beschriebenen Rezepturen.

- Bei Oligurie: plus Ze xie (Rhizoma Alismatis) bzw. Dosis erhöhen, plus Chi xiao dou (Semen Phaseoli).
- Bei ausgeprägten Hitze-Symptomen: plus Lian qiao (Fructus Forsythiae) und Chai hu (Radix Bupleuri).
- Bei Hämaturie: plus Xiao ji (Herba Cirsi) und Bai mao gen (Rhizoma Imperatae).
- Bei schmerzhaftem und geschwollenem Rachen: plus She gan (Rhizoma Belamcandae) und Da qing ye (Folium Isatidis).
- Bei Qi-Schwäche im Hintergrund: plus Huang qi (Radix Astragali) und Guang fang ji (Radix Aristolochiae fangchi).

1.2 Nässe

Klinische Manifestationen

Beinödeme, Druckgefühl des Thorax, Distension des Abdomens, Übelkeit, Schweregefühl, spärlicher Harnfluß.

Zunge: klebriger Belag.

Puls: schlüpfrig.

Therapieprinzip

Nässe beseitigen, das Yang beleben, die Diurese anregen.

Akupunktur

Punktauswahl

Siehe Abschnitt über Yang-Ödeme vom Nässe-Typ.

Arzneimitteltherapie

Rezeptur

Variation von

Wu ling san

Pulver aus fünf Bestandteilen mit Poria

Poria	Fu ling	6.0 g
Polyporus	Zhu ling	6.0 g
Rhizoma Atractylodis macrocephalae	Bai zhu	6.0 g
Rhizoma Alismatis	Ze xie	6.0 g
Ramulus Cinnamomi	Gui zhi	6.0 g
Radix Codonopsis pilosulae	Dang shen	6.0 g
Radix Astragali	Huang qi	9.0 g
Rhizoma Chuanxiong	Chuan xiong	4.5 g
Herba Leonuri	Yi mu cao	4.5 g

Erläuterung

- Die Rezeptur Wu ling san beseitigt Ödeme aus dem Unteren Erwärmer.
- Dang shen und Huang qi stärken die Milz, damit diese Nässe auflösen und die Flüssigkeiten umwandeln kann.
- Chuan xiong und Yi mu cao bewegen das Blut. Aufgrund der Austauschbeziehung zwischen Körperflüssigkeiten und Blut unterstützt das Bewegen des Bluts die Transformation der Flüssigkeiten und das Auflösen von Ödemen.

Variationen

- Bei Dyspnoe: plus Ma huang (Herba Ephedrae) und Xing ren (Semen Armeniacae).
- Bei ausgeprägtem Kältegefühl: plus Fu zi (Radix Aconiti lateralis praeparata) und Gui zhi (Ramulus Cinnamomi).
- Bei Symptomen der Körperoberfläche und Schwitzen: plus Huang qi (Radix Astragali), Fang feng (Radix Saposhnikoviae) und Fang ji (Radix Stephaniae tetrandrae). Die Kombination von Huang qi und Fang ji fördert die Diurese.

Fertigarznei

Wu ling san

Pulver aus fünf Bestandteilen mit Poria

Erläuterung

Dieses Präparat wurde bereits im Abschnitt über Yang-Ödeme besprochen.

1.3 Feuer-Toxin

Klinische Manifestationen

Dunkler oder trüber, spärlicher Harn, geringe Ödeme, Hämaturie, Brennen bei der Miktion, Fieber, Halsschmerzen, Husten.

Zunge: rot, klebriger, gelber Belag.

Puls: schlüpfrig, schnell.

Dieses Muster entspricht akuter, infektionsbedingter Nephritis mit dem Hauptsymptom Hämaturie.

Therapieprinzip

Hitze beseitigen, Toxine auflösen, das Blut kühlen, die Diurese fördern.

Akupunktur

Punktauswahl

Siehe Abschnitt über Yang-Ödeme vom Feuer-Toxin-Typ.

Arzneimitteltherapie

Rezeptur 1

Si miao san

Pulver aus vier wundersamen Arzneien

Rhizoma Atractylodis	Cang zhu	6.0 g
Cortex Phellodendri	Huang bai	9.0 g
Radix Achyranthis bidentatae	Niu xi	6.0 g
Semen Coicis	Yi yi ren	9.0 g

Erläuterung

Diese Rezeptur dient zum Beseitigen von Nässe-Hitze und Feuer-Toxin aus dem Unteren Erwärmer.

- Cang zhu und Huang bai bilden die Rezeptur Er miao san (Pulver der beiden wundersamen Arzneien) zum Auflösen von Nässe-Hitze des Unteren Erwärmers.
- Fügt man Niu xi hinzu, so ergibt sich daraus die Rezeptur San miao san (Pulver aus drei wundersamen Arzneien). Niu xi lenkt die Rezepturwirkung im Unteren Erwärmer, Lumbalregion und Beine.
- Gibt man auch noch Yi yi ren dazu, so erhält man die Rezeptur Si miao san. Yi yi ren ermöglicht es, mit der Rezeptur sowohl Feuer-Toxin als auch Nässe-Hitze zu behandeln. Yi yi ren beseitigt auch Ödeme und dient zur Behandlung geschwollener Beine.

Rezeptur 2

Empirische Rezeptur von Professor Zhou Zhong-Ying

Herba Ephedrae	Ma huang	3.0 g
Fructus Forsythiae	Lian qiao	9.0 g
Cortex Phellodendri	Huang bai	9.0 g
Flos Lonicerae	Jin yin hua	9.0 g
Herba Violae	Zi hua di ding	9.0 g
Herba Taraxaci	Pu gong ying	9.0 g
Semen Coicis	Yi yi ren	15.0 g
Semen Phaseoli	Chi xiao dou	9.0 g

Erläuterung

- Ma huang öffnet die Wasser-Wege und löst Ödeme über vermehrte Schweißsekretion auf.
- Lian qiao, Huang bai, Jin yin hua, Zi hua di ding und Pu gong ying beseitigen Feuer-Toxin.
- Yi yi ren und Chi xiao dou beseitigen Nässe und Feuer-Toxin und fördern die Diurese.

Rezeptur 3

Variation von
Xiao ji yin zi

Dekokt mit Herba Cirsi

Herba Cirsi	Xiao ji	30.0 g
Nodus Nelumbinis rhizomatis	Ou jie	6.0 g
Pollen Typhae	Pu huang	9.0 g
Talcum	Hua shi	15.0 g
Caulis Akebiae	Mu tong	9.0 g
Herba Lophatheri	Dan zhu ye	9.0 g
Radix Glycyrrhizae	Gan cao	6.0 g
Cortex Phellodendri	Huang bai	6.0 g
Fructus Forsythiae	Lian qiao	6.0 g
Semen Phaseoli	Chi xiao dou	9.0 g
Rhizoma Imperatae	Bai mao gen	9.0 g

Erläuterung

Diese Variation der Grundrezeptur kommt ohne Zhi zi (Fructus Gardeniae), Sheng di huang (Radix Rehmanniae) und Dang gui (Radix Angelicae sinensis) aus. Es werden aber Huang bai, Lian qiao, Chi xiao dou und Bai mao gen hinzugefügt, um Nässe-Hitze auszuleiten, Hitze zu beseitigen, die Diurese zu fördern und Blutungen zu beenden.

Variationen

Sie beziehen sich auf alle drei Rezepturen.

- Bei sehr ausgeprägten Ödemen: plus Fang feng (Radix Saposhnikoviae) und Fu ping (Herba Spirodelae).
- Bei Tonsillitis: plus She gan (Rhizoma Belamcandae), Niu bang zi (Fructus Arctii) und Xuan shen (Radix Scrophulariae).
- Bei sehr dunklem Harn und starkem Brennen anläßlich der Miktion: plus Che qian cao (Herba Plantaginis).
- Bei Hämaturie: plus Xiao ji (Herba Cirsi), bzw. die Dosierung erhöhen, Zhi zi (Fructus Gardeniae) und Yi mu cao (Herba Leonuri), um das Blut zu bewegen und zu kühlen, Bluten zu beenden und die Diurese zu fördern.

Chronische Nephritis

Dieser Terminus der Westlichen Medizin bezeichnet eine Erkrankung, die durch eine Entzündung der Nierenglomerula gekennzeichnet ist. In der Chinesischen Medizin kann der Komplex aus Symptomen und Krankheitszeichen unter verschiedenen Kategorien einzureihen sein, wie etwa unter „Ödeme“ oder „Erschöpfung“. Die wichtigsten Krankheitszeichen sind jedenfalls Knöchelödeme, Proteinurie und Hypertonie.

Die chronische Nephritis kann sich aus der Akutform entwickeln. In vielen Fällen beginnt sie allerdings schleichend, ohne deutliche Symptome hervorzurufen. Die akute Nephritis entspricht über weite Strecken den Mustern „Yang-Wasser“ oder „Yang-Ödem“ der Chinesischen Medizin, chronische Nephritis korrespondiert mit „Yin-Wasser“, „Wahrem Wasser“ oder „Stein-Wasser“. Wie weiter oben erwähnt wurde, bezieht sich „Wasser“ hier nicht auf das Element Wasser im Sinne der Fünf Wandlungsphasen, sondern auf Wasser als pathogenen Faktor, also auf die Anhäufung von Körperflüssigkeiten im Rahmen von Ödemen.

Die drei Hauptzeichen chronischer Nephritis sind Ödeme, Proteinurie und Hypertonie.

Ödeme

Sie gehen auf eine Fehlfunktion von Lunge, Milz und Niere zurück, wie bereits oben im Abschnitt über Ödeme besprochen wurde.

Zhang Jing-Yue (1563-1640) sagte: „Ödeme entstehen durch die Umwandlung von Essenz und Blut in Wasser. Sie sind meist von Leere-Natur.“[6]

Obwohl die chronische Nephritis von ihrem Wesen her immer auf eine Schwäche von Lunge, Milz und Niere zurückzuführen ist, so können wir nahezu immer auch etwas Nässe oder Nässe-Hitze finden.

Aus diesem Grund mag das Therapieprinzip des einfachen Wärmens und Stärkens von Milz und Niere nicht immer ausreichend sein. Wir sollten darauf achten, auch Nässe auszuleiten, etwa mit Arzneien wie Huang bai (Cortex Phellodendri), Hua shi (Talcum) oder Che qian zi (Semen Plantaginis). Bei der Akupunktur muß man auch Punkte wie MP 9, MP 6, KG 9, B 22 und M 28-shuidao nadeln (neutrale Stimulation).

Man kann anhand der Ausprägung des Ödems zwischen Leere- und Fülle-Zuständen unterscheiden. Ist das Ödem sehr stark, so spricht dies für ein Überwiegen von Nässe, also für ein Fülle-Muster, das durch das Wärmen des Yang und das Beseitigen von Nässe therapiert wird. Ist das Ödem aber nur leicht ausgeprägt oder fehlt es ganz, so weist das in Richtung einer Schwäche von Milz- und Nieren-Yang, also ein Leere-Muster. Dieses wird durch das Tonisieren von Milz und Niere behandelt.

Es gibt allerdings auch andere Faktoren, die in der Pathogenese von Ödemen eine Rolle spielen. So kann Blut-Stagnation ein kausaler Faktor für Ödeme sein. Es bestehen nämlich eine Wechselwirkung und ein Austausch zwischen Blut und Körperflüssigkeiten. Zhang Zhong-Jing schreibt im Jahr 220 in „Abriß des Wichtigsten aus Goldtruhe und Jadekasten": „Ist das Blut nicht harmonisch, so läßt es Wasser entstehen."[7] Tang Zong-Hai sagt 1884 in „Erörterung der Blut-Erkrankungen": „Sich ergießendes [und überfließendes] stagnierendes Blut läßt Ödeme und Schwellungen entstehen, da sich Blut in Wasser umwandelt..."[8]

Proteinurie

Sie entsteht durch das Ausrinnen von Essenz aus der Niere. Die Niere speichert die Essenz. Bei einer Schwäche der Niere wird diese leck, Essenz kann austreten. Das Übertreten von Eiweiß in den Harn wird in der Chinesischen Medizin als ein Zeichen des Ausfließens von Essenz gewertet, das durch das Absinken des Milz- und Nieren-Qi entsteht.

Abgesehen vom Stärken von Milz und Niere und der Verwendung adstringierender, die Essenz nährender Arzneien wie Wu wei zi (Fructus Schisandrae), um das Ausrinnen zu beenden, raten einige Ärzte auch dazu, das Blut zu bewegen. Sie gründen diesen Rat auf die Tatsache, daß im Falle einer ausgeprägten Schwäche des Ursprungs-Qi der Niere dieses die Blut-Gefäße nicht erreichen kann, was zu Blut-Stase führt.[9] Bei der Anwendung von Akupunktur muß man die Essenz mit Punkten wie KG 4, B 23, B 52-zhishi, G 39 und dem Extrapunkt Jinggong (0.5 cun lateral von B 52) stärken (tonisierend nadeln, Moxibustion anwenden).

Hypertonie

Erhöhter Blutdruck kann sowohl auf Nieren-Yang- als auch auf Nieren-Yin-Mangel zurückzuführen sein. Ist das Nieren-Yang schwach, so sammelt sich Yin (Wasser) an, das Yang bewegt sich nicht, die Blut-Gefäße können sich nicht entspannen, das Blut kann nicht richtig fließen, es kommt zu Hypertonie.

Besteht ein Nieren-Yin-Mangel, so kann das geschwächte Yin das Yin der Leber nicht nähren, es kommt zu einer Überaktivität des Leber-Yang. Das Aufsteigen von Yang und Wind der Leber verursacht hohen Blutdruck mit typischen Symptomen wie Kopfschmerzen, Schwindelgefühl und Tinnitus. Verwenden wir Akupunktur, so müssen wir die Niere mit B 23 und N 3-taixi tonisieren sowie das Leber-Yang mittels Le 3 und G 20 unterdrücken.

Bei chronischer Nephritis besteht auch häufig eine Anämie, die auf eine Schwäche der Milz zurückzuführen ist, wodurch diese kein Blut erzeugen kann, sowie auf eine Schwäche der Niere, die das Mark nicht nähren kann.

Wir finden auch häufig eine Hämaturie im Rahmen chronischer Nierenentzündung. Die Pathologie der Hämaturie ist meist sehr kompliziert. Es können drei Hauptfaktoren dafür verantwortlich sein, die oft simultan auftreten:

a) Das geschwächte Milz-Qi kann das Blut nicht in den Gefäßen halten.
b) In sehr chronischen Fällen kann Yang-Mangel zu Yin-Schwäche mit Leere-Hitze führen.
c) Auch Blut-Stase in den Gefäßen kann Blutungen verursachen.

Die Farbe des Harns wechselt entsprechend der wichtigsten Pathologie. Herrscht Milz-Qi-Mangel vor, so ist er hellrot, bei Leere-Hitze hingegen dunkelrot, bei Blut-Stase wiederum ist der Urin dunkel oder braun und kann Blutklümpchen aufweisen.

Orientieren wir uns an diesen drei Faktoren, so läßt sich daraus das Therapieprinzip bei Hämaturie ableiten: das Qi tonisieren, Yin nähren, das Blut kühlen, Stase beseitigen. Zum Stärken von Qi und Yin der Niere kann man Shan zhu yu (Fructus Corni) verwenden, desweiteren Du zhong (Cortex

Eucommiae), Shu di huang (Radix Rehmanniae praeparata), Gou qi zi (Fructus Lycii), Nü zhen zi (Fructus Ligustri lucidi) oder Xu duan (Radix Dipsaci). Bei ausgeprägter Qi-Schwäche der Milz kann man Huang qi (Radix Astragali) geben. Bei Yin-Mangel mit Leere-Hitze, die das Blut beeinträchtigt, kann man Sheng di huang (Radix Rehmanniae), Mu dan pi (Cortex Moutan), Bai mao gen (Rhizoma Imperatae), Qian cao (Radix Rubiae) oder Mo han lian (Herba Ecliptae) verwenden. Bei ausgeprägten Hitze-Zeichen fügt man Huang bai (Cortex Phellodendri) und Zhi mu (Rhizoma Anemarrhenae) hinzu. In Fällen von Blut-Stagnation ergänzt man durch Yi mu cao (Herba Leonuri), San qi (Radix Notoginseng) oder Tao ren (Semen Persicae).

Therapie

Die Behandlung der Manifestation basiert auf drei Hauptmethoden: Diaphorese, Diurese und Purgieren. Die Behandlung der Wurzel läuft über tonisierende Methoden.

Diaphorese, also das Auslösen von Schwitzen, wird bloß für eine einzige Art von Yang-Ödemen verwendet, nämlich für akute Nephritis, die durch das Eindringen von Wind-Wasser in die Lunge gekennzeichnet ist. In solchen Fällen setzt man das Schwitzen ein, da es die Oberfläche befreit und Wind bzw. seine Unterart Wind-Wasser vertreibt.

Diurese, das Anregen des Harnflusses, wird bei chronischer Nephritis mit Ödemen und Nässe eingesetzt. Es ist wichtig, bei dieser Therapiestrategie zwischen Fülle und Leere bzw. Kälte und Hitze zu differenzieren.

1. Fülle-Muster von Nässe:
a) Kälte-Nässe: das Yang wärmen, den Harnfluß anregen.
b) Hitze-Nässe. Hitze beseitigen, den Harnfluß fördern.
2) Leere-Muster: Milz und Niere wärmen und stärken.

Purgieren, also Abführen, wird nur eingesetzt, wenn sehr schwere Ödeme bestehen und die anderen Therapiemethoden ohne Erfolg bleiben. Zum Zweck leichten Purgierens kann man große Dosen von Bing lang (Semen Arecae), nämlich 30.0 Gramm bzw. Yu li ren (Semen Pruni), hier 24.0 Gramm, verschreiben. Purgieren sollte vermieden werden, wenn die körperliche Konstitution des Patienten sehr schwach ist. In diesen Fällen sollte man zuerst tonisieren und erst dann purgieren. Fühlt sich der Patient nach dem Purgieren wohler, sind seine Laune und sein Appetit besser, so kann man fortfahren, purgierende Arzneien zusammen mit stärkenden zu geben. Man sollte niemals bei Patienten mit Herzerkrankungen (im westlichen Sinn) purgieren, auch nicht bei Menschen, die an Blutungen aus dem Verdauungstrakt leiden. Nach den purgierenden Maßnahmen und einer Besserung der Symptome kann man Milz und Niere stärken, wobei hier die tonisierenden Arzneien mit solchen zum sanften Beseitigen von Nässe kombiniert werden.

Verwandelt sich Nässe in Schleim und tritt zusammen mit Hitze auf, so kann sich dieses Bild in Übelkeit, Erbrechen und geistiger Verwirrung äußern. In diesem Fall haben wir abhängig von der Lage drei Therapiestrategien zur Verfügung:

1. Das Yang wärmen, rebellierendes Qi (die Ursache von Übelkeit und Erbrechen) unterdrücken.
2. Hitze beseitigen, die Öffnungen befreien.
3. Purgieren.

Wir bemerken, daß jede der Therapiemethoden mit einer eigenen Kategorie von Arzneien bzw. Rezepturen der Arzneimitteltherapie korrespondiert. Die Festlegung der Therapiemethode führt also unmittelbar zu jener Gruppe von Einzelarzneien und Rezepturen, die hier zu verwenden sind. In der Akupunktur besteht hier nicht eine derart direkte Verbindung, andere Überlegungen führen uns hier zur Punktewahl, etwa die Leitbahnbeteiligung, das Gleichgewicht der Punkte, usw.

Wir werden folgende Muster bei chronischer Nephritis besprechen:

1. Milz- und Nieren-Yang-Mangel
2. Milz- und Nieren-Yang-Mangel, Wasser tritt über die Ufer
3. Milz- und Nieren-Yang-Mangel, Yin rebelliert aufwärts
4. Milz- und Nieren-Schwäche, Essenz tritt aus
5. Nieren- und Herz-Yang-Mangel, Stagnation von Qi und Blut.

1. Milz- und Nieren-Yang-Mangel

Klinische Manifestationen

Fahlgelber Teint, Schwindelgefühl, Tinnitus, Mattigkeit, Depression, Appetitmangel, Schmerzen und Schwäche der Lumbalregion, leichte Ödeme.

Zunge: blaß, gedunsen.
Puls: tief, schwächlich.
Bei einer chronischen Krankheit wie Nephritis sind sowohl Milz als auch Niere beteiligt. Die oben beschriebenen Symptome spiegeln Yang-Mangel von Milz und Niere wider. Milz und Niere arbeiten sehr eng zusammen, um die Körperflüssigkeiten umzuwandeln, zu transportieren und auszuscheiden. Wird bei einer chronischen Erkrankung ein Organ geschwächt, so verursacht das häufig auch eine Schwäche des anderen.

Therapieprinzip

Milz und Niere stärken, das Yang wärmen.

Akupunktur

Punktauswahl

M 36, N 7-fuliu, KG 12, B 20 und B 23. Diese Punkte tonisierend nadeln, um das Milz- und Nieren-Yang zu stärken. Moxibustion kann angewandt werden.

MP 6, MP 9, B 22 und KG 9 (neutral nadeln) beseitigen Nässe und Ödeme.

Arzneimitteltherapie

Rezeptur 1

Variation von
Bu zhong yi qi tang

Dekokt, das die Mitte tonisiert und das Qi vermehrt

Radix Astragali	Huang qi	15.0 g
Radix Codonopsis pilosulae	Dang shen	15.0 g
Rhizoma Atractylodis macrocephalae	Bai zhu	15.0 g
Poria	Fu ling	10.0 g
Rhizoma Dioscoreae	Shan yao	15.0 g
Radix Bupleuri	Chai hu	6.0 g
Radix Glycyrrhizae tosta	Zhi gan cao	3.0 g
Cornu Cervi	Lu jiao	10.0 g

Erläuterung

Abgesehen von Lu jiao und Shan yao gehören alle Arzneien zur Rezeptur Bu zhong yi qi tang, die das Milz-Qi stärkt, das Emporsteigen des klaren Qi und das Absteigen des trüben Qi fördert. Lu jiao wird hinzugefügt, um das Nieren-Yang zu tonisieren, Shan yao, um sowohl Milz als auch Niere aufzubauen.

Bei ausgeprägter Proteinurie mit starken Symptomen von Qi-Mangel: Dosierung von Huang qi und Dang shen erhöhen.

Rezeptur 2

Wei ling tang

Dekokt zum Beruhigen des Magens mit Poria

Rhizoma Atractylodis	Cang zhu	6.0 g
Cortex Magnoliae officinalis	Hou po	6.0 g
Pericarpium Citri reticulatae	Chen pi	4.0 g
Radix Glycyrrhizae	Gan cao	3.0 g
Rhizoma Atractylodis macrocephalae	Bai zhu	6.0 g
Poria	Fu ling	6.0 g
Polyporus	Zhu ling	6.0 g
Rhizoma Alismatis	Ze xie	6.0 g
Ramulus Cinnamomi	Gui zhi	3.0 g

Erläuterung

Es handelt sich hier um eine Kombination aus Ping wei san (die ersten vier Arzneien) und Wu ling san (die restlichen fünf Arzneien). Beide Mischungen zusammen trocknen Nässe mittels aromatischer Arzneien wie Cang zhu und Hou po und leiten Nässe über den Harn aus, nämlich mit Hilfe von Arzneien wie Fu ling, Zhu ling und Ze xie.

Die Rezeptur in dieser Form tonisiert nicht Milz und Niere, man sollte sie zu diesem Zweck modifizieren, indem man Bai zhu höher dosiert und Xu duan (Radix Dipsaci) hinzufügt.

Rezeptur 3

Shen ling bai zhu san

Pulver mit Radix Ginseng, Poria und Rhizoma Atractylodis macrocephalae

Radix Ginseng	Ren shen	6.0 g
oder		
Radix Codonopsis pilosulae	Dang shen	12.0 g
Rhizoma Atractylodis macrocephalae	Bai zhu	9.0 g
Poria	Fu ling	12.0 g
Radix Glycyrrhizae tosta	Zhi gan cao	6.0 g
Semen Lablab album	Bai bian dou	12.0 g
Rhizoma Dioscoreae	Shan yao	12.0 g
Semen Nelumbinis	Lian zi	12.0 g
Fructus Amomi	Sha ren	4.5 g
Semen Coicis	Yi yi ren	10.0 g
Radix Platycodi	Jie geng	6.0 g

Erläuterung

Diese Rezeptur stärkt Milz und Magen. Sie wird vor allem eingesetzt, wenn auch Durchfall besteht. In diesem Fall sollte man auch Arzneien zum Tonisieren des Nieren-Yang hinzufügen, beispielsweise Xu duan (Radix Dipsaci) oder Du zhong (Cortex Eucommiae).

Rezeptur 4

Pi shen shuang bu tang

Dekokt zum gleichzeitigen Tonisieren von Milz und Niere

Radix Codonopsis pilosulae	Dang shen	12.0 g
Rhizoma Atractylodis macrocephalae	Bai zhu	12.0 g
Poria	Fu ling	15.0 g
Radix Glycyrrhizae tosta	Zhi gan cao	6.0 g
Cortex Eucommiae	Du zhong	9.0 g
Semen Cuscutae	Tu si zi	12.0 g
Fructus Corni	Shan zhu yu	6.0 g
Radix Rehmanniae praeparata	Shu di huang	12.0 g

Erläuterung

Die ersten vier Arzneien bilden die Rezeptur Si jun zi tang (Dekokt der vier Edlen) zum Tonisieren des Milz-Qi.

- Du zhong und Tu si zi bauen das Nieren-Yang auf.
- Shan zhu yu und Shu di huang stärken die Niere.

Man sollte dieser Rezeptur einige Arzneien zum Auflösen von Nässe hinzufügen, wie etwa Yi yi ren (Semen Coicis) oder Zhu ling (Polyporus).

Rezeptur 5

Variation von Shi pi yin

Dekokt zum Stärken der Milz

Radix Astragali	Huang qi	15.0 g
Radix Codonopsis pilosulae	Dang shen	9.0 g
Rhizoma Atractylodis macrocephalae	Bai zhu	9.0 g
Poria	Fu ling	12.0 g
Rhizoma Zingiberis	Gan jiang	6.0 g
Radix lateralis Aconiti praeparata	Fu zi	6.0 g
Cortex Magnoliae officinalis	Hou po	9.0 g
Pericarpium Arecae	Da fu pi	9.0 g
Semen Plantaginis	Che qian zi	9.0 g
Radix Aucklandiae	Mu xiang	6.0 g

Erläuterung

- Huang qi, Dang shen, Bai zhu und Fu ling tonisieren die Milz und leiten Nässe aus.
- Gan jiang und Fu zi wärmen Milz und Niere, was das Beseitigen von Nässe und Ödemen begünstigt.
- Hou po, Da fu pi und Che qian zi wandeln Nässe um und beseitigen sie. Da fu pi löst Ödeme auf.
- Mu xiang bewegt das Qi. Da diese Qi-bewegende Wirkung das Beseitigen von Nässe unterstützt, werden häufig ein oder zwei Qi-bewegende Arzneien zu solchen Rezepturen hinzugefügt.

Fertigarznei 1

Bu zhong yi qi wan

Pille, die die Mitte tonisiert und das Qi vermehrt

Radix Astragali	Huang qi
Radix Codonopsis pilosulae	Dang shen
Radix Glycyrrhizae tosta	Zhi gan cao
Rhizoma Atractylodis macrocephalae	Bai zhu
Radix Angelicae sinensis	Dang gui
Pericarpium Citri reticulatae	Chen pi
Rhizoma Cimicifugae	Sheng ma
Radix Bupleuri	Chai hu
Rhizoma Zingiberis recens	Sheng jiang
Fructus Jujubae	Da zao

Erläuterung

Dieses Präparat tonisiert und hebt das Qi. Zungenbefund: blasser Zungenkörper.

Fertigarznei 2

Shen ling bai zhu wan (pian)

Pille (Tablette) mit Radix Ginseng, Poria und Rhizoma Atractylodis macrocephalae

Radix Ginseng	Ren shen
oder	
Radix Codonopsis pilosulae	Dang shen
Poria	Fu ling
Rhizoma Atractylodis macrocephalae	Bai zhu
Radix Platycodi	Jie geng
Rhizoma Dioscoreae	Shan yao
Pericarpium Citri reticulatae	Chen pi
Fructus Amomi	Sha ren
Semen Nelumbinis	Lian zi
Semen Lablab album	Bai bian dou
Semen Coicis	Yi yi ren
Radix Glycyrrhizae tosta	Zhi gan cao

Erläuterung

Diese Mischung stärkt das Qi von Lunge, Magen und Milz und löst Nässe auf.

Der entsprechende Zungenbefund: blasse Zunge mit wurzellosem Belag in der Mitte.

Fertigarznei 3

Fu zi li zhong wan

Pille mit Radix lateralis Aconiti praeparata zum Regulieren der Mitte

Rhizoma Zingiberis	Gan jiang
Rhizoma Atractylodis macrocephalae	Bai zhu
Radix Codonopsis pilosulae	Dang shen
Radix Glycyrrhizae	Gan cao
Radix lateralis Aconiti praeparata	Fu zi

2. Milz- und Nieren-Yang Mangel, Wasser tritt über die Ufer

Dieses Muster ist mit dem zuvor besprochenen nahezu ident. Es ist durch Yang-Mangel von Milz und Niere gekennzeichnet. Der Hauptunterschied besteht darin, daß ausgeprägte Ödeme bestehen („Wasser tritt über die Ufer"). Bei einem Mangel an Milz- oder Nieren-Yang können die beiden Organe die Flüssigkeiten nicht mehr umwandeln, transportieren und ausscheiden, so daß sich diese anhäufen und Ödeme entstehen lassen. Zu einem schweren Nieren-Yang-Mangel gehört auch das Versagen des Feuers des Tors der Vitalität. Ist dieses Feuer zu schwach, so kann es die Organe nicht wärmen, die seine Hitze für die Aufrechterhaltung ihrer physiologischen Funktionen benötigen. Die Blase ist in der Folge unfähig, den Harn umzuwandeln, sie wird kalt, der Untere Erwärmer kann die Flüssigkeiten nicht mehr umwandeln und ausscheiden, der Dünndarm kann die Flüssigkeiten nicht trennen.

Klinische Manifestationen

Fahler Teint, Anämie, Ödeme am ganzen Körper, Lumbalgie, abdominale Völle, Frösteln, Depression, weiche Stühle, kalte Extremitäten, spärlicher oder aber reichlicher Harnfluß, ausgeprägte Proteinurie, blasse und gedunsene Zunge, tiefer und schwächlicher Puls.

All dies sind deutliche Symptome und Krankheitszeichen von schwerem Yang-Mangel der Milz und der Niere. Ist das Yang dieser beiden Organe schwach, so kommt es meist zu reichlichem, klarem Harn. In schweren Fällen kann das Nieren-Yang allerdings schon so geschwächt sein, daß es gar keine Flüssigkeiten mehr zur Blase transportiert, weshalb eine Oligurie eintritt. Diese Situation kann klar von Oligurie aufgrund von Nieren-Yin-Mangel abgegrenzt werden, da beim Nieren-Yang-Mangel kein Durst zu erheben ist.

Therapieprinzip

Die Niere wärmen, das Yang stärken, das Feuer des Tors der Vitalität anfachen, die Milz stärken, Wasser beseitigen.

Akupunktur

Die Akupunkturtherapie dieses Musters ist nahezu identisch mit jener beim zuvor beschriebenen Muster, mit nur zwei Ausnahmen. Erstens benötigt man hier mehr Moxibustion, man sollte den Punkt LG 4 (mit Moxa) hinzufügen, um das Feuer des Tors der Vitalität stark zu tonisieren und zu wärmen. Zweitens sollte man die Punkte zum Beseitigen von Ödemen sedierend nadeln, da der pathogene Faktor (in diesem Fall das „über die Ufer tretende Wasser") stark und herausragend ist.

Arzneimitteltherapie

Rezeptur 1

Variation von
Zhen wu tang

Dekokt des Wahren Kriegers

Radix lateralis Aconiti praeparata	Fu zi	10.0 g
Rhizoma Atractylodis macrocephalae	Bai zhu	12.0 g
Poria	Fu ling	15.0 g
Radix Paeoniae alba	Bai shao	6.0 g
Rhizoma Zingiberis recens	Sheng jiang	3 Scheiben
Rhizoma Alismatis	Ze xie	12.0 g
Exocarpium Benincasae	Dong gua pi	12.0 g
Stylus Zeae Mays	Yu mi xu	30.0 g

Erläuterung

Die ersten fünf Arzneien bilden die Kernrezeptur Zhen wu tang, die Ödeme aufgrund von Milz- und Nieren-Yang-Mangel beseitigt.

Ze xie, Dong gua pi und Yu mi xu leiten Nässe aus und beseitigen Ödeme.

Rezeptur 2

Zhen wu tang (Dekokt des Wahren Kriegers) und Wu ling san (Pulver aus fünf Bestandteilen mit Poria)

Radix lateralis Aconiti praeparata	Fu zi	9.0 g
Rhizoma Atractylodis macrocephalae	Bai zhu	15.0 g
Poria	Fu ling	12.0 g
Radix Paeoniae alba	Bai shao	12.0 g
Rhizoma Zingiberis recens	Sheng jiang	9.0 g
Polyporus	Zhu ling	9.0 g
Rhizoma Alismatis	Ze xie	6.0 g
Ramulus Cinnamomi	Gui zhi	6.0 g

Erläuterung

Die ersten fünf Arzneien bilden die Rezeptur Zhen wu tang zum Tonisieren des Nieren-Yang und zum Beseitigen von Ödemen. Die restlichen drei Arzneien sind Teil der Rezeptur von Wu ling san zum Ausleiten von Nässe und Fördern der Diurese. Die anderen beiden Zutaten von Wu ling san, nämlich Bai zhu und Fu ling, sind bereits in Zhen wu tang enthalten.

Rezeptur 3

Bu qi yi shen tang

Dekokt zum Tonisieren des Qi und zum Unterstützen der Niere

Radix Codonopsis pilosulae	Dang shen	30.0 g
Radix Astragali	Huang qi	15.0 g
Radix lateralis Aconiti praeparata	Fu zi	10.0 g
Herba Epimedii	Yin yang huo	9.0 g
Radix Bupleuri	Chai hu	6.0 g
Radix Paeoniae rubra	Chi shao	12.0 g
Rhizoma Chuanxiong	Chuan xiong	6.0 g
Herba Leonuri	Yi mu cao	9.0 g
Radix et Rhizoma Rhei	Da huang	3.0 g
Radix Notoginseng	San qi	3.0 g

Erläuterung

- Dang shen und Huang qi tonisieren das Milz-Qi. Huang qi löst auch Ödeme auf.
- Fu zi und Yin yang huo tonisieren und wärmen das Nieren-Yang.
- Chai hu bewegt das Qi. Chai hu wird hinzugefügt, um das Qi und damit in weiterer Folge das Blut zu bewegen.
- Chi shao, Chuan xiong, Yi mu cao, Da huang und San qi bewegen das Blut. Blut-bewegende Arzneien werden verwendet, da Blut-Stase auch zur Ödembildung beitragen kann (siehe weiter oben).

Rezeptur 4

Variation von

Gui fu li zhong tang (Dekokt zum Regulieren der Mitte mit Cortex Cinnamomi, Radix lateralis Aconiti praeparata) und Jin gui shen qi wan (Pille für das Nieren-Qi aus „Abriß des Wichtigsten aus Goldtruhe und Jadekasten")

Radix lateralis Aconiti praeparata	Fu zi	6.0 g
Cortex Cinnamomi	Rou gui	6.0 g
Rhizoma Atractylodis macrocephalae	Bai zhu	9.0 g
Rhizoma Zingiberis	Gan jiang	3.0 g
Radix Rehmanniae praeparata	Shu di huang	12.0 g
Fructus Corni	Shan zhu yu	6.0 g
Rhizoma Dioscoreae	Shan yao	12.0 g
Poria	Fu ling	12.0 g
Rhizoma Alismatis	Ze xie	9.0 g

Erläuterung

Li zhong tang tonisiert das Milz-Yang und vertreibt Kälte. Die Variation dieser Rezeptur, Gui fu li zhong tang, stärkt das Yang von Milz und Niere. Die Rezeptur Jin gui shen qi wan stärkt das Nieren-Yang, wobei Mu dan pi (Cortex Moutan) weggelassen wurde.

Fertigarznei

Jin gui shen qi wan

Pille für das Nieren-Qi aus „Abriß des Wichtigsten aus Goldtruhe und Jadekasten"

Erläuterung

Diese Pillen wurden bereits im Abschnitt über Yin-Ödeme besprochen. Sie tonisieren und wärmen das Nieren-Yang.

Zungenbefund: blasser, nasser Zungenkörper.

3. Milz- und Nieren-Yang-Mangel, Yin rebelliert aufwärts

Klinische Manifestationen

Im wesentlichen handelt es sich um das gleiche Muster, wie wir es gerade eben besprochen haben. Der einzige Unterschied besteht darin, daß es sich durch das Emporsteigen von Yin („Wasser") im Thorax auszeichnet, was zu Übelkeit und Erbrechen führt. Diese beiden Symptome unterscheiden es vom vorangegangenen Muster.

Zu den weiteren klinischen Äußerungen gehören ein grauer Teint, Druckgefühl im Thorax, Distension des Abdomens, Obstipation und Oligurie. Dazu kommen auch die allgemeinen Symptome und Krankheitszeichen von Milz- und Nieren-Yang-Mangel (siehe oben). Zunge: blaß, gedunsen, klebriger, weißer Belag. Puls: tief, langsam.

Therapieprinzip

Das Yang wärmen, das rebellierende Yin unterdrücken.

Akupunktur

Punktauswahl

B 20, B 23, MP 4 und KS 6, KG 13, KG 17, KG 9, Lu 5, LG 4, N 7-fuliu. Moxibustion sollte eingesetzt werden.

Erläuterung

- B 20, B 23, LG 4 und N 7 stärken und wärmen Milz sowie Niere.
- MP 4 und KS 6 sind die Schlüsselpunkte des Durchdringungsgefäßes - chongmai. Sie öffnen daher den Thorax und vermindern Stagnationen in den oberen Körperregionen.
- KG 13 unterdrückt rebellierendes Magen-Qi und beendet Erbrechen.
- KG 17 öffnet den Thorax und fördert das Absteigen des Lungen-Qi.
- KG 9 fördert die Umwandlung der Flüssigkeiten und löst Ödeme auf.
- Lu 5 löst Schleim der Lunge auf und stimuliert das Absteigen des Lungen-Qi.

Arzneimitteltherapie

Empirische Rezeptur

Radix Aconiti lateralis praeparata	Fu zi	9.0 g
Radix Codonopsis pilosulae	Dang shen	15.0 g
Poria	Fu ling	15.0 g
Pericarpium Citri reticulatae	Chen pi	6.0 g
Cortex Magnoliae officinalis	Hou po	3.0 g
Rhizoma Pinelliae	Ban xia	9.0 g
Radix et Rhizoma Rhei	Da huang	9.0 g
Rhizoma Zingiberis recens	Sheng jiang	9.0 g

Erläuterung

- Fu zi tonisiert das Nieren-Yang.
- Dang shen stärkt das Milz-Yang.
- Fu ling, Chen pi und Hou po leiten Nässe aus und wandeln sie um.
- Ban xia unterdrückt rebellierendes Qi und beendet Übelkeit und Erbrechen.
- Da huang fördert den Stuhlgang und hilft somit über Purgieren beim Auflösen von Ödemen mit.
- Sheng jiang wärmt das Yang und unterstützt das Beenden von Übelkeit und Erbrechen.

4. Milz- und Nieren-Schwäche, Essenz tritt aus

Klinische Manifestationen

Dieses Muster ist durch ausgeprägte und chronische Schwäche von Milz und Niere sowie durch starke Proteinurie gekennzeichnet. Wie wir oben erläutert haben, wird das Vorhandensein von Eiweiß im Harn in der Chinesischen Medizin als das Austreten von Nieren-Essenz betrachtet.

Zu den weiteren klinischen Äußerungen zählen ein welker, fahlgelber Teint, Depressionen, Lumbalgie, Schwäche der Niere, eine blasse Zunge und ein schwächlicher Puls.

Therapieprinzip

Die Milz stärken, das Nieren-Yang tonisieren, Yin und Essenz nähren.

Akupunktur

Es kommen die gleichen Punkte wie beim gerade eben besprochenen Muster zur Anwendung.

Arzneimitteltherapie

Rezeptur

Variation von

Jin gui shen qi wan (Pille für das Nieren-Qi aus „Abriß des Wichtigsten aus Goldtruhe und Jadekasten") und Wu zi yan zong wan (Pille aus fünf Samen zum Entwickeln der Ahnen)

Radix Rehmanniae	Sheng di huang	12.0 g
Radix Rehmanniae praeparata	Shu di huang	12.0 g
Fructus Corni	Shan zhu yu	6.0 g
Rhizoma Dioscoreae	Shan yao	12.0 g
Cortex Cinnamomi	Rou gui	3.0 g
Radix Astragali	Huang qi	12.0 g
Radix Codonopsis pilosulae	Dang shen	15.0 g
Rhizoma Atractylodis macrocephalae	Bai zhu	9.0 g
Poria	Fu ling	15.0 g
Fructus Lycii	Gou qi zi	12.0 g

Semen Cuscutae	Tu si zi	15.0 g
Fructus Rosae laevigatae	Jin ying zi	9.0 g
Cornu Cervi degelatinatum	Lu jiao shuang	15.0 g

Erläuterung

- Sheng di huang, Shu di huang, Shan zhu yu und Shan yao nähren das Yin von Leber und Niere.
- Rou gui wärmt das Nieren-Yang.
- Huang qi, Dang shen, Bai zhu und Fu ling tonisieren die Milz und leiten Nässe aus.
- Gou qi zi, Tu si zi, Jin ying zi und Lu jiao shuang festigen die Niere und nähren die Essenz.

5. Nieren- und Herz-Yang-Mangel, Stagnation von Qi und Blut

Klinische Manifestationen

Dieses Muster finden wir bloß bei alten Menschen mit ausgeprägter Schwäche des Yang von Niere und Herz, was zur Bildung von Schleim-Flüssigkeiten Anlaß gibt, die zum Herzen emporfließen.

Es bestehen hier einige Symptome und Krankheitszeichen von Nieren-Yang-Mangel wie Lumbalgie, Beschwerden beim Gehen, Frösteln, Tinnitus, Schwindelgefühl, verschwommenes Sehen, reichliche Nykturie, blasse Zunge sowie ein tiefer und schwächlicher Puls. Die Symptome und Befunde des Herz-Yang-Mangels mit über die Ufer tretenden Schleim-Flüssigkeiten sind Palpitationen, Dyspnoe und ein dumpfer Kopfschmerz. Der Kopfschmerz geht auf darauf zurück, das Herz-Qi und -Blut den Schädel nicht erreichen können.

Bei lange bestehender Yang-Schwäche kommt es zu Blut-Stase, deren Hauptsymptome Schmerzen in den Extremitäten und eine blau-purpurne Zunge sind. Aufgrund des Austausches zwischen Blut und Körperflüssigkeiten trägt die Blut-Stase auch zum Ungleichgewicht der Körperflüssigkeiten und zur Ödembildung bei.

Therapieprinzip

Niere und Herz tonisieren, das Yang wärmen.

Akupunktur

Punktauswahl

- M 36, N 7-fuliu, B 20 und B 23. Alle tonisieren, um das Milz- und Nieren-Yang zu wärmen. Moxibustion muß verwendet werden.
- B 15 (tonisieren, mit Moxa) stärkt das Herz-Yang.
- MP 6, MP 9, B 22, M 28-shuidao und KG 9 beseitigen Nässe und Ödeme (alle Punkte sedierend oder neutral nadeln).

Arzneimitteltherapie

Rezeptur

Yi shen tong mai tang

Dekokt zum Unterstützen der Niere und zum Durchdringen der Blutgefäße

Radix Ginseng (rot)	Hong shen	6.0 g
Fructus Lycii	Gou qi zi	10.0 g
Fructus Corni	Shan zhu yu	6.0 g
Poria	Fu ling	15.0 g
Radix Angelicae sinensis	Dang gui	12.0 g
Radix Paeoniae rubra	Chi shao	6.0 g
Flos Carthami	Hong hua	6.0 g
Herba Lycopi	Ze lan	6.0 g
Semen Vaccariae	Wang bu liu xing	15.0 g
Rhizoma Chuanxiong	Chuan xiong	12.0 g
Radix Salviae miltiorrhizae	Dan shen	12.0 g
Ramulus Cinnamomi	Gui zhi	4.5 g

Erläuterung

- Hong shen stärkt das Yang von Milz und Niere.
- Gou qi zi und Shan zhu yu tonisieren Leber und Niere.
- Fu ling vertreibt Nässe.
- Dang gui, Chi shao, Hong hua, Ze lan, Wang bu liu xing, Chuan xiong und Dan shen bewegen das Blut.
- Gui zhi bewegt das Yang. Dies ist nötig, um die Flüssigkeiten zu bewegen.

Fertigarznei

Du zhong bu tian su

Pille mit Cortex Eucommiae zum Unterstützen des Himmels

Cortex Eucommiae	Du zhong
Fructus Lycii	Gou qi zi
Radix Astragali	Huang qi
Radix Codonopsis pilosulae	Dang shen
Radix Angelicae sinensis	Dang gui
Radix Rehmanniae	Sheng di huang
Radix Morindae officinalis	Ba ji tian
Fructus Corni	Shan zhu yu
Herba Cistanchis	Rou cong rong
Semen Nelumbinis	Lian zu
Semen Platycladi	Bai zi ren

Erläuterung

Dieses Präparat stärkt das Nieren-Yang, tonisiert die Essenz und nährt das Herz-Blut.

Zungenbefund: blasser, dünner Zungenkörper.

Vorbeugung

Ernährung

Die wichtigste Ernährungsmaßnahme ist es, übermäßige Einnahme von Salz und zuviel Trinken zu vermeiden. Eine kleine Menge an Salz ist für die Gesundheit sehr wichtig, aus chinesischer Sicht tonisiert es die Niere. Ißt man aber zuviel davon, so schädigt das Salz sowohl Niere als auch Herz und trocknet das Blut. Diese trocknende Wirkung kann zu einer weiteren Gleichgewichtsverschiebung innerhalb der Körperflüssigkeiten führen und dadurch Ödeme verschlimmern.

Auch übermäßiges Trinken schwächt die Niere. Viele Menschen glauben fälschlicherweise, daß das Trinken großer Flüssigkeitsmengen die Niere „durchspült". Alles, was dabei aber geschieht, ist eine Zusatzbelastung der Niere, die mit der Zeit dadurch geschwächt wird. Übermäßiges Trinken, vor allem von kalten Flüssigkeiten, schwächt die Niere und verschlimmert Ödeme. Selbstverständlich ist aber auch das andere Extrem schädlich. Einige Menschen, die gewissen Diäten anhängen, schränken ihre Flüssigkeitszufuhr drastisch ein. Auch das ist ein Mißverständnis, das gefährlich werden kann.

Ruhe

Keine Therapiemethode liegt deutlicher auf der Hand und wird dennoch mehr ignoriert als einfaches Ruhen. Es bezieht sich auf kurze Erholungsphasen, während der man sich vorzugsweise niederlegt und die mit Arbeitsphasen abwechseln. Im speziellen Fall der Niere verstärkt das Niederlegen den Blutfluß durch die Glomerula und unterstützt dadurch die Nierenfunktion.

Aus Sicht der Chinesischen Medizin ist Ruhen unerläßlich, um die Energie von Niere und Leber wieder aufzufüllen. Führt ein Mensch mit Nieren-Schwäche ein sehr hektisches Leben und überarbeitet er sich ständig, so wird keine Therapieform jemals vollständig erfolgreich sein, außer er schaltet angemessene Ruhephasen ein. Eine eingehende Diskussion dieses Themas ist in Kapitel 12 zu finden.

Fußnoten

1 The Yellow Emperor's Classic of Internal Medicine – Simple Questions (Huang Di Nei Jing Su wen), S. 326. People's Health Publishing House, Beijing 1979. Erstmals etwa 100 v. Chr. erschienen.

2 The Yellow Emperor's Classic of Internal Medicine – Simple Questions, S. 538.

3 Chao Yuan-Fang: General Treatise on the Aetiology and Symptomatology of Diseases (Zhu Bing Yuan Hou Lun), zitiert in: Internal Medicine, S. 221. Das Originalwerk erschien 610.

4 Zhu Dan-Xi: Essential Methods of Dan Xi (Dan Xi Xin Fa), zitiert in: Internal Medicine, S. 221. Das Originalwerk erschien 1481.

5 Spiritual Axis (Ling Shu Jing), S. 75, People's Health Publishing House, Beijing 1981. Dieses Werk erschien erstmals etwa 100 v. Chr.

6 Yao Jiu-Jiang: Journal of Chinese Medicine (Zhong Yi Za Zhi), 1989;30;8):16.

7 Discussion of the Essential Prescriptions of the Golden Chest (Jin Gui Yao Lüe Fang Lun), zitiert in: Li Tao-Hua: Patterns and Treatment of Kidney Diseases (Shen Yu Shen Bing De Zheng Zhi), S. 87; Hebei People's Publishing House, Hebei, 1979.

8 Tang Zong-Hai: Erörterung der Blut-Erkrankungen (Xue Zheng Lun), 1984; zitiert in: Li Tao-Hua: Patterns and Treatment of Kidney Diseases (Shen Yu Shen Bing De Zheng Zhi), S. 87; Hebei People's Publishing House, Hebei, 1979.

9 Yao Jiu-Jiang, Journal of Chinese Medicine 1989, S. 16.

Kapitel 23

Schmerzhaftes Obstruktions-Syndrom (Bi)

痹症

Der Begriff „Schmerzhaftes Obstruktions-Syndrom" umschreibt scharfe oder dumpfe Schmerzen bzw. Gefühllosigkeit von Muskeln, Sehnen und Gelenken aufgrund des Eindringens von äußerem Wind. Es handelt sich vermutlich um die weitestverbreitete Erkrankungsart, die praktisch jedermann an allen Orten dieser Welt zu irgendeinem Zeitpunkt des Lebens befällt. Aufgrund der Exposition des Menschen gegenüber klimatischen Einflüssen ist dies wahrscheinlich eines der ältesten Leiden der Menschheit. Das Schmerzhafte Obstruktions-Syndrom wird im Chinesischen „Bi" genannt, ein Wort, das die Vorstellung von „Verlegtsein", also Obstruktion, vermittelt.[1] In der Chinesischen Medizin bedeutet dies hellen oder dumpfen Schmerz bzw. Taubheitsgefühl, zurückgehend auf eine Behinderung der Qi- und Blut-Zirkulation in den Leitbahnen, die ihrerseits wiederum durch das Eindringen von äußerem Wind, äußerer Nässe oder Kälte bedingt ist. In „Der Ursprung komplizierter Erkrankungen" aus dem Jahr 1773 ist zu lesen: „Bi bedeutet Obstruktion. Die drei Übel [Wind, Kälte und Nässe] dringen in den Körper ein, verlegen die Leitbahnen, Qi und Blut können nicht zirkulieren ... [so daß] sich nach einiger Zeit das Schmerzhafte Obstruktions-Syndrom entwickelt."[2]

Das Eindringen äußerer klimatischer Faktoren ist erst bei einer vorbestehenden, vorübergehenden Schwäche von Qi und Blut des Körpers möglich, die es Faktoren wie Wind, Kälte und Nässe erlaubt, in den Körper vorzudringen. Ein Zitat aus „Abhandlung über den Ursprung aller Erkrankungen" aus dem Jahr 610: „Bi entsteht durch das gemeinsame Eindringen von Wind, Kälte und Nässe, es führt zu Schwellung und Schmerz. Es fußt auf einer schwachen Konstitution des Körpers und einer Öffnung des Raums zwischen Haut und Muskeln, die es dem Wind erlaubt, in den Körper einzutreten."[3]

In einem anderen Kapitel dieses Buchs steht: „Bi geht auf Qi- und Blut-Schwäche zurück, die es dem Wind erlaubt, einzudringen."

„Behandlungsstrategien ausgewählter Syndrome" aus dem Jahr 1839 sagt: „Das Schmerzhafte Obstruktions-Syndrom ... geht auf eine Schwäche von Nähr- und Abwehr-Qi sowie auf das Offenstehen des Raums zwischen Haut und Muskeln zurück, wodurch Wind-Kälte-Nässe den geschwächten Körper überrumpeln kann. Durch die pathogenen Faktoren wird der Qi-Fluß behindert, es kann nicht zirkulieren, es stagniert, Qi und Blut erstarren, nach einer Zeit entsteht das Schmerzhafte Obstruktions-Syndrom."[4]

Für die Entstehung von Bi ist also das Stärkeverhältnis der klimatischen pathogenen Faktoren und des Körper-Qi von grundlegender Bedeutung. Dies erklärt, wieso wir über lange Zeiträume täglich klimatischen Faktoren ausgesetzt sein können, ohne ein Bi-Syndrom zu entwickeln. Erst wenn die klimatischen Faktoren vorübergehend und verhältnismäßig stärker als das Qi unseres Körpers sind, werden sie krankheitsauslösend und verursachen Bi.

Es ist wichtig hervorzuheben, daß die Schwäche des Körper-Qi, die für die Entwicklung eines Bi-Syndroms nötig ist, bloß eine relative ist, also an der Stärke der pathogenen Klimafaktoren gemessen werden muß. Es ist keine absolute Schwäche, denn dies würde bedeuten, daß jeder Mensch, der ein Bi-Syndrom entwickelt, an einer Schwäche von Qi oder Blut leidet, was sicher nicht der Fall ist. Bi befällt ausschließlich die Leitbahnen, nicht die inneren Organe.

Allerdings tragen beim chronischen Bi-Syndrom und bei älteren Menschen auch innere Faktoren (Mangel an Qi und Blut) maßgeblich zur Entwicklung der Erkrankung bei, wie wir in Kürze erläutern werden.

Bi ist per definitionem eher eine Erkrankung der Leitbahnen als der inneren Organe. Heller und dumpfer Schmerz werden durch die Obstruktion der Qi- und Blut-Zirkulation in den Meridianen aufgrund äußeren Winds, Kälte oder Nässe hervorgerufen. In diesem Zusammenhang ist es nützlich, die Struktur der Haupt- und der sekundären Leitbahnen sowie die energetische Rolle der Fünf Antiken Punkte an den Extremitäten zu wiederholen. Diese Fakten werden von Bedeutung sein, wenn wir die Therapie des Bi-Syndroms besprechen.

Mit jedem Hauptmeridian korrespondiert ein Netzwerk von sekundären Gefäßen, das durch die Verbindungs-, Muskel-Leitbahnen und durch die Hautregionen gebildet wird.

Die Verbindungs-Leitbahnen (Luo-Meridiane) verbinden die gekoppelten Yin- und Yang-Gefäße an den Extremitäten. Beispielsweise sind die Lungen- und die Dickdarm-Leitbahn am Unterarm über ihre Luo-Passage-Punkte Lu 7 und Di 6 verbunden. Im Zusammenhang des Bi-Syndroms ist es aber von größerer Bedeutung, daß die Verbindungs-Leitbahnen ein Netzwerk bilden, das das Qi in den oberflächlicher gelegenen Körperregionen verteilt, die nicht von den Hauptleitbahnen versorgt werden. Aus diesem Grund werden die Verbindungs-Leitbahnen auch „luo mai" genannt, im Unterschied zu den „jing mai", den Hauptmeridianen. „Luo" impliziert die Vorstellung eines Netzes, „jing" hingegen jene einer longitudinalen Linie. Die Hauptmeridiane sind also längsverlaufende Gefäße, die Verbindungs-Leitbahnen aber bilden ein Netzwerk von Gefäßen, die die oberflächlicheren Körperareale „bewässern". Die Verbindungs-Leitbahnen verzweigen sich in ein kleineres Netz sehr kleiner Gefäße, deren es drei Arten gibt, nämlich „winzige", „oberflächliche" und „Blut-Leitbahnen".

Jedes Krankheitszeichen an der Haut spiegelt ein Ungleichgewicht in diesen kleineren Leitbahnen wider. Eine Verfärbung der Haut spricht beispielsweise für die Anwesenheit eines pathogenen Faktors in den „oberflächlichen" Leitbahnen, eine bläuliche oder grünliche Verfärbung weist in Richtung von Kälte, eine Rötung in Richtung Hitze. Kleine Venen, die an der Haut zu sehen sind, informieren uns über den Zustand der „Blut-Leitbahnen". Hier entsteht bei Hitze des Bluts eine Rotfärbung, Blut-Stase verursacht eine purpurne Verfärbung.

Die Muskel-Leitbahnen bewirken im Grunde eine Integration von Muskeln und Sehnen innerhalb des Meridiansystems. Sie liegen oberflächlicher als die Hauptleitbahnen und verlaufen entlang der Muskeln. Die Muskel-Leitbahnen sind bei allen pathologischen Veränderungen der Muskulatur betroffen, wie etwa bei Muskelschwäche oder -steifigkeit, die beim Bi-Syndrom auftreten können.

Unter „Hautregionen" versteht man zwölf Areale der Haut, die unter dem Einfluß der zwölf Leitbahnen stehen. Sie stellen die oberflächlichsten Gebiete der Meridiane dar, es handelt sich um jene Zonen, über die pathogene Faktoren in den Körper eindringen und Bi verursachen. Selbstverständlich sind sie auch jene Areale, über die man durch das Einstechen von Akupunkturnadeln eine Therapie durchführt.

Drei der Antiken Punkte, die entlang der Leitbahnen distal von Ellenbogen und Knien liegen, sind für Pathogenese und Therapie des Bi-Syndroms von besonderer Bedeutung.

Durch den Shu-Bach-Punkt dringen äußere pathogene Faktoren wie Kälte, Nässe und Wind in die Leitbahn ein. Es ist auch jener Punkt, an dem sich das Abwehr-Qi sammelt.

Vom Jing-Fluß-Punkt aus werden pathogene Faktoren in Richtung von Gelenken und Sehnen weitergeleitet, wo sie sich in der Folge festsetzen. Aus diesem Grund ist es auch möglich, daß sich pathogene Faktoren über lange Zeit in einem Gelenk niederlassen, ohne tiefer einzudringen und innere Organe zu befallen.

Der Luo-Passagepunkt ist der Anfang des Verbindungsmeridians. Die Verbindungsleitbahnen verlaufen an der Oberfläche, sie beeinflussen Muskeln und Sehnen. Deshalb hat der Luo-Passagepunkt eine wichtige Bedeutung in der Therapie des Bi-Syndroms.

Gelenke sind innerhalb der Qi-Dynamik wichtige Areale des Zusammentreffens von Qi und Blut. An den Gelenken begegnen einander Yin- und Yang-Qi, Oberfläche und Körperinneres treffen aufeinander, Qi und Blut treten ein und aus. An den Gelenken sammeln sich auch die pathogenen Faktoren, nachdem sie in die Leitbahnen eingedrungen sind. Deshalb kommt es in den Gelenken zu einer Behinderung des Qi-Flusses und daher zur lokalen Stagnation von Qi und Blut. Diese Stagnation ist für jenen Schmerz verantwortlich, der durch äußere pathogene Faktoren im Rahmen des Bi-Syndroms verursacht wird. Das Eindringen pathogener Faktoren wird durch einen geschwächten Körperzustand und in der Folge einer Unterernährung der Gelenke erleichtert. Auch durch Überbeanspruchung aufgrund von Arbeit oder durch gewisse Sportarten werden die Gelenke geschwächt. Unter diesen Umständen dringen die äußeren pathogenen Faktoren aufgrund des vorbestehenden Mangels an Qi und Blut leichter in den Körper ein und setzen sich in den Gelenken fest.

Wir müssen in diesem Zusammenhang auch den in den klassischen Texten verwendeten anatomischen Terminus „cou li“ erwähnen. „Cou li“ steht einerseits für die Faserbündel von Haut, Muskeln und inneren Organen, andererseits aber auch für den „Raum zwischen Haut und Muskulatur.“ In letzterem Kontext wird der Begriff auch im Rahmen des Bi-Syndroms verwendet. Der „Raum zwischen Haut und Muskeln“ ist jenes Areal, in dem die Körperflüssigkeiten zirkulieren, was zur Bildung von Schweiß führt und wo sich das Abwehr-Qi bewegt, um den Körper gegen äußere pathogene Faktoren zu verteidigen. Bei einer Schwäche des Abwehr-Qi und der Körperkonstitution ist der Raum zwischen Haut und Muskeln „offen“ und damit für das Eindringen von Wind, Kälte und Nässe anfällig.

Ätiologie

Per definitionem handelt es sich um das Eindringen äußerer pathogener Faktoren wie Wind, Kälte oder Nässe.

Wind ist der schädlichste aller pathogenen Faktoren, er ist in den meisten Fällen mit anderen Faktoren kombiniert. Die Exposition gegenüber Wind ist eine sehr wichtige Ursache des Bi-Syndroms. Wenngleich in der modernen Industriegesellschaft die Wohnbedingungen im allgemeinen gut sind und unser Leben von pathogenen klimatischen Faktoren ziemlich abgeschirmt ist, so führen das Diktat der Mode oder auch einfach Unwissenheit bei vielen Menschen zu einer Exposition gegenüber krankmachenden Wetterbedingungen. Beispielsweise neigen Menschen, die in kalten und regnerischen Ländern leben, gelegentlich dazu, beim kleinsten Anzeichen sonnigen Wetters allzu enthusiastisch zu sein und auch bei zu niedrigen Temperaturen zu wenig Bekleidung zu tragen. Allzu häufig sieht man Jogger, die auch bei sehr kalten und feuchtem Wetter spärlich bekleidet sind. Solche Läufer schwitzen auch reichlich, was zum Öffnen der Poren führt und das Eindringen von Wind, Kälte oder Nässe erleichtert.

Einige Ärzte meinen auch, daß der Begriff „Wind“ in der Chinesischen Medizin auch für einen plötzlichen Wetterwechsel, nicht bloß für tatsächlichen Wind, steht, dem sich der Körper nicht anpassen kann. Bei für die Jahreszeit unüblichem Wetter ist der Körper für das Eindringen von Wind anfälliger. Dies trifft nicht bloß auf ungebührlich kaltes, sondern auch ungewöhnlich warmes Wetter zu.

Das Bi-Syndrom muß nicht immer durch die Exposition gegenüber widrigem Wetter bedingt sein, sondern kann auch durch andere Umstände, wie das Sitzen auf nassen Oberflächen, Waten in Wasser oder Wohnen in feuchten Räumen usw. hervorgerufen werden.

Das Wetter ist zwar der einzige ätiologische Faktor des Bi-Syndroms, es gibt aber weitere prädisponierende Umstände. Zunächst können übermäßige Sport- oder Arbeitsaktivitäten einen Menschen für Bi empfänglich machen. Beispielsweise können übermäßiges Turnen und Joggen die Wirbelsäule überbelasten und zu Rückenschmerzen führen. Die ständige Wiederholung einer gewissen Bewegung während der Arbeit ist selbstverständlich ebenfalls ein Prädispositionsfaktor, denn es kommt hier zur Stagnation von Qi und Blut in einem bestimmten Gebiet, das dann für das Eindringen äußerer pathogener Faktoren empfänglicher wird. So kommt es häufig bei Automechanikern zu Qi- und Blut-Stagnation in den Handgelenken, da diese Menschen ständig Schraubenschlüssel und -zieher verwenden müssen.

Auch eine Schwäche von Blut oder Yin, die im Hintergrund besteht, ist ein sehr wichtiger Faktor, der für Bi anfällig macht. Es kommt hier zu einer Unterversorgung der Leitbahnen, diese neigen zum Befall durch äußere pathogene Faktoren. Vornehmlich beim Bi-Syndrom, das chronisch verläuft oder bei älteren Menschen auftritt, ist ein begleitender Blut- oder Yin-Mangel nahezu immer ein bedeutender Umstand. Bei der Therapie dürfen wir dann nicht bloß Wind, Kälte oder Nässe vertreiben, sondern müssen auch Blut oder Yin nähren.

Auch Unfälle prädisponieren zu Bi-Syndromen. Ein Trauma verursacht im leichteren Fall eine Qi-Stagnation, bei stärkerer Ausprägung eine Blut-Stase in einer bestimmten Region. Man kann sich zwar nach einem Unfall scheinbar vollständig erholen, es kann aber eine gewisse Blut-Stagnation des Areals zurückbleiben. Jahre später führt dann die Exposition gegenüber äußeren pathogenen Faktoren zur Entwicklung eines Bi-Syndroms in genau dieser Region. Dieser Umstand erklärt auch häufig die einseitige Entwicklung von Bi: die klimatischen Faktoren wie Wind, Kälte oder Nässe lassen sich genau dort nieder, wo aufgrund des zurückliegenden Unfalls eine Blut-Stagnation vorherrscht.

Auch emotionale Probleme tragen zur Entstehung von Bi bei, denn sie verursachen entweder Qi-Stagnation (z.B. durch Zorn oder Groll), die die Meridiane beeinträchtigt, oder sie ziehen einen Mangel an Qi und Blut nach sich, wie er durch Depression, Trauer und Schocks entsteht. Auch im letzteren Fall werden die Leitbahnen nicht ausreichend ernährt.

Differenzierung

Schon seit sehr langer Zeit wird das Bi-Syndrom gemäß dem herausragenden pathogenen Faktor, also Wind, Kälte oder Nässe, klassifiziert. Beispielsweise lesen wir in Kapitel 43 „Reine Fragen“: Die drei pathogenen Faktoren Wind, Kälte und Nässe lassen das Bi-Syndrom entstehen.“[5] Zhang Jie-Bin (1563-1640) schreibt: „Beim Bi-Syndrom kommt es zu Obstruktion ... Wind-Kälte-Nässe verlegen die Leitbahnen, Qi und Blut können nicht richtig zirkulieren. Der Wind bewegt und ändert sich rasch, er führt zum Wandernden Bi-Syndrom. Kälte, ein pathogener Yin-Faktor, dringt in Muskeln, Sehnen und Knochen ein, sie sammelt und verknotet sich und ist schwierig aufzulösen. Sie behindert die Bewegung des Yang-Qi, dadurch kommt es zu starken Schmerzen und somit zum Schmerzhaften Bi-Syndrom. Das Fixierte Bi-Syndrom [ist gekennzeichnet durch] Schwere, Behinderung der Zirkulation und Schmerz, der durch Nässe in den Muskeln hervorgerufen wird.“[6]

Es gibt somit gemäß den kausalen Faktoren drei Haupttypen von Bi:

1. Wind-Bi (Wanderndes Bi)

Es wird durch Wind hervorgerufen und ist durch dumpfen sowie hellen Schmerz von Muskeln und Gelenken gekennzeichnet, desweiteren durch Bewegungseinschränkung und ein Umherwandern der Beschwerden von Gelenk zu Gelenk. In akuten Fällen ist der Puls oberflächlich und etwas schnell.

2. Nässe-Bi (Fixiertes Bi)

Nässe ist die Ursache, man findet hellen und dumpfen Schmerz sowie Schwellungen von Muskeln und Gelenken mit Schwere- und Taubheitsgefühl der Extremitäten. Der Schmerz ist an einen Ort gebunden, feuchtes Wetter verschlimmert. In akuten Fällen ist der Puls langsam und etwas schlüpfrig.

3. Kälte-Bi (Schmerzhaftes Bi)

Es wird durch Kälte hervorgerufen. Kennzeichen sind hier starker, meist unilateraler Schmerz in einem Gelenk oder einer Muskelpartie sowie Bewegungseinschränkung. Der Puls ist gespannt.

4. Hitze-Bi

Es kann aus jeder drei zuvor beschriebenen Arten entstehen, wenn sich der äußere pathogene Faktor im Körperinneren in Hitze umwandelt und somit Hitze-Bi entstehen läßt. Dazu kommt es vor allem bei vorbestehender Yin-Schwäche.

Hitze-Bi erkennt man an Schmerz und Hitze der Gelenke, die sich bei Berührung heiß anfühlen, rot und geschwollen sind. Die Beweglichkeit ist eingeschränkt, es besteht starker Schmerz. In akuten Fällen findet man auch Durst, durch Schwitzen nicht zu senkendes Fieber sowie einen schlüpfrigen und schnellen Puls.

In diesem Fall wird die Körpertemperatur durch das Schwitzen nicht abgesenkt, auch der Schmerz wird dadurch nicht gelindert, da die Ursache in Nässe-Hitze zu suchen ist. Dieses Syndrom ist also nicht bloß durch Hitze, sondern durch Nässe-Hitze gekennzeichnet. Nässe ist der primäre Aspekt dieses Syndroms, Hitze der sekundäre.

5. Knochen-Bi

Dazu kommt es nur in chronischen Fällen, es kann sich aus jedem der zuvor beschriebenen vier Typen entwickeln. Eine beständige Obstruktion der Gelenke durch pathogene Faktoren führt zur Ansammlung von Körperflüssigkeiten. Diese wandeln sich in Schleim um, der Gelenke und Leitbahnen noch stärker verlegt. Es kommt zu Atrophie und Schwellungen der Muskulatur sowie zu Deformationen der Knochen an den Gelenken – ein Zeichen sehr ausgeprägten Schleims. Zu diesem Zeitpunkt wandelt sich das Bi-Syndrom in eine Störung des Körperinneren um, die nicht bloß Muskeln, Gelenke und Leitbahnen, sondern auch die inneren Organe befällt.

In chronischen Fällen von Knochen-Bi können auch andere krankhafte Zustände eine Rolle in der Krankheitsentwicklung spielen. Die Behinderung der Zirkulation von Qi, Blut und Körperflüssigkeiten, die durch Schleim hervorgerufen wird, kann zunächst Blut-Stase nach sich ziehen. Blut-Stagnation in den Leitbahnen schränkt die richtige Zirkulation noch weiter ein. Dies ist eine weitere Schmerzursache. In vielen Fällen von chronischem Bi ist Blut-Stase ein wesentlicher Faktor. Beispielsweise sind Kälte und Nässe häufige Ursachen von Bi der Lumbalregion. Nach wiederholtem Befall der unteren Rückenpartien durch Kälte und Nässe und aufgrund des langfristigen Bestehens dieser pathogenen Faktoren in der entsprechenden Region kann es dort zu chronischer Blut-Stase kommen. Der Schmerz besteht dann mehr oder weniger ständig, seine Intensität steigt. Blut-Stase zieht auch ausgeprägte Steifigkeit nach sich, da das stagnierende Blut die Sehnen nicht ernähren und befeuchten kann.

Ein letzter wichtiger Faktor beim chronischen Bi-Syndrom ist eine Schwäche von Leber und Niere. Dieser Leere-Zustand läßt Schleim-Ansammlung und Blut-Stase zu. Das Leber-Blut nährt üblicherweise die Sehnen. Ist die Leber geschwächt, so werden Sehnen und Faszien nicht genährt, es kommt zu Schmerzen und Steifigkeit der Gelenke. Die Niere nährt die Knochen. Bei Schwäche der Niere ermangeln die Knochen der Ernährung, wodurch Schleim sich in den Gelenken in der Form Schwellungen ansammeln kann.

Zusammenfassend können also folgende Faktoren beim chronischen Bi-Syndrom zu finden sein (siehe dazu auch Abbildung 23.1):

a) Allgemeiner Qi- und Blut-Mangel, der den Körper für das Eindringen äußerer pathogener Faktoren prädisponiert.
b) Schleim-Bildung in den Gelenken in Form von Schwellungen. Ursache: unzureichende Transformation der Körperflüssigkeiten.
c) Blut-Stase aufgrund lange bestehender Behinderung der Blut-Zirkulation. Ursachen sind hier sowohl die äußeren pathogenen Faktoren als auch Schleim.
d) Leber- und Nieren-Schwäche führt zu Mangelernährung von Knochen und Sehnen. Unzureichende Ernährung der Sehnen zieht Schmerzen und Steifigkeit nach sich, eine Mangelversorgung der Knochen trägt zur Ablagerung von Schleim in den Gelenken bei.

Hier sind die fünf Arten des Bi-Syndroms nochmals „in der Nußschale" zusammengefaßt:

1. Wind-Bi: der Schmerz bewegt sich von einem Gelenk zum anderen.
2. Nässe-Bi: fixierter, lokalisierter Schmerz mit Zerschlagenheitsgefühl, Schwere, Taubheit und Schwellung der Gelenke.
3. Kälte-Bi: ausgeprägter Schmerz in einem Gelenk.
4. Hitze-Bi: sehr starker Schmerz, heiße, rote, geschwollene Gelenke.
5. Knochen-Bi: schmerzende Gelenke mit Schwellung und Deformierungen.

Die meisten Ärzte teilen zwar das Bi-Syndrom entsprechend dem ursächlichen pathogenen Faktor ein, sind aber auch der einhelligen Meinung, daß alle drei Faktoren, nämlich, Wind, Kälte und Nässe, in jedem Fall zu finden sind. Jeder Krankheitsfall kann deshalb bloß anhand des Überwiegens eines der Faktoren gegenüber den anderen differenziert werden. Diese Überlegung ist für die Therapie, vor allem jene mit Arzneimitteln, von großer Bedeutung. Es fällt auf, daß die meisten Arzneimittelrezepturen das Vertreiben eines der pathogenen Faktoren betonen, aber auch Arzneien gegen die anderen beiden Faktoren enthalten.

In Kapitel 43 „Reine Fragen" finden wir eine andere Einteilung des Bi-Syndroms, nämlich gemäß den betroffenen Organen und Geweben: „Die fünf Yin-Organe haben eine Beziehung zu den fünf Geweben, in denen sich eine Erkrankung einnisten kann. Beim Knochen-Bi erreicht der pathogene Faktor die Niere, beim Sehnen-Bi die Leber, beim Blutgefäß-Bi das Herz, beim Muskel-Bi die Milz und beim Haut-Bi die Lunge ... Knochen-Bi ist eine ernstzunehmende Erkrankung, Blutgefäß-Bi führt zu Blut-Stase, in den Sehnen verursacht Bi Steifigkeit, in den Muskeln Schwäche und in der Haut Kälte."[7]

„Reine Fragen" klassifiziert das Bi-Syndrom also nach dem betroffenen Gewebe, wobei das Hauptsymptom auf das entsprechende Gewebe hinweist: Knochendeformierungen beim Knochen-Bi, Blut-Stase beim Blutgefäß-Bi, Steifigkeit beim Sehnen-Bi, Schwäche beim Muskel-Bi, Kältegefühl beim Haut-Bi. Das Buch unterscheidet im selben Kapitel auch verschiedene Schweregrade: „Beeinträchtigt das Bi-Syndrom die Organe, so führt es zum Tod, liegt es in Knochen oder Sehnen, so wird es chronisch, liegt es in Muskeln oder Haut, so verschwindet es leicht."[8]

Therapie

Das Therapieziel ist einfach formuliert: die pathogenen Faktoren, die die Leitbahnen befallen haben, vertreiben, die lokale Qi- und Blut-Stagnation der Meridiane eliminieren.

Die Behandlung des Bi-Syndroms ist per definitionem eine Behandlung der Leitbahnen, erst in zweiter Linie wird auch eine Therapie der inneren Organe mit eingeschlossen. Die offensichtlichste und bemerkenswerteste Ausnahme stellt allerdings das chronische Bi-Syndrom dar, bei dem eine Behandlung auch der inneren Organe nötig ist.

Es gilt die Grundregel für das Therapieziel, Wind zu vertreiben, Kälte zu zerstreuen und Nässe aufzulösen, da üblicherweise alle drei pathogenen Faktoren beim Bi-Syndrom zu finden sind, wenngleich einer oder zwei das Übergewicht haben können. Im Werk „Grundlegende Texte von Meistern der Medizin" aus dem Jahr 1637 ist zu lesen:

„Um Wind-Bi zu behandeln, vertreibe vor allem Wind, zerstreue aber auch Kälte, löse Nässe auf und nähre das Blut. Um Wind auszulöschen, behandle das Blut. Ist das Blut einmal harmonisiert, so wird der Wind ohne weiteres Zutun vertrieben. Zur Behandlung von Kälte-Bi zerstreue zunächst die Kälte, in zweiter Linie vertreibe aber auch Wind und trockne Nässe, ebenso tonisiere das Feuer. Führt die Hitze zu Bewegung, so verschwindet die Kälte, die gute Zirkulation beseitigt den Schmerz. Zur Behandlung von Nässe-Bi trockne primär die Nässe, vertreibe aber auch Wind und zerstreue die Kälte, tonisiere auch die Milz. Ist die Erde stark, so verschwindet die Nässe, ist das Qi stark, so gibt es keine Taubheit [ein Nässe-Symptom]."[9]

Dieses Zitat streicht zwei wichtige Therapieprinzipien beim Bi-Syndrom heraus: zunächst ist es üblicherweise nötig, alle drei pathogenen Faktoren zu vertreiben, in zweiter Linie sollten aber auch die inneren Organe behandelt werden. Das bedeutet, daß man bei Wind das Blut (also die Leber) therapieren muß, bei Kälte das Feuer (also das Nieren-Yang) tonisieren und bei Nässe die Milz stärken soll.

Das Buch „Aufklärung der Medizintheorie" aus dem Jahr 1732 bestätigt das angeführte Zitat vollinhaltlich und beinahe in den selben Worten und fügt hinzu: „Um Probleme der Oberfläche zu behandeln, vertreibe zunächst die pathogenen Faktoren, dann behandle auch die inneren Organe und das Aufrechte Qi."[10]

Besonders die Behandlung des chronischen Bi-Syndroms verlangt einen komplexeren Zugang: abgesehen vom Vertreiben der pathogenen Faktoren ist es nötig, Blut, Leber und Niere zu nähren, Schleim aufzulösen oder Blut zu bewegen, in Abhängigkeit von der wichtigsten pathologischen Situation im Hintergrund.

Professor Qiu Mao-Liang rät, die Niere zu unterstützen und das Lenkergefäß zu stärken, will man das chronische Bi-Syndrom behandeln.[11] Der Hauptgrund für diesen Zugang ist die Tatsache, daß das Eindringen äußerer pathogener Faktoren, die Bi verursachen, eng mit der Stärke von Niere und Lenkergefäß zusammenhängt. Das Abwehr-Qi, das den Körper gegen das Eindringen pathogener Faktoren schützt, ist von Yang-Natur, es hat seine Wurzel in Nieren-Yang und Lenkergefäß.

Ziehen pathogene Faktoren in den Körper ein, um Bi zu verursachen, so gehen sie durch die Haut, den Raum zwischen Haut und Muskeln, die Leitbahnen, die Sehnen und die Knochen. Die Leber nährt die Sehnen, die Niere die Knochen. Die Stärke von Sehnen und Knochen hängt daher von der Ernährung nicht bloß durch Blut und Essenz von Leber und Niere ab, sondern auch vom Verdampfen der Flüssigkeiten, das vom Nieren-Yang hervorgerufen wird und zur Bildung der Synovialflüssigkeit führt. Sind Leber und Niere schwach und Blut sowie Essenz erschöpft, so kann das Nieren-Yang die Flüssigkeiten nicht verdampfen, das Abwehr-Qi ist ohnmächtig, äußere pathogene Faktoren können den Körper befallen und das Bi-Syndrom hervorrufen. Zum „Unterstützen der Niere" gehört also das Nähren von Leber-Blut und

Nieren-Essenz, aber auch das Stärken von Nieren-Yang und Lenkergefäß. Es ist wichtig, das Lenkergefäß aufzubauen, denn dieser Außerordentliche Meridian ist von Yang-Natur, entspringt der Niere und verteilt das Abwehr-Qi entlang des ganzen Rückens zu den Tai Yang-Leitbahnen, die die erste Abwehrlinie gegen das Eindringen äußerer pathogener Faktoren bilden. Man erinnere sich, daß die Tai Yang-Meridiane sich „zur Oberfläche hin öffnen."

Wollen wir das Lenkergefäß mittels Akupunktur stärken, so müssen wir einfach Punkte der Leitbahn tonisieren (auch mit Moxibustion), vor allem LG 4, LG 12 und LG 14-dazhui, desweiteren müssen wir das Gefäß über Dü 3 und B 62 öffnen. Eine besonders wirksame Kombination, um das Yang zu wärmen und das Lenkergefäß zu tonisieren: direkte Moxibustion an KG 4 und LG 14-dazhui.

In der Arzneimitteltherapie stärken wir das Lenkergefäß mit einigen der folgenden Substanzen:

Cornu Cervi pentotrichum (die wichtigste Arznei)	Lu rong
Cornu Cervi	Lu jiao
Colla Cornus Cervi	Lu jiao jiao
Cornu Cervi degelatinatum	Lu jiao shuang
Radix lateralis Aconiti praeparata	Fu zi
Cortex Cinnamomi	Rou gui

Ein weiterer Grund, weshalb man das Therapieprinzip verwendet, die Niere zu unterstützen und das Lenkergefäß zu stärken, ist, daß man dadurch die Arzneidosierung reduzieren kann. Viele Rezepturen gegen Bi-Syndrome enthalten scharfe, zerstreuende Arzneien, die nicht zur langfristigen Anwendung geeignet sind. Indem man die Niere unterstützt und das Lenkergefäß stärkt, hebt man die Widerstandskraft des Körpers, und die Wirksamkeit der Arzneien wird gesteigert, weshalb man ihre Dosierung entsprechend zurücknehmen kann.

Akupunkturbehandlung

Allgemeine Prinzipien

Im allgemeinen fußt die Behandlung auf der Auswahl von Punkten aus fünf Gruppen:

1. Fernpunkte
2. Lokale Punkte (A-Shi-Punkte eingeschlossen)
3. Nahegelegene Punkte
4. Punkte gemäß dem Muster
5. Allgemeine Punkte

1. Fernpunkte

Dies sind die distal von Ellenbogen und Knien gelegenen Punkte, die weiter oberhalb auf der Leitbahn gelegene Störungen behandeln. Bei der Therapie des Bi-Syndroms müssen stets einer oder mehrere solcher Punkte eingesetzt werden. Fernpunkte „öffnen" den Meridian, beseitigen Qi-Stagnation und unterstützen das Vertreiben pathogener Faktoren. Sie werden im Akutfall sedierend, in chronischen Fällen neutral genadelt.

Fernpunkte werden in Anlehnung an die betroffenen Leitbahnen und Regionen ausgesucht. Im allgemeinen erstreckt sich die Wirkung eines Punkts umso weiter entlang der Leitbahn nach oben, je weiter distal er liegt. Beispielsweise beeinflußt G 34 das Schultergelenk, G 39 hingegen den Nacken. Selbstverständlich handelt es sich hier um keine unumstößliche Regel, es gibt viele Ausnahmen. So kann G 41 Hüfte und Brust beeinflussen, obwohl er unterhalb von G 39 liegt und deshalb auf Regionen kranial des Nackens wirken sollte. Da die Fernpunkte gemäß der Definition distal von Ellenbogen und Knien liegen, folgt daraus, daß es bei Handgelenken, Fingern, Knöcheln und Zehen keine Fernpunkte gibt, abgesehen von einigen Ausnahmen. Anders ausgedrückt fallen hier Fern- und Lokalpunkte zusammen.

Fernpunkte müssen nicht immer auf der betroffenen Leitbahn gewählt werden, da Fernpunkte auf einem Meridian auch einen anderen beeinflussen können. Das trifft im besonderen auf Leitbahnen gleicher Polarität an der oberen und unteren Extremität zu, speziell auf die Yang-Meridiane. Diese Regel trifft zum Beispiel auf die Tai Yang-Meridiane (Dünndarm und Blase) zu, desweiteren auf die Shao Yang-Gefäße (Dreifacher Erwärmer, Gallenblase) und die Yang Ming-Leitbahnen (Dickdarm, Magen). Diese Meridiane haben direkte Verbindungen in der Gesichtsregion. Wie wir schon in Kapitel 1 über Kopfschmerzen erläuterten, kann man in Hinblick auf die Therapie die Yang-Leitbahnen von Arm und Bein nahezu als einen einzigen Meridian betrachten. Diese Verbindung eröffnet uns neue therapeutische Möglichkeiten, da Fernpunkte nun nicht bloß auf dem betroffenen Meridian, sondern auch auf dem korrespondierenden Meridian gleicher Polarität und umgekehrten Potentials ausgewählt werden können, beispielsweise innerhalb der Yang Ming-Paarung Dickdarm und Magen.

Fernpunkte korrespondierender Yang-Leitbahnen kann man auch hinsichtlich der Korrespondenz von Gelenken an oberer und unterer Extremität aussuchen:

Schulter	–	Hüfte
Ellenbogen	–	Knie
Handgelenk	–	Knöchel

Ist beispielsweise das Handgelenk entlang des Dreifachen Erwärmer-Meridians empfindlich und geschwollen, so können wir einen Fernpunkt auf dem korrespondierenden Meridian auswählen, der die gleiche Polarität, aber das entgegengesetzte Potential hat, nämlich auf der Gallenblasen-Leitbahn. Aufgrund der Beziehung zwischen Handgelenk und Knöchel nadeln wir G 40. Wir werden auf diese Auswahlmethode in Anhang 1 (siehe dort auch Tabelle 1.3) eingehen und sie ebenfalls auf die Yin-Leitbahnen ausdehnen. Für dieses Kapitel reicht vorerst die Korrespondenz zwischen Yang-Leitbahn-Punkten gemäß dem Gelenkbezug aus, die in Tabelle 23.1 ausgeführt ist.

Die wichtigsten leitbahnbezogenen Fernpunkte beim Bi-Syndrom sind die folgenden:

Lunge	Lu 7
Dickdarm	Di 4
Magen	M 40
Milz	MP 5
Herz	H 5
Dünndarm	Dü 3
Blase	B 60
Niere	N 4-dazhong
Perikard	KS 6
Dreifacher Erwärmer	3E 5
Gallenblase	G 41
Leber	Le 5

Die Auswahl von Fernpunkte muß sich auch am betroffenen Areal orientieren. Hier die wichtigsten regionsbezogenen Fernpunkte:

Nacken:	G 39, Dü 3, 3E 5, 3E 8, B 60-kunlun. Sekundäre Punkte: M 40, N 4-dazhong.
Schulter:	3E 5, Di 4, Lu 7, 3E 1, Di 1, M 38, B 58-feiyang.
Ellenbogen:	Di 4, 3E 5, Di 1.
Handgelenk:	M 36, MP 5, G 40.
Finger:	keine Fernpunkte (s. o.)
Unterer Rücken:	B 40, B 60-kunlun, B 59-fuyang, B 62-shenmai.
Sakrum:	B 40-weizhong, B 58-feiyang.
Hüfte:	G 41, B 62-shenmai.
Knie:	MP 5, Dü 5.
Knöchel:	keine Fernpunkte.
Zehen:	Di 4.

2. Lokale Punkte

Hier die wichtigsten regionenbezogenen lokalen Punkte.

Nacken:	B 10, G 20.
Schulter:	Di 15, 3E 14, Extra-Punkt Jianneiling.
Ellenbogen:	Di 11, 3E 10, Dü 8.
Handgelenk:	3E 4, Di 5, Dü 5, Dü 4, KS 7.
Finger:	3E 3, Di 3, Extra-Punkte Baxie.
Unterer Rücken:	B 23, B 26, B 25, B 24. Extra-Punkt Shiqizhuixia, LG 3.
Sakrum:	B 32-ciliao, Extra-Punkt Shiqizhuixia, B 27, B 28.
Hüfte:	G 30, G 29.
Knie:	Extra-Punkte Xiyan, M 36, MP 9, Le 7, Le 8, N 10-yingu, G 34, B 40-weizhong, MP 10.
Knöchel:	MP 5, G 40, M 41, B 60-kunlun.
Zehen:	Extra-Punkte Bafeng, MP 3.

A-Shi-Punkte, also druckdolente, lokale Punkte, sind ein wichtiger Teil der Akupunkturbehandlung des Bi-Syndroms. In den meisten Fällen fallen sie mit den üblichen Punkten der Leitbahn zusammen. Sind jedoch andere Punkte druckschmerzhaft, so können sie zusätzlich zu den normalen Punkten genadelt werden.

3. Nahegelegene Punkte

Hier eine regionenbezogene Auflistung:

Nacken:	G 21, LG 14-dazhui, B 11.
Schulter:	Dü 9, Dü 10, Dü 11, Dü 12, Dü 13, Dü 14, Dü 15, 3E 15, G 21, Di 14, 3E 13.
Ellenbogen:	Di 13, Di 10, Di 14.
Handgelenk:	3E 5, Lu 7.
Finger:	3E 5.
Unterer Rücken:	keine nahegelegenen Punkte.
Sakrum:	B 23.
Hüfte:	G 31.
Knie:	MP 10, M 34.
Knöchel:	N 7-fuliu, G 34, M 36.
Zehen:	MP 4, M 41, G 34, MP 9.

4. Punkte gemäß dem Muster

Hier die wichtigsten Punkte:

a) Wind-Bi

B 12, G 31, G 39, LG 14-dazhui, 3E 6, B 17, B 18. Alle diese Punkte vertreiben Wind, abgesehen von den letzten beiden, die das Blut nähren und gemäß dem Grundsatz ausgewählt werden, daß „das Blut genährt werden muß, um Wind zu löschen."

Im Akutfall nadelt man sedierend, in chronischen neutral. Bei Wind-Bi ist es von besonderer Bedeutung, die Nadelsensation auszulösen und entlang der Leitbahn ausstrahlen zu lassen. Bei Wind-Bi ist die Auswahl von syndrombezogenen Punkten sehr wichtig, da ja hier der Schmerz von Gelenk zu Gelenk wandert.

In „Großes Kompendium der Akupunktur" aus dem Jahr 1601 wird die Verwendung von Lu 5 und G 38 bei Wind-Bi empfohlen.[12]

b) Kälte-Bi

M 36, KG 6, Dü 5, B 10, LG 14-dazhui, LG 3, B 23, KG 4. Hier tonisiert man und verwendet Moxibustion. Moxa auf der Nadel ist die beste Art von Moxibustion bei Kälte-Bi. Bei dieser Methode vereinen sich die positiven Effekte des Nadelns und der Wärme, die über die Nadeln zu Muskeln und Gelenk vordringt.

Auch hier eine Empfehlung aus „Großes Kompendium der Akupunktur": Di 11, Lu 7, G 30, G 31, B 40-weizhong, MP 5, Le 4, G 41.

c) Nässe-Bi

MP 9, MP 6, G 34, M 36, B 20. In akuten Fällen sedierend, in chronischen neutral nadeln. B 20 sollte in jedem Fall tonisiert werden. Man kann auch Moxibustion anwenden. Sind die Gelenke geschwollen, was bei Nässe-Bi üblicherweise der Fall ist, so kann man das betroffene Gelenk leicht mit der Pflaumenblütennadel beklopfen, bis winzige Bluttropfen austreten, dann lenkt man den Rauch brennenden Moxakrauts auf diese Stellen.

Ein Therapievorschlag aus „Großes Kompendium der Akupunktur" bei Nässe-Bi: B 17.

d) Hitze-Bi

M 43, Di 4, Di 11, LG 14-dazhui. In akuten Fällen sedierend, in chronischen neutral nadeln. Keinesfalls Moxa anwenden. LG 14-dazhui wird übrigens sowohl bei Kälte- als auch bei Hitze- sowie bei Wind-Bi verwendet. Moxt man ihn, so tonisiert dieser Punkt das Yang, nadelt man ihn bloß sedierend, so beseitigt er Hitze.

e) Knochen-Bi

B 11, G 39, beide neutral stimulieren.

f) Chronisches Bi

fa) Qi- und Blut-Mangel

M 36, MP 6, KG 4, Le 8, B 20, B 23. Alle Punkte tonisieren.

fb) Schleim in den Gelenken

M 40, MP 9, MP 6, KG 12, KG 9, B 20. KG 12 und B 20 tonisieren, alle anderen Punkte sedieren oder neutral nadeln.

fc) Blut-Stase

MP 10, B 17, KS 6, MP 6, Di 11. Alle Punkte neutral oder sedierend nadeln.

fd) Leber- und Nieren-Schwäche

Le 8, N 3-taixi, MP 6, G 39, B 18, B 23, KG 4, B 11, G 34, M 36. Alle Punkte tonisieren.
Einige der eben erwähnten Punkte haben eine allgemeine Wirkung zur Behandlung des im Hintergrund befindlichen Krankheitsmusters.

Wind: Blut nähren – B 17.
Kälte: Yang tonisieren – LG 14-dazhui (direkte Moxibustion), B 23.
Nässe: Milz tonisieren – B 20.

In Abbildung 23.1 sind die Auswahlprinzipien für die Punkte zusammengefaßt.

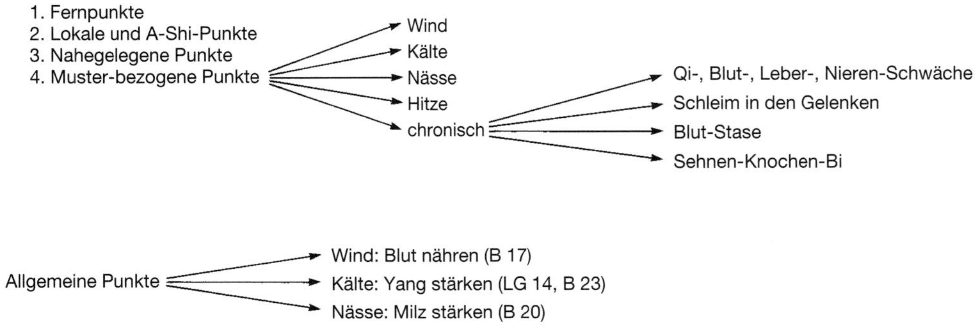

Abb. 23.1: Prinzipien der Punktewahl

Kasuistik

Eine 42jährige Frau klagt über starken Schmerz in Finger-, Schulter- und Kniegelenken. Die Gelenke sind geschwollen und heiß. Die Beschwerden begannen vor 4 Monaten, als sie damals im Februar 100 Bäume in ihrem Garten pflanzte. Die Schmerzen begannen in einem einzigen Finger und breiteten sich dann auf alle Finger aus, begleitet von Schwellungen. Damals verspürte sie auch ein Kältegefühl, verlor ihre Stimme, bekam Halsweh und erhöhte Temperatur und verspürte allgemeine Körperschmerzen. Seit damals leidet sie alle 10 Tage an rezidivierenden Halsschmerzen, begleitet von Schmerzen aller Gelenke. Ihre Muskeln tun insgesamt weh und fühlen sich schwer an, sie verspürt die meiste Zeit über eine Lethargie und nahm an Gewicht zu.

Ihre Zunge ist rot, mit einem dicken, klebrigen, gelben Belag. Im Lungen-Areal, also unmittelbar hinter der Spitze, ist der Belag dicker. Ihr Puls ist schnell und schlüpfrig.

Diagnose

Es handelt sich um einen klaren Fall von Hitze-Bi. Als ihre Symptome im Februar begannen, litt sie am Eindringen von Wind-Kälte-Nässe in die Gelenke. Wind deshalb, da der Schmerz in einem einzigen Finger begann und dann auf die anderen Gelenke überging, Kälte, da sie ein Kältegefühl verspürte, und Nässe, weil die Gelenke geschwollen waren. Sie hatte auch ursprünglich Symptome des Eindringens von Wind-Kälte in die Abwehr-Qi-Schicht der Lunge, was sich in Abneigung gegen Kälte, Hals- und Muskelschmerzen äußerte. Nach einiger Zeit wandelte sich aber Kälte in Hitze um, Nässe setzte sich im Körper fest, der Zustand ging in Hitze-Bi über, das nun durch Nässe (Gelenkschwellungen) und Hitze (heiße Gelenke) gekennzeichnet ist. Zusätzlich weist sie noch allgemeine Symptome und Krankheitszeichen von Nässe-Hitze auf: schmerzende Muskeln, Schweregefühl, Lethargie, Gewichtszunahme, klebrigen, gelben Zungenbelag und schlüpfrigen, schnellen Puls. Sie bietet auch Befunde eines pathogenen Rest-Faktors in Form von Wind-Nässe-Hitze: rezidivierende Pharyngitis, dicken, gelben Belag im Lungen-Areal der Zunge. Letzterer Befund weist üblicherweise auf das Vorhandensein eines pathogenen Rest-Faktors hin. Dazu kommt es, wenn ein äußerer pathogener Faktor nach seinem Eindringen nicht vollständig beseitigt werden konnte.

Therapieprinzip

Sie wird mit Akupunktur behandelt, mit dem Ziel, Hitze zu beseitigen, Nässe aufzulösen und Obstruktionen der Leitbahnen aus dem Weg zu räumen.

Akupunktur

Ich verwende folgende Hauptpunkte:

- Di 11, M 43 und LG 14-dazhui beseitigen Hitze.
- MP 9 löst Nässe auf.
- Di 15 und die Baxie-Punkte sind lokale Punkte.

Alle Punkte werden sedierend gestochen, da der Zustand noch ziemlich akut und das Muster insgesamt noch auf der Fülle-Seite ist. Nach 21 wöchentlichen Behandlungen kommt es zu einer vollständigen Besserung.

Kasuistik

Eine 35jährige Frau leidet seit 4 Jahren an rheumatoider Arthritis. Als die Beschwerden erstmals auftraten, waren alle ihre kleinen Gelenke schmerzhaft, geschwollen und heiß. Nach einigen Monaten bildeten sich an einigen Gelenken Knochendeformitäten aus. Ihre Zunge ist rot und weist einen klebrigen, gelben Belag auf, ihr Puls ist schlüpfrig und schnell.

Diagnose

Auch hier ein klares Beispiel von Hitze-Bi, kompliziert durch Schleim in den Gelenken, wie wir an den Schwellungen und Knochendeformitäten erkennen.

Therapieprinzip

Hitze beseitigen, Nässe auflösen, Flußhindernisse der Leitbahnen beseitigen.

Akupunktur

Ich wähle jeweils aus folgenden Punkten aus:

- Di 11 beseitigt Nässe-Hitze.
- 3E 5, 3E 6 und M 43 vertreiben Wind-Hitze und beseitigen Obstruktionen aus dem Gelenkbereich.
- M 40 und MP 9 lösen Schleim auf.
- B 11, der Hui-Einflußreiche Punkt der Knochen, verhindert weitere Knochenzerstörungen.
- LG 14 beseitigt Hitze.

Kasuistik

Eine 39jährige Frau leidet seit 2 Jahren an Beschwerden, die als rheumatoide Arthritis diagnostiziert wurden. Handgelenke und Füße sind schmerzhaft und geschwollen. Der Schmerz wird durch Nässe und Regenwetter verschlimmert, durch Hitze hingegen gebessert. Mit diesem Problem kommt sie zur ersten Konsultation. Auf nähere Befragung klingt durch, daß sie auch an Schmerzen im unteren Rückenbereich laboriert, sich leicht kalt fühlt, zweimalige Nykturie hat und sich häufig erschöpft fühlt. Sie hat auch mitunter dumpfe Kopfschmerzen, die den ganzen Kopf einschließen. Gelegentlich schwitzt sie während der Nacht.

Ihre Zunge ist etwas blaß, steif und ein wenig abweichend. Ihr Puls ist tief und schwächlich.

Diagnose

Schmerz und Schwellungen der Handgelenke gehen offensichtlich auf das Eindringen von Wind, Kälte und Nässe zurück, wobei die letzten beiden Faktoren überwiegen. Die Nässe erkennen wir an den Schwellungen, die Kälte an der Modalität, daß die Beschwerden durch regnerisches Wetter verschlimmert, durch warmes hingegen gebessert werden.

All dies entwickelte sich aber vor einem Hintergrund von Leber- und Nieren-Schwäche. Vor allem die Nieren-Schwäche erkennen wir deutlich am Kreuzschmerz, dem Kältegefühl, der Nykturie und der Erschöpfung. Auch der tiefe und schwächliche Puls zeigt die Nieren-Yang-Schwäche. Ihre Zunge, die steif ist und abweicht, weist auf den gerade einsetzenden Beginn von Leber-Wind hin. Leber-Wind kann sich aus lange bestehendem Mangel von Leber- und Nieren-Yin entwickeln. Wie aber konnte hier aus einem Nieren-Yang-Mangel hervorgehen? Der Grund: Nieren-Yin und -Yang haben eine gemeinsame Wurzel, besonders bei Frauen finden wir häufig eine Schwäche verschiedener Ausprägung beider Komponenten. In diesem Fall ist vor allem das Nieren-Yang geschwächt (Kältegefühl, Nykturie), man findet aber auch einen leichten, weniger ausgeprägten Nieren-Yin-Mangel (Nachtschweiß, rote und steife Zunge). Die leichte Nieren-Yin-Schwäche läßt etwas Leber-Wind entstehen, dessen einziges Symptom die steife, abweichende Zunge ist. Eine steife Zunge kann sowohl auf Leber-Wind als auch auf Yin-Schwäche hinweisen.

Therapieprinzip

Nässe und Kälte der Gelenke beseitigen, zugleich Leber und Niere nähren. Ich wende in diesem Fall nur Akupunktur an.

Akupunktur

- Di 10 und M 36 (beide Punkte mit warmer Nadel) vertreiben Nässe und Kälte aus den Leitbahnen.
- G 40 und MP 5 (beide mit warmer Nadel) sind lokale Punkte zum Vertreiben von Kälte und Nässe aus den Fuß-Leitbahnen.
- N 3-taixi, N 7-fuliu, B 23 und B 18 werden tonisiert, um Leber und Niere zu nähren.

Schon nach der ersten Behandlung setzt eine Besserung ein, die sich stetig fortsetzt, bis nach 8 Behandlungen der Großteil an Schmerz und Schwellung verschwunden sind. Sie bemerkt auch eine starke Verbesserung ihrer Energie, die Nykturie nimmt ab.

Arzneimitteltherapie

Wir werden folgende Muster besprechen:

1. Akutes Bi-Syndrom

1.1 Wind-Bi
1.2 Kälte-Bi
1.3 Nässe-Bi
1.4 Hitze-Bi

2. Chronisches Bi-Syndrom

2.1 Qi- und Blut Mangel, Leber- und Nieren-Schwäche
2.2 Schleim stagniert in den Gelenken
2.3 Blut-Stase in den Gelenken
2.4 Sehnen-Knochen-Bi

Die wichtigsten Arzneien zum Vertreiben von Wind und Nässe, eingeteilt in warme und kalte Substanzen, sind die folgenden:

Warm

Radix Angelicae pubescentis	Du huo
Zaocys	Wu shao she
Caulis Piperis futokadsurae	Hai feng teng
Cortex Acanthopanacis	Wu jia pi
Faeces Bombycis	Can sha
Fructus Chaenomelis	Mu gua
Lignum nodi Pini	Song jie
Herba Aristolochiae	Tian xian teng
Radix Clematidis	Wei ling xian

Kalt

Herba Siegesbeckiae	Xi xian cao
Radix Stephaniae tetrandrae	Fang ji
Radix Gentianae macrophyllae	Qin jiao
Ramulus Mori	Sang zhi
Cortex Erythrinae	Hai tong pi
Fructus Retinervus Luffae	Si gua lou
Ramus Tinosporae	Kuan jin teng
Caulis Trachelospermi	Luo shi teng
Caulis Lonicerae	Ren dong teng

Die meisten dieser Arzneien haben als Hauptfunktion das Vertreiben von Wind-Nässe und die Therapie von Bi. Einige von ihnen haben aber auch andere bedeutende Wirkungen, die man möglicherweise beim Verschreiben in Betracht zieht:

Xi xian cao beruhigt den Geist.

Fang ji löst Ödeme auf.

Qin jiao beseitigt Leere-Hitze.

Mu gua unterstützt aufgrund seiner adstringierenden Wirkung die Flüssigkeiten.

Si gua lou bewegt das Blut.

Es gibt noch weitere Arzneien, die zwar nicht der Kategorie der Wind- und Nässe-vertreibenden Substanzen angehören, beim Bi-Syndrom aber häufig eingesetzt werden.

Caulis Spatholobi — Ji xue teng
nährt das Blut, wird bei chronischem Bi mit Blut-Schwäche im Hintergrund gegeben.

Radix Saposhnikoviae — Fang feng
löst Nässe auf, wird bei Nässe-Bi verwendet.

Cortex Eucommiae — Du zhong
tonisiert das Yang, wird bei Kälte-Bi, vor allem der unteren Körperregionen, verwendet.

Ramulus Cinnamomi — Gui zhi
tonisiert und bewegt das Yang. Die Arznei wird bei Kälte-Bi vor allem der oberen Körperanteile gegeben.

Rhizoma seu Radix Notopterygii — Qiang huo
vertreibt Wind und wird vor allem bei Wind-Bi des Nackens eingesetzt.

Radix Achyranthis bidentatae — Niu xi
bewegt das Blut. Die Arznei wird bei chronischem Bi-Syndrom der Lumbalregion und der Knie gegeben.

Radix Angelicae sinensis — Dang gui
nährt das Blut. Die Arznei wird bei chronischem Bi-Syndrom vor einem Hintergrund von Blut-Mangel eingesetzt.

Ramulus Taxilli — Sang ji sheng
nährt das Leber-Blut und wird deshalb bei chronischem Bi mit Blut-Mangel verschrieben.

Rhizoma Atractylodis macrocephalae — Bai zhu
tonisiert das Qi und trocknet Nässe. Die Arznei verwenden wir deshalb bei Nässe-Bi.

Rhizoma Atractylodis — Cang zhu
trocknet Nässe und wird bei Nässe-Bi gegeben.

Olibanum — Ru xiang
bewegt das Blut. Die Arznei wird bei chronischem Bi-Syndrom mit gleichzeitig vorhandener Blut-Stase und sehr schmerzhaften, steifen Gelenken verwendet.

Semen Coicis — Yi yi ren
leitet Nässe aus und wird deshalb bei Nässe-Bi mit Gelenkschwellungen eingesetzt.

Caulis Akebiae — Mu tong
belebt die Verbindungs-Leitbahnen. Die Arznei wird bei Hitze-Bi mit Taubheitsgefühl der Extremitäten verwendet.

Cornu Cervi — Lu jiao
tonisiert das Nieren-Yang und stärkt das Lenkergefäß. Lu jiao kommt bei chronischem Bi mit im Hintergrund vorhandenem Yang-Mangel und innerer Kälte zum Einsatz.

Einige Arzneien wirken besonders auf die Extremitäten, weshalb wir sie beim Bi-Syndrom von Ellenbogen, Knien, Handgelenken, Knöcheln, Fingern und Zehen verwenden:

Ramulus Mori	Sang zhi
Ramulus Cinnamomi	Gui zhi (obere Extremitäten)
Caulis Spatholobi	Ji xue teng (untere Extremitäten)
Caulis Trachelospermi	Luo shi teng
Herba Aristolochiae	Tian xian teng
Ramus Tinosporae	Kuan jin teng
Caulis Piperis futokadsurae	Hai feng teng
Caulis Lonicerae	Ren dong teng

Die meisten Stengel (in ihrem chinesischen Namen kommt „teng“ vor) beeinflussen die Extremitäten.

Auch Insekten oder andere Arzneien tierischer Herkunft spielen in der Therapie von chronischem Bi eine wichtige Rolle. Das chronische Bi-Syndrom kann durch Blut-Stase, Schleim in den Gelenken und langfristige Obstruktion der Leitbahnen gekennzeichnet sein. Bestimmte Insekten und tierische Substanzen entfernen Trübes und Schleim, bewegen das Blut, beseitigen Stasen und öffnen die Meridiane. Deshalb sind sie vor allem beim chronischen Bi-Syndrom alter Menschen indiziert. Die verschiedenen Insekten und tierischen Substanzen können wie folgt unterschieden werden.

Kälte-Nässe: Zaocys (Wu shao she) und Faeces Bombycis (Can sha), kombiniert mit Radix lateralis Aconiti praeparata (Fu zi) und Rhizoma Atractylodis (Cang zhu).

Hitze: Lumbricus (Di long) in Kombination mit Gypsum fibrosum (Shi gao).

Schleim: Bombyx batryticatus (Jiang can) in Kombination mit Rhizoma Arisaematis cum Bile (Dan nan xing) und Rhizoma Pinelliae (Ban xia).

Blut-Stase: Eupolyphaga seu Stelophaga (Tu bie chong) zusammen mit Flos Carthami (Hong hua) und Semen Persicae (Tao ren).

Starke Schmerzen: Scorpio (Quan xie) und Scolopendra (Wu gong) in Kombination mit Rhizoma Corydalis (Yan hu suo).

Gelenkschwellungen: Nidus Vespae (Feng fang) und Bombyx batryticatus (Jiang can) in Kombination mit Semen Coicis (Yi yi ren).

Lumbalgie: Zaocys (Wu shao she), Nidus Vespae (Feng fang) und Eupolyphaga seu Stelophaga (Tu bie chong).

Es gibt drei weitere tierische Substanzen, die beim Bi-Syndrom verwendet werden:

Placenta hominis (Zi he che) nährt bei chronischem Bi mit Nieren-Schwäche Essenz und Mark.

Cornu Cervi (Lu jiao) und Cornu Cervi pentotrichum (Lu rong) stärken das Lenkergefäß, wie wir es weiter oben besprochen haben.

Squama Manitis (Chuan shan jia) bewegt bei chronischem Bi mit Blut-Stase das Blut.

Es sei hier erwähnt, daß die meisten Insekten von trocknender Natur sind, weshalb sie gerade bei alten Patienten mit Yin-nährenden Arzneien kombiniert werden sollten, etwa mit Radix Rehmanniae (Sheng di huang), Radix Ophiopogonis (Mai dong) oder Herba Dendrobii (Shi hu).

1. Akutes Bi-Syndrom

1.1 Wind-Bi

Therapieprinzip

Wind vertreiben, Obstruktionen der Leitbahnen aus dem Weg räumen.

Rezeptur 1

Fang feng tang

Dekokt mit Radix Saposhnikoviae

Radix Saposhnikoviae	Fang feng	6.0 g
Herba Ephedrae	Ma huang	3.0 g
Radix Gentianae macrophyllae	Qin jiao	3.0 g
Semen Armeniacae	Xing ren	2.0 g
Radix Puerariae	Ge gen	3.0 g
Cortex Cinnamomi	Rou gui	1.5 g
Poria	Fu ling	3.0 g
Radix Angelicae sinensis	Dang gui	3.0 g
Radix Scutellariae	Huang qin	2.0 g
Radix Glycyrrhizae	Gan cao	2.0 g
Rhizoma Zingiberis recens	Sheng jiang	3 Scheiben
Fructus Jujubae	Da zao	3 Stück

Erläuterung

- Fang feng und Ma huang vertreiben Wind.
- Qin jiao unterstützt die beiden ersten Arzneien beim Vertreiben von Wind.
- Xing ren unterstützt das Vertreiben von Wind, indem das Absteigen des Lungen-Qi gefördert wird.
- Ge gen entspannt die Sehnen und vertreibt Wind.
- Fu ling vertreibt Nässe.
- Dang gui nährt das Blut. Die Arznei wird dem Prinzip gemäß hinzugefügt, „das Blut zu nähren, um Wind auszulöschen".
- Rou gui ist sehr warm. Die Arznei wird hinzugefügt, um Kälte zu vertreiben, da Wind häufig in Kombination mit Kälte auftritt.
- Huang qin ist kalt und soll alle anderen Arzneien ausgleichen, deren Mehrzahl warm oder heiß ist.
- Sheng jiang unterstützt das Vertreiben von Wind und Kälte.
- Gan cao und Da zao harmonisieren die Mitte.

Rezeptur 2

Empirische Rezeptur von Dr. Jiao Shu-De

Ramulus Cinnamomi	Gui zhi	9.0 g
Radix lateralis Aconiti praeparata	Fu zi	6.0 g
Rhizoma Atractylodis macrocephalae	Bai zhu	9.0 g
Rhizoma seu Radix Notopterygii	Qiang huo	9.0 g
Radix Angelicae pubescentis	Du huo	9.0 g
Radix Clematidis	Wei ling xian	10.0 g
Radix Stephaniae tetrandrae	Fang ji	9.0 g
Radix Angelicae sinensis	Dang gui	9.0 g
Radix Glycyrrhizae	Gan cao	5.0 g

Erläuterung

Diese Rezeptur unterscheidet sich von der ersten dadurch, daß ihr energetisches Verhalten wärmer ist und daß sie spezifischer auf die Wirbelsäule wirkt.

- Gui zhi vertreibt Wind und zerstreut Kälte.
- Fu zi zerstreut Kälte.
- Bai zhu leitet Nässe aus. Die ersten drei Arzneien beseitigen Wind, Kälte und Nässe, jene drei pathogenen Faktoren also, die zum Bi-Syndrom führen.
- Qiang huo, Du huo, Wei ling xian und Fang ji vertreiben Wind und Nässe und beseitigen Leitbahn-Obstruktionen.
- Dang gui nährt das Blut und wird wegen des Grundsatzes hinzugefügt, daß das Blut zu nähren sei, um Wind auszulöschen.
- Gan cao harmonisiert.

Variationen

Sie beziehen sich auf beide Rezepturen.

- Bei Schmerzen in den oberen Körperpartien folgende Arzneien hinzufügen bzw. deren Dosierung erhöhen: Qiang huo (Rhizoma seu Radix Notopterygii), Bai zhi (Radix Angelicae dahuricae), Wei ling xian (Radix Clematidis), Jiang huang (Rhizoma Curcumae longae) oder Chuan xiong (Rhizoma Chuanxiong).

- Bei Schmerzen der unteren Körperanteile: Du huo (Radix Angelicae pubescentis), Niu xi (Radix Achyranthis bidentatae) oder Fen bi xie (Rhizoma Dioscoreae hypoglaucae).
- Bei Schmerzen im unteren Rückenbereich eine oder mehrere der folgenden Arzneien hinzufügen: Du zhong (Cortex Eucommiae), Sang ji sheng (Ramulus Taxilli), Yin yang huo (Herba Epimedii), Ba ji tian (Radix Morindae) oder Xu duan (Radix Dipsaci).

Fertigarznei 1

Feng shi pian

Wind-Nässe-Tablette

Herba Ephedrae	Ma huang
Ramulus Cinnamomi	Gui zhi
Radix Saposhnikoviae	Fang feng
Radix Angelicae pubescentis	Du huo
Scorpio	Quan xie
Semen Strychni	Ma qian zi
Cortex Eucommiae	Du zhong
Radix Achyranthis bidentatae	Niu xi
Radix Glycyrrhizae	Gan cao

Erläuterung

Diese Tabletten vertreiben Wind und zerstreuen Kälte. Sie können im akuten Stadium eines Bi-Syndroms aufgrund von Wind-Kälte gegeben werden.

Es ist wichtig zu erwähnen, daß das Präparat Ma qian zi enthält, also eine toxische Arznei. Die Tabletten sollten deshalb nur über kurze Zeiträume, etwa 2 bis 3 Wochen, verschrieben werden, sie sind während der Schwangerschaft und bei Hypertonie kontraindiziert.

Fertigarznei 2

Zhui feng huo xue pian

Tablette zum Vertreiben von Wind und zum Bewegen des Blutes

Ramulus Cinnamomi	Gui zhi
Radix Angelicae pubescentis	Du huo
Herba Ephedrae	Ma huang
Radix Saposhnikoviae	Fang feng
Cortex Illicii	Di feng pi
Rhizoma seu Radix Notopterygii	Qiang huo
Olibanum	Ru xiang
Pyritum	Zi ran tong
Myrrha	Mo yao
Cortex Eucommiae	Du zhong
Rhizoma Homalomenae	Qian nian jian
Fructus Chaenomelis	Mu gua
Radix Achyranthis bidentatae	Niu xi
Radix Glycyrrhizae	Gan cao
Honig (Mel)	Feng mi

Erläuterung

Die Tabletten vertreiben Wind-Kälte und bewegen das Blut. Sie sind bei akutem oder subakutem Kälte-Bi geeignet, vor allem der oberen Extremitäten, kombiniert mit etwas Blut-Stase.

Das Präparat ist in der Schwangerschaft kontraindiziert.

Fertigarznei 3

Tian ma hu gu wan

Pille mit Rhizoma Gastrodiae und Os Tigris

Rhizoma Gastrodiae	Tian ma
Rhizoma Ligustici	Gao ben
Os Tigris	Hu gu
Rhizoma Chuanxiong	Chuan xiong
Cortex Eucommiae	Du zhong
Radix Angelicae sinensis	Dang gui
Radix Ginseng	Ren shen

Erläuterung

Diese Pillen vertreiben Wind. Sie werden zur Therapie von subakutem Wind-Bi verwendet. Sie sind vor allem zur Therapie älterer Menschen geeignet.

1.2 Kälte-Bi

Therapieprinzip

Die Leitbahnen wärmen, Kälte zerstreuen, Wind und Nässe vertreiben.

Rezeptur 1

Wu tou tang

Dekokt mit Radix Aconiti Wu Tou

Radix Aconiti Wu Tou	Wu tou	3.0 g
Herba Ephedrae	Ma huang	3.0 g
Radix Paeoniae alba	Bai shao	3.0 g
Radix Glycyrrhizae	Gan cao	3.0 g
Radix Astragali	Huang qi	3.0 g

Erläuterung

- Wu tou und Ma huang wärmen die Leitbahnen, zerstreuen Kälte, lösen Nässe auf und beenden Schmerzen.
- Die Kombination von Bai shao und Gan cao wirkt schmerzstillend.
- Huang qi befestigt die Körperoberfläche und stillt Schmerz.

Rezeptur 2

Wu fu ma xin gui jiang tang

Dekokt mit Radix Aconiti Wu Tou, Herba Ephedrae, Herba Asari, Ramulus Cinnamomi und Rhizoma Zingiberis

Radix Aconiti Wu Tou	Wu tou	3.0 g
Radix lateralis Aconiti praeparata	Fu zi	1.5 g
Herba Ephedrae	Ma huang	3.0 g
Herba Asari	Xi xin	1.5 g
Ramulus Cinnamomi	Gui zhi	3.0 g
Rhizoma Zingiberis	Gan jiang	1.5 g
Radix Glycyrrhizae	Gan cao	2.0 g

Erläuterung

- Wu tou, Fu zi und Gan jiang wärmen die Meridiane, zerstreuen Kälte und stillen Schmerzen.
- Ma huang, Xi xin und Gui zhi zerstreuen Kälte, vertreiben Wind und lösen Nässe auf.
- Gan cao harmonisiert.

Rezeptur 3

Gui zhi fu zi tang

Dekokt mit Ramulus Cinnamomi und Radix lateralis Aconiti praeparata

Radix lateralis Aconiti praeparata	Fu zi	3.0 g
Ramulus Cinnamomi	Gui zhi	6.0 g
Radix Glycyrrhizae	Gan cao	3.0 g
Rhizoma Zingiberis recens	Sheng jiang	3 Scheiben
Fructus Jujubae	Da zao	3 Stück

Erläuterung

- Fu zi und Gui zhi wärmen die Leitbahnen und zerstreuen Kälte.
- Gan cao, Sheng jiang und Da zao unterstützen die Mitte und harmonisieren.

Variationen

- Bei Schmerzen in Schultern oder Ellenbogen: plus Qiang huo (Rhizoma seu Radix Notopterygii) oder Jiang huang (Rhizoma Curcumae longae).
- Bei Knieschmerzen: plus Niu xi (Radix Achyranthis bidentatae).
- Bei Schmerzen der Wirbelsäule stehen zur Auswahl: Du zhong (Cortex Eucommiae), Sang ji sheng (Ramulus Taxilli) oder Xu duan (Radix Dipsaci).

Fertigarznei 1

Feng shi ling pian

Tablette, die bei Wind-Nässe wirksam ist

Radix Aconiti	Chuan wu
Radix Notoginseng	San qi
Radix Ginseng	Ren shen
Radix Cynanchi wallichii	Duan jie shen

Erläuterung

Diese Tabletten tonisieren Qi und Yang und zerstreuen Kälte. Sie werden bei Kälte-Bi eingesetzt.

Fertigarznei 2

Xiao huo luo dan

Kleine Pille zum Beleben der Verbindungsleitbahnen

Radix Aconiti	Chuan wu
Radix Aconiti kusnezoffii	Cao wu
Rhizoma Arisaematis cum bile	Dan nan xing
Olibanum	Ru xiang
Myrrha	Mo yao
Lumbricus	Di long

Erläuterung

Dieses Präparat wirkt stark Kälte-zerstreuend, es vertreibt auch Wind-Nässe und bewegt das Blut. Es wird bei akutem oder subakutem Kälte-Bi verschrieben.

Es sei betont, daß diese Mischung von äußerst heißer energetischer Natur ist. Deshalb sollte man vor der Verschreibung ganz sicher sein, daß einerseits ausgeprägte innere Kälte besteht und daß andererseits nirgendwo im Körper irgendeine Hitze zu finden ist. Beim geringsten Zweifel sollte man besser von der Verschreibung Abstand nehmen. Das Präparat ist auch während der Schwangerschaft kontraindiziert.

1.3 Nässe-Bi

Therapieprinzip

Nässe ausleiten, Leitbahn-Obstruktionen beseitigen, Wind vertreiben, Kälte zerstreuen.

Rezeptur 1

Yi yi ren tang

Dekokt mit Semen Coicis

Semen Coicis	Yi yi ren	6.0 g
Rhizoma Atractylodis	Cang zhu	6.0 g
Rhizoma seu Radix Notopterygii	Qiang huo	3.0 g
Radix Angelicae pubescentis	Du huo	6.0 g
Radix Saposhnikoviae	Fang feng	6.0 g
Radix Aconiti Wu Tou	Wu tou	1.5 g
Herba Ephedrae	Ma huang	3.0 g
Ramulus Cinnamomi	Gui zhi	3.0 g
Radix Angelicae sinensis	Dang gui	6.0 g
Rhizoma Chuanxiong	Chuan xiong	3.0 g
Rhizoma Zingiberis recens	Sheng jiang	3 Scheiben
Radix Glycyrrhizae	Gan cao	3.0 g

Erläuterung

- Yi yi ren und Cang zhu leiten Nässe aus.
- Qiang huo, Du huo und Fang feng vertreiben Wind und Nässe.
- Wu tou, Ma huang und Gui zhi wärmen die Leitbahnen und zerstreuen Kälte.
- Dang gui und Chuan xiong nähren und bewegen das Blut.
- Sheng jiang und Gan cao harmonisieren.

Variationen

- Bei ausgeprägten Gelenkschwellungen kann man eine der folgenden Arzneien hinzufügen: Fen bi xie (Rhizoma Dioscoreae hypoglaucae), Mu tong (Caulis Akebiae) oder Jiang huang (Rhizoma Curcumae longae).
- Bei ausgeprägtem Taubheitsgefühl: plus Hai tong pi (Cortex Erythrinae) oder Xi xian cao (Herba Siegesbeckiae).

Rezeptur 2

Chuan bi tang

Dekokt zum Beseitigen des Schmerzhaften Obstruktions-Syndroms

Rhizoma seu Radix Notopterygii	Qiang huo	6.0 g
Radix Angelicae pubescentis	Du huo	6.0 g
Radix Gentianae macrophyllae	Qin jiao	6.0 g
Caulis Piperis futokadsurae	Hai feng teng	3.0 g
Ramulus Cinnamomi	Gui zhi	3.0 g
Radix Angelicae sinensis	Dang gui	6.0 g
Rhizoma Chuanxiong	Chuan xiong	3.0 g
Olibanum	Ru xiang	3.0 g
Radix Aucklandiae	Mu xiang	3.0 g
Ramulus Mori	Sang zhi	6.0 g
Radix Glycyrrhizae	Gan cao	3.0 g

Erläuterung

Diese Rezeptur verwenden wir, wenn die Unterscheidung zwischen Wind, Kälte und Nässe nicht eindeutig ausfällt.

- Qiang huo, Du huo, Qin jiao, Hai feng teng und Gui zhi vertreiben Wind, leiten Nässe aus und zerstreuen Kälte.
- Dang gui, Chuan xiong, Ru xiang, Mu xiang, Sang zhi und Gan cao bewegen das Blut, beseitigen Leitbahn-Obstruktionen und wirken schmerzstillend.

Rezeptur 3

Variation von

Ma huang lian qiao chi xiao dou tang

Dekokt mit Herba Ephedrae, Fructus Forsythiae und Semen Phaseoli

Herba Ephedrae	Ma huang	5.0 g
Fructus Forsythiae	Lian qiao	15.0 g
Semen Phaseoli	Chi xiao dou	30.0 g
Radix Saposhnikoviae	Fang feng	10.0 g
Ramulus Cinnamomi	Gui zhi	5.0 g
Radix Paeoniae rubra	Chi shao	10.0 g
Radix Glycyrrhizae	Gan cao	3.0 g
Caulis Piperis futokadsurae	Hai feng teng	6.0 g
Rhizoma seu Radix Notopterygii	Qiang huo	15.0 g
Rhizoma Zingiberis recens	Sheng jiang	3 Scheiben

Erläuterung

Wir setzen diese Rezeptur ein, wenn Nässe zusammen mit Hitze auftritt, der Zustand aber nicht allzu stark ausgeprägt ist. Es kommt zu roten, heißen, geschwollenen Gelenken, Fieber, Durst und im Akutstadium zu einem oberflächlichen, schnellen Puls.

- Ma huang vertreibt Wind.
- Lian qiao vertreibt Wind-Hitze.
- Chi xiao dou leitet Nässe aus und beseitigt Hitze.
- Fang feng und Qiang huo vertreiben Wind und Nässe.
- Gui zhi durchdringt die Leitbahnen.
- Chi shao beseitigt Hitze und durchdringt die Blutgefäße.
- Gan cao harmonisiert.
- Hai feng teng vertreibt Wind und Nässe aus den Meridianen.
- Sheng jiang harmonisiert.

Rezeptur 4

Gui shao xi cao tang

Dekokt mit Radix Angelicae sinensis, Radix Paeoniae und Herba Siegesbeckiae

Radix Angelicae sinensis	Dang gui	15.0 g
Radix Paeoniae rubra	Chi shao	15.0 g
Radix Paeoniae alba	Bai shao	15.0 g
Herba Siegesbeckiae	Xi xian cao	30.0 g
Radix Gentianae macrophyllae	Qin jiao	10.0 g
Radix Clematidis	Wei ling xian	15.0 g
Lumbricus	Di long	10.0 g
Radix Saposhnikoviae	Fang feng	10.0 g
Radix Rehmanniae	Sheng di huang	30.0 g
Olibanum	Ru xiang	6.0 g
Myrrha	Mo yao	6.0 g
Ramulus Mori	Sang zhi	15.0 g

Erläuterung

Diese Rezeptur wird verschrieben, wenn die Gelenke nach einem akuten Anfall noch immer geschwollen, alle akuten Symptome und Krankheitszeichen aber verschwunden sind.

- Dang gui, Chi shao, Sheng di huang und Bai shao harmonisieren das Blut.
- Xi xian cao, Qin jiao, Sang zhi und Wei ling xian vertreiben Wind-Nässe und beseitigen Leitbahn-Obstruktionen.
- Di long vertreibt Wind und beseitigt Leitbahn-Obstruktionen, vor allem in chronischen Fällen.
- Fang feng vertreibt Wind und Nässe.
- Ru xiang und Mo yao bewegen das Blut, beseitigen Blut-Stase und stillen Schmerz.

Rezeptur 5

San miao san

Pulver aus drei wundersamen Arzneien

Rhizoma Atractylodis	Cang zhu	15.0 g
Cortex Phellodendri	Huang bai	12.0 g
Radix Cyathulae	Chuan niu xi	6.0 g

Erläuterung

Diese Rezeptur wird gegeben, wenn Nässe-Hitze eines oder beide Beine befällt, was dazu führt, daß das Kniegelenk heiß, rot, schmerzhaft und geschwollen ist.

- Cang zhu und Huang bai bilden die Rezeptur Er miao san (Pulver der beiden wundersamen Arzneien) zum Ausleiten von Nässe-Hitze aus dem Unteren Erwärmer und aus den Beinen. Durch die Hinzufügung von Niu xi ist die Rezeptur dann bei Schmerzen, Taubheitsgefühl und Schwellung von Bein und Kniegelenk geeignet.

Fertigarznei

Guan jie yan wan

Arthritis-Pille

Herba Siegesbeckiae	Xi xian cao
Rhizoma Atractylodis	Cang zhu
Semen Coicis	Yi yi ren
Radix Stephaniae tetrandrae	Fang ji
Radix Achyranthis bidentatae	Niu xi
Radix Gentianae macrophyllae	Qin jiao
Cortex Cinnamomi	Rou gui
Rhizoma Zingiberis recens	Sheng jiang
Herba Ephedrae	Ma huang
Radix Angelicae pubescentis	Du huo

Erläuterung

Diese Pillen leiten Nässe aus und vertreiben Wind. Sie werden zur Behandlung von akutem oder subakutem Nässe-Bi mit geschwollenen, schmerzenden Gelenken verwendet.

Der entsprechende Zungenbefund: gedunsener Zungenkörper mit klebrigem Belag.

Das Präparat ist während der Schwangerschaft kontraindiziert.

1.4 Hitze-Bi

Therapieprinzip

Hitze beseitigen, Obstruktionen der Leitbahnen aus dem Weg räumen, Wind vertreiben, Nässe ausleiten.

Rezeptur 1

Bai hu jia gui zhi tang

Weißer Tiger-Dekokt mit Ramulus Cinnamomi

Gypsum fibrosum	Shi gao	30.0 g
Rhizoma Anemarrhenae	Zhi mu	9.0 g
Radix Glycyrrhizae	Gan cao	3.0 g
Semen Oryzae	Jing mi	6.0 g
Ramulus Cinnamomi	Gui zhi	5.0 g

Erläuterung

Diese Rezeptur ist bloß für das Akutstadium von Hitze-Bi geeignet.

- Bai hu tang (Weißer Tiger-Dekokt) beseitigt Hitze und unterstützt die Magen-Flüssigkeiten.
- Gui zhi vertreibt Wind und beseitigt Leitbahn-Obstruktionen.

Rezeptur 2

Xuan bi tang

Dekokt zum Beseitigen des Schmerzhaften Obstruktions-Syndroms

Radix Stephaniae tetrandrae	Fang ji	6.0 g
Faeces Bombycis	Can sha	6.0 g
Semen Armeniacae	Xing ren	3.0 g
Talcum	Hua shi	12.0 g
Fructus Forsythiae	Lian qiao	6.0 g
Fructus Gardeniae	Zhi zi	6.0 g
Semen Coicis	Yi yi ren	6.0 g
Semen Phaseoli	Chi xiao dou	6.0 g
Rhizoma Pinelliae	Ban xia	6.0 g

Erläuterung

Die Rezeptur ist im subakuten Stadium von Hitze-Bi indiziert.

- Fang ji und Can sha vertreiben Wind und Nässe.
- Xing ren fördert das Absteigen des Lungen-Qi und hilft auf diese Weise mit, Wind zu beseitigen.
- Hua shi, Lian qiao und Zhi zi beseitigen Hitze.
- Yi yi ren und Chi xiao dou leiten Nässe aus.
- Ban xia löst Schleim auf und unterstützt dadurch das Ausleiten von Nässe.

Rezeptur 3

Xi jiao san

Dekokt mit Cornu Rhinoceri

Radix Rehmanniae	Sheng di huang	9.0 g
Cornu Rhinoceri[13]	Xi jiao	12.0 g
Radix Scrophulariae	Xuan shen	6.0 g
Radix Ophiopogonis	Mai dong	6.0 g
Radix Stephaniae tetrandrae	Fang ji	6.0 g
Rhizoma Curcumae longae	Jiang huang	6.0 g
Radix Gentianae macrophyllae	Qin jiao	6.0 g
Cortex Erythrinae	Hai tong pi	3.0 g

Erläuterung

Wir verwenden diese Rezeptur, wenn sich Hitze-Bi in Feuer umwandelt, das die Körperflüssigkeiten schädigt und rote, geschwollene, sehr schmerzhafte Gelenke verursacht, die in der Nacht deutlich schlechter werden. Die Beschwerden sind mit Reizbarkeit, Durst, einer roten, belaglosen Zunge und einem schnellen Puls verbunden.

- Sheng di huang, Xi jiao, Xuan shen und Mai dong nähren das Yin und kühlen das Blut. Da das Nashorn eine geschützte Art ist und deshalb sein Horn nicht verwendet werden kann, wird Xi jiao immer durch eine höhere Dosis des Wasserbüffelhorns, Shui niu jiao (Cornu Bubali), ersetzt.
- Fang ji, Jiang huang, Qin jiao und Hai tong pi beseitigen Hitze, leiten Nässe aus, räumen Leitbahn-Obstruktionen aus dem Weg und beenden Schmerz.

Rezeptur 4

Empirische Rezeptur von Dr. Jiao Shu-De

Radix Angelicae sinensis	Dang gui	9.0 g
Semen Coicis	Yi yi ren	12.0 g
Radix Sophorae flavescentis	Ku shen	6.0 g
Talcum	Hua shi	12.0 g
Rhizoma Pinelliae	Ban xia	9.0 g
Radix Scutellariae	Huang qin	9.0 g
Fructus Forsythiae	Lian qiao	6.0 g
Radix Saposhnikoviae	Fang feng	9.0 g
Radix Gentianae macrophyllae	Qin jiao	6.0 g
Cortex Erythrinae	Hai tong pi	9.0 g
Radix Glycyrrhizae	Gan cao	6.0 g

Erläuterung

Diese Rezeptur ist bei chronischem Hitze-Bi vor einem Hintergrund von Blut-Mangel geeignet. Dies kommt sehr häufig bei jenen Patienten mit rheumatoider Arthritis vor, die geschwollene, schmerzende Gelenke aufweisen, die sich in gelegentlichen Schüben verschlechtern.

- Dang gui nährt das Blut, um auf diesem Wege Wind auszulöschen.
- Yi yi ren, Ku shen, Hua shi und Ban xia leiten Nässe aus und lösen Schleim auf.
- Huang qin und Lian qiao beseitigen Hitze.
- Fang feng, Qin jiao und Hai tong pi vertreiben Wind-Nässe.
- Gan cao harmonisiert.

Rezeptur 5

Empirische Rezeptur von Dr. Jiao Shu-De

Radix Angelicae sinensis	Dang gui	9.0 g
Radix Rehmanniae	Sheng di huang	12.0 g
Rhizoma Anemarrhenae	Zhi mu	6.0 g
Radix Scutellariae	Huang qin	6.0 g
Fructus Forsythiae	Lian qiao	6.0 g
Semen Coicis	Yi yi ren	12.0 g
Radix Sophorae flavescentis	Ku shen	6.0 g
Talcum	Hua shi	9.0 g
Rhizoma Pinelliae	Ban xia	9.0 g
Radix Aristolochiae fangchi	Guang fang ji	6.0 g
Radix Saposhnikoviae	Fang feng	6.0 g
Cortex Erythrinae	Hai tong pi	6.0 g
Radix Glycyrrhizae	Gan cao	6.0 g

Erläuterung

Diese Rezeptur ist bei chronischem Hitze-Bi mit geschwollenen, heißen und schmerzenden Gelenken geeignet, wenn sich die Beschwerden gelegentlich verschlechtern und ein Hintergrund von Yin-Mangel besteht.

- Dang gui nährt das Blut, um auf diesem Weg Wind auszulöschen.
- Sheng di huang und Zhi mu nähren das Yin.
- Huang qin und Lian qiao beseitigen Hitze.
- Yi yi ren, Ku shen, Hua shi und Ban xia leiten Nässe aus und lösen Schleim auf.
- Guang fang ji, Fang feng und Hai tong pi vertreiben Wind-Nässe und beseitigen Leitbahn-Obstruktionen.
- Gan cao harmonisiert.

Variationen

Sie können auf alle eben besprochenen Rezepturen angewandt werden.

- Um zusätzlich Hitze zu vertreiben: plus Huang bai (Cortex Phellodendri); gegen Wind und Nässe: plus Hai tong pi (Cortex Erythrinae), Wei ling xian (Radix Clematidis) oder Sang zhi (Ramulus Mori).
- Bei roten Flecken: plus Mu dan pi (Cortex Moutan), Sheng di huang (Radix Rehmanniae), Chi shao (Radix Paeoniae rubra) und Di fu zi (Fructus Kochiae).

Einige Ärzte wenden das Vier-Schichten-Konzept auf die Therapie von Hitze-Bi an. Hier werden Hitze-Muster gemäß den Schichten des Abwehr-Qi, des Qi, des Nähr-Qi und des Bluts differenziert. Es folgt eine kurze Besprechung von Symptomen und zu verwendenden Rezepturen jeder der vier Schichten.

Abwehr-Qi-Stadium

Schmerz, Rötung und Schwellung der Gelenke mit akutem Beginn. Die Haut fühlt sich auf Berührung heiß an. Desweiteren Fieber, Halsschmerzen, Frösteln. Es handelt sich um das akute Anfangsstadium von Hitze-Bi.

Man verwendet Yin qiao san (Pulver mit Flos Lonicerae und Fructus Forsythiae) plus Luo shi teng (Caulis Trachelospermi) und Si gua lou (Fructus Retinervus Luffae). Bei Befall der oberen Extremitäten: plus Sang zhi (Ramulus Mori) und Bo he (Herba Menthae). Bei Befall der unteren Extremitäten: plus Niu xi (Radix Achyranthis bidentatae).

Qi-Stadium

Schmerzende, rote, heiße, geschwollene Gelenke, Verschlimmerung durch Bewegung, Hitzegefühl, Durst, Obstipation, dunkler Harn, schneller Puls, rote Zunge mit gelbem Belag. Bei Nässe sind die Gelenke sehr geschwollen, es besteht ein Schweregefühl.

Dieses Bild stimmt gelegentlich mit akuten Attacken im Rahmen von chronischem Hitze-Bi überein.

Man verwendet Bai hu tang (Weißer Tiger-Dekokt) plus Huang qin (Radix Scutellariae), Zhi zi (Fructus Gardeniae), Lian qiao (Fructus Forsythiae, Qin jiao (Radix Gentianae macrophyllae), Si gua lou (Fructus Retinervus Luffae) und Ren dong teng (Caulis Lonicerae).

Bei Nässe-Hitze verwendet man Lian po yin (Dekokt mit Rhizoma Coptidis und Cortex Magnoliae officinalis) plus Huang qin (Radix Scutellariae), Huang bai (Cortex Phellodendri), Yi yi ren (Semen Coicis), Fu ling (Poria), Zhu ling (Polyporus), Xi xian cao (Herba Siegesbeckiae) und Ren dong teng (Caulis Lonicerae). Bei Befall der oberen Extremitäten: plus Huo xiang (Herba Agastachis rugosae) und Pei lan (Herba Eupatorii). Bei Befall der unteren Extremitäten: plus Cang zhu (Rhizoma Atractylodis), Niu xi (Radix Achyranthis bidentatae) und Fang ji (Radix Stephaniae tetrandrae).

Nähr-Qi-Stadium

Maculae an den Beinen, niedriges Fieber oder Hitzegefühl, Reizbarkeit, schneller und dünner Puls, rote und belaglose Zunge.

Man verwendet Qing ying tang (Dekokt zum Klären der Nähr-Qi-Schicht) plus Dang gui (Radix Angelicae sinensis), Sang zhi (Ramulus Mori), Ji xue teng (Caulis Spatholobi), Xi xian cao (Herba Siegesbeckiae) und Dan shen (Radix Salviae miltiorrhizae).

Blut-Stadium

Schmerzende, geschwollene Gelenke, anfallsartig auftretend, Streckbehinderung der Gelenke, niedriges Fieber oder Hitzegefühl, Palpitationen, Schwindelgefühl, dünner Puls, rötlich-purpurne, belaglose Zunge.

Man verwendet die folgende Rezeptur: Dang gui (Radix Angelicae sinensis), Chi shao (Radix Paeoniae rubra), Dan shen (Radix Salviae miltiorrhizae), Di gu pi (Cortex Lycii), Qing hao (Herba Artemisiae annuae), Chai hu (Radix Bupleuri), Dang shen (Radix Codonopsis pilosulae), Bai zhu (Rhizoma Atractylodis macrocephalae), Huang qi (Radix Astragali), Sang zhi (Ramulus Mori), Qin jiao (Radix Gentianae macrophyllae), Bie jia (Carapax Trionycis) und Wu shao she (Zaocys).

Bei Blut-Stase: plus Hong hua (Flos Carthami) und Tao ren (Semen Persicae).

Kasuistik

Ein zweieinhalbjähriges Mädchen leidet seit 2 Monaten an juveniler Arthritis. Die Beschwerden begannen mit Schwellungen, Hitze und Schmerzen der Knie, danach wanderte der Schmerz zum Nacken. Seit damals hat sie anfallsweise Schmerzen und Schwellungen, die vom Knie zum Nacken übergehen. Sonst hat sie keine Beschwerden, Appetit und Stuhl sind normal.

Diagnose

Es handelt sich um akutes Hitze-Bi, gekennzeichnet durch Hitze, Nässe und Wind. Die Hitze manifestiert sich in den heißen Gelenken, die Nässe in den Gelenkschwellungen, der Wind in der Bewegung des Schmerzes von einem Gelenk zum anderen.

Therapieprinzip

Hitze beseitigen, Nässe auflösen, Wind vertreiben, Leitbahn-Obstruktionen beseitigen.

Arzneimitteltherapie

Das kleine Mädchen wird ausschließlich mit Dekokten behandelt. Ich verwende eine Variation von Bai hu jia gui zhi tang (Weißer Tiger-Dekokt mit Ramulus Cinnamomi):

Gypsum fibrosum	Shi gao	15.0 g
Rhizoma Anemarrhenae	Zhi mu	6.0 g
Radix Glycyrrhizae	Gan cao	3.0 g
Semen Oryzae	Jing mi	6.0 g
Ramulus Cinnamomi	Gui zhi	5.0 g
Rhizoma Atractylodis	Cang zhu	4.0 g
Semen Coicis	Yi yi ren	6.0 g
Radix Saposhnikoviae	Fang feng	4.0 g

Erläuterung

- Die ersten fünf Arzneien bilden die Grundrezeptur zum Beseitigen von Hitze und Vertreiben von Wind.
- Cang zhu und Yi yi ren leiten Nässe aus. Yi yi ren kann auch Hitze über den Harn ausleiten.
- Fang feng vertreibt Wind und löst Nässe auf.

Ich verschreibe die Kräuter in Abkochungsform, das Dekokt wird mit Wasser verdünnt den ganzen Tag über in kleinen Portionen verabreicht. Nach zwei Monaten Einnahme des Dekokts mit kleinen Variationen verschwinden jeglicher Schmerz und Schwellung.

2. Chronisches Bi-Syndrom

Die oben besprochenen Rezepturen sind für das akute und subakute Stadium des Bi-Syndroms geeignet. Die Mehrzahl der Fälle, denen wir in der Praxis begegnen, sind aber chronischer Natur, weshalb sowohl Leitbahnen als auch innere Organe involviert sind. Mehrere innere Störungen können dem Eindringen von Wind-Kälte-Nässe in die Leitbahnen entspringen oder dieses begleiten. In Abbildung 23.2 sind jene Faktoren zusammengefaßt, die eine Rolle bei chronischem Bi spielen.

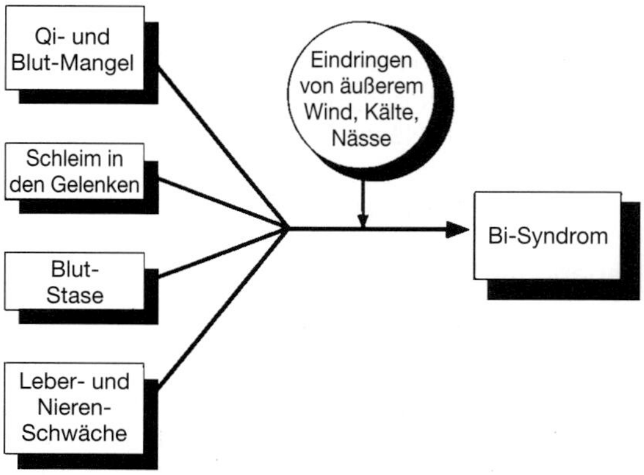

Abb. 23.2: Wichtige Faktoren bei chronischem Bi-Syndrom

2.1 Qi- und Blut Mangel, Leber- und Nieren-Schwäche

Therapieprinzip

Pathogene Faktoren vertreiben, Qi und Blut tonisieren, Leber und Niere nähren.

Rezeptur 1

Du huo ji sheng tang

Dekokt mit Radix Angelicae pubescentis und Ramulus Taxilli

Radix Angelicae pubescentis	Du huo	9.0 g
Herba Asari	Xi xin	3.0 g
Radix Saposhnikoviae	Fang feng	6.0 g
Radix Gentianae macrophyllae	Qin jiao	6.0 g
Ramulus Taxilli	Sang ji sheng	6.0 g
Cortex Eucommiae	Du zhong	6.0 g
Radix Achyranthis bidentatae	Niu xi	6.0 g
Radix Angelicae sinensis	Dang gui	6.0 g
Rhizoma Chuanxiong	Chuan xiong	6.0 g
Radix Rehmanniae	Sheng di huang	6.0 g
Radix Paeoniae alba	Bai shao	6.0 g
Radix Ginseng	Ren shen	6.0 g
Poria	Fu ling	6.0 g
Cortex Cinnamomi	Rou gui	6.0 g
Radix Glycyrrhizae	Gan cao	6.0 g

Erläuterung

- Du huo ist die Herrscherarznei, sie vertreibt Wind-Nässe und unterstützt gleichzeitig die Sehnen. Sie wirkt vor allem auf die unteren Körperregionen, also den unteren Rücken und die Knie.
- Xi xin zerstreut Kälte der Leitbahnen.
- Fang feng und Qin jiao vertreiben Wind und leiten Nässe aus.
- Sang ji sheng, Du zhong und Niu xi nähren Leber und Niere und unterstützen Sehnen und Knochen.
- Dang gui, Chuan xiong, Sheng di huang und Bai shao (der Rezeptur Si wu tang entsprechend) nähren und harmonisieren das Blut. Dies unterstützt das Vertreiben von Wind, gemäß dem Grundsatz, daß man das Blut harmonisieren muß, wenn man Wind vertreiben will.
- Ren shen und Fu ling tonisieren das Qi und stärken die Milz.
- Rou gui zerstreut Kälte und tritt in die Blut-Gefäße ein. Gerade dadurch wird das Vertreiben von Kälte und Wind nach dem gleichen Prinzip, wie es gerade besprochen wurde, unterstützt.
- Gan cao unterstützt das Tonisieren des Qi und harmonisiert.

Bemerkung: diese Rezeptur behandelt vor allem die unteren Körperregionen. Insgesamt ist sie von heißer Natur, weshalb sie bei Nieren-Yin-Mangel oder etwaigen Hitze-Zeichen modifiziert werden sollte. Beispielsweise sollte man die Dosis von Xi xin und Rou gui reduzieren oder die Arzneien ganz weglassen. Bei Nieren-Yin-Mangel kann man auch die Dosis von Du zhong zurücknehmen.

Rezeptur 2

Qin jiao si wu tang

Dekokt aus vier Zutaten mit Radix Gentianae macrophyllae

Radix Angelicae sinensis	Dang gui	6.0 g
Radix Rehmanniae	Sheng di huang	6.0 g
Radix Paeoniae alba	Bai shao	6.0 g
Rhizoma Chuanxiong	Chuan xiong	6.0 g
Radix Gentianae macrophyllae	Qin jiao	6.0 g
Semen Coicis	Yi yi ren	6.0 g
Faeces Bombycis	Can sha	6.0 g
Radix Glycyrrhizae	Gan cao	3.0 g

Erläuterung

Diese Rezeptur wirkt spezifisch bei Wind-Bi, das vor einem Hintergrund von Blut-Mangel entsteht.

- Dang gui, Sheng di huang, Bai shao und Chuan xiong bilden die Rezeptur Si wu tang zum Nähren und Harmonisieren des Bluts.
- Qin jiao und Can sha vertreiben Wind und Nässe.
- Yi yi ren vertreibt Nässe.
- Gan cao harmonisiert.

Rezeptur 3

Empirische Rezeptur von Dr. Jiao Shu-De

Radix Dipsaci	Xu duan	6.0 g
Fructus Psoraleae	Bu gu zhi	6.0 g
Rhizoma Drynariae	Gu sui bu	6.0 g
Herba Epimedii	Yin yang huo	6.0 g
Ramulus Cinnamomi	Gui zhi	4.0 g
Radix Saposhnikoviae	Fang feng	6.0 g
Herba Ephedrae	Ma huang	3.0 g
Radix Angelicae pubescentis	Du huo	6.0 g
Radix Clematidis	Wei ling xian	9.0 g
Ramus Tinosporae	Kuan jin teng	9.0 g

Lignum nodi Pini	Song jie	6.0 g
Rhizoma Anemarrhenae	Zhi mu	6.0 g
Rhizoma Atractylodis	Cang zhu	6.0 g
Radix Achyranthis bidentatae	Niu xi	6.0 g
Squama Manitis	Chuan shan jia	6.0 g
Radix Paeoniae rubra	Chi shao	6.0 g
Radix Paeoniae alba	Bai shao	9.0 g

Erläuterung

- Xu duan, Bu gu zhi, Gu sui bu und Yin yang huo tonisieren das Nieren-Yang und unterstützen die Knochen.
- Gui zhi, Fang feng und Ma huang vertreiben Wind.
- Du huo, Wei ling xian, Kuan jin teng und Song jie vertreiben Wind und Nässe und beseitigen Leitbahn-Obstruktionen.
- Zhi mu beseitigt jegliche Hitze, die durch die vielen heißen Arzneien der Rezeptur entstehen könnte.
- Cang zhu trocknet Nässe.
- Niu xi, Chuan shan jia, Chi shao und Bai shao bewegen das Blut. Niu xi nährt auch Sehnen und Knochen.

Diese Rezeptur tonisiert das Nieren Yang, unterstützt die Knochen, vertreibt Wind-Nässe, trocknet Nässe und bewegt das Blut. Sie ist nur bei Störungen mit eindeutigem Yang-Mangel und innerer Kälte geeignet.

Rezeptur 4

Diese Rezeptur stammt von Zhu Dan-Xi (1281-1358)

Rhizoma Atractylodis	Cang zhu	6.0 g
Cortex Phellodendri	Huang bai	6.0 g
Radix Stephaniae tetrandrae	Fang ji	6.0 g
Rhizoma seu Radix Notopterygii	Qiang huo	6.0 g
Radix Clematidis	Wei ling xian	9.0 g
Ramulus Cinnamomi	Gui zhi	4.0 g
Radix Angelicae dahuricae	Bai zhi	6.0 g
Rhizoma Chuanxiong	Chuan xiong	6.0 g
Semen Persicae	Tao ren	6.0 g
Flos Carthami	Hong hua	6.0 g
Rhizoma Arisaematis cum Bile	Dan nan xing	6.0 g
Radix Gentianae	Long dan	6.0 g
Massa medicata fermentata	Shen qu	9.0 g

Erläuterung

Diese Mischung vertreibt Wind aus dem Oberen Erwärmer, beseitigt Hitze und Nässe aus dem Unteren Erwärmer, bewegt Blut und löscht Schleim im Mittleren Erwärmer auf. Sie ist also geeignet, Bi-Syndrome, die auf Störungen aller Drei Erwärmer fußen, zu behandeln.

- Cang zhu und Huang bai leiten Nässe aus dem Unteren Erwärmer aus, sie wirken auf Beine und Knie.
- Fang ji löst Nässe auf und bewegt Wasser.
- Qiang huo und Wei ling xian vertreiben Wind-Nässe und beseitigen Leitbahn-Obstruktionen.
- Gui zhi zerstreut Kälte, wärmt die Leitbahnen, durchdringt die Verbindungsmeridiane, vertreibt Wind und beseitigt Leitbahn-Obstruktionen im Hand- und Schulterbereich.
- Bai zhi vertreibt Wind aus dem Kopfbereich.
- Chuan xiong bewegt das Blut in der Mitte.
- Tao ren und Hong hua bewegen das Blut und beseitigen Stasen.
- Dan nan xing löst Schleim der Gelenke auf.
- Long dan leitet Leber-Feuer aus.
- Shen qu reguliert den Mittleren Erwärmer.

Fertigarznei

Du huo ji sheng wan

Pille mit Radix Angeliae pubescentis und Ramulus Taxilli

Erläuterung

Dieses sehr bekannte Präparat hat die gleichen Zutaten und Indikationen wie die gleichnamige Dekoktrezeptur. Es ist bei chronischem Bi-Syndrom zu verwenden, vor allem wenn Rücken und Beine betroffen sind und im Hintergrund Blut- und Nieren-Yang-Mangel bestehen.

Zungenbefund: blasser, gedunsener Zungenkörper.

Fertigarznei

Ji xue teng qin gao pian

Tablette aus Flüssigextrakt von Caulis Spatholobi

Caulis Spatholobi	Ji xue teng

Erläuterung

Diese Tabletten bestehen bloß aus Ji xue teng, mit ihnen kann man Wind-Nässe vertreiben, das Blut nähren und die Sehnen stärken.

Das Präparat ist beim Bi-Syndrom vor allem von Rücken und Beinen geeignet, wenn im Hintergrund ein Blut-Mangel besteht.

Zungenbefund: blasser, dünner Zungenkörper.

Fertigarznei

Du zhong hu gu wan

Pille mit Cortex Eucommiae und Tigerknochen

Radix Ginseng	Ren shen
Rhizoma Atractylodis macrocephalae	Bai zhu
Radix Angelicae sinensis	Dang gui
Rhizoma Chuanxiong	Chuan xiong
Caulis Spatholobi	Ji xue teng
Radix Notoginseng	San qi
Cortex Eucommiae	Du zhong
Os Tigris	Hu gu
Fructus Chaenomelis	Mu gua
Herba Epimedii	Yin yang huo
Zaocys	Wu shao she
Fructus Liquidambaris	Lu lu tong
Rhizoma Atractylodis	Cang zhu
Herba Aristolochiae mollissimae	Xun gu feng
Radix Clematidis	Wei ling xiang
Ramus Photiniae	Shi nan teng
Ramulus Mori	Sang zhi

Erläuterung

Diese Pillen vertreiben Wind-Nässe, tonisieren das Nieren-Yang und stärken Sehnen und Knochen. Sie werden zur Therapie von chronischem Bi-Syndrom eingesetzt, vor allem wenn Rücken und Beine betroffen sind und im Hintergrund eine Nieren-Yang-Schwäche besteht.

Zungenbefund: blasser, gedunsener, nasser Zungenkörper. Die Verabreichung ist während der Schwangerschaft kontraindiziert.

Fertigarznei

Jian bu hu qian wan

Pille, die zum kraftvollen Gehen gleich einem verborgenen Tiger verhilft.

Fructus Chaenomelis	Mu gua
Radix Achyranthis bidentatae	Niu xi
Os Tigris	Hu gu
Radix Gentianae macrophyllae	Qin jiao
Radix Angelicae sinensis	Dang gui
Radix Ginseng	Ren shen
Honig (Mel)	Feng mi

Erläuterung

Diese Pillen vertreiben Wind-Nässe, nähren das Leber-Yin und stärken die Sehnen. Sie werden bei chronischem Bi vor allem des Rückens und der Beine vor einem Hintergrund von Leber-Blut- und -Yin-Mangel verschrieben.

Zungenbefund: dünner, blasser oder roter und geschälter Zungenkörper.

2.2 Schleim stagniert in den Gelenken

Therapieprinzip

Schleim auflösen, Stase beseitigen, Wind vertreiben, Leitbahn-Obstruktionen aus dem Weg räumen.

Rezeptur

Variation von

Tao hong yin

Dekokt mit Semen Persicae und Flos Carthami

Semen Persicae	Tao ren	6.0 g
Flos Carthami	Hong hua	6.0 g
Rhizoma Chuanxiong	Chuan xiong	6.0 g
Radix Angelicae sinensis (nur Wurzelspitzen)	Dang gui wei	6.0 g
Radix Clematidis	Wei ling xian	6.0 g
Rhizoma Pinelliae	Ban xia	6.0 g
Rhizoma Arisaematis cum Bile	Dan nan xing	6.0 g

Erläuterung

- Tao ren, Hong hua, Chuan xiong und Dang gui wei bewegen das Blut, beseitigen Stasen und durchdringen die Blutgefäße.
- Wei ling xian vertreibt Wind-Nässe und Leitbahn-Obstruktionen.
- Ban xia und Dan nan xing lösen Schleim auf.

2.3 Blut-Stase in den Gelenken

Therapieprinzip

Blut bewegen, Stase beseitigen, Wind-Nässe vertreiben.

Rezeptur

Huo luo xiao ling dan

Wundersam wirkende Pille zum Beleben der Verbindungsleitbahnen

Radix Angelicae sinensis	Dang gui	15.0 g
Radix Salviae miltiorrhizae	Dan shen	15.0 g
Olibanum	Ru xiang	15.0 g
Myrrha	Mo yao	15.0 g

Erläuterung

Die Rezeptur wird bei chronischem Bi mit Blut-Stase in den Gelenken eingesetzt.

- Dang gui nährt und bewegt das Blut.
- Dan shen, Ru xiang und Mo yao bewegen das Blut und eliminieren Stase. Vor allem Ru xiang bewegt das Blut in den Leitbahnen.

2.4 Sehnen-Knochen-Bi

Diese Spielart des Bi-Syndroms verdient es, gesondert abgehandelt zu werden, da sie eine der häufigsten Arten von Bi ist, die wir in der westlichen Praxis sehen. Sehnen-Knochen-Bi ist eine Form von Nässe-Bi, die durch Gelenkschwellungen gekennzeichnet ist. Aus westlicher Sicht entspricht sie in groben Zügen der chronischen rheumatoiden Arthritis.

Entsprechend dem Stadium können wir die Symptome in drei Gruppen einteilen.

Anfangsstadium: Gelenkschwellungen, Taubheit, Schweregefühl.

Mittleres Stadium: Gelenkschwellung und -schmerzen, Sehnenkontrakturen, Einschränkung der Gelenkbeweglichkeit.

Spätstadium: Schmerzen vom Gesäß bis zu den Fersen und vom unteren Rücken bis zum Okziput.

Auch die Therapieprinzipien passen sich den Stadien an.

Anfangsstadium: Nässe auflösen, Leitbahn-Obstruktionen beseitigen, die Verbindungsmeridiane durchdringen.

Mittleres Stadium: Nässe auflösen, Leitbahn-Obstruktionen beseitigen, Qi und Blut tonisieren.

Spätstadium: Nässe auflösen, Leitbahn-Obstruktionen beseitigen, Blut bewegen und Wind vertreiben (hier kommen Insekten zum Einsatz).

Hier eine Auswahl der empfohlenen Rezepturen:

Anfangsstadium

Man muß hier zwischen einem Kälte- und einem Hitze-Typ unterscheiden.

Kälte-Typ

Rhizoma Atractylodis macrocephalae	Bai zhu	9.0 g
Rhizoma Atractylodis	Cang zhu	9.0 g
Rhizoma seu Radix Notopterygii	Qiang huo	9.0 g
Radix Angelicae pubescentis	Du huo	9.0 g
Ramulus Cinnamomi	Gui zhi	4.5 g
Radix lateralis Aconiti praeparata	Fu zi	6.0 g
Radix Saposhnikoviae	Fang feng	6.0 g

Erläuterung

- Bai zhu und Cang zhu leiten Nässe aus.
- Qiang huo und Du huo vertreiben Wind-Nässe und beseitigen Meridian-Obstruktionen.
- Gui zhi und Fu zi zerstreuen Kälte.
- Fang feng vertreibt Wind.

Wind-Typ

Gypsum fibrosum	Shi gao	30.0 g
Rhizoma Anemarrhenae	Zhi mu	9.0 g
Radix Scutellariae	Huang qin	9.0 g
Semen Coicis	Yi yi ren	15.0 g
Radix Glycyrrhizae	Gan cao	9.0 g
Radix Stephaniae tetrandrae	Fang ji	9.0 g
Herba Artemisiae scopariae	Yin chen hao	9.0 g
Caulis Trachelospermi	Luo shi teng	9.0 g
Radix Angelicae sinensis	Dang gui	9.0 g

Erläuterung

- Shi gao und Zhi mu beseitigen Hitze.
- Huang qin unterstützt das Beseitigen von Hitze und trocknen Nässe.
- Yi yi ren und Gan cao beseitigen Hitze, leiten Nässe aus und stillen Schmerz.
- Fang ji und Yin chen hao beseitigen Hitze, lösen Nässe auf und beseitigen Schwellungen.
- Luo shi teng vertreibt Wind-Nässe und beseitigt Leitbahn-Obstruktionen.
- Dang gui nährt und bewegt das Blut.

Mittleres Stadium

Radix Codonopsis pilosulae	Dang shen	9.0 g
Radix Astragali	Huang qi	9.0 g
Radix Angelicae sinensis	Dang gui	9.0 g
Radix Paeoniae alba	Bai shao	9.0 g
Rhizoma Chuanxiong	Chuan xiong	6.0 g
Rhizoma Atractylodis macrocephalae	Bai zhu	9.0 g
Radix Gentianae macrophyllae	Qin jiao	9.0 g
Lumbricus	Di long	9.0 g
Herba Geranii	Lao guan cao	12.0 g

Nidus Vespae	Feng fang	6.0 g
Radix Dipsaci	Xu duan	6.0 g
Radix Cyathulae	Chuan niu xi	9.0 g
Fructus Jujubae	Da zao	3 Stück

Erläuterung

- Dang shen, Huang qi, Dang gui, Bai shao, Chuan xiong und Bai zhi tonisieren Qi und Blut und bewegen das Blut.
- Qin jiao, Di long, Lao guan cao und Feng fang vertreiben Wind-Nässe und Wind und beseitigen Obstruktionen der Meridiane.
- Xu duan tonisiert die Niere und unterstützt die Knochen.
- Chuan niu xi bewegt das Blut.
- Da zao harmonisiert.

Variationen

- Bei Kälte-Symptomen: plus Gui zhi (Ramulus Cinnamomi).
- Bei Hitze-Symptomen: plus Huang qin (Radix Scutellariae).
- Bei Sehnenkontrakturen: mehr Insekten oder andere tierische Arzneien hinzufügen, etwa Jiang can (Bombyx batryticatus) oder Can sha (Faeces Bombycis).

Spätstadium

Radix Rehmanniae praeparata	Shu di huang	30.0 g
Rhizoma Cibotii	Gou ji	15.0 g
Radix Achyranthis bidentatae	Niu xi	9.0 g
Radix Paeoniae alba	Bai shao	9.0 g
Ramulus Cinnamomi	Gui zhi	4.5 g
Herba Asari	Xi xin	3.0 g
Rhizoma Atractylodis	Cang zhu	9.0 g
Semen Coicis	Yi yi ren	15.0 g
Caulis Trachelospermi	Luo shi teng	15.0 g
Faeces Bombycis	Can sha	6.0 g
Scolopendra	Wu gong	1 Stück

Erläuterung

- Shu di huang, Gou ji, Niu xi und Bai shao nähren Leber und Niere und unterstützen Sehnen und Knochen.
- Gui zhi und Xi xin zerstreuen Kälte und wärmen die Leitbahnen.
- Cang zhu und Yi yi ren leiten Nässe aus und lösen Schwellungen auf.
- Luo shi teng vertreibt Wind-Nässe und beseitigt Obstruktionen der Meridiane.
- Can sha und Wu gong vertreiben Wind, lösen Nässe auf, räumen Flußhindernisse der Leitbahnen aus dem Weg und stillen Schmerz.

Kasuistik

Eine 36jährige Frau leidet seit 2 Jahren an rheumatoider Arthritis. Das Akutstadium dauerte 2 Wochen, damals hatte sie Fieber, und ihre kleinen Gelenke waren geschwollen, heiß und schmerzhaft. Nach dem akuten Anfall verschwand etwas von Schmerz und Schwellung, es trat aber keine vollständige Besserung ein. Als sie sich 2 Jahre nach dieser ersten Manifestation an mich wendet, sind ihre kleinen Gelenke geschwollen und schmerzhaft, fühlen sich aber nicht sehr heiß an. Morgens hat sie am ganzen Körper Schmerzen, die untere Rückenpartie eingeschlossen, sie hat eine ausgeprägte Morgensteifigkeit. Nach 1 bis 2 Stunden gehen Steifigkeit und generelle Schmerzen üblicherweise zurück, die Hände ausgenommen. Abgesehen von diesen Beschwerden berichtet sie, daß ihre Mens zwar regelmäßig kommt, aber eher spärlich fließt. Gelegentlich verspürt sie Kribbeln der Beine und nimmt schwimmende Gebilde in ihrem Gesichtsfeld wahr. Mitunter hat sie Nachtschweiß und etwas Tinnitus. Ihre Zunge ist etwas blaß, die Ränder sind gedunsen, die Wurzel hat keinen Geist. Ihr Puls ist insgesamt schwächlich, vor allem an beiden proximalen Positionen.

Diagnose

Der erste Anfall vor 2 Jahren war ein typischer Angriff von Wind, Nässe und Hitze auf die Gelenke im Rahmen von Hitze-Bi. Zum Zeitpunkt der Erstkonsultation ist der Zustand durch Nässe-Bi gekennzeichnet, desweiteren durch Qi-, Blut- und Nieren-Qi-Mangel im Hintergrund. Es ist eine Art von Sehnen-Knochen-Bi im mittleren bis späten Stadium. Die Nieren-Schwäche erkennen wir am morgendlichen Kreuzschmerz, dem gelegentlichen Nachtschweiß und Tinnitus, dem Mangel an Geist der Zungenwurzel und dem schwächlichen Puls beider Nieren-Positionen. Der Blut-Mangel verursacht das gelegentliche Umherschwimmen von Gebilden im Gesichtsfeld und das Kribbeln der Extremitäten, der Milz-Qi-Mangel manifestiert sich in den gedunsenen Zungenrändern.

Therapieprinzip

Qi, Blut und Nieren-Yang stärken, die Sehnen und Knochen unterstützen, Wind-Nässe vertreiben. Die Patientin wird mit Akupunktur und Arzneimitteltherapie behandelt.

Akupunktur

Ich wähle aus folgendem Punktespektrum aus, wobei die Punkte zum Tonisieren von Qi und Blut tonisiert, jene zum Vertreiben von Wind-Nässe neutral genadelt werden:

- 3E 5 vertreibt Wind.
- Di 11 löst Nässe auf und unterstützt die Sehnen.
- MP 9, MP 6 und B 22 lösen Nässe auf.
- Die Extra-Punkte Baxie vertreiben Wind-Nässe aus den Fingern.
- KG 6 und KG 4 tonisieren allgemein Qi und Blut.
- M 36 tonisiert das Milz-Qi.
- B 11, der Hui-Einflußreiche Punkt der Knochen, unterstützt die Knochen.
- LG 14-dazhui und LG 12 stärken Lenkergefäß und Abwehr-Qi, um das Vertreiben pathogener Faktoren zu unterstützen.

Arzneimitteltherapie

Ich verwende eine Abwandlung einer Kombination der beiden oben beschriebenen Rezepturen für das mittlere und das Spätstadium von Sehnen-Knochen-Bi.

Radix Codonopsis pilosulae	Dang shen	9.0 g
Radix Astragali	Huang qi	9.0 g
Rhizoma Atractylodis macrocephalae	Bai zhu	9.0 g
Radix Angelicae sinensis	Dang gui	9.0 g
Radix Rehmanniae praeparata	Shu di huang	30.0 g
Radix Paeoniae alba	Bai shao	9.0 g
Rhizoma Chuanxiong	Chuan xiong	6.0 g
Radix Dipsaci	Xu duan	6.0 g
Rhizoma Cibotii	Gou ji	15.0 g
Ramulus Cinnamomi	Gui zhi	4.5 g
Rhizoma Atractylodis	Cang zhu	9.0 g
Semen Coicis	Yi yi ren	15.0 g
Radix Gentianae macrophyllae	Qin jiao	9.0 g
Faeces Bombycis	Can sha	6.0 g
Caulis Piperis futokadsurae	Hai feng teng	6.0 g
Ramulus Mori	Sang zhi	6.0 g
Fructus Jujubae	Da zao	3 Stück

Erläuterung

- Dang shen, Huang qi und Bai zhu tonisieren das Qi.
- Dang gui, Shu di huang, Bai shao und Chuan xiong bilden die Rezeptur Si wu tang (Dekokt aus vier Zutaten) zum Nähren und Harmonisieren des Bluts.
- Xu duan und Gou ji tonisieren das Nieren-Yang.
- Gui zhi vertreibt Wind und beeinflußt die oberen Extremitäten.
- Cang zhu und Yi yi ren leiten Nässe aus.
- Qin jiao, Can sha, Hai feng teng und Sang zhi vertreiben Wind-Nässe. Hai feng teng und Sang zhi wirken auf die Extremitäten.
- Da zao harmonisiert.

Die Patientin wird mehr als ein Jahr mittels zweiwöchentlicher Akupunktur und täglicher Dekoktverabreichung behandelt. Danach ist sie schmerzfrei, die Gelenkschwellungen verschwinden.

Die Behandlung spezifischer Körperregionen

Nachdem wir die Akupunktur- und Arzneimitteltherapie der verschiedenen Arten von Bi entsprechend dem pathogenen Faktor (Wind, Kälte, Nässe und Hitze) besprochen haben, können wir uns nun der Erörterung der Bi-Therapie in verschiedenen Körperteilen widmen. Die Aufstellung wird sich hauptsächlich auf die Akupunktur beziehen, da die Akupunktur besser als die Arzneimitteltherapie dazu geeignet ist, bestimmte Körperregionen anzusprechen. Es gibt zwar bestimmte Arzneien, die einen Bezug zu einem bestimmten Körperteil haben, etwa Rhizoma seu Radix Notopterygii (Qiang huo) für Nacken und obere Schulterpartien und Rhizoma Ligustici (Gao ben) für den Rücken, usw., Akupunktur ist aber spezifischer geeignet, bestimmte Regionen zu therapieren. Wenn zum Beispiel ein Gelenk betroffen ist, so wird die Akupunkturbehandlung sich hauptsächlich auf dieses Gelenk beschränken und kann hier direkt die pathogenen Faktoren eliminieren. Ist das linke Handgelenk befallen, so wird man die Akupunktur auf dieses Handgelenk konzentrieren und unmittelbar Wind-Kälte-Nässe von dort vertreiben. Keine Arzneimitteltherapie könnte so spezifisch wirken, von lokalen äußeren Anwendungen abgesehen.

Die Arzneimitteltherapie fußt also mehr auf der Art des Syndroms (Wind, Kälte, Nässe, Hitze) und der Störung im Hintergrund (Qi-, Blut-, Nieren-, Leber-Schwäche, Schleim, Blut-Stase) als auf der Lokalisation der Beschwerden. Ihrem Wesen entsprechend hängt die Akupunkturbehandlung aber sehr wohl vom Ort der Probleme ab. Es gibt allerdings Arzneien, die die Rezepturwirkung in spezifische Körperteile lenken, hier eine kleine Liste:

- Nacken, obere Schulterpartie: Rhizoma seu Radix Notopterygii (Qiang huo), Rhizoma Ligustici (Gao ben).
- Schultergelenk: Rhizoma Curcumae longae (Jiang huang).
- Wirbelsäule: Rhizoma Ligustici (Gao ben).
- Untere Rückenpartie: Radix Angelicae pubescentis (Du huo), Cortex Erythrinae (Hai tong pi).
- Bein: Rhizoma Dioscoreae hypoglaucae (Fen bi xie).
- Knie: Radix Achyranthis bidentatae (Niu xi), Cortex Erythrinae (Hai tong pi).

Abgesehen von einzelnen Arzneien gibt es auch einige empirische Rezepturen für spezifische Körperareale. Die folgenden Rezepturen sind alle für chronische Fälle gedacht. Sie können entweder zur Gänze verwendet werden, oder aber man kann jene darin enthaltenen Arzneien, die Wind-Nässe vertreiben, zu anderen Rezepturen hinzufügen.

Nacken

Radix Puerariae	Ge gen	6.0 g
Radix Clematidis	Wei ling xian	9.0 g
Radix Gentianae macrophyllae	Qin jiao	6.0 g
Rhizoma seu Radix Notopterygii	Qiang huo	6.0 g
Herba Speranskiae	Tou gu cao	9.0 g
Caulis Spatholobi	Ji xue teng	9.0 g
Radix Angelicae sinensis	Dang gui	9.0 g
Radix Rehmanniae	Sheng di huang	9.0 g
Radix Paeoniae alba	Bai shao	9.0 g
Rhizoma Cyperi	Xiang fu	6.0 g

Schulter

Rhizoma seu Radix Notopterygii	Qiang huo	9.0 g
Ramulus Cinnamomi	Gui zhi	6.0 g
Radix Rehmanniae	Sheng di huang	9.0 g
Herba Speranskiae	Tou gu cao	9.0 g
Caulis Spatholobi	Ji xue teng	9.0 g
Radix Angelicae sinensis	Dang gui	9.0 g
Radix Salviae miltiorrhizae	Dan shen	6.0 g
Rhizoma Cyperi	Xiang fu	6.0 g

Untere Rückenpartien

Radix Angelicae sinensis	Dang gui	9.0 g
Caulis Spatholobi	Ji xue teng	12.0 g
Herba Speranskiae	Tou gu cao	9.0 g
Herba Geranii	Lao guan cao	6.0 g
Rhizoma seu Radix Notopterygii	Qiang huo	6.0 g
Ramulus Taxilli	Sang ji sheng	9.0 g
Radix Dipsaci	Xu duan	9.0 g
Rhizoma Cyperi	Xiang fu	6.0 g

Obere Extremitäten

Radix Astragali	Huang qi	12.0 g
Ramulus Cinnamomi	Gui zhi	6.0 g
Ramulus Mori	Sang zhi	9.0 g
Radix Clematidis	Wei ling xian	9.0 g
Radix Gentianae macrophyllae	Qin jiao	6.0 g
Rhizoma seu Radix Notopterygii	Qiang huo	9.0 g
Radix Angelicae sinensis	Dang gui	9.0 g
Caulis Spatholobi	Ji xue teng	9.0 g
Herba Geranii	Lao guan cao	9.0 g
Radix Paeoniae alba	Bai shao	9.0 g
Rhizoma Curcumae longae	Jiang huang	6.0 g
Rhizoma Cyperi	Xiang fu	6.0 g

Untere Extremitäten

Radix Angelicae sinensis	Dang gui	9.0 g
Radix Salviae miltiorrhizae	Dan shen	6.0 g
Rhizoma seu Radix Notopterygii	Qiang huo	9.0 g
Herba Geranii	Lao guan cao	9.0 g
Rhizoma Atractylodis macrocephalae	Bai zhu	9.0 g
Radix Achyranthis bidentatae	Niu xi	9.0 g
Fructus Chaenomelis	Mu gua	6.0 g
Rhizoma Cyperi	Xiang fu	6.0 g

Nun werden wir die Akupunkturtherapie spezifischer Körperteile besprechen.

Nacken und obere Schulterpartie

Nacken- und Schulterschmerzen sind äußerst häufige Beschwerden bei Patienten im Westen. Der Nacken ist eine Schlüsselstelle des Körpers, die unmittelbar den Spannungs- und Streßzustand widerspiegelt, der für den gehetzten Lebensstil in den Industrieländern typisch ist. Es kommt dabei zu einer Anspannung der Nackenmuskulatur, der Kopf wird nach hinten gezogen. Wir müssen bloß die mühelose und anmutige Art beobachten, in der ein kleines Kind sich hinabbeugt, um etwas vom Boden aufzuheben, um die Bedeutung des richtigen Gebrauchs des Nackens zu erkennen. Ein Säugling beugt sich zuerst in den Knien, auch das Aufrichten geschieht über die Knie, der Nacken bleibt während der ganzen Bewegung frei, der Kopf bleibt locker vorne. Die meisten Erwachsenen hingegen ziehen instinktiv den Kopf nach hinten und spannen den Nacken an, wenn sie aus einer sitzenden Position aufstehen.

Die Situation wird selbstverständlich noch verschlimmert, wenn man während der Arbeit den Kopf über lange Zeit unter voller Konzentration in einer gewissen Stellung halten muß. Dies betrifft beispielsweise Menschen, die an Schreibmaschinen oder Bildschirmen arbeiten, technische Zeichner, Menschen, die elektronische Bauteile zusammensetzen und insgesamt Fließbandarbeiterinnen und -arbeiter.

Ätiologie

In diesem Zusammenhang ist es nützlich, zwischen akuten und chronischen Fällen zu unterscheiden.

Der akute Nackenschmerz geht entweder auf das Eindringen von Wind-Kälte oder auf mechanische Einflüsse wie Verrenkung zurück. In beiden Fällen findet man ähnliche Symptome: Nackenschmerzen mit plötzlichem Beginn, Verspannung und Steife sowie eine Bewegungseinschränkung bei der Rotation des Nackens. Prädisponierende Faktoren sind Leber-Syndrome, die im Hintergrund bestehen, nämlich Leber-Blut-Mangel, Emporsteigendes Leber-Yang oder Leber-Qi-Stagnation. Ist der akute Nackenschmerz auf die Exposition gegenüber klimatischen Faktoren zurückzuführen, so handelt es sich immer um Wind, da dieser Faktor die oberen Körperanteile angreift und zu Steifigkeit und Verspannungen führt.

Chronische Nackenschmerzen entwickeln sich als Folge wiederholter akuter Attacken, die nicht richtig behandelt wurden. In chronischen Fällen findet man nahezu immer ein Leber-Muster im Hintergrund. Bei Frauen ist es am wahrscheinlichsten Leber-Blut-Mangel, bei Männern Leber-Qi-Stagnation oder Emporsteigen von Leber-Yang, bei alten Menschen Leber-Feuer oder Leber-Wind.

Akute Exazerbationen chronischer Nackenschmerzen werden typischerweise häufig durch Windeinfluß ausgelöst. Man hört öfter Patienten sagen, daß sie immer während windiger Wetterphasen Nackenschmerzen bekommen, einige von ihnen beschuldigen gar den Ostwind.

Behandlung

Es gibt drei Hauptunterschiede zwischen der Therapie akuten und chronischen Nackenschmerzes:

1. In akuten Fällen werden die Nadeln stärker stimuliert, also sediert.
2. In akuten Fällen spielen Fernpunkte eine wichtigere Rolle als bei chronischem Verlauf.
3. In chronischen Fällen ist es immer nötig, alle im Hintergrund befindlichen Störungen zu behandeln, die zum Schmerz beitragen könnten.

Akut

Hier spielen die Fernpunkte eine herausragende Rolle, sie werden sedierend stimuliert. Die wichtigsten Fernpunkte:

- Dü 3 ist der wichtigste Fernpunkt, wenn am Okziput und dorsal am Nacken entlang der Blasen-Leitbahn lokalisiert ist. Dieser Punkt vertreibt Wind und behandelt die oberen Anteile der Tai Yang-Meridiane. Er wird vor allem im Akutfall gegeben.
- 3E 5 wird als Fernpunkt gegeben, wenn der Schmerz einseitig lateral am Nacken lokalisiert ist. Er kann auch unilateral auf der betroffenen Seite gestochen werden.
- G 39 ist als Fernpunkt sehr wirksam, wenn der Schmerz an beiden Seiten des Nackens auftritt und die Bewegung des Nackens von einer Seite zur anderen behindert ist. Der Punkt sollte sediert werden, während der Patient langsam den Nacken von einer Seite zur anderen bewegt. Er ist sehr wirksam, um den Nacken freizubekommen (Abbildung 23.3). Die wichtigsten lokalen Punkte:
- B 10 wird gegeben, wenn der Schmerz bilateral am Okziput auftritt.
- G 20, wenn der Schmerz an der Basis des Nackens auftritt und zur Schulterhöhe hin ausstrahlt. G 20 ist besonders angezeigt, wenn der Schmerz durch Wind hervorgerufen wurde.
- LG 16-fengfu ist indiziert, wenn der Schmerz auf Wind zurückgeht.
- G 21 ist ein nützlicher lokaler Punkt, da Nackenschmerz häufig mit Muskelverspannungen an der Schulterhöhe (Musculus trapezius) einhergehen oder von ihnen herrühren.

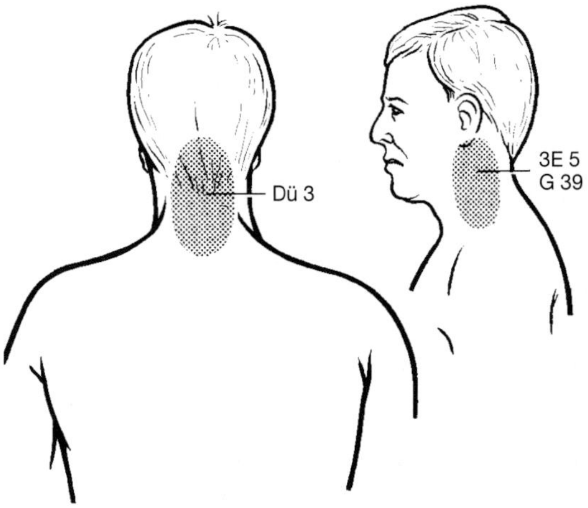

Abb. 23.3: Fernpunkte bei akutem Nackenschmerz

Auch jeder andere lokale druckempfindliche Punkt kann verwendet werden. Auch das Erwärmen des betroffenen Areals mittels einer Moxazigarre ist sehr wirksam.

Chronisch

Hier die wichtigsten Fernpunkte bei chronischen Fällen:

- B 60 ist der wichtigste Fernpunkt beim chronischen Nackenschmerz. Er wirkt nicht bloß auf den Nacken, sondern auch auf die obere Schulterpartie und den oberen Rückenanteil. Selbstverständlich ist B 60 vor allem bei Schmerzen der Tai Yang-Leitbahnen indiziert.
- 3E 5 wird bei unilateralem Nackenschmerz gegeben.
- 3E 8 nadelt man, wenn das Schmerzareal zwei oder alle drei Yang-Leitbahnen des Arms umfaßt.
- KS 6 ist bei Frauen wirkungsvoll. Er wirkt auf den Nacken, weil er der Luo-Passage-Punkt ist und damit die Leitbahn des Dreifachen Erwärmers beeinflußt. KS 6 ist vor allem dann von Nutzen, wenn die Nackenschmerzen mit allgemeiner nervöser Anspannung verbunden sind, die zu einem erhöhten Tonus der Nackenmuskulatur führt.
- N 4-dazhong kann man als Fernpunkt verwenden, da er der Luo-Passage-Punkt ist und deshalb eine Beziehung zur Blasen-Leitbahn hat. Vor allem bei einer Verbindung der Nackenschmerzen zu Nieren-Schwäche ist der Punkt nützlich.
- M 40 ist der Luo-Passage-Punkt. Wir können ihn ebenfalls bei Nackenschmerzen einsetzen, da am Nacken ein Zweig des Verbindungsmeridians der Magen-Leitbahn abgeht und zum Rachen verläuft. (Abbildung 23.4)

Die lokalen Punkte sind die selben wie im Akutfall. Der wichtigste Unterschied besteht darin, daß es häufiger nötig ist, kaudaler gelegene Punkte der oberen Rückenpartien zu verwenden, wie etwa Dü 9, Dü 10, Dü 11, Dü 12, Dü 13, Dü 14, Dü 15 und 3E 15. Diese Punkte sollte man stets auf Druckdolenz überprüfen und in diesem Fall stechen. Dü 11, Dü 13 und 3E 15 sind am häufigsten druckschmerzhaft. Das Erwärmen der Nadel oder Schröpfen sind sehr wirksame Methoden, um den Schmerz zu beseitigen und die Muskulatur zu entspannen.

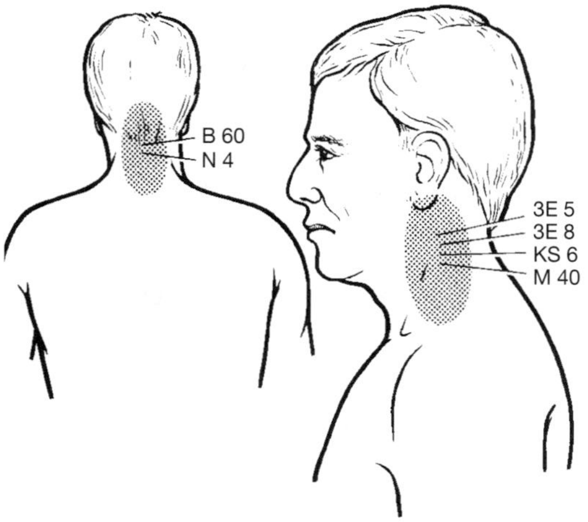

Abb. 23.4: Fernpunkte beim chronischen Nackenschmerz

Schultergelenk

Auch Schmerz und Steifigkeit des Schultergelenks ist sowohl im Westen als auch in China ein sehr häufiges Beschwerdebild. Üblicherweise erreicht man mit Akupunktur sowohl bei akuten als auch bei chronischen Fällen ausgezeichnete Erfolge.

Ätiologie

1. Kälte

Das Eindringen äußerer Kälte in die Leitbahnen der Schulter ist eine der häufigsten Ursachen. Kälte zieht die Muskeln und Sehnen zusammen, auf diese Weise kommt es zu Schmerz und Steife. Typischerweise wird der Schmerz durch Kälte oder regnerisches, feuchtes Wetter verschlimmert. Das lokalisierte Eindringen von Kälte führt zu Qi-Stagnation in den Schultermeridianen. Wird die Kälte nicht vertrieben, so kann die Stagnation chronifizieren. Dadurch kommt es zu Schmerzen, die Situation prädisponiert die Leitbahnen auch für weiteres Eindringen von Kälte, was zu einem Circulus vitiosus führt.

2. Übermäßige Arbeit oder sportliche Betätigung

Die ständige Wiederholung einer Bewegung, die das Schultergelenk betrifft, sei es durch eine bestimmte Sportart oder im Rahmen der Arbeit, führt nach Jahren zu einer lokalen Qi-Stagnation in der Schulter.

3. Trauma

Kleinere Unfälle führen zu lokaler Qi-Stagnation, ausgeprägtere Verletzungen zu einer lokalen Blut-Stase. Sehr häufig prädisponieren alte Verletzungen, die der Patient vielleicht schon lange vergessen hat, die Schulter (oder jedes andere Gelenk) für das spätere Eindringen äußerer Kälte.

4. Gallenblasen-Störungen

In einigen wenigen Fällen kann ein Problem der Gallenblase, wie etwa Nässe-Hitze, die Dünndarm- und Gallenblasen-Leitbahn im Schulterbereich beeinträchtigen und einen Projektionsschmerz in der Schulterregion verursachen.

5. Dickdarm-Störungen

In ähnlich seltenen Fällen kann auch ein Schulterschmerz entlang der Dickdarm-Leitbahn die äußere Manifestation eines Organproblems sein.

Behandlung

Akut

Beim akuten Schulterschmerz sind Fernpunkte von herausragender Bedeutung. Sie werden stark manipuliert, um Flußhindernisse aus dem betroffenen Meridian zu beseitigen. Nach der Stimulation der Fernpunkte können lokale Punkte genadelt werden. Der wichtigste Fernpunkt bei akutem Schulterschmerz mit Steifigkeit ist M 38. Der Punkt wird auf der Seite der betroffenen Schulter genadelt und einige wenige Minuten sehr stark stimuliert, während der Patient das Schultergelenk sanft rotiert. Ist die Bewegung des Gelenks stark beeinträchtigt, so ist es besser, wenn eine dritte Person den Arm des Patienten am Ellenbogen nimmt und ihm oder ihr sanft dabei hilft, die Schulter zu bewegen.

Befindet sich das Hauptschmerzareal entlang der Dünndarm-Leitbahn, so sollte man als Fernpunkt B 58-feiyang verwenden, mit der gleichen Technik wie M 38.

Nachdem der Fernpunkt wie eben beschrieben stimuliert wurde, werden lokale Punkte genadelt, wenn nötig, mit Erwärmung der Nadel. Die Auswahl der lokalen Punkte hängt von der Ausstrahlung des Schmerzes entlang einer bestimmten Leitbahn ab. Ist die Schulter steif, so kann man den betroffenen Meridian auch identifizieren, indem man darauf achtet, welche die Bewegung behindert ist. Kann der Patient den Arm nicht zur Seite heben, so spricht das für eine Beteiligung der Dickdarm-Leitbahn (Abbildung 23.5).

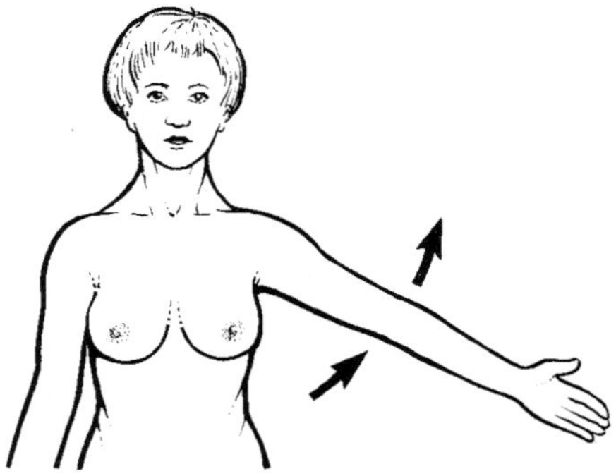

Abb. 23.5: Schwierigkeiten bei Abduktion (Dickdarm-Leitbahn)

Wenn der Patient das andere Schultergelenk nicht berühren kann, so ist wahrscheinlich die Lungen-Leitbahn betroffen (Abbildung 23.6).

Kann der Patient den Arm nicht nach hinten zur Skapula drehen, so denken wir an eine Störung des Dünndarm-Meridians (Abbildung 23.7).

Unter Benützung dieser Techniken sowie durch sorgfältige Beobachtung der Schmerzverteilung und durch die Suche nach druckdolenten Punkten können der betroffene Meridian identifiziert und die lokalen Punkte ausgewählt werden.

Es kann nicht genug betont werden, wie wichtig die Auswahl der lokalen Punkte entsprechend der betroffenen Leitbahn, präzisiert durch die Probe auf Druckdolenz, ist, im Gegensatz zur Verwen-

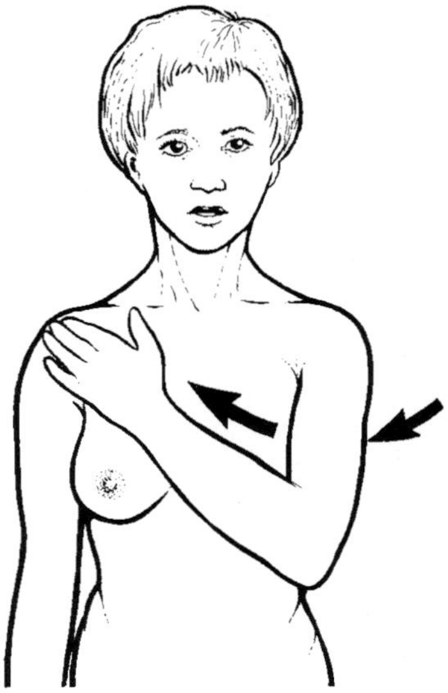

Abb. 23.6: Schwierigkeiten bei Adduktion (Lungen-Leitbahn)

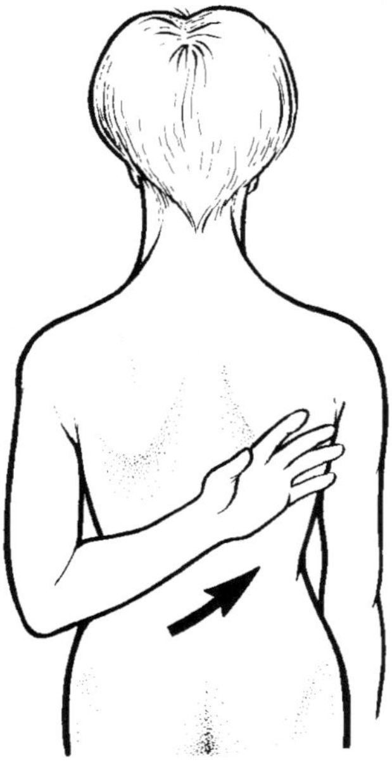

Abb. 23.7: Schwierigkeiten bei Innenrotation (Dünndarm-Leitbahn)

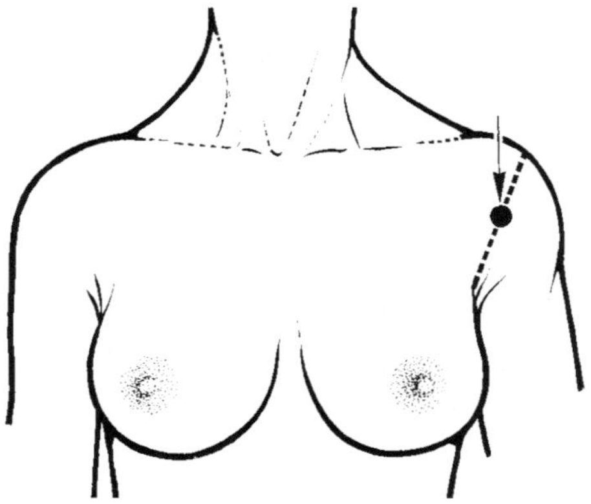

Abb. 23.8: Lage des Extra-Punkts Jianneiling

dung gewisser Punkte aufgrund von vorgefaßten Indikationen. Di 15 ist zum Beispiel zweifellos der wichtigste lokale Punkt für das Schultergelenk, finden wir aber eine Druckdolenz nur bei 3E 14, so sollten wir diesen Punkt verwenden, und nicht Di 15. Es handelt sich hier um eine sehr einfache Regel, man vergißt sie in der Praxis aber häufig.

Hier die wichtigsten lokalen Punkte für jede Leitbahn:

- Dickdarm: Di 15, Di 14.
- Dünndarm: Dü 9, Dü 10, Dü 11, Dü 12, Dü 13, Dü 14 und Dü 15. Die am häufigsten druckdolenten Punkte sind Dü 11 und Dü 13.
- Dreifacher Erwärmer: 3E 14, 3E 13, 3E 15.
- Gallenblase: G 21.
- Lunge: Lu 2.
- Herz: H 1.

Ein wichtiger lokaler Extra-Punkt ist Jianneiling. Er liegt auf halber Strecke zwischen Akromioklavikulargelenk und vorderer Achselfalte (Abbildung 23.8). Er ist sehr wirksam, wenn das Hauptschmerzareal vor dem Schultergelenk liegt.

Man kann die Nadel wärmen, da diese Art von Schmerz und Steife der Schulter üblicherweise durch eine Kombination aus Wind, Nässe und Kälte (letztere überwiegt) verursacht wird.

Nach meiner Erfahrung sollte die Wahl lokaler Punkte sich nicht bloß an der Leitbahn-Beteiligung, sondern auch an anatomischen Gegebenheiten orientieren. Zum besseren Verständnis müssen wir uns mit der Anatomie der beim Schulterschmerz beteiligten Gelenke beschäftigen. Es handelt sich um die Articulatio humeroscapularis, die Articulatio acromioclavicularis und die Articulatio sternoclavicularis. Die ersten beiden Gelenke sind die wichtigsten beim Schulterschmerz (Abbildung 23.9).

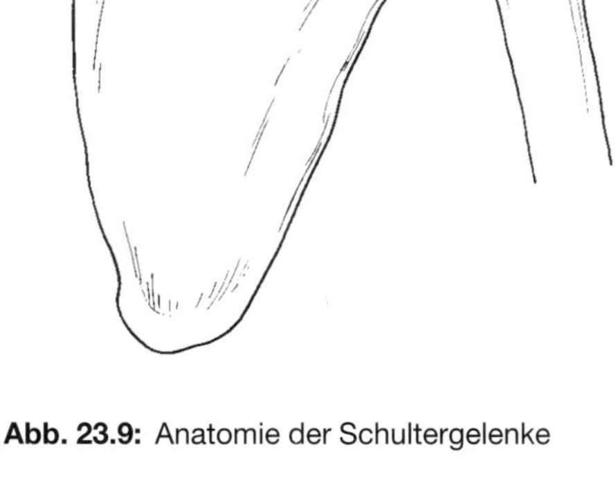

Abb. 23.9: Anatomie der Schultergelenke

Die Articulatio humeroscapularis ist das eigentliche Schultergelenk, also die Verbindung zwischen Arm und Schulterblatt. Dieses Gelenk ist auch am meisten bei Schulterschmerz und Bewegungseinschränkung des Arms betroffen. Abduktion, Flexion und Rotation werden von den scapulohumeralen Muskeln bewerkstelligt. Daraus folgt, daß es wichtig ist, diese Muskeln zu behandeln, wenn man die Articulatio humeroscapularis beeinflussen will. Daher rührt die Bedeutung der Punkte, die über dem Schulterblatt liegen, nämlich Dü 10, Dü 11, Dü 12, Dü 13 und 3E 15. Nach meiner Erfahrung erhält man die besten Therapieergebnisse, wenn zwei oder drei dieser Punkte mit Moxa auf der Nadel gestochen werden. Es reicht nicht aus, bloß die Punkte des Akromioklavikulargelenks zu stechen, wie etwa Di 15 und 3E 14. Der Grund dafür: das Hauptgelenk für die Armbewegung ist nicht die Articulatio acromioclavicularis, sondern die Articulatio humeroscapularis.

Chronisch

Bei der Therapie chronischer Schulterschmerzen werden auch Fernpunkte genadelt, sie werden allerdings weniger intensiv oder gar nicht stimuliert. Die Auswahl der Fernpunkte hängt vom betroffenen Meridian ab.

- Dickdarm: Di 1 oder Di 4. Auch Lu 7 kann genadelt werden.
- Lunge: Lu 7.
- Dünndarm: Dü 3 oder Dü 1.
- Dreifacher Erwärmer: 3E 1 oder 3E 5.

Diese Fernpunkte werden mit mäßiger Stärke stimuliert, die lokalen Punkte werden unmittelbar nach den Fernpunkten gestochen.

Die lokalen Punkte sind die selben wie bei akuten Beschwerden. In chronischen Fällen ist es üblicherweise wichtig, die Punkte entlang der Dünndarm-Leitbahn einzusetzen, wenn sie druckdolent sind. Auch wenn der Patient nicht von selbst über Schmerzen in diesem Gebiet klagt, sollte man stets die Druckschmerzhaftigkeit überprüfen.

Kasuistik

Ein 58jähriger Mann leidet seit 4 Jahren an Schmerzen in beiden Schultergelenken. Er arbeitet seit 25 Jahren als Automechaniker. Die Schmerzen werden durch Kälteexposition verschlimmert. Di 15 ist druckdolent. Sonst weist er keine Symptome auf, er ist insgesamt ein sehr gesunder und kräftiger Mann.

Diagnose

Es handelt sich um ein Beispiel von Kälte-Bi. Wir finden allerdings auch die zusätzliche Komponente einer Qi-Stagnation in den Schultern aufgrund der Überlastung seiner Gelenke durch die Arbeit als Automechaniker. Dies erkennen wir an der gleichmäßigen Beteiligung beider Schultergelenke. Ist ausschließlich ein Bi-Syndrom die Ursache des Schmerzes, so ist üblicherweise nur eine Schulter betroffen, oder es ist zumindest ein Gelenk deutlich schlechter als das andere.

Therapieprinzip

Kälte vertreiben, die Leitbahnen wärmen, Qi bewegen.

Akupunktur

Die wichtigsten Punkte:

- Di 15 und Di 10 (beide mit warmer Nadel) als lokale Punkte, um Leitbahn-Obstruktionen zu beseitigen.
- Di 11 unterstützt die Sehnen.

Sechs Behandlungen in einwöchigen Abständen reichen aus, um sein Problem zu beseitigen.

Kasuistik

Eine 50jährige Frau leidet seit 14 Jahren an Schulterschmerzen. Sie bekam schon mehrere Cortisoninjektionen. Der Schmerz ist im linken Schultergelenk lokalisiert, er erstreckt sich zum Nacken empor und den Arm hinab entlang des Dickdarm-Meridians. Gelegentlich strahlt der Schmerz auch zur linken Skapula aus. Ich finde eine Druckdolenz von Di 15, 3E 14, Extra-Punkt Jianneiling, Dü 11, Dü 9 und Dü 10. Die Schulter ist sehr versteift, die Abduktion des Arms ist erschwert. Der Schmerz wird durch regnerisches Wetter verschlimmert, durch Hitze aber erleichtert. Sie ist übergewichtig, ihre Zunge ist blaß und etwas purpurfarben.

Diagnose

Es handelt sich um einen Fall von Kälte-Bi. Die Patientin hat auch eine innere Störung, nämlich Yang-Mangel und innere Kälte, wie wir an der blassen, purpurfarbenen Zunge erkennen. In solch chronischen Fällen von Schulterschmerzen ist es unerläßlich, druckdolente Punkte nicht bloß rund um das Gelenk, sondern auch im Gebiet der homolateralen Skapula entlang der Dünndarm-Leitbahn zu suchen, nämlich Dü 9, Dü 10, Dü 11, Dü 12, Dü 13 und Dü 14. Auch 3E 15 sollte stets auf Druckdolenz überprüft werden.

Therapieprinzip

Kälte vertreiben, die Leitbahnen wärmen, das Yang tonisieren.

Akupunktur

Die wichtigsten verwendeten Punkte:

- Di 15, G 21 und der Extra-Punkt Jianneiling als lokale Punkte.

- Di 1 entfernt hier als Fernpunkt Obstruktionen der Dickdarm-Leitbahn. Ich wechsle ihn mit 3E 8 ab, dem Verbindungspunkt der drei Arm-Meridiane, da der Schmerz alle drei Leitbahnen betrifft.
- Eine Auswahl von zwei Punkten aus dem folgenden Spektrum, abhängig von der Druckdolenz: Dü 9, Dü 10, Dü 11, Dü 12, Dü 13, Dü 14 und 3E 15 (mit warmer Nadel).

Die Behandlung dieser Patientin zieht sich lange hin, die Ergebnisse kommen langsam, was teils auf das lange Bestehen der Störung, teils auf die Cortisoninjektionen zurückzuführen ist, die üblicherweise den Therapieerfolg einer Akupunkturbehandlung verzögern. Trotzdem verschwinden die Beschwerden nach 18 Behandlungen in zweiwöchentlichen Abständen.

Ellenbogen

Schmerzen im Ellenbogen werden üblicherweise durch eine Kombination aus Nässe-Kälte-Exposition und Überbelastung durch Sport oder Arbeit hervorgerufen. Das häufigste Schmerzareal ist die radiale Seite des Ellenbogens, also entlang der Dickdarm-Leitbahn. Der Schmerz kann aber auch gelegentlich unmittelbar oberhalb der Olekranonspitze (entlang der Leitbahn des Dreifachen Erwärmers) oder zwischen Olekranon und ulnarem Humeruskondyl, also entlang des Dünndarm-Meridians, auftreten. Gelegentlich tritt der Schmerz auch an der ulnaren Seite des Arms entlang der Lungen-Leitbahn auf.

Der Schmerz strahlt häufig nach proximal oder distal entlang der Dickdarm-Leitbahn aus. In einigen Fällen kann der Schmerz von der Gegend um Di 11 entlang des Dickdarm-Meridians nach distal ausstrahlen. Taubheit und Kribbeln können auch am distalen Unterarm und in den Fingerspitzen wahrgenommen werden.

Behandlung

Sie ist für den Akut- und den chronischen Fall nahezu die gleiche, von der Intensität der Nadelstimulation abgesehen, die gemäß den allgemeinen Prinzipien bei akuten Beschwerden stärker durchgeführt wird.

Die wichtigsten Fernpunkte werden auf der Dickdarm-Leitbahn ausgewählt, es handelt sich entweder um Di 1 oder um Di 4. Erstreckt sich das Schmerzareal etwas in Richtung Olekranonspitze, so kann zusätzlich zu Di 1 oder Di 4 auch 3E 5 genadelt werden. Bestreicht das Schmerzareal die Leitbahnen sowohl von Dickdarm als auch Dreifachem Erwärmer, so wählt man 3E 8 aus.

Die wichtigsten lokalen Punkte:

- Di 11 ist einer der wichtigsten lokalen Punkte. Hier wirkt der Punkt sowohl lokal als auch systemisch, da er insgesamt die Sehnen unterstützt und so beim Lindern des Bi-Syndroms mithilft.
- Quyangwei ist ein Extra-Punkt, der unmittelbar beim lateralen Epicondylus humeri liegt, wenn man den Arm beugt (Abbildung 23.10). Dieser Punkt ist äußerst wirksam, vor allem bei Stimulation mit der warmen Nadel.
- Di 12 wird speziell dann genadelt, wenn sich der Schmerz nach kranial erstreckt.
- 3E 10 wird genadelt, wenn der Schmerz rund um die Olekranonspitze liegt.
- Dü 8 verwenden wir, wenn der Schmerz in der Gegend des Epicondylus medialis humeri liegt.
- Lu 5 entspannt die Sehnen des Arms, er wird bei steifem Ellenbogen verwendet. In „ABC der Akupunktur" aus dem Jahr 259 lesen wir: „Wenn der Arm nicht zum Kopf gehoben werden kann oder wenn Schmerz im Ellenbogen besteht, so nadle Lu 5."[14] Ein entsprechendes Zitat aus „Illustriertes Handbuch der Akupunkturpunkte der Bronzefigur" aus dem Jahr 1026: „Lu 5 kann Wind-Bi des Ellenbogens und die Unfähigkeit, den Arm zu heben, behandeln."[15]

Üblicherweise erzielt man mit einigen wenigen Behandlungen sehr gute Resultate. Gelegentlich kommt der Erfolg bei chronischen Fällen langsamer. Dies finden wir vor allem, wenn Cortisoninjektionen im Ellenbogenbereich durchgeführt wurde. Sie verzögern die Akupunkturwirkung. In diesen Fällen kann es nützlich sein, neben der betroffenen auch die gesunde Seite zu nadeln. Eine besonders wirksame Variante besteht darin, den

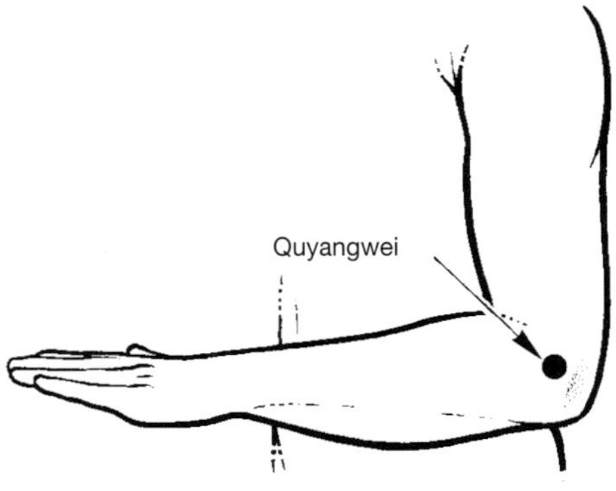

Abb. 23.10: Lokalisation des Extra-Punkts Quyangwei

Luo-Passage-Punkt des betroffenen Meridians auf der Gegenseite zu stechen. Wenn beispielsweise der Schmerz im Verlauf der Dickdarm-Leitbahn auf der linken Seite zu finden ist, so nadelt man Di 6 auf der rechten Seite. Andere Punkte können einfach bilateral gestochen werden. Eine spezifischere Vorgangsweise besteht darin, die Punkte der gesunden Seite zu sedieren und jene auf der betroffenen Extremität zu tonisieren, vor allem mit der warmen Nadel. Die Überlegung, die hinter dieser Therapiestrategie steht, ist jene, daß bei chronischen Leitbahnproblemen die betroffene Seite in Leere, die gesunde aber in eine relative Fülle gerät.

Handgelenk

Schmerzen kommen hier häufig bei alten Menschen vor. Sie werden meist durch das Eindringen von Nässe-Kälte hervorgerufen und durch Überbelastung des Gelenks, etwa bei Flötenspielern, verschlimmert.

Behandlung

Die Therapie akuter und chronischer Fälle unterscheidet sich nicht wesentlich.

In akuten Fällen nadelt man zuerst den Fernpunkt mittels sedierender Stimulation, danach verwendet man lokale Punkte. Da das Handgelenk nahezu am Ende des Arms liegt, gibt es keine eigentlichen Fernpunkte auf dem betroffenen Meridian. Nach meiner Erfahrung kann man aber M 36 als Fernpunkt beim Bi-Syndrom des Handgelenks verwenden, vor allem bei Nässe. Weitere Fernpunkte kann man auf dem korrespondierenden Meridian gleicher Polarität verwenden (siehe Tabelle 23.1 in diesem Kapitel und Tabelle 1.3 in Anhang 1). Ist beispielsweise der Dreifache Erwärmer-Meridian im Handgelenkbereich betroffen, so kann man einen Punkt auf dem Gallenblasen-Meridian im Knöchelbereich stechen, etwa G 40. Wir nützen hier die Beziehung zwischen den Leitbahnen des Dreifachen Erwärmers und der Gallenblase innerhalb der Shao Yang-Paarung aus. Ist die Dünndarm- oder die Dickdarm-Leitbahn im Handgelenkbereich involviert, so kann man B 60-kunlun bzw. M 41 stechen. Bezieht sich die Störung auf die Leitbahnen von Lunge, Perikard oder Herz, so können wir MP 5, Le 4 oder N 3-taixi stechen. In allen Fällen wird der Fernpunkt sedierend genadelt, erst danach werden die lokalen Punkte gestochen, wobei die Nadel im Fernpunkt belassen wird.

Tabelle 23.1: Korrespondierende Punkte im Gelenkbereich der oberen und unteren Körperregionen

Gelenk	Arm	Bein
Schulter		
Dickdarm	Di 15	M 31
Dreifacher Erwärmer	3E 14	G 30
Dünndarm	Dü 10	B 36-chengfu
Ellenbogen		
Dickdarm	Di 11	M 36
Dreifacher Erwärmer	3E 10	G 34
Dünndarm	Dü 8	B 40-weizhong
Handgelenk		
Dickdarm	Di 5	M 41
Dreifacher Erwärmer	3E 4	G 40
Dünndarm	Dü 5	B 60-kunlun

In chronischen Fällen wird der Fernpunkt neutral genadelt. Da die Schmerzen meist auf der Yang-Seite des Handgelenks auftreten, werden folgende lokalen Punkte am häufigsten gestochen:

- 3E 4.
- Di 5 ist speziell geeignet, da er der Jing-Fluß-Punkt ist, von dem pathogene Faktoren zu den Gelenken umgelenkt werden.
- Dü 5 ist aus demselben Grund sehr angezeigt.

Bei Kälte-Beteiligung kann man auch Moxibustion einsetzen. Ist das Handgelenk geschwollen, so kann man es mit der Pflaumenblütennadel (eine andere Bezeichnung: Sieben Sterne-Hämmerchen), bis es zu sehr leichtem Blutaustritt kommt. Danach sollte man Moxarauch auf dieses Areal lenken.

Finger

Schmerzen und Schwellung der Finger zählen zu den häufigen Beschwerden. Meist steckt Kälte- oder Nässe-Bi dahinter, die Beschwerden werden häufig durch jahrelange Exposition gegenüber kaltem Wasser oder Regen, wie sie bei Landwirten oder Reinigungskräften vorkommt, hervorgerufen.

Behandlung

In akuten Fällen werden nur lokale Punkte gestochen, deren wichtigste wir jetzt besprechen:

- Extra-Punkte Baxie. Es gibt zwei Lokalisationen dieser Punkte, beide sind wirkungsvoll. Die Punkte liegen auf dem Handrücken, entweder am Ende der Fingerfalten, wenn man die Hand

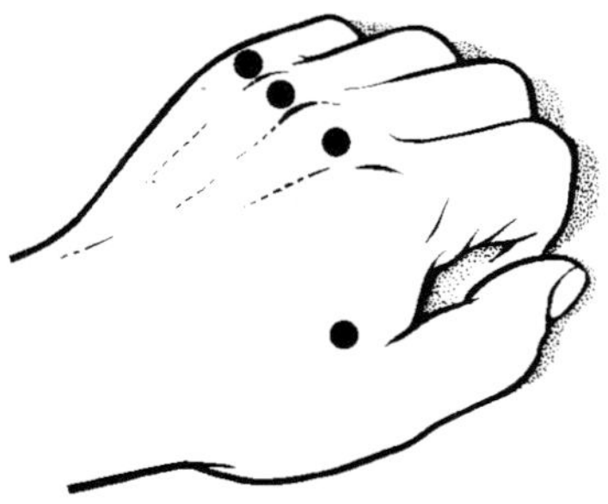

Abb. 23.11: Lokalisation der Extra-Punkte Baxie

zur Faust ballt, oder auf halber Strecke zwischen den Enden der Falten und den Metakarpophalangealgelenken (Abbildung 23.11). Sie werden schräg in Richtung Handfläche gestochen.

- Di 3 vertreibt Wind, Kälte und Nässe aus den Fingern. Der Punkt sollte mindestens 0.5 cun senkrecht in Richtung der Ulna, also entlang der Handfläche, gestochen werden. Der Punkt ist sehr wirkungsvoll, weshalb einige Ärzte meinen, daß man die Baxie-Punkte nicht benötigt, wenn man diesen Punkt tief genug sticht (bis zu 1 cun).
- 3E 3 vertreibt auch Wind, Kälte und Nässe der Finger. Der Punkt ist auch bei Hitze-Bi wirksam.
- Dü 3 vertreibt Wind aus den Fingern. Ähnlich Di 3 sollte der Punkt mindestens 0.5 cun tief senkrecht entlang der Handfläche genadelt werden.

In chronischen Fällen werden auch die eben besprochenen Punkte gestochen, man kombiniert sie mit einigen nahegelegenen Punkten:

- 3E 5 ist ein wichtiger nahegelegener Punkt beim Bi-Syndrom der Finger. Er vertreibt Wind und fördert die Qi- und Blut-Zirkulation der Finger. Man sollte die Nadelsensation auslösen und distal in Richtung der Finger lenken.
- Lu 7 kann vor allem dann genadelt werden, wenn der Schmerz sich hauptsächlich an der Daumenwurzel befindet. Dies geschieht häufig bei alten Menschen, wenn das Eindringen pathogener Faktoren mit einer Abnahme des Qi einhergeht, die die Lungen-Leitbahn beeinträchtigt. Bei jungen Menschen findet man diese Störung bei Klavier- oder Flötenspielern. Dieser Punkt sollte schräg in distaler Richtung gestochen werden, die Nadelsensation sollte in Richtung des Daumens ausstrahlen.
- Dü 5 ist wirksam beim Vertreiben von Nässe, weshalb er vor allem bei Fingerschwellungen sehr nützlich ist.

Sind die Finger geschwollen, so können sie mit der Pflaumenblütennadel (Sieben-Sterne-Hämmerchen) leicht beklopft werden, bis etwas Blut austritt. Sodann lenkt man Moxarauch darauf.

Kasuistik

Eine 53jährige Frau konsultiert mich wegen seit 2 Jahren bestehenden Schmerzes in den Fingern. Die Finger sind geschwollen und nahezu deformiert. Vor den Handschmerzen litt sie auch immer wieder an Lumbalgien. Im letzten Jahr gingen ihr sehr viele Haare aus, sie hat ein Schwächegefühl der Knie.

Ihre Zunge ist blaß mit einer Neigung, geschält auszusehen, ihr Puls ist etwas oberflächlich und leer.

Diagnose

Der Fingerschmerz ist offensichtlich auf das Eindringen von Kälte und Nässe zurückzuführen. Es hat sich chronisches Bi mit Schleim-Stagnation in den Gelenken ausgebildet, wie wir an den Knochendeformitäten erkennen. Zunächst entwickelte sich das Krankheitsbild vor einem Hintergrund von Blut-Mangel, der sich dann in eine Yin-Schwäche (der Niere) umwandelte. Der Blut-Mangel ist der blassen Zunge zu entnehmen, der Beginn der Yin-Schwäche spiegelt sich im Haarausfall, den schwachen Knien und dem oberflächlichen, leeren Puls wider. Ähnliche Fälle kommen in der Praxis häufig vor, die Beschwerden bewegen sich an der Grenze zwischen Blut- und Yin-Mangel. Häufiger sieht man dieses Mischbild bei Frauen.

Therapieprinzip

Die Patientin wird mit Akupunktur und Arzneimitteltherapie behandelt, mit dem Ziel, Leitbahn-Obstruktionen zu beseitigen, Kälte und Nässe zu vertreiben und Yin sowie Blut zu nähren.

Akupunktur

Die wichtigsten verwendeten Punkte:

- Di 3 und die Extra-Punkte Baxie beseitigen Kälte-Nässe der Finger.
- 3E 5 vertreibt Wind.
- M 36 und MP 6 nähren das Blut.
- N 3-taixi und B 23 tonisieren die Niere.

Arzneimitteltherapie

Ich verwende eine Variation von Qin jiao si wu tang (Dekokt aus vier Zutaten mit Radix Gentianae macrophyllae):

Radix Angelicae sinensis	Dang gui	6.0 g
Radix Rehmanniae	Sheng di huang	6.0 g
Radix Paeoniae alba	Bai shao	6.0 g
Rhizoma Chuanxiong	Chuan xiong	6.0 g
Radix Gentianae macrophyllae	Qin jiao	6.0 g
Semen Coicis	Yi yi ren	6.0 g
Faeces Bombycis	Can sha	6.0 g
Radix Glycyrrhizae	Gan cao	3.0 g
Rhizoma Pinelliae	Ban xia	6.0 g
Ramulus Taxilli	Sang ji sheng	4.0 g

Erläuterung

- Dang gui, Sheng di huang, Bai shao und Chuan xiong bilden eine modifizierte Version von Si wu tang (Dekokt aus vier Zutaten). Sie nähren sowohl Blut als auch Yin (letzteres, da hier Sheng di huang statt Shu di huang zum Einsatz kommt).
- Qin jiao und Can sha vertreiben Wind-Nässe.
- Yi yi ren vertreibt Nässe.
- Ban xia wird hinzugefügt, um Schleim (in der Form von Gelenkdeformitäten) aufzulösen.
- Sang ji sheng wird beigegeben, um das Leber-Blut zu nähren und gleichzeitig Wind-Nässe zu vertreiben.

Die Patientin bessert sich allmählich, zum Zeitpunkt, als ich dieses Buch schreibe, steht sie noch in Behandlung.

Hüfte

Meist gehen Hüftschmerzen auf das Eindringen von Kälte und Nässe zurück. Aus Sicht der Westlichen Medizin kann er durch eine Arthrose hervorgerufen werden. Im Anfangsstadium kann man Hüftschmerzen erfolgreich heilen, in späteren Stadien kann Akupunktur aber keine Heilung bewirken. Der Schmerz tritt üblicherweise einseitig auf.

Behandlung

Hüftschmerzen treten selten kurzfristig und akut auf, sondern sie entwickeln sich schleichend über Jahre hinweg.

Hier die wichtigsten Fernpunkte:

- G 41 ist der wichtigste Fernpunkt. Er beeinflußt die Hüfte und vertreibt Nässe. Er ist der Shu-Bach-Punkt der Gallenblasen-Leitbahn und vertreibt pathogene Faktoren aus dem Meridian. Er ist auch der Schlüsselpunkt des Gürtelgefäßes, das über das Hüftgelenk verläuft.
- G 40 ist der Yuan-Quellpunkt der Gallenblasen-Leitbahn, die bei Hüftschmerzen nahezu immer beteiligt ist.
- B 62 ist der Öffnungspunkt des Yang-Fersengefäßes, das ebenfalls über die Hüfte verläuft. Das Yang-Fersengefäß fördert die Beweglichkeit, weshalb der Punkt vor allem bei einem sehr steifen Hüftgelenk hilfreich ist.
- MP 3 kann ebenfalls als Fernpunkt eingesetzt werden, da die Milz-Leitbahn die mediale Seite des Gelenks beeinflußt. Vor allem bei Ausstrahlung der Hüftschmerzen in die Leiste ist MP 3 nützlich.

Die wichtigsten lokalen Punkte:

- G 30 ist der weitaus wichtigste lokale Punkt. Er vertreibt Nässe und beseitigt Leitbahn-Obstruktionen. Er sollte mindestens 5 cm tief gestochen werden, wobei der Patient auf der anderen Seite liegt und das Bein etwas gebeugt hat. Der Einsatz der warmen Nadel an diesem Punkt ist sehr wirkungsvoll.
- G 29 ist ein nützlicher Punkt, den man in Kombination mit G 30 verwenden kann.
- MP 12 kann als lokaler Punkt genadelt werden, vornehmlich bei Schmerzausstrahlung in die Leiste.

Knie

Da die Knie durch die Nieren-Energie beeinflußt werden, ist es wichtig, zwischen Knieschmerzen aufgrund von Nieren-Schwäche und solchen, die auf Bi zurückgehen, zu unterscheiden. Ist Nieren-Schwäche die Ursache, so tritt der Knieschmerz meist beidseitig auf und entwickelt sich sehr schleichend über lange Zeit. Außerdem verspürt der Patient ein Schwäche- und möglicherweise auch Kältegefühl im Knie, vor allem bei Nieren-Yang-Schwäche. Diese Art von Knieschmerz wird durch das Wetter nicht beeinflußt, es tritt auch keine Schwellung auf.

Bei Eindringen pathogener Faktoren ist der Knieschmerz häufiger einseitig oder er ist auf einer Seite ausgeprägter und er beginnt ziemlich plötzlich. Er wird eindeutig durch das Wetter beeinflußt, meist wird er durch regnerisches oder feuchtes Wetter verschlimmert. Das Knie kann auch geschwollen sein, was für die Ansammlung von Nässe spricht.

Ein Bi-Syndrom des Knies entsteht häufig aus einer Kombination mehrerer Faktoren, nämlich aus dem Eindringen äußerer Kälte und Nässe und einer vorangegangenen lokalen Qi-Stagnation aufgrund eines alten Traumas.

Eine weitere häufige Ursache von Knieschmerzen ist selbstverständlich lokale Qi- und Blut-Stagnation aufgrund einer Überbelastung des Gelenks.

Dies kommt bei Maurern, Joggern, Reinigungskräften usw. vor. Es handelt sich hier eigentlich nicht um Bi im engeren Sinne, die Therapie ist aber genau die gleiche.

Behandlung

Die Therapien akuter und chronischer Fälle unterscheiden sich nicht deutlich voneinander, so daß wir sie zusammen besprechen können. Der wichtigste zu berücksichtigende Faktor, an den wir immer denken müssen, ist die Auswahl der Punkte anhand des aufgrund der Schmerzlokalisation betroffenen Meridians. Knieschmerzen können vorne entlang der Magen-Leitbahn, proximal des Knies, im Gelenk selbst, an der medialen Seite entlang der Leitbahnen von Milz und Leber oder aber an der Hinterseite des Knies in der Poplitealfalte auftreten (Abbildung 23.12).

Gemäß dem beteiligten Meridian können wir aus drei Fernpunkten beim Knieschmerz auswählen:

- MP 5 ist der wichtigste Punkt. Er vertreibt Nässe, als Jing-Fluß-Punkt beeinflußt er auch die Gelenke. Er kann ungeachtet der Leitbahn-Beteiligung als allgemeiner Fernpunkt beim Knieschmerz eingesetzt werden.
- G 40 wird als Fernpunkt verwendet, wenn der Schmerz sich entlang des Gallenblasen-Meridians erstreckt.
- M 41 verwenden wir als Fernpunkt, wenn die Schmerzausstrahlung entlang der Magen-Leitbahn auftritt.

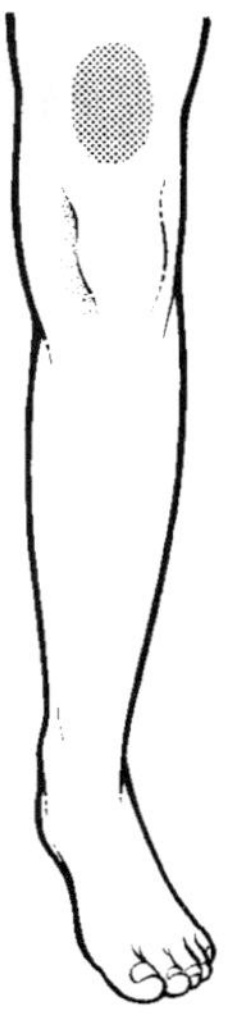

Abb. 23.13: Schmerzlokalisation oberhalb des Knies

Die lokalen Punkte besprechen wir am besten anhand der Schmerzlokalisation.

Schmerz oberhalb des Knies

Hier ist meist der Magen-Meridian betroffen, es besteht eine gewisse Schwellung, die für Nässe-Ansammlung spricht. Der wichtigste Punkt:

- M 34 ist der Xi-Grenzpunkt der Magen-Leitbahn, weshalb er ein guter Punkt zum Schmerzstillen und zum Beseitigen von Flußhindernissen der Leitbahn ist. Die Verwendung der warmen Nadel ist sehr wirksam.

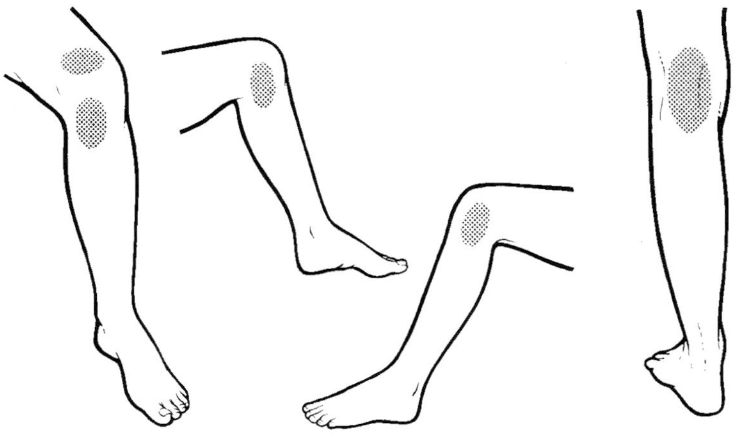

Abb. 23.12: Areale des Knieschmerzes

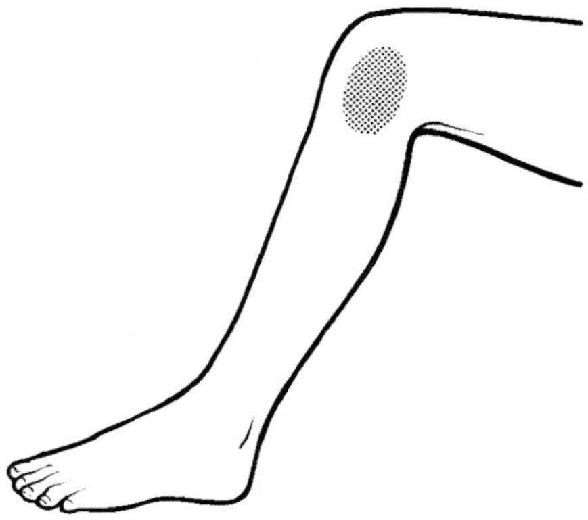

Abb. 23.14: Schmerzlokalisation an der lateralen Knieseite

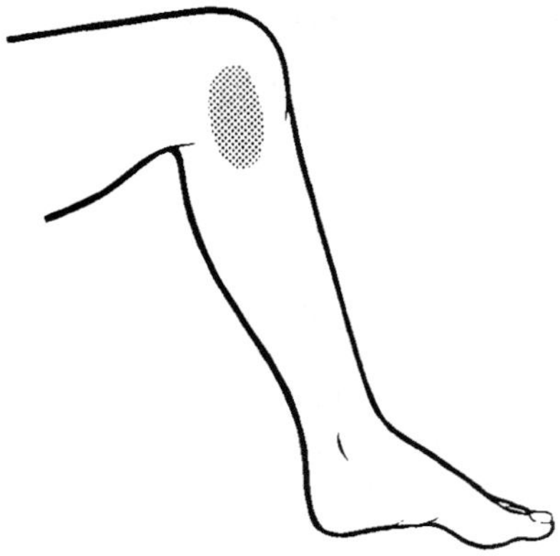

Abb. 23.15: Schmerzlokalisation an der Medialseite des Knies

Schmerz an der Lateralseite

Hier haben die Schmerzen eine Beziehung zur Magen- oder Gallenblasen-Leitbahn. Sie sind meist mit Steifigkeit des Knies und Beugehemmung verbunden. Hier die wichtigsten lokalen Punkte:

- M 36 ist der Hauptpunkt. Abgesehen von seinen zahlreichen anderen Funktionen beseitigt er auch Nässe aus dem Knie.
- G 34 ist der Hui-Einflußreiche Punkt der Sehnen, weshalb seine Verwendung bei einem steifen Knie sehr wichtig ist.
- G 33 ist ein nützlicher nahegelegener Punkt, der ebenfalls die Sehnen entspannt.

Schmerz an der Medialseite

Hier sind Milz- oder Leber-Meridian betroffen. In chronischen Fällen besteht häufig eine Schwellung dieses Areals, vor allem bei Frauen. Die wichtigsten Punkte:

- MP 9 ist einer der wichtigsten in diesem Zusammenhang zu nadelnden Punkte der Milz-Leitbahn. Er sollte stets bei Knieschwellung gestochen werden, da eine Schwellung für das Eindringen von Nässe spricht und MP 9 Nässe auflöst.
- Le 7 heißt auf Chinesisch „Knietor". Dies ist ein spezieller Punkt, um Nässe und Kälte aus dem Knie zu vertreiben. Er entspannt auch die Sehnen und wirkt gegen Steifigkeit des Gelenks.
- Le 8 vertreibt Nässe und nährt das Leber-Blut. Deshalb mindert er auch die Steifigkeit des Gelenks, indem er die Ernährung der Sehnen durch das Leber-Blut fördert. Seine Verwendung ist vor allem bei alten Menschen vor einem Hintergrund von Leber- und Nieren-Schwäche wichtig.

Kasuistik

Eine 82jährige Frau leidet seit 7 Jahren an Schmerzen und Schwellung der Medialseiten beider Knie. Abgesehen davon fühlt sie sich recht gut, als einziges weiteres Problem nennt sie Schlafstörungen. Ihre Zunge ist rot, belaglos und weist Risse auf. Ihr Puls ist nahezu normal und bloß etwas dünn.

Diagnose

Wenngleich sie nicht viele Symptome hat, so können wir doch annehmen, daß ihr Knieschmerz auf das Eindringen von Kälte und Nässe (Schwellung) vor einem Hintergrund von Nieren-Yin-Mangel zurückgeht. Der einzige Befund, der für die Nieren-Yin-Schwäche spricht, ist die rote, geschälte und mit Rissen behaftete Zunge.

Therapieprinzip

Nässe auflösen, Kälte vertreiben, Leitbahn-Obstruktionen vertreiben. Sie wird ausschließlich mit Akupunktur behandelt.

Akupunktur

Ich verwende folgende Hauptpunkte:

- Le 8, MP 6 und N 3-taixi nähren das Yin von Leber und Niere. Le 8 hat auch eine Funktion als lokaler Punkt.
- MP 9 ist ein lokaler Punkt zum Auflösen von Nässe.
- Le 7 (mit warmer Nadel) als lokaler Punkt.

Vermutlich aufgrund ihres Alters bringen wir den Knieschmerz zwar nicht ganz zum Verschwinden, die Intensität nimmt aber deutlich ab, sie kann deutlich mehr als früher gehen.

Schmerzen innerhalb des Knies

Man verspürt sie tief innerhalb des Gelenks. Hier die wichtigsten Punkte:

- Extra-Punkte Xiyan. Es handelt sich um ein Punktepaar in zwei Vertiefungen medial und lateral der Patellarsehne (Abbildung 23.16). „Xiyan" bedeutet „Knieaugen". Sie werden „lateraler" und „medialer Xiyan" genannt, wobei der laterale Punkt mit dem Punkt M 35 zusammenfällt. Man nadelt sie am besten, indem man ein kleines Kissen unter das Knie des Patienten legt und es damit leicht flektiert. Man sticht mindestens 1.2 cm tief. Man kann auch die warme Nadel mit guten Resultaten verwenden, außer das Knie fühlt sich auf Berührung warm an und ist geschwollen (dies spricht für Hitze-Bi).
- M 36 vertreibt Nässe und kann ebenfalls genadelt werden, wenn der Patient den Schmerz innerhalb des Gelenks verspürt.

Schmerzen an der Hinterseite des Knies

Hier treten Schmerzen viel seltener als an der Vorder- oder Lateralseite des Knies auf. Sie werden durch das Eindringen von Nässe in die Blasen-Leitbahn ausgelöst. Der wichtigste Punkt:

- B 40-weizhong ist einerseits ein lokaler Punkt für diese Schmerzlokalisation, andererseits vertreibt er Nässe, im besonderen Nässe-Hitze.

Knöchel

Schmerzen im Knöchel sind meist auf das Eindringen von Nässe-Kälte sowie auf lokale Qi-Stagnation aufgrund einer Überbelastung des Gelenks zurückzuführen. Die wichtigsten Punkte seien hier angeführt:

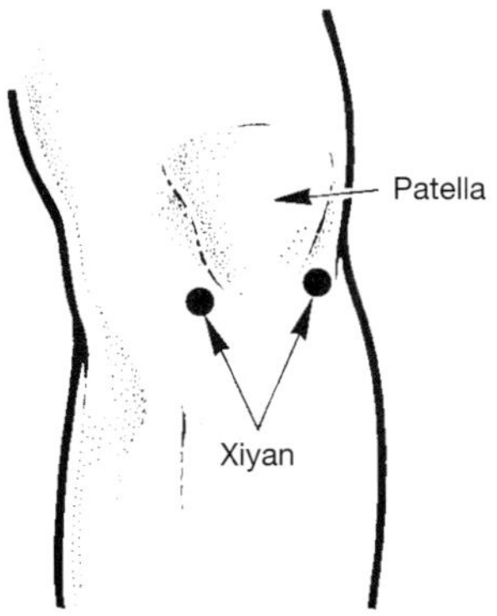

Abb. 23.16: Lokalisation der Extra-Punkte Xiyan

- MP 5 ist einer der beiden Hauptpunkte (G 40 ist der andere). Er ist einerseits ein lokaler Punkt, andererseits vertreibt er Nässe. Als Jing-Fluß-Punkt beeinflußt er auch die Gelenke. Meist wird er in Kombination mit G 40 gestochen.
- G 40 wird verwendet, wenn der Schmerz an der Außenseite des Knöchels liegt. Häufig wird er mit warmer Nadel gestochen.
- M 41 nadeln wir, wenn der Schmerz dorsal liegt. Der Punkt vertreibt auch Nässe. Er sollte senkrecht gestochen werden, zumindest 1.2 cm tief.

Zehen

Die wichtigsten Punkte:

- Extra-Punkte Bafeng. Sie liegen auf dem Fußrücken, proximal der Zwischenzehenfalten. Sie vertreiben Kälte und Nässe aus dem Fuß.
- M 41 ist ein wichtiger nahegelegener Punkt. Er beeinträchtigt alle Zehen. Die Nadelsensation sollte nach distal in Richtung der Zehen ausstrahlen.
- MP 3 ist ein wichtiger Punkt vornehmlich bei Nässe-Bi, denn er vertreibt Nässe.

Bei alten Menschen bilden sich Zehenschmerzen häufig vor einem Hintergrund von Nieren-Yin-Schwäche aus. In diesem Fall hat der Patient ein Hitzegefühl in den Füßen, vor allem, wenn er im Bett liegt. Er muß dann die Füße unter der Decke hervorstrecken. Hier ist es wichtig, zur Punktekombination auch solche hinzuzufügen, die das Yin nähren und nahegelegene Punkte sind, etwa:

- N 3-taixi und MP 6. Bei beiden Punkten, vor allem aber bei N 3, sollte die Nadelsensation zu den Zehen hin ausstrahlen.

Prognose und Prävention

Sowohl Akupunktur als auch die chinesische Arzneimitteltherapie sind äußerst wirkungsvoll in der Behandlung des Bi-Syndroms. Die Akupunktur ist die Methode der Wahl bei dieser Erkrankung, sie erzielt sowohl in akuten als auch in chronischen Fällen ausgezeichnete Resultate. Akute Beschwerden können meist mittels einiger weniger Sitzungen zum Verschwinden gebracht werden. Allerdings konsultieren uns die meisten Patienten mit sehr chronischen Beschwerden. Auch diese Fälle können mit Erfolg behandelt werden, je chronischer allerdings die Beschwerden, desto länger benötigt man für deren Beseitigung.

Arthrose ist leichter zu behandeln als rheumatoide Arthritis, aber auch in letzterem Fall können wir helfen, selbst wenn schon Knochendeformitäten bestehen. Hier kann die Behandlung aber sehr lange, sogar Jahre, dauern.

Was die Bedeutung von Akupunktur und Arzneimitteltherapie betrifft, so kann man im allgemeinen umso mehr klassische Rezepturen oder Fertigarzneien verwenden, je chronischer die Störung ist. Die Arzneien sind in chronischen Fällen besonders wirksam, um Schleim (und damit Knochendeformitäten) aufzulösen, Blut zu bewegen sowie Leber und Niere zu nähren.

Nun zur Prävention. Das Bi-Syndrom ist vermutlich die häufigste Erkrankung der Menschheit. Es befällt häufig ältere Menschen, wenn deren Qi und Blut an Kraft verliert und die Schwäche von Leber und Niere sie für das Eindringen äußerer pathogener Faktoren geneigt macht. Das Bi-Syndrom ist allerdings nicht eine unausweichliche Folge des Alters – man kann Schritte unternehmen, um das Problem zu minimieren oder es überhaupt zu verhindern. Die zwei wichtigsten Lebensgebiete, deren man sich zur Prävention des Bi-Syndroms annehmen sollte, sind körperliche Bewegung und Ernährung. Wir wollen nun beide detailliert betrachten.

Körperliche Bewegung

Ein vernünftiges Ausmaß an körperlicher Bewegung ist unabdingbar, um sich gute Gesundheit und Beweglichkeit zu erhalten. Regelmäßige körperliche Betätigung fördert die Qi- und Blut-Zirkulation und hält die Sehnen geschmeidig. Beide Faktoren tragen zur Abwehr äußerer pathogener Faktoren bei. Gerade in den modernen Industrieländern, wo viele Menschen aufgrund ihrer Büroarbeit sehr inaktiv leben, ist die richtige Bewegung umso bedeutsamer für die Gesundheit.

Die Bedeutung körperlicher Bewegung für die Gesundheit kannte man in der chinesischen Kultur schon in früher Zeit. Ein altes chinesisches Sprichwort lautet: „Fließendes Wasser wird nicht schal, ein Türscharnier wird niemals von Würmern zerfressen." (Im alten China bestanden Türscharniere aus Holz und Leder). Eine der frühesten Schriften zu Gesundheitsübungen stammt aus der Han-Dynastie. Sie wurde vom berühmten Arzt Hua Tuo (136-208) verfaßt. Er legte fünf Übungsfolgen dar, die auf der Nachahmung von fünf Tieren, nämlich Tiger, Hirsch, Bär, Affe und Kranich beruhen. Jede der fünf Übungsarten hat eine spezifische unterstützende Wirkung auf den Körper.

Generell unterscheidet man in der chinesischen Kultur zwischen zwei Arten von Übungen, nämlich „äußeren" und „inneren" Übungen. Äußere Übungen zielen darauf ab, Muskeln und Gewebe auszubilden. Alle westlichen Sportarten, Übungssysteme und Spiele können dieser Kategorie zugeordnet werden. Innere Übungen hingegen haben zum Ziel, das Qi auszubilden und die inneren Organe durch die Koordination von Bewegung, Atmung und Konzentration zu „massieren". Taijiquan[15] ist ein herausragendes Beispiel für innere Übungen. Taiji ist sanft, aber doch von mächtiger Wirkung, man trainiert damit alle Muskeln und Gewebe, macht die Sehnen geschmeidig, entwickelt Qi, massiert die inneren Organe und beruhigt den Geist.

Wir müssen uns darüber im klaren sein, daß körperliche Fitneß und Gesundheit nicht ident sind. Die regelmäßige Ausübung von Übungen im westlichen Stil, wie etwa Gewichtheben oder Jogging, mag jemanden zwar fit machen, er wird dadurch nicht unbedingt gesund. Es kann sogar das Gegenteil der Fall sein, wie wir später erläutern werden.

Zur Vorbeugung des Bi-Syndroms sind sowohl äußere als auch innere Übungen geeignet. Eine Kombination beider Kategorien ist die beste Vorgehensweise. Abgesehen von Taijiquan bietet auch Yoga ausgezeichnete innere Übungen, die die Geschmeidigkeit fördern und die inneren Organe „massieren". Was die äußeren Übungen anlangt, so seien hier jene angeführt, die nicht unbedingt positiv zu bewerten sind: dazu gehören Jogging, Gewichtheben, Squash und Aerobics.

Jogging belastet Wirbelsäule und Knie und kann deshalb ein Zusatzfaktor beim Bi-Syndrom von Knien oder unteren Rückenpartien sein. Gewichtheben schwächt das Nieren-Qi. In der Chinesischen Medizin gibt es den bekannten Lehrsatz, demzufolge übermäßiges Heben das Nieren-Qi und den unteren Rücken verletzt. Squash fördert zwar die Kondition, aufgrund der sehr schnellen Bewegungsabläufe baut sich in ohnedies schon nervösen Menschen aber noch mehr Spannung auf. Wir erleben es häufig, daß angespannte und gestreßte Geschäftsleute sich unter Entspannung ein rasend schnelles Squashspiel vorstellen. Aerobics-Übungen sind einfach zu belastend für die Gelenke und können bei schwachen Menschen zu Rückenverletzungen führen.

Jene westlichen Sportarten, die zur Vorbeugung des Bi-Syndroms gut geeignet sind, sind Wandern, Tennis und Radfahren.

Ernährung

Das Gebiet der chinesischen Ernährungsrichtlinien für Gesunde und Kranke ist selbstverständlich sehr groß und böte Inhalt für ein eigenes Buch. Ich will mich deshalb hier auf eine kurze Darstellung der chinesischen Ernährungsprinzipien für Prävention und Therapie des Bi-Syndroms beschränken. Ich werde ausschließlich die chinesische Sicht der Ernährungsrichtlinien besprechen.

Bei Kälte-Bi ist es von großer Bedeutung, nicht zu viele energetisch kalte Nahrungsmittel wie etwa rohes Gemüse und Früchte zu sich zu nehmen. Man darf keinesfalls eisgekühlte Getränke einnehmen. Der Grund dafür: energetisch kalte Nahrungsmittel und kalte Getränke bilden innere Kälte aus, die zu noch mehr Gelenkschmerzen führt. Zu empfehlende Nahrungsmittel sind jene mit warmem Energieverhalten, etwa Fleisch (mäßig), Ingwer, Eier, Knoblauch und Gewürze (mäßig). Besonders Ingwer ist wohltuend, weil er energetisch warm ist, die Zirkulation fördert und Kälte vertreibt. Man kann ihn als Abkochung einnehmen, indem man drei Scheiben der frischen Wurzel etwa 10 Minuten lang kocht und mit einem kleinen Teelöffel voll braunen Zuckers (auch er ist energetisch warm) versetzt.

Eine sehr kleine Menge an Alkohol in Form von Wein, Branntwein, Cognac oder Reiswein kann jenen Menschen guttun, die an Kälte-Bi leiden. Selbstverständlich trifft das nicht auf jene Menschen zu, die täglich beträchtliche Mengen an Alkohol zu sich nehmen. Gemäß den chinesischen Ernährungsprinzipien kann Alkohol den Magen wärmen, Kälte und Toxine vertreiben, das Absteigen des Qi fördern, epidemische Erkrankungen verhindern und Sorgen zerstreuen (!). Eine sehr kleine Menge an Alkohol (5-15 ml pro Tag) kann deshalb alten Menschen, die an Kälte-Bi leiden, helfen. Tinkturen, also alkoholische Kaltauszüge, von Arzneien, die Wind-Nässe vertreiben und gleichzeitig Sehnen sowie Knochen nähren, sind hier besonders nützlich. Entsprechende Arzneien sind Cortex Acanthopanacis (Wu jia pi), Caulis Spatholobi (Ji xue teng) und Ramulus Taxilli (Sang ji sheng). In China werden solche Medizinalweine gegen Bi-Syndrome industriell gefertigt, sie sind auch in chinesischen Supermärkten im Westen erhältlich.

Patienten mit Nässe-Bi sollten Nässe-bildende Nahrungsmittel vermeiden. Dazu gehören Milch, Käse, Butter, Sahne, Eiskrem, Erdnüsse, Bananen und alle in Fett gebratenen Speisen.

Patienten mit Wind-Bi sollten „irritierende" Nahrungsmittel meiden. Dazu gehören Garnelen, Shrimps, Krabben, Hummer, Spinat, Rhabarber und Pilze. Sie sollten vor allem milde, Blut-aufbauende Speisen zu sich nehmen, etwa Huhn und Hühnersuppe, Reis und Karotten.

Menschen, die an Hitze-Bi leiden, sollten selbstverständlich nicht zu viele Nahrungsmittel mit warmem oder heißem Energieverhalten einnehmen. Dazu zählen Wild, Lamm- und Rindfleisch, Alkohol, Knoblauch, Ingwer und Gewürze.

Unabhängig von der Art des Bi-Syndroms sollten die Patienten saure Nahrungsmittel vermeiden, da diese die Leber beunruhigen und Schmerzen vermehren. Beispiele dafür sind Joghurt, Essig, Apfelsinen, Pampelmusen, Stachelbeeren, Pickles und Rhabarber.

Akupunktur

Die Akupunktur kann zur Rezidivprophylaxe beim Bi-Syndrom eingesetzt werden, wenn dieses schon erfolgreich behandelt wurde. Die wichtigste Regel besagt, daß man das Blut tonisieren soll, gemäß dem Grundsatz: „Das Blut nähren, um Wind auszulöschen." Bei alten Menschen kann es auch nötig sein, das Yin zu nähren. Wurde ein Patient gegen Knochen-Bi behandelt, so ist es auch wichtig, Punkte zum Tonisieren des Qi und zum Auflösen von Schleim einzusetzen, da die Knochendeformitäten beim Knochen-Bi eine Schleim-Manifestation sind.

Abgesehen von diesen allgemeinen Richtlinien kann man einige Punkte zur Prävention von Bi in Abhängigkeit von der Lokalisation einsetzen. Die Punkte werden mit fünf direkten Moxakegelchen während des Sommers stimuliert. Hier die Punkte:

- Obere Extremitäten: Di 11.
- Untere Extremitäten: M 36.
- Obere Rückenpartien: B 43-gaohuangshu.
- Untere Rückenpartie: B 23.

Fußnoten

1 Aus Gründen der leichteren Lesbarkeit wird in der deutschen Übersetzung in der Folge statt des Begriffs „Schmerzhaftes Obstruktions-Syndrom" der Terminus „Bi-Syndrom" oder auch einfach „Bi" verwendet. (Anmerkung des Übersetzers der deutschen Ausgabe.)

2 Shen Jin-Ao: The Origin of Complicated Diseases (Za Bing Yuan Liu Xi Hu), 1773. Zitiert in: Zhang Bo-Yu: Internal Medicine (Zhong Yi Nei Ke Xue), S. 269; Shanghai Science Publishing House, Shanghai 1986.

3 Chao Yuan-Fang: Discussion on the Origin of All Illnesses (Zhu Bing Yuan Hou Lun), 610. Zitiert in: Internal Medicine, S. 265.

4 Lin Pei-Qin: Treatment Strategies for Assorted Syndromes (Lei Zheng Zhi Cai), 1839. Zitiert in: Internal Medicine, S. 269.

5 The Yellow Emperor's Classic of Internal Medicine – Simple Questions (Huang Di Nei Jing Su wen), S. 240. People's Health Publishing House, Beijing 1979. Erstmals etwa 100 v. Chr. erschienen.

6 Zhang Jie-Bin (alias Zhang Jing-Yue), Classic of Categories (Lei Jing), 1624; zitiert in: Wang Jin-Quan: Discussion on Categories of Syndromes from the Yellow Emperor's Classic of Internal Medicine (Nei Jing Lei Zheng Lun Zhi), S. 227, Shanxi Science Publishing House, Xian 1987.

7 The Yellow Emperor's Classic of Internal Medicine – Simple Questions (Huang Di Nei Jing Su Wen), S. 241. People's Health Publishing House, Beijing 1979.

8 The Yellow Emperor's Classic of Internal Medicine – Simple Questions (Huang Di Nei Jing Su Wen), S. 243. People's Health Publishing House, Beijing 1979.

9 Li Zhong-Xin: Essential Readings from Medical Masters (Zi Yong Bi Du); zitiert in: Internal Medicine, S. 265.

10 Cheng Guo-Duo: Enlightenment of Medical Theory (Yi Xue Xin Wu), 1732; zitiert in: Traditional Internal Medicine, S. 266.

11 Artikel von Prof. Qiu Mao-Liang in: Shi Yu-Gang: Essential Clinical Experience of Famous Contemporary Doctors (Dang Dai Ming Yi Lin Zheng Jing Hua), S. 1-2; Ancient Chinese Medical Texts Publishing House, Beijing, 1988.

12 Yang Ji-Zhou: Great Compendium of Acupuncture (Zhen Jiu Da Cheng), S. 1084. Herausgegeben von: Chinese Medicine Research Group of the Heilongjiang Province, People's Health Publishing House, Beijing 1984. Das Werk erschien erstmals 1601.

13 Im englischen Original steht „Cornu Bisontis". Ich habe diesen mißverständlichen Terminus durch die offizielle Arzneibezeichnung „Cornu Rhinoceri" ersetzt. (Anmerkung des Übersetzers der deutschen Ausgabe.)

14 Huang Fu-Mi: The ABC of Acupuncture, 259; zitiert in: Li Shi-Zhen: Clinical Application of Frequently Used Acupuncture Points (Chang Yong Shu Xue Lin Chuang Fa Hui), S. 41, People's Health Publishing House, Beijing, 1985.

15 Wang Wei-Yi: Illustrated Manual of Acupuncture Points as shown on the Bronze Man (Tong Ren Shu Xue Zhen Jiu Tu Jing), 1026. Zitiert in: Clinical Application of Frequently Used Acupuncture Points, S. 41.

16 Synonyma: T'ai Chi Ch'uan, Tai Chi, „Schattenboxen". (Anmerkung des Übersetzers der deutschen Ausgabe).

Kapitel 24

Lumbalgie und Ischialgie

腰痛

Lumbalgie[1] und Ischialgie können gemeinsam besprochen werden, da ihre Ätiologie, Pathologie und Behandlung ähnlich sind. Rückenschmerzen sind die häufigsten Beschwerden des Bewegungsapparats. Die Statistiken zum Rückenschmerz sind erstaunlich. Es wird nämlich geschätzt, daß mindestens 50% der Menschen in westlichen Industrieländern irgendwann in ihrem Leben an Rückenschmerzen leiden.

In Großbritannien konsultieren etwa eine Million Patienten jährlich ihre Allgemeinärzte wegen solcher Beschwerden.[2] Mehrere Millionen Arbeitstage gehen jährlich aufgrund von Rückenschmerzen verloren. Die Chinesische Medizin, vor allem die Akupunktur, erzielt ausgezeichnete Resultate in der Behandlung solcher Schmerzen.

Unter „Lumbalgie“ verstehen wir alle Schmerzen, die in der Rückenpartie unterhalb des Unterrandes des Rippenbogens, entsprechend etwa B 21, auftreten. Die Gesäßregion ist hier mit eingeschlossen (Abbildung 24.1).

- Das Areal von Lumbalgien steht unter starkem Einfluß der Blasen- und Nieren-Leitbahn (Abbildung 24.2):
- Der Blasen-Hauptmeridian verläuft in zwei Bahnen entlang des Rückens.
- Die Blasen-Muskelleitbahn folgt den paravertebralen Muskeln.
- Der Nebenverlauf der Blasen-Leitbahn verläuft ebenfalls paravertebral (Abbildung 24.2).
- Der Nieren-Hauptmeridian verläuft vom Perineum ausgehend entlang der Wirbelsäule nach oben und geht zu Niere und Blase.

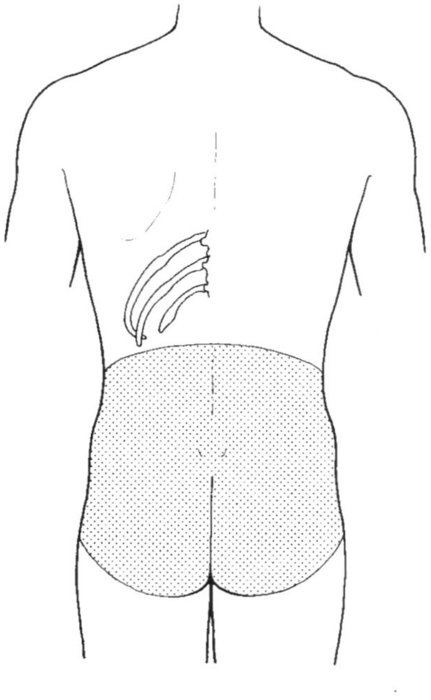

Abb. 24.1: Lumbalgielokalisation

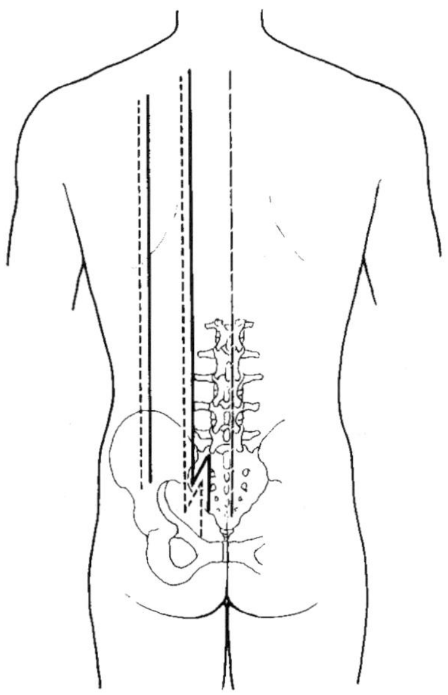

——— Blasen-Hauptleitbahn
··········· Blasen-Muskelleitbahn
- - - - - - Blasen-Leitbahn-Nebenverlauf

Abb. 24.2: Verlauf der Blasen-Leitbahnen entlang des Rückens

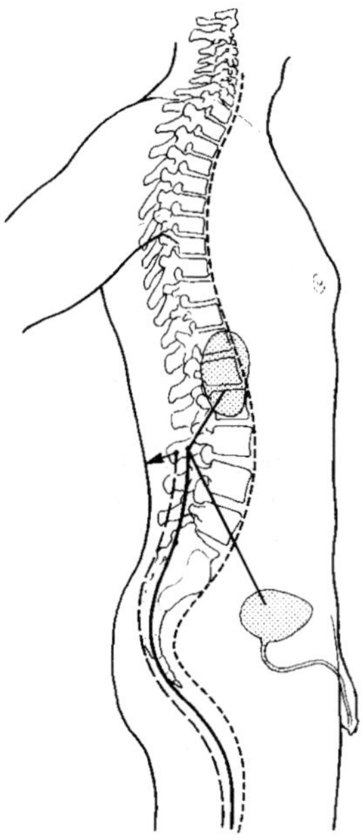

——— Nieren-Hauptleitbahn
··········· Nieren-Muskelleitbahn
- - - - - - Nieren-Nebenleitbahn

Abb. 24.3: Haupt-, Muskel- und Neben-Leitbahn der Niere

- Die Nieren-Muskelleitbahn verläuft entlang der Vorderseite der Wirbelsäule.
- Der Nebenverlauf der Nieren-Leitbahn läuft mit dem Blasen-Meridian gemeinsam nach oben. Auf Höhe von B 23 vereint er sich mit dem Gürtelgefäß (Abbildung 24.3).
- Das Lenkergefäß, das eine enge Beziehung zur Niere hat, verläuft selbstverständlich entlang der Wirbelsäule.
- Das Durchdringungsgefäß, das der Region zwischen den beiden Nieren entspringt, sendet einen Ast vom Perineum der Wirbelsäule entlang bis zur Höhe B 23 empor (Abbildung 24.4).

Wir lesen in Kapitel 17 „Reine Fragen": „Im unteren Rücken residiert die Niere ..."[3] Kapitel 41 desselben Werkes schildert Symptome und Krankheitszeichen von Rückenschmerzen bezogen auf jede einzelne Leitbahn. Kapitel 11 „Abriß des Wichtigsten aus Goldtruhe und Jadekasten" beschreibt in Kapitel 11 die Wirkungen von Wind, Kälte und Nässe auf die Lumbalregion: „Wird die Niere durch Wind beeinträchtigt, so bestehen Schweregefühl

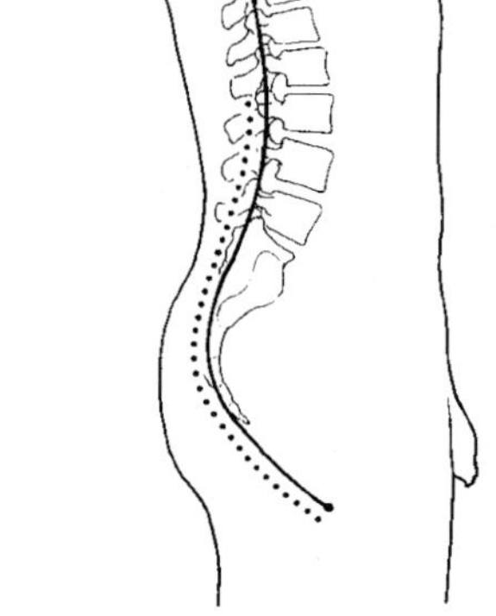

——— Lenkergefäß
··········· Durchdringungsgefäß

Abb. 24.4: Verläufe von Lenker- und Durchdringungsgefäß

des Körpers und Kälte im unteren Rücken, der Patient fühlt sich, als säße er im Wasser ... es besteht kein Durst, der Harnfluß ist normal, der Appetit wird nicht beeinträchtigt, die Erkrankung sitzt also im Unteren Erwärmer [zum Unterschied von der Niere selbst]. Die Ursache ist Schwitzen während der Arbeit, das die Kleidung naß und kalt macht. Besteht diese Störung längere Zeit, so schmerzt der untere Rücken aufgrund von Kälte, es findet sich ein Schweregefühl um die Taille, als ob er oder sie dort tausend Münzen trüge. In solchen Fällen verwende man das Dekokt mit Radix Glycyrrhizae, Rhizoma Zingiberis und Rhizoma Atractylodis macrocephalae."[4]

Die „Allgemeine Abhandlung über Ätiologie und Symptomatologie von Erkrankungen" aus dem Jahr 610 beschreibt fünf Ursachen von Lumbalgie, nämlich Nieren-Schwäche, Eindringen von Wind-Kälte in den Rücken, Überlastung, Stürze und Schlafen auf nassem Grund.[5] „Wesentliche Verfahren des Dan-Xi" (1347) führt fünf Arten von Rückenschmerzen an, nämlich aufgrund von Nieren-Schwäche, Nässe-Hitze, Blut-Stase, Prellung und Schleim.[6]

Ätiologie

1. Übermäßige körperliche Arbeit

Sie belastet vor allem beim Heben schwerer Gegenstände die Muskulatur der Lumbalregion und die Niere. Übermäßiges Heben schwächt also den Rücken zweifach, nämlich zunächst rein physisch, indem es die Muskeln der Lumbalregion belastet, und zweitens energetisch, indem das Nieren-Qi geschwächt wird. Es beginnt damit ein Teufelskreis, da die Nieren-Schwäche wiederum die Rückenmuskulatur beeinträchtigt. Im Akutstadium verursacht übermäßige physische Belastung auch eine lokale Stagnation von Qi und Blut in diesem Areal des Rückens, was zu starkem Schmerz führt.

In unserer modernen Gesellschaft ist dies eine häufige Ursache chronischer Rückenschmerzen. Bei akuten Fällen ist die physische Überbelastung die häufigste Ursache von Rückenbelastungen. Sie kann im Beruf, aber auch bei Sport- und Gymnastikausübung eintreten. Einige Beispiele: übermäßiges Heben bei Speditionsarbeitern, zu viele Aerobics-Übungen, Ballett und Gewichtheben. Vornehmlich bei Menschen, die von früher Kindheit an Ballett tanzen, findet man ungewöhnlich breite Abstände zwischen den Lumbalwirbeln.

2. Übermäßige sexuelle Betätigung

Sie schwächt auf energetischem Wege den Rücken, indem sie das Nieren-Qi entleert. Das geschwächte Nieren-Qi kann die Rückenmuskulatur nicht mehr nähren und stärken. Dieser ätiologische Faktor führt ausschließlich zu chronischen, nicht jedoch zu akuten Rückenschmerzen.

3. Schwangerschaft, Niederkunft

Diese beiden Faktoren schwächen zweifach den Rücken. Zunächst ergibt sich die rein physische Belastung der Rückenmuskeln, über die energetische Schiene wird das Nieren-Qi geschwächt, das in weiterer Folge die Rückenmuskeln nicht stärken kann.

Schwangerschaft und Geburten sind allerdings nicht unbedingt Krankheitsursachen. Sie werden bloß bei Frauen mit geschwächter Konstitution zu solchen, also bei jenen, die sich nach der Niederkunft nicht ausreichend schonen oder bei jenen Müttern, die in knapper Abfolge mehrere Kinder zur Welt bringen. Interessanterweise kann eine schwache Konstitution sogar gestärkt werden, wenn die Frau nach der Geburt ihres Kindes sich besonders schont und ausreichend Ruhe sowie eine gute, aufbauende Ernährung bekommt.

4. Eindringen von äußerer Kälte und Nässe

Hier handelt es sich um einen sehr häufigen Auslöser von Rückenschmerzen. Die Lumbalregion ist die Behausung des Ursprungs-Qi und des Feuers des Tors der Vitalität. Sie sollte deshalb warm gehalten und geschützt werden. Setzt man sich Kälte und Nässe aus, so kommt es leicht zum Eindringen dieser pathogenen Faktoren in Muskeln, Sehnen und Leitbahnen des Rückens.

Wenngleich die meisten Menschen in westlichen Industrieländern mehr als ausreichend geeignete Kleidung und Wärme in ihren Wohnungen haben, so ist das Eindringen von Kälte und Nässe in die Rückenmuskeln doch häufig zu finden. Es kommt dazu, wenn die Menschen dem Gebot der Mode folgend oder aufgrund unzureichender Kenntnisse über den Einfluß klimatischer Faktoren auf den Körper mangelhaft bekleidet sind. Es gibt reichlich

Beispiele für Nässe- und Kälte-Exposition: dies betrifft den frühmorgendlichen Jogger, der bei kaltem und feuchtem Wetter läuft und seinen schwitzenden Körper den pathogenen Faktoren präsentiert, ebenso wie den Schwimmer, der am windigen Strand das nasse Badegewand nicht wechselt, und die Frau, die sich beim allerersten Sonnenstrahl des nahenden Frühlings zu leicht bekleidet. Auch der Bauarbeiter, der im Freien bei Regen arbeitet und seine Hose tief an seiner Hüfte baumeln läßt und der enthusiastische Heimwerker, der an einem sonnigen Tag das Hemd auszieht, um mit nacktem Oberkörper im kühlen Schatten die äußeren Fensterrahmen zu streichen, können als Beispiele herhalten.

Das Eindringen von Kälte und Nässe in die Rückenmuskulatur kann sowohl akuten als auch chronischen Rückenschmerz nach sich ziehen. Halten sich Kälte und Nässe länger in der Lumbalregion auf, so können sie auch die Niere beeinträchtigen und schwächen. Dies führt zu einer komplizierten Mischung aus Fülle (Kälte- und Nässe-Ansammlung) und Leere (der Niere) und zu chronischer Lumbalgie. Wir treffen diese Situation häufig an.

Gelegentlich können Rückenschmerzen und vor allem Ischialgien durch das Eindringen äußerer Nässe-Hitze in die Leitbahnen von Blase und Gallenblase hervorgerufen werden. Häufig ist diese Ursache aber nicht.

5. Überarbeitung

Arbeitet man etliche Jahre lang täglich viele Stunden pro Tag ohne entsprechende Ruhephasen, so entleert sich das Nieren-Yin. Es kann in der Folge den Rücken nicht nähren, was zu chronischen Schmerzen führt.

6. Unzureichende körperliche Aktivität

Abgesehen von den bereits angeführten spezifischen Ursachen von Rückenschmerzen ist die enorme Zunahme von Rückenproblemen in westlichen Industriegesellschaften nach der Meinung vieler Experten auf den Mangel an physischer Betätigung zurückzuführen, wobei vornehmlich die zahlreichen Menschen betroffen sind, die einer sitzenden Arbeit nachgehen. Die starke Zunahme der Autos in den letzten 40 Jahren führte dazu, daß die meisten Menschen lieber mit dem Wagen fahren, anstatt wie früher zu gehen oder mit dem Rad zu fahren, wie es beispielsweise in China noch zu einem guten Teil der Fall ist. Die mangelnde Aktivität schwächt die Bänder und Gelenke der Wirbelsäule, der Mensch bekommt vor allem in Kombination mit schlechter Haltung eine Neigung zu Bandscheibenproblemen. Einerseits sollten die Patienten selbstverständlich das Heben schwerer Lasten und übermäßige Gymnastikübungen wie etwa Aerobics vermeiden, sie sollten aber zu sanften, regelmäßigen Übungen angehalten werden, die den Rücken stärken und die Muskeln und Bänder elastisch halten. Taijiquan („Schattenboxen") ist eine ausgezeichnete Übungsform zur Stärkung der Niere, zum Geschmeidighalten von Sehnen und Muskeln und zum Beruhigen des Geistes.

Pathologie

Die drei wichtigsten Pathologien sind Anhäufung von Kälte und Nässe, Qi- und Blut-Stagnation aufgrund von Zerrung und Nieren-Schwäche.

Anhäufung von Nässe-Kälte

Nässe-Kälte kann sowohl zu akuten als auch zu chronischen Rückenschmerzen führen. Der Schmerz ist morgens ausgeprägter, er bessert sich durch leichte körperliche Betätigung. Er wird auch durch Anwendung von Wärme gebessert, bei kalten und feuchtem Wetter verschlimmert er sich.

Bei diesem Bild kann auch Kälte bzw. Nässe überwiegen. Ist Kälte im Überschuß vorhanden, so kann es zu Steifigkeit und Zusammenziehen der Rückenmuskulatur kommen, der Schmerz ist stärker, wird durch Ruhen verschlimmert und durch Bewegung gebessert. Er spricht auch auf Wärmeapplikation, etwa mittels einer Wärmeflasche, gut an. Bei Überwiegen von Nässe finden wir Schwellungen, Taubheits- und Schweregefühl.

Wird Lumbalgie durch Kälte und Nässe verursacht, so ist sie eine Form des Bi-Syndroms (siehe Kapitel 23).

Qi- und Blut-Stagnation

Sie ist durch starke, stechende Schmerzen gekennzeichnet, die sich durch Ruhen verschlechtern und durch leichte körperliche Betätigung bessern, wenngleich sie bei Überbelastung wiederum schlechter werden können. Das Schmerzgebiet ist auf Berührungen empfindlich, spricht auf Wetterwechsel nicht an und wird durch Stehen oder Sitzen deutlich verschlechtert. Der Schmerz ist auch durch Wärmeanwendung nicht zu beeinflussen. Es besteht eine ausgeprägte Steifigkeit der Rückenmuskulatur, der Patient kann die Wirbelsäule weder beugen noch strecken oder drehen. Qi- und Blut-Stagnation im Rücken geht im Akutfall auf eine Zerrung zurück. Bei chronischem Verlauf können wiederholte Zerrungen Rezidive des Rückenschmerzes verursachen, vor allem wenn im Hintergrund eine Nieren-Schwäche zu finden ist.

Nieren-Schwäche

Sie verursacht chronische Rückenschmerzen. Der Schmerz hat dumpfen Charakter, er tritt anfallsweise auf. Ruhen bessert den Zustand deutlich, Übermüdung hingegen verschlechtert, ebenso sexuelle Betätigung. Ist Nieren-Yang-Mangel die Ursache, so kann eine Kälteempfindung im Rücken auftreten. Das Kältegefühl kann durch Wärmeapplikation ein wenig, aber nicht deutlich gebessert werden.

Nieren-Schwäche ist zwar an sich schon eine Ursache chronischer Lumbalgien, sie kann aber auch den Boden für das Eindringen von Kälte-Nässe sowie für wiederholte Zerrungen vorbereiten. Jegliche Nieren-Schwäche kann zu Rückenschmerzen führen, wenngleich der Nieren-Yang-Mangel die häufigere Ursache ist.

Verständlicherweise treten Rückenschmerzen aufgrund von Nieren-Schwäche häufiger bei Menschen mittleren oder höheren Alters auf. Aber auch junge Menschen können an dieser Art von Rückenschmerzen leiden. Finden wir ein solches Bild vor, so geht es meist auf eine angeborene Nieren-Schwäche zurück. Eine Ausnahme stellt reichliche körperliche Arbeit von Kindern dar, wenn sie etwa den Eltern auf einem Bauernhof helfen, ebenso viel Gymnastik, etwa im Rahmen des Ballett-Trainings zur Zeit der Pubertät. Aus energetischer Sicht ist der Organismus in dieser Phase verwundbar, weshalb übermäßige körperliche Betätigung in diesem Lebensabschnitt Niere und Rücken tiefgreifend schwächen kann.

Einige Ärzte meinen, daß jeglicher Art von Rückenschmerz eine Nieren-Schwäche zugrundeliegt. In „Diagnose- und Therapiestandards" aus dem Jahr 1602 ist zu lesen: „[Bei Rückenschmerzen] stellen Wind, Nässe, Kälte, Hitze, Zerrungen, Blut-Stase, Qi-Stagnation und Anhäufungen die Manifestation dar. Die Wurzel ist stets eine Nieren-Schwäche."[7]

Zwischen den beschriebenen drei Störungen bestehen mannigfache Wechselwirkungen. Beispielsweise führt wiederholtes Eindringen von Kälte-Nässe zu ständiger Anhäufung von Kälte-Nässe in der Rückenmuskulatur. Das schwächt einerseits die Niere, da Nässe-Kälte die Transformation des Wassers durch die Niere beeinträchtigt und zu Nieren-Schwäche führt und andererseits die Qi- und Blut-Zirkulation in diesem Areal behindert und Qi- sowie Blut-Stagnation nach sich zieht.

Diagnose

Wir werden folgende Punkte besprechen:

- Beobachtung
- Befragung
- Palpation
- Puls.

Beobachtung

Gesichtsfarbe

- Blaß: Nieren-Yang-Mangel
- Dunkel wie rote Bete: Nieren-Yin-Mangel
- Bläulich: Blut-Stase, chronischer Schmerz.

Rücken, Beine

- Gestaute Venolen an der Rückseite der Beine: Blut-Stase in den Verbindungs-Leitbahnen des Rückens.
- Eingesunkene Muskulatur an N 3-taixi: Nieren-Schwäche.

Befragung

Wir müssen zuallererst eruieren, ob der Rückenschmerz akut oder chronisch ist. Bei akuten Beschwerden müssen wir erfragen, ob es sich etwa um die Exazerbation eines chronischen Zustands handelt.

Ein starker, stechender Schmerz spricht für Qi- und Blut-Stagnation im entsprechenden Areal, dumpfe Schmerzen weisen auf einen Leere-Zustand hin.

Bessert sich der Rückenschmerz durch leichte körperliche Aktivität, so ist dies ein Hinweis auf lokale Stagnation, bessert er sich hingegen durch Ruhen, so denken wir an Nieren-Schwäche.

Ist der Rückenschmerz morgens ausgeprägter und bessert sich im Verlauf des Vormittags, so ist dies ein Hinweis auf das Eindringen von Kälte. Geringere Schmerzen beim Aufwachen, die sich im Verlauf des Tags verschlimmern, gehen auf Nieren-Schwäche zurück.

Verschlimmert feuchtkaltes Wetter den Schmerz, so spricht dies für das Eindringen von äußerer Kälte und Nässe. Besteht keine Beziehung zum Wetter, so ist entweder Zerrung oder Nieren-Schwäche die Ursache.

Palpation

Sie ist zur richtigen Diagnose von Rückenproblemen unerläßlich.

Steife, harte, rigide Rückenmuskulatur spricht für lokale Blut-Stase aufgrund von Zerrung. Fühlen sich Rücken oder Rückseite der Beine kalt an, so weist dies in Richtung Nieren-Schwäche.

Zu große Abstände zwischen den Lendenwirbeln sprechen für übermäßige Gymnastikausübung während der Kindheit oder Pubertät und für Nieren-Schwäche.

Ist das Schmerzareal ziemlich groß, so denken wir entweder an Nieren-Schwäche oder an das Eindringen von Kälte und Nässe. Ein kleines Schmerzareal tritt bei Zerrungen auf.

Abschließend ist es sehr wichtig, palpatorisch die empfindlichsten Punkte zu ermitteln, die betroffene Leitbahn und schließlich die A shi-Punkte herauszufinden. Dies ist für die Therapie von großer Bedeutung. Folgende Punkte sind auf Rücken und Bein am häufigsten druckdolent (Abbildung 24.5):

- B 26-guanyuanshu
- B 25-dachangshu
- B 54-zhibian
- Extra-Punkt Tunzhong
- B 36-chengfu
- B 37-yinmen.

Puls

Der Puls spiegelt nicht bloß den Zustand der inneren Organe, sondern auch der außen gelegenen Körperareale wider. Die Lumbalregion wird durch die linke proximale Pulsposition repräsentiert. Vornehmlich bei Rückenschmerzen, die die Blasen-Leitbahn in einem der Beine betreffen, ist diese Pulstaststelle von Bedeutung. Finden wir hier einen saitenförmigen oder oberflächlichen Puls, so kann dies entweder auf akute Schmerzen oder auf die Exazerbation eines chronischen Rückenproblems hinweisen.

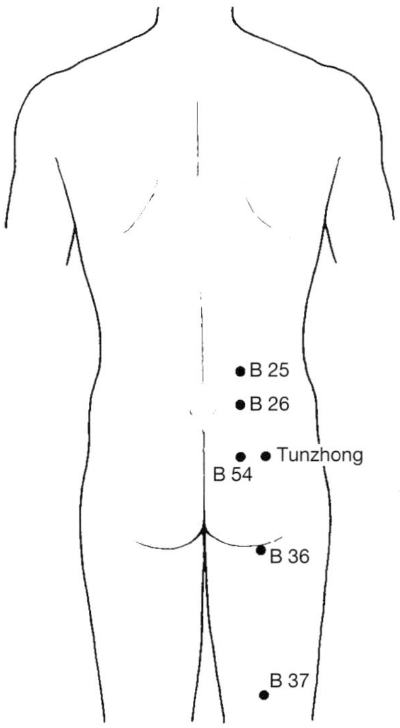

Abb. 24.5: Die häufigsten druckdolenten Punkte im Lumbalbereich

Ist die linke proximale Position dünn, tief, aber auch etwas saitenförmig, so ist dies ein Hinweis auf chronische Rückenschmerzen vor einem Hintergrund einer Nieren-Schwäche. Finden wir hier einen gespannten Puls, so denken wir an das Eindringen von Nässe-Kälte in die Blasen-Leitbahn.

Li Shi-Zhen schreibt in „Eine Untersuchung der Acht Außerordentlichen Gefäße", daß ein Puls, der an allen drei Positionen der linken Hand oberflächlich und etwas saitenförmig ist, auf eine Anspannung des Lenkergefäßes und akute Lumbalgie aufgrund von Wind-Kälte hinweist.[8]

Ein schwächlicher und oberflächlicher, also sanfter Puls, der zudem dünn und ganz wenig saitenförmig ist, weist in Richtung chronischer Rückenschmerzen aufgrund von Nässe in den Leitbahnen des Rückens.

Ein saitenförmiger, schneller Puls an der linken proximalen Taststelle läßt uns an das Eindringen von Nässe-Hitze in die Rücken-Leitbahnen denken.

Selbstverständlich kann jede der gerade erwähnten Pulsqualitäten auch eine Pathologie der Blase selbst und nicht unbedingt bloß ihrer Leitbahn widerspiegeln. Fehlen aber Blasen-Symptome wie Miktionsbeschwerden, Schmerz beim Harnlassen oder Harnträufeln, so spricht das für eine ausschließliche Beteiligung des Meridians.

Abschließend noch einige Bemerkungen zur Unterscheidung zwischen Rückenschmerzen aufgrund eines Meridian-Problems und solchen, die durch eine tatsächliche Nierenbeteiligung (im Sinne der Westlichen Medizin) hervorgerufen werden. Ein Patient klagt beispielsweise über dumpfen Lendenschmerz rechts: wie können wir herausfinden, ob es einfach eine Störung der Leitbahn ist und nicht eine Pathologie der Niere?

In akuten Fällen ist die Differenzierung verhältnismäßig einfach, da ein tatsächliches Nierenproblem wie akute Nephritis sich in offensichtlichen Symptomen und Befunden wie Fieber, Gesichtsödem, Oligurie mit dunklem Harn, Krankheitsgefühl und Kopfschmerzen äußert. Stecken Nierensteine dahinter, so ist es umso leichter zu erkennen, da die Kolikschmerzen stark sind und mit der Zeit von der Lenden- in die Leistenregion wandern.

Bei chronischen Fällen zeigt sich die Nierenbeteiligung, etwa bei chronischer Nephritis, in allgemeinem Krankheitsgefühl, leichten Knöchelödemen, Erschöpfung und Proteinurie. Mittels Harnstreifchen kann das Eiweiß im Harn schnell und einfach nachgewiesen werden.

Abgesehen von der Differenzierung gemäß der Begleitsymptome ist der Rückenschmerz aufgrund einer tatsächlichen Nierenpathologie höher lokalisiert als jener, der bloß auf eine Leitbahn-Störung zurückgeht (Abbildung 24.6).

Es handelt sich hier allerdings nicht um eine absolut verläßliche Richtlinie, da eine höhere gelegene Schmerzlokalisation auch bei Leitbahn-Störungen zu finden ist.

Selbstverständlich können chronische Lumbalgien nicht nur mit Nierenerkrankungen im westlichen Sinne, sondern auch mit einer Nieren-Disharmonie gemäß der Chinesischen Medizin assoziiert sein, was recht häufig vorkommt. Der Patient klagt in diesem Fall über chronische Lumbalgie, Schwindelgefühl, etwas Tinnitus, häufigen und blassen Harnfluß, usw. Häufig ist jedoch chronischer Rückenschmerz in der Lumbalregion das einzige Symptom einer Nieren-Schwäche, vor allem bei Menschen jungen oder mittleren Alters.

Differenzierung und Behandlung

Die Behandlung von Lumbalgien basiert eher auf der Unterscheidung zwischen akuten und chronischen Fällen als auf einer Differenzierung der Muster. Die wichtigste Voraussetzung für eine erfolgreiche Therapie ist hier nicht so sehr die Unterscheidung der Disharmoniemuster, sondern die richtige Auswahl von Fern- und Nahpunkten und die richtige Nadelmanipulation, die zu einer entsprechenden Ausstrahlung der Nadelsensation führt. Die Punkteauswahl hängt weniger von der Muster-Identifikation als von Lokalisation und Charakter des Schmerzes ab.

Die Zugangsweisen unterscheiden sich voneinander aber doch etwas hinsichtlich des Musters.

Eindringen von Kälte und Nässe

Im Akutfall sedierend, bei chronischem Geschehen neutral nadeln. Moxa sollte verwendet werden.

Qi- und Blut-Stagnation

Im Akutfall sedierend, bei chronischem Geschehen neutral nadeln. Auch Moxibustion sollte (außer bei Hitze-Zeichen) eingesetzt werden, da sie die Sehnen entspannt und das Qi verteilt, was Qi- und Blut-Stagnation vermindert.

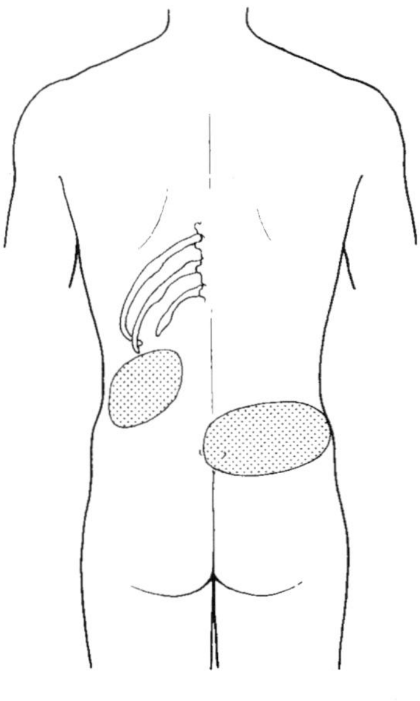

Abb. 24.6: Lokalisation der Lumbalgie bei Nierenerkrankungen (links) und Leitbahn-Problemen (rechts)

Nieren-Schwäche

Tonisierend nadeln. Bei Nieren-Yang-Mangel auch Moxa verwenden.

Die Arzneimitteltherapie muß sich hingegen auf das Muster beziehen. Die entsprechende Rezeptur wiederum sollte einem akuten oder chronischen Geschehen angepaßt werden. Bei chronischen Beschwerden sollten wir in die Rezepturen einige tonisierende Arzneien mit einbeziehen.

Akupunktur

Akute Beschwerden

Als Ursachen kommen entweder Nässe-Kälte oder Qi- und Blut-Stagnation im betroffenen Areal in Frage.

Fernpunkte

In akuten Fällen sind vor allem Fernpunkte von Bedeutung. Sie werden zuerst genadelt und einige Zeit stimuliert, bevor man die lokalen Punkte sticht.

Die Auswahl der Fernpunkte hängt von der Schmerzlokalisation ab. Hier sind die wichtigsten:

- B 40, wenn der Schmerz im unteren Rückenanteil auftritt, unmittelbar oberhalb des Gesäßes. Es kann ein- oder beidseitig schmerzen.
- LG 26-renzhong, wenn der Schmerz in der Medianen liegt oder in der Medianen beginnt und sich von hier aus ausbreitet.
- B 10: wie bei LG 26. Die Nadelsensation sollte am besten entlang der Blasen-Leitbahn nach unten ausstrahlen.
- Dü 3 bei einseitigem und etwas höher gelegenem Schmerz, etwa auf Höhe des Nabels.
- Extra-Punkt Yaotongxue, wenn der Schmerz einseitig und im mittleren Rückenanteil auftritt, er liegt höher als der Nabel (Abbildung 24.7).
- B 58-feiyang, wenn der Schmerz am Bein zwischen den Leitbahnen von Blase und Gallenblase liegt, also keinem der beiden Meridiane eindeutig zuzuordnen ist.
- B 62-shenmai bei einseitigem, in Richtung eines Beins ausstrahlendem Schmerz.
- B 59-fuyang, wenn das Gehen beeinträchtigt ist. Man sollte hier eine Nadelsensation auslösen, die entlang der Blasen-Leitbahn nach oben ausstrahlt.

In Abbildung 24.8 wird die Beziehung zwischen Fernpunkten und Schmerzarealen illustriert.

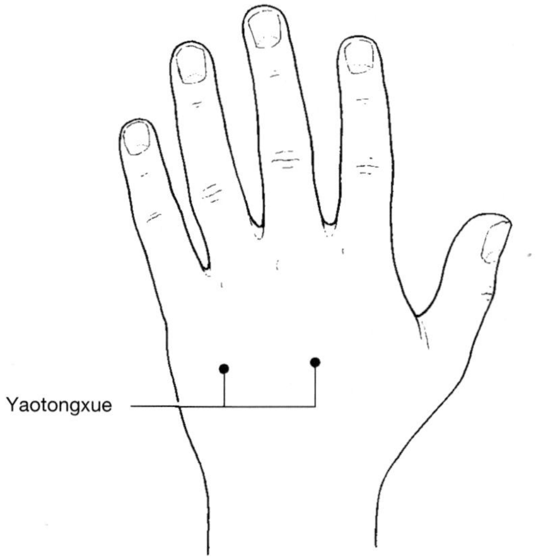

Abb. 24.7: Extra-Punkt Yaotongxue

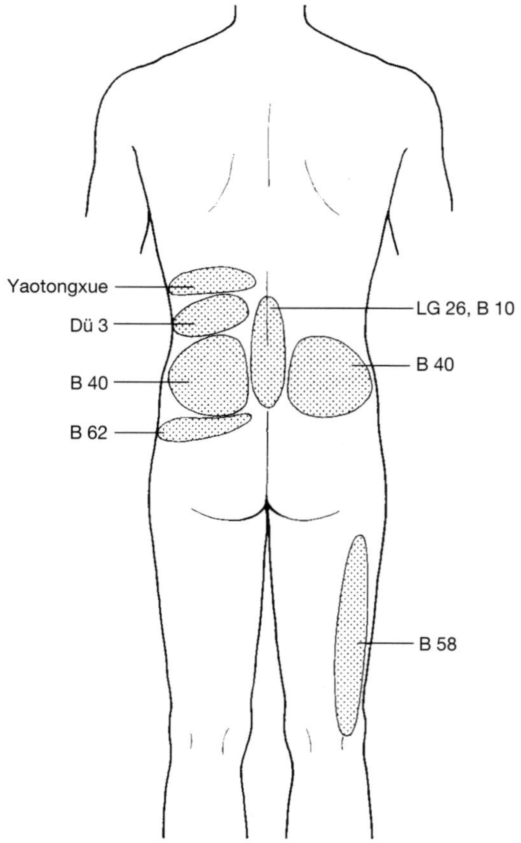

Abb. 24.8: Fernpunkte bei akuter Lumbalgie

Zur Nadeltechnik: man sticht zunächst einen oder mehrere Fernpunkte. Sobald man die Nadelsensation auslöst, stimuliert man die Nadel ziemlich stark, sediert also, und läßt gleichzeitig den Patienten sich beugen und den Rumpf drehen. Ist noch eine dritte Person anwesend, so kann sie dem Patienten helfen, die Bewegungen zu vollführen. In den meisten Fällen führt man diese Prozedur am besten durch, während der Patient steht - die einzige Art von Therapie am stehenden Patienten. Die Nadeln in den Fernpunkten werden etwa 15 Minuten in situ belassen. Während dieser Zeitspanne können sie immer wieder stimuliert werden.

Danach werden die Nadeln an den Fernpunkten entfernt, der Patient legt sich nun nieder, worauf man die lokalen Punkte sticht.

Lokale Punkte

Wir suchen sie nach ihrer Spontan- oder Druckdolenz aus. Es ist daher sehr wichtig, die verschiedenen Punkte systematisch zu palpieren und zu testen.

Die lokalen Punkte nadeln wir sedierend, die Nadeln werden etwa 20 Minuten belassen, wobei sie in Intervallen manipuliert werden können. Eine wirksame Sedierungsmethode ist die „Uhrtechnik", bei der man die Nadel hebt und senkt sowie gleichzeitig im Uhrzeigersinn dreht. Jene lokalen Punkte, die am wahrscheinlichsten empfindlich sind, wurden schon weiter oben erwähnt (Abbildung 24.5).

Abgesehen von den A shi-Punkten gibt es lokale Punkte, die unabhängig von etwaiger Empfindlichkeit gestochen werden können:

- LG 3 stärkt Rücken und Beine. Er wird vor allem gegeben, wenn der Schmerz ins Bein ausstrahlt. Es ist schwierig, die Nadelsensation zum Ausstrahlen nach unten zu bringen, es reicht aber meist aus, wenn sie etwas vom Punkt weg ausstrahlt.
- LG 4 tonisiert das Nieren-Yang und stärkt den Rücken.
- LG 8 entspannt die Sehnen und vermindert Steifigkeit und Kontrakturen.
- Shiqizhuixia ist ein sehr wirksamer Extra-Punkt, den wir bei Lumbalgien einsetzen, die im Zentrum des unteren Rückenanteils liegen.
- B 32-ciliao wird genadelt, wenn der Schmerz auf Höhe des Sakrums liegt. Die Nadelsensation sollte nach außen strahlen.

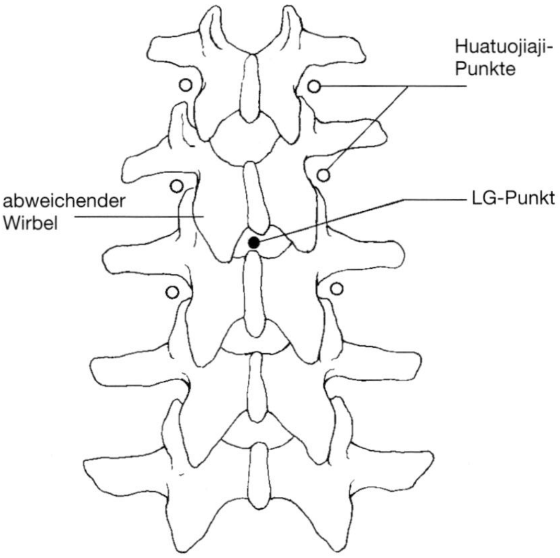

Abb. 24.9: Verwendung von Lenkergefäß- und Huatuojiaji-Punkten bei Wirbelrotation

Auch andere Punkte auf dem Lenkergefäß können abhängig von der Abweichung und Rotation der Wirbel genadelt werden. Die Punkte auf dem Lenkergefäß können mit den korrespondierenden Huatuojiaji-(Hua Tuo-)Punkten kombiniert werden. Ist ein Wirbel rotiert, so sticht man am besten den Punkt auf dem Lenkergefäß unterhalb des Wirbels sowie die drei Paare von Huatuojiaji-Punkten auf der Höhe des rotierten sowie des oberhalb und unterhalb gelegenen Wirbels (Abbildung 24.9).

Kasuistik

Eine 44jährige Frau klagt über akute Rückenschmerzen, die nach der Gartenarbeit begannen.

Der Schmerz ist intensiv, er konzentriert sich auf die linke Sakroiliakalgegend. Er strahlt nach links unten zu Gesäßbacke und Rückseite des Beins aus. Sie litt zuvor nie an Rückenschmerzen.

Bei der Untersuchung finden sich auf der linken Seite ihres Rückens verkrampfte Muskeln, das ganze Gebiet fühlt sich sehr steif an. Der empfindlichste Punkt ist B 26-guanyuanshu. Sie ist eine ziemlich angespannte Frau, ihr Puls ist etwas schnell und saitenförmig.

Diagnose

Akute Lumbalgie, durch Zerrung hervorgerufen.

Therapie

Sie wird ausschließlich mit Akupunktur behandelt. Folgende Fernpunkte kommen zum Einsatz:

- B 62-shenmai links, KS 7 rechts, Le 3 beidseits. B 62 beseitigt Obstruktionen der Blasen-Leitbahn der linken Körperseite. KS 7 beruhigt den Geist und entspannt die Muskeln. Le 3 entspannt Muskeln und Sehnen. Die Punkte werden sediert und dann 45 Minuten in situ belassen, sie werden während dieser Zeitspanne noch einige Male stimuliert.

Folgende lokale Punkte werden nach dem Entfernen der Nadeln aus den Fernpunkten gestochen:

- B 26 links wird sedierend genadelt und geschröpft. Die Nadel wird stark stimuliert, indem eine sedierende hebende und senkende Technik appliziert wird. Sie wird 10 Minuten belassen, dann entfernt, danach wird für weitere 10 Minuten ein Schröpfkopf auf den Punkt gesetzt.
- Tunzhong ist ein Extra-Punkt lateral von B 54-zhibian. Er ist drucksensibel. Er wird etwa 6 cm tief gestochen, eine starke Nadelsensation ist auslösbar, die sich entlang der Rückseite des Beins bis zum Knie erstreckt. Aufgrund der guten Nadelsensation sind keine weiteren Punkte mehr nötig.

Die Patientin wird nochmals am nächsten Tag an den selben Punkten genadelt, diese zwei Akupunktursitzungen reichen aus, um die Beschwerden ganz zum Verschwinden zu bringen. Bei näherer Analyse kommt allerdings eine dem Problem zugrundeliegende Nieren-Yin-Schwäche zu Tage. Deshalb verschreibe ich ihr die Fertigarznei Zhi bo ba wei wan (Pille aus acht Zutaten mit Rhizoma Anemarrhenae und Cortex Phellodendri), wobei ich ihr rate, das Präparat nur während der Wintermonate einzunehmen. Bis zum Zeitpunkt des Verfassens dieses Buchs (3 Jahre nach der ersten Konsultation) tritt kein Rezidiv auf.

Kasuistik

Ein 45jähriger Patient klagt über eine akute Zerrung der unteren Rückenpartien. Diese Beschwerden treten nicht zum ersten Mal auf, denn in den letzten 10 Jahren hatte er mehrere solcher Attacken. Das erste Mal traten die Schmerzen nach dem Heben einer schweren Last auf, damals konnte er sich eine Woche lang überhaupt nicht bewegen. Auch jetzt wurden die Beschwerden durch Heben verursacht. Er verspürt einen starken Schmerz rund um die rechte Sakroiliakalregion, der nach unten zur Gesäßbacke und zur Rückseite des Beins ausstrahlt. Der Lasègue-Test ist rechts positiv, das heißt das Heben des gestreckten rechten Beins ruft einen intensiven Schmerz im Rücken hervor. Dieser Befund spricht für eine lumbosakrale Nervenwurzelkompression durch eine prolabierte Bandscheibe auf Höhe L4-L5.

Diagnose

Sie kann aus den Symptomen klar abgeleitet werden. Aus Sicht der Chinesischen Medizin handelt es sich um eine akute Zerrung der Lumbalregion, aus westlicher Perspektive um einen Diskusprolaps L4-5. Da er während der letzten 10 Jahre mehrere solcher Anfälle hatte, ist auch eine in der Tiefe vorhandene Nieren-Schwäche anzunehmen. Sein Puls ist an beiden proximalen Positionen schwächlich, auch einige Symptome wie Rückenschmerzen nach sexueller Aktivität sprechen dafür.

Therapie

Anläßlich eines Hausbesuchs, da er nicht vom Bett aufstehen kann, wird ausschließlich Akupunktur eingesetzt. Ich verwende folgende Fernpunkte:

- B 62 rechts, H 7 links, N 4-dazhong links, Le 3 rechts. B 62 beseitigt Obstruktionen der Blasen-Leitbahn der rechten Seite. H 7 beruhigt den Geist und entspannt die Nerven. N 4, der Passagepunkt, tonisiert die Niere und belebt gleichzeitig ihre Verbindungsleitbahn und somit auch den Blasen-Meridian. Le 3 entspannt die Muskeln und Sehnen. Das einseitige Nadeln ist hier eine sehr wirksame und dynamische Art der Punktekombination.
- B 40 auf der rechten Seite wird ebenfalls als Fernpunkt verwendet, nachdem sich der Patient umgedreht hat, um Fließhindernisse der Blasen-Leitbahn aus dem Weg zu räumen.

Alle Fernpunkte werden sedierend genadelt, abgesehen von N 4. Die Nadeln werden 45 Minuten belassen.

Ich wähle folgende lokale Punkte aufgrund ihrer Empfindlichkeit aus:

- B 26-guanyuanshu rechts wird stark sediert und dann genadelt.
- B 23 wird gestochen, weil die Anfälle seit 10 Jahren immer wieder auftreten, was für Nieren-Schwäche spricht.
- Tunzhong wird sedierend gestochen, bis in eine Tiefe von etwa 6 cm.

Zehn Akupunktursitzungen an aufeinanderfolgenden Tagen führen zu einer vollständigen Remission. Ich rate ihm allerdings dazu, sich körperlich mehr zu betätigen, Dehnungsübungen für den Rücken durchzuführen, seine sexuelle Aktivität einzuschränken und das Heben schwerer Lasten zu vermeiden. Ich verschreibe ihm überdies Jin gui shen qi wan (Pille für das Nieren-Qi aus „Abriß des Wichtigsten aus Goldtruhe und Jadekasten"), um das Nieren-Yang zu tonisieren und den Rücken zu stärken.

Nach diesem akuten Lumbagoanfall hat er noch weitere Attacken geringeren Ausmaßes, die sich mittels einer oder zwei Akupunktursitzungen sehr rasch beseitigen lassen.

Chronische Beschwerden

Sie gehen immer auf eine Nieren-Schwäche zurück, die mit Ansammlung von Nässe-Kälte, mit Stagnation von Qi und Blut oder sogar beiden Störungen kombiniert sein kann.

Bei chronischen Zuständen haben die lokalen gegenüber den Fernpunkten Vorrang.

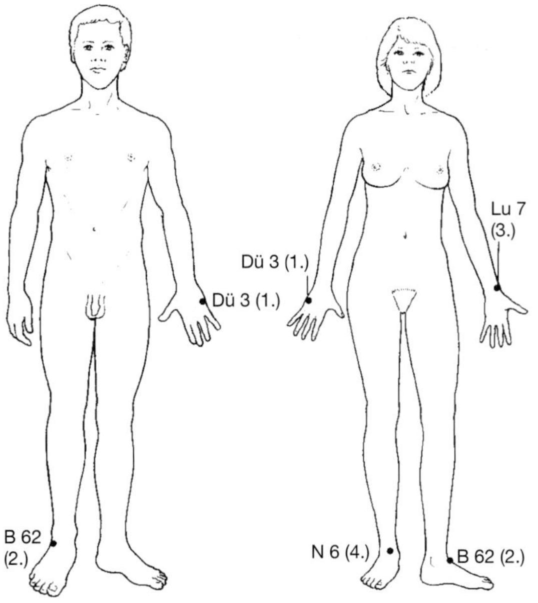

Abb. 24.10: Die Verwendung des Lenkergefäßes bei Mann und Frau

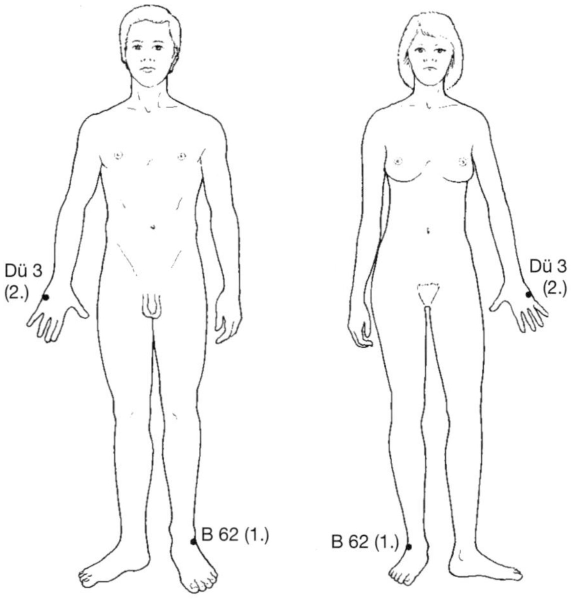

Abb. 24.11: Die Verwendung des Yang-Fersengefäßes bei Mann und Frau

Fernpunkte

Es kommen die gleichen Punkte wie im Akutfall zum Einsatz, einige treten allerdings noch hinzu.

- Die Kombination von Dü 3 und B 62-shenmai öffnet das Lenkergefäß, stärkt die Wirbelsäule und tonisiert die Niere. Die beiden Punkte bieten eine ausgezeichnete Therapie chronischer Lumbalgie aufgrund von Nieren-Schwäche. Beim Mann wird Dü 3 links und B 62 rechts gestochen. Bei Frauen werden am besten Lenker- und Konzeptionsgefäß kombiniert. Bei einer Frau wird also Dü 3 rechts gegeben, B 62 links, Lu 7 links und N 6 rechts, in genau dieser Reihenfolge (Abbildung 24.10). Die Nadeln werden dann in umgekehrter Reihenfolge entfernt. Diese beiden Behandlungsstrategien wirken aber bloß, wenn die Rückenschmerzen von der Medianen über den Dornfortsätzen ausgehen. Beginnen die Schmerzen aber auf einer Seite, so sollte man andere Punkte wählen.
- B 62 und Dü 3, in dieser Reihenfolge gestochen, öffnen das Yang-Fersengefäß. Sie können verwendet werden, wenn die Rückenschmerzen nach lateral zur Hüfte hin ausstrahlen. Beim Mann wird B 62 links und Dü 3 rechts gegeben, bei der Frau werden die Seiten vertauscht (Abbildung 24.11).
- B 60-kunlun ist ein sehr wichtiger Fernpunkt bei chronischer Lumbalgie. In chronischen Fällen ist er der Punkt der Wahl, um B 40-weizhong zu ersetzen. B 40 kann nämlich die Rückenschmerzen in chronischen Fällen gelegentlich verschlechtern. B 60 beeinflußt auch die oberen Rückenpartien und den Nacken.
- N 4-dazhong ist gut geeignet, wenn im Hintergrund eine Nieren-Schwäche zu finden ist. Dieser Punkt tonisiert die Niere und beeinflußt gleichzeitig die Blasen-Leitbahn, da er ja der Passagepunkt ist.
- MP 3 beeinflußt die Wirbelsäule. Ihn wählen wir gerne aus, wenn bei chronischer Lumbalgie eine offensichtliche Skoliose zu finden ist. Dazu aus Kapitel 4 „Reine Fragen": „Erkrankungen der Milz beeinträchtigen die Wirbelsäule."[9] Ich verwende MP 3 häufig in solchen Fällen und erziele gute Ergebnisse.
- LG 20-baihui kann als Fernpunkt eingesetzt werden, um bei Schmerzen im unteren Lumbalbereich das Lenkergefäß zu beeinflussen.
- H 7 beeinflußt die Wirbelsäule indirekt, nämlich aufgrund seiner Beziehung zur Nieren-Leitbahn innerhalb des Shao Yin-Meridianpaars. Er vermindert auch Rückenschmerzen, indem er den Geist beruhigt und Verkrampfungen mindert. Es mag zwar seltsam klingen, aber ich verwende

diesen Punkt in Kombination mit anderen geeigneten bei chronischen Rückenschmerzen recht häufig, und zwar mit ausgezeichneten Resultaten. H 7 ist vor allem indiziert, wenn wir bei angespannten Männern einen saitenförmigen, dünnen Puls vorfinden. Ein Beispiel für eine Kombination von Fernpunkten bei chronischer Lumbalgie eines Mannes, die von der Medianen ausgeht:

- Dü 3 links und B 62 rechts (Punkte mit Beziehung zum Lenkergefäß), H 7 rechts und MP 3 links (Abbildung 24.12). Diese Kombination öffnet das Lenkergefäß und beseitigt dort Obstruktionen, sie stärkt die Niere und die Wirbelsäule, vertreibt Wind, beruhigt den Geist, mindert Verkrampfungen und richtet die Wirbelsäule auf. Nachdem man die Nadeln aus diesen Punkten entfernt hat, können auch lokale Punkte verwendet werden. Bei einer Frau käme es zu folgender Kombination:
- Dü 3 rechts, B 62 links (Punkte mit Beziehung zum Lenkergefäß), Lu 7 links und N 6 rechts (also Punkte mit Beziehung zum Konzeptionsgefäß), H 7 rechts und MP 3 links (Abbildung 24.12).

Es ist wichtig, bei chronischen Fällen weitere Punkte auszuwählen, die den allgemeinen Zustand ansprechen, der hinter den Rückenschmerzen steht. Wir müssen vor allem die Milz behandeln, um die Rückenmuskeln zu beeinflussen, die Leber, um auf Ligamente und Knorpel der Wirbel einzuwirken, und die Niere, um die Knochen zu erreichen. Die Kombination aus Yuan-Quellpunkt und Shu-Zustimmungspunkt ist hier besonders wirksam:

- MP 3 und B 20 für die Milz,
- N 3-taixi und B 23 für die Niere,
- B 11 und G 39 für die Knochen.

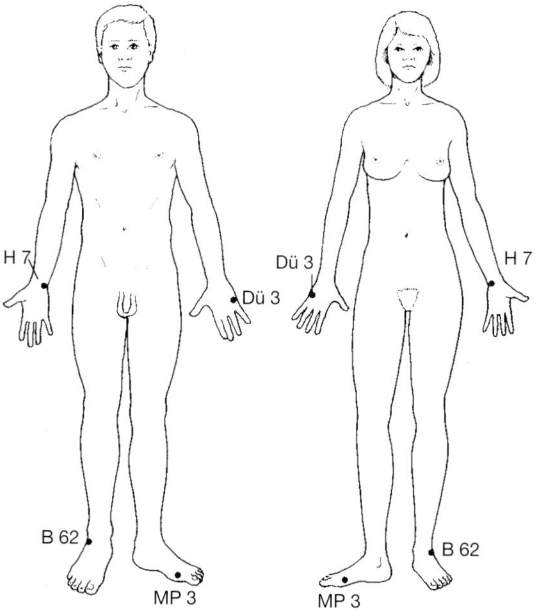

Abb. 24.12: Beispiele für die Kombination von Fernpunkten bei chronischer Lumbalgie

Lokale Punkte

Auch sie werden nach ihrer Druckdolenz ausgewählt. Allerdings sollte B 23 in jedem Fall gegeben werden. Hier eine Aufzählung anderer wichtiger lokaler Punkte:

- B 26-guanyuanshu
- Extra-Punkt Shiqizhuixia
- B 54-zhibian bei Schmerzausstrahlung ins Gesäß
- Extra-Punkt Tunzhong (Abbildung 24.13). Er liegt lateral von B 54, auf halber Strecke zwischen der Medianen und dem Gesäßrand. Er ist ein sehr wirksamer Punkt bei Schmerzen im Gesäß sowie bei Ausstrahlung ins Bein. Er ist häufiger auf Druck empfindlich als B 54. Strahlt der Schmerz ins Bein aus, so müssen wir eine gute Nadelsensation hervorrufen, die am besten das Bein nach unten verlaufen sollte.
- Extra-Punkt Yaoyan (Abbildung 24.13): er liegt in der Vertiefung lateral des Zwischenraums zwischen den Dornfortsätzen von L4 und L5. Er ist ein guter lokaler Punkt bei chronischer Lumbalgie, vor allem in den unteren Arealen der Lumbalregion. Er ist häufig druckdolent.

Bei Nieren-Yang-Mangel oder Kälte-Nässe des Rückens ist der Einsatz eines Moxakistchens sehr wirksam, das man auf dem unteren Rücken etwa in Höhe von B 26 und Shiqizhuixia aufsetzt.

Kasuistik

Ein 54jähriger Mann leidet seit über 20 Jahren an Lumbalgie. Der Schmerz erstreckt sich von der Mittellinie über den unteren Rückenbereich, Arbeit verschlechtert, Ruhe verbessert. Zu den weiteren Symptomen und Krankheitszeichen zählen Nachtschweiß, Depression, trockener Mund während der Nacht, Durchschlafstörungen sowie eine rote Zunge, die über weite Bereiche belaglos ist und nur an der Wurzel einen klebrigen, gelben Belag aufweist.

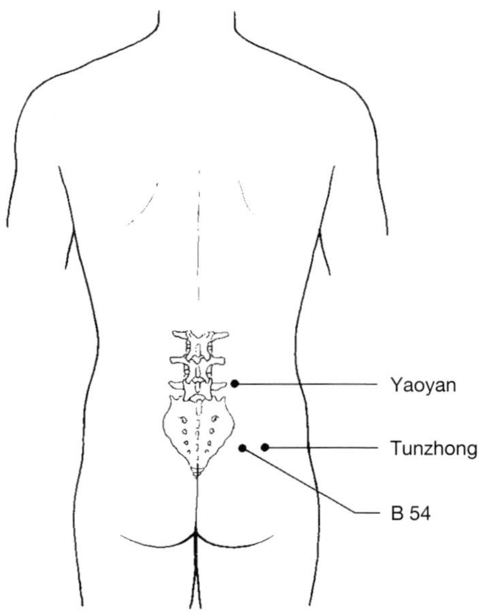

Abb. 24.13: Die Extra-Punkte Tunzhong und Yaoyan

Diagnose

Es handelt sich um einen sehr klaren Fall von Lumbalgie aufgrund von Nieren-Yin-Schwäche, wie an allen weiteren Manifestation zu erkennen ist. Es besteht auch einige Nässe-Hitze im Unteren Erwärmer, wie dem klebrigen, gelben Belag der Zungenwurzel zu entnehmen ist. Die Nässe-Hitze spielt eine Rolle in der Pathogenese des Rückenschmerzes.

Therapieprinzip

Das Nieren-Yin nähren, den Rücken stärken.

Akupunktur

Die wichtigsten verwendeten Punkte:

- N 3-taixi, N 6-zhaohai und KG 4 nähren das Nieren-Yin.
- B 23 stärkt den Rücken.
- B 26-guanyuanshu und Shiqizhuixia werden nach ihrer Druckdolenz als lokale Punkte verwendet.
- Dü 3 und B 62 öffnen das Lenkergefäß, tonisieren die Niere, stärken den Rücken und die Willenskraft und vermindern Depression.
- LG 20-baihu stärkt in Kombination mit dem Schlüsselpunkt des Lenkergefäßes die Willenskraft und wirkt antidepressiv. Er wird auch als Fernpunkt bei Lumbalgien gegeben, die von der Mittellinie ausgehen.

Arzneimitteltherapie

Ich verwende bloß ein Fertigpräparat, nämlich Zhi bo ba wei wan (Pille aus acht Zutaten mit Rhizoma Anemarrhenae und Cortex Phellodendri), um das Nieren-Yin zu nähren und Nässe-Hitze aus dem Unteren Erwärmer auszuleiten. Diese Pillen sind vor allem bei Lumbalgien gut geeignet, die vor einem Hintergrund von Nieren-Yin-Mangel entstehen, da Huang bai (Cortex Phellodendri) und Zhi mu (Rhizoma Anemarrhenae) auf Unteren Erwärmer und Blasen-Leitbahn einwirken, wodurch sie Rückenschmerzen vermindern.

Die Lumbalgie war das erste Symptom, das sich nach wenigen Akupunktursitzungen um 90% besserte. Alle anderen Beschwerden besserten sich nur langsam über einen Zeitraum von mehreren Monaten, da man einen Yin-Mangel nur langsam ergänzen kann.

Kasuistik

Eine 63jährige Patientin leidet schon beinahe ihr ganzes Leben lang an Lumbalgien. Die Beschwerden begannen, nachdem sie mit 13 eine Poliomyelitis bekommen hatte. Das linke Bein wurde dadurch gelähmt, das in der Folge auftretende Humpeln führte zu den Rückenschmerzen. Auch ihre Knie schmerzen, der Harnfluß ist reichlich und blaß, es besteht auch Nykturie. Sie fühlt sich auch sehr müde und verspürt Tinnitus sowie Schwindelgefühl. Sie friert leicht. Ihre Zunge ist blaß und gedunsen, ihr Puls ist tief, langsam (60/Minute) und schwächlich, vor allem an den beiden proximalen Taststellen.

Diagnose

Der Ursprung der Lumbalgie liegt in der Lähmung sowie der poliomyelitisbedingten Verkürzung des einen Beins. In der Folge trug Nieren-Yang-Mangel zur Entwicklung der Schmerzen bei.

Therapieprinzip

Die Niere tonisieren und wärmen, den Rücken stärken.

Akupunktur

- B 23 und LG 4 tonisieren und wärmen das Nieren-Yang. Die Punkte werden sowohl genadelt als auch mittels einer Moxazigarre gewärmt.
- B 26, LG 3 und Shiqizhuixia sind lokale Punkte, die die unteren Rückenpartien stärken. Die Wahl fällt auf LG 3, weil er sowohl Lumbalregion als auch Beine beeinflußt und deshalb die Knieschmerzen bessert.
- B 60-kunlun wird als Fernpunkt zum Stärken der Blasen-Leitbahn genadelt. B 60 wird mit B 57-chengshan abgewechselt.
- M 36, MP 6 und N 7-fuliu tonisieren und wärmen das Yang von Milz und Niere. Die Nadel wird angewärmt.

Arzneimitteltherapie

Ich verwende eine Fertigarznei, nämlich Jin gui shen qi wan (Pille für das Nieren-Qi aus „Abriß des Wichtigsten aus Goldtruhe und Jadekasten"), um das Nieren-Yang zu wärmen und zu tonisieren.

Die Lumbalgie dieser Patientin weicht schon nach einigen wenigen Akupunktursitzungen. Die Akupunktur kann gelegentlich außerordentliche Wirkungen bei chronischen Rückenschmerzen erzielen, selbst wenn ein deutliches strukturelles Ungleichgewicht besteht. Das linke Bein dieser Patientin war beispielsweise etwa 3 cm kürzer, es bestand eine ausgeprägte Skoliose.

Ischialgie

Strahlt der Schmerz vom Rücken zum Bein hin aus, so spricht dies für einen Fülle-Zustand, üblicherweise aufgrund von Nässe-Kälte in den Leitbahnen des Beins. Gelegentlich kann auch Nässe-Hitze die Ursache sein. Der Schmerz kann auch bloß im Bein auftreten, ohne den Rücken zu beeinträchtigen.

Fernpunkte

Um die Fernpunkte korrekt auszuwählen, müssen wir den beteiligten Meridian genau identifizieren. Hier die wichtigsten Fernpunkte bei Ischialgie:

- B 40-weizhong bei Schmerzen im Verlauf der Blasen-Leitbahn. Dieser Punkt ist im Akutfall besser geeignet als bei chronischen Beschwerden. Man sollte auch daran denken, daß dieser Punkt eine sedierende und kühlende Wirktendenz hat, weshalb er nicht bei Nieren-Yang-Mangel geeignet ist.
- B 60 bei chronischen Schmerzen des Blasen-Meridians.
- B 57 können wir statt B 40 als Fernpunkt auswählen, wenn im Hintergrund ein Nieren-Yang-Mangel besteht.
- B 58 bei Schmerzen zwischen den Leitbahnen von Blase und Gallenblase.
- B 62-shenmai bei Schmerzursprung in der Hüftgegend mit Ausstrahlung in den lateralen Oberschenkel und weiter hin zur Rückseite des Unterschenkels im Verlauf der Blasen-Leitbahn.
- G 41 oder G 40 bei Schmerzverlauf entlang des Gallenblasen-Meridians.
- N 4-dazhong, der Luo-Passagepunkt der Nieren-Leitbahn, ist ein guter Fernpunkt, den wir bei im Hintergrund bestehender Nieren-Schwäche auswählen, da er sowohl die Niere tonisiert als auch den Verbindungsmeridian der Niere und somit die Blasen-Leitbahn belebt.

Selbstverständlich kann jeder der eben besprochenen Fernpunkte auch als lokaler Punkt eingesetzt werden, wenn sich der Schmerz ins untere Bein erstreckt.

Lokale Punkte

Hier die wichtigsten:

- Extra-Punkt Tunzhong bei Schmerzursprung am Gesäß. Der Punkte sollte mindestens 5 cm tief gestochen werden, man muß eine starke Nadelsensation auslösen, die sich am besten über das Bein nach unten erstrecken sollte.
- B 36-chengfu ist häufig druckdolent, in diesem Fall sollte er gegeben werden. Auch hier sollte die Nadelsensation nach kaudal ausstrahlen.
- B 37-yinmen: hier gilt das Gleiche wie für B 36.
- G 30 ist ein äußerst wichtiger Punkt, wenn der Beinschmerz entlang der Gallenblasen-Leitbahn auftritt. Der Punkt sollte zumindest etwa 6 cm tief gestochen werden, wobei der Patient auf der schmerzfreien Seite liegt. Die Nadelsensation sollte am besten das ganze Bein entlang bis zum Außenknöchel hin ausstrahlen. Gelingt dies, so benötigt man keine weiteren lokalen Punkte. Reicht die Nadelsensation bloß bis zum Knie, so kann man G 34 einsetzen, um die Ausstrahlung zum Fuß hin zu verlängern. Auch auf die Nadel gesetztes Moxakraut ist sehr günstig.
- G 31 ist ein wichtiger lokaler Punkt bei Ischialgien entlang des Gallenblasen-Meridians. Auch hier wird die Wirkung gesteigert, wenn man Moxa auf die Nadel setzt.
- G 34 wählen wir bei Schmerzen der unteren Beinpartien aus. Abgesehen von den Wirkungen als lokaler Punkt unterstützt G 34 auch die Sehnen, entspannt also in diesem Bereich.

Abgesehen von Nässe-Hitze in den Leitbahnen von Blase und Gallenblase ist Moxibustion bei Ischialgien äußerst hilfreich. Am besten erwärmt man mit einer Moxazigarre sanft das Areal rund um jede Nadel, vor allem bei Tunzhong, B 36 und B 37. Auch die milde Erwärmung des Blasen-Meridians von B 36 bis B 40 ist eine gute Methode. Hier wärmt man so lange, bis eine linienförmige Rötung auftritt.

Arzneimitteltherapie

Wie wir schon oben erwähnten, muß die Arzneimitteltherapie auf den entsprechenden Krankheitsmustern fußen. Es handelt sich um folgende Haupt-Syndrome:

- Nässe-Kälte befällt die Leitbahnen des Rückens
- Nässe-Hitze befällt die Leitbahnen des Rückens
- Qi- und Blut-Stagnation im Rücken
- Nieren-Schwäche.

Die ersten drei Muster können sowohl im Akut- als auch im chronischen Fall anzutreffen sein, das vierte jedoch bloß bei chronischen Beschwerden. Bei chronischen Fällen müssen wir die Grundrezepturen für die ersten drei Muster modifizieren, indem wir in Abhängigkeit vom Zustand des Patienten Arzneien zum Stärken von Milz, Leber und Niere hinzufügen.

Da viele Muster in der täglichen Praxis häufig kombiniert auftreten, so ist es nicht ungewöhnlich, ja sogar der häufigste Fall, daß die Beschwerden sowohl durch Fülle als auch durch Leere gekennzeichnet sind. Beispielsweise ist die Kombination aus Nieren-Schwäche und Nässe-Kälte oder Qi- und Blut-Stagnation oder sogar aller drei Bilder sehr häufig. Hier müssen wir entscheiden, ob die Beschwerden vorwiegend vom Fülle- oder vom Leere-Typ sind, eine entsprechende Rezeptur auswählen und sie den aktuellen klinischen Manifestationen anpassen.

1. Nässe-Kälte befällt die Leitbahnen des Rückens

Rezeptur 1

Variation von

Gan jiang ling zhu tang

Dekokt mit Radix Glycyrrhizae, Rhizoma Zingiberis und Rhizoma Atractylodis macrocephalae

Radix Glycyrrhizae tosta	Zhi gan cao	6.0 g
Rhizoma Zingiberis	Gan jiang	6.0 g
Poria	Fu ling	9.0 g
Rhizoma Atractylodis macrocephalae	Bai zhu	9.0 g
Ramulus Cinnamomi	Gui zhi	3.0 g
Radix Achyranthis	Niu xi	9.0 g
Cortex Eucommiae	Du zhong	6.0 g
Ramulus Taxilli	Sang ji sheng	6.0 g
Radix Dipsaci	Xu duan	6.0 g

Erläuterung

- Zhi gan cao und Gan jiang vertreiben Kälte und wärmen die Mitte.
- Fu ling und Bai zhu trocknen Nässe und tonisieren die Milz. Die letztere Maßnahme allein unterstützt schon das Auflösen von Nässe.
- Gui zhi und Niu xi unterstützen die Leitbahnen und Sehnen und vertreiben Kälte.
- Du zhong, Sang ji sheng und Xu duan tonisieren das Nieren-Yang, stärken die Lumbalregion und unterstützen Sehnen und Knochen.

Variationen

- Bei ausgeprägten Kälte-Zeichen: plus Fu zi (Radix Aconiti lateralis praeparata).
- Bei ausgeprägten Nässe-Zeichen: plus Cang zhu (Rhizoma Atractylodis).

Rezeptur 2

Variation von

Cang bai er chen tang

Dekokt der zwei alten Arzneien mit Rhizoma Atractylodis und Rhizoma Atractylodis macrocephalae

Rhizoma Atractylodis	Cang zhu	6.0 g
Rhizoma Atractylodis macrocephalae	Bai zhu	6.0 g
Pericarpium Citri reticulatae	Chen pi	4.5 g
Rhizoma Pinelliae	Ban xia	9.0 g
Poria	Fu ling	6.0 g
Radix Glycyrrhizae tosta	Zhi gan cao	3.0 g
Rhizoma Zingiberis recens	Sheng jiang	3 Scheiben
Radix Angelicae pubescentis	Du huo	6.0 g

Erläuterung

Wir verwenden diese Rezeptur, wenn die Nässe gegenüber der Kälte überwiegt.

Die ersten sieben Arzneien bilden die Rezeptur Cang bai er chen tang, also Er chen tang plus Cang zhu und Bai zhu. Die Rezeptur beseitigt Nässe.

Du huo tritt in die Leitbahnen der Lumbalregion ein, wodurch Nässe in den unteren Rückenpartien aufgelöst wird.

Rezeptur 3

Variation von
Er chen tang

Dekokt der zwei alten Arzneien

Rhizoma Pinelliae	Ban xia	15.0 g
Pericarpium Citri reticulatae	Chen pi	15.0 g
Poria	Fu ling	9.0 g
Radix Glycyrrhizae tosta	Zhi gan cao	5.0 g
Rhizoma Zingiberis recens	Sheng jiang	3.0 g
Fructus Mume	Wu mei	1 Stück
Rhizoma Atractylodis macrocephalae	Bai zhu	6.0 g
Rhizoma Dioscoreae hypoglaucae	Fen bi xie	6.0 g
Semen Sinapis	Bai jie zi	4.5 g
Succus Bambusae	Zhu li	10.0 ml

Erläuterung

Diese Rezeptur wird bei übergewichtigen Menschen mit etwas Ödemneigung im unteren Rückenbereich, meist über dem Sakrum, eingesetzt. Der Rücken fühlt sich bei Druck sehr weich an, er ist nicht druckdolent. Der Puls ist schlüpfrig.

- Die ersten sechs Arzneien bilden die Rezeptur Er chen tang zum Auflösen von Nässe und Schleim.
- Bai zhu tonisiert die Milz und löst Nässe auf.
- Fen bi xie löst Nässe der Blasen-Leitbahn auf.
- Bai jie zi und Zhu li lösen Kälte-Schleim auf. Zhu li (Bambussaft) kann vor der Einnahme ins Glas gemischt werden. Ist Zhu li nicht erhältlich, so ist die Arznei durch Zhu ru (Caulis Bambusae in taeniam) zu ersetzen.

2. Nässe-Hitze befällt die Leitbahnen des Rückens

Rezeptur

Variation von

Si miao san

Pulver aus vier wundersamen Arzneien

Rhizoma Atractylodis	Cang zhu	9.0 g
Cortex Phellodendri	Huang bai	9.0 g
Radix Achyranthis bidentatae	Niu xi	9.0 g
Semen Coicis	Yi yi ren	9.0 g
Radix Clematidis	Wei ling xian	6.0 g
Cortex Erythrinae	Hai tong pi	6.0 g

Erläuterung

- Die ersten vier Arzneien bilden die Rezeptur Si miao san zum Beseitigen von Nässe-Hitze aus den unteren Körperregionen.
- Wei ling xian und Hai tong pi vertreiben Wind-Nässe aus den Leitbahnen.

Variationen

- Bei Symptomen und Krankheitszeichen, die ausgeprägt auf Hitze hinweisen: plus Zhi zi (Fructus Gardeniae), Ze xie (Rhizoma Alismatis), Mu tong (Caulis Akebiae).
- Wenn der Hitze-Anteil von Nässe-Hitze beginnt, die Yin-Flüssigkeiten anzugreifen: plus Zhi mu (Rhizoma Anemarrhenae) und Tian dong (Radix Asparagi).

Fertigarznei

Qian jin zhi dai wan

Pille gegen Leukorrhö, die tausend Goldstücke wert ist

Folium Isatidis	Da qing ye
Radix Codonopsis pilosulae	Dang shen
Concha Ostreae	Mu li
Radix Aucklandiae	Mu xiang
Radix Angelicae sinensis	Dang gui
Rhizoma Corydalis	Yan hu suo
Radix Dipsaci	Xu duan
Rhizoma Atractylodis macrocephalae	Bai zhu
Fructus Foeniculi	Xiao hui xiang

Erläuterung

Die Hauptindikation dieses Präparats ist zwar Leukorrhö, es kann aber auch bei akuten und subakuten Rückenschmerzen und Ischialgien aufgrund von Nässe-Hitze gegeben werden. Das Präparat leitet Nässe-Hitze aus dem Unteren Erwärmer aus und bewegt Qi und Blut. Beide Wirkungen sind für die Therapie von Lumbalgie und Ischialgie aufgrund von Nässe-Hitze in der Blasen-Leitbahn zu verwerten.

3. Qi- und Blut-Stagnation

Rezeptur

Variation von

Shen tong zhu yu tang

Dekokt, das Blut-Stasen aus einem schmerzenden Körper treibt

Radix Angelicae sinensis	Dang gui	9.0 g
Rhizoma Chuanxiong	Chuan xiong	6.0 g
Semen Persicae	Tao ren	9.0 g
Flos Carthami	Hong hua	9.0 g
Myrrha	Mo yao	6.0 g
Faeces Trogopterori	Wu ling zhi	6.0 g
Rhizoma Cyperi	Xiang fu	3.0 g
Radix Achyranthis bidentatae	Niu xi	9.0 g
Lumbricus	Di long	6.0 g
Radix Glycyrrhizae	Gan cao	3.0 g

Erläuterung

- Dang gui, Chuan xiong, Tao ren und Hong hua nähren, harmonisieren und bewegen das Blut.
- Mo yao und Wu ling zhi bewegen das Blut, beseitigen Stase und beenden Schmerz.
- Xiang fu bewegt das Qi und stillt Schmerz.
- Niu xi bewegt das Blut, tonisiert Leber und Niere, unterstützt Sehnen und Knochen und stärkt die Lumbalregion.
- Di long vertreibt Wind-Nässe und stillt Schmerz.
- Gan cao harmonisiert.
- Qiang huo und Qin jiao wurden bei der Grundrezeptur weggelassen, da diese für Schmerzen in allen Körperregionen gedacht ist und Qiang

huo vor allem Schmerzen der oberen Körperanteile beseitigt. Diese Rezeptur ist hingegen auf die unteren Körperregionen gerichtet.

Variationen

- Bei Nässe-Kälte im unteren Rücken: plus Du huo (Radix Angelicae pubescentis).
- Bei Nieren-Yang-Mangel: plus Du zhong (Cortex Eucommiae) und Gou ji (Rhizoma Cibotii).

Fertigarznei 1

Gu zhe cuo shang san

Pulver bei Brüchen und Prellungen

Cranium Suis scrofae	Ye zhu gu
Semen Cucumeris sativi	Huang gua zi
Radix Angelicae sinensis	Dang gui
Flos Carthami	Hong hua
Sanguis Draconis	Xue jie
Radix et Rhizoma Rhei	Da huang
Olibanum	Ru xiang
Myrrha	Mo yao
Eupolyphaga seu Stelophaga	Tu bie chong

Erläuterung

Dieses Präparat ist zwar hauptsächlich für Frakturen und Kontusionen geeignet, es kann aber auch hier bei akuten Rückenschmerzen aufgrund von lokaler Qi- und Blut-Stagnation verwendet werden.

Die Mischung ist während der Schwangerschaft kontraindiziert. Es sollte auf jeden Fall nur kurzfristig verwendet werden, da es Da huang enthält, eine nach unten bewegende Arznei, sowie Tu bie chong, eine etwas toxische Arznei.

Fertigarznei 2

Da huo luo dan

Große Pille zum Beleben der Verbindungsleitbahnen

Benzoinum	An xi xiang
Borneolum syntheticum	Bing pian
Radix Aconiti Wu Tou	Wu tou
Lignum Aquilariae resinatum	Chen xiang
Radix Paeoniae rubra	Chi shao
Radix Cyathulae	Chuan niu xi
Rhizoma Chuanxiong	Chuan xiong
Radix et Rhizoma Rhei	Da huang
Radix Angelicae sinensis	Dang gui
Lumbricus	Di long
Flos Caryophylli	Ding xiang
Semen Alpiniae	Cao dou kou
Radix Saposhnikoviae	Fang feng
Poria	Fu ling
Radix Glycyrrhizae	Gan cao
Radix Puerariae	Ge gen
Rhizoma Drynariae	Gu sui bu
Herba Potentillae fulgentis	Guan zhong
Plastrum Testudinis	Gui ban
Radix Polygoni multiflori	He shou wu
Os Tigris	Hu gu
Rhizoma Coptidis	Huang lian
Radix Scutellariae	Huang qin
Herba Agastachis rugosae	Huo xiang
Bombyx batryticatus	Jiang can
Herba Ephedrae	Ma huang
Myrrha	Mo yao
Radix Aucklandiae	Mu xiang
Calculus Bovis	Niu huang
Agkistrodon	Qi she
Rhizoma seu Radix Notopterygii	Qiang huo
Pericarpium Citri reticulatae viride	Qing pi
Radix Ginseng	Ren shen
Cortex Cinnamomi	Rou gui
Olibanum	Ru xiang
Moschus	She xiang
Radix Rehmanniae praeparata	Shu di huang
Resina Pini praeparata	Song xiang
Rhizoma Gastrodiae	Tian ma
Rhizoma Arisaematis cum bile	Dan nan xing
Radix Clematidis	Wei ling xian
Zaocys	Wu shao she
Radix Linderae	Wu yao
Cornu Bubali	Shui niu jiao
Herba Asari	Xi xin
Rhizoma Cyperi	Xiang fu
Radix Scrophulariae	Xuan shen
Sanguis Draconis	Xue jie

Erläuterung

Dieses Präparat bewegt Qi und Blut, beseitigt Stasen und vertreibt Wind. Die Hauptanwendung ist zwar die Therapie von Folgen eines Wind-Schlaganfalls, es kann aber auch bei akuten oder subakuten Rückenschmerzen aufgrund lokaler Qi- und Blut-Stagnation eingesetzt werden.

Die Mischung ist während der Schwangerschaft kontraindiziert, sie sollte in jedem Fall nur kurze Zeit gegeben werden (nicht mehr als ein oder zwei Wochen), da es sich aufgrund der vielen verschiedenen Zutaten um ein stark wirksames Präparat handelt.

4. Nieren-Schwäche

Rezeptur 1

Du huo ji sheng tang

Dekokt mit Radix Angelicae pubescentis und Ramulus Taxilli

Radix Angelicae pubescentis	Du huo	9.0 g
Herba Asari	Xi xin	3.0 g
Radix Saposhnikoviae	Fang feng	6.0 g
Radix Gentianae macrophyllae	Qin jiao	6.0 g
Ramulus Taxilli	Sang ji sheng	6.0 g
Cortex Eucommiae	Du zhong	6.0 g
Radix Achyranthis bidentatae	Niu xi	6.0 g
Radix Angelicae sinensis	Dang gui	6.0 g
Rhizoma Chuanxiong	Chuan xiong	6.0 g
Radix Rehmanniae	Sheng di huang	6.0 g
Radix Paeoniae alba	Bai shao	6.0 g
Radix Ginseng	Ren shen	6.0 g
Poria	Fu ling	6.0 g
Cortex Cinnamomi	Rou gui	6.0 g
Radix Glycyrrhizae	Gan cao	6.0 g

Erläuterung

Diese Rezeptur wurde schon in Kapitel 23 besprochen. Sie tonisiert Niere und Leber und unterstützt Sehnen und Knochen. Sie ist spezifisch bei chronischem Bi-Syndrom der Lumbalregion und der Knie geeignet. Die Rezeptur enthält allerdings viele heiße Arzneien und ist primär für Nieren-Yang-Mangel gedacht. Sie ist keinesfalls geeignet, wenn Nieren-Yin-Mangel zu finden ist.

Diese Rezeptur ist auch in Form eines beliebten Fertigpräparats erhältlich. Sie ergänzt in nützlicher Weise die Akupunkturbehandlung chronischer Lumbalgie.

Rezeptur 2

Zuo gui wan

Pille, die die Linke (Niere) wiederherstellt

Radix Rehmanniae praeparata	Shu di huang	15.0 g
Rhizoma Dioscoreae	Shan yao	9.0 g
Fructus Corni	Shan zhu yu	9.0 g
Fructus Lycii	Gou qi zi	9.0 g
Radix Cyathulae	Chuan niu xi	6.0 g
Semen Cuscutae	Tu si zi	9.0 g
Cornu Cervi	Lu jiao	9.0 g
Colla Plastri Testudinis	Gui ban jiao	9.0 g

Erläuterung

Diese Rezeptur wurde bereits in den Kapiteln 1 und 9 besprochen. Sie tonisiert das Nieren-Yin. Niu xi und Lu jiao stärken den Rücken.

Variationen

- Zur Stärkung der Wirkung auf die Lumbalregion: plus Wu jia pi (Cortex Acanthopanacis) und Ji xue teng (Caulis Spatholobi).
- Bei ausgeprägten Yin-Mangel-Symptomen und Leere-Hitze: plus Nü zhen zi (Fructus Ligustri lucidi) und Mo han lian (Herba Ecliptae).
- Bei Symptomen von Nässe-Kälte der unteren Rückenpartie: plus Du huo (Radix Angelicae pubescentis).
- Bei Symptomen von Nässe-Hitze der Lumbalregion: plus Huang bai (Cortex Phellodendri) und Fen bi xie (Rhizoma Dioscoreae hypoglaucae).
- Bei Blut-Stase im Rücken: Dosierung von Chuan niu xi erhöhen.

Fertigarznei 1

Yao tong pian

Tablette gegen Rückenschmerzen

Radix Angelicae sinensis	Dang gui
Radix Dipsaci	Xu duan
Cortex Eucommiae	Du zhong
Fructus Lycii	Gou qi zi
Rhizoma Atractylodis macrocephalae	Bai zhu
Fructus Psoraleae	Bu gu zhi
Radix Achyranthis bidentatae	Niu xi

Erläuterung

Diese Tabletten tonisieren das Nieren-Yang und stärken die Lumbalregion. Sie werden bei chronischen Rückenschmerzen aufgrund von Nieren-Yang-Mangel verwendet.

Der entsprechende Zungenbefund: blasser, gedunsener, feuchter Zungenkörper.

Fertigarznei 2

Du huo ji sheng wan

Pille mit Radix Angelicae pubescentis und Ramulus Taxilli

Erläuterung

Diese Pillen haben die gleichen Zutaten und Wirkungen wie die gleichnamige, oben besprochene Dekoktrezeptur. Das Präparat ist vor allem bei chronischen Rückenschmerzen aufgrund von Blut- und Nieren-Yang-Mangel bei Frauen angezeigt.

Zungenbefund: blasser, dünner Zungenkörper.

Fertigarznei 3

Du zhong ha gu wan

Pille mit Cortex Eucommiae und Tigerknochen

Radix Ginseng	Ren shen
Rhizoma Atractylodis macrocephalae	Bai zhu
Radix Angelicae sinensis	Dang gui
Rhizoma Chuanxiong	Chuan xiong
Caulis Spatholobi	Ji xue teng
Radix Notoginseng	San qi
Cortex Eucommiae	Du zhong
Os Tigris	Hu gu
Fructus Chaenomelis	Mu gua
Herba Epimedii	Yin yang huo
Zaocys	Wu shao she
Fructus Liquidambaris	Lu lu tong
Rhizoma Atractylodis	Cang zhu
Herba Aristolochiae mollissimae	Xun gu feng
Radix Clematidis	Wei ling xian
Ramus Photiniae	Shi nan teng
Ramulus Mori	Sang zhi

Erläuterung

Diese Pillen haben einen ähnlichen Effekt wie Yao tong pian, sie wirken aber stärker und komplexer. Sie tonisieren das Nieren-Yang, stärken den Rücken, nähren und bewegen das Blut und vertreiben Wind-Nässe. Sie sind deshalb bei chronischen Rückenschmerzen älterer Menschen aufgrund von Nieren-Yang- und Blut-Mangel geeignet, desweiteren bei Anhäufung von Kälte-Nässe in der Lumbalregion und einer gewissen lokalen Blut-Stase.

Zungenbefund: blasser, bläulich-purpurner und eher steifer Zungenkörper.

Fertigarznei 4

Jian bu hu qian wan

Pille, die zum kraftvollen Gehen gleich einem verborgenen Tiger verhilft

Fructus Chaenomelis	Mu gua
Radix Achyranthis bidentatae	Niu xi
Os Tigris	Hu gu
Radix Gentianae macrophyllae	Qin jiao
Radix Angelicae sinensis	Dang gui
Radix Ginseng	Ren shen
Honig (Mel)	Feng mi

Erläuterung

Dieses Präparat nährt das Yin von Leber und Niere, es stärkt auch Sehnen und Knochen. Es ist bei chronischer Lumbalgie älterer Menschen aufgrund von Leber- und Nieren-Yin-Schwäche indiziert.

Zungenbefund: roter, belagloser Körper.

Fertigarznei 5

Te xiao yao tong ling

Besonders wirksame Pille gegen Rückenschmerzen

Cortex Eucommiae	Du zhong
Radix Morindae officinalis	Ba ji tian
Rhizoma Chuanxiong	Chuan xiong
Flos Carthami	Hong hua
Radix Achyranthis bidentatae	Niu xi
Radix Gentianae macrophyllae	Qin jiao
Radix Polygoni multiflori	He shou wu
Radix Angelicae pubescentis	Du huo
Ramulus Taxilli	Sang ji sheng
Radix Angelicae sinensis	Dang gui
Radix Clematidis	Wei ling xian

Erläuterung

Das Präparat tonisiert das Nieren-Yang und nährt und bewegt das Blut. Es ist bei chronischen Rückenschmerzen aufgrund von Nieren-Yang- und Blut-Mangel geeignet. Es hat eine ähnliche Wirkung wie Du huo ji sheng wan (Pille mit Radix Angelicae pubescentis und Ramulus Taxilli), unterscheidet sich von letzterem aber dadurch, daß es von weniger heißer energetischer Natur ist und daher in niedriger Dosierung auch geeignet ist, wenn etwas Nieren-Yin-Mangel vorliegt.

Zungenbefund: blasser Zungenkörper.

Prognose und Prävention

Die Akupunktur kann bei der Behandlung sowohl akuter als auch chronischer Lumbalgie äußerst wirkungsvoll sein, sie ist hier effizienter als Arzneimitteltherapie. Gelegentlich zeigt sie Erfolge, selbst wenn alles dagegen spricht, also etwa starke strukturelle Dysbalancen der Wirbelsäule vorliegen. Die Dauer der Beschwerden scheint bei Rückenschmerzen weniger Bedeutung als bei anderen Erkrankungen zu haben, denn viele Fälle sehr chronischer Lumbalgien seit beispielsweise mehr als 20 Jahren lassen sich mitunter in wenigen Akupunktursitzungen beseitigen.

Akute Attacken aufgrund von Zerrung oder Eindringen von Nässe-Kälte können in wenigen Behandlungen, gelegentlich sogar in einer einzigen, geheilt werden. Wenn allerdings der akute Anfall ein Aufflammen eines chronischen Zustands darstellt, so dauert die Behandlung viel länger, meist sind 10 bis 15 Akupunktursitzungen nötig.

Wird die Lumbalgie von Ischialgie begleitet, so nimmt ihre Behandlung üblicherweise mehr Zeit in Anspruch. Ist die Zunge des Patienten rot und geschält und der Puls schnell, schlüpfrig und saitenförmig, so ist die Prognose schlecht, die Therapie wird entweder ohne Erfolg bleiben oder lange dauern.

Weitere Hinweise zur Prognose müssen wir der westlichen Diagnose entnehmen, wobei es vor allem um die Unterscheidung von vier Pathologien geht: chronische Bänderbelastung der unteren Lendenwirbelsäule, Spondylopathie, Spondylarthropathie und Diskushernien.

Die ersten beiden Bilder sprechen auf die Behandlung, wie wir sie oben ausgeführt haben, sehr gut an.

Starke Spondylopathie der Wirbelsäule vermindert selbstverständlich die Wirkung der Akupunktur. Das Nadeln mag zwar eine Verbesserung bewirken, eine vollständige Heilung ist aber nie möglich. Wir dürfen allerdings der Diagnose „Spondylopathie der Wirbelsäule" nicht zu viel Bedeutung beimessen, denn häufig hat die Diagnose wenig Bezug zu den klinischen Symptomen. Beispielsweise bieten viele Patienten ausgeprägte spondylopathische Veränderungen der Wirbelsäule, ohne an Rückenschmerzen zu leiden. Umgekehrt können gelegentlich sehr leichte degenerative Wirbelveränderungen schwere Schmerzen nach sich ziehen. Dieses scheinbare Paradoxon kann aus der chinesischen Sicht der Lumbalgie erklärt werden, denn es kommen weitere Faktoren zum Tragen, die abgesehen von der Spondylopathie zu Rückenschmerzen führen, nämlich Zerrung, Nässe-Kälte und Nieren-Schwäche.

Wenn also ein Patient, der an chronischen Rückenschmerzen leidet, Röntgenaufnahmen mitbringt, die Spondylopathie zeigen, so müssen wir immer die Möglichkeit im Hinterkopf haben, daß diese degenerativen Veränderungen nicht unbedingt einen Bezug zum Schmerz des Patienten haben müssen. Das erklärt, weshalb viele Patienten mit anscheinend ziemlich schwerer Spondylopathie der Wirbelsäule doch auf Akupunktur sehr gut ansprechen. Ist allerdings die Spondylopathie bei alten Menschen die Schmerzursache, so zeigt die Akupunktur weniger Wirkung.

Was den Diskusprolaps betrifft, so kann die Akupunktur in der Behandlung sowohl akuter als auch chronischer Fälle von Diskushernien sehr wirksam sein, da der Nucleus pulposus in den Anulus fibrosus reabsorbiert werden kann. Therapieprinzip und Punktewahl unterscheiden sich nicht vom Vorgehen bei akuter bzw. chronischer Lumbalgie. Verständlicherweise sollte man bei akuten Fällen von Diskushernien dem Patienten tägliche Behandlungen über mindestens eine Woche angedeihen lassen. Danach kann man das Intervall auf 2-3 Tage verlängern. Während dieser Zeit sollte der Patient strenge Bettruhe einhalten.

Was die Prävention anbelangt, so ist wahrscheinlich die wichtigste Ursache chronischen Rückenschmerzes in westlichen Industrieländern der Mangel an körperlicher Betätigung. Viele Menschen führen ein überwiegend sitzendes Leben und betätigen sich praktisch nie körperlich. Um Rückenschmerzen zu verhindern, sollten wir diese Menschen zu regelmäßiger Anstrengung anhalten, auch wenn es sich nur um forciertes Gehen handelt. Taijiquan ist eine ausgezeichnete Übungsform, die auf sanfte Weise den Rücken stärkt und alle Sehnen und Bänder geschmeidig hält. Auch leichtes Dehnen des Rückens und Rotationsübungen sind von Bedeutung.

Hat jemand eine Neigung zu Zerrungen des Rückens, so sollte er oder sie niemals schwere Lasten heben, da dies nicht bloß eine akute Zerrung hervorrufen, sondern auch das Nieren-Qi schwächen kann. Menschen mit einer Neigung zu Rückenproblemen und Nieren-Schwäche sollten auch ihre sexuelle Aktivität einschränken – dies trifft mehr auf Männer als auf Frauen zu.

Hinsichtlich der Prävention sei vermerkt, daß auch übermäßige Aktivität eine häufige Ursache von Rückenproblemen darstellt. Vor allem zu viel Joggen oder Aerobics-Übungen können Rückenzerrungen hervorrufen. Diese Beschwerden kommen häufiger bei jenen Menschen vor, die sich eher plötzlich in ihren späten Dreißigern oder frühen Vierzigern nach einem bis dahin weitgehend sitzenden Leben in solche Aktivitäten stürzen.

Differentialdiagnose gemäß der Westlichen Medizin

Die Lumbalgie kann allein schon gemäß der Diagnostik und der Therapieverfahren der Chinesischen Medizin sehr gut und ausreichend behandelt werden, wie wir es oben ausgeführt haben, ohne daß eine Bezugnahme auf die Westliche Medizin vonnöten wäre. Es ist allerdings für Akupunkteure wichtig, zumindest die wichtigsten Fakten über Rückenschmerzen aus Sicht der westlichen Pathologie zu kennen, und sei es auch nur, um mit Patienten und deren Ärzten kommunizieren zu können. Rein westlich arbeitende Ärzte überweisen immer mehr Patienten zur Akupunktur.

Aus westlicher Sicht versteht man die pathologischen Vorgänge beim Rückenschmerz nur unzureichend. In vielen Fällen ist die Pathogenese unklar. Rückenschmerzen können durch viele verschiedene Umstände bedingt sein, deren wichtigste die folgenden sind:

- Chronische Überlastung der Ligamente der unteren Lendenwirbelsäule (Bänder)
- Spondylarthropathie (Zygapophysealgelenke, also kleine Wirbelgelenke)
- Spondylopathie (Wirbelkörper)
- Lumbaler Diskusprolaps (Bandscheibe).

Diese vier Störungen beeinträchtigen jede der in Klammern angeführten Strukturen der Lendenwirbelsäule, also die Bänder, die Zygapophysealgelenke, die Wirbelkörper selbst und die Bandscheiben zwischen den Wirbelkörpern. In Abbildung 24.14 ist die Anatomie zweier Lendenwirbel dargestellt, in Abbildung 24.15 sind die Zygapophysealgelenke zwischen zwei Lumbalwirbeln zu sehen.

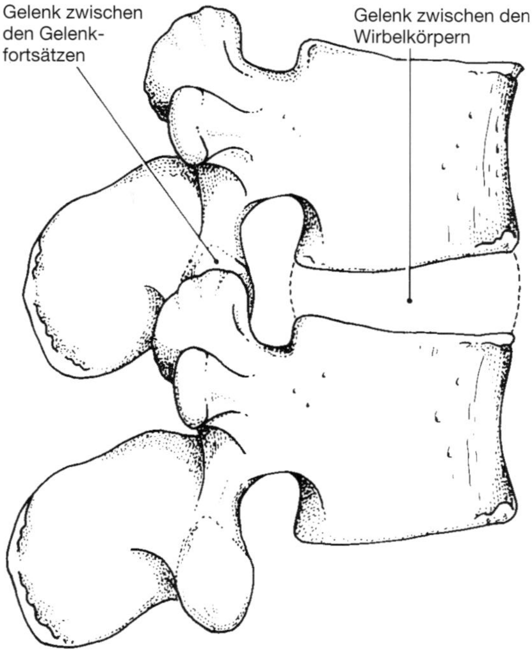

a. Lateralansicht

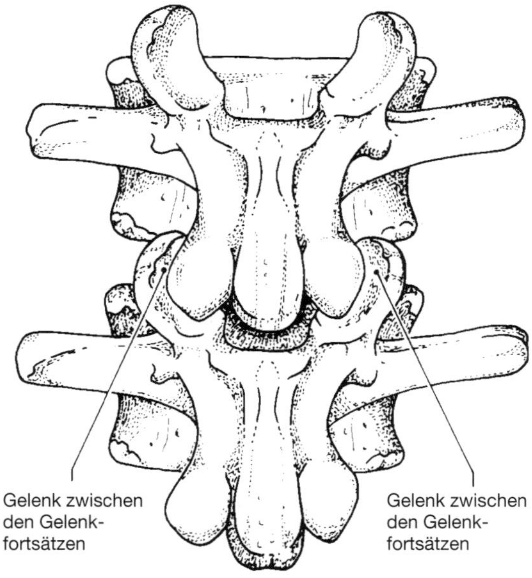

b. Ansicht von posterior

Abb. 24.14: Lendenwirbel. Aus „Clinical Anatomy of the Lumbar Spine" von N. Bogduk und L. Twomey, Churchill Livingstone, 1987. Reproduktion mit freundlicher Genehmigung des Verlags.

Chronische Überlastung der unteren lumbalen Bänder

Dies ist ein sehr allgemein gehaltener Begriff, den man auf eine schlecht definierte Gruppe von Störungen anwendet, die durch anhaltenden und rezidivierenden Rückenschmerz ohne erkennbare Pathologie angewandt wird.

Die Belastung geht darauf zurück, daß die Rückenmuskulatur bei der Haltungskontrolle nicht mehr schützen. Der Schmerz ist meist in Ruhe besser und verschlechtert sich durch Belastung.

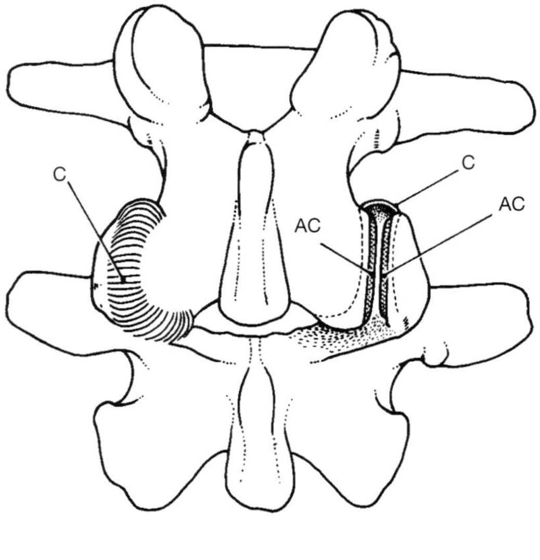

Abb. 24.15: Zygapophysealgelenke zwischen zwei Lendenwirbeln. Aus „Clinical Anatomy of the Lumbar Spine".

Wenn das Problem in den Muskeln und Bändern liegt, so ist es aus Sicht der Chinesischen Medizin nötig, Milz und Leber mit Punkten wie MP 3 und G 34 zu behandeln. Es ist interessant, daß wir, wie schon weiter oben erwähnt, in „Reine Fragen" lesen, die Milz beeinflusse die Wirbelsäule. Damit ist offensichtlich der Einfluß des Organs auf die paravertebrale Muskulatur gemeint.

Spondylarthropathie

Es handelt sich um eine Erkrankung der Zygapophysealgelenke, meist um eine Ankylose (siehe Abbildung 24.15).

Es bestehen Rückenschmerzen, die bei Bewegung, vor allem bei Dorsalflexion der Wirbelsäule, schlechter werden. Man findet auch Schmerzen über den betroffenen Gelenken. Die Beweglichkeit der Gelenke ist eingeschränkt, die paravertebralen Muskeln sind steif und verkrampft.

Da diese Erkrankung die Gelenke samt Synovia, Knorpel und Bändern befällt, behandelt man die Leber mit Punkten wie G 34, Le 8 und B 18.

Spondylopathie

Hier findet man degenerative Veränderungen der Wirbelkörper, wodurch es zu einer Verschmälerung der Bandscheiben und einer Hypertrophie des Knochens an den Gelenkrändern mit Osteophytenbildung kommt (Abbildung 24.16). Die Spondylopathie der Wirbelsäule kann sehr ausgeprägt sein, ohne jegliche Symptome zu verursachen. In den meisten Fällen kommt es zu Schmerzen, die bei Belastung und morgens schlechter sind. Beim Aufstehen aus dem Sitzen kann ein Steifigkeitsgefühl auftreten.

Da es hier zu einer Degeneration der Wirbelkörper selbst kommt, behandelt man Niere und Knochen mit N 3, B 23 und B 11.

Lumbaler Diskusprolaps

Dies ist die häufigste Ursache von Nervenwurzelkompressionen. Sie wird durch den Nucleus pulposus hervorgerufen, den kollagenen, gelartigen Kern innerhalb der Bandscheibe, der durch den Anulus fibrosus, den starken und doch elastischen Faserknorpelring, der die Außenseite der Bandscheibe bildet, durchbricht. Dieses Geschehen ist in Abbildung 24.17 dargestellt, es wird gemeinhin

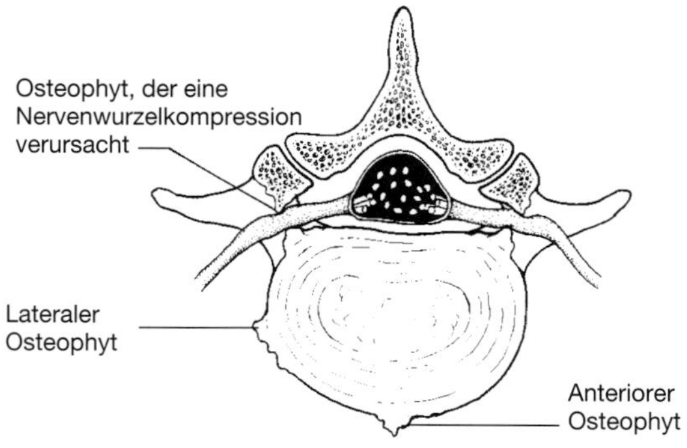

Abb. 24.16: Osteophyten

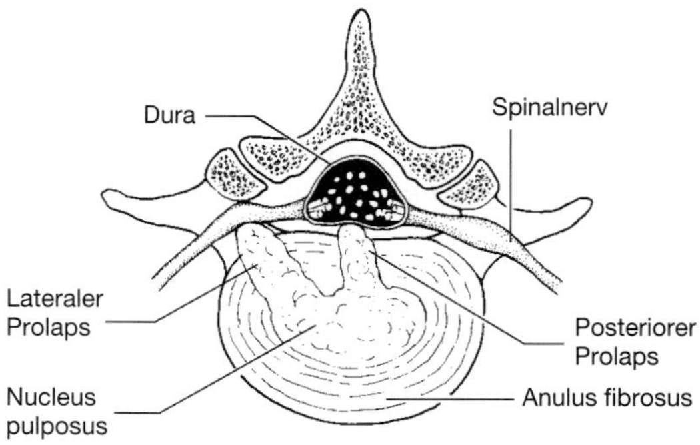

Abb. 24.17: Lateraler und posteriorer Diskusprolaps

als „Bandscheibenvorfall“ bezeichnet. Dieser Begriff ist natürlich mißverständlich, da die Bandscheibe selbst sich nicht bewegt, es bricht bloß der zentral gelegene Kern durch den äußeren Ring.

Die häufigste Lokalisation von Vorfällen sind die Segmente L4/5 und L5/S1. Der dünnste Anteil des Anulus fibrosus liegt posterolateral. Deshalb geschehen die meisten Vorfälle in dieser Region – genau hier ist aber eine Kompression der Spinalnervenwurzel am wahrscheinlichsten. Es kann auch vorkommen, daß der Nucleus pulposus nur teilweise prolabiert, was zu Schmerzen ohne Irritation der Nervenwurzel führt. Der Prolaps des Nucleus pulposus kommt häufiger bei Menschen in den Dreißigern oder Vierzigern vor, da hier der Anulus fibrosus degeneriert. In höherem Alter ist die Erkrankung seltener, da dann der Nucleus pulposus bereits fibrosiert und daher nicht prolabieren kann.

Das wichtigste klinische Zeichen eines Nukleusprolaps ist ein plötzlicher, starker Rückenschmerz, der zu beiden Beinen in Form einer Ischialgie ausstrahlt. Die Schmerzausstrahlung folgt dem entsprechenden Dermatom (Abbildung 24.18).

Es ist interessant zu beobachten, daß die Schmerzlokalisation bei der Ischialgie der Verteilung der Akupunktur-Leitbahnen folgt, nicht aber immer den Dermatomen. Wir müssen deshalb unsere Punkteauswahl stets auf der Leitbahn-Verteilung und nicht auf den Dermatomen aufbauen. Im Fall eines Diskusprolaps ist allerdings auch nützlich, die Dermatomverteilung mit einzubeziehen und Punkte des Lenkergefäßes sowie die korrespondierenden Huatuojiaji-Punkte auf Höhe der Diskusläsion und ein Segment tiefer zu nadeln. Der Grund dafür: Die Symptome und Krankheitszeichen entstammen der Kompression der Spinalnervenwurzel unterhalb der Bandscheibe. Beispielsweise verursacht ein Prolaps zwischen L5 und S1 Symptome, die durch die Wurzelirritation der Spinalnerven von S1 hervorgerufen werden.

In akuten Fällen ist der Rückenschmerz sehr stark, keine Lage ist dem Patienten angenehm. Der Patient nimmt instinktiv eine skoliotische Haltung ein, die zur Seite des Prolaps hin konvex ist, die Bewegungen der Wirbelsäule sind äußerst eingeschränkt. Das Heben des im Knie gestreckten Beins ist auf der Seite der Wurzelirritation vermindert und verursacht starken Schmerz. Dieser Test

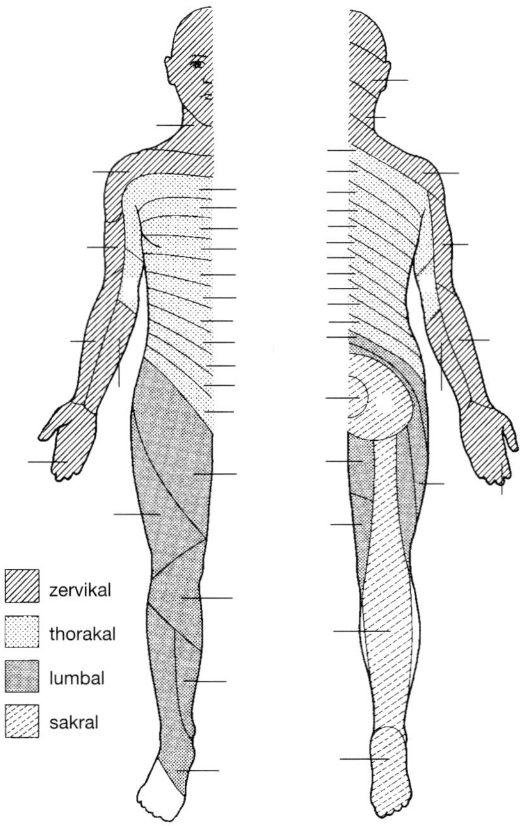

Abb. 24.18: Dermatome

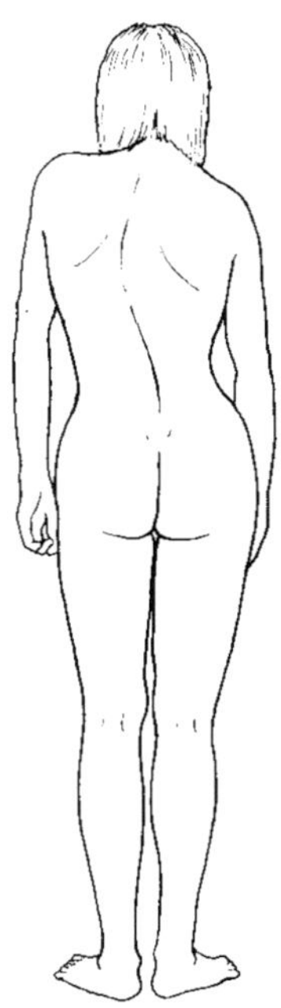

Abb. 24.19: Skoliotische Schonhaltung bei Diskusprolaps

nach Lasègue wird in Rückenlage durchgeführt, man hebt bei gestrecktem Knie das Bein jeder Seite, indem man in der Hüfte beugt. Eine deutliche Einschränkung der Beweglichkeit und Schmerz bei Flexion über 30° spricht für eine lumbosakrale Nervenwurzelkompression. Eine weitere Bestätigung erhält man, wenn eine Dorsalflexion des Fußes noch zusätzlichen Schmerz auslöst. Taubheitsempfindungen des Beins orientieren sich an der Dermatomverteilung.

Der Schmerz, der durch einen Diskusprolaps entsteht, geht nicht auf die Bandscheibe selbst zurück, sondern auf die Kompression von Nervenwurzel und Dura mater. Der eingerissene Anulus fibrosus kann wieder heilen, auch der prolabierte Nucleus pulposus kann wieder absorbiert werden. Ein Diskusprolaps kann über Monate oder gar Jahre bestehen bleiben und chronisch werden. In Abbildung 24.20 sind Schmerzareal und weitere Symptome sowie Befunde zusammengefaßt.

Höhe des Prolaps	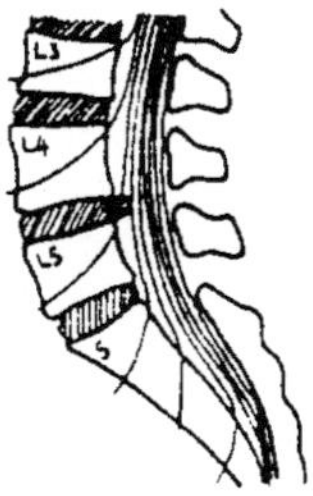 Vorwölbung L4/5	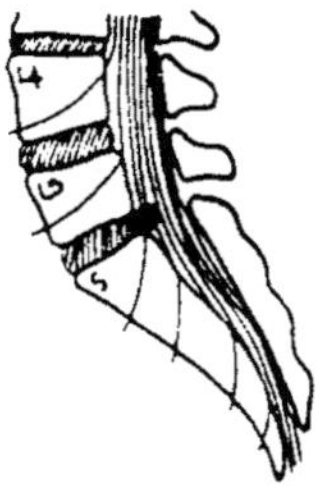 Vorwölbung L5/S1	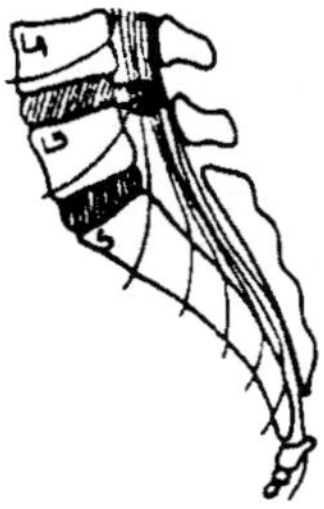 starker Prolaps L4/5
Schmerz	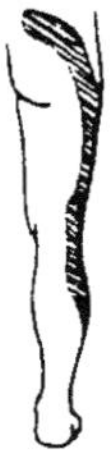 Iliosakralgelenk, Hüfte, lateraler Ober- und Unterschenkel	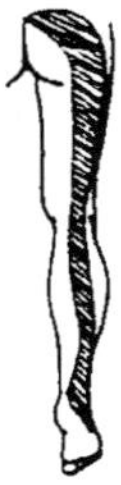 Iliosakralgelenk, Hüfte, posterolateraler Ober- und Unterschenkel bis zum Fußrand	Lumbalregion, Ober- und Unterschenkel und/oder Perineum, abhängig von Läsionshöhe, kann beidseitig auftreten
Parästhesien	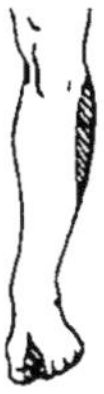 lateraler Unterschenkel, Interdigitalraum 1/2	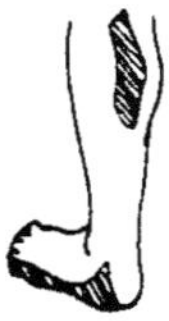 Unterschenkelrückseite, Außenknöchel, lateraler Fußrand bis zur 5. Zehe	Variabel: Ober-, Unterschenkel, Füße und/oder Perineum, kann beidseitig auftreten
Muskelschwäche	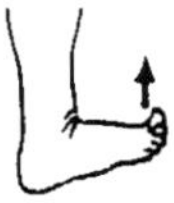 Geschwächte Dorsalflexion von Großzehe und Fuß, erschwerter Fersengang, eventuell Fallfuß	Möglicherweise eingeschränkte Flexion von Fuß- und Großzehe, erschwerter Fersengang	Variable Lähmung von Bein und/oder Dickdarm, Blaseninkontinenz
Reflexe	Veränderungen selten (möglicherweise fehlender oder verminderter Tibialis posterior-Reflex)	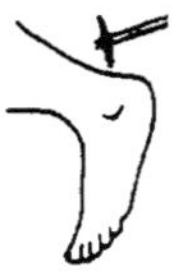 Achillessehnenreflex vermindert oder fehlend	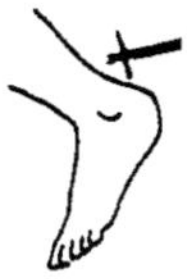 Achillessehnenreflex vermindert oder fehlend
Atrophie	wenig	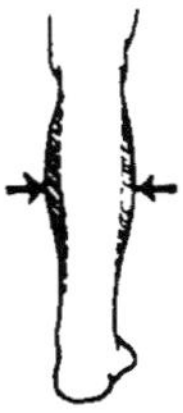 Mm. gastrocnemius, soleus	kann ausgeprägt sein

Abbildung 24.20: Symptome und Befunde bei chronischem Diskusprolaps. Aus „Close to the Bone“ von D. Legge, Sydney College Press 1990. Reproduktion mit freundlicher Genehmigung des Verlags.

Fußnoten

1 Im englischen Original wird der Begriff „lower back ache" verwendet, der mit dem deutschen umgangssprachlichen „Kreuzschmerz" bzw. dem medizinischen Terminus „Lumbalgie" nahezu ident ist. Ich habe mich entschlossen, die Begriffe „Lumbalgie" und „Rückenschmerz" zu verwenden. (Anmerkung des Übersetzers der deutschen Ausgabe.)

2 Hickling P, Golding J: An Outline of Rheumatology, S. 24; Wright, Bristol 1984.

3 The Yellow Emperor's Classic of Internal Medicine – Simple Questions (Huang Di Nei Jing Su Wen), S. 100; People's Health Publishing House, Beijing 1979. Dieses Werk erschien erstmals etwa 100 v. Chr.

4 He Ren: A New Explanation of the Essential Prescriptions of the Golden Chest (Jin Gui Yao Lüe Xin Jie), S. 80; Zhejiang Science Publishing House, 1981. Das Originalwerk wurde von Zhang Zhong-Jing verfaßt und erschien erstmals etwa 220 n. Chr.

5 Chao Yuan-Fang: General Treatise on the Aetiology and Symptomatology of Diseases (Zhu Bing Yuan Hou Lun), zitiert in: Internal Medicine, S. 245.

6 Zhu Dan-Xi: Essential Methods of Dan Xi (Dan Xi Xin Fa), zitiert in: Internal Medicine, S. 245. Zhu Dan-Xis Werk erschien erstmals 1481.

7 Wang Keng-Tang: Standards of Diagnosis and Treatment (Zheng Zhi Zhun Sheng), 1602, zitiert in: Internal Medicine, S. 248.

8 Wang Luo-Zhen, A Compilation of the „Study of the Eight Extraordinary Vessels" (Qi Jing Ba Mai Kao Jiao Zhu), S. 75; Shanghai Science Publishing House, Shanghai 1985. Li Shi-Zhens Buch „Eine Untersuchung der Acht Außerordentlichen Gefäße" kam erstmals 1578 heraus.

9 Simple Questions, S. 23.

Kapitel 25

Myalgische Enzephalomyelitis

伏邪

Aus Sicht der Westlichen Medizin ist die Myalgische Enzephalomyelitis (ME) eine relativ „neue" Erkrankung. Das kausale Agens ist nicht bekannt, es gibt nicht einmal ein allgemeines Einverständnis, daß es sich überhaupt um eine eigene „Erkrankung" handelt. Selbst über den Namen ist man sich nicht einig. So wird die Krankheit „Royal-Free Erkrankung", „Postvirales Syndrom", „Epidemische Neuromyasthenie", „Chronische Mononukleose", „Chronische Epstein-Barr-Virus-Krankheit" und „Chronisches Erschöpfungssyndrom" genannt.

„Myalgisch" heißt „Muskelschmerz", „Enzephalomyelitis" bedeutet „Entzündung von Gehirn und Rückenmark". Es gibt keine allgemeine Übereinkunft bezüglich Wesen und Verursacher dieser Erkrankung, weil es keinen spezifischen Test zur ME gibt. Aktuelle Forschungen weisen aber darauf hin, daß ME durch ein Enterovirus, genauer gesagt eine Coxsackie-Untergruppe der Enteroviren, hervorgerufen werden könnte.[1] In den USA scheint die Forschung mehr in Richtung des Epstein-Barr-Virus, des Verursachers von „ Pfeiffer'schem Drüsenfieber" (Mononukleose), als Auslöser der ME gerichtet zu sein. Einige Ärzte beschränken die Definition von ME auf postvirale Symptome mit allmählichem und heimtückischem Beginn, begleitet von Befunden einer weiterbestehenden Enterovirusinfektion. Sie unterscheiden dies von einem postviralen Syndrom mit akutem Beginn, das unmittelbar nach einer akuten Infektion seinen Anfang nimmt. ME-Symptome bilden sich entweder langsam und zunächst unauffällig ohne offensichtliche Infektion aus, oder aber nach einem akuten Infekt. Typischerweise können das eine Influenza oder ein grippaler Infekt, eine spezifische virale Infektion wie Varicellen (Windpocken) oder Gastroenteritis sein. Die Symptome des akuten Stadiums beinhalten Fieber, Frösteln, Körperschmerzen, geschwollene Lymphknoten und Erschöpfung. Verschiedene weitere Symptome können abhängig von der Art des Infekts ebenfalls auftreten, etwa Erbrechen, Übelkeit, Diarrhö, Ohrenschmerzen, Schwindelgefühl, Halsschmerzen oder Husten.

Nachdem er sich zunächst von den geschilderten Symptomen scheinbar erholt hat, beginnt sich der Patient wieder unwohl zu fühlen, und verschiedene Symptome bleiben von diesem Zeitpunkt an ständig bestehen. Die Hauptsymptome von ME sind ausgeprägte Schwäche und Schmerzen der Muskeln, Gedächtnis- und Konzentrationsschwäche, Erschöpfung und ein beständiges oder intermittierendes allgemein grippeähnliches Gefühl.

Aus Sicht der Chinesischen Medizin ist die Unterscheidung zwischen „richtiger" ME mit langsamem Beginn und anderen Arten von allgemeiner postviraler Erschöpfung bedeutungslos. Jede Art von postviralen Erschöpfungszuständen, ob sie nun zu ME oder einer anderen Gruppe gehören, können gemäß den Prinzipien der Chinesischen Medizin gedeutet, diagnostiziert und behandelt werden. Nach meiner Erfahrung besteht aber doch ein Unterschied zwischen „richtiger“ ME, die durch eine persistierende virale Infektion gekennzeichnet ist, und einem postviralen Syndrom, das sich durch eine Disharmonie der inneren Organe nach einem viralen Infekt auszeichnet. Die Hauptmethode, um zwischen diesen beiden Störungen zu unterscheiden, sind die Symptome Muskelschmerz und allgemein „grippiges“ Gefühl: bei der „wahren“ ME sind sie sehr ausgeprägt und andauernd. Bei der „richtigen“ ME hat der Puls auch eine gewisse Fülle-Qualität, er ist entweder schlüpfrig oder saitenförmig.

Diagnose und Therapie, wie wir sie in diesem Kapitel besprechen werden, können aber auf alle Arten von ME oder postviralem Erschöpfungssyndrom angewandt werden.

Die klassischen Werke der Chinesischen Medizin beschrieben schon sehr früh Ursachen, Diagnose und Therapie von Störungen, die ME oder postviralem Syndrom sehr ähnlich sind. Die drei Hauptformen, in denen sich ME manifestieren kann, sind die folgenden:

- Pathogener Rest-Faktor
- Latente Hitze
- Shao Yang-Muster.

Pathogener Rest-Faktor

Hier handelt es sich um eine der Hauptstörungen, die zu postviraler Erschöpfung führen kann. Wenn äußerer Wind in den Körper eindringt und nicht richtig beseitigt wird, oder wenn der Patient während des akuten Eindringens von Wind nicht ruht, so kann der pathogene Faktor im Inneren verbleiben, gewöhnlich in Form von Hitze oder Nässe-Hitze. Einerseits führt er dann weiterhin zu Symptomen und Krankheitszeichen, andererseits prädisponiert er den Menschen für das weitere Eindringen äußerer pathogener Faktoren, da er die regelrechte Verteilung sowie das Absteigen des Lungen-Qi behindert. Außerdem neigt er auch dazu, das Qi und/oder Yin zu schwächen, wodurch es zu einem Teufelskreis zwischen pathogenem Faktor und Leere kommt.

Abgesehen von der Hitze selbst ist Nässe-Hitze ein sehr häufiger pathogener Rest-Faktor. Dies hat zwei Hauptursachen. Zunächst sind während aller fieberhaften Erkrankungen die auf- und absteigenden Bewegungen von Milz und Magen gestört. Das Magen-Qi kann nämlich nicht absteigen, trübe Flüssigkeiten werden nicht umgewandelt; das Milz-Qi wiederum kann nicht aufsteigen, die klaren Flüssigkeiten können nicht transformiert werden. Es kommt zur Bildung von Nässe. Zweitens verdampft Hitze die Körperflüssigkeiten, sie kondensieren dann in Form von Nässe. Ist Nässe einmal ausgebildet, so ist sie mehr oder weniger selbsterhaltend. Nässe beeinträchtigt Transformation und Transport durch die Milz, was wiederum zu mehr Nässe-Bildung Anlaß gibt. Auch hier entsteht also ein Teufelskreis.

Aus diesen Gründen ist es wichtig, während des Eindringens eines äußeren pathogenen Faktors bzw. unmittelbar danach ausreichend zu ruhen und sehr vorsichtig zu sein. Man sollte sich also mehr Ruhe als sonst gönnen, sich nicht der Kälte aussetzen, einfache und reizlose Nahrung zu sich nehmen und sich sexueller Aktivität gänzlich enthalten. Handelt man nicht dementsprechend, so wird der pathogene Faktor nicht komplett beseitigt, er verbleibt in Form von Hitze oder Nässe-Hitze im Körperinneren.

Antibiotika sind in unserer Gesellschaft eine der häufigsten Ursachen für pathogene Rest-Faktoren. Sie zerstören zwar die Bakterien, aus Sicht der Chinesischen Medizin neigen sie aber dazu, den pathogenen Faktor im Körperinneren „einzuschließen“. Antibiotika befreien weder die Oberfläche in den Anfangsstadien eines Angriffs äußerer Faktoren, noch beseitigen sie in den späteren Phasen Hitze oder Schleim. Dr. J. H. F. Shen verwendet einen ausgezeichneten Vergleich für die Wirkung von Antibiotika. Wenn wir hören, daß ein Einbrecher mitten in der Nacht in unser Haus eindringt, so können wir auf zweierlei Weise reagieren: wir können aufstehen, Lärm schlagen und den Einbrecher vertreiben, wir können aber auch, wenn wir eine Schußwaffe besitzen, den Eindringling erschießen. Durch das Erschießen entledigen wir uns zwar zweifellos des Verbrechers, wir schaffen uns dadurch aber ein noch größeres Problem: wir müssen einen Leichnam loswerden, und langfristig werden wir Probleme mit dem Gesetz bekommen. Die erste Option ist daher eindeutig vorzuziehen: der Einbrecher verläßt das Haus, bevor er etwas stehlen kann, unser Besitz und Leben sind sicher, das Problem ist gelöst. Der Einbrecher ist das Symbol für das Eindringen eines äußeren pathogenen Faktors, die erste Vorgehensweise entspricht der Wirkweise der Chinesischen Medizin, denn sie entledigt sich des pathogenen Faktors, ohne den Körper zu schädigen. Die zweite Option ist mit der Wirkung von Antibiotika zu vergleichen: sie töten die Bakterien ab, beseitigen aber nicht den pathogenen Faktor. Der Körper wird deshalb mit einem pathogenen Rest-Faktor belastet, der der Leiche des Einbrechers entspricht. Außerdem vertreibt die Chinesische Medizin den pathogenen Faktor, indem sie die Immunantwort fördert und die Körperabwehr stärkt. Antibiotika töten zwar die schädlichen Bakterien, vernichten aber unausweichlich auch nützliche Bakterien und lassen den Körper in einem geschwächten Zustand zurück.

Dies soll keine Kritik an den Antibiotika sein, sondern eine objektive Analyse ihres Wirkungsmodus im Vergleich mit Methoden der Chinesischen Medizin. Es gibt viele Umstände, unter denen Antibiotika eingesetzt werden müssen, wenn beispielsweise eine Infektion weit fortgeschritten ist, sich im Körper ausgebreitet hat oder potentiell gefährlich ist. Vielfach werden diese Substanzen aber unnötigerweise einfach routinemäßig verabreicht. Chinesische Arzneien können auch gemeinsam mit Antibiotika eingenommen werden, denn die beiden Arten von Medikamenten arbeiten auf verschiedene Weise. Die Antibiotika töten die Bakterien ab, die chinesischen Arzneien öffnen entweder die Oberfläche und vertreiben den pathogenen Faktor im Frühstadium der Erkrankung, oder sie beseitigen Hitze und lösen in späteren Stadien Schleim auf. Chinesische Arzneien können sogar die Nebenwirkungen von Antibiotika vermindern. Diese zerstören nämlich nützliche Bakterien, was aus chinesischer Sicht einer Schädigung des Magen-Yin entspricht. Man kann dies an der teilweisen Ablösung des Zungenbelags nach Antibiotikatherapie erkennen. Das Hinzufügen von einigen Arzneien zum Tonisieren des Magen-Yin wie beispielsweise Tai zi shen (Radix Pseudostellariae) kann dazu beitragen, die Nebenwirkungen der Antibiotika zu bekämpfen und die Darmflora wieder herzustellen.

Latente Hitze

ME-Symptome, die ohne akute Infektion auftreten, können als eine Manifestation latenter Hitze interpretiert werden. Aus Kapitel 3 „Reine Fragen": Dringt Kälte während des Winters in den Körper ein, so kommt sie während des Frühlings als Hitze wieder heraus."[2] Das bedeutet, daß unter gewissen Umständen ein pathogener Faktor, sei es Wind-Kälte oder Wind-Hitze, in den Körper eindringen kann, ohne unmittelbare Symptome zu verursachen. Er inkubiert dann einige Zeit lang im Körper und wandelt sich in Hitze um, die später an die Oberfläche drängt und dazu führt, daß der Mensch sich plötzlich sehr müde fühlt, schwere Glieder hat, etwas durstig, hitzig und reizbar ist. Er oder sie schläft dann schlecht, der Harn ist dunkel. Der Puls fühlt sich zu diesem Zeitpunkt dünn und etwas schnell an, die Zunge ist rot. Dieser Zustand wird als latente Hitze oder Frühjahrs-Hitze bezeichnet, obwohl er in jeder Jahreszeit, auch außerhalb des Frühlings, auftreten kann. Abgesehen von den beschriebenen Symptomen und Krankheitszeichen neigt latente Hitze auch zum Verletzen von Qi und/oder Yin, wodurch sich ein Teufelskreis zwischen Hitze und Leere etabliert. Der „Inkubationsprozeß" eines äußeren pathogenen Faktors im Körperinneren erklärt viele Fälle von ME. Latente Hitze kann entweder von selbst an die Oberfläche steigen oder aber durch das erneute Eindringen äußeren Winds nach außen „gezogen" werden. In diesem Fall bestehen zusätzlich zu den beschriebenen Symptomen innerer Hitze auch Symptome der Oberfläche wie Frösteln, Fieber, Hinterkopfschmerz, allgemeine Körperschmerzen und Niesen. Puls (dünn, schnell) und Zunge (rot) weisen aber deutlich in Richtung innerer Hitze.

Ein weiterer Faktor, der latente Hitze an die Oberfläche und nach außen bringen kann, ist emotionaler Streß, vor allem, wenn dadurch die Leber beeinträchtigt wird und er Hitze verursacht.

Latente Hitze tritt also auf, wenn ein Individuum am Eindringen äußeren Winds leidet, ohne sofort Symptome zu entwickeln. Der pathogene Faktor dringt dann ins Körperinnere vor, wo er sich in Hitze umwandelt und Monate später an die Oberfläche kommt. Gewöhnlich ist die tiefere Ursache dafür eine Nieren-Schwäche. Sind aber der Zustand des Körpers und der Niere verhältnismäßig gut, so entwickelt der Mensch sofort Symptome, wenn äußerer Wind eindringt. Das ist eine gesunde Reaktion. Ist aber die Niere durch Überarbeitung und übermäßige sexuelle Aktivität geschwächt, so ist das Qi des Körpers zu schwach, überhaupt auf das Eindringen äußeren Winds zu reagieren. Dadurch kann der Wind weiter ins Innere eindringen, ohne daß der Mensch Symptome der Oberfläche entwickelt. Ist der pathogene Faktor aber erst einmal im Körperinneren, so inkubiert er, verwandelt sich in Hitze und kommt Monate später hervor.

Die alten Ärzte meinten, daß man die Essenz nur ausreichend pflegen muß und nicht verschwenden darf, damit pathogene Faktoren nicht in den Körper vordringen können und latente Hitze sich nicht ausbilden kann. Aus Kapitel 4 „Reine Fragen“: „Die Essenz ist die Wurzel des Körpers. Wenn sie bewahrt wird, so kann latente Hitze während des Frühlings nicht auftreten.“[3] Dieses Konzept ist für die Praxis sehr wichtig. Es bedeutet nämlich, daß die Resistenz gegenüber pathogenen Faktoren nicht nur vom Lungen-Qi abhängt, das das Abwehr-Qi beeinflußt, sondern auch von Qi und Essenz der Niere. Das Abwehr-Qi wird zwar von der Lunge verteilt, es wurzelt aber in der Niere, vornehmlich im Nieren-Yang. Bei chronischen bzw. rezidivierenden Infektionen wie etwa ME ist das Nieren-Qi sehr häufig geschwächt, was zu einer verminderten Immunantwort führt.

Ein weiterer Grund für latente Hitze können Impfungen sein. Hier werden nämlich pathogene Organismen mit verminderter oder fehlender Virulenz in den Körper unter Umgehung der ersten Abwehrlinie des Organismus injiziert. Aus Sicht der Chinesischen Medizin entspricht das einem direkten Eindringen eines äußeren pathogenen Faktors in das Körperinnere, wobei die äußeren Schichten gänzlich umgangen werden. Genau dies geschieht aber bei latenter Hitze.

Zusammenfassend können wir die beiden Schienen, auf denen es zu ME kommen kann, in Abbildung 25.1 zusammenfassen.

In beiden Fällen sind die tieferliegenden Ursachen Überbelastung und Mangel an Erholung, wie wir oben ausgeführt haben.

Wir müssen die Ätiologie und Pathogenese gut kennen, um Patienten entsprechende Ratschläge erteilen zu können. Die meisten Menschen wissen überhaupt nicht, daß sie während des Eindringens eines äußeren pathogenen Faktors und danach besondere Vorsichtsmaßnahmen ergreifen sollten.

Shao Yang-Muster

Sowohl ein pathogener Rest-Faktor als auch latente Hitze können in Form eines Shao Yang-Musters auftreten, sowohl gemäß der Sechs Schichten- als auch der Vier Schichten-Theorie. Es handelt sich zwar nicht um einen getrennten, dritten Weg, auf dem ME sich manifestieren kann. Das Shao Yang-Muster hat aber spezielle, definierte Charakteristika, die es verdienen, getrennt abgehandelt zu werden.

Äußere Wind-Hitze oder -Kälte kann sich gelegentlich in einer energetischen Nische festsetzen, die zwischen Körperinnerem und -oberfläche liegt. Im Chinesischen wird diese „Gegend“ als „halb außen – halb innen“ bezeichnet. Die wichtigsten klinischen Äußerungen dieses Musters: abwechselndes Hitze- und Kältegefühl, Völle im Hypogastrium, Appetitmangel, Reizbarkeit, trockener Rachen, Übelkeit, bitterer Mundgeschmack, unscharfes Sehen, klebriger, weißer Zungenbelag bloß auf einer Seite, saitenförmiger Puls. Diese Symptome beschreiben somit das Shao Yang-Muster gemäß dem Sechs Schichten-Konzept. Gemäß den Vier Schichten wird es fast identisch beschrieben, mit dem einen Unterschied, daß es durch mehr Hitze geprägt ist: die Hitzeempfindungen überwiegen, der Zungenbelag ist gelb. Aus Sicht der Leitbahnen äußern sich die meisten Störungen des Shao Yang als Hitze des Gallenblasen-Meridians (Völle im Hypochondrium, trockener Rachen, Übelkeit, bitterer Mundgeschmack, unscharfes Sehen und saitenförmiger Puls).

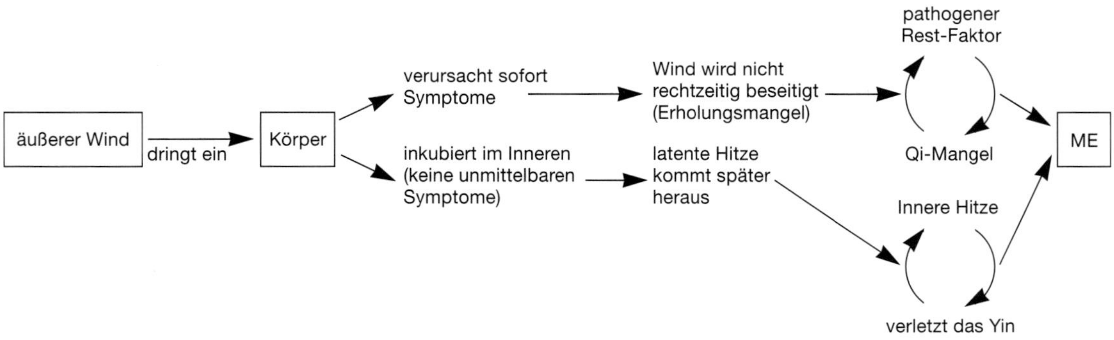

Abb. 25.1: Zwei Wege, die zu ME führen

Das Shao Yang ist das Scharnier zwischen dem Tai Yang, das sich nach außen hin öffnet, und dem Yang Ming, das zum Inneren hin gerichtet ist. Der pathogene Faktor, in diesem Fall also Hitze, kann sich lange Zeit, also Monate bis Jahre, zwischen Außen und Innen einnisten. Dazu kommt es, wenn der Körperzustand des Menschen zum Zeitpunkt des Eindringens des äußeren pathogenen Faktors besonders geschwächt ist.

Sowohl Wind-Hitze als auch latente Hitze können sich in Form des eben beschriebenen Shao Yang-Musters äußern.

Zusammenfassend können also drei Faktoren zu ME führen.

1. Ein pathogener Rest-Faktor, meist Hitze oder Nässe-Hitze, nach dem Eindringen eines äußeren pathogenen Faktors.
2. Latente Hitze, wie oben beschrieben.
3. Ein pathogener Faktor, der in Form eines Shao Yang-Musters zwischen Außen und Innen festsitzt.

Therapie

In jedem der drei Fälle ist es von grundlegender Bedeutung, das Verhältnis der Stärke von pathogenem Faktor und Schwäche des Körper-Qi zu ermitteln. Um ME richtig zu behandeln, ist es wichtig herauszufinden, ob der pathogene Faktor überwiegt, es sich also um ein Fülle-Muster handelt, oder ob die Schwäche des Körper-Qi das Herausragende ist, wir somit ein Leere-Muster vorfinden. Selbstverständlich sind fast alle Fälle durch eine Mischung aus Fülle (Hitze oder Nässe-Hitze) und Leere (meist des Qi und/oder Yin) gekennzeichnet. Aus diesem Grund müssen wir ME nahezu immer mit kombiniertem Tonisieren und Vertreiben behandeln, wobei eine der Methoden jeweils Vorrang hat. Es ist stets ein Fülle- bzw. ein Leere-Zustand im Vordergrund, weshalb die Therapie deutlich ausgerichtet sein sollte, entweder auf das Beseitigen des pathogenen Faktors oder auf das Tonisieren des Qi des Körpers. Tonisieren wir aber, wenn der pathogene Faktor überwiegt, oder leiten wir bei Vorherrschen der Leere aus, so wird sich der Zustand des Patienten deutlich verschlechtern.

Einer der wichtigsten Faktoren, die uns eine Unterscheidung zwischen einem überwiegenden Leere- und Fülle-Muster gestatten, ist der Puls. Einfach zusammengefaßt: ist der Puls dünn oder schwächlich, so überwiegt Leere, ist er vom Fülle-Typ, also etwa saitenförmig oder schlüpfrig, so haben wir eben Fülle vor uns. Ein weiteres Symptom, daß uns zwischen einem Überwiegen von Leere bzw. Fülle differenzieren läßt, ist der Muskelschmerz. Ist er sehr ausgeprägt, so weist das auf ein Übergewicht des pathogenen Faktors, hier der Nässe, hin.

Liegt der pathogene Faktor zwischen Oberfläche und Körperinnerem, so zielt die Therapie auf das Harmonisieren des Shao Yang ab.

Eine weitere wichtige Überlegung zur Therapie von ME ist, daß wir jegliche weitere Infektion, die während der Behandlung auftritt, intensiv behandeln müssen. Ein akuter viraler Infekt wie eine einfache Verkühlung oder eine Influenza kann nämlich die Wirkung wochenlanger erfolgreicher Therapie zunichte machen. Deshalb kann man dem Patienten einen Vorrat von Yin Qiao Wan (Pille mit Flos Lonicerae und Fructus Forsythiae) mitgeben. Das Präparat ist bei den ersten Zeichen eines Infekts, also Frösteln, Temperaturerhöhung, Hals- und Muskelschmerzen, Kopfschmerz und allgemeiner Mattigkeit, einzunehmen.

Wir wollen nun genauer auf die Therapie der verschiedenen Störungen, unter denen sich ME manifestieren kann, besprechen. Es geht um die folgenden Muster:

1. Fülle-Muster

1.1 Nässe-Hitze in den Muskeln
1.2 Hitze lauert im Inneren
1.3 Shao Yang-Muster

2. Leere-Muster

2.1 Qi-Mangel
2.2 Yin-Mangel
2.3 Yang-Mangel

1. Fülle-Muster

1.1 Nässe-Hitze in den Muskeln

Klinische Manifestationen

Muskelschmerzen, Müdigkeit, Schläfrigkeit, Schweregefühl in Körper oder Kopf, Erschöpfung der Muskulatur schon nach leichtester Anstrengung, Appetitlosigkeit, Druckgefühl in Thorax oder Epigastrium, klebriger Mundgeschmack, Konzentrationsschwäche, Benommenheitsgefühl im Kopf, schlechtes Kurzzeitgedächtnis, dumpfer Kopfschmerz, klebriger und gelber Zungenbelag, schlüpfriger Puls.

Symptome und Befunde bei ausgeprägter Hitze: Durst, dunkler Harn, gelber Fluor vaginalis, Schleimbeimengung zum Stuhl mit Brennen des Anus beim Stuhlgang, gelegentlich Blut im Stuhl, Nachtschweiß, klebriger, gelber Zungenbelag.

Wenn Nässe-Hitze Gallenblase und Leber beeinträchtigt, finden wir bitteren Mundgeschmack, Schmerz und Distension im Hypochondrium sowie möglicherweise auch Ikterus. Klebriger, gelber Zungenbelag, der sich auf die Ränder konzentriert.

Wenn Nässe-Hitze die Blase beeinträchtigt, so fallen Miktionsbeschwerden, trüber Harn und Brennen bei der Miktion auf. Die Zunge weist an der Wurzel einen klebrigen gelben Belag und rote Punkte auf.

Nässe kann selbstverständlich auch ohne Hitze auftreten. In diesem Fall sind die Symptome nahezu die gleichen, es besteht allerdings kein Durst, der Zungenbelag ist weiß.

Nässe kann auch in den Raum zwischen Haut und Muskeln übertreten, wo sie die typischen Muskelschmerzen bei ME verursacht. Sie führt auch zum Schweregefühl der Muskulatur, vor allem an den Extremitäten.

Nässe kann auch das Gehirn benebeln, woraus Gedächtnis- und Konzentrationsstörungen sowie das allgemeine benommene Gefühl resultieren.

Die weiteren Symptome gehen zum Großteil auf die Verlegung von Magen und Milz durch die Nässe zurück.

Therapieprinzip

Nässe auflösen, Hitze beseitigen.

Akupunktur

Punktauswahl

MP 9, MP 6, B 22, KG 12, KG 9, Di 11, MP 3, M 8-touwei, 3E 7, LG 14-dazhui. Alle Punkte sedierend oder neutral nadeln.

Erläuterung

- MP 9, MP 6 und B 22 lösen Nässe auf.
- KG 12 und KG 9 regulieren die Umwandlung der Flüssigkeiten. Sie unterstützen auf diese Weise das Auflösen von Nässe.
- Di 11 beseitigt Nässe-Hitze.
- MP 3 löst Nässe auf, vor allem solche, die im Gehirn auftritt.
- M 8 ist ein wichtiger lokaler Punkt zum Auflösen von Nässe im Kopfbereich.
- 3E 7 erleichtert Muskelschmerzen, vor allem, wenn sie vor einem Hintergrund von Hitze auftreten.
- LG 14 beseitigt Hitze. Dies ist ein wichtiger Punkt, da er sehr wirksam ist, um chronische, „versteckte" und im Inneren lauernde Hitze bei ME zu beseitigen.

Arzneimitteltherapie

Rezeptur 1

Lian po yin

Dekokt mit Rhizoma Coptidis und Cortex Magnoliae officinalis

Rhizoma Coptidis	Huang lian	3.0 g
Cortex Magnoliae officinalis	Hou po	3.0 g
Fructus Gardeniae	Zhi zi	9.0 g
Semen Sojae praeparatum	Dan dou chi	9.0 g
Rhizoma Acori	Shi chang pu	3.0 g
Rhizoma Pinelliae	Ban xia	3.0 g
Rhizoma Phragmitis	Lu gen	15.0 g

Erläuterung

- Huang lian beseitigt Hitze und trocknet Nässe.
- Hou po löst Nässe aromatisch auf und bewegt das Qi, was das Auflösen von Nässe unterstützt.
- Zhi zi und Dan dou chi beseitigen Hitze, vor allem „versteckte" Hitze, die nach dem Eindringen von Wind- oder Nässe-Hitze im Körperinneren verbleibt.
- Shi chang pu macht die Öffnungen frei und unterstützt das Auflösen von Nässe. Man sagt, daß diese Arznei die Milz „aufweckt" und das Gehirn klar macht.
- Ban xia löst Schleim auf, harmonisiert den Magen und ist antiemetisch wirksam.
- Lu gen beseitigt Hitze und beendet Übelkeit sowie Erbrechen.

Diese Rezeptur ist hervorragend geeignet, um Nässe-Hitze von Magen und Milz zu beseitigen, vor allem, wenn Nässe-Hitze im Körper verbleibt und zu chronischer Müdigkeit und ständigen Schmerzen der Muskeln führt. Die wichtigsten Symptome und Krankheitszeichen, die für die Verwendung der Rezeptur sprechen, sind Schweregefühl, Schmerzen und Erschöpfung der Muskeln, benommenes Gefühl im Kopf, Durst, klebriger Mundgeschmack, Übelkeit, Völle im Epigastrium,

Müdigkeit, Lethargie, Schläfrigkeit, ungeformte, übelriechende Stühle, klebriger und gelber Zungenbelag sowie ein schlüpfriger, schneller Puls.

Lian po yin ist die beste Rezeptur, um Nässe-Hitze zu beseitigen, die im Inneren verbleibt und zu ME-Symptomen führt. In der Praxis ist die Nässe-Hitze meist von einer Milz-Schwäche begleitet, weshalb man die Rezeptur entsprechend anpassen sollte. Eine sehr einfache Modifikation wäre beispielsweise die Hinzufügung von Bai zhu (Rhizoma Atractylodis macrocephalae).

Rezeptur 2

Zhi shi dao zhi wan

Pille mit Fructus Aurantii immaturus zum Beseitigen von Stagnation

Radix et Rhizoma Rhei	Da huang	15.0 g
Fructus Aurantii immaturus	Zhi shi	12.0 g
Rhizoma Coptidis	Huang lian	6.0 g
Radix Scutellariae	Huang qin	6.0 g
Poria	Fu ling	6.0 g
Rhizoma Alismatis	Ze xie	6.0 g
Rhizoma Atractylodis macrocephalae	Bai zhu	6.0 g
Massa medicata fermentata	Shen qu	12.0 g

Erläuterung

- Da huang und Zhi shi bewegen nach unten. Sie eliminieren Nässe durch Purgieren.
- Huang lian und Huang qin beseitigen Nässe-Hitze.
- Fu ling und Ze xie leiten Nässe aus.
- Bai zhu und Shen qu tonisieren die Milz. Auf diese Weise werden Nässe und Nahrungsanhäufung aufgelöst.

Lian po yin ist bei weichen Stühlen angezeigt, diese Rezeptur hingegen verschreiben wir bei trockenem oder normalem Stuhl sowie Nahrungsstagnation. Die wichtigsten Symptome der Nahrungsstagnation sind Aufstoßen, saurer Reflux, Appetitmangel, schlechter Mundgeruch und dicker, klebriger, gelber Zungenbelag.

Rezeptur 3

Huo po xia ling tang

Dekokt mit Herba Agastachis rugosae, Cortex Magnoliae, Rhizoma Pinelliae und Poria

Herba Agastachis rugosae	Huo xiang	6.0 g
Fructus Amomi cardamomi	Bai dou kou	2.0 g
Cortex Magnoliae officinalis	Hou po	3.0 g
Poria	Fu ling	9.0 g
Polyporus	Zhu ling	4.5 g
Semen Coicis	Yi yi ren	12.0 g
Rhizoma Alismatis	Ze xie	4.5 g
Rhizoma Pinelliae	Ban xia	4.5 g
Semen Sojae praeparatum	Dan dou chi	9.0 g
Semen Armeniacae	Xing ren	9.0 g

Erläuterung

Diese Rezeptur ist bei Nässe ohne Begleitung von Hitze geeignet. Die wichtigsten Manifestationen sind Schweregefühl, Völle im Epigastrium, Müdigkeit, Kältegefühl, klebriger, weißer Zungenbelag und schlüpfriger Puls.

- Huo xiang, Bai dou kou und Hou po lösen aromatisch Nässe auf. Aromatische Arzneien beseitigen Nässe, indem sie auf die Muskeln wirken und das Schwitzen fördern. Auf diese Weise vermindern sie auch die Muskelschmerzen.
- Fu ling, Zhu ling, Yi yi ren und Ze xie leiten Nässe aus.
- Ban xia leitet Nässe aus, indem Schleim aufgelöst wird.
- Dan dou chi beseitigt Hitze und Reizbarkeit.
- Xing ren unterstützt das Ausleiten von Nässe, indem das Lungen-Qi zum Absteigen gebracht wird. Dadurch werden die Flüssigkeiten zu Blase und Niere bewegt.

Variationen

Sie beziehen sich auf alle drei beschriebenen Rezepturen.

- Ausgeprägte Muskelschmerzen: plus Sha ren (Fructus Amomi) und Pei lan (Herba Eupatorii).
- Stark ausgeprägte Nässe-Symptome folgende Arzneien hinzufügen bzw. deren Dosierung erhöhen: Fu ling (Poria), Cang zhu (Rhizoma Atractylodis) und Yi yi ren (Semen Coicis).
- Ausgeprägte Qi-Schwäche, die die Nässe begleitet (der Puls ist schlüpfrig, aber schwächlich): plus Huang qi (Radix Astragali).

Diese drei Rezepturen können mit geeigneten Abwandlungen über mehrere Wochen verwendet werden, bis die Nässe-Symptome verschwinden oder sich deutlich verbessern. Man hält vornehmlich nach dem Verschwinden von Muskelschmerzen und -erschöpfung Ausschau, desweiteren nach dem Verschwinden des Zungenbelags und der schlüpfrigen Pulsqualität. Ist die Nässe einmal beseitigt, so kann man das Therapieprinzip in Richtung des Tonisierens von Qi und/oder Yin ändern. Dann kann man eine tonisierende Rezeptur verwenden, die man durch die Hinzufügung einiger Arzneien zum weiteren Ausleiten von Nässe modifiziert.

Fertigarznei

Huo xiang zheng qi wan

Pille mit Herba Agastachis rugosae für das Aufrechte Qi

Herba Agastachis rugosae	Huo xiang
Folium Perillae	Zi su ye
Radix Angelicae dahuricae	Bai zhi
Rhizoma Pinelliae	Ban xia
Pericarpium Citri reticulatae	Chen pi
Rhizoma Atractylodis macrocephalae	Bai zhu
Poria	Fu ling
Cortex Magnoliae officinalis	Hou po
Pericarpium Arecae	Da fu pi
Radix Platycodi	Jie geng
Rhizoma Zingiberis recens	Sheng jiang
Fructus Jujubae	Da zao
Radix Glycyrrhizae tosta	Zhi gan cao

Erläuterung

Diese Mischung öffnet die Oberfläche und löst Nässe auf. In Verbindung mit Akupunktur ist sie geeignet, ME und vor allem Muskelschmerzen zu behandeln, da das Präparat drei Arzneien zum aromatischen Auflösen von Nässe enthält, nämlich Huo xiang, Hou po und Da fu pi.

Der entsprechende Zungenbefund: klebriger, weißer Belag.

Kasuistik

Ein Jahr vor Beginn der Behandlung zog sich eine 27jährige Frau eine virale Meningitis zu. Sie hatte damals hohes Fieber, starke Kopfschmerzen, Erbrechen, Photophobie, Nackenschmerzen und -steifigkeit. Davor hatte sie auch Bläschen an ihren Füßen bemerkt, die gejuckt hatten und mit Flüssigkeit gefüllt gewesen waren und sich nach einigen Wochen in Pusteln umgewandelt hatten. Nach der Meningitis fühlte sie sich außerordentlich müde und verspürte Schwere und Schmerzen der Extremitäten. Sie bemerkte auch Hitzegefühl und Durst. Bei der Befragung gibt sie an, daß sie einen klebrigen Mundgeschmack und sehr starken Fluor vaginalis hat. Sie hat auch einige Bauchschmerzen, ihr Stuhl ist immer ungeformt. Gedächtnis und Konzentration sind schlecht, gelegentlich hat sie Nachtschweiß.

Sie ist ziemlich übergewichtig, ihre Haut ist fettig, sie spricht sehr leise. Ihr Puls ist schlüpfrig, die Farbe des Zungenkörpers ist normal, die Zunge weist aber über die volle Länge einen sehr klebrigen, gelben Belag auf. Überdies ist der Zungenkörper gedunsen.

Sie wurde von einem Kollegen schon mit Akupunktur behandelt. Einige Symptome besserten sich dadurch zwar, sie meint aber, keine ausreichende Verbesserung zu verspüren, weshalb sie der Akupunkteur zu mir überweist.

Diagnose

Die meisten Probleme der Patientin gehen auf Nässe-Hitze zurück, die nach der fieberhaften Erkrankung, in diesem Fall der Meningitis, im Körper verbleibt. Die Symptome von Nässe-Hitze sind Müdigkeit, Schwere und Schmerzen der Muskeln, Übergewicht, fettige Haut (Nässe der Muskulatur), Gedächtnis- und Konzentrationsstörungen, klebriger Mundgeschmack (Nässe im Kopf), starker Fluor vaginalis, Pusteln an den Füßen (Nässe im Unteren Erwärmer), Nachtschweiß, schlüpfriger Puls und klebriger Zungenbelag. Durst, Hitzegefühl und gelber Zungenbelag weisen auf Hitze hin. In diesem Fall überwiegt die Nässe im Verhältnis zur Hitze. Ich meine, der Hauptgrund für ihre mangelnde Besserung liegt darin, daß sie ausschließlich tonisierend behandelt wurde. Einige Befunde zeigen nämlich, daß ihr Körper in keinem Leere-Zustand ist, etwa die normale Farbe des Zungenkörpers, der keine Risse aufweist, sowie der schlüpfrige, aber nicht schwächliche Puls. Nachdem ihr Zustand noch immer vorwiegend von Fülle, nämlich von Nässe-Hitze, geprägt ist, sollte die Therapie zunächst auf das Vertreiben von Nässe abzielen.

Therapieprinzip

Zunächst ausschließlich mittels Arzneimitteltherapie die Nässe-Hitze vertreiben.

Arzneimitteltherapie

Ich verwende eine Modifikation von Lian po yin (Dekokt mit Rhizoma Coptidis und Cortex Magnoliae officinalis), die ich unter Hinzufügung von drei Arzneien zum Nässe-Ausleiten (Nässe ist ja hier das Hauptproblem, nicht die Hitze) und von Bai zhu, um dem Ausleiten auch eine tonisierende Komponente hinzuzufügen. Hier die verwendete Rezeptur:

Rhizoma Coptidis	Huang lian	4.0 g
Cortex Magnoliae officinalis	Hou po	4.0 g
Rhizoma Acori tatarinowii	Shi chang pu	4.0 g
Rhizoma Phragmitis	Lu gen	6.0 g
Rhizoma Pinelliae	Ban xia	6.0 g
Fructus Gardeniae	Zhi zi	3.0 g
Semen Sojae praeparatum	Dan dou chi	4.0 g
Poria	Fu ling	4.0 g
Fructus Amomi	Sha ren	4.0 g
Semen Coicis	Yi yi ren	4.0 g
Rhizoma Atractylodis macrocephalae	Bai zhu	4.0 g

Vier Zyklen von jeweils 20 Tagen Dekoktverabreichung (die Rezeptur wird jeweils bloß ein wenig modifiziert) führen zu einer nahezu vollständigen Remission. Ich verschreibe daher zwei Zyklen einer tonisierenden Rezeptur, wobei ich aber das Ausleiten von Nässe immer noch einbeziehe. Ich verwende zu diesem Zweck eine Variation von Liu jun zi tang (Dekokt der sechs Edlen).

Kasuistik

Eine 53jährige Frau klagt über Erschöpfung, Müdigkeitsgefühl und Schmerzen sowie Zittern der Muskulatur, Gedächtnis- und Konzentrationsstörungen, Benommenheits- und Schweregefühl des Kopfes und Kopfschmerzen. Alle Symptome begannen vor 3 Jahren nach einem viralen Infekt. Ihr Puls ist schwächlich und dünn, aber auch schlüpfrig. Der Zungenkörper ist etwas rot und gedunsen, er hat einen klebrigen, gelben Belag.

Diagnose

Auch diese Störung wird durch Nässe-Hitze verursacht, die nach der viralen Infektion im Körper verbleibt. Es besteht eine große Ähnlichkeit mit dem ersten Fall, mit einem Unterschied allerdings: hier ist mehr Schwäche vorhanden, wie wir am schwächlichen, dünnen Puls erkennen. Hinter der Nässe-Hitze steht nämlich noch eine ausgeprägte Milz-Schwäche. Es ist aber auf jeden Fall sinnvoller, auch hier zunächst die Nässe-Hitze auszuleiten, bevor man mit dem Tonisieren beginnt.

Therapieprinzip

Nässe-Hitze auflösen.

Arzneimitteltherapie

Ich verwende auch hier eine Modifikation von Lian po yin (Dekokt mit Rhizoma Coptidis und Cortex Magnoliae officinalis):

Rhizoma Coptidis	Huang lian	4.0 g
Cortex Magnoliae officinalis	Hou po	4.0 g
Rhizoma Acori	Shi chang pu	4.0 g
Fructus Gardeniae	Zhi zi	3.0 g
Semen Sojae praeparatum	Dan dou chi	5.0 g
Rhizoma Pinelliae	Ban xia	6.0 g
Rhizoma Phragmitis	Lu gen	6.0 g
Rhizoma Atractylodis macrocephalae	Bai zhu	6.0 g
Radix Astragali	Huang qi	5.0 g

Die Hinzufügung von Bai zhu und Huang qi erfolgt zum Tonisieren des Milz-Qi. Nach drei Zyklen dieser Rezeptur verschreibe ich eine Modifikation von Bu zhong yi qi tang (Dekokt, das die Mitte tonisiert und das Qi vermehrt). Ich ergänze die Rezeptur mit Ze xie (Rhizoma Alismatis), Yi yi ren (Semen Coicis) und Sha ren (Fructus Amomi), um auch weiterhin Nässe auszuleiten.

Kasuistik

Ein 33jähriger Mann leidet seit 4 Jahren an Erschöpfung. Vor allem nach dem Essen fühlt er sich müde, er leidet unter Nachtschweiß, seine Extremitäten fühlen sich schwer, müde und zerschlagen an. Er hat auch dumpfe Kopfschmerzen, wenn er müde ist. Seine Zunge ist rot, gedunsen und hat einen klebrigen, gelben Belag (Farbabbildung 25.1). Sein Puls ist zwar schwächlich, aber auch schlüpfrig und etwas schnell. Alle Symptome begannen vor 4 Jahren nach einer Episode von Influenza, von der er sich seitdem nicht mehr erholen konnte.

Diagnose

Auch hier sehen wir wieder einen Zustand von Nässe-Hitze, wobei hier die Hitze überwiegt, wie wir an der roten Zunge erkennen.

Therapieprinzip

Hitze beseitigen, Nässe auflösen.

Arzneimitteltherapie

Ich verwende wieder eine Modifikation von Lian po yin (Dekokt mit Rhizoma Coptidis und Cortex Magnoliae officinalis):

Rhizoma Coptidis	Huang lian	4.0 g
Cortex Magnoliae officinalis	Hou po	4.0 g
Rhizoma Acori	Shi chang pu	4.0 g
Fructus Gardeniae	Zhi zi	6.0 g
Semen Sojae praeparatum	Dan dou chi	5.0 g
Rhizoma Pinelliae	Ban xia	6.0 g
Rhizoma Phragmitis	Lu gen	6.0 g
Rhizoma Atractylodis macrocephalae	Bai zhu	6.0 g
Radix Astragali	Huang qi	5.0 g

Bai zhu und Huang qi füge ich wegen des schwächlichen Pulses zum Tonisieren des Qi hinzu. Der Patient erhält 5 Zyklen dieser Rezeptur, danach verschreibe ich Arzneien zum Tonisieren des Qi:

Radix Astragali	Huang qi	12.0 g
Rhizoma Atractylodis macrocephalae	Bai zhu	6.0 g
Poria	Fu ling	6.0 g
Radix Bupleuri	Chai hu	4.0 g
Herba Artemisiae annuae	Qing hao	3.0 g
Radix Glycyrrhizae tosta	Zhi gan cao	3.0 g

Es handelt sich um eine einfache Rezeptur zum Tonisieren des Qi, unter Ergänzung durch Chai hu und Qing hao zum Ausleiten jeglicher verbleibender Hitze. Der Patient macht nämlich sehr guten Fortschritt, gelegentlich verspürt er aber noch Hitze und ein grippeähnliches Gefühl, wie es typisch für ME ist. Sowohl Chai hu als auch Qing hao sind sehr gut geeignet, jegliche lauernde, versteckte Hitze, die zu Hitzeempfindungen führt, zu beseitigen.

Kasuistik

Eine 28jährige Frau klagt über gänzlichen Energiemangel, Schmerzen und Erschöpfung der Muskulatur während der letzten drei Monate. Sie verspürt auch Kälte, kann nicht klar denken, ihr Kopf fühlt sich benommen und schwer an. Ihre Lymphknoten sind geschwollen, sie leidet an Obstipation (letzteres Problem besteht allerdings schon längere Zeit). Der Stuhl ist nicht trocken. Sie ist blaß und spricht mit sehr leiser Stimme. Ihre Zunge ist blaß und weist Zahneindrücke sowie kleine, weiße, stecknadelkopfgroße Bläschen auf. Ihr Puls ist langsam (60/Minute), schlüpfrig und schwächlich. Alle ihre Symptome, abgesehen von der Obstipation, begannen nach einer Influenzaimpfung.

Diagnose

Die meisten ihrer Symptome sind auf Nässe (in diesem Fall ohne Hitze) zurückzuführen, die den Kopf verlegt (benommener, schwerer Kopf, Mangel an Konzentration und klarem Denken) und die Muskeln befällt (Müdigkeit, Schmerzen und Erschöpfung der Muskulatur). Die stecknadelkopfgroßen Bläschen auf der Zunge sind typisch für Nässe. Der pathogene Rest-Faktor folgt in diesem Fall nicht auf eine Infektion, sondern auf eine Impfung, die aus Sicht der Chinesischen Medizin mit einer Infektion vergleichbar ist. Das ganze Geschehen spielt sich offensichtlich vor einem Milz-Yang-Mangel ab, wie wir an ihrem Kältegefühl, der blassen Zunge mit Zahneindrücken und der Obstipation erkennen. Die Verstopfung ist darauf zurückzuführen, daß das Milz-Yang den Stuhl nicht bewegen kann. Daß der Stuhl nicht trocken ist, und daß sie keinen Durst verspürt, zeigt uns, daß die Obstipation auf Yang-Mangel und nicht auf Hitze zurückgeht. Selbstverständlich könnte auch Blut-Mangel dahinterstehen, eine häufigere Ursache für chronische Obstipation bei Frauen, das Kältegefühl und der Zungenbefund weisen jedoch in Richtung Yang-Mangel.

Therapieprinzip

Anfangs konzentriere ich mich auf das Ausleiten von Nässe.

Akupunktur

Ich verwende folgende Hauptpunkte:

- MP 9, MP 6 und B 22 (neutral nadeln) zum Ausleiten von Nässe.
- Di 4, M 8-touwei und LG 20-baihui (neutral) zum Vertreiben von Nässe aus dem Kopf.

Arzneimitteltherapie

Ich verwende eine Modifikation von Huo po xia ling tang (Dekokt mit Herba Agastachis rugosae, Cortex Magnoliae, Rhizoma Pinelliae und Poria):

Herba Agastachis rugosae	Huo xiang	6.0 g
Fructus Amomi cardamomi	Bai dou kou	2.0 g
Cortex Magnoliae officinalis	Hou po	3.0 g
Poria	Fu ling	9.0 g
Polyporus	Zhu ling	4.5 g
Semen Coicis	Yi yi ren	6.0 g
Rhizoma Alismatis	Ze xie	4.5 g
Rhizoma Pinelliae	Ban xia	4.5 g
Semen Armeniacae	Xing ren	9.0 g
Rhizoma Atractylodis macrocephalae	Bai zhu	5.0 g
Rhizoma Atractylodis	Cang zhu	4.0 g

Bai zhu tonisiert die Milz, Cang zhu löst mittels seines Aromas Nässe auf. Dan dou chi lasse ich weg, weil keine Hitze vorliegt.

Ich verschreibe die Rezeptur für drei Zyklen, danach folgen zwei Etappen der Verschreibung von Liu jun zi tang (Dekokt der sechs Edlen), um die Milz zu tonisieren.

Kasuistik

Ein 31jähriger Mann leidet seit einem viralen Infekt vor 2 Jahren an ME. Zwei Monate, bevor er zu mir kommt, erleidet er nochmals einen Virusinfekt, von dem er sich noch nicht erholt hat. Er hat starke Erschöpfung und Schmerzen der Muskeln. Seine Extremitäten fühlen sich schwer an, seine Konzentration ist schlecht. Er fühlt sich ständig erschöpft und klagt über Schwindelgefühl. Seine Stühle sind sehr weich, seine Lymphknoten sind geschwollen. Er verspürt oft Hitze und Durst, überdies hat er einen Schmerz unterhalb des rechten Rippenbogens. Desweiteren berichtet er über ständige Völle im Epigastrium. Bei näherer Befragung finde ich heraus, daß er ein Jahr vor dem die ME auslösenden viralen Infekt einen Herpes zoster hatte.

Seine Zunge ist rot und hat einen dicken, klebrigen, gelben Belag, der auf der rechten Seite deutlich stärker ist. Sein Puls ist auf der linken Seite schlüpfrig und saitenförmig, auf der rechten Seite schwächlich.

Diagnose

Die meisten seiner Symptome weisen sehr deutlich in Richtung von Nässe-Hitze, und zwar in vier Körperarealen.

Magen und Milz: weiche Stühle, epigastrische Völle

Muskeln: Erschöpfung, Schmerzen, Schwäche der Extremitäten, Müdigkeit, Lymphknotenschwellungen.

Gallenblase: klebriger, gelber Belag des rechten Zungenrands, Schmerz im Hypochondrium.

Kopf: Schwindelgefühl.

Hier ist die Hitze ziemlich offensichtlich, wenn wir an die rote Farbe des Zungenkörpers, den Durst und das Hitzegefühl denken.

Therapieprinzip

Der Patient wird mit Akupunktur und Arzneimitteltherapie behandelt. Ich bemühe mich zunächst, Nässe aufzulösen und Hitze zu beseitigen.

Akupunktur

Die wichtigsten Punkte: Di 11 und MP 9 zum Auflösen von Nässe-Hitze, 3E 6 zum Beseitigen von Gallenblasen-Hitze und jeglicher Rest-Hitze, sowie KG 12 und M 40 zum Auflösen von Nässe und Schleim. Andere Punkte, die ich im weiteren Behandlungsverlauf einsetze: M 36, B 20 und B 21 zum Tonisieren von Magen und Milz nach dem Auflösen von Nässe, LG 20-baihu, um das Yang und die Stimmung zu heben.

Arzneimitteltherapie

Ich verwende eine Modifikation von Lian po yin (Dekokt mit Rhizoma Coptidis und Cortex Magnoliae officinalis):

Rhizoma Coptidis	Huang lian	4.0 g
Cortex Magnoliae officinalis	Hou po	4.0 g
Rhizoma Acori	Shi chang pu	4.0 g
Rhizoma Phragmitis	Lu gen	4.0 g
Rhizoma Pinelliae	Ban xia	6.0 g

Fructus Gardeniae	Zhi zi	3.0 g
Semen Sojae praeparatum	Dan dou chi	4.0 g
Poria	Fu ling	4.0 g
Semen Coicis	Yi yi ren	4.0 g
Herba Artemisiae scopariae	Yin chen hao	3.0 g
Radix Aucklandiae	Mu xiang	3.0 g
Radix Glycyrrhizae tosta	Zhi gan cao	3.0 g

Erläuterung

- Fu ling und Yi yi ren werden hinzugefügt, um Nässe über den Harn auszuleiten.
- Yin chen hao wird hinzugefügt, um Nässe der Gallenblase zu beseitigen.
- Mu xiang wird beigegeben, um das Qi im Hypochondrium zu bewegen, das durch die Nässe stagniert.

Die Kombination aus Akupunktur und Arzneimitteltherapie bewirkt eine deutliche, schrittweise Besserung. Gegen Ende der Behandlung ändere ich die Rezeptur, indem ich mehr Betonung auf das Stärken des Qi als auf das Ausleiten von Nässe lege. Aber auch zu dieser Qi-stärkenden Rezeptur, nämlich Bu zhong yi qi tang (Dekokt, das die Mitte tonisiert und das Qi vermehrt), füge ich einige Arzneien zum Beseitigen von Nässe hinzu.

Kasuistik

Eine 59jährige Patientin leidet an Erschöpfung, Schwäche und Schmerzen der Muskeln, Gewichtszunahme und Heißhunger nach Süßigkeiten. Alle Symptome begannen vor 5 Monaten nach der Rückkehr aus Thailand. Ihre Zunge ist rot und hat einen klebrigen Belag, der in der Mitte teilweise fehlt. Es finden sich auch einige Risse im Magen-Areal. Der Puls ist schnell und schlüpfrig.

Diagnose

Dies ist ein weiterer Fall von ME, vermutlich nach einem Virusinfekt, den sie sich in Thailand zuzog. Davor war sie eine sehr gesunde und aktive Frau. Auch hier ist das Haupt-Muster Nässe-Hitze in den Muskeln. Die Nässe-Hitze beeinträchtigt in diesem Fall allerdings nicht das Gehirn, was für die Prognose günstig ist. Der teilweise abgeschälte Belag in der Zungenmitte und die Risse weisen in Richtung einer vorbestehenden Schwäche des Magen-Qi.

Therapieprinzip

Nässe-Hitze auflösen, das Magen-Qi stärken.

Arzneimitteltherapie

Auch hier verwende ich Lian po yin (Dekokt mit Rhizoma Coptidis und Cortex Magnoliae officinalis) mit gutem Erfolg. Anfangs verschreibe ich die Rezeptur ohne jegliche Modifikation. Nach drei Verschreibungszyklen variiere ich die Mischung durch die Hinzufügung folgender Arzneien: Tai zi shen (Radix Pseudostellariae) zum Stärken des Magen-Yin sowie Huang qi (Radix Astragali) und Bai zhu (Rhizoma Atractylodis macrocephalae) zum Tonisieren des Milz-Qi, mit dem Ziel des Auflösens von Nässe. Nach drei Verschreibungszyklen ändere ich das Therapieprinzip auf das reine Tonisieren des Qi, ich verwende dazu Liu jun zi tang (Dekokt der sechs Edlen). Nachdem sie diese Rezeptur dreimal bekommen hat, verschwinden die Symptome der Patientin, ihre Energie stellt sich wieder ein.

1.2 Hitze lauert im Inneren

Klinische Manifestationen

Erschöpfung der Muskulatur ohne oder mit bloß leichtem Schmerz, Durst, Schlafstörungen, Husten mit spärlichem, gelbem Sputum, Müdigkeit, Belastungsdyspnoe, Gewichtsverlust, trockener Rachen.

Zunge: rot mit gelbem Belag, zusätzliche Rötung im vorderen Anteil.

Puls: schnell, etwas saitenförmig.

Dieser Zustand tritt bloß für einige wenige Monate bei Beginn der Entwicklung einer ME auf. Nach einigen Monaten entwickelt er sich entweder zu Nässe-Hitze, also einem Fülle-Muster, weiter, oder es entsteht daraus Yin-Mangel, ein Leere-Muster. Allerdings ist sogar bei Hitze immer etwas Nässe zu finden, die auch für die leichten Muskelschmerzen verantwortlich ist.

Die Hitze sitzt primär in der Lunge, daher auch der Husten mit spärlichem, gelbem Auswurf und die Rötung im vorderen Anteil der Zunge, sowie im Herzen – daher die Schlafstörungen. Der Zustand entwickelt sich, wenn innere Hitze nach dem Eindringen von Wind-Hitze nicht ausreichend beseitigt wird. In der Folge lauert sie über lange Zeit im Körperinneren, bis sie die angeführten Symptome hervorruft.

Therapieprinzip

Innere Hitze beseitigen.

Akupunktur

Punktauswahl

LG 14-dazhui, 3E 5, Di 11, Lu 10, H 8, MP 6. Alle sedierend nadeln, außer MP 6 – hier tonisieren.

Erläuterung

- LG 14 ist der Hauptpunkt. Er beseitigt Hitze, vor allem jene, die schon längere Zeit im Körperinneren sitzt.
- 3E 5 und Di 11 beseitigen Hitze.
- Lu 10 und H 8 beseitigen Hitze aus Lunge und Herz.
- MP 6 nährt das Yin, was zum Kühlen der Hitze beiträgt.

Arzneimitteltherapie

Rezeptur

Zhi shi zhi zi tang

Dekokt mit Fructus Aurantii immaturus und Fructus Gardeniae

Fructus Aurantii immaturus	Zhi shi	6.0 g
Fructus Gardeniae	Zhi zi	9.0 g
Semen Sojae praeparatum	Dan dou chi	9.0 g

Erläuterung

Es handelt sich hier um die Hauptrezeptur zum Beseitigen von Rest-Hitze nach dem Eindringen von Wind-Hitze.

- Zhi shi bewegt das Qi im Thorax.
- Zhi zi beseitigt innere Hitze.
- Dan dou chi beseitigt Hitze und besänftigt Reizbarkeit.

Es handelt sich hier klarerweise um eine Basisrezeptur die man an den jeweiligen Fall anpassen sollte. Im Falle von Lungen-Hitze kann man sie mit folgender Mischung kombinieren:

Xie bai san

Pulver, das das Weiße abfließen läßt

Cortex Lycii	Di gu pi	9.0 g
Cortex Mori	Sang bai pi	9.0 g
Radix Glycyrrhizae tosta	Zhi gan cao	3.0 g
Semen Oryzae	Jing mi	6.0 g

Erläuterung

Diese Rezeptur beseitigt speziell Lungen-Hitze nach dem Eindringen von Wind-Hitze.

- Di gu pi beseitigt lauernde Lungen-Hitze.
- Sang bai pi beseitigt Lungen-Hitze und stellt das Absteigen des Lungen-Qi wieder her.
- Gan cao harmonisiert.
- Jing mi beseitigt Hitze.

Im Falle von Herz-Hitze sollte man die erste Rezeptur mit der folgenden kombinieren:

Dao chi san

Pulver, das das Rote hinausleitet

Radix Rehmanniae	Sheng di huang	15.0 g
Caulis Akebiae	Mu tong	3.0 g
Radix Glycyrrhizae	Sheng gan cao	6.0 g
Herba Lophatheri	Dan zhu ye	3.0 g

Erläuterung

Diese Rezeptur beseitigt Herz-Hitze.

- Sheng di huang beseitigt Hitze und kühlt das Blut.
- Mu tong und Dan zhu ye beseitigen Herz-Hitze.
- Gan cao harmonisiert und beseitigt Hitze.

Im Falle von Magen-Hitze sollten wir die erste Rezeptur mit der folgenden kombinieren:

Xie huang san

Pulver, das das Gelbe abfließen läßt

Gypsum fibrosum	Shi gao	15.0 g
Fructus Gardeniae	Zhi zi	6.0 g
Radix Saposhnikoviae	Fang feng	12.0 g
Herba Agastachis rugosae	Huo xiang	21.0 g
Radix Glycyrrhizae	Gan cao	9.0 g

Erläuterung

- Shi gao, eine kalte und scharfe Arznei, beseitigt Magen-Hitze.
- Zhi zi, eine kalte und bittere Arznei, beseitigt Hitze.
- Fang feng hat eine aufsteigende, an die Oberfläche treibende Wirkrichtung. Die Arznei wird verwendet, um versteckte Hitze an die Oberfläche treiben zu lassen, wo sie dann beseitigt werden kann. Bittere, kalte Arzneien wie Zhi zi haben eine beseitigende, absteigende Wirkrichtung. Das Absteigen ist zwar geeignet, um „normale" Hitze zu beseitigen, reicht jedoch nicht aus, um versteckte Rest-Hitze auszuleiten, wie es im Falle dieser Rezeptur nötig ist. Die aufsteigende Bewegungsrichtung von Fang feng gleicht außerdem das durch Shi gao und Zhi zi hervorgerufene Absteigen aus und verhindert damit eine Schädigung der Milz.
- Huo xiang erweckt aufgrund ihres Aromas die Milz. Ihre aufsteigende, an der Oberfläche treibende Wirkrichtung unterstützt Fang feng dabei, versteckt Rest-Hitze nach außen zu bringen.
- Gan cao löst Toxine auf und harmonisiert die Mitte.

Xie huang san ist speziell dazu geeignet, versteckte Rest-Hitze in Magen und Milz, wie sie nach dem Eindringen von Wind-Hitze auftreten kann, zu beseitigen. Die wichtigsten Manifestationen sind Geschwüre der Mundschleimhaut, schlechter Atemgeruch, Durst, Trockenheit von Mund und Lippen, rote Zunge und schneller Puls.

Fertigarznei

Qi guan yan ke sou tan chuan wan

Pille gegen Husten, Schleim und Atemnot

Radix Peucedani	Qian hu
Semen Armeniacae	Xing ren
Radix Polygalae	Yuan zhi
Folium Mori	Sang ye
Bulbus Fritillariae cirrhosae	Chuan bei mu
Pericarpium Citri reticulatae	Chen pi
Folium Eriobotryae	Pi pa ye
Flos Farfarae	Kuan dong hua
Radix Codonopsis pilosulae	Dang shen
Fructus Aristolochiae	Ma dou ling
Fructus Schisandrae	Wu wei zi
Rhizoma Zingiberis recens	Sheng jiang
Fructus Jujubae	Da zao

Erläuterung

Dieses Präparat beseitigt Lungen-Hitze. Es tonisiert auch etwas das Qi von Lunge und Milz. Aufgrund dieser beiden Wirkungen ist es geeignet, chronische ME aufgrund von Rest-Hitze der Lunge zu behandeln, wenn im Hintergrund eine Qi-Schwäche zu finden ist.

Zungenbefund: der Zungenkörper ist bloß im vorderen Anteil (Lungen-Areal) gerötet.

Kasuistik

Eine 47jährige Frau fühlt sich seit 10 Jahren ständig äußerst erschöpft. Sie wurde lange Zeit mit Akupunktur behandelt, sie half ihr aber nicht auf Dauer. Zu ihren weiteren Symptomen gehören Schwere- und Hitzegefühl, während der Nacht im Bett heiße Füße, Durst, leichte Muskelschmerzen, Schlafstörungen sowie spärlicher, dunkler Urin. Ihr Puls ist voll, schlüpfrig, schnell (88/Minute) und etwas bewegt (der bewegte Puls ist kurz, schnell, vibriert und ist wie eine Bohne geformt). Ihre Zunge ist rot, die Spitze ist gerötet.

Diagnose

Meiner Meinung nach handelt es sich um eine Art von ME, die auf Rest-Hitze zurückzuführen ist, die sich vor allem im Herzen konzentriert. Über die Jahre verletzt Hitze die Körperflüssigkeiten und verdampft sie zu Nässe. Aus diesem Grund hat die Patientin auch etwas Nässe-Hitze, wenngleich die Ausprägung gering ist – bloß die leichten Muskelschmerzen weisen in Richtung der Nässe. Die meisten anderen Symptome sprechen für Herz-Hitze, nämlich Schlafstörungen, rote Zunge mit geröteter Spitze, Durst, Hitzegefühl. Der schnelle Puls zeigt deutlich Hitze an. Daß er bewegt ist, spricht für Schock und Angst. Bei näherer Befragung kommt heraus, daß sie eine sehr schlimme Kindheit hatte und von ihrem Vater mißbraucht wurde. Es liegen also ganz offensichtlich bedeutende emotionale Ursachen für ihren Zustand vor, nicht bloß die Virusinfekte, die gewöhnlich ME verursachen. Sie befand sich immer wieder in Psychotherapie und beschäftigt sich mit ihrer Vergangenheit.

Therapieprinzip

Trotz der Chronizität des Geschehens habe ich aufgrund des Pulsbefunds den Eindruck, daß es sich noch immer um einen Fülle-Zustand handelt. Deswegen bemühe ich mich primär um das Beseitigen von Herz-Hitze und das Beruhigen des Geistes. Ich verwende ausschließlich Arzneimitteltherapie.

Arzneimitteltherapie

Ich entscheide mich für eine Modifikation einer Kombination aus Dao chi san (Pulver, das das Rote hinausleitet) und Zhi shi zhi zi tang (Dekokt mit Fructus Aurantii immaturus und Fructus Gardeniae):

Radix Rehmanniae	Sheng di huang	9.0 g
Herba Lophatheri	Dan zhu ye	3.0 g
Caulis Akebiae	Mu tong	2.0 g
Radix Glycyrrhizae	Sheng gan cao	3.0 g
Fructus Gardeniae	Zhi zi	4.0 g
Fructus Aurantii immaturus	Zhi shi	4.0 g
Semen Sojae praeparatum	Dan dou chi	6.0 g
Radix Aucklandiae	Mu xiang	3.0 g

Ich füge Mu xiang hinzu, um das Qi zu bewegen. Dies unterstützt nämlich das Beseitigen von gebundener Hitze. Mu xiang hat auch eine starke Wirkung auf den Geist, indem emotionale Spannungen gelöst werden.

Diese Rezeptur führt zu einer dramatischen Besserung des Zustands der Patientin, sie wird mehrere Male mit leichten Abänderungen gegeben.

1.3 Shao Yang-Muster

Klinische Manifestationen

Es gibt zwei Arten von Mustern, die zur Shao Yang-Schicht gehören. Das eine bezieht sich auf die Sechs Schichten gemäß Zhang Zhong-Jings „Über kälteverursachte Schäden" (um 200 n. Chr.), das andere auf das Vier Schichten-Konzept nach Ye Tian-Shis „Abhandlung über Wärme-Erkrankungen" aus dem Jahr 1742. Sie beschreiben im wesentlichen das gleiche Zustandsbild, der einzige Unterschied besteht darin, daß das Muster aus Sicht der Vier Schichten mehr Hitze beinhaltet.

Sechs Schichten

Abwechselnd Frösteln und Fieber oder Hitzegefühl, Völle im Rippen- und Hypochondriumbereich, Appetitmangel, Reizbarkeit, trockener Rachen, Übelkeit, bitterer Mundgeschmack, unscharfes Sehen, weißer, schlüpfriger Zungenbelag bloß auf einer Seite, saitenförmiger Puls.

Vier Schichten

Abwechselnd Frösteln und Fieber oder Hitzegefühl, wobei die Hitze-Symptomatik ausgeprägter ist, bitterer Mundgeschmack, trockener Hals, Völle und Schmerz im Rippen- und Hypochondriumbereich, Übelkeit, rote Zunge mit gelbem Belag auf einer Seite, saitenförmiger und schneller Puls.

Erläuterung

Beide Muster beschreiben einen Zustand, bei dem der pathogene Faktor eine energetische Nische besetzt, die zwischen Körperoberfläche und -innerem liegen soll. Da die Tai Yang-Schicht sich in Richtung der Oberfläche öffnet, die Yang-Ming-Leitbahnen dem Körperinneren zugewandt sind und die Shao Yang-Schichte das Scharnier zwischen den beiden darstellt, wird das Muster als Shao Yang-Muster bezeichnet. Die Yang-Leitbahnen sind aufgrund ihres Yang-Wesens oberflächlicher, sie sind die Berührungsstelle zwischen dem menschlichen Körper und seiner Umgebung. Es bestehen allerdings innerhalb des Yang Unterschiede bezüglich der energetischen Tiefe, wobei das Tai Yang am oberflächlichsten, das Yang Ming am tiefsten und das Shao Yang als Scharnier zwischen den beiden liegt. Man könnte dies bildlich mittels einer Tür darstellen, deren Außenfläche das Tai Yang ist, die Innenseite stellt das Yang Ming dar, die Scharniere werden durch das Shao Yang gebildet (Abbildung 25.2).

Liegt der pathogene Faktor im Shao Yang (entweder nach dem Sechs- oder nach dem Vier Schichten-Konzept), so kann er sich auf gewisse Weise

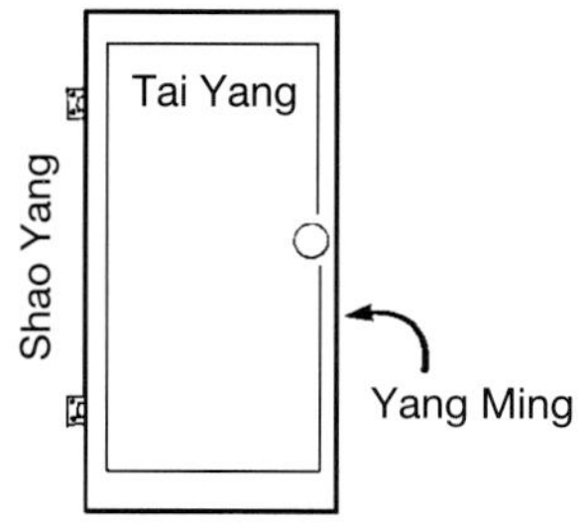

Abb. 25.2: Tai Yang, Yang Ming und Shao Yang

über lange Zeit „verbergen" und chronifizieren. Dies kann nicht geschehen, wenn der pathogene Faktor im Tai Yang oder im Yang Ming sitzt, denn hier wird er entweder ausgestoßen, oder er entwickelt sich in einem anderen Zustand weiter.

Das Schlüsselsymptom, das anzeigt, daß ein pathogener Faktor zwischen Oberfläche und Innerem sitzt, ist das Abwechseln von Frösteln und Fieber bzw. Hitzegefühl. Die Ursache dafür liegt darin, daß der pathogene Faktor zwischen Körperoberfläche und -innerem „hin- und herspringt". Ist der pathogene Faktor gerade an der Oberfläche, so fühlt sich der Patient kalt, sitzt er dann im Inneren, so verspürt er Hitze. Es sei hier vermerkt, daß es sich nicht um tatsächliches Fieber handeln muß, ein Hitzegefühl reicht aus. Die Körpertemperatur kann normal oder sogar gelegentlich unter dem normalen Pegel sein, der Patient verspürt aber trotzdem Hitze. In vielen Fällen von ME berichten die Patienten über das Abwechseln von Frösteln und Fieber über Monate oder Jahre, die Körpertemperatur ist aber sehr häufig zu niedrig. Normalisiert sich die Körpertemperatur, so geht es den Patienten besser.[4]

Das Shao Yang-Muster ist durch den Wechsel von Frösteln und Hitzegefühl gekennzeichnet. Wir sehen es recht häufig bei Patienten, die an ME leiden. Das Shao Yang-Muster ist, wie wir oben ausgeführt haben, eine Art von pathogenem Rest-Faktor, wie sie auch Nässe-Hitze darstellt. Ein Shao Yang-Muster kann über Jahre bestehen. Je länger es dauert, desto mehr wird es selbstverständlich von etwas Leere begleitet. In diesen Fällen ist es nötig, die Shao Yang-Schicht zu bereinigen, bevor man mit dem Tonisieren beginnt.

Abgesehen vom Wechsel zwischen Frösteln und Hitze ist ein weiteres Schlüsselzeichen für diese Störung die saitenförmige Pulsqualität. Sie kann entweder bloß auf der linken Seite saitenförmig sein, oder aber sie ist etwas saitenförmig und gleichzeitig dünn. Das saitenförmige Element sollte aber jedenfalls vorhanden sein.

Wie wir bereits erwähnt haben, sind die Shao Yang-Muster nach dem Sechs- und nach dem Vier Schichten-Konzept im wesentlichen ident. Der Hauptunterschied besteht darin, daß beim Shao-Yang-Muster im Rahmen der Vier Schichten mehr Hitze besteht, was Durst, ausgeprägteres Hitzegefühl, gelben Zungenbelag und schnellen Puls erklärt.

Therapieprinzip

Die Shao-Yang-Schicht klären.

Akupunktur

Punktauswahl

3E 5, LG 14-dazhui. Neutral nadeln.

Erläuterung

Die beiden Punkte bereinigen die Shao-Yang-Schicht und vertreiben den pathogenen Faktor. Sie sollten mehrere Male hintereinander genadelt werden, selbstverständlich in Kombination mit weiteren Punkten, der jeweiligen Situation angepaßt.

Arzneimitteltherapie

Es gibt drei Rezepturen für das Shao Yang-Muster, wobei die erste dem Muster nach den Sechs Schichten entspricht, die zweite und dritte jenem gemäß dem Vier Schichten-Konzept.

Sechs Schichten (Kälte überwiegt)

Xiao chai hu tang

Kleineres Dekokt mit Radix Bupleuri

Radix Bupleuri	Chai hu	12.0 g
Radix Scutellariae	Huang qin	9.0 g
Rhizoma Pinelliae	Ban xia	9.0 g
Radix Ginseng	Ren shen	6.0 g
Radix Glycyrrhizae tosta	Zhi gan cao	5.0 g
Rhizoma Zingiberis recens	Sheng jiang	9.0 g
Fructus Jujubae	Da zao	4 Stück

Erläuterung

- Chai hu ist die Herrscherarznei, sie vertreibt Kälte aus dem Shao Yang. Sie wirkt etwas ausleitend und zerstreut nach oben hin. Chai hu stößt den pathogenen Faktor aus und befreit die Oberfläche.
- Huang qin ist die Ministerarznei. Sie ist bitter und kalt und vertreibt Hitze aus dem Shao Yang. Sie wird hier in Kombination mit Chai hu eingesetzt: die eine Arznei zerstreut, die andere leitet aus, zusammen befreien sie die Shao Yang-Schicht.
- Ban xia, die Assistentenarznei, harmonisiert den Magen und unterdrückt rebellierendes Qi, weshalb sie auch gegen Übelkeit und Erbrechen wirkt.
- Auch Ren shen und Gan cao sind Assistentenarzneien. Sie unterstützen das Magen-Qi und die Körperflüssigkeiten, harmonisieren das Nähr- und das Abwehr-Qi und tonisieren das Körper-Qi, damit dieses den pathogenen Faktor vertreiben kann.
- Sheng jiang und Da zao sind die Botenarzneien. Sie harmonisieren den Magen, unterstützen das Qi und harmonisieren das Nähr- sowie das Abwehr-Qi.

Diese Rezeptur ist ideal für Patienten mit ME geeignet, die rezidivierendes Kälte- und Hitzegefühl über Monate oder gar Jahre empfinden. Sie ist vor allem auch deshalb indiziert, weil sie Ren shen bzw. Dang shen (Radix Codonopsis pilosulae) enthält, Arzneien also, die das Qi tonisieren, was ein wichtiges Therapieziel bei ME ist.

Vier Schichten (Überwiegen von Hitze)

Hao qin qing dan tang

Dekokt mit Herba Artemisiae annuae und Radix Scutellariae zum Klären der Gallenblase

Herba Artemisiae annuae	Qing hao	6.0 g
Radix Scutellariae	Huang qin	6.0 g
Caulis Bambusae in taeniam	Zhu ru	9.0 g
Rhizoma Pinelliae	Ban xia	5.0 g
Pericarpium Citri reticulatae	Chen pi	5.0 g
Fructus Aurantii	Zhi qiao	5.0 g
Poria	Fu ling	9.0 g
Talcum	Hua shi	3.0 g
Radix Glycyrrhizae	Gan cao	3.0 g
Indigo naturalis	Qing dai	3.0 g

Erläuterung

- Qing hao beseitigt Hitze aus dem Shao Yang.
- Huang qin beseitigt Hitze aus Shao Yang, aber auch aus der Gallenblase.
- Zhu ru und Ban xia lösen Schleim auf.
- Chen pi und Zhi qiao befreien das Diaphragma, harmonisieren den Magen und unterdrücken rebellierendes Qi.
- Fu ling, Hua shi, Gan cao und Qing dai beseitigen Nässe-Hitze. Sie leiten die Hitze über den Harn aus.

Diese Rezeptur verwenden wir, wenn sich das Shao Yang-Muster mit ausgeprägter Hitze präsentiert und wenn es auch durch Nässe-Hitze in der Gallenblase gekennzeichnet ist. Die wichtigsten klinischen Äußerungen sind abwechselndes Frösteln und Hitze, wobei letztere stärker ausgeprägt ist, ein bitterer Mundgeschmack, Druckgefühl im Thorax, saurer Reflux, Übelkeit, Erbrechen klebriger, gelber Flüssigkeit oder aber trockenes Erbrechen, Völle und Schmerz in der Kostal- und Hypochondriumregion, rote Zunge mit klebrigem, gelbem Belag oder mit einem halb weißen, halb gelben Belag, sowie ein saitenförmiger, schlüpfriger, schneller Puls.

Variationen

In chronischen ME-Fällen können beide Rezepturen durch eine Reduktion der Dosis und das Hinzufügen von einigen Qi- oder Yin-tonisierenden Arzneien abgeändert werden, beispielsweise von Dang shen (Radix Codonopsis pilosulae), Huang qi (Radix Astragali) oder Mai dong (Radix Ophiopogonis).

Rezeptur 2

Da yuan yin

Dekokt, das die Membranen erreicht

Semen Arecae	Bing lang	6.0 g
Cortex Magnoliae officinalis	Hou po	3.0 g
Fructus Tsaoko	Cao guo	1.5 g
Rhizoma Anemarrhenae	Zhi mu	3.0 g
Radix Paeoniae alba	Bai shao	3.0 g
Radix Scutellariae	Huang qin	3.0 g
Radix Glycyrrhizae	Gan cao	1.5 g

Erläuterung

- Bing lang, Hou po und Cao guo lösen mittels ihres Aromas Nässe auf und vertreiben den pathogenen Faktor aus den „Membranen". Darunter versteht man die anatomische Region zwischen Pleura und Zwerchfell. Diese Region ist in gewisser Weise gleichbedeutend mit dem Shao Yang.
- Zhi mu nährt das Yin und beseitigt Hitze.
- Bai shao unterstützt das Nähren des Yin. Zusammen mit Zhi mu verhindert die Arznei eine Verletzung des Yin.
- Huang qin beseitigt Hitze.
- Gan cao harmonisiert.

Auch diese Rezeptur geben wir bei Shao Yang-Mustern mit Überwiegen von Hitze. Der Hauptunterschied in der Indikation ist, daß Da yuan yin bei ausgeprägter Nässe verwendet wird. Abgesehen vom abwechselnden Kälte- und Hitzegefühl mit Überwiegen von Hitze finden wir folgende Hauptmanifestationen: Druckgefühl im Brustkorb, Übelkeit oder Erbrechen, Kopfschmerzen, Reizbarkeit, Völlegefühl im Zwerchfellbereich, Seufzen, sehr klebriger und schmutziger Zungenbelag, saitenförmiger und schlüpfriger Puls.

Nässe tritt sehr häufig in Assoziation mit Shao Yang-Mustern bei chronischer ME auf. Da yuan yin behandelt genau dieses Problem.

Fertigarznei

Xiao chai hu tang wan

Pille aus dem Kleineren Dekokt mit Radix Bupleuri

Radix Bupleuri	Chai hu
Radix Scutellariae	Huang qin
Rhizoma Pinelliae	Ban xia
Radix Ginseng	Ren shen
Radix Glycyrrhizae tosta	Zhi gan cao
Rhizoma Zingiberis recens	Sheng jiang
Fructus Jujubae	Da zao

Erläuterung

Zutaten und Wirkungen dieser Pillen sind ident mit der gleichnamigen Dekoktrezeptur. Das Präparat ist angezeigt, wenn sich die ME in Form eines Shao Yang-Musters, entweder im Rahmen des Sechs- oder des Vier Schichten-Konzepts, äußert.

Zungenbefund: weißer Zungenbelag, bloß auf einer Seite.

Kasuistik

Ein 11jähriges Mädchen hatte 2 Monate, bevor sie bei mir mit der Behandlung beginnt, Halsschmerzen und Tonsillitis. Ihre Mandeln waren damals geschwollen, entzündet und etwas eitrig. Im Akutstadium hatte sie auch Kopfschmerzen und vergrößerte Lymphknoten. Laboruntersuchungen ergaben damals „eine Virusinfektion ähnlich Pfeiffer´schem Drüsenfieber, also Mononukleose".

Zum Zeitpunkt der ersten Konsultation fühlt sie sich sehr müde, ihre Mandeln sind immer noch geschwollen, allerdings nicht mehr so entzündet. Sie verspürt immer noch scharfe Kopfschmerzen an den Schläfen und fühlt sich wechselnd heiß und kalt. Sie ist durstig, reizbar und schläft schlecht, gelegentlich hat sie einen Schmerz im rechten Hypochondrium.

Diagnose

Es handelte sich ursprünglich um das Eindringen von Wind-Nässe-Hitze mit etwas Feuer-Toxin. Die Nässe erkennen wir anamnestisch an den Lymphknotenschwellungen, das Feuer-Toxin an den geschwollenen, entzündeten und eitrigen Mandeln.

Zum Zeitpunkt der Konsultation 2 Monate nach der Infektion hat sich der pathogene Faktor zwischen Körperoberfläche und -innerem eingenistet, was zu Hitze der Gallenblase in der Qi-Schicht führt. Dieses Muster entspricht nahezu gänzlich dem Shao Yang-Muster nach dem Sechs Schichten-Konzept, hier besteht bloß mehr Hitze. Die Symptome von Gallenblasen-Hitze in der Qi-Schicht: abwechselndes Hitze- und Kältegefühl, Durst, Reizbarkeit, Schlafstörungen, Schmerz im Hypochondrium, Hals- und Kopfschmerzen.

Therapieprinzip

Ich behandle die Patientin ausschließlich mittels Arzneimitteltherapie, indem ich das Shao Yang harmonisiere, Gallenblasen-Hitze beseitige und den pathogenen Rest-Faktor aus dem Körper treibe.

Arzneimitteltherapie

Ich entschließe mich zu einer Modifikation von Hao qin qing dan tang (Dekokt mit Herba Artemisiae annuae und Radix Scutellariae zum Klären der Gallenblase):

Radix Scutellariae	Huang qin	4.0 g
Rhizoma Pinelliae	Ban xia	6.0 g
Herba Artemisiae annuae	Qing hao	4.0 g
Caulis Bambusae in taeniam	Zhu ru	4.0 g
Pericarpium Citri reticulatae	Chen pi	3.0 g
Fructus Aurantii	Zhi qiao	4.0 g
Talcum	Hua shi	6.0 g
Folium Isatidis	Da qing ye	6.0 g
Flos Lonicerae	Jin yin hua	4.0 g
Radix Glycyrrhizae	Gan cao	3.0 g

Erläuterung

- Die Grundrezeptur, die in dieser Mischung teilweise vertreten ist, harmonisiert das Shao Yang und beseitigt Gallenblasen-Hitze.
- Statt Qing dai (Indigo naturalis) verwende ich Da qing ye, da diese Arznei Feuer-Toxin in der Kehle besser beseitigt und antivirale Eigenschaften hat.
- Jin yin hua beseitigt Feuer-Toxin und Rest-Hitze.
- Gan cao harmonisiert.

Das Mädchen ist sehr kooperativ und nimmt die Kräuterabkochung gewissenhaft ein. Nach 15 Tagesdosen verschwinden alle Shao Yang-Symptome. Sie fühlt sich noch ziemlich müde, weshalb ich ihr noch die Fertigarznei Bu zhong yi qi wan (Pille, die die Mitte tonisiert und das Qi vermehrt) verschreibe, was ihren Energiepegel innerhalb eines Monats wieder normalisiert.

Kasuistik

Ein 13jähriges Mädchen hatte vor 4 Monaten einen grippalen Infekt, der ohne Behandlung einen Monat andauerte. Deshalb bekam sie schließlich Antibiotika, die allerdings ihren Zustand überhaupt nicht besserten und ihr Mundschleimhautgeschwüre verursachten. Als sie zur Behandlung zu mir kommt, bietet sie folgende Symptome und Krankheitszeichen: abwechselndes Hitze- und Kältegefühl, trockener und schmerzender Rachen, Schläfenkopfschmerz, Schmerzen in der Umbilikalregion und im Hypochondrium, juckende Augen, schlechter Appetit. Ihre Zunge ist rot, in der Mitte etwas geschält, auf der rechten Seite findet sich ein Streifen weißen Belags. Ihr Puls ist dünn sowie etwas saitenförmig.

Diagnose

Es handelt sich hier um ein klares Beispiel eines Shao Yang-Musters. Einige der Symptome sind zwar nicht typisch, wie etwa Appetitmangel, Nabelschmerzen und abgeschälte Mitte der Zunge, sie können aber durch die Antibiotikagabe erklärt werden. Die Medikamente verletzten wahrscheinlich das Yin von Magen und Darm, daher kam es zur Abschälung des Belags in der Mitte der Zunge, zu Appetitmangel und Schmerzen der Nabelregion.

Wir sehen hier einen klaren Fall, in dem die Antibiotika den pathogenen Faktor nicht vertrieben und den Körper schwächten. Der pathogene Faktor blieb zwischen Oberfläche und Innerem „stecken", daher die Ausbildung des Shao Yang-Musters. Ohne Behandlung würde sich dieser Zustand über Monate oder gar Jahre fortsetzen.

Therapieprinzip

Das Shao Yang harmonisieren, das Magen-Yin nähren. Ich verwende ausschließlich Arzneimitteltherapie.

Arzneimitteltherapie

Ich verschreibe die Modifikation einer Kombination aus Xiao chai hu tang (Kleineres Dekokt mit Radix Bupleuri) und Sha shen mai dong tang (Dekokt mit Radix Glehniae und Radix Ophiopogonis). Die erste Rezeptur bereinigt die Shao Yang-Schicht, die zweite nährt das Magen-Yin.

Radix Bupleuri	Chai hu	6.0 g
Radix Scutellariae	Huang qin	4.0 g
Radix Codonopsis pilosulae	Dang shen	4.0 g
Rhizoma Pinelliae	Ban xia	5.0 g
Radix Ophiopogonis	Mai dong	5.0 g
Radix Glehniae	Bei sha shen	5.0 g
Folium Mori	Sang ye	3.0 g
Rhizoma Polygonati odorati	Yu zhu	4.0 g
Radix Trichosanthis	Tian hua fen	4.0 g
Semen Lablab album	Bai bian dou	4.0 g
Radix Pseudostellariae	Tai zi shen	4.0 g
Radix Glycyrrhizae tosta	Zhi gan cao	3.0 g
Fructus Jujubae	Da zao	3 Stück
Rhizoma Zingiberis recens	Sheng jiang	3 Scheiben

Erläuterung

Die Kombination der beiden Rezepturen paßt sich dem Zustand der Patientin ideal an. Die eine Mischung bereinigt die Shao Yang-Schicht, die andere nährt das Magen-Yin. Außerdem trifft es sich gut, da Sang ye nicht nur den Rachen beruhigt, sondern auch die Kopfschmerzen vermindert. Tian hua fen und Yu zhu befeuchten Trockenheit, Bai bian dou tonisiert das Yin von Magen und Milz, Tai zi shen schließlich nährt das Magen-Yin.

Das Mädchen benötigt bloß 20 Tage Therapie, bis ihre Störung zur Gänze verschwunden ist.

2. Leere-Muster

2.1 Qi-Mangel

Klinische Manifestationen

Müdigkeit, die morgens ausgeprägter ist, leichte Muskelschmerzen, Muskelerschöpfung bereits nach geringer Anstrengung, Atemnot, schwache Stimme, tagsüber Spontanschweiß, Appetitmangel, leichte Distension in Epigastrium und Abdomen, weiche Stühle, leerer Puls, blasse Zunge.

- Herz-Qi-Mangel: Palpitationen.
- Nieren-Qi-Mangel: häufiger Harnfluß.

Qi-Mangel ist die häufigste mögliche Folge des Eindringens von Wind, das durch einen verbleibenden pathogenen Restfaktor kompliziert wird. Sowohl Nässe-Hitze als auch Hitze beeinträchtigen das Aufsteigen des Milz-Qi und führen deshalb mit der Zeit zu einer Schwächung des Qi.

ME zeigt sich jedoch selten bloß in einem Qi-Mangel, denn nahezu immer finden wir auch irgendeinen pathogenen Rest-Faktor, vor allem Nässe-Hitze. Es ist wichtig für die Therapie, die relative Bedeutung des Qi-Mangels bzw. der Stärke des pathogenen Faktors zu erheben. Besteht die Störung hauptsächlich aus Leere (zu etwa 80%), so sollten wir sie mit einer der unten angeführten Rezepturen als ein Leere-Muster behandeln. Die Rezepturen sollten allerdings entsprechend angepaßt werden, um jeglichen pathogenen Rest-Faktor zu berücksichtigen.

Therapieprinzip

Primär das Qi stärken, in zweiter Linie jeglichen verbleibenden pathogenen Faktor vertreiben.

Akupunktur

Punktauswahl

M 36, MP 6, B 20, B 21, KG 6, Di 10, Lu 9, H 5, LG 12-shenzhu, B 13, LG 20-baihui. Alle Punkte tonisieren, Moxa kann angewandt werden, wenn keine restliche Hitze oder Nässe-Hitze besteht.

Erläuterung

- M 36, MP 6, B 20 und B 21 tonisieren Magen und Milz.
- Lu 9, LG 12 und B 13 tonisieren das Lungen-Qi.
- H 5 tonisiert das Herz-Qi.
- KG 6 stärkt das Qi im allgemeinen.
- Di 10 stärkt das Qi. Die Kombination mit M 36 ist besonders nützlich, um Muskelschmerzen und -erschöpfung der Extremitäten zu vermindern.
- LG 20 hebt das Yang und die Stimmung. Diese Wirkung ist bei ME sehr wichtig, denn die Erkrankung kann Jahre andauern und damit unausweichlich zu Depressionen des Patienten führen.

Arzneimitteltherapie

Rezeptur

Bu zhong yi qi tang

Dekokt, das die Mitte tonisiert und das Qi vermehrt

Radix Astragali	Huang qi	15.0 g
Radix Ginseng	Ren shen	10.0 g
Rhizoma Atractylodis macrocephalae	Bai zhu	10.0 g
Radix Glycyrrhizae tosta	Zhi gan cao	5.0 g
Radix Angelicae sinensis	Dang gui	10.0 g
Pericarpium Citri reticulatae	Chen pi	6.0 g
Rhizoma Cimicifugae	Sheng ma	3.0 g
Radix Bupleuri	Chai hu	3.0 g

Erläuterung

- Huang qi, Ren shen, Bai zhu und Zhi gan cao tonisieren und heben das Qi.
- Chen pi reguliert das Qi und verhindert die Stagnation, die aufgrund übermäßigen Tonisierens hervorgerufen werden könnte.
- Dang gui tonisiert das Blut und unterstützt das Stärken des Qi.
- Sheng ma und Chai hu heben das Qi.

Diese Rezeptur ist am besten geeignet, in Fällen von ME das Qi aufzubauen, da sie spezifisch jegliche Leere-Hitze, die durch den Qi-Mangel gebildet werden könnte, zu beseitigen vermag. Das ist die Rolle von Chai hu und Sheng ma in der Rezeptur. Ursprünglich wurde die Rezeptur bei sehr starkem Qi-Mangel aufgrund von Überarbeitung gegeben, der zu etwas Leere-Hitze führt, die sich an Hitzegefühl oder gar leichtem Fieber erkennen läßt. ME-Patienten verspüren oft ein Hitzegefühl. Chai hu kann hervorragend jegliche versteckte Rest-Hitze vertreiben. Chai hu und Sheng ma heben auch das Qi, eine sehr wichtige Wirkung für Menschen mit ME, die sich sehr müde fühlen und über eine Schwereempfindung berichten, als ob sie mit Gewalt zum Boden gezogen würden. Die Qi-hebende Eigenschaft wirkt sich schließlich auch auf der psychischen Ebene aus, weshalb die Verschreibung die Stimmung heben und Depressionen vermindern kann, was selbstverständlich die Genesung beschleunigt.

Variationen

- Bei etwas verbleibender restlicher Nässe-Hitze: plus Ze xie (Rhizoma Alismatis), Sha ren (Fructus Amomi) und Huang qin (Radix Scutellariae).
- Bei verbleibender Nässe ohne Hitze: plus Fu ling (Poria), Sha ren (Fructus Amomi) und Yi yi ren (Semen Coicis).

- Bei etwas verbleibender restlicher Hitze: plus Huang qin (Radix Scutellariae) bei Lungen-Hitze, Dan zhu ye (Herba Lophatheri) bei Herz-Hitze oder Huang lian (Rhizoma Coptidis) bei Magen-Hitze.

Fertigarznei

Bu zhong yi qi wan

Pille, die die Mitte tonisiert und das Qi vermehrt

Radix Astragali	Huang qi
Radix Codonopsis pilosulae	Dang shen
Radix Glycyrrhizae tosta	Zhi gan cao
Rhizoma Atractylodis macrocephalae	Bai zhu
Radix Angelicae sinensis	Dang gui
Pericarpium Citri reticulatae	Chen pi
Rhizoma Cimicifugae	Sheng ma
Radix Bupleuri	Chai hu
Rhizoma Zingiberis recens	Sheng jiang
Fructus Jujubae	Da zao

Erläuterung

Dieses bekannte Präparat ist ausgezeichnet dafür geeignet, ME mit vorwiegender Leere zu behandeln. Es hebt die Energie des Patienten, da es das Qi tonisiert. Auf der psychischen Ebene wird die Stimmung durch die Qi-hebende Wirkung gebessert, aufgrund der Beimengung von Chai hu und Sheng ma wird auch jegliche verbleibende Hitze beseitigt.

Zungenbefund: blasser Zungenkörper, ein klebriger, dicker Belag fehlt aber.

Kasuistik

Eine 40jährige Frau leidet seit 6 Jahren an Beschwerden, die als ME diagnostiziert wurden. Alle Symptome begannen nach einer Grippe, an der sie während der zweiten Schwangerschaft erkrankte. Während dieses akuten Infekts fühlte sie sich vollkommen erschöpft, sie konnte kaum gehen. Danach erholte sie sich nie wieder, sie fühlt sich seither ständig erschöpft und kalt, sie hat ständig ein Grippe-ähnliches Gefühl. Ihre Muskeln schmerzen, bei der geringsten körperlichen Anstrengung ermüdet sie sehr rasch. Ihr Kopf fühlt sich schwer an, ihr Kurzzeitgedächtnis ist schlecht. Vier Jahre nach der ersten Infektion fing sie neuerlich einen Infekt ein, worauf sich ihre Symptome deutlich verstärkten. Sie verspürt Schmerzen in Wirbelsäule und Hinterkopf, Gesichtsparästhesien, Kopf- und Augenschmerzen, Atemnot, Palpitationen, eine Schwäche des rechten Arms, Diarrhö und schwache Beine. Sie fröstelte und schwitzte, der Zustand dauerte über 5 Monate an, während der sie die meiste Zeit im Bett verbrachte. Zum Zeitpunkt der Konsultation sind zwar diese Symptome nicht mehr vorhanden, sie fühlt sich aber noch immer erschöpft, sie fröstelt und hat die meiste Zeit ein Grippe-ähnliches Gefühl. Die Muskelschmerzen sind verschwunden, das schwache und müde Gefühl ist aber geblieben. Der Puls ist äußerst dünn, nahezu verschwindend und schwächlich, an der rechten distalen Taststelle (Lunge) ist er fast nicht zu ertasten. Die Zunge ist blaß, etwas gedunsen und hat einen medianen Riß (Magen).

Diagnose

Es handelt sich klarerweise vorwiegend um einen Leere-Zustand. Die Schwäche von Lunge und Milz ist sehr offensichtlich. Die Anfangssymptome zeigten einige Nässe, erkennbar vor allem an den Muskelschmerzen. Die Verschlimmerung, die nach weiteren vier Jahren eintrat, führte vermutlich zur Erschöpfung des Qi.

Therapieprinzip

Es ist einfach: das Qi von Lunge und Milz tonisieren.

Akupunktur

Alle folgenden Punkte werden tonisiert: Lu 9, M 36, MP 6, Di 10, B 20, B 13, LG 12-shenzhu, B 21 und LG 20-baihui.

Arzneimitteltherapie

Ich verwende eine einfache Rezeptur, die auf Bu zhong yi qi tang (Dekokt, das die Mitte tonisiert und das Qi vermehrt) basiert.

Radix Astragali	Huang qi	15.0 g
Rhizoma Atractylodis macrocephalae	Bai zhu	6.0 g
Radix Codonopsis pilosulae	Dang shen	9.0 g
Radix Ophiopogonis	Mai dong	3.0 g
Radix Bupleuri	Chai hu	3.0 g

Einige Male braucht sie während der Behandlung, die 2 Jahre in Anspruch nimmt, Rezepturen zum Beseitigen von Hitze, nämlich während akuter Exazerbationen ihrer Erkrankung. Gelegentlich verwende ich dann Xiao chai hu tang (Kleineres Dekokt mit Radix Bupleuri), andere Male Xie bai tang (Dekokt, das das Weiße abfließen läßt). Innerhalb von zwei Jahren ist sie nahezu wieder ganz gesund.

2.2 Yin-Mangel

Klinische Manifestationen

Sie variieren in Abhängigkeit vom betroffenen Organ. Drei Organe sind am häufigsten von Yin-Mangel im Rahmen einer ME betroffen, nämlich Lunge, Magen und Niere. Häufig finden wir auch Kombinationen von zwei oder auch allen drei Organen.

2.2.1 Lungen-Yin-Mangel

Trockener Rachen, trockener Husten, Erschöpfung, Atemnot, heisere Stimme, Hitzegefühl am Nachmittag, Nachtschweiß, Schwitzen der Fünf Flächen, Flushes des Gesichts.

Zunge: rot, belaglos (die Belaglosigkeit tritt mitunter nur im vorderen Anteil auf). Es können Risse im Lungen-Areal bestehen (siehe Abbildung 12.2 in Kapitel 12).

Puls: dünn und schnell oder oberflächlich und leer.

Wir finden dieses Muster häufig nach einer fieberhaften Erkrankung, in deren Verlauf die Hitze die Körperflüssigkeiten trocknet. Bei jungen Erwachsenen kann es dazu nach Pfeiffer'schem Drüsenfieber (Mononukleose) kommen, wenn das Yin durch die lange bestehende Hitze geschädigt wird und dadurch ME entsteht.

Therapieprinzip

Das Yin nähren, die Bildung der Körperflüssigkeiten fördern, die Lunge stärken.

Akupunktur

Punktauswahl

Lu 9, KG 17, B 43-gaohuangshu, B 13, LG 12-shenzhu, KG 12, M 36, MP 6, LG 20-baihui. Alle Punkte tonisieren, keine Moxibustion anwenden.

Erläuterung

Lu 9 und KG 17 tonisieren Yin und Qi der Lunge.
- B 43 nährt das Lungen-Yin. Der Punkt ist vor allem bei chronischen Störungen indiziert.
- B 13 und LG 12 tonisieren das Lungen-Qi.
- KG 12, M 36 und MP 6 tonisieren Magen und Milz und fördern die Bildung der Körperflüssigkeiten. KG 12 stärkt auch die Lunge, da der tiefe Verlauf der Lungen-Leitbahn genau an diesem Punkt beginnt.
- LG 20 klärt das Gehirn und hebt die Stimmung.

Arzneimitteltherapie

Rezeptur

Sha shen mai dong tang

Dekokt mit Radix Glehniae und Radix Ophiopogonis

Radix Glehniae	Bei sha shen	9.0 g
Radix Ophiopogonis	Mai dong	9.0 g
Rhizoma Polygonati odorati	Yu zhu	6.0 g
Radix Trichosanthis	Tian hua fen	4.5 g
Folium Mori	Sang ye	4.5 g
Semen Lablab album	Bai bian dou	4.5 g
Radix Glycyrrhizae	Gan cao	3.0 g

Erläuterung

- Bei sha shen fördert die Körperflüssigkeiten und nährt das Yin.
- Mai dong nährt das Yin von Magen und Lunge.
- Yu zhu und Tian hua fen nähren das Yin von Magen und Lunge, fördern die Flüssigkeiten und beseitigen Hitze.
- Sang ye beseitigt Lungen-Hitze und fördert das Absteigen des Lungen-Qi.
- Bai bian dou tonisiert Milz-Qi und -Yin. Die Arznei wird gemäß dem Prinzip eingesetzt, „Erde zu stärken, um Metall zu fördern."

Variationen

- Husten: plus Bai bu (Radix Stemonae) oder Kuan dong hua (Flos Farfarae).
- Hämoptysen: plus Bai mao gen (Rhizoma Imperatae).
- Leere-Hitze: plus Di gu pi (Cortex Lycii).

2.2.2 Magen-Yin-Mangel

Trockener Mund, Appetitlosigkeit, Müdigkeit, trockene Stühle, leichter Schmerz im Epigastrium, flushartige Gesichtsrötung, Durst ohne Verlangen zu trinken oder mit dem Verlangen bloß nach kleinen Schlucken von Flüssigkeiten.

Zunge: normale Farbe des Zungenkörpers, medianer Riß in der Mitte, wurzelloser Belag oder Belaglosigkeit in der Mitte, Querrisse an den Rändern, was für chronischen Qi- und Yin-Mangel der Milz spricht (siehe Abbildung 12.3).

Puls: dünn und schnell sowie oberflächlich und leer an der rechten mittleren Taststelle.

Die Rest-Hitze, die auf eine fieberhafte Erkrankung folgt, trocknet die Magen-Flüssigkeiten und führt häufig zu Magen-Yin-Mangel.

Therapieprinzip

Das Yin nähren, Magen und Milz stärken.

Akupunktur

Punktauswahl

M 36, MP 6, KG 12, M 44, LG 20-baihui. Alle Punkte tonisieren. Falls der Zungenkörper nicht rot ist, kann man auch an M 36 etwas Moxa applizieren.

Erläuterung

- M 36, MP 6 und KG 12 nähren das Magen-Yin.
- M 44 beseitigt Magen-Hitze oder Leere-Hitze.
- LG 20 klärt das Gehirn und hebt die Stimmung.

Arzneimitteltherapie

Rezeptur

Yi wei tang

Dekokt, das dem Magen gut tut

Radix Glehniae	Bei sha shen	9.0 g
Radix Ophiopogonis	Mai dong	9.0 g
Radix Rehmanniae	Sheng di huang	12.0 g
Rhizoma Polygonati odorati	Yu zhu	6.0 g
Kandiszucker	Bing tang	3.0 g

Erläuterung

- Bei sha shen und Mai dong nähren das Magen-Yin.
- Sheng di huang nährt das Yin von Milz und Niere.
- Yu zhu nährt das Magen-Yin und beseitigt Hitze.
- Bing tang nährt den Magen und harmonisiert die Mitte.

2.2.3 Nieren-Yin-Mangel

Dumpfe Schmerzen der Lumbalregion, Erschöpfung, Depressionen, Mangel an Antrieb und Willenskraft, Schwäche von Beinen und Knien, Schwindelgefühl, Tinnitus, Schwerhörigkeit, Trockenheit von Mund und Rachen (nächtliche Verschlimmerung), Nachtschweiß, Gesichtsflushes, Durchschlafstörungen, magerer Körperbau.

Zunge: rot, belaglos.

Puls: oberflächlich und leer oder schnell und dünn.

Prolongiertes Fieber kann das Nieren-Yin bei Menschen verletzen, die eine vorbestehende Nieren-Schwäche haben. Der Nieren-Yin-Mangel führt dazu, daß der Mensch sich vollkommen erschöpft fühlt. Es handelt sich hier um eine Art von Erschöpfung, die nicht durch kurzes Ruhen gebessert werden kann, sondern ausschließlich durch eine entsprechende Regelung des Lebensablaufs und ausreichende Ruhephasen über eine lange Zeitdauer. Der Nieren-Yin-Mangel verursacht dem Menschen Depressionen sowie einen Mangel an Initiative und Antrieb, da die Niere der Sitz der Willenskraft (zhi) ist.

Therapieprinzip

Das Yin nähren, die Niere stärken und die Willenskraft festigen.

Akupunktur

Punktauswahl

N 3-taixi, Lu 7, N 6-zhaohai, KG 4, MP 6, B 23, B 52-zhishi, LG 20-baihui. Alle Punkte tonisieren, keine Moxibustion anwenden.

Erläuterung

- N 3 ist der Quellpunkt, er nährt das Nieren-Yin.
- Die Kombination von Lu 7 und N 6 öffnet das Konzeptionsgefäß-renmai, nährt das Nieren-Yin und befeuchtet den Rachen.
- KG 4 und MP 6 nähren das Nieren-Yin und unterstützen die Körperflüssigkeiten.
- Die Kombination von B 23 und B 52 stärkt die Willenskraft und kann Antrieb sowie Entschlossenheit stärken.
- LG 20 klärt das Gehirn und hebt die Stimmung.

Arzneimitteltherapie

Rezeptur

Zuo gui wan

Pille, die die Linke (Niere) wiederherstellt

Radix Rehmanniae praeparata	Shu di huang	12.0 g
Rhizoma Dioscoreae	Shan yao	6.0 g
Fructus Corni	Shan zhu yu	6.0 g
Fructus Lycii	Gou qi zi	6.0 g
Radix Cyathulae	Chuan niu xi	4.0 g
Semen Cuscutae	Tu si zi	6.0 g
Cornu Cervi	Lu jiao	6.0 g
Colla Plastri Testudinis	Gui ban jiao	12.0 g

Erläuterung

- Shu di huang, Gou qi zi, Shan yao und Gui ban jiao nähren das Nieren-Yin.
- Shan zhu yu adstringiert, was das Nähren des Yin und das Befestigen der Essenz unterstützt.
- Tu si zi und Lu jiao jiao tonisieren das Nieren-Yang. Sie werden hier in Anlehnung an das Prinzip verwendet, daß Yin und Yang der Niere eine gemeinsame Wurzel haben, weshalb eine langfristige Schwäche des einen Anteils immer eine leichte Schwächung auch des anderen Anteils mit sich bringt. Bestünde eine Rezeptur ausschließlich aus Yin-stärkenden Arzneien, so läge sie zu weit auf der Yin-Seite und wäre „klebrig“. Es braucht etwas Feuer, um sie in Bewegung zu setzen, deswegen setzen wir Yang-Tonika ein. Lu jiao jiao wird hier statt Lu rong (Cornu Cervi pentotrichum) verwendet, da Lu jiao jiao sowohl Nieren-Yang als auch Blut

stärkt, weshalb die Arznei klebriger und mehr Yin ist als Lu rong.
- Niu xi lenkt die Wirkung der Rezeptur in den Unteren Erwärmer, also zur Niere.

Variationen

In allen drei Fällen von Yin-Schwäche besteht sehr wahrscheinlich etwas restliche Nässe-Hitze oder Hitze. Deshalb ist es meist vorteilhaft, das Tonisieren mit einigen Maßnahmen zum Beseitigen pathogener Faktoren zu kombinieren.

- Restliche Nässe-Hitze: plus Huang bai (Cortex Phellodendri) bei Nieren-Yin-Schwäche, Huang lian (Rhizoma Coptidis) bei Magen-Yin-Mangel oder Huang qin (Radix Scutellariae) bei Lungen-Yin-Mangel.
- Rest-Hitze: plus Zhi mu (Rhizoma Anemarrhenae) bei Nieren-Yin-Mangel, Shi hu (Herba Dendrobii) bei Magen-Yin-Schwäche oder Di gu pi (Cortex Lycii) bei Lungen-Yin-Mangel.

Fertigarznei

He che da zao wan

Stark aufbauende Pille mit Placenta hominis

Plastrum Testudinis	Gui ban
Radix Rehmanniae praeparata	Shu di huang
Radix Codonopsis pilosulae	Dang shen
Cortex Phellodendri	Huang bai
Cortex Eucommiae	Du zhong
Placenta Hominis	Zi he che
Radix Achyranthis bidentatae	Niu xi
Radix Asparagi	Tian dong
Radix Ophiopogonis	Mai dong
Poria	Fu ling
Fructus Amomi	Sha ren

Erläuterung

Dieses Präparat hat eine ausgeprägte tonisierende Wirkung auf Yin und Blut, weshalb es bei chronischer ME mit Nieren-Yin-Mangel hervorragend geeignet ist. Es ist besonders gut einzusetzen, weil es abgesehen vom Nähren des Yin auch das Qi mittels Dang shen sowie das Nieren-Yang mittels Du zhong tonisiert. Du zhong ist ausgesprochen nützlich, weil diese Arznei im psychischen Bereich eine wohltuende Wirkung entfaltet, indem sie die Stimmung hebt und die Willenskraft stärkt, was bei chronischer ME ein wichtiger Aspekt ist. Aus diesem Grund ist diese Fertigarznei anderen Yin-Tonika vorzuziehen, etwa Liu wei di huang wan (Pille aus sechs Bestandteilen mit Radix Rehmanniae praeparata).

2.3 Yang-Mangel

Klinische Manifestationen

Die Klinik hängt vom betroffenen Organ ab. Am häufigsten leiden Milz und Niere an Yang-Mangel. Beim Milz-Yang-Mangel treten praktisch die gleichen Symptome wie bei der Milz-Qi-Schwäche (siehe oben) auf, wobei Kältegefühl dazukommt. Symptome und Krankheitszeichen des Nieren-Yang-Mangels werden im folgenden beschrieben.

Nieren-Yang-Mangel

Dumpfe Schmerzen der Lumbalregion, kalte Knie, Kälteempfindung auch im Rücken, allgemeines Frösteln, Schwäche von Beinen und Knien, hellweißer Teint, beim Mann Impotenz, Ejaculatio praecox, Libidomangel, Mattigkeit, reichlich klarer Harn, Apathie, Knöchelödeme, Unfruchtbarkeit.

Zunge: blaß, gedunsen, naß.

Puls: tief, schwächlich.

In einigen Fällen führt ein verbleibender pathogener Faktor zu Yang-Mangel. Dazu kommt es bei Menschen, die eine vorbestehende Yang-Schwäche haben.

Therapieprinzip

Das Yang tonisieren, die Niere wärmen.

Akupunktur

Punktauswahl

B 23, LG 4, KG 4, N 3-taixi, N 7-fuliu, B 52-zhishi, LG 20-baihui. Alle Punkte tonisieren, es sollte Moxa eingesetzt werden.

Erläuterung

- B 23, der Zustimmungspunkt der Niere, tonisiert das Nieren-Yang.
- LG 4 (mit Moxa) wirkt ausgeprägt stärkend auf das Feuer des Tors der Vitalität.
- KG 4 (mit Moxa), tonisiert das Nieren-Yang. Ohne Moxa-Anwendung kann er auch das Nieren-Yin stärken.
- N 3, der Quellpunkt, kann sowohl Yang als auch Yin der Niere tonisieren.
- N 7 tonisiert das Nieren-Yang und löst Ödeme auf.
- B 52, der „Raum der Willenskraft", stärkt den psychischen Aspekt der Niere, also Willens- und Entschlußkraft.
- LG 20 klärt das Gehirn und hebt die Stimmung.

Arzneimitteltherapie

Rezeptur 1

You gui yin

Dekokt, das die Rechte (Niere) wiederherstellt

Radix Rehmanniae praeparata	Shu di huang	15.0 g
Fructus Corni	Shan zhu yu	3.0 g
Rhizoma Dioscoreae	Shan yao	6.0 g
Cortex Eucommiae	Du zhong	6.0 g
Cortex Cinnamomi	Rou gui	3.0 g
Radix lateralis Aconiti praeparata	Fu zi	3.0 g
Fructus Lycii	Gou qi zi	6.0 g
Radix Glycyrrhizae tosta	Zhi gan cao	3.0 g

Erläuterung

- Shu di huang, Shan zhu yu, Gou qi zi und Shan yao nähren Niere, Leber und Milz.
- Du zhong, Rou gui und Fu zi tonisieren und wärmen das Nieren-Yang sowie das Tor der Vitalität.
- Gan cao harmonisiert.

Rezeptur 2

You gui wan

Pille, die die Rechte (Niere) wiederherstellt

Radix lateralis Aconiti praeparata	Fu zi	3.0 g
Cortex Cinnamomi	Rou gui	3.0 g
Cortex Eucommiae	Du zhong	6.0 g
Fructus Corni	Shan zhu yu	4.5 g
Semen Cuscutae	Tu si zi	6.0 g
Colla Cornus Cervi	Lu jiao jiao	6.0 g
Radix Rehmanniae praeparata	Shu di huang	12.0 g
Rhizoma Dioscoreae	Shan yao	6.0 g
Fructus Lycii	Gou qi zi	6.0 g
Radix Angelicae sinensis	Dang gui	4.5 g

Erläuterung

- Shu di huang, Tu si zi, Shan zhu yu, Gou qi zi und Shan yao nähren Niere, Leber und Milz.
- Du zhong, Rou gui, Fu zi und Lu jiao jiao tonisieren und wärmen das Nieren-Yang sowie das Tor der Vitalität.
- Dang gui und Lu jiao jiao nähren das Blut.

Diese beiden Rezepturen sind einander sehr ähnlich. Sie unterscheiden sich bloß durch die Hinzufügung von Dang gui, Tu si zi und Lu jiao jiao bei der zweiten Mischung. Da Dang gui und Lu jiao jiao das Blut nähren und Tu si zi die Eierstöcke unterstützt, ist die zweite Verschreibung besser für Frauen geeignet.

Variationen

Nässe-Hitze der Muskulatur: plus Huang lian (Rhizoma Coptidis), Sha ren (Fructus Amomi) und Pei lan (Herba Eupatorii).

Fertigarznei

Ren shen lu rong wan

Pille mit Radix Ginseng und Cornu Cervi pentotrichum

Radix Ginseng	Ren shen
Cortex Eucommiae	Du zhong
Radix Morindae officinalis	Ba ji tian
Radix Astragali	Huang qi
Cornu Cervi pentotrichum	Lu rong
Radix Angelicae sinensis	Dang gui
Radix Achyranthis bidentatae	Niu xi
Arillus Longan	Long yan rou

Erläuterung

Dieses Präparat tonisiert Qi und Yang der Niere. Es ist vor allem bei chronischer ME geeignet, da es stimmungsaufhellende Arzneien wie Huang qi und Lu rong enthält.

Zungen- und Pulsbefund: blasser, gedunsener Zungenkörper, schwächlicher und tiefer Puls an beiden proximalen Taststellen.

Fertigarznei 2

Ge jie bu shen wan

Pille zum Tonisieren der Niere mit Gecko

Gecko	Ge jie
Cornu Cervi pentotrichum	Lu rong
Radix Ginseng	Ren shen
Radix Astragali	Huang qi
Cortex Eucommiae	Du zhong
Testis et Penis Canis	Gou shen
Cordyceps	Dong chong xia cao
Fructus Lycii	Gou qi zi
Poria	Fu ling
Rhizoma Atractylodis macrocephalae	Bai zhu

Erläuterung

Dieses Präparat tonisiert Lungen- und Nieren-Yang, weshalb es bei chronischer ME mit Lungen-Qi- und Nieren-Yang-Mangel geeignet ist. Typische Symptome sind unter anderen Belastungsdyspnoe, schwache Stimme, Erkältlichkeit, Rückenschmerzen, häufiger blasser Harnfluß und blasse Zunge.

Kasuistik

Eine 59jährige Frau hat seit 4 Jahren ME. Sie kann den Beginn nicht genau schildern. Zum Zeitpunkt der Konsultation bietet sie folgende Hauptsymptome: sie fühlt sich „gedämpft", leidet an Obstipation und einem „rasenden Gefühl des Herzens" mit Palpitationen, Muskelschmerzen und -erschöpfung nach der geringsten Anstrengung, allgemeiner Erschöpfung sowie einem „Mangel an Energie und Initiative". Desweiteren muß sie dreimal pro Nacht urinieren, sie leidet unter Rückenschmerzen, Schwindelgefühl, Tinnitus, Kältegefühl, Atemnot mit Palpitationen, kalten Händen, einem grippeähnlichen Gefühl mit „brennender Kälte" und Erkältlichkeit nach dem Duschen oder Haarewaschen. Ihre Zunge ist blaß, hat ein leicht geschältes Zentrum und einen Magen-Riß in der Mitte. Ihr Puls ist allgemein schwächlich.

Diagnose

Die meisten ihrer Symptome weisen in Richtung Nieren-Yang-Schwäche: Rückenschmerzen, Schwindelgefühl, Tinnitus, Kältegefühl, mangelnder Antrieb, Obstipation und Nykturie. Das Nieren-Yang ist die Wurzel des Herz-Yang. Yang-Mangel der Niere führt deshalb häufig zu einer Schwäche des Herz-Yang, weshalb bei der Patientin Palpitationen und Atemnot auftreten. Es besteht auch etwas Rest-Nässe in der Muskulatur, wie an den Schmerzen zu erkennen ist, diese Störung ist aber gegenüber dem allgemeinen Yang-Mangel als sekundär zu erachten.

Therapieprinzip

Primär das Nieren-Yang tonisieren, in zweiter Linie Nässe auflösen.

Akupunktur

Ich akupunktiere sie zum Stärken des Milz- und Nieren-Yang und zum Beseitigen von Nässe, wobei ich vor allem folgende Punkte verwende: M 36, MP 6, B 20, B 21 zum Tonisieren des Milz-Yang (mit Moxa), B 23 und N 7-fuliu zum Stärken des Nieren-Yang (mit Moxa) sowie MP 9 zum Auflösen von Nässe.

Arzneimitteltherapie

Ich verwende eine Modifikation von You gui yin (Dekokt, das die Rechte [Niere] wiederherstellt):

Radix Rehmanniae praeparata	Shu di huang	12.0 g
Fructus Corni	Shan zhu yu	4.0 g
Rhizoma Dioscoreae	Shan yao	6.0 g
Fructus Lycii	Gou qi zi	6.0 g
Cortex Eucommiae	Du zhong	6.0 g
Cortex Cinnamomi	Rou gui	1.5 g
Radix lateralis Aconiti praeparata	Fu zi	1.0 g
Herba Cistanchis	Rou cong rong	6.0 g
Rhizoma Alismatis	Ze xie	3.0 g
Radix Glycyrrhizae tosta	Zhi gan cao	3.0 g

Erläuterung

Ich wandle die Grundrezeptur bloß durch das Hinzufügen folgender Arzneien ab: Rou cong rong zum Tonisieren des Nieren-Yang und zum Bewegen des Stuhls sowie Ze xie zum Mäßigen der Wirkung der anderen Arzneien, die allesamt von heißem Energieverhalten sind.

Die Kombination aus Akupunktur und Arzneimitteltherapie führt zu einer unmittelbaren Besserung des Zustands der Patientin, der sich auch danach langsam, aber stetig während der Behandlung verbessert. Nach 6 Monaten ist eine Erleichterung aller ihrer Symptome zu verzeichnen.

Fußnoten

1 Shepherd C: Living with ME, S. 14-16; Cedar, William Heinemann Ltd., London 1989.
2 The Yellow Emperor's Classic of Internal Medicine – Simple Questions (Huang Di Nei Jing Su Wen), S. 21; People's Health Publishing House, Beijing 1979. Dieses Werk erschien erstmals etwa 100 v. Chr.
3 Simple Questions, S. 24.
4 Smith D: Understanding ME, S. 128; Robinson Publishing, London 1989.

Kapitel 26

Parkinsonsche Krankheit

震颤性麻痹

Die Parkinsonsche Krankheit (Morbus Parkinson) ist ein klinisches Syndrom, das durch Bewegungsbehinderung, Rigidität und Tremor gekennzeichnet ist. Die Ursache ist eine Schädigung der Basalganglien, man findet in der Substantia nigra Zelluntergang und Depigmentierung.

Damit einhergehend treten biochemische Veränderungen im Corpus striatum auf, der Dopamingehalt nimmt dort nämlich ab. Substantia nigra und Corpus striatum sind durch Nervenfasern verbunden, bei denen Dopamin und Azetylcholin als Neurotransmitter fungieren. Bei der Parkinsonschen Erkrankung besteht ein Ungleichgewicht zwischen diesen beiden Neurotransmittern, wobei die Abnahme des Dopamin für die Beweglichkeitseinschränkung und die Zunahme des Azetylcholin für Rigidität und Tremor verantwortlich zeichnet.

Der Beginn der Erkrankung fällt meist zwischen das fünfzigste und sechzigste Lebensjahr. Das erste Zeichen ist gewöhnlich grobschlägiger Handtremor mit einer Frequenz von vier bis acht pro Sekunde. Der Beginn des Tremors wird von Schwierigkeiten bei der Bewegung sowie Rigidität gefolgt. Auch das Gesicht verliert die die Gefühle ausdrückenden Bewegungen der mimischen Muskulatur, wodurch sich das diagnostische Kriterium des typischen Maskengesichts ausbildet.

Die automatisierten Armbewegungen beim Gehen nehmen ab oder gehen zur Gänze verloren, der Patient geht in kleinen, trippelnden Schritten. Die Handschrift verliert zunehmend an Größe.

Der Tremor bei der Parkinsonschen Erkrankung ist grobschlägig, jener bei Thyreotoxikose oder Alkoholabusus hingegen ist feiner und schneller.

In der Chinesischen Medizin fällt die Parkinsonsche Krankheit unter die Kategorie „Krämpfe" und hat immer einen Bezug zu Leber-Wind. Ein Zitat aus „Grundlagen der Medizin" (1565): „Wind-Tremor wird durch Wind verursacht, der in die Leber eintritt, sowie durch das Leitbahn-Qi, das nach oben rebelliert, wodurch es zu Tics im Gesicht und zu Tremor der Extremitäten kommt."[1]
In „Ursprüngliche Theorie der Medizin" aus der Ming-Dynastie lesen wir: „[Tremor kann verursacht werden durch:] geschwächtes Qi, das die Flüssigkeiten und das Blut nicht zu Sehnen und Leitbahnen leiten kann, um sie zu nähren; durch Mangel an Körperflüssigkeiten und Blut, die die Sehnen nicht nähren; durch Schleim-Feuer, das die Leitbahnen und Sehnen verlegt, so daß Flüssigkeiten und Blut sie nicht nähren können; durch eine Schwäche des Ursprungs-Qi, die das Eindringen pathogener Faktoren in die Meridiane erleichtert, so daß das Blut Sehnen und Leitbahnen nicht nähren kann.

Es gibt zwar viele verschiedene Ursachen, in allen Fällen besteht aber ein Mangel an Flüssigkeiten und Blut, die Sehnen und Leitbahnen nicht nähren können."[2]

Ätiologie und Pathologie

1. Überarbeitung, übermäßige sexuelle Aktivität

Überarbeitung im Sinne des langjährigen Arbeitens über viele Stunden, ohne sich ausreichend Ruhe zu gönnen, schwächt die Niere, vor allem das Nieren-Yin. Ist die Überarbeitung mit überreichlicher sexueller Betätigung verbunden, so wird die Niere umso mehr geschwächt.

Das schwache Nieren-Yin kann das Leber-Yin nicht nähren, mit der Zeit entwickelt sich daher Leber-Wind, der Tremor verursacht. Das Yin (und indirekt auch das Blut) der Leber kann die Sehnen nicht nähren und befeuchten. Diese Trockenheit der Sehnen führt in Kombination mit Leber-Wind zu Tremor.

2. Ernährung

Der übermäßige Verzehr fetter, gebratener oder süßer Speisen führt zur Bildung Schleim. Mit der Zeit vereint sich Schleim häufig mit Feuer, vor allem, wenn der Mensch auch Alkohol zu sich nimmt.

Schleim-Feuer an sich könnte nicht die Parkinsonsche Krankheit hervorrufen, in Kombination mit Leber-Wind kommt es aber häufig dazu, vor allem bei alten Menschen. Schleim verlegt die Leitbahnen und hindert die Flüssigkeiten und das Blut daran, die Meridiane zu nähren, wodurch Tremor entsteht.

3. Emotionaler Streß

Zorn, Frustration und Groll können das Leber-Yang zum Aufsteigen bringen, was mit der Zeit zu Leber-Wind führen kann.

Wie das Zitat aus „Ursprüngliche Theorie der Medizin" zeigt, geht beim Morbus Parkinson der Tremor stets darauf zurück, daß Körperflüssigkeiten und Blut die Leitbahnen und Sehnen nicht nähren können.

Differenzierung und Behandlung

Akupunktur

Körperakupunktur

Folgende Punkte können wir als allgemeine Verschreibung zum Auslöschen von Wind einsetzen:

G 20, Di 11, Xiaochanxue („Punkt zur Tremorkontrolle", 1.5 cun kaudal von H 3), 3E 5, G 34, Le 3.

Man verwendet am besten 0.32 mm dicke Nadeln, stimuliert neutral und beläßt die Nadeln 30 Minuten in situ.

Es ist sehr wichtig, lokale Punkte an jener Extremität einzusetzen, die vom Tremor befallen ist.

Arm: Di 11, Di 10, 3E 5, Di 4.

Bein: M 31, G 31, M 36, G 34, M 41, G 40.

Die weiteren Punkte können hinsichtlich des vorherrschenden Musters ausgesucht werden. Wir werden sie weiter unten besprechen.

Schädelakupunktur

Man verwendet das Chorea-Areal jener Seite des Schädels, die kontralateral zur zitternden Extremität liegt (Abbildung 26.1). Das Chorea-Areal findet man in Beziehung zum motorischen Areal, das wiederum in Abhängigkeit von der Medianlinie und der Augenbrauen-Okziput-Linie aufgesucht wird.

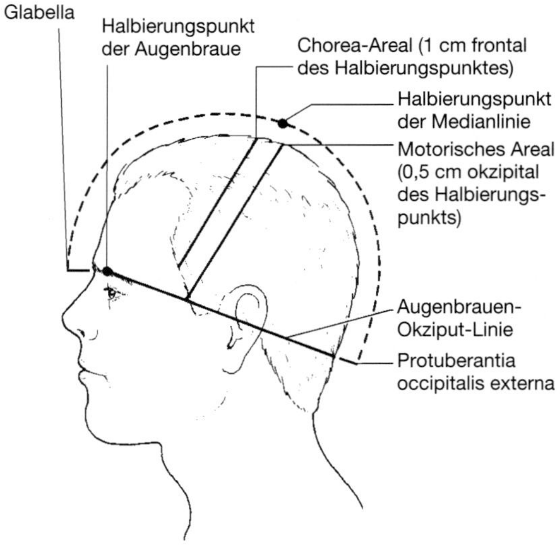

Abb. 26.1: Das Chorea-Areal der Schädelakupunktur

Die Medianlinie ist die Linie von der Glabella zwischen den Augen zur Protuberantia occipitalis externa. Zunächst lokalisiert man den Halbierungspunkt der Strecke, das motorische Areal beginnt 0.5 cm okzipital des Halbierungspunkts und verläuft zum Kreuzungspunkt zwischen Augenbrauen-Okziput-Linie und Haaransatzlinie. Das Chorea-Areal liegt parallel zum motorischen Areal, es beginnt 1 cm frontal des Halbierungspunktes.

Eine Nadel wird subkutan so eingestochen, daß sie das ganze Areal unterfährt. Gelingt dies nur mit Schwierigkeiten, so kann man auch drei Nadeln verwenden, um die ganze Chorea-Linie abzudecken. Man kann auch über zwei Nadeln, die man entlang des Chorea-Areals einsticht, niederfrequenten elektrischen Strom applizieren.

Akupunktur und Arzneimitteltherapie

Die oben besprochenen Punkte auf Körper und Schädel sind bei jeder Art von Störung anwendbar. Die Auswahl weiterer Körperpunkte und Rezepturen muß jedoch auf der Identifizierung der entsprechenden Muster basieren.

Wir werden die folgenden Haupt-Muster besprechen:

1. Qi- und Blut-Mangel
2. Schleim-Hitze erregt Wind
3. Leber- und Nieren-Yin-Mangel.

1. Qi- und Blut-Mangel

Klinische Manifestationen

Lange bestehender, ausgeprägter Tremor einer Extremität, blaßgelber Teint, Maskengesicht, Abneigung gegen Sprechen, Steifheit der Okzipitalgegend, Krämpfe der Extremitäten, Schwierigkeiten bei der Bewegung, unkoordiniertes Gehen, Schwindelgefühl, unscharfes Sehen, Schwitzen, Verschlechterung der Beschwerden durch Bewegung.

Zunge: blaß, gedunsen, Zahneindrücke, Zittern der Zunge.

Puls: dünn.

Therapieprinzip

Qi tonisieren, Blut nähren, die Verbindungs-Leitbahnen beleben, Wind auslöschen.

Akupunktur

Punktauswahl

M 36, MP 6, KG 4, Le 8. Tonisieren.

Erläuterung

- M 36 und MP 6 tonisieren Qi und Blut.
- KG 4 nährt das Blut.
- Le 8 nährt das Leber-Blut.

Arzneimitteltherapie

Empirische Rezeptur

Radix Astragali	Huang qi	9.0 g
Radix Codonopsis pilosulae	Dang shen	6.0 g
Radix Angelicae sinensis	Dang gui	9.0 g
Radix Paeoniae alba	Bai shao	6.0 g
Caulis Spatholobi	Ji xue teng	6.0 g
Rhizoma Gastrodiae	Tian ma	9.0 g
Ramulus cum Uncis Uncariae	Gou teng	6.0 g
Concha Margaritiferae	Zhen zhu mu	12.0 g
Cornu Saigae tataricae	Ling yang jiao	4.5 g
Radix Salviae miltiorrhizae	Dan shen	4.0 g

Erläuterung

- Huang qi und Dang shen tonisieren das Qi.
- Dang gui, Bai shao und Ji xue teng nähren das Blut und vertreiben Wind aus den Leitbahnen.
- Tian ma, Gou teng, Zhen zhu mu und Ling yang jiao löschen Wind aus.
- Dan shen bewegt das Blut.

Kasuistik

Eine 51jährige Frau leidet seit zwei Jahren an Morbus Parkinson. Ihr Hauptproblem ist der Kopftremor, den sie durch Vornüberbeugen des Kopfes zu verhindern sucht. Gelegentlich spürt sie, daß der Tremor im unteren Rückenbereich beginnt und dann die ganze Wirbelsäule entlang zum Kopf emporläuft. Sie fühlt sich schnell müde, gelegentlich ist ihr Sehen unscharf. Sie bekam zuvor anticholinerge Medikamente verschrieben, die Nebeneffekte wie trockenen Mund und Röhrensehen hervorrufen. Sie ist eine sehr angespannte Frau mit einem ausgeprägten Verantwortungssinn, der wahrscheinlich von einer sehr strikten Erziehung herrührt. Ihre Zunge ist blaß und dünn, ihr Puls rauh.

Diagnose

Qi- und Blut-Mangel der Leber, der zu Leber-Wind führt.

Therapieprinzip

Die Patientin wird ausschließlich mit Akupunktur behandelt, die Behandlung ist einfach, sie zielt auf das Tonisieren von Qi und Blut, das Beruhigen des Geistes und das Unterdrücken von Leber-Wind ab.

Akupunktur

Ich verwende folgende Hauptpunkte:

- M 36 und MP 6 tonisieren Qi und Blut.
- H 7 oder H 5 beruhigen den Geist und entspannen das Nervensystem.
- Le 3 und LG 16 unterdrückt Wind.

Nach einigen Behandlungsmonaten kann sie ihre Medikamente absetzen, nach einem Jahr ist sie zu 90% tremorfrei.

2. Schleim-Hitze erregt Wind

Klinische Manifestationen

Adipositas, Maskengesicht, Abneigung gegen körperliche Anstrengung, Druckgefühl im Thorax, trockener Mund, Schwitzen, Schwindelgefühl, Ausspucken gelben Schleims, steifer Nacken und Rücken, Tremor einer Extremität, der willentlich unterdrückt werden kann.

Zunge: rot, klebriger und gelber Belag.

Puls: saitenförmig, dünn, schnell.

Therapieprinzip

Schleim auflösen, Hitze beseitigen, Wind auslöschen, die Verbindungsleitbahnen beleben.

Akupunktur

Punktauswahl

M 40, KG 12, B 20, MP 6, MP 9, Le 3. Neutral nadeln, außer KG 12 und B 20 – hier tonisieren.

Erläuterung

- M 40 löst Schleim auf.
- KG 12 und B 20 tonisieren die Milz, damit diese Schleim beseitigen kann.
- MP 6 und MP 9 unterstützen das Auflösen von Schleim.
- Le 3 unterdrückt Wind.

Arzneimitteltherapie

Empirische Rezeptur

Fructus Trichosanthis	Gua lou	9.0 g
Rhizoma Arisaematis cum Bile	Dan nan xing	6.0 g
Succus Bambusae	Zhu li	6.0 g
Ramulus cum Uncis Uncariae	Gou teng	6.0 g
Rhizoma Gastrodiae	Tian ma	6.0 g
Cornus Saigae tataricae	Ling yang jiao	4.5 g
Concha Margaritiferae	Zhen zhu mu	12.0 g
Radix Salviae miltiorrhizae	Dan shen	4.5 g
Radix Paeoniae rubra	Chi shao	4.0 g

Erläuterung

- Gua lou, Dan nan xing und Zhu li lösen Schleim auf.
- Gou teng, Tian ma, Ling yang jiao und Zhen zhu mu löschen Wind aus.
- Dan shen und Chi shao bewegen das Blut.

Kasuistik

Ein 53jähriger Mann leidet seit einem Jahr an der Parkinsonschen Krankheit. Als erste Symptome bemerkte er Konzentrationsmangel, Apathie, Müdigkeit, Schwindelgefühl, Schlafstörungen und Übelkeit. Er bekam damals ein Benzodiazepin verschrieben. Einige Monate später begann seine Handschrift kleiner und kleiner zu werden und er entwickelte einen Tremor der linken Hand, wenn er Gegenstände aufhob. Er leidet auch an Steifheit des Nackens und Gehstörungen. Er sagt, er fühlt sich, als ob er auf Wasser ginge. Sein Mund ist trocken, er sieht gelegentlich verschwommen. Er hat das für Morbus Parkinson typische Maskengesicht. Er ist von Beruf Geschäftsmann, er arbeitet viele Stunden pro Tag in London, wobei er als Pendler lange Zeit mit der Reise von und zur Arbeit verbringt.

Seine Zunge ist rot und hat einen klebrigen, gelben Belag und einen Herz-Riß. Sein Puls ist allgemein schlüpfrig.

Diagnose

Schleim-Hitze mit Leber-Wind. Die Schleim-Zeichen: unscharfes Sehnen, Konzentrationsmangel, Übelkeit, schlüpfriger Puls, klebriger Zungenbelag. Hitze-Zeichen: trockener Mund, rote Zunge. Für Leber-Wind sprechen Handtremor, Schwindelgefühl und die kleine Handschrift.

Therapieprinzip

Der Patient bekommt sowohl Akupunktur als auch Arzneimitteltherapie. Die Akupunktur zielt vor allem auf das Vertreiben des Winds aus den Leitbahnen ab, die Arzneimitteltherapie auf das Auflösen von Schleim, das Beseitigen von Hitze und das Unterdrücken von Wind.

Akupunktur

Ich verwende folgende Hauptpunkte:

- Di 11, G 20, Xiaochanxue, 3E 5 und Le 3 vertreiben Wind
- Le 8 nährt das Leber-Yin, mit dem Ziel des Unterdrückens von Leber-Wind.
- M 40 und MP 6 lösen Schleim auf.
- Schädelakupunktur: Chorea-Areal rechts.

Arzneimitteltherapie

Ich verschreibe eine Modifikation von Wen dan tang (Dekokt, das die Gallenblase wärmt):

Rhizoma Pinelliae	Ban xia	6.0 g
Poria	Fu ling	4.0 g
Pericarpium Citri reticulatae	Chen pi	3.0 g
Caulis Bambusae in taeniam	Zhu ru	6.0 g
Fructus Aurantii immaturus	Zhi shi	6.0 g
Fructus Lycii	Gou qi zi	6.0 g
Rhizoma Gastrodiae	Tian ma	6.0 g
Lumbricus	Di long	4.5 g
Fructus Hordei germinatus	Mai ya	6.0 g
Radix Glycyrrhizae tosta	Zhi gan cao	3.0 g
Rhizoma Zingiberis recens	Sheng jiang	3 Scheiben
Fructus Jujubae	Da zao	3 Stück

Erläuterung

- Die ersten fünf Arzneien bilden die Rezeptur Wen dan tang zum Auflösen von Schleim-Hitze.
- Gou qi zi nährt das Leber-Yin, mit dem Ziel des Unterdrückens von Leber-Wind.
- Tian ma und Di long bezähmen Leber-Wind. Di long vertreibt auch Wind aus den Leitbahnen.
- Mai ya wird als verdauungsfördernde Arznei hinzugefügt. Ich verwende stets eine oder zwei Arzneien aus dieser Gruppe, wenn eine Rezeptur Insekten beinhaltet.
- Zhi gan cao, Da zao und Sheng jiang harmonisieren.

Zum Zeitpunkt des Verfassens dieses Buches läuft die Therapie noch, der Patient macht beständigen Fortschritt. Sein Tremor hat sich um 50% gebessert, seine Bewegungen und sein Gang sind um vieles besser koordiniert.

3. Leber- und Nieren-Yin-Mangel

Klinische Manifestationen

Hagerer Körperbau, Schwindelgefühl, Tinnitus, Schlaflosigkeit oder durch Träume gestörter Schlaf, Kopfschmerzen, Nachtschweiß, psychische Unruhe, Schmerzen in Rücken und Knien, Taubheitsgefühl der Extremitäten, Kopftremor, Bruxismus und Tremor der Kiefermuskulatur, lange andauernder Tremor einer Extremität mit großer Amplitude, Krämpfe der Extremitäten, schwieriges und unbeholfenes Gehen, Maskengesicht, Gedächtnisstörungen.

Zunge: dünn, rot und belaglos, kann nicht ruhig gehalten werden.

Puls: dünn und schnell oder oberflächlich und leer.

Therapieprinzip

Das Yin nähren, Wind auslöschen, die Verbindungsleitbahnen beleben.

Akupunktur

Punktauswahl

KG 4, B 23, N 3-taixi, MP 6, B 18, Le 8, Le 3. Alle Punkte tonisieren, außer Le 3 – hier neutral stechen.

Erläuterung

- KG 4, B 23, N 3 und MP 6 nähren das Nieren-Yin.
- B 18 und Le 8 nähren das Leber-Yin.
- Le 3 bezähmt Leber-Wind.

Arzneimitteltherapie

Empirische Rezeptur

Radix Rehmanniae	Sheng di huang	12.0 g
Radix Rehmanniae praeparata	Shu di huang	12.0 g
Radix Polygoni multiflori	He shou wu	9.0 g
Radix Scrophulariae	Xuan shen	6.0 g
Ramulus cum Uncis Uncariae	Gou teng	6.0 g
Fructus Tribuli	Ji li	6.0 g
Cornu Saigae tataricae	Ling yang jiao	4.5 g
Concha Ostreae	Mu li	15.0 g
Radix Salviae miltiorrhizae	Dan shen	4.5 g
Radix Paeoniae rubra	Chi shao	4.5 g
Cortex Eucommiae	Du zhong	6.0 g

Erläuterung

- Sheng di huang, Shu di huang, He shou wu und Xuan shen nähren Blut und Yin.
- Gou teng, Ji li und Ling yang jiao löschen Wind aus.
- Mu li nährt das Yin und unterdrückt Wind.
- Dan shen und Chi shao bewegen das Blut.
- Du zhong tonisiert die Niere und vertreibt Wind aus der Wirbelsäule.

Kasuistik

Ein 48jähriger Mann leidet seit 3 Jahren an Morbus Parkinson. Seine Hauptsymptome sind ein Tremor der linken Hand und unscharfes Sehen. Er hat auch das typische Maskengesicht, das Gehen fällt ihm schwer. Seine Zunge ist rot und hat einen wurzellosen Belag, sein Puls ist oberflächlich und leer.

Diagnose

Der Patient leidet an Yin-Mangel der Leber mit Leber-Wind. Die Yin-Schwäche erkennen wir deutlich an der roten Zunge mit wurzellosem Belag sowie am oberflächlichen, leeren Puls.

Therapieprinzip

Das Leber-Yin nähren, Leber-Wind bezähmen, die Verbindungsleitbahnen beleben. Ich setze die Akupunktur vor allem zum Beleben der Verbindungsmeridiane und zum Vertreiben von Wind aus den Leitbahnen ein, die Arzneimitteltherapie hingegen zum Nähren des Leber-Yin und Unterdrücken von Leber-Wind.

Akupunktur

Ich nadle folgende Hauptpunkte:

- Di 11, Xiaochanxue, 3E 5, G 20 und Di 10 (alle neutral nadeln) vertreiben Wind aus den Leitbahnen.
- Le 8, MP 6 und N 3-taixi (tonisieren) nähren das Leber-Yin.
- Le 3 (neutral nadeln) unterdrückt Leber-Wind.

Arzneimitteltherapie

Ich verwende eine Rezeptur in Abwandlung der oben beschriebenen empirischen Mischung bei Leber- und Nieren-Yin-Mangel.

Radix Rehmanniae	Sheng di huang	12.0 g
Radix Rehmanniae praeparata	Shu di huang	12.0 g
Radix Polygoni multiflori	He shou wu	9.0 g
Fructus Lycii	Gou qi zi	6.0 g
Ramulus Taxilli	Sang ji sheng	6.0 g
Ramulus Uncariae cum Uncis	Gou teng	6.0 g
Rhizoma Gastrodiae	Tian ma	6.0 g
Lumbricus	Di long	4.5 g
Fructus Tribuli	Ji li	6.0 g
Cornu Saigae tataricae	Ling yang jiao	4.5 g
Radix Salviae miltiorrhizae	Dan shen	4.5 g
Fructus Hordei germinatus	Mai ya	6.0 g
Radix Glycyrrhizae praeparata	Zhi gan cao	3.0 g

Erläuterung

- Shu di huang, Sheng di huang, He shou wu, Gou qi zi und Sang ji sheng nähren das Leber-Yin.
- Gou teng, Tian ma, Di long, Ji li und Ling yang jiao unterdrücken Leber-Wind. Di long beseitigt überdies Wind aus den Leitbahnen.
- Dan shen bewegt das Blut und beruhigt den Geist.
- Mai ya und Gan cao harmonisieren.

Nach einem Jahr Behandlung bessert sich der Tremor und das Gehen um etwa 70%. Der Patient fühlt sich viel besser und insgesamt freier in der Bewegung.

Fertigarzneien

Die folgenden Präparate sind für alle Arten von Morbus Parkinson geeignet, da sie eher die Manifestation, also den Leber-Wind, als die Wurzel ansprechen.

Xiao chan wan

Pille zum Beruhigen von Tremor

Rhizoma Gastrodiae	Tian ma
Ramulus cum Uncis Uncariae	Gou teng
Concha Margaritiferae usta	Zhen zhu mu
Bombyx batryticatus	Jiang can

Erläuterung

Diese Pillen löschen Leber-Wind aus. Sie behandeln bloß die Manifestation und sind daher für alle Muster geeignet.

Pulver mit Cornu Saigae tataricae

Cornu Saigae tataricae	Ling yang jiao

Erläuterung

Es handelt sich eigentlich nicht um eine Fertigarznei, sondern um das pulverisierte Horn von Saiga tatarica. Es wird häufig als Unterstützung der Behandlung verwendet, um die Manifestation zu therapieren, nämlich den Leber-Wind auszulöschen.

Ling yang jiao ist salzig und kalt und tritt in Leber, Herz sowie Lunge ein. Es beseitigt Leber-Feuer, klärt die Augen, besänftigt die Leber, löscht Wind aus, bewegt Wind und vertreibt Toxine.

Die übliche Dosierung beträgt 2-3 Gramm pro Tag. Die Arznei wird zusammen mit dem warmen Dekokt, das zur Behandlung der Wurzel verschrieben wird, eingenommen.

Prognose und Prävention

Wir können mit einer Kombination von Akupunktur und Arzneimitteltherapie diese Erkrankung in Zaum halten und allenfalls ihr Fortschreiten stoppen, wir vermögen sie aber nicht vollständig zu heilen. Die besten Ergebnisse erreicht man bei Morbus Parkinson aufgrund von Qi- und Blut-Mangel, die zweitbesten bei Schleim-Feuer, die schlechtesten allerdings bei Yin-Mangel. Je früher nach Einsetzen der Beschwerden die Therapie beginnt, desto bessere Ergebnisse erzielt man.

Im allgemeinen ist die Zunge ein guter Indikator für die Prognose. Zeigt sie Zeichen fortgeschrittenen Yin-Mangels, wie einen roten, dünnen und trockenen Zungenkörper mit Rissen, so ist die Prognose schlecht.

Im allgemeinen kann man Akupunktur, Arzneimitteltherapie und westliche Medikation kombinieren. Die westlichen Verschreibungen basieren entweder auf anticholinergen Substanzen, die den Tremor reduzieren, und/oder auf L-Dopa zum Verbessern der Beweglichkeit und Vermindern der Steifheit. Nach einigen Wochen chinesischer Therapie kann man die westlichen Medikamente in der Dosierung reduzieren, man sollte dabei aber sehr langsam vorgehen.

Was die Vorbeugung anlangt, so läßt sich diese klar aus den Ausführungen über die Ätiologie von Morbus Parkinson ableiten. Jeder Mensch über 50, der plötzlich Symptome wie Schwindelgefühl, Steifheit und zunehmende Gangstörungen entwickelt, sollte sofort seinen Lebensstil ändern. Er oder sie sollte weniger arbeiten, nie bis zur Erschöpfung gehen, mehr Ruhephasen einschalten, emotionalen Streß vermeiden und die sexuelle Aktivität einschränken.

Fußnoten

1 Lou Ying: Principles of Medicine (Yi Xue Gang Mu), zitiert in: Wang Quan-Yan: „Observation on the treatment of 35 cases of Parkinson disease with Chinese Medicine" in: Journal of Chinese Medicine, 27/8, S. 24.

2 Zhu Ji: Original Theory of Medicine (Yi Xue Yuan Li), zitiert im selben Artikel.

Kapitel 27

Wind-Schlaganfall

中风

Der in der Chinesischen Medizin gebrauchte Begriff „Wind-Schlaganfall“ korrespondiert mit vier Krankheitsbildern gemäß der Westlichen Medizin, nämlich mit

- zerebraler Hämorrhagie,
- zerebraler Thrombose,
- zerebraler Embolie und
- Spasmus eines zerebralen Blutgefäßes.

In der Westlichen Medizin laufen diese vier Störungen unter dem Begriff „zerebrale Ischämie“, was eine Pathologie im Bereich der Blutgefäße des Gehirns impliziert. Die plötzlichen neurologischen Störungen, die durch eine zerebrale Ischämie entstehen, werden in der Westlichen Medizin mit „Apoplexie“, „apoplektischer Insult“ oder auch einfach „Schlaganfall“ bezeichnet.

Bei einer zerebralen Hämorrhagie kommt es zu einer Blutung aus einer intrazerebralen Arterie ins Hirngewebe und/oder in den Subarachnoidalraum.

Eine zerebrale Thrombose besteht in der gänzlichen oder teilweisen Obstruktion einer zerebralen Arterie durch einen Thrombus mit nachfolgender Infarzierung und Ischämie des von ihr versorgten Gewebes. Ein Thrombus ist ein Blutpfropfen, der sich an der Innenauskleidung einer Arterie ausbildet und an seinem Herkunftsort verbleibt.

Eine zerebrale Embolie tritt ein, wenn sich von einem Thrombus ein Embolus ablöst und eine zerebrale Arterie verstopft. Auch hier kommt es zu Infarzierung und Sauerstoffunterversorgung des entsprechenden Gewebes. Ein Embolus kann aus einem abgelösten Stück eines Thrombus, aus Gasbläschen oder Fettpartikeln bestehen. Er wird im arteriellen Gefäßsystem weitergeschwemmt und kann eine Arterie verstopfen.

Zerebrale Spasmen sind vorübergehende Kontraktionen des Gefäßes. Sie können u.a. auch durch die Passage eines Embolus entstehen, der eine vorübergehende Einengung oder Verstopfung des Lumens und damit temporäre Hypoxie des versorgten Hirngewebes verursacht. Diese Störung ist das harmloseste der vier angeführten Szenarien, gewöhnlich folgt darauf eine vollständige Wiederherstellung.

Ätiologie und Pathologie

Die Ätiologie des Wind-Schlaganfalls ist sehr komplex. Er tritt zwar plötzlich ein, „braut“ sich aber über viele Jahre „zusammen“. Es gibt vier ätiologische Hauptfaktoren.

1. Überarbeitung, emotionaler Streß, übermäßige sexuelle Aktivität

Arbeitet man täglich viele Stunden unter Streßbedingungen, ohne ausreichend zu ruhen, ist man emotionalen Belastungen ausgesetzt und betätigt man sich sexuell allzu reichlich, so kommt es zu einer Schwächung des Nieren-Yin. Die Kombination aller drei Faktoren ist die häufigste Ursache von Nieren-Yin-Mangel in Industrieländern. Der Nieren-Yin-Mangel führt häufig zu Leber-Yin-Mangel und zum Aufsteigen des Leber-Yang. Leber-Yang wiederum läßt vor allem bei älteren Menschen oft Leber-Wind entstehen, der apoplektischen Insult, Koma, Einschränkung der mentalen Funktionen und Lähmungen hervorrufen kann. Wir finden in diesen Fällen eine abweichende, steife oder sich bewegende, nicht ruhig zu haltende Zunge. Es besteht auch eine Wechselwirkung zwischen innerem und äußerem Wind, denn letzterer kann inneren Wind aufwühlen.

2. Unregelmäßiges Essen, körperliche Überarbeitung

Unregelmäßiges Essen oder die Einnahme zu großer Mengen an Fetten, Milchprodukten, fetten und gebratenen Speisen und Zucker schwächt die Milz und führt zu Schleim, der zu Adipositas prädisponiert. Schleim verbindet sich häufig mit Feuer und bildet dann Schleim-Feuer. Schleim führt zu Taubheitsgefühl der Extremitäten, Bewußtseinstrübung, undeutlichem Sprechen oder Aphasie sowie zu einer gedunsenen Zunge mit klebrigem Belag.

3. Übermäßige sexuelle Aktivität, unzureichende Ruhephasen

Sind beide kombiniert, so wird die Nieren-Essenz und in der Folge das Mark geschwächt. Das Mark kann das Blut nicht nähren, es kommt schließlich zu Blut-Stase, die wiederum zu Steifigkeit und Schmerzen der Extremitäten sowie zu einer purpurfarbenen Zunge führt.

4. Physische Überarbeitung, unzureichende Ruhephasen

Physische Überbelastung, wie etwa zuviel Heben schwerer Lasten oder übermäßige Gymnastik- und Sportaktivitäten, schwächt Milz, Muskeln und Leitbahnen. Der vorbestehende innere Wind nützt die Qi- und Blut-Schwäche der Meridiane aus, um in sie einzudringen. Andererseits kann auch äußerer Wind, dem man ausgesetzt ist, mit dem inneren Wind in den Leitbahnen interagieren, es kommt zu Lähmungen der Extremitäten.

In Abbildung 27.1 sind diese vier ätiologischen Faktoren und ihre Wechselwirkungen zusammengefaßt.

Wir können somit die Pathologie des Wind-Schlaganfalls in vier Worten skizzieren:

Wind – Schleim – Feuer – Stase.

Diese vier pathogenen Faktoren sind in die Entstehung von Wind-Schlaganfall einbezogen. Es müssen nicht alle vorhanden sein, es braucht allerdings meist drei von ihnen, damit ein Wind-Schlaganfall entstehen kann. Sie können auch in verschiedenen Ausprägungsgraden vorhanden sein, was zu vielen verschiedenen Arten von Wind-Schlaganfall Anlaß gibt.

Selbstverständlich sind dies bloß die pathogenen Faktoren beim Wind-Schlaganfall. Abgesehen davon gibt auch eine gewisse Schwäche von Qi, Blut oder Yin, vor allem des Nieren- und/oder Leber-Yin.

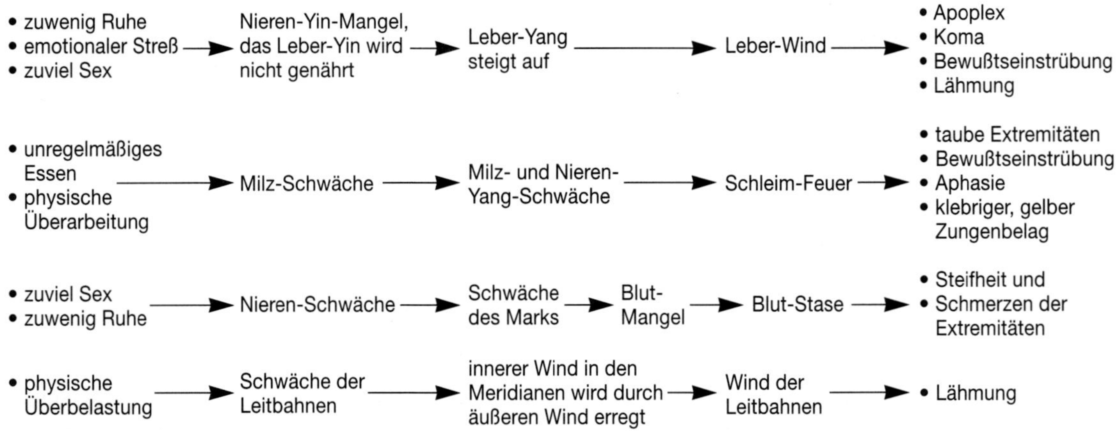

Abb. 27.1: Die vier ätiologischen Faktoren beim Wind-Schlaganfall

Das Aussehen der Zunge ist ein wichtiger Indikator, vor allem, was die Vorbeugung von Wind-Schlaganfall anlangt. In Tabelle 27.1 sind die vier pathologischen Faktoren und die entsprechenden morphologischen Veränderungen der Zunge zusammengefaßt.

Tabelle 27.1: Zungenbefunde bei Wind-Schlaganfall

Pathogener Faktor	Aussehen der Zunge
Wind	steif, bewegt, abweichend, zitternd
Schleim	gedunsen, klebriger Belag
Feuer	roter Zungenkörper
Stase	rötlich-purpurner Zungenkörper

Der große Wert der Zungendiagnose beim Wind-Schlaganfall liegt in der Prävention. Bietet die Zunge eines alten Menschen einen Befund, wie er in der Tabelle beschrieben ist, so spricht das sehr zumindest für die erhöhte Wahrscheinlichkeit des Auftretens eines Wind-Schlaganfalls. Die Zunge kann beispielsweise von rot-purpurner Farbe, steif und gedunsen sein, was für Feuer, Stase, Wind und Schleim spricht, also die vier pathogenen Faktoren beim Wind-Schlaganfall.

Differenzierung

Die wichtigste Unterscheidung, die wir zu treffen haben, ist jene zwischen einem Befall der inneren Organe und der Leitbahnen und jener Verlaufsform, bei der ausschließlich die Meridiane betroffen sind. Entsprechend dieser Unterscheidung gibt es zwei Arten von Wind-Schlaganfall: beim schweren Verlauf werden die inneren Organe und die Leitbahnen befallen, beim leichten Verlauf bloß die Meridiane.

Wind-Schlaganfall mit Einbeziehung der inneren Organe und der Leitbahnen zeichnet sich durch Apoplexie, Bewußtseinsverlust, eventuell Koma, Aphasie, Lähmungen und Parästhesien aus. Die Schlüsselkriterien für einen Befall der inneren Organe durch Wind sind Bewußtseinsverlust, Koma und Aphasie.

Beim Wind-Schlaganfall, der bloß die Leitbahnen betrifft, finden wir einseitige Lähmungen, Taubheitsgefühl und verwaschene Sprache. Es bestehen kein Bewußtseinsverlust und kein Koma.

Überlebt ein Mensch einen starken Wind-Angriff auf die inneren Organe, so geht er danach ins Folgestadium über, das durch die gleichen klinischen Zeichen wie die milde Verlaufsform gekennzeichnet ist, bei der nur die Leitbahnen betroffen sind: einseitige Lähmungen (Hemiplegie), Taubheitsgefühl, verwaschene Sprache. Diese Symptome können also entweder selbständig bei einem ausschließlichen Befall der Meridiane auftreten, oder als Folgezustand eines Angriffs auf die inneren Organe.

Die schwere Verlaufsform, also der Befall der inneren Organe und der Leitbahnen, wird noch weiter unterteilt, und zwar in den angespannten (oder geschlossenen) und den schlaffen (oder offenen) Typ, entsprechend den klinischen Äußerungen, wie wir sie in Kürze besprechen werden.

Die leichte Verlaufsform, bei der bloß die Leitbahnen betroffen sind, wird noch weiter in einen Befall der Hauptmeridiane, der durch Hemiplegie und Parästhesien gekennzeichnet ist, sowie einen Befall der Verbindungsleitbahnen, wo bloß Parästhesien auftreten, eingeteilt.

Diese Störungen sind in Tabelle 27.2 zusammengefaßt.

Tabelle 27.2: Differenzierung des Wind-Schlaganfalls

Art	innere Organe und Leitbahnen		Leitbahnen	
Manifestationen	Apoplexie, Koma, Aphasie, Hemiplegie		Hemiplegie, Parästhesien	
Art	angespannt	schlaff	Hauptmeridiane	Verbindungsmeridiane
Manifestationen	Yin-Kollaps	Yang-Kollaps	Hemiplegie, Parästhesien	Parästhesien
Folgezustände	Hemiplegie, Parästhesien, Dysphasie			

Befall der inneren Organe (schwerer Verlauf)

Wie wir bereits gesehen haben, ist ein Wind-Angriff auf innere Organe und Leitbahnen durch folgende Symptome gekennzeichnet: Apoplexie, Bewußtseinsverlust, möglicherweise auch Koma, Aphasie, Hemiplegie, Parästhesien. Der Bewußtseinsverlust spricht für einen Befall der inneren Organe. Es gibt nun zwei Muster, wobei das eine als angespannter (oder geschlossener) Typ, korrespondierend mit Yin-Kollaps, das andere als schlaffer (oder offener) Typ, mit einem Yang-Kollaps korrespondierend, bezeichnet wird.

Angespannter (geschlossener) Typ

Er entspricht einem Kollaps des Yin.

Klinische Manifestationen

Plötzlicher Kollaps, Bewußtseinsverlust, Koma, zusammengepreßte Zähne, geballte Fäuste, Kiefersperre, Röte von Gesicht und Ohren, reichlich Sputum, rasselndes Geräusch in der Kehle, rauhe Atmung, Obstipation, Harnretention.

Zunge: roter Zungenkörper, steif, zu einer Seite abweichend, klebriger, gelber Belag.

Puls: saitenförmig, voll, schnell, schlüpfrig.

Schlaffer (offener) Typ

Klinische Manifestationen

Plötzlicher Kollaps und Bewußtseinsverlust, Koma, Hände und Mund sind offen, die Augen geschlossen, blasses Gesicht, Perlen öligen Schweißes auf der Stirn, Stuhl- und Harninkontinenz, kalte Extremitäten.

Zunge: blaß, gedunsen.

Puls: verschwindend, versteckt, zerfließend.

Die Schlüsselsymptome und -befunde zur Unterscheidung der beiden Arten sind in Tabelle 27.3 zusammengefaßt.

Folgezustände nach einem Angriff auf die inneren Organe

Ein Wind-Schlaganfall aufgrund einer Attacke auf die inneren Organe (sowohl in der angespannten als auch in der schlaffen Verlaufsform) führt stets zu Folgezuständen, falls der Patient überlebt. Sie bestehen hauptsächlich in:

- Hemiplegie,
- Fazialisparese (Abweichen von Auge und Mund),
- Dysphasie (verwaschene Sprache) und
- Parästhesien (Taubheitsgefühl der Extremitäten).

Bei längerem Verlauf kommt es auch zu Kontrakturen und Versteifungen der Extremitäten, die auf eine mangelnde Ernährung der Leitbahnen zurückzuführen sind.

Angriff auf die Leitbahnen (leichte Verlaufsform)

Werden nur die Leitbahnen befallen, so kommt es nicht zu Bewußtseinsverlust oder Koma, sondern bloß zu einseitiger Lähmung der Extremitäten und zum Abweichen von Auge und Mund. Die klinischen Manifestationen bei einem ausschließlichen

Tabelle 27.3: Differenzierung des angespannten und des schlaffen Typs von Wind-Schlaganfall bei Befall der inneren Organe

Manifestation	angespannter Typ	schlaffer Typ
Augen	offen	geschlossen
Mund	zusammengepreßt	offen
Hände	geballt	entspannt
Schweiß	keiner	öliger Schweiß auf der Stirn
Harn	Retention	Inkontinenz
Stuhl	Obstipation	Inkontinenz
Zunge	rot, steif, abweichend, klebriger, gelber Belag	blaß, gedunsen
Puls	saitenförmig, voll, schnell, schlüpfrig	verschwindend, versteckt, zerfließend
Therapie	das Yin retten	das Yang retten

Angriff auf die Meridiane sind im wesentlichen die gleichen wie bei einem Befall der inneren Organe.

Die klinischen Manifestationen variieren in Abhängigkeit davon, ob die Haupt- oder die Verbindungsleitbahnen betroffen sind.

Angriff auf die Hauptleitbahnen

Klinische Manifestationen

Fazialisparese, Hemiplegie, Parästhesien der Extremitäten, Bewegungseinschränkung, Dysphasie (nicht immer vorhanden).

Angriff auf die Verbindungsleitbahnen

Klinische Manifestationen

Einseitige Parästhesien von Gesicht und Extremitäten, Dysphasie (nicht immer vorhanden).

Behandlung

Wir werden die Besprechung der Therapie nach folgendem Schema durchführen:

1. Angriff auf die inneren Organe

1.1 Angespannter Typ
1.2 Schlaffer Typ

2. Angriff auf die Leitbahnen

2.1 Hemiplegie
2.2 Aphasie oder Dysphasie
2.3 Hypertonie
2.4 Fazialisparese
2.5 Stuhl- und Harninkontinenz
2.6 Schwindelgefühl
2.7 Steifheit und Kontrakturen der Muskeln

3. Muster des Folgestadiums

3.1 Wind-Schleim
3.2 Nässe-Schleim
3.3 Qi- und Blut-Stagnation
3.4 Yin-Mangel mit Leere-Hitze

1. Angriff auf die inneren Organe

Im Akutstadium muß auf jeden Fall die Chinesische Medizin in Kombination mit Westlicher medizinischer Behandlung in einem Krankenhaus einhergehen.

Hier die allgemeinen Therapieprinzipien:

1. Spasmen vermindern
2. Das Bewußtsein wiederherstellen
3. Den Blutdruck senken.

Das sind bloß die allgemeinen Behandlungsziele. Die spezifischeren Ziele hängen von der Differenzierung in angespannten und schlaffen Typ ab.

Man kann folgende Punkte für die unter 1. bis 3. angeführten Therapieziele einsetzen:

1. KS 6, MP 6. Sedieren.
2. LG 26-renzhong, Di 4. Sedieren.
3. Di 11, M 36, Le 3, N 3-taixi. Sedieren, außer N 3, hier tonisieren.

Man sollte alle 6 Stunden akupunktieren, die Nadeln aber nach der Stimulation gleich wieder entfernen.

1.1 Angespannter Typ

Therapieprinzip

Das Bewußtsein wiederherstellen, Spasmen vermindern, Hitze beseitigen, Wind unterdrücken, Schleim auflösen, die Sinnesöffnungen freimachen.

Akupunktur

Punktauswahl

LG 26-renzhong, LG 20-baihui, LG 16-fengfu, G 20, die 12 Jing-Brunnen-Punkte der Hände, N 1, KS 7 oder KS 8, M 40. Alle Punkte sedieren.

Erläuterung

- LG 26 (schräg nach kranial stechen) unterstützt das Wiedererlangen des Bewußtseins.
- LG 20 (subkutan nach frontal vorschieben), LG 16 und G 20 unterdrücken inneren Wind.
- Die 12 Jing-Brunnen-Punkte der Hände läßt man bluten, um Wind zu unterdrücken und Hitze zu beseitigen.
- N 1 unterdrückt Wind, senkt den Blutdruck und entspannt Spasmen.
- KS 7 oder KS 8 machen die Öffnungen frei und beseitigen Hitze.
- M 40 löst Schleim auf.

Variationen

Weitere Punkte gemäß den Symptomen und Krankheitszeichen:

- Kiefersperre: M 6-jiache, M 7-xiaguan, Di 4.
- Reichliches Sputum: KG 22, M 40. Sedieren.
- Aphasie: KG 23, H 5.

Arzneimitteltherapie

Rezeptur

Variation von

Ling jiao gou teng tang

Dekokt mit Cornu Saigae tataricae und Ramulus cum Uncis Uncariae

Cornu Saigae tataricae	Ling yang jiao	4.5 g
Ramulus cum Uncis Uncariae	Gou teng	9.0 g
Flos Chrysanthemi	Ju hua	9.0 g
Spica Prunellae	Xia ku cao	6.0 g
Periostracum Cicadae	Chan tui	6.0 g
Radix Paeoniae alba	Bai shao	9.0 g
Plastrum Testudinis	Gui ban	15.0 g
Concha Haliotidis	Shi jue ming	15.0 g
Radix Rehmanniae	Sheng di huang	15.0 g
Cortex Moutan	Mu dan pi	6.0 g
Bulbus Fritillariae cirrhosae	Chuan bei mu	12.0 g
Caulis Bambusae in taeniam	Zhu ru	15.0 g
Radix Glycyrrhizae	Gan cao	2.5 g

Erläuterung

- Ling yang jiao, Gou teng, Ju hua, Xia ku cao und Chan tui unterdrücken inneren Wind und beseitigen Hitze.
- Bai shao, Gui ban und Shi jue ming nähren das Yin und senken das Yang ab.
- Sheng di huang und Mu dan pi beseitigen Hitze und kühlen das Blut.
- Chuan bei mu und Zhu ru beseitigen Hitze und lösen Schleim auf.

Variationen

- Bei Überwiegen von Schleim: plus Ban xia (Rhizoma Pinelliae), Gua lou (Fructus Trichosanthis) und Dan nan xing (Rhizoma Arisaematis cum Bile).
- Bei Koma aufgrund von Schleim: plus Yu jin (Radix Curcumae) und Shi chang pu (Rhizoma Acori).

Fertigarznei 1

Xi huang wan

Rhinozeros-Bezoar-Pille[1]

Calculus Bovis	Niu huang
Moschus	She xiang
Olibanum	Ru xiang
Myrrha	Mo yao

Erläuterung

Früher enthielt dieses Präparat, wie wir dem Namen entnehmen können, Rhinozeroshorn, das nun durch Moschus ersetzt wurde. Diese Mischung macht die Öffnungen frei, beseitigt Hitze, bewegt das Blut und löst Feuer-Toxin auf. Es kann im Akutstadium des schweren, angespannten Verlaufs des Wind-Schlaganfalls eingesetzt werden.

Fertigarznei 2

Wan shi niu huang qing xin wan

Wan's Pille mit Calculus Bovis zum Klären des Herzens

Calculus Bovis	Niu huang
Fructus Gardeniae	Zhi zi
Rhizoma Coptidis	Huang lian
Radix Scutellariae	Huang qin
Radix Curcumae	Yu jin
Cinnabaris	Zhu sha

Erläuterung

Dieses Präparat macht die Öffnungen frei und leitet Feuer aus. Es ist im Akutstadium des schweren, angespannten Verlaufstypus des Wind-Schlaganfalls angezeigt. Es leitet besser Feuer aus als die zuvor besprochene Mischung.

1.2 Schlaffer Typ

Therapieprinzip

Das Yang zurückerobern, das Wiedererlangen des Bewußtseins unterstützen.

Akupunktur

Punktauswahl

KG 6, KG 4, KG 8, M 36, MP 6, KS 6, LG 4, B 23. Tonisieren, starke Moxibustion anwenden.

Erläuterung

- KG 6, KG 4 und KG 8 (mit Moxa) erobern das Yang zurück. KG 6 und KG 4 werden am besten stimuliert, indem man eine Scheibe von Radix

lateralis Aconiti praeparata (Fu zi) auflegt, also eine Arznei, die zum Erretten des Yang dient, und darauf Moxakegelchen setzt. Bei KG 8 wird der Nabel mit Salz gefüllt, darauf appliziert man Moxakegelchen.
- M 36, MP 6 und KS 6 stärken das Herz-Yang, um den Yang-Kollaps zu mildern.
- LG 4 und B 23 (mit Moxa) stärken das Feuer des Tors der Vitalität, um ebenfalls den Yang-Kollaps zu bessern.

In einigen Fällen ist die Unterscheidung zwischen angespannten und schlaffem Typ nicht klar, oder das Muster wechselt von angespannt zu schlaff und umgekehrt.

In solchen Fällen sollte man LG 26-renzhong, M 36, MP 6, Yintang und KS 6 neutral nadeln, um das Wiedererlangen des Bewußtseins zu unterstützen und Wind zu bezähmen.

Arzneimitteltherapie

Rezeptur

Shen fu tang (Dekokt mit Radix Ginseng und Radix lateralis Aconiti praeparata) und Sheng mai san (Pulver, das den Puls erzeugt)

Radix Ginseng	Ren shen	9.0 g
Radix lateralis Aconiti praeparata	Fu zi	6.0 g
Radix Ophiopogonis	Mai dong	9.0 g
Fructus Schisandrae	Wu wei zi	3.0 g

Erläuterung

- Mai dong, Wu wei zi und Ren shen tonisieren Qi und Yin.
- Fu zi errettet das Yang.

Variationen

Bei reichlicher Schweißsekretion: plus Huang qi (Radix Astragali), Long gu (Fossilia ossis Mastodi), Mu li (Concha Ostreae) und Shan zhu yu (Fructus Corni).

2. Angriff auf die Leitbahnen

Die Therapie bei diesem Bild ist genau die gleiche wie beim Folgestadium eines Angriffs auf die inneren Organe. Während des Akutstadiums eines Wind-Schlaganfalls mit Angriff auf die inneren Organe spielt die Chinesische gegenüber der Westlichen Medizin bloß eine sekundäre Rolle. Im Folgestadium oder bei einem ausschließlichen Befall der Leitbahnen ist die Chinesische Medizin aber von primärer Bedeutung. Vor allem die Akupunktur erzielt ausgezeichnete Ergebnisse in der Behandlung von Hemiplegie und Fazialisparese. Der Zeitfaktor ist allerdings sehr wichtig, denn die besten Resultate erzielt man, wenn die Therapie innerhalb eines Monats nach dem Schlaganfall beginnt. Verstreichen nach dem Ereignis und dem Behandlungsbeginn mehr als sechs Monate, so wird die Therapie zunehmend schwieriger.

Gewöhnlich sprechen Paresen des Beins besser auf die Behandlung als Armlähmungen an, große Gelenke sind besser als kleine zu beeinflussen.

Hier die grundlegenden Therapieprinzipien:

1. Obstruktionen der Leitbahnen beseitigen
2. Wind unterdrücken, Schleim auflösen
3. Die Verbindungsleitbahnen beleben
4. Die Qi- und Blut-Zirkulation in den Leitbahnen regulieren.

Im nächsten Abschnitt dieses Kapitels werden wir folgendem spezifische Symptome besprechen, die nach einem Angriff auf die Meridiane auftreten:

- Hemiplegie
- Aphasie oder Dysphasie
- Hypertonie
- Fazialisparese (Abweichen von Auge und Mund)
- Stuhl- und Harninkontinenz
- Schwindelgefühl
- Muskelrigidität und -kontrakturen

2.1 Hemiplegie

Sie wird durch die Obstruktion der Leitbahnen durch Wind und Schleim verursacht. Ausgeprägte Steifheit der Gelenke und Muskelkontrakturen sprechen für Blut-Stase. Die pathogenen Faktoren verlegen die Leitbahnen vor einem Hintergrund von Qi-, Blut- oder Yin-Mangel.

Zhu Dan-Xi (1281-1358) trifft in seinem Buch „Wesentliche Verfahren des Dan-Xi" eine interessante Unterscheidung in Abhängigkeit von der befallenen Körperseite: „Wind-Schlaganfall entsteht meist durch Blut-Mangel oder durch Schleim. Man muß zunächst Schleim auflösen und dann das Blut nähren und bewegen ... Hemiplegie geht [im allgemeinen] auf Schleim zurück. Ist die linke Seite betroffen, so ist Blut-Mangel und -Stase die Ursache. Ist die rechte Seite befallen, so sind Schleim, Feuer und Qi-Mangel die Ursachen."[2]

Bei der Behandlung einseitiger Extremitätenlähmungen wählt man gewöhnlich mehr Punkte auf den Yang-Leitbahnen aus, weil Yang mit Bewegung und Agilität korrespondiert.

Akupunktur

Im allgemeinen werden Punkte auf der betroffenen, also gelähmten, Seite ausgewählt. Man nadelt sie mit sedierender Methode, wenn seit dem Schlaganfall weniger als ein Monat verstrichen ist, oder neutral, wenn er bereits mehr als dreißig Tage zurück liegt. Die Punkte werden sediert, weil Wind und Schleim in den Leitbahnen die Lähmung verursachen. Man muß ziemlich dicke Nadeln verwenden, sie sollten einen Mindestdurchmesser von 0.34 mm haben. Es ist von grundlegender Bedeutung, eine gute Nadelsensation auszulösen, noch besser ist es, wenn sie entlang des Meridians nach kaudal ausstrahlt.

Nach einer anderen Behandlungsmethode entscheidet man sich aufgrund der Dauer der Lähmung für die Seite, auf der man nadelt. Hier bezieht man sich auf einen Zeitraum von drei Monaten.

Sind nach dem Schlaganfall weniger als drei Monate vergangen, so werden die Punkte auf der gelähmten Seite sedierend genadelt, die korrespondierenden Punkte auf der gesunden Seite werden tonisiert. Die Überlegung dahinter ist, daß in den ersten Wochen nach dem Schlaganfall die Leitbahnen der betroffenen Seite in einem Fülle-Zustand sind, sie sind also durch Wind und Schleim verlegt. Die Leitbahnen der gesunden Seite hingegen sind in einem relativen Leere-Zustand.

Liegt der Schlaganfall länger als drei Monate zurück, so werden die Punkte auf der betroffenen Körperseite tonisiert und gemoxt, die korrespondierenden Punkte der gesunden Seite hingegen werden sediert. Nach drei Monaten sind nämlich die pathogenen Faktoren (Wind und Schleim) in den Leitbahnen der gelähmten Seite bereits tiefer eingedrungen und sind auch auf die gesunde Seite übergegangen. Eine Leitbahn-Obstruktion durch pathogene Faktoren auf der gelähmten Seite führt auch zu Mangelernährung der Meridiane. Die Gefäße auf der betroffenen Seite sind daher gegenüber jenen auf der gesunden Seite in einem Leere-Zustand.

In jedem Fall bestehen die ausgewählten Punkte aus zwei Gruppen, nämlich einer aus allgemeinen Punkten zum Unterdrücken von Wind, sowie einer zum Beseitigen von Leitbahn-Obstruktionen. Die Punkte zum Bezähmen allgemeinen Windes sind:

- LG 26-renzhong, LG 20-baihui und B 7-tongtian.

Folgende Punkte dienen zum Beseitigen von Obstruktionen der Meridiane:

Armlähmung: Di 15, 3E 14, Di 11, Di 10, 3E 5, Di 4, 3E 3, Dü 3.

Beinlähmung: B 23, G 30 (ein sehr wichtiger Punkt bei dieser Störung), G 29, M 31, G 31, M 32, B 40-weizhong, G 34, M 36, B 57-chengshan, G 39, M 41, B 60-kunlun, G 40.

Man sollte bei jeder Sitzung bloß drei oder vier Punkte je Extremität verwenden. Die Punkte werden auch in Bezug zu den betroffenen Gelenken ausgewählt. Sie sollten ziemlich tief genadelt werden, man sticht auch häufig so, daß man von einem Punkt durch den Muskel bis zu einem anderen Punkt durchsticht. Beispiele für diese Methode:

Di 15 – Di 14
M 36 – M 37
3E 5 – KS 6
Di 11 – H 3
G 34 – MP 9
G 39 – MP 6

Wenngleich man mehr Yang-Punkte verwendet, so sollte man doch nicht auf Punkte der Yin-Leitbahnen vergessen. Yin-Punkte sind vor allem indiziert, wenn die Störung bereits länger als sechs Monate besteht, und wenn wir ausgeprägte Steifigkeit und Kontrakturen der Extremitäten vorfinden.

Arzneimitteltherapie

Therapieprinzip

Qi tonisieren, Blut bewegen, Leitbahn-Obstruktionen beseitigen, die Verbindungsmeridiane beleben.

Rezeptur 1

Bu yang hai wu tang

Dekokt, das das Yang tonisiert, um die Fünf (Zehntel) wiederherzustellen

Radix Astragali	Huang qi	18.0 g
Radix Angelicae sinensis (Wurzelfäden)	Dang gui wei	6.0 g
Rhizoma Chuanxiong	Chuan xiong	3.0 g
Semen Persicae	Tao ren	3.0 g
Flos Carthami	Hong hua	3.0 g
Radix Paeoniae rubra	Chi shao	4.5 g
Lumbricus	Di long	3.0 g

Erläuterung

- Huang qi ist die Herrscherarznei zum starken Tonisieren des Qi. Sie wird hier bei Blut-Stase aufgrund von Qi-Schwäche eingesetzt.
- Dang gui wei, Chuan xiong, Tao ren, Hong hua und Chi shao bewegen das Blut.
- Di long vertreibt Wind und beseitigt Leitbahn-Obstruktionen.

Diese Rezeptur ist bei Blut-Stase und Wind in den Leitbahnen geeignet, wenn im Hintergrund eine Qi-Schwäche vorliegt.

Rezeptur 2

Variation von

Da qin jiao tang

Größeres Dekokt mit Radix Gentianae macrophyllae

Radix Gentianae macrophyllae	Qin jiao	9.0 g
Rhizoma seu Radix Notopterygii	Qiang huo	6.0 g
Radix Saposhnikoviae	Fang feng	6.0 g
Radix Angelicae dahuricae	Bai zhi	4.0 g
Herba Asari	Xi xin	1.5 g
Radix Angelicae sinensis	Dang gui	6.0 g
Radix Rehmanniae	Sheng di huang	9.0 g
Rhizoma Chuanxiong	Chuan xiong	4.0 g
Radix Paeoniae rubra	Chi shao	6.0 g
Rhizoma Atractylodis macrocephalae	Bai zhu	6.0 g
Poria	Fu ling	6.0 g
Gypsum fibrosum	Shi gao	15.0 g
Radix Scutellariae	Huang qin	4.0 g
Rhizoma Typhonii	Bai fu zi	3.0 g
Scorpio	Quan xie	1.5 g
Radix Glycyrrhizae	Gan cao	3.0 g

Erläuterung

- Qin jiao, Qiang huo, Fang feng, Bai zhi und Xi xin befreien die Oberfläche und vertreiben Wind.
- Sheng di huang, Dang gui, Chuan xiong und Chi shao harmonisieren das Blut, entsprechend dem Prinzip, „das Blut zu harmonisieren, um Wind auszulöschen".
- Bai zhu und Fu ling leiten Nässe aus.
- Shi gao und Huang qin beseitigen Hitze.
- Bai fu zi und Quan xie vertreiben Wind aus den Meridianen und beleben die Verbindungsleitbahnen.

Diese Rezeptur verwenden wir, wenn vor einem Hintergrund von Blut-Mangel Wind in den Leitbahnen auftritt.

Rezeptur 3

Variation von

Zhen gan xi feng tang

Dekokt zum Besänftigen der Leber und zum Bezähmen von Wind

Radix Achyranthis bidentatae	Niu xi	15.0 g
Haematitum	Zhe shi	15.0 g
Fossilia ossis Mastodi	Long gu	12.0 g
Concha Ostreae	Mu li	12.0 g
Plastrum Testudinis	Gui ban	12.0 g
Radix Scrophulariae	Xuan shen	12.0 g
Radix Asparagi	Tian dong	12.0 g
Radix Paeoniae alba	Bai shao	12.0 g
Rhizoma Gastrodiae	Tian ma	12.0 g
Ramulus cum Uncis Uncariae	Gou teng	9.0 g
Flos Chrysanthemi	Ju hua	6.0 g
Rhizoma Arisaematis cum Bile	Dan nan xing	12.0 g
Caulis Bambusae in taeniam	Zhu ru	6.0 g
Bulbus Fritillariae Thunbergii	Zhe bei mu	6.0 g
Radix Glycyrrhizae	Gan cao	6.0 g

Erläuterung

- Long gu, Mu li, Gui ban und Zhe shi unterdrücken Leber-Yang und -Wind.
- Niu xi zieht das Blut nach unten.
- Tian ma, Gou teng und Ju hua unterdrücken Wind.
- Dan nan xing, Zhu ru und Zhe bei mu lösen Schleim-Hitze auf.

Diese Rezeptur wird eingesetzt, um bei Hemiplegie Wind und Schleim aus den Leitbahnen zu vertreiben, wenn im Hintergrund eine Yin-Schwäche besteht.

Variationen

- Bei ausgeprägten Wind-Symptomen der Leitbahnen: plus Quan xie (Scorpio) und Wu shao she (Zaocys).
- Wenn das Bein betroffen ist: plus Sang ji sheng (Ramulus Taxilli).
- Wenn der Arm betroffen ist: plus Gui zhi (Ramulus Cinnamomi) und Sang zhi (Ramulus Mori).

- Bei Schwellung der Extremität: plus Fu ling (Poria), Ze xie (Rhizoma Alismatis), Yi yi ren (Semen Coicis) und Fang ji (Radix Stephaniae tetrandrae).
- Bei verwaschener Sprache: plus Yu jin (Radix Curcumae), Shi chang pu (Rhizoma Acori tatarinowii) und Yuan zhi (Radix Polygalae).
- Fazialisparese: plus Bai fu zi (Rhizoma Typhonii), Quan xie (Scorpio) und Jiang can (Bombyx batryticatus).
- Ausgeprägte Parästhesien: plus Chen pi (Pericarpium Citri reticulatae), Ban xia (Rhizoma Pinelliae), Fu ling (Poria), Dosierung von Dan nan xing erhöhen.
- Obstipation: plus Huo ma ren (Semen Cannabis), Yu li ren (Semen Pruni) und Rou cong rong (Herba Cistanchis).

Fertigarznei 1

Ren shen zai zao wan

Erneuerungspille mit Ginseng

Radix Ginseng	Ren shen
Radix Astragali	Huang qi
Radix Rehmanniae praeparata	Shu di huang
Radix Polygoni multiflori	He shou wu
Plastrum Testudinis	Gui ban
Os Tigris	Hu gu
Rhizoma Drynariae	Gu sui bu
Scorpio	Quan xie
Lumbricus	Di long
Rhizoma Gastrodiae	Tian ma
Bombyx batryticatus	Jiang can
Agkistrodon	Qi she
Ramulus Taxilli	Sang ji sheng
Rhizoma Dioscoreae hypoglaucae	Fen bi xie
Lignum nodi Pini	Song jie
Radix Clematidis	Wei ling xian
Herba Ephedrae	Ma huang
Herba Asari	Xi xin
Radix Saposhnikoviae	Fang feng
Rhizoma seu Radix Notopterygii	Qiang huo
Radix Angelicae dahuricae	Bai zhi
Radix Puerariae	Ge gen
Pericarpium Citri reticulatae viride	Qing pi
Flos Caryophylli	Ding xiang
Radix Scrophulariae	Xuan shen
Radix et Rhizoma Rhei	Da huang
Semen Oryzae cum Monasco	Hong qu
Rhizoma Coptidis	Huang lian
Cinnabaris	Zhu sha
Lignum Santali albi	Tan xiang
Rhizoma Curcumae Longae	Jiang huang
Herba Agastachis rugosae	Huo xiang
Radix Paeoniae rubra	Chi shao
Radix lateralis Aconiti praeparata	Fu zi
Cortex Cinnamomi	Rou gui
Rhizoma Chuanxiong	Chuan xiong
Lignum Aquilariae resinatum	Chen xiang
Radix Linderae	Wu yao
Rhizoma Cyperi	Xiang fu
Sanguis Draconis	Xue jie
Olibanum	Ru xiang
Myrrha	Mo yao
Radix Notoginseng	San qi
Radix Angelicae sinensis	Dang gui
Pericarpium Citri reticulatae	Chen pi
Rhizoma Atractylodis macrocephalae	Bai zhu
Poria	Fu ling
Radix Glycyrrhizae	Gan cao
Fructus Amomi rotundus	Dou kou
Massa medicata fermentata	Shen qu
Calculus Bovis	Niu huang
Cornu Bubali	Shui niu jiao
Concretio silicea Bambusae huang	Tian zhu
Borneolum syntheticum	Bing pian
Moschus	She xiang

Erläuterung

Diese Pille mit einer großen Zahl an Zutaten tonisiert Qi und Blut, beseitigt Stagnation, unterdrückt inneren Wind und räumt Leitbahn-Obstruktionen aus dem Weg.

Das Präparat kann im Folgestadium von Wind-Schlaganfall eingesetzt werden, um Paresen der Extremitäten, Dysphasie oder Aphasie zu behandeln.

Zungenbefund: blasser, steifer Zungenkörper.

Fertigarznei 2

Zai zao wan

Erneuerungspille

Lignum Aquilariae resinatum	Chen xiang
Os Tigris	Hu gu
Radix Ginseng	Ren shen
Myrrha	Mo yao
Moschus	She xiang
Radix Angelicae sinensis	Dang gui
Calculus Bovis	Niu huang
Cornu Bubali	Shui niu jiao
Radix Astragali	Huang qi
Cortex Cinnamomi	Rou gui

Sanguis Draconis	Xue jie
Rhizoma Gastrodiae	Tian ma
Flos Carthami	Hong hua
Zaocys	Wu shao she
Radix Rehmanniae	Sheng di
huang	
Fructus Amomi cardamomi	Bai dou kou
Radix Saposhnikoviae	Fang feng
Rhizoma Chuanxiong	Chuan xiong

Erläuterung

Dieses Präparat beseitigt Stagnation, bewegt das Blut und bezähmt Wind. Es wird bei Hemiplegie und Fazialisparese nach Wind-Schlaganfall eingesetzt.

Zungenbefund: purpurner, steifer Zungenkörper.

Fertigarznei 3

Ren shen zai zao wan (2)

Erneuerungspille mit Ginseng

Squama Manitis	Chuan shan jia
Zaocys	Wu shao she
Scorpio	Quan xie
Radix Ginseng	Ren shen
Succinum	Hu po
Os Tigris	Hu gu
Rhizoma Gastrodiae	Tian ma
Cornu Bubali	Shui niu jiao
Calculus Bovis	Niu huang

Erläuterung

Das Präparat hat zwar denselben Namen wie die zuvor beschriebenen Pillen, die Zutaten sind aber andere. Es ist spezifisch zum Bezähmen inneren Winds nach Wind-Schlaganfall geeignet, weshalb man es zur Behandlung von Hemiplegie, Fazialisparese und Aphasie einsetzt, wenn innerer Wind gegenüber Schleim oder Blut-Stase überwiegt.

Zungenbefund: steifer, nach einer Seite abweichender Zungenkörper.

Fertigarznei 4

Da huo luo dan

Große Pille zum Beleben der Verbindungsleitbahnen

Benzoinum	An xi xiang
Borneolum syntheticum	Bing pian
Radix Aconiti Wu Tou	Wu tou
Lignum Aquilariae resinatum	Chen xiang
Radix Paeoniae rubra	Chi shao
Radix Cyathulae	Chuan niu xi
Rhizoma Chuanxiong	Chuan xiong
Radix et Rhizoma Rhei	Da huang
Radix Angelicae sinensis	Dang gui
Lumbricus	Di long
Flos Caryophylli Katsumadai	Ding xiang
Radix Saposhnikoviae	Fang feng
Poria	Fu ling
Radix Glycyrrhizae	Gan cao
Radix Puerariae	Ge gen
Rhizoma Drynariae	Gu sui bu
Herba Potentillae fulgentis	Guan zhong
Plastrum Testudinis	Gui ban
Radix Polygoni multiflori	He shou wu
Os Tigris	Hu gu
Rhizoma Coptidis	Huang lian
Radix Scutellariae	Huang qin
Herba Agastachis rugosae	Huo xiang
Bombyx batryticatus	Jiang can
Herba Ephedrae	Ma huang
Myrrha	Mo yao
Radix Aucklandiae	Mu xiang
Calculus Bovis	Niu huang
Agkistrodon	Qi she
Rhizoma seu Radix Notopterygii	Qiang huo
Pericarpium Citri reticulatae viride	Qing pi
Radix Ginseng	Ren shen
Cortex Cinnamomi	Rou gui
Olibanum	Ru xiang
Moschus	She xiang
Radix Rehmanniae praeparata	Shu di huang
Resina Pini praeparata	Song xiang
Rhizoma Gastrodiae	Tian ma
Rhizoma Arisaematis cum Bile	Dan nan xing
Radix Clematidis	Wei ling xian
Zaocys	Wu shao she
Radix Linderae	Wu yao
Cornu Bubali	Shui niu jiao
Herba Asari	Xi xin
Rhizoma Cyperi	Xiang fu
Radix Scrophulariae	Xuan shen
Sanguis Draconis	Xue jie

Erläuterung

Diese Pillen beseitigen Leitbahn-Obstruktionen, bewegen Blut und vertreiben Wind-Nässe. Sie werden hauptsächlich beim Bi-Syndrom älterer Menschen eingesetzt, man kann sie aber auch bei Hemiplegie und Parästhesien der Extremitäten nach Wind-Schlaganfall verschreiben.

2.2 Aphasie (oder Dysphasie)

Akupunktur

Die wichtigsten Punkte:

- KG 23 unterstützt den Rachen und fördert das Sprechen.
- H 5 löst Schleim auf und macht die Öffnungen frei. Das Herz kontrolliert Zunge und Sprache.
- N 6-zhaohai unterstützt den Rachen.

Diese Punkte werden sedierend genadelt, wenn der Wind-Schlaganfall kürzer als ein Monat zurückliegt. Ist bereits mehr als ein Monat nach dem Ereignis vergangen, so nadelt man neutral.

Arzneimitteltherapie

Rezeptur

Jie yu dan

Pille zum Entspannen der Sprache

Rhizoma Gastrodiae	Tian ma	6.0 g
Scorpio	Quan xie	1.5 g
Rhizoma Arisaematis cum bile	Dan nan xing	6.0 g
Rhizoma Typhonii	Bai fu zi	3.0 g
Radix Polygalae	Yuan zhi	6.0 g
Rhizoma Acori tatarinowii	Shi chang pu	6.0 g
Radix Aucklandiae	Mu xiang	4.0 g
Rhizoma seu Radix Notopterygii	Qiang huo	3.0 g

Erläuterung

- Tian ma, Quan xie, Dan nan xing und Bai fu zi besänftigen die Leber, bezähmen Wind und lösen Schleim auf.
- Yuan zhi, Shi chang pu und Mu xiang machen die Öffnungen frei.
- Qiang huo vertreibt Wind.

2.3 Hypertonie

Es ist wichtig, erhöhten Blutdruck mit geeigneten Maßnahmen abzusenken, da er einen prädisponierenden Faktor für weitere Schlaganfälle darstellt.

Akupunktur

Hier eine allgemeine Punktekombination, um nach einem Schlaganfall den Blutdruck zu senken:

- Di 4 und Le 3 (sedieren) unterdrücken Yang und Wind der Leber.
- N 3-taixi (tonisieren) stärkt das Nieren- und Leber-Yin.
- M 9-renying ist ein empirischer Punkt zum Senken des Drucks.

Eine weitere Punktekombination: M 36 und M 39 (mit Moxa).

Eine weitere Möglichkeit, um den Druck zu senken, besteht im Beklopfen der folgenden Punkte mit einer Pflaumenblütennadel: M 9-renying, KS 6 und MP 6.

Arzneimitteltherapie

Rezeptur

Tian ma gou teng yin

Dekokt mit Rhizoma Gastrodiae und Ramulus cum Uncis Uncariae

Rhizoma Gastrodiae	Tian ma	9.0 g
Ramulus cum Uncis Uncariae	Gou teng	9.0 g
Concha Haliotidis	Shi jue ming	6.0 g
Ramulus Taxilli	Sang ji sheng	9.0 g
Cortex Eucommiae	Du zhong	9.0 g
Radix Cyathulae	Chuan niu xi	9.0 g
Fructus Gardeniae	Zhi zi	6.0 g
Radix Scutellariae	Huang qin	9.0 g
Herba Leonuri	Yi mu cao	9.0 g
Caulis Polygoni	Shou wu teng	9.0 g
Sclerotium Poriae pararadicis	Fu shen	6.0 g

Erläuterung

Diese Rezeptur wurde bereits in Kapitel 1 besprochen.

2.4 Fazialisparese

Tritt sie nach einem Schlaganfall auf, so wird sie in der Westlichen Medizin als „zentrale Fazialisparese“ bezeichnet, da sie ihren Ursprung im Zentralnervensystem hat. Periphere Fazialisparesen, die ohne Schlaganfall auftreten, gehen auf eine Schädigung des peripheren Nerven zurück. Bei einer Fazialisparese nach Wind-Schlaganfall sind die Äste zur Muskulatur oberhalb des Auges nicht betroffen, so daß die Bewegung der Augenbrauen und das Stirnrunzeln normal sind. Bei der peripheren Fazialisparese kann der Patient bloß eine Augenbraue bewegen, wenn er versucht, die Stirn zu runzeln, auf der gelähmten Seite gelingt ihm das jedoch nicht. Anders ausgedrückt: die wichtigsten Zeichen einer Fazialisparese nach einem Schlaganfall sind Abweichung eines Auges und des Mundes.

Wenngleich die Ätiologie einer zentralen Fazialisparese von jener bei peripherer Lähmung verschieden ist, so ist die Behandlung mit Chinesischer Medizin doch für beide Formen ähnlich. Somit eignet sich die hier für eine Fazialisparese nach Schlaganfall empfohlene Behandlung auch für die periphere Fazialisparese (Bell'sche Paralyse). Aus Sicht der Chinesischen Medizin geht eine Fazialisparese nach Schlaganfall auf inneren Wind zurück, die Bell'sche Paralyse hingegen auf äußeren Wind.

Bei der Untersuchung bittet man den Patienten, die Augen zu schließen, die Wangen aufzublähen, zu grinsen und zu pfeifen, um auf diese Weise Lage und Ausmaß der Parese herauszufinden. Auf der gelähmten Seite schließt sich das Auge nicht vollständig, der Mund weicht zur gesunden Seite ab, die Lippenanteile der gelähmten Seite bewegen sich nicht beim Versuch zu grinsen. Diese Untersuchung gibt uns auch eine Richtlinie zur Auswahl lokaler Punkte (Abbildung 27.2).

Akupunktur

Die Therapie der Fazialisparese fußt auf Fern- und lokalen Punkten. Die Fernpunkte werden sedierend gestochen, wenn die Parese weniger als ein Monat besteht, liegt sie jedoch schon länger vor, so nadelt man neutral. In sehr chronischen Fällen kann man auch kleine Moxakegelchen applizieren und kleine Schröpfköpfe auf die Wange setzen.

Gewöhnlich wählt man bloß einen Fernpunkt und drei bis fünf lokale Punkte auf der gelähmten Seite aus.

Fernpunkte

Die beiden wichtigsten sind Di 4 oder 3E 5, abhängig vom hauptsächlich betroffenen Meridian.

Die Kombination von Di 4 und Le 3 wird als „Vier Tore" bezeichnet. Sie vertreibt Wind aus der Gesichtsregion.

Lokale Punkte

Hier die am häufigsten verwendeten Punkte:

- G 14 (subkutan nach kaudal stechen).
- B 2 (subkutan nach kaudal oder in Richtung Yuyao stechen).
- Yuyao (subkutan in Richtung B 2 vorschieben).
- 3E 23 in Richtung Yuyao.
- G 1 in Richtung Yuyao.
- M 2 (subkutan nach kaudal stechen).
- Dü 18 (subkutan in Richtung Di 20 vorschieben).
- Di 20 (subkutan in Richtung Dü 18 vorschieben).
- M 7-xiaguan (subkutan in Richtung M 4-dicang vorschieben).
- M 6-jiache (schräg in Richtung M 4 stechen).
- M 4-dicang (subkutan in Richtung M 6-jiache vorschieben).
- Di 19 (subkutan in Richtung Di 20 vorschieben).
- KG 24 (subkutan in Richtung M 4-dicang).
- LG 26-renzhong (subkutan in Richtung Di 19).

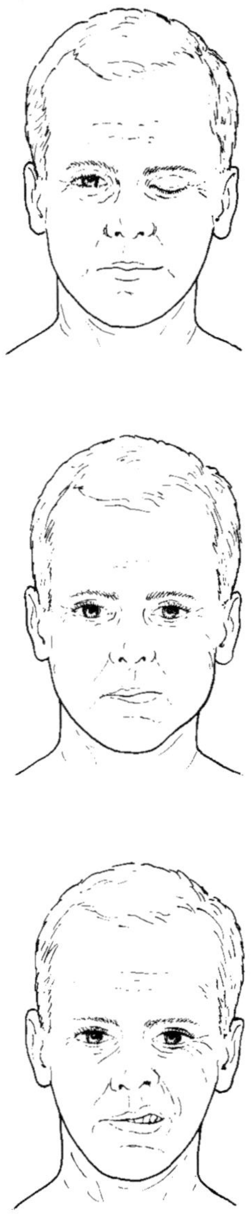

Abb. 27.2: Untersuchung bei Fazialisparese

Nahegelegene Punkte

- 3E 17 schräg in Richtung des kontralateralen Auges stechen. Man nadelt hier tief, zumindest 1 cun. Einige Ärzte sagen, daß man keine weiteren lokalen Punkte benötigt, wenn man 3E 17 nur ausreichend tief nadelt und eine gute Nadelsensation erreicht. Sie sagen, daß man diesen Punkt verwenden sollte, wenn der Processus mastoideus empfindlich ist.
- Eine empirische Therapiemethode für die Fazialisparese besteht darin, bestimmte Punkte an der Wangenschleimhaut mittels Mikroaderlaß zu stimulieren. Es gibt neun Extra-Punkte zwischen oberer und unterer Zahnreihe, die in drei Reihen zu jeweils drei Punkten angeordnet sind. Die Punkte sind jeweils 0.2 cun voneinander entfernt (Abbildung 27.3).

Diese Punkte werden angestochen, bis etwas Blut austritt, danach setzt man einen Schröpfkopf außen auf die Backe. Die Punkte werden in der Reihenfolge von oben nach unten und von links nach rechts angestochen.

Arzneimitteltherapie

Rezeptur

Qian zheng san

Pulver zum Geraderichten des Aufrechten Qi

Rhizoma Typhonii	Bai fu zi	6.0 g
Bombyx batryticatus	Jiang can	6.0 g
Scorpio	Quan xie	1.5 g

Erläuterung

- Bai fu zi vertreibt Wind aus den Leitbahnen. Die Arznei wirkt spezifisch auf das Gesicht, löst Schleim auf und belebt die Verbindungsmeridiane.

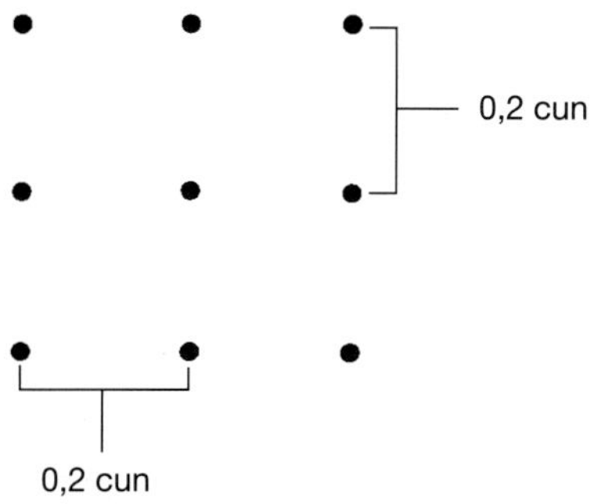

Abb. 27.3: Empirische Punkte bei Fazialisparese

- Jiang can und Quan xie vertreiben Wind aus den Leitbahnen, lösen Schleim auf und beseitigen Paresen.

Bei der Fazialisparese werden die Gesichtsmuskeln in Richtung der gesunden Seite gezogen. Daher rührt auch der Name der Rezeptur: die Muskeln der gesunden Seite werden geradegezogen.

Variationen

Tic: plus Tian ma (Rhizoma Gastrodiae), Gou teng (Ramulus cum Uncis Uncariae) und Shi jue ming (Concha Haliotidis).

Fertigarznei 1

Sowohl Zai zao wan (Erneuerungspille) als auch Ren shen zai zao wan (Erneuerungspille mit Ginseng), die wir oben besprochen haben, sind zur Behandlung von Fazialisparese nach Schlaganfall geeignet.

Fertigarznei 2

Tian ma qu feng bu pian

Tablette mit Rhizoma Gastrodiae zum Vertreiben von Wind und zum Tonisieren

Rhizoma Gastrodiae	Tian ma
Radix Angelicae sinensis	Dang gui
Radix Rehmanniae	Sheng di huang
Cortex Cinnamomi	Rou gui
Radix Achyranthis bidentatae	Niu xi
Cortex Eucommiae	Du zhong
Rhizoma seu Radix Notopterygii	Qiang huo
Rhizoma Typhonii	Bai fu zi

Erläuterung

Diese Tabletten nähren Leber und Niere und bezähmen inneren Wind. Sie sind besonders gut zur Behandlung von Fazialisparese bei älteren Menschen geeignet, wenn im Hintergrund eine Schwäche von Leber und Niere besteht.

Zungenbefund: roter, belagloser Zungenkörper.

2.5 Stuhl- und Harninkontinenz

Hier eine allgemeine Kombination für beide Inkontinenzformen:

- B 33-zhongliao, B 25, KG 6, KG 4 und MP 6.

Die Nadelsensation sollte von B 33 in das kleine Becken, von KG 4 und KG 6 nach kaudal in die Genitalien ausstrahlen.

Zusätzlich zu den oben erwähnten Punkten kann man auch LG 4 und B 23 einsetzen, um das Feuer des Tors der Vitalität zu stärken, da das Nieren-Yang beide unteren Öffnungen, nämlich Urethra und Anus, kontrolliert.

2.6 Schwindelgefühl

Schwindelgefühl ist ein häufiges Symptom nach einem Schlaganfall. Die Therapieergebnisse bei Hemiplegie sind besser, wenn gleichzeitig auch das Schwindelgefühl behandelt wird. Schwindelgefühl nach einem Wind-Schlaganfall geht auf Leber-Wind zurück.

Akupunktur

Die folgenden Hauptpunkte sind zu verwenden:

- Le 3 und G 18 sedieren, um Leber-Wind zu bezähmen.
- B 23, N 3-taixi und KG 4 tonisieren, um die Niere zu nähren.
- LG 20-baihui und G 20 zum Bezähmen inneren Winds.

2.7 Steifheit und Kontrakturen der Muskeln

In den späteren Folgestadien des Wind-Schlaganfalls werden die Muskeln steif und ziehen sich zusammen, die Gelenke versteifen. Schließlich führt der Bewegungsmangel zu Muskelatrophie und Mangelernährung von Sehnen und Leitbahnen. In solchen Fällen ist Physiotherapie ein wichtiger Teil der Behandlung.

Akupunktur

Gewöhnlich sucht man Punkte der Yang-Meridiane aus, bei Muskelatrophien muß man Moxa auf der Nadel verwenden.

Hier die wichtigsten zu verwendenden Punkte:

Schultergelenk

- Di 15, schräg in Richtung Di 14 stechen.

Ellenbogengelenk

- Di 11, in Richtung H 3 nadeln.

Fingergelenke

- Di 3, zumindest 1 cun in Richtung Dü 3 vorschieben.
- Dü 3, zumindest 1 cun in Richtung Di 3 vorschieben.

Man kann auch allgemeine Punkte zum Unterdrücken von Wind hinzufügen:

- Di 4, Le 3, 3E 17 und G 20.

Sind die Muskeln der lateralen Seite des Beins zusammengezogen und steif, so sollte man N 6-zhaohai tonisieren und B 62 sedieren. Mit anderen Worten: man soll das Yin-Fersengefäß tonisieren, das Yang-Fersengefäß hingegen sedieren. Umgekehrt sollte man vorgehen, wenn die Muskeln der Beininnenseite zusammengezogen und steif sind.

Obwohl man hauptsächlich Yang-Punkte auswählt, sollte man doch nicht auf die Yin-Punkte vergessen. Sie sind vor allem in chronischen Fällen mit Mangelernährung von Leitbahnen und Sehnen mit nachfolgender Rigidität und Versteifung nützlich. Die wichtigsten Punkte sind:

- H 1 für das Schultergelenk.
- Lu 5 und KS 3 für das Ellenbogengelenk.
- KS 6 für die Fingergelenke.
- MP 12 für das Hüftgelenk.
- Le 8 für das Kniegelenk.
- MP 5 und N 3-taixi für die Zehengelenke.

Arzneimitteltherapie

Rezeptur

Huo luo xiao ling dan

Wundersam wirkende Pille zum Beleben der Verbindungsleitbahnen

Radix Angelicae sinensis	Dang gui	15.0 g
Radix Salviae miltiorrhizae	Dan shen	15.0 g
Olibanum	Ru xiang	15.0 g
Myrrha	Mo yao	15.0 g

Erläuterung

- Dang gui nährt und bewegt das Blut.
- Dan shen, Ru xiang und Mo yao bewegen das Blut. Ru xiang bewegt vor allem das Blut in den Leitbahnen.

Variationen

Diese Rezeptur sollte an die Behandlung der Hemiplegie angepaßt werden, indem man Arzneien hinzufügt, die zugleich das Blut nähren und die Leitbahnen beleben, wie etwa Sang ji sheng (Ramulus Taxilli), Ji xue teng (Caulis Spatholobi) und Wu jia pi (Cortex Acanthopanacis).

Überdies sollte man einige Arzneien beigeben, die Wind aus den Leitbahnen vertreiben, beispielsweise Sang zhi (Ramulus Mori) oder Wei ling xian (Radix Clematidis).

3. Muster des Folgestadiums

Nach einem Wind-Schlaganfall ist es wichtig, abgesehen von der Therapie der oben besprochenen Symptome auch das in der Tiefe vorhandene Ungleichgewicht anzusprechen, das in erster Linie den Schlaganfall verursacht hat. Dieses Ungleichgewicht besteht offensichtlich weiter und prädisponiert den Patienten für weitere Ereignisse.

Wir wollen die wichtigsten Muster, denen wir begegnen, sowie deren Therapie besprechen.

3.1 Wind-Schleim

Klinische Manifestationen

Kontrakturen der Extremitäten, ausgeprägtes Schwindelgefühl, Steifheit, steife und abweichende Zunge, saitenförmiger Puls.

Therapieprinzip

Schleim auflösen, Wind auslöschen.

Akupunktur

- LG 20-baihui, LG 16-fengfu, G 20. Sedieren oder neutral nadeln, um Wind zu bezähmen.
- M 40 und Lu 9. Sedierend oder neutral nadeln, um Schleim aufzulösen.

Arzneimitteltherapie

Rezeptur 1

Ban xia bai zhu tian ma tang

Dekokt mit Rhizoma Pinelliae, Rhizoma Atractylodis macrocephalae und Rhizoma Gastrodiae

Rhizoma Pinelliae	Ban xia	9.0 g
Rhizoma Gastrodiae	Tian ma	6.0 g
Rhizoma Atractylodis macrocephalae	Bai zhu	15.0 g
Poria	Fu ling	6.0 g
Pericarpium Citri reticulatae	Chen pi	6.0 g
Radix Glycyrrhizae	Gan cao	4.0 g
Rhizoma Zingiberis recens	Sheng jiang	1 Scheibe
Fructus Jujubae	Da zao	2 Stück

Erläuterung

Diese Rezeptur wurde bereits in Kapitel 1 besprochen. Sie dient dazu, Schleim aufzulösen und Wind zu bezähmen.

Rezeptur 2

Ding xian wan

Pille, die Anfallsleiden stoppt

Rhizoma Gastrodiae	Tian ma	9.0 g
Rhizoma Arisaematis cum bile	Dan nan xing	9.0 g
Scorpio	Quan xie	1.5 g
Bombyx batryticatus	Jian can	4.0 g
Bulbus Fritillariae cirrhosae	Chuan bei mu	9.0 g
Rhizoma Pinelliae	Ban xia	9.0 g
Succus Bambusae	Zhu li	10.0 ml
Poria	Fu ling	6.0 g
Percarpium Citri reticulatae	Chen pi	4.0 g
Sclerotium Poriae pararadicis	Fu shen	6.0 g
Rhizoma Acori	Shi chang pu	6.0 g
Radix Polygalae	Yuan zhi	6.0 g
Radix Salviae miltiorrhizae	Dan shen	6.0 g
Medulla Junci	Deng xin cao	6.0 g
Succinum	Hu po	6.0 g
Radix Ophiopogonis	Mai dong	6.0 g
Radix Glycyrrhizae	Gan cao	3.0 g
Rhizoma Zingiberis recens	Sheng jiang	3 Scheiben

Erläuterung

- Tian ma, Dan nan xing, Quan xie und Jiang can unterdrücken Wind.
- Chuan bei mu, Ban xia, Zhu li, Fu ling und Chen pi lösen Schleim auf.
- Fu shen, Shi chang pu, Yuan zhi, Dan shen, Deng xin cao und Hu po beruhigen den Geist und machen die Öffnungen frei.
- Mai dong nährt das Yin.
- Gan cao und Sheng jiang harmonisieren.

Diese Rezeptur ist stärker als Ban xia bai zhu tian ma tang, sowohl beim Auflösen von Schleim als auch beim Unterdrücken von Wind.

3.2 Nässe-Schleim

Klinische Manifestationen

Schweregefühl des Körpers, Druck auf dem Thorax, reichlich Sputum, Rasseln in der Kehle, unscharfes Sehen, Schwindelgefühl, gedunsene Zunge mit klebrigem Belag, schlüpfriger Puls.

Therapieprinzip

Die Milz tonisieren, Nässe ausleiten, Schleim auflösen.

Akupunktur

- B 20 und KG 12 tonisieren, um die Milz aufzubauen, damit sie Schleim auflösen kann.
- M 40 und MP 6 neutral nadeln, um Schleim aufzulösen.

Arzneimitteltherapie

Rezeptur 1

Er chen tang

Dekokt der zwei alten Arzneien

Rhizoma Pinelliae	Ban xia	15.0 g
Pericarpium Citri reticulatae	Chen pi	15.0 g
Poria	Fu ling	9.0 g
Radix Glycyrrhizae tosta	Zhi gan cao	5.0 g
Rhizoma Zingiberis recens	Sheng jiang	3.0 g
Fructus Mume	Wu mei	1 Stück

Erläuterung

Diese Rezeptur wurde bereits in Kapitel 12 besprochen. Sie ist die meistverwendete Mischung zum Auflösen von Nässe-Schleim. Häufig fügt man sie als Block zu anderen Rezepturen hinzu.

Rezeptur 2

Wen dan tang

Dekokt, das die Gallenblase wärmt

Rhizoma Pinelliae	Ban xia	6.0 g
Poria	Fu ling	5.0 g
Pericarpium Citri reticulatae	Chen pi	9.0 g
Caulis Bambusae in taeniam	Zhu ru	6.0 g
Fructus Aurantii immaturus	Zhi shi	6.0 g
Radix Glycyrrhizae tosta	Zhi gan cao	3.0 g
Rhizoma Zingiberis recens	Sheng jiang	5 Scheiben
Fructus Jujubae	Da zao	1 Stück

Erläuterung

Die Rezeptur wurde bereits in Kapitel 9 besprochen. Sie wird anstelle von Er chen tang eingesetzt, wenn sich Hitze-Symptome finden.

Fertigarznei 1

Er chen wan

Pille der zwei alten Arzneien

Erläuterung

Zutaten und Wirkungen sind die gleichen wie bei der entsprechenden Dekoktrezeptur.

Zungenbefund: gedunsener Zungenkörper mit klebrigem, weißem Belag.

Fertigarznei 2

Bao jian mei jian fei cha

Tee zum Erhalten von Kraft und Schönheit sowie zum Vermindern von Fett

Folium Camelliae	Cha ye
Fructus Crataegi	Shan zha
Semen Phaseoli	Chi xiao dou
Fructus Hordei germinatus	Mai ya
Pericarpium Citri reticulatae	Chen pi
Massa medicata fermentata	Shen qu
Semen Cassiae	Jue ming zi
Semen Pharbitidis	Qian niu zi
Rhizoma Alismatis	Ze xie
Semen Raphani	Lai fu zi

Erläuterung

Dieses Präparat leitet Nässe aus und vermindert Nahrungsstagnation. Es kann auch eingesetzt werden, um nach einem Schlaganfall Nässe auszuleiten und Schleim aufzulösen.

Zungenbefund: dicker, klebriger Belag.

3.3 Qi- und Blut-Stagnation

Klinische Manifestationen

Hemiplegie, Schulter- und Hüftschmerzen, purpurne Zunge, haftender Puls.

Therapieprinzip

Qi bewegen, Blut regulieren.

Akupunktur

- KG 17 neutral nadeln, um das Qi zu bewegen, damit dieses das Blut vorantreiben kann.
- B 17 und MP 10 neutral nadeln, um das Blut zu bewegen.

Arzneimitteltherapie

Rezeptur

Huo luo xiao ling dan

Wundersam wirkende Pille zum Beleben der Verbindungsleitbahnen

Radix Angelicae sinensis	Dang gui	15.0 g
Radix Salviae miltiorrhizae	Dan shen	15.0 g
Olibanum	Ru xiang	15.0 g
Myrrha	Mo yao	15.0 g

Erläuterung

Die Rezeptur wurde bereits weiter oben besprochen.

3.4 Yin-Mangel mit Leere-Hitze

Klinische Manifestationen

Hitzegefühl am Nachmittag und Abend, Schwindelgefühl, Tinnitus, Nachtschweiß, Hitze der Fünf Flächen, Schweregefühl in den oberen Körperanteilen und Schwäche der unteren Anteile beim Gehen, rote und belaglose Zunge, oberflächlicher, leerer und schneller Puls.

Therapieprinzip

Yin nähren, Leere-Hitze beseitigen.

Akupunktur

- N 6-zhaohai, N 3-taixi und KG 4 nähren das Nieren-Yin. Tonisieren.
- H 6 beseitigt Leere-Hitze. Sedieren.
- G 20 unterdrückt Wind.

Arzneimitteltherapie

Rezeptur

Liu wei di huang wan

Pille aus sechs Bestandteilen mit Radix Rehmanniae praeparata

Radix Rehmanniae praeparata	Shu di huang	24.0 g
Fructus Corni	Shan zhu yu	12.0 g
Rhizoma Dioscoreae	Shan yao	12.0 g
Rhizoma Alismatis	Ze xie	9.0 g
Cortex Moutan	Mu dan pi	9.0 g
Poria	Fu ling	9.0 g

Erläuterung

Diese bekannte Rezeptur zum Nähren des Yin wurde bereits in Kapitel 1 besprochen.

Prognose und Behandlungsfrequenz

Man erzielt die besten Ergebnisse, wenn man die Behandlung innerhalb des ersten Monats nach dem Schlaganfall beginnt, und gute Resultate bei Beginn innerhalb der ersten drei Monate. Liegt der Wind-Schlaganfall länger als sechs Monate zurück, so ist die Behandlung schwieriger, noch komplizierter wird sie, wenn mehr als ein Jahr verstrichen wird. Nach meinen Erfahrungen ist es aber immer einen Versuch wert, selbst wenn der Wind-Schlaganfall vor mehr als einem Jahr stattgefunden haben sollte.

Liegt das Ereignis weniger als drei Monate zurück, so sollte man täglich, also auch an den Wochenenden, behandeln. Sind mehr als drei Monate vergangen, so behandelt man am besten jeden zweiten Tag. Nach ein bis zwei Therapiemonaten sollte man eine Pause von ein bis zwei Wochen einlegen.

Weitere Therapiemethoden

Abgesehen von Akupunktur und Arzneimitteltherapie können noch weitere Techniken von Nutzen sein.

Elektroakupunktur

Man kann sie an den Extremitäten zur Behandlung von Hemiplegie einsetzen. Es wird niederfrequenter Strom mit modulierter Frequenz verwendet, indem man zwei Punkte derselben Extremität verbindet. Die Stromintensität wird stufenweise jedesmal dann erhöht, wenn die Stromempfindung durch den Patienten abnimmt. Bei elektrischer Stimulation reicht die Auswahl wenigerer Punkte aus.

Zwei Beispiele:

- Di 10 und Di 4 für den Arm.
- G 30 und G 34 für das Bein.

Die elektrische Stimulation sollte 20 Minuten andauern und jeden zweiten Tag appliziert werden. Je länger das Ereignis zurückliegt, desto höher sollte die Stromintensität sein.

Schädelakupunktur

Eine vollständige Besprechung der Schädelakupunktur würde den Rahmen dieses Buches sprengen – der Leser möge sich diesbezüglich an spezielle Lehrbücher wenden.[3] Die Schädelakupunktur bringt gute Ergebnisse, wenn man innerhalb eines Monats nach dem Schlaganfall damit beginnt. Während der Schädelakupunktur werden keine Punkte am restlichen Körper gestochen. Man kann die Schädelakupunktur aber mit der herkömmlichen Akupunktur abwechseln.

Bei der Schädelakupunktur nadelt man in Anlehnung an die Gehirnanatomie eher Linien als einzelne Punkte.

Im Falle einer Hemiplegie sticht man die motorische Linie. Ihr oberes Fünftel entspricht dem Bein, die mittleren zwei Fünftel dem Arm, die unteren zwei Fünftel dem Gesicht (Abbildung 27.4, siehe auch Abbildung 26.1).

Die motorische Linie wird mit einer Nadel subkutan gestochen, indem man die ganze benötigte Strecke (dem Arm oder dem Bein entsprechend) abdeckt. Sollte das subkutane Vorschieben einer einzigen Nadel schwierig sein, so kann man bis zu drei Nadeln verwenden und mit jeder von ihnen eine kürzere Strecke stimulieren, insgesamt aber den ganzen entsprechenden Abschnitt der motorischen Linie abdecken. Die Nadel wird 20 Minuten in situ belassen. Man kann auch über die Nadel eine niederfrequente leichte elektrische Stimulation anwenden.

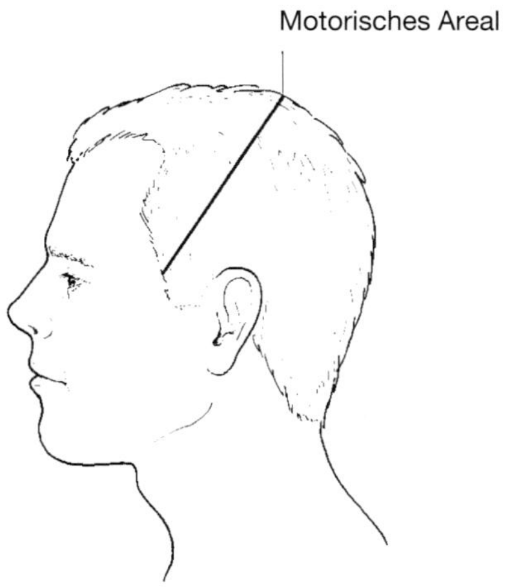

Abb. 27.4: Die motorische Linie der Schädelakupunktur

Punktinjektionstherapie

Hier injiziert man bestimmte Lösungen in Akupunkturpunkte. Im Fall von Hemiplegie verwendet man Auszüge von Radix Angelicae sinensis und Flos Carthami sowie von Vitamin B 6 und B 12. Folgende Punkte werden verwendet:

- Di 4, Di 11, Di 15 für den Arm.
- M 31, M 36, M 40, G 39 für das Bein.

Pro Behandlung wird nur ein Punkt auf jeder Extremität eingesetzt. Fünf Dosen zu jeweils 1 ml werden in zweitägigem Abstand injiziert.

Physiotherapie

Sie ist absolut notwendig, um die Rehabilitation in der Folgephase nach einem Wind-Schlaganfall zu unterstützen. Man empfiehlt auch leichte Gymnastik, sie sollte allerdings niemals bis zur Grenze der Erschöpfung getrieben werden.

Prävention

Alte Menschen mit Symptomen von Yin-Mangel, Schleim, Hitze und Aufsteigen von Leber-Yang sind für Wind-Schlaganfall anfälliger. Auch Hypertonie und Übergewicht sind prädisponierende Faktoren.

Wenn wir uns auf die vier wichtigsten pathogenetischen Faktoren beim Wind-Schlaganfall beziehen, also auf Wind, Feuer, Stase und Schleim, so erkennen wir bald, daß jeder ältere Mensch, der Symptome und Krankheitszeichen von vier oder auch bloß drei dieser Faktoren bietet, für Wind-Schlaganfall anfällig ist. Wir können die Gegenwart der vier Faktoren deutlich an der Zunge beobachten:

- Wind macht die Zunge steif, sie weicht nach einer Seite ab, kann nicht ruhiggehalten werden und zittert. Es kann auch eine Kombination der Befunde auftreten.
- Feuer macht die Zunge rot, bei Leere-Feuer wird sie rot und belaglos.
- Blut-Stase macht die Zunge purpurrot.
- Schleim macht die Zunge gedunsen und verleiht ihr einen klebrigen Belag.

Bietet also die Zunge eines betagten Menschen drei oder vier der beschriebenen Charakteristika, so sollte er oder sie behandelt werden, um dem Auftreten eines Wind-Schlaganfalls vorzubeugen. Man muß sich dann bemühen, Wind zu bezähmen, Hitze zu beseitigen, bei Yin-Mangel das Yin zu nähren, Blut zu bewegen und Schleim aufzulösen.

Einige besondere Prodromalzeichen weisen in besonderer Weise auf das mögliche drohende Auftreten eines Wind-Schlaganfalls hin. Dazu gehören Taubheitsgefühl an Daumen, Zeige- und Mittelfinger einer Hand sowie etwas verwaschene Sprache.

Weitere Präventionsmaßnahmen können wir aus der Analyse der Ätiologie des Wind-Schlaganfalls ableiten. Alte Menschen oder Personen mittleren Alters, die einige der beschriebenen Symptome und Zungenbefunde bieten, sollten sofort Maßnahmen setzen, um Überarbeitung zu vermeiden, sie sollten entsprechende angemessene Ruhephasen einlegen, die sexuelle Aktivität reduzieren und die Einnahme von fetten, gebratenen Speisen sowie von Alkohol vermeiden. Auf der emotionalen Seite ist es wichtig, Zorn, Haß, Groll und unterdrückte feindliche Gefühle zu überwinden, da es dadurch zum Emporsteigen von Leber-Yang kommen kann.

Bei Anwesenheit der beschriebenen Symptome und Krankheitszeichen können wir auch direkte Moxibustion an G 39 und M 36 verwenden.

Fußnoten

1 Zur Benennung: Es wäre möglich, daß das Präparat ursprünglich nicht Rhinozeroshorn (Xi jiao), sondern Rhinozerosbezoar (Xi huang, Calculus Rhinoceri) enthielt, der im aktuellen Präparat durch Rinderbezoar (Niu huang, Calculus Bovis) ersetzt wurde. (Anmerkung des Übersetzers der deutschen Ausgabe.)

2 Zhu Dan-Xi, Essential Methods of Dan Xi (Dan Xi Xin Fa), zitiert in: Internal Medicine, S. 213. Zhu Dan-Xis Werk erschien erstmals 1481.

3 Scalp-Needling Therapy, Medicine and Health Publishing Co., Hong Kong, 1975.

Kapitel 28

Atrophie-Syndrom

痿证

Die früheste Erwähnung des Atrophie-Syndroms finden wir in Kapitel 44 „Reine Fragen", wo es als „wei bi" bezeichnet wird. „Wei" bedeutet „verdorrt" und bezieht sich in der Chinesischen Medizin auf Störungen, die durch das „Verdorren" von Muskeln und Sehnen aufgrund mangelnder Nährung gekennzeichnet sind. „Bi" bezieht sich auf das Unvermögen, richtig zu gehen, da das Bein nicht richtig gehoben werden kann.

Das Atrophie-Syndrom ist also eine Störung, die durch eine Schwäche der vier Extremitäten gekennzeichnet ist, die mit der Zeit zu Atrophien führt, desweiteren durch einen lahmen Zustand von Muskeln und Sehnen, die Unfähigkeit, richtig zu gehen und schließlich auch durch richtige Lähmungen. Dieser Schwächezustand tritt meist ohne Begleitung von Schmerz auf. Entsprechende Zustände bei Multipler Sklerose und Paresen etwa nach Poliomyelitis sind Beispiele von Atrophie-Syndrom.

Ätiologie und Pathologie

Kapitel 44 „Reine Fragen" beschreibt fünf Arten von Atrophie-Syndrom, jeweils eines pro Yin-Organ und damit gekoppeltem Gewebe. Es gibt daher ein Atrophie-Syndrom von Haut (Lunge), Muskeln (Milz), Blutgefäßen (Herz), Sehnen (Leber) und Knochen (Niere).[1] Das Werk schreibt jede dieser Arten von Atrophie-Syndrom Hitze zu, die die Körperflüssigkeiten trocknet und auf diese Weise zum Verdorren von Haut, Muskeln, Blutgefäßen, Sehnen und Knochen führt. Heute verwendet man diese Einteilung des Atrophie-Syndrom zwar im allgemeinen nicht mehr, sie ist aber immer noch von Bedeutung, da beispielsweise das Atrophie-Syndrom im Anfangsstadium durch eine Schädigung von Haut und Muskeln (also auch von Lunge und Milz) charakterisiert ist, in den späteren Stadien aber durch den schlechten Zustand von Sehnen und Knochen, somit also von Leber und Niere.

Auch die Vorstellung, derzufolge Hitze die Körperflüssigkeiten trocknet und die Muskeln und Sehnen schädigt, ist wichtig. Poliomyelitis ist hier ein gutes Beispiel, da die Lähmungen auf das fieberhafte Stadium folgen, in dem Hitze die Flüssigkeiten trocknet, was zu Mangelernährung von Muskeln, Sehnen und Leitbahnen Anlaß gibt. Man kann auch bei Patienten, die an Multipler Sklerose leiden, beobachten, daß ihre Krankheit häufig durch fieberhafte Erkrankungen verschlechtert wird. Es wird allerdings nicht jede Art von Atrophie-Syndrom durch Hitze verursacht.

„Reine Fragen" beschreibt auch einen Typus des Atrophie-Syndroms, der durch das Eindringen von Nässe in die Yang Ming-Leitbahnen hervorgerufen wird.[2] Dies ist eine sehr häufige Art von Atrophie-Syndrom.

Wir besprechen nun die sechs ätiologischen Hauptfaktoren.

1. Wind-Hitze bei einer fieberhaften Wärme-Erkrankung

Eine fieberhafte Wärme-Erkrankung entsteht durch das Eindringen von Wind-Hitze, wenn der pathogene Faktor besonders virulent und infektiös ist. Es geht zwar jede fieberhafte Wärme-Erkrankung auf Wind-Hitze zurück, nicht jedes Eindringen von Wind-Hitze bedingt aber eine fieberhafte Wärme-Erkrankung. Eine solche Erkrankung ist durch einen besonders starken, infektiösen pathogenen Faktor gekennzeichnet, der durch Nase und Mund in den Körper eindringt. Masern und Poliomyelitis sind Beispiele für fieberhafte Wärme-Erkrankungen (siehe auch Kapitel 34).

Wind-Hitze bei einer fieberhaften Wärme-Erkrankung ist daher besonders stark, dringt rasch in den Körper ein und hat eine starke Neigung, die Körperflüssigkeiten und das Yin auszutrocknen. Sie tritt durch Nase und Mund ein, um Lunge und Magen zu beeinträchtigen. Nach dem Anfangsstadium verwandelt sie sich rasch in innere Hitze, die das Yin von Lunge und Magen verbrennt. Das Eintrocknen der Flüssigkeiten führt zu einer Mangelernährung von Muskeln, Sehnen und Leitbahnen und damit zu Lähmungen. Die Poliomyelitis ist ein typisches Beispiel für diesen pathologischen Ablauf, da hier die Paresen nach dem fieberhaften Stadium auftreten.

2. Äußere Nässe

Sie ist vor allem in England ein sehr wichtiger und häufiger ätiologischer Faktor, da hier das Wetter so feucht ist. Aus Kapitel 44 „Reine Fragen": „Ist die Luft sehr feucht und hat der Mensch eine Neigung zu Nässe, so dringt die feuchte Luft in den Körper ein und setzt sich hier fest. Lebt der Mensch auch noch an einem feuchten Ort, so dringt Nässe in seine bzw. ihre Muskeln ein. Dies führt zu Taubheitsgefühl und später zu Atrophie-Syndrom."[3]

Man zieht sich Nässe zu, wenn man in einem feuchten Haus wohnt oder über längere Zeit feuchter Witterung ausgesetzt ist. Die Nässe befällt Muskeln und Sehnen. Mit der Zeit läßt sie diese Gewebe verdorren, die Strukturen werden gelähmt.

3. Ernährung

Der übermäßige Verzehr von Milchprodukten, fetten Speisen, aber auch unregelmäßige Nahrungsaufnahme können die Arbeit der Milz beeinträchtigen und zur Bildung von Nässe führen. Setzt sich die Nässe ihrer Neigung gemäß in den Muskeln fest, so führt sie zu Taubheitsgefühl und einer fortschreitenden Schwächung der Muskulatur.

4. Übermäßige sexuelle Aktivität und Überarbeitung

Zu schwere Arbeit und zuviel Sex entleeren Niere und Leber, was in der Folge Knochen und Sehnen schwächt. Werden diese Strukturen ihrer Nährung durch Nieren-Essenz und Leber-Blut beraubt, so werden sie schwach, es kommt schließlich zum Atrophie-Syndrom.

5. Traumen

Schädeltraumen können zu Qi- und Blut-Stagnation in jenem Gebiet führen, das die motorischen bzw. sensorischen Nerven versorgt, was zu Taubheitsgefühl, Prickeln und Schwäche einer Extremität Anlaß geben kann.

6. Schock

Emotionale Schocks entleeren Herz und Milz. Die Milz kontrolliert die Muskulatur, das Herz hingegen Blutgefäße und Kreislauf. Eine energetische Entleerung von Herz und Milz führt zu einer Schwächung der Muskeln sowie zu einer Behinderung der Blut-Zirkulation in den Extremitäten. Dies kann die Ursache oder ein Zusatzfaktor der Entstehung eines Atrophie-Syndroms sein.

Das Atrophie-Syndrom wird selten durch einen einzigen Faktor verursacht, es ist vielmehr das Resultat einer Kombination aus Faktoren. Ein Beispiel einer solchen Kombination ist das Eindringen äußerer Nässe plus unregelmäßige Ernährung und psychischer Schock. Auch das Eindringen äußerer Nässe zusammen mit zuviel sexueller Aktivität, Überarbeitung und einem Trauma kommt in Frage.

Wir sehen beim Atrophie-Syndrom die folgenden Haupt-Muster:

1. Hitze in der Lunge verletzt die Yin-Flüssigkeiten (Fülle-Typ)
2. Eindringen von Nässe-Hitze (Fülle)
3. Eindringen von Nässe-Kälte (Fülle)
4. Schwäche von Magen und Milz (Leere)

5. Kollaps von Milz und Herz (Leere)
6. Leber- und Nieren-Schwäche (Leere)
7. Blut-Stase in den Leitbahnen (Fülle-Leere)

Der pathologische Verlauf des Atrophie-Syndroms ist in den Anfangsstadien durch Fülle charakterisiert, in den mittleren und späten Verlaufsstadien hingegen durch Leere oder eine Kombination aus Fülle und Leere. Die ersten drei der oben angeführten Muster finden wir daher meist in den Anfangsstadien der Erkrankung, die anderen in den mittleren Stadien. Die Fülle-Muster werden mit der Zeit unausweichlich zu Leere-Syndromen.

Einige Beispiele:
- Lungen-Hitze entwickelt sich zu Leber- und Nieren-Schwäche,
- Nässe-Hitze entwickelt sich zu Magen- und Milz-Schwäche,
- Kälte-Nässe wird zu Magen- und Milz-Schwäche.

Auch das Gegenteil ist möglich, es können also Leere-Muster zu Fülle-Zuständen führen.

Beispiele:
- Magen-Milz-Schwäche führt zu Nässe,
- Nieren- und Leber-Schwäche gibt zu Blut-Stase Anlaß.

Tabelle 28.1 bietet eine Differenzierung von Fülle- und Leere-Mustern beim Atrophie-Syndrom.

Sehr häufig sieht man vor allem in den mittleren und späten Stadien der Erkrankung Kombinationen aus Fülle- und Leere-Mustern, beispielsweise:
- Nässe-Hitze und Schwäche von Magen und Milz
- Nässe-Kälte und Magen-Milz-Schwäche,
- Magen-Milz-Schwäche und Kollaps von Herz und Milz,
- Magen-Milz-Schwäche und Nieren-Leber-Schwäche sowie
- Nieren-Leber-Schwäche und Blut-Stase in den Leitbahnen.

Es besteht folgende Korrespondenz zwischen ätiologischen Faktoren und Mustern:

1. Wind-Hitze im Rahmen einer Wärme-Erkrankung verursacht nur ein Muster, nämlich jenes der Lungen-Hitze, die die Yin-Flüssigkeiten verletzt.
2. Äußere Nässe führt zu Nässe-Hitze oder Nässe-Kälte.
3. Unregelmäßiges Essen verursacht Nässe-Hitze, Nässe-Kälte und Magen-Milz-Schwäche.
4. Übermäßiger Sex und Überarbeitung führen zu Nieren-Leber-Schwäche und Blut-Stase in den Meridianen.
5. Traumen ziehen Blut-Stase in den Leitbahnen nach sich.

Schock führt zu Kollaps von Herz und Milz.

Abbildung 28.1 veranschaulicht die Beziehungen zwischen ätiologischen Faktoren und Syndromen.

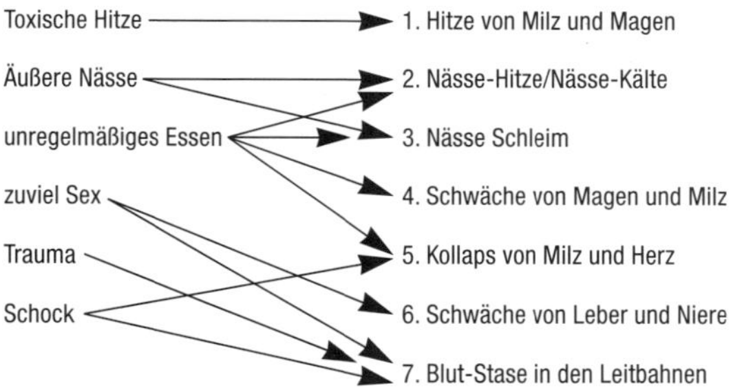

Abb. 28.1: Beziehung zwischen ätiologischen Faktoren und Mustern beim Atrophie-Syndrom

Tabelle 28.1: Differenzierung zwischen Fülle- und Leere-Typ des Atrophie-Syndroms

	Fülle	Leere
Dauer	kurz	lang
Beginn	plötzlich, rasche Weiterentwicklung	allmählich
Vorgeschichte	anamnestisch Eindringen äußerer Nässe, Wohnen in feuchter Umgebung	entwickelt sich aus dem Fülle-Typ oder tritt bei Menschen mit schwacher Konstitution auf
Hauptsymptome	Schwäche der Extremitäten, Bewegungsstörungen, keine Atrophie	Sehr schwache Extremitäten, Atrophie
Weitere Symptome	Taubheitsgefühl, Schmerz, auch Krämpfe (z. B. Poliomyelitis)	kein Schmerz, außer bei Blut-Stase in den Leitbahnen

Symptome und Muster beim Atrophie-Syndrom haben einige Ähnlichkeiten mit jenem beim Schmerzhaften Obstruktions-Syndrom und beim Wind-Schlaganfall. Wenngleich aus Sicht der Westlichen Medizin die Pathologien der drei Störungen sehr verschieden voneinander sind, so bieten sie gemäß der Chinesischen Medizin doch einige Ähnlichkeiten. Wenn wir im besonderen die anfänglichen und mittleren Stadien des Atrophie-Syndroms betrachten und deren Symptome mit jenen beim Bi-Syndrom und beim Wind-Schlaganfall vergleichen, so erkennen wir, daß alle drei Störungen durch die Obstruktion von Muskeln, Sehnen und Leitbahnen durch pathogene Faktoren gekennzeichnet sind.

Es gibt aber selbstverständlich Unterschiede zwischen Atrophie-Syndrom, Bi-Syndrom und Wind-Schlaganfall. Sie sind in Tabelle 28.2 zusammengefaßt.

Differenzierung und Behandlung

Im allgemeinen ist die Akupunktur für die Behandlung des Atrophie-Syndroms von größerer Bedeutung als die Arzneimitteltherapie, da sie eine direkte und unmittelbare Stimulation von Qi und Blut in den Leitbahnen ermöglicht. Allerdings bietet die Arzneimitteltherapie wertvolle unterstützende Therapiemaßnahmen. Bevor wir auf die einzelnen Muster eingehen, wollen wir die allgemeine Akupunkturtherapie der Leitbahnen besprechen, da sie im wesentlichen die gleiche für alle Syndrome ist, wenn man von den unterschiedlichen Nadelstimulationsmethoden absieht.

Kapitel 44 „Reine Fragen" rät zur überwiegenden Nadelung von Punkten der Yang Ming-Meridiane, also jener von Magen und Dickdarm.

Die wichtigsten Punkte, die beim Atrophie-Syndrom Qi und Blut anregen und pathogene Faktoren aus den Leitbahnen vertreiben, sind die folgenden:

Arm: Di 15, Di 14, Di 11, Di 10, 3E 5, Di 4, Dü 3.

Bein: G 30, G 31, M 31, M 32, G 34, M 36, M 41, G 40.

Weitere Punkte: B 32-ciliao, LG 3, LG 12-shenzhu, LG 14-dazhui sowie die entsprechenden Hua Tuo'schen (Huatuojiaji-) Punkte, M 30.

Erläuterung

- Di 15 und Di 14 sind wichtige lokale Punkte zum Beseitigen von Leitbahn-Obstruktionen oder zum Tonisieren von Qi und Blut der Leitbahn. Man sollte eine gute Nadelsensation auslösen, die am besten nach distal oder mindestens bis zum Ellenbogen läuft.
- Di 11 unterstützt die Sehnen.
- Di 10 ist ein wichtiger lokaler Punkt für den Unterarm, ähnlich Di 15 am Oberarm. Er hat allerdings auch einige tonisierende Eigenschaften. In dieser Hinsicht ist Di 10 ähnlich, wenngleich schwächer wirksam wie M 36.
- 3E 5 beseitigt Leitbahn-Obstruktionen und vertreibt Wind. Er wird deshalb auch in späteren Stadien des Atrophie-Syndroms verwendet, wenn Muskelspasmen auftreten. 3E 5 hat innerhalb des Shao Yang-Meridianpaars eine indirekte Beziehung zur Gallenblase, weshalb er die Sehnen beeinflußt.
- Di 4 und Dü 3 sind lokale Punkte, die Hand und Finger beeinflussen. Dü 3 vertreibt auch Wind, weshalb er in den Spätstadien der Erkrankung

Tabelle 28.2: Differenzierung zwischen Atrophie-Syndrom, Schmerzhaftem Obstruktions-Syndrom und Wind-Schlaganfall

	Atrophie-Syndrom	Bi-Syndrom	Wind-Schlaganfall
Ätiologie	Kombination von inneren und äußeren Faktoren	nur äußere Faktoren	innere Disharmonien, Wind, Schleim, Feuer, Stase
Lokalisation	Muskeln, Sehnen, Leitbahnen	Gelenke mehr als Muskeln befallen, Schwierigkeiten bei Flexion und Extension	Hemiplegie, nur eine Körperseite befallen, die andere frei beweglich
Schmerz	kein Schmerz, ausgenommen in Spätstadien mit Blut-Stase	sehr ausgeprägter lokaler Gelenkschmerz	nur bei Gelenkbewegung auf betroffener Seite im Spätstadium

hilfreich ist, wenn Spasmen der Hand- und Armmuskulatur das Schreiben und Halten von Gegenständen sehr erschweren.

- G 30 ist ein sehr wichtiger Punkt, der entweder Qi und Blut der Leitbahn stärkt oder Obstruktionen des Gallenblasen-Meridians aus dem Weg räumt. Er hat auch allgemein stärkende Eigenschaften. Der Patient liegt auf der gegenüberliegenden Seite des zu nadelnden Punktes. Es ist äußerst wichtig, eine starke Nadelsensation auszulösen, die zumindest bis zum Knie, besser aber noch die ganze Strecke bis zum Fuß hinabläuft.
- G 31 ist ein lokaler Punkt, der Qi und Blut anregt, aber auch die Sehnen unterstützt und Wind vertreibt.
- M 31 ist wichtig zum Tonisieren von Qi und Blut der Leitbahn. Er fördert im besonderen auch das Beinheben, was sehr wichtig ist, wenn der Patient Gangstörungen hat.
- M 32 ist ein lokaler Punkt der Magen-Leitbahn, der auf die Blutgefäße wirkt.
- G 34 wird sowohl wegen seiner lokalen als auch systemischen Wirkung auf die Sehnen gegeben.
- M 36 ist vermutlich der wichtigste Punkt, um die Leitbahn zu stärken und Magen und Milz im allgemeinen zu tonisieren.
- M 41 und G 40 werden als lokale Punkte des Fußes gegeben. Sie unterstützen das Heben des Fußes, was sehr wichtig ist, wenn der Fuß nach unten fällt und bloß nachgezogen wird, was das Gehen sehr erschwert.
- B 32 und LG 3 fördern Qi- und Blut-Zirkulation in Richtung der Beine.
- LG 12, LG 14 und die korrespondierenden Huatuojiaji-Punkte können ausgewählt werden, um in Abhängigkeit von der Symptomlokalisation die Spinalnerven zu beeinflussen. Abgesehen davon tonisiert LG 12 allgemein das Qi, LG 14 vertreibt Wind.
- M 30 stärkt die Magen-Leitbahn, er fördert das Fließen von Nährsubstanzen vom Magen zu den Extremitäten. In Kapitel 44 „Reine Fragen" wird der Einsatz der Yang Ming-Leitbahnen zur Behandlung des Atrophie-Syndroms empfohlen: „Das Yang Ming ist das Meer der 5 Yin und der 6 Yang-Organe, es berieselt die ursprünglichen Sehnen, die zum Schambeinknochen und auf dem Rücken die Wirbelsäule entlanglaufen."[4]

Es gibt also mehrere gute Gründe, Punkte auf dem Magen-Meridian auszuwählen. Zunächst haben sie allgemein stärkende Eigenschaften, zumal der Magen die Quelle des postnatalen Qi ist. Zweitens sind die Yang Ming-Leitbahnen sehr reich an Qi und Blut. Desweiteren ist M 30 der Kreuzungspunkt mit dem Durchdringungsgefäß, weshalb das Tonisieren von M 30 Magen- und Durchdringungsgefäß stärkt, aber auch die sogenannten „ursprünglichen Sehnen", die sich im Gebiet des Schambeinknochens sammeln und durch M 30 zur Wirbelsäule in kranialer Richtung verlaufen. „Reine Fragen" setzt zu diesem Thema fort:

„Das Durchdringungsgefäß ist das Meer der 12 Leitbahnen, es bewässert Flüsse und Täler [d.h. Meridiane und Muskeln], es trifft bei den ursprünglichen Sehnen auf das Yang Ming. Auch die Yin- und Yang-Leitbahnen treffen hier aufeinander, sie laufen in M 30 zusammen, einem Punkt, der auf dem Yang Ming liegt. Gürtel- und Lenkergefäß laufen ebenfalls in diesem Punkt zusammen. Wenn also das Yang Ming in Leere ist, so werden auch die ursprünglichen Sehnen geschwächt, das Gürtelgefäß ist nicht fest gespannt, es kommt zum Atrophie-Syndrom."[5]

Zusammenfassend fördert also das Tonisieren von M 30 die Zirkulation von Nährstoffen vom Magen abwärts zu den Beinen sowie nach oben entlang der Wirbelsäule zu Sehnen und Bändern.

Alle besprochenen Punkte können gemäß den Symptomen bei allen Arten von Atrophie-Syndrom gegeben werden, in diesem Fall unabhängig vom vorherrschenden Muster. Die weitere Auswahl von Punkten und Rezepturen hängt selbstverständlich vom jeweiligen Syndrom ab.

Wir werden folgende Muster besprechen:

1. Fülle-Muster

1.1 Hitze in der Lunge verletzt die Yin-Flüssigkeiten
1.2 Eindringen von Nässe-Hitze
1.3 Eindringen von Nässe-Kälte

2. Leere-Muster

2.1 Schwäche von Magen und Milz
2.2 Kollaps von Milz und Herz
2.3 Leber- und Nieren-Schwäche
2.4 Blut-Stase in den Leitbahnen

1. Fülle-Muster

1.1 Hitze in der Lunge verletzt die Yin-Flüssigkeiten

Klinische Manifestationen

Fieber, schwache und schlaffe Extremitäten nach dem Abklingen des Fiebers, trockene Haut, psychische Unruhe, Durst, Husten, trockener Rachen, spärlicher, dunkler Harn, trockener Stuhl.

Zunge: rot, belaglos.

Puls: dünn, schnell.

Es handelt sich um die Manifestation von Lungen-Hitze, die das Yin verletzt. Sie folgt auf das Eindringen von Wind-Hitze im Rahmen einer fieberhaften Wärme-Erkrankung. Poliomyelitis ist ein typisches Beispiel, aber Muskelschwäche und Gangstörungen können bei Kindern auch nach anderen infektiösen, fieberhaften Erkrankungen auftreten.

Therapieprinzip

Hitze beseitigen, Blut kühlen, das Yin von Lunge und Magen nähren.

Akupunktur

Punktauswahl

LG 14-dazhui, B 13, Lu 1, Lu 5, M 44, M 36, MP 6, N 3-taixi. Alle Punkte tonisieren, bis auf M 36, MP 6 und N 3 – hier tonisieren. Keine Moxibustion. Es handelt sich um einen Akutzustand, weshalb man täglich behandeln sollte.

Erläuterung

- LG 14 beseitigt Hitze.
- B 13, Lu 1 und Lu 5 beseitigen Lungen-Hitze.
- M 44 beseitigt Magen-Hitze.
- M 36, MP 6 und N 3 nähren das Yin und fördern die Bildung der Flüssigkeiten.

Arzneimitteltherapie

Rezeptur

Qing zao jiu fei tang

Dekokt, das Trockenheit eliminiert und die Lunge rettet

Folium Mori	Sang ye	9.0 g
Gypsum fibrosum	Shi gao	7.5 g
Radix Ophiopogonis	Mai dong	3.6 g
Radix Ginseng	Ren shen	2.0 g
Semen Sesami	Hu ma ren	3.0 g
oder		
Semen Sesami nigrum	Hei zhi ma	3.0 g
Colla corii Asini	E jiao	2.4 g
Semen Armeniacae	Xing ren	2.0 g
Folium Eriobotryae	Pi pa ye	3.0 g
Radix Glycyrrhizae	Gan cao	3.0 g

Erläuterung

Diese Rezeptur wurde bereits in Kapitel 8 besprochen. Sie beseitigt wirksam Rest-Hitze der Lunge nach einer Wärme-Erkrankung, nährt das Yin nach einer Verletzung durch Hitze und unterstützt die Flüssigkeiten.

Variationen

- Um die Leitbahnen zu stärken und die Sehnen beim Atrophie-Syndrom zu unterstützen: plus Niu xi (Radix Achyranthis), Ji xue teng (Caulis Spatholobi) und Wu jia pi (Cortex Acanthopanacis).
- Bei noch ausgeprägten Hitze-Symptomen: plus Zhi mu (Rhizoma Anemarrhenae), Lian qiao (Fructus Forsythiae) und Jin yin hua (Flos Lonicerae).
- Husten: plus Gua lou (Fructus Trichosanthis), Sang bai pi (Cortex Mori) und Pi pa ye (Folium Eriobotryae; Dosierung erhöhen).
- Ausgeprägte Zeichen von Trockenheit: plus Tian hua fen (Radix Trichosanthis), Yu zhu (Rhizoma Polygonati odorati) und Bai he (Bulbus Lilii).

Fertigarznei 1

Qing fei yi huo pian

Tablette zum Klären der Lunge und zum Beseitigen von Feuer

Radix Scutellariae	Huang qin
Fructus Gardeniae	Zhi zi
Radix et Rhizoma Rhei	Da huang
Radix Peucedani	Qian hu
Radix Sophorae flavescentis	Ku shen
Radix Trichosanthis	Tian hua fen
Radix Platycodi	Jie geng
Rhizoma Anemarrhenae	Zhi mu

Erläuterung

Diese Tabletten leiten Lungen-Feuer aus. Sie sind zur Behandlung einer akuten fieberhaften Erkrankung geeignet, die gerade beginnt, Lähmungen zu verursachen. Das Präparat ist besonders bei Lungen-Feuer auf der Qi-Ebene geeignet. Man findet einen dicken, trockenen gelben oder schwarzen Zungenbelag und/oder trockenen Stuhl vor.

Fertigarznei 2

Yang yin qing fei tang jiang

Sirup zum Nähren des Yin und zum Klären der Lunge

Cortex Moutan	Mu dan pi
Bulbus Fritillariae Thunbergii	Zhe bei mu
Radix Paeoniae alba	Bai shao
Radix Scrophulariae	Xuan shen
Radix Rehmanniae	Sheng di huang
Radix Ophiopogonis	Mai dong
Radix Glycyrrhizae	Gan cao
Herba Menthae	Bo he

Erläuterung

Dieses Präparat ist für ein bereits fortgeschritteneres Stadium geeigneter als Qing fei yi huo pian. Es ist angezeigt, wenn das Feuer bereits die Lungenflüssigkeiten stärker auszutrocknen beginnt, sich Lähmungen einstellen und sich erste Symptome und Krankheitszeichen von Yin-Mangel zeigen.

Der Zungenbefund ist anders als jener für das vorangehende Präparat typische. Hier sehen wir eine rote, trockene und belaglose Zunge. Es kann auch Obstipation bestehen, sie ist aber eher auf den Mangel an Flüssigkeiten im Darm als auf Feuer zurückzuführen.

1.2 Eindringen von Nässe-Hitze

Klinische Manifestationen

Beständiges niedriges Fieber, das sich durch Schwitzen nicht bessert, Schwäche, Schwere und Schwellungen der Beine, Taubheitsgefühl, bedrängendes Druckgefühl in Thorax und Epigastrium, trüber Harn, Schweregefühl des ganzen Körpers, gelber Teint, Hitzegefühl der Füße.

Zunge: klebriger, gelber Belag.

Puls: schlüpfrig, schnell.

Therapieprinzip

Hitze beseitigen, Nässe auflösen.

Akupunktur

Punktauswahl

LG 14-dazhui, Di 11, MP 9, MP 6, B 22, M 36. Sedieren, keine Moxibustion. Im Akutstadium sollte man jeden zweiten Tag behandeln. Kommt es während der mittleren oder späteren Stadien des Atrophie-Syndroms zu diesem Muster, so ist es meist mit einer Schwäche von Magen und Milz hinterlegt. Diese beiden Organe sollte man daher stärken.

Erläuterung

- LG 14 und Di 11 lösen Nässe-Hitze auf.
- MP 9, MP 6 und B 22 lösen Nässe vor allem im Unteren Erwärmer auf.
- M 36 wird tonisiert, um Milz und Magen zu stärken und Nässe aufzulösen.

Arzneimitteltherapie

Rezeptur

Er miao san

Pulver der beiden wundersamen Arzneien

Rhizoma Atractylodis	Cang zhu	9.0 g
Cortex Phellodendri	Huang bai	9.0 g

Erläuterung

Die Rezeptur leitet Nässe-Hitze aus dem Unteren Erwärmer aus.

Variationen

- Um beim Atrophie-Syndrom die Leitbahnen zu stärken und die Sehnen zu unterstützen: plus Niu xi (Radix Achyranthis), Can sha (Faeces Bombycis) und Mu gua (Fructus Chaenomelis).
- Bei ausgeprägten Nässe-Symptomen: plus Fen bi xie (Rhizoma Dioscoreae hypoglaucae) und Fang ji (Radix Stephaniae tetrandrae).
- Nässe in Epigastrium und Thorax mit Druck- und Schweregefühl: plus Hou po (Cortex Magnoliae officinalis).
- Wenn der Hitze-Anteil der Nässe-Hitze beginnt, das Yin zu schädigen und Muskelschwund einsetzt: plus Sheng di huang (Radix Rehmanniae) und Mai dong (Radix Ophiopogonis).
- Blut-Stase (Gelenkschmerzen, purpurne Zunge): plus Chi shao (Radix Paeoniae rubra), Tao ren (Semen Persicae) und Hong hua (Flos Carthami).
- Wenn Nässe-Hitze über lange Zeit besteht, so schädigt sie auch das Nieren-Yin. Dies führt zu einer komplizierten Situation von Fülle (Nässe-Hitze) und Leere (Nieren-Yin-Mangel). In diesem Fall verwende man eine Modifikation von Zhi bo di huang wan (Pille mit Rhizoma Anemarrhenae, Cortex Phellodendri und Radix Rehmanniae praeparata).

1.3 Eindringen von Nässe-Kälte

Klinische Manifestationen

Schwindel- und Schweregefühl, unscharfes Sehen, Rücken- und Schulterschmerzen, Taubheitsgefühl im Rücken, schwache, schlaffe und kalte Extremitäten.

Zunge: blaß, weißer, klebriger Belag.

Puls: schlüpfrig, tief.

Therapieprinzip

Nässe auflösen, die Milz wärmen.

Akupunktur

Punktauswahl

M 40, MP 9, MP 6, M 8-touwei, KG 12, B 20, M 36, LG 4. Die ersten drei Punkte sollten sediert werden, um Nässe aufzulösen, M 8 sollte man neutral nadeln, alle anderen Punkte werden tonisiert, um Magen und Milz zu stärken, damit diese Organe Nässe auflösen können. Moxibustion sollte eingesetzt werden.

Arzneimitteltherapie

Rezeptur

Liu he tang

Dekokt, das die Sechs harmonisiert

Radix Ginseng	Ren shen	6.0 g
Rhizoma Atractylodis macrocephalae	Bai zhu	6.0 g
Fructus Amomi	Sha ren	3.0 g
Herba Agastachis rugosae	Huo xiang	6.0 g
Cortex Magnoliae officinalis	Hou po	2.4 g
Poria	Fu ling	6.0 g
Semen Lablab album	Bai bian dou	6.0 g
Rhizoma Pinelliae	Ban xia	6.0 g
Semen Armeniacae	Xing ren	6.0 g
Fructus Chaenomelis	Mu gua	4.5 g
Radix Glycyrrhizae	Gan cao	1.5 g

Erläuterung

- Ren shen und Bai zhu tonisieren das Milz-Qi.
- Sha ren, Huo xiang und Hou po lösen mittels ihres Aromas Nässe auf und unterstützen die Muskeln.
- Fu ling und Bai bian dou leiten Nässe aus. Bai bian dou tonisiert auch auf milde Weise die Milz. Ban xia unterstützt das Auflösen von Nässe über das Beseitigen von Schleim.
- Xing ren unterstützt das Auflösen von Nässe, indem das Absteigen das Qi gefördert wird. Das Hinabsteigen des Qi wiederum regt das Ausleiten von Nässe an.
- Mu gua löst Wind-Nässe auf und unterstützt die Sehnen.
- Gan cao harmonisiert.

Variationen

- Zur Behandlung des Atrophie-Syndroms Arzneien zum Unterstützen der Leitbahnen hinzufügen, wie etwa Ji xue teng (Caulis Spatholobi) und Wu jia pi (Cortex Acanthopanacis) für die unteren Extremitäten und Gui zhi (Ramulus Cinnamomi) für die Arme.
- Bei ausgeprägter Nässe in den Muskeln, die sich in Taubheits- und Schweregefühl äußert: plus Fang ji (Radix Stephaniae tetrandrae) für die oberen und Fen bi xie (Rhizoma Dioscoreae hypoglaucae) für die unteren Extremitäten.

Fertigarznei

Xiang sha liu jun zi wan

Pille der sechs Edlen mit Radix Aucklandiae

Radix Codonopsis pilosulae	Dang shen
Rhizoma Atractylodis macrocephalae	Bai zhu
Poria	Fu ling
Radix Glycyrrhizae tosta	Zhi gan cao
Pericarpium Citri reticulatae	Chen pi
Rhizoma Pinelliae	Ban xia
Radix Aucklandiae	Mu xiang
Fructus Amomi	Sha ren

Erläuterung

Diese Pillen tonisieren die Milz und lösen Nässe auf. Es handelt sich zwar primär um ein stärkendes Präparat und nicht um ein Mittel zum Auflösen von Nässe. Wir können es aber trotzdem bei dieser Indikation einsetzen, da es mehrere Arzneien zum Auflösen von Nässe und Schleim enthält.

Bei sehr ausgeprägten Symptomen und Krankheitszeichen kann man dieses Präparat mit Er chen wan (Pille der zwei alten Arzneien) kombinieren.

2. Leere-Muster

2.1 Schwäche von Magen und Milz

Klinische Manifestationen

Muskelschwäche, Schwächegefühl in den Extremitäten, Müdigkeit, Erschöpfbarkeit, Appetitmangel, weicher Stuhl, fahlgelber Teint.

Zunge: blaß. – Puls: schwächlich.

Dieses Muster tritt in den mittleren und späten Stadien des Atrophie-Syndroms auf, es kann sich aus einem der beiden zuvor beschriebenen Syndrome entwickeln, die sich durch Nässe auszeichnen. In diesen Fällen handelt es sich um eine Kombination aus Leere (von Magen und Milz) und Fülle (Nässe). Die Behandlung muß daher entsprechend angepaßt werden, um zugleich Magen und Milz zu tonisieren und Nässe aufzulösen.

Therapieprinzip

Magen und Milz tonisieren, die Muskeln stärken. Wenn nötig, auch Nässe auflösen.

Akupunktur

Punktauswahl

M 36, MP 3, B 20, B 21, KG 12. Tonisieren, Moxa kann angewandt werden.

Erläuterung

Alle Punkte tonisieren Magen und Milz.

Arzneimitteltherapie

Rezeptur 1

Shen ling bai zhu san

Pulver mit Radix Ginseng, Poria und Rhizoma Atractylodis macrocephalae

Radix Ginseng	Ren shen	6.0 g
oder		
Radix Codonopsis pilosulae	Dang shen	12.0 g
Rhizoma Atractylodis macrocephalae	Bai zhu	9.0 g
Poria	Fu ling	12.0 g
Radix Glycyrrhizae tosta	Zhi gan cao	6.0 g
Semen Lablab album	Bai bian dou	12.0 g
Rhizoma Dioscoreae	Shan yao	12.0 g
Semen Nelumbinis	Lian zi	12.0 g
Fructus Amomi	Sha ren	4.5 g
Semen Coicis	Yi yi ren	10.0 g
Radix Platycodi	Jie geng	6.0 g

Erläuterung

Diese Rezeptur wurde bereits erläutert. Sie tonisiert das Qi, löst Nässe auf und beendet Diarrhö.

Rezeptur 2

Liu jun zi tang

Dekokt der sechs Edlen

Radix Ginseng	Ren shen	10.0 g
Rhizoma Atractylodis macrocephalae	Bai zhu	9.0 g
Poria	Fu ling	9.0 g
Radix Glycyrrhizae tosta	Zhi gan cao	6.0 g
Pericarpium Citri reticulatae	Chen pi	9.0 g
Rhizoma Pinelliae	Ban xia	12.0 g

Erläuterung

Auch diese Mischung wurde bereits besprochen. Sie tonisiert das Qi und löst Nässe auf. Sie ist bei ausgeprägten Nässe-Symptomen angezeigt.

Rezeptur 3

Bu zhong yi qi tang

Dekokt, das die Mitte tonisiert und das Qi vermehrt

Radix Astragali	Huang qi	12.0 g
Radix Ginseng	Ren shen	9.0 g
Rhizoma Atractylodis macrocephalae	Bai zhu	9.0 g
Radix Glycyrrhizae tosta	Zhi gan cao	3.0 g
Radix Angelicae sinensis	Dang gui	6.0 g
Pericarpium Citri reticulatae	Chen pi	6.0 g
Rhizoma Cimicifugae	Sheng ma	3.0 g
Radix Bupleuri	Chai hu	3.0 g

Erläuterung

Diese Rezeptur wurde bereits in den Kapiteln 1 und 25 besprochen. Sie wird bei Symptomen von absinkendem Qi verschrieben.

Variationen

Man sollte jede der drei Grundrezepturen durch die Hinzufügung von Arzneien zum Unterstützen der Leitbahnen und Sehnen ergänzen.

- Wenn die Beine am meisten beteiligt sind: plus Ji xue teng (Caulis Spatholobi) und Niu xi (Radix Achyranthis).
- Bei Schwäche der Arme: plus Gui zhi (Ramulus Cinnamomi) und Sang zhi (Ramulus Mori).
- Bei Taubheitsgefühl der Extremitäten: plus Wei ling xian (Radix Clematidis).

- Bei Schwäche der unteren Rückenpartien: plus Du zhong (Cortex Eucommiae) und Wu jia pi (Cortex Acanthopanacis).

Fertigarznei 1

Bu zhong yi qi wan

Pille, die die Mitte tonisiert und das Qi vermehrt

Erläuterung

Das Präparat hat die gleichen Zutaten und Wirkungen wie die gleichnamige Dekoktrezeptur.

Zungenbefund: blasser Zungenkörper.

Fertigarznei 2

Xiang sha liu jun zi wan (Pille der sechs Edlen mit Radix Aucklandiae und Fructus Amomi)

Erläuterung

Dieses Medikament wurde bereits beim zuvor besprochenen Muster erwähnt. Hier können wir es verwenden, um die Milz zu stärken und Nässe aufzulösen.

Zungenbefund: blasser Zungenkörper, klebriger Belag.

Man sollte daran denken, daß Milz-Qi-Schwäche sehr häufig mit Nässe-Hitze oder Nässe-Kälte gemeinsam auftritt. Man hat nun festzustellen, ob der Zustand primär Fülle- oder Leere-Charakter hat. Danach sucht man die entsprechende Rezeptur aus, um entweder Nässe aufzulösen oder Magen und Milz zu tonisieren. Zuletzt sollte man die ausgewählte Rezeptur durch Hinzufügung von Arzneien zum Tonisieren der Milz oder zum Auflösen von Nässe abändern.

2.2 Kollaps von Milz und Herz

Klinische Manifestationen

Muskelschwäche mit plötzlichem Beginn nach einem emotionalen Schock, Palpitationen, Schlafstörungen, Appetitmangel, weißer Teint, weiche Stühle.

Zunge: blaß.

Puls: schwächlich oder etwas oberflächlich und leer.

Dieses Muster tritt nach einem Schock auf, der Herz und Niere plötzlich energetisch entleert.

Therapieprinzip

Milz- und Herz-Qi tonisieren, das Blut nähren.

Akupunktur

Punktauswahl

LG 14-dazhui, H 5, H 7, B 15, B 20, M 36, MP 6, KG 4. Tonisieren, Moxa kann angewandt werden.

Erläuterung

- LG 14 (direkte Moxibustion) tonisiert das Herz.
- H 5, H 7 und B 15 stärken Qi und Blut des Herzens und beruhigen den Geist.
- B 20, M 36 und MP 6 stärken Magen und Milz und nähren das Blut.
- KG 4 nährt das Blut und beruhigt den Geist.

Arzneimitteltherapie

Rezeptur

Ding zhi wan

Pille, die die Willenskraft beruhigt

Radix Ginseng	Ren shen	9.0 g
Poria	Fu ling	9.0 g
Rhizoma Acori	Shi chang pu	6.0 g
Radix Polygalae	Yuan zhi	6.0 g

Erläuterung

- Ren shen und Fu ling tonisieren das Milz-Qi. Fu ling beruhigt auch den Geist.
- Shi chang pu und Yuan zhi machen die Herz-Öffnungen frei.

Diese Rezeptur wird verwendet, wenn nach einem Schock Nachwirkungen bestehen, die den Geist ohne Wurzel zurücklassen. Sie tonisiert das Qi von Herz und Milz.

Variationen

Bei der Behandlung des Atrophie-Syndroms sollte man ähnliche Modifikationen wie bei den zuvor besprochenen Mustern einsetzen.

Fertigarznei

Gui pi wan

Pille zum Stärken der Milz

Radix Codonopsis pilosulae	Dang shen
Radix Astragali	Huang qi
Rhizoma Atractylodis macrocephalae	Bai zhu
Sclerotium Poriae pararadicis	Fu shen
Semen Ziziphi spinosae	Suan zao ren

Radix Polygalae	Yuan zhi
Radix Angelicae sinensis	Dang gui
Radix Aucklandiae	Mu xiang
Radix Glycyrrhizae	Gan cao
Arillus Longan	Long yan rou

Erläuterung

Dieses berühmte Präparat stärkt das Blut von Milz und Herz. Man kann es beim Atrophie-Syndrom aufgrund eines Kollaps von Milz und Herz verabreichen.

Zungenbefund: blasser, dünner Zungenkörper.

2.3 Leber- und Nieren-Schwäche

Klinische Manifestationen

Schwäche und Atrophie der Beinmuskulatur, Lumbalgie, Schwindelgefühl, Tinnitus, unscharfes Sehen, trockene Augen, Harnträufeln, Erschöpfung.

Zunge: rot, belaglos. – Puls: dünn, tief.
Bei diesem Muster finden wir Yin-Mangel von Leber und Niere sowie Schwäche und Mangelernährung von Sehnen und Knochen. Das Syndrom ist bloß in den späten Stadien des Atrophie-Syndroms zu beobachten, wobei sich Symptome und Krankheitszeichen langsam und schrittweise ausprägen. Es kann sich im Spätstadium auch aus jedem der zuvor beschriebenen Muster entwickeln.

Therapieprinzip

Leber und Niere nähren, Sehnen und Knochen stärken.

Akupunktur

Punktauswahl

B 18, B 23, LG 3, G 34, G 39, Le 8, N 3-taixi, KG 4. Tonisieren. Wenngleich eine Yin-Schwäche besteht, kann man an bestimmten Punkten ein kleines Moxakügelchen auf die Nadel setzen, wenn keine Leere-Hitze-Zeichen bestehen. Das trifft auf die allgemeinen Leitbahn-Punkte zu, die weiter oben angeführt wurden.

Erläuterung

- B 18, Le 8, B 23 und N 3 tonisieren Leber und Niere.
- LG 3 stärkt die Niere und fördert Qi- und Blut-Zirkulation in Richtung der Beine.
- G 34 und G 39 nähren die Sehnen und das Knochenmark.
- KG 4 stärkt das Nieren-Yin.

Arzneimitteltherapie

Rezeptur

Hu qian wan

Pille des auf der Lauer liegenden Tigers

Os Tigris	Hu gu	6.0 g
Herba Cynomorii songarici	Suo yang	4.5 g
Radix Achyranthis bidentatae	Niu xi	6.0 g
Radix Angelicae sinensis	Dang gui	6.0 g
Cortex Phellodendri	Huang bai	15.0 g
Radix Anemarrhenae	Zhi mu	6.0 g
Radix Rehmanniae praeparata	Shu di huang	6.0 g
Plastrum Testudinis	Gui ban	12.0 g
Radix Paeoniae alba	Bai shao	6.0 g

Erläuterung

- Hu gu, Suo yang und Niu xi stärken Knochen und Sehnen. Suo yang ist zwar eine warme Arznei, wird aber hier verwendet, weil sie Essenz und Mark nährt.
- Dang gui nährt das Blut und unterstützt damit die anderen Zutaten beim Nähren des Yin.
- Huang bai und Zhi mu beseitigen Leere-Hitze.
- Shu di huang, Gui ban und Bai shao nähren das Yin.

Diese Rezeptur ist auf das Atrophie-Syndrom aufgrund von Leber- und Nieren-Yin-Mangel zugeschnitten. Sie nährt das Yin von Leber und Niere, beseitigt Leere-Hitze und stärkt Sehnen und Knochen.

Variationen

- Bei Symptomen von Blut-Mangel: plus Huang qi (Radix Astragali), Dang shen (Radix Codonopsis), Dang gui (Radix Angelicae sinensis; Dosis erhöhen), Ji xue teng (Caulis Spatholobi).
- Bei sehr chronischem Krankheitsverlauf und Auftreten von Symptomen von Nieren-Yang-Mangel (etwa Harninkontinenz) zusätzlich zu den Zeichen von Nieren-Yin-Schwäche: Dosierung von Huang bai und Zhi mu vermindern, plus: Lu jiao (Cornu Cervi), Bu gu zhi (Fructus Psoraleae), Ba ji tian (Radix Morindae) und Rou gui (Cortex Cinnamomi).

Fertigarznei 1

Ji xue teng qin gao pian

Tabletten aus Flüssigextrakt aus Caulis Spatholobi

Caulis Spatholobi	Ji xue teng

Erläuterung

Das Präparat nährt das Leber-Blut, bewegt Blut, stärkt die Sehnen und unterstützt Rücken sowie Beine. Es ist bei Atrophie-Syndrom geeignet, das mit einem Leber-Blut-Mangel hinterlegt ist. Es handelt sich um ein mild wirksames Medikament, das mehrere Monate ohne Pause verabreicht werden kann.

Zungenbefund: blasser, dünner Zungenkörper.

Fertigarznei 2

Du zhong hu gu wan

Pille mit Cortex Eucommiae und Tigerknochen

Radix Ginseng	Ren shen
Rhizoma Atractylodis macrocephalae	Bai zhu
Radix Angelicae sinensis	Dang gui
Rhizoma Chuanxiong	Chuan xiong
Caulis Spatholobi	Ji xue teng
Radix Notoginseng	San qi
Cortex Eucommiae	Du zhong
Os Tigris	Hu gu
Fructus Chaenomelis	Mu gua
Herba Epimedii	Yin yang huo
Zaocys	Wu shao she
Fructus Liquidambaris	Lu lu tong
Rhizoma Atractylodis	Cang zhu
Herba Aristolochiae mollissimae	Xun gu feng
Radix Clematidis	Wei ling xiang
Ramus Photiniae	Shi nan teng
Ramulus Mori	Sang zhi

Erläuterung

Diese Pillen tonisieren das Nieren-Yang, nähren und bewegen das Blut und stärken Sehnen und Knochen. Sie sind in den mittleren und späten Stadien des Atrophie-Syndroms aufgrund von Nieren-Yang-Mangel angezeigt.

Zungenbefund: blasser, etwas purpurfarbener und nasser Zungenkörper.

2.4 Blut-Stase in den Leitbahnen

Klinische Manifestationen

Taubheitsgefühl, Schwäche und Schmerzen der Extremitäten, trockene Lippen, bläuliche Verfärbung der Extremitäten, Schmerzen beim Beugen der Gliedmaßen.

Zunge: purpurfarben.– Puls: tief, dünn, rauh.

Therapieprinzip

Das Blut nähren und bewegen, Stase beseitigen.

Akupunktur

Punktauswahl

B 17, B 11, MP 10, LH 9, LG 8, M 36, MP 6. Alle Punkte neutral nadeln, bis auf M 36 und MP 6, die beide tonisiert werden sollten.

Erläuterung

- B 17 und MP 10 bewegen das Blut und beseitigen Stase.
- B 11 nährt das Blut.
- LG 9 und LG 8 entspannen die Sehnen.
- M 36 und MP 6 nähren das Blut.

Arzneimitteltherapie

Rezeptur

Bu yang hai wu tang

Dekokt, das das Yang tonisiert, um die Fünf (Zehntel) wiederherzustellen

Radix Astragali	Huang qi	18.0 g
Radix Angelicae sinensis (Wurzelfäden)	Dang gui wei	6.0 g
Rhizoma Chuanxiong	Chuan xiong	3.0 g
Semen Persicae	Tao ren	3.0 g
Flos Carthami	Hong hua	3.0 g
Radix Paeoniae rubra	Chi shao yao	4.5 g
Lumbricus	Di long	3.0 g

Erläuterung

- Huang qi tonisiert das Qi, damit dieses das Blut bewegen kann.
- Dang gui, Chuan xiong, Tao ren, Hong hua und Chi shao bewegen das Blut.
- Di long löscht inneren Wind aus und belebt die Leitbahnen.

Diese Rezeptur ist bei Blut-Stase geeignet, wenn im Hintergrund eine Qi-Schwäche besteht. In diesem Fall ist die Zunge blaß und hat einen purpurnen Farbstich.

Rezeptur 2

Huo luo xiao ling dan

Wundersam wirkende Pille zum Beleben der Verbindungsleitbahnen

Radix Angelicae sinensis	Dang gui	15.0 g
Radix Salviae miltiorrhizae	Dan shen	15.0 g
Olibanum	Ru xiang	15.0 g
Myrrha	Mo yao	15.0 g

Erläuterung

- Dang gui nährt und bewegt das Blut.
- Dan shen, Ru xiang und Mo yao bewegen das Blut und beseitigen Stase.

Diese Rezeptur ist geeignet, wenn Blut-Stase die Meridiane beeinträchtigt. Daher läßt sie sich auch gut auf das Atrophie-Syndrom anwenden.

Variationen

Da das Muster der Blut-Stase beim Atrophie-Syndrom meist gemeinsam mit Leber- und Nieren-Schwäche auftritt, sollten beide Rezepturen durch die Hinzufügung von Arzneien abgeändert werden, die Leber und Niere nähren sowie Sehnen und Knochen unterstützen. Dazu zählen: Niu xi (Radix Achyranthis), Wu jia pi (Cortex Acanthopanacis), Ji xue teng (Caulis Spatholobi), Shu di huang (Radix Rehmanniae praeparata) und Du zhong (Cortex Eucommiae).

Anstelle der beiden Rezepturen kann man auch jene Mischung auswählen, die bei Leber- und Nieren-Schwäche geeignet ist, und sie durch Arzneien zum Bewegen von Blut und Beseitigen von Stase ergänzen.

Fertigarznei

Gu zhe cuo shang san

Pulver bei Brüchen und Prellungen

Cranium Suis scrofae	Ye zhu gu
Semen Cucumeris sativi	Huang gua zi
Radix Angelicae sinensis	Dang gui
Flos Carthami	Hong hua
Sanguis Draconis	Xue jie
Radix et Rhizoma Rhei	Da huang
Olibanum	Ru xiang
Myrrha	Mo yao
Eupolyphaga seu Stelophaga	Tu bie chong

Erläuterung

Das Präparat bewegt das Blut und belebt die Leitbahnen. Es kann bei Blut-Stase im Rahmen des Atrophie-Syndroms verwendet werden, die Gelenkschmerzen und -steifigkeit verursacht. Es handelt sich um ein stark wirksames Medikament, das immer nur einige wenige Wochen ohne Unterbrechung verabreicht werden sollte. Da es Da huang enthält, eine Arznei also, die nach unten bewegt, sollte es nur verschrieben werden, wenn die Zunge einen recht dicken Belag oder zumindest überhaupt einen Belag aufweist. Ist die Zunge aber belaglos, so sollte man das Präparat nicht verwenden.

Prognose und Differentialdiagnose gemäß der Westlichen Medizin

Beim Atrophie-Syndrom ist es sehr wichtig, daß der Patient von neurologischer Seite westlich diagnostiziert wird. Die Prognose hängt nämlich in hohem Maße von der Grunderkrankung ab.

Zunächst können Paresen nach Ansicht der Westlichen Medizin entweder durch eine Schädigung der Spinal- oder motorischen peripheren Nerven oder durch eine Schädigung der Muskeln hervorgerufen werden. Die Chinesische Medizintheorie trifft diese Unterscheidung hingegen nicht.

Das Atrophie-Syndrom kann im Rahmen einer der folgenden Erkrankungen auftreten:

- Poliomyelitis
- Myasthenia gravis
- Amyotrophe Lateralsklerose (ALS)
- Multiple Sklerose
- Muskeldystrophien

1. Poliomyelitis

Sie wird durch eine Infektion mit dem Poliovirus hervorgerufen. Sie beginnt mit Zeichen einer Atemwegsinfektion mit Fieber und Kopfschmerzen. In einigen Fällen beginnt nach einer etwa einwöchigen Remission das Fieber wieder. Das Absinken des Fiebers wird von einer Parese einer oder mehrerer Extremitäten gefolgt.

2. Myasthenia gravis

Sie zeichnet sich durch eine abnormale Erschöpfbarkeit der Muskulatur aus. Die ersten Symptome sind Schwäche beim Kauen, Schlucken und Sprechen. Es kann jeder Muskel betroffen sein, die Schultermuskulatur ist aber häufiger befallen.

3. Amyotrophe Lateralsklerose

Hier kommt es zu einer Schädigung der motorischen Neurone in Rückenmark oder Hirnstamm, die meist zwischen dem 50. und 70. Lebensjahr auftritt. Die wichtigsten Symptome und Krankheitszeichen sind Schwäche und Atrophie der Muskulatur. Beim bulbären Typ, wenn also die Motoneuronen von Hirnstamm und Brücke befallen sind, ist das Sprechen stark behindert, auch das Schlucken fällt schwer.

4. Multiple Sklerose

Bei dieser Erkrankung kommt es zu einer Entmarkung der Myelinscheide. Eine genauere Besprechung ist in Kapitel 29 zu finden.

5. Muskeldystrophien

Hier degenerieren die Muskeln zusehends ohne Beteiligung des Nervensystems. Atrophien und Schwäche treten symmetrisch auf, es besteht kein sensorisches Defizit.

Es gibt verschiedene Arten von Muskeldystrophien, sie sind alle genetisch bedingt und beginnen meist innerhalb der ersten drei Lebensjahre.

Akupunktur und Arzneimitteltherapie können in der Behandlung von Lähmungen nach einer Poliomyelitisattacke sehr wirksam sein. Die Behandlung muß jedoch so bald wie möglich nach Beginn der Krankheit einsetzen. Auch in der Behandlung der Multiplen Sklerose sind die Therapieverfahren der Chinesischen Medizin effektiv (siehe Kapitel 29). Bei der Myasthenia gravis erzielt man weniger gute Resultate, bei der ALS und bei Muskeldystrophien ist kaum jemals Erfolg zu erwarten.

Es gibt allerdings viele Fälle von Atrophie-Syndrom, die nicht mit einer anerkannten „Krankheit" gemäß der Westlichen Medizin korrespondieren. Diesen Menschen kann man meist recht gut helfen. Beispielsweise können Symptome und Krankheitszeichen eines Atrophie-Syndroms nach jeglicher fieberhafter Erkrankung auftreten, nicht bloß nach Poliomyelitis. Es folgt eine Fallbeschreibung, die als Beispiel für einen solchen Zustand gelten kann.

Kasuistik

Eine 52jährige Frau erleidet einen plötzlichen viralen Infekt. Sie fiebert hoch, hat einen sehr starken Nacken und schwere Kopfschmerzen. Ihre Symptome ähneln denen einer Meningitis. Nach einer Woche, während der das Fieber konstant hoch bleibt, entwickelt sie eine ausgeprägte Schwäche von Arm und Bein der linken Seite. Manchmal kann sie kaum gehen. In diesem Zustand kommt sie zur Behandlung.

Diagnose

Es handelt sich um einen ganz klaren Fall einer fieberhaften Wärme-Erkrankung mit Eindringen von Wind-Hitze, die sich in die Yin-Flüssigkeiten schädigende innere Hitze umwandelt. Es kommt zu einer Mangelernährung von Sehnen und Leitbahnen und in der Folge zu einem Atrophie-Syndrom, das Arm und Bein betrifft.

Therapieprinzip

Rest-Hitze aus Lunge und Magen beseitigen, das Yin nähren, die Flüssigkeiten unterstützen, die Meridiane nähren. Sie wird ausschließlich mit Akupunktur behandelt.

Akupunktur

Ich verwende folgende Hauptpunkte:

- Lu 10, M 44, Di 11, LG 14-dazhui, KG 12, MP 6, M 36 und N 3-taixi. Die ersten vier Punkte werden sediert, um Hitze zu beseitigen, die anderen werden tonisiert, um das Yin zu nähren und die Flüssigkeiten zu unterstützen.

Zusätzlich zu den erwähnten Punkten tonisiere ich auch weitere Punkte, um die Leitbahnen zu unterstützen:

- Di 10 und 3E 5 für den Arm, M 31 und M 34 für das Bein.

Acht Sitzungen reichen aus, um ihre Muskelstärke und ihr Gehvermögen wieder zu normalisieren.

Fußnoten

1 The Yellow Emperor's Classic of Internal Medicine – Simple Questions (Huang Di Nei Jing Su Wen), S. 246; People's Health Publishing House, Beijing 1979. Dieses Werk erschien erstmals etwa 100 v. Chr.

2 Simple Questions, S. 249.

3 Simple Questions, S. 248.

4 Simple Questions, S. 249.

5 Simple Questions, S. 249.

Kapitel 29

Multiple Sklerose

多发性硬化

Die Multiple Sklerose (MS), auch als Encephalitis disseminata bezeichnet, ist die häufigste neurologische Erkrankung der nördlichen Halbkugel. Bei dieser Krankheit werden die Markscheiden der Neuronen in Rückenmark, Gehirn und auch eines oder beider Sehnerven teilweise zerstört. Die Läsionen treten schubweise auf, die vielen verschiedenen Symptome hängen von der jeweiligen Lokalisation der Läsionen ab. Da die Herde teilweise wieder abheilen können, bilden sich die für die Erkrankung typischen Remissions- und Rezidivphasen aus.

Bei jungen Menschen sind Sehstörungen aufgrund einer Retrobulbärneuritis häufig das erste Symptom, bei älteren Menschen eher eine Schwäche eines Beins.

Wie bereits erwähnt, ist die Erkrankung durch viele verschiedene Symptome gekennzeichnet, die von der Läsionslokalisation abhängen. Dazu gehören Sehstörungen, Schwäche- und Schweregefühl eines Beins oder beider unterer Extremitäten, ruckartige Bewegungen der Beine, Doppelbilder, Vertigo, Erbrechen, Koordinationsprobleme, Empfindungen wie elektrische Schläge in den Gliedmaßen, Taubheit oder Kribbeln der Extremitäten, starker Harndrang oder zögerlicher Harnfluß sowie Impotenz. Mit zunehmender Degeneration der Myelinscheiden kommt es zu zunehmenden Koordinationsstörungen und Schwäche der Extremitäten. In den Spätstadien findet man voll ausgebildete, meist spastische Paresen sowie Harninkontinenz und schwere Kleinhirnstörungen mit Gangataxie.

In der Chinesischen Medizin ist die MS eine Art von Atrophie-Syndrom.

Ätiologie und Pathologie

1. Eindringen äußerer Nässe

Hier handelt es sich um eine wichtige Krankheitsursache in den Anfangsstadien. Äußere Nässe befällt zunächst die Leitbahnen der Beine, um danach emporzukriechen. Äußere Nässe zieht man sich zu, wenn man in feuchten Häusern wohnt, auf nassem Gras sitzt, sich nach dem Schwimmen nicht ausreichend abtrocknet oder mit unzureichender Kleidung feuchtem oder nebligem Wetter ausgesetzt ist. Frauen sind vor allem während der Menstruationsblutung und nach der Niederkunft für das Eindringen von Nässe empfänglich.

Nässe verlegt die Leitbahnen, wodurch sie zu Schwere- und Taubheitsgefühl sowie Kribbeln der Beine führt.

2. Ernährung

Die übermäßige Einnahme fetter, gebratener oder aber kalter Speisen beeinträchtigt die Milz und führt zu Bildung von Nässe. Milchprodukte wie

Milch, Käse, Butter oder Sahne sind eine der häufigsten Nässe-Ursachen in westlichen Ländern.

3. Übermäßige sexuelle Aktivität

Zuviel Sex schwächt Niere und Leber, was vor allem für Störungen verantwortlich ist, die in den mittleren und späteren MS-Stadien auftreten. Dazu gehören Schwindelgefühl, unscharfes Sehen, drängender oder zögerlicher Harnfluß sowie ausgeprägte Beinschwäche.

4. Schock

Ein emotionaler Schock führt zu einer plötzlichen energetischen Entleerung von Herz- und Milz-Qi. Die Milz beeinflußt die Muskeln, weshalb die Qi-Leere die Muskulatur ihrer Ernährung beraubt. Das Herz lenkt die Blut-Zirkulation, was zu schlechtem Fließen von Qi und Blut in den Gliedmaßen führt. Beide Faktoren können Beinschwäche, Schwindelgefühl und Vertigo verursachen.

In den meisten Fällen spiegeln die Symptome der Frühstadien von MS das Eindringen von Nässe wider: Schwere- und Taubheitsgefühl sowie Kribbeln der Extremitäten. In den mittleren Stadien kommt es zu einer zunehmenden Leber- und Nieren-Schwäche, man findet Symptome wie Schwindelgefühl, Vertigo, unscharfes Sehen, zunehmende Beinschwäche sowie drängenden oder zögerlichen Harnfluß. Wenn sich aufsteigendes Leber-Yang ausbildet, so beobachtet man Steifigkeit der Beine, stärkeren Vertigo sowie Erbrechen. In den Spätstadien geht die Entwicklung von Leber-Wind mit Tremor und starken Beinspasmen einher.

In Tabelle 29.1 sind die Symptome der verschiedenen Stadien zusammengefaßt.

Differenzierung und Behandlung

Die Akupunktur ist die Therapiemethode der Wahl bei MS.

Es gibt bloß zwei Grundmuster:

1. Nässe-Schleim mit Milz-Schwäche
2. Leber- und Nieren-Schwäche

1. Nässe-Schleim mit Milz-Schwäche

Klinische Manifestationen

Taubheits- und Schweregefühl der Beine, Kribbeln, Schwindelgefühl, Müdigkeit.

Zunge: gedunsen, Zahneindrücke, klebriger Belag.

Puls: schwächlich, schlüpfrig.

Therapieprinzip

Nässe auflösen, die Milz tonisieren, die Verbindungsleitbahnen beleben.

Akupunktur

Punktauswahl

KG 12, B 20, MP 9, MP 6, M 40. Sedierend oder neutral nadeln, in Abhängigkeit davon, wie akut der Zustand ist.

Erläuterung

- KG 12 und B 20 tonisieren die Milz.
- MP 9 und MP 6 lösen Nässe auf.
- M 40 löst Schleim auf.

Tabelle 29.1: Muster und Symptome bei Multipler Sklerose

Anfangsstadium	mittleres Stadium		Spätstadium
Nässe	Leber-Yin-Mangel	Aufsteigen von Leber-Yang	Leber-Wind
Schwere der Beine, Schwindel- und Taubheitsgefühl, Kribbeln	Sehstörungen, Beinschwäche, Schwindelgefühl, Vertigo, zögerlicher oder drängender Harnfluß	Steife Beine, Vertigo, Erbrechen	Tremor, Spasmen, Paraplegie

Arzneimitteltherapie

Rezeptur

Variation von
Si miao san

Pulver aus vier wundersamen Arzneien

Rhizoma Atractylodis	Cang zhu	6.0 g
Cortex Phellodendri	Huang bai	9.0 g
Radix Achyranthis bidentatae	Niu xi	6.0 g
Semen Coicis	Yi yi ren	9.0 g
Rhizoma Dioscoreae hypoglaucae	Fen bi xie	6.0 g
Rhizoma Atractylodis macrocephalae	Bai zhu	6.0 g
Radix Angelicae pubescentis	Du huo	6.0 g

Erläuterung

- Si miao san (die ersten vier Arzneien) löst Nässe-Hitze des Unteren Erwärmers und der Beine auf.
- Fen bi xie löst Nässe der Beine auf.
- Bai zhu tonisiert das Milz-Qi und trocknet Nässe.
- Du huo vertreibt Wind-Nässe aus dem Unteren Erwärmer und belebt die Verbindungsleitbahnen.

Variationen

- Bei sehr chronischem Verlauf und ausgeprägter Nässe: plus Huo xiang (Radix Achyranthis bidentatae) und Pei lan (Herba Eupatorii).
- Bei starkem Taubheitsgefühl und Kribbeln: plus Sha ren (Fructus Amomi) und Wei ling xian (Radix Clematidis).

Kasuistik

Ein 45jähriger Mann bekam vor wenigen Monaten die Diagnose einer MS gestellt. Zu den ersten Symptomen zählten damals Taubheitsgefühl des linken Arms, Kribbeln der Extremitäten und der Perioralregion, Schwindelgefühl sowie Schwereempfindung von Kopf und Beinen. Er fühlt sich auch sehr müde. Sein Puls ist schlüpfrig, aber auch sehr schwächlich, seine Zunge ist gedunsen, sie weist innerhalb eines Magen-Risses einen klebrigen, gelben Belag auf.

Diagnose

Sein Zustand geht eindeutig auf Nässe und Schleim zurück, die die Leitbahnen und auch den Kopf verlegen. Es besteht im Hintergrund auch eine Schwäche von Milz und Magen, wie man an der Müdigkeit, dem schwächlichen Puls und dem Magen-Riß auf der Zunge erkennt.

Therapieprinzip

Die Milz tonisieren, Nässe auflösen, Leitbahn-Obstruktionen beseitigen, die Verbindungsmeridiane beleben.

Akupunktur

Die Akupunkturtherapie stützt sich vorwiegend auf die folgenden Punkte:

- M 36, MP 3, KG 12, B 20 und B 21 tonisieren Magen und Milz. Tonisierend nadeln.
- MP 9, MP 6, M 40 und B 22 lösen Nässe auf. Neutral nadeln.
- Di 10, 3E 5 und M 31 vertreiben Nässe aus den Leitbahnen und beleben die Verbindungsmeridiane.
- Die Kombination von Lu 7 und N 6-zhaohai öffnet das Konzeptionsgefäß, um auf diese Weise Dys- und Parästhesien der Perioralregion zu vermindern.

Arzneimitteltherapie

Ich verwende eine Modifikation von Si miao san (Pulver aus vier wundersamen Arzneien):

Rhizoma Atractylodis	Cang zhu	6.0 g
Cortex Phellodendri	Huang bai	6.0 g
Radix Achyranthis bidentatae	Niu xi	6.0 g
Semen Coicis	Yi yi ren	9.0 g
Rhizoma Atractylodis macrocephalae	Bai zhu	6.0 g
Radix Clematidis	Wei ling xian	4.5 g
Fructus Amomi	Sha ren	4.0 g

Erläuterung

- Die ersten vier Arzneien lösen Nässe im Unteren Erwärmer auf.
- Bai zhu tonisiert die Milz und leitet Nässe aus.
- Wei ling xian und Sha ren beseitigen Leitbahn-Obstruktionen, lösen Nässe auf und beleben die Verbindungsleitbahnen.

Kasuistik

Eine 36jährige Frau leidet seit 3 Jahren an MS. Ihre Hauptsymptome sind ein Schweregefühl der Beine, Gleichgewichtstörungen, Schwäche der Beine, Gehstörungen und Harninkontinenz. Sie hat ein 2 Jahre altes Kind, ihre Symptome besserten sich während einer Schwangerschaft. Ihre Zunge ist etwas blaß, weist aber eine rote Spitze auf. Sie ist gedunsen und hat einen Herz-Riß. Der Belag ist klebrig. Ihr Puls ist schwächlich und dünn, vor allem die Herz-Position ist ausgesprochen schwächlich.

Diagnose

Die Hauptmanifestationen sind eindeutig jene von Nässe, die den Unteren Erwärmer und die Bein-Leitbahnen befällt. Die Erkrankungsursache ist allerdings nicht nur in der Milz, sondern auch im Herz zu suchen. Der schwächliche Herz-Puls und der Herz-Riß auf der Zunge weisen in Richtung eines Schocks, der sowohl Milz als auch Herz geschädigt hat. Die Patientin bestätigt auch, daß sie ein Jahr vor Beginn der Symptome einen psychischen Schock erlitt.

Therapieprinzip

Nässe im Unteren Erwärmer auflösen, die Milz tonisieren, das Herz stärken. Sie wird primär mit Akupunktur behandelt.

Akupunktur

Ich wähle jeweils aus den folgenden Punkten aus:

- M 36, MP 6, KG 12 und B 20 tonisieren Magen und Milz. Tonisieren.
- MP 9 und B 22 lösen Nässe auf. Neutral nadeln.
- H 5 beruhigt den Geist.
- M 31, M 34, M 41 und G 40 beseitigen Leitbahn-Obstruktionen und beleben die Verbindungsmeridiane. Vor allem M 41 und G 40 sind besonders gut geeignet, das Heben der Füße zu unterstützen, was Stolpern vermindert und das Gehen deutlich erleichtert.
- B 28-pangguangshu und B 32-ciliao tonisieren die Blase und wirken gegen Inkontinenz.

Die Patientin wird derzeit noch behandelt. Ihr Zustand hat sich um etwa 60% gebessert und ist nun recht stabil.

2. Leber- und Nieren-Schwäche

Klinische Manifestationen

Zunehmende Schwäche von Beinen, Rücken und Knien, Schwindelgefühl, Gedächtnisstörungen, unscharfes Sehen, zögerlicher oder drängender Harnfluß.

Therapieprinzip

Niere und Leber tonisieren, Knochen und Sehnen stärken.

Akupunktur

Punktauswahl

N 3-taixi, KG 4, B 23, MP 6, Le 8, B 18, Dü 3 und B 62-shenmai, Le 3, G 20. Tonisieren, die beiden letzten Punkte ausgenommen, die man neutral nadeln sollte. Bei Yang-Mangel auch Moxibustion verwenden, sonst nicht.

Erläuterung

- N 3, KG 4, B 23 und MP 6 tonisieren die Niere.
- Le 8 und B 18 stärkt die Leber.
- Dü 3 und B 62 stärken Lenkergefäß und Wirbelsäule.
- Le 3 und G 20 unterdrücken Leber-Wind. G 20 klärt auch die Augen bei unscharfem Sehen oder Doppelbildern.

Arzneimitteltherapie

Rezeptur

Variation von Liu wei di huang wan

Pille aus sechs Bestandteilen mit Radix Rehmanniae praeparata

Radix Rehmanniae praeparata	Shu di huang	24.0 g
Fructus Corni	Shan zhu yu	12.0 g
Rhizoma Dioscoreae	Shan yao	12.0 g
Rhizoma Alismatis	Ze xie	9.0 g
Cortex Moutan	Mu dan pi	9.0 g
Poria	Fu ling	9.0 g
Radix Angelicae pubescentis	Du huo	4.0 g
Ramulus Taxilli	Sang ji sheng	6.0 g
Caulis Spatholobi	Ji xue teng	6.0 g
Cortex Acanthopanacis	Wu jia pi	6.0 g
Cortex Eucommiae	Du zhong	4.5 g

Erläuterung

- Die Rezeptur Liu wei di huang wan, bestehend aus den ersten sechs Arzneien, stärkt Nieren- und Leber-Yin.
- Du huo vertreibt Wind-Nässe aus den Leitbahnen des Unteren Erwärmers und belebt die Verbindungsmeridiane.
- Sang ji sheng nährt das Leber-Blut und die Sehnen.
- Ji xue teng und Wu jia pi beleben die Verbindungsleitbahnen, bewegen das Blut und stärken Sehnen und Knochen.
- Du zhong kann in kleiner Dosierung beigefügt werden. Es handelt sich zwar um eine Yang-stärkende Arznei, sie wird aber hier zum Stärken der Lumbalregion, der Beine und der Wirbelsäule verwendet. Das Schwergewicht der Rezeptur liegt auf dem Nähren des Yin, weshalb es nützlich ist, einen Yang-Stärker wie Du zhong hinzuzunehmen, da Yang der Bewegung entspricht.

Variationen

- Bei Blut-Stase, die man an Schmerzen der Extremitäten erkennt: plus Hong hua (Flos Carthami), Tao ren (Semen Persicae) und Niu xi (Radix Achyranthis).
- Spasmen: plus Jiang can (Bombyx batryticatus) und Di long (Lumbricus).
- Bei kombinierter Yin- und Yang-Schwäche der Niere in sehr chronischen Fällen, die man daran erkennt, daß sich eine Yang-Schwäche ausbildet, wobei die Zunge noch immer rot ist: plus Lu jiao (Cornu Cervi) zum Stärken des Nieren-Yang und der Wirbelsäule.

Fertigarznei 1

Du huo ji sheng wan

Pille mit Radix Angelicae pubescentis und Ramulus Taxilli

Radix Angelicae pubescentis	Du huo
Herba Asari	Xi xin
Radix Saposhnikoviae	Fang feng
Radix Gentianae macrophyllae	Qin jiao
Ramulus Taxilli	Sang ji sheng
Cortex Eucommiae	Du zhong
Radix Achyranthis bidentatae	Niu xi
Radix Angelicae sinensis	Dang gui
Rhizoma Chuanxiong	Chuan xiong
Radix Rehmanniae	Sheng di huang
Radix Paeoniae alba	Bai shao
Radix Ginseng	Ren shen
Poria	Fu ling
Cortex Cinnamomi	Rou gui
Radix Glycyrrhizae	Gan cao

Erläuterung

Dieses Präparat tonisiert Leber und Niere, es vertreibt außerdem Wind-Nässe aus Rücken und Beinen. Es ist nur bei Nieren-Yang-Schwäche geeignet. Zungenbefund: blasser Zungenkörper.

Fertigarznei 2

Du zhong bu tian su

Pille mit Cortex Eucommiae zum Unterstützen des Himmels

Cortex Eucommiae	Du zhong
Fructus Lycii	Gou qi zi
Radix Astragali	Huang qi
Radix Codonopsis pilosulae	Dang shen
Radix Angelicae sinensis	Dang gui
Radix Rehmanniae	Sheng di huang
Radix Morindae officinalis	Ba ji tian
Fructus Corni	Shan zhu yu
Herba Cistanchis	Rou cong rong
Semen Nelumbinis	Lian zu
Semen Platycladi	Bai zi ren

Erläuterung

Dieses Präparat tonisiert sowohl Yang als auch Yin der Niere, nährt die Leber und unterstützt Sehnen und Knochen. Es ist bei MS aufgrund von Leber- und Nieren-Yin-Mangel angezeigt. Die Yang-Stärker in der Rezeptur unterstützen die Beweglichkeit der Gliedmaßen.

Zungenbefund: leicht roter Zungenkörper, wurzelloser Belag. Ist aber die Farbe des Zungenkörpers sehr rot und ist die Zunge vollständig belaglos, so ist das Präparat nicht indiziert.

Fertigarznei 3

Liu wei di huang wan

Pille aus sechs Bestandteilen mit Radix Rehmanniae praeparata

Radix Rehmanniae praeparata	Shu di huang
Rhizoma Dioscoreae	Shan yao
Fructus Corni	Shan zhu yu
Rhizoma Alismatis	Ze xie
Poria	Fu ling
Cortex Moutan	Mu dan pi

Erläuterung

Diese Pillen nähren das Yin von Leber und Niere. Die Mischung hat keine unmittelbare Wirkung auf Leitbahnen und Sehnen, kann aber in Verbindung mit der Akupunktur zum Nähren des Nieren-Yin verwendet werden.

Zungenbefund: roter Zungenkörper, wurzelloser Belag, oder aber belagloser Zungenkörper.

Akupunktur

Punktauswahl

Abgesehen von jenen Punkten, die wir bei der Besprechung der beiden Haupt-Muster erwähnt haben, sollten auch lokale Punkte der Gliedmaßen eingesetzt werden, um Leitbahn-Obstruktionen zu beseitigen. Diese sind exakt die gleichen wie jene, die anläßlich der Therapieempfehlungen bei Hemiplegie nach Wind-Schlaganfall in Kapitel 27 angeführt wurden.

Zusätzlich ist es bei MS wichtig, Punkte auf dem Lenkergefäß und Huatuojiaji-Punkte zu nadeln, da die Schäden der Myelinscheiden auch im Bereich der Wirbelsäule bzw. des Rückenmarks auftreten. Die am häufigsten verwendeten Punkte auf dem Lenkergefäß sind LG 3, der die Qi-Zirkulation zu den Beinen beeinflußt, LG 4, der das Feuer des Tors der Vitalität und das Nieren-Yang tonisiert, LG 12-shenzhu, LG 14-dazhui und LG 20-baihui. Auch die korrespondierenden Hua Tuo'schen Punkte können genadelt werden.

In den späteren Stadien von MS kann es auch zu Blut-Stase kommen. Dieses Muster ist sehr belastend für den Patienten, da er dann zusätzlich zu Lähmungen und Spasmen auch Schmerzen in den Gliedmaßen bekommt. In diesen Fällen muß man Punkte zum Bewegen des Bluts verwenden, wie etwa B 17 und MP 10.

Die Außerordentlichen Gefäße sind in der MS-Therapie häufig von großem Nutzen. Das Gürtelgefäß umschließt die Leitbahnen des Beins, weshalb eine Dysfunktion dieses Meridians die Qi- und Blut-Zirkulation in den Bein-Leitbahnen behindern kann. Das Gürtelgefäß wird häufig durch Nässe beeinträchtigt, der Patient fühlt sich dann mitunter, als säße er im Wasser – diese Empfindung wird von MS-Patienten gelegentlich berichtet. Das Gürtelgefäß kann auch durch eine Schwäche des Magen-Meridians in Mitleidenschaft gezogen werden, wodurch es die Leitbahnen nicht richtig zusammenhalten kann. Dazu aus Kapitel 44 „Reine Fragen": „Sind die Yang Ming-Leitbahnen geschwächt, so kann das Gürtelgefäß seine bindende Funktion nicht ausüben, weshalb es zu Beinatrophie kommen kann."[1] In diesen Fällen kann man also das Gürtelgefäß einsetzen, beispielsweise G 41 links bei Männern bzw. rechts bei Frauen, in Kombination mit 3E 5 auf der Gegenseite, zusammen mit M 36 zum Stärken des Yang Ming und B 23 zum Stärken der Bein-Leitbahnen. Man erinnert sich vermutlich, daß der Nebenverlauf der Nieren-Leitbahn das Gürtelgefäß bei B 23 kreuzt.

Das Lenkergefäß-dumai ist in der Behandlung der MS sehr wichtig, da es die Niere und die Wirbelsäule stärkt. Um es zu öffnen, nadelt man Dü 3 links bei Männern bzw. rechts bei Männern in Kombination mit B 62-shenmai auf der Gegenseite. Verwendet man das Lenkergefäß bei Frauen, so kombiniert man es am besten mit dem Konzeptionsgefäß. Man sticht dann beispielsweise Dü 3 rechts, B 62 links, Lu 7 links und N 6-zhaohai rechts, und zwar in dieser Reihenfolge.

Sind die lateralen Beinmuskeln steif und angespannt, so kann man das Yin-Fersengefäß-yinqiaomai tonisieren und das Yang-Fersengefäß-yangqiaomai sedieren, indem man auf demselben Bein N 6-zhaohai tonisiert und B 62-shenmai sediert. Sind aber die medialen Muskelpartien des Beins steif und gespannt, so kann man das Yang-Fersengefäß tonisieren und das Yin-Fersengefäß sedieren, indem man also B 62 tonisiert und N 6 sediert – wieder auf demselben Bein. Wang Shu-He schreibt in seinem „Klassiker vom Puls" im Jahr 280: „Wenn das Yang-Fersengefäß erkrankt ist, so sind die medialen Beinmuskeln schlaff, die lateralen aber gespannt. Ist das Yin-Fersengefäß erkrankt, so sind die medialen Muskeln angespannt, die lateralen hingegen schlaff."[2]

Nicht zuletzt ist auch die Schädelakupunktur in der MS-Therapie von großem Nutzen. Man sollte das motorische Areal einsetzen, und zwar den oberen Anteil für das Bein, den unteren für den Arm (siehe dazu auch Abbildung 27.4 in Kapitel 27). Die Nadelstichtechnik ist die gleiche wie bei Morbus Parkinson (Kapitel 26) und Wind-Schlaganfall (Kapitel 27).

Prognose

Die Chinesische Medizin kann Multiple Sklerose zwar nicht heilen, sie hat aber beträchtliche Hilfestellungen hinsichtlich der Erleichterung der Symptome und der Verlangsamung des Krankheitsverlaufs zu bieten. Die Akupunktur kann wesentlich dazu beitragen, Schweregefühl und Kribbeln der Extremitäten zu vermindern und das Gehen zu erleichtern.

Je eher die Behandlung einsetzt, desto bessere Ergebnisse kann man erwarten. Kann der Patient noch gehen, so kann man auf gute Resultate hoffen, wenn er oder sie aber schon ständig an einen Rollstuhl gefesselt ist, dann sind die Chancen schlecht bis gar nicht vorhanden. Beginnen wir aber im frühen Anfangsstadium, so können die Symptome auch vollständig beseitigt und das Voranschreiten der Erkrankung gestoppt werden. Noch bessere Aussichten haben wir, wenn der Patient kooperiert und seinen Lebenswandel ändert, indem er sich mehr Ruhe gönnt, die Ernährung umstellt und sein Sexualleben einschränkt.

Anfänglich sollte man zwei- bis dreimal pro Woche behandeln. Nach einigen Wochen kann man die Therapieintervalle auf eine Woche, später auf zwei Wochen ausdehnen. Erzielt man eine befriedigende Verbesserung, so sollte man danach den Patienten etwa einmal im Monat nachbehandeln.

Fußnoten

1 The Yellow Emperor's Classic of Internal Medicine – Simple Questions (Huang Di Nei Jing Su Wen), S. 249; People's Health Publishing House, Beijing 1979. Dieses Werk erschien erstmals etwa 100 v. Chr.

2 Shandong College of Traditional Chinese Medicine: An Explanation of the Pulse Classic (Mai Jing Jiao Shi), S. 88; People's Health Publishing House, Beijing 1984. Das Originalwerk wurde von Wang Shu-He verfaßt und erstmals etwa 280 publiziert.

Kapitel 30

Blutungen

血証

In diesem Kapitel behandeln wir zunächst Ursachen und Krankheitsmuster von Blutungen sowie den allgemeinen Therapieansatz, um uns dann der spezifischen Behandlung von Blutungen in verschiedenen Körperregionen zuzuwenden. Akupunktur und Chinesische Arzneimitteltherapie sind sowohl bei akuten als auch chronischen Blutungen äußerst wirksam.

Ätiologie

1. Äußere pathogene Faktoren

Wind-Hitze kann, wenn sie sehr intensiv ist, die Blut-Verbindungsleitbahnen der Lunge verletzen und so entweder zu Nasenbluten oder zu Hämoptysen führen.

Äußere Nässe-Hitze kann den Darm oder die Blase befallen und die Blut-Verbindungsgefäße verletzen, was zu Meläna oder Hämaturie Anlaß gibt.

2. Ernährung

Der übermäßige Verzehr von Speisen heißer Energie sowie heißer, fetter Speisen sowie Alkohol läßt Hitze oder Nässe-Hitze entstehen. Die Hitze befällt sodann die Blut-Schicht und treibt das Blut aus den Gefäßen. Es handelt sich dabei um Blutungen aufgrund von Blut-Hitze.

Die übermäßige Einnahme fetter Speisen und von Milchprodukten kann die Milz schwächen. Das geschwächte Milz-Qi kann dazu führen, daß es das Blut nicht mehr in den Gefäßen halten kann, wodurch es zu Blutungen kommt. Dies sind also Blutungen aufgrund von Qi-Mangel.

3. Emotionale Belastungen

Emotionaler Streß ist eine wichtige Blutungsursache. Wenn sie übermäßig stark ist und lange besteht, kann jede Emotion die normale Qi-Bewegung behindern und zu Qi-Stagnation Anlaß geben. Stagnierendes Qi, das über längere Zeit besteht, führt häufig zu Feuer. Feuer dringt in die Blut-Schicht ein und macht das Blut „rücksichtslos“, es kommt zu Blutungen.

Blutungen aufgrund emotionaler Belastungen sind häufig mit nach oben rebellierendem Qi gekoppelt. Dies geschieht beispielsweise bei Leber-Feuer. In diesen Fällen treten die Blutungen nach oben hin auf, also verbunden mit Erbrechen und Husten oder in Form von Nasenbluten. In schwereren Fällen und bei alten Menschen mit komplexerem Krankheitsgeschehen kann dies auch bis zu emporsteigenden Blutungen in Richtung des Gehirns gehen und auf diesem Weg zerebrale Hämorrhagien hervorrufen.

4. Überarbeitung

Überarbeitung ist eine sehr häufige Blutungsursache, vor allem in chronischen Fällen. Arbeitet man viele Jahre lang täglich lange Stunden ohne angemessene Ruhephasen, so werden Milz-Qi und Nieren-Yin geschwächt. Dies kann auf zwei verschiedene Arten zu Blutungen führen. Sowohl das geschwächte Qi als auch das mangelnde Yin können das Blut nicht mehr halten und zu Blutungen führen. Überdies führt lange bestehender Yin-Mangel zu Leere-Hitze, die das Blut beunruhigen und Blutungen verursachen kann.

5. Chronische Erkrankungen, Niederkunft

Lange, chronische Erkrankungen verursachen unausweichlich eine Milz-Schwäche, was auf dem eben beschriebenen Weg zu Blutungen führt.

Bei Frauen von schwacher Körperkondition kann eine Niederkunft die Niere entleeren. In der Folge können Blutungen aufgrund von Qi- oder Yin-Mangel oder aufgrund von Leere-Hitze auftreten.

6. Restzustand nach einer Hitze-Erkrankung

Wind-Hitze hat eine starke Neigung, innere Trockenheit zu verursachen, da sie einerseits die Körperflüssigkeiten eintrocknet und sich andererseits rasch in innere Hitze umwandeln kann. Hitze kann die Blut-Verbindungsgefäße schädigen und zu Blutungen führen, wobei vor allem Lunge, Magen und Darm betroffen sind.

Pathologie

Es gibt vier pathologische Hauptzustände, die bei Blutungen eine Rolle spielen:

1. Qi-Mangel
2. Hitze
3. Leere-Hitze
4. Blut-Stase.

Die ersten beiden Störungen treten am häufigsten auf.

1. Qi-Mangel

Eine der Funktionen des Qi besteht darin, das Blut zu kontrollieren und in den Gefäßen zu halten. Ist das Qi zu schwach, so kann es das Blut nicht in den Gefäßen halten, Blutungen sind die Folge. Es handelt sich hier also um einen Leere-Typ einer Hämorrhagie, die auf Milz-Qi-Mangel zurückzuführen ist. Dies bedeutet selbstverständlich nicht, daß Qi-Mangel stets zu Blutungen führt. Hämorrhagien bei Qi-Mangel sind häufig (aber nicht immer) durch eine Abwärtsbewegung gekennzeichnet, sie sind also als eine Form von absinkendem Milz-Qi zu verstehen. Aus diesem Grund kommt es häufig zu Blutungen aus den unteren Öffnungen. Typische Beispiele hierfür sind Hypermenorrhö, Meläna und Hämaturie aufgrund des Unvermögens des geschwächten Milz-Qi, das Blut in den Gefäßen zu halten.

Bei Qi-Mangel sieht das Blut frisch und hellrot aus, selbstverständlich werden die Blutungen auch von Symptomen und Krankheitszeichen von Qi-Mangel begleitet.

2. Hitze

Hitze führt zu Blutungen, indem sie in die Blut-Schicht eindringt und die Blut-Verbindungsgefäße verletzt. Hitze macht das Blut „rücksichtslos“ und bringt es zum Austreten aus den Gefäßen.

Hitze-Blutungen können sich nach oben oder unten hin ausbilden. Beispielsweise können die bereits erwähnten Störungen Hypermenorrhö, Meläna oder Hämaturie auch durch Blut-Hitze ausgelöst werden. Blutungen, die nach oben hin auftreten, sind meist für Blut-Hitze typisch. Beispiele sind Epistaxis, Hämatemesis oder Hämoptysen. Diese Art von Blutungen ist mit nach oben rebellierendem Qi gekoppelt, das Feuer „mit sich trägt“ und in den oberen Regionen die Blut-Verbindungsgefäße verletzt.

Bei Blutungen aufgrund von Hitze kann das Blut hell- oder dunkelrot sein, es fließt meist reichlich.

3. Leere-Hitze

Leere-Hitze bei Yin-Mangel führt auf zwei Wegen zu Blutungen. Zunächst ist das Yin-Qi eine Art von Qi. Wie auch geschwächtes Qi das Blut nicht halten kann, so kann auch das schwache Yin dabei versagen, das Blut zu halten. Zweitens wird Leere-Hitze aufgrund von Yin-Mangel eher die Blut-Schicht befallen, da Fülle-Hitze das Blut rücksichtslos macht, so daß es aus den Blutgefäßen herausdrängt.

Blutungen bei Leere-Hitze sind meist spärlich, da Yin-Mangel besteht und das Blut ein Teil des Yin ist. Das Blut ist von frischem oder scharlachfarbenem Rot. Zu Blutungen dieser Art kann es im Rahmen von Hämoptysen, Epistaxis, Petechien (subkutanen Blutungen), Meläna, Hämaturie oder Blutungen aus der Gebärmutter kommen.

4. Blut-Stase

Auch Blut-Stase kann zu Blutungen führen. Das mag zunächst seltsam erscheinen, da der Begriff „Stase" das Verklumpen von Blut impliziert. Wenn aber Blut in den Gefäßen und den Blut-Verbindungsleitbahnen stagniert, so verlegt es diese, wodurch in der Folge das ständig nachgebildete neue Blut nicht in diese Gefäße fließen kann und heraussickert.

Blutungen bei Blut-Stase sind an dunklem Blut mit Klumpen und Schmerzen zu erkennen. Sie können aus dem Uterus, dem Darm, der Blase oder unter die Haut auftreten.

Häufig verwandeln sich Fülle-Zustände, die zu Blutungen führen, in Leere-Muster. Beispielsweise kann chronischer Blut-Verlust bei Blut-Hitze zu Blut- und Qi-Mangel Anlaß geben; Qi-Mangel wiederum ist per se eine weitere Blutungsursache. Es kann auch vorkommen, daß chronisches Bluten bei Blut-Hitze zu Yin-Mangel führt, da das Blut einen Teil des Yin darstellt. Yin-Mangel kann Leere-Hitze verursachen, diese wiederum kann zu einer weiteren Blutungsursache werden. Es entsteht also eine komplexe pathologische Situation.

Behandlung

Blutungen müssen ausnahmslos so behandelt werden, daß man die zugrundeliegende Ursache, also Hitze, Leere-Hitze, Qi-Mangel oder Blut-Stase therapiert. Niemals darf man bloß Arzneien einsetzen, die blutstillend wirken.

Die Therapieprinzipien bei Blutungen wurden 1884 von Tang Zhong-Hai in seinem Werk „Eine Besprechung der Blut-Syndrome" detailliert ausgeführt. In seinem Buch skizziert er eine vierfache Strategie zur Behandlung von Blutungen.[1] Hier die vier Therapieprinzipien, die auf das Harmonisieren des Blutes abzielen:

1. Das Blut harmonisieren
2. Die Wurzelursache der Blutungen behandeln
3. Adstringieren
4. Das Qi behandeln

Das erste Therapieziel ist aus vier Schritten zusammengesetzt:

a) Blutungen stillen
b) Stase beseitigen
c) Das Blut beruhigen
d) Das Blut nähren

Bei jeder Art von Blutungen sind diese vier Therapieprinzipien gleichzeitig zu verfolgen (Abbildung 30.1).

1. Das Blut harmonisieren
    - Blutungen stillen
    - Stase beseitigen
    - Das Blut beruhigen
    - Das Blut nähren
2. Die Wurzelursache behandeln
    - Hitze beseitigen, Blut kühlen
    - Leere-Hitze beseitigen, Blut kühlen, Yin nähren
    - Qi tonisieren
    - Blut bewegen, Stase beseitigen
    - Yang wärmen, Kälte vertreiben (selten)
3. Adstringieren
4. Das Qi behandeln
    - Qi stärken und befestigen
    - Rebellierendes Qi bezähmen

Abb. 30.1: Die vier Therapieziele bei Blutungen

Hinter diesen vier Therapiezielen stehen folgende Überlegungen:

1. Das Blut harmonisieren: nach dem Beenden von Blutungen ist es nötig, das Blut zu bewegen, zu beruhigen und zu nähren, es also insgesamt zu harmonisieren.
2. Die Wurzelursache der Blutungen behandeln: diese Strategie ist von grundlegender Bedeutung für die Therapie von Blutungen. Die Wurzelursache kann in Hitze, Leere-Hitze, Qi-Mangel oder Blut-Stase bestehen, wie weiter oben bereits ausgeführt wurde. In selteneren Fällen können Blutungen auch durch Kälte entstehen.
3. Adstringieren: eine unterstützende Methode beim Stillen von Blutungen. Man verwendet adstringierende Arzneien, die zwar alleine Blutungen nicht zu stillen vermögen, aber die blutungsstillenden Arzneien unterstützen.
4. Das Qi behandeln: darunter versteht man entweder das Tonisieren des Qi bei Blutungen aufgrund von Milz-Qi-Mangel oder das Bezähmen von rebellierendem Qi bei emporstrebenden Blutungen wie Epistaxis oder Hämoptysen.

Wir können nun jedes der vier Therapieziele detailliert besprechen.

1. Das Blut harmonisieren

Unabhängig von der Ursache müssen wir Blutungen therapieren, indem wir das Blut gemäß der erwähnten vier Schritte harmonisieren. Auf diese Weise tragen wir teilweise zur Blutstillung bei, behandeln aber auch die Folgen von Blut-Verlust. Nochmals die vier Schritte:

a) Blutungen stillen
b) Stase beseitigen
c) Das Blut beruhigen
d) Das Blut nähren

Wir wollen sie nun detailliert erörtern.

a) Blutungen stillen

Als ersten Schritt setzt man einfach blutstillende Arzneien ein, die Blutungen jeglicher Herkunft stoppen. Wie bereits erwähnt, dürfen wir sie nie alleine verwenden, sondern müssen sie stets mit Arzneien kombinieren, die die in der Tiefe liegende Blutungsursache behandeln.

Hier einige Beispiele von blutstillenden Arzneien:

Pu huang (Pollen Typhae)
Xian he cao (Herba Agrimoniae)
San qi (Radix Notoginseng)
Bai ji (Rhizoma Bletillae)
Xiao ji (Herba Cirsi)
Da ji (Herba sive Radix Cirsi japonici)
Di yu (Radix Sanguisorbae)
Huai hua (Flos Sophorae)
Qian cao (Radix Rubiae)
Ce bai ye (Cacumen Platycladi)
Ai ye (Folium Artemisiae Argyi)
Ou jie (Nodus rhizomatis Nelumbinis)
Bai mao gen (Rhizoma Imperatae)
Zao xin huang tu, synonym mit Fu long gan (Terra flava usta)

Alle diese Arzneien wirken zwar blutstillend, man sollte sie aber stets sorgsam auswählen, indem man ihre weiteren Eigenschaften im Auge behält. Wir können die Arzneien gemäß dreier Kriterien einteilen, um sie logisch auswählen zu können:

- Gemäß ihres Temperaturverhaltens (heiß oder kalt),
- gemäß des beeinflußten Körperteils oder Organs sowie
- gemäß der Tatsache, ob sie Blut bewegen oder nicht.

1. Temperaturverhalten

Kalt: Bai ji, Da ji, Xiao ji, Di yu, Huai hua, Qian cao, Ce bai ye und Bai mao gen.

Warm: San qi, Ai ye und Zao xin huang tu.

Die anderen Arzneien sind von neutraler Natur.

2. Körperteil, Organ

Lunge: Xian he cao, Bai ji, Ou jie, Xiao ji, Ce bai ye, San qi.

Darm: Di yu, Huai hua, San qi.

Magen: Bai ji, Di yu, Xian he cao, Ou jie, Zao xin huang tu.

Nase: Xiao ji.

Blase: Xiao ji, Da ji, Huai hua, Bai mao gen, Pu huang, Qian cao.

Uterus: Pu huang, Xian he cao, Di yu, Qian cao, Ai ye.

3. Bewegen des Blutes

Da Arzneien, die Blutungen stillen, häufig eine Tendenz haben, das Blut zu verklumpen, sind jene Arzneien, die sowohl Blut stillen als auch Blut bewegen, besonders nützlich. Dazu zählen Pu huang, San qi und Qian cao.

Abgesehen von jenen Arzneien, die explizit der blutstillenden Kategorie zugeordnet werden, können auch viele Arzneien anderer Gruppen Blutungen stoppen. Sie wirken allerdings selektiver, da sie bloß Blutungen stillen, die bei Störungen ihrer spezifischen Kategorie auftreten. Beispielsweise kann Gan jiang Blutungen nur dann stillen, wenn sie durch Kälte verursacht werden (was selten vorkommt). Eine Arznei wie Xian he cao hingegen, die der blutstillenden Kategorie entstammt, stillt Blutungen jeglicher Ursache.

Hier eine Aufzählung von Arzneien, die anderen Gruppen als der explizit blutstillenden angehören:

Wind-Kälte vertreiben

Jing jie (Herba Schizonepetae)
Sheng jiang (Rhizoma Zingiberis recens)

Wind-Hitze vertreiben

Chai hu (Radix Bupleuri)
Sheng ma (Rhizoma Cimicifugae)
Qing hao (Herba Artemisiae annuae)

Hitze beseitigen

Huang qin (Radix Scutellariae)
Huang lian (Rhizoma Coptidis)
Shi gao (Gypsum fibrosum)
Zhi zi (Fructus Gardeniae – eine wichtige Arznei)

Blut kühlen

Shui niu jiao (Cornu Bubali)
Sheng di huang (Radix Rehmanniae)
Mu dan pi (Cortex Moutan)
Chi shao (Radix Paeoniae rubra)

Feuer-Toxin auflösen

Qing dai (Indigo naturalis)
Ma chi xian (Herba Portulacae)

Wärmen

Gan jiang (Rhizoma Zingiberis)

Abwärts bewegen

Da huang (Radix et Rhizoma Rhei)

Nässe-Hitze auflösen

Hai jin sha (Spora Lygodii)
Mu tong (Caulis Akebiae)

Blut bewegen

Pu huang (Pollen Typhae)
San qi (Radix Notoginseng)
Niu xi (Radix Achyranthis)

Blut nähren

E jiao (Colla Corii Asini)

Yang tonisieren

Du zhong (Cortex Eucommiae)
Xu duan (Radix Dipsaci)

Yin nähren

Gui ban (Plastrum Testudinis)
Mo han lian (Herba Ecliptae)

Adstringieren

Shan zhu yu (Fructus Corni)
Hai piao xiao (Os Sepiae)
Chi shi zhi (Halloysitum rubrum)

Den Geist beruhigen

Long gu (Fossilia ossis Mastodi)

Wind auslöschen

Bai shao (Radix Paeoniae alba)

Verdauung fördern

Shan zha (Fructus Crataegi)

b) Stase beseitigen

Dies ist der zweite der vier Schritte zum Harmonisieren des Blutes. Er ist aus zwei Gründen nötig. Zunächst verläßt bei Blutungen das Blut die Gefäße, weshalb danach stets etwas Blut in Haut, Muskulatur, dem Raum zwischen Haut und Muskeln und den Verbindungsgefäßen zurückbleibt. Das Beseitigen von Stase unterstützt den Körper beim Beseitigen dieser Blutreste. Der zweite Grund: Blutstillende Arzneien haben die Tendenz, das Blut zu verklumpen, weshalb man sie mit einigen Blut-bewegenden Arzneien kombinieren sollte.

Prinzipiell können alle Blut-bewegenden Arzneien eingesetzt werden, wie etwa Hong hua (Flos Carthami) oder Chuan xiong (Rhizoma Chuanxiong).

Die besten Arzneien sind aber jene, die zugleich Blut bewegen und Blutungen stillen. Dazu gehören Pu huang (Pollen Typhae), San qi (Radix Notoginseng) und Qian cao (Radix Rubiae).

c) Das Blut beruhigen

Dies ist der dritte Schritt zum Harmonisieren des Blutes. Bei jeglicher Art von Blutung wird das Meer des Blutes auf dem Durchdringungsgefäß durch rebellierendes Qi im Durchdringungsgefäß beunruhigt. Rebellierendes Qi im Durchdringungsgefäß tritt in die Blut-Verbindungsleitbahnen ein und erregt das Meer des Blutes. Dadurch wird das Blut rücksichtslos und verläßt die Blutgefäße. Um also das Wiederauftreten von Blutungen zu verhindern, reicht es nicht aus, Blutungen zu stillen und Blut zu bewegen, sondern man muß das Blut auch „beruhigen". Unter diesem „Beruhigen" verstehen wir das Bezähmen von rebellierendem Qi im Durchdringungsgefäß-chongmai sowie das Beruhigen des Meer des Blutes, das auf dem Durchdringungsgefäß liegt.

Arzneien zum Beruhigen des Blutes sind jene, die in das Blut eintreten und von kühler sowie absorbierender Natur sind. Einige Beispiele für Arzneien, die das Blut beruhigen:

- Bai shao (Radix Paeoniae alba)
- Sheng di huang (Radix Rehmanniae)
- Mo han lian (Herba Ecliptae)
- Mu dan pi (Cortex Moutan)

d) Das Blut nähren

Dies ist der letzte Schritt beim Harmonisieren des Blutes. Nach einem Blutverlust, sei er nun akut und stark oder spärlich, aber chronisch, besteht selbstverständlich eine Neigung zu Blut-Mangel. Somit ist es nötig, das Blut zu nähren. Man kann dazu alle Blut-nährenden Arzneien einsetzen, wie etwa Dang gui (Radix Angelicae sinensis), Shu di huang (Radix Rehmanniae praeparata) oder Gou qi zi (Fructus Lycii).

Ganz kurz zusammengefaßt sind also die Gründe, weshalb man sich bei Blutungen dieser vier Schritte zum Harmonisieren des Blutes bedient, die folgenden:

a) Blutungen stillen: um Blutverlust zu stoppen.
b) Stase beseitigen: um das Blut am Verklumpen zu hindern.
c) Das Blut beruhigen: um das Wiederauftreten von Blutungen zu verhindern.
d) Das Blut nähren: um nach dem Blutverlust das Blut wieder aufzubauen.

Diese vier Schritte zum Harmonisieren des Blutes müssen stets mit den anderen drei Therapieprinzipien kombiniert werden, also mit der Behandlung der Wurzelursache der Blutungen, dem Adstringieren und der Therapie des Qi.

2. Die Wurzelursache der Blutungen behandeln

Die Ursache der Blutung muß unbedingt stets klar identifiziert und entsprechend behandelt werden. Blutungen werden niemals bloß durch den Einsatz von ein oder zwei blutstillenden Arzneien behandelt.

Die Hauptursachen von Blutungen sind die folgenden:

a) Hitze
b) Leere-Hitze
c) Qi-Mangel
d) Blut-Stase
e) Yang-Mangel und Kälte (selten)

a) Hitze

Einige der verwendeten Arzneien beseitigen Hitze und leiten Feuer aus, andere beseitigen Hitze und kühlen das Blut.

Hitze beseitigen, Feuer ausleiten

Die wichtigste Arznei dieser Kategorie ist Zhi zi (Fructus Gardeniae), speziell in der verkohlten Darreichungsform. Andere Arzneien, die das Blutstillen durch das Beseitigen von Hitze unterstützen, sind Shi gao (Gypsum fibrosum), Huang qin (Radix Scutellariae) und Huang lian (Rhizoma Coptidis).

Hitze beseitigen, Blut kühlen

Arzneien dieser Kategorie sind die wichtigsten zum Blutstillen bei Blut-Hitze. Die wichtigsten sind Sheng di huang (Radix Rehmanniae), Chi shao (Radix Paeoniae rubra) und Mu dan pi (Cortex Moutan). Auch Di gu pi (Cortex Lycii) stoppt Blutungen aufgrund von Blut-Hitze, vor allem in der Lunge.

b) Leere-Hitze

Es gibt zwei Hauptarzneien zum Blutstillen über das Beseitigen von Leere-Hitze: Qing hao (Herba Artemisiae annuae) und Mo han lian (Herba Ecliptae).

c) Qi-Mangel

Alle Qi-Tonika beenden Blutungen aufgrund von Qi-Mangel, die wirksamste Arznei ist aber Huang qi (Radix Astragali). Die wichtigste Rezeptur zum Blutstillen bei Qi-Mangel ist Dang gui bu xue tang (Dekokt mit Radix Angelicae sinensis zum Tonisieren des Blutes), eine Rezeptur, die sich bloß aus Huang qi und Dang gui (Radix Angelicae sinensis) im Verhältnis 5:1 zusammensetzt.

d) Blut-Stase

Alle Arzneien, die das Blut bewegen, können prinzipiell Blutungen aufgrund von Blut-Stase beenden, die besten aber, die sowohl das Blut bewegen als auch Blutungen stillen, sind: Pu huang (Pollen Typhae), San qi (Radix Notoginseng) und Qian cao (Radix Rubiae).

e) Yang-Mangel, Kälte

Dies ist eine ziemlich seltene Blutungsursache. Es kommt dazu, wenn das Yang-Qi geschwächt ist und das Blut nicht halten kann. Selten tritt dieses Bild deshalb auf, da innere Kälte aufgrund von Yang-Mangel die Neigung hat, das Blut zu verklumpen. Jene Arzneien, die über das Wärmen der Leitbahnen Blutungen stillen können, sind Gan jiang (Rhizoma Zingiberis) oder die geröstete Form von Sheng jiang (Rhizoma Zingiberis recens), Ai ye (Folium Artemisiae Argyi) und Zao xin huang tu (Terra flava usta).

3. Adstringieren

Das Adstringieren ist das dritte Behandlungsziel bei Blutungen. Adstringierende Arzneien können zur Unterstützung der blutstillenden Arzneien gegeben werden. Da sie adstringieren und die Flüssigkeiten absorbieren und zurückhalten, unterstützen sie das Stillen von Blutungen.

Die wichtigsten Arzneien, die in diesem Zusammenhang eingesetzt werden: Shan zhu yu (Fructus Corni), Wu wei zi (Fructus Schisandrae), Bai shao (Radix Paeoniae alba), Hai piao xiao (Os Sepiae), Lian zi (Semen Nelumbinis) und Chi shi zhi (Halloysitum rubrum).

Auch drei Arzneien der blutstillenden Kategorie adstringieren: Di yu (Radix Sanguisorbae), Ce bai ye (Cacumen Platycladi) und Ou jie (Nodus rhizomatis Nelumbinis).

4. Das Qi behandeln

Darunter verstehen wir zwei verschiedene Therapieziele:

a) Das Qi tonisieren und befestigen: bei Blutungen aufgrund von Qi-Mangel. Die wichtigsten Arzneien sind Huang qi (Radix Astragali), Ren shen (Radix Ginseng), Fu zi (Radix lateralis Aconiti praeparata; bei Yang-Mangel), Long gu (Fossilia Ossis Mastodi), Mu li (Concha Ostreae) und Zhi gan cao (Radix Glycyrrhizae tosta). Das Behandlungsziel beeinhaltet auch das Heben des Qi, wenn Blutungen nach unten hin aufgrund des Absinkens des Milz-Qi auftreten. Zwei Arzneien werden dafür verwendet: Chai hu (Radix Bupleuri) und Sheng ma (Rhizoma Cimicifugae).

b) Rebellierendes Qi bezähmen: bei Blutungen aufgrund von nach oben rebellierendem Qi. Die wichtigste Arznei ist hier Niu xi (Radix Achyranthis), die das Blut nach unten zieht.

Folgt man diesen vier Behandlungszielen (die vier Schritte innerhalb des ersten Ziels eingeschlossen), so kann jede Rezeptur dazu verwendet werden, um Blutungen an jeglicher Körperstelle zu behandeln. Blickt man auf diese Therapieprinzipien, so scheint es zunächst, daß man sehr viele Arzneien benötigt. Das ist aber nicht der Fall, da einige Arzneien mehr als eine der beschriebenen Wirkungen haben. Beispielsweise beruhigt Bai shao das Blut (dritter Schritt des ersten Therapieziels) und adstringiert (drittes Therapieziel). Sheng di huang hat sogar drei Funktionen: sie kühlt Blut und stillt Blutungen (zweites Therapieziel), beruhigt das Blut (dritter Schritt des ersten Therapieziels) und nährt das Blut (vierter Schritt des ersten Therapieziels). Qian cao stillt Blutungen (erster Schritt des ersten Therapieziels), bewegt das Blut (zweiter Schritt des ersten Therapieziels) und kühlt das Blut (zweites Therapieziel).

Wir wollen nun zwei blutstillende Rezepturen analysieren, um die beschriebenen Therapieprinzipien zu illustrieren.

1. Xiao ji yin zi

Dekokt mit Herba Cirsi

Herba Cirsi	Xiao ji
Nodus Nelumbinis rhizomatis	Ou jie
Pollen Typhae	Pu huang
Talcum	Hua shi
Caulis Akebiae	Mu tong
Herba Lophatheri	Dan zhu ye
Fructus Gardeniae	Zhi zi
Radix Rehmanniae	Sheng di huang
Radix Angelicae sinensis	Dang gui
Radix Glycyrrhizae	Gan cao

Diese Rezeptur behandelt Hämaturie aufgrund von Blut-Hitze, die die Blase befällt. Die Wurzelursache des Blutens ist in diesem Fall also Fülle-Hitze des Blutes.

Wir wollen nun die Zutaten der Rezeptur gemäß der oben beschriebenen Therapieprinzipien auflisten:

1. Blut harmonisieren
   a) Blutungen stillen: Xiao ji, Ou jie, Pu huang
   b) Stase beseitigen: Pu huang
   c) Das Blut beruhigen: Sheng di huang
   d) Das Blut nähren: Dang gui, Sheng di huang
2. Die Wurzelursache der Blutungen behandeln (in diesem Fall Blut-Hitze): Sheng di huang, Zhi zi, Mu tong, Dan zhu ye und Hua shi.
3. Adstringieren: Ou jie
4. Das Qi behandeln: Gan cao

2. Qian gen san

Pulver mit Radix Rubiae

Radix Rubiae	Qian cao
Cacumen Platycladi	Ce bai ye
Radix Scutellariae	Huang qin
Radix Rehmanniae	Sheng di huang
Colla corii Asini	E jiao
Radix Glycyrrhizae	Gan cao

Diese Rezeptur wird bei Nasenbluten aufgrund von Blut-Hitze eingesetzt. Wir wollen auch sie gemäß der Therapieziele analysieren.

1. Blut harmonisieren
   a) Blutungen stillen: Qian cao, Ce bai ye
   b) Stase beseitigen: Qian cao
   c) Das Blut beruhigen: Sheng di huang
   d) Das Blut nähren: E jiao, Sheng di huang
2. Die Wurzelursache behandeln (in diesem Fall Blut-Hitze): Sheng di huang, Huang qin.
3. Adstringieren: Ce bai ye.
4. Das Qi behandeln: Gan cao.

Wenngleich die Akupunktur durchaus eine gute Wirkung beim Blutstillen zeigt, so sind die Wirkungen der einzelnen Punkte doch weniger spezifisch als jene der beschriebenen Arzneien. Man kann zwar auch beim Blutstillen mittels Akupunktur dem vierstufigen Behandlungsprotokoll folgen, es gibt allerdings keine „adstringierenden" Punkte, die eine ähnliche Wirkung wie die Arzneien zeigen. Ein ähnlicher Mangel besteht an „das Blut beruhigenden" Punkten. Das Grundprinzip, nämlich die Wurzelursache der Blutungen zu behandeln, das Blut zu harmonisieren sowie Blutungen zu stillen, bleibt aber auch hinsichtlich der Akupunktur aufrecht.

Akupunktur

Nun zu Punkten, die eine spezifische blutstillende Wirkung zeigen. Es handelt sich im wesentlichen um die Xi-Grenzpunkte, vor allem jene auf den Yin-Leitbahnen. Im folgenden einige Beispiele:

Lu 6: Hämoptysen.

Di 7: Epistaxis, Zahnfleischbluten.

M 34: Epistaxis, Zahnfleischbluten, Hämatemesis.

MP 8: Uterusblutungen.

H 6: Hämatemesis, Epistaxis.

Dü 6: blutunterlaufene Augen, Hyposphagma.

B 63-jinmen: Hämaturie.

N 5-shuiquan: Hämaturie, Uterusblutungen.

KS 4: Hämatemesis, Hämoptysen, subkutane Blutungen.

3E 7: Blutungen aus dem Mittelohr.

G 36: nicht für Blutungen geeignet.

Le 6: Hämaturie, Uterusblutung.

N 8-jiaoxin: der Xi-Grenzpunkt des Yin-Fersengefäßes wird bei blutiger Leukorrhö und Uterusblutungen verwendet.

Andere Punkte wirken spezifisch auf das Meer des Blutes. Sie können deshalb eingesetzt werden, um die Therapiewirkung in die Blut-Schicht zu lenken, damit man auf diesem Weg Blutungen stillen kann. Es handelt sich um B 17 und MP 10.

Die Passagepunkte, vor allem jene der Yin-Leitbahnen, können ebenfalls Blutungen stillen. Die Ursache dafür: diese Punkte kontrollieren die Blut-Verbindungsleitbahnen, ein Netzwerk kleiner, kapillarähnlicher Meridiane, die den ganzen Körper umspannen, um das Blut unterhalb der Haut zu verteilen. Dazu ein Zitat aus Kapitel 81 „Das Zentrum des Wirkvermögens": „Wenn die Flüssigkeiten ... im Mittleren Erwärmer ... harmonisiert sind, so werden sie in Blut umgewandelt. Wenn das Blut harmonisiert ist, so füllt und bewässert es zunächst die Blut-Verbindungsgefäße, sodann fließt es zu den Verbindungsleitbahnen und schließlich zu den Hauptmeridianen weiter."[2]

Vor allem bei chronischen Störungen mit Blut-Stase sind die Blut-Verbindungsgefäße besonders betroffen. Die Luo-Passagepunkte, vor allem jene auf den Yin-Leitbahnen, können aus diesem Grund genadelt werden, um in chronischen Fällen Blutungen zu stillen, vor allem, wenn auch etwas Blut-Stase besteht. Einige Beispiele:

Lu 7: Hämoptysen, Epistaxis.

H 5: Hämoptysen, Hämatemesis.

MP 4: subkutane Blutungen.

N 4-dazhong: Hämaturie oder Uterusblutungen.

KS 6: Hämoptysen, subkutane Blutungen.

Le 5: Hämaturie oder Uterusblutungen, subkutane Blutungen.

Wir können uns nun der Besprechung der Behandlung spezifischer Blutungsorte zuwenden. Es handelt sich um:

- Hämoptysen
- Meläna
- Hämaturie
- Petechien (subkutane Blutungen)
- Zahnfleischbluten.

Zu starke Menstruationsblutungen werden getrennt in Kapitel 32 besprochen.

Alle Rezepturen, die anläßlich der einzelnen Bilder besprochen werden, behandeln per definitionem die Wurzelursache der Blutungen (zweites Therapieziel). Sie sollten gemäß der Prinzipien für die weiteren drei Therapieziele modifiziert werden. Es geht also auch um das Harmonisieren des Blutes, das Adstringieren und das Behandeln des Qi. Wir werden diese Prinzipien anläßlich jeder Rezeptur mittels Arzneien besprechen, die das Blut harmonisieren, adstringieren und das Qi therapieren sowie spezifisch auf das entsprechende Muster anwendbar sind.

Hämoptysen

Das Ausmaß kann vom Heraufhusten nur leicht blutig tingierten Sputums bis zum Husten großer Blutmengen variieren.

Wir werden folgende Muster besprechen:

1. Wind-Hitze-Trockenheit
2. Leber-Feuer verletzt die Lunge
3. Lungen-Yin-Mangel mit Leere-Hitze

1. Wind-Hitze-Trockenheit

Klinische Manifestationen

Kitzeln im Rachen, Husten mit blutig tingiertem Sputum, Nasenbluten, trockener Mund, trockene Nase, Abneigung gegen Kälte.

Zunge: Rötung von Rändern und vorderem Anteil, trocken.

Puls: oberflächlich, schnell.

Therapieprinzip

Hitze beseitigen, Wind vertreiben, die Lunge befeuchten, Blutungen stillen.

Akupunktur

Punktauswahl

Lu 11, Di 4, B 12, Lu 6, Lu 9, KG 12, MP 6. Die ersten vier Punkte sedieren, die restlichen tonisieren. Keine Moxibustion.

Erläuterung

- Lu 11, Di 4 und B 12 vertreiben Wind und beseitigen Hitze.
- Lu 6, der Xi-Grenzpunkt der Lunge, beendet Blutungen aus der Lungen-Leitbahn.
- Lu 9, KG 12 und MP 6 nähren die Flüssigkeiten der Lunge.

Arzneimitteltherapie

Rezeptur

Sang xing tang

Dekokt mit Folium Mori und Semen Armeniacae

Folium Mori	Sang ye	9.0 g
Semen Armeniacae	Xing ren	9.0 g
Semen Sojae praeparatum	Dan dou chi	9.0 g
Fructus Gardeniae	Zhi zi	6.0 g
Bulbus Fritillariae Thunbergii	Zhe bei mu	6.0 g
Radix Adenophorae	Nan sha shen	6.0 g
Pericarpium Fructi Pyri	Li pi	6.0 g

Erläuterung

Die Rezeptur wurde bereits in Kapitel 8 erläutert. Sie beseitigt Wind, Hitze und Trockenheit aus dem Abwehr-Qi-Anteil der Lunge.

Variationen

Zum Harmonisieren des Blutes (Blutungen stillen, Stase beseitigen, das Blut beruhigen und nähren): plus Bai ji (Rhizoma Bletillae), Ou jie (Nodus rhizomatis Nelumbinis), San qi (Radix Notoginseng), Bai shao (Radix Paeoniae alba) und Dang gui (Radix Angelicae sinensis).

Wenn Wind-Hitze beginnt, das Yin zu schädigen: plus Mai dong (Radix Ophiopogonis) und Tian hua fen (Radix Trichosanthis).

Fertigarznei

Sang ju gan mao pian

Erkältungstablette mit Folium Mori und Flos Chrysanthemi

Folium Mori	Sang ye
Flos Chrysanthemi	Ju hua
Herba Menthae	Bo he
Semen Armeniacae	Xing ren
Radix Platycodi	Jie geng
Fructus Forsythiae	Lian qiao
Rhizoma Phragmitis	Lu gen
Radix Glycyrrhizae	Gan cao

Erläuterung

Diese Tabletten haben die gleichen Zutaten und Indikationen wie die Rezeptur Sang ju yin (Dekokt mit Folium Mori und Flos Chrysanthemi): sie vertreiben Wind-Hitze aus dem Abwehr-Qi-Anteil der Lunge und stellen das Absteigen des Lungen-Qi wieder her. Sie enthalten zwar keine Arzneien zum Beenden von Blutungen, sie wirken aber dennoch Blutstillend, indem sie die Wurzel behandeln, nämlich die Wind-Hitze aus der Lunge vertreiben.

2. Leber-Feuer verletzt die Lunge

Klinische Manifestationen

Husten mit Beimengung frischen, roten Blutes zum Sputum, Schmerz im Hypochondrium, Reizbarkeit, Neigung zu Wutausbrüchen, bitterer Mundgeschmack.

Zunge: rot, gelber Belag.

Puls: saitenförmig, schnell.

Therapieprinzip

Leber-Feuer beseitigen, die Lunge klären, Blut kühlen, Blutungen stillen.

Akupunktur

Punktauswahl

Le 2, Di 11, MP 10, B 17, Lu 10, Lu 6.

Erläuterung

- Le 2 beseitigt Leber-Feuer.
- Di 11, MP 10 und B 17 kühlen das Blut und stillen Blutungen.
- Lu 10 beseitigt Lungen-Hitze.
- Lu 6, der Xi-Grenzpunkt, beendet Blutungen aus der Lungen-Leitbahn.

Arzneimitteltherapie

Rezeptur

Xie bai san (Pulver, das das Weiße abfließen läßt) und Qing dai san (Pulver mit Indigo naturalis)

Cortex Lycii	Di gu pi	9.0 g
Cortex Mori	Sang bai pi	9.0 g
Radix Glycyrrhizae tosta	Zhi gan cao	3.0 g
Semen Oryzae	Jing mi	6.0 g
Indigo naturalis	Qing dai	9.0 g
Concha Meretricis seu Cyclinae	Ge qiao	12.0 g

Erläuterung

- Xie bai san beseitigt Lungen-Hitze, Di gu pi stillt auch Blutungen.
- Qing dai san beseitigt Leber-Feuer und Schleim-Hitze der Lunge. Qing dai wirkt auch Blutstillend.

Variationen

- Zum Harmonisieren des Blutes (Blutungen stillen, Stase beseitigen, das Blut beruhigen und nähren): plus Bai ji (Rhizoma Bletillae), Ou jie (Nodus rhizomatis Nelumbinis), San qi (Radix Notoginseng), Sheng di huang (Radix Rehmanniae) und Dang gui (Radix Angelicae sinensis).
- Zum Adstringieren: plus Wu wei zi (Fructus Schisandrae).
- Zum Behandeln des Qi: plus Mu li (Concha Ostreae) zum Befestigen des Qi und Niu xi (Radix Achyranthis), um das Blut hinabzuführen.
- Bei ausgeprägten Symptomen von Leber-Feuer: plus Mu dan pi (Cortex Moutan), Zhi zi (Fructus Gardeniae) und Huang qin (Radix Scutellariae).

3. Lungen-Yin-Mangel mit Leere-Hitze

Klinische Manifestationen

Husten mit spärlichem, blutig tingiertem Sputum, trockener Rachen, nachmittägliches Fieber oder Hitzegefühl, Nachtschweiß, Hitze der Fünf Flächen.

Zunge: rot, belaglos, trocken.

Puls: oberflächlich, leer.

Therapieprinzip

Das Lungen-Yin nähren, Leere-Hitze beseitigen, Blutungen stillen.

Akupunktur

Punktauswahl

Lu 9, KG 12, MP 6, M 36, N 3-taixi, Lu 10, Lu 6. Lu 10 und Lu 6 sedieren, die anderen Punkte tonisieren. Keine Moxibustion.

Erläuterung

- Lu 9 nährt das Lungen-Yin.
- KG 12, MP 6 und M 36 stärken die Erde, damit diese das Metall nähren kann. Der Magen ist auch die Quelle der Flüssigkeiten, weswegen das Tonisieren dieser Punkte die Körperflüssigkeiten und das Yin unterstützt.
- N 3 nährt das Yin.
- Lu 10 beseitigt Lungen-Hitze.
- Lu 6 stillt Blutungen.

Arzneimitteltherapie

Rezeptur

Bai he gu jin tang

Dekokt zum Festigen des Metalls mit Bulbus Lilii

Bulbus Lilii	Bai he	15.0 g
Radix Ophiopogonis	Mai dong	9.0 g
Radix Scrophulariae	Xuan Shen	9.0 g
Radix Rehmanniae	Sheng di huang	9.0 g
Radix Rehmanniae praeparata	Shu di huang	9.0 g
Radix Angelicae sinensis	Dang gui	6.0 g
Radix Paeoniae alba	Bai shao	9.0 g
Radix Platycodi	Jie geng	6.0 g
Bulbus Fritillariae cirrhosae	Chuan bei mu	6.0 g
Radix Glycyrrhizae	Gan cao	3.0 g

Erläuterung

Diese Rezeptur wurde bereits in Kapitel 5 besprochen. Sie nährt das Lungen-Yin und beseitigt Hitze.

Variationen

- Zum Harmonisieren des Blutes (Blutungen stillen, Stase beseitigen, das Blut beruhigen und nähren): plus Bai ji (Rhizoma Bletillae), Ou jie (Nodus rhizomatis Nelumbinis) und San qi (Radix Notoginseng). Hier ist es nicht nötig, Arzneien zum Beruhigen und Nähren des Blutes hinzuzufügen, da die Rezeptur bereits Sheng di huang und Dang gui enthält.
- Zum Adstringieren: plus Wu wei zi (Fructus Schisandrae). Diese Maßnahme unterstützt auch das Nähren des Lungen-Yin.
- Zum Behandeln des Qi: plus Mu li (Concha Ostreae). Damit unterstützen wir auch das Nähren des Yin.
- Ausgeprägte Leere-Hitze-Symptome: plus Qing hao (Herba Artemisiae annuae) und Di gu pi (Cortex Lycii). Beide Arzneien unterstützen auch das Stillen von Blutungen.

Kasuistik

Eine 65jährige Frau leidet seit vielen Jahren an Atemnot. Sie hatte vor 40 Jahren Lungentuberkulose. Zum Zeitpunkt der Konsultation bestehen ihre Hauptbeschwerden in Belastungsdyspnoe, allgemeiner Erschöpfung und Abhusten blutig tingierten Sputums. Sie leidet auch an Nachtschweiß, einem trockenen Rachen und nachmittäglichem Hitzegefühl. Sie zieht sich sehr leicht Erkältungen zu, die ohne Verzug ihren Brustkorb befallen und zu Bronchitis mit Expektoration reichlich gelb-grünlichen Sputums führen. Sie ist übergewichtig. Ihre Zunge ist etwas gerötet und gedunsen, sie hat im vorderen Anteil einen wurzellosen Belag. Ihr Puls ist schlüpfrig.

Diagnose

Diese Patientin leidet an zwei Störungen, die eher widersprüchliche Befunde hervorrufen. Zunächst gibt es deutliche Symptome von Lungen-Yin-Mangel: Nachtschweiß, trockener Rachen, Atemnot, Hitzegefühl am Abend und Husten mit blutig tingiertem Sputum. Zunge und Puls zeigen aber noch ein weiteres Muster. Die Zunge hat zwar im vorderen Anteil einen wurzellosen Belag, der für Lungen-Yin-Mangel spricht, die Zunge sollte aber bei reinem Yin-Mangel eher dünn als gedunsen sein. Der Puls wiederum wäre beim reinen Yin-Mangel oberflächlich und leer statt schlüpfrig. Diese zwei Befunde gehen auf die Tatsache zurück, daß Milz-Qi-Mangel zu Schleim führt. Diese Annahme finden wir auch im Abhusten von reichlich Sputum bestätigt, wenn sie Bronchitis hat, sowie in ihrem Übergewicht.

Therapieprinzip

Das Lungen-Yin nähren, Leere-Hitze der Lunge beseitigen, das Milz-Qi tonisieren, Schleim auflösen. Die Patientin wird ausschließlich mit Akupunktur behandelt.

Akupunktur

Ich wähle aus dem Spektrum folgender Hauptpunkte aus. Es werden alle tonisierend genadelt, mit Ausnahme jener Punkte zum Auflösen von Schleim:

- KG 12, M 36 und MP 6 tonisieren die Milz und lösen Schleim auf. KG 12 stärkt auch die Lunge.
- Lu 9 nährt das Lungen-Yin.
- B 13, B 43-gaohuangshu und LG 12 stärken die Lunge. B 43 ist vor allem angezeigt, wenn man bei chronischen Erkrankungen das Lungen-Yin nähren will.
- Lu 10 (neutral nadeln) beseitigt Leere-Hitze der Lunge und stillt Blutungen aus der Lunge.
- M 40 (neutral stechen) löst Schleim auf.

Nach 6 Behandlungen sistieren die Blutungen aus der Lunge. Die Patientin wird aber noch über 2 Jahre behandelt, um langfristig Lunge und Milz zu stärken.

Meläna

Je dunkler das Blut im Stuhl, desto höher im Verdauungstrakt sitzt die Blutungsquelle. Sehr dunkle Blutbeimengung zum Stuhl kann daher von einer Magenblutung stammen, frisches rotes Blut hingegen von einer Darmblutung. Die häufigsten Ursachen von Meläna sind Magenulzera, Divertikulitis, Colitis ulcerosa und Dickdarmkarzinome. Bei jedem Patienten über 40 mit Blut im Stuhl muß eine westliche Diagnostik durchgeführt werden, um ein Dickdarmkarzinom auszuschließen. Selbstverständlich müssen wir auch die häufigste Blutungsursache, nämlich Hämorrhoiden, ausschließen.

Aus Sicht der Chinesischen Medizin wird die Farbe des Blutes mehr im Sinne des ursächlichen Musters als hinsichtlich der Lokalisation der Blutungsquelle interpretiert. Frisches, rotes oder bloß etwas dunkles Blut spricht für Blut-Hitze als Blutungsursache. Frisches, rotes und sehr reichliches Blut kommt bei Qi-Mangel vor, sehr dunkles Blut hingegen bei Blut-Stase.

Wir werden folgende Muster besprechen:

1. Nässe-Hitze des Darms
2. Magen- und Milz-Schwäche

1. Nässe-Hitze des Darms

Klinische Manifestationen

Frisches Blut (entweder hellrot oder von etwas dunklerem Rot) im Stuhl, weiche und häufige Stühle mit Schleimbeimengung, Bauchschmerzen.

Zunge: rot, mit klebrigem gelbem Belag an der Wurzel, rote Punkte.

Puls: schlüpfrig, schnell.

Therapieprinzip

Hitze beseitigen, Nässe auflösen. Blutungen stillen.

Akupunktur

Punktauswahl

MP 9, MP 6, KG 10, M 25, B 25, B 20, B 22, M 37, Di 11, MP 10. B 20 tonisieren, alle anderen Punkte neutral nadeln.

Erläuterung

- MP 9, MP 6 und B 22 lösen Nässe-Hitze des Unteren Erwärmers auf.
- KG 10 unterstützt das Auflösen von Nässe im Unteren Erwärmer.
- M 25 und B 25, Alarm- und Zustimmungspunkt des Dickdarms, beseitigen Hitze, lösen Nässe auf und beenden Durchfall.
- B 20 tonisiert die Milz mit dem Ziel des Auflösens von Nässe.
- M 37 beendet chronischen Durchfall.
- Di 11 und MP 10 kühlen das Blut, um auch diese Blutungen zu stillen. Di 11 löst auch Nässe-Hitze des Dickdarms auf.

Arzneimitteltherapie

Rezeptur

Di yu san

Pulver mit Radix Sanguisorbae

Radix Sanguisorbae	Di yu	9.0 g
Radix Rubiae	Qian cao	6.0 g
Radix Scutellariae	Huang qin	6.0 g
Rhizoma Coptidis	Huang lian	4.5 g
Fructus Gardeniae	Zhi zi	6.0 g
Poria	Fu ling	6.0 g

Erläuterung

Diese Rezeptur wirkt spezifisch bei durch Nässe-Hitze bedingten Darmblutungen.

Variationen

- Um das Blut zu harmonisieren, also Blutungen zu stillen, Stasen zu beseitigen, das Blut zu beruhigen und zu nähren: plus Bai shao (Radix Paeoniae alba) und Dang gui (Radix Angelicae sinensis). Wir müssen keine Arzneien zum Beenden des Blutens oder zum Bewegen des Blutes hinzufügen, da Di yu, Qian cao und Zhi zi blutstillend wirken. Qian cao bewegt auch das Blut.
- Um zu adstringieren: plus Lian zi (Semen Nelumbinis). Diese Arznei wirkt auch gegen Durchfall.
- Zum Behandeln des Qi: plus Sheng ma (Rhizoma Cimicifugae). Diese Arznei hebt das Qi.
- Bei einer sehr chronischen Krankheit mit Zeichen von Milz-Schwäche: plus Bai zhu (Rhizoma Atractylodis macrocephalae).
- Bei starken Bauchschmerzen: plus Yan hu suo (Rhizoma Corydalis).

2. Magen- und Milz-Schwäche

Klinische Manifestationen

Reichlich frisches Blut im Stuhl, leichter Bauchschmerz, blasses Gesicht, Erschöpfung, Depression, weiche und häufige Stühle mit Schleimbeimengung.

Zunge: blaß, gedunsener Rand.

Puls: schwächlich.

Therapieprinzip

Die Milz stärken, die Mitte wärmen, Blutungen stillen.

Akupunktur

Punktauswahl

KG 12, KG 6, M 25, MP 6, B 20, B 21, M 36, M 37, MP 10, LG 20-baihui.

Erläuterung

- KG 12, B 20, B 21 und M 36 tonisieren Magen und Milz.
- KG 6 und M 25 tonisieren das Qi und beenden Durchfall. An KG 6 kann man Moxa auf einer Ingwerscheibe applizieren.
- MP 6 löst Nässe im Unteren Erwärmer auf.
- M 37 beendet chronischen Durchfall.
- MP 10 stillt Blutungen.
- LG 20 (direkte Moxibustion) hebt das Qi.

Arzneimitteltherapie

Rezeptur

Li zhong wan

Pille, die die Mitte reguliert

Radix Ginseng oder	Ren shen	6.0 g
Radix Codonopsis pilosulae	Dang shen	12.0 g
Rhizoma Atractylodis macrocephalae	Bai zhu	9.0 g
Rhizoma Zingiberis	Gan jiang	5.0 g
Radix Glycyrrhizae tosta	Zhi gan cao	6.0 g

Erläuterung

Diese Rezeptur wurde bereits in Kapitel 12 besprochen. Sie tonisiert Qi und Yang der Milz und wirkt gegen Bauchschmerzen. Gan jiang wirkt gegen Blutungen aufgrund von Qi- und Yang-Mangel.

Variationen

- Zum Harmonisieren des Blutes (Blutungen stoppen, Stase beseitigen, das Blut beruhigen und nähren): plus Zao xin huang tu (Terra flava usta), Xian he cao (Herba Agrimoniae), San qi (Radix Notoginseng), Bai shao (Radix Paeoniae alba) oder Dang gui (Radix Angelicae sinensis).
- Zum Adstringieren: plus Lian zi (Semen Nelumbinis).
- Zum Heben des Qi: plus Sheng ma (Rhizoma Cimicifugae).

Kasuistik

Ein 60jähriger Mann leidet seit 2 Jahren an Meläna. Er verspürt keine Bauchschmerzen, er hat sehr häufigen und weichen Stuhl. Das Blut ist von frischroter Farbe, Hämorrhoiden als Blutungsquelle sind auszuschließen. Meist fühlt er sich sehr müde und äußerst kalt. Sogar, als er an einem heißen Sommertag zur Konsultation kommt, trägt er Pullover und Jacke. Seine Zunge ist blaß und gedunsen und weist einen weißen, klebrigen Belag auf. Sein Puls ist allgemein schwächlich, vor allem an der rechten mittleren Taststelle.

Diagnose

Es handelt sich um einen klaren Fall von Milz-Yang-Mangel mit einiger innerer Kälte. Die Blutungen treten auf, da das Milz-Qi das Blut nicht halten kann.

Therapieprinzip

Das Milz-Yang tonisieren und wärmen, Kälte vertreiben. Dieser Patient wird ausschließlich mit Arzneimitteltherapie behandelt.

Arzneimitteltherapie

Ich verwende eine Kombination aus Li zhong wan (Pille, die die Mitte reguliert) und Gui pi tang (Dekokt zum Stärken der Milz). Die erste Rezeptur tonisiert das Milz-Yang und vertreibt Kälte, die zweite stärkt die Milz-Funktion, das Blut zu halten. Gui pi tang, eine Rezeptur, die auch den Geist beruhigt, paßt in diesem Fall auch recht gut, denn während der Konsultation höre ich heraus, daß die Krankheit nach einer schweren emotionalen Krise mit seinem Sohn begonnen hat.

Radix Ginseng	Ren shen	6.0 g
oder		
Rhizoma Atractylodis macrocephalae	Bai zhu	9.0 g
Rhizoma Zingiberis	Gan jiang	5.0 g
Radix Glycyrrhizae tosta	Zhi gan cao	3.0 g
Radix Astragali	Huang qi	9.0 g
Poria	Fu ling	6.0 g
Semen Ziziphi spinosae	Suan zao ren	4.0 g
Radix Polygalae	Yuan zhi	4.0 g
Radix Angelicae sinensis	Dang gui	6.0 g
Radix Aucklandiae	Mu xiang	3.0 g
Herba Agrimoniae	Xian he cao	6.0 g
Pollen Typhae	Pu huang	4.0 g
Radix Paeoniae alba	Bai shao	9.0 g

Erläuterung

- Ich nehme Long yan rou aus der Originalrezeptur, weil der Patient nicht mehr an Schlafstörungen leidet. Aus dem gleichen Grund ersetze ich Fu shen durch Fu ling.
- Die Hinzufügung von Xian he cao dient dem Stillen von Blutungen.
- Pu huang bewegt das Blut.
- Bai shao beruhigt und nährt das Blut.

Bei der Analyse der Rezeptur erkennen wir, daß die vier Behandlungsziele beim Stillen von Blutungen erreicht werden.

1. Das Blut harmonisieren

   Blutungen stoppen: Xian he cao

   Blut bewegen: Pu huang

   Das Blut beruhigen: Bai shao

   Das Blut nähren: Dang gui
2. Behandeln der Wurzelursache: Huang qi, Ren shen und Bai zhu (alle tonisieren das Qi)
3. Adstringieren: Suan zao ren
4. Das Qi behandeln: Huang qi hebt das Qi.

Im Laufe eines Jahres verbessert sich der Zustand des Patienten allmählich. Nach einem Jahr hören die Blutungen auf, sein Allgemeinzustand ist deutlich besser.

Hämaturie

Hier findet man Blut im Harn ohne Schmerzen bei der Miktion. Ist die Miktion schmerzhaft, so lese man den Abschnitt über Blut-Dysurie in Kapitel 20.

Das Spektrum der Hämaturie kann von reichlichen, mit freiem Auge sichtbaren Blutbeimengung (Makrohämaturie) bis zu mikroskopischen Spuren reichen, die mit bloßem Auge nicht zu erkennen sind (Mikrohämaturie).

Wir werden in diesem Zusammenhang folgende Muster besprechen:

1. Blasen-Hitze
2. Nieren-Yin-Mangel mit Leere-Hitze
3. Milz-Schwäche, die Milz kann das Blut nicht kontrollieren
4. Mangelnde Festigkeit des Nieren-Qi

1. Blasen-Hitze

Klinische Manifestationen

Spärlicher, dunkler Harn mit Beimengungen frischen Blutes, psychische Unruhe, Durst, Schlafstörungen, rotes Gesicht, Zungengeschwüre, bitterer Mundgeschmack.

Zunge: rot, gerötete Spitze, gelber Belag mit roten Punkten an der Wurzel.

Puls: an der linken proximalen Taststelle schnell, etwas überflutend, saitenförmig.

Es handelt sich hier um Blasen-Hitze, die aus Hitze des Dünndarms und Herz-Feuer entsteht.

Therapieprinzip

Hitze aus Blase und Dünndarm beseitigen, Herz-Feuer ausleiten, den Geist beruhigen, das Blut kühlen, Blutungen stoppen.

Akupunktur

Punktauswahl

H 8, Dü 2, B 66-tonggu, KG 3, B 28, Di 11, MP 10, B 63-jinmen. Sedieren.

Erläuterung

- H 8 leitet Herz-Feuer aus.
- Dü 2 beseitigt Hitze des Dünndarms.
- B 66 beseitigt Blasen-Hitze.

- KG 3 und B 28, also Alarm- und Zustimmungspunkte der Harnblase, beseitigen Blasen-Hitze.
- Di 11 und MP 10 kühlen das Blut und stillen Blutungen.
- B 63, der Xi-Grenzpunkt, beendet Blutungen aus der Blasen-Leitbahn.

Arzneimitteltherapie

Rezeptur

Xiao ji yin zi

Dekokt mit Herba Cirsi

Herba Cirsi	Xiao ji	30.0 g
Nodus Nelumbinis rhizomatis	Ou jie	6.0 g
Pollen Typhae	Pu huang	9.0 g
Talcum	Hua shi	15.0 g
Caulis Akebiae	Mu tong	9.0 g
Herba Lophatheri	Dan zhu ye	9.0 g
Fructus Gardeniae	Zhi zi	9.0 g
Radix Rehmanniae	Sheng di huang	30.0 g
Radix Angelicae sinensis	Dang gui	6.0 g
Radix Glycyrrhizae	Gan cao	6.0 g

Erläuterung

Diese Rezeptur wurde bereits weiter oben besprochen, und zwar als Beispiel für die Anwendung der vier Behandlungsziele zur Blutstillung. Sie wirkt spezifisch bei Hämaturie aufgrund von Blut-Hitze.

Die Rezeptur bedarf keiner Modifikationen, um Blutungen zu stillen, da sie bereits alle Zutaten enthält, um gemäß der beschriebenen vier Behandlungsziele zu behandeln.

Fertigarznei

Te xiao pai shi wan

Besonders wirksame Pille zum Ausstoßen von Steinen

Herba Lysimachiae	Jin qian cao
Spora Lygodii	Hai jin sha
Radix Angelicae dahuricae	Bai zhi
Herba Andrographitis	Chuan xin lian
Radix Achyranthis bidentatae	Niu xi
Radix Fici	Wu hua guo gen
Rhizoma Coptidis	Huang lian
Radix et Rhizoma Rhei	Da huang
Radix Milletiae speciosae	Niu da li
Radix Notoginseng	San qi
Succinum	Hu po

Erläuterung

Diese Rezeptur leitet Nässe-Hitze der Blase aus und bringt Steine der Harnwege zum Abgehen. Sie ist geeignet, die Wurzelursache von Blasenblutungen zu behandeln, die auf Hitze oder Nässe-Hitze der Blase zurückzuführen sind. Dieses Präparat kann man mit der Fertigarznei Yunnan te chan tian qi pian (Besonders zubereitete Tablette aus Yunnan mit Radix Notoginseng) kombinieren, die bloß San qi (Radix Notoginseng) enthält, um die Manifestation zu behandeln, also Blutungen zu stillen. Das Präparat ist während der Schwangerschaft kontraindiziert.

Zungenbefund: roter Zungenkörper, gelber Belag auf der ganzen Zunge, an der Wurzel ein dickerer, klebriger, gelber Belag mit roten Punkten.

2. Nieren-Yin-Mangel mit Leere-Hitze

Klinische Manifestationen

Spärlicher, dunkler Harn mit Blutbeimengung, Schwindelgefühl, Tinnitus, Lumbalgie, Erschöpfung, Hitzegefühl am Nachmittag, Nachtschweiß.

Zunge: belaglos, rot.

Puls: oberflächlich, leer.

Therapieprinzip

Das Nieren-Yin nähren, Leere-Hitze beseitigen, das Blut kühlen, Blutungen stillen.

Akupunktur

Punktauswahl

N 3-taixi, N 6-zhaohai, KG 4, MP 6, N 5-shuiquan, KG 3, B 28, N 2-rangu, MP 10. N 3, N 6, KG 4 und MP 6 tonisieren, die anderen Punkte neutral nadeln.

Erläuterung

- N 3, N 6, KG 4 und MP 6 nähren das Nieren-Yin.
- N 5, der Xi-Grenzpunkt, beendet Hämaturie.
- KG 3 und B 28 beseitigen Hitze der Blase.
- N 2 beseitigt Leere-Hitze der Niere.
- MP 10 kühlt das Blut und beendet Blutungen.

Arzneimitteltherapie

Rezeptur

Zhi bo di huang wan (or Zhi bo ba wei wan)

Pille mit Rhizoma Anemarrhenae, Cortex Phellodendri und Radix Rehmanniae praeparata

Pille aus acht Zutaten mit Rhizoma Anemarrhenae und Cortex Phellodendri

Radix Rehmanniae praeparata	Shu di huang	24.0 g
Fructus Corni	Shan zhu yu	12.0 g
Rhizoma Dioscoreae	Shan yao	12.0 g
Rhizoma Alismatis	Ze xie	9.0 g
Poria	Fu ling	9.0 g
Cortex Moutan	Mu dan pi	9.0 g
Rhizoma Anemarrhenae	Zhi mu	9.0 g
Cortex Phellodendri	Huang bai	9.0 g

Erläuterung

Diese Rezeptur wurde bereits besprochen. Sie stärkt das Nieren-Yin und beseitigt Leere-Hitze.

Variationen

- Zum Harmonisieren des Blutes (Blutungen stillen, Stase beseitigen, das Blut beruhigen und nähren): plus Xiao ji (Herba Cirsi), Qian cao (Radix Rubiae), Sheng di huang (Radix Rehmanniae) und Gou qi zi (Fructus Lycii).
- Zum Adstringieren: in der Rezeptur ist bereits Shan zhu yu enthalten, daher ist diesbezüglich keine Modifikation nötig.
- Zum Behandeln des Qi: plus Mu li (Concha Ostreae).
- Bei sehr ausgeprägten Symptomen von Leere-Hitze: plus Mo han lian (Herba Ecliptae) und Qing hao (Herba Artemisiae annuae). Diese Arzneien wirken auch blutstillend.

Fertigarznei

Zhi bo ba wei wan

Pille mit Rhizoma Anemarrhenae, Cortex Phellodendri und Radix Rehmanniae praeparata

Radix Rehmanniae praeparata	Shu di huang
Fructus Corni	Shan zhu yu
Rhizoma Dioscoreae	Shan yao
Rhizoma Alismatis	Ze xie
Poria	Fu ling
Cortex Moutan	Mu dan pi
Rhizoma Anemarrhenae	Zhi mu
Cortex Phellodendri	Huang bai

Erläuterung

Dieses Präparat hat die gleichen Zutaten und Indikationen wie die Rezeptur Zhi bo di huang wan (die beiden Namen sind austauschbar). Es ist angezeigt, wenn vor einem Hintergrund von Nieren-Yin-Mangel chronische Hämaturie durch Nässe-Hitze der Blase verursacht wird. Wie bei der zuvor besprochenen Fertigarznei kann man auch diese mit den Tabletten namens Yunnan te chan tian qi pian kombinieren, um die Manifestation zu therapieren, also Blutungen zu beenden.

Zungenbefund: roter, belagloser Zungenkörper, nur an der Wurzel ist ein klebriger, gelber Belag mit roten Punkten zu finden.

Kasuistik

Ein 75jähriger Mann leidet seit 3 Monaten an Hämaturie. Die Miktion ist nicht schmerzhaft, das Blut ist dunkel und bildet gelegentlich winzige Klumpen. Er hat ein allgemeines Hitzegefühl, sein Mund ist sehr trocken und heiß. Seine Zunge ist rot, trocken und nahezu ganz abgeschält. Sein Puls ist oberflächlich und leer.

Diagnose

Dieser Patient bietet zwar verhältnismäßig wenige Symptome, seine Zunge zeigt aber sehr deutlich einen Nieren-Yin-Mangel mit Leere-Hitze. Dieser ist auch die Ursache der Hämaturie. Ich rate ihm, eine Diagnose gemäß der Westlichen Medizin einzuholen, wie es bei einem Mann über 50 stets geschehen sollte, da es sich um ein Blasenkarzinom handeln könnte. Der Patient weigert sich aber ständig, sich im Krankenhaus untersuchen zu lassen. Ich stimme zuletzt zu, ihn zu behandeln und verwende eine Modifikation von Zhi bo ba wei wan (Pille aus acht Zutaten mit Rhizoma Anemarrhenae und Cortex Phellodendri):

Radix Rehmanniae	Sheng di huang	6.0 g
Fructus Corni	Shan zhu yu	3.0 g
Rhizoma Dioscoreae	Shan yao	6.0 g
Rhizoma Alismatis	Ze xie	4.0 g
Poria	Fu ling	6.0 g
Cortex Moutan	Mu dan pi	6.0 g
Rhizoma Anemarrhenae	Zhi mu	4.0 g
Cortex Phellodendri	Huang bai	4.0 g
Herba Cirsi	Xiao ji	6.0 g
Pollen Typhae	Pu huang	4.0 g
Radix Angelicae sinensis	Dang gui	6.0 g
Concha Ostreae	Mu li	12.0 g

Erläuterung

- Die ersten acht Arzneien bilden die Grundrezeptur zum Nähren des Nieren-Yin und Beseitigen von Leere-Hitze aus der Blase. Um das Yin noch besser zu nähren, wechsle ich Shu di huang durch Sheng di huang aus.
- Xiao ji stillt Blutungen im Harntrakt.
- Pu huang bewegt das Blut und stoppt Blutungen.
- Dang gui nährt das Blut.
- Mu li festigt das Qi.

Bei der Analyse der Verschreibung sehen wir, daß die vier Behandlungsziele bei Blutungen erfüllt werden:

1. Das Blut harmonisieren
   Blutungen stillen: Xiao ji
   Blut bewegen: Pu huang
   Das Blut beruhigen: Sheng di huang
   Das Blut nähren: Dang gui
2. Die Wurzelursache behandeln: dies bewerkstelligt die Grundrezeptur zum Nähren des Yin. Beseitigen von Leere-Hitze
3. Adstringieren: Shan zhu yu
4. Das Qi behandeln: Mu li festigt das Qi.

Diese Rezeptur stoppt nahezu sofort die Blutungen. Nach drei Monaten tritt allerdings wieder Bluten auf. Mit einer ähnlichen Rezeptur ist die Hämaturie wieder zu beenden, sie kommt aber nach 2 Monaten wieder. Zu diesem Zeitpunkt bin ich beinahe sicher, daß dieser Patient an einem Blasenkarzinom leidet. Er selbst scheint auch diesen Verdacht zu hegen, lehnt aber jegliche Untersuchung weiterhin ab. Nach und nach erkenne ich, daß er den Tod geradezu sucht, da er des Lebens schon müde ist. Er stirbt auch tatsächlich nach weiteren vier Monaten.

3. Milz-Schwäche, die Milz kann das Blut nicht kontrollieren

Klinische Manifestationen

Chronische Hämaturie, Müdigkeit, blasses Gesicht, Appetitlosigkeit, Depression.

Zunge: blaß.

Puls: schwächlich.

Therapieprinzip

Die Milz stärken, damit diese das Blut kontrollieren kann, sowie Blutungen stillen.

Akupunktur

Punktauswahl

M 36, MP 6, KG 12, B 20, B 21, KG 6, MP 10, B 63-jinmen, B 23, B 28, LG 20-baihui. Tonisierend nadeln, Moxa kann verwendet werden.

Erläuterung

- M 36, MP 6, KG 12, B 20 und B 21 tonisieren Magen und Milz.
- KG 6 festigt das Qi im unteren Abdomen, um auf diese Weise Blutungen zu stillen.
- MP 10 stillt Blutungen.
- B 63 beendet Blutungen aus der Blasen-Leitbahn.
- B 23 und B 28 stärken die Blase, um Blutungen zu stillen.
- LG 20 (direkte Moxibustion) hebt das Qi.

Arzneimitteltherapie

Rezeptur

Gui pi tang

Dekokt zum Stärken der Milz

Radix Ginseng	Ren shen	6.0 g
oder		
Radix Codonopsis pilosulae	Dang shen	12.0 g
Radix Astragali	Huang qi	15.0 g
Rhizoma Atractylodis macrocephalae	Bai zhu	12.0 g
Radix Angelicae sinensis	Dang gui	3.0 g
Sclerotium Poriae pararadicis	Fu shen	9.0 g
Semen Ziziphi spinosae	Suan zao ren	9.0 g
Arillus Longan	Long yan rou	12.0 g
Radix Polygalae	Yuan zhi	9.0 g
Radix Aucklandiae	Mu xiang	6.0 g
Radix Glycyrrhizae tosta	Zhi gan cao	4.0 g
Rhizoma Zingiberis recens	Sheng jiang	3 Scheiben
Fructus Jujubae	Da zao	5 Stück

Erläuterung

Diese Rezeptur wurde bereits in den Kapiteln 9 und 11 besprochen. Sie wirkt spezifisch gegen Blutungen aufgrund von Milz-Qi-Mangel.

Variationen

- Zum Harmonisieren des Blutes (Blutungen stillen, Stase beseitigen, das Blut beruhigen und nähren): plus Xiao ji (Herba Cirsi), Hong hua (Flos Carthami) und Bai shao (Radix Paeoniae alba). Es besteht keine Notwendigkeit, Arzneien zum Nähren des Blutes hinzuzufügen, da die Grundrezeptur bereits Dang gui enthält.
- Zum Adstringieren: auch hier enthält bereits die Grundrezeptur Suan zao ren.
- Zum Behandeln des Qi: plus Sheng ma (Rhizoma Cimicifugae) und Chai hu (Radix Bupleuri), um das Qi zu heben.

Fertigarznei

Gui pi wan

Pille zum Stärken der Milz

Erläuterung

Zutaten und Funktionen sind die gleichen wie bei der gleichnamigen Dekoktrezeptur. Das Präparat ist geeignet, Blutungen jeglicher Herkunft zu behandeln, wenn das Milz-Qi das Blut nicht halten kann. Um auch die Manifestation zu behandeln, kann man es mit den Yunnan te chan tian qi pian-Tabletten kombinieren.

Zungenbefund: blasser, dünner Zungenkörper.

4. Mangelnde Festigkeit des Nieren-Qi

Klinische Manifestationen

Chronische Hämaturie mit blassem Blut, Schwindelgefühl, Tinnitus, Erschöpfung, Depression, Lumbalgie.

Zunge: blaß, gedunsen.

Puls: schwächlich.

Therapieprinzip

Das Nieren-Yang tonisieren, Blutungen stillen.

Akupunktur

Punktauswahl

23, B 28, B 20, B 17, MP 10, N 3-taixi. Tonisieren, Moxa kann verwendet werden.

Erläuterung

- B 23, B 28 und B 20 tonisieren Niere, Blase und Milz. Das Tonisieren der Milz unterstützt diese dabei, das Blut zu halten.
- B 17 und MP 10 stillen Blutungen.
- N 3 (mit Moxa) tonisiert das Nieren-Yang.

Arzneimitteltherapie

Rezeptur

Wu bi shan yao wan

Unvergleichliche Pille mit Rhizoma Dioscoreae

Rhizoma Dioscoreae	Shan yao	15.0 g
Herba Cistanchis	Rou cong rong	9.0 g
Semen Cuscutae	Tu si zi	9.0 g
Radix Morindae officinalis	Ba ji tian	6.0 g
Cortex Eucommiae	Du zhong	6.0 g
Radix Rehmanniae praeparata	Shu di huang	9.0 g
Fructus Corni	Shan zhu yu	6.0 g
Radix Achyranthis bidentatae	Niu xi	6.0 g
Fructus Schisandrae	Wu wei zi	4.5 g
Halloysitum rubrum	Chi shi zhi	6.0 g
Rhizoma Alismatis	Ze xie	6.0 g
Sclerotium Poriae pararadicis	Fu shen	6.0 g

Erläuterung

Diese Rezeptur wurde bereits in Kapitel 20 erläutert. Sie tonisiert das Nieren-Yang und vermindert den Harnfluß.

Variationen

- Zum Harmonisieren des Blutes (Blutungen stillen, Stase beseitigen, das Blut beruhigen und nähren): plus Xiao ji (Herba Cirsi), Pu huang (Pollen Typhae), Bai shao (Radix Paeoniae alba) und Dang gui (Radix Angelicae sinensis).
- Zum Adstringieren: die Grundrezeptur enthält zu diesem Zweck bereits Shan zhu yu, Wu wei zi und Chi shi zhi.
- Zum Behandeln des Qi: plus Sheng ma (Rhizoma Cimicifugae). Diese Arznei hebt das Qi.

Subkutane Blutungen (Petechien)

Sie äußern sich in Blutergüssen verschiedener Größe. Sie kommen bei älteren Menschen häufig vor, bei jungen Menschen sind sie unter anderem ein Symptom von Leukämie. Subkutane Blutungen treten auch im Rahmen akuter fieberhafter Erkrankungen auf, wenn die Blut-Schicht betroffen ist und es zu Blut-Hitze kommt.

Wir werden folgende Muster besprechen:

1. Blut-Hitze
2. Yin-Mangel mit Leere-Hitze
3. Qi-Schwäche, das Qi kann das Blut nicht halten

1. Blut-Hitze

Klinische Manifestationen

Leuchtende, purpurne Flecken unter der Haut, Blutungen aus anderen Regionen wie Nase, Darm oder Blase, psychische Unruhe, Fieber während der Nacht, Durst.

Zunge: rot, belaglos, bedeckt von roten Punkten.

Puls: schnell, dünn.

Dieser Zustand entspricht Blut-Hitze, die während einer fieberhaften Erkrankung auftritt, sobald die Blut-Schicht betroffen ist. Dies ist stets eine ernste Situation. Sie kann aber auch als chronische Störung bei alten Menschen mit Blut-Hitze vorkommen. In diesem Fall geht sie auf Leber-Feuer zurück. In solchen Fällen findet man allerdings kein Fieber.

Therapieprinzip

Das Blut kühlen, Toxine vertreiben, Blutungen stillen.

Akupunktur

Punktauswahl

Di 11, MP 10, N 2-rangu, Le 3, MP 6, MP 4, Le 5. Sedieren.

Erläuterung

- Di 11 und MP 10 kühlen das Blut und stillen Blutungen.
- N 2 und Le 3 kühlen das Blut. Le 3 unterdrückt auch Wind, der im Blut-Stadium einer fieberhaften Erkrankung häufig auftritt.
- MP 6 kühlt das Blut und nährt das Yin.
- MP 4 kontrolliert die Blut-Verbindungsleitbahnen und stillt subkutane Blutungen.
- Auch Le 5 stillt subkutane Blutungen.

Arzneimitteltherapie

Rezeptur

Xi jiao di huang tang

Dekokt mit Cornu Rhinoceri und Radix Rehmanniae

Cornu Bubali	Shui niu jiao	30.0 g
Radix Rehmanniae	Sheng di huang	30.0 g
Radix Paeoniae rubra	Chi shao	12.0 g
Cortex Moutan	Mu dan pi	9.0 g

Erläuterung

- Shui niu jiao kühlt das Blut, wenn fieberhafte Erkrankungen die Blut-Schicht erreichen. Die Arznei stillt auch Blutungen.
- Sheng di huang kühlt das Blut und beendet Blutungen.

Variationen

- Zum Harmonisieren des Blutes (Blutungen stillen, Stase beseitigen, das Blut beruhigen und nähren): plus Qian cao (Radix Rubiae). Diese Arznei stillt Blutungen und bewegt zugleich das Blut. Desweiteren kann man Di yu (Radix Sanguisorbae) und Gou qi zi (Fructus Lycii) hinzufügen. Es ist nicht nötig, Arzneien zum Beruhigen des Blutes beizufügen, da die Grundrezeptur bereits Sheng di huang enthält.
- Zum Adstringieren: plus Shan zhu yu (Fructus Corni).
- Zum Behandeln des Qi: plus Mu li (Concha Ostreae).
- Bei sehr ausgeprägter Blut-Hitze: plus Zi cao (Radix Arnebiae).

Fertigarznei

Lian qiao bai du pian

Tablette mit Fructus Forsythiae zum Vertreiben von Gift

Fructus Forsythiae	Lian qiao
Flos Lonicerae	Jin yin hua
Radix Saposhnikoviae	Fang feng
Cortex Dictamni	Bai xian pi
Periostracum Cicadae	Chan tui
Radix Paeoniae rubra	Chi shao
Radix et Rhizoma Rhei	Da huang
Radix Scutellariae	Huang qin
Fructus Gardeniae	Zhi zi

Erläuterung

Dieses Präparat vertreibt Wind-Hitze, leitet Hitze des Inneren aus und löst Feuer-Toxin auf. Es beseitigt auch Hitze der Haut, weshalb es für durch Blut-Hitze verursachte subkutane Blutungen geeignet ist.

Das Medikament ist während der Schwangerschaft kontraindiziert. Zungenbefund: roter Zungenkörper, gelber Belag.

2. Yin-Mangel mit Leere-Hitze

Klinische Manifestationen

Scharlachrote Flecken unter der Haut, Blutungen an anderen Körperstellen wie Nase und Zahnfleisch, flushartige Gesichtsrötung, psychische Unruhe, trockener Mund, Hitze der Fünf Flächen, Hitzegefühl am Nachmittag, Nachtschweiß. Zunge: rot, belaglos, bedeckt von roten Punkten.

Puls: oberflächlich, leer, etwas schnell.

Hier handelt es sich um einen chronischen Zustand bei alten Menschen mit Yin-Mangel der Niere und Leere-Hitze, die das Blut beunruhigt.

Therapieprinzip

Das Yin nähren, Leere-Hitze beseitigen, Blutungen stillen.

Akupunktur

Punktauswahl

N 3-taixi, N 6-zhaohai, KG 4, MP 6, N 2-rangu, Le 3, Di 11, MP 10. Sedierend oder neutral nadeln, bis auf die ersten vier Punkte, die man tonisieren sollte. Keine Moxibustion.

Erläuterung

- N 3, N 6, KG 4 und MP 6 nähren das Yin.
- N 2 und Le 3 kühlen das Blut.
- Di 11 und MP 10 kühlen das Blut und stillen Blutungen.

Arzneimitteltherapie

Rezeptur

Qian gen san

Pulver mit Radix Rubiae

Radix Rubiae	Qian cao	9.0 g
Cacumen Platycladi	Ce bai ye	9.0 g
Radix Scutellariae	Huang qin	6.0 g
Radix Rehmanniae	Sheng di huang	12.0 g
Colla corii Asini	E jiao	9.0 g
Radix Glycyrrhizae	Gan cao	3.0 g

Erläuterung

Diese Rezeptur wurde bereits weiter oben besprochen. Sie ist ein gutes Beispiel für die Anwendung der vier Behandlungsziele beim Stillen von Blutungen.

Sie beendet Blutungen, die durch Leere-Hitze hervorgerufen werden, die das Blut beunruhigt.

Variationen

Diese Rezeptur benötigt keine Modifikationen, um Blutungen zu stillen, da sie bereits alle Arzneien enthält, um den vier Behandlungszielen zu genügen.

Bei ausgeprägten Zeichen von Leere-Hitze: plus Mo han lian (Herba Ecliptae) und Qing hao (Herba Artemisiae annuae). Beide Arzneien wirken auch blutstillend.

Fertigarznei

Zhi bo ba wei wan

Pille aus acht Zutaten mit Rhizoma Anemarrhenae und Cortex Phellodendri

Erläuterung

Diese Pillen wurden bereits weiter oben erwähnt. Sie sind geeignet, um Blutungen aufgrund von Leere-Hitze zu stillen, wenn im Hintergrund Yin-Mangel besteht. Man kombiniert sie mit Yunnan te chan tian qi pian, um die Manifestation, nämlich das Bluten, zu therapieren.

Zungenbefund: roter, trockener, rissiger und geschälter Zungenkörper.

3. Qi-Schwäche, das Qi kann das Blut nicht halten

Klinische Manifestationen

Blaßrote subkutane Flecken, Erschöpfung, Depression, blasses Gesicht, Appetitlosigkeit.

Zunge: blaß.

Puls: schwächlich.

Therapieprinzip

Das Milz-Qi tonisieren, damit dieses das Blut kontrollieren kann.

Akupunktur

Punktauswahl

M 36, MP 6, KG 12, B 20, B 21, KG 6, MP 10, Lu 9, MP 4.

Erläuterung

- M 36, MP 6, KG 12, B 20 und B 21 tonisieren Magen und Milz.
- KG 6 festigt das Qi im unteren Abdomen, um auf diesem Weg Blutungen zu stillen.
- MP 10 stillt Blutungen.
- Lu 9 tonisiert das Qi.
- MP 4 stillt subkutane Blutungen.

Arzneimitteltherapie

Rezeptur

Gui pi tang

Dekokt zum Stärken der Milz

Radix Ginseng oder	Ren shen	6.0 g
Radix Codonopsis pilosulae	Dang shen	12.0 g
Radix Astragali	Huang qi	15.0 g
Rhizoma Atractylodis macrocephalae	Bai zhu	12.0 g

Radix Angelicae sinensis	Dang gui	3.0 g
Sclerotium Poriae pararadicis	Fu shen	9.0 g
Semen Ziziphi spinosae	Suan zao ren	9.0 g
Arillus Longan	Long yan rou	12.0 g
Radix Polygalae	Yuan zhi	9.0 g
Radix Aucklandiae	Mu xiang	6.0 g
Radix Glycyrrhizae tosta	Zhi gan cao	4.0 g
Rhizoma Zingiberis recens	Sheng jiang	3 Scheiben
Fructus Jujubae	Da zao	5 Stück

Erläuterung

Diese Rezeptur wurde bereits im Abschnitt über Hämaturie besprochen. Auch die Modifikationen zum Stillen von Blutungen sind in diesem Fall die gleichen.

Fertigarznei

Gui pi wan

Pille zum Stärken der Milz

Erläuterung

Wie bereits erwähnt, kann man mit diesen Pillen die Wurzelursache behandeln, wenn das Milz-Qi das Blut nicht halten kann und dadurch Blutungen auftreten. Man kann es mit Yunnan te chan tian qi pian kombinieren, um die Manifestation zu therapieren, also Blutungen zu stillen.

Zungenbefund: blasser, dünner Zungenkörper.

Zahnfleischbluten

Hier geht es um folgende Muster:

1. Magen-Hitze
2. Magen-Yin-Mangel mit Leere-Hitze
3. Magen- und Milz-Schwäche

1. Magen-Hitze

Klinische Manifestationen

Profuses Bluten, schmerzhaftes, geschwollenes Zahnfleisch, Stirnkopfschmerz, Durst.

Zunge: rot, trockener, gelber Belag.

Puls: schnell, an der rechten mittleren Taststelle überflutend.

Therapieprinzip

Magen-Hitze beseitigen, Blut kühlen, Blutungen stillen.

Akupunktur

Punktauswahl

Di 4, Di 11, Di 7, M 21, M 34, M 44. Sedieren. Keine Moxibustion anwenden.

Erläuterung

- Di 4 beseitigt Magen-Hitze und beeinflußt die Magen-Leitbahn im Gesichtsbereich.
- Di 11 beseitigt Hitze und kühlt das Blut.
- Di 7, der Xi-Grenzpunkt, beendet Blutungen entlang des Verlaufs der Dickdarm-Leitbahn.
- M 21 beseitigt Magen-Hitze.
- M 34, der Xi-Grenzpunkt, beendet Blutungen entlang des Verlaufs der Magen-Leitbahn.
- M 44 beseitigt Magen-Hitze und beeinflußt den Magen-Meridian im Gesichtsbereich.

Arzneimitteltherapie

Rezeptur

Yu nu jian

Dekokt der Jade-Frau

Gypsum fibrosum	Shi gao	30.0 g
Rhizoma Anemarrhenae	Zhi mu	4.5 g
Radix Rehmanniae praeparata	Shu di huang	9.0 g
Radix Ophiopogonis	Mai dong	6.0 g
Radix Achyranthis bidentatae	Niu xi	4.5 g

Erläuterung

- Shi gao und Zhi mu beseitigen Magen-Hitze.
- Shu di huang und Mai dong verhindern eine Verletzung des Yin durch die Hitze.
- Niu xi zieht die Hitze nach unten. Die Arznei zieht auch das Blut in die unteren Körperregionen, was Zahnfleischbluten beendet, wogegen diese Rezeptur auch spezifisch wirkt.

Variationen

- Zum Harmonisieren des Blutes (Blutungen stillen, Stase beseitigen, das Blut beruhigen und nähren): plus Di yu (Radix Sanguisorbae), San qi (Radix Notoginseng) und Bai shao (Radix Paeoniae alba). Es bedarf keiner weiteren Arznei zum Nähren des Blutes, da die Rezeptur bereits Shu di huang enthält.

- Adstringieren: plus Lian zi (Semen Nelumbinis).
- Zum Behandeln des Qi: auch hier enthält die Grundrezeptur bereits Niu xi zum Hinunterziehen des Blutes, weshalb keine weitere Arznei für das Qi nötig ist.
- Wenn Magen-Hitze sich in Magen-Feuer umwandelt, was sich an Obstipation, trockenem Stuhl, Bauchschmerzen und psychischer Unruhe erkennen läßt: plus Da huang (Radix et Rhizoma Rhei).

Fertigarznei

Niu huang jie du pian

Pille mit Calculus Bovis zum Auflösen von Gift

Radix et Rhizoma Rhei	Da huang
Gypsum fibrosum	Shi gao
Radix Scutellariae	Huang qin
Radix Platycodi	Jie geng
Radix Glycyrrhizae	Gan cao
Borneolum syntheticum	Bing pian
Calculus Bovis	Niu huang

Erläuterung

Diese Tabletten leiten Magen-Feuer aus. Sie sind daher geeignet, bei Magen-Feuer die Wurzelursache des Blutens zu behandeln. Das Präparat ist allerdings bloß für den Akutfall geeignet, nicht für langfristigen Gebrauch. Es ist während der Schwangerschaft kontraindiziert.

Zungenbefund: dunkelroter Zungenkörper mit gelbem Belag und roten Punkten rund um das Zentrum.

2. Magen-Yin-Mangel mit Leere-Hitze

Klinische Manifestationen

Leichtes Zahnfleischbluten, psychische Unruhe, Zahnfleischerkrankungen, lockere Zähne.

Zunge: rot, belaglos in der Mitte.

Puls: oberflächlich und leer an der rechten mittleren Taststelle.

Therapieprinzip

Das Magen-Yin nähren, Leere-Hitze beseitigen, das Blut kühlen, Blutungen stillen.

Akupunktur

Punktauswahl

M 36, MP 6, KG 12, M 44, Di 4, M 34, Di 11, MP 10. Die ersten drei Punkte tonisierend nadeln, die anderen neutral stechen. Keine Moxibustion.

Erläuterung

- M 36, MP 6 und KG 12 nähren das Magen-Yin.
- M 44 und Di 4 beseitigen Magen-Hitze oder Leere-Hitze und beeinflussen die Magen-Leitbahn im Gesichtsbereich.
- M 34 stillt Blutungen aus dem Magen-Meridian.
- Di 11 und MP 10 kühlen das Blut und stillen Blutungen.

Arzneimitteltherapie

Rezeptur

Qing wei san

Pulver, das den Magen klärt

Rhizoma Coptidis	Huang lian	5.0 g
Radix Rehmanniae	Sheng di huang	12.0 g
Cortex Moutan	Mu dan pi	9.0 g
Radix Angelicae sinensis	Dang gui	6.0 g
Rhizoma Cimicifugae	Sheng ma	6.0 g

Erläuterung

Diese Rezeptur wurde bereits in Kapitel 1 erläutert. Sie beseitigt Hitze und kühlt das Blut im Magen-Bereich.

Variationen

- Zum Harmonisieren des Blutes (Blutungen stillen, Stase beseitigen, das Blut beruhigen und nähren): plus Di yu (Radix Sanguisorbae) und San qi (Radix Notoginseng). Es bedarf keiner weiteren Arzneien zum Beruhigen und Nähren des Blutes, da die Rezeptur zu diesem Zweck bereits Sheng di huang und Dang gui enthält.
- Adstringieren: plus Lian zi (Semen Nelumbinis).
- Zum Behandeln des Qi: plus Niu xi (Radix Achyranthis), um das Blut nach unten zu führen.
- Bei ausgeprägten Symptomen von Magen-Yin-Mangel: plus Mai dong (Radix Ophiopogonis) und Tai zi shen (Radix Pseudostellariae).
- Bei ausgeprägten Symptomen von Trockenheit aufgrund von Yin-Mangel und Leere-Hitze: plus Tian hua fen (Radix Trichosanthis) und Yu zhu (Rhizoma Polygonati odorati).

3. Magen- und Milz-Schwäche

Klinische Manifestationen

Chronisches, aber leichtes Zahnfleischbluten, Blässe von Gingiva und Lippen, Müdigkeit, Appetitmangel, weiche Stühle.

Zunge: blaß.

Puls: schwächlich.

Therapieprinzip

Magen und Milz tonisieren, damit das Blut gehalten werden kann.

Akupunktur

Punktauswahl

M 36, MP 6, KG 12, B 20, B 21, Di 4, M 34, B 17. M 34 und B 17 neutral nadeln, alle anderen Punkte tonisieren.

Erläuterung

- M 36, MP 6, KG 12, B 20 und B 21 tonisieren Magen und Milz.
- Di 4 wird verwendet, um die Magen-Leitbahn im Gesichtsbereich zu beeinflussen.
- Die Kombination von M 34 und B 17 stillt Blutungen aus der Magen-Leitbahn.

Arzneimitteltherapie

Rezeptur

Gui pi tang

Dekokt zum Stärken der Milz

Erläuterung

Diese Rezeptur wurde bereits weiter oben in diesem Kapitel besprochen. Sie wirkt spezifisch gegen Blutungen aufgrund von Milz-Schwäche.

Variationen

- Zum Harmonisieren des Blutes (Blutungen stillen, Stase beseitigen, das Blut beruhigen und nähren): plus Ou jie (Nodus rhizomatis Nelumbinis), San qi (Radix Notoginseng) und Bai shao (Radix Paeoniae alba). Es besteht keine Notwendigkeit, weitere Arzneien zum Nähren des Blutes hinzuzufügen, da die Rezeptur bereits Dang gui enthält.
- Adstringieren: plus Lian zi (Semen Nelumbinis).
- Da die Grundrezeptur bereits Huang qi und Ren shen enthält, sind keine weiteren Arzneien zum Behandeln des Qi nötig.

Fertigarznei

Gui pi wan

Pille zum Stärken der Milz

Erläuterung

Auch dieses Präparat wurde in diesem Kapitel bereits erwähnt. Es ist geeignet, um die Wurzelursache zu behandeln, nämlich Blutungen, die auftreten, wenn das Milz-Qi das Blut nicht halten kann.

Zungenbefund: blasser, dünner Zungenkörper.

Prognose und Prävention

Sowohl Akupunktur als auch Arzneien sind wirksam bei der Behandlung von Blutungen. Die Arzneimitteltherapie ist etwas im Vorteil.

Akute Blutungen können wir sehr wirksam mit einer Kombination aus Akupunktur und Arzneimitteltherapie stillen. Die Fertigarznei Yunnan bai yao (Weiße Medizin aus Yunnan), die San qi (Radix Notoginseng) und weitere, nicht näher angeführte Zutaten enthält, stillt sehr wirksam akute Blutungen. Bei sehr starken Blutungen sollte man auch die kleine rote Pille einnehmen, die in dem Glasfläschchen enthalten ist, das auch die Grundmischung enthält.

Bei chronischen Blutungen setzt man besser die Arzneimitteltherapie ein, das Ansprechen auf die Therapie ist gut.

Was die Vorbeugung anlangt, so sind zwei Dinge für jeden Menschen sehr wichtig, bei dem Blutungen zunächst erfolgreich behandelt wurden. Zunächst sollte er den übermäßigen Verzehr von Nahrungsmitteln heißen energetischen Verhaltens meiden. Dazu zählen Lamm- und Rindfleisch, Gewürze, Curry und Alkohol. Diese Speisen können nämlich Hitze im Blut verursachen, die in der Folge das Blut aus den Gefäßen drängt. Diese Vorsichtsmaßnahme trifft auch zu, wenn die Blutungsart, von der der Patient geheilt wurde, vom Leere-Typ war, beispielsweise bei schwachem Milz-Qi, das das Blut nicht halten kann. Der zweite Faktor, den man im Auge behalten sollte, ist Überarbeitung. Sie entleert das Yin und führt zu Leere-Hitze. Sowohl eine Schwäche des Yin-Qi als auch Leere-Hitze können zu Blutungen Anlaß geben.

Fußnoten

1 Pei Zheng-Xue: A Commentary on the Discussion of Blood Syndromes (Xue Zheng Lun Ping Shi), S. 6-7; People's Health Publishing House, Beijing 1979. Das Originalwerk „Eine Besprechung der Blut-Syndrome" erschien erstmals 1884.

2 Spiritual Axis (Ling Shu Jing), S. 153, People's Health Publishing House, Beijing 1981. Dieses Werk erschien erstmals etwa 100 v. Chr.

Kapitel 31

Dysmenorrhö

痛经

Unter „Dysmenorrhö" versteht man Schmerzen, die vor, während oder nach der Menstruation auftreten. Die Schmerzlokalisation sind unteres Abdomen oder Kreuzbeinregion.

Aus Sicht der Chinesischen Medizin sind Leber, Durchdringungs- und Konzeptionsgefäß verantwortlich für den physiologischen Ablauf der Menstruation. Damit eine normale Regelblutung stattfinden kann, muß reichlich Blut vorhanden sein, und es muß sich angemessen bewegen. Die richtige Bewegung des Blutes wiederum hängt vom freien Fließen des Leber-Qi ab.

Wir können während jedes Menstruationszyklus vier verschiedene Phasen erkennen.

- Während der Menstruation bewegt sich das Blut. Diese Bewegung ist von Qi und Blut der Leber abhängig.
- Nach der Menstruation sind Blut und Yin in einem Leere-Zustand.
- In der Mitte des Zyklus steigen die Pegel von Blut und Yin im Durchdringungs- und Konzeptionsgefäß allmählich an.
- Vor der Regel steigt das Yang an, um sich darauf vorzubereiten, das Blut während der Regel zu bewegen. Das gleiche trifft auf das Leber-Qi zu (siehe Abbildung 31.1).

Die richtige Bewegung von Qi und Blut der Leber ist also von grundlegender Bedeutung für eine schmerzfreie Regelblutung. Stagniert das Leber-Qi, so kann es vor allem vor der Regel zu Schmerzen führen. Stagniert hingegen das Leber-Blut, so verursacht es Schmerzen während der Regelblutung. Stagnation ist also der pathologische Hauptfaktor, der zu Dysmenorrhö führt.

Ätiologie und Pathologie

1. Emotionale Belastungen

Sie stellen einen wichtigen ätiologischen Faktor für Dysmenorrhö dar. Zorn, Frustration, Groll und Haß können zu Leber-Qi-Stagnation führen. Bei Frauen führt Leber-Qi-Stagnation zu Blut-Stase im Uterus, woraus schmerzhafte Regelblutungen resultieren.

2. Kälte, Nässe

Ist eine Frau vor allem während ihrer Pubertät vermehrt Kälte und Nässe ausgesetzt, so kann Kälte in den Uterus eindringen. Kälte zieht stets zusammen, weshalb sie Blut-Stase in der Gebärmutter und auf diesem Weg schmerzhafte Regelblutungen verursacht.

Frauen sind für das Eindringen von Kälte in den Uterus vor allem während und unmittelbar nach der Menstruation besonders anfällig, wenn Gebärmutter und Blut in einem verhältnismäßig schwachen Zustand sind. Gerade zu dieser Zeit sollten sie deshalb besonders darauf achten, nicht Kälte und Nässe ausgesetzt zu sein.

Frauen mit vorbestehender Yang-Schwäche sind selbstverständlich für das Eindringen äußerer Kälte noch empfänglicher.

3. Überarbeitung, chronische Erkrankungen

Körperliche Überarbeitung oder chronische Krankheit führen zu Qi- und Blut-Mangel vor allem von Magen und Milz. Blut-Schwäche führt zu Mangelernährung von Durchdringungs- und Konzeptionsgefäß, wodurch das Blut nicht genug Kraft hat, sich zu bewegen. Dadurch kommt es zu einer verhältnismäßigen Stagnation und zu Schmerzen.

4. Übermäßige sexuelle Aktivität, Niederkunft

Leber und Niere werden durch zuviel Sex geschwächt, wenngleich dieser Faktor für Frauen weniger Bedeutung hat als für Männer. Desweiteren tritt eine Schwächung der beiden Organe durch zu viele Geburten in zu kurzem Abstand und durch zu früh beginnende sexuelle Betätigung ein.

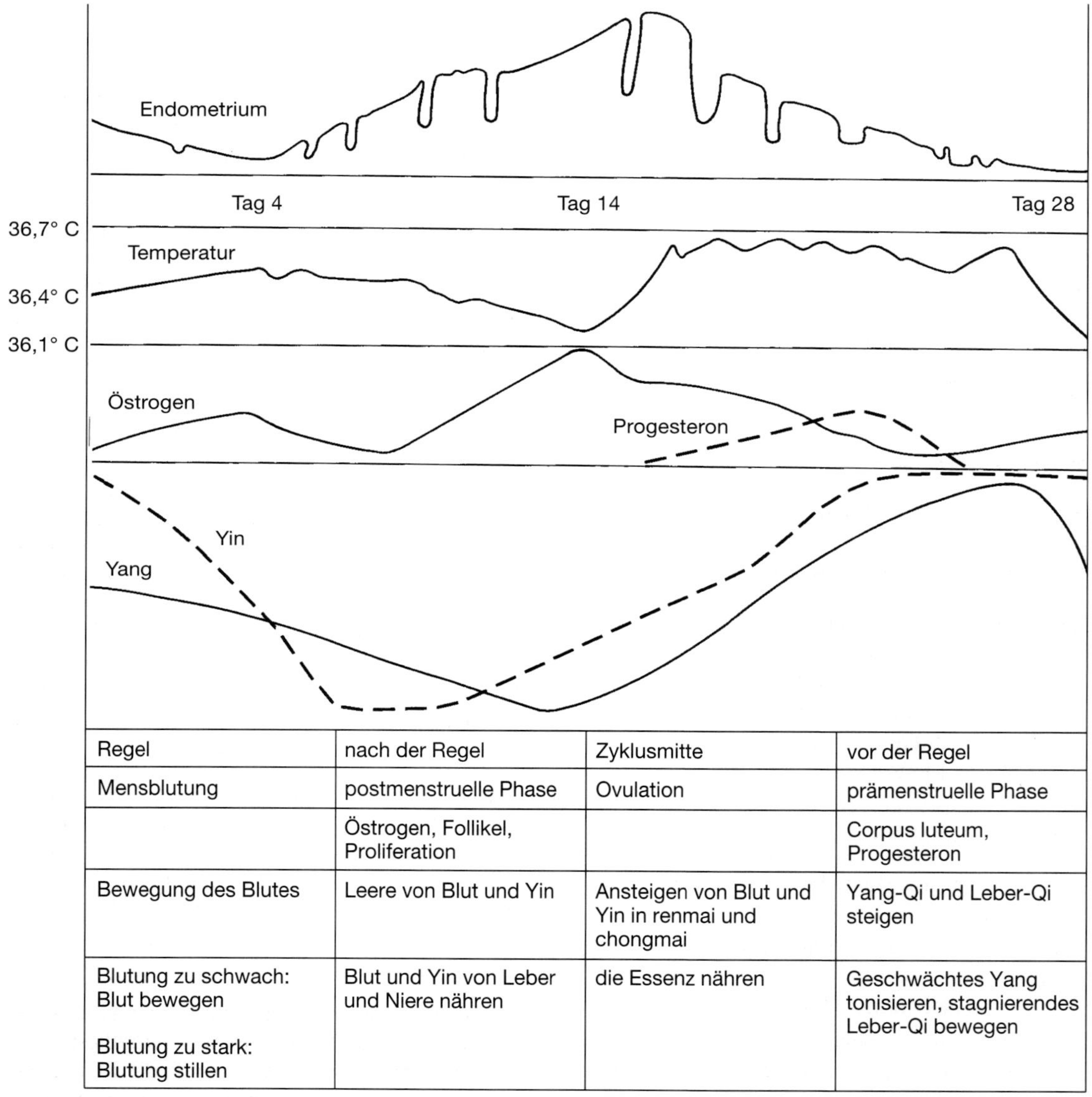

Regel	nach der Regel	Zyklusmitte	vor der Regel
Mensblutung	postmenstruelle Phase	Ovulation	prämenstruelle Phase
	Östrogen, Follikel, Proliferation		Corpus luteum, Progesteron
Bewegung des Blutes	Leere von Blut und Yin	Ansteigen von Blut und Yin in renmai und chongmai	Yang-Qi und Leber-Qi steigen
Blutung zu schwach: Blut bewegen Blutung zu stark: Blutung stillen	Blut und Yin von Leber und Niere nähren	die Essenz nähren	Geschwächtes Yang tonisieren, stagnierendes Leber-Qi bewegen

Abb. 31.1: Die vier Phasen des Menstruationszyklus

Leber- und Nieren-Schwäche zieht eine Leere von Durchdringungs- und Konzeptionsgefäß nach sich. Dadurch können Qi und Blut sich nicht richtig bewegen, es kommt zu Dysmenorrhö.

Stagnation von Qi und/oder Blut, die primär auftreten oder durch Kälte im Uterus hervorgerufen werden kann, ist also der wichtigste ätiologische Faktor bei Dysmenorrhö. Selbst bei Dysmenorrhö vom Leere-Typ aufgrund von Leber- und/oder Nieren-Schwäche finden wir ein Stagnationselement, da das geschwächte Blut sich nicht ausreichend bewegen kann.

Diagnose

Zeitpunkt

Schmerzen vor oder während der Periode sind meist vom Fülle-Typ, Schmerzen nach der Blutung treten bei Leere auf.

Druck

Schmerzverschlimmerung durch Druck spricht für Fülle, eine Erleichterung durch Druck auf das untere Abdomen weist in Richtung Leere.

Hitze – Kälte

Bessert sich der Schmerz durch Wärmeanwendung, etwa mittels einer Wärmflasche, so spricht das entweder für einen Kälte-Zustand oder Blut-Stase aufgrund von Kälte. Wir sollten allerdings daran denken, daß diese Modalität nicht immer für Kälte-Dysmenorrhö beweisend ist, da auch andere Störungen wie Qi- oder Blut-Stagnation durch Auflegen einer Wärmflasche gebessert werden können. Schmerzverschlimmerung durch Wärme spricht für Blut-Hitze.

Schmerzcharakter

- Besserung nach dem Abgang von Blutklumpen: Blut-Stase
- Schmerz mit ausgeprägtem Distensionsgefühl: Qi-Stagnation
- Brennender Schmerz: Blut-Hitze
- Krampfartiger Schmerz: Kälte im Uterus
- Lanzinierender, örtlich fixierter Schmerz: Blut-Stase
- Ziehender Schmerz: Blut-Stase
- Nach unten drängender („bearing down“) prämenstrueller Schmerz: Blut-Stase
- Nach unten drängender Schmerz nach der Regel: Nieren-Schwäche.

Schmerzlokalisation

- Schmerz beiderseits im Unterbauch: Leber-Leitbahn
- Schmerz im Sakrumbereich: Nieren-Leitbahn, Schwäche.

Zyklus

Ist der Zyklus verlängert und das Menstruationsblut dunkel und klumpig, so spricht das für Blut-Stase. Ist das Menstruationsblut hingegen rot und weist es kleine dunkle Klumpen auf, so weist der Befund in Richtung Kälte im Uterus.

Ist der Zyklus zu kurz, die Regelblutung stark und das Blut von hellroter Farbe, so denken wir an Blut-Hitze.

Differenzierung und Behandlung

Die wichtigste Unterscheidung, die wir zu treffen haben, ist jene zwischen Fülle- und Leere-Typus der Dysmenorrhö. Der Fülle-Typ ist viel häufiger anzutreffen und auch von größerer klinischer Bedeutung, da er von stärkeren Schmerzen als der Leere-Typ geprägt ist. Außerdem ist sogar bei der Dysmenorrhö vom Leere-Typ ein Element von Blut-Stase zu finden, da geschwächtes Blut sich auch nicht ausreichend bewegen kann. Aus diesem Grund werden selbst bei Dysmenorrhö vom Leere-Typ einige Blut-bewegende Arzneien zur ausgewählten Rezeptur hinzugefügt.

Das allgemeine Therapieprinzip besteht im Regulieren von Qi und Blut in Durchdringungs- und Konzeptionsgefäß (chongmai und renmai). Basierend auf dem Haupt-Muster beinhaltet das Therapieprinzip auch das Bewegen von Qi und Blut, das Zerstreuen von Kälte, das Beseitigen von Hitze oder auch Tonisieren.

Das Therapieprinzip wird häufig an die jeweilige Zyklusphase angepaßt. Während der Periode konzentriert man sich auf die Therapie der Manifestation, also auf das Bewegen von Blut und Beenden von Schmerzen. Während der anderen Zyklusphasen behandelt man eher die Wurzel, also in Richtung des Haupt-Musters gehend. Vor allem ein Leere-Zustand wird am besten während der ersten beiden Wochen nach der Regelblutung behandelt.

Wir werden folgende Muster besprechen:

1. Fülle-Muster

1.1 Qi- und Blut-Stagnation

1.2 Kälte-Stagnation

1.3 Nässe-Hitze

2. Leere-Muster

2.1 Qi- und Blut-Mangel

2.2 Nieren- und Leber-Yin-Mangel

1. Fülle-Muster

1.1 Qi- und Blut-Stagnation

Klinische Manifestationen

Schmerz im unteren Abdomen während oder ein bis zwei Tage vor der Regel, Distensionsgefühl in Abdomen und Mammae, zögerlicher Regelbeginn, dunkles Menstruationsblut mit Klumpen, Schmerzbesserung nach Abgang von Klumpen, prämenstruelle Spannung und Reizbarkeit.

Zunge: purpurfarben.

Puls: rauh oder saitenförmig.

- Qi-Stagnation: ausgeprägtere Distension von Abdomen und Mammae, weniger dunkles Menstruationsblut, Zunge weniger purpurfarben.
- Blut-Stase: mehr Schmerz als Distension, sehr intensiver Schmerz, dunkles und klumpiges Menstruationsblut, ausgeprägte Purpurfarbe der Zunge.

Therapieprinzip

Qi und Blut bewegen, Stasen beseitigen, Schmerzen stillen.

Akupunktur

Punktauswahl

Le 3, KG 6, G 34, MP 8, M 29, MP 10, MP 6, Lu 7 und N 6-zhaohai, MP 4 und KS 6. Sedierend oder neutral nadeln.

Erläuterung

- Le 3 bewegt Qi und Blut und beendet Schmerzen.
- KG 6 bewegt das Qi im unteren Abdomen.
- G 34 in Kombination mit KG 6 bewegt das Qi im unteren Abdomen.
- MP 8 reguliert das Blut im Uterus und stillt Schmerzen.
- M 29 reguliert das Blut in der Gebärmutter.
- MP 10 bewegt das Blut.
- MP 6 unterstützt das Bewegen des Blutes und stillt Schmerzen.
- Lu 7 und N 6 öffnen das Konzeptionsgefäß und regulieren das Blut im Uterus.
- MP 4 und KS 6 öffnen das Durchdringungsgefäß und regulieren das Blut im Uterus.

Arzneimitteltherapie

a) Qi-Stagnation

Rezeptur

Variation von

Xiao yao san

Modifiziertes Pulver des freien und entspannten Wanderers

Herba Menthae	Bo he	3.0 g
Radix Bupleuri	Chai hu	9.0 g
Radix Angelicae sinensis	Dang gui	9.0 g
Radix Paeoniae alba	Bai shao	12.0 g
Rhizoma Atractylodis macrocephalae	Bai zhu	9.0 g
Poria	Fu ling	15.0 g
Radix Glycyrrhizae	Gan cao	6.0 g
Rhizoma Zingiberis recens	Sheng jiang	3 Scheiben
Radix Linderae	Wu yao	6.0 g
Rhizoma Cyperi	Xiang fu	6.0 g
Fructus Aurantii	Zhi qiao	6.0 g
Rhizoma Corydalis	Yan hu suo	6.0 g

Erläuterung

Die ersten acht Arzneien bilden die Rezeptur Xiao yao san. Sie bewegt das Qi und wirkt spezifisch bei Menstruationsproblemen, vor allem bei jenen aufgrund emotionaler Belastungen.

- Wu yao, Xiang fu, Zhi qiao und Yan hu suo bewegen das Qi stärker und stillen Schmerzen.

b) Blut-Stase

Rezeptur 1

Variation von
Tao hong si wu tang

Dekokt aus vier Zutaten mit Flos Carthami und Semen Persicae

Radix Angelicae sinensis	Dang gui	9.0 g
Rhizoma Chuanxiong	Chuan xiong	6.0 g
Radix Rehmanniae praeparata	Shu di huang	12.0 g
Radix Paeoniae alba	Bai shao	9.0 g
Semen Persicae	Tao ren	6.0 g
Flos Carthami	Hong hua	6.0 g
Rhizoma Corydalis	Yan hu suo	6.0 g
Rhizoma Cyperi	Xiang fu	6.0 g
Radix Cyathulae	Chuan niu xi	6.0 g

Erläuterung

Die ersten sechs Arzneien bilden die Rezeptur Tao hong si wu tang zum Bewegen des Blutes.

- Yan hu suo, Xiang fu und Chuan niu xi bewegen Qi und Blut im unteren Abdomen und beenden Schmerzen.

Rezeptur 2

Ge xia zhu yu tang

Dekokt, das Blut-Stase unterhalb des Diaphragmas eliminiert

Radix Angelicae sinensis	Dang gui	9.0 g
Rhizoma Chuanxiong	Chuan xiong	3.0 g
Radix Paeoniae rubra	Chi shao	6.0 g
Flos Carthami	Hong hua	9.0 g
Semen Persicae	Tao ren	9.0 g
Faeces Trogopterori	Wu ling zhi	9.0 g
Rhizoma Corydalis	Yan hu suo	3.0 g
Rhizoma Cyperi	Xiang fu	3.0 g
Fructus Aurantii	Zhi qiao	5.0 g
Radix Linderae	Wu yao	6.0 g
Cortex Moutan	Mu dan pi	6.0 g
Radix Glycyrrhizae	Gan cao	9.0 g

Erläuterung

Diese Rezeptur wurde bereits in Kapitel 17 besprochen. Sie bewegt spezifisch das Blut im unteren Abdomen. Sie ist stärker wirksam als die Variation von Tao hong si wu tang, weshalb wir sie bei stärkeren Schmerzen vorziehen.

Kasuistik

Eine 29jährige Frau leidet seit ihrer Menarche an Dysmenorrhö. Der Schmerz tritt während der Regelblutung auf, das Blut ist dunkel und weist einige Klumpen auf. Die Periode beginnt zögerlich, es besteht wenig Distension. Durch das Auflegen einer Wärmflasche lassen sich die Schmerzen lindern.

Sie leidet auch an Soorkolpitis mit Jucken der Vagina und einem klebrigen, weißen Ausfluß. Sie fühlt sich insgesamt müde, ihr Stuhl ist weich. Sie leidet an Lumbalgie, ihr Gedächtnis ist schlecht, sie fühlt sich ständig kalt. Ihre Zunge ist blaß, ihr Puls ist langsam (68/Minute) und schwächlich an der Leber- sowie an der rechten Nieren-Taststelle.

Diagnose

Ich diagnostiziere Dysmenorrhö aufgrund geringer Blut-Stase vor einem Hintergrund von Leber- und Nieren-Schwäche. Müdigkeit, Kältegefühl, Lumbalgie, Gedächtnisschwäche sowie Zungen- und Pulsbefund weisen in Richtung einer Schwäche von Leber und Niere. Die Patientin hat auch eine Milz-Schwäche (weicher Stuhl) sowie Nässe im Unteren Erwärmer (Jucken der Vagina und Fluor vaginalis).

Therapieprinzip

Ich bringe diese Kasuistik als Beispiel für die Auswahl eines falschen Therapieprinzips. Ich komme zunächst zu dem Schluß, daß der Hauptaspekt der Störung ein Leere-Zustand ist, bezogen auf Leber, Niere und Milz, und daß erst in zweiter Linie eine geringe Fülle-Symptomatik vorliegt (Blut-Stase und Nässe im Unteren Erwärmer). Daher entschließe ich mich zunächst zum Therapieprinzip, die Niere zu tonisieren und zu wärmen und die Leber zu nähren.

Arzneimitteltherapie

Ich wähle eine Variation von

You gui wan

Pille, die die Rechte (Niere) wiederherstellt

Radix Rehmanniae praeparata	Shu di huang	9.0 g
Rhizoma Dioscoreae	Shan yao	6.0 g
Fructus Corni	Shan zhu yu	3.0 g
Semen Cuscutae	Tu si zi	6.0 g
Fructus Lycii	Gou qi zi	6.0 g
Cortex Eucommiae	Du zhong	4.0 g
Radix Angelicae sinensis	Dang gui	6.0 g
Colla Cornus Cervi	Lu jiao jiao	6.0 g
Rhizoma Atractylodis macrocephalae	Bai zhu	6.0 g
Poria	Fu ling	6.0 g
Rhizoma Cyperi	Xiang fu	4.0 g
Herba Leonuri	Yi mu cao	4.0 g
Radix Glycyrrhizae tosta	Zhi gan cao	3.0 g

Erläuterung

Die ersten 8 Arzneien stellen eine Variation von You gui wan dar, einer Rezeptur zum Tonisieren und Wärmen der Niere sowie zum Nähren der Leber.

- Bai zhu und Fu ling tonisieren die Milz.
- Xiang fu und Yi mu cao bewegen Qi und Blut und stillen Schmerz.

Nach 10 Päckchen dieses Dekokts tritt keinerlei Besserung ein. Aus diesem Grund überdenke ich Diagnose und Therapieprinzip. Ich komme zu dem Schluß, daß es trotz einer ausgeprägten Leere-Symptomatik besser wäre, zunächst pathogene Faktoren zu beseitigen. Zu diesem Zweck verschreibe ich ihr zunächst 10 Dosen eines Dekokts zum Auflösen von Nässe und sodann eine Mischung (ebenfalls 10 Päckchen) zum Bewegen des Blutes und Beseitigen von Stasen. Bei der ersten Rezeptur handelt es sich um eine Modifikation von

Si miao san

Pulver aus vier wundersamen Arzneien

Rhizoma Atractylodis	Cang zhu	4.0 g
Cortex Phellodendri	Huang bai	4.0 g
Radix Achyranthis bidentatae	Niu xi	4.0 g
Semen Coicis	Yi yi ren	9.0 g
Radix Angelicae sinensis	Dang gui	6.0 g
Rhizoma Atractylodis macrocephalae	Bai zhu	6.0 g
Poria	Fu ling	6.0 g
Flos Carthami	Hong hua	4.0 g
Semen Persicae	Tao ren	6.0 g
Semen Cuscutae	Tu si zi	4.0 g

Erläuterung

Die ersten vier Zutaten bilden die Grundrezeptur.

- Bai zhu und Fu ling tonisieren die Milz.
- Hong hua und Tao ren bewegen das Blut, beseitigen Stasen und stillen Schmerzen.
- Dang gui und Tu si zi nähren Leber und Niere.

Nach Einnahme dieses Dekokts bessern sich ihre Beschwerden beträchtlich. Ich verschreibe ihr dann eine Rezeptur zum Bewegen des Blutes und zum Beseitigen von Stasen, nämlich eine Modifikation von

Ge xia zhu yu tang

Dekokt, das Blut-Stase unterhalb des Diaphragmas eliminiert

Faeces Trogopterori	Wu ling zhi	4.0 g
Radix Angelicae sinensis	Dang gui	6.0 g
Rhizoma Chuanxiong	Chuan xiong	4.0 g
Semen Persicae	Tao ren	4.0 g
Flos Carthami	Hong hua	4.0 g
Radix Paeoniae rubra	Chi shao	4.0 g
Radix Linderae	Wu yao	4.0 g
Rhizoma Corydalis	Yan hu suo	4.0 g
Rhizoma Cyperi	Xiang fu	4.0 g
Radix Glycyrrhizae	Gan cao	3.0 g
Fructus Aurantii	Zhi qiao	4.0 g
Rhizoma Atractylodis macrocephalae	Bai zhu	6.0 g
Semen Cuscutae	Tu si zi	6.0 g

Es handelt sich um eine Variation von Ge xia zhu yu tang unter Hinzufügung von Bai zhu zum Tonisieren der Milz und von Tu si zi zum Stärken der Niere.

Nach 20 Portionen dieser Abkochung fühlt sie sich viel besser, ihre Regelblutungen sind schmerzfrei. Obwohl keine der beiden Rezeptur tonisierend wirkt, hat sie mehr Energie. Nach 20 Dosen der letzten Rezeptur kehre ich dann wieder zum ursprünglichen Therapieprinzip zurück, nämlich zum Tonisieren von Niere und Leber mittels You gui wan. Diese Rezeptur tut ihr nun sehr gut.

Ich bringe diese Fallbeschreibung, um die Wichtigkeit des korrekten Therapieprinzips zu illustrieren. Selbst wenn man die richtige Diagnose stellt, führt das Verfolgen eines falschen Therapieprinzips zu Mißerfolg. Wir sehen anhand dieser Kasuistik, wie wichtig es bei gemischten Fülle- und Leere-Bildern ist, zunächst pathogene Faktoren aus dem Wege zu räumen, bevor man tonisiert. Diese Vorgehensweise ist von besonderer Bedeutung, wenn man Arzneimitteltherapie einsetzt. Bei der Akupunktur muß man nicht so stark darauf achten.

1.2 Kälte-Stagnation

Klinische Manifestationen

Schmerz im unteren Abdomen vor und nach der Menstruation, Schmerzlokalisation mehr in der Mitte des Abdomens, Besserung durch Wärmeanwendung, eher spärliches und hellrotes Menstruationsblut mit dunklen Klumpen, Kältegefühl, Lumbalgie.

Zunge: blaß und bläulich oder bläulich und purpurfarben.

Puls: tief und rauh oder tief und saitenförmig.

Therapieprinzip

Den Uterus wärmen, Kälte vertreiben, Blut bewegen.

Akupunktur

Punktauswahl

KG 4, KG 6, M 29, MP 8, MP 6, M 36. Sedierend nadeln, außer M 36 – hier tonisieren. Moxa muß verwendet werden.

Erläuterung

- KG 4 (mit Moxa) wärmt den Uterus.
- KG 6 (mit Moxa) bewegt das Qi und vertreibt Kälte aus dem unteren Abdomen.
- M 29 bewegt das Blut.
- MP 8 und MP 6 bewegen Blut und stillen Schmerzen.
- M 36 tonisiert das Qi und unterstützt das Zerstreuen von Kälte.

Arzneimitteltherapie

a) Leere-Kälte

Rezeptur 1

Wen jing tang

Dekokt zum Wärmen der Menses

Fructus Evodiae	Wu zhu yu	9.0 g
Ramulus Cinnamomi	Gui zhi	9.0 g
Rhizoma Zingiberis recens	Sheng jiang	6.0 g
Radix Angelicae sinensis	Dang gui	9.0 g
Rhizoma Chuanxiong	Chuan xiong	4.5 g
Radix Paeoniae alba	Bai shao	9.0 g
Radix Codonopsis pilosulae	Dang shen	12.0 g
Radix Ophiopogonis	Mai dong	6.0 g
Colla corii Asini	E jiao	9.0 g
Cortex Moutan	Mu dan pi	4.5 g
Rhizoma Pinelliae	Ban xia	6.0 g
Radix Glycyrrhizae tosta	Zhi gan cao	3.0 g

Erläuterung

- Wu zhu yu, Gui zhi und Sheng jiang wärmen den Uterus und vertreiben Kälte.
- Dang gui, Chuan xiong und Bai shao nähren und bewegen das Blut.
- Dang shen tonisiert das Qi, damit dieses das Blut nähren kann. Es ist wichtig, bei diesem Zustand das Blut zu nähren, da die Obstruktion der Gebärmutter durch die Kälte neues Blut daran hindert, seinen richtigen Platz im Uterus einzunehmen.
- Mai dong und E jiao nähren Blut und Yin.
- Mu dan pi beseitigt jegliche Leere-Hitze, die durch den Blut-Mangel entstehen könnte.
- Ban xia harmonisiert die Gebärmutter über ihre Verbindung mit der Magen-Leitbahn.
- Gan cao harmonisiert.

Rezeptur 2

Ai fu nuan gong wan

Pille zum Wärmen des Uterus mit Folium Artemisiae Argyi und Rhizoma Cyperi

Folium Artemisiae Argyi	Ai ye	9.0 g
Fructus Evodiae	Wu zhu yu	4.5 g
Cortex Cinnamomi	Rou gui	4.5 g
Rhizoma Cyperi	Xiang fu	9.0 g
Radix Angelicae sinensis	Dang gui	9.0 g
Rhizoma Chuanxiong	Chuan xiong	6.0 g
Radix Paeoniae alba	Bai shao	6.0 g
Radix Astragali	Huang qi	6.0 g
Radix Rehmanniae	Sheng di huang	9.0 g
Radix Dipsaci	Xu duan	6.0 g

Erläuterung

- Ai ye, Wu zhu yu und Rou gui wärmen den Uterus und vertreiben Kälte.
- Xiang fu bewegt das Qi im unteren Abdomen.
- Dang gui, Chuan xiong und Bai shao nähren und bewegen das Blut.
- Huang qi tonisiert das Qi. Das Qi wird dadurch beim Bilden von zusätzlichem Blut unterstützt.
- Sheng di huang nährt Blut und Yin.
- Xu duan tonisiert die Niere, um auf diesem Wege das Nähren des Blutes zu unterstützen.

Die zwei erwähnten Rezepturen sind von ähnlicher Wirkung. Der Hauptunterschied: die erste ist anzuwenden, wenn Kälte-Obstruktion des Uterus zu Blut- und Yin-Mangel mit einigen Symptomen von Leere-Hitze wie flushartiger Gesichtsrötung und Hitzegefühl führt. Wen jing tang ist also nützlich, wenn Blut-Mangel die Folge einer Kälte-Obstruktion des Uterus ist. Ai fu nuan gong wan hingegen verwenden wir, wenn ein primärer Mangel an Yang und Blut zu innerer Kälte führt.

Variationen

Sie beziehen sich auf beide Grundrezepturen.

- Bei sehr ausgeprägten Kälte-Symptomen folgende Arzneien hinzufügen bzw. deren Dosierung erhöhen: Fu zi (Radix lateralis Aconiti praeparata), Ai ye (Folium Artemisiae Argyi).
- Bei Nässe und Kälte: plus Cang zhu (Rhizoma Atractylodis) und Fu ling (Poria).

Fertigarznei

Tong jing wan

Pille gegen Dysmenorrhö

Radix Rehmanniae praeparata	Shu di huang
Radix Angelicae sinensis	Dang gui
Radix Salviae miltiorrhizae	Dan shen
Rhizoma Cyperi	Xiang fu
Fructus Crataegi	Shan zha
Radix Paeoniae alba	Bai shao
Rhizoma Corydalis	Yan hu suo
Faeces Trogopterori	Wu ling zhi
Rhizoma Chuanxiong	Chuan xiong
Flos Carthami	Hong hua
Radix Aucklandiae	Mu xiang
Pericarpium Citri reticulatae viride	Qing pi
Cortex Cinnamomi	Rou gui
Rhizoma Zingiberis	Gan jiang
Herba Leonuri	Yi mu cao

Erläuterung

Dieses Präparat nährt das Blut, bewegt Qi und Blut und wärmt den Unteren Erwärmer. Es ist deshalb bei Dysmenorrhö aufgrund von Yang-Mangel und Leere-Kälte im Uterus angezeigt.

Zungenbefund: blasser, purpurfarbener Zungenkörper.

Kasuistik

Eine 42jährige Frau leidet seit 15 Jahren an schmerzhaften Regelblutungen. Ihr Zyklus ist zu kurz, die Regel kommt alle 21 bis 25 Tage. Während der Regel hat sie starke Schmerzen, das Blut ist rot und weist kleine, dunkle Klumpen auf. Sie fühlt sich allgemein kalt, diese Empfindung ist aber während der Periode nicht besonders ausgeprägt. Sie leidet auch an Lumbalgien und Schwindelgefühl. Ihre Zunge ist blaß und etwas gedunsen. Ihr Puls ist sehr langsam (52/Minute), rauh, an der linken proximalen Taststelle schwächlich, er weist insgesamt keine normale Welle auf.

Diagnose

Die Dysmenorrhö ist auf Kälte zurückzuführen, die den Uterus verlegt. Die Kälte ist vom Leere-Typ, wie man deutlich am schwächlichen und rauhen Puls erkennt. Abgesehen davon finden wir in der Tiefe eine Nieren-Yang-Schwäche. Dafür sprechen der langsame und schwächliche Puls an der linken proximalen Position, die blasse und gedunsene Zunge, desweiteren Schwindel- und Kältegefühl sowie Lumbalgie. Es ist auch ein gewisser Qi- und Blut-Mangel zu erheben. In diese Richtung geht der rauhe Puls.

Therapieprinzip

Das Nieren-Yang tonisieren und wärmen, innere Kälte zerstreuen, das Blut nähren, Schmerzen stillen. Sie wird mit Akupunktur und Arzneimitteltherapie behandelt.

Akupunktur

Ich wähle aus den folgenden Punkten (jene zum Zerstreuen von Kälte werden neutral genadelt, jene zum Tonisieren der Niere und zum Nähren des Blutes werden tonisiert):

- Lu 7 und N 6-zhaohai öffnen das Konzeptionsgefäß, regulieren Qi und Blut im Uterus und stillen Schmerzen.
- M 29 (mit Moxa) reguliert das Blut, zerstreut Kälte und wirkt schmerzstillend.
- KG 6 und KG 4 (beide mit Moxa) tonisieren Qi, Blut und Nieren-Yang.
- B 23 (Nadel und Moxa) stärkt und wärmt das Nieren-Yang.
- MP 6 und M 36 tonisieren Qi und Blut.

Arzneimitteltherapie

Ich verschreibe eine Modifikation von

Ai fu nuan gong wan

Pille zum Wärmen des Uterus mit Folium Artemisiae Argyi und Rhizoma Cyperi

Folium Artemisiae Argyi	Ai ye	9.0 g
Fructus Evodiae	Wu zhu yu	4.5 g
Cortex Cinnamomi	Rou gui	3.0 g
Rhizoma Cyperi	Xiang fu	6.0 g
Radix Angelicae sinensis	Dang gui	9.0 g
Rhizoma Chuanxiong	Chuan xiong	6.0 g
Radix Paeoniae alba	Bai shao	9.0 g
Radix Astragali	Huang qi	6.0 g
Radix Rehmanniae	Sheng di huang	9.0 g
Radix Dipsaci	Xu duan	6.0 g
Radix Linderae	Wu yao	6.0 g
Rhizoma Corydalis	Yan hu suo	6.0 g

Erläuterung

- Die ersten zehn Arzneien bilden die Grundrezeptur zum Zerstreuen von Kälte, zum Wärmen des Uterus, Stärken von Qi und Blut sowie Tonisieren und Wärmen des Nieren-Yang.
- Wu yao und Yan hu suo bewegen Qi und Blut und wirken gegen Schmerzen.

Die Patientin wird alle zwei Wochen mit Akupunktur behandelt. Sie nimmt die Abkochung mit leichten Modifikationen über sechs Monate. Danach normalisiert sich ihr Zyklus, die Menstruationsschmerzen gehen um 80% zurück.

b) Fülle-Kälte

Rezeptur

Shao fu zhu yu tang

Dekokt, das Blut-Stasen im unteren Abdomen eliminiert

Fructus Foeniculi	Xiao hui xiang	6.0 g
Rhizoma Zingiberis	Gan jiang	2.0 g
Cortex Cinnamomi	Rou gui	1.5 g
Rhizoma Corydalis	Yan hu suo	6.0 g
Myrrha	Mo yao	6.0 g
Pollen Typhae	Pu huang	6.0 g
Faeces Trogopterori	Wu ling zhi	4.5 g
Radix Angelicae sinensis	Dang gui	9.0 g
Rhizoma Chuanxiong	Chuan xiong	4.5 g
Radix Paeoniae rubra	Chi shao	6.0 g

Erläuterung

- Xiao hui xiang, Gan jiang und Rou gui wärmen den Uterus und vertreiben Kälte.
- Yan hu suo, Mo yao, Pu huang und Wu ling zhi bewegen das Blut und stillen Schmerzen.
- Dang gui, Chuan xiong und Chi shao nähren und bewegen das Blut.

Variationen

Bei Nässe: plus Cang zhu (Rhizoma Atractylodis) und Fu ling (Poria).

1.3 Nässe-Hitze

Klinische Manifestationen

Schmerzen im Hypogastrium, prämenstruell und gelegentlich in der Zyklusmitte, brennende Empfindung mit Ausstrahlung zum Sakrum, Hitzegefühl, rotes Menstruationsblut mit kleinen Klumpen, Fluor vaginalis, spärlicher, dunkler Harn.

Zunge: rot, klebriger, gelber Zungenbelag.

Puls: schlüpfrig.

Therapieprinzip

Hitze beseitigen, Nässe auflösen, Stasen beseitigen.

Akupunktur

Punktauswahl

MP 9, MP 6, Lu 7 und N 6-zhaohai, KG 3, M 28, B 32-ciliao, B 22. Sedieren.

Erläuterung

- MP 9 und MP 6 lösen Nässe im Unteren Erwärmer auf. MP 6 bewegt auch das Blut.
- Lu 7 und N 6 öffnen das Konzeptionsgefäß und regulieren den Uterus.
- B 32 löst Nässe im Uterus auf.
- B 22 fördert die Transformation der Flüssigkeiten und löst Nässe im Unteren Erwärmer auf.

Arzneimitteltherapie

Rezeptur 1

Qing re tiao xue tang

Dekokt zum Beseitigen von Hitze und Regulieren des Blutes

Cortex Moutan	Mu dan pi	6.0 g
Radix Rehmanniae	Sheng di huang	9.0 g
Rhizoma Coptidis	Huang lian	4.5 g
Radix Angelicae sinensis	Dang gui	9.0 g
Radix Paeoniae alba	Bai shao	9.0 g
Rhizoma Chuanxiong	Chuan xiong	6.0 g
Flos Carthami	Hong hua	6.0 g
Semen Persicae	Tao ren	6.0 g
Rhizoma Curcumae	E zhu	6.0 g
Rhizoma Cyperi	Xiang fu	6.0 g
Rhizoma Corydalis	Yan hu suo	6.0 g

Erläuterung

- Mu dan pi und Sheng di huang beseitigen Hitze und kühlen das Blut.
- Huang lian löst Nässe-Hitze auf.
- Dang gui und Bai shao harmonisieren das Blut.
- Chuan xiong, Hong hua, Tao ren und E zhu bewegen das Blut.
- Xiang fu und Yan hu suo bewegen das Qi und stillen Schmerzen.

Empirische Rezeptur 2

Herba Dianthi	Qu mai	6.0 g
Herba Polygoni avicularis	Bian xu	6.0 g
Caulis Akebiae	Mu tong	4.5 g
Semen Plantaginis	Che qian zi	6.0 g
Radix Scutellariae	Huang qin	6.0 g
Radix Paeoniae rubra	Chi shao	6.0 g
Cortex Lycii	Di gu pi	6.0 g
Fructus Toosendan	Chuan lian zi	4.5 g
Rhizoma Corydalis	Yan hu suo	9.0 g
Radix Glycyrrhizae tosta	Zhi gan cao	3.0 g

Erläuterung

- Qu mai, Bian xu, Mu tong und Che qian zi leiten Nässe über den Harn aus.
- Huang qin löst Nässe-Hitze auf.
- Chi shao und Di gu pi beseitigen Hitze und kühlen das Blut.
- Chuan lian zi und Yan hu suo bewegen das Blut und stillen Schmerzen.
- Gan cao harmonisiert.

2. Leere-Muster

2.1 Qi- und Blut-Mangel

Klinische Manifestationen

Dumpfer Schmerz im Hypogastrium gegen Ende oder nach der Periode, ziehende Empfindung im unteren Abdomen, Besserung des Schmerzes durch Druck und Massage, kärgliche Blutung, blasser Teint, Müdigkeit, leichtes Schwindelgefühl, weiche Stühle.

Therapieprinzip

Das Qi und die Milz stärken, das Blut nähren.

Akupunktur

Punktauswahl

KG 4, KG 6, M 36, MP 6, MP 8, B 20. Tonisieren. Moxibustion kann angewandt werden.

Erläuterung

- KG 4 nährt Blut und Gebärmutter.
- KG 6 tonisiert und stärkt das Qi im unteren Abdomen.
- M 36 und MP 6 tonisieren das Qi, stärken die Milz und nähren das Blut.
- MP 8 stillt Schmerzen.
- B 20 stärkt die Milz und nährt das Blut.

Arzneimitteltherapie

Rezeptur 1

Sheng yu tang

Dekokt, das wie ein Weiser heilt

Radix Ginseng	Ren shen	12.0 g
Radix Astragali	Huang qi	18.0 g
Radix Angelicae sinensis	Dang gui	15.0 g
Rhizoma Chuanxiong	Chuan xiong	8.0 g
Radix Rehmanniae praeparata	Shu di huang	18.0 g
Radix Paeoniae alba	Bai shao	12.0 g

Erläuterung

- Ren shen und Huang qi tonisieren das Qi.
- Dang gui, Chuan xiong, Shu di huang und Bai shao nähren und bewegen das Blut.

Rezeptur 2

Ba zhen yi mu tang

Acht Schätze-Dekokt mit Herba Leonuri

Radix Angelicae sinensis	Dang gui	10.0 g
Rhizoma Chuanxiong	Chuan xiong	5.0 g
Radix Paeoniae alba	Bai shao	8.0 g
Radix Rehmanniae praeparata	Shu di huang	15.0 g
Radix Ginseng	Ren shen	3.0 g
Rhizoma Atractylodis macrocephalae	Bai zhu	10.0 g
Poria	Fu ling	8.0 g
Radix Glycyrrhizae tosta	Zhi gan cao	5.0 g
Herba Leonuri	Yi mu cao	9.0 g

Erläuterung

Es handelt sich um Ba zhen tang (Acht Schätze-Dekokt) als Grundrezeptur (sie wurde bereits in Kapitel 17 erläutert) unter Hinzufügung von Yi mu cao zum Bewegen des Blutes und zum Schmerzstillen.

Rezeptur 3

Shi quan da bu tang

Umfassendes, großes Dekokt zum Tonisieren mit zehn Zutaten

Ba zhen tang (Acht Schätze-Dekokt) plus

Radix Astragali	Huang qi	8.0 g
Cortex Cinnamomi	Rou gui	4.0 g

Erläuterung

Diese Rezeptur wird bei Kälte-Symptomen verschrieben.

Variationen

Da selbst beim Leere-Typ der Dysmenorrhö stets ein Element von Stagnation zu finden ist, fügt man Arzneien zum Bewegen von Qi und Blut und zum Schmerzstillen hinzu: Xiang fu (Rhizoma Cyperi) und Yan hu suo (Rhizoma Corydalis).

Fertigarznei 1

Ba zhen yi mu wan

Acht-Schätze-Pille mit Herba Leonuri

Erläuterung

Diese Pillen haben die gleichen Zutaten und Funktionen wie die gleichnamige Dekoktrezeptur. Sie sind bei Dysmenorrhö aufgrund von Qi- und Blut-Mangel indiziert.

Zungenbefund: blasser und dünner Zungenkörper.

Fertigarznei 2

Shi quan da bu wan

Umfassende, große Pille zum Tonisieren mit zehn Zutaten

Erläuterung

Diese Pillen haben die gleichen Zutaten und Funktionen wie die gleichnamige Dekoktrezeptur. Sie sind bei Dysmenorrhö aufgrund von Yang- und Blut-Mangel sowie innerer Kälte angezeigt.

Zungenbefund: blasser, dünner und nasser Zungenkörper.

2.2 Nieren- und Leber-Yin-Mangel

Klinische Manifestationen

Dumpfer Schmerz im Hypogastrium gegen Ende oder nach der Periode, Lumbalgie, Schwindelgefühl, spärliche Blutung, Besserung des Schmerzes durch Druck und Massage, Tinnitus, unscharfes Sehen, Erschöpfung.

Zunge: rot, belaglos. – Puls: oberflächlich, leer.

Therapieprinzip

Das Yin nähren, die Niere unterstützen, die Leber nähren.

Akupunktur

Punktauswahl

B 23, B 18, KG 4, MP 6, N 3-taixi, M 36. Tonisieren. Eine kleine Menge von Moxa kann verwendet werden, wenn die Zunge nicht zu rot ist.

Erläuterung

- B 23 und B 18 tonisieren Niere und Leber.
- KG 4 nährt das Yin und tonisiert Niere und Uterus.
- MP 6 und N 3 nähren Niere und Leber und regulieren das Blut.
- M 36 tonisiert qi und Blut und reguliert die Verbindungsleitbahn des Uterus.

Arzneimitteltherapie

Rezeptur

Tiao gan tang

Dekokt zum Regulieren der Leber

Radix Angelicae sinensis	Dang gui	9.0 g
Radix Paeoniae alba	Bai shao	9.0 g
Rhizoma Dioscoreae	Shan yao	12.0 g
Colla corii Asini	E jiao	9.0 g
Fructus Corni	Shan zhu yu	6.0 g
Radix Morindae officinalis	Ba ji tian	9.0 g
Radix Glycyrrhizae tosta	Zhi gan cao	3.0 g

Erläuterung

- Dang gui und Bai shao nähren und bewegen das Blut.
- Shan yao tonisiert Magen und Niere.
- E jiao nährt das Blut.
- Shan zhu yu nährt das Leber-Yin.
- Ba ji tian tonisiert Yang und Essenz der Niere.
- Gan cao harmonisiert.

Kasuistik

Eine 33jährige Frau leidet seit 10 Jahren an Dysmenorrhö. Der Schmerz tritt während der Regel auf, das Menstruationsblut ist hellrot und eher spärlich. Im allgemeinen fühlt sie sich kalt, während der Regel ist die Kälteempfindung noch ausgeprägter. Sie hatte schon vier Fehlgeburten. Sie berichtet auch über Lumbalgie, Schwindelgefühl, Tinnitus, Gedächtnisschwäche sowie trockenen Mund und Schwitzen während der Nacht. Sie muß häufig urinieren, gelegentlich tropft der Harn. Sie fühlt sich ständig sehr müde, ihre Knie schmerzen. Ihre Zunge ist von normaler Farbe, an der Wurzel hat sie aber keinen „Geist". Ihr Puls ist allgemein schwächlich, auf der linken Seite hat sie auch einen sehr dünnen und leeren Puls auf der tiefen Palpationsebene.

Diagnose

Es handelt sich um einen komplizierten Zustand, der durch eine Schwäche sowohl des Yin als auch des Yang der Niere gekennzeichnet ist. Die Symptome des Nieren-Yin-Mangels: Schwindelgefühl, Tinnitus, trockener Mund und Schwitzen während der Nacht, Gedächtnisschwäche, Zungenwurzel ohne „Geist" und leerer Puls auf der tiefen Ebene. Symptome von Nieren-Yang-Mangel: Kältegefühl, schmerzende Knie, häufige und träufelnde Miktion. Die Fehlgeburten gehen auf die Nieren-Schwäche zurück. Es handelt sich also um eine Dysmenorrhö vom Leere-Typ.

Therapieprinzip

Das Nieren-Yin nähren, das Nieren-Yang tonisieren und wärmen. Ich betone zunächst das Nähren des Nieren-Yin. Wenn nämlich sowohl Yin als auch Yang in Leere sind, so ist es wichtig, zuerst die Substanz (das Nieren-Yin) und erst dann die Funktion (Nieren-Yang) zu stärken. Der sehr dünne Puls, der auf der tiefen Ebene auch leer ist, spricht auch dafür, daß es wichtig ist, primär das Yin zu nähren. Die sekundäre Stärkung des Nieren-Yang sollte aber nicht vernachlässigt werden.

Arzneimitteltherapie

Ich verwende eine Modifikation von

Tiao gan tang (Dekokt zum Regulieren der Leber):

Radix Angelicae sinensis	Dang gui	9.0 g
Radix Paeoniae alba	Bai shao	9.0 g
Rhizoma Dioscoreae	Shan yao	6.0 g
Colla corii Asini	E jiao	6.0 g
Fructus Corni	Shan zhu yu	6.0 g
Radix Morindae officinalis	Ba ji tian	4.0 g
Radix Glycyrrhizae tosta	Zhi gan cao	3.0 g
Radix Paeoniae rubra	Chi shao	6.0 g
Herba Leonuri	Yi mu cao	6.0 g
Rhizoma Cibotii	Gou ji	4.0 g
Fructus Lycii	Gou qi zi	9.0 g
Radix Rehmanniae	Sheng di huang	12.0 g

Erläuterung

- Die ersten sieben Arzneien bilden die Rezeptur Tiao gan tang zum Nähren von Leber und Niere.
- Chi shao und Yi mu cao bewegen das Blut und stillen Schmerzen.
- Gou ji tonisiert das Nieren-Yang und stärkt Rücken und Knie.
- Gou qi zi nährt das Leber-Yin.
- Sheng di huang nährt das Nieren-Yin.

Die Patientin wird mit diesem Dekokt (mit leichten Modifikationen) 6 Monate behandelt. Die Dysmenorrhö kann damit geheilt werden. Nach weiteren sechs Monaten mit dem gleichen Dekokt, das sie jede zweite Woche einnimmt, wird sie schwanger und bringt schließlich ein gesundes Kind zur Welt.

Prognose

Sowohl Akupunktur als auch Chinesische Arzneimitteltherapie, allein oder in Kombination angewandt, bringen bei Dysmenorrhö ausgezeichnete Ergebnisse. Der größte Teil der Fälle kann geheilt werden. Der Leere-Typ der Dysmenorrhö ist leichter als der Fülle-Typ zu behandeln. Von den Fülle-Typen ist die Nässe-Hitze-Dysmenorrhö am schwierigsten zu behandeln, jene aufgrund von Qi- und Blut-Stagnation hingegen am leichtesten. Selbstverständlich besteht bei vielen Frauen eine Mischung aus Fülle und Leere. Man konzentriert sich dann in den beiden Wochen vor der Regel auf die Behandlung der Stagnation, in den beiden Wochen nach der Periode legt man den Schwerpunkt auf stärkende Maßnahmen. In einigen Fällen ist es besser, vor dem Tonisieren zunächst pathogene Faktoren zu beseitigen, wie die oben angeführte Kasuistik illustriert.

Bei allen Menstruationsstörungen braucht es mindestens drei Menstruationszyklen, um Blut, Konzeptions- und Durchdringungsgefäß zu regulieren. Die minimale Behandlungszeit, innerhalb der man Erfolg erwarten kann, beträgt daher drei Monate.

Wenn die Dysmenorrhö aufgrund von Endometriose (siehe unten) besteht, so bedarf es einer deutlich längeren Therapiedauer als bei funktioneller Dysmenorrhö.

Differenzierung gemäß der Westlichen Medizin

Hier unterscheidet man zwischen primärer und sekundärer Dysmenorrhö.

Die primäre Dysmenorrhö beginnt während der Adoleszenz, sie ist mit keinen organischen Störungen gekoppelt. Aus Sicht der Chinesischen Medizin ist sie häufig auf das Eindringen von Kälte in den Uterus zurückzuführen, wenn junge Mädchen während der Pubertät Kälte-exponiert sind, weil sie entweder häufig während kalter und feuchter Winter im Freien spielen oder weil sie im Freien körperlich arbeiten müssen, etwa im Rahmen einer Landwirtschaft.

Die sekundäre Dysmenorrhö beginnt später. Sie kann, muß aber nicht, mit organischen Erkrankungen gekoppelt sein. Dazu zählen Endometriose, pelvic inflammatory disease oder Gebärmuttermyome.

Endometriose

Bei der Endometriose implantiert sich ektopisches Endometrium in angrenzenden Beckenorganen, beispielsweise in Ovarien, Eileitern, Bändern des Beckenraums, Vagina, Colon sigmoideum, Rektum, Ureteren oder in der Harnblase. Die Endometriose tritt zunehmend häufiger auf, sie wurde bereits zur häufigsten Ursache sekundärer Dysmenorrhö. Abgesehen von schmerzhaften Regelblutungen, bei denen sich die Schmerzen zu Rektum oder Perineum ausdehnen, können auch Menorrhagien und Dyspareunie (Schmerzen beim Geschlechtsverkehr) auftreten.

Einige chinesische Ärzte meinen, daß man den Verdacht auf Endometriose äußern sollte, wenn die Behandlung von Dysmenorrhö keinen Erfolg bringt.

Myome

Myome verursachen meist keine Schmerzen. Wenn sie allerdings gestielt sind und eine Stieldrehung eintritt, so können sie zu Dysmenorrhö Anlaß geben.

Man kann die Dysmenorrhö aufgrund von Myomen bessern, selbst wenn man die Myome nicht auflösen kann. Die Dysmenorrhö ist zu lindern, wenn man das Blut reguliert und Stasen beseitigt. Das Gefühl im Abdomen ist dann im allgemeinen trotz der Myome deutlich angenehmer.

Sehr kleine Myome bis maximal 2 cm im Durchmesser können mit Akupunktur und Arzneimitteltherapie zum Verschwinden gebracht werden. Ist die Diagnose „Myomatosis uteri" sicher, so sollten die entsprechenden Rezepturen stark wirksame Arzneien zum „Aufbrechen" des Blutes beinhalten, etwa E zhu (Rhizoma Curcumae), Ze lan (Herba Lycopi) und San leng (Rhizoma Sparganii).

Eine sehr gute Rezeptur bei Myomen aufgrund von Blut-Stase ist Gui zhi fu ling tang (Dekokt mit Ramulus Cinnamomi und Poria). Sie enthält Gui zhi (Ramulus Cinnamomi), Fu ling (Poria), Tao ren (Semen Persicae), Chi shao (Radix Paeoniae rubra) und Mu dan pi (Cortex Moutan).

Mittelschmerz

Hier treten in der Zyklusmitte Schmerzen auf, die wahrscheinlich auf die Ruptur einer Follikelzyste des Ovars zurückzuführen sind. Der Schmerz tritt auf einer der beiden Seiten des unteren Abdomens auf. Er dauert selten länger als 24 Stunden an.

Aus Sicht der Chinesischen Medizin ist häufig Nässe die Ursache dieser Beschwerden.

Kapitel 32

Menorrhagie, Metrorrhagie

崩漏

Unter „Menorrhagie“ versteht man eine übermäßig starke Menstruationsblutung, unter „Metrorrhagie“ hingegen Blutungen außerhalb der normalen Menstruation. Durchschnittlich verliert eine Frau während der Periode etwa 80 ml Blut. Jedes darüber liegende Volumen wird als „übermäßig starke Regelblutung“ bezeichnet. Etwa 78% des Blutverlustes treten während der ersten beiden Menstruationstage ein.

In der Chinesischen Medizin unterscheidet man zwischen zwei voneinander etwas verschiedenen pathologischen Zuständen. „Übermäßige Regelblutung“ steht für einen starken Blutverlust während der normalen Periode (ungefähr 5 Tage), wobei die Blutungen aber in regelmäßigen Intervallen kommen. „Überfluten“ hingegen steht für plötzliche und profuse Blutungen, die während oder auch außerhalb der Regelblutung auftreten, wobei aber die Periode selbst unregelmäßig kommt. „Überfluten“ wird im Chinesischen „beng lou“ genannt. „Beng“ heißt „durchbrechen“ und „lou“ „durchsickern“. „Beng lou“ kann also eine verfrühte Regel mit plötzlichem starkem Bluten genauso bezeichnen wie eine lange andauernde leichte Sickerblutung nach der regulären Menstruationszeit.

Im allgemeinen sind aber die Pathologien von „übermäßiger Regelblutung“ und „Überfluten“ ident, weshalb wir die beiden Zustände auch gemeinsam besprechen wollen, wenngleich „Überfluten“ eine ernstere Störung ist.

Ätiologie und Pathologie

1. Emotionale Belastungen

Jede Emotion kann zu Qi-Stagnation und diese wiederum zu Feuer führen. Feuer beeinträchtigt meist die Leber. Da diese das Blut speichert, kann es in weiterer Folge zu Blut-Hitze kommen. Hitze wiederum macht das Blut „rücksichtslos“ und bringt es dazu, aus den Blutgefäßen auszutreten. Dies ist eine sehr wichtige Ursache für Blutungen im Rahmen gynäkologischer Störungen.

Emotionale Probleme können auch über eine andere Schiene zu Blutungen führen. Sie können nämlich Qi-Stagnation und mit der Zeit dann auch Blut-Stase hervorrufen. Blut-Stase im Uterus hindert frisches Blut daran, das alte Blut auszutauschen, deshalb sickert es nach außen.

2. Überarbeitung, übermäßige sexuelle Aktivität

Diese beiden Faktoren schwächen das Yin von Leber und Niere. Lange andauernder Yin-Mangel läßt Leere-Hitze entstehen, die das Blut beeinträchtigen kann. Leere-Hitze kann auch das Blut auf die gleiche Weise wie Blut-Hitze rücksichtslos machen, wodurch es aus den Gefäßen ausbricht.

Nieren-Yin-Mangel kann auch ohne den Umweg über Leere-Hitze übermäßig starke Regelblutungen verursachen, wenn das geschwächte Nieren-Yin das Blut nicht mehr halten kann.

3. Körperliche Überarbeitung, chronische Erkrankungen

Hier wird die Milz geschwächt, sie kann in der Folge das Blut nicht mehr kontrollieren, so daß es aus den Gefäßen austritt. Auch das ist ein wichtiger ätiologischer Faktor bei zu starken Regelblutungen.

4. Niederkunft

Sehr starker Blutverlust beim Gebären kann Niere und Leber schwächen. Diese beiden Organe können in der Folge das Blut nicht mehr halten, es kommt zu Blutungen.

Andererseits kommt es bei Frauen mit Neigung zu Stagnation nach der Niederkunft auch häufig zu Blut-Stase. Blut-Stase kann auf die oben beschriebene Weise zu Blutungen führen.

Seitens der Pathologie gibt es vier Hauptursachen für Blutungen:

- Blut-Hitze
- Leere-Hitze des Blutes
- Qi-Mangel
- Blut-Stase.

Blut-Hitze ist durch profuse Blutungen hell- oder dunkelroten Blutes gekennzeichnet. Sie kann sowohl zu Menorrhagie als auch zu Metrorrhagie führen.

Leere-Hitze des Blutes zeichnet sich durch weniger starkes Bluten oder durch langfristiges leichtes Bluten nach dem Ende der richtigen Periode aus. Das Blut ist von roter oder scharlachroter Farbe.

Qi-Mangel kann entweder Überfluten zu Beginn der Regel oder lange andauerndes leichtes Nachbluten nach der Periode verursachen. Das Blut ist blaßrot. „Qi-Mangel" sollte hier in weiterem Sinne verstanden werden, es gehören sowohl Yang-Qi- als auch Yin-Qi-Mangel dazu. Daher verursacht nicht bloß eine Milz-Schwäche Leere-Blutungen, sondern auch Schwäche von Milz-Yang, Nieren-Yang oder Nieren-Yin.

Blut-Stase führt zu übermäßigem Blutverlust während der Periode, aber auch zu einem gewissen Blutverlust vor der eigentlichen Zeit der Regelblutung. Das Blut ist dunkel und beinhaltet auch dunkle Klumpen.

Übermäßig starke Regelblutungen führen häufig zu komplexen pathologischen Szenarien, da die starken Blutungen über die Jahre selbst zu einem pathogenen Faktor werden. Beispielsweise kann übermäßiges Bluten aufgrund von Blut-Hitze mit der Zeit zu Blut- und Yin-Mangel führen. Zu starke Blutungen aufgrund von Qi-Mangel werden schließlich Blut-Mangel nach sich ziehen. Da nun das Blut die Mutter des Qi ist, schwächt der Blut-Verlust das Qi weiter, der Circulus vitiosus setzt sich fort.

Differenzierung und Behandlung

Die Therapiestrategien bei Menorrhagie und Metrorrhagie basieren im wesentlichen auf den allgemeinen Prinzipien, die in Kapitel 30 ausgeführt wurden. Sie wurden erstmals 1884 im Werk „Eine Besprechung der Blut-Syndrome" von Tang Zong-Hai dargelegt. Wir erinnern uns, daß Tang Zong-Hai eine vierfache Strategie vorschlägt:

1. Das Blut harmonisieren
2. Die Wurzelursache der Blutung behandeln
3. Adstringieren
4. Das Qi behandeln.

Das erste Behandlungsziel wiederum wird in vier Schritte unterteilt:

a) Blutungen stillen
b) Stase beseitigen
c) Das Blut beruhigen
d) Das Blut nähren.

Wir wollen nun diese vier Behandlungsschritte zum Stillen von Blutungen mit spezieller Bedachtnahme auf die Gynäkologie besprechen.

1. Das Blut harmonisieren

Kurz zusammengefaßt, liegen die Gründe für die angeführten vier Schritte zum Harmonisieren des Blutes in folgenden Überlegungen:

- Blutungen stillen: den Blutverlust eindämmen
- Stase beseitigen: das Blut am Verklumpen hindern
- Das Blut beruhigen: Blutungsrezidive verhindern
- Das Blut nähren: nach dem Blutverlust das Blut wieder aufbauen.

Diese vier Behandlungsziele zum Harmonisieren des Blutes sind für die Gynäkologie umso bedeutsamer, als das Blut selbstverständlich eine zentrale Rolle bei allen spezifischen Frauenerkrankungen einnimmt.

1.1 Blutungen stillen

Hier Beispiele einiger Arzneien, die vor allem Gebärmutterblutungen stoppen:

Pu huang	Pollen Typhae
Xian he cao	Herba Agrimoniae
Di yu	Radix Sanguisorbae
Qian cao	Radix Rubiae
Ai ye	Folium Artemisiae Argyi

1.2 Stase beseitigen

Dieser Schritt ist wichtig, um das Blut am Verklumpen zu hindern, wenn blutstillende Arzneien verwendet werden.

Da einerseits Bewegung und Zirkulation des Blutes für die Physiologie der Frau von herausragender Bedeutung sind und andererseits blutstillende Arzneien eine Neigung zum Verklumpen des Blutes haben können, sind Arzneien, die gleichzeitig Blutungen stoppen und das Blut bewegen, besonders nützlich. Einige Beispiele:

Pu huang	Pollen Typhae
San qi	Radix Notoginseng
Qian cao	Radix Rubiae

Abgesehen von diesen drei Arzneien gibt es viele andere Blut-bewegende Pflanzen, die bei Menorrhagie verwendet werden, beispielsweise Chuan xiong (Rhizoma Chuanxiong), Yi mu cao (Herba Leonuri), Hong hua (Flos Carthami) und Tao ren (Semen Persicae).

1.3 Das Blut beruhigen

Vor allem bei Blutungen aufgrund von Blut-Hitze ist das Blut rücksichtslos und bricht aus den Blutgefäßen aus. Unter „Beruhigen" versteht man in dieser Situation, das Blut zum Verweilen in den Gefäßen zu bringen.

Beispiele Blut-beruhigender Arzneien:

Bai shao	Radix Paeoniae alba
Sheng di huang	Radix Rehmanniae
Mo han lian	Herba Ecliptae
Mu dan pi	Cortex Moutan

1.4 Das Blut nähren

Das Nähren des Blutes ist wichtig für die Regeneration nach einem Blut-Verlust.

Die wichtigsten Arzneien zum Nähren des Blutes sind selbstverständlich die folgenden:

Dang gui	Radix Angelicae sinensis
Shu di huang	Radix Rehmanniae praeparata.

Auch

E jiao	Colla Corii Asini

ist von großer Bedeutung, da es sowohl das Blut nährt als auch Blutungen stillt.

2. Die Wurzelursache der Blutungen behandeln

Folgende Wurzelursachen bei menorrhagischen Blutungen sind von Bedeutung:

- Blut-Hitze
- Leere-Hitze des Blutes
- Qi-Mangel
- Blut-Stase
- Yang-Mangel und Kälte (eher selten).

2.1 Blut-Hitze

Hier wählen wir Arzneien aus, die den Gruppen zum Beseitigen von Hitze und Ausleiten von Feuer, besonders aber zum Ausleiten von Hitze und Kühlen des Blutes angehören:

2.1.1 Hitze beseitigen, Feuer ausleiten

Die wichtigste Arznei dieser Gruppe ist Zhi zi (Fructus Gardeniae), speziell in verkohlter Form. Weitere Arzneien, die das Stillen von Blutungen unterstützen, indem sie Hitze beseitigen, sind Shi gao (Gypsum fibrosum), Huang qin (Radix Scutellariae) und Huang lian (Rhizoma Coptidis).

2.1.2 Hitze beseitigen, Blut kühlen

Arzneien aus dieser Gruppe sind die wichtigsten, um gynäkologische Blutungen aufgrund von Blut-Hitze zu stillen. Die bedeutendsten sind Sheng di huang (Radix Rehmanniae), Chi shao (Radix Paeoniae rubra) und Mu dan pi (Cortex Moutan).

2.2 Leere-Hitze

Die beiden Hauptarzneien zum Stillen von Blutungen über das Beseitigen von Leere-Hitze sind Qing hao (Herba Artemisiae annuae) und Mo han lian (Herba Ecliptae). Mo han lian ist die wichtigste Arznei im Rahmen der Gynäkologie, sie wird häufig in Kombination mit Nü zhen zi (Fructus Ligustri lucidi) verwendet.

2.3 Qi-Mangel

Alle Qi-Tonika wirken gegen Blutungen aufgrund von Qi-Mangel, die wirksamste aber ist Huang qi (Radix Astragali). Die wichtigste in der Gynäkologie verwendete Rezeptur zum Stillen von Qi-Mangel-bedingten Blutungen ist Dang gui bu xue tang (Dekokt mit Radix Angelicae sinensis zum Tonisieren des Blutes), die nur aus Huang qi und Dang gui (Radix Angelicae sinensis) im Verhältnis 5:1 zusammengesetzt ist.

2.4 Blut-Stase

Alle Blut-bewegenden Arzneien können Blutungen aufgrund von Blut-Stase stillen, die besten sind aber in diesem Zusammenhang jene, die sowohl das Blut bewegen als auch Blutungen stoppen können. Dazu gehören Pu huang (Pollen Typhae), San qi (Radix Notoginseng) und Qian cao (Radix Rubiae). Weitere Arzneien, die vornehmlich in der Gynäkologie verwendet werden, um Blut zu bewegen, sind Yi mu cao (Herba Leonuri) sowie die Kombination von Hong hua (Flos Carthami) und Tao ren (Semen Persicae).

2.5 Yang-Mangel, Kälte

Yang-Mangel ist eine eher selten Blutungsursache in der Gynäkologie. Es handelt sich um Blutungen vom Qi-Mangel-Typ. Es kommt dazu, wenn das Yang-Qi zu schwach ist, um das Blut halten zu können. Es kommt selten dazu, da innere Kälte aufgrund von Yang-Mangel die Neigung hat, das Blut zu verklumpen. Die wichtigste wärmende Arznei zum Stillen von Gebärmutterblutungen ist Ai ye (Folium Artemisiae Argyi).

3. Adstringieren

Die wichtigsten in der Gynäkologie eingesetzten adstringierenden Arzneien sind Shan zhu yu (Fructus Corni) und Bai shao (Radix Paeoniae alba).

Eine der blutstillenden Pflanzen, die man in der Frauenheilkunde verschreibt, ist auch adstringierend, nämlich Di yu (Radix Sanguisorbae).

4. Das Qi behandeln

Dies beinhaltet das Tonisieren und Festigen des Qi zur Behandlung von Qi-Mangel-Blutungen. Die wichtigsten in der Gynäkologie zu diesem Zweck verwendeten Arzneien sind Huang qi (Radix Astragali), Ren shen (Radix Ginseng), Fu zi (Radix lateralis Aconiti praeparata) bei Yang-Mangel, Mu li (Concha Ostreae) und Zhi gan cao (Radix Glycyrrhizae praeparata).

Diese Therapiestrategie beinhaltet auch das Heben des Qi, wenn durch das Absinken des Milz-Qi Blutungen nach unten auftreten. Zwei Arzneien können dieses Heben bewirken, nämlich Chai hu (Radix Bupleuri) und Sheng ma (Rhizoma Cimicifugae).

In der Gynäkologie können übermäßige Blutungen nicht bloß durch absinkendes Milz-Qi, sondern auch durch absinkendes Nieren-Qi verursacht werden. In diesem Fall ist die zu verwendende Hauptarznei Xu duan (Radix Dipsaci).

Wir werden nun folgende Muster besprechen:

1. Fülle-Muster

1.1 Blut-Hitze
1.2 Leere-Hitze des Blutes
1.3 Blut-Stase
1.4 Nässe-Hitze im Uterus

2. Leere-Muster

2.1 Die Milz kann das Blut nicht halten
2.2 Nieren-Yang-Mangel
2.3 Nieren-Yin-Mangel

1. Fülle-Muster

1.1 Blut-Hitze

Klinische Manifestationen

Plötzliche „überflutende" Blutungen, häufig vor dem erwarteten Einsetzen der Regel, oder aber Sickerblutungen, die noch lange nach dem Ende der Periode bestehen. Blut von hell- oder dunkelroter Farbe, Durst, rotes Gesicht, Unruhe, Hitzegefühl, dunkler Harn, Obstipation.

Zunge: rot, gelber Belag.

Puls: schnell, überflutend.

Therapieprinzip

Hitze beseitigen, Blut kühlen, Blutungen stillen.

Akupunktur

Punktauswahl

MP 4 und KS 6, Di 11, MP 10, MP 8, MP 1, N 5-shuiquan, MP 6. Sedieren, keine Moxibustion.

Erläuterung

- MP 4 und KS 6 öffnen das Durchdringungsgefäß, das das Meer des Blutes ist und alle Verbindungsleitbahnen des Blutes kontrolliert. Bei Blutungen bricht das Blut aus diesen Verbindungsleitbahnen aus.
- Di 11 und MP 10 kühlen das Blut und stillen Blutungen.
- MP 8, der Xi-Grenzpunkt, stillt Gebärmutterblutungen.
- MP 1 ist ein empirischer Punkt bei Uterusblutungen.
- N 5 kühlt das Blut des Uterus.
- MP 6 kühlt und bewegt das Blut.

Arzneimitteltherapie

Rezeptur

Qing re zhi beng tang

Dekokt, das Hitze beseitigt und übermäßige Uterusblutungen stoppt

Fructus Gardeniae	Zhi zi	9.0 g
Radix Scutellariae	Huang qin	9.0 g
Cortex Phellodendri	Huang bai	6.0 g
Radix Rehmanniae	Sheng di huang	24.0 g
Cortex Moutan	Mu dan pi	9.0 g
Radix Sanguisorbae	Di yu	12.0 g
Cacumen Platycladi	Ce bai ye	12.0 g
Cortex Ailanthi	Chun pi	12.0 g
Plastrum Testudinis	Gui ban	15.0 g
Radix Paeoniae alba	Bai shao	24.0 g

Erläuterung

- Zhi zi, Huang qin und Huang bai beseitigen Hitze.
- Sheng di huang und Mu dan pi kühlen das Blut.
- Di yu, Ce bai ye und Chun pi stillen Blutungen. Di yu kühlt auch das Blut.
- Gui ban und Bai shao nähren das Yin und beruhigen das Blut.

Wir können diese Rezeptur auch hinsichtlich der oben beschriebenen vier Behandlungsziele zum Stillen von Blutungen analysieren.

1. Das Blut harmonisieren
   a) Blutungen stillen: Ce bai ye, Di yu und Chun pi
   b) Stase beseitigen: Mu dan pi
   c) Das Blut beruhigen: Sheng di huang und Bai shao
   d) Das Blut nähren: Bai shao
2. Die Wurzelursache behandeln
   Zhi zi, Huang qin und Huang bai beseitigen Hitze, Sheng di huang und Mu dan pi kühlen das Blut.
3. Adstringieren: Di yu.
4. Das Qi behandeln: Gui ban festigt das Qi.

Fertigarznei 1

Long dan xie gan wan

Pille zum Entlasten der Leber mit Radix Gentianae

Radix Gentianae	Long dan
Radix Scutellariae	Huang qin
Fructus Gardeniae	Zhi zi
Rhizoma Alismatis	Ze xie
Caulis Akebiae	Mu tong
Semen Plantaginis	Che qian zi
Radix Rehmanniae	Sheng di huang
Radix Angelicae sinensis	Dang gui
Radix Bupleuri	Chai hu
Radix Glycyrrhizae	Gan cao

Erläuterung

Diese Pillen leiten Leber-Feuer aus. Sie sind daher angezeigt, wenn durch Leber-Feuer verursachte Blut-Hitze zu Blutungen führt. Wir müssen uns aber im klaren sein, daß dieses Präparat nur die Wurzel, also die Blut-Hitze aufgrund von Leber-Feuer, nicht aber die Manifestation behandelt. Um auch diese zu therapieren, kann man das Präparat mit Yunnan bai yao (siehe unten) kombinieren.

Zungenbefund: roter Zungenkörper, gerötete Ränder, eventuell mit roten Punkten, gelber Belag.

Fertigarznei 2

Yunnan bai yao

Weiße Medizin aus Yunnan

Radix Notoginseng San qi
Restliche Zutaten: Angaben fehlen.

Erläuterung

Dieses sehr bekannte Präparat stillt Blutungen, es beruhigt, bewegt und nährt das Blut. Es kann verwendet werden, um die Manifestation, also Blutungen aller Körperregionen, zu therapieren. Besonders wirksam ist es bei Menorrhagie. Jedes Fläschchen enthält eine kleine rote Pille, die im Fall akuter, profuser Blutungen eingenommen werden kann.

1.2 Leere-Hitze des Blutes

Klinische Manifestationen

Plötzliche überflutende Blutung außerhalb der normalen Periode, oder Nachträufeln über etliche Tage nach der Regel. Das Blut ist von frischroter Farbe und eher wäßrig. Desweiteren psychische Unruhe, abendliches Hitzegefühl, flushartige Gesichtsrötung, spärlicher und dunkler Harn, trockene Stühle.

Zunge: rot, belaglos. – Puls: oberflächlich, leer.

Therapieprinzip

Leere-Hitze beseitigen, das Blut kühlen, das Yin nähren, Blutungen stillen.

Akupunktur

Punktauswahl

N 2-rangu, Le 3, N 5-shuiquan, MP 1, MP 6, MP 8, KG 4, Di 11, MP 10. Alle Punkte sedieren, bis auf KG 4 (hier tonisieren).

Erläuterung

- N 2 und Le 3 kühlen das Blut. N 2 beseitigt auch Leere-Hitze.
- N 5 kühlt das Blut und stillt Blutungen aus der Gebärmutter.
- MP 1 stillt Gebärmutterblutungen.
- MP 6 kühlt das Blut.
- MP 8 stillt Gebärmutterblutungen.
- KG 4 nährt das Yin.
- Di 11 und MP 10 kühlen das Blut und stillen Blutungen.

Arzneimitteltherapie

Rezeptur

Variation von

Bao yin jian

Dekokt zum Schützen des Yin

Radix Rehmanniae	Sheng di huang	24.0 g
Radix Rehmanniae praeparata	Shu di huang	15.0 g
Radix Paeoniae alba	Bai shao	12.0 g
Rhizoma Dioscoreae	Shan yao	12.0 g
Radix Scutellariae	Huang qin	9.0 g
Cortex Phellodendri	Huang bai	9.0 g
Radix Dipsaci	Xu duan	6.0 g
Radix Glycyrrhizae	Gan cao	3.0 g
Herba Ecliptae	Mo han lian	9.0 g
Herba Artemisiae annuae	Qing hao	6.0 g
Radix Sanguisorbae	Di yu	9.0 g
Radix Rubiae	Qian cao	6.0 g

Erläuterung

Die ersten acht Arzneien bilden die Rezeptur Bao yin jian.

- Sheng di huang, Shu di huang, Bai shao und Shan yao nähren das Yin. Sheng di huang und Bai shao beruhigen auch das Blut. Sheng di huang kühlt das Blut und wirkt gegen Blutungen. Shu di huang und Bai shao nähren auch das Blut.
- Huang qin und Huang bai beseitigen Hitze.
- Xu duan wird trotz ihrer Yang-stärkenden Eigenschaft hinzugefügt, weil sie das Qi festigt, Blutungen stillt und die Niere stärkt.
- Gan cao harmonisiert.
- Mo han lian und Qing hao beseitigen Leere-Hitze und stillen Blutungen.
- Di yu kühlt das Blut, wirkt gegen Blutungen und adstringiert.
- Qian cao kühlt das Blut, stillt Blutungen und bewegt das Blut.

Fertigarznei

Zhi bo ba wei wan

Pille aus acht Zutaten mit Rhizoma Anemarrhenae und Cortex Phellodendri

Radix Rehmanniae praeparata	Shu di huang
Fructus Corni	Shan zhu yu
Rhizoma Dioscoreae	Shan yao
Rhizoma Alismatis	Ze xie
Poria	Fu ling
Cortex Moutan	Mu dan pi
Rhizoma Anemarrhenae	Zhi mu
Cortex Phellodendri	Huang bai

Erläuterung

Diese Pillen nähren das Nieren-Yin und beseitigen Leere-Hitze. Sie sind dazu geeignet, bei dieser Art von Menorrhagie die Wurzel zu behandeln, nämlich Leere-Hitze der Niere, die das Blut beeinträchtigt.

Zungenbefund: roter, nahezu belagloser Körper, bloß gelber Belag an der Wurzel.

1.3 Blut-Stase

Klinische Manifestationen

Zögerlicher Beginn und Abschluß der Regelblutung, die Regel scheint aufzuhören, beginnt dann aber wieder mit einer überflutenden Blutung. Sickerblutung noch lange nach dem Ende der Regel, prämenstruelle Schmerzen, dunkles, klumpiges Blut, Distension des Abdomens, dunkler Teint.

Zunge: bläulich-purpurfarben oder rötlich-purpurfarben.

Puls: rauh.

Therapieprinzip

Das Blut bewegen, Stase beseitigen, Blutungen stillen.

Akupunktur

Punktauswahl

Le 3, 3E 6, Le 1, MP 8, MP 4 und KS 6, M 30, MP 12, MP 10, MP 6. Sedieren.

Erläuterung

- Le 3 fördert den freien Fluß des Leber-Qi und bewegt das Blut.
- 3E 6 stimuliert den freien Fluß des Leber-Qi.
- Le 1 bewegt das Leber-Blut und stillt Blutungen.
- MP 8 stillt Gebärmutterblutungen.
- MP 4 und KS 6 öffnen das Durchdringungsgefäß, das das Meer des Blutes und die Verbindungsleitbahnen des Blutes kontrolliert. Die Schlüsselpunkte des Durchdringungsgefäßes bewegen auch das Blut und bezähmen rebellierendes Qi.
- M 30-qichong und MP 12-chongmen sind Punkte auf dem Durchdringungsgefäß. Das Zeichen „chong" im Namen beider Punkte bezieht sich auf das Chongmai, also das Durchdringungsgefäß.
- MP 10 bewegt das Blut und stillt Blutungen.
- MP 6 bewegt das Blut.

Arzneimitteltherapie

Rezeptur

Variation von

Tao hong si wu tang (Dekokt aus vier Zutaten mit Flos Carthami und Semen Persicae) und Shi xiao san (Pulver des plötzlichen Lächelns)

Radix Angelicae sinensis	Dang gui	9.0 g
Rhizoma Chuanxiong	Chuan xiong	6.0 g
Radix Rehmanniae praeparata	Shu di huang	12.0 g
Radix Paeoniae alba	Bai shao	9.0 g
Semen Persicae	Tao ren	6.0 g
Flos Carthami	Hong hua	6.0 g
Pollen Typhae	Pu huang	9.0 g
Faeces Trogopterori	Wu ling zhi	9.0 g
Radix Rubiae	Qian cao	6.0 g
Radix Notoginseng	San qi	6.0 g

Erläuterung

Die ersten sechs Arzneien bilden die Rezeptur Tao hong si wu tang zum Nähren und Bewegen des Blutes.

- Pu huang und Wu ling zhi bilden die Rezeptur Shi xiao san zum Bewegen des Blutes und Stillen von Schmerz. Pu huang stillt auch Blutungen.
- Qian cao und San qi werden hinzugefügt, weil sie sowohl das Blut bewegen als auch Blutungen stillen.

Variationen

- Wenn die Blut-Stase durch Kälte im Uterus hervorgerufen wird (bläulich-purpurne Farbe der Zunge): plus Ai ye (Folium Artemisiae Argyi) und Fu zi (Radix lateralis Aconiti praeparata).
- Wenn die Blut-Stase durch Hitze bedingt ist (rötlich-purpurne Zungenfarbe): plus Sheng di huang (Radix Rehmanniae), Mu dan pi (Cortex Moutan) und Di yu (Radix Sanguisorbae).

Fertigarznei 1

Dang gui pian

Tablette mit Radix Angelicae sinensis

Radix Angelicae sinensis Dang gui

Erläuterung

Diese Tabletten nähren und bewegen das Blut. Sie sind zur Therapie von Menorrhagie bei Blut-Stase angezeigt, allerdings bloß in ziemlich leichten Fällen.

Zungenbefund: der Zungenkörper ist nur an den Rändern etwas purpurfarben.

Fertigarznei 2

An tai wan

Pille zum Beruhigen des Fötus

Radix Angelicae sinensis	Dang gui
Radix Paeoniae alba	Bai shao
Radix Scutellariae	Huang qin
Rhizoma Atractylodis macrocephalae	Bai zhu
Rhizoma Chuanxiong	Chuan xiong

Erläuterung

Diese Mischung nährt und bewegt das Blut. Sie wird zwar vor allem bei drohender Fehlgeburt eingesetzt, wir können sie aber auch in leicht ausgeprägten Fällen von Blut-Stase-bedingter Menorrhagie verwenden.

Fertigarznei 3

Jin gu die shang wan

Pille bei Traumen von Muskeln und Knochen

Radix Notoginseng	San qi
Sanguis Draconis	Xue jie
Radix Angelicae sinensis	Dang gui
Olibanum	Ru xiang
Myrrha	Mo yao
Flos Carthami	Hong hua

Erläuterung

Dieses Präparat bewegt das Blut und beseitigt Stasen. Es wird hauptsächlich bei Traumen verschrieben, wir können es aber auch bei Blut-Stase-bedingten Menorrhagien einsetzen. Es behandelt nicht nur die Wurzel, nämlich die Blut-Stase, sondern auch die Manifestation, da es San qi enthält, eine Arznei, die zur gleichen Zeit das Blut bewegt als auch Blutungen stillt.

Zungenbefund: rötlich-purpurner Zungenkörper.

Fertigarznei 4

Yunnan bai yao

Weiße Medizin aus Yunnan

Radix Notoginseng San qi
Restliche Zutaten: Angaben fehlen.

Erläuterung

Dieses Pulver nährt, beruhigt, kühlt und bewegt das Blut und wirkt blutstillend. Es ist geeignet, durch Blut-Stase hervorgerufene Menorrhagien zu therapieren, da es sowohl das Blut bewegt als auch Blutungen stillt.

Fertigarznei 5

Tong jing wan

Pille zum Durchdringen der Menses

Rhizoma Curcumae	E zhu
Rhizoma Sparganii	San leng
Radix Paeoniae rubra	Chi shao
Flos Carthami	Hong hua
Rhizoma Chuanxiong	Chuan xiong
Radix Angelicae sinensis	Dang gui
Radix Salviae miltiorrhizae	Dan shen

Erläuterung

Dieses Präparat wirkt stark Blut-bewegend, es beseitigt auch Blut-Stase. Wir können es bei Menorrhagie aufgrund von Blut-Stase zur Behandlung der Wurzel verschreiben. Da es aber nicht die Manifestation behandelt, sollten wir es mit einem anderen Präparat zum Beenden von Blutungen kombinieren, etwa mit Yunnan bai yao.

Zungenbefund: stark purpurfarbener Zungenkörper mit purpurnen Flecken.

1.4 Nässe-Hitze im Uterus

Klinische Manifestationen

Entweder schwache oder sehr starke Menstruationsblutung, Blutungen in der Zyklusmitte, klebriges Blut, gelb-bräunliches Vaginalsekret vor Einsetzen der Blutung, keine Blutklumpen, Schweregefühl, ziehende Empfindung und Brennen im Unterleib, Gelenkschmerzen, Druckgefühl im Thorax, Reizbarkeit, spärlicher, dunkler Harn, Brennen bei der Miktion, Fluor vaginalis.

Zunge: klebriger, gelber Belag.

Puls: schlüpfrig.

Therapieprinzip

Hitze beseitigen, Nässe auflösen, das Blut kühlen, Blutungen stillen.

Akupunktur

Punktauswahl

MP 4 und KS 6, Di 11, MP 10, MP 8, MP 1, N 5-shuiquan, MP 6, MP 9, KG 3, B 22, B 32-ciliao. Sedieren, keine Moxibustion.

Erläuterung

- MP 4 und KS 6 öffnen das Durchdringungsgefäß, das das Meer des Blutes darstellt und alle Verbindungsleitbahnen des Blutes kontrolliert. Bei Blutungen bricht Blut aus diesen Verbindungsgefäßen aus.
- Di 11 und MP 10 kühlen das Blut und stillen Blutungen.
- MP 8, der Xi-Grenzpunkt, stillt Gebärmutterblutungen.
- MP 1 ist ein empirischer Punkt bei Uterusblutungen.
- N 5 kühlt das Blut im Uterus und beendet Gebärmutterblutungen.
- MP 6 kühlt und bewegt das Blut.
- MP 9 und KG 3 lösen Nässe-Hitze im Unteren Erwärmer auf.
- B 22 und B 32 fördern die Umwandlung der Flüssigkeiten und lösen Nässe-Hitze des Uterus auf.

Arzneimitteltherapie

Rezeptur

Variation von

Qing re li shi tang

Dekokt zum Beseitigen von Hitze und Auflösen von Nässe

Rhizoma Dioscoreae hypoglaucae	Fen bi xie	12.0 g
Herba Dianthi	Qu mai	12.0 g
Fructus Gardeniae (verkohlt)	Zhi zi	9.0 g
Radix Scutellariae	Huang qin	9.0 g
Rhizoma Coptidis	Huang lian	6.0 g
Rhizoma Anemarrhenae	Zhi mu	9.0 g
Cortex Moutan	Mu dan pi	6.0 g
Nodus Rhizomatis Nelumbinis	Ou jie	15.0 g
Herba Agrimoniae	Xian he cao	12.0 g

Erläuterung

- Fen bi xie und Qu mai leiten Nässe über den Harn aus.
- Zhi zi, Huang qin und Huang lian leiten Nässe-Hitze aus. Zhi zi, vor allem in der verkohlten Form, wirkt auch blutstillend.
- Zhi mu beseitigt Hitze.
- Mu dan pi kühlt das Blut und stillt Blutungen.
- Ou jie, eine adstringierende Arznei, unterstützt das Blutstillen.
- Xian he cao wird hier statt der in der Grundrezeptur vorkommenden Arznei Bai mao gen (Rhizoma Imperatae) verwendet. Sie stillt Gebärmutterblutungen.

2. Leere-Muster

2.1 Die Milz kann das Blut nicht halten

Klinische Manifestationen

Überflutende Blutung zu Beginn der Regel, die dann zurückgeht und sich nach der eigentlichen Periode in sickernder Form lange fortsetzt. Blasses und wäßriges Menstruationsblut, blasses Gesicht, Müdigkeit, leichtes Schwindelgefühl, Appetitlosigkeit, weiche Stühle.

Zunge: blaß, Zahneindrücke.

Puls: schwächlich.

Therapieprinzip

Das Qi tonisieren, die Milz stärken, das Blut nähren, Blutungen stillen.

Akupunktur

Punktauswahl

KG 6, KG 12, M 36, MP 6, B 20, B 21, LG 20-baihui. Tonisieren, man kann auch Moxa verwenden.

Erläuterung

- KG 6 tonisiert das Qi und stillt Blutungen aufgrund von absinkendem Qi.
- KG 12, M 36, MP 6, B 20 und B 21 tonisieren das Milz-Qi.
- LG 20 hebt das Qi und stillt Blutungen aufgrund von absinkendem Qi.

Arzneimitteltherapie

Rezeptur 1

Gu ben zhi beng tang

Dekokt, das die Wurzel stabilisiert und übermäßige Uterusblutungen stoppt

Radix Astragali	Huang qi	15.0 g
Radix Ginseng	Ren shen	12.0 g
Rhizoma Atractylodis macrocephalae	Bai zhu	18.0 g
Radix Rehmanniae praeparata	Shu di huang	9.0 g
Radix Angelicae sinensis	Dang gui	6.0 g
Rhizoma Zingiberis recens (geröstet)	Pao jiang	6.0 g

Erläuterung

- Huang qi, Ren shen und Bai zhu tonisieren und heben das Qi.
- Shu di huang und Dang gui nähren das Blut und festigen das Qi. Sie werden hier auch verwendet, weil sie die Rezepturwirkung auf das Blut konzentrieren und so Blutungen stillen.
- Pao jiang wärmt die Leitbahnen und stillt Blutungen.

Rezeptur 2

Dang gui bu xue tang

Dekokt mit Radix Angelicae sinensis zum Tonisieren des Blutes

Radix Astragali	Huang qi	30.0 g
Radix Angelicae sinensis	Dang gui	6.0 g

Erläuterung

Es handelt sich um eine sehr einfache Rezeptur zum Beenden von Blutungen aufgrund von Qi-Mangel, die wir zu anderen Mischungen hinzufügen können.

- Huang qi tonisiert und hebt das Qi.
- Dang gui dringt in die Blut-Schicht ein und lenkt die Rezepturwirkung in die Richtung des Bluts. Dadurch wirkt die Arznei indirekt gegen Blutungen bei Qi-Mangel.

Rezeptur 3

Gui pi tang

Dekokt zum Stärken der Milz

Radix Ginseng	Ren shen	6.0 g
oder		
Radix Codonopsis pilosulae	Dang shen	12.0 g
Radix Astragali	Huang qi	15.0 g
Rhizoma Atractylodis macrocephalae	Bai zhu	12.0 g
Radix Angelicae sinensis	Dang gui	6.0 g
Sclerotium Poriae pararadicis	Fu shen	9.0 g
Semen Ziziphi spinosae	Suan zao ren	9.0 g
Arillus Longan	Long yan rou	12.0 g
Radix Polygalae	Yuan zhi	9.0 g
Radix Aucklandiae	Mu xiang	3.0 g
Radix Glycyrrhizae tosta	Zhi gan cao	4.0 g
Rhizoma Zingiberis recens	Sheng jiang	3 Scheiben
Fructus Jujubae	Da zao	5 Stück

Erläuterung

Diese Rezeptur wurde bereits in den Kapiteln 9 und 12 besprochen. Sie wird sehr häufig verwendet, um Blutungen aufgrund von Qi-Mangel zu stillen. Man zieht Gui pi tang den beiden zuvor beschriebenen Rezepturen vor, wenn auch eine Schwäche des Herz-Blutes vorliegt, die zu Schlafstörungen, ängstlicher Unruhe und Gedächtnisstörungen führt.

Fertigarznei

Gui pi wan

Pille zum Stärken der Milz

Radix Codonopsis pilosulae	Dang shen
Radix Astragali	Huang qi
Rhizoma Atractylodis macrocephalae	Bai zhu
Sclerotium Poriae pararadicis	Fu shen
Semen Ziziphi spinosae	Suan zao ren
Radix Polygalae	Yuan zhi
Radix Angelicae sinensis	Dang gui
Radix Aucklandiae	Mu xiang
Radix Glycyrrhizae	Gan cao
Arillus Longan	Long yan rou

Erläuterung

Dieses Präparat stärkt Qi und Blut der Milz. Es enthält auch Arzneien, die in die Blut-Schicht eindringen, weshalb es im besonderen geeignet ist, die Milz-Funktion des Haltens des Blutes zu stimulieren. Die Pillen werden deshalb sehr oft verschrieben, wenn Menorrhagien bestehen, die darauf zurückgehen, daß das Milz-Qi das Blut nicht halten kann.

Zungenbefund: blasser, dünner Zungenkörper.

2.2 Nieren-Yang-Mangel

Klinische Manifestationen

Verlängerte Blutung, die nach der eigentlichen Periode noch lange nachträufelt, Verspätung der Regelblutung, Kältegefühl, Lumbalgie, kalte Extremitäten, blasser Teint, schwache Knie, blasser Harn.

Zunge: blaß, gedunsen.

Puls: tief, schwächlich.

Therapieprinzip

Die Niere stärken und wärmen, das Durchdringungsgefäß festigen, Blutungen stillen.

Akupunktur

Punktauswahl

KG 6, B 23, KG 4, M 30, N 7-fuliu, M 36, MP 6. Tonisieren, Moxa muß verwendet werden.

Eine spezifische Kombination zum Heben des Qi und Festigen des Durchdringungsgefäßes, damit es das Blut halten kann: MP 1 (mit Moxakegelchen), B 20, MP 6, LG 20-baihui, KG 6 und KG 4 (alle tonisieren).

Erläuterung

- KG 6 tonisiert das Qi und stillt Blutungen.
- B 23 und KG 4 (mit Moxa) tonisieren und wärmen das Nieren-Yang und konsolidieren das Durchdringungsgefäß.
- M 30 (mit Moxa) festigt ebenfalls das Durchdringungsgefäß.
- N 7 stärkt das Nieren-Yang.
- M 36 und MP 6 tonisieren Qi und Blut.

Arzneimitteltherapie

Rezeptur

You gui wan

Pille, die die Rechte (Niere) wiederherstellt

Radix lateralis Aconiti praeparata	Fu zi	3.0 g
Cortex Cinnamomi	Rou gui	3.0 g
Cortex Eucommiae	Du zhong	6.0 g
Fructus Corni	Shan zhu yu	4.5 g
Semen Cuscutae	Tu si zi	6.0 g
Colla Cornus Cervi	Lu jiao jiao	6.0 g
Radix Rehmanniae praeparata	Shu di huang	12.0 g
Rhizoma Dioscoreae	Shan yao	6.0 g
Fructus Lycii	Gou qi zi	6.0 g
Radix Angelicae sinensis	Dang gui	4.5 g

Erläuterung

Diese Rezeptur wurde bereits in den Kapiteln 1 und 25 besprochen. Sie tonisiert und wärmt das Nieren-Yang. Sie ist auch zum Blutstillen geeignet, da Fu zi durch Yang-Mangel und Kälte bedingte Blutungen stillen kann. Shan zhu yu wiederum adstringiert und unterstützt das Blutstillen, Lu jiao jiao nährt und beruhigt das Blut, Dang gui dringt in die Blut-Schicht ein und lenkt auf diese Weise die Rezepturwirkung in Richtung des Blutes, um auf diese Weise Hämorrhagien entgegenzutreten.

Variationen

Zur Verstärkung der blutstillenden Wirkung: plus Xian he cao (Herba Agrimoniae).

Fertigarznei

Bu xue tiao jing pian

Tablette zum Tonisieren des Blutes und zum Regulieren der Menses

Rhizoma Cyperi	Xiang fu
Fructus Rosae laevigatae	Jing ying zi
Caulis Spatholobi	Ji xue teng
Ramulus Taxilli	Sang ji sheng
Fructus Litseae	Shang cang zi
Radix Rhodomyrti	Shan ren gen
Radix Moghaniae	Qian jin ba
Herba Leonuri	Yi mu cao
Rhizoma Alpiniae officinarum	Gao liang jiang
Radix Fici	Wu hua guo gen
Folium Artemisiae Argyi	Ai ye
Herba Capsellae	Ji cai
Radix Codonopsis pilosulae	Dang shen
Rhizoma Atractylodis macrocephalae	Bai zhu
Radix Glycyrrhizae tosta	Zhi gan cao
Colla Corii Asini	E jiao
Cortex Cinnamomi	Rou gui
Herba Baipo	Bai bei ye

Erläuterung

Dieses Präparat nährt das Blut, tonisiert das Nieren-Yang und bewegt Qi und Blut. Wir können es verschreiben, wenn die Menorrhagie vor einem Hintergrund von Blut- und Nieren-Yang-Mangel auftritt.

Zungenbefund: blasser Zungenkörper.

Kasuistik

Eine 50jährige Frau leidet seit 18 Monaten an starken Regelblutungen. Das Blut ist hellrot und weist kleine dunkle Klümpchen auf. Die Regelblutung ist sehr schmerzhaft, während der gesamten Dauer verspürt sie ein starkes Kältegefühl. Sie hat eine Gebärmuttersenkung, desweiteren leidet sie an Rückenschmerzen, Schwindelgefühl, Erschöpfung, schlechtem Gedächtnis und häufigem Harndrang. Ihre Zunge ist etwas blaß und gedunsen, ihr Puls ist tief und schwächlich, vor allem an den beiden proximalen Taststellen.

Diagnose

Wir haben hier ein eher komplexes Szenario vor uns. Es besteht zunächst sicher eine Schwäche von Milz- und Nieren-Yang, wie wir an der Gebärmuttersenkung (Absinken des Milz-Qi) erkennen, desweiteren an Kältegefühl, Lumbalgie, Schwindelgefühl, Gedächtnisschwäche, tiefem und schwächlichem Puls und blasser Zunge. Die starke Menstruationsblutung kommt durch diese Schwäche des Milz- und Nieren-Qi zustande, die das Blut nicht halten können. Allerdings weisen die schmerzhafte Regel und die kleinen dunklen Klümpchen darauf hin, daß auch innere Kälte im Uterus besteht, die vermutlich dem Nieren-Yang-Mangel entspringt.

Therapieprinzip

Die Patientin wird bereits von einem anderen Therapeuten mit Akupunktur behandelt. Er überweist sie zu mir zur Arzneimitteltherapie. Ich entschließe mich zum Zerstreuen von Kälte, Wärmen des Uterus und Tonisieren und Wärmen des Milz- und Nieren-Yang.

Arzneimitteltherapie

Man könnte die weiter oben angegebene Rezeptur You gui wan verwenden, um das Nieren-Yang zu tonisieren und zu wärmen. Allerdings ist der Zustand der Patientin sowohl durch Leere (von Milz- und Nieren-Yang) als auch durch Fülle (Kälte im Uterus) gekennzeichnet, weshalb ich mich entschließe, die Betonung zunächst auf das Vertreiben der Kälte zu legen. In der Praxis sehe ich es häufig, daß es vorzuziehen ist, Fülle zu eliminieren, bevor man an das Tonisieren der Leere geht. Aus diesem Grund wähle ich eine Variation folgender Rezeptur aus (siehe dazu Kapitel 31):

Ai fu nuan gong wan

Pille zum Wärmen des Uterus mit Folium Artemisiae Argyi und Rhizoma Cyperi

Folium Artemisiae	Ai ye	6.0 g
Fructus Evodiae	Wu zhu yu	4.5 g
Cortex Cinnamomi	Rou gui	3.0 g
Rhizoma Cyperi	Xiang fu	6.0 g
Radix Angelicae sinensis	Dang gui	9.0 g
Rhizoma Chuanxiong	Chuan xiong	6.0 g
Radix Paeoniae alba	Bai shao	9.0 g
Radix Astragali	Huang qi	9.0 g
Radix Rehmanniae	Sheng di huang	9.0 g
Radix Dipsaci	Xu duan	6.0 g
Herba Agrimoniae	Xian he cao	6.0 g
Radix Rehmanniae praeparata	Shu di huang	9.0 g
Fructus Corni	Shan zhu yu	4.0 g
Radix Bupleuri	Chai hu	3.0 g
Rhizoma Cimicifugae	Sheng ma	3.0 g

Erläuterung

- Die ersten zehn Arzneien bilden die Grundrezeptur. Diese zerstreut Kälte des Uterus, nährt das Blut und stärkt das Nieren-Yang.
- Xian he cao stillt Blutungen.
- Shu di huang stärkt die Niere.
- Shan zhu yu nährt Leber und Niere. Die Arznei wirkt auch adstringierend, was das Stillen von Blutungen unterstützt.
- Chai hu und Sheng ma heben absinkendes Milz-Qi.

Da das Hauptproblem in den starken Menstruationsblutungen besteht, modifiziere ich die Grundrezeptur, um die Blutungen zu stillen. Ich halte mich dabei an die vier Therapieziele, wie sie in „Eine Besprechung der Blut-Syndrome" dargelegt wurden (siehe auch Kapitel 30):

1. Das Blut harmonisieren
   a) Blutungen stillen: Xian he cao
   b) Stase beseitigen: Chuan xiong
   c) Das Blut beruhigen: Bai shao, Sheng di huang
   d) Das Blut nähren: Dang gui, Shu di huang
2. Die Wurzelursache der Blutungen behandeln (hier den Nieren-Yang-Mangel): Xu duan, Rou gui.
3. Adstringieren: Shan zhu yu.
4. Das Qi behandeln (das Milz-Qi heben): Huang qi, Chai hu, Sheng ma.

Die Patientin wird mit der Rezeptur und leichten Modifikationen derselben über 6 Monate behandelt. Danach wird die Regelblutung viel schwächer und weniger schmerzhaft.

Kasuistik

Eine 29jährige Frau leidet seit einem Jahr an ständigen Gebärmutterblutungen. Sie blutet jeden Tag, die Blutung wird zum Zeitpunkt der Periode stärker, das Blut wird dann auch dunkler und bekommt Klumpen, außerdem treten Regelschmerzen auf. Während des Rests des Zyklus besteht eine ständige Sickerblutung. Zu ihren weiteren Symptomen und Krankheitszeichen zählen Erschöpfung, Rückenschmerzen, Schwindelgefühl, Tinnitus, leichter Nachtschweiß, ausgeprägtes Kältegefühl, Nykturie, unscharfes Sehen, Taubheitsgefühl der Extremitäten und Gedächtnisschwäche.

Ihre Zunge ist blaß und weist Zahneindrücke auf. Ihr Puls ist an der rechten proximalen und der linken mittleren Position rauh und schwächlich.

Diagnose

Es handelt sich hier um einen klaren Fall von Nieren- und Leber-Schwäche mit sekundärer Blut-Stase. Die primäre Schwäche ist jene des Nieren-Yang (blasse Zunge), wenngleich auch überlappend damit eine Nieren-Yin-

Schwäche besteht (Nachtschweiß). Bei Frauen gibt es sehr häufig eine Überschneidung von Nieren-Yang- und Nieren-Yin-Schwäche.

Therapieprinzip

Die Niere tonisieren, das Leber-Blut nähren und bewegen. Die Patientin wird sowohl mit Akupunktur als auch mit Arzneimitteltherapie behandelt.

Akupunktur

Ich wähle jeweils aus den folgenden Punkten aus:

- Lu 7 rechts und N 6-zhaohai links öffnen und regulieren das Konzeptionsgefäß.
- M 36 und MP 6 tonisieren das Qi im allgemeinen.
- MP 8 stillt Blutungen.
- KG 4, B 23 und N 3-taixi nähren die Niere.

Arzneimitteltherapie

Ich verwende eine Modifikation von

Gui pi tang

Dekokt zum Stärken der Milz

Radix Astragali	Huang qi	9.0 g
Rhizoma Atractylodis macrocephalae	Bai zhu	6.0 g
Radix Codonopsis pilosulae	Dang shen	6.0 g
Poria	Fu ling	6.0 g
Arillus Longan	Long yan rou	6.0 g
Semen Ziziphi spinosae	Suan zao ren	3.0 g
Radix Aucklandiae	Mu xiang	3.0 g
Radix Angelicae sinensis	Dang gui	9.0 g
Herba Leonuri	Yi mu cao	4.0 g
Radix Rehmanniae	Sheng di huang	6.0 g
Radix Paeoniae alba	Bai shao	6.0 g
Herba Agrimoniae	Xian he cao	6.0 g
Folium Artemisiae Argyi	Ai ye	4.0 g
Radix Dipsaci	Xu duan	6.0 g
Radix Paeoniae rubra	Chi shao	4.0 g
Fructus Jujubae	Da zao	3 Stück

Erläuterung

Die Rezeptur kann gemäß der vier weiter oben beschriebenen Therapieziele analysiert werden:

1. Das Blut harmonisieren
   a) Das Blut nähren: Dang gui, Sheng di huang
   b) Das Blut bewegen: Yi mu cao, Chi shao
   c) Das Blut beruhigen: Sheng di huang, Bai shao
   d) Blutungen stillen: Xian he cao, Ai ye
2. Die Wurzel behandeln (Nieren- und Leber-Schwäche): Sheng di huang, Dang gui, Xu duan.
3. Adstringieren: Suan zao ren.
4. Das Qi behandeln: Dang shen, Huang qi und Bai zhu zum Tonisieren und Heben des Qi.

Nahezu sofort sistieren die Blutungen für 20 Tage des 28 Tage-Zyklus. Während der weiteren 8 Tage ist die Blutung deutlich geringer. Nach vier Behandlungsmonaten normalisiert sich die Regelblutung der Patientin zur Gänze.

2.3 Nieren-Yin-Mangel

Klinische Manifestationen

Sickerblutung nach der eigentlichen Periode, zu langer Zyklus, frischrotes und wäßriges Blut, Schwindelgefühl, Tinnitus, schwache Knie, abendliches Hitzegefühl, Nachtschweiß, Wallungen, flushartige Gesichtsrötung, psychische Unruhe.

Zunge: rot, belaglos.

Puls: oberflächlich, leer.

Dieses Muster tritt häufiger bei Frauen gegen Beginn der Menopause auf.

Therapieprinzip

Das Yin nähren, die Niere stärken, Blutungen stillen.

Akupunktur

Punktauswahl

KG 6, B 23, KG 4, N 3-taixi, M 36, MP 6, N 2-rangu. Alle Punkte tonisieren, außer N 2 – hier neutral nadeln. Keine Moxibustion.

Erläuterung

- KG 6 tonisiert das Qi und stillt Blutungen.
- B 23 und KG 4 tonisieren die Niere und festigen das Durchdringungsgefäß.
- N 3 tonisiert die Niere.
- M 36 und MP 6 stärken Qi und Blut.
- N 2 beseitigt Leere-Hitze der Niere.

Arzneimitteltherapie

Rezeptur

Variation von

Zuo gui yin

Dekokt, das die Linke (Niere) wiederherstellt

Radix Rehmanniae praeparata	Shu di huang	15.0 g
Rhizoma Dioscoreae	Shan yao	9.0 g
Fructus Corni	Shan zhu yu	9.0 g
Fructus Lycii	Gou qi zi	9.0 g
Semen Cuscutae	Tu si zi	9.0 g
Colla Cornus Cervi	Lu jiao jiao	9.0 g
Colla Plastri Testudinis	Gui ban jiao	9.0 g
Fructus Ligustri lucidi	Nü zhen zi	9.0 g
Herba Ecliptae	Mo han lian	9.0 g

Erläuterung

Diese Rezeptur wurde bereits in Kapitel 13 besprochen. Sie nährt das Nieren-Yin.

- Niu xi (Radix Achyranthis bidentatae) wird aus der ursprünglichen Rezeptur weggelassen, weil sie das Qi nach unten zieht und aus diesem Grund bei Uterusblutungen nicht geeignet ist.
- Nü zhen zi und Mo han lian nähren das Nieren-Yin und beseitigt Leere-Hitze. Mo han lian stillt auch Blutungen.

Weitere Arzneien in der Originalrezeptur machen ihre Eignung zum Stillen von Blutungen aus: Shan zhu yu adstringiert und unterstützt das Blutstillen, Lu jiao jiao und Gui ban jiao beruhigen das Blut und stillen Blutungen.

Rezeptur 2

Liang di tang (Dekokt der beiden „Di") und Er zhi wan (Pulver der beiden Sonnenwenden)

Radix Rehmanniae	Sheng di huang	18.0 g
Cortex Lycii	Di gu pi	9.0 g
Radix Scrophulariae	Xuan shen	12.0 g
Radix Ophiopogonis	Mai dong	9.0 g
Radix Paeoniae alba	Bai shao	12.0 g
Colla Corii Asini	E jiao	9.0 g
Fructus Ligustri	Nü zhen zi	12.0 g
Herba Ecliptae	Mo han lian	9.0 g

Erläuterung

Diese beiden Rezepturen wählt man aus, wenn ausgeprägte Symptome und Krankheitszeichen von Leere-Hitze bestehen, also abendliches Hitzegefühl, flushartige Gesichtsrötung, Hitzewallungen und rote, völlig belaglose Zunge.

Die ersten sechs Arzneien bilden die Rezeptur Liang di tang, die letzten beiden Er zhi wan.

- Sheng di huang und Di gu pi kühlen das Blut, beseitigen Leere-Hitze und nähren das Yin. Beide stillen Blutungen. Sheng di huang beruhigt auch das Blut.
- Xuan shen und Mai dong unterstützen die ersten beiden Arzneien beim Nähren des Yin.
- Bai shao und E jiao nähren das Blut, was auch das Nähren des Yin unterstützt. Bai shao adstringiert auch und beruhigt das Blut.
- Nü zhen zi und Mo han lian nähren das Yin und beseitigen Leere-Hitze. Mo han lian wirkt auch blutstillend.

Fertigarznei

Yong sheng he e jiao

Ewig stark wirksame Kombination mit Eselshautgelatine

Colla Corii Asini	E jiao
Radix Angelicae sinensis	Dang gui
Radix Astragali	Huang qi
Radix Ophiopogonis	Mai dong
Poria	Fu ling
Radix Rehmanniae praeparata	Shu di huang
Reiswein	
Zucker	
Sesamöl	

Erläuterung

Dieses Präparat tonisiert die Niere und nährt das Blut. Es ist zur Behandlung von durch Nieren-Yang-Mangel bedingter Menorrhagie geeignet, da es Arzneien zum Blutstillen wie etwa E jiao enthält.

Zungenbefund: blasser Zungenkörper.

Kasuistik

Eine 39jährige Frau leidet seit 8 Jahren an sehr starken Regelblutungen, die erstmals nach der Geburt ihres dritten Kindes auftraten. Die Regelblutung beginnt flutartig und dauert bis zu 10 Tagen an, das Blut ist hellrot. Die Regel ist schmerzlos, der Zyklus regelmäßig. Sie fühlt sich immer sehr müde und hat häufig Nachtschweiß, vor allem während der Regel. Sie verspürt häufig Durst. Sie hat auch eine Lumbalgie und gelegentlich Tinnitus.

Ihre Zunge ist etwas rot, rissig und an der Wurzel belaglos. Ihr Puls ist schnell und überflutend, dabei aber leer.

Diagnose

Es handelt sich um eine komplexe Störung. Die übermäßig starke Menstruationsblutung wird durch drei Faktoren verursacht: das geschwächte Milz-Qi und Nieren-Yin können das Blut nicht halten, desweiteren beunruhigt Leere-Hitze das Blut. Den Milz-Qi-Mangel erkennen wir an der Müdigkeit und dem plötzlichen, flutartigen Beginn der Blutung – bei ausschließlicher Nieren-Yin-Schwäche bestünde bloß eine sickernde Blutung nach Ende der Periode. Der Nieren-Yin-Mangel ist aus Lumbalgie, Tinnitus, Durst und Nachtschweiß ersichtlich. Befunde, die für Leere-Hitze sprechen, sind die rote Zungenfarbe, das Fehlen von Zungenbelag sowie der schnelle und überflutende, dabei aber leere Puls.

Therapieprinzip

Das Milz-Qi tonisieren, das Nieren-Yin nähren, Leere-Hitze beseitigen, Blutungen stillen. Die Patientin wird ausschließlich mit Akupunktur behandelt.

Akupunktur

Ich wähle aus dem folgenden Punktespektrum aus, wobei alle Punkte tonisierend genadelt werden, mit Ausnahme jener, die Leere-Hitze beseitigen sollen:

- LU 7 und N 6-zhaohai regulieren das Konzeptionsgefäß und stärken die Gebärmutter.
- KG 6, KG 12, M 36 und MP 6 tonisieren das Milz-Qi.
- LG 20-baihui hebt das Qi, damit dieses das Blut halten kann.
- N 3-taixi nährt das Nieren-Yin.
- N 2-rangu beseitigt Leere-Hitze.
- MP 8, der Xi-Grenzpunkt, stillt Uterusblutungen.
- B 20 und B 23 tonisieren Milz und Niere.

Die Patientin wird einmal wöchentlich in den beiden Wochen nach ihrer Periode sowie zweimal pro Woche in den beiden Wochen vor ihrer Regel akupunktiert. Nach zwei Monaten beginnt die Stärke der Regelblutung abzunehmen, nach 6 Monaten erreicht sie wieder das normale Ausmaß.

Prognose und Prävention

Sowohl Akupunktur als auch Arzneimitteltherapie liefern bei Menorrhagie und Metrorrhagie gute Resultate. Die Arzneimitteltherapie ist vor allem bei Störungen vom Leere-Typ etwas erfolgreicher.

Die am schwierigsten zu behandelnde Störung ist der Nieren-Yin-Mangel, die am leichtesten zu therapierende Blut-Hitze.

Wenn die Gebärmutterblutung eine organische Ursache hat, wie etwa ein Zervix- oder Endometriumkarzinom, Myome oder Endometriumpolypen, so sind die Ergebnisse selbstverständlich viel schlechter (siehe unten). Im Falle eines Zervix- oder Endometriumkarzinoms ist die Prognose am schlechtesten, weil zum Zeitpunkt des Auftretens von Blutungen das Karzinom schon recht weit fortgeschritten ist. Blutungen aus Myomen oder Polypen können zwar gestillt werden, es braucht aber eine viel längere Zeit als bei funktionellen Blutungen.

Was die Vorbeugung anlangt, so sollte jede Frau, die eine Neigung zu Menorrhagien hat oder von solchen geheilt wurde, bestimmte Vorsichtsmaßnahmen befolgen. Sie sollte Überarbeitung vermeiden, da diese die Niere entleert und zu Blutungen führen kann, weil das Nieren-Qi das Blut nicht halten kann oder weil Leere-Hitze der Niere das Blut beunruhigt.

Sie sollte auch zuviel Sex vermeiden, da auch diese Betätigung die Niere schwächt und über eine der beiden eben beschriebenen Schienen zu Menorrhagien führen kann. Sie sollte scharf gewürzte Speisen und Alkohol bis auf seltene Ausnahmen meiden, da diese Substanzen zu Blut-Hitze und damit sehr leicht zu Blutungen führen können.

Sie sollte auch emotionalen Streß vermeiden, soweit dies möglich ist, da er zu Feuer und damit zu Blutungen aufgrund von Blut-Hitze Anlaß geben kann.

Differenzierung gemäß der Westlichen Medizin

Menorrhagie und Metrorrhagie können funktionell oder organisch sein. Therapeuten, die mit Chinesischer Medizin arbeiten, sollten im besonderen an die möglichen organischen Ursachen von Gebärmutterblutungen denken:

- Zervixkarzinom
- Endometriose
- Endometriumkarzinom
- Myome
- Endometriumpolypen.

Zervixkarzinom

Es tritt am häufigsten bei Frauen über 30 auf. Blutungen gehören zu den ersten Symptomen, typischerweise treten sie zwischen den Perioden auf. Man beobachtet auch Blutungen nach dem Geschlechtsverkehr, nach starken Anstrengungen oder erschwerter Defäkation. Vor allem die Kontaktblutungen nach dem Koitus oder nach gynäkologischen Untersuchungen sind charakteristisch. Leider ist die Erkrankung meist schon recht weit fortgeschritten, wenn einmal Blutungen auftreten.

Zu den weiteren Symptomen können blutig tingierter Fluor vaginalis und Blasenreizung zählen. Die Symptom- bzw. Befundtrias von Sakrumschmerz, einseitigem Lymphödem und einseitiger Ureterobstruktion weist auf ein sehr fortgeschrittenes Stadium der Krankheit hin.

Endometriose

Diese Erkrankung wurde bereits in Kapitel 31 abgehandelt. Zu den Symptomen gehören schmerzhafte Regelblutungen mit Schmerzausstrahlung in Rektum oder Perineum, Menorrhagien und Dyspareunie (Schmerzen beim Koitus).

Endometriumkarzinom

Das Karzinom der Uterusschleimhaut tritt meist nach der Menopause auf (etwa 75% der Frauen mit diesem Karzinom sind in der Postmenopause, 15% perimenopausal, und 10% haben noch die Regel). Die Erkrankung scheint häufiger bei kinderlosen Frauen oder Frauen mit bloß einem Kind aufzutreten.

Abnormale Gebärmutterblutungen sind das wichtigste Symptom dieses Karzinoms, wobei häufig blutiger Fluor vaginalis auftritt. Diese Art von Ausfluß und vaginalen Blutungen bei einer Frau nach der Menopause sollte daher immer gynäkologisch genauer untersucht, niemals aber bloß als funktionelle Blutung behandelt werden.

Myome

Sie sind die häufigste Ursache verlängerter oder zu starker Menstruationsblutungen. Sie sind meist schmerzlos. Eine Resistenz ist nur dann zu palpieren, wenn das Myom schon ziemlich groß ist.

Endometriumpolypen

Sie führen nur dann zu Blutungen, wenn sie in den Zervikalkanal hineinragen. Die Blutungen sind spärlich und treten meist zwischen den Regelblutungen auf.

Kapitel 33

Prämenstruelles Syndrom

行经前症状

Unter dem Begriff „Prämenstruelles Spannungssyndrom“ oder „Prämenstruelles Syndrom“ (PMS) faßt man einige emotionale und körperliche Symptome zusammen, die vor der Regel auftreten. Dazu zählen, Depression, Traurigkeit, Reizbarkeit, Weinen, Neigung zu Wutausbrüchen, Schwerfälligkeit, Distension von Abdomen und Mammae sowie Schlafstörungen.

Die Symptome können von einer sehr harmlosen bis zu einer äußerst ernsten Ausprägung variieren, bei der eine Frau tatsächlich ein Familienmitglied oder jemand Außenstehenden verletzen kann. Auch die Dauer der Beschwerden kann zwischen einem Tag und zwei Wochen vor der Regel liegen. In selteneren Fällen können die Beschwerden auch nach der Menstruation auftreten.

Ätiologie und Pathologie

1. Emotionale Belastungen

Diese stellen wohl den wichtigsten ätiologischen Faktor beim PMS dar. Zorn, Frustration und Groll können langfristig eine Leber-Qi-Stagnation verursachen, die eine der Hauptursachen der Beschwerden ist.

2. Ernährung

Übermäßiger Verzehr von Milchprodukten und fetten Speisen führt zur Bildung von Schleim. Wenn stagnierendes Leber-Qi zu Feuer führt, so vereint sich dieses mit Schleim, um Schleim-Feuer zu bilden, das sich in Thorax und Mammae ansammelt und die Öffnungen des Geistes verlegt. Es kommt dadurch zu Distension der Mammae, Druckgefühl im Thorax und schweren psychischen Veränderungen.

3. Überarbeitung und übermäßige sexuelle Aktivität

Beide Faktoren schwächen das Yin von Niere und Leber, wodurch es zu Leber-Qi-Stagnation kommen kann.

Die wichtigste zu ergründende Frage ist in diesem Zusammenhang, ob das PMS einem Fülle- oder einem Leere-Zustand entspringt. Entsteht die Leber-Qi-Stagnation unabhängig von emotionalen Störungen, so ist es ein reiner Fülle-Zustand. In diesem Fall ist der Puls entweder an allen Positionen oder auch nur links saitenförmig. Entsteht die Stagnation als Folge einer Schwäche von Blut oder Yin der Leber oder eines Leber- und Nieren-Yin-Mangels, so ist der Zustand vorwiegend von Leere geprägt. In einem solchen Fall ist der Puls dünn und schwächlich, zumindest auf einer Seite.

Bei Frauen entsteht Leber-Qi-Stagnation häufig aus einem Mangel an Blut oder Yin der Leber. Leber-Qi und Leber-Blut bzw. Leber-Yin sind in der Tat die Yang- und Yin-Aspekte der Leber. Blut und Yin der Leber sind Wurzel und stoffliche Grundlage des Leber-Qi. Bei einer Schwäche von Blut und/oder Yin der Leber wird das Leber-Qi seiner Wurzel beraubt und stagniert.

Ist Schleim-Feuer die Ursache, so handelt es sich um PMS vom Fülle-Typ.

Differenzierung und Behandlung

Wir werden folgende Muster erörtern:

1. Fülle-Muster

1.1 Leber-Qi-Stagnation
1.2 Schleim-Feuer stürmt nach oben

2. Leere-Muster

2.1 Leber-Blut-Mangel
2.2 Yin-Mangel von Leber und Niere
2.3 Yang-Mangel von Milz und Niere

1. Fülle-Muster

1.1 Leber-Qi-Stagnation

Klinische Manifestationen

Prämenstruelle Distension von Abdomen und Mammae, Reizbarkeit, Schwerfälligkeit, Launenhaftigkeit, Depression, Schmerz und Distension im Hypochondrium.

Zunge: in leichten Fällen kann der Zungenkörper ohne erkennbare Veränderungen sein, in chronischen Fällen kann er gerötet sein.

Puls: insgesamt oder nur auf der linken Seite saitenförmig.

Therapieprinzip

Die Leber besänftigen, Stagnation beseitigen, den Geist beruhigen, die Wanderseele zum Verweilen bringen.

Akupunktur

Punktauswahl

Le 3, G 34, G 41, MP 6, 3E 6, KS 6. Sedieren oder neutral nadeln.

Erläuterung

- Le 3 und G 34 besänftigen die Leber und beseitigen Stagnation. G 34 wirkt spezifisch auf das Hypochondrium.
- G 41 wird verwendet, wenn die Spannung der Mammae sehr ausgeprägt ist und die Brüste auch schmerzen.
- MP 6 unterstützt das Besänftigen der Leber und das Beruhigen des Geistes.
- 3E 6 bewegt das Leber-Qi. Der Punkt wirkt auf die seitlichen Anteile des Oberkörpers.
- KS 6 bewegt das Leber-Qi, beruhigt den Geist und bringt die Wanderseele zum Verweilen. Der Punkt beeinflußt auch Thorax und Mammae. Er ist für die Therapie dieser Störung sehr wichtig.

Arzneimitteltherapie

Rezeptur 1

Xiao yao san

Modifiziertes Pulver des freien und entspannten Wanderers

Herba Menthae	Bo he	3.0 g
Radix Bupleuri	Chai hu	9.0 g
Radix Angelicae sinensis	Dang gui	9.0 g
Radix Paeoniae alba	Bai shao	12.0 g
Rhizoma Atractylodis macrocephalae	Bai zhu	9.0 g
Poria	Fu ling	15.0 g
Radix Glycyrrhizae	Gan cao	6.0 g
Rhizoma Zingiberis recens	Sheng jiang	3 Scheiben

Erläuterung

Diese Rezeptur wurde schon in den Kapiteln 1 und 12 besprochen. Sie wird bei PMS aufgrund von Leber-Qi-Stagnation sehr häufig verschrieben. Sie ist auch passend, wenn etwas Leber-Blut-Mangel besteht und der Puls nicht allzu saitenförmig ist.

Rezeptur 2

Yue ju wan

Pille mit Fructus Gardeniae und Rhizoma Chuanxiong

Rhizoma Atractylodis	Cang zhu	6.0 g
Rhizoma Chuanxiong	Chuan xiong	6.0 g
Rhizoma Cyperi	Xiang fu	6.0 g
Fructus Gardeniae	Zhi zi	6.0 g
Massa medicata fermentata	Shen qu	6.0 g

Erläuterung

Diese Rezeptur wurde bereits in Kapitel 12 erklärt. Wir wählen sie aus, wenn die Qi-Stagnation etwas ausgeprägter ist, etwas Hitze besteht und der Puls an allen Taststellen eindeutig saitenförmig ist. Die Rezeptur ist bei Depressionen sehr gut wirksam.

Rezeptur 3

Chai hu shu gan tang

Dekokt mit Radix Bupleuri zum Besänftigen der Leber

Radix Bupleuri	Chai hu	6.0 g
Radix Paeoniae alba	Bai shao	4.5 g
Fructus Aurantii	Zhi qiao	4.5 g
Radix Glycyrrhizae tosta	Zhi gan cao	1.5 g
Pericarpium Citri reticulatae	Chen pi	6.0 g
Rhizoma Cyperi	Xiang fu	4.5 g
Rhizoma Chuanxiong	Chuan xiong	4.5 g

Erläuterung

Diese Rezeptur wurde schon in Kapitel 16 erläutert. Sie ist angezeigt, wenn die Leber-Qi-Stagnation sehr stark ist und Schmerzen sowie Distension von Mammae und Abdomen vorliegen.

Tabelle 33.1 faßt Gemeinsamkeiten und Unterschiede der drei Rezepturen bei PMS aufgrund von Qi-Stagnation zusammen.

Variationen

Die folgenden Modifikationen beziehen sich auf alle drei beschriebenen Dekokte.

- Sehr ausgeprägte Distension der Mammae: plus Qing pi (Pericarpium Citri reticulatae viride) und Yu jin (Radix Curcumae).
- Ausgeprägte Distension des Abdomens: plus Xiang fu (Rhizoma Cyperi) bzw. die Dosierung dieser Arznei erhöhen.
- Depression: plus He huan pi (Cortex Albiziae).
- Reizbarkeit und Neigung zu Wutausbrüchen: plus Suan zao ren (Semen Ziziphi spinosae).
- Reizbarkeit, Unruhe und Schlafstörungen: plus Long chi (Dens Draconis) und Zhen zhu mu (Concha Margaritiferae).
- Kopfschmerzen vor jeder Regelblutung: plus Tian ma (Rhizoma Gastrodiae), Gou teng (Ramulus cum Uncis Uncariae) und Fang feng (Radix Saposhnikoviae).
- Ausgeprägte Flüssigkeitsretention: plus Zhu ling (Polyporus), Yi yi ren (Semen Coicis), Ze xie (Rhizoma Alismatis) und Gui zhi (Ramulus Cinnamomi).

Fertigarznei 1

Xiao yao wan

Pille des freien und entspannten Wanderers

Radix Bupleuri	Chai hu
Herba Menthae	Bo he
Radix Angelicae sinensis	Dang gui
Radix Paeoniae alba	Bai shao
Rhizoma Atractylodis macrocephalae	Bai zhu
Poria	Fu ling
Radix Glycyrrhizae tosta	Zhi gan cao
Rhizoma Zingiberis recens	Sheng jiang

Erläuterung

Diese sehr bekannten Pillen haben die gleichen Zutaten und Wirkungen wie die gleichnamige, eben erwähnte Rezeptur. Sie wirken spezifisch bei

Tabelle 33.1: Vergleich von Xiao yao san, Yue ju wan und Chai hu shu gan tang bei prämenstruellem Syndrom

	Xiao yao san	Yue ju wan	Chai hu shu gan tang
Symptome, Krankheitszeichen	Distension von Abdomen und Mammae, Reizbarkeit, weinerlich	Depression, Schwermut	Schmerzen in Abdomen und Mammae
Zunge	Farbe des Zungenkörpers normal oder sogar Blässe der Ränder	rot, oder rot bloß an den Rändern, gelber Belag	leicht gerötete Ränder
Puls	rauh oder schwächlich auf der rechten, etwas saitenförmig und dünn auf der linken Seite	saitenförmig auf beiden Seiten	etwas saitenförmig, allerdings bloß auf der linken Seite

PMS, das aus Leber-Qi-Stagnation vor einem Hintergrund von Leber-Blut-Mangel entsteht.

Zungenbefund: etwas blasser und dünner Zungenkörper, leicht gerötete Ränder. Puls: links etwas saitenförmig, rechts schwächlich und rauh, oder insgesamt dünner Puls, der links ein wenig saitenförmig ist.

Fertigarznei 2

Yue ju wan

Pille mit Fructus Gardeniae und Rhizoma Chuanxiong

Rhizoma Cyperi	Xiang fu
Rhizoma Atractylodis	Cang zhu
Fructus Gardeniae	Zhi zi
Rhizoma Chuanxiong	Chuan xiong
Massa medicata fermentata	Shen qu

Erläuterung

Dieses Präparat hat die gleichen Zutaten und Funktionen wie die gleichnamige klassische Rezeptur. Es wirkt ausgezeichnet bei PMS mit Depression, das von Leber-Qi-Stagnation und etwas Hitze herrührt.

Zungenbefund: roter Zungenkörper mit geröteten Rändern oder normalfarbener Zungenkörper mit roten Rändern. Puls: saitenförmiger und voller Befund an allen Positionen.

Fertigarznei 3

Shu gan wan

Pille zum Besänftigen der Leber

Fructus Toosendan	Chuan lian zi
Rhizoma Curcumae Longae	Jiang huang
Lignum Aquilariae resinatum	Chen xiang
Rhizoma Corydalis	Yan hu suo
Radix Aucklandiae	Mu xiang
Fructus Amomi cardamomi	Bai dou kou
Radix Paeoniae alba	Bai shao
Poria	Fu ling
Fructus Aurantii	Zhi qiao
Pericarpium Citri reticulatae	Chen pi
Fructus Amomi	Sha ren
Cortex Magnoliae officinalis	Hou po

Erläuterung

Dieses Präparat beruhigt die Leber und beseitigt Stagnation. Es ist geeignet, PMS aufgrund von Leber-Qi-Stagnation zu behandeln.

Zungenbefund: normale Farbe des Zungenkörpers mit roten oder purpurfarbenen Rändern. Puls: saitenförmig. Dieses Medikament unterscheidet sich von Yue ju wan dadurch, daß es bei reiner Leber-Qi-Stagnation ohne Hitze geeignet ist. Yue ju wan ist besser zur Behandlung von Depressionen geeignet.

1.2 Schleim-Feuer stürmt nach oben

Klinische Manifestationen

Erregung, Depression, leicht manisches Verhalten, Aggressivität, Druckgefühl im Thorax, rotes Gesicht, blutunterlaufene Augen.

Zunge: rot, klebriger, gelber Belag.

Puls: überflutend, schlüpfrig, schnell.

Therapieprinzip

Hitze beseitigen, Schleim auflösen, den Geist beruhigen, die Wanderseele zum Verweilen bringen.

Akupunktur

Punktauswahl

KS 7, M 40, M 8-touwei, LG 24-shenting, Di 11, MP 9, MP 4 und KS 6, KG 12, B 20. Alle Punkte sedieren oder neutral nadeln, bis auf KG 12 und B 20 – hier tonisieren.

Erläuterung

- KS 7 und M 40 lösen Schleim auf und beruhigen den Geist.
- M 8 und LG 24 beruhigen den Geist und lösen Schleim im Kopf auf.
- Di 11 beseitigt Hitze.
- MP 9 unterstützt das Auflösen von Schleim.
- MP 4 und KS 6 regulieren das Durchdringungsgefäß und bezähmen rebellierendes Qi.
- KG 12 und B 20 tonisieren die Milz, um auf diesem Weg Schleim aufzulösen.

Spezielle empirische Therapieform

Bei Mastitis, die häufig vor allem im Rahmen dieses Musters auftritt, sucht man nach einem hellroten Ausschlag im Rückenbereich zwischen C 7 und Th 12. Er sollte Maculae aufweisen, die nicht erhaben sind und auf Fingerdruck ihre Farbe nicht ändern. Alle diese Flecken mit einer dreikantigen Nadel leicht anstechen und etwas bluten lassen.

Arzneimitteltherapie

Rezeptur 1

Sheng tie luo yin

Dekokt mit Eisenfeilspänen

Frusta Ferri	Sheng tie luo	60.0 g
Rhizoma Arisaematis cum bile	Dan nan xing	9.0 g
Bulbus Fritillariae Thunbergii	Zhe bei mu	9.0 g
Radix Scrophulariae	Xuan shen	9.0 g
Radix Asparagi	Tian dong	9.0 g
Radix Ophiopogonis	Mai dong	9.0 g
Fructus Forsythiae	Lian qiao	9.0 g
Radix Salviae miltiorrhizae	Dan shen	12.0 g
Poria	Fu ling	12.0 g
Pericarpium Citri reticulatae	Chen pi	6.0 g
Rhizoma Acori	Shi chang pu	6.0 g
Radix Polygalae	Yuan zhi	6.0 g
Cinnabaris	Zhu sha	1.8 g

Erläuterung

Diese Rezeptur beseitigt Hitze, löst Schleim auf und unterdrückt das Leber-Yang. In diesem Zusammenhang ist es angezeigt, die Leber zu behandeln, da sie einen großen Einfluß auf die Menstruation hat. Schleim, der nach oben drängt, ist häufig mit aufsteigendem Yang oder Wind der Leber gekoppelt. Die Originalrezeptur enthält Zhu sha, eine toxische Substanz, die man auch weglassen kann.

- Sheng tie luo unterdrückt das Leber-Yang.
- Dan nan xing und Zhe bei mu lösen Schleim auf.
- Xuan shen, Tian dong und Mai dong nähren das Yin.
- Lian qiao beseitigt Hitze.
- Dan shen tritt in das Perikard ein. Die Arznei unterstützt das Unterdrücken des Leber-Yang, beruhigt den Geist und bringt die Wanderseele zum Verweilen.
- Fu ling und Chen pi unterstützen das Auflösen von Schleim.
- Shi chang pu, Yuan zhi und Zhu sha beruhigen den Geist und machen die Öffnungen des Geistes frei.

Rezeptur 2

Variation von

Wen dan tang

Dekokt, das die Gallenblase wärmt

Rhizoma Pinelliae	Ban xia	6.0 g
Poria	Fu ling	5.0 g
Pericarpium Citri reticulatae	Chen pi	9.0 g
Caulis Bambusae in taeniam	Zhu ru	6.0 g
Fructus Aurantii immaturus	Zhi shi	6.0 g
Radix Glycyrrhizae tosta	Zhi gan cao	3.0 g
Rhizoma Zingiberis recens	Sheng jiang	5 Scheiben
Fructus Jujubae	Da zao	1 Stück
Pericarpium Citri reticulatae viride	Qing pi	6.0 g
Rhizoma Cyperi	Xiang fu	6.0 g
Cortex Albiziae	He huan pi	6.0 g

Erläuterung

Diese Rezeptur wurde bereits in Kapitel 9 besprochen. Sie löst Schleim-Hitze im Thoraxbereich auf und beruhigt den Geist.

- Die ersten acht Arzneien bilden die Rezeptur Wen dan tang.
- Qing pi bewegt das Leber-Qi und vermindert Distension der Mammae.
- Xiang fu bewegt das Leber-Qi und lindert Distension des Abdomens.
- He huan pi bewegt das Leber-Qi, unterdrückt das Leber-Yang, beruhigt den Geist und hebt die Stimmung bei Depressionen.

Variationen

Sie beziehen sich auf beide Rezepturen.

- Sehr ausgeprägtes Bild von Schleim: plus (bzw. Dosis erhöhen von) Ban xia (Rhizoma Pinelliae) und Gua lou (Fructus Trichosanthis). Gua lou wirkt spezifisch auf die Mammae.
- Stark geschwollene Mammae: plus Zhu ling (Polyporus), Yi yi ren (Semen Coicis) und Lu lu tong (Fructus Liquidambaris).
- Sehr ausgeprägte Distension der Mammae: plus (bzw. Dosierung erhöhen von) Qing pi (Pericarpium Citri reticulatae viride) und Yu jin (Radix Curcumae).

- Ausgeprägte Distension des Abdomens: plus Xiang fu (Rhizoma Cyperi), bzw. die Dosierung der Arznei erhöhen.
- Depression: plus He huan pi (Cortex Albiziae).
- Reizbarkeit und Neigung zu Wutausbrüchen: plus Suan zao ren (Semen Ziziphi spinosae).
- Reizbarkeit, psychische Unruhe und Schlafstörungen: plus Long chi (Dens Draconis) und Zhen zhu mu (Concha Margaritiferae).

2. Leere-Muster

2.1 Leber-Blut-Mangel

Klinische Manifestationen

Prämenstruelle Depression und Weinerlichkeit, leichte Distension von Abdomen und Mammae, spärliche Regelblutung, Müdigkeit, Gedächtnis- und Schlafstörungen, leichtes Schwindelgefühl, stumpfer und blasser Teint.

Zunge: blaß, möglicherweise nur am Rand.

Puls: rauh oder dünn, möglicherweise auf der linken Seite etwas saitenförmig.

Therapieprinzip

Das Leber-Blut nähren, das Leber-Qi bewegen.

Akupunktur

Punktauswahl

KG 4, Lu 7 und N 6-zhaohai, MP 6, M 36, G 34, KS 6, KG 6, Le 8, B 20, B 18. Tonisieren, außer G 34, KS 6 und KG 6, die man neutral nadeln sollte. Moxa kann verwendet werden.

Erläuterung

- KG 4 nährt das Blut und reguliert das Konzeptionsgefäß.
- Lu 7 und N 6 regulieren das Konzeptionsgefäß und bewegen das Qi.
- MP 6 und M 36 nähren das Blut. MP 6 bewegt das Leber-Qi und beruhigt den Geist.
- G 34 bewegt das Leber-Qi.
- KS 6 bewegt das Leber-Qi, beruhigt den Geist und bringt die Wanderseele zum Verweilen.
- Die Kombination von KG 6 und G 34 bewegt das Qi im Unterbauch.
- Le 8 und B 18 nähren das Leber-Blut.
- B 20 tonisiert die Milz mit dem Ziel der Produktion von Blut.

Arzneimitteltherapie

Rezeptur 1

Xiao yao san

Modifiziertes Pulver des freien und entspannten Wanderers

Herba Menthae	Bo he	3.0 g
Radix Bupleuri	Chai hu	9.0 g
Radix Angelicae sinensis	Dang gui	9.0 g
Radix Paeoniae alba	Bai shao	12.0 g
Rhizoma Atractylodis macrocephalae	Bai zhu	9.0 g
Poria	Fu ling	15.0 g
Radix Glycyrrhizae	Gan cao	6.0 g
Rhizoma Zingiberis recens	Sheng jiang	3 Scheiben

Erläuterung

Diese Rezeptur – sie wurde bereits weiter oben besprochen – bewegt das Leber-Qi und nährt das Leber-Blut. Bei diesem Muster können wir daher die Rezeptur verwenden, wenn wir die Dosis von Dang gui erhöhen und einige Arzneien zum Nähren des Leber-Blutes hinzufügen, wie etwa Shu di huang (Radix Rehmanniae praeparata) und Gou qi zi (Fructus Lycii).

Rezeptur 2

Variation von

Ba zhen tang

Acht Schätze-Dekokt

Radix Angelicae sinensis	Dang gui	10.0 g
Rhizoma Chuanxiong	Chuan xiong	5.0 g
Radix Paeoniae alba	Bai shao	8.0 g
Radix Rehmanniae praeparata	Shu di huang	15.0 g
Radix Ginseng	Ren shen	3.0 g
Rhizoma Atractylodis macrocephalae	Bai zhu	10.0 g
Poria	Fu ling	8.0 g
Radix Glycyrrhizae tosta	Zhi gan cao	5.0 g
Pericarpium Citri reticulatae viride	Qing pi	4.5 g
Radix Bupleuri	Chai hu	6.0 g
Cortex Albiziae	He huan pi	9.0 g

Erläuterung

Die Grundrezeptur wurde bereits in Kapitel 17 besprochen. Sie nährt Qi und Blut.

- Qing pi bewegt das Leber-Qi und beeinflußt die Mammae.
- Chai hu bewegt das Leber-Qi.
- He huan pi bewegt das Leber-Qi, bezähmt das Leber-Yang und hellt eine depressive Stimmung auf.

Fertigarznei 1

Xiao yao wan
Pille des freien und entspannten Wanderers

Erläuterung

Dieses Präparat wurde bereits weiter oben erörtert. Wir können es bei PMS aufgrund von Leber-Blut-Mangel verwenden, da es abgesehen vom Befrieden der Leber auch das Leber-Blut nährt.

Zungenbefund: blasser Zungenkörper. Puls: rauh, links etwas saitenförmig.

Fertigarznei 2

Ba zhen wan

Acht Schätze-Pille

Radix Angelicae sinensis	Dang gui
Rhizoma Chuanxiong	Chuan xiong
Radix Paeoniae alba	Bai shao
Radix Rehmanniae praeparata	Shu di huang
Radix Ginseng	Ren shen
Rhizoma Atractylodis macrocephalae	Bai zhu
Poria	Fu ling
Radix Glycyrrhizae tosta	Zhi gan cao

Erläuterung

Dieses Präparat nährt Qi und Blut sowie im besonderen das Leber-Blut. Wir können es bei PMS aufgrund von Leber-Blut-Mangel einsetzen. Bei schwerer Ausprägung der Störung können wir es mit Xiao yao wan kombinieren.

Zunge: blasser, dünner Zungenkörper. Puls: rauh.

Kasuistik

Eine 37jährige Frau leidet seit 8 Jahren an PMS. Es begann im Rahmen einer Wochenbettdepression nach der Geburt ihres ersten Kindes. Auch nachdem sie ihres zweiten Kindes entbunden worden war, bekam sie eine Wochenbettdepression. Vor der Regel ist sie sehr reizbar, reagiert irrational und weint sehr viel. Körperlich verspürt sie ausgeprägte Distension der Mammae und des Abdomens. Abgesehen von ihrem PMS-Problem leidet sie auch an Obstipation, Kopfschmerzen, Schlafstörungen, übermäßigem Träumen sowie Palpitationen. Ihr Puls ist allgemein dünn, bloß an der linken mittleren Taststelle (Leber) ein wenig saitenförmig, an der linken distalen Position (Herz) etwas schwächlich. Ihre Zunge ist blaß und etwas dünn, an den Rändern aber auch etwas gerötet.

Diagnose

Es handelt sich um ein gemischtes Bild von Leere und Fülle. Wir finden zunächst Leber-Blut-Mangel, der sich in Obstipation, starkem Träumen, blasser Zunge und dünnem Puls äußert. Dieser Leere-Zustand führt auch zu Herz-Blut-Mangel, der Schlafstörungen und Palpitationen auslöst. Der Blut-Mangel begann vermutlich mit dem Blutverlust nach der Niederkunft und war auch die Ursache ihrer Wochenbettdepression. Über die Jahre führte der Leber-Blut-Mangel zu Leber-Qi-Stagnation und zum PMS. Daß sie abgesehen von der Reizbarkeit vor der Regel auch viel weint, ist ein Hinweis für einen Leere-Zustand. In Abbildung 33.1 ist die Entwicklung ihrer Störung schematisch dargestellt.

Therapieprinzip

Leber- und Herz-Blut nähren, die Leber besänftigen, Stagnation beseitigen, die Wanderseele zum Verweilen bringen. Sie wird mit Akupunktur und Fertigarzneien behandelt.

Akupunktur

Ich wähle aus dem folgenden Punktespektrum aus, wobei jene zum Nähren von Leber- und Herz-Blut tonisiert, jene zum Befrieden der Leber aber neutral genadelt werden:

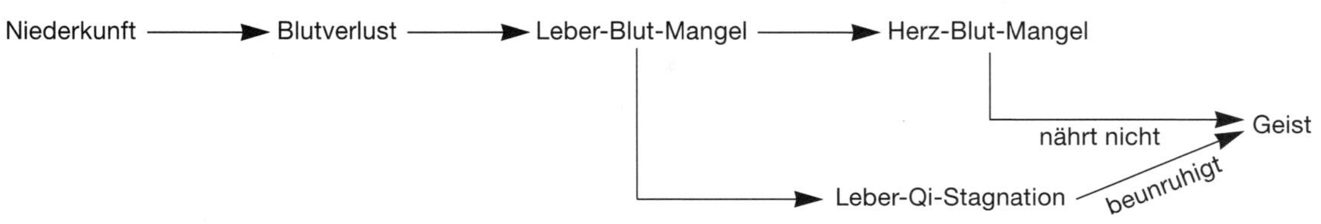

Abb. 33.1: Pathogenese des PMS der Patientin

- Le 3 und G 34 befrieden die Leber und beseitigen Stagnation.
- KS 7 besänftigt die Leber, beruhigt den Geist und bringt die Wanderseele zum Verweilen.
- KS 6 rechts und MP 4 links öffnen das Yin-Verbindungsgefäß, nähren das Blut und beruhigen den Geist.
- M 36 und MP 6 tonisieren Qi und Blut.
- B 20, B 15 und B 18 nähren das Blut von Leber und Herz.

Sie wird einmal pro Woche behandelt.

Arzneimitteltherapie

Ich verwende die Fertigarznei Xiao yao wan (Pille des freien und entspannten Wanderers), um die Leber zu besänftigen und Stagnation zu beseitigen, sowie Bai zi yang xin wan (Pille mit Semen Platycladi zum Nähren des Herzens), um Leber- und Herz-Blut zu nähren und den Geist zu beruhigen.

Nach 9 Monaten bessern sich die Beschwerden der Patientin um etwa 80%.

Kasuistik

Eine 35jährige Frau leidet an PMS. Sie klagt über Distension der Mammae, Reizbarkeit und Depressionen. Sie berichtet auch über schwere Distension des Abdomens. Auf der psychischen Ebene fehlen ihr Vertrauen und Richtungssinn in ihrem Leben, sie kann sich nicht konzentrieren, ist entscheidungsschwach und fürchtet Veränderungen. Sie klagt auch über Gedächtnis- und Schlafstörungen, unscharfes Sehen, Schwindelgefühl und Taubheitsgefühl der Füße. Ihre Zunge ist an den Rändern blaß, ihr Puls ist dünn und etwas saitenförmig auf der linken sowie rauh auf der rechten Seite.

Diagnose

Es handelt sich um einen klaren Fall von Leber-Qi-Stagnation bei primärem Leber-Blut-Mangel. Sie weist zahlreiche Symptome von Leber-Blut-Mangel auf: schlechtes Gedächtnis und mangelnde Konzentration, unscharfes Sehen, Schlafstörungen, Schwindelgefühl, Taubheitsgefühl, blasse Zunge, dünner und rauher Puls. Auch auf der seelischen Ebene sind viele ihrer Probleme darauf zurückzuführen, daß das geschwächte Leber-Blut die Wanderseele nicht gut verwurzeln kann: Mangel an Vertrauen und Richtungsinn in ihrem Leben, Angst vor Veränderungen, Depression. Angst ist ein wichtiger Aspekt ihrer psychischen Struktur. Wir sollten uns in diesem Zusammenhang daran erinnern, daß Angst nicht immer auf die Niere zurückzuführen ist, denn sie kann auch auf einem Leber-Blut-Mangel basieren (siehe dazu Kapitel 9). Die prämenstruellen Symptome sind typisch für Leber-Qi-Stagnation.

Therapieprinzip

Das Leber-Blut nähren, die Wanderseele verwurzeln, das Leber-Qi bewegen. Die Patientin wird sowohl mit Akupunktur als auch mit Fertigarzneien behandelt.

Akupunktur

Ich wähle aus folgenden Punkten aus:

- KS 6, rechts gestochen, reguliert die Leber, beruhigt den Geist und verwurzelt die Wanderseele.
- Le 3 (links) besänftigt die Leber, beseitigt Stagnation und bringt die Wanderseele zum Verweilen.
- M 36, MP 6, Le 8 (alle beidseitig gestochen) und KG 4 nähren das Leber-Blut.
- LG 20-baihui klärt das Gehirn und hebt die Stimmung.

Arzneimitteltherapie

Ich verwende Xiao yao wan (Pille des freien und entspannten Wanderers).

Die Patientin gesundet innerhalb von 9 Monaten vollständig, sie fühlt sich auch psychisch viel besser. Auffällig ist, daß sie einen Sinn für die Richtung ihres Lebens bekommt. Sie macht eine neue Ausbildung und beginnt eine neue, befriedigende berufliche Karriere.

2.2 Yin-Mangel von Leber und Niere

Klinische Manifestationen

Leichte Distension der Mammae und prämenstruelle Reizbarkeit, ähnliche Beschwerden gelegentlich auch nach der Regel, dumpfe Schmerzen von Lumbalregion und Knien, Schwindelgefühl, unscharfes Sehen, Gedächtnis- und Schlafstörungen, Trockenheit von Augen und Rachen, Hitze der Fünf Flächen.

Zunge: rot, belaglos.

Puls: oberflächlich, leer.

Therapieprinzip

Das Yin von Leber und Niere nähren, das Leber-Qi bewegen.

Akupunktur

Punktauswahl

Le 8, KG 4, MP 6, Le 3. Alle Punkte tonisieren, ausgenommen Le 3 – diesen Punkt neutral nadeln.

Erläuterung

- Le 8 nährt das Leber-Yin.
- KG 4 nährt Leber- und Nieren-Yin.
- MP 6 nährt Leber- und Nieren-Yin und beruhigt den Geist.
- Le 3 bewegt das Leber-Qi.

Arzneimitteltherapie

Rezeptur

Variation von

Yi guan jian

Verbindungsdekokt

Radix Glehniae	Bei sha shen	10.0 g
Radix Ophiopogonis	Mai dong	10.0 g
Radix Angelicae sinensis	Dang gui	10.0 g
Radix Rehmanniae	Sheng di huang	30.0 g
Fructus Lycii	Gou qi zi	12.0 g
Fructus Toosendan	Chuan lian zi	5.0 g
Flos Rosae rugosae	Mei gui hua	6.0 g
Fructus Citri sarcodactylis	Fo shou	6.0 g

Erläuterung

Die ersten sechs Arzneien bilden die Rezeptur Yi guan jian zum Nähren des Leber-Yin.

Mei gui hua und Fo shou bewegen das Leber-Qi, ohne das Yin zu schädigen.

Variationen

- Wenn der Yin-Mangel von Leber und Niere zu aufsteigendem Leber-Yang führt: plus Tian ma (Rhizoma Gastrodiae), Gou teng (Ramulus cum Uncis Uncariae) und Shi jue ming (Concha Haliotidis).
- Psychische Unruhe und Schlafstörungen: plus Suan zao ren (Semen Ziziphi spinosae) und Shou wu teng (Caulis Polygoni multiflori).

Fertigarznei

Qi ju di huang wan

Pille mit Fructus Lycii, Flos Chrysanthemi und Radix Rehmanniae praeparata

Fructus Lycii	Gou qi zi
Flos Chrysanthemi	Ju hua
Radix Rehmanniae praeparata	Shu di huang
Rhizoma Dioscoreae	Shan yao
Fructus Corni	Shan zhu yu
Rhizoma Alismatis	Ze xie
Poria	Fu ling
Cortex Moutan	Mu dan pi

Erläuterung

Dieses Präparat nährt das Yin von Leber und Niere und bezähmt das Leber-Yang. Wir können es bei PMS mit Reizbarkeit aufgrund von aufsteigendem Leber-Yang vor einem Hintergrund von Leber-Yin-Mangel verwenden.

Zunge: roter, belagloser Zungenkörper.

Puls: oberflächlich, leer.

Kasuistik

Eine 40jährige Frau leidet seit 7 Jahren an PMS. Vor der Regel ist sie deprimiert und reizbar und bekommt Scheitelkopfschmerzen. Ihre Periode kommt regelmäßig, dauert drei Tage, ist eher schwach und schmerzfrei. Abgesehen vom PMS leidet sie an Obstipation, Rückenschmerzen, Hitzegefühl und trockenem Mund am Abend, gereizten Augen und unscharfem Sehen. Ihr Haar ist trocken und fiel in der Vergangenheit auch aus. Ihre Zunge ist etwas rot und hat einen wurzellosen Belag. Ihr Puls ist an der linken proximalen Taststelle schwächlich.

Diagnose

Es handelt sich um einen klaren Fall von Leber-Yin-Mangel, der zu einiger Leber-Qi-Stagnation führt, die in weiterer Folge das PMS zu verantworten hat. Die Symptome des Leber-Yin-Mangels: nächtliches bzw. abendliches Hitzegefühl und trockener Mund, Augenreizung, unscharfes Sehen sowie trockenes Haar und Effluvium. Ein gewisser Nieren-Yin-Mangel ist den Rückenschmerzen zu entnehmen.

Therapieprinzip

Das Leber-Yin nähren, die Leber besänftigen, Stagnation beseitigen, den Geist beruhigen, die Wanderseele zum Verweilen bringen. Da die Patientin von einem anderen Therapeuten, der sie zu mir überwies, akupunktiert wird, behandle ich sie ausschließlich mit Arzneimitteln.

Arzneimitteltherapie

Ich verschreibe eine Modifikation einer Rezeptur zum Nähren des Leber-Yin, nämlich von:

Yi guan jian

Verbindungsdekokt

Radix Ophiopogonis	Mai dong	6.0 g
Radix Glehniae	Bei sha shen	6.0 g
Fructus Lycii	Gou qi zi	9.0 g
Radix Angelicae sinensis	Dang gui	9.0 g
Radix Rehmanniae	Sheng di huang	9.0 g
Fructus Toosendan	Chuan lian zi	4.0 g
Rhizoma Cyperi	Xiang fu	6.0 g
Radix Paeoniae alba	Bai shao	9.0 g
Flos Chrysanthemi	Ju hua	6.0 g
Radix Glycyrrhizae tosta	Zhi gan cao	3.0 g

Erläuterung

- Mai dong, Bei sha shen, Gou qi zi, Sheng di huang und Dang gui nähren das Leber-Yin.
- Chuan lian zi und Xiang fu besänftigen die Leber und beseitigen Stagnation.
- Bai shao nährt das Leber-Yin und besänftigt die Leber.
- Ju hua unterdrückt das Leber-Yang (Kopfschmerzen) und beruhigt den Geist.
- Gan cao harmonisiert.

Innerhalb von 6 Monaten bessern sich die Beschwerden der Patientin allmählich. Zuletzt hat sie keine PMS-Symptome mehr.

2.3 Yang-Mangel von Milz und Niere

Klinische Manifestationen

Leichtes PMS mit Depressionen und Weinen, leichte Distension von Abdomen und Mammae, Müdigkeit, Lumbalgie, Kältegefühl, häufiger und blasser Harnfluß, Verminderung der Libido.

Zunge: blaß, gedunsen.

Puls: tief, schwächlich.

Therapieprinzip

Das Yang tonisieren, die Niere stärken.

Akupunktur

Punktauswahl

B 23, B 20, KG 4, M 36, MP 6, N 3-taixi, Lu 7 und N 6-zhaohai. Tonisieren, man sollte Moxibustion anwenden.

Erläuterung

- B 23 und B 20 tonisieren Niere und Milz.
- KG 4 (direkte Moxibustion) stärkt das Nieren-Yang.
- M 36 und MP 6 tonisieren Qi und Blut.
- N 3 (mit Moxa) stärkt das Nieren-Yang.
- Lu 7 und N 6 öffnen das Konzeptionsgefäß, regulieren den Uterus und tonisieren die Niere.

Arzneimitteltherapie

Rezeptur

You gui wan

Pille, die die Rechte (Niere) wiederherstellt

Radix lateralis Aconiti praeparata	Fu zi	3.0 g
Cortex Cinnamomi	Rou gui	3.0 g
Cortex Eucommiae	Du zhong	6.0 g
Fructus Corni	Shan zhu yu	4.5 g
Semen Cuscutae	Tu si zi	6.0 g
Colla Cornus Cervi	Lu jiao jiao	6.0 g
Radix Rehmanniae praeparata	Shu di huang	12.0 g
Rhizoma Dioscoreae	Shan yao	6.0 g
Fructus Lycii	Gou qi zi	6.0 g
Radix Angelicae sinensis	Dang gui	4.5 g

Erläuterung

Diese Rezeptur wurde bereits in den Kapiteln 1 und 25 besprochen. Sie tonisiert das Nieren-Yang. Sie ist bei diesem Muster besonders passend, da sie auch Shu di huang, Dang gui und Gou qi zi enthält, also Arzneien, die das Blut nähren und das Konzeptionsgefäß unterstützen.

Variationen

- Ausgeprägte Symptome von Leber-Qi-Stagnation und Distension der Mammae: plus Qing pi (Pericarpium Citri reticulatae viride).
- Distension des Abdomens: plus Xiang fu (Rhizoma Cyperi).

Fertigarznei

You gui wan

Pille, die die Rechte (Niere) wiederherstellt

Zutaten und Indikationen sind die gleichen wie bei der eben besprochenen klassischen Rezeptur.

Zungenbefund: blasser, nasser Zungenkörper.

Kasuistik

Eine 33jährige Frau leidet seit 4 Jahren an PMS. Vor der Regel ist sie deprimiert und ängstlich erregt. Die Regelblutung selbst ist schmerzhaft, das Menstruationsblut weist einige kleine dunkle Klumpen auf, während der Regel verspürt sie ein ausgeprägtes Kältegefühl. Zu ihren weiteren Symptomen zählen ein allgemeines Kältegefühl, Rückenschmerzen, schmerzende Knie, Schwindelgefühl, Tinnitus, imperativer Harndrang mit etwas tröpfelndem Harnfluß, Gedächtnisschwäche, Taubheitsgefühl der Extremitäten, unruhiger Schlaf und Müdigkeit. Ihre Zunge ist blaß, hat aber leicht gerötete Ränder. Die Wurzel der Zunge hat keinen Geist. Ihr Puls ist allgemein schwächlich, vor allem an den proximalen Taststellen.

Diagnose

Diese Patientin hat deutliche Symptome von Nieren-Yang-Schwäche: Lumbalgie, Kältegefühl, Knieschmerzen, Schwindelgefühl, Tinnitus, Gedächtnisschwäche, Harnträufeln, blasse Zunge und schwächlicher Puls an beiden Nieren-Taststellen. Einen gewissen Blut-Mangel erkennen wir auch an Taubheitsgefühl der Extremitäten und ruhelosem Schlaf. Die Schwäche der Niere führt auch zu einer Leere der Leber und zu Leber-Qi-Stagnation, die das PMS verursacht.

Therapieprinzip

Das Nieren-Yang tonisieren und wärmen, die Leber nähren und besänftigen, Stagnation beseitigen, den Geist beruhigen, die Wanderseele zum Verweilen bringen. Da sie von einem Akupunkturkollegen zur Arzneimitteltherapie überwiesen wird, behandle ich sie ausschließlich mit Arzneimitteln.

Arzneimitteltherapie

Ich beginne mit einer Abwandlung eines Dekokts der Rezeptur

You gui wan (Pille, die die Rechte [Niere] wiederherstellt):

Radix lateralis Aconiti praeparata	Fu zi	3.0 g
Cortex Cinnamomi	Rou gui	2.0 g
Cortex Eucommiae	Du zhong	6.0 g
Fructus Corni	Shan zhu yu	4.5 g
Semen Cuscutae	Tu si zi	6.0 g
Colla Cornus Cervi	Lu jiao jiao	6.0 g
Radix Rehmanniae praeparata	Shu di huang	12.0 g
Rhizoma Dioscoreae	Shan yao	6.0 g
Fructus Lycii	Gou qi zi	6.0 g
Radix Angelicae sinensis	Dang gui	6.0 g
Rhizoma Cyperi	Xiang fu	6.0 g
Radix Paeoniae alba	Bai shao	6.0 g

Erläuterung

- Alle Arzneien, die letzten beiden ausgenommen, bilden die Grundrezeptur, die das Nieren-Yang stärkt und das Leber-Blut nährt.
- Xiang fu bewegt das Leber-Qi und beseitigt Stagnation.
- Bai shao nährt und besänftigt die Leber und beruhigt den Geist.

Nach drei Wochen der Einnahme berichtet die Patientin, daß sie sich zwar energiegeladener, aber auch gereizter fühlt. Sie hat immer noch ihr PMS, schläft schlecht und ist verwirrt. Mein Schluß daraus: ich hätte wie so oft zunächst besser Hindernisse beseitigt als tonisiert. Das frühzeitige Stärken verursachte bei der Patientin vermutlich nur noch mehr Stagnation, die Geist und Wanderseele beeinträchtigt – daher Reizbarkeit, Schlafstörungen und eine gewisse geistige Verwirrung. Ich wechsle daher das Therapieprinzip zum Besänftigen der Leber, Beseitigen von Stagnation, Beruhigen des Geistes, Freimachen der Öffnungen des Geistes und Verwurzeln der Wanderseele. Ich verwende eine Modifikation von

Xiao yao san (Modifiziertes Pulver des freien und entspannten Wanderers):

Herba Menthae	Bo he	3.0 g
Radix Bupleuri	Chai hu	9.0 g
Radix Angelicae sinensis	Dang gui	9.0 g
Radix Paeoniae alba	Bai shao	12.0 g
Rhizoma Atractylodis macrocephalae	Bai zhu	9.0 g
Poria	Fu ling	15.0 g
Radix Glycyrrhizae	Gan cao	6.0 g
Rhizoma Zingiberis recens	Sheng jiang	3 Scheiben
Radix Rehmanniae praeparata	Shu di huang	9.0 g
Rhizoma Cyperi	Xiang fu	6.0 g
Cortex Albiziae	He huan pi	6.0 g
Rhizoma Acori tatarinowii	Shi chang pu	6.0 g

Erläuterung

- Die ersten acht Arzneien bilden die Grundrezeptur Xiao yao san. Sie besänftigt die Leber und nährt das Leber-Blut.
- Shu di huang stärkt die Niere.
- Xiang fu, He huan pi und Shi chang pu besänftigen die Leber, beseitigen Stagnation, heben die depressive Stimmung und machen die Öffnungen frei.

Dieses Abkochen zeigt eine viel bessere Wirkung. Ihr PMS bessert sich, das Dekokt beruhigt sie und beseitigt ihre Verwirrung. Die Patientin wird mit Abwandlungen der Rezeptur über etwa 3 Monate behandelt. Erst danach wechsle ich das Therapieprinzip wieder in Richtung primärer Stärkung des Nieren-Yang. Nach weiteren 4 Monaten geht es ihr insgesamt viel besser, ihr PMS ist verschwunden.

Prognose

Sowohl Akupunktur als auch Arzneimitteltherapie, einzeln oder in Kombination angewandt, erzielen beim prämenstruellen Syndrom ausgezeichnete Resultate. Man könnte sagen, es gibt kaum Fälle, die nicht gebessert werden könnten. Jene, die durch nach oben drängendes Schleim-Feuer verursacht werden, benötigen allerdings die längste Therapie. Wie es auch auf alle anderen mit der Menstruation assoziierten Störungen zutrifft, so erstreckt sich auch hier die Mindesttherapiedauer über 3 Menstruationszyklen. Erst nach diesem Zeitraum läßt sich der Zyklus vollständig regulieren. Allerdings kann man häufig schon nach einem Monat eine gewisse Besserung beobachten.

Kapitel 34

Erkältung, Influenza

感冒

Erkältungen (common colds) und Influenza (Grippe) sind Virusinfektionen der oberen Atemwege. Eine Erkältung kann durch eine Vielzahl von Viren hervorgerufen werden, zu denen Adeno-, Echo-, Parainfluenza-, Rhino- und RS- (respiratory syncytial-) Viren gehören. Influenza kann durch die Influenzaviren A, B oder C ausgelöst werden.

In der Chinesischen Medizin entsprechen sowohl die Erkältung als auch die Influenza dem Eindringen äußeren Winds, das sich in Form von Wind-Kälte, Wind-Hitze, Wind-Nässe-Hitze oder Wind-Trockenheit-Hitze äußern kann. Wind-Kälte und Wind-Hitze sind die häufigsten Untertypen, sie beinhalten, allgemein ausgedrückt, auch die meisten Krankheitsmanifestationen an der Körperoberfläche.

Das Werk „Über kälteverursachte Schäden" von Zhang Zhong-Jing liefert das früheste Konzept bezüglich Diagnose und Therapie von Erkrankungen, die durch äußere Wind-Kälte hervorgerufen werden. Dieses berühmte klassische Werk behandelt zwar auch das Eindringen von Wind-Hitze und die Behandlung solcher Störungen, eine in sich geschlossene Theorie bezüglich der durch Wind-Hitze verursachten Erkrankungen entwickelte sich erst im späten 17. Jahrhundert im Rahmen der Schule der Wärme-Erkrankungen (wen bing). Die zwei großen Schulen, die die diagnostischen und therapeutischen Säulen der Chinesischen Medizin bei äußeren Erkrankungen bilden, sind also durch etwa 15 Jahrhunderte voneinander getrennt. Es handelt sich um die Schule der Kälte-verursachten Erkrankungen (Shang han-Schule), die etwa 220 von Zhang Zhong-Jing begründet wurde, sowie um die Schule der Wärme-Erkrankungen (Wen bing-Schule), die sich Ende des 17. und Anfang des 18. Jahrhunderts ausbildete. Die wichtigsten Vertreter letzterer Schule waren Wu You-Ke (1582-1652), Ye Tian-Shi (1667-1746) und Wu Ju-Tong (1758-1836).

Was bedeutet nun der Begriff „Wärme-Erkrankung"? Es handelt sich um meine eigene Übersetzung des chinesischen Terminus „wen bing". Die oben erwähnten Ärzte dieser medizinischen Denkschule ergänzten die Chinesische Theorie vom Wind um einige wichtige Neuerungen. Die Schule der Wärme-Erkrankungen postuliert, daß einige äußere pathogene Faktoren über die natürlichen Eigenschaften des „Windes" hinausgehen. Sie sind so virulent und stark, daß ihnen ungeachtet der Stärke des einzelnen Individuums und des Qi seines Körpers Männer, Frauen und Kinder reihum zum Opfer fallen und erkranken. Was noch wichtiger ist: erstmals in der Geschichte der Chinesischen Medizin erkannten diese Ärzte, daß einige äußere pathogene Faktoren infektiös sind. Diese Überlegung stellt eine äußerst bedeutsame Neuerung in der Chinesischen Medizin dar. Sie ging der Einführung der Westlichen Medizin in China voraus. Davor dachte man, daß ein Mensch an einer äußeren Erkrankung leidet, wenn ein relatives

Ungleichgewicht zwischen einem äußeren pathogenen Faktor und dem Qi des Körpers besteht. Die Ärzte der Schule der Wärme-Erkrankungen erkannten hingegen, daß einige Faktoren, die unter die Gruppe „Wind“ einzureihen sind, infektiös sind. Einige von ihnen, die „epidemischen Faktoren“, sind sogar so infektiös, daß an ihnen große Menschengruppen erkranken können.

Eine weitere innovative Überlegung, die dieser Schule entstammt, ist jene, daß alle pathogenen Faktoren, die Wärme-Erkrankungen hervorrufen, in die Kategorie „Wind-Hitze“ fallen. Sie dringen über Nase und Mund ein, anders also als Wind-Kälte, die eher über die Haut in den Körper gelangt.

Die wichtigsten Charakteristika von Wärme-Erkrankungen sind also die folgenden:

1. Sie äußern sich in den Frühstadien in allgemeinen Symptomen und Krankheitszeichen von Wind-Hitze. „Wind-Hitze“ wird hier im erweiterten Sinn gebraucht, sie kann sich nämlich auch als Nässe-Hitze, Sommer-Hitze, Winter-Hitze, Frühjahrs-Hitze und Trockene Hitze äußern.
2. Es besteht immer Fieber.
3. Wärme-Erkrankungen sind ansteckend.
4. Die Wind-Hitze dringt über Nase und Mund ein.
5. Der pathogene Faktor ist ausnehmend stark.

Gemäß der Schule der Wärme-Erkrankungen fallen also alle pathogenen Faktoren in die breite Kategorie „Wind-Hitze“. Es sind aber nicht alle durch Wind-Hitze verursachten Erkrankungen auch Wärme-Krankheiten. Einige der äußeren Erkrankungen, die mit Wind-Hitze-Symptomen beginnen, sind Wärme-Krankheiten mit allen erwähnten Charakteristika, andere gehören aber nicht zu dieser Gruppe. Beispiele für Wärme-Erkrankungen sind Masern, Windpocken, Röteln, Poliomyelitis, Pocken, Scharlach, Keuchhusten oder Meningitis. Einige Beispiele für Wind-Hitze-Erkrankungen, die keine Wärme-Erkrankungen sind: Erkältung vom Wind-Hitze-Typ, Influenza, Pfeiffer´sches Drüsenfieber (Mononukleose) und alle anderen unspezifischen Infektionen der oberen Atemwege, die sich in Symptomen von Wind-Hitze äußern. Diese Überlegung ist wichtig für die Praxis. Es ist nämlich möglich, „einfache“ Wind-Hitze-Erkrankungen im Anfangsstadium abzufangen. Wärme-Erkrankungen hingegen können wir in den Anfangsphasen zwar lindern, wir können sie aber nicht ganz zum Stillstand bringen. Nach der Theorie ist Wind der pathogene Faktor in den Anfangsstadien aller äußeren Erkrankungen, die Wärme-Erkrankungen eingeschlossen, weshalb man über das Öffnen der Oberfläche und das Vertreiben von Wind alle äußeren Erkrankungen zu deren Beginn abfangen können sollte. Das ist nun zwar bei einfachem Eindringen von Wind-Hitze durchaus möglich, man scheitert jedoch bei Wärme-Erkrankungen. Wenn sich beispielsweise ein Kind eine Infektion mit Bordetella pertussis, dem Keuchhustenerreger, zuzieht, so werden wir die Erkrankung in den Anfangsstadien nicht ganz abfangen können.

In den anfänglichen Phasen äußern sich alle äußeren Erkrankungen in ähnlichen Symptomen von Wind-Kälte oder Wind-Hitze. Zu diesem Zeitpunkt kann man noch nicht sicher sagen, ob der Patient einen einfachen Befall durch Wind-Hitze oder eine Wärme-Erkrankung aufweist. Es ist wichtig, die Symptome gemäß den Therapieprinzipien bei äußeren Erkrankungen zu behandeln. Wenngleich nämlich Wärme-Erkrankungen im Anfangsstadium auch nicht ganz zum Stehen gebracht werden können, so kann die Chinesische Medizin doch die Symptome lindern, den Verlauf der Krankheit abkürzen und Komplikationen verhindern.

Erkältung und Influenza entsprechen dem einfachen Eindringen von Wind, weshalb wir sie auch im Frühstadium abfangen können. Wieso nehmen aber Diagnostik und Therapie von Erkältung und Influenza in der Chinesischen Medizin eine solch wichtige Stelle ein, wo es sich doch um verhältnismäßig harmlose und selbstlimitierende Erkrankungen handelt? Die Chinesische Medizin sieht diese Erkrankungen anders als die westliche Heilkunde. Sie meint nämlich, daß äußerer Wind viele verschiedene Erkrankungen auslösen kann, wenn man ihm erlaubt, bis ins Körperinnere vorzudringen. Es ist deshalb wichtig, diesen pathogenen Faktor so früh wie möglich zu beseitigen. Einfaches Eindringen von Wind-Hitze kann im Anfangsstadium beendet werden. Wärme-Erkrankungen können immerhin gelindert werden, ihr Verlauf wird abgekürzt, man vermeidet dadurch alle Komplikationen.

Die Behandlung äußerer Erkrankungen ist auch wichtig, weil sie schwere Folgewirkungen bei Kindern und älteren Menschen nach sich ziehen können. Bei Kindern beginnen viele ernsthafte Erkrankungen mit Symptomen des Eindringens von Wind-Hitze. In den anfänglichen Phasen weiß man noch nicht, um welche Erkrankung es sich handeln könnte, weshalb es wichtig ist, schon frühzeitig die Manifestationen zu behandeln. Beispielsweise können sich Masern, Diphtherie, Keuchhusten, Poliomyelitis, akute Nephritis, Scharlach und Meningitis durchwegs bei Beginn in Symptomen von Wind-Hitze äußern. Bei älteren Menschen wiederum kann äußerer Wind leicht bis in das Körperinnere vordringen und dort Bronchitis und Pneumonie verursachen, die bei Betagten häufig zum Tode führen.

Infektionen durch Viren, die Erkältungen oder Influenza verursachen, finden in den oberen Atemwegen statt. Sie können in jeder Jahreszeit auftreten, finden sich aber häufiger im Winter oder Frühjahr. Aus Sicht der Chinesischen Medizin äußern sie sich in Symptomen von Wind-Kälte oder Wind-Hitze.

Ätiologie und Pathologie

Das Eindringen eines äußeren pathogenen Faktors wird durch ein vorübergehendes relatives Ungleichgewicht zwischen Qi des Körpers und pathogenem Faktor ermöglicht (Abbildung 34.1).

Dieses Ungleichgewicht kann entweder entstehen, wenn das Qi des Körpers vorübergehend oder relativ schwach bzw. wenn der pathogene Faktor sehr stark ist. „Vorübergehend" und „relativ" sind hier wichtige Begriffe, da das Qi des Körpers nicht absolut, sondern bloß im Verhältnis zu einem äußeren pathogenen Faktor zu einem bestimmten Zeitpunkt schwach ist. Das Qi des Körpers kann vorübergehend und relativ durch verschiedene Faktoren geschwächt werden: durch Überarbeitung, zuviel Sex, unregelmäßiges Essen, emotionale Belastungen oder durch eine Kombination dieser Faktoren. Wenn der Körper auf diese Weise geschwächt ist, so kann selbst ein milder pathogener Faktor zum Eindringen äußeren Windes führen (Abbildung 34.2).

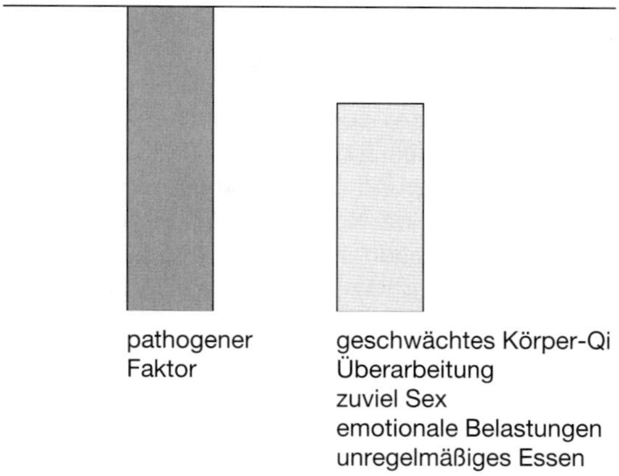

Abb. 34.2: Das Eindringen eines äußeren pathogenen Faktors bei geschwächter Körperkonstitution

Andererseits kann auch ein äußerst starker pathogener Faktor das Eindringen äußeren Windes nach sich ziehen, und zwar ungeachtet der Stärke des Qi des Körpers. Bricht jemand beim Überqueren eines zugefrorenen Sees in Finnland mitten im Winter durch das Eis ein, so erleidet er das Eindringen von Wind, ganz unabhängig von der Stärke seiner körperlichen Konstitution (Abbildung 34.3)!

„Wind" steht sowohl für einen ätiologischen Faktor als auch für einen pathologischen Zustand. Als ätiologischer Faktor bezieht sich der Terminus auf klimatische Einflüsse, besonders auf plötzliche Wetteränderungen, an die sich der Körper nicht anpassen kann. Als pathologischer Zustand

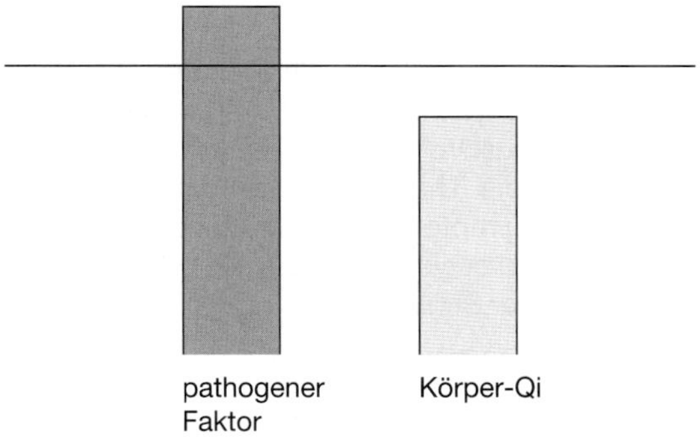

Abb. 34.1: Ungleichgewicht zwischen äußeren pathogenen Faktoren und dem Qi des Körpers

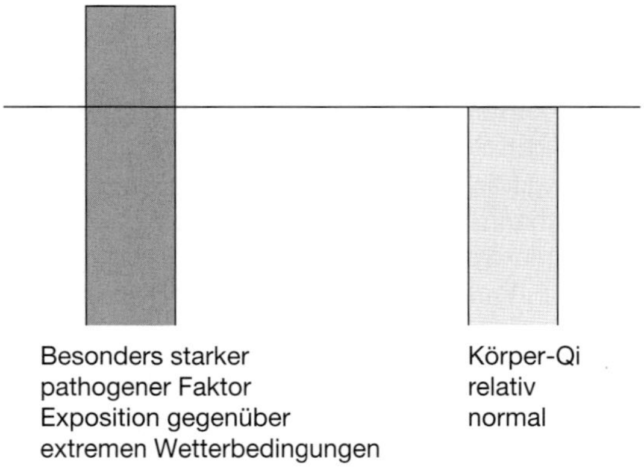

Abb. 34.3: Das Eindringen eines besonders starken pathogenen Faktors

bedeutet „Wind" einen Komplex von Symptomen und Krankheitszeichen, die sich als Wind-Kälte oder Wind-Hitze äußern. In der klinischen Praxis ist das der wichtigste Aspekt des Konzepts von Wind. Die Diagnose des Eindringens von „Wind" wird somit nicht aufgrund der Anamnese gestellt – es besteht also keine Notwendigkeit zu fragen, ob eine Windexposition stattfand -, sondern auf der Basis der Symptome und Krankheitszeichen. Weist ein Mensch alle Symptome und Krankheitszeichen von „Wind" auf, also Kälteabneigung, Frösteln, Fieber, Niesen, Nasenrinnen, Kopfschmerzen und oberflächlichen Puls, so handelt es sich um einen Zustand von äußerem Wind, unabhängig davon, welchen klimatischen Einflüssen er oder sie in den vorangegangenen Tagen und Stunden ausgesetzt war. Es gibt sogar chronische Erkrankungen, die sich in Form von „Wind"-Symptomen äußern und als solche behandelt werden müssen, obwohl sie keine Beziehung zu klimatischen Faktoren haben. Beispielsweise wird auch eine allergische Rhinitis, die auf Hausstaubmilbenkot oder Blütenpollen zurückzuführen ist, sich in Symptomen und Krankheitszeichen von „Wind" äußern und auch in dieser Richtung behandelt werden.

Erkältungen und Influenza äußern sich primär in Symptomen von Wind-Kälte oder Wind-Hitze. Diese beiden sind die Haupttypen von Wind, die meisten anderen Formen können durch Abwandlung der Grundrezepturen für Wind-Kälte und Wind-Hitze behandelt werden.

Die Sechs Schichten

Zhang Zhong-Jing erläuterte bereits 220 n. Chr. in seinem Werk „Über kälteverursachte Schäden" die Symptomatologie von Wind-Kälte. Hier legte er auch erstmals die Theorie der Sechs Schichten dar:

- Tai Yang-Stadium (Großes Yang-Stadium)
  Wind-Kälte mit Überwiegen von Kälte
  Wind-Kälte mit Überwiegen von Wind
- Yang Ming-Stadium (Helles Yang-Stadium)
  Leitbahn-Syndrom (Magen-Hitze)
  Organ-Syndrom (Magen-Feuer)
- Shao Yang-Stadium (Kleines Yang-Stadium)
- Tai Yin-Stadium (Großes Yin-Stadium)
- Shao Yin-Stadium (Kleines Yin-Stadium)
- Jue Yin-Stadium (Umkehr-Yin-Stadium).

Das Tai Yang-Stadium ist das einzige, das die Oberfläche betrifft. Hier sitzt Wind-Kälte an der Oberfläche, es ist bloß der Abwehr-Qi-Anteil der Lunge befallen, nicht aber das Körperinnere. Die verteilende und absenkende Wirkung der Lunge auf das Qi wird behindert, der äußere Wind sitzt im Raum zwischen Haut und Muskeln und behindert die Zirkulation des Abwehr-Qi.

Die wichtigsten Symptome des Tai Yang-Stadiums:

- Abneigung gegen Kälte und Frösteln
- Hinterkopfschmerz und/oder steifer Nacken
- Oberflächlicher Puls.

„Abneigung gegen Kälte" bezeichnet das typische Kältegefühl und Frösteln, das wellenartig zu Beginn einer Erkältung oder Influenza auftritt. Charakteristisch dafür ist, daß es durch Zudecken nicht gebessert werden kann. Die meisten Menschen, die eine starke Erkältung oder Grippe durchmachen, fröstelt es auch im Bett unter der Decke.

Der okzipitale Kopfschmerz und der steife Nacken sind auf die Behinderung der Zirkulation des Abwehr-Qi in den Tai Yang-Leitbahnen (Dünndarm- und Blasen-Meridian) zurückzuführen, die in diesem Gebiet verlaufen.

Der oberflächliche Puls repräsentiert das an die Oberfläche eilende Abwehr-Qi, das dort den pathogenen Faktor bekämpfen will.

Abgesehen von diesen drei Hauptsymptomen finden wir noch viele andere. Dazu gehören Nasenrinnen, Niesen, gelegentlich Fieber, Husten, Körperschmerzen, Halskratzen, usw. Alle diese Symptome können wir auf die Behinderung des Verteilens und Absenkens des Qi durch die Lunge zurückführen, desweiteren auch auf die Behinderung der Zirkulation des Abwehr-Qi in den Muskeln.

Die Vier Schichten

Die oben erwähnte Schule der Wärme-Erkrankungen arbeitete detailliert die Symptomatologie von Wind-Hitze aus. Vor allem Ye Tian-Shi (1667-1746) formulierte die Theorie der Vier Schichten, um damit das Symptomenbild des Eindringens von Wind-Hitze zu beschreiben. Es handelt sich um die folgenden Vier Schichten:

- Abwehr-Qi-Schicht (Wei Qi-Schicht)
  Wind-Hitze
  Nässe-Hitze
  Sommer-Hitze
  Wind-Trockenheit-Hitze

- Qi-Schicht
  Lungen-Hitze
  Magen-Hitze
  Trockenheit und Hitze von Magen und Darm
  Gallenblasen-Hitze
- Nähr-Qi-Schicht (Ying Qi-Schicht)
  Hitze des Perikards
  Hitze des Nähr-Qi
- Blut-Schicht (Xue-Schicht)
  Siegreiche Hitze beunruhigt das Blut
  Siegreiche Hitze erregt Wind
  Leere-Wind beunruhigt das Körperinnere
  Yin-Kollaps
  Yang-Kollaps.

Die erste Schicht bezieht sich auf das erste Stadium des Eindringens von Wind-Hitze, die anderen drei auf die pathologischen Zustände, die auftreten, wenn der pathogene Faktor ins Innere vordringt und sich in Hitze verwandelt. Die vier Schichten stehen für verschieden tief gelegene energetische Ebenen, deren erste die Körperoberfläche ist und deren weitere drei das Körperinnere darstellen. Der interessante Aspekt der Theorie ist die Unterscheidung von drei Schichten im Körperinneren. Die Qi-Schicht ist dabei die oberflächlichste Schicht des Körperinneren, die Blut-Schicht hingegen die am meisten in der Tiefe gelegene.

Die Abwehr-Qi-Schicht der Vier Schichten entspricht im großen und ganzen dem Tai Yang-Stadium der Sechs Schichten. Erstere wird bei Wind-Hitze, letzteres bei Wind-Kälte angewandt. Wenngleich die klinischen Manifestationen voneinander verschieden sind, so haben sie doch gemeinsame Eigenschaften, da sie beide durch das Eindringens eines äußeren pathogenen Faktors gekennzeichnet sind, desweiteren durch eine Beeinträchtigung der verteilenden und absenkenden Wirkung der Lunge auf das Qi und durch eine Behinderung des Abwehr-Qi im Raum zwischen Haut und Muskeln. Aus diesem Grund werde ich in diesem Kapitel sowohl das Tai Yang-Stadium gemäß den Sechs Schichten als auch die Abwehr-Qi-Schicht der Vier Schichten als „Abwehr-Qi-Schicht" bezeichnen.

Die wichtigsten Symptome des Eindringens von Wind-Hitze sind Abneigung gegen Kälte, Frösteln, Fieber, Halsschmerzen, geschwollene Tonsillen, Kopf- und Körperschmerzen, Niesen, Husten, Nasenrinnen mit gelbem Sekret, etwas dunkler Harn, leicht gerötete Zungenränder und oberflächlicher, schneller Puls. Es sei betont, daß auch bei Wind-Hitze Abneigung gegen Kälte besteht, da auch die Wind-Hitze das Abwehr-Qi behindert, so daß es die Muskeln nicht wärmen kann.

Tabelle 34.1 vergleicht Manifestationen und Pathologie des Eindringens von Wind-Kälte und Wind-Hitze.

Tabelle 34.1: Vergleich von Wind-Kälte und Wind-Hitze

	Wind-Kälte	Wind-Hitze
Pathologie	Wind-Kälte behindert das Abwehr-Qi	Wind-Hitze verletzt das Abwehr-Qi und behindert das Absteigen des Lungen-Qi
Eintrittspforte	Haut	Nase, Mund
Fieber	leicht	hoch
Abneigung gegen Kälte	stark	leicht
Körperschmerzen	stark	leicht
Durst	keiner	leicht
Harn	blaß	etwas dunkel
Kopfschmerzen	okzipital	ganzer Kopf
Schwitzen	kein Schwitzen oder leichter Kopfschweiß	leicht
Zunge	keine Veränderung	geringe Rötung an Rändern und/oder vorderem Teil
Puls	oberflächlich, gespannt	oberflächlich, schnell
Therapie	scharfe, warme Arzneien, um Schwitzen hervorzurufen	scharfe, kühle Arzneien, um die Oberfläche zu befreien

Tabelle 34.2: Vergleich der Abwehr-Qi und der Qi-Ebene

Schicht	Differenzierung gemäß den Acht Prinzipien	Differenzierung nach den inneren Organen	Zustand des Körper-Qi	Lokalisation
Abwehr-Qi	außen, heiß, Fülle	nicht betroffen	relativ stark	das Körper-Qi kämpft an der Oberfläche
Qi	innen, heiß, Fülle	betroffen	relativ stark	das Körper-Qi kämpft im Körperinneren

Erkältungen und Influenza beginnen also stets mit Manifestationen, die dem Tai Yang-Stadium der Sechs Schichten oder der Abwehr-Qi-Schicht der Vier Schichten ähnlich ist, und zwar abhängig davon, ob es sich um den pathogenen Faktor Wind-Kälte oder Wind-Hitze handelt. Kann der pathogene Faktor im Anfangsstadium nicht vertrieben werden, so verwandelt er sich in Hitze und dringt ins Körperinnere vor.

Ist der pathogene Faktor einmal ins Körperinnere eingedrungen, so setzt das Qi des Körpers seinen Kampf gegen ihn im Inneren fort. Es kommt dadurch zu hohem Fieber und Hitzegefühl, einer Symptomatik also, die von Kälteabneigung und Frösteln sehr verschieden ist, die sich einstellen, wenn das Qi des Körpers gegen den pathogenen Faktor an der Oberfläche ankämpft. An der Oberfläche sind die inneren Organe nicht betroffen, es ist bloß der Abwehr-Qi-Anteil der Lunge involviert. Ist der pathogene Faktor aber einmal im Inneren, so werden die Organe beeinträchtigt, vor allem Lunge und/oder Magen (siehe unten).

Diese Phase der Krankheitsentwicklung ist von großer Bedeutung. Kann nämlich hier der pathogene Faktor nicht beseitigt werden, so kann er entweder tiefer eindringen und zu ernsten Problemen auf der Nähr-Qi- oder Blut-Ebene führen oder aber Rest-Hitze verursachen, die häufig die Ursache chronischer postviraler Erschöpfungssyndrome ist. Tabelle 34.2 bringt einen Vergleich der Abwehr-Qi- und der Qi-Ebene nach dem Vier Schichten-Konzept.

Im Körperinneren sind die Haupt-Muster entweder das Yang Ming-Muster gemäß den Sechs Schichten oder aber häufiger jenes der Qi-Schicht gemäß den Vier Schichten. Im allgemeinen sind auf der Qi-Ebene Magen und/oder Lunge betroffen. Wu Ju-Tong erläutert ganz klar die Ursache dafür:

Äußere Wind-Hitze dringt über Mund und Nase ein, der Mund öffnet sich in den Magen, die Nase öffnet sich in die Lunge. Wird Wind-Hitze nicht vertrieben, [solange sie] im Oberen Erwärmer [ist], so dringt sie in den Mittleren Erwärmer vor.“ [1]

Die verschiedenen Muster auf der Qi-Ebene sowohl hinsichtlich der Sechs als auch der Vier Schichten werden in Abbildung 34.4 veranschaulicht.

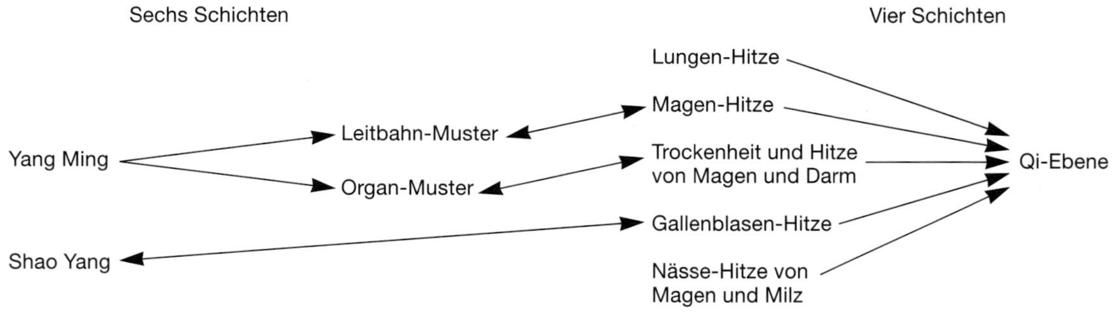

Abb. 34.4: Muster von Yang Ming, Shao Yang und Qi-Schicht

Das Leitbahn- bzw. das Organ-Muster des Yang Ming sind ident mit Magen-Hitze bzw. Trockenheit und Hitze von Magen und Darm auf der Qi-Ebene. Aus diesem Grund werde ich mich in diesem Kapitel sowohl auf das Yang Ming-Stadium der Sechs Schichten als auch auf das Qi-Stadium der Vier Schichten mit dem Begriff „Qi-Schicht" beziehen.

Das Shao Yang-Muster der Sechs Schichten ist beinahe, aber nicht ganz ident mit der Gallenblasen-Hitze der Vier Schichten.

Tabelle 34.3 veranschaulicht die Unterschiede zwischen den vier Ebenen.

Wollen wir die Vier Schichten „in die Nußschale packen", so können wir es so formulieren:

- Abwehr-Qi-Schicht: Abneigung gegen Kälte
- Qi-Schicht: Abneigung gegen Hitze
- Nähr-Qi-Schicht: Reizbarkeit, nächtliches Fieber
- Blut-Schicht: Blutungen, Maculae.

Ich werde in diesem Kapitel die Symptomatik und Therapie von Erkältungen und Influenza nicht nur in den Anfangsstadien, sondern auch im zweiten Stadium, also auf der Qi-Ebene, besprechen. Es ist wichtig, zwischen den Mustern auf der Qi-Ebene zu unterscheiden und sie auch differenziert behandeln zu können, da wir in den meisten Akupunkturpraxen die Patienten am ehesten nach dem anfänglichen Eindringen von Wind sehen, wenn der pathogene Faktor sich bereits auf der Qi-Ebene befindet. Ich werde Nähr-Qi- und Blut-Schicht hier nicht besprechen, da es sehr unwahrscheinlich ist, daß wir jemals Patienten in diesem Stadium sehen.

Ich werde folgende Muster der Oberfläche besprechen:

1. Wind-Kälte
2. Wind-Hitze
3. Wind-Nässe-Hitze
4. Wind-Trockenheit-Hitze.

Zusätzlich werde ich mich noch der Erörterung der Therapie einiger innerer Muster auf der Qi-Ebene widmen:

1. Lungen-Hitze
2. Schleim-Hitze der Lunge
3. Magen-Hitze
4. Trockene Hitze von Magen und Darm
5. Gallenblasen-Hitze
6. Shao Yang-Muster
7. Nässe-Hitze von Magen und Milz.

Ideal ist es natürlich, das Eindringen eines äußeren pathogenen Faktors schon in der ersten Phase zu stoppen. Das ist aber aus verschiedenen Gründen nicht immer möglich: unsere Behandlung ist nicht immer die richtige, der Patient achtet vielleicht

Tabelle 34.3: Vergleich der Vier Schichten (Ebenen)

Symptome	Abwehr-Qi-Schicht	Qi-Schicht	Nähr-Qi- und Blut-Schicht
Fieber	leicht, Abneigung gegen Kälte	hoch, Abneigung gegen Hitze	hoch, v. a. in der Nacht
Durst	leicht	stark	trockener Mund, kein Verlangen nach Getränken
Psyche	unverändert, bei Kindern leichte Reizbarkeit	im allgemeinen klares Bewußtsein, Delir bei hohem Fieber	Reizbarkeit, Delir, Unruhe, Koma
Schwitzen	keines oder leichtes	reichlich	keines oder nächtliches
Zunge	leichte Rötung von Rändern und/oder vorderem Anteil	roter Körper, Brauner oder schwarzer Belag	rot, belaglos
Puls	oberflächlich	voll, schnell	schnell und dünn oder oberflächlich, leer und schnell
Pathologie	äußeres Muster	inneres Muster bei starkem Qi des Körpers	inneres Muster bei schwachem Qi des Körpers

während der akuten Phase des Eindringens nicht ausreichend auf seinen Körper, der ungerechtfertigte Einsatz von Antibiotika kann die Erkrankung verschlimmern und verlängern, oder es kann sich um eine Wärme-Erkrankung handeln, die in keinem Fall am Anfang der Krankheit aufgehalten werden kann. Schließlich sehen wir den Patienten nicht immer rechtzeitig, so daß der pathogene Faktor schon im Körperinneren sitzt, wenn er uns konsultiert.

Selbst wenn wir aus einem der angeführten Gründe das Eindringen des pathogenen Faktors nicht schon an der Oberfläche stoppen können, so ist es doch wichtig, den Faktor nicht über die Qi-Ebene hinausgehen zu lassen. Gelingt es nicht, ihn dort aufzuhalten, so kann die Krankheit chronisch werden und zur Entwicklung postviraler Erschöpfungssyndrome oder myalgischer Enzephalitis (ME) führen.

Differenzierung und Behandlung

Das Therapieprinzip bei Erkältung und Influenza muß auf der Differenzierung zwischen Abwehr-Qi- und Qi-Ebene basieren. In der Phase der Abwehr-Qi-Schicht ist es unbedingt nötig, die Oberfläche zu befreien und Wind zu vertreiben. Auf der Qi-Ebene besteht das Therapieprinzip im Beseitigen von Hitze. Wir wollen nun diese Prinzipien näher ausführen.

1. Abwehr-Qi-Schicht bzw. Tai Yang-Stadium

Die Oberfläche befreien, Wind vertreiben, die verteilende und absenkende Funktion des Lungen-Qi wiederherstellen. Wir erreichen dieses Ziel, indem wir scharfe, mit ihrer Wirkung an die Oberfläche treibende Arzneien zum Befreien der Oberfläche verwenden.

1.1 Wind-Kälte

Wind-Kälte mit scharfen, warmen Arzneien vertreiben. Beispiele: Ma huang (Herba Ephedrae) und Gui zhi (Ramulus Cinnamomi). Eine beispielhafte Rezeptur ist Ma huang tang (Dekokt mit Herba Ephedrae).

1.2 Wind-Hitze

Mittels scharfer, kühler Arzneien Wind vertreiben und Hitze beseitigen. Beispiele: Sang ye (Folium Mori), Bo he (Herba Menthae) und Ju hua (Flos Chrysanthemi). Beispielrezepturen sind Yin qiao san (Pulver mit Flos Lonicerae und Fructus Forsythiae und Dekokt mit Folium Mori und Flos Chrysanthemi).

1.3 Wind-Nässe-Hitze

Wind vertreiben, Nässe auflösen, Hitze beseitigen und die Mitte harmonisieren. Zu diesem Zweck verwendet man Arzneien, die die Oberfläche befreien und mittels ihres Aromas Nässe auflösen. Beispiele: Huo xiang (Herba Agastachis rugosae), Pei lan (Herba Eupatorii), Cao guo (Fructus Tsaoko) und Zi su ye (Folium Perillae). Eine typische Rezeptur ist Huo xiang zheng qi san (Pulver mit Herba Agastachis rugosae für das Aufrechte Qi).

1.4 Wind-Trockenheit-Hitze

Wind vertreiben, die Flüssigkeiten nähren, Hitze beseitigen. Man verwendet dazu scharfe und kühle sowie süße und kühle Arzneien, beispielsweise Sang ye (Folium Mori) und Tian hua fen (Radix Trichosanthis). Eine typische Rezeptur ist Sang xing tang (Dekokt mit Folium Mori und Semen Armeniacae).

2. Qi-Ebene

Hitze der Qi-Ebene beseitigen.

2.1 Lungen-Hitze

Hitze der Lunge beseitigen, das Absteigen des Lungen-Qi wiederherstellen, Husten und Asthma mit scharfen und kühlen sowie absenkenden Arzneien bekämpfen. Beispiele: Shi gao (Gypsum fibrosum) und Xing ren (Semen Armeniacae). Beispielrezeptur: Ma xing shi gan tang (Dekokt mit Herba Ephedrae, Semen Armeniacae, Gypsum fibrosum und Radix Glycyrrhizae).

2.2 Schleim-Hitze in der Lunge

2.3 Magen-Hitze

Magen-Hitze beseitigen, das Absteigen des Magen-Qi fördern. Dazu verwendet man scharfe und kalte Arzneien. Beispiele: Shi gao (Gypsum fibrosum) und Zhi mu (Rhizoma Anemarrhenae). Eine Beispielrezeptur ist Bai hu tang (Weißer Tiger-Dekokt).

2.4 Trockene Hitze von Magen und Darm

Das Magen-Feuer durch Purgieren ausleiten und bei Bedarf die Körperflüssigkeiten nähren. Beispiele: Da huang (Radix et Rhizoma Rhei) und Mang xiao (Natrii Sulfas). Eine Beispielrezeptur ist eine der drei Modifikationen von Cheng qi tang (Dekokt zum Leiten des Qi).

2.5 Gallenblasen-Hitze

Das Shao Yang harmonisieren und Gallenblasen-Hitze mit bitteren und kalten sowie scharfen und kühlen Arzneien beseitigen. Beispiele: Chai hu (Radix Bupleuri) und Huang qin (Radix Scutellariae). Beispielrezepturen sind Hao qin qing dan tang (Dekokt mit Herba Artemisiae annuae und Radix Scutellariae zum Klären der Gallenblase) und Xiao chai hu tang (Kleineres Dekokt mit Radix Bupleuri).

2.6 Shao Yang-Muster

2.7 Nässe-Hitze in Magen und Milz

Hitze beseitigen, Nässe auflösen, das Absteigen des Magen-Qi wiederherstellen, die Mitte mit bitteren und kalten Arzneien, die das Qi zum Absteigen bringen, sowie scharfen und kühlen Arzneien zum Öffnen des Qi und aromatischen und neutralen Arzneien zum Auflösen bzw. Ausleiten von Nässe harmonisieren. Beispiele: Huang lian (Rhizoma Coptidis), Zi su ye (Folium Perillae), Hou po (Cortex Magnoliae officinalis), Cang zhu (Rhizoma Atractylodis), Fu ling (Poria) und Yi yi ren (Semen Coicis). Eine typische Rezeptur ist Lian po yin (Dekokt mit Rhizoma Coptidis und Cortex Magnoliae officinalis).

1. Abwehr-Qi-Schicht

1.1 Wind-Kälte, Kälte überwiegt

Klinische Manifestationen

Abneigung gegen Kälte, Frösteln, kein oder sehr niedriges Fieber, kein Schwitzen, Hinterkopfschmerz, steifer Nacken, Körperschmerzen, leichter Husten, Nasenrinnen mit weißem Sekret, Niesen.

Zunge: zu Beginn keine Veränderungen.

Puls: oberflächlich, gespannt.

Es handelt sich hier um das klassische Tai Yang-Muster mit Überwiegen von Kälte. Das Fehlen von Schweißsekretion weist auf das Überwiegen von Kälte hin. Es handelt sich um ein Fülle-Muster, das bei Menschen mit einem relativ starken Körper-Qi auftritt.

Therapieprinzip

Die Oberfläche befreien, Wind vertreiben, Kälte zerstreuen, das Verteilen und Absenken des Lungen-Qi wiederherstellen.

Akupunktur

Punktauswahl

Lu 7, Di 4, B 12, G 20, LG 16-fengfu, B 13, Di 20, LG 23-shangxing, LG 20-baihui, N 7-fuliu. Sedieren, B 12 schröpfen. Nach dem Entfernen der Nadeln kann direkte Moxibustion angewandt werden, beispielsweise auf B 12 oder B 13. Einige Therapeuten tonisieren die Punkte zunächst und sedieren sie dann, um zuerst das Abwehr-Qi zu sammeln und danach den pathogenen Faktor zu vertreiben. Sie verwenden diese Methode sowohl für Wind-Kälte als auch für Wind-Hitze.

Erläuterung

- Lu 7, Di 4 und B 12 sind die drei wichtigsten Punkte zum Vertreiben von Wind-Kälte. Die Verwendung eines Schröpfkopfes auf B 12 ist äußerst wirksam. In den meisten Fällen reichen diese drei Punkte aus, um den Zustand zu bereinigen. Weitere Punkte können wir gemäß den Symptomen und Krankheitszeichen auswählen.
- G 20 und LG 16 vertreiben Wind. Sie werden genadelt, wenn Kopfschmerzen und steifer Nacken ausgeprägt sind.
- B 13 stellt die verteilende und absenkende Funktion des Lungen-Qi wieder her. B 13 wird gestochen, wenn starker Husten besteht.
- Di 20 und LG 23 vertreiben Wind und befreien die Nase. Sie werden bei starkem Niesen und Fließschnupfen verwendet.
- LG 20 vertreibt Wind und lindert Kopfschmerzen.
- N 7 wird in Kombination mit Di 4 verwendet, um Schwitzen hervorzurufen. N 7 sollte tonisiert, Di 4 hingegen sediert werden.

Arzneimitteltherapie

Rezeptur 1

Ma huang tang

Dekokt mit Herba Ephedrae

Herba Ephedrae	Ma huang	6.0 g
Ramulus Cinnamomi	Gui zhi	4.0 g
Semen Armeniacae	Xing ren	9.0 g
Radix Glycyrrhizae tosta	Zhi gan cao	3.0 g

Erläuterung

Dies ist die klassische Rezeptur aus „Über kälteverursachte Schäden" beim Tai Yang-Muster mit Überwiegen von Kälte.

- Ma huang ist scharf, warm und zerstreuend. Dies ist die Herrscherarznei der Rezeptur zum Befreien der Oberfläche, Vertreiben von Wind, Zerstreuen von Kälte und Wiederherstellen des Verteilens und Hinabsteigens des Lungen-Qi.
- Gui zhi, die Ministerarznei, unterstützt Ma huang beim Befreien der Körperoberfläche und Vertreiben von Wind-Kälte.
- Xing ren, die Assistentenarznei, unterstützt Ma huang und Gui zhi beim Wiederherstellen des Absteigens des Lungen-Qi. Xing ren stillt auch den Husten.
- Zhi gan cao, die Botenarznei, harmonisiert die anderen Arzneien. Durch ihren süßen Geschmack mildert sie auch den zerstreuenden Effekt von Ma huang.

Rezeptur 2

Jing fang jie biao tang

Dekokt mit Herba Schizonepetae und Radix Saposhnikoviae zum Befreien der Körperoberfläche

Herba Schizonepetae	Jing jie	9.0 g
Radix Saposhnikoviae	Fang feng	9.0 g
Folium Perillae	Zi su ye	6.0 g
Radix Peucedani	Qian hu	9.0 g
Radix Platycodi	Jie geng	6.0 g

Erläuterung

- Jing jie und Fang feng vertreiben Wind-Kälte und befreien die Oberfläche. Fang feng lindert auch Kopf- und Körperschmerzen.
- Zi su ye befreit die Oberfläche und harmonisiert die Mitte.
- Qian hu und Jie geng stellen das Absteigen des Lungen-Qi wieder her und stillen Husten.

Diese Rezeptur wählen wir aus, wenn die Körperschmerzen gegenüber Husten und Niesen im Vordergrund stehen.

Rezeptur 3

Chuan xiong cha tiao san

Regulierendes Pulver mit Rhizoma Chuanxiong, mit grünem Tee einzunehmen

Rhizoma Chuanxiong	Chuan xiong	6.0 g
Rhizoma seu Radix Notopterygii	Qiang huo	6.0 g
Radix Angelicae dahuricae	Bai zhi	6.0 g
Herba Schizonepetae	Jing jie	6.0 g
Herba Asari	Xi xin	3.0 g
Radix Saposhnikoviae	Fang feng	6.0 g
Herba Menthae	Bo he	3.0 g
Radix Glycyrrhizae	Gan cao	3.0 g
Folium Camelliae	Cha ye	

Erläuterung

Diese Rezeptur wurde bereits in Kapitel 1 erläutert. Sie wirkt spezifisch erleichternd auf Kopfschmerzen, die durch äußere Wind-Kälte verursacht sind. Sie befreit auch die Oberfläche, wirkt aber in dieser Richtung schwächer als die anderen beiden Rezepturen.

Variationen

Sie beziehen sich auf alle drei Mischungen. Die Arzneien werden hinzugefügt bzw. wird ihre Dosierung erhöht, falls sie schon in der Grundrezeptur enthalten sind.

- Ausgeprägte Körperschmerzen: plus Qiang huo (Rhizoma seu Radix Notopterygii) und Du huo (Radix Angelicae pubescentis).
- Ausgeprägte Kopfschmerzen: plus Gao ben (Rhizoma Ligustici), Bo he (Herba Menthae) und Chuan xiong (Rhizoma Chuanxiong).
- Starkes Nasenrinnen und Niesen: plus Bai zhi (Radix Angelicae dahuricae), Xin yi (Flos Magnoliae) und Cang er zi (Fructus Xanthii).
- Wenn die Erkältung während des Sommers auftritt: plus Xiang ru (Herba Elsholtziae). Diese Arznei vertreibt Sommer-Hitze, wirkt aber auch beim Eindringen von Wind-Kälte während des Sommers. Xiang ru wird deshalb auch als „Ma huang des Sommers" bezeichnet. Wenn man Ma huang tang verwendet, so ersetzt man entweder Ma huang durch Xiang ru oder reduziert die Dosierung von Ma huang und fügt Xiang ru hinzu. Ersetzt man Ma huang durch Xiang ru, so

gestaltet man selbstverständlich eine neue Rezeptur, da die Herrscherarznei einer Rezeptur nicht ausgetauscht werden kann.

Fertigarznei 1

Tong xuan li fei wan

Pille zum Verteilen, Absenken und Regulieren des Lungen-Qi

Herba Ephedrae	Ma huang
Fructus Aurantii	Zhi qiao
Radix Platycodi	Jie geng
Poria	Fu ling
Radix Peucedani	Qian hu
Radix Scutellariae	Huang qin
Pericarpium Citri reticulatae	Chen pi
Radix Glycyrrhizae	Gan cao
Rhizoma Pinelliae	Ban xia
Semen Armeniacae	Xing ren
Folium Perillae	Zi su ye

Erläuterung

Dieses Präparat befreit die Oberfläche, vertreibt Wind-Kälte und stellt das Verteilen und Absteigen des Lungen-Qi wieder her. Es ist vor allem indiziert, wenn Husten und häufiges Niesen mit reichlich weißem Nasensekret bestehen.

Pillen oder Tabletten, die die Oberfläche befreien und Wind vertreiben, sind wirksamer, wenn man sie mit frisch abgekochtem frischem Ingwer einnimmt.

Fertigarznei 2

Chuan xiong cha tiao wan

Regulierende Pille mit Rhizoma Chuanxiong, mit grünem Tee einzunehmen.

Erläuterung

Dieses Präparat hat die gleichen Zutaten und Indikationen wie die gleichnamige Dekoktrezeptur.

Kasuistik

Ein 42jähriger Mann steht wegen seines Asthmas in Behandlung, als er sich eine Erkältung zuzieht. Seine Symptome beinhalten Frösteln, Hinterkopfschmerz, Niesen, Husten und Atemnot. Sein Puls ist oberflächlich. Seine Zunge ist meist sehr gedunsen, sein Asthma ist auf Nässe-Schleim zurückzuführen, der die Lunge verlegt.

Diagnose

Es handelt sich um ein klares Beispiel für das Eindringen von Wind-Kälte bei vorbestehender Qi-Schwäche von Lunge und Milz mit Schleim.

Therapieprinzip

Die Oberfläche befreien, die verteilende und hinabsendende Funktion des Lungen-Qi wiederherstellen und Wind-Kälte vertreiben.

Arzneimitteltherapie

Ich verwende eine Modifikation von Ma huang tang (Dekokt mit Herba Ephedrae):

Herba Ephedrae	Ma huang	9.0 g
Ramulus Cinnamomi	Gui zhi	4.0 g
Semen Armeniacae	Xing ren	6.0 g
Radix Glycyrrhizae tosta	Zhi gan cao	3.0 g
Rhizoma Cynanchi stauntonii	Bai qian	6.0 g
Radix Peucedani	Qian hu	6.0 g
Folium Eriobotryae	Pi pa ye	6.0 g

Erläuterung

- Die ersten vier Arzneien bilden die Rezeptur Ma huang tang zum Befreien der Oberfläche, Wiederherstellen des Verteilens und Hinabsteigens des Lungen-Qi und Vertreiben von Wind-Kälte.
- Bai qian und Qian hu stellen das Absteigen des Lungen-Qi wieder her, stillen Husten und lösen Schleim auf.
- Pi pa ye stellt das Absteigen des Lungen-Qi wieder her und beendet Husten.
- Die letzten drei Arzneien stellen das Absteigen des Lungen-Qi wieder her. Ich füge sie hinzu, um sicherzustellen, daß sich sein Asthma durch das Eindringen von Wind-Kälte nicht verschlechtert.

Diese Rezeptur bringt die Erkältung innerhalb von zwei Tagen zum Verschwinden.

1.2 Wind-Kälte, Wind überwiegt

Klinische Manifestationen

Abneigung gegen Kälte, Frösteln, kein oder sehr niedriges Fieber, leichtes Schwitzen, Hinterkopfschmerz, steifer Nacken, Körperschmerzen, leichter Husten, rinnende Nase mit weißem Sekret, Niesen.

Zunge: anfänglich keine Veränderungen.

Puls: oberflächlich, langsam.

Dies ist ein klassisches Tai Yang-Muster mit Überwiegen von Wind. Es tritt auf, wenn das Qi des Körpers relativ schwach ist und Abwehr- sowie Nähr-Qi in keinem harmonischen Verhältnis zueinander stehen. Das geschwächte Nähr-Qi kann die Körperflüssigkeiten nicht zurückhalten, wodurch es zu leichter Schweißsekretion kommt.

Therapieprinzip

Die Oberfläche befreien, Wind-Kälte vertreiben, Nähr- und Abwehr-Qi harmonisieren.

Akupunktur

Punktauswahl

Lu 7, Di 4, B 12 (schröpfen), M 36, G 20, LG 16-fengfu, B 13, Di 20, LG 23-shangxing, B 18. Alle Punkte sedieren, bis auf M 36 und B 18, die neutral genadelt werden.

Erläuterung

- Lu 7, Di 4 und B 12 sind die drei wichtigsten Punkte zum Vertreiben von Wind-Kälte. Schröpfen von B 12 ist sehr wirksam. In den meisten Fällen reichen diese drei Punkte allein aus, um die Störung zu beseitigen. Weitere Punkte kann man gemäß den Symptomen und Krankheitszeichen auswählen. Wir haben sie schon beim weiter oben besprochenen Muster angeführt.
- M 36 harmonisiert Nähr- und Abwehr-Qi.
- B 18: einige Ärzte verwenden diesen Punkt, um das Nähr-Qi und das Blut aufzubauen und auf diesem Wege das Nähr- und das Abwehr-Qi zu harmonisieren.

Arzneimitteltherapie

Rezeptur

Gui zhi tang

Dekokt mit Ramulus Cinnamomi

Ramulus Cinnamomi	Gui zhi	9.0 g
Radix Paeoniae alba	Bai shao	9.0 g
Rhizoma Zingiberis recens	Sheng jiang	9.0 g
Fructus Jujubae	Da zao	3 Stück
Radix Glycyrrhizae tosta	Zhi gan cao	6.0 g

Erläuterung

- Gui zhi befreit die Oberfläche und vertreibt Wind-Kälte.
- Bai shao tonisiert das Nähr-Qi. Zusammen mit Gui zhi harmonisiert Bai shao Abwehr- und Nähr-Qi.
- Sheng jiang unterstützt Gui zhi beim Vertreiben von Wind-Kälte.
- Da zao unterstützt Bai shao beim Tonisieren des Nähr-Qi. Zusammen mit Sheng jiang harmonisiert Da zao das Abwehr- und das Nähr-Qi.
- Gan cao harmonisiert.

Variationen

- Ausgeprägte Steifigkeit von Nacken- und anderer Muskulatur: plus Ge gen (Radix Puerariae). Dadurch entsteht gui zhi jia ge gen tang (Dekokt mit Ramulus Cinnamomi plus Pueraria).
- Husten und Atemnot: plus Hou po (Cortex Magnoliae officinalis) und Xing ren (Semen Armeniacae). Dadurch entsteht Gui zhi jia hou po xing zi tang (Dekokt mit Ramulus Cinnamomi plus Cortex Magnoliae officinalis und Semen Armeniacae).

1.3 Wind-Hitze

Klinische Manifestationen

Abneigung gegen Kälte, Frösteln, Fieber, leichtes Schwitzen, Nasenrinnen mit gelbem Sekret, Kopf- und Körperschmerzen, Husten, Halsschmerzen, geschwollene Tonsillen, leichter Durst, etwas dunkler Harn.

Zunge: leichte Rötung von Rändern und/oder vorderem Anteil.

Puls: oberflächlich, schnell.

Therapieprinzip

Die Oberfläche befreien, Wind-Hitze vertreiben, die verteilende und absenkende Funktion des Lungen-Qi wiederherstellen.

Akupunktur

Punktauswahl

Di 4, Di 11, 3E 5, B 12 (schröpfen), B 13, LG 14-dazhui, Lu 11, G 20, LG 16-fengfu. Sedieren.

Erläuterung

- Di 4, Di 11 und 3E 5 sind die drei wichtigsten Punkte zum Vertreiben von Wind-Hitze. Die weiteren Punkte wählen wir gemäß den Symptomen und Krankheitszeichen aus.
- B 12 befreit die Oberfläche und vertreibt Wind.
- B 13 fördert das Verteilen und Hinabsteigen des Lungen-Qi und stillt Husten.
- LG 14 wählt man aus, wenn die Hitze-Symptome ausgeprägt sind, beispielsweise als hohes Fieber. Man sollte den Punkt schräg nach kaudal stechen und eine starke Nadelsensation auslösen, die nach unten ausstrahlt.

- Lu 11 (bluten lassen) vertreibt Wind-Hitze und besänftigt den Rachen. Wir wählen daher diesen Punkt aus, wenn Hals und Tonsillen schmerzen sowie geschwollen und entzündet sind.
- G 20 und LG 16 vertreiben Wind. Man nadelt sie, wenn starke Kopfschmerzen bestehen.

Arzneimitteltherapie

Rezeptur 1

Yin qiao san

Pulver mit Flos Lonicerae und Fructus Forsythiae

Flos Lonicerae	Jin yin hua	9.0 g
Fructus Forsythiae	Lian qiao	9.0 g
Radix Platycodi	Jie geng	6.0 g
Fructus Arctii	Niu bang zi	9.0 g
Herba Menthae	Bo he	6.0 g
Herba Schizonepetae	Jing jie	5.0 g
Herba Lophatheri	Dan zhu ye	4.0 g
Semen Sojae praeparatum	Dan dou chi	5.0 g
Radix Glycyrrhizae	Gan cao	5.0 g

Erläuterung

- Jin yin hua und Lian qiao vertreiben Wind-Hitze, befreien die Oberfläche und lösen Feuer-Toxin auf. Letztere Wirkung macht sie auch zur Behandlung von Entzündungen des Rachens und der Tonsillen geeignet.
- Jie geng und Niu bang zi bringen das Lungen-Qi zum Zirkulieren, vertreiben Wind-Hitze und besänftigen den Rachen.
- Bo he und Jing jie unterstützen das Befreien der Oberfläche und vertreiben Wind. Bo he lindert auch Kopfschmerzen.
- Dan zhu ye beseitigt Hitze.
- Dan dou chi vertreibt Wind-Hitze und mildert die durch Wind-Hitze bedingte Reizbarkeit, vor allem bei Kindern.
- Gan cao löst Toxine auf und harmonisiert.

Diese Rezeptur ist die wirksamste zur Behandlung leichter bis mittelschwerer Fälle von Eindringen von Wind-Hitze. Sie ist ausgezeichnet wirksam in der Behandlung von Schmerzen und Schwellung des Rachens und der Tonsillen, vor allem bei Kindern ist sie sehr effizient. Sie sollte zum ehestmöglichen Zeitpunkt beim Eindringen von Wind-Hitze verabreicht werden. Bestehen Zweifel, ob es sich um Wind-Kälte oder um Wind-Hitze handelt, so behandelt man am besten mit Yin qiao san in Richtung Wind-Hitze.

Ursprünglich wurde diese Rezeptur in Pulverform mit frischer, kurz gekochter Lotuswurzel eingenommen. Verschreibt man sie in Dekoktform, so sollte sie nur für kurze Zeit, also weniger als 15 Minuten, köcheln, damit ihre Wirkung in Richtung des Oberen Erwärmers und der Oberfläche geht. Kocht man die Arzneien zu lange ab, so geht die Wirkung in Richtung des Mittleren Erwärmers. Wu Ju-Tong, der Schöpfer dieser Rezeptur, sagt: „Behandle den Oberen Erwärmer wie eine Feder, nämlich sehr leicht, aber nicht in dem Sinne, daß Du ihn wie eine Feder aufsteigen läßt.“[2]

In leichten Fällen reicht eine Einnahme von zwei Dosen pro Tag, in schweren Fällen kann man die Rezeptur viermal pro Tag verschreiben.

Rezeptur 2

Sang ju yin

Dekokt mit Folium Mori und Flos Chrysanthemi

Folium Mori	Sang ye	6.0 g
Flos Chrysanthemi	Ju hua	3.0 g
Herba Menthae	Bo he	3.0 g
Semen Armeniacae	Xing ren	6.0 g
Radix Platycodi	Jie geng	6.0 g
Fructus Forsythiae	Lian qiao	6.0 g
Rhizoma Phragmitis	Lu gen	6.0 g
Radix Glycyrrhizae	Gan cao	3.0 g

Erläuterung

- Sang ye und Ju hua befreien die Oberfläche, vertreiben Wind-Hitze und stellen das Absteigen des Lungen-Qi wieder her. Sang ye besänftigt auch den Rachen und stillt Husten. Ju hua unterstützt die Augen, die beim Eindringen von Wind-Hitze beeinträchtigt werden können.
- Bo he unterstützt das Vertreiben von Wind-Hitze.
- Xing ren und Jie geng lenken das Lungen-Qi wieder nach unten, besänftigen den Rachen und stillen Husten.
- Lian qiao vertreibt Wind-Hitze und löst Feuer-Toxin auf. Die Arznei hilft auch bei Schmerzen und Schwellung von Rachen und Tonsillen.
- Lu gen beseitigt Hitze und unterstützt die Körperflüssigkeiten. Dadurch wird eine Schädigung der Flüssigkeiten von Lunge und Magen durch die Hitze vermieden.
- Gan cao harmonisiert und löst Feuer-Toxin auf.

Diese Rezeptur hat Ähnlichkeiten mit Yin qiao san, ist aber besser geeignet, da Absteigen des Lungen-Qi wiederherzustellen und Husten zu bekämpfen. Insgesamt wirkt sie milder als Yin qiao san. In Tabelle 34.4 sind Gemeinsamkeiten und Unterschiede von Yin qiao san und Sang ju yin zusammengefaßt.

Fertigarznei 1

Yin qiao jie du wan (oder pian)

Pille (Tablette) mit Flos Lonicerae und Fructus Forsythiae zum Vertreiben von Gift.

Erläuterung

Zutaten, Funktionen und Indikationen sind die gleichen wie bei der Dekoktrezeptur. Die Pillen sind sehr wirksam beim Befreien der Oberfläche, Vertreiben von Wind-Hitze und Auflösen von Feuer-Toxin. Wegen letzterer Wirkung sind auch Schwellungen und Entzündungen von Lymphknoten, Rachen und Tonsillen gute Indikationen.

Das Präparat sollte in keinem Haushalt fehlen, vor allem, wenn in der Familie Kinder leben. Wenn auch ein Zweifel bestehen mag, ob es sich um das Eindringen von Wind-Kälte oder von Wind-Hitze handelt, so kann man es trotzdem verwenden, weil es Wind vertreibt. Überdies tritt zumindest bei Kindern Wind-Hitze häufiger als Wind-Kälte auf. Wenn sich später herausstellt, daß die Krankheit doch durch Wind-Kälte verursacht wurde, so sollte man auf ein anderes Präparat wechseln.

Zungenbefund: leichte Rötung von Rändern und/oder vorderem Anteil. Bei Kindern sind an diesen Stellen beim Eindringen von Wind-Hitze häufig rote Pünktchen zu sehen.

Fertigarznei 2

Sang ju gan mao pian

Erkältungstablette mit Folium Mori und Flos Chrysanthemi

Erläuterung

Dieses Präparat hat die gleichen Zutaten und Indikationen wie die Rezeptur Sang ju yin. Wir verwenden es, wenn Husten und Halsschmerzen die herausragenden Symptome sind.

Zungenbefund: leicht geröteter vorderer Teil.

Fertigarznei 3

Gan mao dan

Pille gegen Erkältung

Flos Lonicerae	Jin yin hua
Fructus Forsythiae	Lian qiao
Fructus Gardeniae	Zhi zi
Rhizoma Phragmitis	Lu gen
Radix Paeoniae rubra	Chi shao
Rhizoma Imperatae	Bai mao gen
Semen Sojae praeparatum	Dan dou chi
Herba Menthae	Bo he
Folium Mori	Sang ye
Herba Schizonepetae	Jing jie
Radix Asteris	Zi wan
Radix Platycodi	Jie geng
Pericarpium Citri reticulatae	Chen pi

Tabelle 34.4: Vergleich von Yin qiao san und Sang ju yin

Yin qiao san	Sang ju yin
weniger wirksam beim Wiederherstellen des Absteigens des Lungen-Qi	stärker wirksam beim Wiederherstellen des Absteigens des Lungen-Qi
starke vertreibende Wirkung auf die pathogenen Faktoren	weniger starke vertreibende Wirkung auf die pathogenen Faktoren
löst Feuer-Toxin auf	nur schwache auflösende Wirkung auf Feuer-Toxin
für schwerere Fälle	für leichtere Fälle
besser zum Befreien der Oberfläche und zur Behandlung von Körperschmerzen	bei Körperschmerzen weniger wirksam
schlechtere Wirkung gegen Husten	bei Husten spezifisch wirksam

Erläuterung

Diese Pillen befreien die Oberfläche, vertreiben Wind-Hitze und lösen Feuer-Toxin auf. Sie wirken ähnlich wie Yin qiao san, sind aber stärker.

Zungenbefund: rote Ränder und/oder vorderer Partien.

Kasuistik

Einen Tag vor der Konsultation entwickelte ein 6jähriger Junge einen Infekt der oberen Atemwege. Er hat unter anderem Fieber, Husten, Frösteln, Halsschmerzen, geschwollene Tonsillen, Kopfschmerzen und einen Ausschlag, der aus spärlichen, kleinen, roten Papeln besteht. Seine Zunge ist im vorderen Teil rot und weist rote Pünktchen im vorderen Teil und an den Rändern auf (Farbabbildung 34.1).

Diagnose

Es handelt sich um das Eindringen von Wind-Hitze mit einigen Symptomen von Feuer-Toxin (geschwollene Tonsillen). Der Ausschlag weist auf einen Befall des Abwehr-Qi-Anteils der Lunge durch Wind-Hitze hin. Die Lokalisation der roten Pünktchen in den vorderen und seitlichen Zungenanteilen zeigt uns deutlich die Lage des pathogenen Faktors an der Oberfläche.

Therapieprinzip

Wind-Hitze vertreiben, die Oberfläche befreien, das Absteigen des Lungen-Qi wiederherstellen, Feuer-Toxin auflösen. Dieser Knabe wird ausschließlich mit Arzneimitteln behandelt. Mit etwas Geduld und Einfallsreichtum der Mutter gelingt es auch, ihm die Abkochung zu verabreichen.

Arzneimitteltherapie

Ich verwende eine Modifikation von Yin qiao san (Pulver mit Flos Lonicerae und Fructus Forsythiae), allerdings mit nicht viel niedrigeren Dosen als den für Erwachsene üblichen. Der Grund dafür: Kinder nehmen selten die volle Menge des Dekokts ein, weshalb sich auf diese Weise von selbst eine niedrigere Dosierung ergibt:

Flos Lonicerae	Jin yin hua	6.0 g
Fructus Forsythiae	Lian qiao	6.0 g
Radix Platycodi	Jie geng	4.0 g
Fructus Arctii	Niu bang zi	6.0 g
Herba Menthae	Bo he	4.0 g
Herba Schizonepetae	Jing jie	5.0 g
Herba Lophatheri	Dan zhu ye	4.0 g
Semen Sojae praeparatum	Dan dou chi	5.0 g
Radix Glycyrrhizae	Gan cao	3.0 g
Flos Farfarae	Kuan dong hua	4.0 g
Radix Scutellariae	Huang qin	4.0 g
Folium Isatidis	Da qing ye	6.0 g

Erläuterung

- Die ersten 9 Arzneien bilden die Rezeptur Yin qiao san zum Befreien der Oberfläche, Vertreiben von Wind-Hitze und Auflösen von Feuer-Toxin.
- Kuan dong hua stellt das Absteigen des Lungen-Qi wieder her und stillt Husten.
- Huang qin beseitigt innere Hitze. Ich füge diese Arznei hinzu, um einerseits die Hitze-beseitigende Wirkung der Rezeptur zu erhöhen und andererseits, weil Wind-Hitze die Neigung hat, sich vornehmlich bei Kindern recht schnell in innere Hitze zu verwandeln. Ich füge deshalb häufig diese Arznei, die innere Hitze beseitigt, zu Wind-Hitze-vertreibenden Rezepturen hinzu, vor allem bei Kindern.
- Da qing ye löst Feuer-Toxin im Rachenbereich auf. Aus westlicher pharmakologischer Sicht hat diese Pflanze antibakterielle und antivirale Eigenschaften.

Die Rezeptur beseitigt die Erkrankung innerhalb von zwei Tagen.

Kasuistik

Eine 51jährige Frau, die bei mir wegen einer chronischen Herpesinfektion in Behandlung steht, erleidet einen akuten Infekt, der sich in Symptomen von Wind-Hitze äußert. Zu ihren Hauptsymptomen zählen Frösteln, erhöhte Temperatur, Halsschmerzen, stark geschwollene und eitrige Tonsillen, Kopf- und Körperschmerzen und Husten. Ihre Zunge ist im vorderen Anteil rot und weist einen dicken gelben Belag sowie rote Punkte auf. Ihr Puls ist oberflächlich und etwas schnell.

Diagnose

Es handelt sich um massives Eindringen von Wind-Hitze mit Symptomen von Feuer-Toxin. Abgesehen von den Symptomen geben auch die deutlich rote Zungenfarbe mit den roten Punkten und der dicke gelbe Belag Auskunft über die Schwere der Erkrankung. Bei Erkrankungen an der Körperoberfläche spiegelt die Dicke des Zungenbelags die Intensität des pathogenen Faktors wider.

Therapieprinzip

Die Oberfläche befreien, Wind-Hitze vertreiben, das Absteigen des Lungen-Qi wiederherstellen, Feuer-Toxin aufstellen.

Arzneimitteltherapie

Ich verwende eine Modifikation von Yin qiao san (Pulver mit Flos Lonicerae und Fructus Forsythiae):

Flos Lonicerae	Jin yin hua	9.0 g
Fructus Forsythiae	Lian qiao	9.0 g
Radix Platycodi	Jie geng	4.0 g
Fructus Arctii	Niu bang zi	6.0 g
Herba Menthae	Bo he	4.0 g
Herba Schizonepetae	Jing jie	5.0 g
Herba Lophatheri	Dan zhu ye	9.0 g
Semen Sojae praeparatum	Dan dou chi	5.0 g
Radix Glycyrrhizae	Gan cao	3.0 g
Folium Isatidis	Da qing ye	6.0 g
Rhizoma Belamcandae	She gan	4.0 g
Radix Scutellariae	Huang qin	4.0 g

Erläuterung

- Die ersten 9 Arzneien bilden die Grundrezeptur zum Befreien der Oberfläche, Vertreiben von Wind-Hitze und Auflösen von Feuer-Toxin.
- Da qing ye und She gan lösen Feuer-Toxin des Rachens auf. Ich füge sie hinzu, um diese spezielle Wirkung der Grundrezeptur zu verstärken.
- Huang qin beseitigt Hitze. Starke Wind-Hitze verwandelt sich leicht in innere Hitze.

Die meisten Symptome verschwinden nach 2 Tagen der Dekokteinnahme (zweimal pro Tag). Nach drei Tagen bilden sich Schwindelgefühl, gelbes Nasensekret und Nebenhöhlenschmerzen, Schweregefühl des Kopfes, trockener Husten und Müdigkeit aus. Ihre Zunge bekommt zwar wieder eine normale Farbe, weist aber noch einen dünnen, trockenen, gelben Belag auf. Es handelt sich hier um Symptome von Trockenheit der Lunge mit etwas verbleibender Lungen-Hitze – ein sehr häufiger Folgezustand nach massivem Befall mit Wind-Hitze. Ich verschreibe der Patientin daher eine Modifikation der Rezeptur Qing zao jiu fei tang (Dekokt, das Trockenheit eliminiert und die Lunge rettet):

Folium Mori	Sang ye	9.0 g
Gypsum fibrosum	Shi gao	7.5 g
Radix Ophiopogonis	Mai dong	3.6 g
Radix Ginseng	Ren shen	2.0 g
Semen Sesami nigrum	Hei zhi ma	3.0 g
Semen Armeniacae	Xing ren	2.0 g
Folium Eriobotryae	Pi pa ye	3.0 g
Radix Glycyrrhizae	Gan cao	3.0 g
Radix Angelicae dahuricae	Bai zhi	3.0 g
Flos Lonicerae	Jin yin hua	4.0 g
Fructus Gardeniae	Zhi zi	4.0 g
Semen Sojae praeparatum	Dan dou chi	4.0 g

Erläuterung

- Die ersten acht Arzneien bilden die Grundrezeptur zum Befeuchten von Trockenheit, Beseitigen von Rest-Hitze der Lunge und zum Nähren des Lungen-Yin. Ich lasse E jiao (Colla Corii Asini) weg.
- Bai zhi und Jin yin hua lösen Feuer-Toxin im Bereich der Nasennebenhöhlen auf.
- Zhi zi und Dan dou chi beseitigen Rest-Hitze.

Nach vier Verabreichungen dieses Dekokts ist die Patientin wieder ganz gesund.

1.4 Wind-Nässe-Hitze

Klinische Manifestationen

Abneigung gegen Kälte, Frösteln, Fieber, Schweregefühl von Kopf und Körper, Übelkeit, Erbrechen, geschwollene Lymphknoten, Kopfschmerzen, Verschlechterung des Allgemeinzustands am Nachmittag, Druckgefühl in Thorax und Epigastrium, klebriger Mundgeschmack.

Zunge: klebriger, gelber Zungenbelag.

Puls: schlüpfrig, oberflächlich.

Dieses Bild entspricht den Anfangsstadien des Eindringens von Wind-Hitze in Kombination mit äußerer Nässe. Da Wind-Hitze eher den Oberen und Nässe eher den Mittleren Erwärmer befällt, finden wir neben den üblichen Symptomen auch Übelkeit, klebrigen Mundgeschmack und Druck- und Engegefühl im Epigastrium. Die Verlegung der Muskeln durch die Nässe verursacht das Schweregefühl.

Therapieprinzip

Die Oberfläche befreien, Wind-Hitze vertreiben, Nässe auflösen.

Akupunktur

Punktauswahl

Di 4, Di 11, MP 9, KG 13, 3E 5, LG 14-dazhui, Lu 11. Sedieren.

Erläuterung

- Di 4 und Di 11 befreien die Oberfläche, vertreiben Wind-Hitze und lösen Nässe-Hitze auf.
- MP 9 löst Nässe-Hitze auf.
- KG 13 löst Nässe auf, harmonisiert die Mitte und unterdrückt rebellierendes Magen-Qi.
- 3E 5 vertreibt Wind-Hitze.
- LG 14 beseitigt Hitze. Man nadelt diesen Punkt bei ausgeprägter Hitze, also etwa hohem Fieber.
- Lu 11 (bluten lassen) vertreibt Wind-Hitze und dient zur Therapie von Tonsillitis.

Arzneimitteltherapie

Rezeptur 1

Huo po xia ling tang

Dekokt mit Herba Agastachis rugosae, Cortex Magnoliae, Rhizoma Pinelliae und Poria

Herba Agastachis rugosae	Huo xiang	6.0 g
Fructus Amomi cardamomi	Bai dou kou	2.0 g
Cortex Magnoliae officinalis	Hou po	3.0 g
Poria	Fu ling	9.0 g
Polyporus	Zhu ling	4.5 g
Semen Coicis	Yi yi ren	12.0 g
Rhizoma Alismatis	Ze xie	4.5 g
Rhizoma Pinelliae	Ban xia	4.5 g
Semen Sojae praeparatum	Dan dou chi	9.0 g
Semen Armeniacae	Xing ren	9.0 g

Erläuterung

- Huo xiang, Hou po und Bai dou kou lösen mittels ihres Aromas Nässe auf.
- Fu ling, Yi yi ren, Zhu ling und Ze xie leiten Nässe über den Harnfluß aus.
- Ban xia unterstützt das Auflösen von Nässe, indem Schleim aufgelöst und der Magen harmonisiert wird.
- Xing ren unterstützt das Auflösen von Nässe, indem das Absteigen des Qi wiederhergestellt wird.
- Dan dou chi befreit die Oberfläche, vertreibt Wind-Hitze und lindert die Reizbarkeit, die durch Wind-Hitze entsteht.

Rezeptur 2

Huo xiang zheng qi san

Pulver mit Herba Agastachis rugosae für das Aufrechte Qi

Herba Agastachis rugosae	Huo xiang	9.0 g
Folium Perillae	Zi su ye	3.0 g
Radix Angelicae dahuricae	Bai zhi	3.0 g
Rhizoma Pinelliae	Ban xia	6.0 g
Pericarpium Citri reticulatae	Chen pi	6.0 g
Rhizoma Atractylodis macrocephalae	Bai zhu	6.0 g
Poria	Fu ling	3.0 g
Cortex Magnoliae officinalis	Hou po	6.0 g
Pericarpium Arecae	Da fu pi	3.0 g
Radix Platycodi	Jie geng	6.0 g
Rhizoma Zingiberis recens	Sheng jiang	3 Scheiben
Fructus Jujubae	Da zao	3 Stück
Radix Glycyrrhizae tosta	Zhi gan cao	3.0 g

Erläuterung

Diese Rezeptur wurde bereits in Kapitel 18 besprochen. Sie löst Nässe auf und befreit die Oberfläche. Huo po xia ling tang ist beim Befreien der Oberfläche stärker wirksam, diese Rezeptur löst Nässe besser auf.

Die wichtigsten Muster für die Verwendung von Huo xiang zheng qi san sind ein Befall der Körperoberfläche durch Wind-Kälte mit innerer Ansammlung von Nässe im Magen. Die wichtigsten Symptome sind Abneigung gegen Kälte, Fieber, Übelkeit, Erbrechen und Diarrhö. Man verwendet die Rezeptur auch häufig bei Lebensmittelvergiftung oder anderen Magen-Darm-Infekten, die Magen und Milz beeinträchtigen und zu Erbrechen und Durchfall führen.

Fertigarznei 1

Huo xiang zheng qi wan

Pille mit Herba Agastachis rugosae für das Aufrechte Qi

Erläuterung

Zutaten und Indikationen sind die gleichen wie bei der gerade besprochenen Dekoktrezeptur. Es handelt sich um ein unverzichtbares Präparat, das auch in keinem Haushalt fehlen sollte. Es ist auch sehr nützlich, wenn Reisende aufgrund des Wechsels von Klima, Essen und Trinken an Übelkeit, Erbrechen und Durchfall leiden.

Zungenbefund: klebriger, weißer Belag.

Fertigarznei 2

Shen qu cha

Tee mit Massa medicata fermentata

Herba Artemisiae annuae	Qing hao
Radix Scutellariae	Huang qin
Herba Elsholtziae	Xiang ru
Rhizoma seu Radix Notopterygii	Qiang huo
Radix Angelicae pubescentis	Du huo
Pericarpium Citri reticulatae viride	Qing pi
Succinum	Hu po
Fructus Tsaoko	Cao guo
Fructus Chaenomelis	Mu gua
Radix Platycodi	Jie geng
Rhizoma Dioscoreae	Shan yao
Poria	Fu ling
Radix Glycyrrhizae	Gan cao
Massa medicata fermentata	Shen qu

Erläuterung

Dieses Präparat – es wird in Form kleiner Blöcke getrockneter und pulverisierter Arzneien geliefert – kann entweder kurz abgekocht oder auch bloß als Infus eingenommen werden. Es befreit die Oberfläche und löst Nässe auf, weshalb es sowohl bei Wind-Kälte als auch Wind-Hitze verwendet werden kann, vor allem bei Erkältungen während des Sommers mit einigen Nässe-Symptomen wie Übelkeit, Völle im Epigastrium und Diarrhö.

Kasuistik

Ein 8jähriges Mädchen wird von ihrer Mutter zur Konsultation gebracht. Sie klagt über Frösteln, Erbrechen, dumpfen Stirnkopfschmerz, Völle im Epigastrium und allgemeines Unwohlsein. Die Symptome bestehen seit 2 Tagen. Ihre Zunge hat einen klebrigen Belag und einige rote Punkte rund um die Zungenmitte.

Diagnose

Es handelt sich um das Eindringen äußerer Nässe-Hitze, wobei der Nässe-Anteil gegenüber der Hitze überwiegt. Daß die Erkrankung auf der Abwehr-Qi-Ebene liegt, erkennen wir am Frösteln.

Therapieprinzip

Die Oberfläche befreien, Nässe auflösen, das Absteigen des Magen-Qi wieder herstellen, Hitze beseitigen.

Arzneimitteltherapie

Ich verschreibe eine Modifikation von Huo xiang zheng qi san (Pulver mit Herba Agastachis rugosae für das Aufrechte Qi):

Herba Agastachis rugosae	Huo xiang	6.0 g
Folium Perillae	Zi su ye	3.0 g
Rhizoma Pinelliae	Ban xia	6.0 g
Pericarpium Citri reticulatae	Chen pi	3.0 g
Poria	Fu ling	6.0 g
Cortex Magnoliae officinalis	Hou po	4.0 g
Pericarpium Arecae	Da fu pi	3.0 g
Rhizoma Zingiberis recens	Sheng jiang	3 Scheiben
Fructus Jujubae	Da zao	3 Stück
Radix Glycyrrhizae tosta	Zhi gan cao	3.0 g

Erläuterung

Es handelt sich um eine abgespeckte Version der Grundrezeptur, die Nässe auf der Wei-Qi-Ebene auflöst und das Absteigen des Magen-Qi wiederherstellt. Ich lasse folgende Arzneien der Grundmischung weg, weil sie nicht zu den Symptomen der Patientin passen: Bai zhi (Radix Angelicae dahuricae), Bai zhu (Rhizoma Atractylodis macrocephalae) und Jie geng (Radix Platycodi).

Nach 5 Tagen der Dekokteinnahme ist die Patientin wieder gesund.

1.5 Wind-Trockenheit-Hitze

Klinische Manifestationen

Abneigung gegen Kälte, Fieber, leichtes Schwitzen, Trockenheit von Nase, Mund und Rachen, trockener Husten.

Zunge: im vorderen Anteil etwas gerötet, trocken.

Puls: oberflächlich.

Dieses Muster treffen wir in Regionen mit sehr trockenem Klima an, etwa in Arizona oder New Mexico. Es kann allerdings auch auftreten, wenn jemand zunächst eine Wind-Attacke erleidet und dann einem sehr trockenen Raumklima ausgesetzt ist, etwa in einem zentral beheizten Haus oder Büro.

Therapieprinzip

Die Oberfläche befreien, Wind vertreiben, das Absteigen des Lungen-Qi wiederherstellen, die Flüssigkeiten unterstützen.

Akupunktur

Punktauswahl

Lu 7, Di 4, Lu 11, KG 12, MP 6, N 6-zhaohai. Die ersten drei Punkte sedieren, die anderen tonisieren.

Erläuterung

- Lu 7, Di 4 und Lu 11 befreien die Oberfläche und vertreiben Wind-Hitze. Bei Halsschmerzen läßt man Lu 11 bluten.
- KG 12, MP 6 und N 6 unterstützen die Körperflüssigkeiten. Vor allem N 6 besänftigt den Rachen.

Arzneimitteltherapie

Rezeptur

Sang xing tang

Dekokt mit Folium Mori und Semen Armeniacae

Folium Mori	Sang ye	3.0 g
Semen Armeniacae	Xing ren	4.5 g
Semen Sojae praeparatum	Dan dou chi	3.0 g
Fructus Gardeniae	Zhi zi	3.0 g
Bulbus Fritillariae Thunbergii	Zhe bei mu	3.0 g
Radix Adenophorae	Nan sha shen	6.0 g
oder		
Radix Glehniae	Bei sha shen	6.0 g
Pericarpium Fructi Pyri	Li pi	3.0 g

Erläuterung

- Sang ye und Dan dou chi befreien die Körperoberfläche, vertreiben Wind-Hitze und stillen Husten.
- Xing ren stellt das Absteigen des Lungen-Qi wieder her.
- Zhe bei mu, Bei sha shen bzw. Nan sha shen und Li pi befeuchten die Lunge und unterstützen die Körperflüssigkeiten.
- Zhi zi beseitigt Hitze.

In Zusammenhang mit dem Eindringen von Wind auf der Wei-Qi-Ebene können wir nun kurz die Therapie bestimmter Symptome besprechen, die entweder auf Wind-Kälte oder auf Wind-Hitze zurückgehen können.

Heiserkeit

Heiserkeit kann entweder durch Wind-Kälte oder Wind-Hitze verursacht werden, sie ist auf die Obstruktion des Abwehr-Qi-Anteils der Lunge zurückzuführen. Gelegentlich vergleicht man die Lunge mit einer Glocke: sie sollte leer sein und einen klaren, hellen Ton geben, der sich in einer klaren und lauten Stimme äußert. Ist die Glocke angefüllt, so kann sie nicht läuten. Wenn die Lunge durch einen pathogenen Faktor verlegt ist, so kann auch die Stimme beeinträchtigt werden, sie wird heiser oder geht ganz verloren.

Man verwendet die folgenden Punkte (alle sedieren):

- KG 23 unterstützt den Rachen.
- LG 14-dazhui beseitigt Hitze und vertreibt Wind.
- Di 11 und Di 4 vertreiben Wind-Hitze.
- Lu 7 fördert das Absteigen des Lungen-Qi und reinigt die Kehle.
- H 5 unterstützt den Rachen.

Akute Tonsillitis

Akute Tonsillitis wird durch Wind-Hitze verursacht, in schweren Fällen auch durch Feuer-Toxin. Man nadelt die folgenden Punkte (alle sedieren):

- Di 11, Di 4 und M 44 vertreiben Wind-Hitze und beseitigen Magen-Hitze, die häufig zu Angina führt.
- KG 22, Lu 11 und Lu 10 vertreiben Wind-Hitze, lösen Feuer-Toxin auf und besänftigen den Rachen. Bei erhöhter Temperatur läßt man Lu 11 bluten. Bei hohem Fieber nadelt man zusätzlich LG 14-dazhui.

Halsschmerzen

Sie sind meist auf Wind-Hitze zurückzuführen. Die folgenden Punkte werden sedierend gestochen:

- Lu 11 und Di 4 vertreiben Wind-Hitze und unterstützen den Rachen.
- M 43 beseitigt Magen-Hitze, die häufig zu Halsschmerzen führt, vor allem bei Kindern.

2. Qi-Schicht

2.1 Lungen-Hitze

Klinische Manifestationen

Hohes Fieber, Hitzegefühl, Husten, Atemnot, Abhusten gelben Sputums, Durst, Unruhe, Schwitzen.

Zunge: rot, gelber Belag.

Puls: überflutend, schnell.

Dieses Muster tritt auf, wenn äußere Wind-Hitze sich in innere Hitze verwandelt und in die Lunge eintritt. Aus Sicht der Westlichen Medizin ist eine akute Bronchitis, die auf eine Erkältung oder Influenza folgt, ein Beispiel für dieses Syndrom.

Therapieprinzip

Lungen-Hitze beseitigen, eine Schädigung des Yin durch die Hitze vermeiden.

Akupunktur

Punktauswahl

Lu 10, Lu 5, Lu 1, LG 14-dazhui, MP 6. Alle Punkte sedieren.

Erläuterung

- Lu 10 beseitigt Lungen-Hitze.
- Lu 5 löst Schleim-Hitze der Lunge auf.
- Lu 1 beseitigt Lungen-Hitze.
- LG 14 beseitigt Hitze.
- MP 6 wirkt gegen Schwitzen und verhindert eine Schädigung des Yin durch die Hitze.

Arzneimitteltherapie

Rezeptur

Ma xing shi gan tang

Dekokt mit Herba Ephedrae, Semen Armeniacae, Gypsum fibrosum und Radix Glycyrrhizae

Herba Ephedrae	Ma huang	5.0 g
Semen Armeniacae	Xing ren	9.0 g
Gypsum fibrosum	Shi gao	18.0 g
Radix Glycyrrhizae tosta	Zhi gan cao	6.0 g

Erläuterung

Diese Rezeptur verschreibt man bei einer Kombination aus einem Tai Yang- und einem Yang Ming-Muster. Wenn man die Dosierung von Ma huang zurücknimmt und jene von Shi gao erhöht, kann man sie aber auch bei Lungen-Hitze auf der Qi-Ebene verwenden.

- Shi gao beseitigt Lungen-Hitze.
- Xing ren stellt das Absteigen des Lungen-Qi wieder her und beendet Husten und Atemnot.
- Ma huang stellt das Absteigen des Lungen-Qi wieder her und beendet Atemnot.
- Gan cao harmonisiert.

Fertigarznei 1

Zhi sou ding chuan wan

Pille zum Beenden von Husten und zum Beruhigen von Atemnot.

Erläuterung

Dieses Präparat hat die gleichen Zutaten und Indikationen wie Ma xing shi gan tang.

Zungenbefund: gelber Belag.

Fertigarznei 2

Ma xing zhi ke pian

Hustentablette mit Herba Ephedrae und Semen Armeniacae

Herba Ephedrae	Ma huang
Semen Armeniacae	Xing ren
Gypsum fibrosum	Shi gao
Radix Glycyrrhizae	Gan cao
Radix Platycodi	Jie geng
Pericarpium Citri reticulatae	Chen pi
Talcum	Hua shi
Honig (Mel)	Feng mi

Erläuterung

Dieses Medikament basiert auf der Rezeptur Ma xing shi gan tang und hat auch ähnliche Indikationen. Es beseitigt Lungen-Hitze und stellt das Absteigen des Lungen-Qi wieder her. Es ist daher zur Behandlung von Husten, Atemnot, Thoraxschmerz und Fieber nach dem Eindringen von Wind geeignet.

Diese Tabletten wirken besser gegen Husten als Zhi sou ding chuan wan.

2.2 Schleim-Hitze der Lunge

Klinische Manifestationen

Hohes Fieber, Hitzegefühl, Rastlosigkeit, Durst, Erbrechen nach dem Trinken, Husten, Atemnot, Schmerz im Thorax, Abhusten großer Mengen gelben, klebrigen Sputums, beengendes Druckgefühl im Thorax, Übelkeit, trockener Stuhl, dunkler Harn.

Zunge: rot, klebriger, gelber Belag.

Puls: schlüpfrig, schnell.

Dieses Syndrom ist dem zuvor beschriebenen ähnlich. Hier besteht aber neben der Lungen-Hitze auch Schleim-Hitze.

Therapieprinzip

Lungen-Hitze beseitigen, Schleim auflösen, das Absteigen des Lungen-Qi wiederherstellen, eine Schädigung des Yin vermeiden.

Akupunktur

Punktauswahl

Lu 5, Lu 1, M 40, KG 22, KS 6, MP 6, LG 14-dazhui. Alle Punkte sedieren, bis auf MP 6, der tonisiert werden sollte.

Erläuterung

- Lu 5 löst Schleim-Hitze der Lunge auf.
- Lu 1 beseitigt Lungen-Hitze.
- M 40 löst Schleim auf.
- KG 22 löst Schleim auf und fördert das Absteigen des Lungen-Qi.
- KS 6 öffnet den Brustkorb.
- MP 6 unterstützt das Beseitigen von Hitze, indem das Yin genährt wird.
- LG 14 beseitigt Hitze. Der Punkt wird bei hohem Fieber genadelt.

Arzneimitteltherapie

Rezeptur 1

Qing qi hua tan tang

Pille zum Klären des Qi und zum Auflösen von Schleim

Rhizoma Arisaematis cum bile	Dan nan xing	12.0 g
Fructus Trichosanthis	Gua lou	9.0 g
Radix Scutellariae	Huang qin	9.0 g
Fructus Aurantii immaturus	Zhi shi	9.0 g
Pericarpium Citri reticulatae	Chen pi	9.0 g
Poria	Fu ling	9.0 g
Semen Armeniacae	Xing ren	9.0 g
Rhizoma Pinelliae	Ban xia	12.0 g

Erläuterung

Es handelt sich um eine typische Rezeptur zum Auflösen von Schleim-Hitze der Lunge auf der Qi-Ebene im Verlauf einer fieberhaften Erkrankung.

- Dan nan xing, Gua lou und Ban xia lösen Schleim auf.
- Huang qin beseitigt Lungen-Hitze.
- Zhi shi und Xing ren stellen das Absteigen des Lungen-Qi wieder her.
- Chen pi und Fu ling unterstützen die anderen Arzneien beim Auflösen von Schleim.

Rezeptur 2

Xiao xian xiong tang jia zhi shi

Kleineres Dekokt, das in den Thorax sinkt plus Fructus Citri aurantii immaturus

Rhizoma Coptidis	Huang lian	6.0 g
Rhizoma Pinelliae	Ban xia	12.0 g
Fructus Trichosanthis	Gua lou	30.0 g
Fructus Aurantii immaturus	Zhi shi	9.0 g

Erläuterung

Diese Rezeptur geht auf das Buch „Differenzierung der Wärme-Erkrankungen" von Wu Ju-Tong zurück. Sie wirkt spezifisch bei Schleim-Hitze der Lunge auf der Qi-Ebene. Im Unterschied zur zuvor besprochenen Rezeptur verwendet man diese, wenn die Hitze offensichtlicher ist und ein ausgeprägtes Druck- und Engegefühl des Thorax besteht.

- Huang lian und Ban xia werden in dieser Rezeptur kombiniert. Huang lian ist eine bittere Arznei, die das Qi im Thorax absteigen läßt, was Husten und Dyspnoe bessert. Ban xia ist eine scharfe Arznei, die das Qi des Thorax befreit und bewegt. Abgesehen davon löst Ban xia Schleim auf, Huang lian wiederum unterstützt das Auflösen von Schleim durch das Trocknen von Nässe.
- Gua lou löst Schleim-Hitze auf.
- Zhi shi läßt das Qi im Thorax absteigen und hilft auf diese Weise beim Auflösen von Schleim mit.

Variationen

Sie beziehen sich auf beide besprochenen Rezepturen.

- Bei beginnenden Anzeichen für eine Schädigung des Lungen-Yin: plus Mai dong (Radix Ophiopogonis) und Zhi mu (Rhizoma Anemarrhenae).

Fertigarznei 1

Qing qi hua tan wan

Pille zum Klären des Qi und zum Auflösen von Schleim

Erläuterung

Dieses Präparat hat die gleichen Zutaten und Indikationen wie die oben erwähnte Dekoktrezeptur. Die Pillen sind bei akuten Infektionen im Thoraxraum nach Erkältung oder Grippe nützlich, wenn Husten mit reichlich gelbem Sputum, Fieber, etwas Thoraxschmerz und Durst besteht.

Zungenbefund: roter Zungenkörper, klebriger und gelber Belag.

Fertigarznei 2

Qing fei yi huo pian

Tablette zum Klären der Lunge und zum Beseitigen von Feuer

Radix Scutellariae	Huang qin
Fructus Gardeniae	Zhi zi
Radix et Rhizoma Rhei	Da huang
Radix Peucedani	Qian hu
Radix Sophorae flavescentis	Ku shen
Radix Trichosanthis	Tian hua fen
Radix Platycodi	Jie geng
Rhizoma Anemarrhenae	Zhi mu

Erläuterung

Diese Tabletten enthalten Da huang, weshalb sie zum Beseitigen von Lungen-Hitze in Kombination mit etwas Magen-Feuer geeignet sind, wenn das Magen-Feuer den Stuhl im Darm eintrocknet und zu Obstipation führt. Die Obstipation ist ein wichtiges Schlüsselsymptom für die Verschreibung dieses Präparats. Der Patient sollte also obstipiert sein oder zumindest trockene Stühle haben, die Zunge sollte einen dicken, trockenen gelben oder sogar schwarzen Belag aufweisen.

Kasuistik

Ein 7jähriger Knabe erkältet sich. Er hatte anfänglich Symptome wie Frösteln, Fieber, Husten, Hals- und Kopfschmerzen (Eindringen von Wind-Hitze). Allerdings bringt ihn seine Mutter erst fünf Tage nach Beginn dieser Beschwerden zu mir. Zu diesem Zeitpunkt hat er bereits andere Symptome: allgemeines Hitzegefühl, Durst, Reizbarkeit, starker Husten mit gelbem Sputum sowie erhöhte Temperatur. Seine Zunge ist über die volle Länge gerötet und weist im vorderen und mittleren Abschnitt rote Pünktchen auf (Farbabbildung 34.2).

Diagnose

Am Anfang handelte es sich um das Eindringen von Wind-Hitze, die aber zum Zeitpunkt der Konsultation schon auf die Qi-Ebene gewechselt hat. Die beiden Hauptsymptome, die für die Beteiligung der Qi-Schicht sprechen, sind Hitzegefühl mit Durst sowie die im ganzen rote Farbe der Zunge mit roten Pünktchen, die sich bis in die Mitte der Zunge erstrecken. Es handelt sich also um Schleim-Hitze der Lunge auf der Qi-Ebene sowie um Magen-Hitze (Durst, Reizbarkeit, rote Pünktchen in der Zungenmitte).

Therapieprinzip

Lungen-Hitze beseitigen, Schleim auflösen, das Absteigen des Lungen-Qi wiederherstellen.

Arzneimitteltherapie

Ich verwende eine Modifikation von Qing qi hua tan tang (Pille zum Klären des Qi und zum Auflösen von Schleim):

Rhizoma Arisaematis cum Bile	Dan nan xing	6.0 g
Fructus Trichosanthis	Gua lou	6.0 g
Radix Scutellariae	Huang qin	4.0 g
Fructus Aurantii immaturus	Zhi shi	4.0 g
Pericarpium Citri reticulatae	Chen pi	3.0 g
Poria	Fu ling	6.0 g
Semen Armeniacae	Xing ren	6.0 g
Rhizoma Pinelliae	Ban xia	6.0 g
Gypsum fibrosum	Shi gao	12.0 g
Rhizoma Anemarrhenae	Zhi mu	6.0 g
Semen Sojae praeparatum	Dan dou chi	6.0 g

Erläuterung

- Die ersten acht Arzneien bilden die Grundrezeptur zum Beseitigen von Lungen-Hitze, Auflösen von Schleim und Wiederherstellen des Absteigens des Lungen-Qi.
- Shi gao und Zhi mu beseitigen Magen-Hitze auf der Qi-Ebene.
- Dan dou chi beseitigt Hitze und beruhigt Reizbarkeit bei Kindern.

Die Beschwerden des Knaben verschwinden innerhalb von drei Tagen.

2.3 Magen-Hitze

Klinische Manifestationen

Hohes Fieber, starker Durst, Hitzegefühl, Unruhe, reichliche Schweißsekretion, rauhe Atmung.

Zunge: rot, gelber, trockener Belag.

Puls: überflutend oder groß.

Es handelt sich um das klassische Muster von Magen-Hitze in der Qi-Schicht. Es ist mit dem Yang Ming-Leitbahn-Muster nach den Sechs Schichten ident. Man faßt es häufig unter dem Begriff „Die vier Großen" zusammen: großes (hohes) Fieber, großer Durst, großes (starkes) Schwitzen und großer Puls.

Da es sich um ein Muster handelt, das auf das äußere Eindringen von Wind folgt, tritt es häufiger bei Kindern als bei Erwachsenen auf.

Therapieprinzip

Magen-Hitze beseitigen, eine Schädigung des Yin vermeiden.

Akupunktur

Punktauswahl

M 44, Di 11, LG 14-dazhui. Sedieren.

Erläuterung

- M 44 beseitigt Magen-Hitze.
- Di 11 und LG 14 beseitigen Hitze.

Arzneimitteltherapie

Rezeptur

Bai hu tang

Weißer Tiger-Dekokt

Gypsum fibrosum	Shi gao	30.0 g
Rhizoma Anemarrhenae	Zhi mu	15.0 g
Radix Glycyrrhizae	Gan cao	4.5 g
Semen Oryzae	Jing mi	9.0 g

Erläuterung

Dies ist die klassische Rezeptur bei Magen-Hitze, im Unterschied zu Magen-Feuer. Hitze und Feuer haben zwar viele Gemeinsamkeiten, unterscheiden sich aber in einigen Punkten. Hitze ist etwas oberflächlicher als Feuer, sie muß mittels scharfer, kalter Arzneien wie Shi gao klärend beseitigt werden. Der scharfe Geschmack dieser Arznei treibt die Hitze nach außen zur Körperoberfläche, um auf diese Weise den Körper von ihr zu befreien. Im Fall von Magen-Hitze ist Bai hu tang die typische Rezeptur, um sie klärend zu beseitigen. Feuer hingegen sitzt tiefer im Körper und ist im Inneren gebunden. Es trocknet auch mehr als Hitze, beispielsweise Stuhl und Darm. Daher muß man es ausleiten, und zwar mit Arzneien wie Da huang (Radix et Rhizoma Rhei). Eine typische Rezeptur zum Ausleiten von Magen-Feuer durch Purgieren ist Cheng qi tang (Dekokt zum Leiten des Qi). Diese Rezeptur werden wir anläßlich des nächsten Musters besprechen.

Wu Ju-Tong führt vier Kontraindikationen von Bai hu tang an:

a) Fehlen eines überflutenden Pulses
b) Tiefer Puls
c) Fehlen von Durst
d) Fehlen von Schwitzen

- Shi gao ist scharf und kalt. Die Arznei beseitigt klärend die Magen-Hitze.
- Zhi mu unterstützt Shi gao beim Beseitigen von Magen-Hitze.
- Gan cao und Jing mi (Reis) harmonisieren und unterstützen die Körperflüssigkeiten. Dies dient dem Stillen des Durstes und der Verhinderung einer Yin-Schädigung.

Variationen

- Zeichen für eine beginnende Schädigung des Magen-Yin: plus Lu gen (Rhizoma Phragmitis), Tian hua fen (Radix Trichosanthis) und Mai dong (Radix Ophiopogonis).
- Schmerzen und Bluten des Zahnfleisches: plus Sheng ma (Rhizoma Cimicifugae) und Huang lian (Rhizoma Coptidis).

2.4 Trockene Hitze von Magen und Darm

Klinische Manifestationen

Hohes Fieber, das nachmittags ansteigt, Obstipation, trockener Stuhl, Brennen im Anus, Schmerzen und Völle des Abdomens, Verschlimmerung durch Druck, Unruhe, Durst, Mattigkeit, Delir.

Zunge: rot, mit sehr trockenem, dickem, gelbem, braunem oder schwarzem Belag.

Puls: tief, voll, schnell.

Das ist nun das klassische Muster von Magen-Feuer – im Unterschied zur weiter oben beschriebenen Magen-Hitze. Feuer liegt tiefer im Körper, es trocknet die Flüssigkeiten des Darms ein, wodurch es zu Obstipation, Schmerzen und Völle des Abdomens kommt. Magen-Feuer behandelt man durch Purgieren.

Dieses Stadium folgt auf das Eindringen äußeren Winds, weshalb es häufiger bei Kindern als bei Erwachsenen auftritt.

Therapieprinzip

Magen-Feuer durch Purgieren ausleiten, die Körperflüssigkeiten unterstützen.

Akupunktur

Punktauswahl

Di 11, M 25, MP 15, M 44, M 45, B 25, 3E 8, N 6-zhaohai. Sedieren.

Erläuterung

- Di 11 beseitigt Hitze aus Magen und Darm.
- M 25 und MP 15 regulieren den Darm, beseitigen Magen-Hitze und fördern die Darmbewegung.
- M 44 und M 45 beseitigen Magen-Hitze. M 45 ist besonders angezeigt, wenn psychische Unruhe besteht.
- B 25 leitet Magen-Feuer aus, indem die Darmbewegung gefördert wird.
- 3E 8 und N 6 fördern bei Hitzeerkrankungen die Darmbewegung.

Arzneimitteltherapie

Rezeptur

Tiao wei cheng qi tang

Dekokt zum Regulieren des Magens und zum Leiten des Qi

Radix et Rhizoma Rhei	Da huang	12.0 g
Natrii Sulfas	Mang xiao	9.0 g
Radix Glycyrrhizae tosta	Zhi gan cao	6.0 g

Erläuterung

Dies ist eine der drei Rezepturen zum Lenken des Qi. Wir verwenden sie bei Magen-Feuer auf der Qi-Ebene mit Obstipation, aber ohne allzuviel Bauchschmerz oder Völle.

- Da huang leitet Magen-Feuer durch Purgieren aus.
- Mang xiao unterstützt Da huang beim Purgieren.
- Zhi gan cao harmonisiert und mäßigt die abführende Wirkung von Da huang.

Variationen

- Zeichen von Yin-Schädigung: plus Sheng di huang (Radix Rehmanniae), Mai dong (Radix Ophiopogonis)

Bei Schmerzen und Völle im Abdomen statt dieser Rezeptur die folgende verwenden:

Da cheng qi tang

Großes Dekokt zum Leiten des Qi

Radix et Rhizoma Rhei	Da huang	12.0 g
Natrii Sulfas	Mang xiao	9.0 g
Cortex Magnoliae officinalis	Hou po	15.0 g
Fructus Aurantii immaturus	Zhi shi	12.0 g

2.5 Gallenblasen-Hitze

Klinische Manifestationen

Abwechselnd Hitze- und Kältegefühl (die Hitze überwiegt), bitterer Mundgeschmack, Durst, trockener Rachen, Reizbarkeit, Schmerz im Hypochondrium, Übelkeit, Völlegefühl im Epigastrium.

Zunge: rot, gelber Belag am rechten Rand.

Puls: saitenförmig, schnell.

Dieses Syndrom ist dem Shao-Yang-Muster nach den Sechs Schichten ähnlich (siehe unten). Hier bestehen aber mehr Hitze-Zeichen in der Gallenblasen-Leitbahn, in Verbindung mit mehr Schleim-Hitze und Nässe-Hitze.

Therapieprinzip

Gallenblasen-Hitze beseitigen, das Shao Yang harmonisieren.

Akupunktur

Punktauswahl

3E 5, G 41, G 43, Di 11, LG 14-dazhui, B 22. Sedieren.

Erläuterung

- 3E 5 und G 41 harmonisieren das Shao Yang.
- G 43 beseitigt Gallenblasen-Hitze.
- Di 11 und LG 14 beseitigen Hitze.
- B 22 löst Nässe auf. Dieses Muster wird häufig von Nässe begleitet.

Arzneimitteltherapie

Rezeptur

Hao qin qing dan tang

Dekokt mit Herba Artemisiae annuae und Radix Scutellariae zum Klären der Gallenblase

Herba Artemisiae annuae	Qing hao	6.0 g
Radix Scutellariae	Huang qin	6.0 g
Caulis Bambusae in taeniam	Zhu ru	9.0 g
Rhizoma Pinelliae	Ban xia	5.0 g
Pericarpium Citri reticulatae	Chen pi	5.0 g
Fructus Aurantii	Zhi ke	5.0 g
Poria	Fu ling	9.0 g
Talcum	Hua shi	3.0 g
Radix Glycyrrhizae	Gan cao	3.0 g
Indigo naturalis	Qing dai	3.0 g

Erläuterung

Abgesehen von den ersten beiden Arzneien, die das Shao Yang regulieren, beseitigt diese Rezeptur Hitze der Gallenblase und löst Schleim- sowie Nässe-Hitze auf. Es handelt sich um eine Kombination aus Wen dan tang (Dekokt, das die Gallenblase wärmt), bestehend aus Zhu ru, Zhi qiao, Ban xia, Fu ling und Chen pi, zum Auflösen von Schleim-Hitze sowie Bi yu san (Jaspis-Pulver), bestehend aus Hua shi, Gan cao und Qing dai, einer Rezeptur, die Nässe-Hitze ausleitet.

- Qing hao und Huang qin regulieren das Shao Yang. Qing hao befreit die Oberfläche der Shao Yang-Schicht, Huang qin klärt den inneren Aspekt des Shao Yang.
- Zhu ru löst Schleim-Hitze auf und beseitigt Trübes.
- Ban xia, Chen pi und Fu ling lösen Nässe und Schleim auf.
- Zhi qiao bewegt das Qi.
- Hua shi, Gan cao und Qing dai unterstützen das Auflösen von Nässe-Hitze.

2.6 Shao Yang-Muster

Klinische Manifestationen

Abwechselnd Kälte- und Hitzegefühl (Kälte überwiegt), bitterer Mundgeschmack, trockener Rachen, unscharfes Sehen, Schmerz im Hypochondrium, kein Durst, Reizbarkeit, Erbrechen.

Zunge: weißer Belag am rechten Rand.

Puls: saitenförmig, dünn.

Hier geht es um das Shao Yang-Muster nach den Sechs Schichten. Es unterscheidet sich vom zuvor besprochenen Muster insofern, als man hier mehr Kälte als Hitze findet und nicht so viel Schleim oder Nässe besteht.

Sowohl dieses als auch das weiter oben erörterte Muster kann im Rahmen eines postviralen Erschöpfungssyndroms auftreten.

Therapieprinzip

Das Shao Yang harmonisieren, Gallenblasen-Hitze beseitigen.

Akupunktur

Punktauswahl

3E 5, G 41, LG 13-taodao, M 36. Die ersten drei Punkte sedieren, M 36 sollte tonisiert werden.

Erläuterung

- Die ersten drei Punkte harmonisieren das Shao Yang.
- M 36 wird tonisiert, um das Nähr-Qi zu tonisieren. Dies unterstützt das Vertreiben des pathogenen Faktors.

Arzneimitteltherapie

Rezeptur

Xiao chai hu tang

Kleineres Dekokt mit Radix Bupleuri

Radix Bupleuri	Chai hu	12.0 g
Radix Scutellariae	Huang qin	9.0 g
Rhizoma Pinelliae	Ban xia	9.0 g
Radix Ginseng	Ren shen	6.0 g
Radix Glycyrrhizae tosta	Zhi gan cao	5.0 g
Rhizoma Zingiberis recens	Sheng jiang	9.0 g
Fructus Jujubae	Da zao	4 Stück

Erläuterung

Xiao chai hu tang ist die typische klassische Rezeptur zum Harmonisieren des Shao Yang. Sie stammt aus dem Werk „Über kälteverursachte Schäden".

- Chai hu befreit die Oberfläche der Shao Yang-Schicht.
- Huang qin bereinigt den inneren Anteil des Shao Yang. Die Kombination von Chai hu und Huang qin harmonisiert das Shao Yang.
- Ban xia harmonisiert den Magen und wirkt gegen Übelkeit sowie Erbrechen.
- Ren shen stärkt das Qi.
- Zhi gan cao harmonisiert.
- Sheng jiang unterstützt Chai hu beim Befreien der Oberfläche des Shao Yang.
- Da zao harmonisiert.

Fertigarznei

Xiao chai hu tang wan

Pille aus dem Kleineren Dekokt mit Radix Bupleuri

Erläuterung

Dieses Präparat hat die gleichen Zutaten und Indikationen wie die klassische Dekoktrezeptur.

2.7 Nässe-Hitze von Magen und Milz

Klinische Manifestationen

Beständiges Fieber, das nach dem Schwitzen zwar abnimmt, dann aber wiederkehrt; Schweregefühl von Kopf und Körper, Druckgefühl in Thorax und Epigastrium, Übelkeit, weiche Stühle, klebriger Mundgeschmack.

Zunge: rot, klebriger und gelber Belag.

Puls: schlüpfrig, schnell.

Dieses Muster ist ein häufiges Resultat von Wind-Hitze, die die Qi-Ebene erreicht. Nässe-Hitze der Mitte kann leicht chronisch werden, nämlich in Form eines pathogenen Rest-Faktors, der bestimmte Arten von postviralen Erschöpfungssyndromen auslösen kann.

Therapieprinzip

Nässe auflösen, den Magen harmonisieren, die Milz stärken.

Akupunktur

Punktauswahl

MP 9, MP 6, KG 12, KG 13, KG 10, M 36, B 20. Alle Punkte sedieren, bis auf die letzten beiden – hier tonisieren.

Erläuterung

- MP 9 und MP 6 lösen Nässe auf.
- KG 12 löst Nässe auf.
- KG 13 bezähmt rebellierendes Magen-Qi.
- KG 10 fördert das Hinabsteigen des Magen-Qi.
- M 36 und B 20 stärkt die Milz, damit diese Nässe auflösen kann.

Arzneimitteltherapie

Rezeptur 1

Lian po yin

Dekokt mit Rhizoma Coptidis und Cortex Magnoliae officinalis

Rhizoma Coptidis	Huang lian	3.0 g
Cortex Magnoliae officinalis	Hou po	3.0 g
Fructus Gardeniae	Zhi zi	9.0 g
Semen Sojae praeparatum	Dan dou chi	9.0 g
Rhizoma Acori	Shi chang pu	3.0 g
Rhizoma Pinelliae	Ban xia	3.0 g
Rhizoma Phragmitis	Lu gen	15.0 g

Erläuterung

Diese Rezeptur ist bei Nässe-Hitze der Mitte angezeigt, wenn die Hitze ausgeprägt ist.

- Die Wirkungen von Huang lian und Hou po sind miteinander koordiniert: Huang lian ist bitter und bringt das Qi zum Absteigen, Hou po ist scharf und öffnet das Qi. Die Kombination der beiden Arzneien leitet Nässe der Mitte aus.
- Zhi zi und Dan dou chi haben eine spezifische Wirkung, indem sie Rest-Hitze beseitigen und Reizbarkeit aufgrund von Hitze vermindern. Die beiden Arzneien bilden zusammen eine Rezeptur mit dem Namen Zhi zi chi tang (Dekokt mit Fructus Gardeniae und Semen Sojae praeparatum).
- Shi chang pu macht die Öffnungen frei und trennt das Klare vom Trüben. Diese Wirkung unterstützt das Auflösen von Nässe und vermindert das Völlegefühl im Kopf.
- Ban xia unterstützt über das Auflösen von Schleim auch das Beseitigen von Nässe.
- Lu gen beseitigt Magen-Hitze und lindert Durstgefühl.

Rezeptur 2

Lei shi fang xiang hua zhuo fa

Aromatische Rezeptur des Lei-Clans zum Auflösen des Trüben

Herba Agastachis rugosae	Huo xiang	3.0 g
Herba Eupatorii	Pei lan	3.0 g
Pericarpium Citri reticulatae	Chen pi	4.5 g
Rhizoma Pinelliae	Ban xia	4.5 g
Pericarpium Arecae	Da fu pi	3.0 g
Cortex Magnoliae officinalis	Hou po	2.0 g
Herba Menthae	Bo he	3.0 g

Erläuterung

Diese Rezeptur kommt zum Einsatz, wenn Nässe ohne viel Hitze besteht.

- Huo xiang und Pei lan lösen mittels ihres Aromas Nässe auf.
- Chen pi, Ban xia, Da fu pi und Hou po lösen Nässe auf und bewegen das Qi der Mitte.
- Bo he lenkt die Rezepturwirkung in den Mittleren Erwärmer.

Rezeptur 3

Fu ling pi tang

Dekokt mit Cortex Poriae

Cortex Poriae	Fu ling pi	15.0 g
Semen Coicis	Yi yi ren	15.0 g
Polyporus	Zhu ling	9.0 g
Medulla Tetrapanacis	Tong cao	9.0 g
Pericarpium Arecae	Da fu pi	9.0 g
Herba Lophatheri	Dan zhu ye	6.0 g

Erläuterung

Wir entscheiden uns für diese Rezeptur, wenn die Nässe-Hitze sich zum Unteren Erwärmer hin ausbreitet und den Harnfluß behindert.

- Fu ling pi leitet Nässe aus, löst Ödeme auf und fördert den Harnfluß.
- Yi yi ren, Zhu ling und Tong cao leiten Nässe über den Harn aus.
- Da fu pi löst mittels ihres Aromas Nässe auf.
- Dan zhu ye beseitigt Hitze und unterstützt den Harnfluß.

Rezeptur 4

Bai hu jia cang zhu tang

Weißer Tiger-Dekokt mit Rhizoma Atractylodis

Gypsum fibrosum	Shi gao	30.0 g
Rhizoma Anemarrhenae	Zhi mu	15.0 g
Radix Glycyrrhizae	Gan cao	4.5 g
Semen Oryzae	Jing mi	9.0 g
Rhizoma Atractylodis	Cang zhu	12.0 g

Erläuterung

Es handelt sich um eine Modifikation von Bai hu tang. Sie beseitigt Magen-Hitze und wird verwendet, wenn die Hitze gegenüber der Nässe stark überwiegt.

Variationen

Sie beziehen sich auf alle vier besprochenen Hauptrezepturen.

- Wenn Nässe den Kopf beeinträchtigt und dort zu ausgeprägtem Schwere- und Benommenheitsgefühl führt: plus (bzw. Dosierung erhöhen) Shi chang pu (Rhizoma Acori tatarinowii), Yuan zhi (Radix Polygalae) und Bai zhi (Radix Angelicae dahuricae).
- Ausgeprägte Hitze-Symptome: plus (bzw. Dosierung erhöhen) Zhi zi (Fructus Gardeniae) und Huang qin (Radix Scutellariae).
- Muskelschmerzen: plus (bzw. Dosierung erhöhen) Pei lan (Herba Eupatorii), Sha ren (Fructus Amomi), Bai dou kou (Fructus Amomi cardamomi).

- Dunkler Harn: plus Ze xie (Rhizoma Alismatis), Che qian zi (Semen Plantaginis) und Yi yi ren (Semen Coicis).
- Bei Schleim-Symptomen: plus Ban xia (Rhizoma Pinelliae) und Gua lou (Fructus Trichosanthis).

Kasuistik

Ein 42jähriger Mann konsultiert mich wegen akuter Diarrhö mit faulig riechenden Stühlen. Er klagt außerdem über Schweregefühl, leicht erhöhte Temperatur, Völlegefühl im Epigastrium und Appetitmangel. Sein Puls ist schlüpfrig und etwas schnell, seine Zunge ist rot und weist einen klebrigen, gelben Belag auf. Ein Jahr zuvor behandelte ich den Patienten erfolgreich wegen Colitis ulcerosa.

Diagnose

Ein klares Beispiel von Nässe-Hitze in Magen und Darm auf der Qi-Ebene. Er neigt offensichtlich aufgrund seiner früheren Darmerkrankung dazu.

Therapieprinzip

Das Absteigen des Magen-Qi und das Hinaufsteigen des Milz-Qi wiederherstellen, Nässe auflösen, Hitze beseitigen.

Arzneimitteltherapie

Ich verwende eine Modifikation von Lian po yin (Dekokt mit Rhizoma Coptidis und Cortex Magnoliae officinalis):

Rhizoma Coptidis	Huang lian	4.0 g
Cortex Magnoliae officinalis	Hou po	6.0 g
Rhizoma Pinelliae	Ban xia	6.0 g
Rhizoma Phragmitis	Lu gen	6.0 g
Fructus Gardeniae	Zhi zi	4.0 g
Semen Sojae praeparatum	Dan dou chi	6.0 g
Rhizoma Acori	Shi chang pu	6.0 g
Cortex Fraxini	Qin pi	6.0 g
Radix Pulsatillae	Bai tou weng	6.0 g
Cortex Phellodendri	Huang bai	6.0 g
Radix Puerariae	Ge gen	6.0 g
Fructus Crataegi	Shan zha	6.0 g
Massa medicata fermentata	Shen qu	6.0 g
Radix Glycyrrhizae tosta	Zhi gan cao	3.0 g

Erläuterung

- Die ersten sieben Arzneien bilden die Rezeptur Lian po yin. Sie löst Nässe-Hitze in Magen und Milz auf.
- Qin pi, Bai tou weng und Huang bai lösen Nässe-Hitze und Feuer-Toxin im Darm auf.
- Ge gen beseitigt Hitze und wirkt gegen Durchfall.
- Shan zha und Shen qu lösen Nahrungsstagnation auf. Shan zha wirkt auch gegen Durchfall.
- Gan cao harmonisiert.

Schon nach der ersten Dekokteinnahme berichtet der Patient über eine bemerkenswerte Verbesserung. Nach 10 Tagen der Einnahme ist das Problem ganz beseitigt.

Prognose, Prävention

Die Kombination von Akupunktur und Arzneimitteltherapie ist in der Therapie des Eindringens von äußerem Wind sehr wirksam. Die Eleganz der Chinesischen Medizin bei der Behandlung von Erkältungen und Grippe liegt darin, daß bei einer korrekten Therapie die Oberfläche befreit und der pathogene Faktor zur Gänze ausgestoßen wird. Dadurch wird auch der Krankheitsverlauf abgekürzt, man vermeidet Komplikationen sowie eine Schädigung von Qi oder Yin. Von der Verwendung von Antibiotika während des Vordringens von äußerem Wind auf die Qi-Ebene ist deutlich abzuraten. Obwohl Erkältungen und Influenza durch Viren verursacht werden, gegen die Antibiotika auf jeden Fall wirkungslos sind, werden diese häufig gegen die sekundären bakteriellen Infektionen von Rachen oder Tonsillen verschrieben. In vielen Fällen führt die Verwendung von Antibiotika zu diesem Zeitpunkt zur Entwicklung pathogener Rest-Faktoren. Außerdem schwächen Antibiotika das Magen-Qi, also die Quelle des Qi und des Blutes des Körpers, so daß die Abwehrkräfte des Körpers eher geschwächt denn gestärkt werden. Selbstverständlich ist in einigen Situationen der Einsatz von Antibiotika unerläßlich, etwa, wenn von der Chinesischen Medizin eine zu langsame Wirkung zu erwarten ist. Wenn beispielsweise ein Kleinkind nach einer Influenza eine Pneumonie entwickelt, so ist es ohne Zweifel wichtig, schnell zu handeln und Antibiotika zu verschreiben, um eine Yin-Schädigung durch die Hitze oder die Bildung von Wind aus Hitze zu vermeiden. Überdies fiebern Kleinkinder mit Pneumonie meist sehr hoch und sind schlecht ansprechbar, so daß es auf jeden Fall schwierig wäre, ihnen chinesische Arzneimittel zu verabreichen.

Auf der Ebene des Abwehr-Qi ist die Akupunktur gleich gut wirksam wie die Arzneimitteltherapie, man muß aber auf jeden Fall täglich behandeln, in schweren Fällen sogar zweimal pro Tag. Aus diesem Grund ist die Therapie mit Dekokten oder Fertigarzneien einfacher, da die Patienten sie einfach mit nach Hause nehmen können.

Ist die Qi-Schicht betroffen, so ist die Arzneimitteltherapie, seien es Dekokte oder Fertigarzneien, wirksamer als die Akupunktur, vor allem, wenn Feuer besteht, das man durch Purgieren ausleiten muß. Beispielsweise ist bei der Therapie von Magen-Feuer, das den Darm beeinträchtigt und zu Obstipation und Bauchschmerzen Anlaß gibt, die Arzneimitteltherapie wirksamer und verläßlicher als die Akupunktur.

Es ist von grundlegender Bedeutung, den Patienten anzuweisen, sich bei Befall durch äußeren Wind zu schonen und ausreichend zu ruhen. Er bzw. sie sollte während dieser Phase auch Sex vermeiden. Eine häufige Ursache für das Voranschreiten des pathogenen Faktors in das Körperinnere sind mangelnde Ruhe und zuviel Arbeit während eines Angriffs äußeren Windes. Überdies kann sich dadurch Rest-Hitze ausbilden. Rest-Hitze und Nässe-Hitze sind zwei Ursachen für die Entwicklung postviraler Erschöpfungssyndrome.

Ist ein Mensch aufgrund einer Abwehr-Qi-Schwäche sehr anfällig für Erkältungen und Grippe, so kann man die folgenden Punkte mit Moxa tonisieren:

- B 12, B 13, LG 12-shenzhu und M 36.

Diese Punkte sollten dreimal wöchentlich über ein Monat behandelt werden. Die beste Zeit, diese vorbeugende Behandlung anzuwenden, ist die Zeit von Mitte August bis Mitte September.

Zusätzlich zur Akupunktur kann man in solchen Fällen auch Yu ping feng san (Pulver des Jade-Windschilds) verschreiben, um das Abwehr-Qi zu stärken.

Fußnoten

1 Nanjing College of Traditional Chinese Medicine, Warm Diseases Research Group: Teaching Reference Material on the School of Warm Diseases (Wen Bing Xue Jiao Xue Can Kao Zi Liao), S. 49; Jiangsu People´s Publishing House, 1959.

2 Teaching Reference Material on the School of Warm Diseases, S. 50.

Anhang 1

Die Kombination von Akupunkturpunkten

Die Kunst der Akupunktur besteht darin, daß man die richtigen Punkte auswählt und sie harmonisch miteinander kombiniert. Die Punkteangaben, die in diesem Buch bei jedem Muster festgehalten sind, sind nicht als Rezepte oder feststehende Verschreibungen zu verstehen – sie sollen bloß aufzeigen, aus welchen geeigneten Punkten man auswählen kann. Bei jeder Behandlung sollte man Punkte aus diesen Zusammenstellungen auswählen und in sinnvoller Weise miteinander kombinieren. Eine erfolgreiche Akupunkturtherapie hängt von vielen Faktoren ab, zu deren wichtigsten die folgenden gehören:

1. korrekte Diagnose („korrekt" bezüglich des verwendeten Akupunkturstils, beispielsweise chinesischer, koreanischer, Fünf-Elemente- oder japanischer Akupunktur, usw.)
2. korrekter Therapieplan
3. korrekte Punkteauswahl
4. ausgeglichene Punktekombination.

Ich werde mich in diesem Anhang mit dem vierten Punkt beschäftigen, also damit, wie man die Punkte zusammenstellen soll, wenn man bereits eine korrekte Diagnose erstellt, das richtige Therapieprinzip bestimmt und die richtigen Punkte ausgewählt hat.

Das sichere, wirksame und harmonische Kombinieren der Punkte macht einen sehr wichtigen Teil der Akupunkturbehandlung aus. Die Wirkungen der einzelnen Punkte, die wir in den einzelnen Kapiteln bei jedem Muster angeführt haben, sind bloß eine der Richtlinien, an denen sich ihre Auswahl orientiert. Verwendet man Punkte gemäß ihrer Wirkung, so streicht man das besondere Wesen des individuellen Punktes heraus, kombiniert man aber auf harmonische Weise mehrere Punkte miteinander, so kommt das Leitbahn-System als Ganzes ins Spiel, wodurch man Yin und Yang, Oben und Unten, Links und Rechts sowie Vorder- und Rückseite des Körpers harmonisieren kann. Trifft man die richtige Punktekombination, so spürt das der Patient auf unmißverständliche Art und Weise: er fühlt sich entspannt, euphorisch, wach, friedvoll, oder er empfindet eine Mischung dieser Zustände. Im Idealfall erlebt der Patient während und nach jeder einzelnen Sitzung diese Zustände. Kombiniert man die Punkte richtig, so kann der Patient während der Behandlung das Gefühl bekommen, daß die Punkte untereinander verbunden sind und die Nadelsensation sich von einem Punkt zum nächsten ausbreitet. Ein Patient sagte mir einmal, daß er es spürte, „als formten die Punkte einen Kreis und als wären sie miteinander verbunden." Eine andere Patientin hatte das Gefühl, „eine kühle Flüssigkeit bewege sich in ihre Hände." Und eine weitere Patientin schilderte, daß sie während der Akupunktur „in einen tiefen Raum" gehe.

Was das Gefühl nach der eigentlichen Behandlung anlangt, so wird es von den Patienten auf viele verschiedene Arten beschrieben: „Ich fühle mich heller“, „Ich fühle mich tief entspannt“, „Ich fühle mich wacher“, „Ich fühle mich wie nach einer Dusche“, „Ich fühle mich mehr geerdet“, „Ich fühle mich high“, „Es ist, als wäre ich an elektrischen Strom angeschlossen“, „Ich fühle mich sehr leicht“, „Ich fühle mich sehr schwer“, „Mir ist nach Kichern zumute“, „Ich könnte tanzen“, usw. Um die Reaktionen und Empfindungen des Patienten während der Behandlung gut beobachten zu können, dürfen wir nur jeweils einen Patienten therapieren oder zumindest ausreichend Zeit mit ihm verbringen. Machen wir das nicht, so entgehen uns Reaktionen und Kommentare der Patienten, wir können nicht so viel lernen. Ich selbst beobachte den Patienten mit den Nadeln in situ. Wenn nötig, wechsle ich sogar gelegentlich während einer Sitzung die Punktekombination. Ein Beispiel: während einer Behandlung bemerkte ich, daß eine Patientin, die sonst während des Nadelns sehr entspannt ist, sich etwas unwohl fühlte und unruhig war. Auf meine Frage gab sie an, daß sie ein Engegefühl in Thorax und Kehle hatte. Ich analysierte deshalb nochmals die Punktekombination und kam darauf, daß sie insofern unausgewogen war, als alle Punkte auf Beinen und Rumpf lagen, keiner jedoch auf den Armen. Ich entfernte deshalb KG 12 und nadelte KS 6. Darauf verschwand das Engegefühl innerhalb von Sekunden.

In einigen eher ungewöhnlichen Fällen ist es nötig, den Patienten während der gesamten Behandlung sehr genau zu beobachten, wenn seine Reaktionen einander sehr schnell abwechseln. Ich behandelte beispielsweise einmal eine Patientin wegen ME (postvirales Erschöpfungssyndrom). Während der Sitzung verspürte sie nahezu sofort, daß ihr Kopf klarer wurde und sie sich allgemein aufgehellt fühlte. Dieses Gefühl kam wellenartig, verschwand aber schon nach wenigen Minuten wieder, um einer Empfindung allgemeiner Müdigkeit und Schwere Platz zu machen. Als ich LG 20-baihui stach, kam das Wohlbefinden wieder, aber erneut bloß für wenige Minuten. Ich entschloß mich daher, in den folgenden Sitzungen ihre Empfindungen sehr genau zu verfolgen. So entfernte ich die Nadeln schon wenige Minuten, nachdem die Welle des Wohlbefindens auftrat. Auf diese Weise erzielte ich bei dieser Patientin viel bessere Resultate.

Es gibt selbstverständlich viele Arten, Punkte auszuwählen: gemäß den Fünf Elementen, nach den pathogenen Faktoren, den Jahreszeiten, abhängig vom Schmerzort, gemäß der Theorie von den jeweils offenen Punkten, gemäß den Punktewirkungen und -indikationen, nach der Theorie von den Fünf Antiken Punkten und nach vielen anderen Richtlinien. Abgesehen davon gibt es viele nationale Unterschiede im Akupunkturstil. Die japanische und die koreanische Akupunktur sind beispielsweise ziemlich verschieden von der chinesischen Akupunktur.

Trotzdem kann man sagen, daß man die vielen verschiedenen Arten der Punkteauswahl auf zwei Grundvarianten reduzieren kann: entweder wir suchen einen Punkt nach seiner besonderen Wirkung, Funktion, Qualität oder nach seinem Wesen aus, oder wir wählen ihn aufgrund seiner Lage und seiner Dynamik innerhalb des Leitbahnsystems.

Der erste Zugang betont die Rolle des einzelnen Punktes, der isoliert von der Meridianen gesehen wird, die zweite Betrachtungshinweise hingegen legt mehr Wert auf die Rolle des Punktes innerhalb des Leitbahnsystems. Ein Beispiel: man kann Le 2 aufgrund seiner Leber-Feuer-ausleitenden Wirkung auswählen, oder man sticht ihn, um das Qi in der Leber-Leitbahn nach unten zu ziehen. Die erste Betrachtungsweise verläßt sich auf die dem Punkt Le 2 innewohnende Eigenschaft des Feuer-Ausleitens („weil“ er der Feuer-Punkt ist), die zweite hingegen bedient sich der Punktdynamik innerhalb der Leitbahn. Verwenden wir Le 2, um das Qi nach unten zu ziehen, so ist die Tatsache, daß er der Feuer-Punkt ist, für uns nicht relevant, denn wir sehen den Punkt nicht isoliert, sondern in Beziehung zum Qi-Fluß im Meridian.

Die Bedeutung, die die Chinesen der Nadelmanipulation beimessen, wie wir in allen Akupunkturklassikern lesen können, basiert darauf, die Punkte isoliert zu sehen, beispielsweise M 40, den man sedierend nadelt, um Schleim aufzulösen.

Diese beiden Blickwinkel, unter denen man einen Punkt sehen kann, also entweder isoliert oder in Relation zum Qi-Fluß in der Leitbahn, entwickelten sich parallel, und zwar schon von der Frühzeit der chinesischen Medizin an. Während „Des Gelben Kaisers Klassiker des Inneren“ (etwa 100 v. Chr.) zumindest 160 Punkte anführt und sich auf ihre „Wirkung“ bezieht, erwähnt der Text „Verschreibungen für 52 Erkrankungen“ aus der Han-Dynastie, den man in der Gruft von Ma Wang Dui fand, bloß Leitbahnen, aber keine Punkte.

Die beiden Zugangsweisen, einen Punkt entweder isoliert oder in Beziehung zum Qi-Fluß des Meridians zu sehen, schließen einander nicht aus. Die besten Ergebnisse erzielt man vielmehr, wenn man sie miteinander kombiniert. Kehren wir zum angeführten Beispiel zurück: wenn wir das Qi in der Leber-Leitbahn nach unten ziehen wollen, so können wir Le 1, Le 2 oder Le 3 mit ähnlich guter Wirkung auswählen. Hat der Patient Symptome von Leber-Feuer, so ist Le 2 die beste Wahl. Wenn wir also Le 2 aussuchen, so kombinieren wir die beiden Zugänge, indem wir den Punkt einerseits isoliert betrachten („Le 2 leitet Leber-Feuer aus") und ihn andererseits bezüglich seiner Wirkung innerhalb des Qi-Flusses in der Leitbahn betrachten. Le 2 zieht das Qi nicht aufgrund seines besonderen Charakters nach unten, sondern aufgrund seiner Lage auf der Leitbahn.

Es ist tatsächlich besser, wenn man mehr als einen Grund für die Auswahl eines Punktes hat. Dadurch gewinnt die Therapie an Wirkung, wodurch man in der Folge die Zahl der gestochenen Punkte reduzieren kann.

Die Auswahl eines Punktes gemäß seiner energetischen Wirkung und seiner Dynamik im Qi-Fluß des Meridians muß aber mit noch weiteren Faktoren koordiniert werden. Einer davon ist die Punkteauswahl nach dem Zielareal. Die meisten Fernpunkte (in diesem Zusammenhang distal auf einer Leitbahn gelegene Punkte) beeinflussen ein bestimmtes Areal, das man vor allem bei der Schmerztherapie in Betracht ziehen muß. Wenn wir beispielsweise zu den drei oben erwähnten Punkten zurückkehren, so stimulieren sowohl Le 1 als auch Le 2 und Le 3 das Abwärtsfließen des Qi im Leber-Meridian, sie beeinflussen aber verschiedene Regionen. Le 1 wirkt auf den Unteren Erwärmer, vor allem auf die Harnwege, Le 2 auf die Augen, Le 3 wiederum auf obere Kopfanteile und Gesicht. Wollen wir also über die Leber-Leitbahn ein Augenproblem mit Leber-Bezug behandeln, so ist Le 2 der am besten geeignete Punkt. Wenn die Augenerkrankung des Patienten noch dazu durch Leber-Feuer verursacht ist, so haben wir einen zusätzlichen Grund, Le 2 auszuwählen, denn der Punkt leitet auch Leber-Feuer aus. Wir wählen in diesem Beispiel somit Le 2 aus drei Gründen aus, die drei verschiedenen Sichtweisen entspringen:

1. Le 2 fördert die Abwärtsbewegung des Qi in der Leber-Leitbahn.
2. Der Punkt beeinflußt die Augen.
3. Le 2 leitet Leber-Feuer aus.

Aber auch die Punkteauswahl nach all den beschriebenen Kriterien reicht noch nicht aus. Der nächste und abschließende Schritt besteht darin, die unterschiedlichen Punkte auf verschiedenen Meridianen auf harmonische, effiziente, sichere und wirksame Weise miteinander zu kombinieren. Kehren wir zu unserem Beispiel zurück: bei dem Patienten mit der Augenerkrankung, die vermutlich auf Leber-Feuer zurückgeht, muß Le 2 allein nicht ausreichen, man muß den Punkt vielleicht mit anderen Punkten kombinieren. Diese Notwendigkeit kann sich ergeben, wenn wir Le 2 energetisch ausgleichen wollen oder ein weiteres Symptom mitbehandeln wollen. Leidet der Patient zum Beispiel, abgesehen von den Leber-Feuer-bedingten Augenbeschwerden, auch an trockenem Mund und unruhigem Schlaf derselben Herkunft, so können wir Le 2 mit Di 4 kombinieren. Diese Paarung erscheint aus mehreren Gründen sehr wünschenswert:

1. aus energetischer Sicht, da Di 4 den Geist beruhigt;
2. aus Sicht der Zielregion – Di 4 beeinflußt nämlich den Mund und kann somit Durst und trockenen Mund lindern;
3. aus Sicht der Leitbahn-Dynamik, da auch Di 4 das Qi nach unten zieht;
4. aus Sicht der Punktekombination. Aus drei Gründen läßt sich Di 4 gut mit Le 2 kombinieren:
   a) Oben und Unten wird vereinigt;
   b) Yin und Yang wird gekoppelt;
   c) zwei Himmelsstämme werden kombiniert (Erklärung folgt später).

Zusammenfassend gibt es also vier verschiedene Faktoren, die man bei der Punkteauswahl zu berücksichtigen hat:

1. die energetische Wirkung des Punktes (z. B. Ausleiten von Leber-Feuer);
2. die Dynamik des Qi-Flusses in der Leitbahn (z. B. das Qi nach unten ziehen);
3. das vom Punkt beeinflußte Körperareal;
4. die Kombination von Punkten verschiedener Leitbahnen.

Punkt 1 wurde bereits in meinem Buch „Die Grundlagen der Chinesischen Medizin" besprochen, wir wollen ihn deshalb hier nicht wiederholen.[1] In der Folge werden wir aber die Punkte 2, 3 und 4 im Detail erörtern.

Die Dynamik des Qi-Flusses in den Leitbahnen

Der Qi-Fluß in den Meridianen kommt durch einen Unterschied im Energiepotential zwischen Thorax und Kopf zustande, wobei der Brustkorb das geringste und der Kopf das höchste Potential hat. Auf seinem Weg vom Thorax zum Kopf fließt das Qi über die Finger, auf dem Rückweg vom Kopf zum Brustkorb verläuft es über die Zehen (siehe Abbildung 1.2 in Kapitel 1). Der Finger- und Zehenbereich hat eine besondere energetische Bedeutung, da das Qi dort oberflächlicher verläuft und seine Polarität von Yin zu Yang und umgekehrt wechselt. Aus diesen beiden Gründen sind die Punkte an Fingern und Zehen dynamischer als andere, sie neigen dazu, das Qi nach distal zu ziehen. H 9 kann beispielsweise das Herz-Qi nach unten ziehen und somit den Geist beruhigen, und N 1 kann Leere-Hitze in der Nieren-Leitbahn bezähmen, was ebenfalls den Geist beruhigt.

Wir können den Qi-Fluß in der Leitbahn aus fünf Perspektiven betrachten:

1. Stichreihenfolge
2. Reihenfolge der Nadelentfernung
3. Distale und lokale Punkte
4. Auf- und Absteigen des Qi
5. Arm- und Bein-Leitbahnen.

Stichreihenfolge

Sobald die Nadel eingestochen wird, schickt sie gleich zu Beginn einen Qi-Impuls nach oben. Daher ist es am günstigsten, die Punkte in der Reihenfolge von oben nach unten zu nadeln. Das bezieht sich besonders auf Punkte auf den Extremitäten, weniger auf die auf dem Rumpf gelegenen. Der Grund dafür: Punkte auf dem Rumpf sind weniger dynamisch, weshalb sie nicht einen solch starken Qi-Impuls nach oben schicken wie Extremitätenpunkte. Es gibt aus praktischen Gründen eine Ausnahme der Regel, von oben nach unten fortschreitend zu nadeln: wenn wir nämlich bei einem neuen Patienten einen Punkt am Kopf stechen wollen, so nadeln wir ihn am besten als letzten, da es für jemanden, der erstmals akupunktiert wird, unangenehm sein könnte, gleich zu Beginn eine Nadel auf dem Kopf gesetzt zu bekommen.

Die Reihenfolge des Setzens der Nadeln kann weiter gemäß Fülle oder Leere differenziert werden. Behandeln wir einen Fülle-Zustand, so ist es am besten, die Nadeln von oben nach unten zu stechen, da wir damit eine ausleitende Wirkung auf pathogene Faktoren erzielen. Leidet zum Beispiel ein Patient an einem Fülle-Zustand des Magens, etwa Nahrungsstagnation, so könnte man die Punkte in dieser Abfolge nadeln: Di 4, KS 6, KG 11, M 36.

Therapieren wir aber einen Leere-Zustand und ist der Puls des Patienten sehr schwächlich und dünn, so können wir einen anderen Zugang verwenden, indem wir die Nadeln von unten nach oben stechen. Das hat eine stärkende Wirkung auf das Qi und verursacht ein rasches Emporfließen des Qi, ähnlich einem Wasserbehälter, der von unten her gefüllt wird. In diesem Fall sollten wir aber die Nadeln in einem größeren Intervall von etwa ein bis zwei Minuten einstechen. Die Zeitspanne zwischen dem Setzen der Nadeln ist wichtig, da der Patient sonst Kopfschmerzen bekommen könnte. Behandeln wir beispielsweise einen Patienten wegen einer Magen-Störung vom Leere-Typ, so könnten wir diese Punkte in genau dieser Abfolge nadeln: MP 6, M 36, KG 12 und Di 4.

Damit soll aber nicht gesagt werden, das Setzen der Nadeln von oben nach unten hätte automatisch einen sedierenden Effekt.

Eine weitere Ausnahme zu dieser Regel ist die Situation, wenn wir zuerst einen Fernpunkt nadeln, um in einem Akutfall Leitbahn-Obstruktionen zu beseitigen. Diese Technik bedient sich nämlich genau jenes zuvor erwähnten Mechanismus des nach oben strebenden Qi-Impulses, um Flußhindernisse des Meridians aus dem Weg zu räumen. Wir stechen bei akuten Schulterbeschwerden zum Beispiel zunächst M 38 als Fernpunkt und stimulieren ihn stark, um Stagnationen in den Leitbahnen der Schulter aufzuheben. Die anderen Punkte stechen wir in diesem Fall erst später.

Reihenfolge der Nadelentfernung

Im allgemeinen werden die Nadeln von oben nach unten zu entfernt, die Reihenfolge der Entfernung kann aber je nach Fülle oder Leere abgeändert werden.

Wenn bei Fülle-Bildern das Qi nach oben rebelliert oder in horizontaler Richtung stagniert, so ist es am besten, die Nadeln von oben nach unten zu entfernen, weil wir so das Abwärtsfließen des Qi fördern. Einige Beispiele für rebellierendes Qi: Husten (Lungen-Qi rebelliert nach oben), Schmerz im Hypochondrium (Leber-Qi stagniert in horizontaler Richtung), starkes Schwindelgefühl (Leber-Qi rebelliert nach oben), usw.

Bei Leere-Zuständen, vor allem bei jenen, die durch das Absinken des Qi gekennzeichnet sind, ist es am besten, die Nadeln in der Reihenfolge von unten nach oben zu entfernen. Dadurch fördern wir das Heben des Qi. Beispiele für Störungen mit absinkendem Qi sind Organvorfälle und starker Qi-Mangel mit einem nach unten drängenden Gefühl. Behandeln wir etwa einen Patienten mit schweren Erschöpfungszuständen, Depression und einem nach unten drängenden Gefühl, so kann man LG 20-baihui stechen, um das Qi zu heben, desweiteren LG 26-renzhong, KS 6, M 36 und N 3-taixi. Die Nadeln sollten dann von unten beginnend entfernt werden, also zunächst N 3, als letzter Punkt dann LG 20.

Distale und lokale Punkte

Distale Punkte („Fernpunkte") sind jene, die distal der Ellenbogen bzw. der Knie liegen. Unter lokalen Punkten verstehen wir jene an Kopf und Rumpf. Wie wir schon erläutert haben, sind die distalen Punkte aufgrund ihrer Lage dynamischer als Punkte am Rumpf. Man sollte distale Punkte sowohl bei akuten als auch chronischen Erkrankungen stets verwenden, lokale Punkte muß man hingegen nicht in jedem Fall einsetzen. Der häufigste Weg ist eine Kombination von distalen und lokalen Punkten.

Im Akutfall beseitigen die distalen Punkte Leitbahn-Obstruktionen und vertreiben pathogene Faktoren. Daher werden sie auch meist sedierend genadelt. Die lokalen Punkte unterstützen die beseitigende Wirkung der distalen Punkte und fokussieren sie auf das gewünschte Körperareal. Sie werden meist neutral gestochen. Zur Behandlung einer akuten Lumbalgie mit beiderseitiger Schmerzausstrahlung im unteren Rückenbereich könnte man beispielsweise B 40-weizhong als distalen Punkt auswählen und ihn sedierend nadeln, sowie B 26 als lokalen Punkt und ihn neutral stechen. Gelegentlich werden die Fernpunkte gestochen, bevor man die lokalen Nadeln setzt. Ich habe schon das Beispiel von M 38 bei akuten Schulterbeschwerden angeführt. Ein weiteres wäre LG 26-renzhong als Fernpunkt bei akuter Lumbalgie mit medianer Schmerzlokalisation. Man stimuliert ihn stark, bevor man die lokalen Nadeln sticht.

In chronischen Fällen verstärken distale und lokale Punkte einfach die Wirkung der jeweils anderen Gruppe.

Auf der nächsten Seite folgt eine Auflistung der wichtigsten distalen und lokalen Punkte gemäß ihren Wirkregionen (Tabelle 1). Es werden Punkte verschiedener Leitbahnen angeführt. Die Auswahl des geeigneten Punktes muß noch von weiteren Aspekten geleitet werden, vor allem von einer genauen Identifikation der betroffenen Leitbahn.

Wie schon erwähnt, liegen die Punkte von Tabelle 1 auf verschiedenen Leitbahnen, wir müssen mittels der Identifikation der Muster und des betroffenen Meridians eine noch engere Auswahl treffen. Beispielsweise gibt es zwei Fernpunkte, die bei Rachenproblemen indiziert sind, nämlich Lu 11 und N 6-zhaohai. Für Lu 11 entscheiden wir uns, wenn die Halsschmerzen auf das akute Eindringen von Wind-Hitze zurückzuführen ist, für N 6 hingegen, wenn die Schmerzen durch Yin-Mangel hervorgerufen werden. Ein anderes Beispiel: in der Tabelle sind unter „Herz" KS 4, KS 5, KS 6 und H 7 angeführt. KS 4 gibt man bei unregelmäßigem Herzschlag, KS 5, wenn Schleim das Herz verlegt, KS 6 bei Herz-Qi-Mangel und H 7 bei Herz-Blut-Schwäche.

Auf- und Absteigen des Qi

Will man eine ausgeglichene Akupunkturtherapie durchführen, so ist es von grundlegender Bedeutung, sich des Auf- und Absteigens des Qi in den Meridianen bewußt zu sein. Viele pathologische Veränderungen gehen auf eine Störung der Flußrichtung des Qi zurück. Das Qi bestimmter Organe steigt physiologisch ab, das Qi anderer wiederum geht im Normalzustand nach oben.

Zu den Organen, deren Qi absteigt, gehören Magen, Lunge, Herz und Niere. Das einzige Organ, dessen Qi beim Gesunden aufsteigt, ist jenes der Milz. Die Leber paßt nicht in dieses Schema, da sich ihr Qi in alle Richtungen ausbreitet. Wenn das Qi aufsteigt, wo es nach unten gehen sollte und umgekehrt, so sprechen wir von „rebellierendem Qi".

Es folgen die Symptome von rebellierendem Qi in einzelnen Organen.

- Magen: Schluckauf, Aufstoßen, Übelkeit, Erbrechen, saurer Reflux.
- Lunge: Husten, Atemnot, Asthma.

- Herz: Palpitationen, bitterer Mundgeschmack ängstliche Unruhe, Atemnot.
- Niere: Asthma, Harnverhalten.
- Milz: weiche Stühle, Diarrhö, Organprolaps, nach unten drängendes Gefühl.
- Leber: Kopfschmerzen, Schwindelgefühl, Tinnitus, Reizbarkeit, bitterer Mundgeschmack, Schreien, Seufzen, Distension und Schmerz im Hypochondrium, Bauchschmerzen, Distension und Schmerz im Hypogastrium.

Hier eine Aufzählung der wichtigsten Punkte, die das Absteigen des Qi in jeder einzelnen Leitbahn fördern.

Magen: KG 13, KG 10, M 34, M 44, M 45, Di 4.

Lunge: Lu 7, Lu 5, Lu 1.

Herz: H 5, H 8, KG 15.

Niere: N 7-fuliu, N 1, KG 4.

Leber: Le 14, Le 3, Le 2, Le 1.

Die Hauptpunkte zum Fördern des Aufsteigens des Milz-Qi: KG 12, KG 6, LG 20-baihui, B 20.

Arm- und Bein-Leitbahnen

Wir erinnern uns, daß das Fließen des Qi im Leitbahn-System durch eine Potentialdifferenz zwischen Thorax (Minimum) und Kopf (Maximum) zustandekommt. Der Kreislauf des Qi-Flusses in den 12 Leitbahnen kann in 3 Zyklen zu jeweils 4 Meridianen aufgeteilt werden (siehe Abbildung 1.3 in Kapitel 1). In jedem dieser Zyklen zu je 4 Leitbahnen fließt das Qi von einem Yin-Organ im Thorax zu den Fingerspitzen, dann in einem Yang-Meridian zum Kopf, sodann in einem Yang-Gefäß nach kaudal zu den Zehen und schließlich in einer Yin-Leitbahn zurück zum Thorax und zum Yin-Organ (siehe Abbildung 1.2 in Kapitel 1). Nehmen wir als Beispiel den ersten Durchlauf: Qi fließt von der Lunge in die Lungen-Leitbahn, die an den Fingerspitzen endet, sodann geht das Qi im Dickdarm-Meridian wieder nach oben zum Kopf. Von hier aus verläuft es in der Magen-Leitbahn nach unten zu den Zehen, von dort kehrt es im Milz-Meridian zum Thorax zurück und fließt letztlich in

Tabelle 1: Distale und lokale Punkte gemäß den Wirkarealen

Wirkregion bzw. Organ	Lokale Punkte	Distale Punkte (Fernpunkte)
Gesicht	Yintang	Di 4, M 44
Schläfe	Taiyang, G 8	3E 3, 3E 5, G 43
Okziput	G 20, B 10	Dü 3, B 65-shugu
Scheitel	LG 20-baihui	Le 3
Auge	B 1, M 1, Yuyao	Di 4, Le 2, H 5, Dü 6, 3E 3
Nase	Yintang, Yingxiang, Bitong	Lu 7, Di 4
Zähne	M 4-dicang, M 6-jiache, M 7-xiaguan	Di 4 (Oberkiefer), M 44 (Unterkiefer)
Ohr	3E 17, Dü 19, G 2, 3E 21	3E 2, 3E 3, 3E 5, G 43
Zunge	KG 23	KS 8, H 5, N 6-zhaohai
Kehle	KG 22	Di 4, Lu 11, N 6-zhaohai
Lunge	Lu 1, B 13, KG 17, KG 22	Lu 7, Lu 5
Herz	B 15, B 14, KG 14, KG 15	KS 6, H 7, KS 5, KS 4
Magen	B 21, KG 12	KS 6, M 36, MP 4
Leber	B 18, Le 14	Le 3, G 34
Gallenblase	G 19, G 24	G 34, Dannangxue
Darm	B 25, M 25	M 36, MP 6, M 37, M 39
Blase	KG 3, B 28-pangguangshu, KG 2, B 32-ciliao	MP 6, B 63-jinmen
Urethra	KG 2, B 34-xialiao	Le 5, B 63-jinmen
Anus	LG 1, B 54-zhibian, G 30	B 57-chengshan, B 58-feiyang

die Milz. In den ersten beiden Leitbahnen dieses Zyklus (jenen von Lunge und Dickdarm) fließt das Qi also nach oben, in den anderen beiden, jenen von Magen und Milz, verläuft es nach unten. „Nach unten" bedeutet, daß sie in Richtung des minimalen Potentials verlaufen. Man sollte dies nicht mit der Tatsache verwechseln, daß sie, gemessen an der Anatomie des Körpers, nach kranial verlaufen.

Es sei hier auch bemerkt, daß die Yin-Meridiane keine direkten und oberflächlichen Verbindungen zueinander haben (sie haben aber selbstverständlich innere Verbindungen). Die Yang-Leitbahnen hingegen haben auf dem Kopf unmittelbare und oberflächliche Verbindungen zueinander.

Diese Tatsachen haben nun folgende praktische Konsequenzen:

1. Die distalen Punkte auf den Bein-Meridianen sind stärker als jene auf den Leitbahnen der Arme. Die Punkte auf den Bein-Meridianen liegen nämlich in jener Phase des Qi-Zyklus, wenn es nach unten zum Gebiet minimalen Potentials verläuft. Daher haben sie eine stärker beseitigende Wirkung und sind stärker wirksam als die distalen Punkte auf den Armen. Wenn wir beispielsweise eine Erkrankung des Zahnfleisches oder des Mundes behandeln wollen, etwa Zahnfleischgeschwüre, Zahnschmerzen, Herpes, usw., so können wir entweder Di 4 oder M 44 nadeln. M 44 ist aus den angeführten Gründen aber stärker wirksam. Man kann selbstverständlich auch beide Punkte stechen, um eine noch stärkere Wirkung zu erzielen.
2. Da die Yang-Leitbahnen auf dem Kopf direkt und an der Oberfläche miteinander Kontakt aufnehmen, wobei die Leitbahn des Arms nach oben fließt (z. B. Dickdarm), die des Beins hingegen nach unten (z. B. Magen), sind sie besonders geeignet, wenn wir Oben und Unten harmonisieren und das Auf- sowie Absteigen des Qi regulieren wollen. Di 4 reguliert beispielsweise das Auf- und Absteigen des Qi, besonders in Kombination mit M 36. Ein weiteres Beispiel ist die Kombination von 3E 6 und G 34, um das Shao Yang zu harmonisieren und das Auf- sowie Absteigen in den Drei Erwärmern zu regulieren.
3. Es ist wichtig, einen Ausgleich zwischen Punkten auf Armen und Beinen zu finden – ein Beispiel dafür findet sich an früherer Stelle in diesem Anhang. Vor allem beim Asthma ist es sehr wichtig, Punkte auf den Beinen durch solche auf den Armen auszugleichen, und ausreichend viele Punkte der oberen Extremität zu nadeln. Alle Punkte senden nämlich anfänglich einen Qi-Impuls nach oben, die „Säule" des Qi, die dabei nach oben eilt, ist aber bei Punkten auf den Beinen viel höher. Beispielsweise verspürte ein Asthma-Patient einmal während der Sitzung ein Engegefühl des Thorax. Ich nadelte Lu 7 rechts, N 6-zhaohai links (die Schlüsselpunkte des Konzeptionsgefäßes), sowie M 40 und MP 6 beidseitig. Ich überlegte, ob ich wohl nicht genug Arm-Punkte gestochen hatte. Nachdem ich KS 6 dazugenommen hatte, verschwand sofort das Engegefühl des Brustkorbs.
4. Da die Yang-Leitbahnen eine direkte und oberflächliche Verbindung miteinander eingehen, sollten die Leitbahnen von Arm und Bein innerhalb eines Zyklus eigentlich als ein Meridian angesehen werden, beispielsweise bilden Dickdarm- und Magen-Leitbahn das Yang Ming-Paar, Dünndarm- und Blasen-Meridian das Tai Yang-Paar und 3E- sowie Gallenblasen-Leitbahn das Shao Yang-Paar. Das bedeutet in der Praxis, daß die Punkte auf den korrespondierenden Yang-Meridianen in gewisser Weise untereinander austauschbar sind, und daß sie ein gemeinsames Zielareal haben, das von den beiden Leitbahnen abgedeckt wird. Di 4 und M 44 (beide beeinflussen Gesicht, Zahnfleisch und Mund), Dü 3 und B 60-kunlun (beide wirken auf das Okziput) sowie 3E 5 und G 43 (Wirkung auf die Schläfen) sind Beispiele für diese Regel.

Die enge Verbindung zwischen korrespondierenden Yang-Leitbahnen und die Tatsache, daß sie ein gemeinsames Zielareal haben, erlaubt uns viele Punktekombinationen zum Harmonisieren von Oben und Unten. Die folgenden beispielhaften Kombinationen harmonisieren alle das Auf- und Absteigen des Qi.

1. Yang Ming

a) Di 4 und M 36 harmonisieren das Auf- und Absteigen des Qi und regeln die Verdauung. Diese Kombination wirkt auf Magen und Epigastrium.

b) Di 4 und M 44 harmonisieren das Auf- und Absteigen des Qi. Diese Paarung wirkt auf Gesicht, Zahnfleisch und Mund.

c) Die Kombination von Di 10 und M 36 harmonisiert das Auf- und Absteigen des Qi und stärkt die Yang Ming-Leitbahnen. Diese Kombination hat eine allgemein stärkende Wirkung (Di 10 wirkt in dieser Hinsicht ähnlich wie M 36) und belebt die Leitbahnen. Die Kombination ist gut geeignet, bei ME (postviralem Erschöpfungssyndrom) und Atrophie-Syndrom die Leitbahnen zu bewegen.

d) Di 11 und M 43 unterstützen die Sehnen und vertreiben Wind-Nässe-Hitze beim Schmerzhaften Obstruktions-Syndrom vom Hitze-Typ.

2. Tai Yang

a) Dü 3 und B 60-kunlun harmonisieren das Auf- und Absteigen des Qi und vertreiben Wind. Diese Kombination wirkt auf obere Rückenpartien, Nacken und Okziput.

b) Dü 6 und B 66-tonggu harmonisieren das Auf- und Absteigen des Qi und vertreiben Wind aus den Tai Yang-Leitbahnen. Diese Kombination wirkt auf die Augen.

3. Shao Yang

a) 3E 6 und G 31 harmonisieren das Shao Yang, vertreiben Wind, regulieren Qi und beseitigen Stagnation. Diese Kombination wirkt auf die lateralen Körperanteile. Sie ist gut bei Herpes zoster aufgrund von Wind-Hitze geeignet.

b) 3E 4 und G 40 harmonisieren die Shao Yang-Leitbahnen und regulieren das Auf- und Absteigen des Qi. Diese Kombination wirkt auf die Schläfen, speziell bei Shao Yang-Kopfschmerzen. Sie stärkt auch den psychischen Aspekt der Gallenblase, nämlich Bestimmtheit und Entschlußkraft.

Die Kombination von Punkten auf den Yang-Meridianen von Arm und Bein wird auch bei der Yang-Gruppe der Außerordentlichen Gefäße verwendet, da ihre Schlüsselpunkte bzw. die mit ihnen gekoppelten Punkte stets Punkte auf korrespondierenden Yang-Leitbahnen von Arm und Bein sind.

Lenkergefäß: Dü 3 und B 62-shenmai.

Yang-Fersengefäß: B 62-shenmai und Dü 3.

Yang-Verbindungsgefäß: 3E 5 und G 41.

Gürtelgefäß: G 41 und 3E 5.

Zielareale von Punkten

Bei der Auswahl von distalen Punkten ist es abgesehen von der Wirkung des einzelnen Punktes und seiner Dynamik im Qi-Fluß der Leitbahn wichtig, auch die vom Punkt beeinflußte Körperregion in Betracht zu ziehen. Dafür gibt es allgemeine Regeln und praktische Erkenntnisse. Das allgemeine Prinzip besagt, daß der Einfluß eines Punktes um so weiter von seiner eigentlichen Stelle entfernt ist, je weiter distal er auf der Leitbahn liegt. Das bedeutet, daß ein Punkt am Ende einer Leitbahn im allgemeinen das andere Ende beeinflussen wird (Abbildung 1.1). Mit einigen Ausnahmen funktioniert dieses Prinzip bloß in eine Richtung: die distalen Punkte auf Armen und Beinen wirken auf das oben gelegene Ende des Meridians, und nicht umgekehrt. Wie erwähnt, gibt es Ausnahmen dieser Regel, etwa die Verwendung von LG 20-baihui bei Hämorrhoiden. Jeder Punkt auf der Leitbahn des Dreifachen Erwärmers kann das allgemeine Zielgebiet der Shao Yang-Meridiane beeinflussen, wollen wir aber auf die Schläfen einwirken, dann sind 3E 3 und 3E 5 vorzuziehen, während 3E 1, der ganz am Beginn der Leitbahn liegt, das andere Ende, nämlich das Ohr, beeinflußt.

Im folgenden nun eine unvollständige Liste von Zielgebieten verschiedener distaler Punkte aller Leitbahnen.

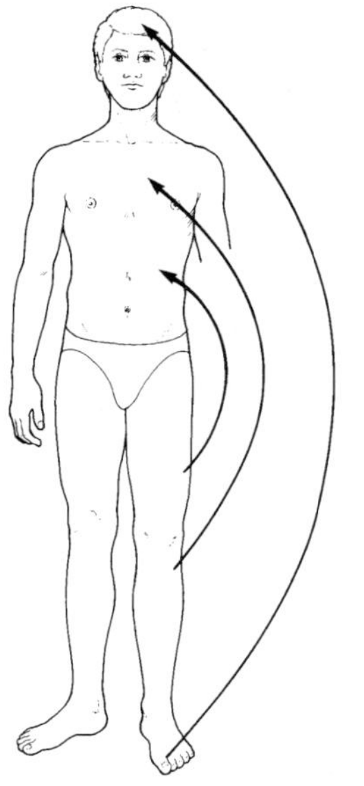

Abb. 1.1: Das allgemeine Prinzip der Zielareale von Punkten

Lunge (Abbildung 1.2)

Nase: Lu 7

Rachen: Lu 11

Lunge: Lu 5, Lu 6, Lu 9

Dickdarm (Abbildung 1.3)

Auge: Di 14

Gesicht, Mund: Di 4

Schulter: Di 1

Rachen: Di 5

Magen (Abbildung 1.4)

Gesicht, Mund: M 44

Geist: M 40, M 25

Rachen: M 41

Magen: M 36, M 42, M 40

Herz (Rhythmus): M 36, M 40

Unterbauch: M 34

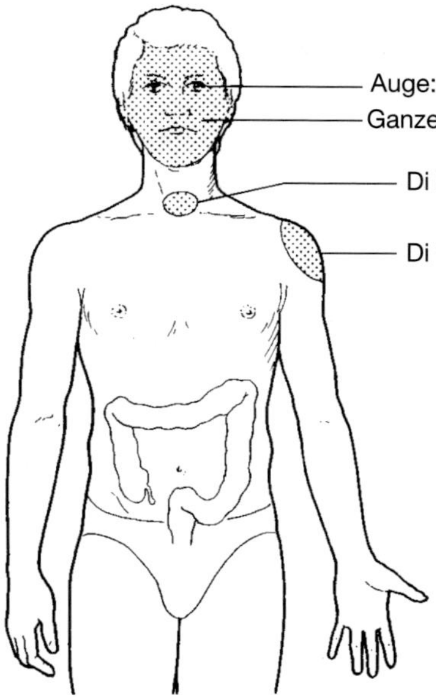

Abb. 1.3: Zielregionen der distalen Punkte der Dickdarm-Leitbahn

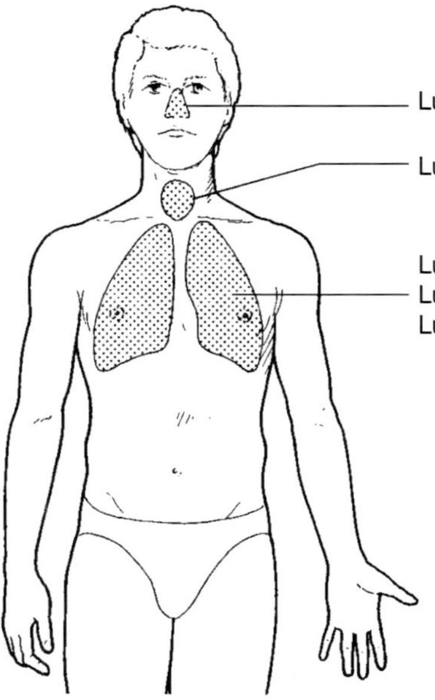

Abb. 1.2: Zielregionen der distalen Punkte der Lungen-Leitbahn

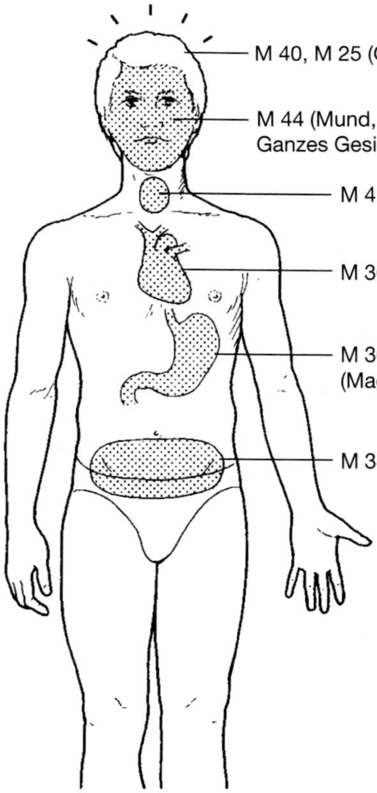

Abb. 1.4: Zielregionen der distalen Punkte der Magen-Leitbahn

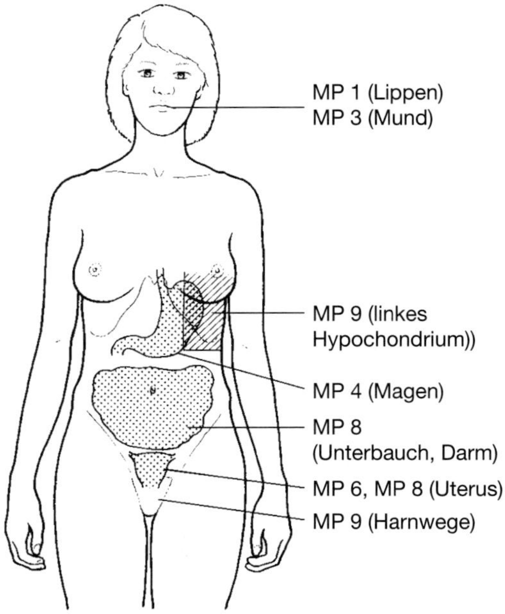

Abb. 1.5: Zielregionen der distalen Punkte der Milz-Leitbahn

Milz (Abbildung 1.5)

Lippen: MP 1
Mund: MP 3
Linkes Hypochondrium: MP 9
Magen: MP 4
Unterbauch: MP 8, MP 6
Uterus: MP 8
Harnwege: MP 9

Herz (Abbildung 1.6)

Zunge: H 5, H 8
Rachen: H 6
Thorax: H 3

Dünndarm (Abbildung 1.7)

Ohr: Dü 1
Auge: Dü 6
Nacken, Okziput: Dü 3
Schulterblatt: Dü 4

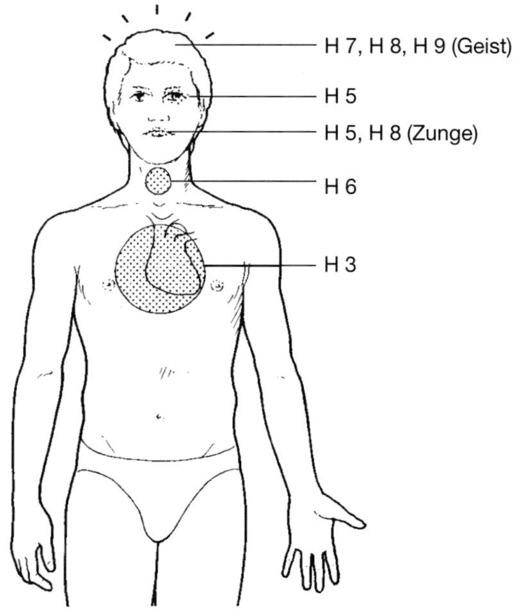

Abb. 1.6: Zielregionen der distalen Punkte der Herz-Leitbahn

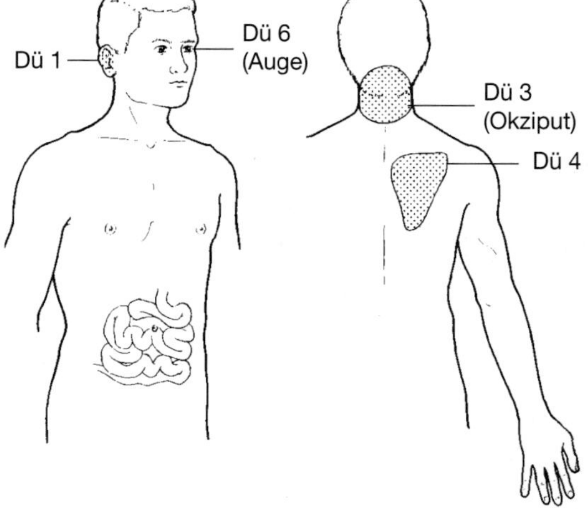

Abb. 1.7: Zielregionen der distalen Punkte der Dünndarm-Leitbahn

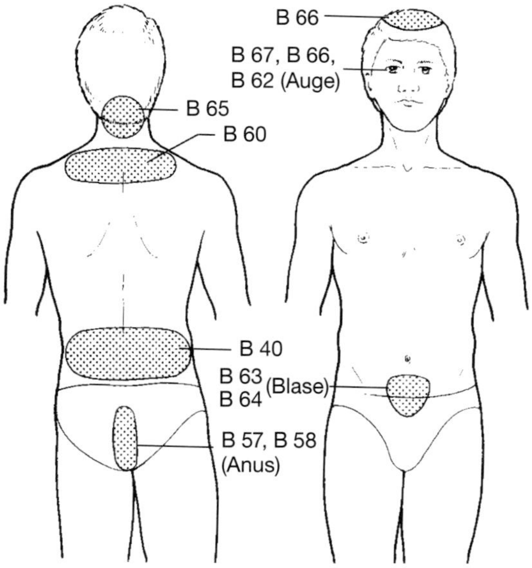

Abb. 1.8: Zielregionen der distalen Punkte der Blasen-Leitbahn

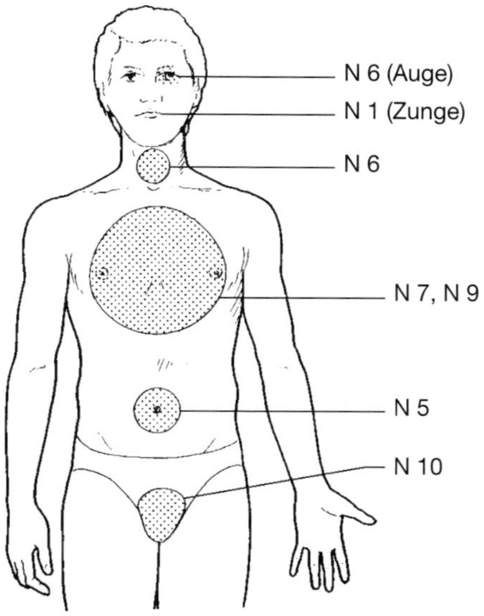

Abb. 1.9: Zielregionen der distalen Punkte der Nieren-Leitbahn

Blase (Abbildung 1.8)

Auge: B 67-zhiyin, B 66-tonggu
Spitze des Kopfes: B 66-tonggu
Okziput: B 65-shugu
Oberer Rücken: B 60-kunlun
Unterer Rücken: B 40-weizhong
Anus: B 57-chengshan, B 58-feiyang

Niere (Abbildung 1.9)

Auge: N 6-zhaohai
Zunge: N 1
Rachen: N 6-zhaohai
Thorax: N 7-fuliu, N 9-zhubin
Nabelregion: N 5-shuiquan
Harnwege: N 10-yingu

Perikard (Abbildung 1.10)

Geist: KS 7, KS 6
Zunge: KS 8
Rachen: KS 8
Herz: KS 6, KS 5
Thorax: KS 6

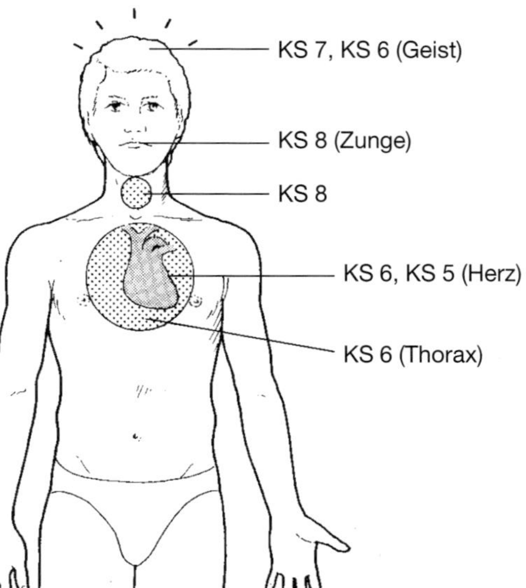

Abb. 1.10: Zielregionen der distalen Punkte der Perikard-(KS-)Leitbahn

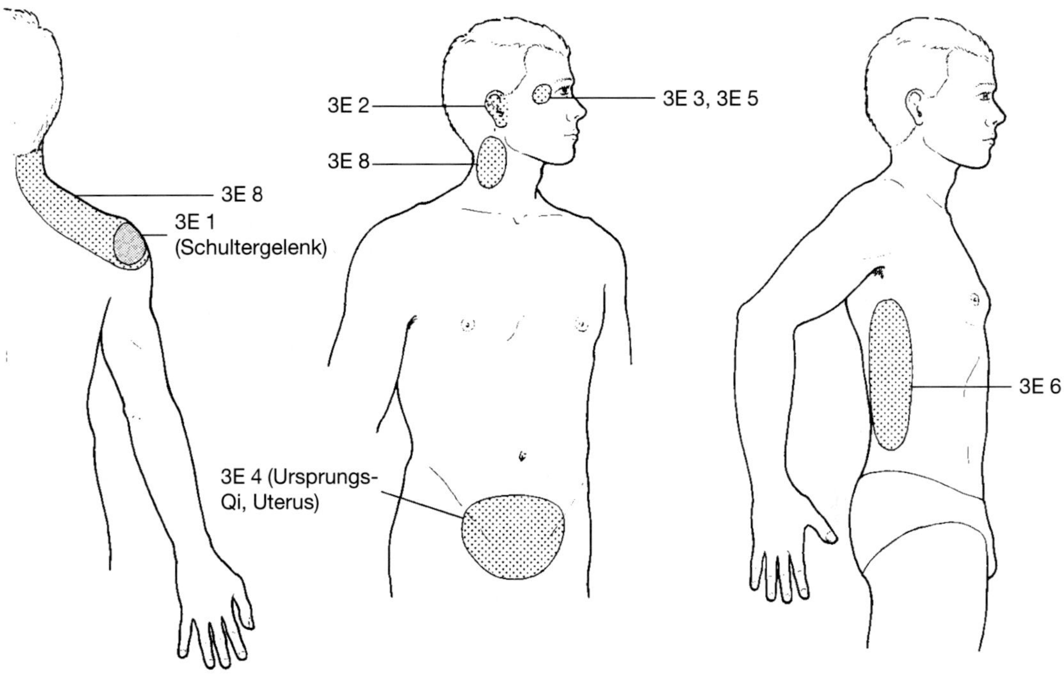

Abb. 1.11: Zielregionen der distalen Punkte der 3E-Leitbahn

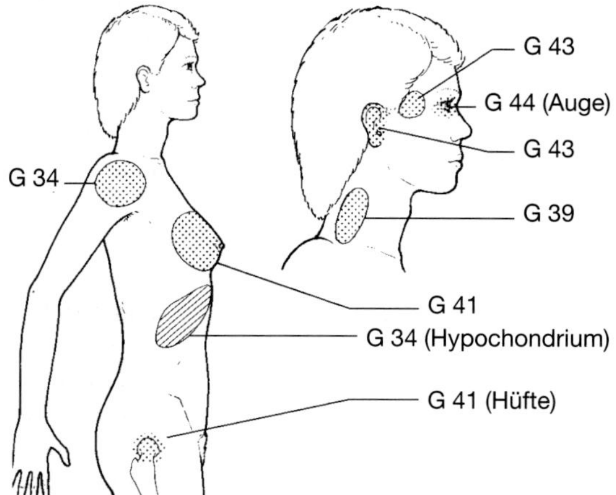

Abb. 1.12: Zielregionen der distalen Punkte der Gallenblasen-Leitbahn

Dreifacher Erwärmer (Abbildung 1.11)

Ohr: 3E 2
Schläfen: 3E 3, 3E 5
Nacken, Schulterhöhe: 3E 8
Schultergelenk: 3E 1, 3E 8
Laterale Körperanteile: 3E 6
Uterus: 3E 4

Gallenblase (Abbildung 1.12)

Auge: G 44
Ohr: G 43
Schläfe: G 43
Nacken: G 39
Schulter: G 34
Mammae: G 41
Hypochondrium: G 34
Hüfte: G 41

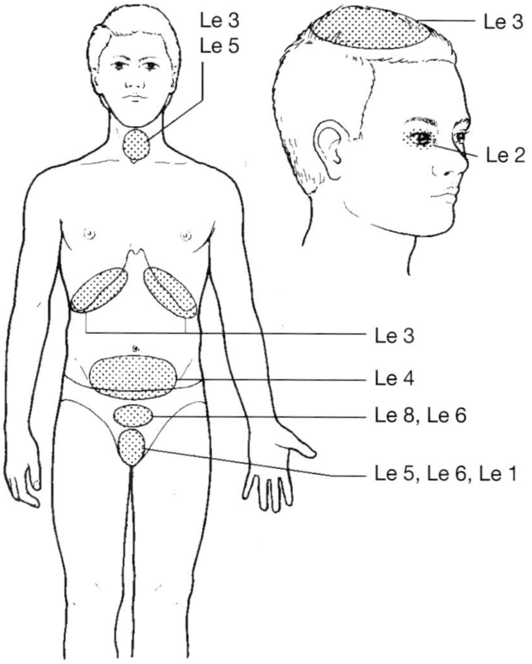

Abb. 1.13: Zielregionen der distalen Punkte der Leber-Leitbahn

Leber (Abbildung 1.13)

Auge: Le 2

Spitze des Kopfes: Le 3

Rachen: Le 3

Hypochondrium: Le 3

Unterbauch: Le 4

Hypogastrium: Le 8, Le 6

Harnwege: Le 5, Le 6, Le 1

Punktekombination

Wie wir schon erwähnten, ist die richtige und harmonische Punktekombination während einer Sitzung ein grundlegender Teil der Kunst der Akupunktur. Wählten wir die Punkte bloß nach ihren Wirkungen aus, so würde das trotz korrekter Wahl für eine ausgeglichene Therapie noch nicht ausreichen. Da alle Punkte, die wir in den bisherigen Kapiteln angaben, nur gemäß ihrer Wirkung angeführt wurden, sollte man jene Informationen mit den Hinweisen in diesem Anhang vereinen, um eine ausgeglichene Punktekombination anzustreben.

Wir können die Punktekombination aus fünf Blickwinkeln erörtern:

- Distale und lokale Punkte
- Oben – Unten
- Yin – Yang
- Hinten – Vorne
- Links – Rechts.

Da wir die Kombination von distalen und lokalen Punkten schon erörtert haben, wollen wir uns nun den verbleibenden vier Themen widmen.

Der Ausgleich von Oben und Unten

Er macht einen wichtigen Teil einer harmonischen Akupunktursitzung aus. Wie schon weiter oben besprochen, führt jeder Nadeleinstich zu einem anfänglichen, nach oben strebenden Qi-Impuls. Aus diesem Grund gewährleistet das richtige Gleichgewicht zwischen Punkten in oberen und unteren Körperregionen einen geschmeidigen Qi-Fluß während der Behandlung.

Wir erwähnten auch schon, daß die ersten beiden Leitbahnen innerhalb eines Zyklus von vier Meridianen (sie liegen oben im Körper) ein aufsteigendes Potential haben, die restlichen beiden Leitbahnen innerhalb der Vierergruppe (sie liegen in den unteren Körperregionen) weisen hingegen ein absteigendes Potential auf. Wenn wir daher die Punkte von Oben und Unten ausgleichen, so erreichen wir einen Ausgleich des Qi-Flusses in den Leitbahnen.

Weiter oben finden sich schon Beispiele für die Kombination von Punkten korrespondierender Yang-Meridiane von Arm und Bein innerhalb eines Zyklus, beispielsweise von Dickdarm- und Magen-Leitbahn. Dies stellt eine Möglichkeit des Ausgleichs von Oben und Unten dar. Selbstverständlich bezieht sich diese Art des Ausgleichs aber auch auf die Yin-Meridiane von Arm und Bein, die zu einem Umlauf gehören (z. B. Lungen- und Milz-Leitbahn) sowie auf Punkte, die auf verschiedenen Meridianen liegen.

Es folgen einige Beispiele von Punktekombinationen, die sich auf Yin-Meridiane desselben Zyklus beziehen.

Lunge und Milz (Tai Yin)

- Lu 9 und MP 6 nähren das Lungen-Yin und befeuchten Trockenheit.
- Lu 7 und MP 9 öffnen die Wasserwege. Sie dienen der Behandlung von Harnverhalten oder Schmerzen bei der Miktion.

Herz und Niere (Shao Yin)

- H 7 und N 3-taixi sind beide Yuan-Quellpunkte. Sie harmonisieren Herz und Niere, nähren das Yin von Herz und Niere und beruhigen den Geist.
- H 6 und N 7-fuliu harmonisieren Herz und Niere, nähren das Herz-Yin und wirken gegen Nachtschweiß.
- H 7 und N 9-zhubin harmonisieren Herz und Niere, nähren die Niere, lindern Druckgefühl des Thorax und beruhigen den Geist. Diese Kombination wirkt sehr beruhigend.

Perikard und Leber (Jue Yin)

- KS 6 und Le 3 harmonisieren das Jue Yin, bewegen das Leber-Qi, öffnen den Thorax, befreien unterdrückte Emotionen und bringen die Wanderseele-hun zum Verweilen. Dies ist eine ausgezeichnete Punktekombination.
- KS 7 und Le 3 harmonisieren das Jue Yin, beruhigen den Geist und bringen die Wanderseele zum Verweilen.

Es folgen nun Beispiele für Punktekombinationen von Yang- und Yin-Leitbahnen und von Yang- und Yin-Meridianen, die keine unmittelbare Beziehung zueinander haben.

- KS 6 und M 36 harmonisieren den Mittleren Erwärmer und unterdrücken rebellierendes Magen-Qi. Diese Kombination ist bei einer Vielzahl von Magenproblemen sehr wirksam, vor allem aber bei jenen, die von rebellierendem Magen-Qi geprägt sind, das auf emotionale Probleme zurückzuführen ist.
- Di 4 und Le 3 (beide sind Quellpunkte und werden als „Vier Tore“ bezeichnet) harmonisieren Oben und Unten, regulieren das Auf- und Absteigen des Qi, vertreiben Wind aus dem Gesichtsbereich, beruhigen den Geist und bringen die Wanderseele zum Verweilen.
- 3E 4 und M 42-chongyang tonisieren die Drei Erwärmer, stärken den Magen und regulieren den Uterus. Das Regulieren der Gebärmutter tritt ein, weil der Dreifache Erwärmer die Straße ist, auf die Yuan-Qi aus dem Gebiet zwischen den beiden Nieren auffährt. Das erfahren wir aus Kapitel 66 „Klassiker der Schwierigkeiten“.[2] Auch das Schriftzeichen „chong“ im chinesischen Punktnamen von M 42 bezieht sich auf das Chongmai, also das Durchdringungsgefäß, das dem Uterus entspringt. Dieses Außerordentliche Gefäß verläuft durch M 42, worauf eben der Punktname hinweist.
- KS 6 und M 40 regulieren den Mittleren Erwärmer, unterdrücken rebellierendes Magen-Qi, lösen Schleim auf, beruhigen den Geist und harmonisieren das Auf- und Absteigen des Qi. Diese Kombination ist sehr gut für Fülle-Muster des Magens geeignet, die durch rebellierendes Magen-Qi und nicht so sehr durch Schleim gekennzeichnet sind. Dieses Punktepaar hat einen starken beruhigenden Effekt und wirkt sehr gut bei Magenproblemen emotionalen Ursprungs. Diese Kombination dient auch zur Behandlung von Zerrungen der Rippenmuskulatur. Man kann sie mit KS 6 und M 36 vergleichen: diese Paarung ist besser bei Leere-Mustern einzusetzen, KS 6 und M 40 hingegen eher bei Fülle-Mustern.
- Di 4 und Le 2 regulieren das Auf- und Absteigen des Qi, beseitigen Hitze, leiten Feuer aus, beruhigen den Geist und unterstützen die Augen. Diese Kombination hat eine ähnliche Wirkung wie die „Vier Tore“ (Di 4 und Le 3). Sie ist ausgezeichnet bei Augenerkrankungen geeignet, die auf Leber-Feuer zurückzuführen sind, wenn im Hintergrund emotionale Probleme mit Leber-Bezug bestehen.
- Lu 7 und B 63-jinmen öffnen die Wasserwege, fördern den Harnfluß und beenden Schmerzen bei der Miktion. Diese Kombination wird verwendet, wenn Harnverhalten oder Dysurie-Syndrom mit Nässe, die die Wasserwege verlegt, bestehen.
- Lu 7 und N 7-fuliu stimulieren das Absteigen des Lungen-Qi und das Ergreifen des Qi durch die Niere. Diese Kombination wirkt gut, wenn der Patient Asthma aufgrund von Lungen- und Nieren-Schwäche hat.

- H 5 und MP 3 regen Geist und Intellekt an, sie stärken auch Gedächtnis- und Konzentrationsvermögen. Diese Paarung stärkt Erinnerung und Konzentration bei Menschen mit Blut-Schwäche von Herz und Milz. Man kann sie auch verwenden, um bei Studenten vor der Prüfung Gedächtnis und Konzentration zu stärken. Bei dieser Indikation nadelt man zusätzlich auch B 15, B 20 und LG 20-baihui.

Das Ausgleichen von Oben und Unten ist zwar ein sehr wichtiger Teil einer harmonisierenden Akupunkturbehandlung, es gibt jedoch Situationen, in denen man die Dynamik des Leitbahn-Systems ausnützt, um das Qi nach oben oder unten zu ziehen, indem man bloß die obere oder untere Körperhälfte nadelt. Wenn beispielsweise Fülle oben und Leere unten aufgrund einer Schwäche des Nieren-Yin und des Emporschlagens von Leere-Hitze des Herzens bestehen (rotes Gesicht, Schlafstörungen, ängstliche Unruhe, Schwindelgefühl, Rückenschmerzen, Nachtschweiß, usw.), so kann man ganz bewußt eine unausgewogene Punktekombination zusammenstellen, etwa ausschließlich N 1, um das Qi nach unten zu ziehen und Leere-Hitze zu unterdrücken.

Andererseits kann man bei einem Uterusprolaps aufgrund von absinkendem Milz-Qi nur einen Punkt an der Spitze des Kopfes auswählen, z. B. LG 20-baihui, um das Qi zu heben.

Ein weiterer Fall, in dem man das Ausgleichen von Oben und Unten bewußt nicht durchführt, ist der ausschließliche Einsatz eines Fernpunktes bei akuten Verrenkungen. Beispiele sind LG 26-renzhong bei akuter Lumbalgie oder M 38 bei akuten Schulterschmerzen.

Der Ausgleich von Yin und Yang

Es ist sehr wichtig, ein Gleichgewicht der Punkte bezüglich ihres Yin- oder Yang-Charakters zu erreichen. Der Yin- bzw. Yang-Charakter eines Punktes hängt mit der Yin-Yang-Dynamik des Leitbahn-Systems zusammen. Innerhalb jedes Zyklus von vier Leitbahnen (siehe Abbildung 1.2 in Kapitel 1) stellt ein Yin-Meridian den Anfang und das Ende der Gruppe dar (z. B. die Leitbahnen von Lunge und Milz), oder, anders ausgedrückt, die Phasen von Vorbereitung und Erholung. Die Yang-Meridiane, z. B. jene von Dickdarm und Magen, stehen in der Mitte des Zyklus, stellen also die Phasen von Aktivität und Verteilung dar. Außerdem erreichen bloß die Yang-Leitbahnen den Kopf, der das Gebiet maximalen Potentials darstellt. Gemäß dem Prinzip, daß Yang mit Aktivität und Yin mit Trägheit korrespondiert, spiegelt auch die Zahl der Punkte auf Yin-Leitbahnen ihren Phasenbezug zu Vorbereitung und Erholung wider, und jene auf den Yang-Meridianen die Beziehung zu Aktivität und Verteilung. Es gibt nämlich mehr als zweimal so viele Yang-Punkte (218) als Yin-Punkte (91), das Lenker- und Konzeptionsgefäß ausgenommen. Schließen wir die Punkte dieser beiden Außerordentlichen Meridiane in die Berechnung ein, so ergibt sich ungefähr die gleiche Proportion: 246 Yang- gegenüber 115 Yin-Punkten.

Wenn wir den kompletten Zyklus der 12 Leitbahnen betrachten (Abbildung 1.3 in Kapitel 1), so können wir den Fluß von Yin und Yang in 24 Stunden erkennen und auf diesem Weg eine Erklärung für die Bezeichnungen „Yang Ming" („Helles Yang"), Shao Yin („Kleines Yin") usw. erkennen. In den drei Zyklen zu jeweils 4 Leitbahnen, verläuft der Fluß von Yin und Yang innerhalb von 24 Stunden auf die Art, daß sich ein Maximum an Yin („Tai Yin", „Großes Yin") und ein mittlerer Pegel an Yang-Energie („Yang Ming", „Helles Yang") im ersten Umlauf, also am Morgen, ergibt. Zu Mittag, also im mittleren Zyklus, kommt es zu einem Höchststand des Yang („Tai Yang", „Großes Yang") und dem niedrigsten Yin-Pegel („Shao Yin", „Kleines Yin"). Am Abend, im dritten Umlauf, finden wir ein Mittelmaß an Yin vor („Jue Yin", „Umkehr-Yin") sowie ein Minimum an Yang-Energie („Shao Yang", „Kleines Yang").

Die praktische Bedeutung liegt darin, daß es wichtig ist, Yin-Punkte mit Yang-Punkten auszugleichen, um den Fluß von Yin und Yang in den Leitbahnen zu harmonisieren. Da die Anzahl der Yang-Punkte jene der Yin-Punkte übersteigt, ist es zunächst wichtig, keine zu große Zahl an Yang-Punkten zu stechen, ohne sie mit solchen von Yin-Charakter auszugleichen. Stechen wir zu viele Yang-Punkte, so können wir den Patienten fahrig und nervös machen, bei zu vielen Yin-Punkten wird er oder sie vermutlich müde. Da man auch Yin-Punkte verwenden kann, um Organe oder Energien von Yang-Charakter zu stärken (z. B. kann Lu 9 das Abwehr-Qi stärken), und umgekehrt Yang-Punkte auch Yin-Organe stärken können, beispielsweise M 36 die Milz, erhalten wir dadurch größere Freiheit bei der Auswahl der Punkte, wenn wir uns bemühen, Yin und Yang auszugleichen.

Wir können den Ausgleich von Yin und Yang aus verschiedenen Gesichtswinkeln betrachten:

1. Ausgleich von außen-innen gekoppelten Leitbahnen (z. B. Lunge und Dickdarm)
2. Ausgleich von Yin- und Yang-Leitbahnen ohne Beziehung zueinander (z. B. Lunge und Magen)
3. Ausgleich von Passage- und Quellpunkten
4. Ausgleich von Yin und Yang nach den Himmelsstämmen.

1. Ausgleich von Punkten auf außen-innen gekoppelten Leitbahnen

Es folgen einige Beispiele für den Ausgleich von Punkten auf Meridianen mit Außen-Innen-Kopplung.

- Lu 9 und Di 4 – sie sind beide Quellpunkte – gleichen Yin und Yang aus, tonisieren die Lunge, stärken das Abwehr-Qi, festigen die Oberfläche und wirken gegen Schwitzen.
- Lu 11 und Di 4 vertreiben Wind-Hitze und lindern Halsschmerzen.
- M 36 und MP 4 regulieren den Mittleren Erwärmer und bezähmen rebellierendes Magen-Qi bei Magen-Mustern.
- H 7 und Dü 5 nähren das Herz, beruhigen den Geist und machen die Öffnungen des Geistes frei. Dieses Paar ist besonders gut geeignet, den Geist klar zu machen und den Patienten zu unterstützen, aufgrund genauer Erwägung mehrerer Auswahlmöglichkeiten richtige Entscheidungen zu treffen.
- Le 3 und G 34 bewegen das Leber-Qi, beseitigen Stagnation und bringen die Wanderseele zum Verweilen. Diese Kombination ist ausgezeichnet geeignet, Leber-Qi-Stagnation aufgrund emotionaler Probleme zu beseitigen, die auf der psychischen Ebene zu Launenhaftigkeit und Depressionen und auf der körperlichen zu Distension führt.
- MP 8, MP 6, M 28 und M 29 beseitigen Nässe und Stase im Unteren Erwärmer, stillen Schmerz und beenden Gebärmutterblutungen. Diese Kombination dient zur Behandlung des gynäkologischen Raums, vor allem bei Fülle-Mustern.
- Lu 3 und Di 4 bei Epistaxis.[3]
- M 45 und MP 1 beruhigen den Geist. Diese Kombination wird bei Schlafstörungen und unruhigem Schlaf mit Alpträumen verwendet.[4]
- H 6 und Dü 3 beenden Nachtschweiß, der durch Herz-Yin-Mangel hervorgerufen wird.[5]
- N 8-jiaoxin und B 55-heyang tonisieren das Qi, damit dieses das Blut halten kann. Diese Paar verwenden wir bei starken Gebärmutterblutungen aufgrund von Qi-Mangel.[6]
- G 30, Le 2 und G 31 bei Bi-Syndrom mit Schmerzen in der Lumbalregion und im Bein.[7]
- Lu 5 und Di 11 beseitigen Lungen-Hitze und fördern das Absteigen des Lungen-Qi. Dieses Paar kann man zum Beseitigen von Lungen-Hitze in akuten Situationen mit Husten, Fieber und Expektoration profusen klebrigen, gelben Sputums verwenden.
- M 36 und MP 6 tonisieren das Qi von Magen und Milz und das Blut im allgemeinen. Diese einfache Kombination ist ausgezeichnet geeignet, Qi und Blut allgemein zu stärken, vor allem bei Frauen. Die Wirkung wird durch Moxa, das man auf die Nadeln setzt, verstärkt.
- M 39 und MP 6 stillen Schmerzen im Unterleib.
- B 63-jinmen und N 10-yingu öffnen die Wasserwege und beenden Schmerzen der Harnwege. Diese Kombination kann man bei Nässe-Dysurie verwenden, wenn sich dabei vor einem Hintergrund von Nieren-Yin-Mangel leichtes Harnverhalten und Brennen bei der Miktion ausbilden.
- KS 6 und 3E 6 regulieren das Qi, beseitigen Stagnationen in den Drei Erwärmern, öffnen den Thorax und beruhigen den Geist. Wir können diese Kombination bei Leber-Qi-Stagnation nadeln, die von emotionalem Streß herrührt und Hypochondrium sowie Thorax beeinträchtigt, was sich in Druckgefühl im Thorax und Seufzen äußert. Man kann dieses Punktepaar auch bei Zerrungen der Rippenmuskulatur stechen.
- 3E 3 und KS 6 bewegen das Qi, beseitigen Stagnation, machen die Öffnungen des Geistes frei, beruhigen den Geist und heben die Stimmung. Diese Kombination ist gut geeignet, Depressionen und Verwirrung zu behandeln, die durch lange bestehende, unterdrückte emotionale Probleme hervorgerufen wurden.
- 3E 3 und KS 7 bewegen das Qi, beseitigen Stagnation, machen die Öffnungen des Geistes frei, beruhigen den Geist, bringen die Wanderseele zum Verweilen und heben die Stimmung. Die Wirkung ist jener von 3E 3 und KS 6 ähnlich. Der Hauptunterschied besteht darin, daß 3E 3

und KS 7 beruhigender wirkt, das andere Paar hingegen mehr bewegt.

- G 43 und Le 3 bezähmt das Leber-Yang. Mit dieser Kombination können wir sehr gut Schläfenkopfschmerzen behandeln, die durch Leber-Yang entstehen. Le 3 unterdrückt das Leber-Yang, G 43 beeinflußt die Schläfenregion.

2. Ausgleich von Yin- und Yang-Leitbahnen ohne unmittelbare Beziehung zueinander

Hier einige Beispiele:

- Lu 9 und M 36 tonisieren das Qi von Lunge und Magen und das Qi im allgemeinen. Der Magen ist die Quelle des Nahrungs-Qi (Gu Qi), die Lunge herrscht über das Sammel-Qi (Zong Qi). Deshalb wirkt eine Kombination dieser beiden Leitbahnen so stark tonisierend auf das Qi.
- Di 11 und MP 10 beseitigen Hitze und kühlen das Blut – eine ausgezeichnete Kombination, um bei Hauterkrankungen das Blut zu kühlen.
- M 36, N 3 und MP 6 nähren das Yin von Magen und Niere.
- M 36 und KS 6 harmonisieren den Mittleren Erwärmer und unterdrücken rebellierendes Magen-Qi. Diese Paarung wurde schon im Zusammenhang des Ausgleichens von Oben und Unten erwähnt.
- M 40 und KS 6 regulieren den Mittleren Erwärmer, bezähmen rebellierendes Magen-Qi, lösen Schleim auf, beruhigen den Geist und harmonisieren das Auf- und Absteigen des Qi. Auch diese Kombination wurde schon anläßlich des Oben-Unten-Ausgleichs vorgestellt.
- M 40 und KS 5 lösen Herz-Schleim auf, beruhigen den Geist und machen die Öffnungen des Geistes frei. Diese Kombination können wir nadeln, wenn der Geist durch Schleim verlegt und der Patient in der Folge verwirrt ist – in ausgeprägten Fällen kann dieser Zustand bis zu Manie oder Schizophrenie gehen.
- MP 5 und G 40 verwendet man bei Bi-Syndrom oder Verstauchungen des Knöchels.
- H 7 und G 40 stärken das Qi von Herz und Gallenblasen, beruhigen den Geist und stärken das Vermögen der Gallenblase, Entscheidungen zu treffen.
- Dü 4 und Le 3 bewegen das Leber-Qi im Bereich von Hypochondrium und Schulterblatt. Diese Kombination ist gut geeignet, wenn die Leber-Qi-Stagnation zu Schmerzen unterhalb des Rippenbogens führt, die sich bis zum Schulterblatt erstrecken.
- Dü 1 und Le 3 bewegen das Leber-Qi in den Mammae. Wir verwenden dieses Paar, wenn die Leber-Qi-Stagnation die Mammae beeinträchtigt, was zu prämenstrueller Distension oder auch zu Milchstau bei stillenden Müttern führen kann.
- B 63-jinmen und Le 6 wirken gegen Schmerzen der Harnwege mit einer Beziehung zur Leber-Leitbahn.
- Di 4 und N 7-fuliu regulieren die Schweißsekretion. Indem man N 7 tonisiert und Di 4 sediert, fördert man das Schwitzen, wenn man hingegen Di 4 tonisiert und N 7 sediert, vermindert man die Schweißsekretion.

3. Ausgleich von Passage- und Quellpunkten

Diese Ausgleichsmethode stellt einen wichtigen Aspekt der Bemühung dar, Yin und Yang auszubalancieren.

Man wählt zunächst den Quellpunkt jener Leitbahn, mit der man das Hauptproblem behandeln will. Um seine Wirkung zu verstärken, nadelt man dann sodann den Passagepunkt des gekoppelten Meridians. Nehmen wir als Beispiel die Behandlung von Lungen-Yin-Mangel: wir wählen Lu 9 als Quellpunkt aus, um seine Wirkung zu erhöhen, nadeln wir auch noch Di 6. Der Quellpunkt wird also als primärer Punkt, der Passagepunkt als sekundärer eingesetzt.

Es folgen die wichtigsten und am häufigsten verwendeten Kombinationen von Passage- und Quellpunkten.

- Di 4 und Lu 7 stellen das Absteigen des Lungen-Qi wieder her und befreien bzw. festigen die Oberfläche. Dieses Paar wird häufig verwendet, um beim Eindringen von Wind-Kälte die Oberfläche zu befreien. Man kann die beiden Punkte aber auch bei inneren Störungen einsetzen, um das Absteigen des Lungen-Qi wiederherzustellen, die Oberfläche zu festigen und das Abwehr-Qi zu festigen. Auf der psychischen Ebene beruhigt diese Kombination auch die Körperseelepo und zeigt eine befreiende Wirkung auf unterdrückte Emotionen.

- KS 6 und 3E 4 regulieren die Drei Erwärmer, bewegen das Leber-Qi und beruhigen den Geist. Es handelt sich um eine sehr gute Kombination, um indirekt das Leber-Qi zu bewegen und den Geist zu beruhigen. Sie wirkt vor allem entspannend auf die Muskulatur der Schulterhöhe und des Nackens, weshalb wir sie häufig bei Kopfschmerzen verwenden, die dieser Region entspringen.
- M 40 und MP 3 tonisieren die Milz und lösen Schleim auf. Diese Kombination ist vor allem bei Magen-Mustern mit Schleim angezeigt. Sie löst auch Schleim im Gehirn auf, da MP 3 nahe dem Anfang der Leitbahn liegt und somit das andere Ende des Meridians beeinflußt.
- G 37 und Le 3 klären die Augen bei Leber-Mustern.
- N 4-dazhong und B 64-jinggu bei Ischialgie. Man nadelt B 64 auf der betroffenen, N 4 auf der anderen Seite.

4. Ausgleich von Yin und Yang nach den Himmelsstämmen

Jede Leitbahn ist mit einem Himmelsstamm assoziiert, nämlich Yang-Meridiane mit Yang-Himmelsstämmen, Yin-Leitbahnen mit Yin-Stämmen:

1. Gallenblase
2. Leber
3. Dünndarm
4. Herz
5. Magen
6. Milz
7. Dickdarm
8. Lunge
9. Blase
10. Niere.

Wenn wir eine Yin-Yang-Balance gemäß den Himmelsstämmen durchführen wollen, so müssen wir nur einfach Punkte von Leitbahn 1 mit solchen von Nr. 6, 2 mit 7, 3 mit 8, usw. ausgleichen:

Gallenblase – Milz
Dünndarm – Lunge
Magen – Niere
Dickdarm – Leber
Blase – Herz.

Man sieht, daß es vor allem darum geht, die Punkte einer Yang-Leitbahn durch welche auf jenem Yin-Meridian auszugleichen, der gemäß der Kontroll-Sequenz der Fünf Elemente von der Yang-Leitbahn kontrolliert wird.

Diese Methode betont eher das Ausgleichen von Yang-Punkten durch solche mit Yin-Charakter als umgekehrt. Verwendet man beispielsweise während einer Behandlung mehrere Punkte der Gallenblasen-Leitbahn, so ist es sinnvoll, sie mit ein oder zwei Punkten der Milz-Leitbahn auszugleichen. Stechen wir aber mehrere Punkte auf dem Milz-Meridian, so müssen wir diese nicht durch Punkte auf der Gallenblasen-Leitbahn ausgleichen.

Die Erklärung ist einerseits in der Kontroll-Sequenz der Fünf Elemente, andererseits in der Theorie von Yin und Yang zu finden. Es ist wichtig, Punkte auf Yang-Leitbahnen (Yang korrespondiert mit Aktivität und im Krankheitsfall mit „Angriff" und „Eindringen") durch solche auf jenem Yin-Meridian auszugleichen, der vom Yang-Gefäß kontrolliert wird, um so zu verhindern, daß die Yang-Leitbahn den Yin-Meridian überwindet.

Nehmen wir an, wir behandeln einen Patient mit einer Ischialgie, die entlang des Gallenblasen-Meridians verläuft. Wir wählen G 30, G 29, G 31 und G 34 aus. Es wäre nun sinnvoll, diese vier Gallenblasen-Punkte mit einem oder zwei Punkten auf der Milz-Pankreas-Leitbahn, z. B. MP 3 oder MP 6, auszugleichen. Noch mehr spricht dafür, wenn der Milz-Punkt auch noch aufgrund des Musters des Patienten indiziert ist, statt bloß der Balance wegen ausgewählt zu werden. Wenn etwa unser Ischialgiepatient auch an Schlafstörungen aufgrund von Blut-Mangel leidet, so ist MP 6 eine gute Wahl zum Ausgleichen der Gallenblasen-Punkte, da MP 6 dann nicht nur die Balance wiederherstellt, sondern auch gegen Schlafstörungen wirkt.

Ein weiteres Beispiel wäre ein Patient mit chronischer Periarthritis humeroscapularis mit Schmerzausstrahlung in den Arm. Wir behandeln ihn mit Di 15, Di 14, Di 11 und Di 4. Da wir vier Dickdarm-Punkte ausgewählt haben, sollten wir sie mit einem Punkt der Leber-Leitbahn ausgleichen. Le 3 wäre hier sehr geeignet, da er auch die entzündeten Sehnen der Schulter entspannt.

Wenn man Le 3 in diesem Fall auch noch auf der kontralateralen Seite des Schmerzgeschehens nadelt, so erreicht man gleich mehrere Wirkungen auf einmal: man gleicht Oben und Unten, Yin und Yang, die Himmelsstämme sowie Links und Rechts aus. Das ist eine sehr ausgewogene Punktekombination.

Ein weiteres Beispiel eines Ausgleichs nach den Himmelsstämmen: wir behandeln einen Patienten mit Ischialgie entlang der Blasen-Leitbahn. Wir nadeln B 54-zhibian, B 36-chengfu, B 37-yinmen und B 40-weizhong. Diese Blasen-Punkte könnten wir nun mit einem Punkt auf dem Herz-Meridian ausgleichen, etwa mit H 7. H 7 ist um so mehr indiziert, wenn der Patient ängstlich angespannt ist. Vor allem bei Männern hat ja H 7 eine ausgezeichnete muskelentspannende Wirkung auf den Rücken (siehe auch Kapitel 24).

Der Ausgleich von Yin und Yang ist sehr wichtig, wenn wir mehrere Punkte gleicher Polarität einsetzen, wie es in den beschriebenen Beispielen der Fall ist. Besondere Bedeutung erlangt dieses Vorgehen, wenn in einer Sitzung mehrere Punkte auf einem Yang-Meridian genadelt werden.

Ausgleich von Hinten und Vorne

Es handelt sich zwar um einen weiteren Aspekt des Yin-Yang-Ausgleichs, wir behandeln ihn aber besser getrennt. Es geht um zwei Bereiche:

1. Ausgleich von Zustimmungspunkten durch Alarmpunkte;
2. Ausgleich von Lenker- und Konzeptionsgefäß.

1. Ausgleich von Zustimmungspunkten durch Alarmpunkte

Die Shu-Zustimmungspunkte werden in verschiedenen Kapiteln von „Des Gelben Kaisers Klassiker des Inneren" erwähnt. Kapitel 51 „Das Zentrum des Wirkvermögens" führt die Zustimmungspunkte der fünf Yin-Organe an.[8] Kapitel 59 und weitere Kapitel von „Reine Fragen" besprechen die Zustimmungspunkte der Yang-Organe. „Des Gelben Kaisers Klassiker des Inneren" erwähnt insgesamt 10 Zustimmungspunkte. B 22-sanjiaoshu fehlt in diesem Werk, des weiteren auch B 14-jueyinshu. Diese Punkte werden erstmals 282 in „Das ABC der Akupunktur" bzw. 652 in „Tausendfach wertvolle Rezeptvorschriften" erwähnt.

An den Zustimmungspunkten sammelt sich das Qi, um sich dann in die inneren Organe zu ergießen. Da diese Punkte auf der Yang-Seite des Körpers liegen und noch dazu auf der Blasen-Leitbahn, die zur Tai Yang-Schicht gehört, die das Abwehr-Qi über den ganzen Rücken verteilt, kann man sie mittels Moxibustion zum Wärmen der inneren Organe einsetzen.

An den Mu-Alarmpunkten sammelt sich das Qi der inneren Organe. Sie liegen alle auf der Yin-Seite des Körpers und können zum Beseitigen von Hitze verwendet werden. Nach der Tradition verwendet man die Zustimmungspunkte – sie haben Yang-Charakter – bei Yin-Erkrankungen (unter „Yin" versteht man hier chronische, Kälte-, Leere- sowie Yin-Organ-Erkrankungen), wogegen die Alarmpunkte, die von Yin-Natur sind, bei Yang-Erkrankungen zum Einsatz kommen („Yang" bedeutet hier akut, Hitze, Fülle und Erkrankungen der Yang-Organe). Dazu ein Zitat aus Kapitel 67 „Klassiker der Schwierigkeiten":

„Yin-Erkrankungen erreichen das Yang, Yang-Erkrankungen gelangen ins Yin. Aus diesem Grund liegen die Alarmpunkte auf der Yin-, die Zustimmungspunkte auf der Yang-Oberfläche."[9]

Diese Aussage bedeutet, daß man die Zustimmungspunkte verwendet, sobald Yin-Erkrankungen das Yang erreichen, und Alarmpunkte, wenn Yang-Erkrankungen ins Yin gelangen. Das ist allerdings keine unumstößliche Regel, man kann beide Gruppen von Punkten im breiteren oben erwähnten Sinn sowohl für Yin- als auch Yang-Erkrankungen verwenden.

Die Kombination von Zustimmungs- und Alarmpunkten gleicht Yin und Yang sowie Nähr- und Abwehr-Qi aus. Sie ermöglicht uns eine besonders intensive Behandlung der inneren Organe bei chronischen Krankheiten. Beispielsweise führt die Kombination KG 12 – B 21 (Alarm- und Zustimmungspunkt des Magens) zu einer deutlichen Stärkung des Magens, wenn wir tonisierend nadeln und Moxibustion anwenden.

Wenn man eher häufig behandelt, etwa zwei- bis dreimal pro Woche, so kann man die Zustimmungs- und Alarmpunkte bei den einzelnen Sitzungen abwechseln. Die gleichzeitige Verwendung beider Punktegruppen während jeder Sitzung würde zu stark wirken. Nadelt man aber seltener, in zweiwöchigen oder längeren Abständen, so kann man Zustimmungs- und Alarmpunkte auch in einer Behandlung kombinieren.

Bei den Zustimmungspunkten beläßt man die Nadel eher kurz in situ, also 10 oder weniger Minuten, oder man wendet bloß Moxa an. Läßt man die Nadeln an diesen Punkten länger liegen, so bekommen sie leicht einen sedierenden Effekt und machen den Patienten sehr müde. Wenn man bei Leere-Zuständen nicht ganz sicher ist, so ist es am besten, die Zustimmungspunkte bloß mit Moxa zu verwenden, außer es bestehen Zeichen von Hitze oder Leere-Hitze.

Man kann Zustimmungs- und Alarmpunkte auf noch zwei Arten kombinieren, nämlich Zustimmungs- und Quellpunkte sowie Alarmpunkte mit He-Meer-Punkten.

Wenn wir die Paarung Zustimmungspunkt – Quellpunkt desselben Organs einsetzen, so erzielen wir eine spezifische Wirkung auf Yin-Organe, chronische Erkrankungen und Leere-Zustände. Beispiele sind B 13 und Lu 9 oder B 18 und Le 3.

Die Kombination von Alarm- und He-Meer-Punkt desselben Organs dient der Therapie der Yang-Organe, von akuten Erkrankungen und Fülle-Störungen. Bei dieser Gelegenheit sei erwähnt, daß man unter dem Meer-Punkt von Dickdarm, Dünndarm und Dreifachem Erwärmer in diesem Zusammenhang jeweils den He-Unteren Meer-Punkt versteht, also M 37, M 39 und B 39. Tabelle 2 listet alle Punkte auf.

Die Polarität Hinten-Vorne, vor allem jene zwischen Zustimmungs- und Alarmpunkten, können wir auch im Falle von Nebenwirkungen einer Behandlung verwenden. Wenn wir beispielsweise zu viele Zustimmungspunkte einsetzen oder die Nadeln zu lange belassen und der Patient sich nach der Sitzung sehr müde fühlt, so können wir diese Nebenwirkung beheben, indem wir ein oder zwei Punkte an der Körpervorderseite stechen, vorzugsweise aus der Gruppe der Alarmpunkte.

Tabelle 2: Kombination von Alarm- und He-Meer-Punkten

Leitbahn	Mu-Alarm-Punkt	He-Meer-Punkt
Lunge	Lu 1	Lu 5
Dickdarm	M 25	M 37
Magen	KG 12	M 36
Milz	Le 13	MP 9
Herz	KG 14	H 3
Dünndarm	KG 4	M 39
Blase	KG 3	B 40
Niere	G 25	N 10-yingu
Perikard (KS)	KG 17	KS 3
Dreifacher Erwärmer	KG 5	B 39
Gallenblase	G 24	G 34
Leber	Le 14	Le 8

2. Ausgleich zwischen Lenker- und Konzeptionsgefäß

Hier handelt es sich um einen sehr wichtigen Aspekt des Ausgleichs zwischen Yin und Yang sowie Vorne und Hinten. Das Lenkergefäß herrscht über alle Yang-Leitbahnen, das Konzeptionsgefäß über alle Yin-Meridiane. Aus diesem Grund kommt den Punkten auf diesen beiden Gefäßen besondere Bedeutung in der Balance zwischen Vorne und Hinten zu.

Die beiden Leitbahnen eignen sich auch so gut zur Kombination, da sie beide demselben Areal zwischen den Nieren entspringen und einander auch im Körperinneren überkreuzen. Man kann sie deshalb auch als einen einzigen Kreislauf sehen. Die beiden Gefäße fließen von KG 1 nach oben, im Inneren aber auch nach unten, so daß wir über ihre gekoppelte Verwendung auch das Auf- und Absteigen des Qi regulieren können.

Beide Leitbahnen verlaufen auch nach oben zum Kopf, das Lenkergefäß tritt sogar ins Gehirn ein. Aus diesem Grund hat eine Kombination von Punkten der beiden Meridiane einen sehr starken und wichtigen psychischen Effekt, entweder in anregender oder auch in beruhigender Richtung.

Es folgen einige Beispiele für Paarungen von Punkten auf Lenker- und Konzeptionsgefäß.

- LG 19-houding und KG 15 beruhigen den Geist. LG 19 beruhigt den Geist und löscht (inneren) Wind aus, KG 15 beruhigt den Geist und nährt das Herz. Diese Kombination hat eine stark beruhigende Wirkung, da KG 15 nährt und LG 19 beruhigt. KG 15 lindert auch ängstliche Unruhe, die sich in Druckgefühl des Thorax äußert.
- LG 20-baihui und KG 15 beruhigen den Geist und heben die Stimmung. Diese Paarung kann gleichzeitig über KG 15 den Geist beruhigen und mittels LG 20 die Stimmung heben und Depressionen vermindern. Dies ist eine ausgezeichnete Kombination für ängstlich agitierte Depressionen.
- LG 14-dazhui und KG 4 (beide mittels Moxakegelchen direkt moxen) tonisieren und wärmen das Yang. Moxa auf LG 14 wärmt alle Yang-Leitbahnen und die Blase, KG 4 (ebenfalls mit Moxa) tonisiert und wärmt das Nieren-Yang, die Quelle aller Yang-Energien des Körpers. Auf diese Weise stärkt diese Kombination Blase und Nieren-Yang sowie das Yang-Qi im allgemeinen.

- LG 16-fengfu und KG 24 dienen zur Behandlung von okzipitalen Kopfschmerzen.[10]

- LG 20-baihui und KG 12 tonisieren Magen und Milz und heben die Stimmung. Diese Kombination ist gut geeignet, Depressionen vor einem Hintergrund von Magen- und Milz-Schwäche zu bessern.

- LG 24-shenting und KG 4 nähren die Niere (vor allem das Nieren-Yin), stärken das Ursprungs-Qi und beruhigen den Geist. Die Kombination ist bei ausgeprägter ängstlicher Unruhe geeignet, die vor einem Hintergrund von Nieren-Yin-Mangel auftritt. Die gute Verwendbarkeit bei ängstlicher Unruhe ist darin begründet, daß diese Punktekombination das Qi im Unteren Erwärmer verwurzelt und es von Kopf und Herz, wo es den Geist beunruhigt, nach unten zieht.

- Yintang und KG 4 beruhigen den Geist und nähren die Niere. Diese Kombination ist der zuvor beschriebenen ähnlich, da auch sie das Qi im Unteren Erwärmer verwurzelt, indem sie die Niere nährt und das Ursprungs-Qi stärkt. Die erste Kombination ist besser bei ängstlicher, sorgenvoller Unruhe, die zweite bei Schlafstörungen anzuwenden.

- LG 20-baihui und KG 4 beruhigen den Geist, nähren die Niere, stärken das Ursprungs-Qi und heben die Stimmung. Diese Kombination hebt die Stimmung und vermindert Depressionen über das Nähren des Nieren-Yin und das Stärken des Ursprungs-Qi. Sie ist bei Depressionen und ängstlicher Unruhe geeignet, wenn im Hintergrund Nieren-Yin-Mangel besteht.

- LG 20-baihui und KG 6 tonisieren und heben das Qi. KG 6 stärkt das Qi im allgemeinen, LG 20 hebt das Qi. Die Kombination beider Punkte ist ausgezeichnet dazu geeignet, das Qi im Falle von Organvorfällen zu stärken und zu heben. Die Verwendung der beiden Punkte ist aber nicht auf Prolapsgeschehen beschränkt, sie haben auch einen stark stimmungsaufhellenden Effekt bei Depressionen.

Ausgleich von Links und Rechts

Diese Ausgleichsmethode eröffnet uns in der Behandlung die interessantesten Möglichkeiten. Die Links-Rechts-Polarität kommt in der Chinesischen Medizin immer wieder zur Sprache.

Links und Rechts sind zwei Aspekte der Yang-Yin-Polarität, wobei Links mit Yang und Rechts mit Yin korrespondiert. Dafür gibt es zwei „Gründe", wenn man diese Formulierung wählen will. Der eine bezieht sich auf einen Mythos über die Herkunft des Ungleichgewichts zwischen links und rechts im Kosmos, wie man ihn sich im alten China vorgestellt hatte. Nach den alten chinesischen Vorstellungen ist der Himmel einer umgekehrten Schale ähnlich, die über der Erde um die eigene Achse rotiert. Nach der Legende riß ein mythisches Wesen namens Kong Kong ein Loch in den Himmel und neigt ihn nach Osten, so daß die Sonne im Nordwesten weniger scheint. Das bedeutet, daß der Himmel im Osten (also links) überwiegt, die Erde hingegen im Westen (rechts). Man geht also von folgender Polarität aus:

Yang = Himmel = Osten = links
Yin = Erde = Westen = rechts.

Kapitel 6 „Reine Fragen" bezieht sich auf die Schlüsselpunkte und ihre Beziehung zu links und rechts: „Der Weise steht mit dem Gesicht nach Süden ..."[11] Er hat also den Osten zur linken und den Westen zur rechten Seite.[12] Es ergibt sich daher folgende Polarität:

Süden = Osten = links = Yang
Norden = Westen = rechts = Yin.

In Kapitel 5 bestätigt das Werk auch das Ost-West- bzw. Links-Rechts-Ungleichgewicht, das vom mythischen Wesen Kong Kong verursacht wurde und wendet es auf den menschlichen Körper an:

„... Links und Rechts sind zwei Aspekte von Yin und Yang ... Der Himmel ist im Norden und Westen [somit rechts] geringer ... aus diesem Grund sind das rechte Ohr und Auge [dem Himmel zugehörend] nicht so gut wie die linken Organe. Die Erde ist im Süden und Osten [somit links] geringer ... aus diesem Grund sind Hand und Fuß der linken Seite [der Erde zugehörend] nicht so gut wie auf der rechten Seite ... Wenn also pathogene Faktoren die rechte obere Seite des Körpers oder die linke untere Seite des Körpers angreifen, so leidet der Körper stärker darunter ..."[13]

Die Links-Rechts-Polarität wird auch durch den energetischen Wirkungsbereich der Außerordentlichen Gefäße bestimmt. Lenker- und Konzeptionsgefäß verlaufen in der Medianen des Körpers, die eine Leitbahn entlang des Rückens, die andere auf der Vorderseite. Sie teilen den Körper in eine linke und eine rechte Seite. Das Yang- und das

Yin-Fersengefäß, die eine Beziehung zu Lenker- und Konzeptionsgefäß aufweisen, harmonisieren Links und Rechts. Es besteht also eine Korrespondenz zwischen Hinten und Links (Lenker- und Yang-Fersengefäß) sowie zwischen Vorne und Rechts (Konzeptions- und Yin-Fersengefäß). Lenker- und Konzeptionsgefäß spiegeln die früheste Trennung von linker und rechter Körperhälfte in der Embryonalentwicklung wider: wenn das Spermatozoon in die Eizelle eindringt, so definiert es die Sagittalebene von Lenker- und Konzeptionsgefäß und teilt somit den Körper in eine linke und eine rechte Hälfte. Sowohl Lenker- als auch Konzeptionsgefäß entspringen der Niere, die in der Chinesischen Medizin als das einzige Organ mit einer linken und einer rechten Hälfte angesehen wird (die Lungenflügel gelten als ein einziges Organ). Daher ist der Ausgleich zwischen links und rechts auch ein wichtiger Aspekt der Balance zwischen Nieren-Yin und Nieren-Yang.

Die chinesische Entsprechungen Hinten-Links-Yang sowie Vorne-Rechts-Yin scheinen durch neue paläontologische Entdeckungen bestätigt zu werden. Nach diesen Theorien war der Ahne aller Vertebraten der vor 500 Millionen Jahren lebende Organismus Cothurnocystis elizae, der eine auffallende Links-Rechts-Asymmetrie aufweist. Sein eigener Vorgänger, der auf dem Meeresgrund lebte, wies eine vollkommene Links-Rechts-Symmetrie auf. Aus irgendeinem Grund kippte er auf die rechte Seite, die zu seiner Vorderseite wurde, die linke Seite wurde somit zur Rückseite.[14] Das bedeutet, daß alle Tiere, die sich aus Cothurnocystis elizae-ähnlichen Organismen entwickelten, das Wirbeltier Mensch eingeschlossen, eine linke und rechte Seite besitzen, die ursprünglich Rück- und Vorderseite darstellten. Beim menschlichen Embryo findet die Unterteilung in rechts und links in einer sehr frühen Entwicklungsphase statt, sonst könnten die Organe in späterer Folge nicht auf der richtigen Körperseite liegen und entsprechend arbeiten.

Die linke und die rechte Körperhälfte sind energetisch nie ident, es besteht immer ein Ungleichgewicht zwischen ihnen. Die alte chinesische Kosmologie schrieb dies einem „Mangel an Himmel" auf der rechten und einem „Mangel an Erde" auf der linken Seite zu. Das Links-Rechts-Ungleichgewicht können wir auch leicht im Gesicht beobachten, wo ein Unterschied zwischen linkem und rechtem Auge bzw. Ohr besteht. Auch der linke Hoden hängt tiefer als der rechte, eine Niere steht höher als die andere, linke und rechte Gehirnhälfte haben unterschiedliche Funktionen, usw.

Gemäß der Tradition wird die linke Seite mit Yang und dem männlichen Element assoziiert, die rechte hingegen mit Yin und dem weiblichen Element. Wenn wir den Zyklus der 12 Erdenzweige hinsichtlich des 24 Stunden-Zyklus betrachten, so sagt die chinesische Astrologie, daß die Empfängnis im sechsten Erdenzweig „Si" stattfindet. Wenn wir beim ersten Zwei „Zi" beginnen, so muß das männliche Element durch 30 Zweige (ein Vielfaches von 10) nach links gehen, das weibliche Element hingegen 20 Zweige nach rechts. Der anfängliche Erdenzweig wird mitgezählt (Abbildung 1.14). Nach der chinesischen Vorstellung dauert die Schwangerschaft 10 Lunarmonate. Wenn nun jeder Erdenzweig mit einem Monat korrespondiert, so bewegt sich der weibliche Embryo nach rechts vom Zweig „Si" zum Zweig „Shen", der mit weiblich, Sommer und der Zahl 7 korrespondiert. Der männliche Embryo hingegen bewegt sich vom Zweig „Si" nach links zum Zweig „Yin", der mit männlich, Frühjahr und der Zahl 8 korrespondiert. Die Beziehungen zwischen links und männlich sowie rechts und weiblich werden zum Ausgleich der Schlüsselpunkte der Außerordentlichen Gefäße verwendet. Man kann sie aber auch zur Links-Rechts-Balance anderer Leitbahnen einsetzen. Wir werden das in Kürze erläutern.

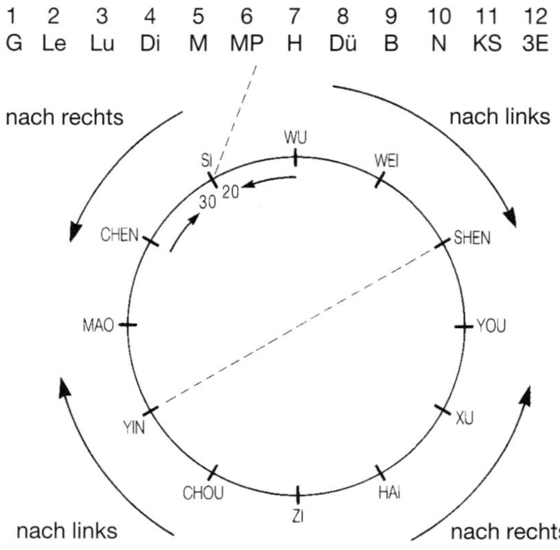

Abb. 1.14: Empfängnis und Zyklus der Erdenzweige

Wir wollen den Links-Rechts-Ausgleich aus folgenden Blickwinkeln erörtern:

1. Verbindungsleitbahnen
2. Außerordentliche Gefäße
3. Nebenverläufe
4. Haupt-Leitbahnen
   a) Arm- und Bein-Leitbahnen gleicher Polarität
   b) Außen-Innen-gekoppelte Leitbahnen
   c) Weitere Leitbahnen
   d) Leitbahn-Störungen.

1. Verbindungsleitbahnen

Man kann gelegentlich den Passagepunkt des betroffenen Meridians auf der Gegenseite stechen, vor allem bei akuten Schmerzzuständen, die auf den Befall der Leitbahn durch äußere pathogene Faktoren zurückzuführen sind. Wenn ein pathogener Faktor auf einer bestimmten Seite in einen Verbindungsmeridian eindringt, so ist die Ursache dafür ein vorübergehender und relativer Qi-Mangel in der Leitbahn dieser Seite. Die andere Seite hingegen ist aufgrund des Qi-Ungleichgewichts zwischen den beiden Seiten in einem relativen Fülle-Zustand. Wenn wir einen distalen Punkt der betroffenen Seite sedierend nadelten, so würden wir die Leitbahn nur noch weiter schwächen. Daher ist es nötig, den Passagepunkt der Gegenseite sedierend zu nadeln und lokale Punkte auf der betroffenen Seite zu stechen.

Dringt beispielsweise Kälte in den Verbindungsmeridian des Dickdarms auf der rechten Seite ein, was zu Armschmerzen mit Ausstrahlung in Schulter und Kiefer führt, so können wir Di 6 links sedieren und lokale Punkte mit Moxa auf der Nadel stechen.

Kapitel 63 „Reine Fragen" behandelt dieses „umgekehrte Nadeln":

„Dringt der pathogene Faktor in die Verbindungsleitbahnen ein, so ist die linke Seite in Fülle, wenn die Erkrankung [der pathogene Faktor] auf der rechten Seite liegt, und umgekehrt."[15]

Und weiter:

„Sitzt der pathogene Faktor im Verbindungsmeridian der Niere ... dann steche man die linke Seite, wenn die Erkrankung rechts sitzt [und umgekehrt] ..."[16]

Bei chronischen Fällen ist das Problem deutlich anders gelagert. Hier ist der pathogene Faktor schon in die Hauptleitbahnen eingedrungen, die Verbindungsmeridiane sind in relativer Leere. In diesem Fall kann man die lokalen Punkte auf einer Seite durch den Passagepunkt des gekoppelten Meridians auf der anderen Körperseite ausgleichen, indem wir diesen tonisierend nadeln. Ein Beispiel: bei chronischem Schmerz durch Eindringen von Kälte in den rechten Dickdarm-Meridian können wir (mit Moxa auf der Nadel) lokale Punkte der rechten Dickdarm-Leitbahn stechen und diese durch den Passagepunkt des linken Lungen-Meridians (Lu 7 links) ausgleichen.

2. Außerordentliche Gefäße

Ihre Schlüsselpunkte sind Paradebeispiele für das Ausgleichen von Links und Rechts. Die Außerordentlichen Meridiane spielen eine wichtige Rolle beim Ausgleich der Qi-Zirkulation zwischen Links und Rechts. Diese Rolle bezieht sich im besonderen auf das Lenker-, das Konzeptions-, das Yang-Fersen- und das Yin-Fersengefäß. Diese vier Leitbahnen gewährleisten die Yin-Yang-Balance zwischen Links und Rechts.

Die Schlüsselpunkte der Außerordentlichen Meridiane liegen abhängig vom Geschlecht auf gegenüberliegenden Seiten. Man verwendet den Schlüsselpunkt (er wird zuerst gestochen) auf der linken Seite, den gekoppelten Schlüsselpunkt auf der rechten Seite. Wollen wir bei einem Mann zum Beispiel das Lenkergefäß einschalten, so nadeln wir zuerst Dü 3 auf der linken und erst dann B 62 auf der rechten Seite. Bei Frauen gilt das Gegenteil: der Schlüsselpunkt wird zuerst auf der rechten Seite, danach der gekoppelte Schlüsselpunkt auf der linken Seite gestochen. Wollen wir beispielsweise bei einer Frau das Konzeptionsgefäß für die Therapie verwenden, so stechen wir zuerst rechts Lu 7, dann N 6-zhaohai links.

Man kann die Schlüsselpunkte der Außerordentlichen Gefäße mit weiteren Punkten kombinieren, auch wenn wir sie bloß einseitig stechen. Dadurch kommt es zu besonders dynamischen Kombinationen. Nehmen wir an, wir behandeln einen Mann mit Nieren-Schwäche, die eine chronische Lumbalgie in der Medianen verursacht, desweiteren auch Schlafstörungen und ängstliche Unruhe: wir können bei ihm die Schlüsselpunkte des Lenkergefäßes verwenden, auch H 7 zum Beruhigen des Geistes und N 4-dazhong, um die Niere zu nähren und die Willensstärke aufzubauen. Wir stellen nun folgende Kombination zusammen: Dü 3 links, B 62 rechts, H 7 rechts, N 4 links. Diese Kombination hat eine starke Wirkung, sie ist gleichzeitig sehr ausgeglichen, da sie Links und Rechts, Oben und

Unten, Yin und Yang sowie Tai Yang und Shao Yin harmonisiert. N 4 wird hier gegenüber N 3-taixi der Vorzug gegeben, da N 4 als Passagepunkt auch den Blasen-Meridian und damit Rückenschmerzen beeinflußt. Weitere Beispiele für die Kombination von Punkten auf den Außerordentlichen Gefäßen mit Punkten auf anderen Meridianen werden wir in Kürze besprechen.

3. Nebenverläufe

Eine der Funktionen der Nebenverläufe ist das Harmonisieren von Links und Rechts. Wir erinnern uns, daß die Nebenverläufe in der Nähe von Gelenken, etwa Füßen, Händen, Knie, Hüften und Schultern, beginnen. Von hier aus gehen sie zu ihrem entsprechenden, aber auch zu anderen Organen und kommen in der Halsgegend wieder an die Oberfläche. Hier vereinigen sich die Yin-Nebenverläufe mit den entsprechenden Nebenverläufen der Yang-Leitbahnen (siehe dazu Abbildung 1.4 in Kapitel 1), die Yang-Nebenverläufe hingegen verbinden sich wieder mit ihrer Haupt-Leitbahn. Somit verbinden sich letztlich alle Nebenverläufe mit den Yang-Haupt-Leitbahnen im Nacken- und Kopfbereich. Außerdem verbinden die Yang-Nebenverläufe im Körperinneren die gekoppelten Yin- und Yang-Organe – beispielsweise verbindet der Nebenverlauf der Blasen-Leitbahn Blase und Niere. Abbildung 1.15 zeigt dies exemplarisch anhand der Nebenverläufe von Niere und Blase.

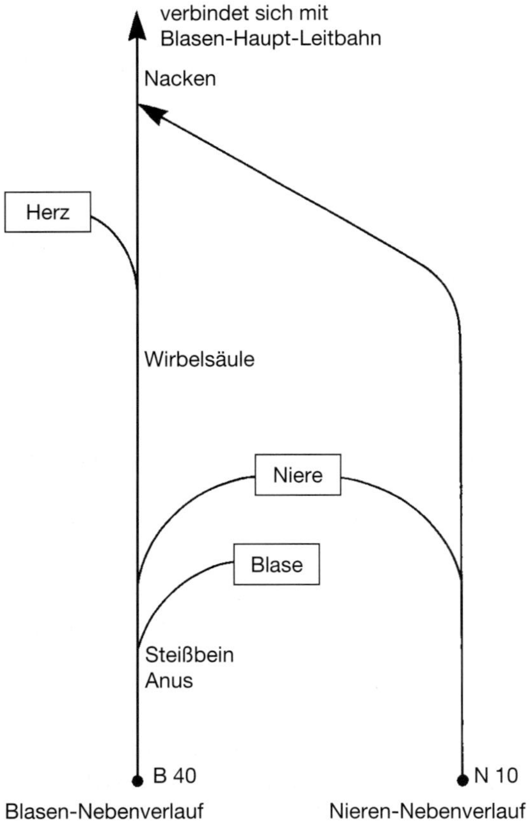

Abb. 1.15: Die Nebenverläufe von Niere und Blase

Die Nebenverläufe harmonisieren also nicht nur Yin und Yang, sondern auch Links und Rechts, da sie alle schließlich eine Verbindung mit den Yang-Leitbahnen im Nackenbereich eingehen. Die Yang-Meridiane verbinden sich miteinander an der Oberfläche des Kopfes, sie konvergieren in LG 20-baihui und spielen deshalb eine wichtige Rolle für die Qi-Zirkulation zwischen Links und Rechts.

Schmerzhafte Symptome, die von einer Seite zur anderen wandern, wie es etwa häufig bei Migräne vorkommt, weisen auf eine Beeinträchtigung der Nebenverläufe hin. In solchen Fällen ist es nötig, die dem Schmerzort gegenüberliegende Seite zu nadeln – meist verwendet man dazu den Jing-Brunnen-Punkt. Wenn beispielsweise ein Migränekopfschmerz im Verlauf der Gallenblasen-Leitbahn meist von einer Seite zur anderen wechselt und der Patient gerade in einem akuten Anfall mit Schmerzen links kommt, so kann man als distalen Punkt den Jing-Brunnen-Punkt rechts stechen, also G 44, und auf der betroffenen Seite lokale Punkte nadeln. Der Schmerz wird daraufhin für kurze Zeit auf die rechte Seite überwechseln, bevor er verschwindet.

4. Haupt-Leitbahnen

Wenn wir Punkte nur einseitig verwenden und zwischen Links und Rechts ausgleichen, so bekommen wir die Möglichkeit, sehr interessante und ausgewogene Punktekombinationen zu erstellen. Das einseitige Nadeln unter Ausgleich von Links und Rechts hat mehrere Vorteile:

a) es bewirkt einen besonders dynamischen Effekt,
b) es gleicht zwischen Links und Rechts aus,
c) es erlaubt uns, die Gesamtanzahl der verwendeten Punkte zu vermindern.

Das einseitige Nadeln von Punkten vermindert keineswegs die Wirkung der Behandlung, ganz im Gegenteil: die Therapie wird dynamischer und kräftiger wirksam. Man kann den Vorgang mit dem tangentialen Kräfteansatz an einem Rad vergleichen, der es zum Drehen bringt (Abbildung 1.16).

Da die einseitige und zwischen Links und Rechts ausgewogene Verwendung von Punkten einen besonders dynamischen Effekt zeigt, verwende ich im allgemeinen jene Punkte auf diese Art, die zum Bewegen von Qi oder Blut gedacht sind. Jene zum Tonisieren von Qi und Blut steche ich beiderseits – für beide Regeln gibt es aber Ausnahmen. Wenn beispielsweise eine Frau wegen Schlafstörungen, ängstlicher Unruhe und prämenstrueller Spannung zur Behandlung kommt und sich zeigt, daß die Störungen auf Leber-Qi-Stagnation aufgrund emotionaler Probleme vor einem Hintergrund von Qi- und Blut-Mangel zurückzuführen sind, so kann man KS 6 rechts und Le 3 links geben, um das Leber-Qi zu bewegen, den Geist zu beruhigen und die Wanderseele zu verankern. Desweiteren sticht man M 36 und MP 6 auf beiden Seiten, um Qi und Blut zu tonisieren.

Wenn wir einseitig nadeln, so können wir die Seite anhand mehrerer Kriterien auswählen:

a) nach der Schmerzseite: man sticht distale und lokale Punkte auf der Schmerzseite und gleicht sie mit einigen Punkten der anderen Seite aus. Ein Beispiel: Di 15, Di 11 und Di 4 rechts, Le 3 links.
b) nach Geschlecht und Oben-Unten: beim Mann einen Punkt auf einer Arm-Leitbahn links, bei der Frau rechts stechen und einen Punkt auf einem Bein-Meridian der anderen Seite nadeln. Ein Beispiel: bei einer Frau KS 6 rechts, beim Mann KS 6 links, Le 3 auf der jeweils anderen Seite.
c) nach Yin und Yang: links, also auf der Yang-Seite, einen Yin-Punkt nadeln; rechts, also auf der Yin-Seite, einen Yang-Punkt stechen.

Das einseitige Stechen können wir aus vier Blickwinkeln betrachten:

a) Korrespondierende Arm- und Bein-Leitbahnen gleicher Polarität
b) Außen-Innen-gekoppelte Leitbahnen
c) Weitere Leitbahnen
d) Leitbahn-Störungen.

a) Korrespondierende Arm- und Bein-Leitbahnen gleicher Polarität

Es handelt sich um die Tai Yang-Meridiane (Dünndarm und Blase), Shao Yin-Leitbahnen (Lunge und Milz), usw. Da die Meridiane innerhalb jedes dieser Paare eine enge Beziehung zueinander haben, ist einseitiges Nadeln hier besonders wirkungsvoll. Wir haben schon weiter oben Beispiele für die Kombination von Yang-Leitbahnen auf Arm und Bein gegeben, weshalb wir diese Methode hier nur kurz streifen werden. Zusätzlich werde ich noch einige Beispiele für einseitiges Nadeln von Punkten auf Yin-Leitbahnen von Arm und Bein geben.

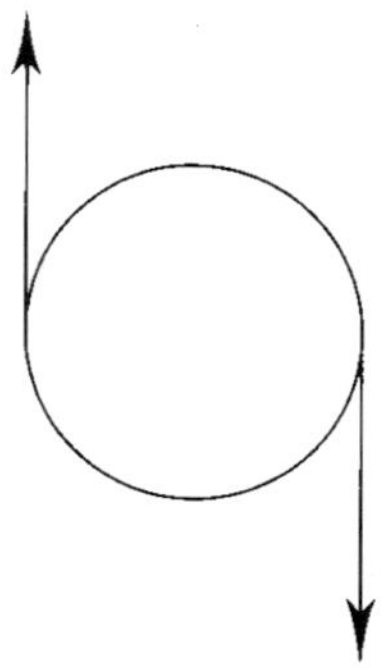

Abb. 1.16: Die Wirkung einseitigen Nadelns

Yang Ming

- Di 4 und M 36 harmonisieren das Auf- und Absteigen des Qi und regulieren die Verdauung. Bei einer Frau kann man Di 4 rechts stechen bzw. beim Mann links. M 36 wird auf der gegenüberliegenden Seite gegeben, wie wir schon erläutert haben.
- Di 4 und M 44 harmonisieren das Auf- und Absteigen des Qi. Für die Lateralität gilt das Gleiche.
- Di 10 und M 36 harmonisieren das Auf- und Absteigen des Qi und stärken die Yang Ming-Leitbahnen. Die Kombination tonisiert auch Magen- und Milz-Qi, belebt die Leitbahnen und stärkt die Extremitäten. Die Kombination ist nützlich, um bei ME-Patienten (mit postviralem Erschöpfungssyndrom) das Qi und die Gliedmaßen zu stärken.
- Di 11 und M 43 unterstützen die Sehnen und vertreiben Wind-Nässe-Hitze bei Hitze-Bi-Syndrom.

Tai Yang

- Dü 3 und B 60-kunlun harmonisieren das Auf- und Absteigen des Qi und vertreiben Wind. Dü 3 wird bei Frauen rechts, bei Männern links gestochen, B 62 gibt man auf der jeweils anderen Seite.

- Dü 6 und B 66-tonggu harmonisieren das Auf- und Absteigen des Qi und vertreiben Wind aus den Tai Yang-Leitbahnen. Für die Lateralität gilt das bereits Gesagte.

Shao Yang

- 3E 6 und G 31 harmonisieren das Shao Yang, vertreiben Wind, regulieren das Qi und beseitigen Stagnation. 3E 6 wird bei Frauen rechts, bei Männern links gestochen, G 31 auf der jeweils anderen Seite.
- 3E 4 und G 40 harmonisieren die Shao Yang-Leitbahnen und regulieren das Auf- und Absteigen des Qi. Für die Lateralität gilt das bereits Gesagte.

Tai Yin

- Lu 9 und MP 3 sind beide Quellpunkte und tonisieren das Qi. Lu 9 wird beim Mann links, bei der Frau rechts genadelt.
- Lu 5 und MP 10 kühlen das Blut, vor allem bei chronischen Hauterkrankungen. Lu 5 beseitigt Hitze und beeinflußt die Haut (die Lunge herrscht über die Haut), MP 10 kühlt das Blut. Bei Frauen wird Lu 5 rechts, bei Männern links gestochen, MP 10 geben wir auf der jeweils gegenüberliegenden Seite.

Jue Yin

- KS 6 und Le 3 bewegen das Leber-Qi, beseitigen Stagnation aufgrund unterdrückter Emotionen, beruhigen den Geist und verankern die Wanderseele. Bei der Frau wird KS 6 rechts, beim Mann links genadelt, Le 3 geben wir auf der jeweils anderen Seite. Das einseitige Nadeln dieser beiden Punkte zeigt besonders gute Wirkung.
- KS 7 und Le 3 bewegen das Leber-Qi, beseitigen Stagnation, die emotionalen Belastungen, vor allem die, die dem Zerbrechen von Beziehungen entspringen, beruhigen den Geist und bringen die Wanderseele zum Verweilen. Für die Lateralität gilt das Gleiche wie oben.
- KS 3 und Le 3 beseitigen Hitze und kühlen bei Hautkrankheiten das Blut.

Shao Yin

- H 7 und N 3-taixi harmonisieren Herz und Niere und beruhigen den Geist. H 7 stechen wir bei Frauen rechts, bei Männern links, N 3 geben wir auf der gegenüberliegenden Seite.
- H 6 und N 7-fuliu nähren das Yin von Herz und Niere und wirken gegen Nachtschweiß. Lateralität: siehe oben.

b) Außen-Innen-gekoppelte Leitbahnen

Es handelt sich um die gepaarten Meridiane von Lunge und Dickdarm, Magen und Milz, usw. Wenn man Punkte auf diesen Leitbahnen einseitig sticht und dabei Links und Rechts ausgleicht, so bringt man auch Yin und Yang ins Gleichgewicht. Eine weitere Möglichkeit ist jene, auf der Yang-Seite (links) Yin-Punkte zu stechen, bzw. Yang-Punkte auf der Yin-Seite (rechts). Beispiele für solche Kombinationen wurden schon weiter oben angeführt, wir werden sie hier bloß in einer Liste anführen.

- Lu 7 und Di 4 befreien die Oberfläche und vertreiben Wind
- Lu 5 und Di 11 beseitigen Hitze und kühlen das Blut bei Hauterkrankungen
- Lu 9 und Di 4
- Lu 11 und Di 4
- M 36 und MP 4
- H 7 und Dü 5
- Le 3 und G 34
- MP 8, MP 6, M 28 und M 29
- Lu 3 und Di 4[17]
- M 45 und MP 1[18]
- H 6 und Dü 3[19]
- N 8-jiaoxin und B 55-heyang[20]
- G 30, Le 2 und G 31[21]
- Lu 5 und Di 11
- M 36 und MP 6
- M 39 und MP 6
- B 63-jinmen und N 10-yingu
- KS 6 und 3E 6
- 3E 3 und KS 6
- 3E 3 und KS 7
- G 43 und Le 3.

c) Weitere Leitbahnen

Wir können einseitiges Nadeln, bei dem wir Links und Rechts ausgleichen, auf jede Leitbahn anwenden. Wir können diese Methode auch mit jedem der zuvor beschriebenen Prinzipien kombinieren. Beispielsweise kann ein Links-Rechts-Ausgleich mit einer Balance nach Yin-Yang, Oben-Unten oder nach den Himmelsstämmen kombiniert werden. Den Links-Rechts-Ausgleich können wir auf vier Wegen erreichen:

- Kombination von Punkten gleicher Polarität derselben Körperhälfte,

- Kombination von Punkten verschiedener Polarität derselben Körperhälfte,
- Kombination von Punkten gleicher Polarität auf verschiedenen Körperhälften und
- Kombination von Punkten verschiedener Polarität auf verschiedenen Körperhälften.

Wir werden nun für jede der Möglichkeiten einige Beispiele geben, weitere Illustrationen werden sich in Kürze in den Fallbesprechungen finden. In den folgenden Kombinationsvorschlägen werden wir den einen Punkt auf der einen, den anderen auf der entgegengesetzten Körperseite verwenden.

Kombination von Punkten gleicher Polarität derselben Körperhälfte

- Lu 7 und KS 6 verankern Körper- und Wanderseele und heben die Stimmung. Diese Kombination ist für emotionale Probleme wie Traurigkeit und Gram geeignet, die die Lunge (und damit die Körperseele-po), die Leber (somit auch die Wanderseele-hun) und das Herz beeinträchtigen. Diese beiden Punkte haben einen dynamischen, zentrifugalen Effekt. Auf der emotionalen Ebene helfen sie dem Menschen, seine Emotionen auszudrücken und mit seinem Trauer- und Gramgefühl auch wirklich Kontakt aufzunehmen. Sie beeinflussen die Wanderseele, die in der Leber haust, über das Perikard, zu dem die Leber in Beziehung steht. Das Paar Lu 7 und KS 6 ist besonders angezeigt, wenn die Trauer sowohl Leber als auch Lunge beeinträchtigt.
- Lu 7 und H 7 verankern die Körperseele und beruhigen den Geist. Diese beiden haben eine ausgeglichene, koordinierte Wirkung: Lu 7 bringt Emotionen an die Oberfläche, H 7 beruhigt sie. Die Kombination ist deshalb auch so gut bei emotionalen Störungen indiziert, die wie Sorgen oder Gram Lunge und Herz beeinträchtigen und zu ängstlicher Unruhe führen.
- Di 4 und Dü 5 beruhigen den Geist und bezähmen rebellierendes Qi. Diese Kombination ist für jene Menschen besonders nützlich, die ängstlich und verwirrt sind, die Richtung sie in ihrem Leben einschlagen sollen.
- M 36 und G 34 tonisieren das Qi des Magens und bewegen jenes der Leber. Wir geben dieses Paar bei Störungen, die durch Magen- und Milz-Qi-Mangel sowie stagnierendes Leber-Qi gekennzeichnet sind, das den Magen attackiert und damit zu Verdauungsstörungen, Distension im Epigastrium und Übelkeit führt.
- N 3-taixi (tonisierend nadeln) und Le 3 (sedieren) nähren die Niere und unterdrücken Yang bzw. Wind der Leber.
- N 2-rangu und Le 3 kühlen das Blut. Diese Kombination kann man bei einer Vielzahl von Störungen verwenden, die einerseits durch Blut-Hitze entstehen und andererseits einen Leber-Bezug haben, wie etwa Menorrhagie und Hauterkrankungen.

Kombination von Punkten verschiedener Polarität derselben Körperhälfte

- Lu 7 und Dü 5 verankern die Körperseele und beruhigen den Geist. Dieses Paar ist nützlich zur Behandlung emotionaler Probleme wie etwa Sorgen, die Lunge und Herz beunruhigen. Wir unterstützen den Menschen dabei, die Dinge klar zu sehen und eine Auswahl zu treffen.
- G 34 und Le 3 bewegen das Leber-Qi, beruhigen den Geist und bringen die Wanderseele zum Verweilen. Um das Leber-Qi auf der körperlichen (Distension im Hypochondrium oder im Abdomen) und auf der emotionalen Ebene (Launenhaftigkeit, Depressionen, prämenstruelle Spannung) zu bewegen, ist diese Kombination sehr gut geeignet. Wir können sie entsprechend um lokale Punkte ergänzen, wenn wir ein bestimmtes Zielgebiet ansprechen wollen: KG 12 für das Epigastrium, Le 14 für das Hypochondrium und KG 6 für den Unterbauch.

Kombination von Punkten gleicher Polarität auf verschiedenen Körperhälften

- Dü 5 und G 40: diese Kombination hat eine ausgeprägte psychische Wirkung. Sie unterstützt den Menschen dabei, unter verschiedenen Möglichkeiten zu wählen (Dü 5) und die Stärke zu finden, dem eingeschlagenen Weg auch zu folgen (G 40). Das einseitige Links-Rechts-Nadeln dieser beiden Punkte fügt der Kombination eine dynamische Dimension hinzu, die zu ihrer bewegenden Wirkung auf der psychischen Ebene beiträgt. Dadurch hilft sie dem Menschen, seine möglicherweise schon lange bestehende Unentschlossenheit aufzugeben.
- H 7 und Le 3 beruhigen den Geist und verankern die Wanderseele. Diese Kombination hat eine stark beruhigende Wirkung, sie ist bei ängstlicher Unruhe und Sorgen geeignet, die bei Herz- und Leber-Mustern auftreten.

Kombination von Punkten verschiedener Polarität auf verschiedenen Körperhälften

Diese Kombinationen gleichen Oben und Unten, Yin und Yang sowie Links und Rechts aus.

- Lu 9 und M 36 tonisieren das Qi von Lunge und Magen.
- Di 4 und Le 3: diese Paarung wurde schon weiter oben erläutert, sie stellt auch eine Balance innerhalb der Himmelsstämme her.
- Di 4 und N 7-fuliu: wie schon weiter oben ausgeführt, reguliert diese Paarung die Schweißkombination.
- H 7 und G 40 beruhigen den Geist und stärken die Willenskraft. Wir helfen damit dem Menschen sehr wirkungsvoll, die Kraft zu finden, um seine Entscheidungen in die Tat umzusetzen. H 7 und G 40 sind daher indiziert, wenn Unentschlossenheit oder mangelndes Durchsetzungsvermögen geradezu psychische Qualen verursacht.
- KS 6 und M 36 regulieren den Mittleren Erwärmer und beruhigen den Geist. Diese Kombination ist bei Magen-Mustern vom Leere-Typ nützlich, vor allem, wenn sie emotional bedingt sind.
- KS 6 und M 40 regulieren den Mittleren Erwärmer, lösen Schleim auf und beruhigen den Geist. Die Kombination wirkt gut bei Magen-Syndromen vom Fülle-Typ, die durch emotionale Stagnation ausgelöst werden. Sie ist auch bei Prellungen der Rippenregion sehr wirksam.

d) Leitbahn-Störungen

Bei der Behandlung schmerzhafter Meridian-Syndrome ist es häufig nützlich, die Punkte der betroffenen Seite mit ein oder zwei kontralateralen Punkten zu kombinieren. Die Notwendigkeit dazu ergibt sich, wenn wir Oben und Unten, Yin und Yang und die Himmelsstämme ausgleichen oder aber einfach eine weitere Störung behandeln wollen.

Wir können zwischen sechs möglichen Situationen unterscheiden, wenn wir Punkte zur Behandlung einer schmerzhaften Leitbahn-Störung mit ein oder zwei kontralateralen Punkten ausgleichen:

- Ausgleich der betroffenen Leitbahn mittels des kontralateralen korrespondierenden Meridians
- Ausgleich gemäß den Himmelsstämmen
- Ausgleich mittels geeigneter Hui-Einflußreicher Punkte
- Ausgleich gemäß dem begleitenden Muster
- Ausgleich gemäß den Luo-Passagepunkten
- Ausgleich gemäß der Krankheitsdauer nach Wind-Schlaganfall.

Ausgleich der betroffenen Leitbahn mittels des kontralateralen korrespondierenden Meridians

Hier gleichen wir Dickdarm mit Magen, Lunge mit Milz, usw. aus. Nehmen wir an, wir behandeln einen Patienten wegen chronischer Schulterschmerzen rechts. Wir nadeln Di 15, Jianneiling, Di 11 und Di 4 rechts und können nun diese Punkte mit M 36 links ausgleichen. Ein weiteres Beispiel: wir behandeln eine Ischialgie links mit G 30, G 31 und G 34 links und gleichen diese Punktegruppe durch 3E 6 rechts aus.

Der Links-Rechts-Ausgleich in der Behandlung von Leitbahn-Störungen kann auch gemäß der Korrespondenz der Gelenke an oberer und unterer Extremität eingesetzt werden: Schulter – Hüfte, Ellenbogen – Knie, Handgelenk – Knöchel. Wenn wir also einerseits diese Korrespondenz und andererseits die korrespondierenden Leitbahnen in die Behandlung einbauen, so können wir lokale Punkte bei einem Gelenk durch einen kontralateralen Punkt, der auf dem korrespondierenden Meridian und beim korrespondierenden Gelenk liegt, ausgleichen. Ein Beispiel zur Veranschaulichung: wir behandeln eine Epicondylitis humeroradialis rechts („Tennisellenbogen") mit Di 12, Di 11 und Di 10 rechts. Wir können nun diese Punktegruppe mit M 36 links ausgleichen. M 36 liegt auf dem korrespondierenden Meridian gleicher Polarität, außerdem korrespondiert das Knie mit dem Ellenbogen. M 36 wirkt nicht bloß ausgleichend, sondern steigert auch die Wirksamkeit der Therapie, da M 36 die Rolle eines Fernpunkts spielt. Indem wir M 36 kontralateral nadeln, gleichen wir auch Oben und Unten aus. Ein weiteres Beispiel: ein Patient hat eine Handgelenksverstauchung, wir nadeln deshalb 3E 5, 3E 4 und 3E 3 links. G 40 rechts wäre wegen der Entsprechung von Handgelenk und Knöchel eine Möglichkeit zum Ausgleich.

Tabelle 3 bringt eine Zusammenstellung von Punkten, die gemäß den korrespondierenden Meridianen und den Gelenksentsprechungen ausgewählt wurden.

Ausgleich gemäß den Himmelsstämmen

Diese Methode wurde bereits beschrieben. Sie kann auch zum Ausgleich von Punkten während der Behandlung eines Leitbahn-Problems verwendet werden. Ein Beispiel: wir behandeln einen Ellenbogen mit Dü 8, Dü 7 und Dü 3. Zum Ausgleich können wir einen Punkt der kontralateralen Lungen-Leitbahn nadeln, z. B. Lu 9.

Tabelle 3: Gelenkentsprechungen von oberer und unterer Körperhälfte

Gelenk	Arm	Bein
Schulter		**Hüfte**
Dickdarm	Di 15	M 31
Dreifacher Erwärmer	3E 14	G 30
Dünndarm	Dü 10	B 36-chengfu
Lunge	Lu 2	MP 12
Herz	H 1	N 11-henggu
Perikard (KS)	KS 2	Le 11
Ellenbogen		**Knie**
Dickdarm	Di 11	M 36
Dreifacher Erwärmer	3E 10	G 34
Dünndarm	Dü 8	B 40-weizhong
Lunge	Lu 5	MP 9
Herz	H 3	N 10-yingu
Perikard (KS)	KS 3	Le 8
Handgelenk		**Sprunggelenk**
Dickdarm	Di 5	M 41
Dreifacher Erwärmer	3E 4	G 40
Dünndarm	Dü 5	B 60-kunlun
Lunge	Lu 9	MP 5
Herz	H 6	N 5-shuiquan
Perikard (KS)	KS 7	Le 4

Ausgleich mittels geeigneter Hui-Einflußreicher Punkte

Behandeln wir auf einer Seite eine Leitbahn-Störung, so können wir diese Punkte mit einem Einflußreichen Punkt der Gegenseite ausgleichen. Wenn wir beispielsweise Di 15, Di 14 und Di 11 verwenden, um Schulterschmerzen mit Sehnenentzündung zu behandeln, so können wir diese Punkte mit dem kontralateralen G 34 ausgleichen, dem Hui-Einflußreichen Punkt der Sehnen.

Ausgleich gemäß dem begleitenden Muster

Hier wählen wir einen kontralateralen Ausgleichspunkt gemäß dem begleitenden oder in der Tiefe vorhandenen Muster aus. Nadeln wir beispielsweise Di 15, Di 11 und Di 4 der einen Seite, so können wir, wenn der Patient auch an Leber-Qi-Stagnation leidet, diese Punkte mit Le 3 der Gegenseite ausgleichen. Damit behandeln wir gleichzeitig die Leber-Qi-Stagnation und gleichen Links und Rechts, Oben und Unten sowie Yin und Yang aus.

Ein weiteres Beispiel: wir behandeln einen Patienten, der an chronischem Bi-Syndrom einer Hand mit Schwellungen der Gelenke leidet. Wir nadeln auf der betroffenen Seite 3E 4 und Di 3. Wir bemerken nun eine gedunsene Zunge mit klebrigem Belag, weshalb wir 3E 4 und Di 3 mit MP 9 und M 40 der Gegenseite ausgleichen, zwei Punkten also, die auch Nässe und Schleim auflösen.

Ein letztes Beispiel: wir therapieren einen Patienten mit Tennisellenbogen mit Di 11 und Di 10. Leidet der Patient auch an Milz-Qi-Mangel, so können wir diese Gruppe von Punkten mit M 36 auf der kontralateralen Seite ausgleichen. Aufgrund der Gelenkkorrespondenz (siehe oben) ist M 36 einmal mehr indiziert. Litte der Patient aber an Nieren-Schwäche, so könnten wir statt M 36 auch N 3-taixi auswählen.

Ausgleich gemäß den Luo-Passagepunkten

Diese Methode wurde schon weiter oben erwähnt. Im Akutfall kann man die lokalen Punkte der einen Seite mit dem Passagepunkt des gleichen Meridians der anderen Seite ausgleichen. Ein Beispiel: Di 11, Di 10 und Di 4 auf der einen, Di 6 (Passagepunkt) auf der anderen Seite.

Bei chronischen Beschwerden können wir die lokalen Punkte der einen Seite mit dem Passagepunkt des innen-außen-gekoppelten Meridians der Gegenseite ausgleichen. Ein Beispiel: 3E 14, 3E 13 und 3E 5 auf der einen, KS 6 auf der anderen Seite.

Ausgleich gemäß der Krankheitsdauer nach Wind-Schlaganfall

Gelegentlich nadeln wir bei Paresen nach Wind-Schlaganfall die gesunde in Verbindung mit der gelähmten Seite. Dieser Zugang wurde bereits in Kapitel 27 erläutert, wir wollen ihn hier bloß im Zusammenhang mit dem Ausgleich von Links und Rechts erwähnen.

Bei der Therapie von Lähmungen können wir uns aufgrund der Dauer der Parese für die Seite des Nadelns entscheiden. Liegt der Wind-Schlaganfall weniger als drei Monate zurück, so werden die Punkte der gelähmten Seite sedierend, die korrespondierenden Punkte der gesunden Seite aber tonisierend genadelt. Sind schon mehr als drei Monate seit dem Wind-Schlaganfall vergangen, so sticht man die Punkte der gelähmten Seite mit tonisierender Technik und wendet Moxibustion an. Die korrespondierenden Punkte der Gegenseite werden sedierend genadelt. Die Überlegungen, die hinter dieser Methode stehen, sind in Kapitel 27 angeführt.

Kasuistiken

Es folgen Fallbeispiele, die die oben angeführten Prinzipien der Punktekombination illustrieren sollen. Da die Kasuistiken vor allem die Punktekombinationen darstellen sollen, liegt der Schwerpunkt auf der Beschreibung der Behandlung, nicht auf der Diagnose.

Ich beschreibe jeweils bloß ein oder zwei Behandlungssitzungen als Beispiel für die Punktekombinationen. Selbstverständlich sind aber in allen Fällen mehrere Sitzungen nötig.

Frau, 47

Sie leidet seit 9 Monaten an Palpitationen. Sie spürt ihr Herz rasen, dann wieder setzt es für einen Schlag aus, sie hat eine flatternde Empfindung unterhalb des Herzens. Das EKG ist unauffällig. Sonst fühlt sie sich allgemein sehr gut und hat keine weiteren Symptome. Ihre Regel hörte vor einem Jahr auf. Ihre Zunge ist sehr blaß, ihr Puls ist an der rechten Nieren- und an der Magen-Position sehr schwächlich.

Die Palpitationen sind auf Yang-Schwäche von Magen und Niere zurückzuführen. Beide Organe nehmen Einfluß auf das Herz und vor allem auf seinen Rhythmus. Der Magen beeinflußt das Herz über den Großen Verbindungsmeridian des Magens, der vom Magen zum linken Herzventrikel verläuft. Der Herzschlag, den wir an der Spitze tasten können, wird in der Chinesischen Medizin als „Xu li“ bezeichnet, man erachtet ihn als das Schlagen der Leitbahn selbst. Die Niere liefert Wasser und Feuer als Grundlage des Herzens. Daher beeinträchtigt eine Nieren-Schwäche sehr häufig das Herz. Es ist kein Zufall, daß die Palpitationen begannen, als der Zyklus aufhörte und ihre Nieren-Energie abnahm.

Ich verwende folgende Punkte (Abbildung 1.17):

- KS 4 rechts und M 40 links regulieren den Herzrhythmus und den Großen Verbindungsmeridian des Magens, der für den Herzschlag verantwortlich ist. Diese Kombination gleicht Yin und Yang, Oben und Unten sowie Links und Rechts aus. Punkte auf diesen beiden Leitbahnen lassen sich sehr gut kombinieren, weil beide zum Magen hin verlaufen.

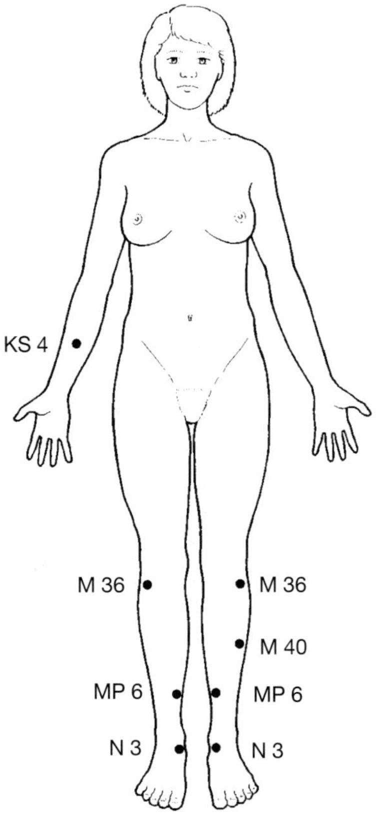

Abb. 1.17: Punktekombination bei Frau, 47

- M 36, MP 6 und N 3-taixi, alle bilateral gestochen, tonisieren Magen, Qi, Blut und Nieren-Yang (N 3 wird gemoxt).

Die ersten beiden Punkte werden einseitig gestochen, um einen stärker bewegenden und beruhigenden Effekt zu erzielen, die tonisierenden Punkte hingegen steche ich auf beiden Seiten. Während der Behandlung verspürt die Patientin ein Kribbeln rund um die Punkte, sie ist tief entspannt.

Mann, 54

Er klagt über Schwindelgefühl und Gedächtnisstörungen nach zwei ernsten Kopfverletzungen. Er ist insgesamt sehr angespannt und leidet über Schlafstörungen und leichte Potenzstörungen. Sein Puls ist etwas saitenförmig, vor allem an beiden distalen Palpationsstellen, an beiden Nieren-Taststellen hingegen ist er schwächlich.

Ich verwende folgende Punkte (Abbildung 1.18):

- B 62 links und Dü 3 rechts öffnen das Yang-Fersengefäß. Ich setze dieses Außerordentliche Gefäß ein, weil es das Gehirn beeinflußt und Obstruktionen aus dem Kopfbereich beseitigt. Es beseitigt hier die Stagnation im Gehirn, die durch die Traumen verursacht wurde. Der Einsatz der Leitbahn ist auch gerechtfertigt, wenn beide distalen Pulstaststellen einen saitenförmigen Befund bieten.[22]

- H 7 links und N 6-zhaohai rechts harmonisieren Herz und Niere und beruhigen den Geist. Diese Kombination von Punkten auf korrespondierenden Meridianen gleicht Links und Rechts sowie Oben und Unten aus. Die Punkte werden einseitig gestochen, um die Kombination bewegender und beruhigender zu gestalten. H 7 unterstützt außerdem den Schlaf, N 6 bessert die Impotenz. Diese beiden Punkte gleichen auch die Schlüsselpunkte des Yang-Fersengefäßes aus, da sie jeweils auf der anderen Extremität liegen. Die beiden Punktekombinationen gleichen auch das Tai Yang (Dü 3, B 62) mit dem Shao Yin (H 7, N 6) aus, also das äußerste und am oberflächlichsten gelegene Yang mit dem äußersten, am weitesten innen gelegenen Yin. N 6 ist in seiner Wirkung auch mit dem Yang-Fersengefäß koordiniert, da diese Leitbahn überschüssiges Yang aus dem Kopfbereich beseitigt und N 6 Yin dorthin transportiert.

- MP 6 und N 3-taixi: die Punkte werden beiderseits gestochen, um die Niere zu nähren. Die beiderseitige Verwendung ist in ihrer tonisierenden Wirkung begründet. MP 6 hilft auch bei Schlafstörungen.

- G 12 (beiderseits) ist ein lokaler Punkt zum Beseitigen von Stagnationen im Kopfbereich, der auch bei Schlafstörungen hilft.

In einer der nächsten Sitzungen steche ich folgende Punkte:

- B 62 links und Dü 3 rechts öffnen das Yang-Fersengefäß.
- H 7 links und N 6-zhaohai rechts harmonisieren Herz und Niere und beruhigen den Geist.
- MP 6 und N 3-taixi, beide bilateral genadelt, nähren die Niere. MP 6 hilft auch bei Schlafstörungen.
- Yintang beruhigt den Geist und fördert den Schlaf.

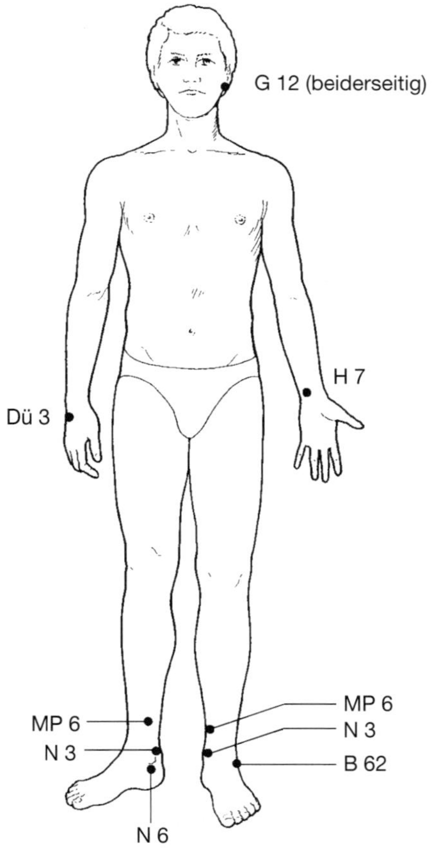

Abb. 1.18: Punktekombination bei Mann, 54

Frau, 45

Diese Patientin leidet an Erschöpfung und steifem Nacken. Diese Störungen gehen auf langfristige emotionale Probleme, nämlich Depressionen und Trauer, zurück, die das Qi und Blut leeren. Die wichtigsten bei ihr zu erhebenden Muster sind Magen-, Lungen-, Milz-Qi- und Blut-Schwäche.

Ich verwende folgende Punkte (Abbildung 1.19):

- KG 12 tonisiert Magen und Milz.
- Lu 7 rechts und KS 7 links beruhigen den Geist und verankern die Körperseele. Diese Punktekombination wirkt besonders gut bei emotionalen Problemen wie Trauer und Gram, die die Lunge und das Herz beeinträchtigen. Lu 7 hat eine zentrifugale Wirktendenz, wodurch unterdrückte Emotionen an die Oberfläche gebracht werden und der Mensch mit seiner Trauer in Kontakt treten kann. KS 7 hingegen hat eine zentripetale Wirkrichtung und beruhigt den Geist. Die Punkte werden einseitig gestochen, um die Kombination sowohl bewegender als auch beruhigender zu gestalten.
- M 36 und MP 6 werden beiderseitig gestochen, um Qi und Blut zu tonisieren sowie Magen und Milz zu stärken.

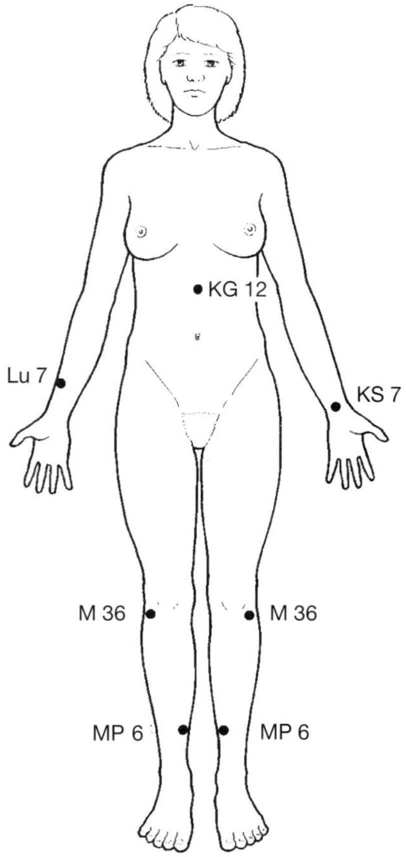

Abb. 1.19: Punktekombination bei Frau, 45

In einer der folgenden Sitzungen stelle ich folgende Kombination zusammen, da sie vor allem über ihren steifen Nacken klagt:

- KG 12 tonisiert Magen und Milz.
- Lu 7 rechts und KS 7 links (Erklärung: siehe oben).
- 3E 5 rechts und G 39 links unterstützen die Sehnen, vertreiben Wind und bessern die Nackenverspannungen. Die Kombination dieser beiden Punkte von korrespondierenden Arm- und Bein-Leitbahnen gleicht Links und Rechts sowie Oben und Unten aus. Die Shao Yang-Meridiane sind besonders gut geeignet, um Verspannungen im Nacken- und Schulterbereich zu bessern, nicht nur, weil sie unmittelbar auf das verspannte Areal wirken, sondern auch, weil sie die Sehnen unterstützen.
- M 36 und MP 6 werden beiderseitig gestochen (Erklärung: siehe oben).

Während der Behandlung fühlt sie sich tief entspannt, sie sagt, sie fühlt sich, als ob sie schwebe. Bei einer der weiteren Sitzungen nadle ich folgende Punkte:

- KG 12
- M 36 und MP 6
- LG 20 zum Heben des Qi und der Stimmung.
- 3E 8 rechts und G 39 links, um das Shao Yang zu regulieren, die Sehnen zu unterstützen und Nackenverspannungen zu lindern. Diese Kombination gleicht Links und Rechts sowie Oben und Unten aus. 3E 8 entspannt alle Yang-Leitbahnen der Nackenregion, er hat eine ausgezeichnete Wirkung bei dort lokalisierten Verspannungen. Nach der Behandlung fühlt sie sich wie nach einer Massage dieser Region.

Mann, 41

Der Patient leidet an Colon irritabile mit Symptomen wie Distension, Flatulenz und weichen Stühlen. Er ist ein sehr angespannter Mensch und hat einen streßerfüllten Beruf. Die wichtigsten zu erhebenden Muster sind Leber-Qi-Stagnation und Milz-Qi-Mangel.

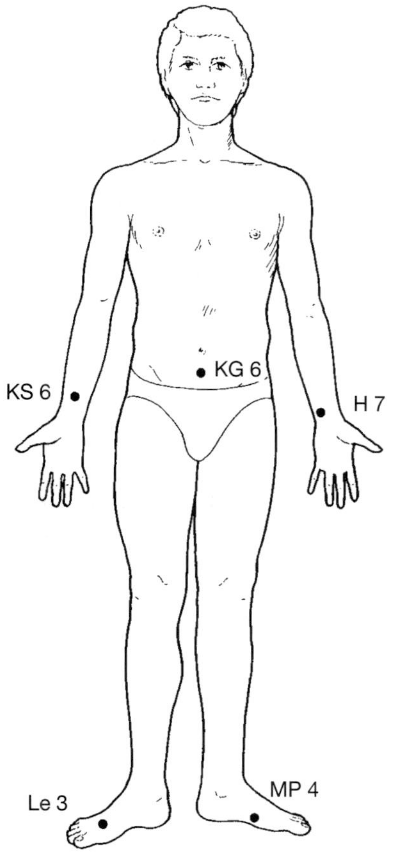

Abb. 1.20: Punktekombination bei Mann, 41

In einer der Behandlungen verwende ich folgende Punkte (Abbildung 1.20):

- MP 4 links und KS 6 rechts öffnen das Durchdringungsgefäß und regulieren den Mittleren und Unteren Erwärmer. Die Verwendung dieser Außerordentlichen Leitbahn ist bei Fülle-Mustern von Magen und Darm indiziert.
- KG 6 bewegt das Qi im Unterbauch. Dieser Punkt lenkt die Wirkung der anderen beiden auf den Unterbauch.
- H 7 links und Le 3 rechts beruhigen den Geist, verankern die Wanderseele und bewegen das Leber-Qi. Diese Kombination gleicht Oben und Unten sowie Links und Rechts aus. Sie ist vor allem gut geeignet, nervöse Menschen zu beruhigen, da sie sowohl den Geist als auch die Wanderseele beruhigt. Der einseitige Einsatz der Punkte, wobei einer links, der andere rechts gestochen wird, ist besonders wirksam, da die Punkte auf der jeweils anderen Seite der Punkte des Durchdringungsgefäßes (MP 4, KS 6) liegen.

Mädchen, 13

Die Patientin leidet an Nahrungsintoleranzen, sie kann viele übliche Nahrungsmittel nicht zu sich nehmen, weil sie davon einen Ausschlag bekommt. Sie leidet auch an Ekzem. Das Haupt-Muster ist Magen-Hitze.

Ich wähle folgende Punkte für die erste Behandlung aus:

- Di 4 rechts und M 44 links zum Beseitigen von Magen-Hitze. Diese Kombination von Punkten korrespondierender Arm- und Bein-Leitbahnen gleicht Links und Rechts sowie Oben und Unten aus. Die Punkte werden einseitig genadelt, um die Wirkung des Hitze-Beseitigens zu dynamisieren. Da es sich noch dazu um die erste Sitzung und eine junge Patientin handelt, erlaubt uns diese Kombination, die Zahl der Nadeln zu reduzieren.
- KG 12 reguliert den Mittleren Erwärmer.

Nach acht Behandlungen und der Einnahme einiger Kräuterdekokte ist ihre Nahrungsmittelintoleranz ganz geheilt, sie kann nun Speisen essen, die sie vorher nicht zu sich nehmen konnte.

Frau, 73

Diese Patientin leidet an Trigeminusneuralgie der rechten Gesichtshälfte. Im Hintergrund besteht – wie so oft bei alten Menschen – ein Nieren-Yin-Mangel.

Ich verwende folgende Punkte:

- Di 4 rechts und Le 3 links vertreiben Wind (Trigeminusneuralgie ist eine Wind-Manifestation) aus dem Gesichtsbereich. Ich steche die Punkte einseitig, um die Kombination zum Wind-Vertreiben zu verstärken. Di 4 wird rechts gestochen, da dies die Seite der Neuralgie ist.
- MP 6 und N 3-taixi werden beiderseitig genadelt, um das Nieren-Yin zu nähren.

Während der Behandlung verspürt sie Kribbeln rund um die Nadeln und ein flatterndes Gefühl im Gesicht.

Frau, 47

Diese Patientin leidet an Hitzewallungen in der Menopause, Schlafstörungen, Palpitationen, Nachtschweiß, Schwindelgefühl und Tinnitus.

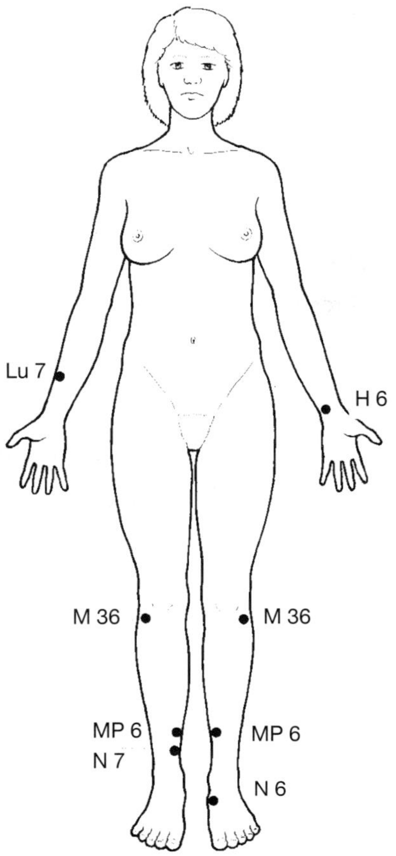

Abb. 1.21: Punktekombination für Frau, 47

Ich verwende folgende Hauptpunkte (Abbildung 1.21):

- Lu 7 rechts und N 6-zhaohai links öffnen das Konzeptionsgefäß, regulieren Qi und Blut im Uterus und nähren die Niere. Diesen Außerordentlichen Meridian muß man in der Menopause unbedingt aktivieren.

- H 6 links und N 7-fuliu rechts harmonisieren Herz und Niere, nähren das Herz-Yin und beenden Nachtschweiß. Diese Kombination von Punkten auf korrespondierenden Leitbahnen gleicht Links und Rechts sowie Oben und Unten aus.

- M 36 und MP 6 werden beiderseitig gestochen, um Blut und Niere zu tonisieren.

- LG 24-shenting und KG 15 beruhigen den Geist. Diese beiden Punkte gleichen das Konzeptions- und das Lenkergefäß aus.

Während der Behandlung entspannt sie sich tief und schläft rasch ein.

Frau, 45

Die Patientin leidet an unregelmäßigem Zyklus und starken Gebärmutterblutungen. Die Probleme begannen mit dem Anfang der Menopause. Sie hat auch aufgrund von Beziehungsproblemen emotionalen Streß. Das wichtigste Muster ist Schwäche von Leber und Niere.

Während einer Behandlung verwende ich folgende Punkte:

- Lu 7 rechts und N 6-zhaohai rechts öffnen das Konzeptionsgefäß, regulieren den Uterus und nähren die Niere. Diese Außerordentliche Leitbahn ist bei Wechselbeschwerden sehr wichtig.

- KS 7 links und N 3-taixi rechts beruhigen den Geist, bringen die Wanderseele zum Verweilen und tonisieren die Niere. Diese Kombination gleicht Links und Rechts sowie Oben und Unten aus. Ich verwende die angegebenen Seiten, um eine entgegengesetzte Lateralität zu den Schlüsselpunkten des Konzeptionsgefäßes (Lu 7 rechts, N 6 links) zu erzielen. KS 7 ist besonders bei emotionalen Belastungen aufgrund von Beziehungsproblemen hilfreich.

- KG 4 und N 13 nähren die Niere, tonisieren die Gebärmutter, stärken das Ursprungs-Qi und unterstützen die Essenz.

- M 36 und MP 6 tonisieren Qi und Blut und stärken das Qi, damit dieses das Blut halten kann.

Während der Behandlung gibt sie an, „in ihrem Körper eher Kreisläufe als einzelne Punkte zu spüren." Sie hatte zuvor schon einige Akupunktursitzungen und ist daher eine erfahrene, aber auch besonders feinfühlige Patientin.

Frau, 43

Auch diese Patientin leidet an Wechselproblemen in Form von Hitzewallungen und Nachtschweiß. Ihre Zunge ist allerdings sehr blaß, und abgesehen vom Nachtschweiß fühlt sie sich insgesamt eher kalt, ihr Puls ist auch langsam und saitenförmig. Sie ist ein sehr angespannter Mensch.

Die Haupt-Muster sind Nieren-Yang-Schwäche und Leber-Qi-Stagnation aufgrund von emotionalem Streß.

Während einer Sitzung verwende ich folgende Punkte:

- Lu 7 rechts und N 6-zhaohai links öffnen das Konzeptionsgefäß, tonisieren den Uterus und nähren die Niere.
- H 6 links und N 7-fuliu rechts harmonisieren Herz und Niere und wirken gegen Nachtschweiß. Die Kombination von Punkten auf korrespondierenden Leitbahnen gleichen Links und Rechts sowie Oben und Unten aus. Ich verwende die angegebenen Seiten, um eine Kreuzung der Lateralität gegenüber Lu 7 und N 6 zu erreichen.
- KG 4 (direkte Moxibustion mittels Moxakegelchen) tonisiert das Nieren-Yang, stärkt das Ursprungs-Qi, tonisiert den Uterus und unterstützt die Essenz.
- M 36 links und MP 6 rechts tonisieren Qi und Blut und nähren die Niere. Diese Kombination wirkt zwar tonisierend, das einseitige Nadeln bringt aber ein bewegendes Moment in die Verschreibung (ihr Puls ist nicht allzu leer).

Obwohl sie eine äußerst angespannte Frau ist, kommt sie während der Akupunktursitzung in einen tiefen Entspannungszustand. Es reicht eine einzige Sitzung aus, um sie von ihrem Nachtschweiß zu heilen.

Frau, 63

Die Patientin leidet an mäßigem Nässe-Bi-Syndrom der linken Hand mit etwas Schmerz, Steifigkeit und Schwellung. Sie kommt vor allem zur Vorbeugung zur Behandlung. Abgesehen vom Nässe-Bi ist ihr Haupt-Muster eine Nieren-Schwäche.

Ich verwende folgende Punkte während zwei Sitzungen:

- Lu 7 rechts und N 6-zhaohai links, um das Konzeptionsgefäß zu öffnen und die Niere zu nähren.
- 3E 4 links und N 7-fuliu rechts, um Wind-Nässe aus dem Handbereich zu vertreiben und die Niere zu tonisieren. Diese Kombination gleicht Links und Rechts, Oben und Unten sowie Yin und Yang aus.

Während der ersten Sitzung spürt sie „ein Rühren", bei der zweiten „ein Pulsieren" unterhalb des Nabels.

Frau, 39

Diese Patientin leidet an einer bräunlichen Hautpigmentierung, Schmerzen und Distension des Abdomens, pochenden Schläfenkopfschmerzen, unscharfem Sehen, starken, klumpigen und schmerzhaften Regelblutungen, Obstipation, Schwindelgefühl, Gedächtnisstörungen und prämenstrueller Spannung. Ihre Zunge ist blaß und dünn, ihr Puls ist rauh.

Alle ihre Probleme haben einen Leber-Bezug, sie gehen auf einen Leber-Blut-Mangel zurück, der zu aufsteigendem Leber-Yang führt (pochende Kopfschmerzen), des weiteren zu Stagnation von Qi und Blut der Leber (prämenstruelle Spannung, schmerzhafte und klumpige Regelblutung, Schmerz und Distension des Abdomens, Obstipation) sowie zu Blut-Hitze (braune Pigmentierung). Die Symptome des Leber-Blut-Mangels sind Gedächtnisstörungen, unscharfes Sehen, Müdigkeit, Schwindelgefühl, blasse, dünne Zunge und rauher Puls.

Während einer Sitzung steche ich die folgenden Punkte:

- Lu 7 rechts und N 6-zhaohai links, um das Konzeptionsgefäß zu öffnen, den Uterus zu regulieren, das Qi im Unterbauch zu bewegen sowie Leber und Niere zu nähren.
- KS 6 links und Le 3 rechts bewegen Qi und Blut der Leber und beseitigen Stagnation. Diese Kombination von Punkten auf korrespondierenden Meridianen der gleichen Polarität gleicht Links und Rechts sowie Oben und Unten aus. Diese Punkte werden einseitig genadelt, um der Kombination einen stärker bewegenden Effekt zu verleihen, sie werden auch auf der jeweils anderen Körperseite von Lu 7 und N 6 gestochen.
- Le 8, M 36 und MP 6 werden beiderseitig genadelt, um das Blut zu tonisieren und die Leber zu nähren. Diese Punkte werden auf beiden Seiten genadelt, weil sie tonisierend wirken.

Während der Akupunktur gibt sie an, daß sie sehr entspannt ist und sich fühlt, „als wäre sie an Strom angeschlossen".

Mann, 37

Der Patient leidet an einem roten, juckenden, den ganzen Körper bedeckenden urtikariellen Exanthem, dessen Ursache Wind-Hitze ist, die das Blut beeinträchtig. Im Hintergrund besteht ein Magen-

Yin-Mangel. Seine Zunge ist zur Gänze geschält und weißt einen Magen-Riß in ihrer Mitte auf.

Während einer Sitzung verwende ich folgende Punkte:

- 3E 6 rechts und G 31 links vertreiben Wind-Hitze. Diese Kombination von Punkten auf korrespondierenden Leitbahnen gleicht Links und Rechts sowie Oben und Unten aus. Sie ist sehr gut dazu geeignet, Wind-Hitze zu beseitigen, die das Blut befällt und zu Ausschlägen führt.
- Di 11 links und MP 10 rechts kühlen das Blut im Hautbereich. Diese Paarung harmonisiert Links und Rechts, Yin und Yang sowie Oben und Unten.
- M 36 und MP 6 werden beiderseitig gestochen, um das Magen-Yin zu nähren.

Frau, 22

Diese Patientin leidet an einer akuten Verschlimmerung eines chronischen Ekzems vom Nässe-Hitze-Typ.

Ich verwende ähnliche Punkte wie beim zuvor beschriebenen Patienten:

- 3E 6 und G 31 links vertreiben Wind und beseitigen Hitze.
- Di 11 links und MP 10 rechts kühlen das Blut im Hautbereich.
- MP 9 wird beiderseitig gestochen, um Nässe-Hitze aufzulösen.

Frau, 32

Diese Patientin kommt vor allem wegen psychischer Probleme zur Behandlung. Sie ist in ihrem Leben an einem Punkt angelangt, wo sie bezüglich der wichtigen Themen, Ziele und Beziehungen in ihrem Dasein verwirrt ist. Es fehlt ihr an Standfestigkeit, um ihre Entscheidungen durchzuführen. Sie hat also zwei Probleme: einerseits kann sie nicht klar unterscheiden, was zu Unentschlossenheit führt, andererseits hat sie nicht den Mut, eine Entscheidung durchzuziehen, wenn sie einmal eine getroffen hat. Diese Situation versetzt die Patientin in große ängstliche Unruhe. Aus Sicht der Chinesischen Medizin handelt es sich um Milz- und Nieren-Schwäche.

Während einer Sitzung steche ich die folgenden Punkte:

- Dü 5 rechts und G 40 links – Dü 5 hilft ihr, die verschiedenen Möglichkeiten in ihrem Leben klar zu unterscheiden, der zweite unterstützt sie dabei, genug Mut aufzubringen, die Entscheidungen dann in die Tat umzusetzen. Diese Kombination gleicht auch Links und Rechts sowie Oben und Unten aus. Die einseitige Verwendung der Punkte verstärkt ihre bewegende Wirkung, die hier besonders wichtig ist, da wir die Blockierung auf der psychischen Ebene beseitigen müssen.
- M 36 rechts und N 3-taixi links tonisieren Niere und Milz. Diese Punkte werden nur auf einer Seite gestochen, obwohl sie tonisieren, da wir auf diese Weise ihre psychisch bewegende Wirkung verstärken.
- LG 24-shenting und KG 15 beruhigen den Geist. Diese Kombination harmonisiert Yin und Yang, Hinten und Vorne sowie Konzeptions- und Lenkergefäß.

Sie kommt zu drei Behandlungen, bei denen ich immer die gleichen Punkte steche. Nach dieser Therapieserie trifft sie einige wichtige Entscheidungen bezüglich ihrer Beziehung und ihrer Karriere – etwas, was sie seit Jahren nicht zustandebrachte.

Mann, 47

Der Patient leidet an chronischer, in der Mittellinie lokalisierter Lumbalgie. Zum Zeitpunkt der Konsultation hat er auch eine Verstauchung des rechten Knies. Das Haupt-Muster ist Nieren-Schwäche.

Ich verwende in dieser Sitzung folgende Punkte:

- M 34, M 35, M 36 und MP 9 werden alle auf der rechten Seite gestochen, um die Sehnen des Knies zu unterstützen und Stagnation zu beseitigen.
- Dü 3 links und B 62 rechts öffnen das Lenkergefäß, tonisieren die Niere und stärken den Rücken.
- N 3-taixi links stärkt die Niere. Ich verwende diesen Punkt auf der dem verstauchten Knie gegenüberliegenden Seite, um Links und Rechts, Yin und Yang sowie die Himmelsstämme auszugleichen (Magen und Niere).

Mann, 56

Der Patient leidet an Erschöpfung, Rückenschmerzen, Depression und Impotenz. Seine Zunge ist rot und geschält, die Wurzel ausgenommen, die einen klebrigen, gelben Belag aufweist. Die Haupt-Muster sind Nieren-Yin-Mangel und Nässe-Hitze im Unteren Erwärmer.

Während einer Sitzung verwende ich folgende Punkte:

- Dü 3 links und B 62 rechts öffnen das Lenkergefäß, tonisieren die Niere, stärken die Wirbelsäule und heben die Stimmung. Dieses Außerordentliche Gefäß hat eine stärkende Wirkung auf Geist und Willenskraft, wenn die beiden durch eine Nieren-Schwäche beeinträchtigt sind. Diese Leitbahn wird daher verwendet, um Rückenschmerz und Willenskraft zu behandeln, wenngleich ein Nieren-Yin-Mangel besteht.

- KG 4 und LG 20-baihui nähren das Nieren-Yin und heben die Stimmung. Diese Kombination gleicht Vorne und Hinten, Lenker- und Konzeptionsgefäß sowie Yin und Yang aus. Sie kann Depressionen bei Nieren-Schwäche wirksam bessern.

- M 36 und N 3-taixi werden beiderseitig gestochen, um das Qi zu tonisieren und die Niere zu nähren. Diese Kombination gleicht Yin und Yang aus.

- MP 9 steche ich beiderseitig, um Nässe-Hitze aus dem Unteren Erwärmer auszuleiten. Diese kann nämlich, abgesehen von der Nieren-Schwäche, ein Zusatzfaktor bei der Entstehung von Impotenz sein.

- B 23 und B 52-zhishi werden beiderseitig gestochen, um die Niere zu nähren, die Willenskraft zu stärken und die Stimmung zu heben. Diese Kombination ist ausgezeichnet dazu geeignet, den psychischen Aspekt der Niere zu beeinflussen, nämlich die Willenskraft, zu der auch Antrieb und Entschlußvermögen gehören. Auf diesem Wege können die beiden Punkte auch Depressionen vermindern.

Während ich die ventral gelegenen Punkte steche und die Nadeln in situ belasse, schläft der Patient rasch ein. Er berichtet, daß die dorsal gelegenen Punkte ihn wieder aufweckten und viel Klarheit in sein Gehirn brachten.

Frau, 54

Diese Patientin klagt über linksseitige Rückenschmerzen, die sich in den Lendenbereich bis unterhalb der 12. Rippe ausdehnen. Der Schmerz begann vor 3 Wochen. Ihre Wirbelsäule zeigt eine deutliche Seitenabweichung im Lumbalbereich, ihr linkes Bein ist kürzer als das rechte. Ihr Puls ist haftend, also saitenförmig auf der tiefen Ebene, beide proximale Positionen sind ausgesprochen saitenförmig, die Herz-Position ist etwas überflutend.

Ich verwende während einer Sitzung die folgenden Punkte:

- N 6-zhaohai rechts und Lu 7 links öffnen das Yin-Fersengefäß und absorbieren überschüssiges Yin. Die haftende Pulsqualität spricht für eine Stagnation im Körperinneren auf der Yin-Ebene. Das Yin-Fersengefäß harmonisiert auch Links und Rechts und korrigiert ein strukturelles Ungleichgewicht zwischen links uns rechts. Deswegen ist es bei Störungen des Bewegungsapparats indiziert, wenn solch ein Ungleichgewicht besteht, wie es hier mit der Abweichung der Lendenwirbel und den verschiedenen Beinlängen der Fall ist. Für die Verwendung des Yin-Fersengefäßes spricht auch die saitenförmige Pulsqualität an beiden proximalen Taststellen, wie wir dem Buch „Eine Untersuchung der Acht Außerordentlichen Gefäße" von Li Shi-Zhen entnehmen.[23]

- H 6 rechts und N 2-rangu links harmonisieren Herz und Niere. Diese Kombination von Punkten auf korrespondierenden Leitbahnen harmonisiert Links und Rechts sowie Oben und Unten. Die beiden Punkte werden nicht aufgrund eines bestimmten Musters ausgewählt, sondern ausschließlich wegen des energetischen Ungleichgewichts, das sich im Puls widerspiegelt. Der überflutende Herz- und der saitenförmige Nieren-Puls zeigen einen Zusammenbruch der Herz-Nieren-Interaktion, wobei sich Qi im unteren Teil anhäuft, was zu den Rückenschmerzen führt, und Qi nach oben hin „entflieht". H 6, der Xi-Grenzpunkt, beseitigt Flußhindernisse (eine allgemeine Wirkung von Grenzpunkten), und N 2, der Ying-Quellen-Punkt, zieht das Qi nach unten. Sowohl Grenz- als auch Quellenpunkte haben eine besondere Dynamik, eine Kombination beider Gruppen bringt im energetischen Sinne viel Bewegung in die Behandlung. Das einseitige Nadeln der Punkte verstärkt ihre bewegende Wirkung.

- MP 6 wird beiderseitig genadelt, um angesichts der stark bewegenden Punkte auch ein tonisierendes Element in die Behandlung einzubringen.

Während der ersten Sitzung verspürt die Patientin ein Vibrieren in der Lendenregion. Danach verschwindet der Schmerz in den Lenden und beschränkt sich auf die Sakroiliakalregion. Ich verwende nochmals die gleichen Punkte und füge die folgenden hinzu:

- B 23 wird beiderseitig gestochen, um den Rücken zu stärken.
- B 26-guanyuanshu und B 40-weizhong werden beide links gestochen, um die Obstruktionen der Rücken-Leitbahnen auf der linken Seite aus dem Weg zu räumen.

Nach diesen beiden Behandlungen verschwinden ihre Rückenschmerzen vollkommen, auch der Puls ist ausgeglichener.

Mann, 58

Der Patient leidet an Impotenz und ängstlicher Unruhe. Er ist ein sehr angespannter Mensch, was seine Impotenz verschlimmert. Sein sexuelles Unvermögen vermehrt wiederum seine Anspannung, es etabliert sich ein Circulus vitiosus. Sein Puls ist sehr saitenförmig und voll, an beiden proximalen Taststellen jedoch etwas schwächlich. Seine Zunge hat eine sehr rote Spitze. Die Haupt-Muster sind Herz-Feuer, Leber-Qi-Stagnation und etwas Nieren-Schwäche.

Ich verwende folgende Punkte in einer Sitzung:

- Dü 3 links und B 62 rechts öffnen das Lenkergefäß und stärken die Niere.
- H 7 rechts und Le 3 links beruhigen den Geist, bringen die Wanderseele zum Verweilen und beseitigen Leber-Qi-Stagnation.
- N 3-taixi wird beiderseits genadelt, um die Niere zu tonisieren.

Frau, 70

Die Patientin leidet an chronischer Sinusitis und Obstipation. Ihre Zunge hat einen sehr klebrigen, weißen Belag, ihr Puls ist schlüpfrig. Die wichtigsten Muster sind Anhäufung von Nässe, die die Sinus beeinträchtigt, sowie Milz-Qi-Schwäche und Nahrungsstagnation im Hintergrund.

Ich verwende folgende Punkte während einer Sitzung:

- MP 4 rechts und KS 6 links öffnen das Durchdringungsgefäß, regulieren die Milz und bessern Nahrungsstagnation.
- Di 4 rechts und M 40 links regulieren das Auf- und Absteigen des Qi in den Yang Ming-Leitbahnen, was die Sinus unterstützt, und lösen Nässe auf.
- Yintang ist ein lokaler Punkt zum Befreien der Sinus.
- M 36 und MP 6 tonisieren Magen und Milz, um auf diese Weise Nässe aufzulösen.

Frau, 25

Die Patientin klagt über schmerzhafte Regelblutungen mit dunklem, klumpigem Blut und Rückenschmerzen. Sie hat keine weiteren Symptome. Ihr Puls ist an der linken proximalen Position schwächlich, an der Herz-Position etwas überflutend. Ihre Zunge weist einen Herz-Riß und eine rote Spitze mit roten Punkten auf.

Die Haupt-Muster sind Herz-Feuer aufgrund von emotionalem Streß und eine konstitutionelle Nieren-Schwäche.

Während der Sitzung verwende ich folgende Punkte:

- KS 7 rechts und Le 3 links beruhigen den Geist und verankern die Wanderseele.
- M 36 links und N 3-taixi rechts (mit warmer Nadel) tonisieren das Nieren-Yang.
- MP 6 wird beiderseits gestochen, um die Niere zu nähren und den Geist zu beruhigen.

Fußnoten

1 Maciocia G.: Die Grundlagen der Chinesischen Medizin; Verlag für Ganzheitliche Medizin Dr. Erich Wühr, Kötzting 1996.

2 Nanjing College of Traditional Chinese Medicine: A Revised Explanation of the Classic of Difficulties (Nan Jing Jiao Shi), S. 144; People's Health Publishing House, Beijing 1979. Das Werk „Nan Jing" erschien erstmals etwa 100 n. Chr.

3 Gao Wu: Gathering of Eminent Acupuncturists (Zhen Jiu Ju Ying), zitiert in: Chen You-Bang: Chinese Acupuncture Therapy (Zhong Guo Zhen Jiu Zhi Liao Xue), S. 215; China Science Publishing House, Shanghai, 1990. Das zitierte Werk erschien erstmals 1529.

4 Chinese Acupuncture Therapy, S. 215.

5 Chinese Acupuncture Therapy, S. 215.

6 Chinese Acupuncture Therapy, S. 215.

7 Li Chan: The ABC of Chinese Medicine (Yi Xue Ru Men), zitiert in: Chinese Acupuncture Therapy, S. 215. Das zitierte Werk erschien erstmals 1575.

8 Spiritual Axis (Ling Shu Jing), S. 100, People's Health Publishing House, Beijing 1981. Dieses Werk erschien erstmals etwa 100 v. Chr.

9 A Revised Explanation of the Classic of Difficulties (Nan Jing Jiao Shi), S. 145.

10 Wang Guo-Rui: The Jade Dragon Classic of Spiritual Acupuncture from Bian Que (Bian Que Shen Ying Zhen Jiu Yu Long Jing), zitiert in: Chinese Acupuncture Therapy, S. 216. Das zitierte Werk erschien erstmals 1329.

11 The Yellow Emperor's Classic of Internal Medicine – Simple Questions (Huang Di Nei Jing Su Wen), S. 49; People's Health Publishing House, Beijing 1979. Dieses Werk erschien erstmals etwa 100 v. Chr.

12 Auf der südlichen Hemisphäre hat ein Mensch, der nach Süden blickt, die Sonne im Rücken. Die Position, die in „Des Gelben Kaisers Klassiker des Inneren" angeführt ist, sollte in diesem Fall umgekehrt werden: der Mensch blickt nach Norden, so daß die Sonne vor ihm und der Schatten hinter ihm liegt. Die Yin-Yang-Polarität muß bezüglich der rechten und linken Seite in diesem Fall umgedreht werden, so daß der Osten (Yang) auf der rechten und der Westen (Yin) auf der linken Seite liegt.

13 Simple Questions, S. 44.

14 Jefferies R. P. S.: Two types of bilateral symmetry in the Metazoa: chordate and bilaterian; Natural History Museum, London 1991.

15 Simple Questions, S. 344.

16 Simple Questions, S. 345.

17 Gathering of Eminent Acupuncturists in Chinese Acupuncture Therapy, S. 215.

18 Gathering of Eminent Acupuncturists in Chinese Acupuncture Therapy, S. 215.

19 Gathering of Eminent Acupuncturists in Chinese Acupuncture Therapy, S. 215.

20 Gathering of Eminent Acupuncturists in Chinese Acupuncture Therapy, S. 215.

21 Li Chan: The ABC of Chinese Medicine (Yi Xue Ru Men), zitiert in: Chinese Acupuncture Therapy, S. 215.

22 Wang Luo-Zhen: A Compilation of the „Study of the Eight Extraordinary Vessels" (Qi Jing Ba Mai Kao Jiao Zhu), S. 109; Shanghai Science Publishing House, Shanghai 1985. Li Shi-Zhens Buch „Eine Untersuchung der Acht Außerordentlichen Gefäße" kam erstmals 1578 heraus.

23 Wang Luo-Zhen: A Compilation of the „Study of the Eight Extraordinary Vessels" (Qi Jing Ba Mai Kao Jiao Zhu), S. 110.

Anhang 2

Syndrom-Identifizierung nach dem Sechs-Schichten-Konzept

Tai Yang-Stadium (Großes Yang-Stadium)

Tai Yang-Leitbahn-Syndrom

Angriff von Kälte

Abneigung gegen Kälte, Frösteln, Niesen, Husten, Nasenrinnen mit weißem, wäßrigem Sekret, kein Fieber oder leicht erhöhte Temperatur, starke, schmerzhafte Verspannung im Okziputbereich, kein Schwitzen, kein Durst.

Zunge: unveränderte Farbe des Zungenkörpers, dünner, weißer Belag.

Puls: oberflächlich, gespannt.

Angriff von Wind

Abneigung gegen Wind, Frösteln, leichtes Schwitzen, kein Fieber oder leicht erhöhte Temperatur, leichte Körper- und Kopfschmerzen, kein Durst.

Zunge: Farbe des Zungenkörpers unverändert, dünner, weißer Belag.

Puls: oberflächlich, langsam.

Tai Yang-Muster: Vergleich des Angriffs von Kälte und von Wind

Gemeinsame Symptome und Krankheitszeichen: oberflächlicher Puls, Kopfschmerzen, Abneigung gegen Kälte.

	Angriff von Kälte	*Angriff von Wind*
Schwitzen	kein Schwitzen	leichtes Schwitzen
Schmerzen	stark	schwach
Kopfschmerz	stark	weniger stark
Kältegefühl	ausgeprägt	leicht
Puls	oberflächlich, gespannt	oberflächlich, langsam

Tai Yang-Organ-Syndrom

Anhäufung von Wasser

Fieber, Abneigung gegen Kälte, Harnverhalten, Durst, erschwerte Miktion, Erbrechen von Flüssigkeiten kurz nach dem Trinken.

Zunge: gelber Belag an der Wurzel.

Puls: oberflächlich, schnell.

Anhäufung von Blut

Drängendes Völle- und Distensionsgefühl im Hypogastrium, erschwerte Miktion, leichte Harninkontinenz, Hämaturie, psychische Unruhe.

Zunge: rot, gelber Belag an der Wurzel.

Puls: tief, rauh.

Yang Ming-Stadium (Helles Yang-Stadium)

Allgemeine klinische Manifestationen

Hohes Fieber, reichliche Schweißsekretion, Abneigung gegen Hitze, Durst, überflutender Puls.

Yang Ming-Leitbahn-Snydrom

Hohes Fieber, starkes Schwitzen, Abneigung gegen Hitze, Durst mit Verlangen nach kaltem Wasser, rotes Gesicht, Unruhe.

Zunge: rot, gelber Belag.

Puls: überflutend, schnell.

Yang Ming-Organ-Syndrom

Hohes Fieber mit nachmittäglichem Anstieg, starkes Schwitzen, Obstipation, Durst mit Verlangen nach kaltem Wasser, Völle und Schmerz im Abdomen mit Verschlimmerung durch Druck, Unruhe und Reizbarkeit, in schweren Fällen auch Delirium.

Zunge: rot, trockener, gelber oder schwarzer Belag.

Puls: tief, voll, schnell.

Shao Yang-Stadium (Kleines Yang-Stadium)

Abwechselndes Kälte- und Hitzegefühl, bitterer Mundgeschmack, trockener Rachen, unscharfes Sehen, Distension und Völle in Hypochondrium und Brustkorb, kein Verlangen nach Getränken oder Speisen, Reizbarkeit, Erbrechen, Übelkeit.

Zunge: weißer Belag nur an einem Rand.

Puls: saitenförmig, dünn.

Tai Yin-Stadium (Großes Yin-Stadium)

Völle des Abdomens, Erbrechen, Appetitlosigkeit, Diarrhö, kein Durst.

Zunge: blaß, weißer Belag.

Puls: langsam, tief, dünn.

Shao Yin-Stadium (Kleines Yin-Stadium)

Umwandlung in Kälte

Starkes Kältegefühl, der Patient liegt eingerollt, Apathie, Verlangen nach Schlaf, kalte Gliedmaßen, Diarrhö, kein Durst oder Verlangen nach warmen Flüssigkeiten, starker Harnfluß, blasser Harn.

Zunge: blaß.

Puls: tief, schwächlich.

Umwandlung in Hitze

Hitzegefühl, Reizbarkeit, Schlafstörungen, Trokkenheit von Mund und Rachen vor allem in der Nacht, dunkler und spärlicher Harn.

Zunge: rot, belaglos.

Puls: dünn, schnell.

Jue Yin-Stadium (Umkehr-Yin-Stadium)

Anhaltender Durst, nach oben drängendes Unruhegefühl des Herzens, Schmerzen und Hitzeempfindung von Herz und Thorax, Hungergefühl, aber kein Verlangen nach Essen, kalte Gliedmaßen, Diarrhö, Erbrechen, Erbrechen runder Würmer.

Zunge: im vorderen Anteil gelber Belag, weißer Belag an der Wurzel.

Puls: saitenförmig, dünn.

Anhang 3

Syndrom-Identifizierung gemäß dem Vier-Schichten-Konzept

Abwehr-Qi-Stadium

Wind-Hitze

Fieber, leichte Abneigung gegen Kälte, Halsschmerzen, geschwollene und entzündete Tonsillen, Kopfschmerzen, leichtes Schwitzen, Körperschmerzen, Nasenrinnen mit gelbem Sekret, leichter Durst.

Zunge: Spitze und Ränder leicht gerötet, dünner, gelber oder dünner, weißer Belag.

Puls: oberflächlich, schnell.

Sommer-Hitze

Fieber, leichte Abneigung gegen Kälte, kein Schwitzen, Kopfschmerzen, Schweregefühl, Unwohlsein im Epigastrium, Reizbarkeit, Durst.

Zunge: rot, klebriger, weißer Belag.

Puls: schwächlich und oberflächlich (sanft), schnell.

Nässe-Hitze

Abneigung gegen Kälte, Fieber mit nachmittäglichem Anstieg, Kopfschmerzen, als ob der Kopf eingehüllt wäre, Schwere- und Druckgefühl in Brustkorb und Epigastrium, klebriger Mundgeschmack, kein Durst.

Zunge: weißer, klebriger Belag.

Puls: schwächlich und oberflächlich, langsam.

Trockene Hitze

Fieber, leichte Abneigung gegen Kälte, leichtes Schwitzen, Trockenheit von Haut, Mund, Nase und Rachen, Halsschmerzen, trockener Husten.

Zunge: rot, trocken, dünner, weißer Belag.

Puls: oberflächlich, schnell.

Qi-Stadium

Lungen-Hitze (Hitze in Thorax und Diaphragma)

Hohes Fieber, keine Abneigung gegen Kälte, Abneigung gegen Hitze, Atemnot, Husten mit dünnem gelbem oder rostfarbenem und purulentem Sputum, Durst.

Zunge: rot, dicker, gelber Belag.

Puls: schlüpfrig, schnell.

Magen-Hitze

Hohes Fieber, keine Abneigung gegen Kälte, Abneigung gegen Hitze, reichliches Schwitzen, starker Durst mit Verlangen nach kalten Getränken, rauhe Atmung.

Zunge: rot, trockener, gelber Belag.

Puls: überflutend, groß, schnell.

Die „Vier Großen“: großes Fieber, großes Schwitzen, großer Durst, großer Puls.

Trockene Hitze des Darms

Hohes Fieber am Nachmittag, Obstipation, Brennen im Anus, Distension, Völle und Schmerz des Abdomens mit Verschlimmerung durch Druck, Reizbarkeit, fühlt sich schlapp.

Zunge: rot, dicker, gelber oder dicker, grauschwarzer Belag mit „Dornen“.

Puls: tief, voll, schnell.

Gallenblasen-Hitze (Hitze im Shao Yang)

Abwechselndes Hitze- und Kältegefühl mit Überwiegen von Hitze, bitterer Mundgeschmack, trockener Rachen, Schmerz im Hypochondrium mit Verschlechterung durch Druck, Übelkeit, Völlegefühl im Epigastrium.

Zunge: rot, klebriger, gelber Belag bloß an einem Rand.

Puls: saitenförmig, schnell.

Nässe-Hitze von Magen und Milz

Beständiges Fieber, das mit dem Schwitzen abnimmt, dann aber wieder beginnt, Schweregefühl von Körper und Kopf, Druck- und Engegefühl von Thorax und Abdomen, Übelkeit, weiche Stühle.

Zunge: gelber, klebriger Belag.

Puls: schwächlich, oberflächlich, schnell.

Nähr-Qi-Stadium

Hitze im Nähr-Qi-Anteil

Nächtliches Fieber, trockener Mund, aber kein Verlangen zu trinken, Schlafstörungen, psychische Unruhe, Aphasie, Maculae der Haut.

Zunge: tiefrot, belaglos.

Puls: dünn, schnell.

Hitze im Perikard

Geistige Verwirrung mit Delirium oder Aphasie, hohes Fieber, heißer Rumpf, aber kalte Hände und Füße.

Zunge: tiefrot, belaglos.

Puls: dünn, schnell.

Blut-Stadium

Siegreiche Hitze bewegt das Blut

Hohes Fieber, Reizbarkeit, manisches Verhalten, subkutane Blutungen (Maculae), Hämatemesis, Epistaxis, Meläna, Hämaturie.

Zunge: tiefrot, belaglos, trocken.

Puls: saitenförmig, schnell.

Siegreiche Hitze erregt Wind

Hohes Fieber, Bewußtseinsverlust, Zuckungen der Extremitäten, Nackensteife, Opisthotonus, Augäpfel drehen sich nach oben, Trismus.

Zunge: tiefrot, belaglos.

Puls: saitenförmig, schnell.

Leere-Wind beunruhigt das Körperinnere

Tremor, Zuckungen der Extremitäten, Krämpfe, niedriges Fieber, Auszehrung, oberflächliche Rötung des Gesichts, Apathie.

Zunge: rot, belaglos, trocken.

Puls: dünn, etwas saitenförmig, schnell.

Yin-Kollaps

Niedriges Fieber, Nachtschweiß, Reizbarkeit, Schlafstörungen, trockener Mund mit Verlangen nach kleinen Schlucken von Flüssigkeit, Hitze der Fünf Flächen, flushartige Gesichtsrötung.

Zunge: tiefrot, belaglos, trocken.

Puls: dünn, schnell.

Yang-Kollaps

Starkes Kältegefühl, Abneigung gegen Kälte, kalte Gliedmaßen, leuchtendblasses Gesicht, Schwitzen, kein Durst, Rückenschmerzen und -schwäche.

Zunge: blaß, gedunsen.

Puls: verschwindend.

Anhang 4

Rezepturen

Ai fu nuan gong wan

Pille zum Wärmen des Uterus mit Folium Artemisiae Argyi und Rhizoma Cyperi

Folium Artemisiae Argyii	Ai ye	9.0 g
Fructus Evodiae	Wu zhu yu	4.5 g
Cortex Cinnamomi	Rou gui	4.5 g
Rhizoma Cyperi	Xiang fu	9.0 g
Radix Angelicae sinensis	Dang gui	9.0 g
Rhizoma Chuanxiong	Chuan xiong	6.0 g
Radix Paeoniae alba	Bai shao	6.0 g
Radix Astragali	Huang qi	6.0 g
Radix Rehmanniae	Sheng di huang	9.0 g
Radix Dipsaci	Xu duan	6.0 g

An shen ding zhi wan

Pille zum Beruhigen des Geistes und der Willenskraft

Radix Ginseng	Ren shen	9.0 g
Poria	Fu ling	12.0 g
Sclerotium Poriae pararadicis	Fu shen	9.0 g
Dens Draconis	Long chi	15.0 g
Radix Polygalae	Yuan zhi	6.0 g
Rhizoma Acori tatarinowii	Shi chang pu	8.0 g

Ba xian chang shou wan

Pille der Acht Unsterblichen für langes Leben

Radix Rehmanniae praeparata	Shu di huang	24.0 g
Fructus Corni	Shan zhu yu	12.0 g
Rhizoma Dioscoreae	Shan yao	12.0 g
Rhizoma Alismatis	Ze xie	9.0 g
Cortex Moutan	Mu dan pi	9.0 g
Poria	Fu ling	9.0 g
Radix Ophiopogonis	Mai dong	9.0 g
Fructus Schisandrae	Wu wei zi	6.0 g

Ba zhen tang

Acht Schätze-Dekokt

Radix Angelicae sinensis	Dang gui	10.0 g
Rhizoma Chuanxiong	Chuan xiong	5.0 g
Radix Paeoniae alba	Bai shao	8.0 g
Radix Rehmanniae praeparata	Shu di huang	15.0 g
Radix Ginseng	Ren shen	3.0 g
Rhizoma Atractylodis macrocephalae	Bai zhu	10.0 g
Poria	Fu ling	8.0 g
Radix Glycyrrhizae tosta	Zhi gan cao	5.0 g

Ba zhen yi mu tang

Acht Schätze-Dekokt mit Herba Leonuri

Radix Angelicae sinensis	Dang gui	10.0 g
Rhizoma Chuanxiong	Chuan xiong	5.0 g
Radix Paeoniae alba	Bai shao	8.0 g
Radix Rehmanniae praeparata	Shu di huang	15.0 g
Radix Ginseng	Ren shen	3.0 g
Rhizoma Atractylodis macrocephalae	Bai zhu	10.0 g
Poria	Fu ling	8.0 g

Radix Glycyrrhizae tosta	Zhi gan cao	5.0 g
Herba Leonuri	Yi mu cao	9.0 g

Ba zheng tang

Acht Arzneien-Pulver zur Korrektur

Herba Polygoni avicularis	Bian xu	6.0 g
Semen Plantaginis	Che qian zi	9.0 g
Herba Dianthi	Qu mai	6.0 g
Caulis Akebiae	Mu tong	6.0 g
Talcum	Hua shi	9.0 g
Radix et Rhizoma Rhei	Da huang	6.0 g
Fructus Gardeniae	Zhi zi	6.0 g
Radix Glycyrrhizae tosta	Zhi gan cao	6.0 g

Bai he gu jin tang

Dekokt zum Festigen des Metalls mit Bulbus Lilii

Bulbus Lilii	Bai he	15.0 g
Radix Ophiopogonis	Mai dong	9.0 g
Radix Scrophulariae	Xuan shen	9.0 g
Radix Rehmanniae	Sheng di huang	9.0 g
Radix Rehmanniae praeparata	Shu di huang	9.0 g
Radix Angelicae sinensis	Dang gui	6.0 g
Radix Paeoniae alba	Bai shao	9.0 g
Radix Platycodi	Jie geng	6.0 g
Bulbus Fritillariae cirrhosae	Chuan bei mu	6.0 g
Radix Glycyrrhizae	Gan cao	3.0 g

Bai hu jia cang zhu tang

Weißer Tiger-Dekokt mit Rhizoma Atractylodis

Gypsum fibrosum	Shi gao	30.0 g
Rhizoma Anemarrhenae	Zhi mu	15.0 g
Radix Glycyrrhizae	Gan cao	4.5 g
Semen Oryzae	Geng mi	9.0 g
Rhizoma Atractylodis	Cang zhu	12.0 g

Bai hu jia gui zhi tang

Weißer Tiger-Dekokt mit Ramulus Cinnamomi

Gypsum fibrosum	Shi gao	30.0 g
Rhizoma Anemarrhenae	Zhi mu	9.0 g
Radix Glycyrrhizae	Gan cao	3.0 g
Semen Oryzae	Jing mi	6.0 g
Ramulus Cinnamomi	Gui zhi	5.0 g

Bai hu tang

Weißer Tiger-Dekokt

Gypsum fibrosum	Shi gao	30.0 g
Rhizoma Anemarrhenae	Zhi mu	15.0 g
Radix Glycyrrhizae	Gan cao	4.5 g
Semen Oryzae	Jing mi	9.0 g

Bai shao gan cao tang

Dekokt mit Radix Paeoniae alba und Radix Glycyrrhizae

Radix Paeoniae alba	Bai shao	9.0 g
Radix Glycyrrhizae tosta	Zhi gan cao	6.0 g

Bai tou weng tang

Dekokt mit Radix Pulsatillae

Radix Pulsatillae	Bai tou weng	15.0 g
Cortex Phellodendri	Huang bai	12.0 g
Rhizoma Coptidis	Huang lian	4.0 g
Cortex Fraxini	Qin pi	12.0 g

Bai zi yang xin wan

Pille mit Semen Platycladi zum Nähren des Herzens

Semen Platycladi	Bai zi ren	120.0 g
Sclerotium Poriae pararadicis	Fu shen	30.0 g
Fructus Lycii	Gou qi zi	90.0 g
Radix Rehmanniae praeparata	Shu di huang	60.0 g
Radix Angelicae sinensis	Dang gui	30.0 g
Radix Scrophulariae	Xuan shen	60.0 g
Radix Ophiopogonis	Mai dong	30.0 g
Rhizoma Acori tatarinowii	Shi chang pu	30.0 g
Radix Glycyrrhizae	Gan cao	15.0 g

Ban xia bai zhu tian ma tang

Dekokt mit Rhizoma Pinelliae, Rhizoma Atractylodis macrocephalae und Rhizoma Gastrodiae

Rhizoma Pinelliae	Ban xia	9.0 g
Rhizoma Gastrodiae	Tian ma	6.0 g
Rhizoma Atractylodis macrocephalae	Bai zhu	15.0 g
Poria	Fu ling	6.0 g
Pericarpium Citri reticulatae	Chen pi	6.0 g
Radix Glycyrrhizae	Gan cao	4.0 g
Rhizoma Zingiberis recens	Sheng jiang	1 Scheibe
Fructus Jujubae	Da zao	2 Stück

Ban xia hou po tang

Dekokt mit Rhizoma Pinelliae und Cortex Magnoliae officinalis

Rhizoma Pinelliae	Ban xia	12.0 g
Cortex Magnoliae officinalis	Hou po	9.0 g
Folium Perillae	Su ye	6.0 g
Poria	Fu ling	12.0 g
Rhizoma Zingiberis recens	Sheng jiang	9.0 g

Bao he wan

Pille, die die Harmonie erhält

Fructus Crataegi	Shan zha	9.0 g
Massa medicata fermentata	Shen qu	6.0 g
Semen Raphani	Lai fu zi	6.0 g
Rhizoma Pinelliae	Ban xia	6.0 g
Pericarpium Citri reticulatae	Chen pi	3.0 g
Poria	Fu ling	6.0 g
Fructus Forsythiae	Lian qiao	6.0 g

Bao yin jian (Variation)

Dekokt zum Schützen des Yin (Modifikation)

Radix Rehmanniae	Sheng di huang	24.0 g
Radix Rehmanniae praeparata	Shu di huang	15.0 g
Radix Paeoniae alba	Bai shao	12.0 g
Rhizoma Dioscoreae	Shan yao	12.0 g
Radix Scutellariae	Huang qin	9.0 g
Cortex Phellodendri	Huang bai	9.0 g
Radix Dipsaci	Xu duan	6.0 g
Radix Glycyrrhizae	Gan cao	3.0 g

Bei mu gua lou san

Pulver mit Bulbus Fritillariae und Fructus Trichosanthis

Bulbus Fritillariae cirrhosae	Chuan bei mu	5.0 g
Fructus Trichosanthis	Gua lou	3.0 g
Radix Trichosanthis	Tian hua fen	2.5 g
Poria	Fu ling	2.5 g
Pericarpium Citri reticulatae	Chen pi	2.5 g
Radix Platycodi	Jie geng	2.5 g

Bi xie fen qing yin

Dekokt mit Rhizoma Dioscoreae hypoglaucae, das das Klare trennt

Rhizoma Dioscoreae hypoglaucae	Bi xie	12.0 g
Fructus Alpiniae oxyphyllae	Yi zhi ren	9.0 g
Radix Linderae	Wu yao	9.0 g
Rhizoma Acori tatarinowii	Shi chang pu	9.0 g

Bi xie shen shi tang

Dekokt mit Rhizoma Dioscoreae hypoglaucae zum Ausleiten von Nässe

Rhizoma Dioscoreae hypoglaucae	Bi xie	6.0 g
Semen Coicis	Yi yi ren	12.0 g
Cortex Phellodendri	Huang bai	6.0 g
Poria	Fu ling	6.0 g
Cortex Moutan	Mu dan pi	6.0 g
Rhizoma Alismatis	Ze xie	6.0 g
Talcum	Hua shi	12.0 g
Caulis Akebiae	Mu tong	3.0 g

Bu fei tang

Dekokt, das die Lunge tonisiert

Radix Ginseng	Ren shen	9.0 g
Radix Astragali	Huang qi	12.0 g
Radix Rehmanniae praeparata	Shu di huang	12.0 g
Fructus Schisandrae	Wu wei zi	6.0 g
Radix Asteris	Zi wan	9.0 g
Cortex Mori	Sang bai pi	6.0 g

Bu gan tang

Dekokt zum Tonisieren der Leber

Radix Rehmanniae praeparata	Shu di huang	12.0 g
Radix Angelicae sinensis	Dang gui	10.0 g
Radix Paeoniae alba	Bai shao	12.0 g
Rhizoma Chuanxiong	Chuan xiong	8.0 g
Fructus Chaenomelis	Mu gua	6.0 g
Radix Glycyrrhizae tosta	Zhi gan cao	3.0 g
Radix Ophiopogonis	Mai dong	6.0 g
Semen Ziziphi spinosae	Suan zao ren	3.0 g

Bu qi cong ming tang

Dekokt zum Tonisieren des Qi und zum klaren Hören

Radix Astragali	Huang qi	12.0 g
Radix Ginseng	Ren shen	9.0 g
Rhizoma Cimicifugae	Sheng ma	3.0 g
Radix Puerariae	Ge gen	3.0 g
Fructus Viticis	Man jing zi	3.0 g
Radix Paeoniae alba	Bai shao	6.0 g
Cortex Phellodendri	Huang bai	6.0 g
Radix Glycyrrhizae tosta	Zhi gan cao	3.0 g

Bu qi yi shen tang

Dekokt zum Tonisieren des Qi und zum Unterstützen der Niere

Radix Codonopsis pilosulae	Dang shen	30.0 g
Radix Astragali	Huang qi	15.0 g
Radix lateralis Aconiti praeparata	Fu zi	10.0 g
Herba Epimedii	Yin yang huo	9.0 g
Radix Bupleuri	Chai hu	6.0 g
Radix Paeoniae rubra	Chi shao	12.0 g
Rhizoma Chuanxiong	Chuan xiong	6.0 g
Herba Leonuri	Yi mu cao	9.0 g
Radix et Rhizoma Rhei	Da huang	3.0 g
Radix Notoginseng	San qi	3.0 g

Bu yang huan wu tang

Dekokt, das das Yang tonisiert, um die Fünf (Zehntel) wiederherzustellen

Radix Astragali	Huang qi	18.0 g
Radix Angelicae sinensis (Wurzelfäden)	Dang gui wei	6.0 g
Rhizoma Chuanxiong	Chuan xiong	3.0 g
Semen Persicae	Tao ren	3.0 g
Flos Carthami	Hong hua	3.0 g
Radix Paeoniae rubra	Chi shao	4.5 g
Lumbricus	Di long	3.0 g

Bu zhong yi qi tang

Dekokt, das die Mitte tonisiert und das Qi vermehrt

Radix Astragali	Huang qi	12.0 g
Radix Ginseng	Ren shen	9.0 g
Rhizoma Atractylodis macrocephalae	Bai zhu	9.0 g
Radix Glycyrrhizae tosta	Zhi gan cao	3.0 g
Radix Angelicae sinensis	Dang gui	6.0 g
Pericarpium Citri reticulatae	Chen pi	6.0 g
Rhizoma Cimicifugae	Sheng ma	3.0 g
Radix Bupleuri	Chai hu	3.0 g

Cang bai er chen tang

Dekokt der zwei alten Arzneien mit Rhizoma Atractylodis und Rhizoma Atractylodis macrocephalae

Rhizoma Atractylodis	Cang zhu	6.0 g
Rhizoma Atractylodis macrocephalae	Bai zhu	6.0 g
Pericarpium Citri reticulatae	Chen pi	4.5 g
Rhizoma Pinelliae	Ban xia	9.0 g
Poria	Fu ling	6.0 g
Radix Glycyrrhizae tosta	Zhi gan cao	3.0 g
Rhizoma Zingiberis recens	Sheng jiang	3 Scheiben

Cang er bi dou yan fang

Sinusitis-Rezeptur mit Fructus Xanthii

Fructus Xanthii	Cang er zi	9.0 g
Radix Scutellariae	Huang qin	9.0 g
Herba Taraxaci	Pu gong ying	6.0 g
Radix Puerariae	Ge gen	9.0 g
Radix Platycodi	Jie geng	6.0 g
Radix Angelicae dahuricae	Bai zhi	3.0 g
Semen Plantaginis	Che qian zi	9.0 g
Radix Glycyrrhizae	Gan cao	3.0 g

Canger zi san

Fructus Xanthii-Pulver

Fructus Xanthii	Cang er zi	7.5 g
Flos Magnoliae	Xin yin hua	15.0 g
Radix Angelicae dahuricae	Bai zhi	30.0 g
Herba Menthae	Bo he	1.5 g

Chai ge jie ji tang

Dekokt mit Radix Bupleuri und Radix Puerariae zur Entlastung der Muskulatur

Radix Puerariae	Ge gen	9.0 g
Radix Bupleuri	Chai hu	6.0 g
Rhizoma seu Radix Notopterygii	Qiang huo	3.0 g
Radix Angelicae dahuricae	Bai zhi	3.0 g
Radix Scutellariae	Huang qin	6.0 g
Gypsum fibrosum	Shi gao	5.0 g
Radix Platycodi	Jie geng	3.0 g
Radix Paeoniae alba	Bai shao	6.0 g
Radix Glycyrrhizae	Gan cao	3.0 g

Chai hu shu gan tang

Dekokt mit Radix Bupleuri zum Besänftigen der Leber

Radix Bupleuri	Chai hu	6.0 g
Radix Paeoniae alba	Bai shao	4.5 g
Fructus Aurantii	Zhi qiao	4.5 g
Radix Glycyrrhizae tosta	Zhi gan cao	1.5 g
Pericarpium Citri reticulatae	Chen pi	6.0 g
Rhizoma Cyperi	Xiang fu	4.5 g
Rhizoma Chuanxiong	Chuan xiong	4.5 g

Chen xiang jiang qi san

Pulver mit Lignum Aquilariae zum Bezähmen des Qi

Lignum resinatum Aquilariae	Chen xiang	3.0 g
Fructus Amomi	Sha ren	4.0 g
Rhizoma Cyperi	Xiang fu	6.0 g
Radix Glycyrrhizae tosta	Zhi gan cao	3.0 g
Rhizoma Zingiberis recens	Sheng jiang	3 Scheiben

Chen xiang san

Pulver mit Lignum Aquilariae

Lignum resinatum Aquilariae	Chen xiang	9.0 g
Folium Pyrrosiae	Shi wei	6.0 g
Talcum	Hua shi	6.0 g
Semen Abutili	Qing ma zi	6.0 g
Radix Angelicae sinensis	Dang gui	6.0 g
Semen Vaccariae	Wang bu liu xing	6.0 g
Radix Paeoniae alba	Bai shao	6.0 g
Pericarpium Citri reticulatae	Chen pi	4.5 g
Radix Glycyrrhizae	Gan cao	3.0 g

Cheng shi bi xie yin

Dekokt mit Rhizoma Dioscoreae hypoglaucae aus dem Cheng-Clan

Rhizoma Dioscoreae hypoglaucae	Bi xie	9.0 g
Rhizoma Acori tatarinowii	Shi chang pu	6.0 g
Semen Plantaginis	Che qian zi	6.0 g
Cortex Phellodendri	Huang bai	6.0 g
Poria	Fu ling	9.0 g
Rhizoma Atractylodis macrocephalae	Bai zhu	6.0 g
Semen Nelumbinis	Lian zi	6.0 g
Radix Salviae miltiorrhizae	Dan shen	4.5 g

Cheng yang li lao tang

Dekokt zum Unterstützen des Yang und zum Kontrollieren von Müdigkeit

Radix Ginseng	Ren shen	9.0 g
Radix Astragali	Huang qi	9.0 g
Fructus Schisandrae	Wu wei zi	4.5 g
Radix Glycyrrhizae tosta	Zhi gan cao	3.0 g
Ramulus Cinnamomi	Gui zhi	4.5 g
Rhizoma Zingiberis recens	Sheng jiang	3 Scheiben
Rhizoma Atractylodis macrocephalae	Bai zhu	6.0 g
Pericarpium Citri reticulatae	Chen pi	3.0 g
Radix Angelicae sinensis	Dang gui	6.0 g
Fructus Jujubae	Da zao	3 Stück

Chu shi wei ling tang

Nässe-beseitigende Kombination aus dem Pulver zum Beruhigen des Magens und dem Pulver aus fünf Bestandteilen mit Poria

Rhizoma Atractylodis	Cang zhu	6.0 g
Cortex Magnoliae officinalis	Hou po	4.0 g
Caulis Akebiae	Mu tong	2.0 g
Polyporus	Zhu ling	6.0 g
Rhizoma Alismatis	Ze xie	6.0 g
Talcum	Hua shi	6.0 g
Semen Coicis	Yi yi ren	12.0 g
Fructus Gardeniae	Zhi zi	4.0 g

Chuan xiong cha tiao san

Regulierendes Pulver mit Rhizoma Chuanxiong, mit grünem Tee einzunehmen

Rhizoma Chuanxiong	Chuan xiong	6.0 g
Rhizoma seu Radix Notopterygii	Qiang huo	6.0 g
Radix Angelicae dahuricae	Bai zhi	6.0 g
Herba Schizonepetae	Jing jie	6.0 g
Herba Asari	Xi xin	3.0 g
Radix Saposhnikoviae	Fang feng	6.0 g
Herba Menthae	Bo he	3.0 g
Radix Glycyrrhizae	Gan cao	3.0 g
Folium Camelliae	Cha ye	

Ci zhu wan

Pille mit Magnetit und Zinnober

Magnetitum	Ci shi	6.0 g
Cinnabaris	Zhu sha	3.0 g
Massa medicata fermentata	Shen qu	9.0 g

Da bu yin jian

Dekokt zum intensiven Tonisieren des Yin

Radix Rehmanniae praeparata	Shu di huang	15.0 g
Rhizoma Dioscoreae	Shan yao	12.0 g
Fructus Corni	Shan zhu yu	9.0 g
Fructus Lycii	Gou qi zi	12.0 g
Radix Angelicae sinensis	Dang gui	9.0 g
Radix Codonopsis pilosulae	Dang shen	12.0 g
Cortex Eucommiae	Du zhong	9.0 g
Radix Glycyrrhizae tosta	Zhi gan cao	6.0 g

Da chai hu tang

Größeres Dekokt mit Radix Bupleuri

Radix Bupleuri	Chai hu	15.0 g
Radix Scutellariae	Huang qin	9.0 g
Rhizoma Pinelliae	Ban xia	9.0 g
Radix Paeoniae alba	Bai shao	9.0 g
Radix et Rhizoma Rhei	Da huang	6.0 g
Fructus Aurantii immaturus	Zhi shi	9.0 g
Rhizoma Zingiberis recens	Sheng jiang	15.0 g
Fructus Jujubae	Da zao	5 Stück

Da cheng qi tang

Großes Dekokt zum Leiten des Qi

Radix et Rhizoma Rhei	Da huang	12.0 g
Natrii Sulfas	Mang xiao	9.0 g
Cortex Magnoliae officinalis	Hou po	15.0 g
Fructus Aurantii immaturus	Zhi shi	12.0 g

Da huang fu zi tang

Dekokt mit Radix et Rhizoma Rhei und Radix lateralis Aconiti praeparata

Radix et Rhizoma Rhei	Da huang	9.0 g
Radix lateralis Aconiti praeparata	Fu zi	9.0 g
Herba Asari	Xi xin	3.0 g

Da jian zhong tang

Größeres Dekokt, das die Mitte aufbaut

Pericarpium Zanthoxyli	Hua jiao	3.0 g
Rhizoma Zingiberis	Gan jiang	4.5 g
Radix Ginseng	Ren shen	6.0 g
Saccharum granorum	Yi tang	12.0 g

Da qi qi tang

Großes Dekokt der sieben Qi

Pericarpium Citri reticulatae viride	Qing pi	6.0 g
Pericarpium Citri reticulatae	Chen pi	4.5 g
Rhizoma Cyperi	Xiang fu	6.0 g
Radix Platycodi	Jie geng	3.0 g
Herba Agastachis rugosae	Huo xiang	6.0 g
Cortex Cinnamomi	Rou gui	3.0 g
Fructus Alpiniae oxyphyllae	Yi zhi ren	6.0 g
Rhizoma Sparganii	San leng	6.0 g
Rhizoma Curcumae	E zhu	6.0 g
Radix Glycyrrhizae tosta	Zhi gan cao	3.0 g
Rhizoma Zingiberis recens	Sheng jiang	3 Scheiben
Fructus Jujubae	Da zao	3 Stück

Da qin jiao tang

Größeres Dekokt mit Radix Gentianae macrophyllae

Radix Gentianae macrophyllae	Qin jiao	9.0 g
Radix Angelicae sinensis	Dang gui	6.0 g
Radix Glycyrrhizae	Gan cao	6.0 g
Rhizoma seu Radix Notopterygii	Qiang huo	3.0 g
Radix Saposhnikoviae	Fang feng	3.0 g
Radix Angelicae dahuricae	Bai zhi	3.0 g
Radix Rehmanniae praeparata	Shu di huang	3.0 g
Poria	Fu ling	3.0 g
Gypsum fibrosum	Shi gao	6.0 g
Rhizoma Chuanxiong	Chuan xiong	6.0 g
Radix Paeoniae alba	Bai shao	6.0 g
Radix Angelicae pubescentis	Du huo	6.0 g
Radix Scutellariae	Huang qin	3.0 g
Radix Rehmanniae	Sheng di huang	3.0 g
Rhizoma Atractylodis macrocephalae	Bai zhu	3.0 g
Herba Asari	Xi xin	1.5 g

Da yuan yin

Dekokt, das die Membranen erreicht

Semen Arecae	Bing lang	6.0 g
Cortex Magnoliae officinalis	Hou po	3.0 g
Fructus Tsaoko	Cao guo	1.5 g
Rhizoma Anemarrhenae	Zhi mu	3.0 g
Radix Paeoniae alba	Bai shao	3.0 g
Radix Scutellariae	Huang qin	3.0 g
Radix Glycyrrhizae	Gan cao	1.5 g

Dai di dang san

Stellvertretendes Pulver zum Fernhalten

Radix et Rhizoma Rhei	Da huang	9.0 g
Natrii Sulfas	Mang xiao	6.0 g
Semen Persicae	Tao ren	6.0 g
Radix Angelicae sinensis	Dang gui	6.0 g
Radix Rehmanniae	Sheng di huang	12.0 g
Squama Manitis	Shan jia	6.0 g
Cortex Cinnamomi	Rou gui	3.0 g

Dai ge san

Pulver mit Indigo naturalis und Concha Cyclinae

Indigo naturalis	Qing dai	6.0 g
Concha Meretricis seu Cyclinae	Ge qiao	12.0 g

Dan shen yin

Dekokt mit Radix Salviae miltiorrhizae

Radix Salviae miltiorrhizae	Dan shen	30.0 g
Lignum Santali albi	Tan xiang	5.0 g
Fructus Amomi	Sha ren	5.0 g

Dang gui bu xue tang

Dekokt mit Radix Angelicae sinensis zum Tonisieren des Blutes

Radix Astragali	Huang qi	30.0 g
Radix Angelicae sinensis	Dang gui	6.0 g

Dang gui long hui wan

Dekokt mit Radix Angelicae sinensis, Radix Gentianae und Aloe

Radix Angelicae sinensis	Dang gui	30.0 g
Radix Gentianae	Long dan	15.0 g
Aloe	Lu hui	15.0 g
Fructus Gardeniae	Zhi zi	6.0 g
Rhizoma Coptidis	Huang lian	4.0 g
Cortex Phellodendri	Huang bai	6.0 g
Radix Scutellariae	Huang qin	6.0 g
Radix et Rhizoma Rhei	Da huang	9.0 g
Radix Aucklandiae	Mu xiang	5.0 g
Moschus	She xiang	1.5 g
Indigo naturalis	Qing dai	6.0 g

Dang gui si ni tang

Dekokt für kalte Extremitäten mit Radix Angelicae sinensis

Radix Angelicae sinensis	Dang gui	12.0 g
Radix Paeoniae alba	Bai shao	9.0 g
Ramulus Cinnamomi	Gui zhi	9.0 g
Herba Asari	Xi xin	1.5 g
Radix Glycyrrhizae tosta	Zhi gan cao	5.0 g
Fructus Jujubae	Da zao	8 Stück
Caulis Akebiae	Mu tong	3.0 g

Dao chi san

Pulver, das das Rote hinausleitet

Radix Rehmanniae	Sheng di huang	15.0 g
Caulis Akebiae	Mu tong	3.0 g
Radix Glycyrrhizae	Sheng gan cao	6.0 g
Herba Lophatheri	Dan zhu ye	3.0 g

Dao tan tang

Dekokt, das Schleim ausleitet

Rhizoma Pinelliae	Ban xia	6.0 g
Rhizoma Arisaematis cum bile	Dan nan xing	3.0 g
Fructus Aurantii immaturus	Zhi shi	3.0 g
Poria	Fu ling	3.0 g
Pericarpium Citri reticulatae	Chen pi	3.0 g
Radix Glycyrrhizae tosta	Zhi gan cao	2.0 g
Rhizoma Zingiberis recens	Sheng jiang	3.0 g

Di po tang

Dekokt für die Körperseele der Erde

Radix Ophiopogonis	Mai dong	9.0 g
Radix Paeoniae alba	Bai shao	9.0 g
Fructus Schisandrae	Wu wei zi	3.0 g
Radix Scrophulariae	Xuan shen	9.0 g
Concha Ostreae	Mu li	9.0 g
Rhizoma Pinelliae	Ban xia	9.0 g
Radix Glycyrrhizae	Gan cao	3.0 g

Di tan tang

Dekokt, das Schleim ausspült

Rhizoma Pinelliae	Ban xia	8.0 g
Rhizoma Arisaematis cum bile	Dan nan xing	8.0 g
Caulis Bambusae in taeniam	Zhu ru	2.0 g
Pericarpium Citri reticulatae	Chen pi	6.0 g
Poria	Fu ling	6.0 g
Fructus Aurantii immaturus	Zhi shi	6.0 g
Rhizoma Acori tatarinowii	Shi chang pu	3.0 g
Radix Ginseng	Ren shen	3.0 g
oder		
Radix Codonopsis pilosulae	Dang shen	3.0 g
Radix Glycyrrhizae tosta	Zhi gan cao	2.0 g
Rhizoma Zingiberis recens	Sheng jiang	3 Scheiben
Fructus Jujubae	Da zao	3 Stück

Di yu san

Pulver mit Radix Sanguisorbae

Radix Sanguisorbae	Di yu	9.0 g
Radix Rubiae	Qian cao	6.0 g
Radix Scutellariae	Huang qin	6.0 g
Rhizoma Coptidis	Huang lian	4.5 g
Fructus Gardeniae	Zhi zi	6.0 g
Poria	Fu ling	6.0 g

Ding chuan san

Pulver, das dem Keuchen Einhalt gebietet

Radix Ginseng	Hong shen	6.0 g
Gecko	Ge jie	6.0 g
Radix Glehniae	Bei sha shen	6.0 g
Fructus Schisandrae	Wu wei zi	4.0 g
Radix Ophiopogonis	Mai dong	6.0 g
Pericarpium Citri reticulatae	Chen pi	3.0 g
Placenta hominis	Zi he che	9.0 g

Ding chuan tang

Dekokt, das dem Keuchen Einhalt gebietet

Herba Ephedrae	Ma huang	9.0 g
Radix Scutellariae	Huang qin	6.0 g
Cortex Mori	Sang bai pi	9.0 g
Semen Armeniacae	Xing ren	9.0 g
Rhizoma Pinelliae	Ban xia	9.0 g
Flos Farfarae	Kuan dong hua	9.0 g
Fructus Perillae	Zi su zi	6.0 g
Semen Ginkgo	Bai guo	9.0 g
Radix Glycyrrhizae	Gan cao	3.0 g

Ding xian wan

Pille, die Anfallsleiden stoppt

Rhizoma Gastrodiae	Tian ma	9.0 g
Rhizoma Arisaematis cum bile	Dan nan xing	9.0 g
Scorpio	Quan xie	1.5 g
Bombyx batryticatus	Jian can	4.0 g
Bulbus Fritillariae cirrhosae	Chuan bei mu	9.0 g
Rhizoma Pinelliae	Ban xia	9.0 g
Succus Bambusae	Zhu li	10.0 ml
Poria	Fu ling	6.0 g
Percarpium Citri reticulatae	Chen pi	4.0 g

Sclerotium Poriae pararadicis	Fu shen	6.0 g
Rhizoma Acori tatarinowii	Shi chang pu	6.0 g
Radix Polygalae	Yuan zhi	6.0 g
Radix Salviae miltiorrhizae	Dan shen	6.0 g
Medulla Junci	Deng xin cao	6.0 g
Succinum	Hu po	6.0 g
Radix Ophiopogonis	Mai dong	6.0 g
Radix Glycyrrhizae	Gan cao	3.0 g
Rhizoma Zingiberis recens	Sheng jiang	3 Scheiben

Ding zhi wan

Pille, die die Willenskraft beruhigt

Radix Ginseng	Ren shen	9.0 g
Poria	Fu ling	6.0 g
Rhizoma Acori tatarinowii	Shi chang pu	6.0 g
Radix Polygalae	Yuan zhi	6.0 g

Du huo ji sheng tang

Dekokt mit Radix Angelicae pubescentis und Ramulus Taxilli

Radix Angelicae pubescentis	Du huo	9.0 g
Herba Asari	Xi xin	3.0 g
Radix Saposhnikoviae	Fang feng	6.0 g
Radix Gentianae macrophyllae	Qin jiao	6.0 g
Ramulus Taxilli	Sang ji sheng	6.0 g
Cortex Eucommiae	Du zhong	6.0 g
Radix Achyranthis bidentatae	Niu xi	6.0 g
Radix Angelicae sinensis	Dang gui	6.0 g
Rhizoma Chuanxiong	Chuan xiong	6.0 g
Radix Rehmanniae	Sheng di huang	6.0 g
Radix Paeoniae alba	Bai shao	6.0 g
Radix Ginseng	Ren shen	6.0 g
Poria	Fu ling	6.0 g
Cortex Cinnamomi	Rou gui	6.0 g
Radix Glycyrrhizae	Gan cao	6.0 g

Er chen tang

Dekokt der zwei alten Arzneien

Rhizoma Pinelliae	Ban xia	15.0 g
Pericarpium Citri reticulatae	Chen pi	15.0 g
Poria	Fu ling	9.0 g
Radix Glycyrrhizae tosta	Zhi gan cao	5.0 g
Rhizoma Zingiberis recens	Sheng jiang	3.0 g
Fructus Mume	Wu mei	1 Stück

Er long zuo ci wan

Pille für Taubheit, die der Linken (Niere) guttut

Radix Rehmanniae praeparata	Shu di huang	24.0 g
Fructus Corni	Shan zhu yu	12.0 g
Rhizoma Dioscoreae	Shan yao	12.0 g
Rhizoma Alismatis	Ze xie	9.0 g
Cortex Moutan	Mu dan pi	9.0 g
Poria	Fu ling	9.0 g
Magnetitum	Ci shi	24.0 g
Rhizoma Acori tatarinowii	Shi chang pu	9.0 g
Fructus Schisandrae	Wu wei zi	6.0 g

Er miao san

Pulver der beiden wundersamen Arzneien

Rhizoma Atractylodis	Cang zhu	9.0 g
Cortex Phellodendri	Huang bai	9.0 g

Er shen san

Pulver der beiden Geister

Spora Lygodii	Hai jin sha	9.0 g
Talcum	Hua shi	9.0 g

Er zhi wan

Pulver der beiden Sonnenwenden

Fructus Ligustri lucidi	Nü zhen zi	12.0 g
Herba Ecliptae	Han lian cao	9.0 g

Fang feng tang

Dekokt mit Radix Saposhnikoviae

Radix Saposhnikoviae	Fang feng	6.0 g
Herba Ephedrae	Ma huang	3.0 g
Radix Gentianae macrophyllae	Qin jiao	3.0 g
Semen Armeniacae	Xing ren	2.0 g
Radix Puerariae	Ge gen	3.0 g
Cortex Cinnamomi	Rou gui	1.5 g
Poria	Fu ling	3.0 g
Radix Angelicae sinensis	Dang gui	3.0 g
Radix Scutellariae	Huang qin	2.0 g
Radix Glycyrrhizae	Gan cao	2.0 g
Rhizoma Zingiberis recens	Sheng jiang	3 Scheiben
Fructus Jujubae	Da zao	3 Stück

Fu ling pi tang

Dekokt mit Cortex Poriae

Cortex Poriae	Fu ling pi	15.0 g
Semen Coicis	Yi yi ren	15.0 g
Polyporus	Zhu ling	9.0 g

Medulla Tetrapanacis	Tong cao	9.0 g
Pericarpium Arecae	Da fu pi	9.0 g
Herba Lophatheri	Dan zhu ye	6.0 g

Gan cao xie xin tang

Dekokt mit Radix Glycyrrhizae zum Entlasten der Herzregion

Rhizoma Pinelliae	Ban xia	9.0 g
Rhizoma Zingiberis	Gan jiang	6.0 g
Radix Scutellariae	Huang qin	6.0 g
Rhizoma Coptidis	Huang lian	3.0 g
Radix Glycyrrhizae tosta	Zhi gan cao	12.0 g
Fructus Jujubae	Da zao	4 Stück

Gan jiang ling zhu tang

Dekokt mit Radix Glycyrrhizae, Rhizoma Zingiberis und Rhizoma Atractylodis macrocephalae

Radix Glycyrrhizae tosta	Gan cao	6.0 g
Rhizoma Zingiberis	Gan jiang	6.0 g
Poria	Fu ling	9.0 g
Rhizoma Atractylodis macrocephalae	Bai zhu	9.0 g

Gan mai da zao tang

Dekokt mit Radix Glycyrrhizae, Fructus Tritici levis und Fructus Jujubae

Fructus Tritici levis	Fu xiao mai	15.0 g
Radix Glycyrrhizae	Gan cao	9.0 g
Fructus Jujubae	Da zao	7 Stück

Gao lin tang

Dekokt gegen klebrige Dysurie

Rhizoma Dioscoreae	Shan yao	12.0 g
Semen Euryales	Qian shi	6.0 g
Radix Rehmanniae	Sheng di huang	9.0 g
Fossilia ossis Mastodi	Long gu	12.0 g
Concha Ostreae	Mu li	12.0 g
Radix Paeoniae alba	Bai shao	6.0 g
Radix Codonopsis pilosulae	Dang shen	6.0 g

Ge gen qin lian tang

Dekokt mit Radix Puerariae, Radix Scutellariae und Rhizoma Coptidis

Radix Puerariae	Ge gen	9.0 g
Radix Scutellariae	Huang qin	9.0 g
Rhizoma Coptidis	Huang lian	4.5 g
Radix Glycyrrhizae tosta	Zhi gan cao	3.0 g

Ge xia zhu yu tang

Dekokt, das Blut-Stase unterhalb des Diaphragmas eliminiert

Radix Angelicae sinensis	Dang gui	9.0 g
Rhizoma Chuanxiong	Chuan xiong	3.0 g
Radix Paeoniae rubra	Chi shao	6.0 g
Flos Carthami	Hong hua	9.0 g
Semen Persicae	Tao ren	9.0 g
Faeces Trogopterori	Wu ling zhi	9.0 g
Rhizoma Corydalis	Yan hu suo	3.0 g
Rhizoma Cyperi	Xiang fu	3.0 g
Fructus Aurantii	Zhi qiao	5.0 g
Radix Linderae	Wu yao	6.0 g
Cortex Moutan	Mu dan pi	6.0 g
Radix Glycyrrhizae	Gan cao	9.0 g

Gu ben zhi beng tang

Dekokt, das die Wurzel stabilisiert und übermäßige Uterusblutungen stoppt

Radix Astragali	Huang qi	15.0 g
Radix Ginseng	Ren shen	12.0 g
Rhizoma Atractylodis macrocephalae	Bai zhu	18.0 g
Radix Rehmanniae praeparata	Shu di huang	9.0 g
Radix Angelicae sinensis	Dang gui	6.0 g
Rhizoma Zingiberis recens (geröstet)	Pao jiang	6.0 g

Gua lou xie bai ban xia tang

Dekokt mit Fructus Trichosanthis, Bulbus Allii macrostemi und Rhizoma Pinelliae

Fructus Trichosanthis	Gua lou	12.0 g
Bulbus Allii macrostemi	Xie bai	12.0 g
Rhizoma Pinelliae	Ban xia	12.0 g
Weißer Reiswein	Bai jiu	30.0 ml

Gua lou xie bai bai jiu tang

Dekokt mit Fructus Trichosanthis, Bulbus Allii macrostemi und weißem Wein

Fructus Trichosanthis	Gua lou	12.0 g
Bulbus Allii macrostemi	Xie bai	12.0 g
Weißer Reiswein	Bai jiu	30.0 ml

Gui fu li zhong tang

Dekokt zum Regulieren der Mitte mit Cortex Cinnamomi und Radix lateralis Aconiti praeparata

Rhizoma Zingiberis	Gan jiang	9.0 g
Radix Ginseng	Ren shen	9.0 g
Rhizoma Atractylodis macrocephalae	Bai zhu	9.0 g

Radix Glycyrrhizae tosta	Zhi gan cao	3.0 g
Cortex Cinnamomi	Rou gui	3.0 g
Radix lateralis Aconiti praeparata	Fu zi	6.0 g

Gui pi tang

Dekokt zum Stärken der Milz

Radix Ginseng	Ren shen	6.0 g
oder		
Radix Codonopsis pilosulae	Dang shen	12.0 g
Radix Astragali	Huang qi	15.0 g
Rhizoma Atractylodis macrocephalae	Bai zhu	12.0 g
Radix Angelicae sinensis	Dang gui	6.0 g
Sclerotium Poriae pararadicis	Fu shen	9.0 g
Semen Ziziphi spinosae	Suan zao ren	9.0 g
Arillus Longan	Long yan rou	12.0 g
Radix Polygalae	Yuan zhi	9.0 g
Radix Aucklandiae	Mu xiang	3.0 g
Radix Glycyrrhizae tosta	Zhi gan cao	4.0 g
Rhizoma Zingiberis recens	Sheng jiang	3 Scheiben
Fructus Jujubae	Da zao	5 Stück

Gui shao xi cao tang

Dekokt mit Radix Angelicae sinensis, Radix Paeoniae und Herba Siegesbeckiae

Radix Angelicae sinensis	Dang gui	15.0 g
Radix Paeoniae rubra	Chi shao	15.0 g
Radix Paeoniae alba	Bai shao	15.0 g
Herba Siegesbeckiae	Xi xian cao	30.0 g
Radix Gentianae macrophyllae	Qin jiao	10.0 g
Radix Clematidis	Wei ling xian	15.0 g
Lumbricus	Di long	10.0 g
Radix Saposhnikoviae	Fang feng	10.0 g
Radix Rehmanniae	Sheng di huang	30.0 g
Olibanum	Ru xiang	6.0 g
Myrrha	Mo yao	6.0 g
Ramulus Mori	Sang zhi	15.0 g

Gui shen tang

Dekokt zum Wiederherstellen des Geistes

Radix Ginseng	Ren shen	15.0 g
Rhizoma Atractylodis macrocephalae	Bai zhu	30.0 g
Radix Morindae officinalis	Ba ji tian	30.0 g
Sclerotium Poriae pararadicis	Fu shen	15.0 g
Placenta hominis	Zi he che	6.0 g
Rhizoma Pinelliae	Ban xia	9.0 g
Pericarpium Citri reticulatae	Chen pi	3.0 g
Semen Sinapis albae	Bai jie zi	9.0 g
Rhizoma Acori tatarinowii	Shi chang pu	3.0 g
Cinnabaris	Zhu sha	3.0 g
Radix Ophiopogonis	Mai dong	6.0 g
Semen Platycladi	Bai zi ren	6.0 g
Radix Glycyrrhizae tosta	Zhi gan cao	3.0 g

Gui zhi fu ling wan

Pille mit Ramulus Cinnamomi und Poria

Ramulus Cinnamomi	Gui zhi	9.0 g
Poria	Fu ling	9.0 g
Radix Paeoniae rubra	Chi shao	9.0 g
Cortex Moutan	Mu dan pi	9.0 g
Semen Persicae	Tao ren	9.0 g

Gui zhi fu zi tang

Dekokt mit Ramulus Cinnamomi und Radix lateralis Aconiti praeparata

Radix lateralis Aconiti praeparata	Fu zi	3.0 g
Ramulus Cinnamomi	Gui zhi	6.0 g
Radix Glycyrrhizae	Gan cao	3.0 g
Rhizoma Zingiberis recens	Sheng jiang	3 Scheiben
Fructus Jujubae	Da zao	3 Stück

Gui zhi gan cao long gu mu li tang

Dekokt mit Ramulus Cinnamomi, Radix Glycyrrhizae, Fossilia ossis Mastodi und Concha Ostreae

Ramulus Cinnamomi	Gui zhi	9.0 g
Radix Glycyrrhizae tosta	Zhi gan cao	18.0 g
Fossilia ossis Mastodi	Long gu	30.0 g
Concha Ostreae	Mu li	30.0 g

Gui zhi jia hou po xing zi tang

Dekokt mit Ramulus Cinnamomi plus Cortex Magnoliae officinalis und Semen Armeniacae

Ramulus Cinnamomi	Gui zhi	9.0 g
Radix Paeoniae alba	Bai shao	9.0 g
Radix Glycyrrhizae tosta	Zhi gan cao	6.0 g
Rhizoma Zingiberis recens	Sheng jiang	9.0 g
Fructus Jujubae	Da zao	3 Stück
Cortex Magnoliae officinalis	Hou po	4.0 g
Semen Armeniacae	Xing ren	6.0 g

Gui zhi ren shen tang

Dekokt mit Ramulus Cinnamomi und Radix Ginseng

Ramulus Cinnamomi	Gui zhi	12.0 g
Radix Glycyrrhizae tosta	Zhi gan cao	12.0 g
Radix Ginseng	Ren shen	15.0 g

Rhizoma Atractylodis macrocephalae	Bai zhu	9.0 g
Rhizoma Zingiberis	Gan jiang	9.0 g

Gui zhi tang

Dekokt mit Ramulus Cinnamomi

Ramulus Cinnamomi	Gui zhi	9.0 g
Radix Paeoniae alba	Bai shao	9.0 g
Rhizoma Zingiberis recens	Sheng jiang	9.0 g
Fructus Jujubae	Da zao	3 Stück
Radix Glycyrrhizae tosta	Zhi gan cao	6.0 g

Gun tan wan

Pille zum Vertreiben von Schleim

Radix et Rhizoma Rhei	Da huang	15.0 g
Natrii Sulfas	Mang xiao	3.0 g
Radix Scutellariae	Huang qin	15.0 g
Lignum Aquilariae resinatum	Chen xiang	3.0 g

Hao qin qing dan tang

Dekokt mit Herba Artemisiae annuae und Radix Scutellariae zum Klären der Gallenblase

Herba Artemisiae annuae	Qing hao	6.0 g
Radix Scutellariae	Huang qin	6.0 g
Caulis Bambusae in taeniam	Zhu ru	9.0 g
Rhizoma Pinelliae	Ban xia	5.0 g
Pericarpium Citri reticulatae	Chen pi	5.0 g
Fructus Aurantii	Zhi qiao	5.0 g
Poria	Fu ling	9.0 g
Talcum	Hua shi	3.0 g
Radix Glycyrrhizae	Gan cao	3.0 g
Indigo naturalis	Qing dai	3.0 g

He che da zao wan

Stark aufbauende Pille mit Placenta hominis

Placenta hominis	Zi he che	1 Stück
Radix Rehmanniae praeparata	Shu di huang	60.0 g
Radix Rehmanniae	Sheng di huang	45.0 g
Fructus Lycii	Gou qi zi	45.0 g
Radix Asparagi	Tian dong	20.0 g
Fructus Schisandrae	Wu wei zi	20.0 g
Radix Angelicae sinensis	Dang gui	20.0 g
Radix Achyranthis bidentatae	Niu xi	20.0 g
Cortex Eucommiae	Du zhong	30.0 g
Herba Cynomorii songarici	Suo yang	20.0 g
Herba Cistanchis	Rou cong rong	20.0 g
Cortex Phellodendri	Huang bai	20.0 g

Hu qian wan

Pille des auf der Lauer liegenden Tigers

Os Tigris[1]	Hu gu	6.0 g
Herba Cynomorii songarici	Suo yang	4.5 g
Radix Achyranthis bidentatae	Niu xi	6.0 g
Radix Angelicae sinensis	Dang gui	6.0 g
Cortex Phellodendri	Huang bai	15.0 g
Rhizoma Anemarrhenae	Zhi mu	6.0 g
Radix Rehmanniae praeparata	Shu di huang	6.0 g
Plastrum Testudinis	Gui ban	12.0 g
Radix Paeoniae alba	Bai shao	6.0 g

Hua gai san

Pulver des ruhmvollen Baldachins

Herba Ephedrae	Ma huang	6.0 g
Semen Armeniacae	Xing ren	9.0 g
Fructus Perillae	Zi su zi	9.0 g
Cortex Mori	Sang bai pi	6.0 g
Pericarpium Citri reticulatae	Chen pi	6.0 g
Poria	Fu ling	9.0 g
Radix Glycyrrhizae	Gan cao	3.0 g

Hua gan jian

Pulver zum Umwandeln der Leber

Pericarpium Citri reticulatae	Chen pi	6.0 g
Pericarpium Citri reticulatae viride	Qing pi	4.0 g
Radix Paeoniae alba	Bai shao	9.0 g
Cortex Moutan	Mu dan pi	6.0 g
Fructus Gardeniae	Zhi zi	6.0 g
Rhizoma Alismatis	Ze xie	6.0 g
Bulbus Fritillariae Thunbergii	Zhe bei mu	6.0 g

Hua ji wan

Pille zum Auflösen von Blut-Resistenzen

Rhizoma Sparganii	San leng	6.0 g
Rhizoma Curcumae	E zhu	6.0 g
Faeces Trogopterori	Wu ling zhi	6.0 g
Lignum Sappan	Su mu	4.5 g
Rhizoma Cyperi	Xiang fu	6.0 g
Semen Arecae	Bing lang	6.0 g
Realgar	Xiong huang	1.5 g
Concha Arcae	Wa leng zi	15.0 g
Herba Ferulae	A wei	6.0 g
Pumex	Hai fu shi	15.0 g

Huang lian e jiao tang

Dekokt mit Rhizoma Coptidis und Colla Corii Asini

Rhizoma Coptidis	Huang lian	3.0 g
Radix Scutellariae	Huang qin	9.0 g
Radix Paeoniae alba	Bai shao	9.0 g
Eigelb	Ji zi huang	2 Stück
Colla Corii Asini	E jiao	9.0 g

Huang lian wen dan tang

Dekokt mit Rhizoma Coptidis zum Erwärmen der Gallenblase

Rhizoma Coptidis	Huang lian	4.5 g
Rhizoma Pinelliae	Ban xia	6.0 g
Poria	Fu ling	5.0 g
Pericarpium Citri reticulatae	Chen pi	9.0 g
Caulis Bambusae in taeniam	Zhu ru	6.0 g
Fructus Aurantii immaturus	Zhi shi	6.0 g
Radix Glycyrrhizae tosta	Zhi gan cao	3.0 g
Rhizoma Zingiberis recens	Sheng jiang	5 Scheiben
Fructus Jujubae	Da zao	1 Stück

Huang qi jian zhong tang

Dekokt mit Radix Astragali zum Stärken der Mitte

Radix Astragali	Huang qi	9.0 g
Radix Paeoniae alba	Bai shao	18.0 g
Ramulus Cinnamomi	Gui zhi	9.0 g
Radix Glycyrrhizae tosta	Zhi gan cao	6.0 g
Rhizoma Zingiberis recens	Sheng jiang	10.0 g
Fructus Jujubae	Da zao	12 Stück
Saccharum granorum	Yi tang	30.0 g

Huang qi tang

Dekokt mit Radix Astragali

Radix Astragali	Huang qi	9.0 g
Pericarpium Citri reticulatae	Chen pi	4.5 g
Semen Cannabis	Huo ma ren	6.0 g
Mel (Honig)	Feng mi	1 Teelöffel

Huang qin tang

Dekokt mit Radix Scutellariae

Radix Scutellariae	Huang qin	9.0 g
Radix Paeoniae alba	Bai shao	9.0 g
Radix Glycyrrhizae tosta	Zhi gan cao	3.0 g
Fructus Jujubae	Da zao	4 Stück

Huang qin qing fei yin

Dekokt mit Radix Scutellariae zum Klären der Lunge

Radix Scutellariae	Huang qin	9.0 g
Cortex Lycii	Di gu pi	6.0 g
Cortex Mori	Sang bai pi	6.0 g
Semen Oryzae	Jing mi	6.0 g
Radix Glycyrrhizae	Gan cao	3.0 g

Huo luo xiao ling dan

Wundersam wirkende Pille zum Beleben der Verbindungsleitbahnen

Radix Angelicae sinensis	Dang gui	15.0 g
Radix Salviae miltiorrhizae	Dan shen	15.0 g
Olibanum	Ru xiang	15.0 g
Myrrha	Mo yao	15.0 g

Huo po xia ling tang

Dekokt mit Herba Agastachis rugosae, Cortex Magnoliae, Rhizoma Pinelliae und Poria

Herba Agastachis rugosae	Huo xiang	6.0 g
Fructus Amomi cardamomi	Bai dou kou	2.0 g
Cortex Magnoliae officinalis	Hou po	3.0 g
Poria	Fu ling	9.0 g
Polyporus	Zhu ling	4.5 g
Semen Coicis	Yi yi ren	12.0 g
Rhizoma Alismatis	Ze xie	4.5 g
Rhizoma Pinelliae	Ban xia	4.5 g
Semen Sojae praeparatum	Dan dou chi	9.0 g
Semen Armeniacae	Xing ren	9.0 g

Huo xiang zheng qi san

Pulver mit Herba Agastachis rugosae für das Aufrechte Qi

Herba Agastachis rugosae	Huo xiang	9.0 g
Folium Perillae	Zi su ye	3.0 g
Radix Angelicae dahuricae	Bai zhi	3.0 g
Rhizoma Pinelliae	Ban xia	6.0 g
Pericarpium Citri reticulatae	Chen pi	6.0 g
Rhizoma Atractylodis macrocephalae	Bai zhu	6.0 g
Poria	Fu ling	3.0 g
Cortex Magnoliae officinalis	Hou po	6.0 g
Pericarpium Arecae	Da fu pi	3.0 g
Radix Platycodi	Jie geng	6.0 g
Rhizoma Zingiberis recens	Sheng jiang	3 Scheiben
Fructus Jujubae	Da zao	3 Stück
Radix Glycyrrhizae tosta	Zhi gan cao	3.0 g

Ji chuan jian

Dekokt zum Unterstützen des Flusses

Radix Angelicae sinensis	Dang gui	9.0 g
Radix Achyranthis bidentatae	Niu xi	6.0 g
Herba Cistanchis	Rou cong rong	6.0 g
Rhizoma Alisamtis	Ze xie	4.5 g
Fructus Aurantii	Zhi qiao	3.0 g
Rhizoma Cimicifugae	Sheng ma	1.5 g

Jia jian yu zhu tang

Variation des Dekokts mit Rhizoma Polygonati odorati

Rhizoma Polygonati odorati	Yu zhu	12.0 g
Semen Sojae praeparatum	Dan dou chi	9.0 g
Herba Allii fistulosi	Cong bai	15.0 g
Herba Menthae	Bo he	6.0 g
Radix Platycodi	Jie geng	6.0 g
Radix Cynanchi	Bai wei	6.0 g
Radix Glycyrrhizae	Gan cao	3.0 g
Fructus Jujubae	Da zao	3 Stück

Jia wei gua lou xie bai tang

Variation des Dekokts mit Fructus Trichosanthis und Bulbus Allii macrostemi

Fructus Trichosanthis	Gua lou	15.0 g
Bulbus Allii macrostemi	Xie bai	9.0 g
Radix Paeoniae rubra	Chi shao	6.0 g
Flos Carthami	Hong hua	6.0 g
Rhizoma Chuanxiong	Chuan xiong	6.0 g
Rhizoma Curcumae longae	Jiang huang	6.0 g

Jia wei si jun zi tang

Variation des Dekokts der vier Edlen

Radix Ginseng	Ren shen	9.0 g
Radix Astragali	Huang qi	9.0 g
Rhizoma Atractylodis macrocephalae	Bai zhu	6.0 g
Radix Glycyrrhizae tosta	Zhi gan cao	3.0 g
Poria	Fu ling	6.0 g
Semen Lablab album	Bai bian dou	6.0 g

Jia wei wu lin san

Modifiziertes Pulver aus fünf Bestandteilen gegen Dysurie

Poria	Fu ling	12.0 g
Radix Angelicae sinensis	Dang gui	6.0 g
Radix Glycyrrhizae	Gan cao	3.0 g
Radix Paeoniae rubra	Chi shao	9.0 g
Fructus Gardeniae	Zhi zi	9.0 g
Radix Rehmanniae	Sheng di huang	12.0 g
Rhizoma Alismatis	Ze xie	6.0 g
Semen Plantaginis	Che qian zi	9.0 g
Talcum	Hua shi	9.0 g
Caulis Akebiae	Mu tong	6.0 g

Jia wei xiang su san

Modifiziertes Pulver mit Rhizoma Cyperi und Folium Perillae

Folium Perillae	Zi su ye	5.0 g
Herba Schizonepetae	Jing jie	3.0 g
Radix Saposhnikoviae	Fang feng	3.0 g
Radix Gentianae macrophyllae	Qin jiao	3.0 g
Fructus Viticis	Man jing zi	3.0 g
Rhizoma Cyperi	Xiang fu	4.0 g
Rhizoma Chuanxiong	Chuan xiong	1.5 g
Pericarpium Citri reticulatae	Chen pi	4.0 g
Radix Glycyrrhizae	Gan cao	2.5 g

Jia wei xiao yao san

Modifiziertes Pulver des freien und entspannten Wanderers

Herba Menthae	Bo he	3.0 g
Radix Bupleuri	Chai hu	9.0 g
Radix Angelicae sinensis	Dang gui	9.0 g
Radix Paeoniae alba	Bai shao	12.0 g
Rhizoma Atractylodis macrocephalae	Bai zhu	9.0 g
Poria	Fu ling	15.0 g
Radix Glycyrrhizae	Gan cao	6.0 g
Rhizoma Zingiberis recens	Sheng jiang	3 Scheiben
Cortex Moutan	Mu dan pi	6.0 g
Fructus Gardeniae	Zhi zi	6.0 g

Jie yu dan

Pille zum Entspannen der Sprache

Rhizoma Gastrodiae	Tian ma	6.0 g
Scorpio	Quan xie	1.5 g
Rhizoma Arisaematis cum bile	Dan nan xing	6.0 g
Rhizoma Typhonii	Bai fu zi	3.0 g
Radix Polygalae	Yuan zhi	6.0 g
Rhizoma Acori tatarinowii	Shi chang pu	6.0 g
Radix Aucklandiae	Mu xiang	4.0 g
Rhizoma seu Radix Notopterygii	Qiang huo	3.0 g

Jin gui shen qi wan

Pille für das Nieren-Qi aus „Abriß des Wichtigsten aus Goldtruhe und Jadekasten“

Radix lateralis Aconiti praeparata	Fu zi	3.0 g
Ramulus Cinnamomi	Gui zhi	3.0 g
Radix Rehmanniae praeparata	Shu di huang	24.0 g
Fructus Corni	Shan zhu yu	12.0 g
Rhizoma Dioscoreae	Shan yao	12.0 g
Rhizoma Alismatis	Ze xie	9.0 g
Cortex Moutan	Mu dan pi	9.0 g
Poria	Fu ling	9.0 g

Jing ling zi san

Pulver mit Fructus Toosendan

Fructus Toosendan	Chuan lian zi	30.0 g
Rhizoma Corydalis	Yan hu suo	30.0 g

Jing fang jie biao tang

Dekokt mit Herba Schizonepetae und Radix Saposhnikoviae zum Befreien der Körperoberfläche

Herba Schizonepetae	Jing jie	9.0 g
Radix Saposhnikoviae	Fang feng	9.0 g
Folium Perillae	Zi su ye	6.0 g
Radix Peucedani	Qian hu	9.0 g
Radix Platycodi	Jie geng	6.0 g

Juan bi tang

Dekokt zum Beseitigen des Schmerzhaften Obstruktions-Syndroms

Rhizoma seu Radix Notopterygii	Qiang huo	6.0 g
Radix Angelicae pubescentis	Du huo	6.0 g
Radix Gentianae macrophyllae	Qin jiao	6.0 g
Caulis Piperis futokadsurae	Hai feng teng	3.0 g
Ramulus Cinnamomi	Gui zhi	3.0 g
Radix Angelicae sinensis	Dang gui	6.0 g
Rhizoma Chuanxiong	Chuan xiong	3.0 g
Olibanum	Ru xiang	3.0 g
Radix Aucklandiae	Mu xiang	3.0 g
Ramulus Mori	Sang zhi	6.0 g
Radix Glycyrrhizae	Gan cao	3.0 g

Ju hua cha tiao san

Regulierendes Pulver mit Flos Chrysanthemi, mit grünem Tee einzunehmen

Chuan xiong cha tiao san plus:

Flos Chrysanthemi	Ju hua	6.0 g
Bombyx batryticatus	Jiang can	6.0 g

Kuan xiong wan

Pille zum Öffnen des Brustkorbs

Rhizoma Alpiniae officinarum	Gao liang jiang	6.0 g
Rhizoma Corydalis	Yan hu suo	6.0 g
Lignum Santali albi	Tan xiang	6.0 g
Fructus Piperis longi	Bi bo	6.0 g
Herba Asari	Xi xin	1.5 g
Borneolum syntheticum[2]	Bing pian	3.0 g

Lei shi fang xiang hua zhuo fa

Aromatische Rezeptur des Lei-Clans zum Auflösen des Trüben

Herba Agastachis rugosae	Huo xiang	3.0 g
Herba Eupatorii	Pei lan	3.0 g
Pericarpium Citri reticulatae	Chen pi	4.5 g
Rhizoma Pinelliae	Ban xia	4.5 g
Pericarpium Arecae	Da fu pi	3.0 g
Cortex Magnoliae officinalis	Hou po	2.0 g
Herba Menthae	Bo he	3.0 g

Li zhong wan

Pille, die die Mitte reguliert

Radix Ginseng	Ren shen	6.0 g
oder		
Radix Codonopsis pilosulae	Dang shen	12.0 g
Rhizoma Atractylodis macrocephalae	Bai zhu	9.0 g
Rhizoma Zingiberis	Gan jiang	5.0 g
Radix Glycyrrhizae tosta	Zhi gan cao	6.0 g

Lian po yin

Dekokt mit Rhizoma Coptidis und Cortex Magnoliae officinalis

Rhizoma Coptidis	Huang lian	3.0 g
Cortex Magnoliae officinalis	Hou po	3.0 g
Fructus Gardeniae	Zhi zi	9.0 g
Semen Sojae praeparatum	Dan dou chi	9.0 g
Rhizoma Acori tatarinowii	Shi chang pu	3.0 g
Rhizoma Pinelliae	Ban xia	3.0 g
Rhizoma Phragmitis	Lu gen	15.0 g

Liang di tang

Dekokt der beiden „Di“

Radix Rehmanniae	Sheng di huang	18.0 g
Cortex Lycii	Di gu pi	9.0 g
Radix Scrophulariae	Xuan shen	12.0 g

Radix Ophiopogonis	Mai dong	9.0 g
Radix Paeoniae alba	Bai shao	12.0 g
Colla Corii Asini	E jiao	9.0 g

Liang fu wan

Pille mit Rhizoma Alpiniae officinarum und Rhizoma Cyperi

Rhizoma Alpiniae officinarum	Gao liang jiang	6.0 g
Rhizoma Cyperi	Xiang fu	6.0 g

Ling gan wu wei jiang xin tang

Dekokt mit Poria, Radix Glycyrrhizae, Fructus Schisandrae, Rhizoma Zingiberis und Herba Asari

Poria	Fu ling	12.0 g
Radix Glycyrrhizae	Gan cao	9.0 g
Rhizoma Zingiberis	Gan jiang	9.0 g
Herba Asari	Xi xin	9.0 g
Fructus Schisandrae	Wu wei zi	6.0 g

Ling gui fu ping tang

Dekokt mit Poria, Ramulus Cinnamomi und Herba Spirodelae

Poria	Fu ling	9.0 g
Ramulus Cinnamomi	Gui zhi	6.0 g
Herba Spirodelae	Fu ping	9.0 g
Semen Armeniacae	Xing ren	9.0 g
Rhizoma Alismatis	Ze xie	9.0 g
Rhizoma Pinelliae	Ban xia	9.0 g
Radix Glycyrrhizae tosta	Zhi gan cao	3.0 g

Ling gui zhu gan tang

Dekokt mit Poria, Ramulus Cinnamomi, Rhizoma Atractylodis macrocephalae und Radix Glycyrrhizae

Poria	Fu ling	12.0 g
Ramulus Cinnamomi	Gui zhi	9.0 g
Rhizoma Atractylodis macrocephalae	Bai zhu	6.0 g
Radix Glycyrrhizae tosta	Zhi gan cao	3.0 g

Ling jiao gou teng tang

Dekokt mit Cornu Saigae tataricae und Ramulus cum Uncis Uncariae

Cornu Saigae tataricae	Ling yang jiao	4.5 g
Ramulus cum Uncis Uncariae	Gou teng	9.0 g
Folium Mori	Sang ye	6.0 g
Flos Chrysanthemi	Ju hua	9.0 g
Radix Paeoniae alba	Bai shao	9.0 g
Radix Rehmanniae	Sheng di huang	15.0 g
Sclerotium Poriae pararadicis	Fu shen	9.0 g
Bulbus Fritillariae cirrhosae	Chuan bei mu	12.0 g
Caulis Bambusae in taeniam	Zhu ru	15.0 g
Radix Glycyrrhizae	Gan cao	2.5 g

Liu he tang

Dekokt, das die Sechs harmonisiert

Radix Ginseng	Ren shen	6.0 g
Rhizoma Atractylodis macrocephalae	Bai zhu	6.0 g
Fructus Amomi	Sha ren	3.0 g
Herba Agastachis rugosae	Huo xiang	6.0 g
Cortex Magnoliae officinalis	Hou po	2.4 g
Poria	Fu ling	6.0 g
Semen Lablab album	Bai bian dou	6.0 g
Rhizoma Pinelliae	Ban xia	6.0 g
Semen Armeniacae	Xing ren	6.0 g
Fructus Chaenomelis	Mu gua	4.5 g
Radix Glycyrrhizae	Gan cao	1.5 g

Liu jun zi tang

Dekokt der sechs Edlen

Radix Ginseng	Ren shen	10.0 g
Rhizoma Atractylodis macrocephalae	Bai zhu	9.0 g
Poria	Fu ling	9.0 g
Radix Glycyrrhizae tosta	Zhi gan cao	6.0 g
Pericarpium Citri reticulatae	Chen pi	9.0 g
Rhizoma Pinelliae	Ban xia	12.0 g

Liu mo tang

Dekokt aus sechs vermahlenen Arzneien

Radix Aucklandiae	Mu xiang	6.0 g
Radix Linderae	Wu yao	6.0 g
Lignum Aquilariae resinatum	Chen xiang	4.5 g
Radix et Rhizoma Rhei	Da huang	6.0 g
Semen Arecae	Bing lang	6.0 g
Fructus Aurantii immaturus	Zhi shi	6.0 g

Liu wei di huang wan

Pille aus sechs Bestandteilen mit Radix Rehmanniae praeparata

Radix Rehmanniae praeparata	Shu di huang	24.0 g
Fructus Corni	Shan zhu yu	12.0 g
Rhizoma Dioscoreae	Shan yao	12.0 g
Rhizoma Alismatis	Ze xie	9.0 g
Cortex Moutan	Mu dan pi	9.0 g
Poria	Fu ling	9.0 g

Long dan bi yuan fang

Rezeptur für den „Nasenteich" mit Radix Gentianae

Radix Gentianae	Long dan	6.0 g
Radix Scutellariae	Huang qin	6.0 g
Spica Prunellae	Xia ku cao	6.0 g
Herba Houttuyniae	Yu xing cao	9.0 g
Flos Chrysanthemi	Ju hua	6.0 g
Radix Angelicae dahuricae	Bai zhi	6.0 g
Fructus Xanthii	Cang er zi	6.0 g
Herba Agastachis rugosae	Huo xiang	4.5 g
Semen Coicis	Yi yi ren	15.0 g
Semen Plantaginis	Che qian zi	6.0 g
Radix Platycodi	Jie geng	6.0 g

Long dan xie gan tang

Dekokt zum Entlasten der Leber mit Radix Gentianae

Radix Gentianae	Long dan	6.0 g
Radix Scutellariae	Huang qin	9.0 g
Fructus Gardeniae	Zhi zi	9.0 g
Rhizoma Alismatis	Ze xie	9.0 g
Caulis Akebiae	Mu tong	9.0 g
Semen Plantaginis	Che qian zi	9.0 g
Radix Rehmanniae	Sheng di huang	12.0 g
Radix Angelicae sinensis	Dang gui	9.0 g
Radix Bupleuri	Chai hu	9.0 g
Radix Glycyrrhizae	Gan cao	3.0 g

Lu jiao jiao tang

Dekokt mit Colla cornus Cervi

Colla cornus Cervi	Lu jiao jiao	9.0 g
Cornu Cervi degelatinatum	Lu jiao shuang	6.0 g
Radix Rehmanniae praeparata	Shu di huang	12.0 g
Radix Achyranthis bidentatae	Niu xi	6.0 g
Poria	Fu ling	6.0 g
Semen Cuscutae	Tu si zi	6.0 g
Radix Ginseng	Ren shen	6.0 g
Radix Angelicae sinensis	Dang gui	6.0 g
Rhizoma Atractylodis macrocephalae	Bai zhu	6.0 g
Cortex Eucommiae	Du zhong	6.0 g
Plastrum Testudinis	Gui ban	12.0 g

Ma huang fu zi xi xin tang

Dekokt mit Herbae Ephedrae, Radix lateralis Aconiti praeparata und Herba Asari

Herba Ephedrae	Ma huang	6.0 g
Radix lateralis Aconiti praeparata	Fu zi	9.0 g
Herba Asari	Xi xin	6.0 g

Ma huang lian qiao chi xiao dou tang

Dekokt mit Herba Ephedrae, Fructus Forsythiae und Semen Phaseoli

Herba Ephedrae	Ma huang	9.0 g
Semen Armeniacae	Xing ren	6.0 g
Cortex Mori	Sang bai pi	6.0 g
Fructus Forsythiae	Lian qiao	6.0 g
Semen Phaseoli	Chi xiao dou	9.0 g
Radix Glycyrrhizae tosta	Zhi gan cao	3.0 g
Rhizoma Zingiberis recens	Sheng jiang	3 Scheiben
Fructus Jujubae	Da zao	3 Stück

Ma huang tang

Dekokt mit Herba Ephedrae

Herba Ephedrae	Ma huang	6.0 g
Ramulus Cinnamomi	Gui zhi	4.0 g
Semen Armeniacae	Xing ren	9.0 g
Radix Glycyrrhizae tosta	Zhi gan cao	3.0 g

Ma xing shi gan tang

Dekokt mit Herba Ephedrae, Semen Armeniacae, Gypsum fibrosum und Radix Glycyrrhizae

Herba Ephedrae	Ma huang	5.0 g
Semen Armeniacae	Xing ren	9.0 g
Gypsum fibrosum	Shi gao	18.0 g
Radix Glycyrrhizae tosta	Zhi gan cao	6.0 g

Ma zi ren wan

Pille mit Semen Cannabis

Semen Cannabis	Huo ma ren	9.0 g
Radix et Rhizoma Rhei	Da huang	6.0 g
Semen Armeniacae	Xing ren	4.5 g
Fructus Aurantii immaturus	Zhi shi	6.0 g
Cortex Magnoliae officinalis	Hou po	4.5 g
Radix Paeoniae alba	Bai shao	4.5 g

Mai dong tang

Dekokt mit Radix Ophiopogonis

Radix Ophiopogonis	Mai dong	60.0 g
Rhizoma Pinelliae	Ban xia	9.0 g
Radix Ginseng	Ren shen	6.0 g
Radix Glycyrrhizae tosta	Zhi gan cao	4.0 g
Semen Oryzae	Jing mi	6.0 g
Fructus Jujubae	Da zao	3 Stück

Mai wei di huang wan (Ba xian chang shou wan)

Pille mit Radix Ophiopogonis, Fructus Schisandrae und Radix Rehmanniae praeparata (Pille der Acht Unsterblichen für langes Leben)

Radix Rehmanniae praeparata	Shu di huang	24.0 g
Fructus Corni	Shan zhu yu	12.0 g
Rhizoma Dioscoreae	Shan yao	12.0 g
Rhizoma Alismatis	Ze xie	9.0 g
Cortex Moutan	Mu dan pi	9.0 g
Poria	Fu ling	9.0 g
Radix Ophiopogonis	Mai dong	6.0 g
Fructus Schisandrae	Wu wei zi	6.0 g

Pi shen shuang bu tang

Dekokt zum gleichzeitigen Tonisieren von Milz und Niere

Radix Codonopsis pilosulae	Dang shen	12.0 g
Rhizoma Atractylodis macrocephalae	Bai zhu	12.0 g
Poria	Fu ling	15.0 g
Radix Glycyrrhizae tosta	Zhi gan cao	6.0 g
Cortex Eucommiae	Du zhong	9.0 g
Semen Cuscutae	Tu si zi	12.0 g
Fructus Corni	Shan zhu yu	6.0 g
Radix Rehmanniae praeparata	Shu di huang	12.0 g

Ping wei san

Pulver zum Beruhigen des Magens

Rhizoma Atractylodis	Cang zhu	9.0 g
Pericarpium Citri reticulatae	Chen pi	6.0 g
Cortex Magnoliae officinalis	Hou po	6.0 g
Radix Glycyrrhizae tosta	Zhi gan cao	3.0 g
Rhizoma Zingiberis recens	Sheng jiang	3.0 g
Fructus Jujubae	Da zao	3 Stück

Qi ju di huang wan

Pille mit Fructus Lycii, Flos Chrysanthemi und Radix Rehmanniae praeparata

Fructus Lycii	Gou qi zi	9.0 g
Flos Chrysanthemi	Ju hua	6.0 g
Radix Rehmanniae praeparata	Shu di huang	24.0 g
Fructus Corni	Shan zhu yu	12.0 g
Rhizoma Dioscoreae	Shan yao	12.0 g
Rhizoma Alismatis	Ze xie	9.0 g
Cortex Moutan	Mu dan pi	9.0 g
Poria	Fu ling	9.0 g

Qi wei du qi tang

Dekokt aus sieben Zutaten für das Haupt-Qi

Fructus Schisandrae	Wu wei zi	6.0 g
Radix Rehmanniae praeparata	Shu di huang	24.0 g
Fructus Corni	Shan zhu yu	12.0 g
Rhizoma Dioscoreae	Shan yao	12.0 g
Rhizoma Alismatis	Ze xie	9.0 g
Cortex Moutan	Mu dan pi	9.0 g
Poria	Fu ling	9.0 g

Qian gen san

Pulver mit Radix Rubiae

Radix Rubiae	Qian cao	9.0 g
Cacumen Platycladi	Ce bai ye	9.0 g
Radix Scutellariae	Huang qin	6.0 g
Radix Rehmanniae	Sheng di huang	12.0 g
Colla Corii Asini	E jiao	6.0 g
Radix Glycyrrhizae	Gan cao	3.0 g

Qian zheng san

Pulver zum Geraderichten des Aufrechten Qi

Rhizoma Typhonii	Bai fu zi	6.0 g
Bombyx batryticatus	Jiang can	6.0 g
Scorpio	Quan xie	1.5 g

Qiang huo sheng shi tang

Dekokt mit Rhizoma seu Radix Notopterygii zum Vertreiben von Nässe

Rhizoma seu Radix Notopterygii	Qiang huo	6.0 g
Radix Angelicae pubescentis	Du huo	6.0 g
Radix Saposhnikoviae	Fang feng	6.0 g
Rhizoma Ligustici	Gao ben	6.0 g
Rhizoma Chuanxiong	Chuan xiong	3.0 g
Fructus Viticis	Man jing zi	6.0 g
Radix Glycyrrhizae tosta	Zhi gan cao	3.0 g

Qin jiao si wu tang

Dekokt aus vier Zutaten mit Radix Gentianae macrophyllae

Radix Angelicae sinensis	Dang gui	6.0 g
Radix Rehmanniae	Sheng di huang	6.0 g
Radix Paeoniae alba	Bai shao	6.0 g
Rhizoma Chuanxiong	Chuan xiong	6.0 g
Radix Gentianae macrophyllae	Qin jiao	6.0 g
Semen Coicis	Yi yi ren	6.0 g
Faeces Bombycis	Can sha	6.0 g
Radix Glycyrrhizae	Gan cao	3.0 g

Qing dai san

Pulver mit Indigo naturalis

Indigo naturalis	Qing dai	9.0 g
Concha Meretricis seu Cyclinae	Ge qiao	12.0 g

Qing gan tou ding tang

Dekokt zum Klären der Leber und zum Durchdringen der Krone (des Kopfes)

Cornu Saigae tataricae	Ling yang jiao	4.5 g
Concha Haliotidis	Shi jue ming	12.0 g
Periostracum Cicadae	Chan tui	4.5 g
Folium Mori	Sang ye	6.0 g
Herba Menthae	Bo he	3.0 g
Spica Prunellae	Xia ku cao	6.0 g
Cortex Moutan	Mu dan pi	4.5 g
Radix Scrophulariae	Xuan shen	3.0 g
Radix Platycodi	Jie geng	3.0 g
Pericarpium Citri reticulatae	Chen pi	3.0 g

Qing jin hua tan tang

Dekokt zum Klären des Metalls und zum Auflösen von Schleim

Radix Scutellariae	Huang qin	9.0 g
Fructus Gardeniae	Zhi zi	6.0 g
Rhizoma Anemarrhenae	Zhi mu	6.0 g
Bulbus Fritillariae Thunbergii	Zhe bei mu	6.0 g
Fructus Trichosanthis	Gua lou	9.0 g
Cortex Mori	Sang bai pi	6.0 g
Pericarpium Citri reticulatae	Chen pi	4.5 g
Poria	Fu ling	6.0 g
Radix Platycodi	Jie geng	4.5 g
Radix Ophiopogonis	Mai dong	6.0 g
Radix Glycyrrhizae	Gan cao	3.0 g

Qing qi hua tan tang

Pille zum Klären des Qi und zum Auflösen von Schleim

Rhizoma Arisaematis cum bile	Dan nan xing	12.0 g
Fructus Trichosanthis	Gua lou zi	9.0 g
Radix Scutellariae	Huang qin	9.0 g
Fructus Aurantii immaturus	Zhi shi	9.0 g
Pericarpium Citri reticulatae	Chen pi	9.0 g
Poria	Fu ling	9.0 g
Semen Armeniacae	Xing ren	9.0 g
Rhizoma Pinelliae	Ban xia	12.0 g

Qing re li shi tang

Dekokt zum Beseitigen von Hitze und Auflösen von Nässe

Rhizoma Dioscoreae hypoglaucae	Bi xie	12.0 g
Herba Dianthi	Qu mai	12.0 g
Fructus Gardeniae carbonisatus	Zhi zi	9.0 g
Radix Scutellariae	Huang qin	9.0 g
Rhizoma Coptidis	Huang lian	6.0 g
Rhizoma Anemarrhenae	Zhi mu	9.0 g
Cortex Moutan	Mu dan pi	6.0 g
Nodus Nelumbinis rhizomatis	Ou jie	15.0 g
Rhizoma Imperatae	Bai mao gen	30.0 g

Qing re shen shi tang

Dekokt zum Beseitigen von Hitze und Ausleiten von Nässe

Radix Scutellariae	Huang qin	3.0 g
Cortex Phellodendri	Huang bai	3.0 g
Radix Sophorae flavescentis	Ku shen	3.0 g
Cortex Dictamni	Bai xian pi	3.0 g
Radix Isatidis	Ban lan gen	5.0 g
Radix Rehmanniae	Sheng di huang	5.0 g
Poria	Fu ling	3.0 g
Talcum	Hua shi	5.0 g
Herba Lophatheri	Dan zhu ye	3.0 g

Qing re tiao xue tang

Dekokt zum Beseitigen von Hitze und Regulieren des Blutes

Cortex Moutan	Mu dan pi	6.0 g
Radix Rehmanniae	Sheng di huang	9.0 g
Rhizoma Coptidis	Huang lian	4.5 g
Radix Angelicae sinensis	Dang gui	9.0 g
Radix Paeoniae alba	Bai shao	9.0 g
Rhizoma Chuanxiong	Chuan xiong	6.0 g
Flos Carthami	Hong hua	6.0 g
Semen Persicae	Tao ren	6.0 g
Rhizoma Curcumae	E zhu	6.0 g
Rhizoma Cyperi	Xiang fu	6.0 g
Rhizoma Corydalis	Yan hu suo	6.0 g

Qing re zhi beng tang

Dekokt, das Hitze beseitigt und übermäßige Uterusblutungen stoppt

Fructus Gardeniae	Zhi zi	9.0 g
Radix Scutellariae	Huang qin	9.0 g
Cortex Phellodendri	Huang bai	6.0 g
Radix Rehmanniae	Sheng di huang	24.0 g
Cortex Moutan	Mu dan pi	9.0 g
Radix Sanguisorbae	Di yu	12.0 g
Cacumen Platycladi	Ce bai ye	12.0 g
Cortex Ailanthi	Chun gen bai pi	12.0 g
Plastrum Testudinis	Gui ban	15.0 g
Radix Paeoniae alba	Bai shao	24.0 g

Qing wei san

Pulver, das den Magen klärt

Rhizoma Coptidis	Huang lian	5.0 g
Radix Rehmanniae	Sheng di huang	12.0 g
Cortex Moutan	Mu dan pi	9.0 g
Radix Angelicae sinensis	Dang gui	6.0 g
Rhizoma Cimicifugae	Sheng ma	6.0 g

Qing ying tang

Dekokt zum Klären der Nähr-Qi-Schicht

Cornu Bubali	Shui niu jiao	9.0 g
Radix Rehmanniae	Sheng di huang	12.0 g
Radix Scrophulariae	Xuan shen	9.0 g
Herba Lophatheri	Dan zhu ye	3.0 g
Radix Ophiopogonis	Mai dong	9.0 g
Radix Salviae miltiorrhizae	Dan shen	6.0 g
Rhizoma Coptidis	Huang lian	5.0 g
Flos Lonicerae	Jin yin hua	9.0 g
Fructus Forsythiae	Lian qiao	6.0 g

Qing zao jiu fei tang

Dekokt, das Trockenheit eliminiert und die Lunge rettet

Folium Mori	Sang ye	9.0 g
Gypsum fibrosum	Shi gao	7.5 g
Radix Ophiopogonis	Mai dong	3.6 g
Radix Ginseng	Ren shen	2.0 g
Semen Sesami	Hu ma ren	3.0 g
oder		
Semen Sesami nigrum	Hei zhi ma	3.0 g
Colla Corii Asini	E jiao	2.4 g
Semen Armeniacae	Xing ren	2.0 g
Folium Eriobotryae	Pi pa ye	3.0 g
Radix Glycyrrhizae	Gan cao	3.0 g

Ren shen bai du san

Pulver mit Radix Ginseng zum Vertreiben von Giften

Radix Ginseng	Ren shen	9.0 g
Poria	Fu ling	9.0 g
Radix Glycyrrhizae tosta	Zhi gan cao	3.0 g
Rhizoma seu Radix Notopterygii	Qiang huo	3.0 g
Radix Angelicae pubescentis	Du huo	6.0 g
Rhizoma Chuanxiong	Chuan xiong	6.0 g
Rhizoma Zingiberis recens	Sheng jiang	3 Scheiben
Radix Bupleuri	Chai hu	6.0 g
Herba Menthae	Bo he	3.0 g
Radix Peucedani	Qian hu	9.0 g
Fructus Aurantii	Zhi qiao	6.0 g
Radix Platycodi	Jie geng	4.0 g

Ren shen ge jie san

Pulver mit Radix Ginseng und Gecko

Gecko	Ge jie	9.0 g
Radix Glycyrrhizae tosta	Zhi gan cao	9.0 g
Radix Ginseng	Ren shen	6.0 g
Poria	Fu ling	6.0 g
Bulbus Fritillariae cirrhosae	Chuan bei mu	6.0 g
Cortex Mori	Sang bai pi	6.0 g
Semen Armeniacae	Xing ren	9.0 g
Rhizoma Anemarrhenae	Zhi mu	6.0 g

Ren shen hu tao tang

Dekokt mit Radix Ginseng und Semen Juglandis

Radix Ginseng	Ren shen	4.5 g
Semen Juglandis	He tao ren	5 Stück
Rhizoma Zingiberis recens	Sheng jiang	5 Scheiben

Ren shen yang rong tang

Dekokt mit Radix Ginseng zum Nähren und Erblühen lassen

Radix Ginseng	Ren shen	9.0 g
Rhizoma Atractylodis macrocephalae	Bai zhu	9.0 g
Radix Astragali	Huang qi	9.0 g
Radix Angelicae sinensis	Dang gui	9.0 g
Radix Paeoniae alba	Bai shao	18.0 g
Radix Rehmanniae praeparata	Shu di huang	9.0 g
Cortex Cinnamomi	Rou gui	9.0 g
Fructus Schisandrae	Wu wei zi	6.0 g
Radix Polygalae	Yuan zhi	4.5 g
Poria	Fu ling	6.0 g
Pericarpium Citri reticulatae	Chen pi	9.0 g
Radix Glycyrrhizae tosta	Zhi gan cao	6.0 g

Run chang wan (Variation)

Pille zum Befeuchten des Darms

Radix Angelicae sinensis	Dang gui	9.0 g
Radix Rehmanniae	Sheng di huang	12.0 g
Semen Cannabis	Huo ma ren	6.0 g
Semen Persicae	Tao ren	4.5 g
Fructus Aurantii	Zhi qiao	6.0 g

San ao tang

Dekokt der drei Durchbrüche

Herba Ephedrae	Ma huang	6.0 g
Semen Armeniacae	Xing ren	9.0 g
Radix Glycyrrhizae tosta	Zhi gan cao	3.0 g

San feng chu shi tang

Dekokt zum Vertreiben von Wind und Beseitigen von Nässe

Cortex Phellodendri	Huang bai	6.0 g
Rhizoma Atractylodis	Cang zhu	6.0 g
Radix Saposhnikoviae	Fang feng	6.0 g
Herba Siegesbeckiae	Xi xian cao	4.0 g
Fructus Xanthii	Cang er zi	4.0 g
Herba Spirodelae	Fu ping	4.0 g
Cortex Dictamni	Bai xian pi	6.0 g
Semen Cnidii	She chuang zi	4.0 g

San jin tang

Dekokt des dreifachen Goldes

Herba Lysimachiae	Jin qian cao	15.0 g
Spora Lygodii	Hai jin sha	9.0 g
Endothelium corneum Gigeriae galli	Ji nei jin	6.0 g
Semen Abutili	Qing ma zi	6.0 g
Folium Pyrrosiae	Shi wei	6.0 g
Herba Dianthi	Qu mai	6.0 g

San miao san

Pulver aus drei wundersamen Arzneien

Rhizoma Atractylodis	Cang zhu	15.0 g
Cortex Phellodendri	Huang bai	12.0 g
Radix Cyathulae	Chuan niu xi	6.0 g

San zi yang qin tang

Dekokt aus drei Samen zum Nähren der Eltern

Fructus Perillae	Zi su zi	9.0 g
Semen Sinapis albae	Bai jie zi	6.0 g
Semen Raphani	Lai fu zi	9.0 g

Sang bai pi tang

Dekokt mit Cortex Mori

Cortex Mori	Sang bai pi	9.0 g
Radix Scutellariae	Huang qin	6.0 g
Rhizoma Coptidis	Huang lian	3.0 g
Fructus Gardeniae	Zhi zi	4.0 g
Bulbus Fritillariae cirrhosae	Chuan bei mu	4.0 g
Semen Armeniacae	Xing ren	6.0 g
Fructus Perillae	Zi su zi	6.0 g
Rhizoma Pinelliae	Ban xia	6.0 g

Sang ju yin

Dekokt mit Folium Mori und Flos Chrysanthemi

Folium Mori	Sang ye	6.0 g
Flos Chrysanthemi	Ju hua	3.0 g
Herba Menthae	Bo he	3.0 g
Semen Armeniacae	Xing ren	6.0 g
Radix Platycodi	Jie geng	6.0 g
Fructus Forsythiae	Lian qiao	6.0 g
Rhizoma Phragmitis	Lu gen	6.0 g
Radix Glycyrrhizae	Gan cao	3.0 g

Sang piao xiao san

Pulver mit Ootheca Mantidis

Ootheca Mantidis	Sang piao xiao	9.0 g
Fossilia ossis Mastodi	Long gu	15.0 g
Plastrum Testudinis	Gui ban	15.0 g
Radix Angelicae sinensis	Dang gui	9.0 g
Radix Ginseng	Ren shen	9.0 g
Sclerotium Poriae pararadicis	Fu shen	6.0 g
Radix Polygalae	Yuan zhi	6.0 g
Rhizoma Acori tatarinowii	Shi chang pu	6.0 g

Sang xing tang

Dekokt mit Folium Mori und Semen Armeniacae

Folium Mori	Sang ye	9.0 g
Semen Armeniacae	Xing ren	9.0 g
Semen Sojae praeparatum	Dan dou chi	9.0 g
Fructus Gardeniae	Zhi zi	6.0 g
Bulbus Fritillariae Thunbergii	Zhe bei mu	6.0 g
Radix Adenophorae	Nan sha shen	6.0 g
Pericarpium Fructi Pyri	Li pi	6.0 g

Sha shen mai dong tang

Glehnia – Dekokt mit Radix Ophiopogonis

Radix Glehniae	Bei sha shen	9.0 g
Radix Ophiopogonis	Mai dong	9.0 g
Rhizoma Polygonati odorati	Yu zhu	6.0 g
Radix Trichosanthis	Tian hua fen	4.5 g
Folium Mori	Sang ye	4.5 g
Semen lablab album	Bai bian dou	4.5 g
Radix Glycyrrhizae	Gan cao	3.0 g

Shao fu zhu yu tang

Dekokt, das Blut-Stasen im unteren Abdomen eliminiert

Fructus Foeniculi	Xiao hui xiang	6.0 g
Rhizoma Zingiberis	Gan jiang	2.0 g
Cortex Cinnamomi	Rou gui	1.5 g
Rhizoma Corydalis	Yan hu suo	6.0 g
Myrrha	Mo yao	6.0 g
Pollen Typhae	Pu huang	6.0 g
Faeces Trogopterori	Wu ling zhi	4.5 g
Radix Angelicae sinensis	Dang gui	9.0 g
Rhizoma Chuanxiong	Chuan xiong	4.5 g
Radix Paeoniae rubra	Chi shao	6.0 g

Shao yao tang

Dekokt mit Radix Paeoniae

Radix Paeoniae alba	Bai shao	20.0 g
Radix Angelicae sinensis	Dang gui	9.0 g
Radix Glycyrrhizae tosta	Zhi gan cao	5.0 g
Rhizoma Coptidis	Huang lian	5.0 g
Radix Scutellariae	Huang qin	9.0 g
Radix et Rhizoma Rhei	Da huang	9.0 g
Radix Aucklandiae	Mu xiang	5.0 g
Semen Arecae	Bing lang	5.0 g
Cortex Cinnamomi	Rou gui	2.0 g

She gan ma huang tang

Dekokt mit Rhizoma Belamcandae und Herba Ephedrae

Rhizoma Belamcandae	She gan	6.0 g
Herba Ephedrae	Ma huang	9.0 g
Rhizoma Zingiberis	Gan jiang	3.0 g
Herba Asari	Xi xin	3.0 g
Rhizoma Pinelliae	Ban xia	9.0 g
Radix Asteris	Zi wan	6.0 g
Flos Farfarae	Kuan dong hua	6.0 g
Radix Glycyrrhizae	Gan cao	3.0 g
Fructus Schisandrae	Wu wei zi	3.0 g
Fructus Jujubae	Da zao	3 Stück

Shen fu tang

Dekokt mit Radix Ginseng und Radix lateralis Aconiti praeparata

Radix Ginseng	Ren shen	9.0 g
Radix lateralis Aconiti praeparata	Fu zi	6.0 g

Shen ge san

Pulver mit Radix Ginseng und Gecko

Radix Ginseng	Ren shen	12.0 g
Gecko	Ge jie	12.0 g

Shen ling bai zhu san

Pulver mit Radix Ginseng, Poria und Rhizoma Atractylodis macrocephalae

Radix Ginseng	Ren shen	6.0 g
oder		
Radix Codonopsis pilosulae	Dang shen	12.0 g
Rhizoma Atractylodis macrocephalae	Bai zhu	9.0 g
Poria	Fu ling	12.0 g
Radix Glycyrrhizae tosta	Zhi gan cao	6.0 g
Semen Lablab album	Bai bian dou	12.0 g
Rhizoma Dioscoreae	Shan yao	12.0 g
Semen Nelumbinis	Lian zi	12.0 g
Fructus Amomi	Sha ren	4.5 g
Semen Coicis	Yi yi ren	10.0 g
Radix Platycodi	Jie geng	6.0 g

Shen su yin

Dekokt mit Radix Ginseng und Folium Perillae

Radix Ginseng	Ren shen	9.0 g
Folium Perillae	Zi su ye	3.0 g
Radix Puerariae	Ge gen	9.0 g
Radix Peucedani	Qian hu	3.0 g
Rhizoma Pinelliae	Ban xia	6.0 g
Poria	Fu ling	9.0 g
Pericarpium Citri reticulatae	Chen pi	3.0 g
Fructus Aurantii	Zhi qiao	6.0 g
Radix Platycodi	Jie geng	6.0 g
Radix Glycyrrhizae tosta	Zhi gan cao	3.0 g
Rhizoma Zingiberis recens	Sheng jiang	3.0 g
Fructus Jujubae	Da zao	4 Stück

Shen tong zhu yu tang

Dekokt, das Blut-Stasen aus einem schmerzenden Körper treibt

Radix Angelicae sinensis	Dang gui	9.0 g
Rhizoma Chuanxiong	Chuan xiong	6.0 g
Semen Persicae	Tao ren	9.0 g
Flos Carthami	Hong hua	9.0 g
Myrrha	Mo yao	6.0 g
Faeces Trogopterori	Wu ling zhi	6.0 g
Rhizoma Cyperi	Xiang fu	3.0 g
Radix Achyranthis bidentatae	Niu xi	9.0 g
Lumbricus	Di long	6.0 g
Radix Gentianae macrophyllae	Qin jiao	3.0 g
Rhizoma seu Radix Notopterygii	Qiang huo	3.0 g
Radix Glycyrrhizae	Gan cao	3.0 g

Sheng mai san

Pulver, das den Puls erzeugt

Radix Ginseng	Ren shen	9.0 g
Radix Ophiopogonis	Mai dong	9.0 g
Fructus Schisandrae	Wu wei zi	3.0 g

Sheng tie luo yin

Dekokt mit Eisenfeilspänen

Frusta Ferri	Sheng tie luo	60.0 g
Rhizoma Arisaematis cum bile	Dan nan xing	9.0 g

Bulbus Fritillariae Thunbergii	Zhe bei mu	9.0 g
Radix Scrophulariae	Xuan shen	9.0 g
Radix Asparagi	Tian dong	9.0 g
Radix Ophiopogonis	Mai dong	9.0 g
Fructus Forsythiae	Lian qiao	9.0 g
Radix Salviae miltiorrhizae	Dan shen	12.0 g
Poria	Fu ling	12.0 g
Pericarpium Citri reticulatae	Chen pi	6.0 g
Rhizoma Acori tatarinowii	Shi chang pu	6.0 g
Radix Polygalae	Yuan zhi	6.0 g
Cinnabaris	Zhu sha	1.8 g

Sheng yu tang

Dekokt, das wie ein Weiser heilt

Radix Ginseng	Ren shen	12.0 g
Radix Astragali	Huang qi	18.0 g
Radix Angelicae sinensis	Dang gui	15.0 g
Rhizoma Chuanxiong	Chuan xiong	8.0 g
Radix Rehmanniae praeparata	Shu di huang	18.0 g
Radix Paeoniae alba	Bai shao	12.0 g

Shi bu wan

Pille aus zehn tonisierenden Arzneien

Radix lateralis Aconiti praeparata	Fu zi	3.0 g
Ramulus Cinnamomi	Gui zhi	3.0 g
Radix Rehmanniae praeparata	Shu di huang	24.0 g
Fructus Corni	Shan zhu yu	12.0 g
Rhizoma Dioscoreae	Shan yao	12.0 g
Rhizoma Alismatis	Ze xie	9.0 g
Cortex Moutan	Mu dan pi	9.0 g
Poria	Fu ling	9.0 g
Cornu Cervi pentotrichum	Lu rong	6.0 g
Fructus Schisandrae	Wu wei zi	6.0 g

Shi pi yin

Dekokt zum Stärken der Milz

Radix lateralis Aconiti praeparata	Fu zi	6.0 g
Rhizoma Zingiberis	Gan jiang	6.0 g
Poria	Fu ling	6.0 g
Fructus Chaenomelis	Mu gua	6.0 g
Rhizoma Atractylodis macrocephalae	Bai zhu	6.0 g
Cortex Magnoliae officinalis	Hou po	6.0 g
Radix Aucklandiae	Mu xiang	6.0 g
Fructus Tsaoko	Cao guo	6.0 g
Radix Glycyrrhizae tosta	Zhi gan cao	3.0 g
Percarpium Arecae	Da fu pi	6.0 g

Shi quan da bu tang

Umfassendes, großes Dekokt zum Tonisieren mit zehn Zutaten

Acht Schätze-Dekokt	Ba zhen tang	
Radix Angelicae sinensis	Dang gui	10.0 g
Rhizoma Chuanxiong	Chuan xiong	5.0 g
Radix Paeoniae alba	Bai shao	8.0 g
Radix Rehmanniae praeparata	Shu di huang	15.0 g
Radix Ginseng	Ren shen	3.0 g
Rhizoma Atractylodis macrocephalae	Bai zhu	10.0 g
Poria	Fu ling	8.0 g
Radix Glycyrrhizae tosta	Zhi gan cao	5.0 g
plus		
Radix Astragali	Huang qi	8.0 g
Cortex Cinnamomi	Rou gui	4.0 g

Shi wei san

Pulver mit Folium Pyrrosiae

Folium Pyrrosiae	Shi wei	9.0 g
Semen Abutili	Qing ma zi	6.0 g
Herba Dianthi	Qu mai	6.0 g
Semen Plantaginis	Che qian zi	6.0 g
Talcum	Hua shi	6.0 g

Shi wei wen dan tang

Dekokt aus zehn Bestandteilen zum Wärmen der Gallenblase

Rhizoma Pinelliae	Ban xia	6.0 g
Pericarpium Citri reticulatae	Chen pi	6.0 g
Poria	Fu ling	4.5 g
Fructus Aurantii immaturus	Zhi shi	6.0 g
Radix Ginseng	Ren shen	3.0 g
oder		
Radix Codonopsis pilosulae	Dang shen	9.0 g
Radix Rehmanniae praeparata	Shu di huang	9.0 g
Semen Ziziphi spinosae	Suan zao ren	3.0 g
Radix Polygalae	Yuan zhi	3.0 g
Fructus Schisandrae	Wu wei zi	3.0 g
Radix Glycyrrhizae tosta	Zhi gan cao	1.5 g
Rhizoma Zingiberis recens	Sheng jiang	5 Scheiben
Fructus Jujubae	Da zao	1 Stück

Shi xiao san

Pulver des plötzlichen Lächelns

Pollen Typhae	Pu huang	9.0 g
Faeces Trogopterori	Wu ling zhi	9.0 g

Shu zao yin zi

Drainierendes und grabendes Dekokt

Rhizoma seu Radix Notopterygii	Qiang huo	6.0 g
Radix Gentianae macrophyllae	Qin jiao	6.0 g
Pericarpium Arecae	Da fu pi	6.0 g
Cortex Poriae	Fu ling pi	6.0 g
Cortex Rhizomatis Zingiberis recentis	Sheng jiang pi	6.0 g
Rhizoma Alismatis	Ze xie	6.0 g
Caulis Akebiae	Mu tong	3.0 g
Fructus Zanthoxyli schinifolii	Jiao mu	1.5 g
Semen Phaseoli	Chi xiao dou	6.0 g
Radix Phytolaccae	Shang lu	6.0 g
Semen Arecae	Bing lang	6.0 g

Si jun zi tang

Dekokt der vier Edlen

Radix Ginseng	Ren shen	9.0 g
Rhizoma Atractylodis macrocephalae	Bai zhu	6.0 g
Poria	Fu ling	6.0 g
Radix Glycyrrhizae tosta	Zhi gan cao	3.0 g

Si miao san

Pulver aus vier wundersamen Arzneien

Rhizoma Atractylodis	Cang zhu	6.0 g
Cortex Phellodendri	Huang bai	9.0 g
Radix Achyranthis bidentatae	Niu xi	6.0 g
Semen Coicis	Yi yi ren	9.0 g

Si ni san

Pulver für kalte Extremitäten

Radix Bupleuri	Chai hu	6.0 g
Radix Paeoniae alba	Bai shao	9.0 g
Fructus Aurantii immaturus	Zhi shi	6.0 g
Radix Glycyrrhizae tosta	Zhi gan cao	6.0 g

Si shen wan

Pille der vier Geister

Fructus Amomi cardamomi	Bai dou kou	6.0 g
Fructus Psoraleae	Bu gu zhi	12.0 g
Fructus Schisandrae	Wu wei zi	6.0 g
Fructus Evodiae	Wu zhu yu	3.0 g
Rhizoma Zingiberis recens	Sheng jiang	3 Scheiben
Fructus Jujubae	Da zao	3 Stück

Si wu tang

Dekokt aus vier Zutaten

Radix Rehmanniae praeparata	Shu di huang	12.0 g
Radix Angelicae sinensis	Dang gui	10.0 g
Radix Paeoniae alba	Bai shao	12.0 g
Rhizoma Chuanxiong	Chuan xiong	8.0 g

Su he xiang wan

Pille mit Styrax

Styrax	Su he xiang	30.0 g
Moschus	She xiang	60.0 g
Borneolum syntheticum	Bing pian	30.0 g
Benzoinum	An xi xiang	60.0 g
Radix Aucklandiae	Mu xiang	60.0 g
Lignum Santali albi	Tan xiang	60.0 g
Lignum Aquilariae resinatum	Chen xiang	60.0 g
Olibanum	Ru xiang	30.0 g
Flos Caryophylli	Ding xiang	60.0 g
Rhizoma Cyperi	Xiang fu	60.0 g
Fructus Piperis longi	Bi bo	60.0 g
Cornu Bubali	Shui niu jiao	60.0 g
Cinnabaris	Zhu sha	60.0 g
Rhizoma Atractylodis macrocephalae	Bai zhu	60.0 g
Fructus Chebulae	He zi	60.0 g

Su zi jiang qi tang

Dekokt mit Fructus Perillae, das das Qi nach unten leitet

Fructus Perillae	Zi su zi	9.0 g
Rhizoma Pinelliae	Ban xia	9.0 g
Cortex Magnoliae officinalis	Hou po	6.0 g
Radix Peucedani	Qian hu	6.0 g
Cortex Cinnamomi	Rou gui	3.0 g
Radix Angelicae sinensis	Dang gui	6.0 g
Rhizoma Zingiberis recens	Sheng jiang	2 Scheiben
Folium Perillae	Su ye	5 Blätter
Radix Glycyrrhizae tosta	Zhi gan cao	6.0 g
Fructus Jujubae	Da zao	1 Stück

Suan zao ren tang

Dekokt mit Semen Ziziphi spinosae

Semen Ziziphi spinosae	Suan zao ren	18.0 g
Rhizoma Chuanxiong	Chuan xiong	6.0 g
Poria	Fu ling	12.0 g
Rhizoma Anemarrhenae	Zhi mu	9.0 g
Radix Glycyrrhizae	Gan cao	3.0 g

Suo quan wan

Pille zum Zusammenziehen der Quelle

Fructus Alpiniae oxyphyllae	Yi zhi ren	9.0 g
Radix Linderae	Wu yao	6.0 g
Rhizoma Dioscoreae	Shan yao	9.0 g

Tao he cheng qi tang

Dekokt zum Leiten des Qi mit Semen Persicae

Semen Persicae	Tao ren	12.0 g
Radix et Rhizoma Rhei	Da huang	12.0 g
Ramulus Cinnamomi	Gui zhi	6.0 g
Natrii Sulfas	Mang xiao	6.0 g
Radix Glycyrrhizae tosta	Zhi gan cao	6.0 g

Tao hong si wu tang

Persica – Carthamus Dekokt aus vier Zutaten

Radix Angelicae sinensis	Dang gui	9.0 g
Rhizoma Chuanxiong	Chuan xiong	6.0 g
Radix Rehmanniae praeparata	Shu di huang	12.0 g
Radix Paeoniae alba	Bai shao	9.0 g
Semen Persicae	Tao ren	6.0 g
Flos Carthami	Hong hua	6.0 g

Tao hong yin

Dekokt mit Semen Persicae und Flos Carthami

Semen Persicae	Tao ren	6.0 g
Flos Carthami	Hong hua	6.0 g
Rhizoma Chuanxiong	Chuan xiong	6.0 g
Radix Angelicae sinensis (nur Wurzelspitzen)	Dang gui wei	6.0 g
Radix Clematidis	Wei ling xian	6.0 g

Tian ma gou teng yin

Dekokt mit Rhizoma Gastrodiae und Ramulus cum Uncis Uncariae

Rhizoma Gastrodiae	Tian ma	9.0 g
Ramulus cum Uncis Uncariae	Gou teng	9.0 g
Concha Haliotidis	Shi jue ming	6.0 g
Ramulus Taxilli	Sang ji sheng	9.0 g
Cortex Eucommiae	Du zhong	9.0 g
Radix Cyathulae	Chuan niu xi	9.0 g
Fructus Gardeniae	Zhi zi	6.0 g
Radix Scutellariae	Huang qin	9.0 g
Herba Leonuri	Yi mu cao	9.0 g
Caulis Polygoni multiflori	Shou wu teng	9.0 g
Sclerotium Poriae pararadicis	Fu shen	6.0 g

Tian wang bu xin dan

Pille des Himmelskaisers zum Tonisieren des Herzens

Radix Rehmanniae	Sheng di huang	12.0 g
Radix Scrophulariae	Xuan shen	6.0 g
Radix Ophiopogonis	Mai dong	6.0 g
Radix Asparagi	Tian dong	6.0 g
Radix Ginseng	Ren shen	6.0 g
Poria	Fu ling	6.0 g
Fructus Schisandrae	Wu wei zi	6.0 g
Radix Angelicae sinensis	Dang gui	6.0 g
Radix Salviae miltiorrhizae	Dan shen	6.0 g
Semen Platycladi	Bai zi ren	6.0 g
Semen Ziziphi spinosae	Suan zao ren	6.0 g
Radix Polygalae	Yuan zhi	6.0 g
Radix Platycodi	Jie geng	3.0 g

Tiao gan tang

Dekokt zum Regulieren der Leber

Radix Angelicae sinensis	Dang gui	9.0 g
Radix Paeoniae alba	Bai shao	9.0 g
Rhizoma Dioscoreae	Shan yao	12.0 g
Colla Corii Asini	E jiao	9.0 g
Fructus Corni	Shan zhu yu	6.0 g
Radix Morindae officinalis	Ba ji tian	9.0 g
Radix Glycyrrhizae tosta	Zhi gan cao	3.0 g

Tiao wei cheng qi tang

Dekokt zum Regulieren des Magens und zum Leiten des Qi

Radix et Rhizoma Rhei	Da huang	12.0 g
Natrii Sulfas	Mang xiao	9.0 g
Radix Glycyrrhizae tosta	Zhi gan cao	6.0 g

Tiao ying lian gan yin

Dekokt zum Regulieren des Nähr-Qi und zum Bändigen der Leber

Radix Angelicae sinensis	Dang gui	6.0 g
Rhizoma Chuanxiong	Chuan xiong	6.0 g
Colla Corii Asini	E jiao	6.0 g
Radix Paeoniae alba	Bai shao	9.0 g
Fructus Lycii	Gou qi zi	6.0 g
Fructus Schisandrae	Wu wei zi	3.0 g
Semen Ziziphi spinosae	Suan zao ren	3.0 g
Poria	Fu ling	6.0 g
Pericarpium Citri reticulatae	Chen pi	4.0 g
Radix Aucklandiae	Mu xiang	3.0 g
Rhizoma Zingiberis recens	Sheng jiang	3 Scheiben
Fructus Jujubae	Da zao	3 Stück

Tong guan wan

Pille zum Öffnen des Tors

Cortex Phellodendri	Huang bai	30.0 g
Rhizoma Anemarrhenae	Zhi mu	30.0 g
Cortex Cinnamomi	Rou gui	1.5 g

Tong mai si ni tang

Dekokt für kalte Extremitäten zum Durchdringen der Blutgefäße

Radix lateralis Aconiti praeparata	Fu zi	15.0 g
Rhizoma Zingiberis	Gan jiang	9.0 g
Radix Glycyrrhizae tosta	Zhi gan cao	6.0 g

Tong qiao huo xue tang

Dekokt zum Freimachen der Öffnungen und zum Bewegen des Blutes

Radix Paeoniae rubra	Chi shao	3.0 g
Rhizoma Chuanxiong	Chuan xiong	3.0 g
Semen Persicae	Tao ren	9.0 g
Flos Carthami	Hong hua	9.0 g
Moschus	She xiang	0.15 g
Bulbus Allii fistulosi	Cong bai	3.0 g
Fructus Jujubae	Da zao	7 Stück
Rhizoma Zingiberis recens	Sheng jiang	3 Scheiben
Reiswein		

Tong xie yao fang

Rezeptur bei schmerzhaftem Durchfall

Rhizoma Atractylodis macrocephalae	Bai zhu	9.0 g
Radix Paeoniae alba	Bai shao	6.0 g
Pericarpium Citri reticulatae	Chen pi	4.5 g
Radix Saposhnikoviae	Fang feng	6.0 g

Tong xuan li fei tang

Dekokt zum Verteilen, Absenken und Regulieren des Lungen-Qi

Folium Perillae	Zi su ye	6.0 g
Herba Ephedrae	Ma huang	6.0 g
Semen Armeniacae	Xing ren	6.0 g
Fructus Aurantii	Zhi qiao	6.0 g
Radix Platycodi	Jie geng	4.0 g
Radix Peucedani	Qian hu	4.0 g
Pericarpium Citri reticulatae	Chen pi	3.0 g
Poria	Fu ling	6.0 g
Rhizoma Pinelliae	Ban xia	6.0 g
Radix Scutellariae	Huang qin	3.0 g
Radix Glycyrrhizae	Gan cao	3.0 g

Tong you tang

Dekokt zum Durchdringen in die Tiefe

Radix Rehmanniae	Sheng di huang	12.0 g
Radix Rehmanniae praeparata	Shu di huang	12.0 g
Radix Angelicae sinensis	Dang gui	12.0 g
Semen Persicae	Tao ren	4.5 g
Flos Carthami	Hong hua	4.5 g
Rhizoma Cimicifugae	Sheng ma	3.0 g
Radix Glycyrrhizae tosta	Zhi gan cao	3.0 g

Wei ling tang

Dekokt zum Beruhigen des Magens mit Poria

Rhizoma Atractylodis	Cang zhu	6.0 g
Cortex Magnoliae officinalis	Hou po	6.0 g
Pericarpium Citri reticulatae	Chen pi	4.0 g
Radix Glycyrrhizae	Gan cao	3.0 g
Rhizoma Atractylodis macrocephalae	Bai zhu	6.0 g
Poria	Fu ling	6.0 g
Polyporus	Zhu ling	6.0 g
Rhizoma Alismatis	Ze xie	6.0 g
Ramulus Cinnamomi	Gui zhi	3.0 g

Wen dan tang

Dekokt, das die Gallenblase wärmt

Rhizoma Pinelliae	Ban xia	6.0 g
Poria	Fu ling	5.0 g
Pericarpium Citri reticulatae	Chen pi	9.0 g
Caulis Bambusae in taeniam	Zhu ru	6.0 g
Fructus Aurantii immaturus	Zhi shi	6.0 g
Radix Glycyrrhizae tosta	Zhi gan cao	3.0 g
Rhizoma Zingiberis recens	Sheng jiang	5 Scheiben
Fructus Jujubae	Da zao	1 Stück

Wen jing tang

Dekokt zum Wärmen der Menses

Fructus Evodiae	Wu zhu yu	9.0 g
Ramulus Cinnamomi	Gui zhi	9.0 g
Rhizoma Zingiberis recens	Sheng jiang	6.0 g
Radix Angelicae sinensis	Dang gui	9.0 g
Rhizoma Chuanxiong	Chuan xiong	4.5 g
Radix Paeoniae alba	Bai shao	9.0 g
Radix Codonopsis pilosulae	Dang shen	12.0 g
Radix Ophiopogonis	Mai dong	6.0 g
Colla Corii Asini	E jiao	9.0 g
Cortex Moutan	Mu dan pi	4.5 g
Rhizoma Pinelliae	Ban xia	6.0 g
Radix Glycyrrhizae tosta	Zhi gan cao	3.0 g

Wen pi tang

Dekokt zum Wärmen der Milz

Radix et Rhizoma Rhei	Da huang	9.0 g
Radix lateralis Aconiti praeparata	Fu zi	6.0 g
Rhizoma Zingiberis	Gan jiang	4.5 g
Radix Ginseng	Ren shen	9.0 g
Radix Glycyrrhizae tosta	Zhi gan cao	3.0 g

Wu bi shan yao wan

Unvergleichliche Pille mit Rhizoma Dioscoreae

Rhizoma Dioscoreae	Shan yao	15.0 g
Herba Cistanchis	Rou cong rong	9.0 g
Semen Cuscutae	Tu si zi	9.0 g
Radix Morindae officinalis	Ba ji tian	6.0 g
Cortex Eucommiae	Du zhong	6.0 g
Radix Rehmanniae praeparata	Shu di huang	9.0 g
Fructus Corni	Shan zhu yu	6.0 g
Radix Achyranthis bidentatae	Niu xi	6.0 g
Fructus Schisandrae	Wu wei zi	4.5 g
Halloysitum rubrum	Chi shi zhi	6.0 g
Rhizoma Alismatis	Ze xie	6.0 g
Sclerotium Poriae pararadicis	Fu shen	6.0 g

Wu fu ma xin gui jiang tang

Dekokt mit Radix Aconiti Wu Tou, Herba Ephedrae, Herba Asari, Ramulus Cinnamomi und Rhizoma Zingiberis

Radix Aconiti Wu Tou	Wu tou	3.0 g
Radix lateralis Aconiti praeparata	Fu zi	1.5 g
Herba Ephedrae	Ma huang	3.0 g
Herba Asari	Xi xin	1.5 g
Ramulus Cinnamomi	Gui zhi	3.0 g
Rhizoma Zingiberis	Gan jiang	1.5 g
Radix Glycyrrhizae	Gan cao	2.0 g

Wu ge kuan zhong san

Pulver für die Fünf Diaphragmen zum Entspannen der Mitte

Fructus Amomi cardamomi	Bai dou kou	1.5 g
Cortex Magnoliae officinalis	Hou po	9.0 g
Fructus Amomi	Sha ren	4.5 g
Radix Aucklandiae	Mu xiang	3.0 g
Rhizoma Cyperi	Xiang fu	9.0 g
Pericarpium Citri reticulatae viride	Qing pi	4.5 g
Pericarpium Citri reticulatae	Chen pi	4.5 g
Flos Caryophylli	Ding xiang	3.0 g
Radix Glycyrrhizae tosta	Zhi gan cao	6.0 g
Rhizoma Zingiberis recens	Sheng jiang	3 Scheiben

Wu ji san

Pulver der fünf Anhäufungen

Herba Ephedrae	Ma huang	4.0 g
Radix Angelicae dahuricae	Bai zhi	3.0 g
Bulbus Allii fistulosi	Cong bai	4.0 g
Rhizoma Zingiberis recens	Sheng jiang	3 Scheiben
Rhizoma Atractylodis	Cang zhu	12.0 g
Cortex Magnoliae officinalis	Hou po	3.0 g
Pericarpium Citri reticulatae	Chen pi	4.0 g
Radix Glycyrrhizae	Gan cao	3.0 g
Rhizoma Pinelliae	Ban xia	3.0 g
Poria	Fu ling	3.0 g
Radix Platycodi	Jie geng	6.0 g
Fructus Aurantii	Zhi qiao	4.0 g
Rhizoma Zingiberis	Gan jiang	2.0 g
Cortex Cinnamomi	Rou gui	2.0 g
Radix Angelicae sinensis	Dang gui	3.0 g
Radix Paeoniae alba	Bai shao	3.0 g
Rhizoma Chuanxiong	Chuan xiong	3.0 g

Wu ling san

Pulver aus fünf Bestandteilen mit Poria

Poria	Fu ling	6.0 g
Polyporus	Zhu ling	6.0 g
Rhizoma Atractylodis macrocephalae	Bai zhu	6.0 g
Rhizoma Alismatis	Ze xie	6.0 g
Ramulus Cinnamomi	Gui zhi	6.0 g

Wu mo yin zi

Dekokt aus fünf zermahlenen Zutaten

Lignum Aquilariae resinatum	Chen xiang	6.0 g
Radix Aucklandiae	Mu xiang	3.0 g
Semen Arecae	Bing lang	6.0 g
Radix Linderae	Wu yao	6.0 g
Fructus Aurantii immaturus	Zhi shi	6.0 g
weißer Reiswein		
Bulbus Lilii	Bai he	6.0 g
Cortex Albiziae	He huan pi	6.0 g
Semen Ziziphi spinosae	Suan zao ren	6.0 g
Radix Polygalae	Yuan zhi	6.0 g

Wu pi san

Pulver aus fünf Schalen

Cortex Rhizomatis Zingiberis recentis	Sheng jiang pi	9.0 g
Cortex Mori	Sang bai pi	9.0 g
Pericarpium Citri reticulatae	Chen pi	9.0 g
Pericarpium Arecae	Da fu pi	9.0 g
Cortex Poriae	Fu ling pi	9.0 g

Wu ren wan

Pille aus fünf Samen

Semen Persicae	Tao ren	
Semen Armeniacae	Xing ren	
Semen Platycladi	Bai zi ren	
Semen Pini	Song zi ren	
Semen Pruni	Yu li ren	
Pericarpium Citri reticulatae	Chen pi	

Wu tou tang

Dekokt mit Radix Aconiti Wu Tou

Radix Aconiti Wu Tou	Wu tou	3.0 g
Herba Ephedrae	Ma huang	3.0 g
Radix Paeoniae alba	Bai shao	3.0 g
Radix Glycyrrhizae	Gan cao	3.0 g
Radix Astragali	Huang qi	3.0 g

Wu wei xiao du yin

Dekokt aus fünf Zutaten zum Beseitigen von Toxinen

Flos Lonicerae	Jin yin hua	9.0 g
Herba Taraxaci	Pu gong ying	3.5 g
Herba Violae	Zi hua di ding	3.5 g
Flos Chrysanthemi	Ju hua	3.5 g
Herba Begoniae fimbristipulatae	Hong tian kui	3.5 g

Wu zhu yu tang

Dekokt mit Fructus Evodiae

Fructus Evodiae	Wu zhu yu	3.0 g
Radix Ginseng	Ren shen	6.0 g
oder		
Radix Codonopsis pilosulae	Dang shen	12.0 g
Rhizoma Zingiberis recens	Sheng jiang	18.0 g
Fructus Jujubae	Da zao	4 Stück

Wu zi yan zong wan

Pille aus fünf Samen zum Entwickeln der Ahnen

Semen Cuscutae	Tu si zi	12.0 g
Fructus Schisandrae	Wu wei zi	3.0 g
Fructus Lycii	Gou qi zi	6.0 g
Fructus Rubi	Fu pen zi	6.0 g
Semen Plantaginis	Che qian zi	3.0 g

Xi jiao di huang tang

Dekokt mit Cornu Rhinoceri und Radix Rehmanniae

Cornu Bubali[3]	Shui niu jiao	30.0 g
Radix Rehmanniae	Sheng di huang	30.0 g
Radix Paeoniae rubra	Chi shao	12.0 g
Cortex Moutan	Mu dan pi	9.0 g

Xi jiao san

Dekokt mit Cornu Rhinoceri

Radix Rehmanniae	Sheng di huang	9.0 g
Cornu Rhinoceri[4]	Xi jiao	12.0 g
Radix Scrophulariae	Xuan shen	6.0 g
Radix Ophiopogonis	Mai dong	6.0 g
Radix Stephaniae tetrandrae	Fang ji	6.0 g
Rhizoma Curcumae longae	Jiang huang	6.0 g
Radix Gentianae macrophyllae	Qin jiao	6.0 g
Cortex Erythrinae	Hai tong pi	3.0 g

Xiang lian wan

Pille mit Radix Aucklandiae und Rhizoma Coptidis

Rhizoma Coptidis	Huang lian	6.0 g
Radix Aucklandiae	Mu xiang	13.0 g

Xiang sha liu jun zi tang

Saussurea – Amomum Dekokt der sechs Edlen

Radix Ginseng	Ren shen	10.0 g
oder		
Radix Codonopsis pilosulae	Dang shen	10.0 g
Rhizoma Atractylodis macrocephalae	Bai zhu	9.0 g
Poria	Fu ling	9.0 g
Radix Glycyrrhizae tosta	Zhi gan cao	3.0 g
Pericarpium Citri reticulatae	Chen pi	4.5 g
Rhizoma Pinelliae	Ban xia	12.0 g
Radix Aucklandiae	Mu xiang	6.0 g
Fructus Amomi	Sha ren	6.0 g

Xiang sha ping wei san

Pulver zum Beruhigen des Magens mit Radix Aucklandiae und Fructus Amomi

Rhizoma Atractylodis	Cang zhu	12.0 g
Cortex Magnoliae officinalis	Hou po	9.0 g
Pericarpium Citri reticulatae	Chen pi	9.0 g
Radix Glycyrrhizae tosta	Zhi gan cao	3.0 g
Radix Aucklandiae	Mu xiang	6.0 g
Fructus Amomi	Sha ren	6.0 g

Xiang sha zhi zhu wan

Pille mit Radix Aucklandiae, Fructus Amomi, Fructus Aurantii immaturus und Rhizoma Atractylodis macrocephalae

Radix Aucklandiae	Mu xiang	4.5 g
Fructus Amomi	Sha ren	4.5 g
Fructus Aurantii immaturus	Zhi shi	4.5 g
Pericarpium Citri reticulatae	Chen pi	3.0 g
Rhizoma Pinelliae	Ban xia	6.0 g
Rhizoma Atractylodis macrocephalae	Bai zhu	6.0 g
Herba Menthae	Bo he	3.0 g

Xiao chai hu tang

Kleineres Dekokt mit Radix Bupleuri

Radix Bupleuri	Chai hu	12.0 g
Radix Scutellariae	Huang qin	9.0 g
Rhizoma Pinelliae	Ban xia	9.0 g
Radix Ginseng	Ren shen	6.0 g
Radix Glycyrrhizae tosta	Zhi gan cao	5.0 g
Rhizoma Zingiberis recens	Sheng jiang	9.0 g
Fructus Jujubae	Da zao	4 Stück

Xiao feng chong ji

Dekokt zum Beseitigen von Wind

Herba Schizonepetae	Jing jie	6.0 g
Periostracum Cicadae	Chan tui	6.0 g
Fructus Arctii	Niu bang zi	4.0 g
Radix Angelicae sinensis	Dang gui	9.0 g
Semen Sesami nigrum	Hei zhi ma	6.0 g
Radix Rehmanniae	Sheng di huang	9.0 g
Radix Sophorae flavescentis	Ku shen	6.0 g
Rhizoma Atractylodis	Cang zhu	4.0 g
Caulis Akebiae	Mu tong	2.0 g
Rhizoma Anemarrhenae	Zhi mu	4.0 g
Gypsum fibrosum	Shi gao	12.0 g
Radix Glycyrrhizae	Gan cao	3.0 g

Xiao feng san

Pulver, das Wind eliminiert

Herba Schizonepetae	Jing jie	3.0 g
Radix Saposhnikoviae	Fang feng	3.0 g
Periostracum Cicadae	Chan tui	3.0 g
Fructus Arctii	Niu bang zi	3.0 g
Radix Sophorae flavescentis	Ku shen	3.0 g
Caulis Akebiae	Mu tong	1.5 g
Rhizoma Atractylodis	Cang zhu	3.0 g
Radix Rehmanniae	Sheng di huang	5.0 g
Gypsum fibrosum	Shi gao	10.0 g
Rhizoma Anemarrhenae	Zhi mu	3.0 g
Radix Angelicae sinensis	Dang gui	3.0 g
Semen Sesami nigrum	Hei zhi ma	3.0 g
Radix Glycyrrhizae	Gan cao	3.0 g

Xiao ji yin zi

Dekokt mit Herba Cirsi

Herba Cirsi	Xiao ji	30.0 g
Nodus Nelumbinis rhizomatis	Ou jie	6.0 g
Pollen Typhae	Pu huang	9.0 g
Talcum	Hua shi	15.0 g
Caulis Akebiae	Mu tong	9.0 g
Herba Lophatheri	Dan zhu ye	9.0 g
Fructus Gardeniae	Zhi zi	9.0 g
Radix Rehmanniae	Sheng di huang	30.0 g
Radix Angelicae sinensis	Dang gui	6.0 g
Radix Glycyrrhizae	Gan cao	6.0 g

Xiao jian zhong tang

Kleineres Dekokt, das die Mitte aufbaut

Saccharum granorum	Yi tang	30.0 g
Radix Paeoniae alba	Bai shao	18.0 g
Ramulus Cinnamomi	Gui zhi	9.0 g
Rhizoma Zingiberis recens	Sheng jiang	10.0 g
Radix Glycyrrhizae tosta	Zhi gan cao	6.0 g
Fructus Jujubae	Da zao	12 Stück

Xiao qing long tang

Kleineres Dekokt des Blaugrünen Drachens

Herba Ephedrae	Ma huang	9.0 g
Ramulus Cinnamomi	Gui zhi	6.0 g
Herba Asari	Xi xin	3.0 g
Rhizoma Zingiberis	Gan jiang	3.0 g
Rhizoma Pinelliae	Ban xia	9.0 g
Radix Paeoniae alba	Bai shao	9.0 g
Fructus Schisandrae	Wu wei zi	3.0 g
Radix Glycyrrhizae tosta	Zhi gan cao	6.0 g

Xiao xian xiong tang

Kleineres Dekokt, das in den Thorax sinkt

Rhizoma Coptidis	Huang lian	6.0 g
Rhizoma Pinelliae	Ban xia	12.0 g
Fructus Trichosanthis	Gua lou	30.0 g

Xiao yao san

Modifiziertes Pulver des freien und entspannten Wanderers

Herba Menthae	Bo he	3.0 g
Radix Bupleuri	Chai hu	9.0 g
Radix Angelicae sinensis	Dang gui	9.0 g
Radix Paeoniae alba	Bai shao	12.0 g
Rhizoma Atractylodis macrocephalae	Bai zhu	9.0 g
Poria	Fu ling	15.0 g
Radix Glycyrrhizae	Gan cao	6.0 g
Rhizoma Zingiberis recens	Sheng jiang	3 Scheiben

Xie bai san

Pulver, das das Weiße abfließen läßt

Cortex Lycii	Di gu pi	9.0 g
Cortex Mori	Sang bai pi	9.0 g
Radix Glycyrrhizae tosta	Zhi gan cao	3.0 g
Semen Oryzae	Jing mi	6.0 g

Xie gan an shen wan

Pille zum Ausleiten von Leber-Fülle und zum Beruhigen des Geistes

Radix Gentianae	Long dan	9.0 g
Fructus Gardeniae	Zhi zi	6.0 g
Radix Scutellariae	Huang qin	6.0 g
Fructus Tribuli	Bai ji li	4.0 g
Concha Haliotidis	Shi jue ming	12.0 g
Rhizoma Alismatis	Ze xie	6.0 g
Semen Plantaginis	Che qian zi	6.0 g
Radix Angelicae sinensis	Dang gui	6.0 g
Radix Rehmanniae	Sheng di huang	9.0 g
Radix Ophiopogonis	Mai dong	6.0 g
Concha Margaritiferae	Zhen zhu mu	12.0 g
Fossilia ossis Mastodi	Long gu	12.0 g
Concha Ostreae	Mu li	12.0 g
Sclerotium Poriae pararadicis	Fu shen	6.0 g
Radix Polygalae	Yuan zhi	6.0 g
Semen Platycladi	Bai zi ren	6.0 g
Semen Ziziphi spinosae	Suan zao ren	6.0 g
Radix Glycyrrhizae	Gan cao	3.0 g

Xie huang san

Pulver, das das Gelbe abfließen läßt

Gypsum fibrosum	Shi gao	15.0 g
Fructus Gardeniae	Zhi zi	6.0 g
Radix Saposhnikoviae	Fang feng	12.0 g
Herba Agastachis rugosae	Huo xiang	21.0 g
Radix Glycyrrhizae	Gan cao	9.0 g

Xie xin tang

Dekokt zum Entlasten des Herzareals

Radix et Rhizoma Rhei	Da huang	9.0 g
Rhizoma Coptidis	Huang lian	6.0 g
Radix Scutellariae	Huang qin	9.0 g

Xin yi qing fei yin

Dekokt mit Flos Magnoliae zum Klären der Lunge

Flos Magnoliae	Xin yi hua	9.0 g
Radix Scutellariae	Huang qin	9.0 g
Fructus Gardeniae	Zhi zi	6.0 g
Gypsum fibrosum	Shi gao	12.0 g
Rhizoma Anemarrhenae	Zhi mu	6.0 g
Flos Lonicerae	Jin yin hua	6.0 g
Herba Houttuyniae	Yu xing cao	6.0 g
Radix Ophiopogonis	Mai dong	6.0 g

Xing su san

Pulver mit Semen Armeniacae und Folium Perillae

Semen Armeniacae	Xing ren	9.0 g
Folium Perillae	Zi su ye	6.0 g
Radix Platycodi	Jie geng	4.5 g
Pericarpium Citri reticulatae	Chen pi	3.0 g
Rhizoma Pinelliae	Ban xia	6.0 g
Poria	Fu ling	6.0 g
Fructus Aurantii	Zhi qiao	6.0 g
Radix Peucedani	Qian hu	6.0 g
Rhizoma Zingiberis recens	Sheng jiang	3 Scheiben
Radix Glycyrrhizae	Gan cao	3.0 g
Fructus Jujubae	Da zao	3 Stück

Xuan bi tang

Dekokt zum Beseitigen des Schmerzhaften Obstruktions-Syndroms

Radix Stephaniae tetrandrae	Fang ji	6.0 g
Faeces Bombycis	Can sha	6.0 g
Semen Armeniacae	Xing ren	3.0 g
Talcum	Hua shi	12.0 g
Fructus Forsythiae	Lian qiao	6.0 g
Fructus Gardeniae	Zhi zi	6.0 g
Semen Coicis	Yi yi ren	6.0 g
Semen Phaseoli	Chi xiao dou	6.0 g
Rhizoma Pinelliae	Ban xia	6.0 g

Xuan fu hua tang

Dekokt mit Flos Inulae

Flos Inulae	Xuan fu hua	9.0 g
Rhizoma Cyperi	Xiang fu	6.0 g
Caulis Perillae	Zi su geng	6.0 g
Radix Curcumae	Yu jin	6.0 g
Fructus Aurantii	Zhi qiao	6.0 g
Fructus Retinervus Luffae	Si gua lou	6.0 g

Xue fu zhu yu tang

Dekokt, das Stasen aus dem Haus des Blutes treibt

Radix Angelicae sinensis	Dang gui	9.0 g
Radix Rehmanniae	Sheng di huang	9.0 g
Radix Paeoniae rubra	Chi shao	6.0 g
Rhizoma Chuanxiong	Chuan xiong	5.0 g
Semen Persicae	Tao ren	12.0 g
Flos Carthami	Hong hua	9.0 g
Radix Bupleuri	Chai hu	3.0 g
Fructus Aurantii	Zhi qiao	6.0 g
Radix Cyathulae	Chuan niu xi	9.0 g
Radix Platycodi	Jie geng	5.0 g
Radix Glycyrrhizae	Gan cao	3.0 g

Yang wei tang

Dekokt zum Nähren des Magens

Radix Glehniae	Bei sha shen	9.0 g
Radix Ophiopogonis	Mai dong	6.0 g
Rhizoma Polygonati odorati	Yu zhu	6.0 g
Semen Lablab album	Bai bian dou	6.0 g
Folium Mori	Sang ye	4.0 g
Herba Dendrobii	Shi hu	6.0 g
Radix Glycyrrhizae tosta	Zhi gan cao	3.0 g

Yang xin tang (1)

Dekokt, das das Herz nährt

Radix Ginseng	Ren shen	6.0 g
oder		
Radix Codonopsis pilosulae	Dang shen	12.0 g
Radix Astragali	Huang qi	9.0 g
Poria	Fu ling	6.0 g
Radix Glycyrrhizae tosta	Zhi gan cao	4.5 g
Radix Angelicae sinensis	Dang gui	6.0 g
Rhizoma Chuanxiong	Chuan xiong	4.5 g
Fructus Schisandrae	Wu wei zi	4.5 g
Semen Platycladi	Bai zi ren	6.0 g
Semen Ziziphi spinosae	Suan zao ren	4.5 g
Radix Polygalae	Yuan zhi	6.0 g
Cortex Cinnamomi	Rou gui	1.5 g
Rhizoma Pinelliae	Ban xia	4.5 g

Yang xin tang (2)

Dekokt, das das Herz nährt

Radix Astragali	Huang qi	6.0 g
Radix Ginseng	Ren shen	6.0 g
Semen Platycladi	Bai zi ren	9.0 g
Sclerotium Poriae pararadicis	Fu shen	6.0 g
Rhizoma Chuanxiong	Chuan xiong	3.0 g
Radix Polygalae	Yuan zhi	6.0 g
Radix Ophiopogonis	Mai dong	6.0 g
Fructus Schisandrae	Wu wei zi	6.0 g
Radix Glycyrrhizae tosta	Zhi gan cao	3.0 g
Rhizoma Zingiberis recens	Sheng jiang	1 Scheibe

Yang xue ding feng tang

Dekokt zum Nähren des Blutes und zum Beseitigen von Wind

Radix Rehmanniae	Sheng di huang	12.0 g
Radix Angelicae sinensis	Dang gui	9.0 g
Radix Paeoniae rubra	Chi shao	6.0 g
Rhizoma Chuanxiong	Chuan xiong	4.0 g
Radix Asparagi	Tian dong	6.0 g
Radix Ophiopogonis	Mai dong	6.0 g
Bombyx batryticatus	Jiang can	3.0 g
Radix Polygoni multiflori	Shou wu	9.0 g
Fructus Gardeniae	Zhi zi	4.0 g
Cortex Moutan	Mu dan pi	4.0 g

Yi du yang yuan tang

Dekokt zum Unterstützen des Lenkergefäßes und zum Nähren des Ursprungs-Qi

Plastrum Testudinis	Gui ban	15.0 g
Radix Rehmanniae praeparata	Shu di huang	9.0 g
Herba Cistanchis	Rou cong rong	9.0 g
Fructus Psoraleae	Bu gu zhi	6.0 g
Colla Cornus Cervi	Lu jiao jiao	3.0 g
Fructus Schisandrae	Wu wei zi	3.0 g
Rhizoma Anemarrhenae	Zhi mu	3.0 g
Cortex Phellodendri	Huang bai	3.0 g

Yi guan jian

Verbindungsdekokt

Radix Glehniae	Bei sha shen	10.0 g
Radix Ophiopogonis	Mai dong	10.0 g
Radix Angelicae sinensis	Dang gui	10.0 g
Radix Rehmanniae	Sheng di huang	30.0 g
Fructus Lycii	Gou qi zi	12.0 g
Fructus Toosendan	Chuan lian zi	5.0 g

Yi shen tong mai tang

Dekokt zum Unterstützen der Niere und zum Durchdringen der Blutgefäße

Radix Ginseng (rot)	Hong shen	6.0 g
Fructus Lycii	Gou qi zi	10.0 g
Fructus Corni	Shan zhu yu	6.0 g
Poria	Fu ling	15.0 g
Radix Angelicae sinensis	Dang gui	12.0 g
Radix Paeoniae rubra	Chi shao	6.0 g
Flos Carthami	Hong hua	6.0 g
Herba Lycopi	Ze lan	6.0 g
Semen Vaccariae	Wang bu liu xing	15.0 g
Rhizoma Chuanxiong	Chuan xiong	12.0 g
Radix Salviae miltiorrhizae	Dan shen	12.0 g
Ramulus Cinnamomi	Gui zhi	6.0 g

Yi wei tang

Dekokt, das dem Magen guttut

Radix Glehniae	Bei sha shen	9.0 g
Radix Ophiopogonis	Mai dong	9.0 g
Radix Rehmanniae	Sheng di huang	12.0 g
Rhizoma Polygonati odorati	Yu zhu	6.0 g
Kandiszucker	Bing tang	3.0 g

Yi yi ren tang

Dekokt mit Semen Coicis

Semen Coicis	Yi yi ren	6.0 g
Rhizoma Atractylodis	Cang zhu	6.0 g
Rhizoma seu Radix Notopterygii	Qiang huo	3.0 g
Radix Angelicae pubescentis	Du huo	6.0 g
Radix Saposhnikoviae	Fang feng	6.0 g
Radix Aconiti Wu Tou	Wu tou	1.5 g
Herba Ephedrae	Ma huang	3.0 g
Ramulus Cinnamomi	Gui zhi	3.0 g
Radix Angelicae sinensis	Dang gui	6.0 g
Rhizoma Chuanxiong	Chuan xiong	3.0 g
Rhizoma Zingiberis recens	Sheng jiang	3 Scheiben
Radix Glycyrrhizae	Gan cao	3.0 g

Yin chen hao tang

Dekokt mit Herba Artemisiae scopariae

Herba Artemisiae scopariae	Yin chen hao	30.0 g
Fructus Gardeniae	Zhi zi	15.0 g
Radix et Rhizoma Rhei	Da huang	9.0 g

Yin chen wu ling san

Pulver aus fünf Bestandteilen mit Poria plus Herba Artemisiae scopariae

Wu ling san		5.0 g
Herba Artemisiae scopariae	Yin chen hao	10.0 g

Yin mei tang

Dekokt zum Anziehen des Schlafes

Radix Paeoniae alba	Bai shao	30.0 g
Radix Angelicae sinensis	Dang gui	15.0 g
Dens Draconis	Long chi	6.0 g
Semen Cuscutae	Tu si zi	9.0 g
Radix Ophiopogonis	Mai dong	15.0 g
Semen Platycladi	Bai zi ren	6.0 g
Semen Ziziphi spinosae	Suan zao ren	9.0 g
Sclerotium Poriae pararadicis	Fu shen	9.0 g

Yin qiao san

Pulver mit Flos Lonicerae und Fructus Forsythiae

Flos Lonicerae	Jin yin hua	9.0 g
Fructus Forsythiae	Lian qiao	9.0 g
Radix Platycodi	Jie geng	6.0 g
Fructus Arctii	Niu bang zi	9.0 g
Herba Menthae	Bo he	6.0 g
Herba Schizonepetae	Jing jie	5.0 g
Herba Lophatheri	Dan zhu ye	4.0 g
Semen Sojae praeparatum	Dan dou chi	5.0 g
Radix Glycyrrhizae	Gan cao	5.0 g

You gui wan

Pille, die die Rechte (Niere) wiederherstellt

Radix lateralis Aconiti praeparata	Fu zi	3.0 g
Cortex Cinnamomi	Rou gui	3.0 g
Cortex Eucommiae	Du zhong	6.0 g
Fructus Corni	Shan zhu yu	4.5 g
Semen Cuscutae	Tu si zi	6.0 g
Colla Cornus Cervi	Lu jiao jiao	6.0 g
Radix Rehmanniae praeparata	Shu di huang	12.0 g
Rhizoma Dioscoreae	Shan yao	6.0 g
Fructus Lycii	Gou qi zi	6.0 g
Radix Angelicae sinensis	Dang gui	4.5 g

You gui yin

Dekokt, das die Rechte (Niere) wiederherstellt

Radix Rehmanniae praeparata	Shu di huang	15.0 g
Fructus Corni	Shan zhu yu	3.0 g
Rhizoma Dioscoreae	Shan yao	6.0 g
Cortex Eucommiae	Du zhong	6.0 g
Cortex Cinnamomi	Rou gui	3.0 g
Radix lateralis Aconiti praeparata	Fu zi	3.0 g
Fructus Lycii	Gou qi zi	6.0 g
Radix Glycyrrhizae tosta	Zhi gan cao	3.0 g

Yu nu jian

Dekokt der Jade-Frau

Gypsum fibrosum	Shi gao	30.0 g
Rhizoma Anemarrhenae	Zhi mu	4.5 g
Radix Rehmanniae praeparata	Shu di huang	9.0 g
Radix Ophiopogonis	Mai dong	6.0 g
Radix Achyranthis bidentatae	Niu xi	4.5 g

Yu ping feng san

Pulver des Jade-Windschilds

Radix Astragali	Huang qi	30.0 g
Rhizoma Atractylodis macrocephalae	Bai zhu	60.0 g
Radix Saposhnikoviae	Fang feng	30.0 g

Yue bi jia zhu tang

Dekokt der Magd aus yue mit Rhizoma Atractylodis macrocephalae

Herba Ephedrae	Ma huang	9.0 g
Gypsum fibrosum	Shi gao	18.0 g
Rhizoma Zingiberis recens	Sheng jiang	9.0 g
Radix Glycyrrhizae	Gan cao	5.0 g
Fructus Jujubae	Da zao	5 Stück
Rhizoma Atractylodis macrocephalae	Bai zhu	9.0 g

Yue ju wan

Pille mit Fructus Gardeniae und Rhizoma Chuanxiong

Rhizoma Atractylodis	Cang zhu	6.0 g
Rhizoma Chuanxiong	Chuan xiong	6.0 g
Rhizoma Cyperi	Xiang fu	6.0 g
Fructus Gardeniae	Zhi zi	6.0 g
Massa medicata fermentata	Shen qu	6.0 g

Zai zao san

Erneuerungspulver

Radix Codonopsis pilosulae	Dang shen	12.0 g
Radix Astragali	Huang qi	15.0 g
Radix lateralis Aconiti praeparata	Fu zi	6.0 g
Rhizoma seu Radix Notopterygii	Qiang huo	6.0 g
Radix Saposhnikoviae	Fang feng	6.0 g
Rhizoma Chuanxiong	Chuan xiong	6.0 g
Herba Asari	Xi xin	3.0 g
Ramulus Cinnamomi	Gui zhi	6.0 g
Radix Paeoniae alba	Bai shao	6.0 g
Radix Glycyrrhizae	Gan cao	3.0 g
Rhizoma Zingiberis recens	Sheng jiang	6.0 g
Fructus Jujubae	Da zao	3 Stück

Zeng ye tang

Dekokt, das die Körpersäfte vermehrt

Radix Scrophulariae	Xuan shen	18.0 g
Radix Ophiopogonis	Mai dong	12.0 g
Radix Rehmanniae	Sheng di huang	12.0 g

Zhen gan xi feng tang

Dekokt zum Besänftigen der Leber und zum Bezähmen von Wind

Radix Achyranthis bidentatae	Niu xi	15.0 g
Haematitum	Zhe shi	15.0 g
Fossilia ossis Mastodi	Long gu	12.0 g
Concha Ostreae	Mu li	12.0 g
Plastrum Testudinis	Gui ban	12.0 g
Radix Scrophulariae	Xuan shen	12.0 g
Radix Asparagi	Tian dong	12.0 g
Radix Paeoniae alba	Bai shao	12.0 g
Herba Artemisiae scopariae	Yin chen hao	6.0 g
Fructus Toosendan	Chuan lian zi	6.0 g
Fructus Hordei germinatus	Mai ya	6.0 g
Radix Glycyrrhizae	Gan cao	6.0 g

Zhen wu tang

Dekokt des Wahren Kriegers

Radix lateralis Aconiti praeparata	Fu zi	10.0 g
Rhizoma Atractylodis macrocephalae	Bai zhu	12.0 g
Poria	Fu ling	15.0 g
Radix Paeoniae alba	Bai shao	6.0 g
Rhizoma Zingiberis recens	Sheng jiang	3 Scheiben

Zhen zhong dan

Pille, die neben dem Bett liegt

Plastrum Testudinis	Gui ban	10.0 g
Fossilia ossis Mastodi	Long gu	10.0 g
Radix Polygalae	Yuan zhi	10.0 g
Rhizoma Acori tatarinowii	Shi chang pu	10.0 g

Zhen zhu mu wan

Pille mit Concha Margaritiferae Margarita-Pulver

Concha Margaritiferae	Zhen zhu mu	30.0 g
Dens Draconis	Long chi	18.0 g
Lignum Aquilariae resinatum	Chen xiang	3.0 g
Cinnabaris	Zhu sha	1.5 g
Radix Rehmanniae praeparata	Shu di huang	12.0 g
Radix Angelicae sinensis	Dang gui	6.0 g
Radix Ginseng	Ren shen	6.0 g
Semen Ziziphi spinosae	Suan zao ren	6.0 g
Semen Platycladi	Bai zi ren	6.0 g
Sclerotium Poriae pararadicis	Fu shen	6.0 g
Cornu Bubali	Shui niu jiao	6.0 g
Semen Ziziphi spinosae	Suan zao ren	6.0 g

Zheng qi tian xiang san

Pulver von himmlischem Aroma für das Aufrechte Qi

Rhizoma Cyperi	Xiang fu	6.0 g
Radix Linderae	Wu yao	6.0 g
Rhizoma Zingiberis	Gan jiang	3.0 g
Folium Perillae	Zi su ye	6.0 g
Pericarpium Citri reticulatae	Chen pi	4.5 g

Zhi bo di huang wan (oder Zhi bo ba wei wan)

Pille mit Rhizoma Anemarrhenae, Cortex Phellodendri und Radix Rehmanniae praeparata (oder Pille aus acht Zutaten mit Rhizoma Anemarrhenae und Cortex Phellodendri)

Radix Rehmanniae praeparata	Shu di huang	24.0 g
Fructus Corni	Shan zhu yu	12.0 g
Rhizoma Dioscoreae	Shan yao	12.0 g
Rhizoma Alismatis	Ze xie	9.0 g
Poria	Fu ling	9.0 g
Cortex Moutan	Mu dan pi	9.0 g
Rhizoma Anemarrhenae	Zhi mu	9.0 g
Cortex Phellodendri	Huang bai	9.0 g

Zhi gan cao tang

Dekokt mit Radix Glycyrrhizae

Radix Glycyrrhizae tosta	Zhi gan cao	12.0 g
Radix Ginseng	Ren shen	6.0 g
Fructus Jujubae	Da zao	10 Stück
Radix Rehmanniae	Sheng di huang	30.0 g
Radix Ophiopogonis	Mai dong	10.0 g
Colla Corii Asini	E jiao	6.0 g
Semen Sesami	Hu ma ren	10.0 g
Rhizoma Zingiberis recens	Sheng jiang	9.0 g
Ramulus Cinnamomi	Gui zhi	9.0 g
Reiswein (am Schluß beigeben)	Qing jiu	10.0 ml

Zhi shi dao zhi wan

Pille mit Fructus Aurantii immaturus zum Beseitigen von Stagnation

Radix et Rhizoma Rhei	Da huang	15.0 g
Fructus Aurantii immaturus	Zhi shi	12.0 g
Rhizoma Coptidis	Huang lian	6.0 g
Radix Scutellariae	Huang qin	6.0 g
Poria	Fu ling	6.0 g
Rhizoma Alismatis	Ze xie	6.0 g
Rhizoma Atractylodis macrocephalae	Bai zhu	6.0 g
Massa medicata fermentata	Shen qu	12.0 g

Zhi shi xie bai gui zhi tang

Dekokt mit Fructus Aurantii immaturus, Bulbus Allii macrostemi und Ramulus Cinnamomi

Fructus Aurantii immaturus	Zhi shi	12.0 g
Bulbus Allii macrostemi	Xie bai	9.0 g
Ramulus Cinnamomi	Gui zhi	6.0 g
Fructus Trichosanthis	Gua lou	12.0 g
Cortex Magnoliae officinalis	Hou po	12.0 g

Zhi shi zhi zi tang

Dekokt mit Fructus Aurantii immaturus und Fructus Gardeniae

Fructus Aurantii immaturus	Zhi shi	6.0 g
Fructus Gardeniae	Zhi zi	9.0 g
Semen Sojae praeparatum	Dan dou chi	9.0 g

Zhi sou san

Pulver, das den Husten stoppt

Herba Schizonepetae	Jing jie	6.0 g
Radix Platycodi	Jie geng	4.5 g
Rhizoma Cynanchi stauntonii	Bai qian	6.0 g

Pericarpium Citri reticulatae	Chen pi	3.0 g
Radix Stemonae	Bai bu	6.0 g
Radix Asteris	Zi wan	6.0 g
Radix Glycyrrhizae	Gan cao	3.0 g

Zhi zi chi tang

Dekokt mit Fructus Gardeniae und Semen Sojae praeparatum

Fructus Gardeniae	Zhi zi	9.0 g
Semen Sojae praeparatum	Dan dou chi	9.0 g

Zhu ling tang

Dekokt mit Polyporus

Polyporus	Zhu ling	9.0 g
Poria	Fu ling	9.0 g
Rhizoma Alismatis	Ze xie	9.0 g
Talcum	Hua shi	9.0 g
Colla Corii Asini	E jiao	9.0 g

Zhu sha an shen wan

Pille zum Beruhigen des Geistes mit Zinnober

Rhizoma Coptidis	Huang lian	3.0 g
Radix Rehmanniae	Sheng di huang	12.0 g
Radix Angelicae sinensis	Dang gui	6.0 g
Poria	Fu ling	6.0 g
Semen Ziziphi spinosae	Suan zao ren	6.0 g
Cinnabaris	Zhu sha	3.0 g
Radix Polygalae	Yuan zhi	6.0 g
Radix Glycyrrhizae	Gan cao	3.0 g

Zhu ye shi gao tang

Dekokt mit Herba Lophatheri und Gypsum fibrosum

Herba Lophatheri	Dan zhu ye	15.0 g
Gypsum fibrosum	Shi gao	30.0 g
Rhizoma Pinelliae	Ban xia	9.0 g
Radix Ophiopogonis	Mai dong	15.0 g
Radix Ginseng	Ren shen	5.0 g
Radix Glycyrrhizae	Gan cao	3.0 g
Semen Oryzae	Jing mi	15.0 g

Zuo gui wan

Pille, die die Linke (Niere) wiederherstellt

Radix Rehmanniae praeparata	Shu di huang	15.0 g
Rhizoma Dioscoreae	Shan yao	9.0 g
Fructus Corni	Shan zhu yu	9.0 g
Fructus Lycii	Gou qi zi	9.0 g
Radix Cyathulae	Chuan niu xi	6.0 g
Semen Cuscutae	Tu si zi	9.0 g
Cornu Cervi	Lu jiao	9.0 g
Colla Plastri Testudinis	Gui ban jiao	9.0 g

Zuo gui yin

Dekokt, das die Linke (Niere) wiederherstellt

Radix Rehmanniae praeparata	Shu di huang	12.0 g
Fructus Corni	Shan zhu yu	6.0 g
Fructus Lycii	Gou qi zi	6.0 g
Rhizoma Dioscoreae	Shan yao	6.0 g
Poria	Fu ling	6.0 g
Radix Glycyrrhizae tosta	Zhi gan cao	3.0 g

Zuo jin wan

Pille des Linken Metalls

Rhizoma Coptidis	Huang lian	15.0 g
Fructus Evodiae	Wu zhu yu	2.0 g

Anhang 5

Fertigarzneien

An mian pian

Tablette für friedlichen Schlaf

Semen Ziziphi spinosae	Suan zao ren
Radix Polygalae	Yuan zhi
Poria	Fu ling
Fructus Gardeniae	Zhi zi
Massa medicata fermentata	Shen qu
Scorpio	Quan xie
Radix Glycyrrhizae	Gan cao

An shen bu nao pian

Tablette zum Beruhigen des Geistes und zum Stärken des Gehirns

Rhizoma Polygonati	Huang jing
Fructus Ligustri lucidi	Nü zhen zi
Radix Angelicae sinensis	Dang gui
Cortex Albiziae	He huan pi
Herba Ecliptae	Han lian cao
Semen Ziziphi spinosae	Suan zao ren
Poria	Fu ling
Radix Polygoni multiflori	He shou wu
Radix Polygalae	Yuan zhi
Cinnabaris	Zhu sha

An shen bu xin pian

Tablette zum Beruhigen des Geistes und zum Tonisieren des Herzens

Concha Margaritiferae	Zhen zhu mu
Caulis Polygoni multiflori	Shou wu teng
Fructus Ligustri lucidi	Nü zhen zi
Herba Ecliptae	Mo han lian
Cortex Albiziae	He huan pi
Radix Salviae miltiorrhizae	Dan shen
Radix Rehmanniae	Sheng di huang
Radix Rehmanniae praeparata	Shu di huang
Fructus Schisandrae	Wu wei zi
Rhizoma Acori tatarinowii	Shi chang pu

An shen bu xin wan

Pille zum Beruhigen des Geistes und zum Tonisieren des Herzens

Concha Margaritiferae	Zhen zhu mu
Radix Polygoni multiflori	He shou wu
Fructus Ligustri lucidi	Nü zhen zi
Herba Ecliptae	Mo han lian
Radix Salviae miltiorrhizae	Dan shen
Cortex Albiziae	He huan pi
Semen Cuscutae	Tu si zi
Fructus Schisandrae	Wu wei zi
Rhizoma Acori tatarinowii	Shi chang pu

An tai wan

Pille zum Beruhigen des Fötus

Radix Angelicae sinensis	Dang gui
Radix Paeoniae alba	Bai shao
Radix Scutellariae	Huang qin
Rhizoma Atractylodis macrocephalae	Bai zhu
Rhizoma Chuanxiong	Chuan xiong

Ba xian chang shou wan

Pille der Acht Unsterblichen für langes Leben

Radix Ophiopogonis	Mai dong
Fructus Schisandrae	Wu wei zi
Radix Rehmanniae praeparata	Shu di huang
Rhizoma Dioscoreae	Shan yao
Fructus Corni	Shan zhu yu
Rhizoma Alismatis	Ze xie
Poria	Fu ling
Cortex Moutan	Mu dan pi

Ba zhen wan

Acht Schätze-Pille

Radix Angelicae sinensis	Dang gui
Rhizoma Chuanxiong	Chuan xiong
Radix Paeoniae alba	Bai shao
Radix Rehmanniae praeparata	Shu di huang
Radix Ginseng	Ren shen
Rhizoma Atractylodis macrocephalae	Bai zhu
Poria	Fu ling
Radix Glycyrrhizae tosta	Zhi gan cao

Bai he gu jin wan

Pille zum Festigen des Metalls mit Bulbus Lilii

Bulbus Lilii	Bai he
Radix Ophiopogonis	Mai dong
Radix Scrophulariae	Xuan shen
Radix Rehmanniae	Sheng di huang
Radix Rehmanniae praeparata	Shu di huang
Radix Angelicae sinensis	Dang gui
Radix Paeoniae alba	Bai shao
Radix Platycodi	Jie geng
Radix Glycyrrhizae	Gan cao

Bai zi yang xin wan

Pille mit Semen Platycladi zum Nähren des Herzens

Radix Ginseng	Ren shen oder
Radix Codonopsis pilosulae	Dang shen
Radix Astragali	Huang qi
Radix Angelicae sinensis	Dang gui
Rhizoma Chuanxiong	Chuan xiong
Poria	Fu ling
Semen Platycladi	Bai zi ren
Semen Ziziphi spinosae	Suan zao ren
Radix Polygalae	Yuan zhi
Fructus Schisandrae	Wu wei zi
Rhizoma Pinelliae	Ban xia
Cortex Cinnamomi	Rou gui
Radix Glycyrrhizae tosta	Zhi gan cao

Bao he wan

Pille, die die Harmonie erhält

Fructus Crataegi	Shan zha
Massa medicata fermentata	Shen qu
Semen Raphani	Lai fu zi
Rhizoma Pinelliae	Ban xia
Pericarpium Citri reticulatae	Chen pi
Poria	Fu ling
Fructus Forsythiae	Lian qiao

Bao ji wan

Pille zum Schützen und Unterstützen

Halloysitum rubrum	Chi shi zhi
Radix Angelicae dahuricae	Bai zhi
Flos Chrysanthemi	Ju hua
Herba Menthae	Bo he
Radix Puerariae	Ge gen
Radix Trichosanthis	Tian hua fen
Rhizoma Atractylodis	Cang zhu
Semen Coicis	Yi yi ren
Poria	Fu ling
Radix Aucklandiae	Mu xiang
Cortex Magnoliae officinalis	Hou po
Pericarpium Citri reticulatae	Chen pi
Massa medicata fermentata	Shen qu
Herba Agastachis rugosae	Huo xiang
Semen Oryzae germinatus	Gu ya

Bao jian mei jian fei cha

Tee zum Erhalten von Kraft und Schönheit sowie zum Vermindern von Fett

Folium Camelliae	Cha ye
Fructus Crataegi	Shan zha
Semen Phaseoli	Chi xiao dou
Fructus Hordei germinatus	Mai ya
Pericarpium Citri reticulatae	Chen pi
Massa medicata fermentata	Shen qu
Semen Cassiae	Jue ming zi
Semen Pharbitidis	Qian niu zi
Rhizoma Alismatis	Ze xie
Semen Raphani	Lai fu zi

Bi yan pian

Rhinitis-Tablette

Fructus Xanthii	Cang er zi
Flos Magnoliae	Xin yi
Radix Glycyrrhizae	Gan cao
Cortex Phellodendri	Huang bai
Radix Platycodi	Jie geng
Fructus Schisandrae	Wu wei zi

Fructus Forsythiae	Lian qiao
Radix Angelicae dahuricae	Bai zhi
Rhizoma Anemarrhenae	Zhi mu
Flos Chrysanthemi	Ju hua
Radix Saposhnikoviae	Fang feng
Herba Schizonepetae	Jing jie

Bu nao wan

Pille zum Stärken des Gehirns

Radix Angelicae sinensis	Dang gui
Semen Ziziphi spinosae	Suan zao ren
Herba Cistanchis	Rou cong rong
Semen Platycladi	Bai zi ren
Radix Polygalae	Yuan zhi
Semen Persicae	Tao ren
Rhizoma Arisaematis	Tian nan xing
Rhizoma Acori tatarinowii	Shi chang pu
Fructus Lycii	Gou qi zi
Succinum	Hu po
Dens Draconis	Long chi
Fructus Schisandrae	Wu wei zi

Bu xue tiao jing pian

Tablette zum Tonisieren des Blutes und zum Regulieren der Menses

Rhizoma Cyperi	Xiang fu
Fructus Rosae laevigatae	Jin ying zi
Caulis Spatholobi	Ji xue teng
Ramulus Taxilli	Sang ji sheng
Fructus Litseae	Bi chen qie
Radix Rhodomyrti	Shan ren gen
Radix Moghaniae	Qian jin ba
Herba Leonuri	Yi mu cao
Rhizoma Alpiniae officinarum	Gao liang jiang
Radix Fici simplicissimae	Wu zhi mao tao gen
Folium Artemisiae Argyi	Ai ye
Herba Capsellae	Ji cai
Radix Codonopsis pilosulae	Dang shen
Rhizoma Atractylodis macrocephalae	Bai zhu
Radix Glycyrrhizae tosta	Zhi gan cao
Colla Corii Asini	E jiao
Cortex Cinnamomi	Rou gui
Folium Malloti appeltae[5]	Bai bei ye

Bu zhong yi qi wan

Pille, die die Mitte tonisiert und das Qi vermehrt

Radix Astragali	Huang qi
Radix Codonopsis pilosulae	Dang shen
Radix Glycyrrhizae tosta	Zhi gan cao
Rhizoma Atractylodis macrocephalae	Bai zhu
Radix Angelicae sinensis	Dang gui
Pericarpium Citri reticulatae	Chen pi
Rhizoma Cimicifugae	Sheng ma
Radix Bupleuri	Chai hu
Rhizoma Zingiberis recens	Sheng jiang
Fructus Jujubae	Da zao

Cai feng zhen zhu an chuang wan

Pille der Perle des farbenfrohen Phönix zum Verbergen von Geschwüren

Margarita	Zhen zhu
Radix Rehmanniae	Sheng di huang
Radix Adenophorae	Nan sha shen
Radix Scrophulariae	Xuan shen
Flos Lonicerae	Jin yin hua
Cortex Phellodendri	Huang bai
Radix et Rhizoma Rhei	Da huang
Cornu Saigae tataricae	Ling yang jiao

Chuan bei pi pa gao

Sirup mit Bulbus Fritillariae cirrhosae und Folium Eriobotryae

Folium Eriobotryae	Pi pa ye
Bulbus Fritillariae cirrhosae	Chuan bei mu
Radix Adenophorae	Nan sha shen
Fructus Schisandrae	Wu wei zi
Pericarpium Citri reticulatae	Chen pi
Radix Platycodi	Jie geng
Rhizoma Pinelliae	Ban xia
Herba Menthae	Bo he
Flos Farfarae	Kuan dong hua
Semen Armeniacae	Xing ren
Honig (Mel)	Feng mi

Chuan xiong cha tiao wan

Regulierende Pille mit Rhizoma Chuanxiong, mit grünem Tee einzunehmen

Rhizoma Chuanxiong	Chuan xiong
Rhizoma seu Radix Notopterygii	Qiang huo
Radix Angelicae dahuricae	Bai zhi
Herba Schizonepetae	Jing jie
Herba Asari	Xi xin
Radix Saposhnikoviae	Fang feng
Herba Menthae	Bo he
Radix Glycyrrhizae	Gan cao
Folium Camelliae	Cha ye

Da bu yin wan

Pille zum intensiven Tonisieren des Yin

Radix Rehmanniae praeparata	Shu di huang
Plastrum Testudinis	Gui ban
Rhizoma Anemarrhenae	Zhi mu
Cortex Phellodendri	Huang bai

Da huo luo dan

Große Pille zum Beleben der Verbindungsleitbahnen

Benzoinum	An xi xiang
Borneolum syntheticum	Bing pian
Radix Aconiti Wu Tou	Wu tou
Lignum Aquilariae resinatum	Chen xiang
Radix Paeoniae rubra	Chi shao
Radix Cyathulae	Chuan niu xi
Rhizoma Chuanxiong	Chuan xiong
Radix et Rhizoma Rhei	Da huang
Radix Angelicae sinensis	Dang gui
Lumbricus	Di long
Flos Caryophylli	Ding xiang
Semen Alpiniae	Cao dou kou
Radix Saposhnikoviae	Fang feng
Poria	Fu ling
Radix Glycyrrhizae	Gan cao
Radix Puerariae	Ge gen
Rhizoma Drynariae	Gu sui bu
Herba Potentillae fulgentis	Guan zhong[6]
Plastrum Testudinis	Gui ban
Radix Polygoni multiflori	He shou wu
Os Tigris	Hu gu
Rhizoma Coptidis	Huang lian
Radix Scutellariae	Huang qin
Herba Agastachis rugosae	Huo xiang
Bombyx batryticatus	Jiang can
Herba Ephedrae	Ma huang
Myrrha	Mo yao
Radix Aucklandiae	Mu xiang
Calculus Bovis	Niu huang
Agkistrodon	Qi she
Rhizoma seu Radix Notopterygii	Qiang huo
Pericarpium Citri reticulatae viride	Qing pi
Radix Ginseng	Ren shen
Cortex Cinnamomi	Rou gui
Olibanum	Ru xiang
Moschus	She xiang
Radix Rehmanniae praeparata	Shu di huang
Resina Pini praeparata	Song xiang
Rhizoma Gastrodiae	Tian ma
Rhizoma Arisaematis cum Bile	Dan nan xing
Radix Clematidis	Wei ling xiang
Zaocys	Wu shao she
Radix Linderae	Wu yao
Cornu Bubali	Shui niu jiao
Herba Asari	Xi xin
Rhizoma Cyperi	Xiang fu
Radix Scrophulariae	Xuan shen
Sanguis Draconis	Xue jie

Dan shen pian

Tabletten mit Radix Salviae miltiorrhizae

Radix Salviae miltiorrhizae	Dan shen

Dang gui pian

Tablette mit Radix Angelicae sinensis

Radix Angelicae sinensis	Dang gui

Ding xin wan

Pille zum Beruhigen des Herzens

Radix Codonopsis pilosulae	Dang shen
Radix Angelicae sinensis	Dang gui
Sclerotium Poriae pararadicis	Fu shen
Radix Polygalae	Yuan zhi
Semen Ziziphi spinosae	Suan zao ren
Semen Platycladi	Bai zi ren
Radix Ophiopogonis	Mai dong
Succinum	Hu po

Du huo ji sheng wan

Pille mit Radix Angelicae pubescentis und Ramulus Taxilli

Radix Angelicae pubescentis	Du huo
Herba Asari	Xi xin
Radix Saposhnikoviae	Fang feng
Radix Gentianae macrophyllae	Qin jiao
Ramulus Taxilli	Sang ji sheng
Cortex Eucommiae	Du zhong
Radix Achyranthis bidentatae	Niu xi
Radix Angelicae sinensis	Dang gui
Rhizoma Chuanxiong	Chuan xiong
Radix Rehmanniae	Sheng di huang
Radix Paeoniae alba	Bai shao
Radix Ginseng	Ren shen
Poria	Fu ling
Cortex Cinnamomi	Rou gui
Radix Glycyrrhizae	Gan cao

Du zhong bu tian su

Pille mit Cortex Eucommiae zum Unterstützen des Himmels

Cortex Eucommiae	Du zhong
Fructus Lycii	Gou qi zi
Radix Astragali	Huang qi
Radix Codonopsis pilosulae	Dang shen
Radix Angelicae sinensis	Dang gui
Radix Rehmanniae	Sheng di huang
Radix Morindae officinalis	Ba ji tian
Fructus Corni	Shan zhu yu
Herba Cistanchis	Rou cong rong
Semen Nelumbinis	Lian zi
Semen Platycladi	Bai zi ren

Du zhong hu gu wan

Pille mit Cortex Eucommiae und Tigerknochen

Radix Ginseng	Ren shen
Rhizoma Atractylodis macrocephalae	Bai zhu
Radix Angelicae sinensis	Dang gui
Rhizoma Chuanxiong	Chuan xiong
Caulis Spatholobi	Ji xue teng
Radix Notoginseng	San qi
Cortex Eucommiae	Du zhong
Os Tigris	Hu gu
Fructus Chaenomelis	Mu gua
Herba Epimedii	Yin yang huo
Zaocys	Wu shao she
Fructus Liquidambaris	Lu lu tong
Rhizoma Atractylodis	Cang zhu
Herba Aristolochiae mollissimae	Xun gu feng
Radix Clematidis	Wei ling xiang
Ramus Photiniae	Shi nan teng
Ramulus Mori	Sang zhi

Er chen wan

Pille der zwei alten Arzneien

Rhizoma Pinelliae	Ban xia
Pericarpium Citri reticulatae	Chen pi
Poria	Fu ling
Radix Glycyrrhizae tosta	Zhi gan cao
Rhizoma Zingiberis recens	Sheng jiang
Fructus Mume	Wu mei

Er ming zuo ci wan

Pille gegen Tinnitus, die zur Linken (Niere) freundlich ist

Radix Rehmanniae praeparata	Shu di huang
Rhizoma Dioscoreae	Shan yao
Fructus Corni	Shan zhu yu
Rhizoma Alismatis	Ze xie
Poria	Fu ling
Cortex Moutan	Mu dan pi
Magnetitum	Ci shi
Radix Bupleuri	Chai hu

Feng shi ling pian

Tablette, die bei Wind-Nässe wirksam ist

Radix Aconiti	Chuan wu
Radix Notoginseng	San qi
Radix Ginseng	Ren shen
Radix Cynanchi wallichii	Duan jie shen

Feng shi pian

Wind-Nässe-Tablette

Herba Ephedrae	Ma huang
Ramulus Cinnamomi	Gui zhi
Radix Saposhnikoviae	Fang feng
Radix Angelicae pubescentis	Du huo
Scorpio	Quan xie
Semen Strychni	Ma qian zi
Cortex Eucommiae	Du zhong
Radix Achyranthis bidentatae	Niu xi
Radix Glycyrrhizae	Gan cao

Fu fang dan shen pian

Zusammengesetzte Tablette mit Radix Salviae miltiorrhizae

Radix Salviae miltiorrhizae	Dan shen
Borneolum syntheticum	Bing pian

Fu zi li zhong wan

Pille mit Radix lateralis Aconiti praeparata zum Regulieren der Mitte

Rhizoma Zingiberis	Gan jiang
Rhizoma Atractylodis macrocephalae	Bai zhu
Radix Codonopsis pilosulae	Dang shen
Radix Glycyrrhizae	Gan cao
Radix lateralis Aconiti praeparata	Fu zi

Gan mao dan

Pille gegen Erkältung

Flos Lonicerae	Jin yin hua
Fructus Forsythiae	Lian qiao
Fructus Gardeniae	Zhi zi
Rhizoma Phragmitis	Lu gen
Radix Paeoniae rubra	Chi shao
Rhizoma Imperatae	Bai mao gen
Semen Sojae praeparatum	Dan dou chi
Herba Menthae	Bo he
Folium Mori	Sang ye
Herba Schizonepetae	Jing jie
Radix Asteris	Zi wan
Radix Platycodi	Jie geng
Pericarpium Citri reticulatae	Chen pi

Ge jie bu shen wan

Pille zum Tonisieren der Niere mit Gecko

Gecko	Ge jie
Cornu Cervi pentotrichum	Lu rong
Radix Ginseng	Ren shen
Radix Astragali	Huang qi
Cortex Eucommiae	Du zhong
Testis et Penis Canis	Gou shen

Cordyceps	Dong chong xia cao
Fructus Lycii	Gou qi zi
Poria	Fu ling
Rhizoma Atractylodis macrocephalae	Bai zhu

Ge jie da bu wan

Große tonisierende Pille mit Gecko

Gecko	Ge jie
Radix Codonopsis pilosulae	Dang shen
Radix Astragali	Huang qi
Fructus Lycii	Gou qi zi
Radix Angelicae sinensis	Dang gui
Poria	Fu ling
Radix Rehmanniae praeparata	Shu di huang
Fructus Ligustri lucidi	Nü zhen zi
Radix Glycyrrhizae	Gan cao
Rhizoma Dioscoreae	Shan yao
Fructus Chaenomelis	Mu gua
Fructus Lycii	Gou qi zi
Radix Morindae officinalis	Ba ji tian
Radix Angelicae dahuricae	Bai zhi
Radix Dipsaci	Xu duan
Cortex Eucommiae	Du zhong
Rhizoma Polygonati	Huang jing
Rhizoma Drynariae	Gu sui bu

Gu zhe cuo shang san

Pulver bei Brüchen und Prellungen

Cranium Suis scrofae	Ye zhu gu
Semen Cucumeris sativi	Huang gua zi
Radix Angelicae sinensis	Dang gui
Flos Carthami	Hong hua
Sanguis Draconis	Xue jie
Radix et Rhizoma Rhei	Da huang
Olibanum	Ru xiang
Myrrha	Mo yao
Eupolyphaga seu Stelophaga	Tu bie chong

Gua lou pian

Tablette mit Fructus Trichosanthis

Fructus Trichosanthis	Gua lou

Guan jie yan wan

Arthritis-Pille

Herba Siegesbeckiae	Xi xian cao
Rhizoma Atractylodis	Cang zhu
Semen Coicis	Yi yi ren
Radix Stephaniae tetrandrae	Fang ji
Radix Achyranthis bidentatae	Niu xi
Radix Gentianae macrophyllae	Qin jiao
Cortex Cinnamomi	Rou gui
Rhizoma Zingiberis recens	Sheng jiang
Herba Ephedrae	Ma huang
Radix Angelicae pubescentis	Du huo

Guan xin su he wan

Pille mit Styrax für die Herzkrankgefäße

Styrax	Su he xiang
Borneolum syntheticum	Bing pian
Lignum Santali albi	Tan xiang
Olibanum	Ru xiang
Semen Oroxyli	Mu hu die

Gui pi wan

Pille zum Stärken der Milz

Radix Codonopsis pilosulae	Dang shen
Radix Astragali	Huang qi
Rhizoma Atractylodis macrocephalae	Bai zhu
Sclerotium Poriae pararadicis	Fu shen
Semen Ziziphi spinosae	Suan zao ren
Radix Polygalae	Yuan zhi
Radix Angelicae sinensis	Dang gui
Radix Aucklandiae	Mu xiang
Radix Glycyrrhizae	Gan cao
Arillus Longan	Long yan rou

He che da zao wan

Stark aufbauende Pille mit Placenta Hominis

Plastrum Testudinis	Gui ban
Radix Rehmanniae praeparata	Shu di huang
Radix Codonopsis pilosulae	Dang shen
Cortex Phellodendri	Huang bai
Cortex Eucommiae	Du zhong
Placenta Hominis	Zi he che
Radix Achyranthis bidentatae	Niu xi
Radix Asparagi	Tian dong
Radix Ophiopogonis	Mai dong
Poria	Fu ling
Fructus Amomi	Sha ren

Hu po duo mei wan

Pille mit Succinum für guten Schlaf

Succinum	Hu po
Radix Polygalae	Yuan zhi
Poria	Fu ling
Radix Codonopsis pilosulae	Dang shen
Radix Glycyrrhizae	Gan cao
Cornu Saigae tataricae	Ling yang jiao

Huang lian shang qing wan (pian)

Pille (Tablette) mit Rhizoma Coptidis, die nach oben hin klärt

Rhizoma Coptidis	Huang lian
Rhizoma Chuanxiong	Chuan xiong
Herba Schizonepetae	Jing jie
Radix Saposhnikoviae	Fang feng
Radix Scutellariae	Huang qin
Radix Platycodi	Jie geng
Gypsum fibrosum	Shi gao
Flos Chrysanthemi	Ju hua
Radix Angelicae dahuricae	Bai zhi
Radix Glycyrrhizae	Gan cao
Radix et Rhizoma Rhei	Da huang
Fructus Viticis	Man jing zi
Fructus Forsythiae	Lian qiao
Flos Inulae	Xuan fu hua
Cortex Phellodendri	Huang bai
Herba Menthae	Bo he
Fructus Gardeniae	Zhi zi

Huang lian yang gan wan

Pille mit Rhizoma Coptidis und Ziegenleber

Rhizoma Coptidis	Huang lian
Flos Buddlejae	Mi meng hua
Semen Cassiae	Jue ming zi
Concha Haliotidis	Shi jue ming
Fructus Leonuri	Chong wei zi
Faeces Vespertilionis	Ye ming sha
Radix Gentianae	Long dan
Cortex Phellodendri	Huang bai
Radix Scutellariae	Huang qin
Rhizoma Picrorhizae	Hu huang lian
Radix Bupleuri	Chai hu
Pericarpium Citri reticulatae viride	Qing pi
Herba Equiseti hiemalis	Mu zei
Frische Schafsleber	Yang gan

Huo dan wan

Pille mit Herba Agastachis rugosae und Galle

Herba Agastachis rugosae	Huo xiang
Fel Suis	Zhu dan

Huo xiang zheng qi wan

Pille mit Herba Agastachis rugosae für das Aufrechte Qi

Herba Agastachis rugosae	Huo xiang
Folium Perillae	Zi su ye
Radix Angelicae dahuricae	Bai zhi
Rhizoma Pinelliae	Ban xia
Pericarpium Citri reticulatae	Chen pi
Rhizoma Atractylodis macrocephalae	Bai zhu
Poria	Fu ling
Cortex Magnoliae officinalis	Hou po
Pericarpium Arecae	Da fu pi
Radix Platycodi	Jie geng
Rhizoma Zingiberis recens	Sheng jiang
Fructus Jujubae	Da zao
Radix Glycyrrhizae tosta	Zhi gan cao

Huang lian su pian

Tablette mit Extrakt aus Rhizoma Coptidis

Rhizoma Coptidis	Huang lian

Ji gu cao wan

Pille mit Herba Abri

Herba Abri	Ji gu cao
Fel Serpentis	She dan
Margarita	Zhen zhu
Calculus Bovis	Niu huang
Radix Angelicae sinensis	Dang gui
Fructus Lycii	Gou qi zi
Radix Salviae miltiorrhizae	Dan shen

Ji xue teng qin gao pian

Tabletten aus Flüssigextrakt aus Caulis Spatholobi

Caulis Spatholobi	Ji xue teng

Jia wei xiang lian pian

Erweiterte Tablette mit Radix Aucklandiae und Rhizoma Coptidis

Radix Aucklandiae	Mu xiang
Semen Arecae	Bing lang
Fructus Aurantii	Zhi qiao
Cortex Magnoliae officinalis	Hou po
Fructus Evodiae	Wu zhu yu
Rhizoma Coptidis	Huang lian
Cortex Phellodendri	Huang bai
Radix Scutellariae	Huang qin
Rhizoma Corydalis	Yan hu suo
Radix Paeoniae alba	Bai shao
Radix Angelicae sinensis	Dang gui
Radix Glycyrrhizae	Gan cao

Jian bu hu qian wan

Pille, die zum kraftvollen Gehen gleich einem verborgenen Tiger verhilft

Fructus Chaenomelis	Mu gua
Radix Achyranthis bidentatae	Niu xi
Os Tigris	Hu gu

Radix Gentianae macrophyllae	Qin jiao
Radix Angelicae sinensis	Dang gui
Radix Ginseng	Ren shen
Honig (Mel)	Feng mi

Jian nao wan

Pille zum Stärken des Gehirns

Semen Ziziphi spinosae	Suan zao ren
Rhizoma Dioscoreae	Shan yao
Herba Cistanches	Rou cong rong
Fructus Schisandrae	Wu wei zi
Succinum	Hu po
Dens Draconis	Long chi
Rhizoma Gastrodiae	Tian ma
Radix Ginseng	Ren shen
Radix Angelicae sinensis	Dang gui
Fructus Lycii	Gou qi zi
Fructus Alpiniae oxyphyllae	Yi zhi ren
Concretio silicea Bambusae	Tian zhu huang
Rhizoma Anemonis altaicae	Jiu ji chang pu
Cinnabaris	Zhu sha
Semen Platycladi	Bai zi ren

Jian pi wan

Pille zum Stärken der Milz

Radix Codonopsis pilosulae	Dang shen
Fructus Crataegi	Shan zha
Rhizoma Atractylodis macrocephalae	Bai zhu
Fructus Aurantii immaturus	Zhi shi
Pericarpium Citri reticulatae	Chen pi
Fructus Hordei germinatus	Mai ya

Jiang ya wan

Pille zum Absenken des Blutdrucks

Herba Leonuri	Yi mu cao
Radix Achyranthis bidentatae	Niu xi
Radix Rehmanniae	Sheng di huang
Colla Corii Asini	E jiao
Radix Angelicae sinensis	Dang gui
Ramulus cum Uncis Uncariae	Gou teng
Lignum Aquilariae resinatum	Chen xiang
Rhizoma Chuanxiong	Chuan xiong
Spica Prunellae	Xia ku cao
Cortex Moutan	Mu dan pi
Rhizoma Gastrodiae	Tian ma
Radix et Rhizoma Rhei	Da huang
Succinum	Hu po
Rhizoma Coptidis	Huang lian
Cornu Saigae tataricae	Ling yang jiao

Jie jie wan

Pille zum Beseitigen von Schwellungen

Radix Rehmanniae	Sheng di huang
Radix Astragali	Huang qi
Radix Codonopsis pilosulae	Dang shen
Fructus Ligustri lucidi	Nü zhen zi
Semen Plantaginis	Che qian zi
Radix Achyranthis bidentatae	Niu xi
Radix Salviae miltiorrhizae	Dan shen
Rhizoma Alismatis	Ze xie
Semen Cuscutae	Tu si zi
Ootheca Mantidis	Sang piao xiao

Jin gu die shang wan

Pille bei Traumen von Muskeln und Knochen

Radix Notoginseng	San qi
Sanguis Draconis	Xue jie
Radix Angelicae sinensis	Dang gui
Olibanum	Ru xiang
Myrrha	Mo yao
Flos Carthami	Hong hua

Jin gui shen qi wan

Pille für das Nieren-Qi aus „Abriß des Wichtigsten aus Goldtruhe und Jadekasten“

Cortex Cinnamomi	Rou gui
oder	
Ramulus Cinnamomi	Gui zhi
Radix lateralis Aconiti praeparata	Fu zi
Radix Rehmanniae praeparata	Shu di huang
Rhizoma Dioscoreae	Shan yao
Fructus Corni	Shan zhu yu
Rhizoma Alismatis	Ze xie
Poria	Fu ling
Cortex Moutan	Mu dan pi

Jin suo gu jing wan

Pille des goldenen Verschlusses zum Festigen der Essenz

Semen Euryales	Qian shi
Stamen Nelumbinis	Lian xu
Fossilia ossis Mastodi (kalziniert)	Duan long gu
Concha Ostreae (kalziniert)	Duan mu li
Semen Nelumbinis	Lian zi
Semen Astragali complanati	Sha yuan zi

Kang ning wan

Pille für Gesundheit und Ruhe

Rhizoma Gastrodiae	Tian ma
Radix Angelicae dahuricae	Bai zhi
Flos Chrysanthemi	Ju hua

Herba Menthae	Bo he
Radix Puerariae	Ge gen
Radix Trichosanthis	Tian hua fen
Rhizoma Atractylodis	Cang zhu
Semen Coicis	Yi yi ren
Poria	Fu ling
Radix Aucklandiae	Mu xiang
Cortex Magnoliae officinalis	Hou po
Pericarpium Citri reticulatae	Chen pi
Massa medicata fermentata	Shen qu
Herba Agastachis rugosae	Huo xiang
Semen Oryzae germinatus	Gu ya

Li dan pian

Tablette zum Unterstützen der Gallenblase

Radix Scutellariae	Huang qin
Radix Aucklandiae	Mu xiang
Herba Lysimachiae	Jin qian cao
Flos Lonicerae	Jin yin hua
Herba Artemisiae scopariae	Yin chen hao
Radix Bupleuri	Chai hu
Folium Isatidis	Da qing ye
Radix et Rhizoma Rhei	Da huang

Li fei wan (oder Li fei tang yi pian)

Pille zum Unterstützen der Lunge (bzw. zuckerummantelte Tablette zum Unterstützen der Lunge)

Cordyceps	Dong chong xia cao
Gecko	Ge jie
Bulbus Lilii	Bai he
Fructus Schisandrae	Wu wei zi
Rhizoma Bletillae	Bai ji
Radix Stemonae	Bai bu
Concha Ostreae	Mu li
Folium Eriobotryae	Pi pa ye
Radix Glycyrrhizae	Gan cao

Li gan pian

Pille zum Unterstützen der Leber

Herba Lysimachiae	Jin qian cao
Fel Bovis	Niu dan

Li zhong wan

Pille, die die Mitte reguliert

Rhizoma Zingiberis	Gan jiang
Rhizoma Atractylodis macrocephalae	Bai zhu
Radix Codonopsis pilosulae	Dang shen
Radix Glycyrrhizae	Gan cao

Lian qiao bai du pian

Tablette mit Fructus Forsythiae zum Vertreiben von Gift

Fructus Forsythiae	Lian qiao
Flos Lonicerae	Jin yin hua
Radix Saposhnikoviae	Fang feng
Cortex Dictamni	Bai xian pi
Periostracum Cicadae	Chan tui
Radix Paeoniae rubra	Chi shao
Radix et Rhizoma Rhei	Da huang
Radix Scutellariae	Huang qin
Fructus Gardeniae	Zhi zi

Ling zhi feng wang jiang

Essenz mit Ganoderma lucidum und Gelée Royale

Ganoderma lucidum seu japonicum	Ling zhi
Gelée Royale	Feng wang
Radix Codonopsis pilosulae	Dang shen
Fructus Lycii	Gou qi zi

Ling yang shang feng ling

Gripperezeptur mit Cornu Saigae tataricae

Cornu Saigae tataricae	Ling yang jiao
Radix Trichosanthis	Tian hua fen
Fructus Forsythiae	Lian qiao
Herba Lophatheri	Dan zhu ye
Herba Schizonepetae	Jing jie
Radix Puerariae	Ge gen
Radix Glycyrrhizae	Gan cao
Flos Lonicerae	Jin yin hua
Fructus Arctii	Niu bang zi
Herba Menthae	Bo he

Ling zhi pian

Tablette mit Ganoderma lucidum

Ganoderma lucidum seu japonicum	Ling zhi

Liu jun zi pian

Tablette der sechs Edlen

Radix Codonopsis pilosulae	Dang shen
Rhizoma Atractylodis macrocephalae	Bai zhu
Poria	Fu ling
Radix Glycyrrhizae tosta	Zhi gan cao
Pericarpium Citri reticulatae	Chen pi
Rhizoma Pinelliae	Ban xia

Liu jun zi wan

Pille der sechs Edlen

Radix Codonopsis pilosulae	Dang shen
Rhizoma Atractylodis macrocephalae	Bai zhu
Poria	Fu ling
Radix Glycyrrhizae tosta	Zhi gan cao
Pericarpium Citri reticulatae	Chen pi
Rhizoma Pinelliae	Ban xia

Liu wei di huang wan

Pille aus sechs Bestandteilen mit Radix Rehmanniae praeparata

Radix Rehmanniae praeparata	Shu di huang
Rhizoma Dioscoreae	Shan yao
Fructus Corni	Shan zhu yu
Rhizoma Alismatis	Ze xie
Poria	Fu ling
Cortex Moutan	Mu dan pi

Long dan xie gan wan

Pille zum Entlasten der Leber mit Radix Gentianae

Radix Gentianae	Long dan
Radix Scutellariae	Huang qin
Fructus Gardeniae	Zhi zi
Rhizoma Alismatis	Ze xie
Caulis Akebiae	Mu tong
Semen Plantaginis	Che qian zi
Radix Rehmanniae	Sheng di huang
Radix Angelicae sinensis	Dang gui
Radix Bupleuri	Chai hu
Radix Glycyrrhizae	Gan cao

Ma xing zhi ke pian

Hustentablette mit Herba Ephedrae und Semen Armeniacae

Herba Ephedrae	Ma huang
Semen Armeniacae	Xing ren
Gypsum fibrosum	Shi gao
Radix Glycyrrhizae	Gan cao
Radix Platycodi	Jie geng
Pericarpium Citri reticulatae	Chen pi
Talcum	Hua shi
Honig (Mel)	Feng mi

Ming mu shang qing pian

Tablette, die die Augen erhellt und nach oben hin klärt

Fructus Gardeniae	Zhi zi
Radix Angelicae sinensis	Dang gui
Rhizoma Coptidis	Huang lian
Flos Chrysanthemi	Ju hua
Radix et Rhizoma Rhei	Da huang
Radix Scutellariae	Huang qin
Fructus Forsythiae	Lian qiao
Fructus Tribuli	Ji li
Periostracum Cicadae	Chan tui
Radix Ophiopogonis	Mai dong
Gypsum fibrosum	Shi gao

Mu xiang shun qi wan

Pille mit Radix Aucklandiae zum Bezähmen des Qi

Radix Aucklandiae	Mu xiang
Fructus Amomi cardamomi	Bai dou kou
Rhizoma Atractylodis	Cang zhu
Rhizoma Zingiberis recens	Sheng jiang
Pericarpium Citri reticulatae viride	Qing pi
Pericarpium Citri reticulatae	Chen pi
Poria	Fu ling
Radix Bupleuri	Chai hu
Cortex Magnoliae officinalis	Hou po
Semen Arecae	Bing lang
Fructus Aurantii	Zhi qiao
Radix Linderae	Wu yao
Semen Raphani	Lai fu zi
Fructus Crataegi	Shan zha
Massa medicata fermentata	Shen qu
Fructus Hordei germinatus	Mai ya
Radix Glycyrrhizae	Gan cao

Nan xing bu shen wan

Pille zum Tonisieren der Niere beim Mann

Radix Rehmanniae praeparata	Shu di huang
Rhizoma Dioscoreae	Shan yao
Fructus Corni	Shan zhu yu
Rhizoma Alismatis	Ze xie
Poria	Fu ling
Cortex Moutan	Mu dan pi
Cortex Cinnamomi	Rou gui
Radix lateralis Aconiti praeparata	Fu zi
Fructus Schisandrae	Wu wei zi
Semen Plantaginis	Che qian zi

Nao li qing

Mischung zum Aufrichten und Klären des Gehirns

Magnetitum	Ci shi
Haematitum	Zhe shi
Rhizoma Pinelliae	Ban xia
Borneolum syntheticum	Bing pian
Concha Margaritiferae	Zhen zhu mu
Radix Achyranthis bidentatae	Niu xi
Herba Menthae	Bo he

Niu huang jiang ya wan

Pille mit Calculus Bovis zum Senken des Blutdrucks

Cornu Saigae tataricae	Ling yang jiao
Calculus Bovis	Niu huang
Margarita	Zhen zhu
Borneolum syntheticum	Bing pian
Radix Curcumae	Yu jin
Radix Astragali	Huang qi

Niu huang jie du pian

Pille mit Calculus Bovis zum Auflösen von Gift

Radix et Rhizoma Rhei	Da huang
Gypsum fibrosum	Shi gao
Radix Scutellariae	Huang qin
Radix Platycodi	Jie geng
Radix Glycyrrhizae	Gan cao
Borneolum syntheticum	Bing pian
Calculus Bovis	Niu huang

Ping chuan wan

Pille zum Beruhigen von Atemnot

Radix Codonopsis pilosulae	Dang shen
Cordyceps	Dong chong xia cao
Gecko	Ge jie
Semen Armeniacae	Xing ren
Pericarpium Citri reticulatae	Chen pi
Radix Glycyrrhizae	Gan cao
Cortex Mori	Sang bai pi
Rhizoma Cynanchi stauntonii	Bai qian
Lapis Chloriti	Qing meng shi
Radix Fici simplicissimae	Wu zhi mao tao gen
Semen Eleagni glabrae	Man hu tui zi

Ping wei pian

Tablette zum Beruhigen des Magens

Rhizoma Atractylodis	Cang zhu
Pericarpium Citri reticulatae	Chen pi
Cortex Magnoliae officinalis	Hou po
Radix Glycyrrhizae tosta	Zhi gan cao
Rhizoma Zingiberis recens	Sheng jiang
Fructus Jujubae	Da zao

Qi guan yan ke sou tan chuan wan

Pille gegen Husten, Schleim und Atemnot

Radix Peucedani	Qian hu
Semen Armeniacae	Xing ren
Radix Polygalae	Yuan zhi
Folium Mori	Sang ye
Bulbus Fritillariae cirrhosae	Chuan bei mu
Pericarpium Citri reticulatae	Chen pi
Folium Eriobotryae	Pi pa ye
Flos Farfarae	Kuan dong hua
Radix Codonopsis pilosulae	Dang shen
Fructus Aristolochiae	Ma dou ling
Fructus Schisandrae	Wu wei zi
Rhizoma Zingiberis recens	Sheng jiang
Fructus Jujubae	Da zao

Qi ju di huang wan

Pille mit Fructus Lycii, Flos Chrysanthemi und Radix Rehmanniae praeparata

Fructus Lycii	Gou qi zi
Flos Chrysanthemi	Ju hua
Radix Rehmanniae praeparata	Shu di huang
Rhizoma Dioscoreae	Shan yao
Fructus Corni	Shan zhu yu
Rhizoma Alismatis	Ze xie
Poria	Fu ling
Cortex Moutan	Mu dan pi

Qi xing cha

Sieben Sterne-Tee

Herba Lophatheri	Dan zhu ye
Ramulus cum Uncis Uncariae	Gou teng
Periostracum Cicadae	Chan tui
Fructus Crataegi	Shan zha
Semen Oryzae germinatus	Gu ya
Semen Coicis	Yi yi ren
Radix Glycyrrhizae	Gan cao

Qian jin zhi dai wan

Pille gegen Leukorrhö, die tausend Goldstücke wert ist

Folium Isatidis	Da qing ye
Radix Codonopsis pilosulae	Dang shen
Concha Ostreae	Mu li
Radix Aucklandiae	Mu xiang
Radix Angelicae sinensis	Dang gui
Rhizoma Corydalis	Yan hu suo
Radix Dipsaci	Xu duan
Rhizoma Atractylodis macrocephalae	Bai zhu
Fructus Foeniculi	Xiao hui xiang

Qian lie xian wan

Prostatapille

Semen Vaccariae	Wang bu liu xing
Cortex Moutan	Mu dan pi
Radix Paeoniae rubra	Chi shao
Radix Astragali	Huang qi
Herba Thlaspii seu Patriniae	Bai jiang cao
Radix Peucedani	Qian hu
Radix Glycyrrhizae	Gan cao
Radix Aucklandiae	Mu xiang
Caulis Akebiae	Mu tong

Qing fei yi huo pian

Tablette zum Klären der Lunge und zum Beseitigen von Feuer

Radix Scutellariae	Huang qin
Fructus Gardeniae	Zhi zi

Radix et Rhizoma Rhei	Da huang
Radix Peucedani	Qian hu
Radix Sophorae flavescentis	Ku shen
Radix Trichosanthis	Tian hua fen
Radix Platycodi	Jie geng
Rhizoma Anemarrhenae	Zhi mu

Qing qi hua tan wan

Pille zum Klären des Qi und zum Auflösen von Schleim

Rhizoma Arisaematis cum Bile	Dan nan xing
Fructus Trichosanthis	Gua lou
Radix Scutellariae	Huang qin
Fructus Aurantii immaturus	Zhi shi
Pericarpium Citri reticulatae	Chen pi
Poria	Fu ling
Semen Armeniacae	Xing ren
Rhizoma Pinelliae	Ban xia

Qiu li gao

Sirup aus Herbstbirnen

Fructus Pyri	Qiu li
Radix Ophiopogonis	Mai dong
Bulbus Fritillariae Thunbergii	Zhe bei mu
Nodus Nelumbinis rhizomatis	Ou jie
Kohlrübe	Qing luo bo

Quan lu wan

Pille aus einem ganzen Hirschen

Caro Cervi	Lu rou
Cornu Cervi pentotrichum	Lu rong
Penis et testis Cervi	Lu wei
Ren Cervi	Lu shen
Colla cornus Cervi	Lu jiao jiao
Radix Ginseng	Ren shen
Rhizoma Atractylodis macrocephalae	Bai zhu
Poria	Fu ling
Radix Glycyrrhizae	Gan cao
Radix Angelicae sinensis	Dang gui
Rhizoma Chuanxiong	Chuan xiong
Radix Rehmanniae praeparata	Shu di huang
Radix Astragali	Huang qi
Fructus Lycii	Gou qi zi
Cortex Eucommiae	Du zhong
Radix Achyranthis bidentatae	Niu xi
Radix Dipsaci	Xu duan
Herba Cistanches	Rou cong rong
Herba Cynomorii songarici	Suo yang
Radix Morindae officinalis	Ba ji tian
Radix Asparagi	Tian dong
Radix Ophiopogonis	Mai dong
Fructus Schisandrae	Wu wei zi
Pericarpium Citri reticulatae	Chen pi
Lignum Aquilariae resinatum	Chen xiang

Ren shen jian pi wan

Pille mit Radix Ginseng zum Stärken der Milz

Radix Ginseng	Ren shen
Rhizoma Atractylodis macrocephalae	Bai zhu
Fructus Aurantii immaturus	Zhi shi
Fructus Crataegi	Shan zha
Pericarpium Citri reticulatae	Chen pi
Fructus Hordei germinatus	Mai ya

Ren shen lu rong wan

Pille mit Radix Ginseng und Cornu Cervi pentotrichum

Radix Ginseng	Ren shen
Cortex Eucommiae	Du zhong
Radix Morindae officinalis	Ba ji tian
Radix Astragali	Huang qi
Cornu Cervi pentotrichum	Lu rong
Radix Angelicae sinensis	Dang gui
Radix Achyranthis bidentatae	Niu xi
Arillus Longan	Long yan rou

Ren shen zai zao wan

Erneuerungspille mit Radix Ginseng

Radix Ginseng	Ren shen
Radix Astragali	Huang qi
Radix Rehmanniae praeparata	Shu di huang
Radix Polygoni multiflori	He shou wu
Plastrum Testudinis	Gui ban
Os Tigris	Hu gu
Rhizoma Drynariae	Gu sui bu
Scorpio	Quan xie
Lumbricus	Di long
Rhizoma Gastrodiae	Tian ma
Bombyx batryticatus	Jiang can
Agkistrodon	Qi she
Ramulus Taxilli	Sang ji sheng
Rhizoma Dioscoreae hypoglaucae	Fen bi xie
Lignum nodi Pini	Song jie
Radix Clematidis	Wei ling xiang
Herba Ephedrae	Ma huang
Herba Asari	Xi xin
Radix Saposhnikoviae	Fang feng
Rhizoma seu Radix Notopterygii	Qiang huo
Radix Angelicae dahuricae	Bai zhi
Radix Puerariae	Ge gen
Pericarpium Citri reticulatae viride	Qing pi
Flos Caryophylli	Ding xiang

Radix Scrophulariae	Xuan shen
Radix et Rhizoma Rhei	Da huang
Semen Oryzae cum Monasco[7]	Hong qu
Rhizoma Coptidis	Huang lian
Cinnabaris	Zhu sha
Lignum Santali albi	Tan xiang
Rhizoma Curcumae longae	Jiang huang
Herba Agastachis rugosae	Huo xiang
Radix Paeoniae rubra	Chi shao
Radix lateralis Aconiti praeparata	Fu zi
Cortex Cinnamomi	Rou gui
Rhizoma Chuanxiong	Chuan xiong
Lignum Aquilariae resinatum	Chen xiang
Radix Linderae	Wu yao
Rhizoma Cyperi	Xiang fu
Sanguis Draconis	Xue jie
Olibanum	Ru xiang
Myrrha	Mo yao
Radix Notoginseng	San qi
Radix Angelicae sinensis	Dang gui
Pericarpium Citri reticulatae	Chen pi
Rhizoma Atractylodis macrocephalae	Bai zhu
Poria	Fu ling
Radix Glycyrrhizae	Gan cao
Fructus Amomi rotundus	Dou kou
Massa medicata fermentata	Shen qu
Calculus Bovis	Niu huang
Cornu Bubali	Shui niu jiao
Concretio silicea Bambusae	Tian zhu huang
Borneolum syntheticum	Bing pian
Moschus	She xiang

Ren shen zai zao wan (2)

Erneuerungspille mit Radix Ginseng

Squama Manitis	Chuan shan jia
Zaocys	Wu shao she
Scorpio	Quan xie
Radix Ginseng	Ren shen
Succinum	Hu po
Os Tigris	Hu gu
Rhizoma Gastrodiae	Tian ma
Cornu Bubali	Shui niu jiao
Calculus Bovis	Niu huang

Run chang wan

Pille zum Befeuchten des Darms

Semen Cannabis	Huo ma ren
Semen Persicae	Tao ren
Rhizoma seu Radix Notopterygii	Qiang huo
Radix Angelicae sinensis	Dang gui
Radix et Rhizoma Rhei	Da huang

Sai mei an

Wettlauf zwischen Fäulnis und friedvoller Gesundheit

Concha Meretricis seu Cyclinae	Ge qiao
Calcitum	Han shui shi
Concha Arcae	Wa leng zi
Terra flava usta	Fu long gan
Borneolum syntheticum	Bing pian
Stalactitum	Zhong ru shi
Margarita	Zhen zhu

Sang ju gan mao pian

Erkältungstablette mit Folium Mori und Flos Chrysanthemi

Folium Mori	Sang ye
Flos Chrysanthemi	Ju hua
Herba Menthae	Bo he
Semen Armeniacae	Xing ren
Radix Platycodi	Jie geng
Fructus Forsythiae	Lian qiao
Rhizoma Phragmitis	Lu gen
Radix Glycyrrhizae	Gan cao

Shen ling bai zhu wan (pian)

Pille (Tablette) mit Radix Ginseng, Poria und Rhizoma Atractylodis macrocephalae

Radix Ginseng	Ren shen
oder	
Radix Codonopsis pilosulae	Dang shen
Poria	Fu ling
Rhizoma Atractylodis macrocephalae	Bai zhu
Radix Platycodi	Jie geng
Rhizoma Dioscoreae	Shan yao
Pericarpium Citri reticulatae	Chen pi
Fructus Amomi	Sha ren
Semen Nelumbinis	Lian zi
Semen Lablab album	Bai bian dou
Semen Coicis	Yi yi ren
Radix Glycyrrhizae tosta	Zhi gan cao

Shen qu cha

Tee mit Massa medicata fermentata

Herba Artemisiae annuae	Qing hao
Radix Scutellariae	Huang qin
Herba Elsholtziae	Xiang ru
Rhizoma seu Radix Notopterygii	Qiang huo
Radix Angelicae pubescentis	Du huo
Pericarpium Citri reticulatae viride	Qing pi
Succinum	Hu po
Fructus Tsaoko	Cao guo
Fructus Chaenomelis	Mu gua
Radix Platycodi	Jie geng
Rhizoma Dioscoreae	Shan yao

Poria	Fu ling
Radix Glycyrrhizae	Gan cao
Massa medicata fermentata	Shen qu

Shen rong hu gu wan

Pille mit Radix Ginseng, Cornu Cervi pentotrichum und Os Tigris

Radix Ginseng	Ren shen
Cornu Cervi pentotrichum	Lu rong
Radix Angelicae sinensis	Dang gui
Os Tigris	Hu gu
Radix Stephaniae tetrandrae	Fang ji
Radix Saposhnikoviae	Fang feng

Shi quan da bu wan

Umfassende, große Pille zum Tonisieren mit zehn Zutaten

Acht Schätze-Pille	Ba zhen wan
plus	
Radix Astragali	Huang qi
Cortex Cinnamomi	Rou gui

Shu gan wan

Pille zum Besänftigen der Leber

Fructus Toosendan	Chuan lian zi
Rhizoma Curcumae longae	Jiang huang
Lignum Aquilariae resinatum	Chen xiang
Rhizoma Corydalis	Yan hu suo
Radix Aucklandiae	Mu xiang
Fructus Amomi cardamomi	Bai dou kou
Radix Paeoniae alba	Bai shao
Poria	Fu ling
Fructus Aurantii	Zhi qiao
Pericarpium Citri reticulatae	Chen pi
Fructus Amomi	Sha ren
Cortex Magnoliae officinalis	Hou po

Shuang liao hou feng san

Pulver aus doppelten Zutaten bei Rachen-Wind

Calculus Bovis	Niu huang
Borneolum syntheticum	Bing pian
Radix Glycyrrhizae	Gan cao
Indigo naturalis	Qing dai
Margarita	Zhen zhu
Rhizoma Coptidis	Huang lian
Radix Sophorae tonkinensis	Shan dou gen

Su bing di wan

Pille mit Styrax und Borneolum syntheticum

Styrax	Su he xiang
Borneolum syntheticum	Bing pian

Su he xiang wan

Pille mit Styrax

Styrax	Su he xiang

Su zi jiang qi wan

Pille mit Fructus Perillae, das das Qi nach unten leitet

Fructus Perillae	Zi su zi
Rhizoma Pinelliae	Ban xia
Cortex Magnoliae officinalis	Hou po
Radix Peucedani	Qian hu
Pericarpium Citri reticulatae	Chen pi
Lignum Aquilariae resinatum	Chen xiang
Radix Angelicae sinensis	Dang gui
Rhizoma Zingiberis recens	Sheng jiang
Fructus Jujubae	Da zao
Radix Glycyrrhizae	Gan cao

Suan zao ren tang pian

Tablette aus dem Dekokt mit Semen Ziziphi spinosae

Semen Ziziphi spinosae	Suan zao ren
Rhizoma Chuanxiong	Chuan xiong
Poria	Fu ling
Rhizoma Anemarrhenae	Zhi mu
Radix Glycyrrhizae	Gan cao

Te xiao pai shi wan

Besonders wirksame Pille zum Ausstoßen von Steinen

Herba Lysimachiae	Jin qian cao
Spora Lygodii	Hai jin sha
Radix Angelicae dahuricae	Bai zhi
Herba Andrographitis	Chuan xin lian
Radix Achyranthis bidentatae	Niu xi
Radix Fici	Wu hua guo gen
Rhizoma Coptidis	Huang lian
Radix et Rhizoma Rhei	Da huang
Radix Milletiae speciosae	Niu da li
Radix Notoginseng	San qi
Succinum	Hu po

Te xiao yao tong ling

Besonders wirksame Pille gegen Rückenschmerzen

Cortex Eucommiae	Du zhong
Radix Morindae officinalis	Ba ji tian
Rhizoma Chuanxiong	Chuan xiong
Flos Carthami	Hong hua
Radix Achyranthis bidentatae	Niu xi
Radix Gentianae macrophyllae	Qin jiao
Radix Polygoni multiflori	He shou wu
Radix Angelicae pubescentis	Du huo

Ramulus Taxilli	Sang ji sheng
Radix Angelicae sinensis	Dang gui
Radix Clematidis	Wei ling xiang

Tian ma hu gu wan

Pille mit Rhizoma Gastrodiae und Os Tigris

Rhizoma Gastrodiae	Tian ma
Rhizoma Ligustici	Gao ben
Os Tigris	Hu gu
Rhizoma Chuanxiong	Chuan xiong
Cortex Eucommiae	Du zhong
Radix Angelicae sinensis	Dang gui
Radix Ginseng	Ren shen

Tian ma qu feng bu pian

Tablette mit Rhizoma Gastrodiae zum Vertreiben von Wind und zum Tonisieren

Rhizoma Gastrodiae	Tian ma
Radix Angelicae sinensis	Dang gui
Radix Rehmanniae	Sheng di huang
Cortex Cinnamomi	Rou gui
Radix Achyranthis bidentatae	Niu xi
Cortex Eucommiae	Du zhong
Rhizoma seu Radix Notopterygii	Qiang huo
Rhizoma Typhonii	Bai fu zi

Tian ma shou wu pian

Pille mit Rhizoma Gastrodiae und Radix Polygoni multiflori

Rhizoma Gastrodiae	Tian ma
Radix Polygoni multiflori	He shou wu
Herba Epimedii	Yin yang huo
Radix Ginseng	Ren shen

Tian wang bu xin dan

Pille des Himmelskaisers zum Tonisieren des Herzens

Radix Rehmanniae	Sheng di huang
Radix Scrophulariae	Xuan shen
Radix Ophiopogonis	Mai dong
Radix Asparagi	Tian dong
Radix Ginseng	Ren shen
Poria	Fu ling
Fructus Schisandrae	Wu wei zi
Radix Angelicae sinensis	Dang gui
Radix Salviae miltiorrhizae	Dan shen
Semen Platycladi	Bai zi ren
Semen Ziziphi spinosae	Suan zao ren
Radix Polygalae	Yuan zhi
Radix Platycodi	Jie geng

Tong jing wan

Dysmenorrhö-Pille

Radix Rehmanniae praeparata	Shu di huang
Radix Angelicae sinensis	Dang gui
Radix Salviae miltiorrhizae	Dan shen
Rhizoma Cyperi	Xiang fu
Fructus Crataegi	Shan zha
Radix Paeoniae alba	Bai shao
Rhizoma Corydalis	Yan hu suo
Faeces Trogopterori	Wu ling zhi
Rhizoma Chuanxiong	Chuan xiong
Flos Carthami	Hong hua
Radix Aucklandiae	Mu xiang
Pericarpium Citri reticulatae viride	Qing pi
Cortex Cinnamomi	Rou gui
Rhizoma Zingiberis	Gan jiang
Herba Leonuri	Yi mu cao

Tong jing wan

Pille zum Durchdringen der Menses

Rhizoma Curcumae	E zhu
Rhizoma Sparganii	San leng
Radix Paeoniae rubra	Chi shao
Flos Carthami	Hong hua
Rhizoma Chuanxiong	Chuan xiong
Radix Angelicae sinensis	Dang gui
Radix Salviae miltiorrhizae	Dan shen

Tong xuan li fei wan

Pille zum Verteilen, Absenken und Regulieren des Lungen-Qi

Herba Ephedrae	Ma huang
Fructus Aurantii	Zhi qiao
Radix Platycodi	Jie geng
Poria	Fu ling
Radix Peucedani	Qian hu
Radix Scutellariae	Huang qin
Pericarpium Citri reticulatae	Chen pi
Radix Glycyrrhizae	Gan cao
Rhizoma Pinelliae	Ban xia
Semen Armeniacae	Xing ren
Folium Perillae	Zi su ye

Wan shi niu huang qing xin wan

Wans Pille mit Calculus Bovis zum Klären des Herzens

Calculus Bovis	Niu huang
Fructus Gardeniae	Zhi zi
Rhizoma Coptidis	Huang lian
Radix Scutellariae	Huang qin
Radix Curcumae	Yu jin
Cinnabaris	Zhu sha

Wu jin wan

Pille des schwarzen Golds

Herba Leonuri	Yi mu cao
Rhizoma Sparganii	San leng
Rhizoma Curcumae	E zhu
Rhizoma Cyperi	Xiang fu
Rhizoma Corydalis	Yan hu suo
Fructus Evodiae	Wu zhu yu
Fructus Foeniculi	Xiao hui xiang
Radix Aucklandiae	Mu xiang
Radix Paeoniae alba	Bai shao
Rhizoma Chuanxiong	Chuan xiong
Radix Angelicae sinensis	Dang gui
Radix Rehmanniae praeparata	Shu di huang
Fructus Psoraleae	Bu gu zhi
Pollen Typhae	Pu huang
Folium Artemisiae Argyi carbonisatum	Hei ai ye

Wu ling san

Pulver aus fünf Bestandteilen mit Poria

Rhizoma Atractylodis macrocephalae	Bai zhu
Poria	Fu ling
Polyporus	Zhu ling
Rhizoma Alismatis	Ze xie
Ramulus Cinnamomi	Gui zhi

Wu shi cha

Mittagstee

Herba Agastachis rugosae	Huo xiang
Radix Angelicae dahuricae	Bai zhi
Folium Perillae	Zi su ye
Radix Saposhnikoviae	Fang feng
Rhizoma seu Radix Notopterygii	Qiang huo
Radix Bupleuri	Chai hu
Fructus Aurantii immaturus	Zhi shi
Pericarpium Citri reticulatae	Chen pi
Fructus Crataegi	Shan zha
Fructus Hordei germinatus	Mai ya
Massa medicata fermentata	Shen qu
Cortex Magnoliae officinalis	Hou po
Rhizoma Atractylodis	Cang zhu
Radix Peucedani	Qian hu
Radix Platycodi	Jie geng
Radix Glycyrrhizae	Gan cao
Folium Camelliae fermentatum[8]	Hong cha

Xi huang wan

Rhinozeros-Bezoar-Pille

Calculus Bovis[9]	Niu huang
Moschus	She xiang
Olibanum	Ru xiang
Myrrha	Mo yao

Xiang sha liu jun zi pian

Tablette der sechs Edlen mit Radix Aucklandiae und Fructus Amomi

Radix Codonopsis pilosulae	Dang shen
Rhizoma Atractylodis macrocephalae	Bai zhu
Poria	Fu ling
Radix Glycyrrhizae tosta	Zhi gan cao
Pericarpium Citri reticulatae	Chen pi
Rhizoma Pinelliae	Ban xia
Radix Aucklandiae	Mu xiang
Fructus Amomi	Sha ren

Xiang sha liu jun zi wan

Pille der sechs Edlen mit Radix Aucklandiae und Fructus Amomi

Radix Codonopsis pilosulae	Dang shen
Rhizoma Atractylodis macrocephalae	Bai zhu
Poria	Fu ling
Radix Glycyrrhizae tosta	Zhi gan cao
Pericarpium Citri reticulatae	Chen pi
Rhizoma Pinelliae	Ban xia
Radix Aucklandiae	Mu xiang
Fructus Amomi	Sha ren

Xiang sha yang wei pian (1)

Tablette zum Nähren des Magens mit Radix Aucklandiae und Fructus Amomi

Radix Codonopsis pilosulae	Dang shen
Rhizoma Atractylodis macrocephalae	Bai zhu
Radix Glycyrrhizae tosta	Zhi gan cao
Pericarpium Citri reticulatae	Chen pi
Radix Aucklandiae	Mu xiang
Fructus Amomi	Sha ren
Fructus Hordei germinatus	Mai ya
Massa medicata fermentata	Shen qu
Fructus Amomi cardamomi	Bai dou kou

Xiang sha yang wei pian (2)

Tablette zum Nähren des Magens mit Radix Aucklandiae und Fructus Amomi

Rhizoma Atractylodis macrocephalae	Bai zhu
Radix Glycyrrhizae tosta	Zhi gan cao
Pericarpium Citri reticulatae	Chen pi
Radix Aucklandiae	Mu xiang
Fructus Amomi	Sha ren
Fructus Amomi cardamomi	Bai dou kou
Poria	Fu ling
Rhizoma Pinelliae	Ban xia
Herba Agastachis rugosae	Huo xiang
Rhizoma Cyperi	Xiang fu
Cortex Magnoliae officinalis	Hou po
Fructus Aurantii	Zhi qiao

Xiao chai hu tang wan

Pille aus dem Kleineren Dekokt mit Radix Bupleuri

Radix Bupleuri	Chai hu
Radix Scutellariae	Huang qin
Rhizoma Pinelliae	Ban xia
Radix Ginseng	Ren shen
Radix Glycyrrhizae tosta	Zhi gan cao
Rhizoma Zingiberis recens	Sheng jiang
Fructus Jujubae	Da zao

Xiao chan wan

Pille zum Beruhigen von Tremor

Rhizoma Gastrodiae	Tian ma
Ramulus cum Uncis Uncariae	Gou teng
Concha Margaritiferae	Zhen zhu mu
Bombyx batryticatus	Jiang can

Xiao chuan chong ji

Asthmagranulat

Folium Isatidis	Da qing ye
Herba Ardisiae japonicae	Zi jin niu
Radix Peucedani	Qian hu
Cortex Mori	Sang bai pi
Rhizoma Pinelliae	Ban xia
Flos Inulae	Xuan fu hua
Radix Glycyrrhizae tosta	Zhi gan cao
Herba Ephedrae	Ma huang
Semen Ginkgo	Bai guo

Xiao huo luo dan

Kleine Pille zum Beleben der Verbindungsleitbahnen

Radix Aconiti	Chuan wu
Radix Aconiti kusnezoffii	Cao wu
Rhizoma Arisaematis cum Bile	Dan nan xing
Olibanum	Ru xiang
Myrrha	Mo yao
Lumbricus	Di long

Xiao yao wan

Pille des freien und entspannten Wanderers

Radix Bupleuri	Chai hu
Herba Menthae	Bo he
Radix Angelicae sinensis	Dang gui
Radix Paeoniae alba	Bai shao
Rhizoma Atractylodis macrocephalae	Bai zhu
Poria	Fu ling
Radix Glycyrrhizae tosta	Zhi gan cao
Rhizoma Zingiberis recens	Sheng jiang

Yan hu suo zhi tong pian

Schmerzstillende Tablette mit Rhizoma Corydalis

Rhizoma Corydalis	Yan hu suo

Yang yin qing fei tang jiang

Sirup zum Nähren des Yin und zum Klären der Lunge

Cortex Moutan	Mu dan pi
Bulbus Fritillariae Thunbergii	Zhe bei mu
Radix Paeoniae alba	Bai shao
Radix Scrophulariae	Xuan shen
Radix Rehmanniae	Sheng di huang
Radix Ophiopogonis	Mai dong
Radix Glycyrrhizae	Gan cao
Herba Menthae	Bo he

Yao tong pian

Tablette gegen Rückenschmerzen

Radix Angelicae sinensis	Dang gui
Radix Dipsaci	Xu duan
Cortex Eucommiae	Du zhong
Fructus Lycii	Gou qi zi
Rhizoma Atractylodis macrocephalae	Bai zhu
Fructus Psoraleae	Bu gu zhi
Radix Achyranthis bidentatae	Niu xi

Yin qiao jie du wan (oder pian)

Pille (Tablette) mit Flos Lonicerae und Fructus Forsythiae zum Vertreiben von Gift

Flos Lonicerae	Jin yin hua
Fructus Forsythiae	Lian qiao
Radix Platycodi	Jie geng
Fructus Arctii	Niu bang zi
Herba Menthae	Bo he
Herba Schizonepetae	Jing jie
Herba Lophatheri	Dan zhu ye
Semen Sojae praeparatum	Dan dou chi
Radix Glycyrrhizae	Gan cao

Yong sheng he e jiao

Ewig stark wirksame Kombination mit Eselshautgelatine

Colla Corii Asini	E jiao
Radix Angelicae sinensis	Dang gui
Radix Astragali	Huang qi
Radix Ophiopogonis	Mai dong
Poria	Fu ling
Radix Rehmanniae praeparata	Shu di huang
Reiswein	
Zucker	
Sesamöl	

You gui wan

Pille, die die Rechte (Niere) wiederherstellt

Radix lateralis Aconiti praeparata	Fu zi
Cortex Cinnamomi	Rou gui
Cortex Eucommiae	Du zhong
Fructus Corni	Shan zhu yu
Semen Cuscutae	Tu si zi
Colla cornus Cervi	Lu jiao jiao
Radix Rehmanniae praeparata	Shu di huang
Rhizoma Dioscoreae	Shan yao
Fructus Lycii	Gou qi zi
Radix Angelicae sinensis	Dang gui

Yue ju wan

Pille mit Fructus Gardeniae und Rhizoma Chuanxiong

Rhizoma Cyperi	Xiang fu
Rhizoma Atractylodis	Cang zhu
Fructus Gardeniae	Zhi zi
Rhizoma Chuanxiong	Chuan xiong
Massa medicata fermentata	Shen qu

Yunnan bai yao

Weiße Medizin aus Yunnan

Radix Notoginseng	San qi

Restliche Zutaten: Angaben fehlen.

Yunnan te chan tian qi pian

Besonders zubereitete Tablette aus Yunnan mit Radix Notoginseng

Radix Notoginseng	San qi

Zai zao wan

Erneuerungspille

Lignum Aquilariae resinatum	Chen xiang
Os Tigris	Hu gu
Radix Ginseng	Ren shen
Myrrha	Mo yao
Moschus	She xiang
Radix Angelicae sinensis	Dang gui
Calculus Bovis	Niu huang
Cornu Bubali	Shui niu jiao
Radix Astragali	Huang qi
Cortex Cinnamomi	Rou gui
Sanguis Draconis	Xue jie
Rhizoma Gastrodiae	Tian ma
Flos Carthami	Hong hua
Zaocys	Wu shao she
Radix Rehmanniae	Sheng di huang
Fructus Amomi cardamomi	Bai dou kou
Radix Saposhnikoviae	Fang feng
Rhizoma Chuanxiong	Chuan xiong

Zhen zhu san

Margarita-Pulver

Margarita	Zhen zhu

Zhi bo ba wei wan

Pille aus acht Zutaten mit Rhizoma Anemarrhenae und Cortex Phellodendri

Radix Rehmanniae praeparata	Shu di huang
Fructus Corni	Shan zhu yu
Rhizoma Dioscoreae	Shan yao
Rhizoma Alismatis	Ze xie
Poria	Fu ling
Cortex Moutan	Mu dan pi
Rhizoma Anemarrhenae	Zhi mu
Cortex Phellodendri	Huang bai

Zhi sou ding chuan wan

Pille zum Beenden von Husten und zum Beruhigen von Atemnot

Herba Ephedrae	Ma huang
Semen Armeniacae	Xing ren
Gypsum fibrosum	Shi gao
Radix Glycyrrhizae tosta	Zhi gan cao

Zhu sha an shen wan

Pille zum Beruhigen des Geistes mit Zinnober

Radix Angelicae sinensis	Dang gui
Radix Rehmanniae	Sheng di huang
Cinnabaris	Zhu sha
Rhizoma Coptidis	Huang lian
Radix Glycyrrhizae	Gan cao

Zhuang yao jian shen pian

Tablette zum Beleben des Rückens und zum Stärken der Niere

Rhizoma Cibotii	Gou ji
Radix Achyranthis bidentatae	Niu xi
Cortex Eucommiae	Du zhong
Fructus Rosae laevigatae	Jin ying zi
Ramulus Taxilli	Sang ji sheng
Cordyceps	Dong chong xia cao
Poria	Fu ling
Fructus Rubi	Fu pen zi

Zhui feng huo xue pian

Tablette zum Vertreiben von Wind und zum Bewegen des Blutes

Ramulus Cinnamomi	Gui zhi
Radix Angelicae pubescentis	Du huo

Herba Ephedrae	Ma huang
Radix Saposhnikoviae	Fang feng
Cortex Illicii	Di feng pi
Rhizoma seu Radix Notopterygii	Qiang huo
Olibanum	Ru xiang
Pyritum	Zi ran tong
Myrrha	Mo yao
Cortex Eucommiae	Du zhong
Rhizoma Homalomenae	Qian nian jian
Fructus Chaenomelis	Mu gua
Radix Achyranthis bidentatae	Niu xi
Radix Glycyrrhizae	Gan cao
Honig (Mel)	Feng mi

Zi sheng wan

Pille, die das Leben verschafft

Radix Codonopsis pilosulae	Dang shen
Rhizoma Atractylodis macrocephalae	Bai zhu
Semen Coicis	Yi yi ren
Massa medicata fermentata	Shen qu
Pericarpium Citri reticulatae	Chen pi
Fructus Crataegi	Shan zha
Semen Euryales	Qian shi
Rhizoma Dioscoreae	Shan yao
Semen Lablab album	Bai bian dou
Fructus Hordei germinatus	Mai ya
Poria	Fu ling
Semen Nelumbinis	Lian zi
Radix Platycodi	Jie geng
Herba Agastachis rugosae	Huo xiang
Radix Glycyrrhizae	Gan cao
Fructus Amomi cardamomi	Bai dou kou
Rhizoma Coptidis	Huang lian

Zuo gui wan

Pille, die die Linke (Niere) wiederherstellt

Radix Rehmanniae praeparata	Shu di huang
Fructus Lycii	Gou qi zi
Rhizoma Dioscoreae	Shan yao
Colla Plastri Testudinis	Gui ban jiao
Radix Cyathulae	Chuan niu xi
Fructus Corni	Shan zhu yu
Semen Cuscutae	Tu si zi
Colla Cornus Cervi	Lu jiao jiao

Fußnoten

1 Die Verwendung von Tigerknochen sowie von Rhinozeroshorn (kommt in anderen Rezepturen vor) ist gemäß dem Washingtoner Artenschutzabkommen verboten. (Anmerkung des Übersetzers der deutschen Ausgabe.)

2 Im Chinesischen Arzneibuch ist nur Borneolum syntheticum angeführt, und nicht natürlich vorkommendes Borneolum – möglicherweise im Interesse einer einheitlichen Produktqualität. (Anmerkung des Übersetzers der deutschen Ausgabe, nach Informationen von Mag. pharm. et phil. Erich Stöger, Laufen, 1995.)

3 In der ursprünglichen Rezeptur wird nicht Cornu Bubali, sondern Cornu Rhinoceri (Xi jiao) verwendet. (Anmerkung des Übersetzers der deutschen Ausgabe.)

4 Im englischen Original ist hier als Arznei „Cornu Bisontis" angeführt. Es geht nicht daraus hervor, ob Cornu Bisontis als Ersatz für das laut chinesischer Bezeichnung (Xi jiao) darin enthaltene Cornu Rhinoceri gedacht ist. (Anmerkung des Übersetzers der deutschen Ausgabe.)

5 Dieser Bestandteil ist nicht sicher zurückzuverfolgen; es könnte sich auch um Folium Linderae gambleanae handeln. Die Wirkungen von Folium Malloti appeltae: kühlt Hitze, leitet Nässe aus, wirkt schmerz- und blutstillend sowie entgiftend. Die Wirkungen von Folium Linderae gambleanae: blutstillend, Konkrementabgang fördernd, das Wachstum neuen Gewebes fördernd. (Anmerkung des Übersetzers der deutschen Ausgabe, nach Informationen von Mag. pharm. et phil. Erich Stöger, Laufen, 1995.)

6 Die Silbe „guan" ist hier im 3. Ton gemäß der pinyin-Transkription zu betonen. Es besteht hier nämlich eine Verwechslungsmöglichkeit mit Rhizoma Dryopteris crassirhizomae, das auch „Guan zhong" heißt, wobei aber „guan" hier im 4. Ton auszusprechen ist. (Anmerkung des Übersetzers der deutschen Ausgabe, nach Informationen von Mag. pharm. et phil. Erich Stöger, Laufen, 1995.)

7 Es handelt sich um mit dem Pilz Monascus fermentierten Reis, der nach der Gärung rot aussieht. Diese Arznei wird häufig durch Massa medicata fermentata (Shen qu) ersetzt. (Anmerkung des Übersetzers der deutschen Ausgabe, nach Informationen von Mag. pharm. et phil. Erich Stöger, Laufen, 1995.)

8 Es handelt sich um Schwarztee. (Anmerkung des Übersetzers der deutschen Ausgabe.)

9 Laut Name des Präparats dürfte früher statt des heute enthaltenen Niu huang (Calculus Bovis) Xi huang (Calculus Rhinoceri), also Rhinozeros-Bezoar, der Hauptbestandteil gewesen sein. (Anmerkung des Übersetzers der deutschen Ausgabe.)

Anhang 6

Wichtige Begriffe der Chinesischen Medizin

Symptome

Chuan	Atemnot
Xiao	Keuchen
Bi Yuan	„Nasenteich“ (Sinusitis)
Zhang	Distension
Man	Völle
Men	Druck
Pi	Dumpfheit
Ji	Blut-Resistenzen
Ju	Qi-Resistenzen
Shi	Fülle
Xu	Leere
Ben	Wurzel
Biao	Manifestation
Bi Zheng	Schmerzhaftes Obstruktions-Syndrom
Wei Zheng	Atrophie-Syndrom
Zhong Feng	Wind-Schlaganfall
Lin Zheng	Dysurie-Syndrom
Re Du	Hitze-Toxin, Toxische Hitze
Xin Fan	psychische Unruhe
Wen Bing	Wärme-Erkrankung

Substanzen des Lebens

Shen	Geist
Hun	Wanderseele
Po	Körperseele
Yi	Denken, Intellekt
Zhi	Willenskraft
Jing	Essenz
Yuan Qi	Ursprungs-Qi
Wei Qi	Abwehr-Qi
Ying-Qi	Nähr-Qi
Zong Qi	Sammel-Qi (des Thorax)
Zhen Qi	Wahres Qi
Zheng Qi	Aufrechtes Qi
Zhong Qi	Mitte-Qi
Ming Men	Tor der Vitalität

Emotionen

Nu	Zorn
Si	Grübeln
Bei	Trauer
You	Sorge
Xi	Freude
Kong	Angst
Jing	Schock

Leitbahnen und Punkte

Luo Mai (Luo Xue)	Verbindungsleitbahn (Passagepunkt)
Bie Mai	Nebenverläufe
Yuan Xue	Quellpunkt
Xi Xue	Grenzpunkt
Hui	Einflußreicher Punkt
(Bei) Shu Xue	Zustimmungspunkt
Mu Xue	Alarmpunkt
Wu Shu Xue	Fünf Antike Punkte

Ren Mai	Konzeptionsgefäß
Du Mai	Lenkergefäß
Chong Mai	Durchdringungsgefäß
Yang Qiao Mai	Yang-Fersengefäß
Yin Qiao Mai	Yin-Fersengefäß
Yang Wei Mai	Yang-Verbindungsgefäß
Yin Wei Mai	Yin-Verbindungsgefäß
Dai Mai	Gürtelgefäß
Tai Yang	Großes Yang
Yang Ming	Helles Yang
Shao Yang	Kleines Yang
Tai Yin	Großes Yin
Shao Yin	Kleines Yin
Jue Yin	Umkehr-Yin
Cou Li	Raum zwischen Haut und Muskeln

Puls

Cun	distale Position
Guan	mittlere Position
Chi	proximale Position

Anhang 7

Zur Aussprache der chinesischen Begriffe

Die folgenden Hinweise sollen zu einer andeutungsweise richtigen Aussprache der chinesischen Termini befähigen. Es werden hierbei allerdings nicht die vier verschiedenen Töne der chinesischen Hochsprache (Peking-Dialekt) berücksichtigt, die auch bei den Begriffen im Fließtext nicht ausgewiesen sind. Die Bemerkungen sind einem Kurzlehrbuch der chinesischen Sprache[1] entnommen.

Das chinesische phonetische Alphabet (pinyin-Umschrift) benutzt die Buchstaben des lateinischen Alphabets, um die Aussprache der chinesischen Schriftzeichen anzudeuten.

1. Die Anlautkonsonanten

Pinyin-Umschrift	*ähnliche deutsche Laute*
b(o)	Bad
p(o)	Pappel
m(o)	Meile
f(o)	Fahrt
d(e)	Dach
t(e)	Tag
n(e)	Name
l(e)	lallen
g(e)	Regen
k(e)	Kunst
h(e)	halten
j(i)	etwa wie engl. jeep (dji; Gaumenlaut)
q(i)	etwa wie engl. cheer (tji; Gaumenlaut)
x(i)	ich
zh(i)	Dschungel
ch(i)	deutsch
sh(i)	Schwert
r(i)	ein Laut zwischen „r“ und dem „j“ in „Journalist“; die Zunge krümmt sich nach oben, ohne den Gaumen zu berühren.
z(i)	Landsberg
c(i)	stets
s(i)	Kiste
y(i)	ich
w(u)	engl. white

2. Die Stammlautvokale

Pinyin-Umschrift	*ähnliche deutsche Laute*
a	Rat
o	Ofen
e	Ruder

i (nach z, c, s, zh, ch, sh, r)	Der Vokal wird zusammen mit dem vorangehenden Konsonanten lange und mit zurückgebogener Zungenspitze ausgesprochen.
i	mir
u	Mut
ü	führen
er	Faser (das „r" rollen)
ai	Mai
ei	Ehe
ao	Baum
ou	Man spitzt den Mund zum „o", geht dann sofort zum „u" über.
an	Kanne
en	Namen
ang	Gang
eng	Die Silbe wird nasal gesprochen.
ong	Lunge
ia	asiatisch
ie	jetzt
iao	Jauche
iu	Juni
ian	Jänner
in	in
iang	Yangtse-Fluß
ing	singen
iong	jung
ua*	Wahrheit
uo*	u + o „Wonne"
uai*	u + ai „weit"
ui* u + eh weben	
uan	u + an „wann"
un*	u + n „wunderbar"
uang*	u + ang „Wange"
üe**	ü + eh (man geht vom „ü" sofort zu einem kurzen „e" wie in „jeder" über)
üan**	ü + an (man geht vom „ü" sofort zum „an" über)
ün**	grün

* In den sieben Silben, die mit einem „u" beginnen, wird dieses nur andeutungsweise mit ganz rundem Mund gesprochen, dann geht man sofort zu den folgenden Vokalen über, die ganz kurz gesprochen werden. Die deutschen Beispiele geben die Aussprache nur annähernd wieder.

** Wenn diese Silben hinter „j", „q", „x" und „y" stehen, wird ein „ü" gesprochen, obwohl in der pinyin-Umschrift keines geschrieben wird (Beispiele: xue, yun).

Dieser Anhang ist in der englischen Originalausgabe nicht enthalten. (Anmerkung des Übersetzers der deutschen Ausgabe.)

Fußnoten

1 Chinesisch in 24 Stunden; China im Aufbau, Beijing, 1985.

Anhang 8

Wichtige Perioden der chinesischen Geschichte[1]

Wir haben uns entschlossen, diese kurze Liste in die deutsche Übersetzung aufzunehmen, um dem Leser eine ungefähre Einordnung der zitierten klassischen Werke und der erwähnten Ärzte aus der Geschichte der Chinesischen Medizin zu ermöglichen.

Zeitraum	**Dynastien bzw. andere politische Konstellationen**
3. vorchristliches Jahrtausend	legendäre Kaiser; u. a. Shennong, Huangdi (der „Gelbe Kaiser")
2100–1600 v. Chr.	Xia-Dynastie (legendär)
1600–1100	Shang-Dynastie (historisch)
1100–771	Westliche Zhou-Dynastie
770–221	Östliche Zhou-Dynastie
770–476	Frühling- und Herbst-Periode
475–221	Periode der Kämpfenden Staaten
221–207	Qin-Dynastie
206 v. Chr.–8 n. Chr.	Westliche Han-Dynastie
9–23	Xin-Dynastie
25–220	Östliche Han-Dynastie
220–265	Periode der Drei Königreiche
265–316	Westliche Jin-Dynastie

317–589	Nördliche und Südliche Dynastien
581–618	Sui-Dynastie
618–907	Tang-Dynastie
907–960	Fünf Dynastien, Zehn Königreiche
960–1127	Nördliche Song-Dynastie
1127–1279	Südliche Song-Dynastie
1271–1368	Yuan-Dynastie (mongolisch)
1368–1644	Ming-Dynastie
1644–1911	Qing-Dynastie
1911–1949	Republik China
seit 1949	Volksrepublik China

Fußnoten

1 Dieser Anhang ist in der englischen Originalausgabe nicht enthalten. Sie entstammt im wesentlichen folgendem Werk: Huntington, M.: A Traveller's Guide to Chinese History; Henry Holt and Company, New York, 1987. (Anmerkung des Übersetzers der deutschen Ausgabe.)

Anhang 9

Tabellarische Übersicht der Arzneien

Diese Tabelle faßt der Übersichtlichkeit wegen die meisten der in diesem Buch vorkommenden Arzneien zusammen. Die Reihenfolge orientiert sich am chinesischen Namen (in der pinyin-Transkription). Es sind auch häufig verwendete Synonyma, sowohl hinsichtlich der chinesischen als auch der pharmazeutischen Terminologie, angeführt. Die Tabelle ist bei weitem nicht vollständig und ersetzt keinesfalls die in verschiedenen Materiae medicae enthaltenen Informationen, sie soll nur dem raschen Nachschlagen dienen.

Chinesische Bezeichnung	Häufige chinesische Synonyma	Pharmazeutische Bezeichnung	Synonyma
A wei		Herba Ferulae	
Ai ye		Folium Artemisiae Argyi	
An xi xiang		Benzoinum	
Ba ji tian	Ba ji	Radix Morindae officinalis	
Bai bei ye		Folium Malloti appeltae	
Bai bian dou	Bian dou	Semen Lablab album	Semen Dolichoris Lablab, Semen Lablab
Bai bu		Radix Stemonae	
Bai dou kou		Fructus Amomi cardamomi	Fructus Amomi Kravanh
Bai fu zi	Bai fu	Rhizoma Typhonii	
Bai guo		Semen Ginkgo	
Bai he		Bulbus Lilii	
Bai ji		Rhizoma Bletillae	
Bai ji li	Ji li	Fructus Tribuli	

Chinesische Bezeichnung	Häufige chinesische Synonyma	Pharmazeutische Bezeichnung	Synonyma
Bai jiang cao		Herba Thlaspii seu Patriniae	Herba cum Radice Patriniae, Herba Patriniae
Bai jie zi		Semen Sinapis albae	
Bai jiu		Weißer Reiswein	
Bai mao gen		Rhizoma Imperatae	
Bai qian		Rhizoma Cynanchi stauntonii	Radix et Rhizoma Cynanchi Baiqian
Bai shao		Radix Paeoniae alba	Radix Paeoniae lactiflorae
Bai tou weng		Radix Pulsatillae	
Bai wei		Radix Cynanchi	Radix Cynanchi Baiwei
Bai xian pi		Cortex Dictamni	
Bai zhi		Radix Angelicae dahuricae	
Bai zhu		Rhizoma Atractylodis macrocephalae	
Bai zi ren		Semen Platycladi	Semen Biotae
Ban lan gen		Radix Isatidis	Radix Isatidis seu Baphicacanthis
Ban xia		Rhizoma Pinelliae	
Bei sha shen		Radix Glehniae	Radix Adeonophorae seu Glehniae
Bi bo	Bi ba	Fructus Piperis longi	
Bi cheng qie		Fructus Litseae	
Bi xie	Fen bi xie	Rhizoma Dioscoreae hypoglaucae	
Bian xu	Bian xu cao	Herba Polygoni avicularis	
Bing lang		Semen Arecae	Semen Arecae Catechu
Bing pian		Borneolum syntheticum	
Bing tang		Kandiszucker	
Bo he		Herba Menthae	
Bu gu zhi		Fructus Psoraleae	
Can sha		Faeces Bombycis	Excrementum Bombycis Mori
Cang er zi		Fructus Xanthii	
Cang zhu		Rhizoma Atractylodis	Rhizoma Atractylodis lanceae
Cao dou kou		Semen Alpiniae	Semen Alpiniae Katsumadai
Cao guo		Fructus Tsaoko	Fructus Amomi Tsao-ko
Cao wu		Radix Aconiti kusnezoffii	
Ce bai ye	Ce bai, Ce ye	Cacumen Platycladi	Cacumen Biotae
Cha ye		Folium Camelliae	
Chai hu		Radix Bupleuri	
Chan tui		Periostracum Cicadae	
Che qian zi	Che qian ren	Semen Plantaginis	
Chen pi		Pericarpium Citri reticulatae	
Chen xiang		Lignum Aquilariae resinatum	Lignum Aquilariae

Chinesische Bezeichnung	Häufige chinesische Synonyma	Pharmazeutische Bezeichnung	Synonyma
Chi shao		Radix Paeoniae rubra	
Chi shi zhi		Halloysitum rubrum	
Chi xiao dou		Semen Phaseoli	Semen Phaseoli calcarati
Chong wei zi		Fructus Leonuri	
Chuan bei mu	Bei mu, Chuan bei	Bulbus Fritillariae cirrhosae	
Chuan lian zi		Fructus Toosendan	Fructus Meliae Toosendan
Chuan niu xi		Radix Cyathulae	
Chuan shan jia	Shan jia	Squama Manitis	
Chuan wu		Radix Aconiti	Radix Aconiti Carmichaeli
Chuan xin lian		Herba Andrographitis	
Chuan xiong		Rhizoma Chuanxiong	Rhizoma Ligustici Wallichii, Rhizoma Ligustici Chuanxiong
Chun gen bai pi	Chun pi	Cortex Ailanthi	
Ci shi		Magnetitum	
Cong bai		Herba Allii fistulosi	
Da fu pi		Pericarpium Arecae	
Da huang		Radix et Rhizoma Rhei	
Da qing ye	Da qing	Folium Isatidis	Folium Daqingye
Da zao	Hong zao	Fructus Jujubae	Fructus Zizyphi Jujubae
Dan dou chi		Semen Sojae praeparatum	
Dan nan xing		Rhizoma Arisaematis cum Bile	Pulvis Arisaematis cum Felle Bovis, Rhizoma Arisaematis praeparatum
Dan shen		Radix Salviae miltiorrhizae	
Dan zhu ye	Zhu ye	Herba Lophatheri	Folium Bambusae
Dang gui		Radix Angelicae sinensis	Radix Angelicae polymorphae
Dang shen		Radix Codonopsis pilosulae	Radix Codonopsitis
Deng xin cao	Deng cao	Medulla Junci	
Di feng pi		Cortex Illicii	
Di gu pi		Cortex Lycii	Cortex Radicis Lycii
Di long		Lumbricus	Pheretima aspergillum
Di yu		Radix Sanguisorbae	
Ding xiang		Flos Caryophylli	
Dong chong xia cao		Cordyceps	
Dou kou		Fructus Amomi rotundus	
Du huo		Radix Angelicae pubescentis	Radix Heraclei
Du zhong		Cortex Eucommiae	
Duan jie shen		Radix Cynanchi wallichii	
Duan long gu		Fossilia ossis Mastodi (kalziniert)	
Duan mu li		Concha Ostreae (kalziniert)	

Chinesische Bezeichnung	Häufige chinesische Synonyma	Pharmazeutische Bezeichnung	Synonyma
E jiao	A jiao	Colla corii Asini	Gelatinum Asini
E zhu		Rhizoma Curcumae	Rhizoma Curcumae Ezhu
Fang feng		Radix Saposhnikoviae	Radix Ledebouriellae
Fang ji		Radix Stephaniae tetrandrae	
Fen bi xie	Bi xie	Rhizoma Dioscoreae hypoglaucae	
Feng mi		Mel (Honig)	
Feng wang		Gelée Royale	
Fu ling		Poria	Sclerotium Poriae Cocos
Fu ling pi		Cortex Poriae	Cortex Poriae Cocos
Fu long gan	Zao xin huang tu, Zao xin tu	Terra flava usta	
Fu pen zi		Fructus Rubi	
Fu ping		Herba Spirodelae	Herba Lemnae seu Spirodelae
Fu shen		Sclerotium Poriae pararadicis	Sclerotium Poriae fushen
Fu xiao mai		Fructus Tritici levis	Semen Tritici Aestivi Levis
Fu zi		Radix lateralis Aconiti praeparata	Radix lateralis Aconiti Carmichaeli praeparata
Gan cao		Radix Glycyrrhizae	
Gan jiang		Rhizoma Zingiberis	Rhizoma Zingiberis siccatum
Gao ben		Rhizoma Ligustici	Rhizoma et Radix Ligustici sinensis
Gao liang jiang		Rhizoma Alpiniae officinarum	Rhizoma Alpiniae Officinari
Ge gen		Radix Puerariae	
Ge jie		Gecko	
Ge qiao	Hai ge ke	Concha Meretricis seu Cyclinae	
Gou ji		Rhizoma Cibotii	
Gou qi zi		Fructus Lycii	
Gou shen		Testis et Penis Canis	
Gou teng		Ramulus cum Uncis Uncariae	
Gu sui bu		Rhizoma Drynariae	
Gu ya	Dao ya	Semen Oryzae germinatus	
Gua lou		Fructus Trichosanthis	
Gua lou zi		Semen Trichosanthis	
Guang jin qian cao		Herba Desmodii styracifolii[1]	
Gui ban		Plastrum Testudinis	
Gui ban jiao		Colla Plastri Testudinis	Gelatinum Plastri Testudinis
Gui zhi		Ramulus Cinnamomi	Ramulus Cassiae
Hai feng teng		Caulis Piperis futokadsurae	
Hai fu shi		Pumex	
Hai jin sha		Spora Lygodii	

Chinesische Bezeichnung	Häufige chinesische Synonyma	Pharmazeutische Bezeichnung	Synonyma
Hai tong pi		Cortex Erythrinae	
Han lian cao	Mo han lian	Herba Ecliptae	
Han shui shi		Calcitum	
He huan pi		Cortex Albiziae	Cortex Albizziae
He shou wu	Shou wu	Radix Polygoni multiflori	
He tao ren	Hu tao ren, He tao rou, Hu tao rou	Semen Juglandis	
He zi		Fructus Chebulae	Fructus Terminaliae
Hei ai ye		Folium Artemisiae Argyi carbonisatum	
Hei zhi ma		Semen Sesami nigrum	Semen Sesami indici
Hong cha		Folium Camelliae fermentatum	
Hong hua		Flos Carthami	
Hong qu		Semen Oryzae cum Monasco	
Hong shen	Ren shen	Radix Ginseng (rot)	
Hong tian kui		Herba Begoniae fimbristipulatae	
Hou po		Cortex Magnoliae officinalis	
Hu gu		Os Tigris	
Hu huang lian		Rhizoma Picrorhizae	
Hu ma ren		Semen Sesami	Semen Sesami indici
Hu po		Succinum	
Hua jiao	Shan jiao, Chuan jiao	Pericarpium Zanthoxyli	Fructus Zanthoxyli
Hua shi		Talcum	
Huang bai	Huang bo	Cortex Phellodendri	
Huang gua zi		Semen Cucumeris sativi	
Huang jing		Rhizoma Polygonati	
Huang lian		Rhizoma Coptidis	
Huang qi		Radix Astragali	
Huang qin		Radix Scutellariae	
Huo ma ren		Semen Cannabis	
Huo xiang		Herba Agastachis rugosae	
Ji cai		Herba Capsellae[2]	
Ji gu cao		Herba Abri	
Ji li	Bai ji li	Fructus Tribuli	
Ji nei jin		Endothelium corneum Gigeriae galli	
Ji xue teng		Caulis Spatholobi	Radix et Caulis Jixueteng, Caulis Millettiae

Chinesische Bezeichnung	Häufige chinesische Synonyma	Pharmazeutische Bezeichnung	Synonyma
Jiang can		Bombyx batryticatus	
Jiang huang		Rhizoma Curcumae longae	
Jie geng		Radix Platycodi	
Jin qian cao		Herba Lysimachiae[3]	
Jin yin hua		Flos Lonicerae	
Jin ying zi		Fructus Rosae laevigatae	
Jing jie		Herba Schizonepetae	
Jing mi	Geng mi	Semen Oryzae	
Jiu ji chang pu		Rhizoma Anemonis altaicae	
Ju hua		Flos Chrysanthemi	
Jue ming zi		Semen Cassiae	
Ku shen		Radix Sophorae flavescentis	
Kuan dong hua		Flos Farfarae	Flos Tussilaginis
Lai fu zi		Semen Raphani	
Li pi		Pericarpium Fructi Pyri	
Lian qiao		Fructus Forsythiae	
Lian xu		Stamen Nelumbinis	Stamen Loti
Lian zi		Semen Nelumbinis	Semen Loti
Ling yang jiao		Cornu Saigae tataricae	Cornu Antelopis
Ling zhi		Ganoderma lucidum seu japonicum	
Long chi		Dens Draconis	
Long dan	Long dan cao	Radix Gentianae	Radix Gentianae scabrae, Radix Gentianae Longdancao
Long gu		Fossilia ossis Mastodi	Os Draconis
Long yan rou		Arillus Longan	Arillus Euphoriae Longanae
Lu gen		Rhizoma Phragmitis	
Lu hui		Aloe	Herba Aloes
Lu jiao		Cornu Cervi	
Lu jiao jiao		Colla cornus Cervi	Gelatinum cornus Cervi
Lu jiao shuang		Cornu Cervi degelatinatum	
Lu lu tong		Fructus Liquidambaris	
Lu rong		Cornu Cervi pentotrichum	Cornu Cervi parvum
Lu rou		Caro Cervi	
Lu shen		Ren Cervi	
Lu wei		Penis et testis Cervi	
Ma dou ling		Fructus Aristolochiae	
Ma huang		Herba Ephedrae	
Ma qian zi		Semen Strychni	

Chinesische Bezeichnung	Häufige chinesische Synonyma	Pharmazeutische Bezeichnung	Synonyma
Mai dong	Mai men dong	Radix Ophiopogonis	
Mai ya		Fructus Hordei germinatus	
Man hu tui zi		Semen Eleagni glabrae	
Man jing zi		Fructus Viticis	
Mang xiao		Natrii Sulfas	Mirabilitum
Mei gui hua		Flos Rosae rugosae	
Mi meng hua		Flos Buddlejae	Flos Buddleiae
Mo yao		Myrrha	
Mu dan pi	Dan pi	Cortex Moutan	
Mu gua		Fructus Chaenomelis	
Mu hu die		Semen Oroxyli	
Mu li		Concha Ostreae	
Mu tong		Caulis Akebiae[4]	
Mu xiang		Radix Aucklandiae	Radix Saussureae
Mu zei		Herba Equiseti hiemalis	
Nan sha shen		Radix Adenophorae	Radix Adenophorae seu Glehniae
Niu bang zi	Niu bang	Fructus Arctii	
Niu da li		Radix Milletiae speciosae	
Niu dan		Fel Bovis	
Niu huang		Calculus Bovis	
Niu xi		Radix Achyranthis bidentatae	
Nü zhen zi		Fructus Ligustri lucidi	
Ou jie		Nodus Nelumbinis rhizomatis	Nodus rhizomatis Loti
Pao jiang		Rhizoma Zingiberis recens (geröstet)	
Pei lan		Herba Eupatorii	
Pi pa ye		Folium Eriobotryae	
Pu gong ying		Herba Taraxaci	Herba cum Radice Taraxaci
Pu huang		Pollen Typhae	
Qi she		Agkistrodon	Agkistrodon seu Bungarus
Qian cao	Qian cao gen	Radix Rubiae	
Qian hu		Radix Peucedani	
Qian jin ba		Radix Moghaniae	
Qian nian jian		Rhizoma Homalomenae	
Qian niu zi		Semen Pharbitidis	
Qian shi		Semen Euryales	
Qiang huo		Rhizoma seu Radix Notopterygii	
Qin jiao		Radix Gentianae macrophyllae	Radix Gentianae Qinjiao
Qin pi		Cortex Fraxini	

Chinesische Bezeichnung	Häufige chinesische Synonyma	Pharmazeutische Bezeichnung	Synonyma
Qing dai		Indigo naturalis	
Qing hao		Herba Artemisiae annuae	
Qing ma zi	Qing shi, Dong kui zi	Semen Abutili	Semen Abutilonis
Qing meng shi		Lapis Chloriti	Lapis Micae
Qing pi		Pericarpium Citri reticulatae viride	
Qiu li		Fructus Pyri	
Qu mai		Herba Dianthi	
Quan xie	Quan chong	Scorpio	Buthus Martensi
Ren shen		Radix Ginseng	
Rou cong rong		Herba Cistanches	Herba Cistanchis
Rou gui		Cortex Cinnamomi	
Ru xiang		Olibanum	Gummi Olibanum
San leng		Rhizoma Sparganii	
San qi	Tian qi	Radix Notoginseng	Radix Pseudoginseng
Sang bai pi		Cortex Mori	Cortex radicis Mori
Sang ji sheng	Ji sheng	Ramulus Taxilli	Ramulus Loranthi, Ramulus Sangjisheng
Sang piao xiao		Ootheca Mantidis	
Sang ye		Folium Mori	
Sang zhi		Ramulus Mori	
Sha ren		Fructus Amomi	
Sha yuan zi		Semen Astragali complanati	
Shan dou gen		Radix Sophorae tonkinensis	
Shan ren gen		Radix Rhodomyrti	
Shan yao		Rhizoma Dioscoreae	
Shan zha	Shan zha rou	Fructus Crataegi	
Shan zhu yu		Fructus Corni	
She chuang zi		Semen Cnidii	
She dan		Fel Serpentis	
She gan		Rhizoma Belamcandae	
She xiang		Moschus	Secretio Moschus
Shen qu		Massa medicata fermentata	Massa fermentata, Massa medicinalis fermentata
Sheng di huang	Sheng di	Radix Rehmanniae	Radix Rehmanniae viridis, Radix Rehmanniae glutinosae
Sheng gan cao		Radix Glycyrrhizae (roh)	
Sheng jiang		Rhizoma Zingiberis recens	
Sheng ma		Rhizoma Cimicifugae	

Chinesische Bezeichnung	Häufige chinesische Synonyma	Pharmazeutische Bezeichnung	Synonyma
Sheng tie luo	Tie luo	Frusta Ferri	
Shi chang pu		Rhizoma Acori tatarinowii	Rhizoma Acori graminei
Shi gao		Gypsum fibrosum	Gypsum
Shi hu		Herba Dendrobii	
Shi jue ming		Concha Haliotidis	
Shi nan teng		Ramus Photiniae	
Shi wei		Folium Pyrrosiae	
Shou wu teng		Caulis Polygoni multiflori	
Shu di huang	Shu di	Radix Rehmanniae praeparata	Radix Rehmanniae (glutinosae) conquita
Shui niu jiao		Cornu Bubali	
Si gua lou		Fructus Retinervus Luffae	Fasciculus vascularis Luffae
Song jie		Lignum nodi Pini	
Song xiang		Resina Pini praeparata	
Song zi ren		Semen Pini	
Su he xiang		Styrax	Styrax liquidis
Su mu		Lignum Sappan	
Su ye	Zi su ye	Folium Perillae	
Suan zao ren		Semen Ziziphi spinosae	Semen Zizyphi spinosae
Suo yang		Herba Cynomorii songarici	
Tan xiang		Lignum Santali albi	
Tao ren		Semen Persicae	
Tian dong	Tian men dong	Radix Asparagi	Tuber Asparagi
Tian hua fen		Radix Trichosanthis	
Tian ma		Rhizoma Gastrodiae	
Tian nan xing		Rhizoma Arisaematis	
Tian zhu huang		Concretio silicea Bambusae	
Tong cao		Medulla Tetrapanacis	
Tu bie chong		Eupolyphaga seu Stelophaga	Eupolyphaga seu Opisthoplatia
Tu si zi	Tu si	Semen Cuscutae	
Wa leng zi		Concha Arcae	
Wang bu liu xing	Wang bu liu	Semen Vaccariae	
Wei ling xian		Radix Clematidis	
Wu hua guo gen		Radix Fici	
Wu ling zhi		Faeces Trogopterori	Faeces Trogopterorum, Excrementum Trogopteri seu Pteromi
Wu mei		Fructus Mume	Fructus Pruni Mume
Wu shao she		Zaocys	Zaocys Dhumnades

Chinesische Bezeichnung	Häufige chinesische Synonyma	Pharmazeutische Bezeichnung	Synonyma
Wu tou		Radix Aconiti Wu Tou	Radix Aconiti
Wu wei zi		Fructus Schisandrae	
Wu yao		Radix Linderae	
Wu zhi mao tao gen	Wu zhi mao tao	Radix Fici simplicissimae	
Wu zhu yu		Fructus Evodiae	
Xi jiao		Cornu Rhinoceri	Cornu Rhinocerotis, Cornu Bisontis[5]
Xi xian cao		Herba Siegesbeckiae	
Xi xin		Herba Asari	Herba cum Radice Asari, Radix Asari
Xia ku cao		Spica Prunellae	
Xiang fu		Rhizoma Cyperi	
Xiang ru		Herba Elsholtziae	Herba Elsholtziae seu Moslae
Xiao hui xiang	Xiao hui	Fructus Foeniculi	
Xiao ji		Herba Cirsi	Herba Cephalanoplos
Xie bai		Bulbus Allii macrostemi	Bulbus Allii
Xin yi	Xin yi hua	Flos Magnoliae	
Xing ren		Semen Armeniacae[6]	Semen Pruni Armeniacae
Xiong huang	Xiong jing	Realgar	
Xu duan		Radix Dipsaci	
Xuan fu hua	Fu hua	Flos Inulae	
Xuan shen		Radix Scrophulariae	
Xue jie		Sanguis Draconis	
Xun gu feng		Herba Aristolochiae mollissimae	
Yan hu suo	Yuan hu	Rhizoma Corydalis	Tuber Corydalis
Yi mu cao		Herba Leonuri	
Yi tang		Saccharum granorum	
Yi yi ren		Semen Coicis	
Yi zhi ren		Fructus Alpiniae oxyphyllae	
Yin chen hao		Herba Artemisiae scopariae	Herba Artemisiae Yinchenhao, Herba Artemisiae capillaris
Yin yang huo	Xian ling pi	Herba Epimedii	
Yu jin		Radix Curcumae	Tuber Curcumae
Yu li ren	Yu li ren rou	Semen Pruni	
Yu xing cao		Herba Houttuyniae	Herba cum Radice Houttuyniae
Yu zhu		Rhizoma Polygonati odorati	
Yuan zhi		Radix Polygalae	
Ze lan	Ze lan ye	Herba Lycopi	
Ze xie		Rhizoma Alismatis	
Zhe bei mu	Zhe bei, Bei mu	Bulbus Fritillariae Thunbergii	
Zhe shi	Dai zhe shi	Haematitum	

Chinesische Bezeichnung	Häufige chinesische Synonyma	Pharmazeutische Bezeichnung	Synonyma
Zhen zhu		Margarita	
Zhen zhu mu		Concha Margaritiferae	
Zhi gan cao		Radix Glycyrrhizae tosta[7]	Radix Glycyrrhizae praeparata
Zhi mu		Rhizoma Anemarrhenae	
Zhi qiao	Zhi ke	Fructus Aurantii	Fructus Citri Aurantii
Zhi shi		Fructus Aurantii immaturus	Fructus Citri Aurantii immaturus
Zhi zi	Shan zhi zi	Fructus Gardeniae	
Zhong ru shi	Zhong ju	Stalactitum	
Zhu dan		Fel Suis	
Zhu li		Succus Bambusae	
Zhu ling		Polyporus	Sclerotium Polypori umbellati
Zhu ru		Caulis Bambusae in taeniam	Caulis Bambusae in taeniis
Zhu sha		Cinnabaris	
Zi he che		Placenta Hominis	
Zi hua di ding		Herba Violae	Herba cum Radice Violae
Zi jin niu		Herba Ardisiae japonicae	
Zi ran tong		Pyritum	
Zi su geng	Su geng	Caulis Perillae	
Zi su ye	Su ye	Folium Perillae	
Zi su zi	Su zi	Fructus Perillae	
Zi wan		Radix Asteris	

Dieser Anhang ist im englischen Original nicht enthalten. Die Terminologie orientiert sich an der deutschen Übersetzung des Arzneibuchs der Volksrepublik China (siehe Bibliographie) und an zahlreichen zusätzlichen Informationen von Mag. pharm. et phil. Erich Stöger, Laufen. (Anmerkung des Übersetzers der deutschen Ausgabe.)

Fußnoten

1 Herba Lysimachiae: Jin qian cao; Herba Desmodii styracifolii: Guang jin qian cao.

2 Ident mit Herba Capsellae bursae-pastoris = Herba Bursae pastoris (Hirtentäschel). Nicht zu verwechseln mit Ji cai (andere Tonabfolge), einem Synonym für Yu xing cao (Herba Houttuyniae).

3 Herba Lysimachiae: Jin qian cao; Herba Desmodii styracifolii: Guang jin qian cao.

4 Chuan mu tong: Caulis Clematidis Armandii; Guan mu tong: Caulis Aristolochiae manshurensis.

5 „Cornu Bisontis" wird im englischen Original gelegentlich statt „Cornu Rhinoceri" verwendet. Ich habe in diesen Fällen aufgrund möglicher Mißverständnisse stets den Begriff „Cornu Rhinoceri" verwendet (Anmerkung des Übersetzers der deutschen Ausgabe).

6 Semen Armeniacae amarum: Ku xing ren.

7 Mi gan cao: Radix Glycyrrhizae praeparata (mit Honig geröstet).

Anhang 10

Übersetzung von Rezepturnamen

Rezepturname (pinyin)	Rezepturname (Bensky)	Rezepturname (Maciocia)
Ai fu nuan gong wan	Folium Artemisiae Argyi und Rhizoma Cyperi Rotundi Pille zur Wärmung des Schoßes	Pille zum Wärmen des Uterus mit Folium Artemisiae Argyi und Rhizoma Cyperi
An shen ding zhi wan		Pille zum Beruhigen des Geistes und der Willenskraft
Ba xian chang shou wan	Achtfache Unsterblichkeitspille für Langlebigkeit	Pille der Acht Unsterblichen für langes Leben
Ba zhen tang	Acht Schätze Dekokt	Acht Schätze-Dekokt
Ba zhen yi mu tang	Acht Schätze Pille für Mütter	Acht Schätze-Dekokt mit Herba Leonuri
Ba zheng tang	Acht Arzneien Pulver zur Korrektur	Acht Arzneien-Pulver zur Korrektur
Bai he gu jin tang	Bulbus Lilii Dekokt zur Erhaltung des Metalls	Dekokt zum Festigen des Metalls mit Bulbus Lilii
Bai hu jia cang zhu tang	Weißer Tiger Dekokt mit Rhizoma Atractylodis	Weißer Tiger-Dekokt mit Rhizoma Atractylodis
Bai hu jia gui zhi tang	Weißer Tiger Dekokt mit Ramulus Cinnamomi Cassiae	Weißer Tiger-Dekokt mit Ramulus Cinnamomi
Bai hu tang	Weißer Tiger Dekokt	Weißer Tiger-Dekokt
Bai shao gan cao tang		Dekokt mit Radix Paeoniae alba und Radix Glycyrrhizae
Bai tou weng tang	Radix Pulsatillae Chinensis Dekokt	Dekokt mit Radix Pulsatillae
Bai zi yang xin wan	Semen Biotae Orientalis Pille, die das Herz nährt	Pille mit Semen Platycladi zum Nähren des Herzens

Rezepturname (pinyin)	Rezepturname (Bensky)	Rezepturname (Maciocia)
Ban xia bai zhu tian ma tang	Rhizoma Pinelliae Ternatae, Rhizoma Atractylodis Macrocephalae und Rhizoma Gastrodiae Elatae Dekokt	Dekokt mit Rhizoma Pinelliae, Rhizoma Atractylodis macrocephalae und Rhizoma Gastrodiae
Ban xia hou po tang	Rhizoma Pinelliae Ternatae und Cortex Magnoliae Officinalis Dekokt	Dekokt mit Rhizoma Pinelliae und Cortex Magnoliae officinalis
Bao he wan	Pille, die die Harmonie erhält	Pille, die die Harmonie erhält
Bao yin jian (Variation)		Dekokt zum Schützen des Yin (Modifikation)
Bei mu gua lou san	Bulbus Fritillariae und Fructus Trichosanthis Pulver	Pulver mit Bulbus Fritillariae und Fructus Trichosanthis
Bi xie fen qing yin	Rhizoma Dioscoreae Hypoglaucae Dekokt, das das Klare trennt	Dekokt mit Rhizoma Dioscoreae hypoglaucae, das das Klare trennt
Bi xie shen shi tang		Dekokt mit Rhizoma Dioscoreae hypoglaucae zum Ausleiten von Nässe
Bu fei tang	Dekokt, das die Lunge tonisiert	Dekokt, das die Lunge tonisiert
Bu gan tang	Tonisiere die Leber Dekokt	Dekokt zum Tonisieren der Leber
Bu qi cong ming tang		Dekokt zum Tonisieren des Qi und zum klaren Hören
Bu qi yi shen tang		Dekokt zum Tonisieren des Qi und zum Unterstützen der Niere
Bu yang huan wu tang	Dekokt, das das Yang tonisiert, um die Fünf (Zehntel) wiederherzustellen	Dekokt, das das Yang tonisiert, um die Fünf (Zehntel) wiederherzustellen
Bu zhong yi qi tang	Dekokt, das die Mitte tonisiert und das Qi vermehrt	Dekokt, das die Mitte tonisiert und das Qi vermehrt
Cang bai er chen tang		Dekokt der zwei alten Arzneien mit Rhizoma Atractylodis und Rhizoma Atractylodis macrocephalae
Cang er bi dou yan fang		Sinusitis-Rezeptur mit Fructus Xanthii
Cang er zi san	Fructus Xanthii Sibirici Pulver	Fructus Xanthii-Pulver
Chai ge jie ji tang	Radix Bupleuri und Radix Puerariae Dekokt zur Entlastung der Muskulatur	Dekokt mit Radix Bupleuri und Radix Puerariae zur Entlastung der Muskulatur
Chai hu shu gan tang	Radix Bupleuri Dekokt, das die Leber verteilt	Dekokt mit Radix Bupleuri zum Besänftigen der Leber
Chen xiang jiang qi san		Pulver mit Lignum Aquilariae zum Bezähmen des Qi
Chen xiang san		Pulver mit Lignum Aquilariae
Cheng shi bi xie yin		Dekokt mit Rhizoma Dioscoreae hypoglaucae aus dem Cheng-Clan

Rezepturname (pinyin)	Rezepturname (Bensky)	Rezepturname (Maciocia)
Cheng yang li lao tang		Dekokt zum Unterstützen des Yang und zum Kontrollieren von Müdigkeit
Chu shi wei ling tang	Dekokt, das Nässe eliminiert, aus einer Kombination des Beruhige den Magen Pulvers und des Fünf Bestandteile Pulvers mit Sclerotium Poriae Cocos	Nässe-beseitigende Kombination aus dem Pulver zum Beruhigen des Magens und dem Pulver aus fünf Bestandteilen mit Poria
Chuan xiong cha tiao san	Radix Ligustici Chuanxiong Pulver, das man mit grünem Tee einnimmt	Regulierendes Pulver mit Rhizoma Chuanxiong, mit grünem Tee einzunehmen
Ci zhu wan	Magnetitum und Cinnabaris Pille	Pille mit Magnetit und Zinnober
Da bu yin jian	Pille, die das Yin großartig tonisiert	Dekokt zum intensiven Tonisieren des Yin
Da chai hu tang	Größeres Radix Bupleuri Dekokt	Größeres Dekokt mit Radix Bupleuri
Da cheng qi tang	Größeres Dekokt, das das Qi ordnet	Großes Dekokt zum Leiten des Qi
Da huang fu zi tang	Radix et Rhizoma Rhei und Radix Lateralis Aconiti Carmichaeli Praeparata Dekokt	Dekokt mit Radix et Rhizoma Rhei und Radix lateralis Aconiti praeparata
Da jian zhong tang	Größeres Dekokt, das die Mitte aufbaut	Größeres Dekokt, das die Mitte aufbaut
Da qi qi tang		Großes Dekokt der sieben Qi
Da qin jiao tang	Größeres Radix Gentianae Qinjiao Dekokt	Größeres Dekokt mit Radix Gentianae macrophyllae
Da yuan yin	Dekokt, das die Membranenquelle erreicht	Dekokt, das die Membranen erreicht
Dai di dang san		Stellvertretendes Pulver zum Fernhalten
Dai ge san		Pulver mit Indigo naturalis und Concha Cyclinae
Dan shen yin	Radix Salviae Miltiorrhizae Dekokt	Dekokt mit Radix Salviae miltiorrhizae
Dang gui bu xue tang	Radix Angelicae Sinensis Dekokt zur Tonisierung des Blutes	Dekokt mit Radix Angelicae sinensis zum Tonisieren des Blutes
Dang gui long hui wan	Radix Angelicae Sinensis, Radix Gentianae Longdancao und Herba Aloes Pille	Dekokt mit Radix Angelicae sinensis, Radix Gentianae und Aloe
Dang gui si ni tang	Radix Angelicae Sinensis Dekokt für kalte Extremitäten	Dekokt für kalte Extremitäten mit Radix Angelicae sinensis
Dao chi san	Pulver, das das Rote hinausleitet	Pulver, das das Rote hinausleitet
Dao tan tang	Dekokt, das Schleim ausleitet	Dekokt, das Schleim ausleitet
Di po tang		Dekokt für die Körperseele der Erde
Di tan tang	Dekokt, das Schleim ausspült	Dekokt, das Schleim ausspült
Di yu san	Radix Sanguisorbae Officinalis Pulver	Pulver mit Radix Sanguisorbae

Rezepturname (pinyin)	Rezepturname (Bensky)	Rezepturname (Maciocia)
Ding chuan san		Pulver, das dem Keuchen Einhalt gebietet
Ding chuan tang	Dekokt, das dem Keuchen Einhalt gebietet	Dekokt, das dem Keuchen Einhalt gebietet
Ding xian wan	Pille, die Anfallsleiden stoppt	Pille, die Anfallsleiden stoppt
Ding zhi wan	Pille, die die Emotionen beruhigt	Pille, die die Willenskraft beruhigt
Du huo ji sheng tang	Radix Angelicae Pubescentis und Ramulus Sangjisheng Dekokt	Dekokt mit Radix Angelicae pubescentis und Ramulus Taxilli
Er chen tang	Zweifach behandeltes Dekokt	Dekokt der zwei alten Arzneien
Er long zuo ci wan	Pille für Taubheit, die der Linken (Niere) guttut	Pille für Taubheit, die der Linken (Niere) guttut
Er miao san	Zwei Wunder Pille	Pulver der beiden wundersamen Arzneien
Er shen san		Pulver der beiden Geister
Er zhi wan	Zweifach größte Pille	Pulver der beiden Sonnenwenden
Fang feng tang		Dekokt mit Radix Saposhnikoviae
Fu ling pi tang		Dekokt mit Cortex Poriae
Gan cao xie xin tang	Radix Glycyrrhizae Uralensis Dekokt, welches das Epigastrium abfließen läßt	Dekokt mit Radix Glycyrrhizae zum Entlasten der Herzregion
Gan jiang ling zhu tang		Dekokt mit Radix Glycyrrhizae, Rhizoma Zingiberis und Rhizoma Atractylodis macrocephalae
Gan mai da zao tang	Radix Glycyrrhizae Uralensis, Semen Tritici Aestivi Levis und Fructus Zizyphi Jujubae Dekokt	Dekokt mit Radix Glycyrrhizae, Fructus Tritici levis und Fructus Jujubae
Gao lin tang		Dekokt gegen klebrige Dysurie
Ge gen qin lian tang		Dekokt mit Radix Puerariae, Radix Scutellariae und Rhizoma Coptidis
Ge xia zhu yu tang	Dekokt, das Blut-Stasen unterhalb des Diaphragmas eliminiert	Dekokt, das Blut-Stase unterhalb des Diaphragmas eliminiert
Gu ben zhi beng tang	Dekokt, das die Wurzel stabilisiert und übermäßige Uterusblutungen stoppt	Dekokt, das die Wurzel stabilisiert und übermäßige Uterusblutungen stoppt
Gua lou xie bai bai jiu tang	Fructus Trichosanthis, Bulbus Allii und Weißwein Dekokt	Dekokt mit Fructus Trichosanthis, Bulbus Allii macrostemi und weißem Wein
Gua lou xie bai ban xia tang	Fructus Trichosanthis, Bulbus Allii und Rhizoma Pinelliae Ternatae Dekokt	Dekokt mit Fructus Trichosanthis, Bulbus Allii macrostemi und Rhizoma Pinelliae
Gui fu li zhong tang	Cortex Cinnamomi Cassiae und Radix Lateralis Aconiti Carmichaeli Praeparata Dekokt zur Regulierung der Mitte	Dekokt zum Regulieren der Mitte mit Cortex Cinnamomi und Radix lateralis Aconiti praeparata

Rezepturname (pinyin)	Rezepturname (Bensky)	Rezepturname (Maciocia)
Gui pi tang	Dekokt, das die Milz wiederherstellt	Dekokt zum Stärken der Milz
Gui shao xi cao tang		Dekokt mit Radix Angelicae sinensis, Radix Paeoniae und Herba Siegesbeckiae
Gui shen tang		Dekokt zum Wiederherstellen des Geistes
Gui zhi fu ling wan	Ramulus Cinnamomi Cassiae und Sclerotium Poriae Cocos Pille	Pille mit Ramulus Cinnamomi und Poria
Gui zhi fu zi tang	Ramulus Cinnamomi Cassiae und Radix Lateralis Aconiti Carmichaeli Praeparata Dekokt	Dekokt mit Ramulus Cinnamomi und Radix lateralis Aconiti praeparata
Gui zhi gan cao long gu mu li tang	Ramulus Cinnamomi Cassiae, Radix Glycyrrhizae Uralensis, Os Draconis und Concha Ostreae Dekokt	Dekokt mit Ramulus Cinnamomi, Radix Glycyrrhizae, Fossilia ossis Mastodi und Concha Ostreae
Gui zhi jia hou po xing zi tang	Ramulus Cinnamomi Cassiae Dekokt mit Cortex Magnoliae Officinalis und Semen Pruni Armeniacae	Dekokt mit Ramulus Cinnamomi plus Cortex Magnoliae officinalis und Semen Armeniacae
Gui zhi ren shen tang	Ramulus Cinnamomi Cassiae und Radix Ginseng Dekokt	Dekokt mit Ramulus Cinnamomi und Radix Ginseng
Gui zhi tang	Ramulus Cinnamomi Cassiae Dekokt	Dekokt mit Ramulus Cinnamomi
Gun tan wan	Pille, die Schleim verdampft	Pille zum Vertreiben von Schleim
Hao qin qing dan tang	Herba Artemisiae Annuae und Radix Scutellariae Dekokt, das die Gallenblase klärt	Dekokt mit Herba Artemisiae annuae und Radix Scutellariae zum Klären der Gallenblase
He che da zao wan		Stark aufbauende Pille mit Placenta hominis
Hu qian wan	Pille des auf der Lauer liegenden Tigers	Pille des auf der Lauer liegenden Tigers
Hua gai san	Baldachin	Pulver des ruhmvollen Baldachins
Hua gan jian		Pulver zum Umwandeln der Leber
Hua ji wan		Pille zum Auflösen von Blut-Resistenzen
Huang lian e jiao tang	Rhizoma Coptidis und Gelatinum Corii Asini Dekokt	Dekokt mit Rhizoma Coptidis und Colla Corii Asini
Huang lian wen dan tang	Rhizoma Coptidis Dekokt zur Erwärmung der Gallenblase	Dekokt mit Rhizoma Coptidis zum Erwärmen der Gallenblase
Huang qi jian zhong tang	Radix Astragali Membranacei Dekokt, das die Mitte aufbaut	Dekokt mit Radix Astragali zum Stärken der Mitte
Huang qi tang		Dekokt mit Radix Astragali
Huang qin qing fei yin		Dekokt mit Radix Scutellariae zum Klären der Lunge

Rezepturname (pinyin)	Rezepturname (Bensky)	Rezepturname (Maciocia)
Huang qin tang	Radix Scutellariae Dekokt	Dekokt mit Radix Scutellariae
Huo luo xiao ling dan	Phantastisch effektiv wirkende Pille zur Belebung der Kollateralen	Wundersam wirkende Pille zum Beleben der Verbindungsleitbahnen
Huo po xia ling tang	Herba Agastaches seu Pogostemi, Cortex Magnoliae Officinalis, Rhizoma Pinelliae Ternatae und Sclerotium Poriae Cocos Dekokt	Dekokt mit Herba Agastachis rugosae, Cortex Magnoliae, Rhizoma Pinelliae und Poria
Huo xiang zheng qi san	Herba Agastaches seu Pogostemi Pulver, das das Qi korrigiert	Pulver mit Herba Agastachis rugosae für das Aufrechte Qi
Ji chuan jian	Dekokt, das dem Fluß (fließen) hilft	Dekokt zum Unterstützen des Flusses
Jia jian yu zhu tang		Variation des Dekokts mit Rhizoma Polygonati odorati
Jia wei gua lou xie bai tang		Variation des Dekokts mit Fructus Trichosanthis und Bulbus Allii macrostemi
Jia wei si jun zi tang		Variation des Dekokts der vier Edlen
Jia wei wu lin san	Erweitertes Fünf Bestandteile Pulver für schmerzhafte Miktionsdysfunktion	Modifiziertes Pulver aus fünf Bestandteilen gegen Dysurie
Jia wei xiang su san	Erweitertes Rhizoma Cyperi Rotundi und Folium Perillae Frutescentis Pulver	Modifiziertes Pulver mit Rhizoma Cyperi und Folium Perillae
Jia wei xiao yao san	Erweitertes Umherstreifen Pulver	Modifiziertes Pulver des freien und entspannten Wanderers
Jie yu dan		Pille zum Entspannen der Sprache
Jin gui shen qi wan	Nieren-Qi Pille aus Golden Cabinet	Pille für das Nieren-Qi aus „Abriß des Wichtigsten aus Goldtruhe und Jadekasten"
Jin ling zi san		Pulver mit Fructus Toosendan
Jing fang jie biao tang		Dekokt mit Herba Schizonepetae und Radix Saposhnikoviae zum Befreien der Körperoberfläche
Ju hua cha tiao san	Flos Chrysanthemi Morifolii Pulver, das man mit grünem Tee einnimmt	Regulierendes Pulver mit Flos Chrysanthemi, mit grünem Tee einzunehmen
Juan bi tang	Dekokt, das schmerzhafte Blockaden beseitigt; aus: *Medical Revelations*	Dekokt zum Beseitigen des Schmerzhaftes Obstruktions-Syndroms
Kuan xiong wan		Pille zum Öffnen des Brustkorbs
Lei shi fang xiang hua zhuo fa		Aromatische Rezeptur des Lei-Clans zum Auflösen des Trüben
Li zhong wan	Pille, die die Mitte reguliert	Pille, die die Mitte reguliert
Lian po yin	Rhizoma Coptidis und Cortex Magnoliae Officinalis Dekokt	Dekokt mit Rhizoma Coptidis und Cortex Magnoliae officinalis

Rezepturname (pinyin)	Rezepturname (Bensky)	Rezepturname (Maciocia)
Liang di tang		Dekokt der beiden „Di“
Liang fu wan	Rhizoma Alpiniae Officinari und Rhizoma Cyperi Rotundi Pille	Pille mit Rhizoma Alpiniae officinarum und Rhizoma Cyperi
Ling gan wu wei jiang xin tang	Sclerotium Poriae Cocos, Radix Glycyrrhizae Uralensis, Fructus Schisandrae Chinensis, Rhizoma Zingiberis Officinalis und Herba cum Radice Asari Dekokt	Dekokt mit Poria, Radix Glycyrrhizae, Fructus Schisandrae, Rhizoma Zingiberis und Herba Asari
Ling gui fu ping tang		Dekokt mit Poria, Ramulus Cinnamomi und Herba Spirodelae
Ling gui zhu gan tang	Sclerotium Poriae Cocos, Ramulus Cinnamomi Cassiae, Rhizoma Atractylodis Macrocephalae und in Honig gebratene Radix Glycyrrhizae Uralensis Dekokt	Dekokt mit Poria, Ramulus Cinnamomi, Rhizoma Atractylodis macrocephalae und Radix Glycyrrhizae
Ling jiao gou teng tang	Cornu Antelopis und Ramulus cum Uncis Uncariae Dekokt	Dekokt mit Cornu Saigae tataricae und Ramulus cum Uncis Uncariae
Liu he tang	Dekokt, das die Sechs harmonisiert	Dekokt, das die Sechs harmonisiert
Liu jun zi tang	Sechs Gentlemen Dekokt	Dekokt der sechs Edlen
Liu mo tang		Dekokt aus sechs vermahlenen Arzneien
Liu wei di huang wan	Sechs Bestandteile Pille mit Radix Rehmannia Glutinosae Conquitae	Pille aus sechs Bestandteilen mit Radix Rehmanniae praeparata
Long dan bi yuan fang		Rezeptur für den „Nasenteich“ mit Radix Gentianae
Long dan xie gan tang	Radix Gentianae Longdancao Dekokt, das die Leber entlastet	Dekokt zum Entlasten der Leber mit Radix Gentianae
Lu jiao jiao tang		Dekokt mit Colla Cornus Cervi
Ma huang fu zi xi xin tang	Herba Ephedrae, Herba cum Radice Asari und Radix Lateralis Aconiti Carmichaeli Praeparata Dekokt	Dekokt mit Herbae Ephedrae, Radix lateralis Aconiti praeparata und Herba Asari
Ma huang lian qiao chi xiao dou tang		Dekokt mit Herba Ephedrae, Fructus Forsythiae und Semen Phaseoli
Ma huang tang	Herba Ephedrae Dekokt	Dekokt mit Herba Ephedrae
Ma xing shi gan tang	Herba Ephedrae, Semen Pruni Armeniacae, Gypsum fibrosum und in Honig gebratene Radix Glycyrrhizae Uralensis Dekokt	Dekokt mit Herba Ephedrae, Semen Armeniacae, Gypsum fibrosum und Radix Glycyrrhizae
Ma zi ren wan	Semen Cannabis Sativae Pille	Pille mit Semen Cannabis
Mai dong tang	Tuber Ophiopogonis Japonici Dekokt	Dekokt mit Radix Ophiopogonis

Rezepturname (pinyin)	Rezepturname (Bensky)	Rezepturname (Maciocia)
Mai wei di huang wan		Pille mit Radix Ophiopogonis, Fructus Schisandrae und Radix Rehmanniae praeparata
Pi shen shuang bu tang		Dekokt zum gleichzeitigen Tonisieren von Milz und Niere
Ping wei san	Beruhige den Magen Pulver	Pulver zum Beruhigen des Magens
Qi ju di huang wan	Fructus Lycii, Flos Chrysanthemi Morifolii und Radix Rehmanniae Glutinosae Conquitae Pille	Pille mit Fructus Lycii, Flos Chrysanthemi und Radix Rehmanniae praeparata
Qi wei du qi tang		Dekokt aus sieben Zutaten für das Haupt-Qi
Qian gen san		Pulver mit Radix Rubiae
Qian zheng san	Pulver, das zu Symmetrie führt	Pulver zum Geraderichten des Aufrechten Qi
Qiang huo sheng shi tang	Radix et Rhizoma Notopterygii Dekokt, das Nässe überwindet	Dekokt mit Rhizoma seu Radix Notopterygii zum Vertreiben von Nässe
Qin jiao si wu tang		Dekokt aus vier Zutaten mit Radix Gentianae macrophyllae
Qing dai san		Pulver mit Indigo naturalis
Qing gan tou ding tang		Dekokt zum Klären der Leber und zum Durchdringen der Krone (des Kopfes)
Qing jin hua tan tang		Dekokt zum Klären des Metalls und zum Auflösen von Schleim
Qing qi hua tan tang	Pille, die das Qi klärt und Schleim transformiert	Pille zum Klären des Qi und zum Auflösen von Schleim
Qing re li shi tang		Dekokt zum Beseitigen von Hitze und Auflösen von Nässe
Qing re shen shi tang		Dekokt zum Beseitigen von Hitze und Ausleiten von Nässe
Qing re tiao xue tang		Dekokt zum Beseitigen von Hitze und Regulieren des Blutes
Qing re zhi beng tang	Dekokt, das die Hitze beseitigt und übermäßige Uterusblutungen stoppt	Dekokt, das Hitze beseitigt und übermäßige Uterusblutungen stoppt
Qing wei san	Pulver, das den Magen klärt	Pulver, das den Magen klärt
Qing ying tang	Dekokt, das die Nähr-Ebene klärt	Dekokt zum Klären der Nähr-Qi-Schicht
Qing zao jiu fei tang	Dekokt, das Trockenheit eliminiert und die Lunge rettet	Dekokt, das Trockenheit eliminiert und die Lunge rettet
Ren shen bai du san	Radix Ginseng Pulver zur Überwindung pathogener Einflüsse	Pulver mit Radix Ginseng zum Vertreiben von Giften

Rezepturname (pinyin)	Rezepturname (Bensky)	Rezepturname (Maciocia)
Ren shen ge jie san	Radix Ginseng und Gecko Pulver	Pulver mit Radix Ginseng und Gecko
Ren shen hu tao tang	Radix Ginseng und Walnuß Dekokt	Dekokt mit Radix Ginseng und Semen Juglandis
Ren shen yang rong tang		Dekokt mit Radix Ginseng zum Nähren und erblühen Lassen
Run chang wan	Befeuchte den Darm Pille	Pille zum Befeuchten des Darms
San ao tang	Drei Befreiungen Dekokt	Dekokt der drei Durchbrüche
San feng chu shi tang		Dekokt zum Vertreiben von Wind und Beseitigen von Nässe
San jin tang	Dreimal Gold Dekokt	Dekokt des dreifachen Goldes
San miao san	Drei Wunder Pille	Pulver aus drei wundersamen Arzneien
San zi yang qin tang	Drei Samen Dekokt, das die Eltern ernährt	Dekokt aus drei Samen zum Nähren der Eltern
Sang bai pi tang		Dekokt mit Cortex Mori
Sang ju yin	Folium Mori Albae und Flos Chrysanthemi Morifolii Dekokt	Dekokt mit Folium Mori und Flos Chrysanthemi
Sang piao xiao san	Ootheca Mantidis Pulver	Pulver mit Ootheca Mantidis
Sang xing tang	Folium Mori Albae und Semen Pruni Armeniacae Dekokt	Dekokt mit Folium Mori und Semen Armeniacae
Sha shen mai dong tang	Radix Adenophorae seu Glehniae und Tuber Ophiopogonis Dekokt	Dekokt mit Radix Glehniae und Radix Ophiopogonis
Shao fu zhu yu tang	Dekokt, das Blut-Stasen im unteren Abdomen eliminiert	Dekokt, das Blut-Stasen im unteren Abdomen eliminiert
Shao yao tang	Radix Paeoniae Dekokt	Dekokt mit Radix Paeoniae
She gan ma huang tang	Rhizoma Belamcandae chinensis und Herba Ephedrae Dekokt	Dekokt mit Rhizoma Belamcandae und Herba Ephedrae
Shen fu tang	Radix Ginseng und Radix Lateralis Aconiti Carmichaeli Praeparata Dekokt	Dekokt mit Radix Ginseng und Radix lateralis Aconiti praeparata
Shen ge san		Pulver mit Radix Ginseng und Gecko
Shen ling bai zhu san	Radix Ginseng, Sclerotium Poriae Cocos und Rhizoma Atractylodis Macrocephalae Pulver	Pulver mit Radix Ginseng, Poria und Rhizoma Atractylodis macrocephalae
Shen su yin	Radix Ginseng und Folium Perillae Frutescentis Dekokt	Dekokt mit Radix Ginseng und Folium Perillae
Shen tong zhu yu tang	Dekokt, das Blut-Stasen aus einem schmerzenden Körper treibt	Dekokt, das Blut-Stasen aus einem schmerzenden Körper treibt
Sheng mai san	Pulver, das den Puls erzeugt	Pulver, das den Puls erzeugt
Sheng tie luo yin	Eiserne Feilspäne Dekokt	Dekokt mit Eisenfeilspänen

Rezepturname (pinyin)	Rezepturname (Bensky)	Rezepturname (Maciocia)
Sheng yu tang	Dekokt, das wie ein Weiser heilt	Dekokt, das wie ein Weiser heilt
Shi bu wan	Zehn Tonika Pille	Pille aus zehn tonisierenden Arzneien
Shi pi yin		Dekokt zum Stärken der Milz
Shi quan da bu tang	Allumfassendes großes Tonisierungsdekokt	Umfassendes, großes Dekokt zum Tonisieren mit zehn Zutaten
Shi wei san		Pulver mit Folium Pyrrosiae
Shi wei wen dan tang	Zehn Bestandteile Dekokt zur Erwärmung der Gallenblase	Dekokt aus zehn Bestandteilen zum Wärmen der Gallenblase
Shi xiao san	Plötzliches Lächeln Pulver	Pulver des plötzlichen Lächelns
Shu zao yin zi		Drainierendes und grabendes Dekokt
Si jun zi tang	Vier Gentlemen Dekokt	Dekokt der vier Edlen
Si miao san		Pulver aus vier wundersamen Arzneien
Si ni san	Kalte Extremitäten Pulver	Pulver für kalte Extremitäten
Si shen wan	Vier Wunder Pille	Pille der vier Geister
Si wu tang	Vier Arzneien Dekokt	Dekokt aus vier Zutaten
Su he xiang wan	Styrax Liquidis Pille	Pille mit Styrax
Su zi jiang qi tang	Fructus Perillae Frutescentis Dekokt, das das Qi nach unten leitet	Dekokt mit Fructus Perillae, das das Qi nach unten leitet
Suan zao ren tang	Semen Zizyphi Spinosae Dekokt	Dekokt mit Semen Ziziphi spinosae
Suo quan wan	Pille, die die Schleuse schließt	Pille zum Zusammenziehen der Quelle
Tao he cheng qi tang	Semen Persicae Dekokt, das Qi ordnet	Dekokt zum Leiten des Qi mit Semen Persicae
Tao hong si wu tang	Vier Arzneien Dekokt mit Flos Carthami Tinctorii und Semen Persicae	Dekokt aus vier Zutaten mit Flos Carthami und Semen Persicae
Tao hong yin		Dekokt mit Semen Persicae und Flos Carthami
Tian ma gou teng yin	Rhizoma Gastrodiae Elatae und Ramulus Uncariae cum Uncis Dekokt	Dekokt mit Rhizoma Gastrodiae und Ramulus cum Uncis Uncariae
Tian wang bu xin dan	Besondere Pille des himmlischen Kaisers, die das Herz tonisiert	Pille des Himmelskaisers zum Tonisieren des Herzens
Tiao gan tang		Dekokt zum Regulieren der Leber
Tiao wei cheng qi tang	Dekokt, das den Magen reguliert und das Qi ordnet	Dekokt zum Regulieren des Magens und zum Leiten des Qi
Tiao ying lian gan yin		Dekokt zum Regulieren des Nähr-Qi und zum Bändigen der Leber
Tong guan wan	Pulver, das das Tor freimacht	Pille zum Öffnen des Tors

Rezepturname (pinyin)	Rezepturname (Bensky)	Rezepturname (Maciocia)
Tong mai si ni tang	Kalte Extremitäten Dekokt, das Pulsblockaden auflöst	Dekokt für kalte Extremitäten zum Durchdringen der Blutgefäße
Tong qiao huo xue tang	Dekokt, das Blockaden in den Sinnesöffnungen auflöst und das Blut belebt	Dekokt zum Freimachen der Öffnungen und zum Bewegen des Blutes
Tong xie yao fang	Wichtiges Rezept für schmerzhaften Durchfall	Rezeptur bei schmerzhaftem Durchfall
Tong xuan li fei tang		Dekokt zum Verteilen, Absenken und Regulieren des Lungen-Qi
Tong you tang		Dekokt zum Durchdringen in die Tiefe
Wei ling tang	Beruhige den Magen und Sclerotium Poriae Cocos Dekokt	Dekokt zum Beruhigen des Magens mit Poria
Wen dan tang	Dekokt, das die Gallenblase wärmt	Dekokt, das die Gallenblase wärmt
Wen jing tang	Wärme die Menses Dekokt	Dekokt zum Wärmen der Menses
Wen pi tang	Wärme die Milz Dekokt	Dekokt zum Wärmen der Milz
Wu bi shan yao wan		Unvergleichliche Pille mit Rhizoma Dioscoreae
Wu fu ma xin gui jiang tang		Dekokt mit Radix Aconiti Wu Tou, Herba Ephedrae, Herba Asari, Ramulus Cinnamomi und Rhizoma Zingiberis
Wu ge kuan zhong san		Pulver für die Fünf Diaphragmen zum Entspannen der Mitte
Wu ji san	Fünf Anhäufungen Pulver	Pulver der fünf Anhäufungen
Wu ling san	Fünf Bestandteile Pulver mit Sclerotium Poriae Cocos	Pulver aus fünf Bestandteilen mit Poria
Wu mo yin zi	Fünf gemahlene Arzneien Dekokt	Dekokt aus fünf zermahlenen Zutaten
Wu pi san	Fünf Schalen Pulver	Pulver aus fünf Schalen
Wu ren wan	Fünf Samen Pille	Pille aus fünf Samen
Wu tou tang	Radix Aconiti Carmichaeli Praeparata Dekokt	Dekokt mit Radix Aconiti Wu Tou
Wu wei xiao du yin	Fünf Bestandteile Dekokt zur Eliminierung von Toxinen	Dekokt aus fünf Zutaten zum Beseitigen von Toxinen
Wu zhu yu tang	Fructus Evodiae Rutaecarpae Dekokt	Dekokt mit Fructus Evodiae
Wu zi yan zong wan		Pille aus fünf Samen zum Entwickeln der Ahnen
Xi jiao di huang tang	Cornu Rhinoceri und Radix Rehmanniae Glutinosae Dekokt	Dekokt mit Cornu Rhinoceri und Radix Rehmanniae
Xi jiao san		Dekokt mit Cornu Rhinoceri

Rezepturname (pinyin)	Rezepturname (Bensky)	Rezepturname (Maciocia)
Xiang lian wan	Rhizoma Coptidis und Radix Aucklandiae Lappae Pille	Pille mit Radix Aucklandiae und Rhizoma Coptidis
Xiang sha liu jun zi tang	Sechs Gentlemen Dekokt mit Radix Aucklandiae Lappae und Fructus Amomi	Dekokt der sechs Edlen mit Radix Aucklandiae und Fructus Amomi
Xiang sha ping wei san	Rhizoma Cyperi Rotundi und Fructus Amomi Pulver, das den Magen beruhigt	Pulver zum Beruhigen des Magens mit Radix Aucklandiae und Fructus Amomi
Xiang sha zhi zhu wan	Radix Aucklandiae Lappae, Fructus Amomi, Fructus Immaturus Citri Aurantii und Rhizoma Atractylodis Macrocephalae Pille	Pille mit Radix Aucklandiae, Fructus Amomi, Fructus Aurantii immaturus und Rhizoma Atractylodis macrocephalae
Xiao chai hu tang	Kleineres Radix Bupleuri Dekokt	Kleineres Dekokt mit Radix Bupleuri
Xiao feng chong ji		Dekokt zum Beseitigen von Wind
Xiao feng san	Pulver, das Wind eliminiert	Pulver, das Wind eliminiert
Xiao ji yin zi	Herba Cephalanoplos Dekokt	Dekokt mit Herba Cirsi
Xiao jian zhong tang	Kleineres Dekokt, das die Mitte aufbaut	Kleineres Dekokt, das die Mitte aufbaut
Xiao qing long tang	Kleines Blaugrüner Drachen Dekokt	Kleineres Dekokt des Blaugrünen Drachens
Xiao xian xiong tang	Kleineres Dekokt, das in den Thorax sinkt	Kleineres Dekokt, das in den Thorax sinkt
Xiao yao san	Umherstreifen Pulver	Pulver des freien und entspannten Wanderers
Xie bai san	Pulver, das das Weiße abfließen läßt	Pulver, das das Weiße abfließen läßt
Xie gan an shen wan		Pille zum Ausleiten von Leber-Fülle und zum Beruhigen des Geistes
Xie huang san	Pulver, das das Gelbe abfließen läßt	Pulver, das das Gelbe abfließen läßt
Xie xin tang	Dekokt, das das Epigastrium entlastet	Dekokt zum Entlasten des Herzareals
Xin yi qing fei yin		Dekokt mit Flos Magnoliae zum Klären der Lunge
Xing su san	Semen Pruni Armeniacae und Folium Perillae Frutescentis Pulver	Pulver mit Seman Armeniacae und Folium Perillae
Xuan bi tang	Dekokt, das schmerzhafte Blockaden auflöst	Dekokt zum Beseitigen des Schmerzhaftes Obstruktions-Syndroms
Xuan fu hua tang		Dekokt mit Flos Inulae
Xue fu zhu yu tang	Dekokt, das Stasen aus dem Haus des Blutes treibt	Dekokt, das Stasen aus dem Haus des Blutes treibt
Yang wei tang		Dekokt zum Nähren des Magens
Yang xin tang (1)	Dekokt, das das Herz nährt	Dekokt, das das Herz nährt
Yang xin tang (2)	Dekokt, das das Herz nährt	Dekokt, das das Herz nährt

Rezepturname (pinyin)	Rezepturname (Bensky)	Rezepturname (Maciocia)
Yang xue ding feng tang		Dekokt zum Nähren des Blutes und zum Beseitigen von Wind
Yi du yang yuan tang		Dekokt zum Unterstützen des Lenkergefäßes und zum Nähren des Ursprungs-Qi
Yi guan jian	Verbindungsdekokt	Verbindungsdekokt
Yi shen tong mai tang		Dekokt zum Unterstützen der Niere und zum Durchdringen der Blutgefäße
Yi wei tang	Dekokt, das dem Magen gut tut	Dekokt, das dem Magen gut tut
Yi yi ren tang	Semen Coicis Lachryma-jobi Dekokt	Dekokt mit Semen Coicis
Yin chen hao tang	Herba Artemisiae Yinchenhao Dekokt	Dekokt mit Herba Artemisiae scopariae
Yin chen wu ling san	Herba Artemisiae Yinchenhao und Fünf Bestandteile Pulver mit Sclerotium Poriae Cocos	Pulver aus fünf Bestandteilen mit Poria plus Herba Artemisiae scopariae
Yin mei tang		Dekokt zum Anziehen des Schlafes
Yin qiao san	Flos Lonicerae Japonicae und Fructus Forsythia Suspensae Pulver	Pulver mit Flos Lonicerae und Fructus Forsythiae
You gui wan	Pille, die die Rechte (Niere) wiederherstellt	Pille, die die Rechte (Niere) wiederherstellt
You gui yin	Dekokt, das die Rechte (Niere) wiederherstellt	Dekokt, das die Rechte (Niere) wiederherstellt
Yu nu jian	Jade-Frau Dekokt	Dekokt der Jade-Frau
Yu ping feng san	Jade Windschutz Pulver	Pulver des Jade-Windschilds
Yue bi jia zhu tang	Magd aus Yue Dekokt mit Rhizoma Atractylodis Macrocephalae	Dekokt der Magd aus Yue mit Rhizoma Atractylodis macrocephalae
Yue ju wan	Flucht aus der Einschnürung Pille	Pille mit Fructus Gardeniae und Rhizoma Chuanxiong
Zai zao san	Erneuerungspulver	Erneuerungspulver
Zeng ye tang	Dekokt, das die Körpersäfte vermehrt	Dekokt, das die Körpersäfte vermehrt
Zhen gan xi feng tang	Dekokt zur Beruhigung der Leber und Beseitigung von Wind	Dekokt zum Besänftigen der Leber und zum Bezähmen von Wind
Zhen wu tang	Wahrer Krieger Dekokt	Dekokt des Wahren Kriegers
Zhen zhong dan		Pille, die neben dem Bett liegt
Zhen zhu mu wan	Perlmutter Pille	Pille mit Concha Margaritiferae
Zheng qi tian xiang san		Pulver von himmlischem Aroma für das Aufrechte Qi

Rezepturname (pinyin)	Rezepturname (Bensky)	Rezepturname (Maciocia)
Zhi bo ba wei wan		Pille aus acht Zutaten mit Rhizoma Anemarrhenae und Cortex Phellodendri
Zhi bo di huang wan	Radix Anemarrhenae Asphodeloidis, Cortex Phellodendri und Radix Rehmanniae Glutinosae Conquitae Pille	Pille mit Rhizoma Anemarrhenae, Cortex Phellodendri und Radix Rehmanniae praeparata
Zhi gan cao tang	In Honig gebratene Radix Glycyrrhizae Uralensis Dekokt	Dekokt mit Radix Glycyrrhizae
Zhi shi dao zhi wan	Fructus Immaturus Citri Aurantii Pille, die Stagnation nach außen leitet	Pille mit Fructus Aurantii immaturus zum Beseitigen von Stagnation
Zhi shi xie bai gui zhi tang		Dekokt mit Fructus Aurantii immaturus, Bulbus Allii macrostemi und Ramulus Cinnamomi
Zhi shi zhi zi tang		Dekokt mit Fructus Aurantii immaturus und Fructus Gardeniae
Zhi sou san	Pulver, das den Husten stoppt	Pulver, das den Husten stoppt
Zhi zi chi tang	Fructus Gardeniae Jasminoides und Semen Sojae Praeparatum Dekokt	Dekokt mit Fructus Gardeniae und Semen Sojae praeparatum
Zhu ling tang	Sclerotium Polypori Umbellati Dekokt	Dekokt mit Polyporus
Zhu sha an shen wan	Cinnabaris Pille zur Beruhigung des Geistes	Pille zum Beruhigen des Geistes mit Zinnober
Zhu ye shi gao tang	Herba Lophatheri Gracilis und Gypsum fibrosum Dekokt	Dekokt mit Herba Lophatheri und Gypsum fibrosum
Zuo gui wan	Pille, die die Linke (Niere) wiederherstellt	Pille, die die Linke (Niere) wiederherstellt
Zuo gui yin	Dekokt, das die Linke (Niere) wiederherstellt	Dekokt, das die Linke (Niere) wiederherstellt
Zuo jin wan	Linkes Metall Pille	Pille des Linken Metalls

Anmerkung

Dieser Anhang ist im englischen Original nicht enthalten. Er soll dazu dienen, trotz leicht unterschiedlicher Übersetzung der Namen der klassischen Rezepturen bei verschiedenen Autoren den Überblick zu bewahren. Die Rezepturen sind alphabetisch nach der chinesischen Bezeichnung (pinyin-Transkription) geordnet. Die zweite Spalte, „Rezepturname (Bensky)", bringt die Bezeichnungen, die in „Chinesische Arzneimittelrezepte und Behandlungsstrategien", dem Standardwerk für Rezepturen von Dan Bensky, verwendet werden (deutsche Übersetzung: Verlag für Ganzheitliche Medizin Dr. Erich Wühr GmbH, Kötzting 1996). Die dritte Spalte beherbergt die Rezepturbezeichnungen, die ich in Anlehnung an Maciocias Übersetzung der Namen ins Englische gewählt habe. Diese unterscheiden sich gelegentlich auch sinnmäßig von Benskys Bezeichnungen, da die chinesischen Namen mitunter mehrdeutig sind. Außerdem verwende ich auch in den Rezepturnamen jene aktuellen pharmazeutischen Arzneimittelbezeichnungen, die in Anhang 9 zusammengefaßt sind. Lücken in der zweiten Spalte ergeben sich dadurch, daß nicht alle von Maciocia angegebenen Rezepturen auch in Benskys Buch angeführt werden. Zum Nachschlagen der Bestandteile der Rezepturen dient Anhang 4. (Anmerkung des Übersetzers der deutschen Ausgabe.)

Bibliographie

Klassische Texte der Chinesischen Medizin

1. The Yellow Emperor's Classic of Internal Medicine - Simple Questions (Huang Di Nei Jing Su Wen; „Des Gelben Kaisers Klassiker des Inneren" - „Reine Fragen"). Erstauflage etwa 100 v. Chr.; People's Health Publishing House, Beijing, 1979.
2. Spiritual Axis (Ling Shu Jing; „Das Zentrum des Wirkvermögens"). Erstauflage etwa 100 v. Chr.; People's Health Publishing House, Beijing, 1981.
3. Nanjing College of Traditional Chinese Medicine; An Explanation of the Classic of Difficulties (Nan Jing Yi Shi; Nan Jing: „Klassiker der Schwierigkeiten"). Erstauflage etwa 100 v. Chr.; Shanghai Science Publishing House, Shanghai 1960.
4. Hua Tuo; The Classic of The Secret Transmission (Zhong Cang Jing; „Klassiker der geheimen Überlieferung"). Erstauflage etwa 198 n. Chr.; Jiangsu Scientific Publishing House, 1985.
5. Nanjing College of Traditional Chinese Medicine Shang Han Lun Research Group 1980; Discussion on Cold-induced Diseases (Shang Han Lun, „Über kälteverursachte Schäden"); Autor: Zhang Zhong-Jing. Erstauflage etwa 220; Shanghai Scientific Publishing House, Shanghai 1980.
6. Zhang Zhong-Jing; Discussion of Prescriptions of the Golden Chest (Jin Gui Yao Lue Fang Lun; Jin Gui Yao Lue: „Abriß des Wichtigsten aus Goldtruhe und Jadekasten"). Erstauflage etwa 220; Zhejiang Scientific Publishing House, Zhejiang 1981.
7. He Ren; A Popular Guide to the Essential Prescriptions of the Golden Chest (Jin Gui Yao Lue Tong Su Jiang Hua); Shanghai Science Publishing House, Shanghai, 1979.
8. He Ren; A New Explanation of the Essential Prescriptions of the Golden Chest (Jin Gui Yao Lue Xin Jie); Zhejiang Scientific Publishing House, 1981.
9. Duan Guang-Zhou et al.; A Manual of the Essential Prescriptions of the Golden Chest (Jin Gui Yao Lue Shou Ce); Science Publishing House, 1986.
10. Traditional Chinese Medicine Research Institute; An Explanation of the Essential Prescriptions of the Golden Chest (Jin Gui Yao Lue Yu Yi), People's Health Publishing House, Beijing 1959.
11. Shandong College of Traditional Chinese Medicine; An Explanation of the Pulse Classic (Mai Jing Jiao Shi); People's Health Publishing House, Beijing 1984. Das Werk „Klassiker vom Puls" wurde von Wang Shu-He verfaßt. Erstauflage etwa 280.

12. Shandong College of Traditional Chinese Medicine; An Explanation of the ABC of Acupuncture (Zhen Jiu Jia Yi Jing Jiao Shi); People's Health Publishing Hosue, Beijing 1979. „ABC der Akupunktur" wurde von Huang Fu-Mi verfaßt. Erstauflage etwa 282.

13. Li Jing-Wei; An Illustrated Manual of Acupuncture Points as shown on the Bronze Man (Tong Ren Shu Xue Zhen Jiu Tu Jing); Chinese Bookshop Publishing House, Beijing 1987. Das Original wurde von Wang Wei-Yi verfaßt. Erstauflage 1026.

14. Li Dong-Yuan; Discussion on Stomach and Spleen (Pi Wei Lun); People's Health Publishing House, Beijing 1976. „Abhandlung über Milz und Magen" erschien erstmals 1249.

15. Wang Luo-Zhen; A Compilation of the „Study of the Eight Extraordinary Vessels" (Qi Jing Ba Mai Kao Jiao Zhu); Shanghai Science Publishing House, Shanghai 1985. „Eine Untersuchung der Acht Außerordentlichen Gefäße" wurde von Li Shi-Zhen verfaßt. Erstauflage 1578.

16. Yang Ji-Zhou; Compendium of Acupuncture (Zhen Jiu Da Cheng); People's Health Publishing House, Beijing 1980. „Großes Kompendium der Akupunktur" erschien erstmals 1601.

17. Wu Zhan-Ren, Yu Zhi-Gao; Correct Seal of Medical Circles (Yi Lin Zheng Yin); Jiangsu Science Publishing House, Nanjing 1987. „Das korrekte Siegel der medizinischen Kreise" wurde von Ma Zhao-Sheng verfaßt. Erstauflage 1605.

18. Zhang Jie-Bin (alias Zhang Jing-Yue); Classic of Categories (Lei Jing); People's Health Publishing House, Beijing 1982. „Klassiker der Kategorien" erschien erstmals 1624.

19. Zhang Jing-Yue; Complete Book of Jing Yue (Jing Yue Quan Shu); Shanghai Science Publishing House, Shanghai 1986. „Das vollständige Buch von Jing-Yue" erschien erstmals 1624.

20. Traditional Chinese Medicine Research Group of Zhejiang Province; An Explanation of the Discussion of Warm Epidemics (Wen Yi Lun Ping Zhu); People's Health Publishing House, Beijing 1977. „Erörterung der Wärme-Erkrankungen" wurde von Wu You-Xing verfaßt. Erstauflage 1642.

21. Yue Han-Zhen; An Explanation of Acupuncture Points (Jing Xue Jie); People's Health Publishing House, Beijing 1990. Erstauflage von „Erklärung der Akupunkturpunkte": 1654.

22. Lin Zhi-Han; The Essential Four Diagnostic Examinations (Si Zhen Jue Wei); Chinese Bookshop Publishing House, Beijing 1987. Erstauflage von „Die vier grundlegenden diagnostischen Untersuchungen": 1723.

23. Wu Qian; Golden Mirror of Medicine (Yi Zong Jin Jian); People's Health Publishing House, Beijing 1973. „Goldener Spiegel der Medizin" erschien erstmals 1742.

24. Nanjing College of Traditional Chinese Medicine; A Study of Warm Diseases (Wen Bing Xue); Shanghai Science Publishing House, Shanghai 1978. „Abhandlung über Wärme-Erkrankungen" wurde von Ye Tian-Shi verfaßt und erschien erstmals 1746.

25. Wu Ju-Tong; Differentiation of Warm Diseases (Wen Bing Tiao Bian); People's Health Publishing House, Beijing 1978. „Differenzierung der Wärme-Erkrankungen" erschien erstmals 1798.

26. Tang Zong-Hai; Discussion of Blood Syndromes (Xue Zheng Lun); People's Health Publishing House, Beijing 1979. „Erörterung der Blut-Erkrankungen" erschien erstmals 1884.

Moderne Texte

1. Zhang Bo-Yu; Internal Medicine (Zhong Yi Nei Ke Xue); Shanghai Science Publishing House, 1986.

2. Yang Jia-San; Acupuncture (Zhen Jiu Xue); People's Health Publishing House, Beijing 1989.

3. Wang Ke-Qin; Theory of the Mind in Chinese Medicine (Zhong Yi Shen Zhu Xue Shuo); Ancient Chinese Medical Texts Publishing House, Beijing 1988.

4. Shi Zi-Guang; Essential Clinical Experience of Famous Modern Doctors - Asthma (Dang Dai Ming Yi Ling Zhen Jing Hua); Ancient Chinese Medical Texts Publishing House, Beijing 1988.

5. Shi Zi-Guang; Essential Clinical Experience of Famous Modern Doctors - Painful Obstruction Syndrome (Dang Dai Ming Yi Ling Zhen Jing Hua); Ancient Chinese Medical Texts Publishing House, Beijing 1988.

6. Shi Zi-Guang; Essential Clinical Experience of Famous Modern Doctors - Epigastric Pain (Dang Dai Ming Yi Ling Zhen Jing Hua); Ancient Chinese Medical Texts Publishing House, Beijing 1988.
7. Fei Bo-Xiong et al.; Medical Collection from Four Families from Meng He (Meng He Si Jia Yi Ji); Jiangsu Science Publishing House, Nanjing 1985.
8. Gu He-Dao; History of Chinese Medicine (Zhong Guo Yi Xue Shi Lue); Shanxi People's Publishing House, Taiyuan 1979.
9. Syndromes and Treatment of the Internal Organs (Zang Fu Zheng Zhi); Tianjin Science Publishing House, Tianjin 1981.
10. Concise Dictionary of Chinese Medicine (Jian Ming Zhong Yi Ci Dian); People's Health Publishing House, Beijing 1980.
11. Patterns and Treatment of Kidney Diseases (Shen Yu Shen Bing De Zheng Zhi); Hebei People's Publishing House, Hebei 1979.
12. Li Wen-Chuan, He Bao-Yi; Practical Acupuncture (Shi Yong Zhen Jiu); People's Health Publishing House, Beijing 1987.
13. Li Shi-Zhen; Clinical Application of Frequently-Used Acupuncture Points (Chan Yong Shu Xue Lin Chuang Fa Hui); People's Health Publishing House, Beijing 1985.
14. Shan Yu-Dang; Selection of Acupuncture Point Combinations from the Discussion of Cold-induced Diseases (Shang Han Lun Zhen Jiu Pei Xue Xuan Zhu); People's Health Publishing House, Beijing 1984.
15. Ji Jie-Yin; Clinical Records of Tai Yi Shen Acupuncture (Tai Yi Shen Zhen Jiu Lin Zheng Lu); Shanxi Science Publishing House, Shanxi 1984.
16. Nanjing College of Traditional Chinese Medicine - Warm Diseases Research Group; Teaching Reference Material on the School of Warm Diseases (Wen Bing Xue Jiao Xue Can Kao Zi Liao); Jiangsu People's Publishing House, Nanjing 1959.
17. Shanghai College of Traditional Chinese Medicine; Chinese Pediatrics (Zhong Yi Er Ke Xue); Shanghai Science Publishing House, Shanghai 1979.
18. Cong Chun-Yu; Chinese Gynaecology (Zhong Yi Fu Ke Xue); Ancient Medical Texts Publishing House, Beijing 1988.
19. Chen You-Bang; Chinese Acupuncture Therapy (Zhong Guo Zhen Jiu Zhi Liao Xue); China Science Publishing House, Beijing 1990.
20. Wang Xue-Tai; Great Treatise of Chinese Acupuncture (Zhong Guo Zhen Jiu Da Quan); Henan Science and Technology Publishing House, Henan 1987.
21. He Shu-Huai; Acupuncture (Zhen Jiu Xue); Ancient Chinese Medical Texts Publishing House, Beijing 1985.
22. Zhang Wen-Jin; Acupuncture Empirical Formulae (Zhen Jiu Yan Fang); Shanxi Science Publishing House, Shanxi 1988.
23. Beijing College of Traditional Chinese Medicine; Practical Chinese Medicine (Shi Yong Yi Xue); People's Health Publishing House, Beijing 1975.
24. Hu Jiao-Ming; Great Treatise on Secret Chinese Medicine Prescriptions (Zhong Guo Zhong Yi Mi Fang Da Quan); Literary Publishing House, Shanghai 1989.
25. Zhou Feng-Yu; Practical Study of Prescriptions (Shi Yong Fang Ji Xue); Shandong Science Publishing House, Shandong 1989.
26. Guangdong Institute of Traditional Chinese Medicine; Chinese Internal Medicine (Zhong Yi Nei Ke); People's Health Publishing House, Beijing 1976.
27. Nanjing College of Traditional Chinese Medicine; Concise Chinese Internal Medicine (Jian Ming Zhong Yi Nei Ke); Shanghai Science Publishing House, Shanghai 1959.
28. Ye Xian-Chun; Frequently-Used Chinese Patent Medicines (Chang Yong Zhong Cheng Yao); Shanghai People's Publishing House, Shanghai 1976.

Englischsprachige Texte

1. Fratikin J; Chinese Herbal Patent Formulas; Institute for Traditional Medicine; Portland, Oregon 1986.
2. Zhu Chun-Han; Clinical Handbook of Chinese Prepared Medicines; Paradigm Publications, Brookline, Massachusetts, 1989.
3. Bensky D, Gamble A; Chinese Herbal Medicine - Materia Medica; Eastland Press, Seattle 1986.

Lehrbücher der Westlichen Medizin

1. Macleod J; Davidson's Principles and Practice of Medicine; Churchill Livingstone, Edinburgh 1974.
2. Jones H, Seegar G; Gynaecology; Williams and Wilkings, Baltimore 1982.
3. Kumar P, Clark M; Clinical Medicine; Bailliere Tindall, London 1987.
4. Hickling P, Golding J; An Outline of Theumatology; Wright, Bristol 1984.
5. Crawford Adams J, Hamblen D; Outline of Orthopaedics; Churchill Livingstone, Edinburgh 1990.
6. Turner P, Richens A; Clinical Pharmacology; Churchill Livingstone, Edinburgh 1973.
7. Seward C; Bedside Diagnosis; Churchill Livingstone, Edinburgh 1960.
8. De Gowin; Diagnostic Examination; Macmillan, London 1969.
9. Bates B; A Guide to Physical Examination; J B Lippincott Company, Philadelphia 1983.
10. Bogduk N, Twomey L; Clinical Anatomy of the Lumbar Spine; Churchill Livingstone, Edinburgh 1987.
11. Naish J M, Read A; The Clinical Apprentice; John Wright & Sons Ltd, Bristol 1971.

Für die deutsche Übersetzung verwendete Literatur[1]

1. Maciocia G; Die Grundlagen der Chinesischen Medizin; Verlag für Ganzheitliche Medizin Dr. Erich Wühr; Kötzting, 1995.
2. Stöger E A; Arzneibuch der chinesischen Medizin; Deutscher Apothekerverlag, Stuttgart 1995.[2]
3. Bensky D, Barolet R; Chinesische Arzneimittelrezepte und Behandlungsstrategien; Verlag für Ganzheitliche Medizin Dr. Erich Wühr; Kötzting 1996.
4. Unschuld P U; Medizin in China; Beck, München 1980.
5. Porkert M; Lehrbuch der chinesischen Diagnostik; Chinese Medicine Publications, Zürich 1983.
6. König G, Wancura I; Praxis und Theorie der Neuen Chinesischen Akupunktur, Band 1; Maudrich, Wien 1979.
7. König G, Wancura I; Praxis und Theorie der Neuen Chinesischen Akupunktur, Band 2; Maudrich, Wien 1983.
8. Wiseman N, Boss K; Glossary of Chinese Medical Terms and Acupuncture Points; Paradigm Publications, Brookline, Massachusetts, 1990.

Fußnoten

1 Diese Werke wurden hauptsächlich in terminologischen Fragen bei der deutschen Übersetzung zu Rate gezogen. Auf Unschuld gehen etwa die Begriffe „Wanderseele“ und „Körperseele“ zurück, Porkerts Buch wurden viele der deutschen Bezeichnungen für die Pulsbefunde entnommen, und die Werke von König und Wancura waren die ersten, die zur Vermeidung von Mißverständnissen der deutschen Übersetzung medizinischer Begriffe die chinesischen Termini hinzufügten - eine Anregung, die in der deutschen Übersetzung mehrfach aufgegriffen wurde, z. B. „Yuan-Quellpunkte“ oder „Geist-shen“. (Anmerkung des Übersetzers der deutschen Ausgabe.)

2 Dieses laufend ergänzte Werk ist die Übersetzung ausgewählter Monographien des Arzneibuchs der Volksrepublik China. Die pharmazeutische Terminologie, die in diesem Werk für die chinesische Arzneimitteltherapie verwendet wird, orientiert sich fast zur Gänze an diesem Werk. (Anmerkung des Übersetzers der deutschen Ausgabe.)

Index

A

Abdominale Karzinome 436

Abdominale Resistenzen 427-437
Ätiologie 428
Blut-Resistenzen 431-436
Differentialdiagnose gemäß der Westlichen Medizin 437
Differenzierung und Behandlung 428-436
Blut-Stase ist im Inneren gebunden 432-434
Leber-Qi-Stagnation 429-430
Nahrungs- und Schleim-Stagnation 430-431
Qi- und Blut-Stagnation 431-432
Schwäche des Aufrechten Qi und Blut-Stase 435-436
erweichende Arzneien 429
Pathologie 428
Prävention 436
Prognose 436
Qi-Resistenzen 429-431

Abdominale Schmerzen
s. Bauchschmerz

Abführmittel 466

Abortus 307
Kopfschmerz 4-5

Abwehr-Qi-Stadium 547, 739, 740, 805

Abwehr-Qi-System der Lunge
allergische Rhinitis 142-143

Abwehr-Qi-System der Lunge

Asthma 108-110

Ekzem 124-126

Achter Hirnnerv 63

Addison'sche Krankheit 342

Ängstlichkeit 272-273

Ärger
s. Zorn

Äußere Kälte
Bauchschmerz 410
Lumbalgie 573-574

Äußere Nässe
abdominale Resistenzen 428
akute Nephritis 516
Atrophie-Syndrom 650
Dysurie 471-472
Multiple Sklerose 663
Ödeme 508

AIDS 450

Akupunktur 763-801
Auf- und Absteigen des Qi 767-768
Ausgleich von Hinten und Vorne 781-783
Ausgleich von Links und Rechts 783-792
Ausgleich von Oben und Unten 775-777
Ausgleich von Yin und Yang 777-781
Distale und lokale Punkte 767, 768
Fallbeschreibungen 792-800
Flußdynamik in den Leitbahnen 766-767
Punkteauswahl 764-765
Punktekombination 775-792
Reihenfolge der Nadelentfernung 766-767
Reihenfolge des Nadelns 766-767
Zielareale der Punkte 770-775

Allergene 111-112

Allergische Rhinitis
s. Rhinitis, allergisch

Allergisches Asthma
s. Asthma, allergisch

Alter
Dysurie 471
Inkontinenz 497
Schmerzhaftes Obstruktions-Syndrom des Thorax 346-347
Tinnitus 293

Amyotrophe Lateralsklerose 662

Anämie 87, 88

Angina pectoris 365

Angina tonsillaris, akute 753

Angst 205-206
Antlitz, Teint 209-210
Augen 210
Kopfschmerz 2
Puls 210-211

Antiallergische Substanzen 136

Antibiotika
Erkältung, Influenza 761
pathogener Rest-Faktor 598-599

Antigen-Antikörper-Reaktion
allergische Rhinitis 140-141
allergisches Asthma 102-103

Antihistaminika 141

Antlitz
s. Teint

Anus 197

Appendizitis 398, 424, 466

Arthrose 568

Arzneien
adstringierende 675, 710
Blut-beruhigende 674, 709
Blut-bewegende 673, 709
Blut-nährende 674, 709
Blut-stillende 672-673, 709
Erweichen abdominaler Resistenzen 429
Fertigarzneien 841-859
Rezepturen 807-840
Schmerzhaftes Obstruktions-Syndrom 539-541
Vertreiben von Wind-Nässe 541-542, 544-545

Asthma, allergisch (atopisch) 89-90, 99-100, 101-138
Ätiologie 103-104, 105, 108-112
Ätiologie gemäß der Westlichen Medizin 103-104
Atemnot 103-107
Behandlung 135-136
Behandlung im Intervall 116-121
Behandlung in der Akutphase 112-116
Diagnose 103-104
Differentialdiagnose 104-105
Differenzierung und Behandlung 107, 112-124
Leber-Feuer 122-123
Leber-Qi-Stagnation 122
Leber-Yin-Mangel 123-124
Wind-Hitze 126-129
Wind-Kälte 112-114
Dosieraerosole 116-117, 134
Klinik 104
Kortikosteroide 134-135
Pathologie 105-107, 108-112
Pathologie gemäß der Westlichen Medizin 102-103
Prognose, Prävention 134-136
Theorie 107-112
Keuchen, Atemnot 102-107
vorgeburtliche Essenz 196
westliche medikamentöse Behandlung 136-138

Asthma, late-onset- (intrisisches) 90, 107
Ätiologie 103-104
Atemnot 86
Behandlung 107
Pathologie 111-112

Atemnot 65-88
Ätiologie 65-66
Asthma 86, 105-107
Differentialdiagnose gemäß der Westlichen Medizin 86-88
Differenzierung und Behandlung 67-84
Behinderung des Lungen-Qi 73
Kälte an der Oberfläche, Hitze im Inneren 70-71
Leber-Feuer dringt in die Lunge ein 73-75
Lungen- und Nieren-Schwäche 77-80
Lungen-Qi-Mangel 75-76
Lungen-Yin-Mangel 76-77
Schleim-Hitze der Lunge 71-72
Trüber Schleim der Lunge 72-73
Wind-Kälte befällt die Lunge 68-69
Wind-Kälte an der Oberfläche, Schleim-Flüssigkeiten im Inneren 69-70
Yang-Mangel von Lunge, Herz und Niere 83-84
Yang-Mangel von Lunge und Niere, Flüssigkeiten überfluten Herz und Lunge 82-83
Yin-Mangel von Lunge und Niere 80-81
Fülle-Muster 68-75
Leere-Muster 75-84
Pathologie 67
Prognose und Prävention 84-85
Unterschied zum Keuchen 89

Atmung 196

Atrophie-Syndrom 649-662
Ätiologie 649-652
Akupunktur 652-653
Differentialdiagnose gemäß der Westlichen Medizin 661-662

Differenzierung und Behandlung 652-653
Blut-Stase in den Leitbahnen 660-661
Eindringen von Nässe-Kälte 656
Kollaps von Milz und Herz 658-659
Lungen-Hitze schädigt die Yin-Flüssigkeiten 654-655
Magen- und Milz-Schwäche 657-658
Eindringen von Nässe-Hitze 655
Leber- und Nieren-Schwäche 659-660
Fülle- und Leere-Muster 651
Pathologie 649-652
Prognose 661-662

Aufsteigendes Leber-Yang
s. Leber-Yang, aufsteigend

Augen 210

B

Bauchschmerz 409-425
Ätiologie und Pathologie 410-411
Diagnose 411-413
Differentialdiagnose gemäß der Westlichen Medizin 423-425
Differenzierung und Behandlung 413-423
Kälte im Darm 413-414
Nässe-Hitze im Darm 414-415
Nahrungsstagnation 415-417
Qi-Mangel und Leere-Kälte im Abdomen 422-423
Qi-Stagnation 417-421
Prävention 423
Prognose 423

Begierde 206-207
Antlitz, Teint 209-210

Berührung 190

Bettnässen
s. Inkontinenz

Bewußtsein 189

Bi yuan 141-142, 157-158

Blasen-Hitze
Dysurie 474
Hämaturie 682-683

Blasen-Leitbahn
mentale und emotionale Störungen 218-219
Zielareal der distalen Punkte 773

Blut
beruhigen 674, 709
Blut-Hitze
Menorrhagie 709, 710-712
mentale und emotionale Störungen 214-215
Petechien 686-687
Dysurie 470, 484-485
harmonisieren 672-674, 708-709
im Harn (Hämaturie) 485-487, 505-506, 682-686
Blasen-Hitze 682-683
mangelnde Festigkeit des Nieren-Qi 686
Milz-Schwäche 685-686
Nieren-Yin-Mangel mit Leere-Hitze 683-685
im Stuhl (Meläna) 680-682
Magen- und Milz-Schwäche 681-682
Nässe-Hitze im Darm 680-681
Mangel
Dysmenorrhö 701-703
Kopfschmerz 46-47
mentale und emotionale Störungen 214, 234-235
Müdigkeit 317-320
Obstipation 461-462
Schwindelgefühl 61
nähren 674, 709
Stase
abdominale Resistenzen 432-436
Atrophie-Syndrom 660-661
Bauchschmerz 421
Blutungen 671, 675
chronisches Schmerzhaftes Obstruktions-Syndrom 551-552
epigastrischer Schmerz 387-391
Kopfschmerz 39-43
Menorrhagie 710, 713-714
mentale und emotionale Störungen 214, 227-230
Stase beseitigen 673-674, 709
Stase, Lumbalgie 574-575, 586-587

Blutungen 669-692
adstringierende Arzneien 675, 710
Ätiologie 669-670
Akupunktur 676-677
Behandlung 671-691
Blut harmonisieren 672-674, 708-709
Bluthusten (Hämoptyse) 677-680
Bluthusten (Hämoptyse)
Leber-Feuer attackiert die Lunge 678
Lungen-Yin-Mangel mit Leere-Hitze 679-680
Wind-Hitze-Trockenheit 677-678
blutstillende Arzneien 672-674, 709
Pathologie 670-671
Prävention 691
Prognose 691
Qi behandeln 675-677
subkutan (Petechien) 686-689
Blut-Hitze 686-687
Qi-Mangel 688-689
Yin-Mangel mit Leere-Hitze 687-688
Wurzelursache behandeln 674-675
Zahnfleisch 689-691
Magen- und Milz-Schwäche 691
Magen-Hitze 689-690
Magen-Yin-Mangel mit Leere-Hitze 690-691

Bronchiektasien 105, 185

Bronchitis
akut 99, 184

Bronchitis
chronisch 99, 104, 184
Bronchodilatatoren 136
Bronchuskarzinom 87, 185, 364
Brudzinski-Zeichen 52

C

Cholelithiasis 398, 404-405, 407
Akupunktur 407
Leber-Qi-Stagnation 405-406
Nässe-Hitze von Leber und Gallenblase 406-407
Chronic fatigue-Syndrom
s. Myalgische Enzephalomyelitis
Chronische Krankheit
Atemnot 66
Blutungen 670
Diarrhö 440
Dysmenorrhö 694
Dysurie 471
Husten 164-165
Menorrhagie 708
Müdigkeit 306
Colitis ulcerosa 424-425, 450
Colon irritabile 398, 424, 450
Common cold
s. Erkältung
Cou Li 531

D

Darm
Hitze, Obstipation 455-458
Kälte, Bauchschmerz 413-414
Nässe-Hitze
Bauchschmerz 414-415
Blut im Stuhl 680-681
Obstruktion 466
Trockene Hitze 806
Dekokte
s. Rezepturen
Denken 189
Diabetes mellitus 342
Diaphragma
Muster der Fünf Diaphragmen 329-330
Schlaflosigkeit bei Rest-Hitze im Zwerchfell 279-280
Diarrhö 439-450
Ätiologie 439-440
Diagnose 440
Differentialdiagnose gemäß der Westlichen Medizin 449-450
Differenzierung und Behandlung 441-449
Ansammlung von Nässe-Hitze 442-445
Ansammlung von Kälte-Nässe 441-442
Leber-Qi-Stagnation 446-447
Schwäche von Milz und Magen 447-448
Nahrungsstagnation 445-446
Nieren-Yang-Mangel 448-449
Pathologie 439-440
Prognose 449
Dickdarm-Leitbahn 558
Schmerzhaftes Obstruktions-Syndrom der Schulter 558
Zielareale distaler Punkte 771
Dickdarmkarzinom
s. Kolonkarzinom
Diskusprolaps, lumbal 591, 592-594
Divertikulitis 424
Dreifacher Erwärmer-Leitbahn
Dysurie 469
Zielareale distaler Punkte 774
Drogen
Gedächtnisstörungen 289
mentale und emotionale Störungen 208
Müdigkeit 307
Drüsenfieber
s. Mononukleose
Dünndarm-Leitbahn
Dysurie 469
mentale und emotionale Störungen 220
Zielareale distaler Punkte 772
Durchfall,
s. Diarrhö
Dysmenorrhö 693-705
Ätiologie 693-695
Diagnose 695
Differentialdiagnose gemäß der Westlichen Medizin 704-705
Differenzierung und Behandlung 795-704
Kälte-Stagnation 698-701
Nässe-Hitze 701
Nieren- und Leber-Yin-Mangel 702-703
Qi- und Blut-Mangel 701-702
Qi- und Blut-Stagnation 696-698
Pathologie 693-695
Prognose 704
Dyspnoe
s. Atemnot
Dysurie 467-495
Ätiologie 471-472
Diagnose 472-473
Differentialdiagnose gemäß der Westlichen Medizin 494-495
Differenzierung und Behandlung 473-490
Blut-Dysurie 484-485
Erschöpfungs-Dysurie 487-490
Hitze-Dysurie 474-479

Qi-Dysurie 480-484
Stein-Dysurie 479-480
Trübe Dysurie 485-487
Pathologie 467-471
Prävention 493-494
Prognose 493-494
Urolithiasis 490-493, 494

E

Eierstockzysten 437

Eingeweide
s. Darm

Einsicht 189

Ekzem 124-128
äußere Behandlung 129-134
akut 126-128
Behandlung 126-134
Behandlung
Nässe-Hitze 127-128
Wind-Hitze 126-127, 128-129
chronisch 128-134
Pathogenese 109-110
Pathologie 124-126
vorgeburtliche Essenz 196

Ellenbogen,
Schmerzhaftes Obstruktions-Syndrom 561-562

Emotionale Belastungen
abdominale Resistenzen 428
Atemnot 66
Bauchschmerz 410-411
Blutungen 669
Diarrhö 440
Dysmenorrhö 693
Dysurie 472
epigastrischer Schmerz 370-371
Husten 164
Kopfschmerz 2-3, 11
Menorrhagie 707
Obstipation 452
Parkinsonsche Krankheit 622
prämenstruelles Syndrom 723
s. auch mentale und emotionale Störungen
Schmerzhaftes Obstruktions-Syndrom 532
Schmerzhaftes Obstruktions-Syndrom
des Thorax 346
Schwindelgefühl 57-58
Tinnitus 293
Wind-Schlaganfall 629-630
s. emotionale Belastungen

Emotionen
Einfluß auf Psyche und Geist 199-207
Körperseele 196
Wanderseele 196-197
Zustand der inneren Organe 199-200

Emphysem 86-87, 104

Encephalitis disseminata
s. Multiple Sklerose

Endometriose 704
Dysmenorrhö 704

Endometriumpolypen 722

Enuresis
s. Inkontinenz

Epigastrischer Schmerz 367-398
Ätiologie und Pathologie 367-371
Diagnose 371-373
Differentialdiagnose gemäß
der Westlichen Medizin 397-398
Differenzierung und Behandlung 373-396
Blut-Stase im Magen 387-391
das Leber-Qi attackiert den Magen 378-381
Magen- und Leber-Hitze 387
Kälte befällt den Magen 373-375
Magen-Feuer 382-384
Magen-Hitze 381-382
Magen-Yin-Mangel 394-396
Magen-Nässe-Hitze 385-387
Stagnation-Retention von Nahrung 375-378
Magen-Schleim-Feuer 384-385
Schleim-Flüssigkeiten im Magen 391
Leere und Kälte von Magen und Milz 391-394
Prävention 396
Prognose 396

Epstein-Barr-Virus 597

Erkältung 735-762
Ätiologie 737-742
Differenzierung und Behandlung 742-761
Gallenblasen-Hitze 758
Lungen-Hitze 753-754
Magen-Hitze 756-757
Nässe-Hitze von Magen und Milz 759-761
Schleim-Hitze der Lunge 754-756
Shao Yang-Muster 758-759
Trockene Hitze von Magen und Darm 757-758
Wind-Hitze 746-750
Wind-Kälte, Kälte überwiegt 743-745
Wind-Kälte, Wind überwiegt 745-746
Wind-Nässe-Hitze 750-752
Wind-Trockenheit-Hitze 752-753
Pathologie 737-742
Prognose und Prävention 761-762

Ermüdung
s. Müdigkeit

Ernährung
abdominale Resistenzen 428
Atemnot 66, 85
Atrophie-Syndrom 650
Bauchschmerz 411
Blutungen 669
Diarrhö 439-440

Dysurie 471
Ekzem 135
epigastrischer Schmerz 368-370
Husten 164
Keuchen 90
Kopfschmerz 3-4, 11
mentale und emotionale Störungen 207
Müdigkeit 306
Multiple Sklerose 663-664
Obstipation 451-452
Ödeme 508, 528
Parkinsonsche Erkrankung 622
prämenstruelles Syndrom 723
Schlafstörungen 273
Schmerzhaftes Obstruktions-Syndrom 569
Schmerzhaftes Obstruktions-Syndrom des Thorax 346
Schwindelgefühl 58
Sinusitis 158
Tinnitus 293-294
Urolithiasis 494
Wind-Schlaganfall 630

Erschöpfung (s. Müdigkeit)

Essenz 195-196

F

Fehlgeburt
s. Abortus
An mian pian 245, 276, 841
An shen bu nao pian 245, 283, 841
An shen bu xin pian 239, 841
An shen bu xin wan 279, 841
An tai wan 714, 841
Ba xian chang shou wan 80, 81, 96, 182, 261, 321, 807, 822, 842
Ba zhen wan 435, 461, 729, 842, 854
Bai he gu jin wan 120, 121, 842
Bai zi yang xin wan 235, 236, 281, 808, 842
Bao he wan 38, 39, 376, 377, 445, 809, 842
Bao ji wan 443, 842
Bao jian mei jian fei cha 645, 842
Bi yan pian 162, 842
Bu nao wan 236, 843
Bu xue tiao jing pian 717, 843
Bu zhong yi qi wan 46, 301, 310, 481, 489, 499, 523, 615, 658, 843
Cai feng zhen zhu an chuang wan 456, 843
Chuan bei pi pa gao 177, 843
Chuan xiong cha tiao wan 14, 146, 745, 843
Da bu yin wan 325, 843
Da huo luo dan 587, 639, 844
Dan shen pian 352, 844
Dang gui pian 713, 844
Ding xin wan 257, 282, 844
Du huo ji sheng wan 550, 588, 667, 844
Du zhong bu tian su 527, 667, 844
Du zhong hu gu wan 551, 660, 845
Er chen wan 36, 72, 176, 337, 645, 845
Er ming zuo ci wan 299, 845
Feng shi ling pian 543, 845
Feng shi pian 542, 845
Fu fang dan shen pian 352, 845
Fu zi li zhong wan 374, 449, 524, 845
Gan mao dan 147, 748, 845
Ge jie bu shen wan 154, 315, 619, 845
Ge jie da bu wan 154, 299, 846
Gu zhe cuo shang san 587, 661, 846
Gua lou pian 354, 846
Guan jie yan wan 846
Guan xin su he wan 352, 846
Gui pi wan 281, 319, 658, 685, 689, 691, 716, 846
He che da zao wan 154, 618, 817, 846
Hu po duo mei wan 245, 846
Huang lian shang qing wan (pian) 44, 847
Huang lian su pian 383, 385, 847
Huang lian yang gan wan 28, 847
Huo dan wan 162, 847
Huo xiang zheng qi wan 18, 34, 341, 374, 442, 604, 751, 847
Ji gu cao wan 295, 847
Ji xue teng qin gao pian 550, 660, 847
Jia wei xiang lian pian 383, 847
Jian bu hu qian wan 551, 589, 847
Jian nao wan 299, 848
Jian pi wan 341, 848
Jiang ya wan 25, 848
Jie jie wan 481, 489, 848
Jin gu die shang wan 41, 42, 433, 714, 848
Jin gui shen qi wan 48, 49, 77, 82, 85, 96, 135, 315, 500, 514, 525, 526, 848
Jin suo gu jing wan 500, 502, 503, 848
Kang ning wan 374, 386, 416, 848
Li dan pian 406, 849
Li fei tang yi pian 97
Li fei wan 76, 97, 120, 182, 849
Li gan pian 403, 406, 849
Li zhong wan 313, 314, 422, 513, 524, 820, 849
Lian qiao bai du pian 687, 849
Ling yang shang feng ling 17, 849
Ling zhi feng wang jiang 312, 317, 849
Ling zhi pian 258, 849
Liu jun zi pian 393, 849
Liu jun zi wan 310, 849
Liu wei di huang wan 290, 324, 325, 646, 666, 667, 821, 850
Long dan xie gan wan 28, 180, 295, 334, 456, 476, 503, 711
Ma xing zhi ke pian 168, 172, 754, 850
Ming mu shang qing pian 456, 850
Mu xiang shun qi wan 377, 379, 446, 460, 850
Nan xing bu shen wan 500, 850
Nao li qing 333, 850
Niu huang jiang ya wan 38, 850
Niu huang jie du pian 690, 851
Ping chuan wan 75, 93, 97, 120, 121, 181, 851
Ping wei pian 340, 851

Qi guan yan ke sou tan chuan wan 96, 114, 178, 609, 851
Qi ju di huang wan 49, 731, 823, 851
Qi xing cha 376, 851
Qian jin zhi dai wan 586, 851
Qian lie xian wan 481, 485, 851
Qing fei yi huo pian 74, 174, 180, 459, 654, 755, 851
Qing qi hua tan wan 71, 173, 177, 338, 755, 852
Qiu li gao 184, 852
Quan lu wan 148, 150, 155, 316, 852
Ren shen jian pi wan 393, 852
Ren shen lu rong wan 154, 301, 313, 619, 852
Ren shen zai zao wan 638, 639, 642, 852, 853
Run chang wan 457, 461, 462, 825, 853
Sai mei an 382, 384, 385, 853
Sang ju gan mao pian 17, 147, 169, 678, 748, 853
Shen ling bai zhu wan (pian) 311, 323, 394, 395, 446, 447, 523, 853
Shen qu cha 386, 443, 751, 853
Shen rong hu gu wan 315, 854
Shi quan da bu wan 47, 702, 854
Shu gan wan 31, 379, 401, 405, 419, 430, 726, 854
Shuang liao hou feng san 44, 854
Su bing di wan 352, 854
Su he xiang wan 354, 359, 829, 854
Su zi jiang qi wan 78, 854
Suan zao ren tang pian 245, 286, 854
Te xiao pai shi wan 476, 480, 493, 683, 854
Te xiao yao tong ling 589, 854
Tian ma hu gu wan 542, 855
Tian ma qu feng bu pian 26, 642, 855
Tian ma shou wu pian 26, 855
Tian wang bu xin dan 241, 242, 298, 299, 321, 322, 360, 830, 855
Tong jing wan 42, 433, 435, 699, 714, 855
Tong xuan li fei wan 15, 145, 168, 745, 855
Wan shi niu huang qing xin wan 634, 855
Wu jin wan 41, 42, 390, 856
Wu ling san 511, 518, 525, 832, 837, 856
Wu shi cha 145, 856
Xi huang wan 634, 856
Xiang sha liu jun zi pian 393, 856
Xiang sha liu jun zi wan 311, 656, 658, 856
Xiang sha yang wei pian (I) 393, 856
Xiang sha yang wei pian (II) 393, 856
Xiao chai hu tang wan 612, 857
Xiao chan wan 626, 857
Xiao chuan chong ji 115, 857
Xiao huo luo dan 543, 857
Xiao yao wan 330, 404, 430, 460, 725, 729, 857
Yan hu suo zhi tong pian 41, 42, 389, 857
Yang yin qing fei tang jiang 182, 655, 857
Yao tong pian 588, 857
Yin qiao jie du wan (oder pian) 17, 147, 748, 857
Yong sheng he e jiao 720, 857
You gui wan 289, 314, 315, 717, 732, 733, 837, 858
Yue ju wan 327, 330, 724, 726, 838, 858
Yunnan bai yao 691, 711, 714, 858
Yunnan te chan tian qi pian 42, 683, 858
Zai zao wan 642, 638, 858
Zhen zhu san 858
Zhi bo ba wei wan 485, 488, 489, 492, 683, 684, 688, 712, 839, 858
Zhi sou ding chuan wan 71, 93, 115, 172, 745, 858
Zhu sha an shen wan 277, 840, 858
Zhuang yao jian shen pian 501, 858
Zhui feng huo xue pian 858
Zi sheng wan 417, 859

Fertigpräparate
s. Fertigarzneien

Feuer-Toxin
akute Nephritis 518-519
Ödeme 508, 510-511

Fieberhafte Erkrankung 452

Flüssigkeitsverlust 490

Freude 203
Antlitz, Teint 209-210
Augen 210
Puls 210-211

G

Gallenblase
Ängstlichkeit 272-273
Karzinom 407
Mut 203
Schmerzhaftes Obstruktions-Syndrom der Schulter 558

Gallenblasen-Hitze 806
Erkältung, Influenza 758

Gallenblasen-Leitbahn
mentale und emotionale Störungen 220
Zielareale distaler Punkte 774

Gallensteine
s. Cholelithiasis

Gastritis 397

Gebärmuttermyom
s. Uterusmyom

Geburt
s. Niederkunft

Gedächtnis 189
Intellekt 198
Willenskraft-zhi 198

Gedächtnisstörungen 289-292
Herz-Schwäche 291
Milz-Schwäche 290
Nieren-Essenz-Schwäche 290-291

Gehirntumor 52-53

Gehör 190

Geist-shen
behindert, Behandlung 222-234
beunruhigt, Behandlung 234-252

Beziehung zur Wanderseele 193-195
geschwächt, Behandlung 252-267
Wesen 187-190

Geruchsinn 190

Geschmack 190

Glaukom 54

Glomerulonephritis 342

Gram 200, 205
Augen 210
Puls 210-211

Großes Yang
s. Tai Yang

Großes Yin
s. Tai Yin

Grübeln 204-205
Antlitz, Teint 209-210
Bauchschmerz 410-411
epigastrischer Schmerz 371
Gedächtnisstörungen 289

H

Hämaturie 505-506, 682-686

Hämoptyse,
s. Blutungen

Hämorrhagie
s. Blutungen

Halsschmerzen 753

Haltung 11

Handgelenk, Schmerzhaftes Obstruktions-Syndrom 562

Harnverhalten 504-506

Harnwegsteine 490-493, 494

Haß 200, 206
Antlitz, Teint 209-210

Heben 472

Heiserkeit 753

Helles Yang
s. Yang Ming

Hepatitis 407

Herz
Angst 205
Begierde 206-207
erbliche Schwäche 2
Erkrankung, Husten 185
Liebe 206
Linksherzversagen 87-88
Schmerz 346
Schock 206
Schwäche, Gedächtnisstörungen 291
Wahrer Herzschmerz 346, 348
Wirkung der Emotionen 201
Zeichen ererbter Konstitutionsschwäche 305
Zorn 202-203
Zunge 207

Herz- und Gallenblasen-Schwäche, Schlafstörungen 284-285

Herz- und Lungen-Qi-Stagnation, mentale und emotionale Störungen 213, 226-227

Herz- und Milz-Blut-Mangel, Schlafstörungen 280-282

Herz und Niere harmonieren nicht, Schlafstörungen 283-284

Herz- und Nieren-Yin-Mangel, Leere-Hitze des Herzens, mentale und emotionale Störungen 241-243

Herz- und Nieren-Yin-Mangel, Schmerzhaftes Obstruktions-Syndrom des Thorax 360-361

Herz-Blut-Mangel
mentale und emotionale Störungen 214, 234-235
Müdigkeit 317-318
Tinnitus 301-302

Herz-Blut-Stase
mentale und emotionale Störungen 214, 227-228
Schmerzhaftes Obstruktions-Syndrom des Thorax 350-353

Herz-Feuer
Dysurie 474-479
mentale und emotionale Störungen 247-249
Schlafstörungen 277-278

Herz-Geist, Funktionen 188-190

Herz-Leitbahn
mentale und emotionale Störungen 219-220
Zielareal distaler Punkte 772

Herz-Qi-Mangel, Müdigkeit 311-312

Herz-Yang-Mangel, Müdigkeit 312-313

Herz-Yin-Mangel
mentale und emotionale Störungen 215, 236-237
Müdigkeit 321-322
Schlafstörungen 282-283

Herzinfarkt 365

Heufieber, Heuschnupfen
s. Rhinitis, allergisch

Hiatushernie 365

Hirnstamm 64

Histamin 140

Hitze
Blutungen 670, 674-675
Dysurie 469, 474-479
Myalgische Enzephalomyelitis 607-609
Nähr-Qi-Ebene 806
Obstipation 455-459

Perikard 806
Schlafstörungen 273, 278-280
Schmerzhaftes Obstruktions-Syndrom 532, 545-548

Hitze des Herz-Blutes, mentale und emotionale Störungen 215

Hitze, siegreiche
s. siegreiche Hitze

Hohes Alter
s. Alter

Hüfte, Schmerzhaftes Obstruktions-Syndrom 564

Husten 163-186
Ätiologie 164-165
akut 166-174
chronisch 174-184
Diagnose 166
Differentialdiagnose gemäß der Westlichen Medizin 184-186
Differenzierung und Behandlung 166-184
Leber-Feuer attackiert die Lunge 179-180
Lungen-Hitze 171-172
Lungen-Qi-Mangel 180-181
Lungen-Yin-Mangel 181-182
Nässe-Schleim der Lunge 175-176
Schleim-Flüssigkeiten der Lunge 178-179
Schleim-Hitze der Lunge 176-178
Schleim-Hitze der Lunge 172-174
Trockenheit der Lunge 182-184
Wind-Hitze 169-170
Wind-Kälte 167-169
Wind-Trockenheit 170-171
Inkontinenz 498-504
Klassifikation 165
Pathologie 164-165
Prognose 184

Hypersensitivität 102-103

Hypertonie
chronische Nephritis 520-521
Kopfschmerz 53

Hypochondrium, Schmerz 399-408
Ätiologie 399-400
Differentialdiagnose gemäß der Westlichen Medizin 407-408
Differenzierung und Behandlung 400-404
Leber-Blut-Mangel 403-404
Leber-Blut-Stase 401-402
Leber-Qi-Stagnation 405-406
Leber-Yin-Mangel 404
Nässe-Hitze in Leber und Gallenblase 402-403
Pathologie 399-400

Hypothyreoidismus 342

Hypothyreose 342

I

Ideen 189

IgG-Immunglobuline 102, 109

Impfung 110

Infektion, akute Nephritis 516-519

Influenza
s. Erkältung

Inkontinenz 497-506
Ätiologie 497-498
Differenzierung und Behandlung 498-505
Leber-Feuer ergießt sich abwärts 502-504
Lungen-Qi-Mangel 498-499
Milz-Qi-Mangel 499
Nieren-Yang-Mangel 499-501
Nieren-Yin-Mangel 502
Pathologie 497-498
Prognose 505

Intellekt 198

Intelligenz 189

Ischämische Herzkrankheit
s. Koronare Herzkrankheit

Ischialgie
Akupunktur 584

J

Jue xin tong (Yang-Kollaps-Herzschmerz) 346

Jue Yin (Perikard- und Leber-Leitbahn) 776-777, 804
Kopfschmerz 31-33

K

Kälte
Bauchschmerz 413-414
Dysmenorrhö 693-694
epigastrischer Schmerz 367, 373-375
Menorrhagie 710
Obstipation 464-465
Schmerzhaftes Obstruktions-Syndrom 532, 542-543
Schmerzhaftes Obstruktions-Syndrom der Schulter 557
Stagnation
Dysmenorrhö 698-701
Schmerzhaftes Obstruktions-Syndrom des Thorax 357-359

Kälte-Nässe
Atrophie-Syndrom 656
Diarrhö 441-442

Kälte-Schleim 90
Keuchen 91-92

Karzinom
abdominal 437
Bronchien 87, 185, 364

Colon, Rectum 424. 450, 466
Gallenblase 407
Leber 408
Magen 387-388, 397
Müdigkeit 342
Ösophagus 365, 397
Pankreas 398
Uterus 722
Zervix 721

Keuchen 89-100
Ätiologie 90
Akutstadium 91-93
Asthma 89-90
chronisches Stadium 94-98
Differentialdiagnose gemäß der Westlichen Medizin 99-100
Differenzierung und Behandlung 91-98
Hitze-Schleim 92-93
Kälte-Schleim 91-92
Lungen-Schwäche 94
Milz-Schwäche 94-96
Nieren-Schwäche 96-98

Keuchen
monophon 99
Pathologie 90
polyphon 99
Prognose und Prävention 98-99

Keuchhusten 185

Kieferhöhlen 157-158

Kindheit
Cholezystitis, -lithiasis 407
Kopfschmerz 1-2
Ursachen mentaler und emotionaler Störungen 208

Kleines Yang
s. Shao Yang

Kleines Yin
s. Shao Yin

Knie, Schmerzhaftes Obstruktions-Syndrom 564-567

Knochen, Schmerzhaftes Obstruktions-Syndrom 533-534

Knöchel, Schmerzhaftes Obstruktions-Syndrom 567

Körperliche Betätigung
Lumbalgie 590
Obstipation 452
Schmerzhaftes Obstruktions-Syndrom 531, 568-569
Schmerzhaftes Obstruktions-Syndrom der Schulter 557
Schmerzhaftes Obstruktions-Syndrom des Thorax 364
Urolithiasis 494

Körperseele-po 195-197
Beziehung zur Wanderseele-hun 196-197

Kolonkarzinom 424, 450, 466

Koma 194

Konstitution
epigastrischer Schmerz 371
Inkontinenz 497
Kopfschmerz 1-2
mentale und emotionale Störungen 207
Müdigkeit 304-305

Konzeptionsgefäß, mentale und emotionale Störungen 221

Kopfschmerz 1-56
Ätiologie 1-5
äußerer 12, 13-18
Arzneiauswahl 13
Besserung 11-12

Kopfschmerz
Diagnose 6-12
Differentialdiagnose gemäß der Westlichen Medizin 51-56
Differenzierung und Behandlung 12-50
Blut-Mangel 46-47
Blut-Stase 39-43
Kälte-Stagnation in der Leber-Leitbahn 31-33
Leber-Feuer 27-29
Leber-Qi-Stagnation 30-31
Magen-Hitze 43-45
Nässe 33-35
Nahrungsstagnation 38-39
Nieren-Schwäche 47-50
Trüber Schleim 35-37
Trüber Schleim-Wind 37-38
Wind-Hitze 15-17
Wind-Kälte 13-15
Wind-Nässe 17-18
Leitbahnen 5-6
Menstruation 11
Modalitäten 11-12
Prävention 50
Prävention 50
Prognose 50
Therapieprinzipien 12-13
Verschlimmerung 11-12
westliche Medikation 55

Koronare Herzkrankheit 365

Kortikosteroide 136-138

Kreislauf-Sexualität-Leitbahn
s. Perikard-Leitbahn

Kreuzschmerzen
s. Lumbalgie

KS-Leitbahn
s. Perikard-Leitbahn

L

Labyrinthitis, akut 63

Latente Hitze 599-600
Müdigkeit 326

Laxantien 466

Leber
- Asthma 121-124
- Dysurie 469
- Karzinom 408
- Zeichen angeborener konstitutioneller Schwäche 305
- Zorn 202-203

Leber und Gallenblase, Nässe-Hitze
- Cholelithiasis 404-405, 407
- Schmerz im Hypochondrium 402-403

Leber- und Gallenblasen-Feuer
- Sinusitis 160-161
- Tinnitus 294-297

Leber- und Nieren-Schwäche 666-668
- Parkinsonsche Krankheit 625-626

Leber-Blut-Hitze,
- mentale und emotionale Störungen 215

Leber-Blut-Mangel
- mentale und emotionale Störungen 214
- Müdigkeit 318-319
- prämenstruelles Syndrom 728-730
- Schmerz im Hypochondrium 403-404

Leber-Blut-Stase
- mentale und emotionale Störungen 214, 228-229
- Schmerz im Hypochondrium 401-402

Leber-Feuer, emporlodernd
- Asthma 122-123
- Atemnot 73-75
- Dysurie 474-479
- Hämoptysen 678
- Husten 179-180
- Inkontinenz 502-504
- Kopfschmerzen 27-29
- mentale und emotionale Störungen 249-251
- Müdigkeit 333-334
- Obstipation 455-458
- Schlafstörungen 275-276
- Schwindelgefühl 58-59

Leber-Leitbahn, Zielareale distaler Punkte 775

Leber-Qi attackiert den Magen
- epigastrischer Schmerz 378-381

Leber-Qi-Stagnation
- abdominale Resistenzen 429-430
- Asthma 122
- Cholelithiasis 404-405
- Diarrhö 446-447
- Dysurie 480-484
- Kopfschmerz 30-31
- mentale und emotionale Störungen 223-226
- Müdigkeit 326-332
- Obstipation 459-460
- prämenstruelles Syndrom 724-726
- Schmerz im Hypochondrium 400-401

Leber-Wind
- Kopfschmerz 29-30
- Müdigkeit 334-335
- Schwindelgefühl 58-59

Leber-Yang, aufsteigend
- Kopfschmerz 19-27
- Müdigkeit 332-333
- Schwindelgefühl 58-59

Leber-Yin-Mangel
- Asthma 123-124
- mentale und emotionale Störungen 215, 237-240
- Müdigkeit 223-224
- Schlafstörungen 285-286
- Schmerz im Hypochondrium 404

Leber-Yin-Mangel mit Leere-Hitze, mentale und emotionale Störungen 243-246

Leere-Hitze
- Blutungen 670-671, 675, 710
- Menorrhagie 712-713
- mentale und emotionale Störungen 216-217

Leere-Wind beunruhigt das Körperinnere 806

Leitbahnen
- Arm und Bein 768-770
- Schmerzhaftes Obstruktions-Syndrom 530
- und Kopfschmerzdiagnose 5-10

Lenkergefäß, mentale und emotionale Störungen 221

Liebe 200, 206

Linksherzversagen 87-88

Lumbale Bänder, chronische Überlastung 590, 591-592

Lumbalgie 571-596
- Ätiologie 573-574
- Akupunktur 578-584
- Diagnose 575-577
- Differentialdiagnose gemäß der Westlichen Medizin 591-596
- Differenzierung und Behandlung 577-589
  - Nässe-Hitze befällt die Leitbahnen des Rückens 586
  - Nässe-Kälte befällt die Leitbahnen des Rückens 585-586
  - Nieren-Schwäche 588-589
  - Qi- und Blut-Stagnation 586-587
- Pathologie 574-575
- Prävention 589-590
- Prognose 589-590

Lunge
- angeborene konstitutionelle Schwäche 2
- Sorgen 203-204
- Dysurie 469
- Zeichen angeborener konstitutioneller Schwäche 304

Lunge, Abwehr-Qi-System
- s. Abwehr-Qi-System der Lunge

Lunge, Schleim-Hitze
Erkältung, Influenza 754-756
Husten 172-174
Lungen-, Herz- und Nieren-Yang-Mangel, Atemnot 83-84
Lungen- und Nieren-Schwäche, Atemnot 77-80
Lungen- und Nieren-Yang-Schwäche, Atemnot 82-83
Lungen- und Nieren-Yin-Schwäche, Atemnot 80-81
Lungen- und Nieren-Yin-Schwäche
mentale und emotionale Störungen 261-262
Lungen-Feuer, Husten 173
Lungen-Hitze 805
Lungen-Hitze
Atrophie-Syndrom 654-655
Erkältung, Influenza 753-754
Husten 171-172
Sinusitis 160
Lungen-Leitbahn
mentale und emotionale Störungen 221
Zielareale distaler Punkte 771
Lungen-Qi, Behinderung, Atemnot 73
Lungen-Qi-Mangel
Atemnot 75-76
Husten 180-181
Inkontinenz 498-499
Müdigkeit 309-310
Tinnitus 300-301
Lungen-Schwäche, Keuchen 94
Lungen-Trockenheit, Husten 182-184
Lungen-Yin-Mangel
Atemnot 76-77
Husten 181-182
Müdigkeit 320-321
Myalgische Enzephalomyelitis 615-616
Lungen-Yin-Mangel mit Leere-Hitze, Hämoptysen 679-680
Lungenembolie 364

M

Magen
Karzinom 387-388, 397
Leitbahn, Zielareale von distalen Punkten 771
Magen, Schleim-Feuer, epigastrischer Schmerz 384-385
Magen, Schleim-Flüssigkeiten, epigastrischer Schmerz 391
Magen und Darm, Trockenheit-Hitze, Erkältung und Influenza 757-758
Magen- und Dickdarm-Hitze, Obstipation 455
Magen und Herz, Schleim-Feuer, mentale und emotionale Störungen 251-252
Magen- und Leber-Hitze, epigastrischer Schmerz 387
Magen und Milz, Nässe-Hitze 806
Erkältung, Influenza 759-761
Sinusitis 161-162
Magen- und Milz-Schwäche
Atrophie-Syndrom 657-658
epigastrischer Schmerz 391-394
Meläna 681-682
Zahnfleischbluten 691
Magen- und Milz-Yin-Schwäche, Müdigkeit 322-223
Magen-Feuer, epigastrischer Schmerz 382-384
Magen-Hitze 805-806
epigastrischer Schmerz 381-382
Erkältung, Influenza 756-757
Kopfschmerz 43-45
Zahnfleischbluten 689-690
Magen-Kälte, epigastrischer Schmerz 373-375
Magen-Nässe-Hitze, epigastrischer Schmerz 385-387
Magen-Yin-Mangel, epigastrischer Schmerz 394-396
Magen-Yin-Mangel
Myalgische Enzephalomyelitis 616-617
Magen-Yin-Mangel mit Leere-Hitze, Zahnfleischbluten 690
Magengeschwür 397
Magenkarzinom 387-388, 397
Ménière'sche Krankheit 63
Meningitis 51-52
Menorrhagie 707-722
Ätiologie 707-708
die Milz kann das Blut nicht halten 715-716
Differentialdiagnose gemäß der Westlichen Medizin 721-722
Differenzierung und Behandlung 708-721
Blut-Hitze 710-712
Blut-Leere-Hitze 712-713
Blut-Stase 713-714
Nässe-Hitze im Uterus 714-715
Nieren-Yang-Mangel 717-719
Nieren-Yin-Mangel 719-721
Pathologie 707-708
Prävention 721
Prognose 721
Mentale Aktivität 190-198
Kopfschmerz 3
Wanderseele 192
Mentale und emotionale Störungen 187-270
absenkende Arzneien 267
Ätiologie 207-208
Akupunkturpunkte 218-221
Diagnose 208-212

Differenzierung und Behandlung 221-267
Blut-Mangel 260
Blut-Stase 246-247
Blut-Stase im Unteren Erwärmer 229-230
Herz- und Lungen-Qi-Stagnation 226-227
Herz- und Nieren-Yin-Mangel mit Leere-Hitze des Herzens 241-243
Herz-Blut-Mangel 234-235
Herz-Blut-Stase 227-228
Herz-Feuer 247-249
Herz-Yin-Mangel 236-237
Leber-Blut-Stase 228-229
Leber-Feuer 249-251
Leber-Qi-Stagnation 223-226
Leber-Yin-Mangel 237-240
Leber-Yin-Mangel mit Leere-Hitze 243-246
Lungen- und Nieren-Yin-Mangel 261-262
Nieren- und Leber-Yin-Mangel 262-265
Nieren-Essenz-Schwäche 265-267
Nieren-Yang-Mangel 258-259
Nieren-Yin-Mangel 240-241, 260
Qi- und Blut-Mangel 255-258
Qi-Mangel 253-255
Qi-Stagnation 246
Schleim benebelt den Geist 230-234
Schleim-Feuer 251-252
Pathologie 212-218
Prävention 268-270
s. auch Emotionale Belastungen
Therapieprinzipien 217-218

Meridian(e)
s. Leitbahn(en)

Migräne 52

Milz
angeborene Schwäche 2
Dysurie 468
Intellekt 198
Schwäche
Gedächtnisstörungen 290
Hämaturie 685-686
Keuchen 94-96
Menorrhagie 715-716
Somnolenz 287
Sorge 203-204

Milz
Zielareale distaler Punkte 772

Milz kann das Blut nicht halten, Menorrhagie 715-716

Milz- und Herz-Kollaps, Atrophie-Syndrom 658-659

Milz- und Herz-Yang-Mangel, Schmerzhaftes Obstruktions-Syndrom des Thorax 362-363

Milz- und Magen-Schwäche, Diarrhö 447-448

Milz- und Nieren-Yang-Mangel
chronische Nephritis 525-526
prämenstruelles Syndrom 732-733

Milz-Blut-Schwäche, Müdigkeit 319-320

Milz-Qi-Mangel
Inkontinenz 499
Müdigkeit 310-311

Milz-Yang-Mangel
Müdigkeit 313-314
Ödeme 512-513

Milz-Yin, mentale und emotionale Störungen 216

Mittelschmerz 705

Mononukleose 342

Morbus Crohn 449, 450

Morbus Parkinson
s. Parkinsonsche Krankheit

Motoneuronenerkrankung
s. Amyotrophe Lateralsklerose

Müdigkeit 303-343
Ätiologie 304-307
Atemnot 66
Differentialdiagnose gemäß der Westlichen Medizin 342-343
Differenzierung und Behandlung 308-341
Aufsteigen des Leber-Yang 332-333
Emporloderndes Leber-Feuer 333-334
Herz-Blut-Mangel 317-318
Herz-Qi-Mangel 311-312
Leber-Blut-Mangel 318-319
Leber-Qi-Stagnation 326-332
Leber-Wind 334-335
Leber-Yin-Mangel 323-324
Lungen-Qi-Mangel 309-310
Lungen-Yin-Mangel 320-321
Magen- und Milz-Yin-Mangel 322-323
Milz-Blut-Mangel 319-320
Milz-Qi-Mangel 310-311
Nässe 338-341
Nieren-Yang-Mangel 314
Nieren-Yin-Mangel 324-326
Schleim 335-338
Dysurie 470-471, 487-490
Karzinom 342
Pathologie 307-308

Multiple Sklerose 663-668
Ätiologie 663-664
Akupunktur 667-668
Differenzierung und Behandlung 664-668
Leber- und Nieren-Schwäche 666-668
Nässe-Schleim mit Milz-Schwäche 664-666
Pathologie 663-664
Prognose 668

Muskeldystrophie 662

Mut 203

Mut
Wanderseele 193

Myalgische Enzephalomyelitis 342, 597-620
Differenzierung und Therapie 601-620
Hitze lauert im Inneren 607-609
Nässe-Hitze in den Muskeln 601-607
Qi-Mangel 613-615
Shao Yang-Muster 609-613
Yang-Mangel 618-620
Yin-Mangel 615-618

Myasthenia gravis 661

Myokardinfarkt 365

N

Nacken und obere Schulterpartie
Schmerzhaftes Obstruktions-Syndrom 555-557

Nähr-Qi-Ebene 548, 806

Nässe
akute Nephritis 517-518
Bauchschmerz 410
Dysmenorrhö 693
Dysurie 468
epigastrischer Schmerz 367
Kopfschmerz 5
Kopfschmerz 33-35
Lumbalgie 573-574
Müdigkeit 338-342
Ödeme 511
Schmerzhaftes Obstruktions-Syndrom 532, 544-545
Somnolenz 287

Nässe-Hitze 805
Atrophie-Syndrom 655
Bauchschmerz 414-415
Blut im Stuhl 680-681
chronisches Ekzem 129
Diarrhö 442-445
Dysmenorrhö 701
Ekzem 127-128
epigastrischer Schmerz 385-387
Gallensteine 404-405
Lumbalgie 586
Menorrhagie 714-715
Myalgische Enzephalomyelitis 601-607
Ödeme 511-512
Schmerz im Hypochondrium 399-400
Urolithiasis 491

Nässe-Kälte, Lumbalgie 574, 585-586

Nässe-Schleim
Husten 175-176
Wind-Schlaganfall 645

Nässe-Schleim und Milz-Schwäche,
Multiple Sklerose 664-666

Nahrungs- und Schleim-Stagnation,
abdominale Resistenzen

Nahrungsstagnation
Bauchschmerz 415-417
Diarrhö 445-447
epigastrischer Schmerz 375-378
Kopfschmerz 38-39

Nao lou 157-158

Nasensekret
s. Sinusitis

Nephritis, akut 516-519
Ätiologie und Pathologie 516
Differenzierung und Behandlung 516-519
Eindringen von äußerem Wind-Wasser 516-517
Feuer-Toxin 518-519
Nässe 517-518

Nephritis, chronisch 519-527
Differenzierung und Behandlung 521-527
Milz- und Nieren-Schwäche tritt aus 526-527
Milz- und Nieren-Yang-Mangel 522-524
Milz- und Nieren-Yang-Mangel,
Wasser tritt über die Ufer 524-525
Milz- und Nieren-Yang-Schwäche,
Yin rebelliert nach oben 525-526
Nieren- und Herz-Yang-Mangel,
Blut-Stase 527

Nephrolithiasis 423-424

Nervus statoacusticus
s. Nervus vestibulocochlearis

Nervus vestibulocochlearis 63

Niederkunft
Blutungen 670
Dysmenorrhö 694-695
Gedächtnisstörungen 289
Inkontinenz 498
Kopfschmerz 4-5
Lumbalgie 673
Menorrhagie 708
Müdigkeit 306-307
Obstipation 452
Schlafstörungen 273

Niere
Dysurie 469
Lumbalgie 577
Schock 206

Niere
Steine 423-424
Trauer 205
Tuberkulose 494-495
Willenskraft 198
Zeichen ererbter Konstitutionsschwäche 304-305

Niere, Abwehr-Qi-System
Asthma 108-110
Ekzem 124-125
Rhinitis allergica 142-143

Nieren- und Leber-Yin-Mangel
Atrophie-Syndrom 659-660
Dysmenorrhö 702-703
mentale und emotionale Störungen 262-265

Nieren-Essenz-Mangel
Gedächtnisstörungen 290-291
mentale und emotionale Störungen 265-266
Tinnitus 297-300

Nieren-Leitbahn
mentale und emotionale Störungen 220
Zielareale distaler Punkte 773

Nieren-Qi, mangelnde Festigkeit, Hämaturie 686

Nieren-Schwäche
Dysurie 468
Keuchen 96-98
Kopfschmerzen 47-50
Lumbalgie 575, 588-589
Schwindelgefühl 62-63

Nieren-Yang-Mangel
Diarrhö 448-449
Menorrhagie 717-719
mentale und emotionale Störungen 258-259
Müdigkeit 314-317
Myalgische Enzephalomyelitis 618-620
Ödeme 513-515
Somnolenz 288-289
Urolithiasis 491

Nieren-Yin-Mangel
Inkontinenz 502
Menorrhagie 719-721
mentale und emotionale Störungen 215-216, 240-241, 260
Müdigkeit 324-326
Myalgische Enzephalomyelitis 617-618
Urolithiasis 491

Nieren-Yin-Mangel mit Leere-Hitze, Hämaturie 683-685

Nierensteine 423-424

O

Obstipation 451-466
Ätiologie 451-452
Diagnose 454
Differentialdiagnose gemäß der Westlichen Medizin 466
Differenzierung und Behandlung 454-466
akute Hitze bei fieberhaften Erkrankungen 458-459
Blut-Mangel 461-462
chronische Hitze des Inneren 455-458
Kälte 464-465
Leber-Qi-Stagnation 459-460
Qi-Mangel 460-461
Yang-Mangel 462-463
Yin-Mangel 463-465
Pathologie 453
Prognose 466

Ödeme 507-528
Ätiologie 507-508
chronische Nephritis 519-520
Differentialdiagnose gemäß der Westlichen Medizin 515
Differenzierung und Behandlung 508-515
Feuer-Toxin 510-511
Milz-Yang-Mangel 512-513
Nässe 511
Nässe-Hitze 511-512
Nieren-Yang-Mangel 513-515
Wind-Wasser dringt in die Abwehr-Qi-Schicht ein 509-510
Pathologie 508
Prävention 528
Prognose 515
s. auch Nephritis, akut und chronisch

Ösophaguskarzinom 397

Ohrenerkrankungen 63

Otitis
Kopfschmerz 53
Schwindelgefühl 63

Ovarialzysten 437

P

Pankreaskarzinom 398

Pankreatitis 398
akut 408
chronisch 408

Parkinsonsche Krankheit 621-627
Ätiologie 622
Akupunktur 622-624
Differenzierung und Behandlung 622-626
Leber- und Nieren-Yin-Mangel 625-626
Qi- und Blut-Mangel 623-624
Schleim-Hitze erregt Wind 624-625
Pathologie 622
Prävention 626-627
Prognose 626-627

Pathogener Rest-Faktor 326

Perikard-Leitbahn
Hitze 806
mentale und emotionale Störungen 220
Zielareale distaler Punkte 773

Pertussis 185

Petechien
s. Blutungen, subkutan

Pfeiffer'sches Drüsenfieber
s. Mononukleose

Planen 193

Pleuritis 185, 364

Pneumonie 185

Poliomyelitis 661

Postvirales Syndrom
s. Myalgische Enzephalomyelitis

Prämenstruelles Syndrom 244-245, 723-734
Ätiologie 723-724
Differenzierung und Behandlung 724-733
Leber- und Nieren-Yin-Mangel 730-731
Leber-Blut-Mangel 728-730
Leber-Qi-Stagnation 724-726
Milz- und Nieren-Yang-Mangel 732-733
Schleim-Feuer stürmt nach oben 726-728
Pathologie 723-724
Prognose 733

Prostatisis 494

Proteinurie 520

Psychische Aktivität
s. Mentale Aktivität

Pulmonalembolie 364

Puls
Angst 211
Bauchschmerz 412-413
Dysurie 473
Freude 211
Grübeln 204-205
Lumbalgie 576-577
mentale und emotionale Störungen 210-211
Schuldgefühle 207, 211
Trauer 205, 210
Traurigkeit, Depression 205, 210-211

Pyelonephritis 342, 423

Q

Qi
Auf- und Absteigen 767-768
Dynamik des Flusses in den Leitbahnen 766-770
Dysurie 470, 480-484
Ebene, Schicht, Stadium 547-548, 740-741
Wirkung auf mentale und emotionale Störungen 212-213
Zirkulation, Emotionen 201
Zirkulation, Kopfschmerz 5-6

Qi- und Blut-Mangel
chronisches Schmerzhaftes Obstruktions-Syndrom 549-551
mentale und emotionale Störungen 255-258
Parkinsonsche Krankheit 623-624
abdominale Resistenzen 435-436

Qi- und Blut-Stagnation
Wind-Schlaganfall 645-646

Qi- und Yin-Mangel, Schmerzhaftes Obstruktions-Syndrom des Thorax 361-362

Qi-Mangel
abdominale Resistenzen 435-436
Blutungen 670, 675
Dysmenorrhö 701-702
Dysurie 468
Kopfschmerz 45-46
Menorrhagie 710
mentale und emotionale Störungen 253-255
Müdigkeit 309-312
Myalgische Enzephalomyelitis 613-615
Obstipation 460-461
Petechien 688-689
Schwindelgefühl 61

Qi-Mangel und Leere-Kälte
abdominaler Schmerz 422-423

Qi-Stagnation
Bauchschmerz 417-421
Dysmenorrhö 696
Dysurie 468
Lumbalgie 574-575, 586-587
Schmerzhaftes Obstruktions-Syndrom des Thorax 350

R

Rektumkarzinom 424, 450, 466

Resistenzen, abdominale
s. Abdominale Resistenzen

Rest-Hitze im Zwerchfell, Schlafstörungen 279-280

Rezepturen

Ai fu nuan gong wan 718, 807
An shen ding zhi wan 253, 285, 807
Ba xian chang shou wan 80, 81, 96, 97, 807, 822, 842
Ba zhen tang 46, 318, 435, 728, 807, 828
Ba zhen yi mu tang 702, 807
Bai he gu jin tang 120, 132, 679, 808
Bai hu jia cang zhu tang 760, 808
Bai hu jia gui zhi tang 546, 808
Bai hu tang 381, 756, 808
Bai shao gan cao tang 395, 808
Bai tou weng tang 415, 808
Bai zi yang xin wan 235, 236, 842
Ban xia bai zhu tian ma tang 36, 37, 230, 644, 808
Ban xia hou po tang 226, 227, 808
Bao he wan 38, 39, 376, 377, 416, 445, 809, 842
Bao yin jian 712, 809
Bei mu gua lou san 183, 336, 809
Bi xie fen qing yin 486, 809
Bi xie shen shi tang 127, 128, 809
Bu fei tang 75, 180, 309, 809
Bu gan tang 324, 809
Bu qi cong ming tang 300, 301, 809
Bu qi yi shen tang 525, 809
Bu yang hai wu tang 636, 660
Bu zhong yi qi tang 46, 288, 481, 488, 498, 499, 522, 614, 657, 810
Cang bai er chen tang 585, 810
Cang er bi dou yan fang 162, 810
Cang er zi san 144, 880
Chai ge jie ji tang 146, 810

Chai hu shu gan tang 328, 378, 380, 401, 402, 405, 418, 725, 810
Chen xiang jiang qi san 32, 122, 810
Chen xiang san 481, 810
Cheng shi bi xie yin 486, 811
Cheng yang li lao tang 312, 811
Chu shi wei ling tang 127, 811
Chuan xiong cha tiao san 14, 744, 811, 820
Ci zhu wan 267, 811
Da bu yin jian 262, 811
Da chai hu tang 406, 811
Da cheng qi tang 414, 459, 811
Da huang fu zi tang 465, 811
Da jian zhong tang 812
Da qi qi tang 432, 812
Da qin jiao tang 637, 812
Da yuan yin 612, 812
Dai di dang san 812
Dai ge san 179, 812
Dan shen yin 388, 812
Dang gui bu xue tang 716, 812
Dang gui long hui wan 455, 812
Dang gui si ni tang 358, 813
Dao chi san 247, 277, 475, 608, 813
Dao tan tang 337, 813
Di po tang 261, 813
Di tan tang 337, 813
Di yu san 680, 813
Ding chuan san 119, 813
Ding chuan tang 92, 115, 813
Ding xian wan 644, 813
Ding zhi wan 253, 658, 814
Du huo ji sheng tang 549, 588, 814
Er chen tang 72, 152, 335, 585, 645, 814
Er long zuo ci wan, 298, 814
Er miao san 655, 814
Er shen san 814
Er zhi wan 720, 814
Fang feng tang 541, 814
Fu ling pi tang 760, 814
Gan cao xie xin tang 815
Gan jiang ling zhu tang 585, 815
Gan mai da zao tang 257, 815
Gao lin tang 486, 815
Ge gen qin lian tang 442, 815
Ge xia zhu yu tang 432, 697, 815
Gu ben zhi beng tang 716, 815
Gua lou xie bai bai jiu tang 357, 815
Gua lou xie bai ban xia tang 354, 815
Gui fu li zhong tang 525, 815
Gui pi tang 61, 255, 281, 290, 319, 685, 688, 691, 716, 719, 816
Gui shao xi cao tang 545, 816
Gui shen tang 231, 816
Gui zhi fu ling wan 433, 816
Gui zhi fu zi tang 543, 816
Gui zhi gan cao long gu mu li tang 240, 816
Gui zhi jia hou po xing zi tang 69, 114, 816
Gui zhi ren shen tang 152, 816
Gui zhi tang 144, 746, 817
Gun tan wan 173, 817
Hao qin qing dan tang 611, 758, 817
He che da zao wan 265, 817, 846
Hu qian wan 659, 817
Hua gai san 113, 817
Hua gan jian 817
Hua ji wan 435, 817
Huang lian e jiao tang 237, 818
Huang lian wen dan tang 279, 818
Huang qi jian zhong tang 394, 818
Huang qi tang 461, 818
Huang qin qing fei yin 818
Huang qin tang 415, 818
Huo luo xiao ling dan 388, 643, 646, 661, 818
Huo po xia ling tang 340, 603, 750, 818
Huo xiang zheng qi san 339, 442, 751, 818
Ji chuan jian 463, 465, 819
Jia jian yu zhu tang 152, 819
Jia wei gua lou xie bai tang 354, 819
Jia wei si jun zi tang 310, 819
Jia wei wu lin san 819
Jia wei xiang su san 145, 819
Jia wei xiao yao san 819
Jie yu dan 640, 819
Jin gui shen qi wan 48, 49, 77, 82, 84, 96, 135, 500, 514, 525, 526, 820, 848
Jin ling zi san 431, 884
Jing fang jie biao tang 744, 820
Ju hua cha tiao san 16, 820
Juan bi tang 820
Kuan xiong wan 359, 820
Lei shi fang xiang hua zhuo fa 760, 820
Li zhong wan 313, 314, 681, 820, 849
Lian po yin 340, 602, 759, 820
Liang di tang 720, 820
Liang fu wan 373, 413, 821
Ling gan wu wei jiang xin tang 83, 178, 821
Ling gui fu ping tang 516, 821
Ling gui zhu gan tang 83, 358, 359, 391, 821
Ling jiao gou teng tang 24, 333, 634, 821
Liu he tang 656, 821
Liu jun zi tang 94, 288, 657, 821
Liu mo tang 431, 459, 821
Liu wei di huang wan 24, 48-49, 242, 260, 290, 324, 325, 666, 667, 821, 850
Long dan bi yuan fang 161, 822
Long dan xie gan tang 27, 74, 123, 276, 294, 334, 475, 822
Lu jiao jiao tang 822
Ma huang fu zi xi xin tang 153, 822
Ma huang lian qiao chi xiao dou tang 510, 544, 822
Ma huang tang 69, 91, 113, 114, 144, 168, 744, 822
Ma xing shi gan tang 70, 171, 753, 822
Ma zi ren wan 455, 822
Mai dong tang 119, 822
Mai wei di huang wan 80, 81, 96, 135, 261, 822

Pi shen shuang bu tang 523, 823
Ping wei san 287, 339, 823
Qi ju di huang wan 49, 333, 823, 851
Qi wei du qi tang 823
Qian gen san 676, 688, 823
Qian zheng san 642, 823
Qiang huo sheng shi tang 18, 34, 35, 823
Qin jiao si wu tang 549, 823
Qing dai san 678, 823
Qing gan tou ding tang 161, 824
Qing jin hua tan tang 176, 824
Qing qi hua tan tang 172, 177, 336, 754, 824
Qing re li shi tang 715, 824
Qing re shen shi tang 127, 824
Qing re tiao xue tang 701, 824
Qing re zhi beng tang 711, 824
Qing wei san 44, 383, 690, 825
Qing ying tang 825
Qing zao jiu fei tang 183, 654, 825
Ren shen bai du san 151, 825
Ren shen ge jie san 118, 134, 825
Ren shen hu tao tang 118, 825
Ren shen yang rong tang 361, 825
Run chang wan 457, 461, 825, 853
San ao tang 168, 825
San feng chu shi tang 129, 826
San jin tang 480, 826
San miao san 545, 826
San zi yang qin tang 72, 826
Sang bai pi tang 71, 826
Sang ju yin 16, 17, 115, 146, 169, 747, 826
Sang piao xiao san 502, 826
Sang xing tang 170, 677, 752, 826
Sha shen mai dong tang 119, 181, 183, 320, 616, 826
Shao fu zhu yu tang 421, 700, 826
Shao yao tang 414, 827
She gan ma huang tang 91, 827
Shen fu tang 362, 635, 827
Shen ge san 77, 827
Shen ling bai zhu san 447, 522, 657, 827
Shen su yin 151, 827
Shen tong zhu yu tang 586, 827
Sheng mai san 76, 118, 183, 361, 635, 827
Sheng tie luo yin 267, 727, 827
Sheng yu tang 828
Shi bu wan 289, 828
Shi pi yin 513, 523, 828
Shi quan da bu tang 46, 828
Shi wei san 479, 492, 828
Shi wei wen dan tang 256, 278, 828
Shi xiao san 431, 713, 828
Shu zao yin zi 512, 829
Si jun zi tang 312, 829
Si miao san 518, 586, 665, 829
Si ni san 328, 829
Si shen wan 448, 829
Si wu tang 829
Su he xiang wan 352, 354, 359, 829, 854
Su zi jiang qi tang 77, 121, 829
Suan zao ren tang 244, 285, 829
Suo quan wan 500, 830
Tao he cheng qi tang 229, 830
Tao hong si wu tang 41, 43, 351, 697, 830
Tao hong yin 551, 830
Tian ma gou teng yin 23, 30, 38, 59, 332, 335, 640, 830
Tian wang bu xin dan 241, 283, 284, 298, 299, 321, 322, 830, 855
Tiao gan tang 703, 830
Tiao wei cheng qi tang 830
Tiao ying lian gan yin 389, 390, 830
Tong guan wan 831
Tong mai si ni tang 358, 831
Tong qiao huo xue tang 40, 831
Tong xie yao fang 446, 831
Tong xuan li fei tang 145, 831
Tong you tang 464, 831
Wei ling tang 511, 522, 831
Wen dan tang 231, 251, 296, 335, 385, 645, 727, 831
Wen jing tang 699, 831
Wen pi tang 465, 832
Wu bi shan yao wan 488, 686, 832
Wu fu ma xin gui jiang tang 543, 832
Wu ge kuan zhong san 329, 832
Wu ji san 152, 832
Wu ling san 511, 518, 525, 832, 856
Wu mo yin zi 73, 832
Wu pi san 511, 833
Wu ren wan 833
Wu tou tang 542, 833
Wu wei xiao du yin 510, 833
Wu zhu yu tang 32, 33, 833
Wu zi yan zong wan 526, 833
Xi jiao di huang tang 687, 833
Xi jiao san 546, 833
Xiang lian wan 833
Xiang sha liu jun zi tang 833
Xiang sha ping wei san 386, 833
Xiang sha zhi zhu wan 39, 834
Xiao chai hu tang 611, 834
Xiao feng chong ji 129, 834
Xiao feng san 126, 834
Xiao ji yin zi 484, 519, 676, 683, 834
Xiao jian zhong tang 834
Xiao qing long tang 70, 144, 834
Xiao xian xiong tang 173, 834
Xiao yao san 13, 30, 329, 403, 418, 429, 696, 724, 728, 835
Xie bai san 179, 608, 678, 835
Xie gan an shen wan 249, 835
Xie huang san 835
Xie xin tang 277, 382, 835
Xin yi qing fei yin 160, 835
Xing su san 170, 835
Xuan bi tang 546, 835

Xuan fu hua tang 350, 836
Xue fu zhu yu tang 227, 351, 836
Yang wei tang 395, 396, 836
Yang xin tang 235, 282, 317, 836
Yang xue ding feng tang 128, 836
Yi du yang yuan tang 149, 153, 836
Yi guan jian 124, 395, 404, 731, 836
Yi shen tong mai tang 527, 837
Yi wei tang 322, 395, 617, 837
Yi yi ren tang 544, 837
Yin chen hao tang 402, 837
Yin chen wu ling san 34, 837
Yin mei tang 239, 286, 837
Yin qiao san 837
You gui wan 48, 258, 298, 314, 315, 489, 619, 717, 732, 733, 837, 858
You gui yin 362, 619, 838
Yu nu jian 383, 689, 838
Yu ping feng san 94, 117, 135, 151, 838
Yue bi jia zhu tang 509, 517, 838
Yue ju wan 224, 228, 327, 330, 724, 726, 838, 858
Zai zao san 153, 838
Zeng ye tang 464, 838
Zhen gan xi feng tang 24, 30, 38, 332, 335, 637, 838
Zhen wu tang 82-83, 524-525, 838
Zhen zhong dan 240, 291, 839
Zhen zhu mu wan 839
Zheng qi tian xiang san 413, 839
Zhi bo ba wei wan 485, 488, 489, 492, 683-684, 688, 839, 858
Zhi bo di huang wan 485, 488, 492, 683, 839
Zhi gan cao tang 362, 839
Zhi shi dao zhi wan 416, 445, 603, 839
Zhi shi xie bai gui zhi tang 358, 839
Zhi shi zhi zi tang 608, 839
Zhi sou san 168, 839
Zhi zi chi tang 280, 840
Zhu ling tang 840
Zhu sha an shen wan 267, 840, 858
Zhu ye shi gao tang 280, 840
Zuo gui wan 24, 48, 62, 263, 325, 588, 617, 840, 859
Zuo gui yin 360, 840
Zuo jin wan 387, 840

Rezepturen, empirische
akute Nephritis 517, 519
Asthma 123
Atemnot 81
Cholelithiasis 407
chronische Nephritis 526
Dysmenorrhö 701
Parkinsonsche Krankheit 623, 624, 625
Schmerzhaftes Obstruktions-Syndrom 541, 546, 547, 549-550
Sinusitis 159

Rhinitis, allergisch 139-156
Ätiologie 139-140, 141
Behandlung 143-156
Behandlung
Schwäche der Abwehr-Qi-Systeme von Lunge und Niere und des Lenkergefäßes 148-150
Wind-Hitze 146-147
Wind-Kälte 143-146
Bi yuan 141-142
Pathologie 140-141
perennische 139, 150-156
saisonale (Heufieber) 139, 143-150
Theorie 142-143
Westliche Medizin 139-141

Rückenschmerzen
s. Lumbalgie

Ruhephase 528

S

Schlaf 189, 271
Positionen 274-275
s. auch Schlafstörungen
Wanderseele 192

Schlafstörungen 271-292
Ätiologie und Pathologie 272-273
Akupunktur 273
Diagnose 273-275
Differenzierung und Behandlung 275-286
Emporloderndes Herz-Feuer 277-278
Emporloderndes Leber-Feuer 275-276
Herz- und Gallenblasen-Schwäche 284-285
Herz und Niere harmonieren nicht 283-284
Herz-Yin-Mangel 282-283
Leber-Yin-Mangel 285-286
Rest-Hitze im Diaphragma 279-280
Schleim-Hitze 278-279
Herz- und Milz-Blut-Mangel 280-282

Schlafwandeln 194

Schlaganfall
s. Wind-Schlaganfall

Schleim 90
chronisches Schmerzhaftes Obstruktions-Syndrom 551
Keuchen 92-93
mentale und emotionale Störungen 216
Müdigkeit 338
Somnolenz 286-287

Schleim-Feuer
mentale und emotionale Störungen 216-217, 251-252
prämenstruelles Syndrom 726-728
Tinnitus 296-297

Schleim-Flüssigkeiten
epigastrischer Schmerz 391
Husten 175-176
Schmerzhaftes Obstruktions-Syndrom des Thorax 348

Schleim-Hitze
Atemnot 71-72

Husten 172-174
mentale und emotionale Störungen 230-234
Parkinsonsche Krankheit 624-625
Schlafstörungen 278-279

Schmerzhaftes Obstruktions-Syndrom 529-570
Ätiologie 531-532
Akupunktur 535-539, 569-570
chronisch 548-554
Differenzierung 532-534
Therapie und die Behandlung spezifischer Körperregionen 534-567
Blut-Stase in den Gelenken 551-552
Hitze, Bi Therapieprinzip 545-548
Kälte 542-543
Nässe, Bi Therapieprinzip 544-545
Qi- und Blut-Mangel, Leber- und Nieren-Schwäche 549-551
Schleim stagniert in den Gelenken 551
Schmerzhaftes Obstruktions-Syndrom von Sehnen und Knochen 552-554
Wind 541-542
Ellenbogen 561-562
Finger 562
Handgelenk 562-564
Hüfte 564
Knie 564-567

Schmerzhaftes Obstruktions-Syndrom
Knöchel 567
Nacken und obere Schulterpartie 555-557
Prävention 567-570
Schultergelenk 557-561
Zehen 567

Schmerzhaftes Obstruktions-Syndrom der Finger 562-564

Schmerzhaftes Obstruktions-Syndrom des Thorax 345-366

Schmerzhaftes Obstruktions-Syndrom des Thorax
Ätiologie 346-348
Therapie 349-363
Herz-Blut-Stase 350-353
Kälte-Stagnation im Thorax 357-359
Qi- und Yin-Mangel 361-362
Qi-Stagnation im Thorax 350
Trüber Schleim im Thorax 353-357
Yang-Mangel von Milz und Herz 362-363
Yin-Mangel von Herz und Niere 360-361
Differentialdiagnose gemäß der Westlichen Medizin 364-366
Pathologie 347-348
Prognose und Prävention 363

Schnarchen 275

Schock 206
Atrophie-Syndrom 650
Augen 210
Inkontinenz 497
Kopfschmerz 2
Multiple Sklerose 664
Puls 210-211
Teint, Antlitz 209-210

Schulter, Schmerzhaftes Obstruktions-Syndrom 555, 557-561

Schwangerschaft
atopisches Asthma 108
Lumbalgie 573

Schwindelgefühl 57-64
Ätiologie 57-58
Differentialdiagnose gemäß der Westlichen Medizin 63-64
Differenzierung und Behandlung 58-63
Aufsteigen von Leber-Yang, Leber-Feuer oder Leber-Wind 58-59
Nieren-Schwäche 62-63
Qi- und Blut-Mangel 61
Trüber Schleim im Kopf 60-61
Fülle-Muster 58-61
Leere-Muster 61-63
Pathologie 57-58

Sechs Stadien von Wind-Kälte 738, 740, 803-804

Sehen 190
Wanderseele 193

Sehnen und Knochen, Schmerzhaftes Obstruktions-Syndrom 552-554

Senium
s. Alter

Sexuelle Aktivität
Atrophie-Syndrom 650
Diarrhö 440
Dysmenorrhö 694-695
Dysurie 471
Gedächtnisstörungen 289
Inkontinenz 497
Kopfschmerz 3, 11
Lumbalgie 573
Menorrhagie 707-708
mentale und emotionale Störungen 208
Müdigkeit 306
Multiple Sklerose 664
Ödeme 508
Parkinsonsche Krankheit 622
prämenstruelles Syndrom 723-724
Schlafstörungen 272
Schmerz im Hypochondrium 400
Schwindelgefühl 58
Tinnitus 293
Urolithiasis 490
Wind-Schlaganfall 629-630

Shao Yang (Dreifacher Erwärmer- und Gallenblasen-Leitbahn) 770

Shao Yang-Muster 600-601
Erkältung, Influenza 758-759
Myalgische Enzephalomyelitis 600-601, 609-613

Shao Yang-Stadium 804
Shao Yin (Herz- und Nieren-Leitbahn) 776
Shao Yin-Stadium 804
Shen 187-190
Siegreiche Hitze bewegt das Blut 806
Siegreiche Hitze erregt Wind 806
Sinne 190
  Körperseele 196
Sinus frontalis
  s. Stirnhöhlen
Sinus maxillaris
  s. Kieferhöhlen
Sinusitis 53, 157-162
  Ätiologie 158
  Differenzierung und Behandlung 159-162
  Differenzierung und Behandlung
    Leber- und Gallenblasen-Feuer 160-161
    Lungen-Hitze 160
    Nässe-Hitze von Magen und Milz 161-162
    Wind-Hitze 159-160
  Pathologie 158
  Prognose 162
Skoliose 593-594
Sommer-Hitze 805
Somnolenz 286-289
  Milz-Schwäche 287-288
  Nässe und Schleim benebeln den Geist 287
  Nieren-Yang-Mangel 288-289
  Sorge 203-204
  Atemnot 66
  Bauchschmerz 410-411
  epigastrischer Schmerz 371
  Gedächtnisstörungen 289
  Kopfschmerz 2
  Schlafstörungen 272
  Teint, Antlitz 209-210
Spannungskopfschmerz 12
Spondylarthropathie 590, 592
  Wirbelsäule 590, 592
  Spondylose, zervikal 54
Sputum 166
Stagnation von Nahrung und Schleim, abdominale Resistenzen 430-431
Stehen 472
Stein-Dysurie 470, 479-480
Stillen 110
Stirnhöhlen 157-158
Subarachnoidalblutung 52, 629
Syndrom der Schmerzhaften Miktion (lin)
  s. Dysurie

T

Tai Yang-Leitbahnen (Dünndarm, Blase) 770
  Leitbahn-Muster 803
  Organ-Muster 803-804
Tai Yin-Leitbahnen (Lunge, Milz) 776
Tai Yin-Stadium 804
Teint 209-210
Tinnitus 293-302
  Ätiologie und Pathologie 293-294
  Differenzierung und Behandlung 294-302
    Emporsteigen von Leber- und Gallenblasen-Feuer 294-295
    Herz-Blut-Mangel 301-302
    Nieren-Essenz-Mangel 297-300
    Schleim-Feuer schlägt nach oben 296-297
    Schwäche des Qi des Oberen Erwärmers 300-301
  Prognose 302
Tonsillitis, akute 753
Tracheitis 184
Träume 274
Trauer 205
  Augen 210
  Gedächtnisstörungen 289
  Puls 205, 210-211
Trauma
  Atrophie-Syndrom 650
  Kopfschmerz 4
  Schmerzhaftes Obstruktions-Syndrom 532
  Schmerzhaftes Obstruktions-Syndrom der Schulter 558
Trigeminusneuralgie 54
Trockene Hitze 805
  Ulcus duodeni 398
Trübe Dysurie 470, 485-487
Trüber Schleim
  Atemnot 72-73
  Kopfschmerzen 35-37
  Schmerzhaftes Obstruktions-Syndrom des Thorax 353-357
  Schwindelgefühl 60-61
Trüber Schleim-Wind, Kopfschmerz 37-38
Tuberkulose
  Lunge 185
  Niere 494-495
Tumore
  s. auch Karzinome
  zerebral 52-53

U

Überarbeitung
  Atrophie-Syndrom 650
  Blutungen 670

Diarrhö 440
Dysmenorrhö 694
epigastrischer Schmerz 371
Gedächtnisstörungen 289
Kopfschmerz 3
Lumbalgie 573, 574
Menorrhagie 707-708
mentale und emotionale Störungen 208
Müdigkeit 305
Obstipation 452
Ödeme 508
Parkinsonsche Erkrankung 622
prämenstruelles Syndrom 723-724
Schlafstörungen 272
Schmerz im Hypochondrium 400
Schmerzhaftes Obstruktions-Syndrom 531
Schmerzhaftes Obstruktions-Syndrom der Schulter 557
Schwindelgefühl 58
Tinnitus 293
Wind-Schlaganfall 629-630, 630

Ulcus ventriculi 397

Umkehr-Yin
s. Jue Yin

Unfall
s. Trauma

Urethritis 494

Urolithiasis 490-493, 494

Uterus
Karzinom 722
Myome 437, 704, 722
Nässe-Hitze, Menorrhagie 714-715

Uterusmyom 437
Dysmenorrhö 704
Menorrhagie 722

V

Verkühlung
s. Erkältung

Verstopfung,
s. Obstipation

Vertigo 64

Vier Stadien von Wind-Hitze 738-742, 805-806
Schmerzhaftes Obstruktions-Syndrom 547-548

W

Wärme-Erkrankungen 735-737

Wahrer Herzschmerz 346, 348

Wahrnehmung 189

Wanderseele-hun 191-195
Beziehung zum Geist 193-195
Beziehung zur Körperseele-po 196-197

Weisheit 189

Willenskraft-zhi 198

Wind
akute Nephritis 516
Asthma 111-112
Erkältung 737-738
Kopfschmerz 5
mentale und emotionale Störungen 217
Schmerzhaftes Obstruktions-Syndrom 531, 532, 541-542

Wind-Hitze 805
Asthma 114-116
Atrophie-Syndrom 650
chronisches Ekzem 128-129
Erkältung, Influenza 746-750
Husten 169-170
Kopfschmerz 15-17
saisonale allergische Rhinitis 146-147
Sinusitis 158, 159-160
Vier Schichten, Ebenen 738-742, 805-806

Wind-Kälte
Asthma 113-114
Atemnot 68-70
Erkältung, Influenza 743-746
Husten 167-169
Kopfschmerz 13-15
saisonale allergische Rhinitis 143-150
Sechs Stadien, Schichten 738, 740, 803-804
Sinusitis 158

Wind-Nässe-Hitze, Erkältung und Influenza 750-752
Wind-Hitze Trockenheit 677-678
Kopfschmerz 17-18
Wind-Nässe

Wind-Schlaganfall 629-648
Ätiologie und Pathologie 629-631
angespannter Typ 633-634
Angriff auf die inneren Organe 632, 633-635
Angriff auf die Leitbahnen 632-633, 635-644
Aphasie 631, 640
Behandlung 633-647
Differenzierung 631-633
Elektroakupunktur 646-647
Fazialisparese 640-642
Folgestadium 644-646
Nässe-Schleim 645
Qi- und Blut-Stagnation 645-646
Wind-Schleim 644
Yin-Mangel mit Leere-Hitze 646
Hemiplegie 635
Hypertonie 640
Stuhl- und Harninkontinenz 642-643
Parästhesien der Extremitäten 632
Physiotherapie 647
Prävention 647-648
Prognose 646

Punktinjektionstherapie 647
Schädelakupunktur 647
schlaffer Typ 634-635
Schwindelgefühl 643
Steifheit und Kontrakturen der Muskeln 643-644
Wind-Schleim, Wind-Schlaganfall 644
Wind-Trockenheit, Husten 170-171
Wind-Wasser
akute Nephritis 516-517
Ödeme 509-510

X

Xin tong (Herzschmerz) 346

Y

Yang
Ausgleich mit Yin 777-781
Mangel
Blutungen 675
mentale und emotionale Störungen 258-259
Müdigkeit 312-317
Myalgische Enzephalomyelitis 618-620
Obstipation 462-463
Ödeme 509-512
Yang Ming (Dickdarm- und Magen-Leitbahn) 769-770
Yang Ming-Stadium 738, 804
Yang-Kollaps 806
Herzschmerz 346
Yin
Ausgleich mit Yang 777-781
Kollaps 806
Mangel
mentale und emotionale Störungen 236-246, 260-266
Müdigkeit 320-326
Myalgische Enzephalomyelitis 615-618
Obstipation 463-464
Mangel mit Leere-Hitze
Petechien 687-688
Wind-Schlaganfall 646
Ödeme 512-515
Organe, mentale Aktivität 190-191
Wirkung mentaler und emotionaler Störungen 215-216

Z

Zahnfleischbluten 689-691
Zehen, Schmerzhaftes Obstruktions-Syndrom 567
Zerebrale Blutungen 52, 629
Zerebrale Embolie 629
Zerebrale Thrombose 629
Zerebraler Tumor 52-53
Zervikale Spondylose 54
Zervixkarzinom 721
Zhen xin tong (Wahrer Herzschmerz) 346, 348
Zorn 202-203
Antlitz, Teint 209-210
Atemnot 66
Augen 210
Bauchschmerz 410
epigastrischer Schmerz 371
Kopfschmerz 2
Puls 210-211
Schlafstörungen 272
Zunge 212
Zunge
Bauchschmerz 412
Dysurie 473
Herz 207
Lungen-Yin-Mangel 320-321
mentale und emotionale Störungen 211-212
Nässe-Hitze von Leber und Gallenblase 402-403
Schleim-Hitze des Magens 336
Thorax-Areal 350
Wind-Schlaganfall 631
Yin-Mangel von Magen und Milz 322-323
Zwerchfell
s. Diaphragma
Zwölffingerdarmgeschwür
s. Ulcus duodeni
Zystitis 470-471, 494